ANHANG

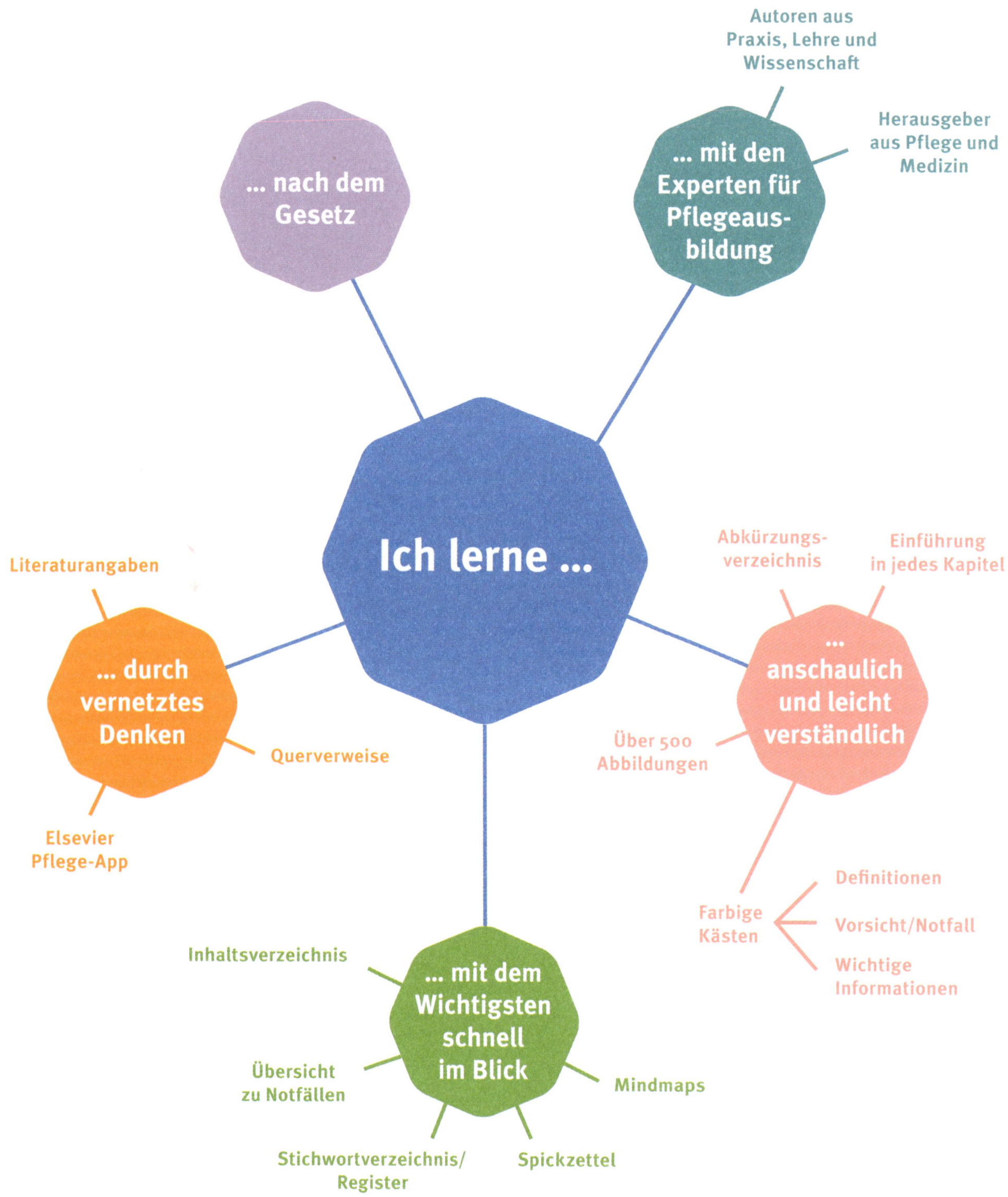
Ich lerne ...
... nach dem Gesetz
... mit den Experten für Pflegeausbildung
Autoren aus Praxis, Lehre und Wissenschaft
Herausgeber aus Pflege und Medizin
... anschaulich und leicht verständlich
Abkürzungs-verzeichnis
Einführung in jedes Kapitel
Über 500 Abbildungen
Farbige Kästen
Definitionen
Vorsicht/Notfall
Wichtige Informationen
... mit dem Wichtigsten schnell im Blick
Inhaltsverzeichnis
Übersicht zu Notfällen
Stichwortverzeichnis/Register
Spickzettel
Mindmaps
... durch vernetztes Denken
Literaturangaben
Querverweise
Elsevier Pflege-App

G. Fley, F. Schneider (Hrsg.)

PflegeHeute
Pädiatrische Pflege

Dieses PflegeHeute begleitet mich durch Ausbildung und Beruf

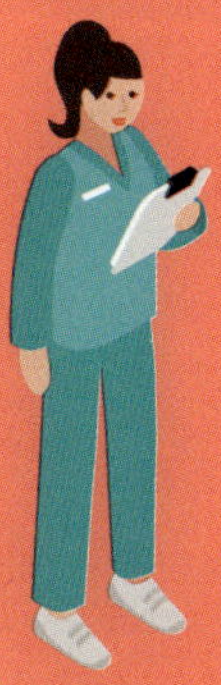

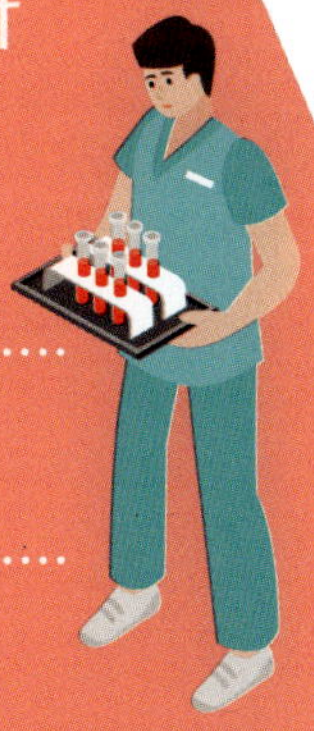

Mit diesem **Pflege**Heute lernt:

....

Ich bin im Kurs:

....

Meine Ausbildungsstätte ist:

....

Meine Kontaktdaten sind:

....

Gabriele Fley, Florian Schneider (Hrsg.)

PflegeHeute
Pädiatrische Pflege

2. Auflage

Herausgegeben von:

Gabriele Fley, Nürnberg; Dr. Florian Schneider, Münster

Mit Beiträgen von:

Dr. Margit Baumann-Köhler, Münster; PD Dr. Konrad Bochennek, Frankfurt a. M.; PD Dr. Michael Böswald, Münster; Gabriele Fley, Nürnberg; Monja Göken, Münster; Birgit Gwuzdz, München; Bärbel Huesmann, Münster; Yvonne Hülsheger, Münster; Orli Issinger, Dortmund; Annika Hidding, Münster; Marcel Kemper, Münster; Marcel Kemper, Münster; Lisa Kneilmann, Münster; Birgit Kohler, Fürth; Dr. Manuela Krumrey-Langkammerer, Garmisch-Partenkirchen; Ines Leitenbauer, Farchant; Fabian Martach, Datteln; Sandra Oesingmann, Münster; Kira Schawe, Münster; Dr. Florian Schneider, Münster; Dr. Peter Schonhoff, Münster; Dr. Magdalena Stöppel, Gütersloh; Dr. Martin Tollens, Weilheim; Dr. Robert Welp, Münster; Ann-Katrin Wolf, Frankfurt a. M.; PD Dr. Andrea Zimmermann, München

Unter Mitarbeit von:

Dr. Georg Hülskamp, Münster

Autorin der Vorauflage:

Ulrike Stein, Erlangen

ELSEVIER

Elsevier GmbH, Bernhard-Wicki-Str. 5, 80636 München, Deutschland
Wir freuen uns über Ihr Feedback und Ihre Anregungen an kundendienst@elsevier.com

ISBN 978-3-437-25004-0
eISBN 978-3-437-05501-0

2. Auflage 2024

Wichtiger Hinweis
Die medizinischen Wissenschaften unterliegen einem sehr schnellen Wissenszuwachs. Der stetige Wandel von Methoden, Wirkstoffen und Erkenntnissen ist allen an diesem Werk Beteiligten bewusst. Sowohl der Verlag als auch die Autorinnen und Autoren und alle, die an der Entstehung dieses Werkes beteiligt waren, haben große Sorgfalt darauf verwandt, dass die Angaben zu Methoden, Anweisungen, Produkten, Anwendungen oder Konzepten dem aktuellen Wissensstand zum Zeitpunkt der Fertigstellung des Werkes entsprechen.
Der Verlag kann jedoch keine Gewähr für Angaben zu Dosierung und Applikationsformen übernehmen. Es sollte stets eine unabhängige und sorgfältige Überprüfung von Diagnosen und Arzneimitteldosierungen sowie möglicher Kontraindikationen erfolgen. Jede Dosierung oder Applikation liegt in der Verantwortung der Anwenderin oder des Anwenders. Die Elsevier GmbH, die Autorinnen und Autoren und alle, die an der Entstehung des Werkes mitgewirkt haben, können keinerlei Haftung in Bezug auf jegliche Verletzung und/oder Schäden an Personen oder Eigentum, im Rahmen von Produkthaftung, Fahrlässigkeit oder anderweitig übernehmen.

Für die Vollständigkeit und Auswahl der aufgeführten Medikamente übernimmt der Verlag keine Gewähr.
Geschützte Warennamen (Warenzeichen) werden in der Regel besonders kenntlich gemacht (®). Aus dem Fehlen eines solchen Hinweises kann jedoch nicht automatisch geschlossen werden, dass es sich um einen freien Warennamen handelt.

Bibliografische Information der Deutschen Nationalbibliothek
Die Deutsche Nationalbibliothek verzeichnet diese Publikation in der Deutschen Nationalbibliografie; detaillierte bibliografische Daten sind im Internet über https://www.dnb.de abrufbar.

24 25 26 27 28 5 4 3 2 1

In ihren Veröffentlichungen verfolgt die Elsevier GmbH das Ziel, genderneutrale Formulierungen für Personengruppen zu verwenden. Um jedoch den Textfluss nicht zu stören sowie die gestalterische Freiheit nicht einzuschränken, wurden bisweilen Kompromisse eingegangen. Selbstverständlich sind **immer alle Geschlechter** gemeint.

Planung: Martina Lauster, München
Projektmanagement: Karin Kühnel, München
Redaktion: Anne Wiehage, Fröndenberg
Bildredaktion und Rechteklärung: Lisa Neulinger, Ottobrunn
Herstellung: Dietmar Radünz, Leipzig
Satz: abavo GmbH, Buchloe/Deutschland; TnQ, Chennai/Indien
Druck und Bindung: EGEDSA, Sabadell (Barcelona)/Spanien
Umschlaggestaltung: SpieszDesign, Neu-Ulm
Titelfotografie: © Macrovector/www.shutterstock.com

Aktuelle Informationen finden Sie im Internet unter **www.elsevier.de**

VORWORT

Ausgehend von der Idee – trotz vieler Gemeinsamkeiten – die Besonderheiten der pflegerischen Versorgung von Kindern und Jugendlichen zu beschreiben, haben wir uns auf den Weg gemacht, um **Pflege**Heute Pädiatrische zu aktualisieren. Es hat vorrangig das Ziel, die spezielle Arbeit mit Kindern und Jugendlichen wertzuschätzen und die Pflegefachpersonen zu unterstützen, die trotz widriger Umstände in den unterschiedlichsten pädiatrischen Einrichtungen arbeiten.

Es ist uns wichtig, den Unterscheidungsmerkmalen der Kindheit und Jugend gegenüber allen anderen Lebensphasen gerecht zu werden und diese zu beschreiben. Die Kinderheilkunde unterscheidet sich in vielen Punkten von der Erwachsenenmedizin. Pflegefachpersonen, die in der Kinderheilkunde arbeiten, müssen sich mit den speziellen Krankheitsbildern und mit der Versorgung der jungen Patienten vertraut machen, um eine gute medizinische Versorgung zu gewährleisten und in Notfällen schnell handeln zu können.

Bei der Entwicklung des Buches wurde daher darauf geachtet, dass ein Ineinandergreifen von Pädiatrie und pflegerischer Versorgung geschieht. Um für das Wohl der Kinder und Jugendlichen zu sorgen, braucht es pädiatrische Pflegefachpersonen, welche nach den aktuellen pflegewissenschaftlichen und medizinischen Erkenntnissen ausgebildet bzw. geschult sind, um in enger Zusammenarbeit mit den Medizinern für das Wohl des Kindes und des Jugendlichen zu sorgen. Daher haben wir auch in der 2. Auflage die Kapitel zusammen mit den Autorinnen und Autoren aktualisiert und aktuelle Leitlinien eingearbeitet. Durch den stetigen Fortschritt in der Pädiatrie sind auch neue Unterkapitel dazugekommen. Die aktuellen Erkenntnisse, Lehrmeinungen und Leitlinien wurden in die Kapitel einbezogen und sorgen dafür, dass sich ein vertieftes Wissen angeeignet werden kann. Weiterhin werden die Aspekte der Prävention, Rehabilitation und Anleitung/Beratung sowohl der Kinder als auch der Eltern und Bezugspersonen in den Situationen aufgegriffen, in denen sie typischerweise auftreten.

Die Einführung der generalistischen Pflegeausbildung und die damit verbundenen Veränderungen erfordern eine neue Ausrichtung der Pflegelehrbücher. Nachdem sich das **Pflege**Heute als Fachliteratur bewährt hat und in den immer wieder aktualisierten Auflagen die grundlegende Pflege über die unterschiedlichen Lebensphasen und -alter hinweg im Sinne der Generalistik beleuchtet, soll dem Bedarf nach einem Pflege- und Krankheitslehrebuch für den Schwerpunkt Pädiatrie nachgekommen werden.

Zielgruppe für dieses Lehr- und Nachschlagebuch sind Auszubildende und Pflegefachpersonen, welche ein besonders Interesse an der Versorgung von Kindern und Jugendlichen haben, genauso wie diejenigen, die sich im Schwerpunkt der Pädiatrie weiterqualifizieren möchten. Es soll zum einen in der Ausbildung begleiten und auch auf den pädiatrischen Stationen als Nachschlagewerk eingesetzt werden. Wir hoffen vor allem, dass wir junge Pflegefachpersonen, die an pädiatrischer Pflege interessiert sind, für das Fach begeistern können.

Dank an alle, die mit viel Einsatz und Fachexpertise die Entstehung der 1. Auflage und aktualisierte 2. Auflage gefördert und unterstützt haben. Vom Verlag Frau Lauster für die Initiative und das stets geduldige Vorantreiben des Projektes, Frau Kühnel vom Lektorat Pflege und Frau Wiehage für die redaktionelle Arbeit. Allen Expertinnen und Experten, die geduldig und kompetent ihre Expertise eingebracht haben, danken wir sehr herzlich.

Oktober 2023

DIE HERAUSGEBER

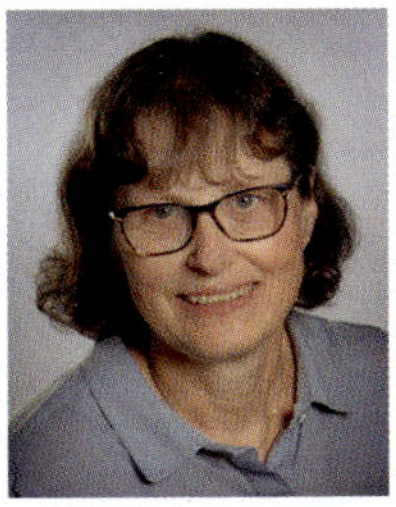

Gabriele Fley, Kinderkrankenschwester, Lehrerin für Pflegeberufe und leitende Schwester, Dipl. Pflegepädagogin, Lehrkraft für besondere Aufgaben an der Evangelischen Hochschule in Nürnberg für die Studiengänge Pflege (B.Sc.), Pflegepädagogik und Master Advanced Nursing Practice (M.Sc.), Leitung der Weiterbildenden Studien pädiatrische Pflege (Evangelische Hochschule Nürnberg).

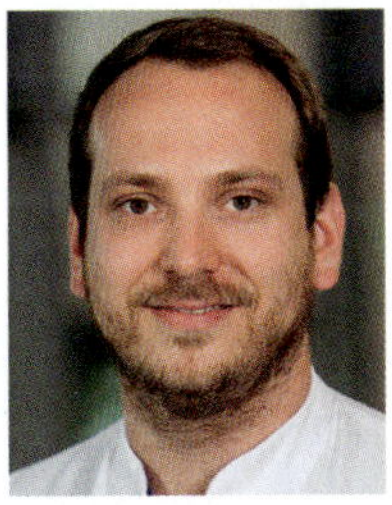

Dr. med. Florian Schneider, Kinder- und Jugendarzt, Neonatologe. St. Franziskus Hospital Münster, Klinik für Kinder- und Jugendmedizin & Klinik für Neonatologie und Kinderintensivmedizin und am Centrum für Reproduktionsmedizin, Gastarzt am Centrum für Reproduktionsmedizin und Andrologie am Universitätsklinikum Münster.

BENUTZERHINWEISE

Gewichtete Terminologie

In der Pflege und Medizin herrscht ein Neben- oder Durcheinander von lateinischen, griechischen, deutschen und englischen Fachbegriffen. Dieses Buch hilft Ihnen, den jeweils gängigsten Begriff zu erkennen. Bei der Erstnennung eines Begriffes werden die zugehörigen Fachwörter in allen relevanten Versionen bzw. Sprachen vorgestellt. Der am häufigsten verwendete wird zuerst und meist in Fettschrift, die weniger gebräuchlichen werden in Klammern und Kursivschrift genannt, z. B. **Neugeborenenikterus** *(Icterus neonatorum)* gelbliche Verfärbung von Haut und Konjunktiven durch Einlagerung von Bilirubin, sichtbar ab etwa 5 mg/dl …

Geschlechter- und Personenansprache in diesem Buch

Die Autorinnen und Autoren haben lange darüber nachgedacht, wie sie in der Schreibweise der Tatsache gerecht werden können, dass Patienten, Pflegende, Ärzte und An- und Zugehörige anderer Berufsgruppen Frauen *und* Männer sind.

Die konsequente Lösung, nämlich die durchgängige Verwendung der femininen *und* maskulinen Schreibweise, würde die Lesbarkeit der Texte erheblich erschweren, z. B. Patient/Patientin. Deshalb wird in diesem Buch immer nur eine Form oder ein neutraler Begriff, z. B. „Pflegende", verwendet – gemeint sind dabei aber stets beide Geschlechter!

Berufsbezeichnung für Pflegende

Nach dem Krankenpflegegesetz (KrPflG) 2013/14 beenden Auszubildende in der Kranken- und Kinderkrankenpflege ihre Ausbildung mit der geschützten Berufsbezeichnung Gesundheits- und (Kinder-)krankenpflegerin bzw. pfleger. Diese Ausbildungen starten 2019 zum letzten Mal. Mit Einführung des neuen Krankenpflegegesetzes ab 1. Januar 2020 verändern sich die Ausbildungen und die neuen Berufsbezeichnungen lauten Pflegefachfrau und Pflegefachmann mit der Möglichkeit zu Vertiefung. Ebenso wird es die Wahlmöglichkeit zur Ausbildung zur Gesundheits- und Kinderkrankenpflegerin bzw. pfleger geben. Auch hierbei handelt es sich um eine geschützte Berufsbezeichnung.

Diese Berufsbezeichnungen sind für die Lesbarkeit eher umständlich und lang. Daher wird in *PflegeHeute Pädiatrische Pflege* in der Regel von Pflegefachpersonen oder Pflegenden gesprochen. Gemeint sind hiermit stets die Personen, die eine dreijährige Ausbildung absolviert und das Recht erworben haben, eine der oben genannten Berufsbezeichnungen zu tragen. Die Auszubildenden in diesen Berufen werden ebenfalls einbezogen, wenngleich sie viele Pflegetätigkeiten erst nach Abschluss der Ausbildung eigenverantwortlich ausführen dürfen.

Im allgemeinen Sprachgebrauch werden auch Angehörige als „Pflegende" bezeichnet, z. B. wenn sie ein pflegebedürftiges Kind zu Hause betreuen. Um hier eine Unterscheidung zu treffen, werden pflegende Angehörige stets als „Angehörige" und nicht als „Pflegende" bezeichnet.

FEHLER GEFUNDEN?

An unsere Inhalte haben wir sehr hohe Ansprüche. Trotz aller Sorgfalt kann es jedoch passieren, dass sich ein Fehler einschleicht oder fachlich-inhaltliche Aktualisierungen notwendig geworden sind.
Sobald ein relevanter Fehler entdeckt wird, stellen wir eine Korrektur zur Verfügung. Mit diesem QR-Code gelingt der schnelle Zugriff.

https://else4.de/978-3-437-25004-0

Wir sind dankbar für jeden Hinweis, der uns hilft, dieses Werk zu verbessern. Bitte richten Sie Ihre Anregungen, Lob und Kritik an folgende E-Mail-Adresse: kundendienst@elsevier.com

WICHTIGE FACHBEGRIFFE IN PFLEGE UND MEDIZIN

absorbieren	aufnehmen
Ätiologie	Ursache(n) einer Erkrankung
afferent	zum Zentrum hinführend
Aminosäure	Grundmolekül der Eiweiße
Anatomie	(*griech.* = zerschneiden), Lehre vom Bau der Körperteile
Anastomose	operativ hergestellte Verbindung
Antigen	Struktur, die eine Immunreaktion des Organismus auslösen kann
Antikörper	vom Abwehrsystem produzierter Abwehrstoff
Aorta	Körperschlagader
Arteriosklerose	„Gefäßverkalkung“
aspirieren	ansaugen; einsaugen, einatmen
autonom	selbstständig
benigne	gutartig
Chromosom	Träger von Erbinformation
dexter, dextra	rechts
Diagnose	Erkennung und Bezeichnung einer Krankheit
DNA	(engl. Abk. für Desoxyribonukleinsäure, *kurz:* DNS) Erbsubstanz
dys...	Wortteil für krankhafte Störung eines Zustands oder einer Funktion
efferent	vom Zentrum wegführend
Elektrolyt	(gelöstes) Körpermineral, z. B. Natrium oder Kalium
endogen	im Körper selbst entstehend
exogen	von außen
extra	außerhalb von
fixieren	befestigen
gastrointestinal	den Magen-Darm-Trakt betreffend
Gen	Erbanlage
genital	zu den Geschlechtsorganen gehörend
hormonal	das innersekretorische System betreffend
hyper...	das normale Maß übersteigend
hypo...	das normale Maß unterschreitend
Hypophyse	Hirnanhangdrüse
Hypothalamus	wichtiger Abschnitt des Zwischenhirns
Immunität	erworbene Abwehrkraft gegen Krankheitserreger
Indikation	„Heilanzeige“; Kriterium, bei dessen Vorliegen ein bestimmtes Verfahren zu wählen ist
injizieren	einspritzen
Insuffizienz	unzureichende Funktionstüchtigkeit
intrazellulär	innerhalb der Zellen
ischämisch	nicht (ausreichend) durchblutet
Joule	Einheit für Energie – sowohl bei der Berechnung von Nahrungsmitteln (4,1 Joule ≙ 1 kcal [Kilo-Kalorie]) als auch in der Elektrizitätslehre
Kapillare	kleinstes Blutgefäß
kardiovaskulär	das Herz-Kreislauf-System betreffend
Karzinom	bösartiger epithelialer Tumor
kaudal	Richtung Steiß
Koma	tiefe Bewusstlosigkeit
Kompensation	Ausgleich
komprimieren	zusammenpressen
kranial	Richtung Kopf
lateral	seitwärts, von der Medianebene entfernt
maligne	bösartig
Manifestation	Offenbarwerden, zu Tage treten
medial	in der Mitte gelegen, mittelwärts
Membran	dünne Scheidewand
Morbus	Krankheit
motorisch	die Bewegung betreffend
nerval	durch das Nervensystem vermittelt
oral	den Mund betreffend, durch den Mund
parainfektiös	während oder nach einer Infektion auftretend, aber nicht durch deren spezifischen Erreger bedingt
Parasympathikus	„entspannungs-“ und regenerationsorientierter Teil des vegetativen Nervensystems
Parenchym	Organfunktionsgewebe
parenteral	unter Umgehung des Magen-Darm-Trakts
Pathologie	Lehre von den erkrankten Geweben
peri...	um ... herum
Physiologie	Lehre von den normalen Körpervorgängen
post...	nach, hinter
prä...	vor
primär	erstrangig; *auch:* ursprünglich, ohne andere Ursachen
Prognose	zu erwartender Krankheitsverlauf
Protein	Eiweiß
pulmonal	die Lunge betreffend
Punktion	Einstechen
reflektorisch	auf dem Reflexweg
rektal	den Mastdarm betreffend
retro...	zurück-, rückwärts liegend
Rezeptor	„Empfänger“ für bestimmte Reize oder Stoffe
Rezidiv	Rückfall
Sekretion	Ausscheidung
sekundär	nachfolgend, als Folge einer Erkrankung
sensibel	die Sinne betreffend, empfindungsfähig
sensorisch	die Sinne betreffend, empfindungsfähig
sinister, sinistra	links
spinal	das Rückenmark betreffend
superfizial	oberflächlich, zur Körperoberfläche hin
superior	oberer
Sympathikus	„leistungsorientierter“ Teil des vegetativen Nervensystems
Symptom	Krankheitszeichen
Syndrom	Symptomenkomplex, Gruppe von Krankheitszeichen
Therapie	Maßnahmen zur Heilung einer Krankheit
Trauma	Verletzung, Wunde
Tumor	Geschwulst
Ulkus	Geschwür
vegetativ	das autonome (vegetative) Nervensystem betreffend
versus	gegen
ventral	bauchwärts, vorn
zerebral	das Gehirn betreffend

ABKÜRZUNGEN

♂	Mann
♀	Frau
§	Paragraph
↑	Werte ansteigend bzw. oberhalb der Norm
↓	Werte abfallend bzw. unterhalb der Norm
→	daraus folgt
	Querverweis
<	kleiner als
>	größer als
≤	kleiner gleich
≥	größer gleich
≙	entspricht
®	registered trade mark, Handelsname
A., Aa.	Arterie, Arterien (*lat.* Arteria, Arteriae)
ABS	Apnoe-Bradykardie-Syndrom
ADHS	Aufmerksamkeitsdefizit-Hyperaktivitätsstörung
AIDS	acquired immune deficiency syndrome
AF	Atemfrequenz
AK	Antikörper
AKIK	Aktionskomitee Kind im Krankenhaus
ALL	akute lymphatische Leukämie
ALS	amyotrophe Lateralsklerose
ALTE	apparent Life-Threatening Event
AML	akute myeloische Leukämie
Amp.	Ampulle
ANP	Advanced Nursing Practice (erweiterte Pflegepraxis)
ANV	akutes Nierenversagen
ARDS	*engl.* acute respiratory distress syndrome; akutes Lungenversagen, Schocklunge
ASD	(Atrium-)Vorhofseptumdefekt
BÄK	Bundesärztekammer
BB	Blutbild
BE	Berechnungseinheit (früher Broteinheit)
BE	Base excess, Basenüberschuss
BG	Berufsgenossenschaft
BGA	Blutgasanalyse
BGB	Bürgerliches Gesetzbuch
BKiSchG	Bundeskinderschutzgesetz
BPH	benigne Prostatahyperplasie
BPS	benignes Prostatasyndrom
BRUE	brief resolved unexplained event
BSG	Blutsenkungsgeschwindigkeit
BtM	Betäubungsmittel
BtMG	Betäubungsmittelgesetz
BWK, BWS	Brustwirbelkörper, Brustwirbelsäule
BZ	Blutzucker (*korrekt:* Blutglukosekonzentration)
CAPD	*engl.* Continuous ambulatory peritoneal dialysis; kontinuierliche ambulante Peritonealdialyse
CF	cystische Fibrose, Mukoviszidose
Ch	Charrière (1 Ch ≙ ⅓ mm Durchmesser)
CK	Creatinkinase
CM	K(C)ardiomyopathie
CO_2	Kohlendioxid
COPD	engl. chronic obstructive lung desease; chronisch obstruktive Lungenerkrankung
CRP	C-reaktives Protein
CT	Computertomografie
CTG	(C)Kardiotokografie
CVI	chronisch-venöse Insuffizienz
CVVH	Kontinuierliche (continuouses) venovenöse Hämofiltration
D-Arzt	Durchgangsarzt (Arbeitsunfall)
DBfK	Deutscher Berufsverband für Pflegeberufe
DD	Differenzialdiagnose
DKG	Deutsche Krankenhausgesellschaft
dl	Deziliter
DNQP	Deutsches Netzwerk für Qualität in der Pflege
DPR	Deutscher Pflegerat
dpt	Dioptrie
DRG	Diagnosis-Related Groups (Diagnosebezogene Fallgruppen)
DSD	Disorders of sex development
EACH	European Association for Children in Hospital
EEG	Elektroenzephalogramm, -grafie
EK	Erythrozytenkonzentrat
EKG	Elektrokardiogramm, -grafie
EMG	Elektromyogramm, -grafie
EP	evozierte Potenziale
ERCP	endoskopisch-retrograde Cholangio-Prankreatikografie
ES	Extrasystolen
ESWL	extrakorporale Stoßwellenlithotripsie
EWZ	Einwirkzeit
FAS	Fetales Alkoholsyndrom
FEV_1	forciertes exspiratorisches Volumen der 1. Sekunde
fl	Femtoliter (10^{-15} Liter)
fmol	Femtomol (10^{-15} mol)
F.O.T.T.	fazio-orale Trakt-Therapie
FUG	Fieber unklarer Genese
G	Gauge
G-BA	Gemeinsamer Bundesausschuss
GBS	Guillain-Barré-Syndrom
GCS	Glasgow Coma Scale
GFR	Glomeruläre Filtatrionsrate
GG	Grundgesetz
GkindD	Gesellschaft der Kinderkrankenhäuser und Kinderabteilungen in Deutschland e. V.
GKV	Gesetzliche Krankenversicherung
GN	Glomerulonephritis
GPV	Gesetzliche Pflegeversicherung
Hb	Hämoglobin
HF	Hämofiltration
HIE	Hypoxisch-ischämische Enzephalophatie
HIV	humanes Immundefizienz-Virus
Hk(t)	Hämatokrit
HLM	Herz-Lungen-Maschine
HME	*engl.* Heat-and-Moisture-Exchander; feuchte Nase
HNO	Hals-Nasen-Ohren(-Heilkunde, -Erkrankungen)
HPV	Humanes Papilloma-Virus
HTX	Herztransplantation
HUS	hämolytisches-urämisches Syndrom
HWI	Harnwegsinfekt
HWK, HWS	Halswirbelkörper, Halswirbelsäule

ICD *engl.* International Classifikation of Diseases; Internationale statistische Klassifikation der Krankheiten und verwandter Gesundheitsprobleme
ICF Internationale Klassifikation der Funktionsfähigkeit, Behinderung und Gesundheit
ICH intracranial hemorrhage, intrazerebrale Blutung
ICP Infantile Z(C)erebralparese; *engl.* intracraniell pressure; Hirndruck
IfSG Infektionsschutzgesetz
IICP *engl.* increased intracraniell pressure; erhöhter Hirndruck
i. m. intramuskulär
i. v. intravenös
IE Internationale Einheit
INR international normalized ratio
i. o. intraossär
IQ Intelligenzquotient
IU international unit
IVF In-vitro-Fertilisation

J. Jahre
JIA juvenile idiopathische Arthritis

kcal Kilokalorie
KE/KHE Kohlenhydrateinheit
kg Kilogramm
KG Körpergewicht
KI Kontraindikationen
KIGGS Kinder- und Jugendgesundheitssurvey
kJ Kilojoule
kPa Kilopascal
KRINKO Kommission für Krankenhaushygiene und Infektionsprävention am Robert Koch-Institut
KRK Kinderrechtskonvention der Vereinten Nationen
KrPflG Krankenpflegegesetz

l Liter
LGA Large for Gestational Age
Lj. Lebensjahr
LKG Lippen-Kiefer-Gaumenspalte
lt. laut
LTX Lungentransplantation
Lufu Lungenfunktionsprüfung
LWK, LWS Lendenwirbelkörper, Lendenwirbelsäule

M. *lat.* Morbus; Krankheit
M., Mm. Muskel, Muskeln (*lat.* Musculus, Musculi)
max. maximal
µg Mikrogramm (10^{-6} Gramm)
MDK Medizinischer Dienst der Krankenversicherung
mg Milligramm
MIC Minimal-invasive Chirurgie
Min., min Minute
MJ Megajoule
MKS medizinische Kompressionsstrümpfe
µl Mikroliter (10^{-6} Liter)
ml Milliliter
mmHg Millimeter Quecksilbersäule
mmol/l Millimol pro Liter
MMST Mini-Mental-Status-Test = Demenztest
MOV Multiorganversagen
MPBetreibV Medizinprodukte-Betreiberverordnung
MPG Medizinproduktegesetz
MRE multiresistente Erreger
MRGN multiresistente gramnegative Stäbchen/Erreger
MRSA Methicilin- oder multiresistenter Staphylokokkus aureus
MRT Magnetresonanztomografie
ms Millisekunde
MS Multiple Sklerose
MTS medizinische Thromboseprophylaxestrümpfe

N., Nn. Nerv, Nerven (*lat.* Nervus, Nervi)
NaCl Natriumchlorid, Kochsalz
NEC/NEK nekrotisierende Enterokolitis
ng Nanogramm (10^{-9} Gramm)
NIDCAP® Newborn Individualized Developmental Care and Assessment Program
nl Nanoliter (10^{-9} Liter)
NNH Nasennebenhöhlen
NRS numerische Ratingskala

O_2 Sauerstoff
OP Operation
OPS Operationen- und Prozedurenschlüssel
OTA operationstechnischer Assistent
$paCO_2$ arterieller Kohlendioxid-Partialdruck
paO_2 arterieller Sauerstoff-Partialdruck

PAL physical activity level
Pat. Patient, Patientin
pAVK periphere arterielle Verschlusskrankheit
PCA *engl.* patient controlled analgesia; patientenkontrolliere Analgesie
PD Peritonealdialyse
PDA persistierender Ductus arteriosus
PEF peak expiratory flow
PEG perkutane endoskopische Gastrostomie
PEJ perkutane endoskopische Jejunostomie
PflBG/PflBRefG Pflegeberufegesetz/Pflegeberufereformgesetz
pg Pikogramm (10^{-12} Gramm)
PID Präimplantationsdiagnostik; primärer Immundefekt
PKMS Pflegekomplexmaßnahmen-Score
PKV phlebologischer Kompresssionsverband
pl Pikoliter (10^{-12} Liter)
p. m. nach dem Tode (*lat.* post mortem)
pmol Pikomol (10^{-12} mol)
PMS prämenstruelles Syndrom
PND Pränataldiagnostik
PNP Polyneuropathie
p. p. nach der Geburt (*lat.* post partum)
PPHN persistierende pulmonale Hypertension des Neugeborenen
PSA persönliche Schutzausrüstung; prostataspezifisches Antigen
PTCA perkutane transluminale k(c)oronare Angioplastie

QM Qualitätsmanagement

RDS *engl.* respiratory distress syndrome; Atemnotsyndrom des Neugeborenen
Rö Röntgen
RKI Robert Koch-Institut
ROP Retinopathia praematurorum, Frühgeborenenretinopathie
ROT Realitätsorientierungstraining (Demenz)
RR Blutdruck (Riva-Rocci)

SAB Subarachnoidalblutung
SAS Schlafapnoesydrom
s. c. subkutan
SGA small for gestational age
SGB Sozialgesetzbuch
SHT Schädel-Hirn-Trauma
SIDS *engl.* sudden infant death syndrome; plötzlicher Kindstod
SIH schwangerschaftsinduzierte Hypertonie

SSW Schwangerschaftswoche
Std. Stunde
StGB Strafgesetzbuch
STIKO ständige Impfkommission
Supp. Suppositorium (Zäpfchen)

TAC Truncus arteriosus communis
Tb/Tbc Tuberkulose
TEA Thrombendarteriektomie
TEE Transösophageale Echokardiografie
TEP Totalendoprothese
TGA Transposition der großen Arterien
Tr. Tropfen
TUR transurethrale Resektion

U Einheit (*engl.* unit)
u. a. unter anderem
u. Ä. und Ähnliches
u. U. unter Umständen

V., Vv. Vene, Venen (*lat.* Vena, Venae)
V. a. Verdacht auf
VC Vitalkapazität
VES ventrikuläre Extrasystolen
Vit. Vitamin(e)
VRS verbale rating Skala
VSD Ventrikelseptumdefekt

WHO World Health Organization (Weltgesundheitsorganisation)

z. T. zum Teil
ZNS zentrales Nervensystem
ZVD zentraler Venendruck
ZVK zentraler Venenkatheter

INHALTSVERZEICHNIS

1 PROFESSION KINDERKRANKENPFLEGE

Gabriele Fley, Birgit Gwuzdz

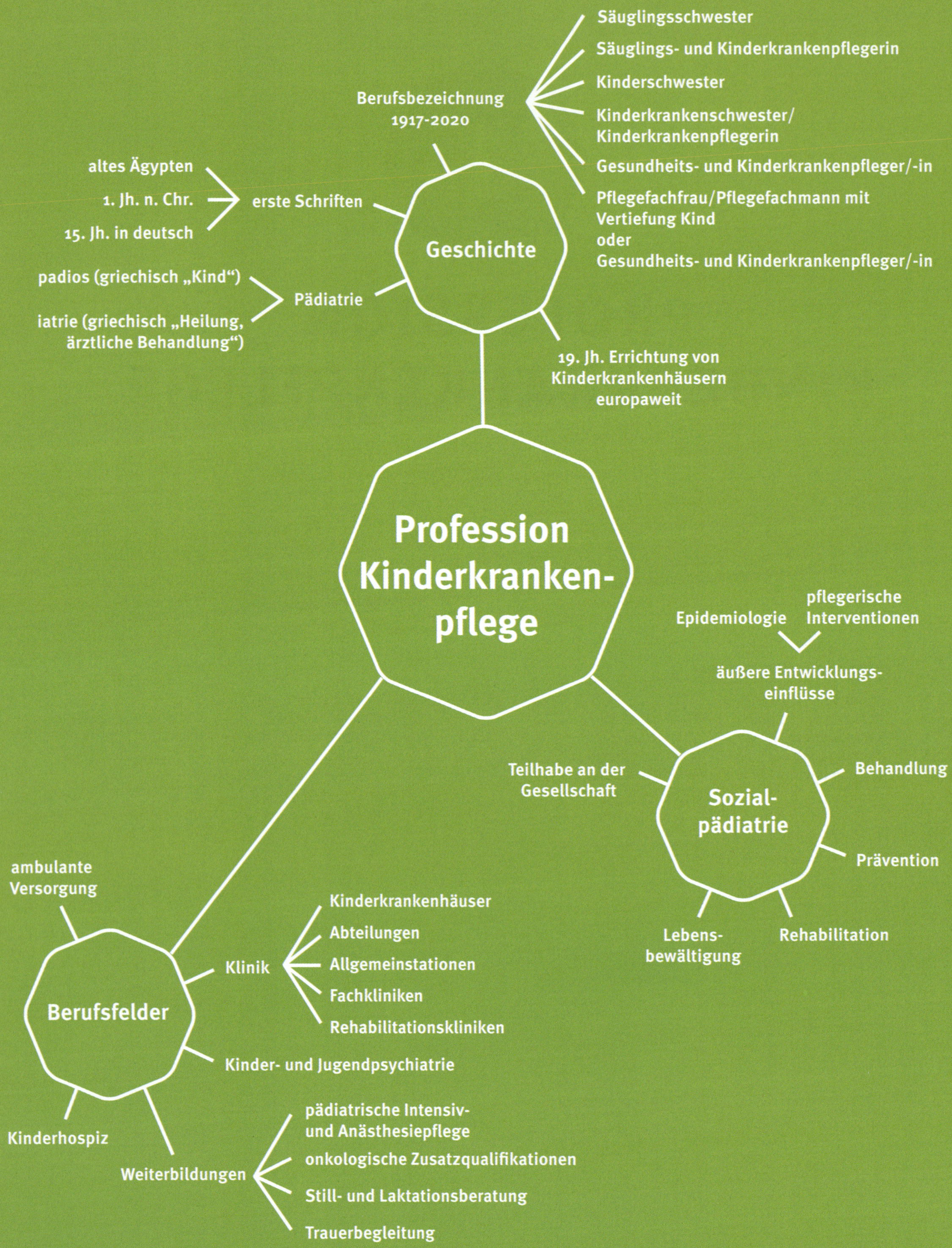

Profession Kinderkrankenpflege
Geschichte
Berufsbezeichnung 1917-2020
Säuglingsschwester
Säuglings- und Kinderkrankenpflegerin
Kinderschwester
Kinderkrankenschwester/ Kinderkrankenpflegerin
Gesundheits- und Kinderkrankenpfleger/-in
Pflegefachfrau/Pflegefachmann mit Vertiefung Kind oder Gesundheits- und Kinderkrankenpfleger/-in
erste Schriften
altes Ägypten
1. Jh. n. Chr.
15. Jh. in deutsch
Pädiatrie
padios (griechisch „Kind“)
iatrie (griechisch „Heilung, ärztliche Behandlung“)
19. Jh. Errichtung von Kinderkrankenhäusern europaweit
Sozialpädiatrie
äußere Entwicklungseinflüsse
Epidemiologie
pflegerische Interventionen
Behandlung
Prävention
Rehabilitation
Lebensbewältigung
Teilhabe an der Gesellschaft
Berufsfelder
ambulante Versorgung
Klinik
Kinderkrankenhäuser
Abteilungen
Allgemeinstationen
Fachkliniken
Rehabilitationskliniken
Kinder- und Jugendpsychiatrie
Kinderhospiz
Weiterbildungen
pädiatrische Intensiv- und Anästhesiepflege
onkologische Zusatzqualifikationen
Still- und Laktationsberatung
Trauerbegleitung

Wusssten Sie schon ...

Geschichte der Kinderkrankenpflege: starke Verbindung zur historischen Entwicklung der Krankenpflege und des Hebammenwesens.

Sozialpädiatrie: beschäftigt sich mit den äußeren Einflüssen auf die Gesundheit und Entwicklung der Kinder und Jugendlichen.

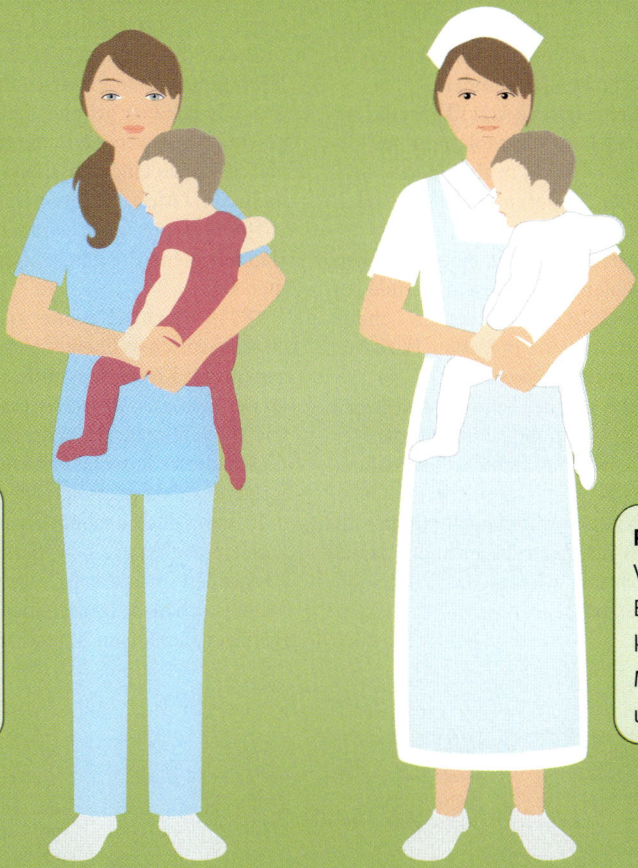

Gesundheits- und Kinderkrankenpfleger/in: die Bezeichnung gibt es seit 2004, die Ausbildung hingegen unterliegt ständigen Änderungen.

Säuglingssterblichkeit: beschreibt, wie viele der Lebendgeborenen im ersten Lebensjahr sterben.

Einsatzgebiete von Gesundheits- und Kinderkrankenpfleger/innen: vor allem in der Klinik, aber auch in Kurheimen, in der ambulanten und häuslichen Pflege, in Kinderhospizen und in der Kinder- und Jugendpsychiatrie.

Prävention: Vermeidung bzw. die Vorbeugung von Krankheiten durch Beeinflussung bzw. Reduktion der krankheitsspezifischen Risikofaktoren. Man unterscheidet primäre, sekundäre und tertiäre Prävention.

Pädiatrie: Kinderheilkunde. Das Wort stammt aus dem Griechischen. Die Herkunftsworte sind paidos „Kind“ und iatreia „Heilung, ärztliche Behandlung“.

Rehabilitation: Maßnahmen, die akut oder chronisch Kranken, behinderten Menschen oder von Behinderung Bedrohten, eine möglichst große Autonomie ermöglichen. Dazu gehört die Teilnahme am sozialen Leben, die Teilnahme an Bildung und am Arbeitsleben. Die familienorientierte Rehabilitation (FOR) bezieht die ganze Familie mit ein.

Gesundheitsförderung: zielt darauf ab, allen Menschen ein höheres Maß an Selbstbestimmung über ihre Gesundheit zu ermöglichen und sie damit zur Stärkung ihrer Gesundheit zu befähigen.

1.1 Geschichte der Kinderkrankenpflege

Die Geschichte der Kinderkrankenpflege ist eng verbunden mit der historischen Entwicklung der Krankenpflege und des Hebammenwesens. Aber auch die medizinischen Entwicklungen hatten immer wieder Auswirkungen auf die Pädiatrie.

1.1.1 Historischer Überblick

Überblick über die Entwicklung der Pädiatrie → Abb. 1.1
Überblick über die Entwicklung der Ausbildung der pädiatrischen Pflege → Abb. 1.2

Bereits im alten Ägypten gibt es Hinweise auf die spezielle Pflege von Kindern. Vertiefende Kenntnisse über die Aufgaben einer Hebamme und die Pflege von Neugeborenen finden sich in den Schriften von Soranus von Ephesus im ersten nachchristlichen Jahrhundert.

Neunhundert Jahre später verfasst der persische Arzt Rhazes das erste lateinische Buch, das sich ausschließlich mit Erkrankungen im Kindesalter beschäftigt. Erweitert wird dieses Werk in den Jahren 1472, 1473 und 1485, als drei Lehrbücher über Kinderkrankheiten gedruckt werden, eins sogar in deutscher Sprache.

1630 entsteht die erste Entbindungseinrichtung an einem Krankenhaus, dem Hôtel Dieu in Paris. Deutschland folgt diesem Vorbild erst 1751 in Göttingen, anschließend entwickeln sich Kliniken in London, Wien und Breslau. Fast 60 Jahre später beschreibt Walter Harris die *Akuten Krankheiten der Kinder* in einem Gesamtwerk.

1722 führt Theodor Zwinger, ein Arzt aus der Schweiz, den Begriff der Pädiatrie ein. Das Wort stammt aus dem Griechischen, die Herkunftsworte *paidos* „Kind" und *iatreia* „Heilung, ärztliche Behandlung" ergeben das Wort Kinderheilkunde.

Das Wissen über die unterschiedlichen Erkrankungen erhalten die Ärztinnen und Ärzte (im Folgenden als Ärzte bezeichnet) damals hauptsächlich über ihre eigene Beobachtung, wissenschaftlich fundierte Untersuchungen sind noch nicht möglich.

In Paris wird 1802 das „Hospital des enfants malades" (Hospital für kranke Kinder) eröffnet. Wann es die erste Kinderklinik in Deutschland gibt, ist nicht eindeutig nachzuvollziehen. Bereits 1702 ist eine Krankenstube für Waisenkinder in Berlin nachweisbar. 1863 schließen sich Bürger in Hannover zusammen, um einen Verein zum Wohle armer und kranker Kinder zu gründen. Hieraus entsteht am 24.4.1865 die erste (Poli-)Klinik, aus der sich ein Kinderkrankenhaus mit dem eindrucksvollen Spitznamen „Kinderheule" entwickelt. Heute ist es die Kinderklinik AUF DER BULT. 1829 eröffnet das Kinderkrankenhaus an der Charité in Berlin offiziell, die Anfänge lassen sich nicht mehr genau bestimmen.

Das 19. Jahrhundert ist für die (Weiter-)Entwicklung der Pflege richtungsweisend, da während dieser Epoche die Grundlagen für die Berufsausbildung gelegt werden. Amalie Sieveking eröffnet Mitte des Jahrhunderts eine Privatschule für Krankenpflege in Hamburg, Pastor Theodor Fliedner gründet 1836 die erste protestantische Krankenpflegeschule in Kaiserswerth mit theoretischer und praktischer Ausbildung einschließlich eines Abschlussexamens. In der gleichen Zeit werden an mehreren Orten in Europa weitere Kinderkrankenhäuser errichtet.

1847 erkennt Ignaz Semmelweis, „Retter der Mütter", dass eine gute Händehygiene die Entstehung des Kindbettfiebers deutlich eindämmen kann.

1894 wird Otto Heubner an der medizinischen Fakultät der Königlichen Friedrich-Wilhelms-Universität in Berlin als ordentlicher Professor für die Kinderheilkunde eingesetzt. Er hat zuvor bereits versucht, an der Leipziger Universität einen eigenständigen Lehrstuhl für Pädiatrie zu etablieren, da er durch seine praktische Tätigkeit die Notwendigkeit dieser Entwicklung erkannt hatte. In Leipzig wird ihm dies verweigert, sodass er erfolgreich seinen Weg in Berlin sucht.

In einer historischen Übersicht darf an dieser Stelle die Zeit des Zweiten Weltkriegs bzw. der NS-Zeit nicht verschwiegen werden. Die Pflegenden sind damals in wenige Berufsorganisationen unterteilt, eine Mitgliedschaft ist verpflichtend. Vermittelt wird ein Menschenbild, das dem der damaligen Machthaber entsprach: So ist die Sichtweise auf

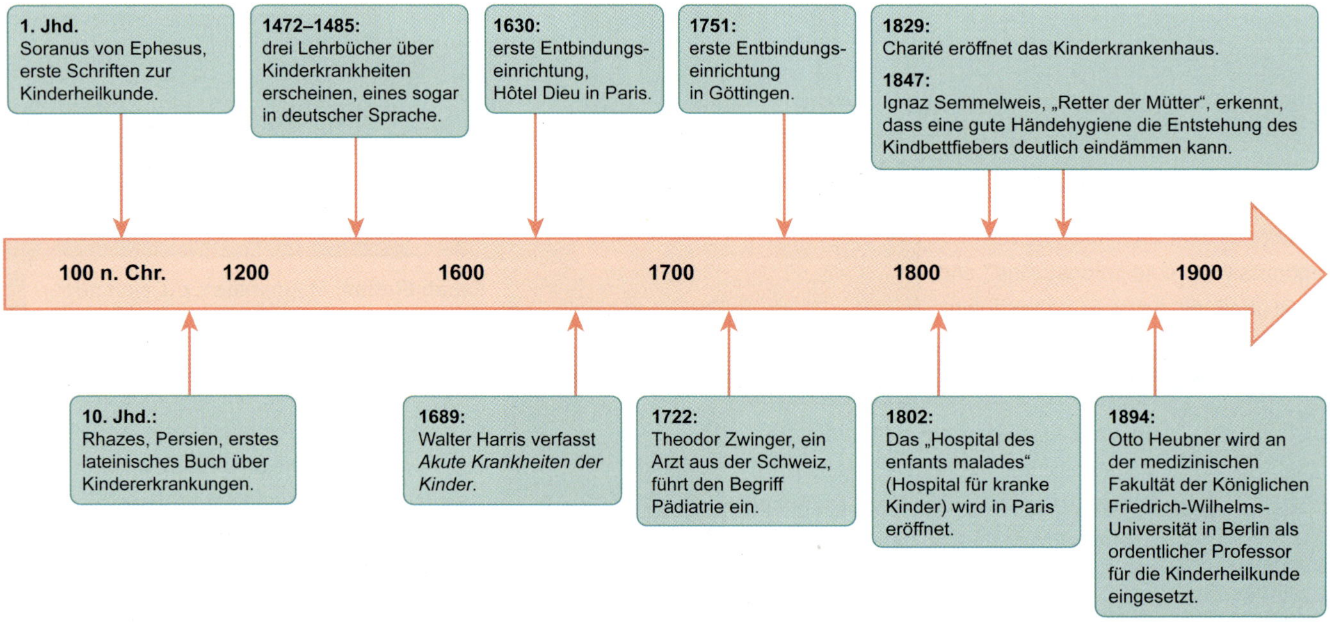

Abb. 1.1 Überblick über die historische Entwicklung der Pädiatrie [L143]

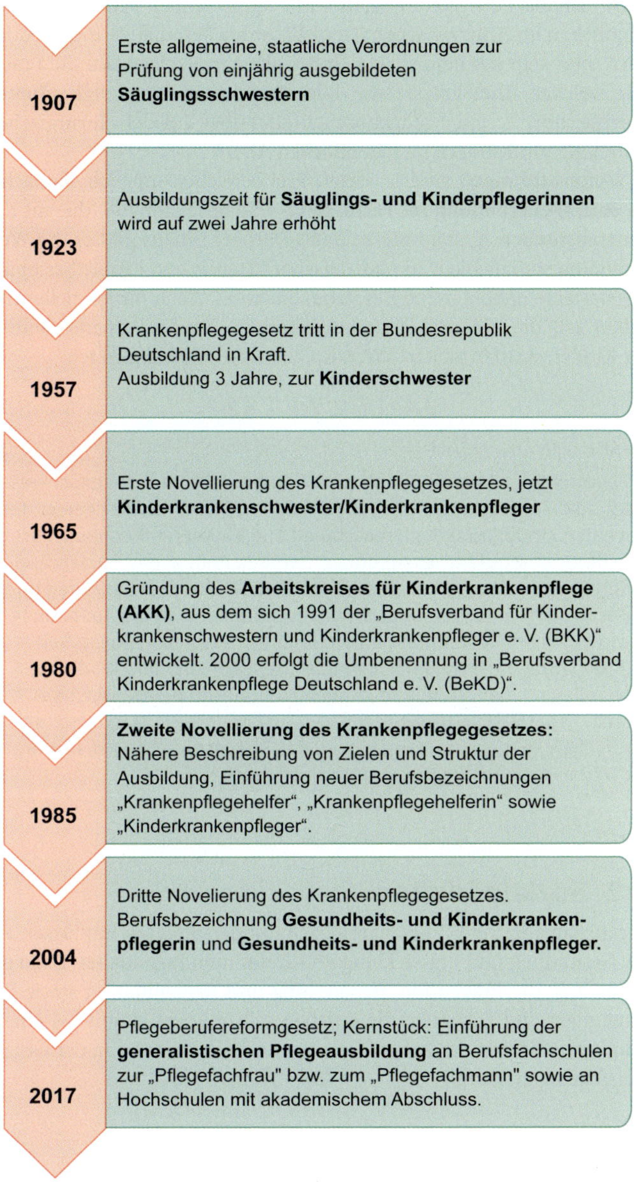

Abb. 1.2 Überblick über die Entwicklung der Ausbildung der pädiatrischen Pflege [L143]

viele Patientinnen und Patienten (im Folgenden als Patienten bezeichnet), u. a. auf Kinder mit einer geistigen und körperlichen Behinderung, keinesfalls wohlwollend, liebevoll und beschützend, sondern bestenfalls mitleidig. Viele Menschen mit einer Erkrankung oder einer bestimmten Volksrichtung gelten als „unwertes Leben". Es wird nicht als Verbrechen betrachtet, diese Menschen medizinischen Folterungen, Versuchen oder willkürlichen Quälereien auszusetzen. An diesen Taten sind nicht nur Ärzte, sondern auch Pflegefachpersonen beteiligt. Den Höhepunkt erreichen diese Gräueltaten mit der Durchführung strukturierter Euthanasie, also Tötungsprogrammen. Eine Untergruppe der sog. „T4"-Programme ist die Kindereuthanasie. Die „Kinderfachabteilungen" sind über das gesamte Deutsche Reich verstreut.

Einige außergewöhnliche und furchtlose Menschen stellen sich gegen das NS-Regime und dessen Gedankengut, z. B. die Oberinnen Zerwer und Albrecht. Sie begründen 1928 auch den „Reichsverband für Säuglings- und Kleinkinderschwestern", der 1934 durch das damalige politische Regime wieder aufgelöst wird.

1.1.2 Ausbildungsrichtlinien und berufspolitische Entwicklungen

Um eine strukturierte Ausbildung der Pflegenden zu schaffen, werden am 31.3.1917 in den ersten allgemeinen, staatlichen Verordnungen die Prüfungen von einjährig ausgebildeten **Säuglingsschwestern** vereinbart [1]. 1923 wird die Ausbildungszeit für **Säuglings- und Kinderpflegerinnen** auf zwei Jahre erhöht und es wird festgelegt, dass Auszubildende bei der Prüfung mindestens 20 Jahre alt sein müssen. Ende der 1930er-Jahre gelten als Voraussetzungen zum Ausbildungsbeginn, dass die Betreffende die Volksschule abgeschlossen haben und mindestens 18 Jahre alt sein muss. Der Umfang des theoretischen Unterrichts beträgt 200 Stunden.

Nach dem Ende des Zweiten Weltkriegs trat in der damaligen Bundesrepublik Deutschland am 15.7.1957 das erste Krankenpflegegesetz in Kraft. Die Ausbildung in der Pflege beträgt nun drei Jahre, zunächst zwei Jahre Theorie und Praxis, daran schließt sich ein Anerkennungsjahr an. Später beträgt die Ausbildung ohne das Anerkennungsjahr volle drei Jahre. Die Theorie umfasst 400 Stunden Unterricht. Auch die Berufsbezeichnungen werden geändert und geschützt. Statt wie bisher „Säuglings- und Kleinkinderschwester" tragen die Absolventinnen den Titel **„Kinderschwester".**

Das Krankenpflegegesetz erfährt 1965 eine Revision: Die Anzahl der theoretischen Stunden wird auf 1.200 Stunden in drei Jahren erhöht und die „Ausbildungs- und Prüfungsverordnung für Krankenschwestern, Krankenpfleger und Kinderkrankenschwestern" wird verabschiedet. Ausbildungsvoraussetzung ist mindestens die mittlere Reife. Auch das Abschlussexamen wird staatlich reglementiert. Durch diese Veränderungen wird die Ausbildung zur/zum **Kinderkrankenschwester/Kinderkrankenpfleger** in Deutschland an die internationalen Gegebenheiten angepasst.

Aus berufspolitischer Perspektive ist die Gründung des Arbeitskreises für Kinderkrankenpflege (AKK) im Jahr 1980 ein wichtiger Meilenstein, aus dem sich 1991 der „Berufsverband für Kinderkrankenschwestern und Kinderkrankenpfleger e. V. (BKK)" entwickelt. 2000 erfolgt die Umbenennung in „Berufsverband Kinderkrankenpflege Deutschland e. V. (BeKD)".

Auch die Berufsbezeichnung (→ Tab. 1.1) wird immer wieder den neusten Entwicklungen angepasst. Seit 2004 lautet sie **Gesundheits- und Kinderkrankenpflegerin** und **Gesundheits- und Kinderkrankenpfleger.** Die Ausbildung in der Pflege erfolgt integrativ, also in enger Zusammenarbeit von Krankenpflege und Kinderkrankenpflege, damit Synergieeffekte sinnvoll ausgenutzt werden können. Außerdem sollen in beiden Ausbildungsrichtungen Menschen aller Altersstufen beachtet werden. Die pädiatrische Erstausbildung und die eigenständige Berufsbezeichnung bleiben erhalten.

1.1.3 Aktuelle Lage der Ausbildung in Deutschland

In den 1990er-Jahren beginnen die Diskussionen um eine grundlegende Reform der Pflegeausbildung. Das daraus resultierende Ergebnis ist die Umsetzung der generalistischen Ausbildung (Beginn 2020) und damit die Anpassung an die Pflegequalifikationen in Europa. Außerdem soll diese Ausbildung den weit gestreuten Einsatzmöglichkeiten Rechnung tragen und den Wechsel zwischen unterschiedlichen Tätigkeitsbereichen ermöglichen.

Tab. 1.1 Berufsbezeichnungen im Wandel der Zeit

Jahr	Berufsbezeichnung
1938	Säuglings- und Kleinkinderschwester
1957	Kinderschwester
1965/1985	Kinderkrankenschwester/Kinderkrankenpfleger
2004	Gesundheits- und Kinderkrankenpflegerin/Gesundheits- und Kinderkrankenpfleger
seit 2020	Pflegefachfrau/Pflegefachmann mit oder ohne akademischen Grad und Vertiefungseinsatz Pädiatrie *oder* Gesundheits- und Kinderkrankenpflegerin/Gesundheits- und Kinderkrankenpfleger

Die bisher im Alten- und im Krankenpflegegesetz getrennt geregelten Pflegeausbildungen werden in einem neuen Pflegeberufegesetz (PflBG) zusammengeführt. Alle Auszubildenden in der Kranken-, Kinderkranken- und Altenpflege erhalten eine gemeinsame, generalistisch ausgerichtete Basisausbildung, in der sie einen Vertiefungsbereich (Krankenpflege, Altenpflege, Kinderkrankenpflege) in der Praxis wählen. Am Ende wird der Berufsabschluss mit dem Titel „Pflegefachfrau" bzw. „Pflegefachmann" erworben. Die Urkunde über die Erlaubnis zum Führen der Berufsbezeichnung enthält einen Hinweis auf den Vertiefungseinsatz.

Neben der generalistischen Ausbildung gibt es die Möglichkeit, den Abschluss in der Gesundheits- und Kinderkrankenpflege sowie in der Altenpflege zu erreichen.

Ergänzend zur beruflichen Pflegeausbildung gibt es das Pflegestudium. In den letzten Jahrzehnten wurden Stimmen laut, die eine verstärkte Akademisierung der Pflegeberufe fordern. Seit 2004 besteht die Möglichkeit, den „Bachelor of Nursing" im Rahmen eines Studiums zu erwerben. Seitdem wurden zunehmend mehr Studiengänge angeboten, die grundständig oder dual angelegt sind. Mit dem Pflegeberufegesetz vom 17.7.2017 wird diese Möglichkeit auch gesetzlich geregelt. Ergänzend zur beruflichen Ausbildung können auf diesem Weg die Berufszulassung und der akademische Grad erworben werden. Damit wird sichergestellt, dass pflegewissenschaftliche Erkenntnisse Eingang in die Pflegepraxis finden. Zusätzlich bestehen schon seit längerer Zeit die Studiengänge zum Pflegepädagogen bzw. Pflegemanager.

1.1.4 Berufsfelder der Kinderkrankenpflege

Der klassische Tätigkeitsort einer Pflegefachperson in der Pädiatrie ist nach wie vor die **Klinik:** Es gibt Kinderkrankenhäuser, Allgemeinkrankenhäuser mit Abteilungen für Kinder- und Jugendmedizin und Kliniken, bei denen Kinder auf Allgemeinstationen versorgt werden. Pädiatrische Pflegefachpersonen können außerdem in Fachkliniken für Kinder arbeiten, z. B. in kinder- und jugendpsychiatrischen Einrichtungen oder Fachkliniken für bestimmte Erkrankungen (z. B. Asthma bronchiale, Allergien, Rheuma), ebenso in Rehabilitationskliniken und Tageskliniken für akut und/oder chronisch kranke Kinder und Jugendliche.

Weniger im Blickpunkt der beruflichen Tätigkeit stehen Kurheime für Mutter und Kind, Gesundheitsämter, Betreuungseinrichtungen für schwerstbehinderte Kinder und Jugendliche und integrative Einrichtungen wie Kindergärten und Horte, aber auch Schulen.

Die **Kinderpsychiatrie** ist ein eigenständiger Arbeitszweig, ebenso wie die zunehmende Anzahl an spezialisierten **Kinderhospizen.** Pädiatrisch geschulte Pflegefachpersonen sind auch in der Lage, die **ambulante Versorgung** von kranken Kindern im häuslichen Bereich zu übernehmen. Sie können Pädiaterinnen und Pädiater (im Folgenden Pädiater genannt) in der niedergelassenen Praxis unterstützen.

Da sich das Fachgebiet Pädiatrie mit zu pflegenden Kindern und Jugendlichen im Alter zwischen 0 und 18 Jahren beschäftigt, diese jedoch auch älter sein können, stellt sich bei der Arbeitsplatzwahl die Frage, mit welcher Altersgruppe die Pflegefachperson bevorzugt arbeiten möchte: ob z. B. mit Frühgeborenen oder eher auf der chirurgischen Abteilung mit Kindern im jugendlichen Alter?

Weiterbildungen sind in vielen Fachbereichen möglich. Zunächst ist eine Weiterbildung im Fachbereich Pädiatrie sinnvoll, die auf der generalistischen Ausbildung aufbaut. Darüber hinaus gibt es die Weiterbildungsmöglichkeit in pädiatrischer Intensiv- und Anästhesiepflege oder eine onkologische Zusatzqualifikation. Auch für spezielle Aufgaben, z. B. die Still- und Laktationsberatung oder die Trauerbegleitung für Kinder, werden weiterführende Qualifikationen angeboten.

SPICKZETTEL

Kinderkrankenpflege

Die Grundlagen für die Berufsausbildung zur Kinderkrankenschwester/zum Kinderkrankenpfleger werden im 19. Jahrhundert gelegt. Es werden Kinderkrankenpflegeschulen und Kinderkrankenhäuser errichtet. Strukturierte Ausbildungen werden Anfang des 20. Jahrhunderts auf den Weg gebracht, der Umfang der Ausbildungszeiten und Berufsbezeichnungen ändert sich im Laufe der Zeit, die Ausbildung wird auch an die internationalen Gegebenheiten angepasst. Seit 2004 lautet die Berufsbezeichnung „Gesundheits- und Kinderkrankenpfleger". Seit 2020 erfolgt die Ausbildung in einer gemeinsamen, generalistisch ausgerichteten Ausbildung. Ergänzend zur beruflichen Pflegeausbildung gibt es das Pflegestudium ebenso wie diverse Fort- und Weiterbildungsmöglichkeiten.

1.2 Sozialpädiatrie

Die Sozialpädiatrie [2] beschäftigt sich mit den äußeren Einflüssen auf die Gesundheit und Entwicklung im Kindes- und Jugendalter. Dazu gehören z. B. die Prävention, Behandlung und Rehabilitation sowie Bedingungen und Faktoren, die gegeben sein müssen, damit bei einem kranken Patienten das Leben bewältigt und die Teilhabe an der Gesellschaft gelingen kann.

1.2.1 Epidemiologie

Die **Epidemiologie** ist eine wissenschaftliche Disziplin, die sich mit der Verbreitung und den Ursachen von gesundheitsbezogenen Zuständen und Ereignissen in der Bevölkerung befasst. Untersucht werden auch die physikalischen, chemischen, psychischen und sozialen Faktoren der Krankheiten und Störungen. Für das Auftreten und die Verbreitung von Krankheiten gibt es wichtige Beobachtungsgrößen, z. B. die Inzidenz und Prävalenz (s. u.). Die Epidemiologie untersucht außerdem Faktoren, die zur Gesundheit und Krankheit beitragen, und legt damit die quantitative Basis vieler Maßnahmen, die im Interesse der Gesundheit der Bevölkerung unternommen werden.

Als Pflegefachperson ist es für den eigenen beruflichen Alltag von Bedeutung, auch wissenschaftliche Erkenntnisse zu berücksichtigen. Dieses Wissen, ausgedrückt in Daten, Zahlen und Statistiken, kann spezifische Fragen beantworten, Entwicklungen beobachten und die pflegerischen Interventionen auf dem neusten Stand der Wissenschaft halten. Interessant kann in diesem Zusammenhang sein:

- Wie häufig tritt eine bestimmte Erkrankung bei Kindern auf?
- Welche Kinder erkranken?
- Welche Lebensumstände der Kinder spielen eine Rolle beim Entstehen dieser Krankheit?

Die **Prävalenz** gibt Auskunft darüber, wie viele Personen aus einer beobachteten Gruppe von Menschen zu einem definierten Zeitpunkt von einer bestimmten Krankheit betroffen sind. Der Wert zeigt an, wie viele Kinder zu einem bestimmten Zeitpunkt z. B. an Typ-1- oder Typ-2-Diabetes erkrankt sind. Die Prävalenz eignet sich zur Abschätzung des Versorgungsbedarfs.

Die **Inzidenz** hingegen gibt die Anzahl der Neuerkrankungen einer Krankheit in einem Jahr an (Neuerkrankungsrate) und zeigt z. B. auf, bei wie vielen Kindern 2023 die Diagnose Typ-1- und Typ-2-Diabetes gestellt wurde. Sie sagt etwas aus über die Häufigkeit des Neuauftretens von Erkrankungen, gibt aber auch Hinweise auf das Erkrankungsrisiko. Das Erfassen von jährlichen Neuerkrankungen einer bestimmten Erkrankung ist sinnvoll, um z. B. die Wirksamkeit von Präventionsprogrammen überprüfen oder den Bedarf planen zu können.

Die **Morbidität** beschreibt die Häufigkeit einer Erkrankung in einer Bevölkerungsgruppe. Sie verweist z. B. darauf, wie viele Frühgeborene, die unter der 30. Schwangerschaftswoche geboren wurden, an einer RSV-Infektion (→ 5.7) innerhalb des ersten Lebensjahrs erkranken. Damit wird die Gesundheit einer Gruppe von Menschen beschrieben. Zur Beurteilung werden die Prävalenz und Inzidenz hinzugezogen.

Informationen können beim Statistischen Bundesamt [3] und im Informationssystem der Gesundheitsberichterstattung des Bundes [4] abgerufen werden. Hier gibt es Daten zur alters- und krankheitsspezifischen Mortalität, aber auch zu den für die Pädiatrie bedeutsamen Kriterien Säuglings- und Müttersterblichkeit, die Rückschlüsse auf Lebensverhältnisse und die medizinische Versorgung eines Landes zulassen.

Die Zahlen zur **Säuglingssterblichkeit** (→ Abb. 1.3) beschreiben, wie viele von den Lebendgeborenen innerhalb des ersten Lebensjahrs versterben. Die **Müttersterblichkeit** (→ Abb. 1.4) gibt an, wie viele Mütter während der Geburt oder innerhalb von sechs Wochen nach Beendigung der Schwangerschaft versterben.

Die **Mortalität (Sterberate)** gibt Auskunft über die Anzahl der Gestorbenen in einem Zeitraum, z. B. während eines Kalenderjahrs, und in einem bestimmten Gebiet, z. B. Bundesrepublik oder Bundesland. Für die Kinderkrankenpflege ist es interessant, die Sterberate in den verschiedenen Altersgruppen der Kinder zu kennen. Dabei fallen zwei Gipfel auf – und zwar im Säuglings- und im Jugendalter.

1.2.2 Gesundheitsberichte über Kinder und Jugendliche

Regelmäßig werden vom Robert Koch-Institut (RKI) Daten zum Gesundheitszustand von Kindern und Jugendlichen als Grundlage für die Gesundheitspolitik erhoben. Sie geben wertvolle Hinweise über den aktuellen Stand und/oder über die Entwicklungen der Gesundheit in Deutschland.

Die Gesundheitsberichterstattung (GBE) des Bundes am Robert Koch-Institut [5] ist das Medienorgan, welches auf Bundesebene die Erkenntnisse und Daten zum Gesundheitszustand sammelt, sortiert und veröffentlicht.

Eine Studie im Rahmen des Gesundheitsmonitorings des Robert Koch-Instituts ist z. B. die **Studie zur Gesundheit von Kindern und Jugendlichen in Deutschland (KiGGS** → Tab. 1.2). Die Basiserhebung fand 2003 bis 2006 unter dem Namen **Kinder- und Jugendgesundheitssurvey** statt. Seit 2009 wird die Studie als Langzeitstudie weitergeführt. Dabei werden wiederholt bundesweit repräsentative Daten zur Gesundheit der Kinder- und Jugendlichen erhoben. So werden z. B. die Gesundheitskompetenz von Jugendlichen gemessen, Befragungen zum Ernährungsverhalten durchgeführt, familiäre und versorgungsspezifische Einflussfaktoren auf die Entstehung, den Verlauf und die Auswirkungen von psychischen Störungen, Adipositas und allergischen Erkrankungen erhoben. Zur Informationsfindung werden sowohl Befragungen durchgeführt als auch medizinische Untersuchungen, Tests und Laborwerte herangezogen. Außerdem wird eine bestimmte Kohorte von Kindern und Jugendlichen der Basiserhebung wiederholt bis zum Erwachsenenalter untersucht, sodass Ursachen und Bedingungen gesundheitlicher Veränderungen im Lebenslauf analysiert werden können.

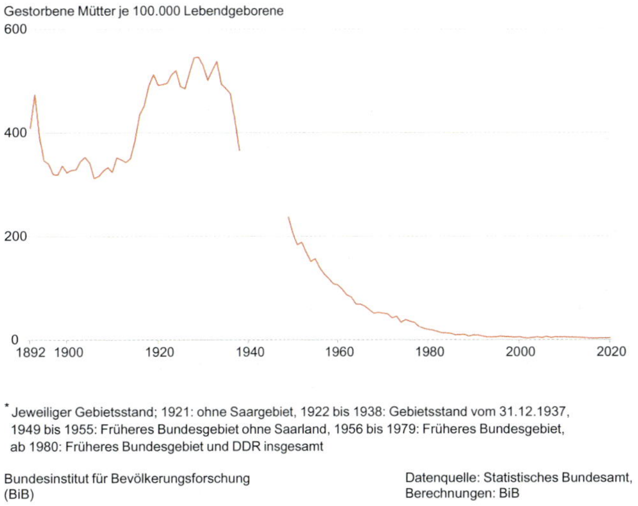

Abb. 1.4 Entwicklung der Müttersterblichkeit von 1892–2020 [W193]

Säuglingssterblichkeit

Gestorbene Säuglinge nach der Lebensdauer

Gestorbene Säuglinge	2013	2014	2015	2016	2017
im 1. Lebensjahr Gestorbene	2 250	2 284	2 405	2 698	2 566
davon					
in den ersten 7 Tagen	1 173	1 310	1 352	1 516	1 406
nach dem 7. bis einschließlich 28. Tag	355	298	348	402	380
nach dem 28. Tag bis einschließlich 12. Lebensmonat	722	676	705	780	780

Abb. 1.3 Entwicklung der Säuglingssterblichkeit von 2013–2017 [L143]

Tab. 1.2 Studie zur Gesundheit von Kindern und Jugendlichen in Deutschland

Studie	Inhaltliche Schwerpunkte
KiGGS-Basiserhebung 2003–2006	Gesundheitsstatus, Gesundheitsverhalten, Lebensbedingungen, Schutz- und Risikofaktoren, Inanspruchnahme von Leistungen des Gesundheitssystems
KiGGS Welle 1 2009–2012	Körperliche Gesundheit, psychische Gesundheit, Gesundheitsverhalten sowie Rahmenbedingungen für Gesundheit (bio-psycho-soziale Umwelt)
KiGGS Welle 2 2014–2017	Gesundheitsstatus, Gesundheitsverhalten, Lebensbedingungen, Schutz- und Risikofaktoren und Inanspruchnahme von Leistungen des Gesundheitssystems (→ Abb. 1.5)

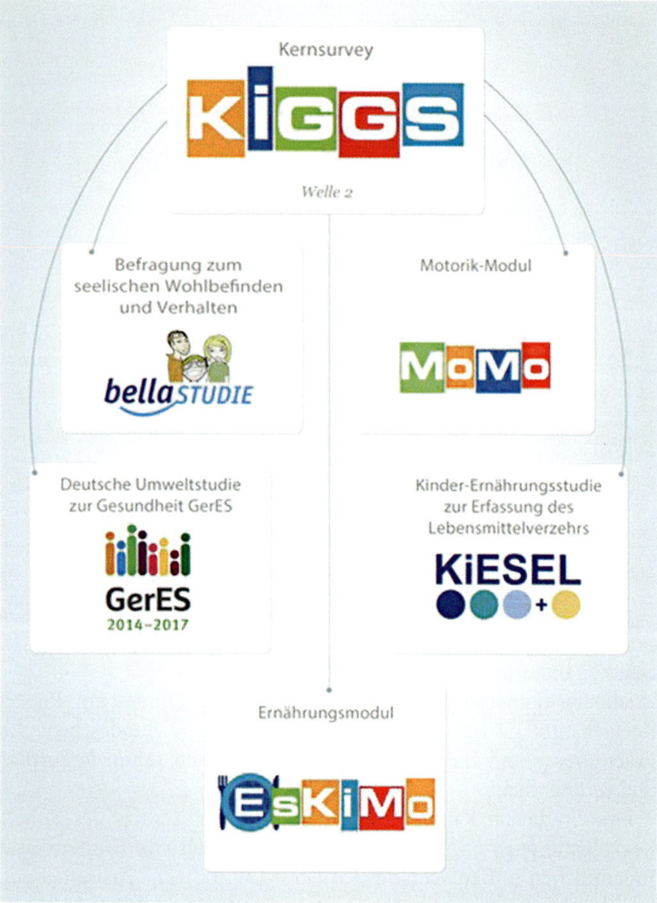

Abb. 1.5 Überblick über die Studie zur Gesundheit von Kindern und Jugendlichen in Deutschland mit Kernsurvey und Modulstudien [X221-049]

Die Ergebnisse werden in zahlreiche Publikationen, wie in die Kinder- und Jugendberichte, die Ausführungen zur *Lebensphasenspezifischen Gesundheit von Kindern und Jugendlichen in Deutschland,* aber auch in Strategien zur Förderung der Kindergesundheit und Planungen für Angebote zur Prävention und Gesundheitsförderung aufgenommen.

Der 1992 begonnene Datenpool *Erhebungseinheit für seltene pädiatrische Erkrankungen im Kindesalter (ESPED)* dokumentiert seltene und/oder plötzlich auftretende ungewöhnliche Erkrankungen im Kindes- und Jugendalter (z. B. pädiatrischer Schlaganfall, neonataler Schlaganfall und Sinusvenenthrombose SVT) und dient der Gewinnung von bundesweiten Daten außergewöhnlicher pädiatrischer Erkrankungen.

1.2.3 Gesundheitsförderung, Prävention und Rehabilitation

Die Sozialpädiatrie befasst sich neben der Epidemiologie auch mit der Gesundheitsförderung, der Prävention und der Rehabilitation.

Gesundheitsförderung

Die Ottawa-Charta legte 1986 fest, dass **Gesundheitsförderung** darauf abzielt, allen Menschen ein höheres Maß an Selbstbestimmung über ihre Gesundheit zu ermöglichen und sie damit zur Stärkung ihrer Gesundheit zu befähigen. Dies soll erreicht werden durch:

- Entwicklung einer gesundheitsfördernden Gesamtpolitik
- Schaffung gesundheitsfördernder Lebenswelten
- Unterstützung gesundheitsfördernder Gemeinschaftsaktionen
- Förderung der Entwicklung persönlicher Kompetenzen
- Neuorientierung der Gesundheitsdienste.

Das europäische Rahmenkonzept „Gesundheit 2020" bestätigt und aktualisiert die Konzepte der Ottawa-Charta.

Prävention

Bei der **Prävention** (→ Abb. 1.6) geht es um die Vermeidung bzw. Vorbeugung von Krankheiten durch Beeinflussung bzw. Reduktion der krankheitsspezifischen Risikofaktoren. Unterschieden werden die Formen der Prävention nach dem Zeitpunkt sowie nach der Zielgröße der Intervention.

- **Zeitpunkt der Prävention:**
  - Primärprävention
  - Sekundärprävention
  - Tertiärprävention
- **Zielgröße der Intervention:**
  - **Verhaltensprävention:** Krankheitsvermeidung durch Änderung des Verhaltens
  - **Verhältnisprävention:** Krankheitsvermeidung durch Änderung der gesellschaftlichen Verhältnisse, z. B. durch Maßnahmen, die durch den Gesetzgeber festgelegt werden, wie die Anschnallpflicht im Auto.

Primärprävention

Bei der **Primärprävention** geht es darum, die **Gesundheit zu erhalten** bzw. das **Auftreten** von Erkrankungen durch verschiedene Maßnahmen zu **verhindern.** Wenn sich diese Maßnahmen an Einzelne richten, besteht die Möglichkeit der Verhaltens- oder der Verhältnisprävention, indem die Lebensumstände angepasst werden.

- Ein Beispiel für die **Verhaltensprävention** ist die Beratung zur Unfallverhütung im Kindesalter (→ 2.6.4). Informationen über Gefahrenquellen, z. B. im Haushalt, sollen helfen, Unfälle zu vermeiden. Denn in einem bestimmten Lebensalter können alltägliche Situationen zum Risiko werden, z. B. Tischdecken oder ungesicherte Töpfe auf dem Herd, die heruntergezogen werden können. Die Beratung soll die Aufmerksamkeit der Eltern für diese gefährlichen Situationen schärfen.
- Bei der **Verhältnisprävention** durch den Gesetzgeber wird hingegen festgelegt, dass z. B. Kindersitze im Auto für alle verpflichtend sind oder Medikamente mit kindersicheren Verschlüssen ausgestattet werden müssen. Auch spezifische Maßnahmen wie Impfungen, Ernährung, Stillförderung, Allergieprävention oder SIDS-Prophylaxe gehören zur Primärprävention.

Sekundärprävention

Die **Sekundärprävention** beschäftigt sich mit der **Früherkennung** bzw. dem **Fortschreiten** einer **Erkrankung.** Dazu gehören z. B. Screenings und Vorsorgeuntersuchungen wie das Neugeborenen-Screening, die transitorisch evozierten otoakustischen Emissionen (TEOAE), Ultraschalluntersuchungen zur Verlaufskontrolle einer Hüftdysplasie oder die Früherkennungsuntersuchungen (U-Untersuchungen → 2.1.2).

Tertiärprävention

Bei der **Tertiärprävention** geht es um das **Verhindern** des **Fortschreitens der Erkrankung,** insbesondere der **Chronifizierung** und des Auftretens von vermeidbaren **Komplikationen.** Bei vielen chronischen Krankheiten wie Epilepsie oder Typ-1-Diabetes liegt das Behandlungs-

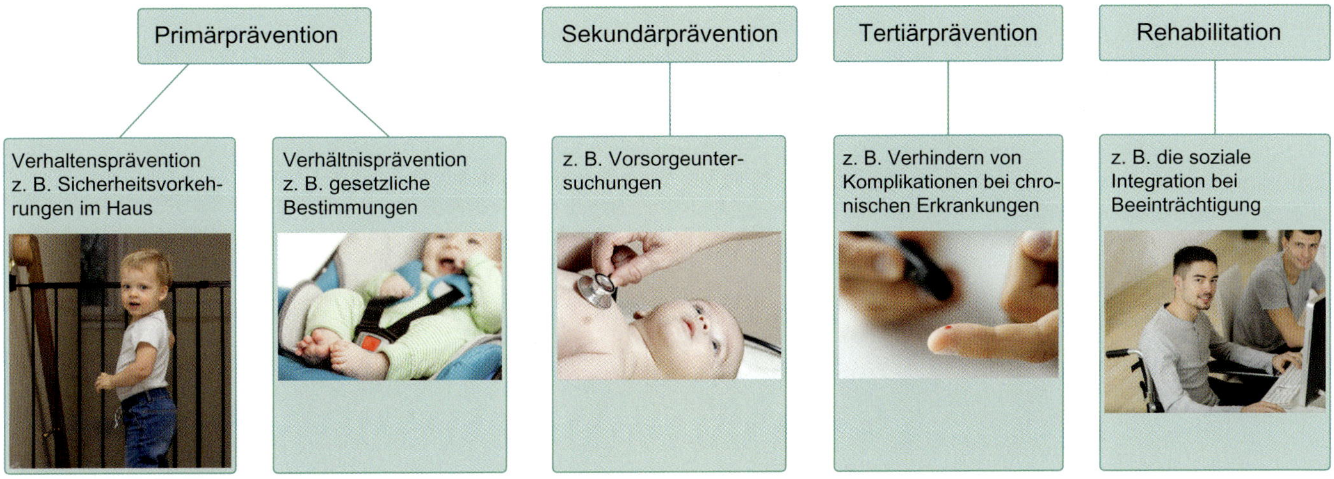

Abb. 1.6 Übersicht über Prävention und Rehabilitation, bezogen auf die pädiatrische Pflege [L143, Fotos: J787]

ziel insbesondere darin, die Verschlechterung der Krankheit aufzuhalten, damit die Betroffenen ein möglichst normales Leben führen können. Die Erkrankungsfolgen können durch Rehabilitationsmaßnahmen gemindert und die Ressourcen gestärkt werden.

Rehabilitation

Die **Rehabilitation** (→ Abb. 1.6) umfasst alle Maßnahmen, die akut oder chronisch kranken Menschen, Menschen mit Behinderung oder die von Behinderung bedroht sind, eine möglichst große Autonomie ermöglichen. Dazu gehört die Teilnahme am sozialen Leben, an Bildung und am Arbeitsleben. Bei der Rehabilitation werden vier Bereiche unterschieden:

1. **Medizinische Rehabilitation:** Sie hat das Ziel, die körperliche und geistige Gesundheit des Kindes wiederherzustellen. Eine Chronifizierung der Erkrankungen soll verhindert oder vermindert werden.
2. **Soziale Teilhabe:** Erreicht werden soll die soziale Integration. Dazu gehören neben der störungsfreien Kommunikation und dem barrierefreien Wohnen auch der Zugang zu Behörden, soziale Kontakte und Teilnahme an öffentlichen Veranstaltungen, z. B. Kino. Ziel ist es, ein möglichst selbstbestimmtes Leben führen zu können.
3. **Teilhabe am Arbeitsleben:** Bei Jugendlichen ist die Eingliederung in das Arbeitsleben ein wichtiges Thema. Berufsvorbereitende Maßnahmen und Erstausbildungen in Berufsbildungswerken unterstützen den Übergang in das Berufsleben.
4. **Teilhabe an Bildung:** Es werden Hilfen zu einer Schulbildung v. a. im Rahmen der allgemeinen Schulpflicht angeboten. Aber auch die Möglichkeit zum Besuch einer weiterführenden Schule gehört dazu.

Seit November 2009 gibt es eine Verfahrensabsprache zwischen dem Deutschen Rentenversicherung Bund (DRV Bund) und den Spitzenverbänden der gesetzlichen Krankenkassen (GKV), da beide Leistungserbringer für die Rehabilitation bei Kindern und Jugendlichen zuständig sind. Während für die GKV die Wiederherstellung der Gesundheit eines Kindes im Vordergrund steht, ist es Ziel des DRV Bund, die spätere Arbeitsfähigkeit herzustellen und durch rehabilitative Maßnahmen diese Arbeitsfähigkeit für später aufzubauen und/oder zu erhalten. Die familienorientierte Rehabilitation (FOR) bezieht die ganze Familie während einer 4- bis manchmal 6-wöchigen Rehabilitationsmaßnahme mit ein. Das gesamte System Familie wird durch drei therapeutische Teams (medizinisches Team, sporttherapeutisches und psychosoziales Team) multifaktoriell medizinisch sach- und fachgerecht therapiert und betreut.

Die **International Classification of Functioning, Disability and Health (ICF)** ist eine Klassifikation der Weltgesundheitsorganisation, welche die Sozialgesetzgebung im Bereich der Rehabilitation und Behinderung beeinflusst hat. Während die **Internationale Klassifikation der Krankheiten (ICD)** Gesundheitsprobleme (Krankheiten, Gesundheitsstörungen, Verletzungen usw.) einstuft, dient die ICF als einheitliche und standardisierte Sprache zur Beschreibung des funktionalen Gesundheitszustands, der Behinderung, der sozialen Beeinträchtigung und der relevanten Umgebungsfaktoren eines Menschen. Mit der ICF können die bio-psycho-sozialen Aspekte von Krankheitsfolgen unter Berücksichtigung der Kontextfaktoren systematisch erfasst werden. Die WHO gibt auch eine von der ICF abgeleitete Klassifikation für Kinder und Jugendliche heraus, die ICF-CY (Internationale Klassifikation der Funktionsfähigkeit, Behinderung und Gesundheit bei Kindern und Jugendlichen). Sie berücksichtigt die Besonderheiten in Entwicklung befindlicher Funktionen und die besonderen Lebenswelten von Kindern und Jugendlichen.

SPICKZETTEL

Prävention, Rehabilitation

In der Ottowa-Charta ist seit 1986 festgelegt, dass durch Gesundheitsförderung die Gesundheit der Menschen gestärkt werden soll. Bei der **Prävention,** insbesondere bei der Primärprävention, geht es um die Vermeidung bzw. die Vorbeugung von Krankheiten durch Beeinflussung bzw. Reduktion der krankheitsspezifischen Risikofaktoren. Die Sekundärprävention beschäftigt sich mit der Früherkennung einer Erkrankung, die Tertiärprävention mit der Chronifizierung und dem Auftreten von vermeidbaren Komplikationen.
Die **Rehabilitation** umfasst alle Maßnahmen, die akut oder chronisch kranken Menschen, Menschen mit Behinderung oder die von Behinderung bedroht sind, eine möglichst große Autonomie ermöglichen.

2

PÄDIATRISCHE VERSORGUNG

Birgit Gwuzdz (2.1, 2.3, 2.7); Gabriele Fley (2.1, 2.2, 2.5, 2.8, 2.10, 2.11);
Lisa Kneilmann (2.6); Birgit Kohler (2.4); Monja Leloup (2.6); Fabian Martach (2.12); Kira Schawe (2.9);
Florian Schneider (2.13); Peter Schonhoff (2.1.2); Magdalena Stöppel (2.12)

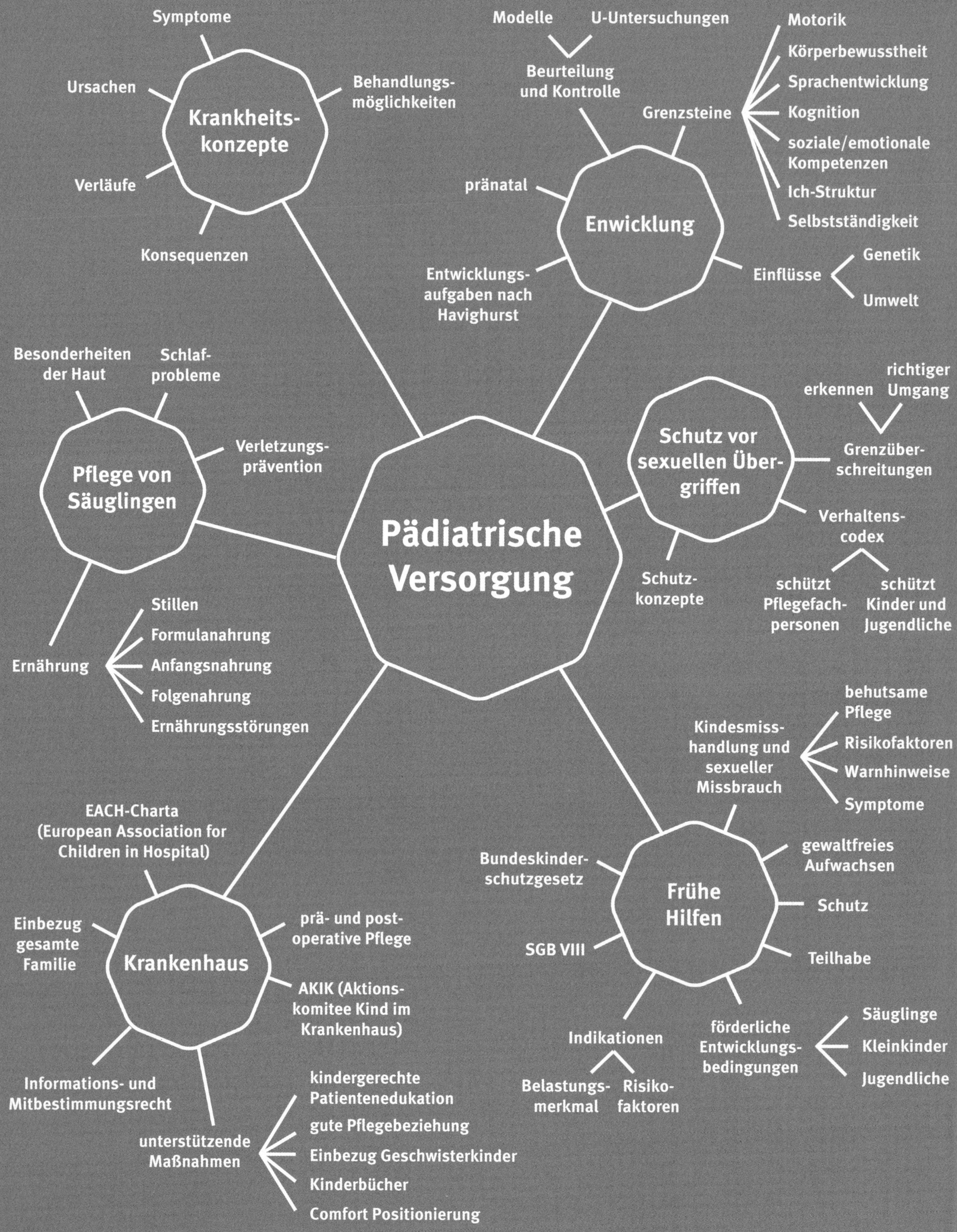
Pädiatrische Versorgung
Krankheits-konzepte
Symptome
Ursachen
Behandlungs-möglichkeiten
Verläufe
Konsequenzen
Enwicklung
Modelle
U-Untersuchungen
Beurteilung und Kontrolle
Grenzsteine
Motorik
Körperbewusstheit
Sprachentwicklung
Kognition
soziale/emotionale Kompetenzen
Ich-Struktur
Selbstständigkeit
pränatal
Entwicklungs-aufgaben nach Havighurst
Einflüsse
Genetik
Umwelt
Pflege von Säuglingen
Besonderheiten der Haut
Schlaf-probleme
Verletzungs-prävention
Ernährung
Stillen
Formulanahrung
Anfangsnahrung
Folgenahrung
Ernährungsstörungen
Schutz vor sexuellen Über-griffen
erkennen
richtiger Umgang
Grenzüber-schreitungen
Verhaltens-codex
schützt Pflegefach-personen
schützt Kinder und Jugendliche
Schutz-konzepte
Krankenhaus
EACH-Charta (European Association for Children in Hospital)
Einbezug gesamte Familie
prä- und post-operative Pflege
AKIK (Aktions-komitee Kind im Krankenhaus)
Informations- und Mitbestimmungsrecht
unterstützende Maßnahmen
kindergerechte Patientenedukation
gute Pflegebeziehung
Einbezug Geschwisterkinder
Kinderbücher
Comfort Positionierung
Frühe Hilfen
Kindesmiss-handlung und sexueller Missbrauch
behutsame Pflege
Risikofaktoren
Warnhinweise
Symptome
Bundeskinder-schutzgesetz
gewaltfreies Aufwachsen
Schutz
SGB VIII
Teilhabe
Indikationen
Belastungs-merkmal
Risiko-faktoren
förderliche Entwicklungs-bedingungen
Säuglinge
Kleinkinder
Jugendliche

Wussten Sie schon ...

Kinder sind keine kleinen Erwachsene.

Kind im Krankenhaus: Kinder sollten nur dann in ein Krankenhaus aufgenommen werden, wenn eine Versorgung zu Hause oder in einer Tagesklinik nicht möglich ist (EACH-Charta Artikel 1).

Entwicklung: Genetische Einflüsse und Umwelteinflüsse haben Auswirkungen auf die Entwicklung eines Kindes.

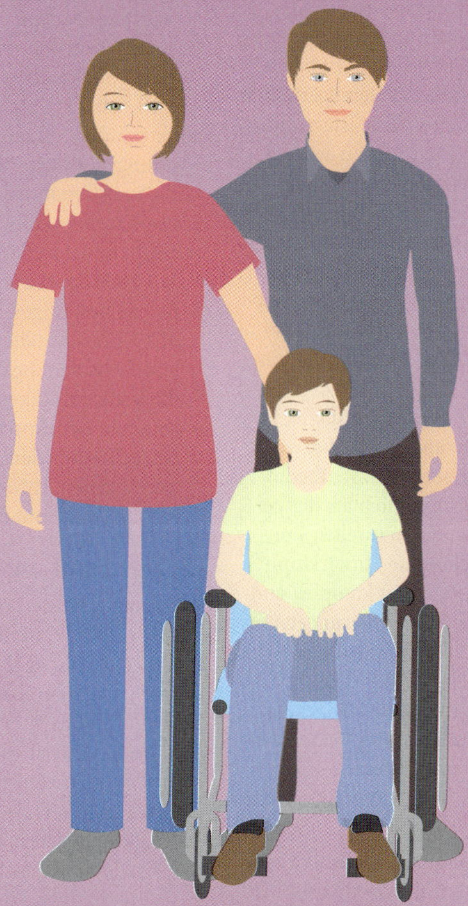

Frühe Hilfen: Angebot zur Unterstützung von Familien hinsichtlich der Entwicklung des Kindes bis zum dritten Lebensjahr.

Krankheitskonzepte: Die Vorstellung von Kindern zu einer Krankheit hängt von deren Lebensalter ab.

Vernachlässigung und Misshandlung: Dazu zählen körperliche Vernachlässigung, direkte Gewalteinwirkung und emotionale Vernachlässigung bzw. Misshandlung.

Transition: Übergang der Versorgung von chronisch erkrankten Kindern und Jugendlichen ins Erwachsenenalter.

Verletzungsprävention: Kinder sind neugierig und erkunden die Welt. Bestimmte Maßnahmen sollen sie vor Unfällen und Verletzungen schützen.

Operation: Eine geplante Operation sollte nur dann stattfinden, wenn sich das Kind in einem guten Allgemeinzustand befindet und keine Symptome einer Erkrankung bestehen.

Vorsorgeuntersuchungen: Untersuchungen in regelmäßigen Abständen, um die Entwicklung eines Kindes zu beurteilen. Diese werden von einem Kinderarzt durchgeführt und von den Krankenkassen bezahlt, sind aber nicht verpflichtend. Das Ergebnis der Untersuchung wird im Vorsorgeheft des Kindes dokumentiert.

Patientenedukation: Informieren, Anleiten, Schulen und Beraten. Eltern und Kinder sollten sowohl gemeinsame, aber auch gesonderte Angebote erhalten.

2.1 Entwicklung des gesunden Kindes
Gabriele Fley, Birgit Gwuzdz

Genetische Faktoren und Umwelteinflüsse haben Auswirkungen auf die Entwicklung eines Kindes. Dementsprechend verläuft diese sehr individuell. Gerade im frühen Kindesalter gibt es eine große Variabilität.

2.1.1 Entwicklung während der verschiedenen Altersstufen

Der Weg eines Kindes von seiner Geburt bis ins Erwachsenenalter ist geprägt von Reifung und Entwicklung. In diesem Kontext gibt es sehr unterschiedliche Meinungen darüber, wie die Entwicklung zu beurteilen ist und welche Kontrollen hinsichtlich individueller Verzögerungen oder möglicher Auffälligkeiten angewandt werden sollten. Die nachfolgende Auflistung zeigt unterschiedliche Herangehensweisen auf:

- Das Modell einer **hierarchisch strukturierten** Entwicklung folgt dem Ansatz, dass jeder Schritt zu einem bestimmten Zeitpunkt in einer vorgegebenen Reihenfolge stattzufinden hat. Weicht das beobachtete Kind von dieser Struktur auch nur geringfügig ab, gilt die Entwicklung als pathologisch. Geprägt wurde dieses Bild einer hierarchisch-linear strukturierten Entwicklung von Arnold Gsell. Bis heute greifen viele Testverfahren, welche die kindliche Entwicklung beurteilen, auf diese Sichtweise zurück.
- Im Gegensatz dazu betonen andere Konzepte eine **individuelle, variabel verlaufende** und an die Gegebenheiten **angepasste** Entwicklung des Kindes. Die Vertreter dieser Theorie sehen Umweltbedingungen, das soziale Umfeld und seine Folgen einschließlich der genetischen, motorischen, kognitiven, sozialen und kulturellen Voraussetzungen des Kindes als Faktoren an, welche die Entwicklung des Kindes beeinflussen. Eine Beurteilung wird damit komplex und im hohen Maße individuell, da zusätzlich noch die Erfahrungen des Kindes und seine Lernbereitschaft mit einbezogen werden müssen.

Eine Vermischung dieser beiden Sichtweisen bildet die Realität vermutlich am besten ab. Um dies zu erreichen, entwickelten Michaelis et al. [1, 2] das Konzept der **Grenzsteine der Entwicklung.** 2013 überarbeitete die Gruppe das Konzept grundlegend und kritisch.

Grenzsteine der Entwicklung

Die **Grenzsteine** werden definiert als der Zeitpunkt, an dem ca. 90–95 % der Kinder einer Kultur einen bestimmten Entwicklungsschritt erreicht haben. Die ausgewählten Grenzsteine sind unerlässliche Durchgangsstadien der kindlichen Entwicklung. Kinder sollten als „Spätentwickler" bezeichnet werden, wenn ein Entwicklungsziel nicht zum **Grenzsteinalter** erreicht wurde. Es sollte nach den möglichen Ursachen der verzögerten Entwicklung gesucht werden.

Das Grenzstein-Prinzip bietet also die Möglichkeit, bei der hohen zeitlichen, qualitativen und individuellen Variabilität von Entwicklungsprozessen solche Kinder herauszufinden, die in ihrer Entwicklung gefährdet sind.

> **Grenzsteine als Warnfunktion**
> Die Grenzsteine haben Warnfunktion und stellen keine Diagnose dar. Ihr Nichterreichen sollte aber im Bedarfsfall eine intensive weitere Beobachtung und evtl. eine Entwicklungsdiagnostik nach sich ziehen.

Erreicht werden die gesetzten Grenzsteine über **Grenzpfade.** Dieser Begriff wurde gewählt, damit die Flexibilität und Individualität des Prozesses noch einmal deutlich wird: Ein Pfad passt sich den vorliegenden Umweltgegebenheiten an.

Im Konzept der Grenzsteine [1, 2] sind folgende **Lebensbereiche** wegweisend für die Beobachtung und Kontrolle der kindlichen Entwicklung:

- Körpermotorik
- Hand- und Fingermotorik
- Körperbewusstheit
- Entwicklung der Sprache und des Sprechens
- Kognition
- Soziale Kompetenz
- Emotionale Kompetenz
- Ich-(Selbst-)Struktur
- Selbstständigkeit.

Es liegen Tabellen mit Grenzsteinen vor, die unterschiedliche Altersstufen abbilden. In → Tab. 2.1 werden als Beispiele Grenzsteine im Alter von 18 Lebensmonaten, am Ende des 3. und am Ende des 5. Lebensjahrs parallel aufgezeigt, um die Veränderungen im jeweiligen Entwicklungspfad kenntlich zu machen. Die Zeitpunkte sind keine willkürliche Altersfestlegung, sondern markieren bedeutsame Entwicklungsphasen (→ Abb. 2.1). Die vollständige Übersicht über die Grenzsteine befindet sich im Anhang.

- Mit **18 Monaten** soll ein Kind alle Ziele erreicht haben, die ein Säugling zu bewältigen hat.
- Mit **3 Jahren** sollte das Kind einen gewissen Grad an Autonomie und Selbstständigkeit erreicht haben. Die Sprache sollte flüssig und die soziale Kompetenz in den Anfängen vorhanden sein.
- Kurz vor der Einschulung muss die Entwicklung nochmal genauer betrachtet werden. Zeigt das Kind die Fähigkeiten, den schulischen und sozialen Anforderungen gewachsen zu sein? Also ist auch der Altersbereich mit **fast 6 Jahren** wichtig.

Meilensteine der Entwicklung

Als andere Art der Beurteilung der Entwicklung im Kindesalter dient das Konzept der **Meilensteine** (→ Abb. 2.1). Ein Meilenstein bestimmt einen Zeitpunkt an dem zum ersten Mal ein bestimmter Entwicklungsschritt von einem Kind vollzogen wurde.

Während das Konzept der Grenzsteine die vollzogene Entwicklung von 90–95 % der Kinder eines Kulturkreises als Bezugsgröße hat, vergleichen die Meilensteine 50 % aller Kinder. Haben sie eine bestimmte Entwicklung vollzogen, gilt der Meilenstein als erreicht. Hierbei berücksichtigt das Konzept nicht die hohe individuelle Variabilität. Es ist zur Beurteilung einer spezifischen Entwicklung wenig geeignet [1, 2].

Entwicklungsaufgaben nach Havighurst

Das vom amerikanischen Erziehungswissenschaftler und Soziologen R. J. Havighurst in der Mitte der 1950er-Jahre entwickelte **Konzept der Entwicklungsaufgaben** beschreibt zahlreiche Lernaufgaben für neun Lebensperioden über die gesamte Lebenszeit eines Menschen, deren Bewältigung Entwicklung erfordert. Von diesen Entwicklungsaufgaben finden sechs im Kindes- und Jugendalter statt (→ Tab. 2.2). Jede dieser Aufgaben wird als ein Bindeglied im Spannungsfeld zwischen individuellen Bedürfnissen und gesellschaftlichen Anforderungen definiert.

Die Entwicklungsaufgaben finden sich überwiegend in drei Lebensbereichen, in den:

- biologisch-physiologischen Bedürfnissen des Menschen, z. B. in der Pubertät
- Aufgaben, die aus der Gesellschaft heraus an die Person gestellt werden, z. B. Berufsausbildung
- höheren Zielen, also Werten oder ethisch-moralischen Vorstellungen.

Die erfolgreiche Bewältigung der Entwicklungsaufgabe führt zu Zufriedenheit, Erfolg und Weiterentwicklung. Das Nicht-Bewältigen führt zu Schwierigkeiten bei der Bewältigung späterer Aufgaben. [3]

Tab. 2.1 Grenzsteine der Entwicklung (nach Michaelis [1, 2]), komplette Aufstellung unter: https://www.mefa.jena.de/images/stories/dokumente/Grenzsteine_infans.pdf

	18 Lebensmonate	3. Lebensjahr	Ende des 5. Lebensjahrs
Körpermotorik	• Freies Gehen, Gleichgewicht sicher • Treppensteigen mit Nachstellschritten • Festhalten an Erwachsenenhand oder Geländer	• Absprung mit beiden Beinen von Treppe möglich • Stabiles Gleichgewicht • Laufen mit Armschwung • Hindernissen kann ausgewichen werden	• Das Kind kann Treppensteigen im Wechselschritt ohne Festhalten • Ballspielen (Fangen und Werfen) ist mit ganzem Körpereinsatz möglich
Hand- und Fingermotorik	• Objekte werden nach Aufforderung aus der Hand gegeben • Objekte werden auch wieder aufgehoben • Zeigefinger wird gezielt zum Manipulieren eingesetzt	• Seiten werden einzeln umgeblättert • 3-Fingerspitzgriff wird bei kleinen Gegenständen eingesetzt	• Basteln ist gelernt, auch Schereneinsatz • Malen alltäglicher Dinge, z. B. Haus, Baum, Mensch ist möglich • Erste Schreibfähigkeiten sind vorhanden
Sprache	• Symbolsprache • Einwortsprache	• 3- bis 5-Wort-Sätze • Buchstaben, Laute und Konsonanten werden präzise artikuliert	• Erfahrungen können sinnhaft und zeitlich korrekt berichtet werden • Das Kind verwendet noch eine einfache grammatikalische Struktur • Aussprache ist fehlerfrei
Kognitive Entwicklung	• Bauklötzchenturm wird gebaut • Bücher werden betrachtet, Bekanntes wiedererkannt • Eigenbeschäftigung 20–30 Min.	• Imitiert die Erwachsenen • Erklärt gemalte Bilder • Kontinuierliches Spielen ist für ca. 30 Min. möglich	• Gattungsoberbegriffe sind bekannt, z. B. Pflanzen und Tiere können anhand von Bildern zugeordnet werden • Das Kind kennt die Farben und kann sie benennen
Soziale Entwicklung	• Kinder spielen für sich, nicht gemeinsam, aber gerne in Gesellschaft • Nein kann als Verbot zugeordnet werden	• Kind beginnt im Haushalt zu helfen • Gemeinsames Spielen mit anderen ist für eine ½ Stunde möglich • Tauschen von Spielzeug wird vorgenommen	• Das Kind ist zum gerechten Teilen fähig • Besuche zwischen den Kindern beginnen • Das Kind kann sich an Spielregeln halten • Gemeinsames Spielen mit anderen ist möglich
Emotionale Entwicklung	• Kontakt zu Bezugspersonen ist stabil • Aufenthalt bis zu 2 Std. ohne Bezugspersonen bei bekannten Personen ist möglich	• Gemeinsam mit bekannten Personen ist eine Trennung von den Bezugspersonen sogar über Stunden möglich	• Trennung von den Bezugspersonen ist auch über Nacht möglich, Anwesenheit anderer bekannter Menschen sollte aber gewährleistet sein • Kind kann von durchlebten Erfahrungen berichten, auch wenn sie nicht positiv waren

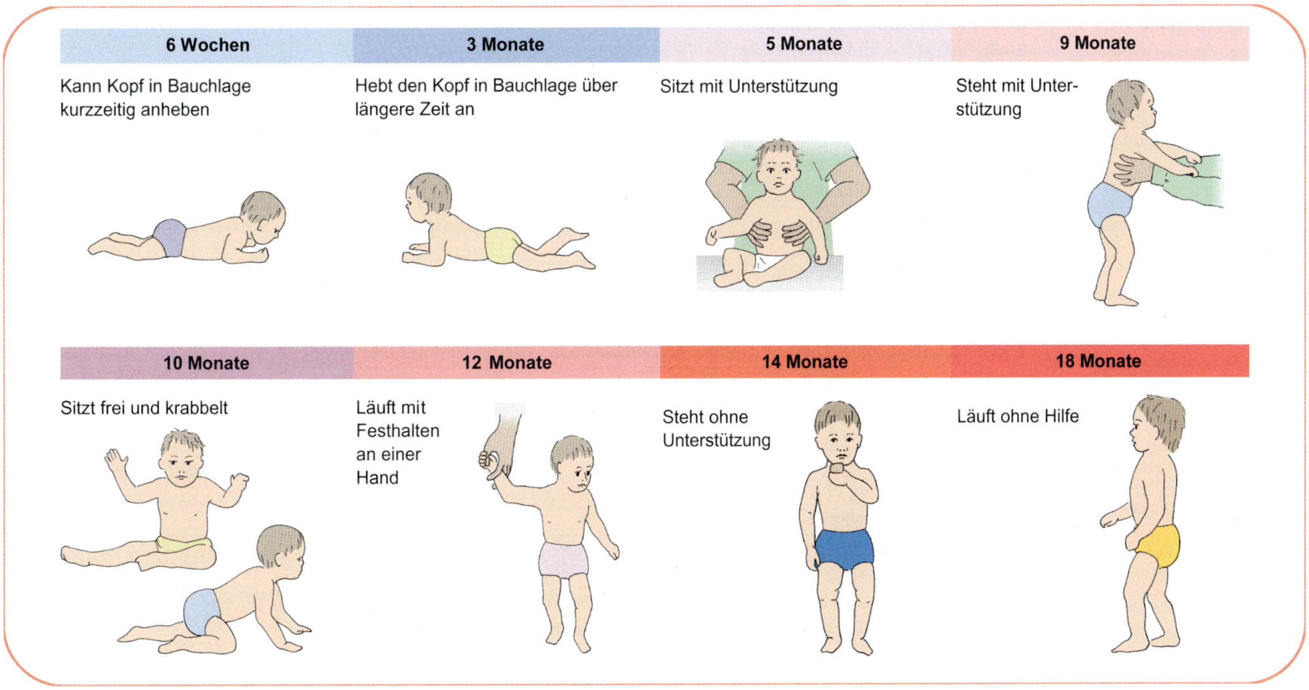

Abb. 2.1 Meilensteine der Entwicklung [L190]

Tab. 2.2 Entwicklungsaufgaben nach Havighurst im Kindes- und Jugendalter

Entwicklungsphasen	Entwicklungsaufgaben
Frühe Kindheit 0–2 Jahre	• Anhänglichkeit (*social attachment*) • Objektpermanenz • Sensomotorische Intelligenz und schlichte Kausalität • Motorische Funktionen
Kindheit 2–4 Jahre	• Selbstkontrolle (v. a. motorische) • Sprachentwicklung • Fantasie und Spiel • Verfeinerung motorischer Funktionen
Schulübergang und frühes Schulalter 5–7 Jahre	• Geschlechtsrollenidentifikation • Einfach moralische Unterscheidungen treffen • Konkrete Operationen • Spiel in Gruppen • Tagesplanung
Mittleres Schulalter 6–12 Jahre	• Soziale Kooperation • Selbstbewusstsein (fleißig, tüchtig) • Erwerb der Kulturtechniken (Lesen, Schreiben etc.) • Spielen und Arbeiten im Team
Adoleszenz 13–17 Jahre	• Körperliche Reifung • Formale Operationen • Gemeinschaft mit Gleichaltrigen • Übernahme der männlichen/weiblichen Geschlechtsrolle
Jugend 18–22 Jahre	• Autonomie von den Eltern • Identität in der Geschlechtsrolle • Internalisiertes moralisches Bewusstsein • Berufswahl

Laut Havighurst könnten nicht bewältigte Aufgaben zwar zu einem späteren Zeitpunkt nachgeholt werden, es bedeutet für die Person jedoch wesentlich mehr Anstrengung und Aufwand, als wenn die Entwicklung zum vorgesehenen Zeitpunkt erfolgen konnte.

2.1.2 Beurteilung der Entwicklung bis zum Erwachsenenalter

Peter Schonhoff

Die Entwicklung eines Kindes wird regelmäßig durch eine Pädiaterin/einen Pädiater (im Folgenden Pädiaterin genannt) beurteilt. Dazu sind in Deutschland in festgelegten Abständen **Vorsorgeuntersuchungen** geplant (→ Tab. 2.3), die sog. **U-Untersuchungen bzw. J-Untersu-**

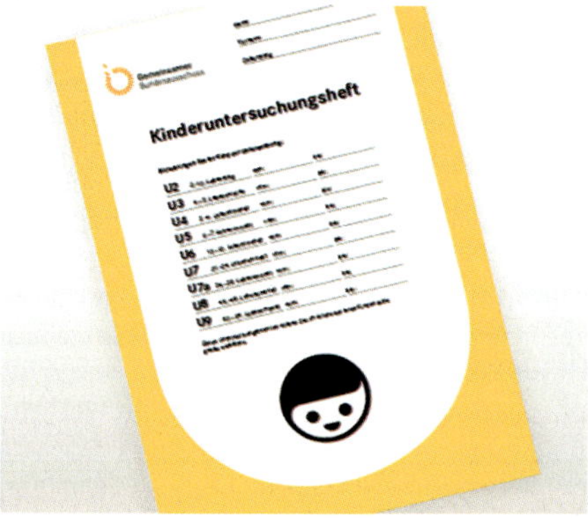

Abb. 2.2 Im Gelben Heft werden die Ergebnisse der Vorsorgeuntersuchungen festgehalten [W257]

Tab. 2.3 In Deutschland vorgesehene Vorsorgeuntersuchungen

Name	Zeitpunkt	Entwicklungsneurologische Untersuchungen und Maßnahmen
U1	10.–15. Lebensminute	APGAR ermitteln, Nabelschnur-pH erfassen, Reifegrad beurteilen, Geburtsverletzungen und äußerliche Fehlbildungen ausschließen, Gabe der Vitamin-K-Prophylaxe (→ 3.1.1)
U2	3.–10. Lebenstag	Untersuchung „von Kopf bis Fuß": Herzgeräusche und Fehlbildungen ausschließen, Hörscreening durchführen, Hyperbilirubinämie (→ 3.4.6), Kontrolle aller (Sinnes-)Organe und der Muskulatur
U3	4.–5. Lebenswoche	Verhaltensmuster beurteilen, Neugeborenen-Reflexe überprüfen, Hüftsonografie wird durchgeführt, Informationen über den plötzlichen Kindstod (SIDS), evtl. erste Impfung
U4	3.–4. Lebensmonat	Physische und geistige Entwicklung als Schwerpunkt: Störungen von Muskeltonus und Koordination, Fixieren von Gegenständen und Personen, Reaktion auf Geräusche, Augenuntersuchung, um Schielen oder Linsentrübungen zu erkennen, Überprüfung der Fontanellengröße
U5	6.–7. Lebensmonat	• Bewegungsstörungen und geistige Entwicklung als Schwerpunkt, Beobachtung der kindlichen Verhaltensweisen: Blickkontakt, Reaktion auf akustische Reize; Interaktion zu den Eltern • Motorik: Kopfkontrolle sollte vollendet sein, Drehen von Rücken- in Bauchlage und umgekehrt; gezieltes Greifen sollte möglich sein; Hörprüfung mittels Kleinaudiometer; Augenuntersuchung, um Schielen oder Linsentrübungen zu erkennen • Je nach Entwicklungszustand gibt der Arzt Hinweise auf den Beginn der Mundhygiene
U6	10.–12. Lebensmonat	• Körperkoordination als Schwerpunkt • Sinnes- und Sprachentwicklung: Reaktion auf leise Geräusche, Silbenverdopplung • Motorik: Beginn mit Stehen, Pinzettengriff; Fremdeln
U7	21.–24. Lebensmonat	• Motorik: Gangbild, freies Vor- und Rückwärtsgehen, Treppensteigen, Aufrichten aus der Hocke, schnelles Laufen, achten auf Fuß-, Bein-, Wirbelsäulendeformitäten, Beckenschiefstand • Verhaltensauffälligkeiten werden erfragt
U7a	34.–36. Lebensmonat	• Erkennen von Entwicklungsauffälligkeiten; besonders geachtet wird auf die Eltern-Kind-Interaktion; mind. 3-Wort-Sätze sollten gesprochen werden, das Kind kennt seinen Namen und spricht in der Ich-Form • das Steigen von zwei Stufen im Erwachsenenschritt sollte möglich sein; Zuhören ist möglich • Als-ob-Spiele und gemeinsames Spielen mit gleichaltrigen Kindern sind möglich
U8	46.–48. Lebensmonat	• Verhaltensauffälligkeiten: Enkopresis, Enuresis, Trotzreaktionen, Konzentrationsschwierigkeiten, Stereotypien, Schlafstörungen, Aggressivität • Sprachstörungen: altersentsprechende Sprache, Stottern, phonetischen Störungen, Dysarthrie; Besprechung der Kindergartenfähigkeit; eingehende Seh- und Hörprüfung

Tab. 2.3 In Deutschland vorgesehene Vorsorgeuntersuchungen *(Forts.)*

Name	Zeitpunkt	Entwicklungsneurologische Untersuchungen und Maßnahmen
U9	60.–64. Lebensmonat	• Anamnese: Infektionen, Sprachstörungen, Verhaltensauffälligkeiten, motorische Ungeschicklichkeit; Seh- und Hörprüfung • Grob- und Feinmotorik: Seiltänzergang und Einbeinhüpfen sollten möglich sein, Beurteilung von grober Kraft und Körperhaltung, Nachzeichnen von Kreis, Dreieck, Quadrat, Bild von zu Hause mitbringen lassen • Sprechfähigkeit: Bilder benennen sollte möglich sein
U10	7–8 Jahre	• Zusätzliche Vorsorgeuntersuchung, da der Abstand zwischen der Untersuchung mit 6 Jahren und der U11 zu weit ist • Bei der U10 liegt der Fokus auf dem Erkennen von Entwicklungsstörungen wie einer Lese-Rechtschreib-Rechenstörung; die Motorik des Kindes wird kontrolliert; Verhaltensauffälligkeiten, z. B. eine Aufmerksamkeits-Defizit-Hyperaktivitätsstörung (ADHS), sollen ausgeschlossen werden
U11	9–10 Jahre	• Auf Störungen im Mund-Kieferbereich und auf den Zahnstatus wird geachtet • Medienverhalten des Kindes wird überprüft; das Sport- und Bewegungsverhalten wird untersucht • Hinweisen auf ein Suchtverhalten wird nachgegangen
J1	12–14 Jahre	• Komplette körperliche Untersuchung einschließlich Größe, Gewicht, Impfstatus, Blut- und Urinuntersuchung • Überprüfung der Pubertätsentwicklung; Haut- und Essprobleme werden angesprochen; bei Bedarf sind Fragen zu Sexualität, Verhütung, Drogen und Rauchen zu klären • Familieninterne Schwierigkeiten können thematisiert werden
J2	16–17 Jahre	• Die letzte Vorsorgeuntersuchung, welche die Pädiaterin mit dem Jugendlichen durchführt; sie kann auf Wunsch auch ohne die Eltern vorgenommen werden • Erkennen von chronischen Krankheiten, z. B. Diabetes oder Haltungsauffälligkeiten, steht neben den Pubertäts- und Sexualitätsstörungen im Vordergrund • Fragen zu Berufswahl, besonders unter gesundheitlichen Perspektiven (Allergien), können besprochen und Unterstützungen angeboten werden

chungen. Inhalt und Durchführung von U1 bis U9 werden vom Gemeinsamen Bundesausschuss (G-BA) festgelegt [4]. Die U10, U11, J1 und J2 werden von vielen Pädiaterinnen empfohlen, sind aber nicht durch den G-BA näher festgelegt. U1 bis U9 werden von den Krankenkassen bezahlt, sind aber nicht verpflichtend. Die Ergebnisse der Untersuchungen werden im **Vorsorgeheft** des Kindes (auch *Gelbes Heft* genannt → Abb. 2.2) vermerkt.

SPICKZETTEL

Entwicklung des Kindes

Die Beurteilung der individuellen Entwicklung eines Kindes orientiert sich an festgelegten und immer wieder überarbeiteten Grenz- und Meilensteinen. Diese definieren Entwicklungsziele, welche ein Kind in einem vorgegebenen Alter erreichen sollte. Dabei muss die individuelle Variabilität beachtet werden. Die Entwicklung des Kindes wird außerdem regelmäßig durch die Vorsorgeuntersuchungen U1 bis U11 und J1/2 beurteilt und im Vorsorgeheft dokumentiert.

2.2 Krankheitskonzepte von Kindern

Gabriele Fley

Die Vorstellungen von Kindern über Krankheiten [5, 6] oder Erkrankung unterscheiden sich in den verschiedenen Altersstufen, aber auch von den Konzepten Erwachsener. Wer ein Kind oder einen Jugendlichen über seine Krankheit und die entsprechenden Behandlungsmaßnahmen informieren und aufklären will, sollte sich dem jeweiligen Entwicklungsstand anpassen, denn nur so kann die Angst reduziert und das Kind zur Mitarbeit gewonnen werden. Dazu sollte die Pflegefachperson in einem Gespräch zunächst herausfinden, welche Vorstellungen das Kind über seinen Körper, seine Krankheit und deren Ursachen hat.

Nach Leventhal et al. [7] unterscheiden Erwachsene fünf Komponenten subjektiver **Krankheitskonzepte,** die sich in ähnlicher Weise auch im Kindesalter finden lassen. Es handelt sich dabei um das Wissen über:

1. Krankheitssymptome
2. Krankheitsursachen
3. Krankheitsverläufe
4. Konsequenzen der Erkrankungen
5. Behandlungsmöglichkeiten.

In diesen verschiedenen Bereichen lassen sich Entwicklungsveränderungen vom Kind zum Erwachsenen beobachten, die in der Literatur mit zwei unterschiedlichen Standpunkten beschrieben werden:

- Zum einen wird davon ausgegangen, dass es verschiedene **Entwicklungsstufen** (→ 2.1.1) bei der Entstehung von Krankheitskonzepten gibt. Hierbei wird das Kind gemäß dem Verständnis seiner Entwicklung informiert.
- Andere Autoren gehen von einer **kontinuierlichen Entwicklung** aus. Das Kind wird also wiederholt informiert, sodass das Wissen von einem Speicher in den nächsten gelangen kann.

Der **stufenförmige Entwicklungsverlauf** lehnt sich an das Stufenmodell von Jean Piaget an. Dieses grenzt vier Stufen der kognitiven Entwicklung voneinander ab. Diese sind in → Tab. 2.4 hinsichtlich der Denkentwicklung und der Krankheitskonzepte aufgegliedert.

Beim **kontinuierlichen Entwicklungsverlauf** wird auf Grundlage des Ansatzes der Informationsverarbeitung der krankheitsbezogene Wissenserwerb der Kinder verstanden. Es wird von einem Mehrspeichermodell (→ Abb. 2.3) der Informationsverarbeitung ausgegangen, bestehend aus:

- Sensorischem Register
- Arbeitsspeicher
- Langzeitspeicher.

Die sensorischen Register halten die aufgenommenen Reize für kurze Zeit aufrecht, damit die Aufmerksamkeit darauf gelenkt werden kann. Informationen, auf welche die Aufmerksamkeit gerichtet war, können hier weiterverarbeitet werden, sonst zerfallen sie. Bei der Bearbeitung im Arbeitsspeicher wird auch Wissen aus dem Langzeitgedächtnis genutzt. Dorthin werden außerdem bearbeitete Informationen übertragen und gespeichert. Der Langzeitspeicher ist wichtig für das Krankheitsverständnis. Es wird unterteilt in das **semantische, episodische** und **prozedurale** Gedächtnis.

Tab. 2.4 Charakteristika des stufenförmigen Entwicklungsverlaufs

Entwicklungsstufe	Allgemeine Denkentwicklung	Bezug zur Entwicklung des Krankheitskonzepts
Sensomotorische Entwicklungsstufe Alter: 0–2 Jahre	Da sich die Kinder noch nicht ausreichend äußern können, kann über die Denkweise keine Aussagen gemacht werden.	Kinder haben kein Konzept über Krankheiten.
Präoperationale Entwicklungsstufe Alter: 3–6 Jahre	Kinder fokussieren sich auf **einen** Zustand, sie können nicht zwei Aspekte simultan beachten, z. B. Bausteine nach Form **und** Farbe zu sortieren. Sie konzentrieren sich auf das unmittelbar Wahrnehmbare und Beobachtbare. Zusammenhänge zwischen Ereignissen (Ursache und Wirkung) werden nicht verstanden. Die eigene Perspektive steht im Mittelpunkt (Egozentrismus des Denkens), ein Hineinversetzen in andere ist nicht möglich.	Die Kinder konzentrieren sich auf die sicht- oder wahrnehmbaren/fühlbaren Symptome, also nur einzelne Aspekte einer Erkrankung. Zusammenhänge zwischen verschiedenen Symptomen werden nicht verstanden. Da der Zusammenhang zwischen Ursache und Wirkung nicht hergestellt werden kann, geben Kinder oft irrationale Erklärungskonzepte für die Entstehung der Krankheit.
Konkret-operationale Entwicklungsstufe Alter: 7–11 Jahre	Das Verständnis für einfache Zusammenhänge zwischen Sachverhalten entwickelt sich. Das Denken der Kinder wird flexibler und mehrere Zustände können gleichzeitig beachtet werden. Dabei wird sich auf konkrete Sachverhalte konzentriert, aber das Kind kann wenig abstrahieren. Die Kinder können in dieser Phase neben dem eigenen Blickwinkel auch die Perspektive anderer einnehmen.	Es entsteht das Verständnis für einfache Beziehungen zwischen Krankheitsursachen und Wirkungen, z. B. „Keimtheorie" (Keime verursachen die Krankheit). Das Verständnis nimmt zu, dass die Erkrankung ein Prozess ist und z. B. länger dauern kann. Konkret beschriebene Sachverhalte können verstanden werden, z. B. wahrnehmbare Symptome oder Therapien. Die Krankheiten werden von den Kindern realistischer erklärt und sie sind in der Lage, die Intentionen anderer zu verstehen.
Formal-operationale Entwicklungsstufe Alter ab dem 12. Lebensjahr	In dieser Phase entwickeln sich das Verständnis für komplexe Zusammenhänge und die Fähigkeit, mehrere Zustände gleichzeitig zu betrachten. Außerdem entsteht die Fähigkeit zur Betrachtung eines Sachverhalts aus unterschiedlichen Blickwinkeln. Die Abstraktionsfähigkeit erhöht sich und die Fähigkeit zu hypothetischem, von der Realität losgelöstem Denken entsteht.	Das Verständnis für komplexe Funktionszusammenhänge, also dafür, dass körperliche Zustände durch viele Faktoren (z. B. Umwelt, Psyche und Körper) bedingt sind, nimmt zu. Unterschiedliche Behandlungsansätze können mit Vor- und Nachteilen gegenübergestellt werden und eine kompetente Entscheidung über das Vorgehen bei der Erkrankung ist möglich. Außerdem entsteht die Fähigkeit, abstrahierte Modelle auf andere Sachverhalte zu übertragen. Krankheiten können aus verschiedenen Perspektiven betrachtet werden.

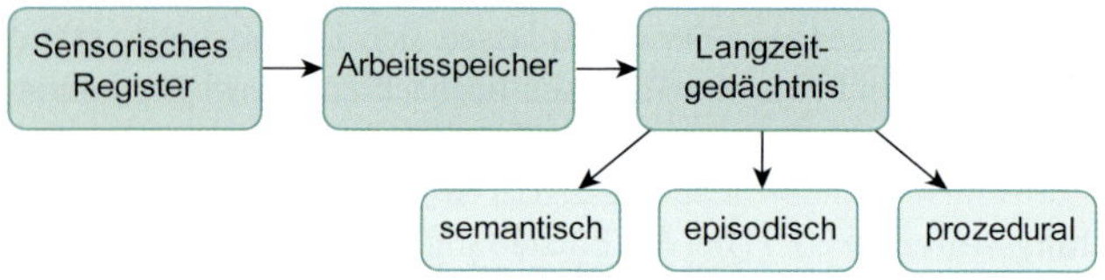

Abb. 2.3 Stark vereinfachtes Mehrspeichermodell [L143]

- Das **semantische** Gedächtnis enthält zentrale Wissensbestände, z. B. das vorhandene Wissen über Erkrankungen, d. h. Ursachen, Symptome, Folgen, Behandlungsmöglichkeiten u. a.
- Das **episodische** Gedächtnis enthält eigene autobiografische Erfahrungen und ist auch für das Krankheitsverständnis von Bedeutung, z. B. frühere eigene Krankheitserlebnisse, besonders schlechte Erfahrungen, die entsprechend negative Emotionen und Erwartungen auslösen.
- Das **prozedurale** Gedächtnis umfasst überwiegend automatische Fähigkeiten, die ohne bewusste Steuerung eingesetzt werden, z. B. Routinen, die im Umgang mit einer Erkrankung gelernt werden, wie schmerzentlastende Positionierungen.

2.3 Comfort Positionierung

Birgit Gwuzdz

Ein wichtiges Thema, das seit einigen Jahren viel diskutiert wird, ist das Vorgehen bezüglich einer Fixierung der Kinder bei Eingriffen. Ein striktes Festhalten ist nicht mehr zeitgemäß, da es so zu traumatischen Erlebnissen für die Kinder, Eltern, aber auch für die Pflegefachpersonen kommen kann. Nach einer solchen Erfahrung des gewaltsamen Festhaltens wird die Bereitschaft des Kindes, sich bei einer nächsten Untersuchung, Blutentnahme oder Abstrichabnahme kooperativ zu verhalten, deutlich abnehmen und ein Teufelskreis beginnt. Außerdem entwickeln sie vielfach eine kaum zu überwindende Angst.

Die Erkenntnis, dass dieses scheinbar altbewährte Handeln zwingend überdacht und verändert werden muss, beschäftigt Pflegefachpersonen bereits seit mehreren Jahrzehnten. Stephens, Barkey und Hall veröffentlichten hierzu bereits 1999 ein Modell [8], in dem fünf Aspekte aufgeführt werden:

- Vorbereitung des Kindes und der Eltern auf das Verfahren und auf ihre Rolle während des Verfahrens
- Einbeziehung der Eltern/Betreuungspersonen durch Anwesenheit
- Nutzung des Behandlungszimmers für belastende Verfahren, d. h. außerhalb des Patientenzimmers
- beruhigende Positionierung des Kindes
- Aufrechterhaltung einer ruhigen, positiven Atmosphäre.

Eine flächendeckende Anwendung der vorgeschlagenen Positionen bzw. die Einbeziehung der Eltern in die Prozeduren findet noch wenig statt.

Um das Thema detaillierter darzustellen, ist als erstes die Bezeichnung zu erläutern. Mit **Positionierung** ist hierbei die Vielfalt der Körperhaltungen gemeint, in welchen ein Kind untersucht oder versorgt werden kann. Eine strikte Rückenlage ist in den meisten Situationen nicht notwendig, sondern sogar kontraproduktiv. In dieser Position kann das Kind nur noch eingeschränkt sehen, was mit ihm und um es herum gemacht wird. Die handelnden Erwachsenen stehen um das liegende Kind, was u. U. bedrohlich wirkt und die Angst verstärken kann. Durch die körperliche Positionierung wird ein Machtgefälle geschaffen.

Die nachfolgenden Abbildungen (→ Abb. 2.4) machen die nutzbaren Alternativen deutlich.

Ausschlaggebender Beweggrund für diese Veränderung ist der Wunsch, unangenehme Gefühle, Schmerz, Stress und Angst für die

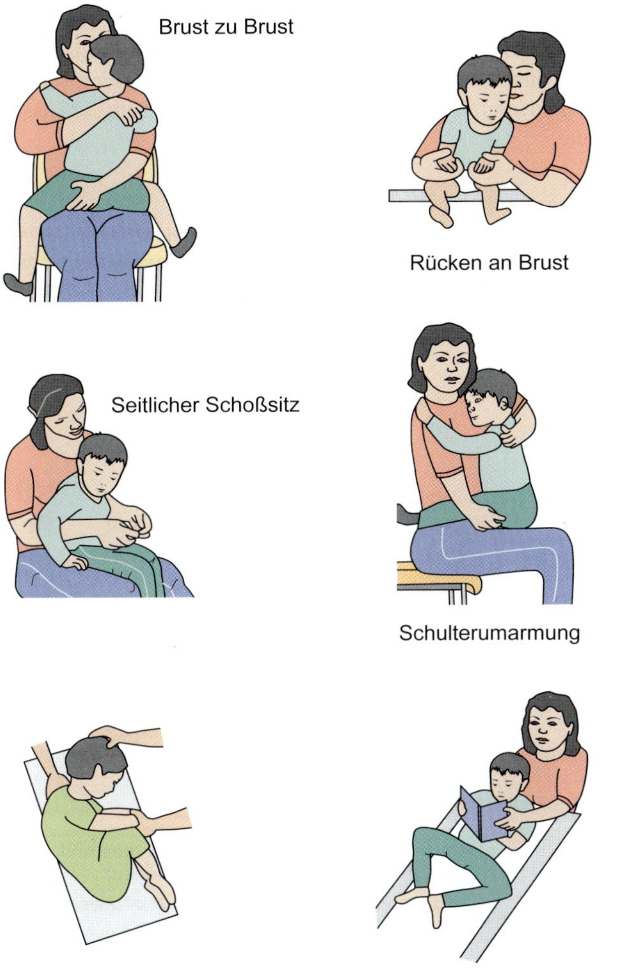

Abb. 2.4 Comfort Hold Techniques [L143]

Kinder möglichst zu vermeiden. Der Idealfall ist, dass das Kind selbst der Intervention zustimmt und es nicht zu einer „Zwangsmaßnahme" [9] durch Festhalten kommt. Selbstverständlich sind die Art der Informationsvermittlung und Erklärung vom Alter des Kindes abhängig (➔ 2.2). Auch im Säuglingsalter gibt es Möglichkeiten, welche die notwendigen Eingriffe für das Kind angenehmer machen.

Aus der Perspektive der Pflegefachpersonen wird durch ein verändertes, reflektiertes Vorgehen gleich mehreren Aspekten Rechnung getragen: Zum einen reduziert sich der personelle Aufwand für bestimmte Eingriffe, ebenso wie der physische Kraftaufwand. Zum anderen werden die „moralisch-rechtlichen Grundsätze und Prinzipien" [9] der Pflegefachpersonen nicht verletzt. Gleichzeitig ist anzunehmen, dass Eltern diese Vorgehensweise ebenfalls bevorzugen.

Dem Kind müssen bei einem Eingriff gewisse Grenzen gesetzt werden, z. B. muss der Arm im gewissen Maße „fixiert" werden, damit das Kind bei der Venenpunktion mit der Kanüle nicht reflektorisch zurückzieht und die Anlage des Zugangs wiederholt werden muss. Dazu werden zwei Möglichkeiten unterschieden (➔ Tab. 2.5).

Diese Vorgehensweise hat auch in der EACH Charter (➔ Abb. 2.5) ihre Verankerung gefunden: *„avoid restraint, fixation or any other form of forced immobilisation during medical procedures, unless there is no alternative in a life threatening situation"* [11].

Tab. 2.5 Zwei Varianten des Festhaltens [9]

Therapeutisches, unterstützendes Halten („therapeutic, supportive holding") – Comfort Positionierung	Einschränkendes Festhalten („restraint resp. restrictive physical holding") – nicht zu empfehlen
Wahrung der Interessen des Kindes	Überwältigung des Kindes, das sich wehrt
Minimaler Kraftaufwand	Hoher Kraftaufwand
Festhalten entspricht einer Hilfestellung	Risiko für eine Traumatisierung und für Folgeerkrankungen für das gesamte familiäre System
Vorliegen der Zustimmung des Kindes und/oder der Eltern	

Die Comfort Positionierung hat sich aus den vorangestellten Überlegungen entwickelt. Sie ist ein therapeutisches, unterstützendes Halten (in sitzender Position), das im engen Körperkontakt mit den Eltern, Bezugspersonen, aber auch mit Pflegefachpersonen vorgenommen wird. Ziel ist es Sicherheit, Nähe und Entspannung zu vermitteln, Schmerzen, Angst und Stress zu minimieren und die Bewegung bzw. die notwendige Haltung des Kindes für den Eingriff zu steuern. Schmerzreduzierende Maßnahmen, z. B. das non-nutritive Saugen am Schnuller mit Glucose (➔ 19.6.3), aber auch medikamentöse Unterstützung, werden zusätzlich zur Comfort Positionierung angewendet. Dadurch können sich die Effekte der Maßnahmen gegenseitig verstärken. Ergänzend können Lagerungshilfsmittel wie Kissen oder Decken zum Einsatz kommen [8].

Es ist wichtig zu beachten, dass dem Kind, entsprechend des Alters, Wahlmöglichkeiten gegeben werden, z. B. auf dem Schoß oder auf dem Stuhl. Außerdem muss die Bereitschaft der Eltern zu diesem Vorgehen abgefragt werden, da sich nicht alle Personen in der Lage fühlen, ihr Kind auf diese Weise zu unterstützen.

SPICKZETTEL

Comfort Positionierung

Die Comfort Positionierung ist ein therapeutisches, unterstützendes Halten mit engem Körperkontakt des Kindes zu einem Elternteil, einer Bezugsperson oder einer Pflegefachperson. Ziel ist es Sicherheit, Entspannung und Nähe zu vermitteln. Schmerzen, Angst und Stress sollen vermieden werden. Das Kind soll immer altersentsprechend informiert und je nach Alter in das Vorgehen involviert werden. Das Kind sollte der Maßnahme zustimmen und somit kein traumatisches Festhalten erleben müssen.

2.4 Kind im Krankenhaus

Birgit Kohler

Kinder sind keine kleinen Erwachsenen, dies gilt im Besonderen dann, wenn sie krank sind. Abhängig von Alter und Entwicklungsstand haben sie sehr unterschiedliche Bedürfnisse, auch im Krankenhaus. Das Körper- und Krankheitserleben sowie die Informationsaufnahme sind stark von der Art des Denkens, des Fühlens und dem Selbstverständnis des Kindes abhängig.

Je kleiner das Kind ist, umso mehr Neues strömt schon im Alltag auf es ein. Kinder befinden sich immer in einem Entwicklungsprozess, unabhängig davon, ob sie gesund oder krank sind. Das Spielen ist bei der Entwicklung eine wichtige Fähigkeit und muss daher auch in der Klinik ermöglicht werden.

Wenn ein Kind ins Krankenhaus muss, ist es nie völlig autark zu betrachten, sondern das **gesamte System Familie** muss einbezogen werden. Neben dem erkrankten Kind liegt der Fokus auf den Eltern, die häufig berufstätig sind und deren Alltag durch die Erkrankungen und den Klinikaufenthalt des Kindes stark durcheinandergeworfen wird. Wenn hier von Eltern die Rede ist, so sind immer auch andere Hauptbezugspersonen gemeint, z. B. Pflegeeltern oder Zugehörige. Möglicherweise gibt es auch Geschwister, die ebenfalls zu beachten sind, denn deren Alltag verändert sich durch den Krankenhausaufenthalt genauso. Sie müssen ggf. ihre eigenen Bedürfnisse zurückstellen, da das kranke Kind jetzt Vorrang hat. Dieser Aspekt ist besonders bei chronisch oder lebensbedrohlich erkrankten Kindern wichtig. Die **Theorie des systemischen Gleichgewichts** von Marie-Luise Friedemann setzt die Systeme Mensch, Familie und Umwelt unter dem Fokus von Gesundheit und Pflege in einen sich gegenseitig beeinflussenden Kontext und ist daher eine gute Pflegetheorie für diesen Bereich [12].

Die Krankheit beeinträchtigt folglich den Alltag der ganzen Familie und ruft unabhängig von der Schwere der Erkrankung eine Ausnahmesituation hervor. Diese bedingt und beeinflusst die Sorge um das kranke Kind.

Kind im Krankenhaus

Ein Kind sollte immer nur dann in ein Krankenhaus aufgenommen werden, wenn es nicht zu Hause oder in einer Tagesklinik versorgt werden kann (EACH-Charta Artikel 1). Außerdem sollten Kinder immer in einer Kinderklinik bzw. in Kinderabteilungen betreut werden (EACH-Charta Artikel 6).

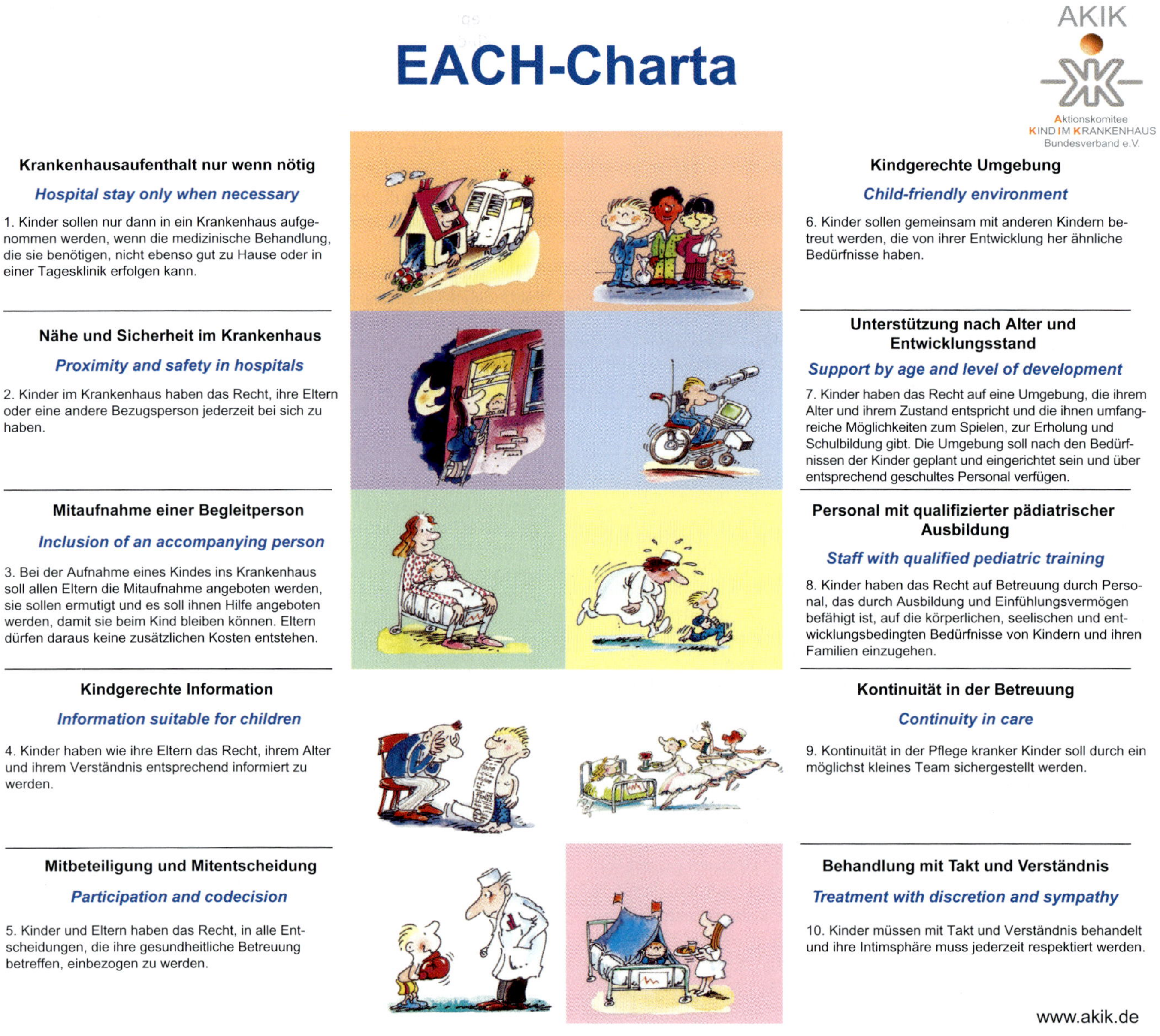

Abb. 2.5 EACH-Charta [W1076]

Die **EACH-Charta** (→ Abb. 2.5) ist 1988 erarbeitet worden, um mit 10 Punkten die Rechte kranker Kinder und ihrer Familien im Rahmen eines Krankenhausaufenthalts zu festigen. EACH steht für **E**uropean **A**ssociation for **C**hildren in **H**ospital. Dahinter steht ein internationaler Dachverband für europäische Nichtregierungs- und Non-Profit Organisationen. Dieser Zusammenschluss setzt sich für das Wohl von kranken Kindern ein, die in einer Klinik oder in anderen Einrichtungen des Gesundheitswesens versorgt werden müssen. In Deutschland wird die EACH vom Aktionskomitee Kind im Krankenhaus (AKIK) vertreten.

Die EACH-Charta wird als Leitlinie verstanden, mit deren Hilfe die Rechte kranker Kinder beachtet und geschützt werden. Seit ihrer Verabschiedung gilt die Charta in vielen Ländern als Grundlage für Gesetzesvorlagen im Gesundheitswesen und einigen Berufsverbänden als Richtlinie. 2016 wurde die EACH-Charta überarbeitet (EACH 2016). *Die EACH-Mitgliedsorganisationen möchten mit der Charta und den aktualisierten Erläuterungen erreichen, dass in ganz Europa in allen Gesundheitseinrichtungen die bestmöglichen Bedingungen für kranke Kinder geschaffen werden.* [13]

2.4.1 Bedeutung eines Krankenhausaufenthalts für das kranke Kind

Ein Krankenhausaufenthalt löst bei einem Kind unterschiedliche Ängste aus: Die Angst vor Trennung und die Angst vor dem Alleinsein sind dabei die wichtigsten. Hinzu kommt die Angst vor der fremden Umgebung und den unbekannten Personen sowie die Angst vor Schmerzen bzw. schmerzhaften Eingriffen. Zusätzlich können bei älteren Kindern Sorgen auftreten, z. B. bei einer unsicheren Diagnose, wie dem Verdacht auf eine Krebserkrankung oder eine chronische Erkrankung wie Typ-1-Diabetes, oder darüber, wie Eltern, Geschwister und Freunde mit der Diagnose umgehen. Es können auch durch die aktuelle Situation Vorerfahrungen, z. B. Ängste und Sorgen bezüglich des eigenen Krankenhausaufenthalts reaktiviert werden.

Die Unsicherheit und Ängste der Eltern werden vom kranken Kind wahrgenommen und können bei mangelnder Kommunikation zwischen Eltern und Kind falsch vom Kind interpretiert werden.

2.4.2 Mitaufnahme der Eltern

Die Mitaufnahme der Eltern in das Krankenhaus ist eine wichtige Maßnahme, um v. a. den Ängsten der Kinder zu begegnen. Wenn ihnen die Eltern zur Seite stehen, wird eine Grundsicherheit vermittelt, die wiederum den Heilungsprozess und die Krankheitsbewältigung fördert. Eltern helfen ihren Kindern z. B. bei der Entwicklung von Fähigkeiten, die sie benötigen, um einen Krankenhausaufenthalt zu meistern.

In der Erläuterung zur EACH-Charta (Artikel 2) wird daher gefordert, dass die Mitaufnahme der Eltern jederzeit und kostenfrei zu ermöglichen ist. Nach EACH-Charta Artikel 3 soll die Mitaufnahme den Eltern aktiv angeboten und sie dazu ermutigt werden, bei ihrem Kind zu bleiben. [13]

Die gesetzlichen Krankenkassen (GK) in Deutschland empfehlen bei Kindern unter 9 Jahren, die Eltern mit im Krankenhaus aufzunehmen. Dies ist im Leistungskatalog der GK verankert. Im Sozialgesetzbuch (SGB V §11, Abs. 3) ist die Mitaufnahme einer Begleitperson, z. B. Eltern, bei medizinischen Gründen geregelt, unabhängig vom Alter: Demnach besteht ein gesetzlicher Anspruch, wenn dies medizinisch begründet ist (s. Kasten).

Begleitpersonen im Krankenhaus

Die Gesellschaft der Kinderkrankenhäuser und Kinderabteilungen in Deutschland e. V. (GkindD) definiert den Begriff „medizinische Gründe" für die Mitaufnahme von Begleitpersonen ins Krankenhaus wie folgt:

- Eine stationäre Mitaufnahme ist medizinisch immer notwendig bei Neugeborenen und Säuglingen, Kleinkindern und Kindern im Vorschulalter, Schulkindern bis vor dem 9. Geburtstag.
- Sie ist ebenfalls notwendig bei folgenden Indikationen:
  - Stationäre Aufnahme als Notfall (z. B. Meningitis, Krupp, Schädel-Hirn Trauma, entgleister Diabetes mellitus, Zustand nach einem zerebralen Krampfanfall)
  - Schwere/lebensbedrohliche Erkrankungen und Prozeduren (z. B. onkologische Erkrankungen, operative Eingriffe, chronische Erkrankungen wie Epilepsie, Mukoviszidose)
  - Behinderung (geistig/körperlich)
  - Ausgeprägte Angst/Trennungsangst
  - Sterbebegleitung
  - Geplante Schulungsmaßnahme der Begleitperson
  - Kinder mit Verständigungsproblemen. [15]

Ist die Mitaufnahme einer Begleitperson nicht möglich, z. B. wegen fehlender Betreuung eines Geschwisterkindes, muss darauf geachtet werden, dass das kranke Kind etwas Vertrautes bei sich hat, z. B. das Lieblingsspielzeug oder -kuscheltier. Dies vermittelt dem Kind Sicherheit und Geborgenheit.

2.4.3 Besuch des kranken Kindes im Krankenhaus

Im Allgemeinen beugen Besuche von vertrauten Personen körperlichem und seelischem Stress vor (→ Abb. 2.6). Davon ausgehend, dass verschiedene Kulturen unterschiedlich mit dem Besuchen von kranken Angehörigen umgehen, ist es z. B. für die Menschen des einen Kulturkreises selbstverständlich, den Kranken allein zu lassen, während es in der anderen Kultur Pflicht sein kann, den Kranken zu besuchen.

Bei kranken Kindern sollte es keine starren Besuchszeiten und Altersbeschränkungen geben. Auch Freunden der Kinder sollten Besuche ermöglicht bzw. Kontakte zu ihnen unterstützt werden.

Zum Wohl des Kindes

Entscheidend für den Zeitpunkt, die Dauer und die Anzahl der Besucher muss immer die Verfassung des kranken Kindes sein.

2.4.4 Bedeutung eines Krankenhausaufenthalts für Eltern und das Familiensystem

Kommt ein Kind ins Krankenhaus, ist dies immer eine belastende Situation für die Eltern und die gesamte Familie. Eltern haben Ängste und Sorgen (→ Tab. 2.6). Sie befinden sich in einer Ausnahmesituation und

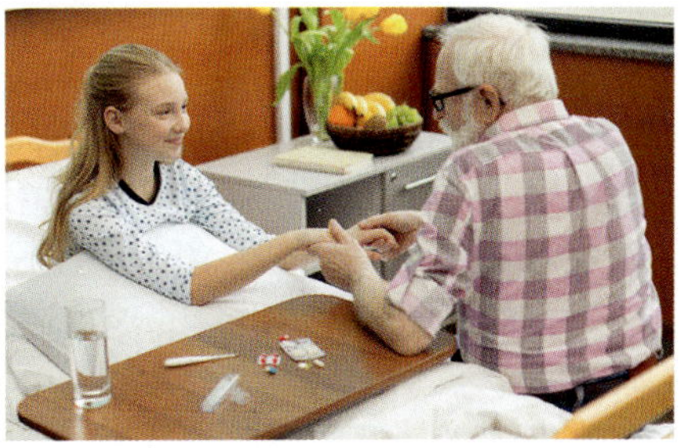

Abb. 2.6 Besuch von vertrauten Personen mindert Ängste und beugt Stress vor [J787]

sind unsicher, z. B. bezüglich der Umgebung und der Situation. Da Eltern immer das Richtige für ihr Kind tun und es beschützen wollen, ist es möglich, dass das Verhalten der Eltern nicht ihrem gewohnten Verhalten entspricht. Unter anderem werden Regeln, z. B. die Begrenzung der Fernsehzeit, nicht mehr eingehalten oder die Eltern zeigen sich ungewöhnlich gereizt. Da Veränderungen der Eltern den Kindern auffallen, sollten Pflegefachpersonen beruhigend auf die Eltern einwirken. Es ist wichtig den Eltern zu signalisieren, dass sie sich selbst oder anderen gegenüber nachsichtig sind. Die Mitarbeiter der Station sollen Verständnis für die Eltern aufbringen, da Krankenhaussituationen für sie nichts Alltägliches sind. Außerdem müssen die Eltern über Aufnahme und Therapie informiert werden, damit sie zur Zusammenarbeit bereit sind.

Unter bestimmten Voraussetzungen, z. B. wenn ein weiteres Kind zu betreuen ist, kann bei Mitaufnahme eines Elternteils die Krankenkasse die Kosten für eine Haushaltshilfe übernehmen. Hierzu muss ein Antrag bei der jeweiligen Krankenkasse gestellt werden.

Tab. 2.6 Beispiele für Ängste und Sorgen der Eltern

- Wie lässt sich der Alltag umstrukturieren?
- Wird mein Kind bald wieder gesund?
- Wie können Geschwisterkinder versorgt werden?
- Wie wird mein Chef in der Arbeit reagieren? (Zukunftsangst)
- Wird mein krankes Kind gut und richtig versorgt?

2.4.5 Bedeutung eines Krankenhausaufenthalts für Geschwisterkinder

Auch für die Geschwisterkinder ist der Krankenhausaufenthalt eine Ausnahmesituation, die sie belastet und Ängste hervorruft. Es können Gefühle wie Hilflosigkeit, Vernachlässigung, Zurücksetzung und Alleingelassensein auftreten. Genauso wie beim kranken Kind können Vorerfahrungen diese Gefühle beeinflussen.

Die Eltern sind hier gefordert, auch den gesunden Geschwistern Aufmerksamkeit zu schenken, deren Versorgung zu gewährleisten und diese über die Krankheit und den Krankenhausaufenthalt zu informieren. Auch hier muss, wie beim kranken Kind, auf den Entwicklungsstand des Kindes Rücksicht genommen werden.

2.4.6 Besonderheiten in den einzelnen Phasen des Krankenhausaufenthalts

In allen Phasen des Krankenhausaufenthalts ist darauf zu achten, dass Pflegefachpersonen die Eltern und Kinder kontinuierlich und bedürfnisgerecht informieren. Der Verein AKIK (Aktionskomitee Kind im Krankenhaus) hilft Kindern die ins Krankenhaus müssen und deren Eltern bei der Bewältigung der Situation. AKIK hat die folgenden zehn Bitten (→ Abb. 2.7) an die Eltern kranker Kinder formuliert. [14]

Mein Kind muss ins Krankenhaus – 10 Bitten an Eltern

Vorbereitung ist besser als Vermeidung

Machen Sie nach Möglichkeit schon vorher Ihr Kind altersentsprechend mit dem Thema „Krankenhaus“ und „Rettungsdienst“ vertraut. Dies nimmt die Angst vor dem Ungewissen. Nutzen Sie "Tage der Offenen Tür", verwenden Sie einen Spielzeug-Arztkoffer oder animieren Sie Ihren Kindergarten, einen Rettungswagen anzuschauen. Versuchen Sie, dass in Ihrem Umfeld und auch von Ihnen selber über Ärzte, Behandlungen und Krankenhaus möglichst positiv gesprochen wird.

Ehrlichkeit ist besser als Verharmlosung

Bereiten Sie Ihr Kind auf eventuell schmerzhafte Behandlungen vor. Durch Verharmlosen oder Verschweigen riskiert man einen Vertrauensverlust des Kindes in Sie als Mutter oder Vater, aber auch in den Arzt oder das Pflegepersonal und erschwert unter Umständen die folgende Therapie.

Ruhe ist besser als Hektik

Behalten Sie die Nerven, denn die Situation ist, wie sie ist und muss bewältigt werden. Atmen Sie tief durch. Sie wissen, dass Ihr Kind aufgrund seiner hohen Sensibilität spürt, wenn Sie den Boden unter den Füßen verlieren.

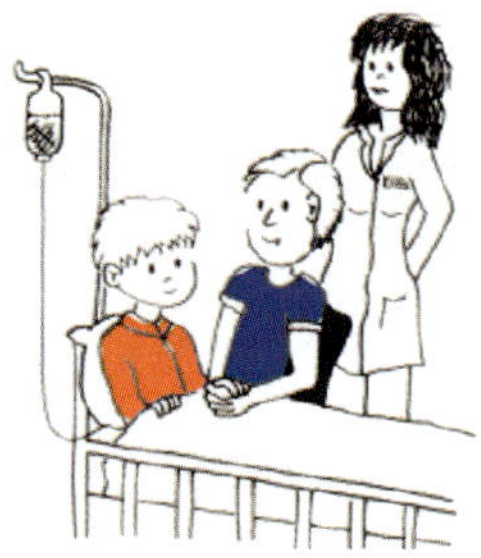

Taktik der kleinen Schritte ist besser als Überrumpelung

Nehmen Sie Ihr Kind während der Untersuchung oder Behandlung vielleicht auf den Schoß. Erklären Sie ihm gemeinsam mit dem Arzt die nun folgenden Schritte und geben Sie ihm Raum, Fragen zu stellen.
Das schafft Sicherheit.

Regeln sind besser als impulsives Handeln

Sie kennen ihr Kind am Besten. Informieren Sie die Ärzte und das Pflegepersonal im Krankenhaus unbedingt über Vorlieben und Abneigungen, Gewohnheiten und Besonderheiten Ihres Kindes, wie zum Beispiel Allergien, Medikamente und Ängste. Im Gegenzug lassen Sie sich über Regeln im Krankenhaus informieren. Damit können schon einige Missverständnisse im Vorfeld vermieden werden.

Alleinsein ist das Schlimmste

Sollten Sie nicht den ganzen Tag oder über Nacht im Krankenhaus bleiben können, ist es sehr wichtig, dem Kind sein Lieblingsspielzeug, möglichst ein Kuscheltier, mitzugeben. Dadurch hat es z.B. zum Einschlafen etwas Vertrautes bei sich, welches ihm emotionale Sicherheit und Geborgenheit schenkt.

Unterstützung bedeutet Entlastung

Denken Sie in dieser belastenden Situation auch an sich selber und aktivieren Sie Ihr „soziales Netzwerk“. Akzeptieren Sie z.B. Unterstützung durch Großeltern, Freunde oder auch eventuell durch gesunde Geschwisterkinder.

Die „wohldosierte“ Aufgabenverteilung gibt Ihnen Entlastung und Ihren gesunden Kindern das Gefühl, in dieser Situation nicht ausgeschlossen zu sein und auch ein wenig helfen zu können. Erfolgreich bewältigte Problemsituationen stärken die Familienbande.

Einfühlungsvermögen ist besser als Beharrungsvermögen

Das gesamte Personal im Krankenhaus möchte mit all seiner Erfahrung und seinem Wissen nur das Beste für Ihr Kind. Bedenken Sie bitte: Sie befinden sic hin einer Ausnahmesituation. Ärzte und Pflegekräfte befinden sich an ihrer Arbeitsstelle und haben ihren berufsbedingten Rhythmus. Überlegen Sie sich, ob Sie Ihr Anliegen genau jetzt, z.B. während der „Übergabe“ vorbringen müssen oder ob es nicht auch noch eine halbe Stunde Zeit hätte.

Nachsicht ist besser als Strenge

Ein Krankenhausaufenthalt ist für die ganze Familie eine Ausnahmesituation. Ihr krankes Kind reagiert anders als „normal“, ist vielleicht müde und kann sich schlecht konzentrieren. Auch Ihr Partner und die Geschwisterkinder sind ein wenig aus der Bahn geworfen. Sind Sie daher nachsichtig, wenn nicht alles so läuft und alle sich so verhalten, wie Sie es erwarten. Sprechen Sie auch Ihre Erwartungen deutlich aus. Am meisten Nachsicht aber haben Sie bitte mit sich selber.

Die „Summe“ aller Bitten ergibt die 10. Bitte – die Bitte um VERTRAUEN

- in das Können und die Motivation des medizinische
- und pflegerischen Personals
- in die Belastbarkeit Ihres familiären und soziales Netzwerkes
- in Ihre eigenen Fähigkeiten der Problembewältigung und nicht zuletzt
- in die Stärke Ihres hoffentlich bald wieder gesunden Kindes

Abb. 2.7 Bitten an Eltern des Aktionskomitees Kind im Krankenhaus (AKIK) [W1076]

Vor der Aufnahme

Die Vorbereitung eines Kindes auf einen Krankenhausaufenthalt sollte möglichst **frühzeitig** erfolgen. Dies nimmt dem Kind die Angst vor dem Unbekannten und vermittelt Sicherheit.

Es gibt viele Möglichkeiten, um Kinder auf einen Klinikaufenthalt vorzubereiten. **Kinderbücher** sind hierbei ein altbewährtes Hilfsmittel. Auch im Internet sind immer mehr Videos über Krankenhäuser zu finden, in denen kindgerecht die entsprechende Klinik vorgestellt wird. Eine weitere Möglichkeit ist, das Kinderkrankenhaus vor Ort im Voraus einmal anzusehen, z. B. indem man dieses an einem „Tag der offenen Tür" besichtigt oder ohne besonderen Anlass die Krankenhauscafeteria besucht. Auch Kindertagesstätten und Kindergärten besichtigen die Kinderkliniken, um die Kinder auf einen möglichen Krankenhausaufenthalt vorzubereiten. Da Kinder viel durch das Spielen verarbeiten und sich dadurch auch entwickeln, kann das Thema Klinik und Kranksein auch hier zur Vorbereitung aufgenommen werden, z. B. durch Krankenhaus spielen mit dem Arztkoffer.

Bei einem anstehenden Aufenthalt sollte mit dem Kind altersentsprechend und frühzeitig darüber geredet werden, auch z. B. über schmerzhafte Eingriffe. Das Kind kann Fragen stellen, die ehrlich beantwortet werden. Unehrlichkeit kann die Beziehung zum Kind stark belasten und zu Vertrauensverlust führen. Dies erschwert die Therapie.

Aufnahme und Aufenthalt

Die **Umgebung im Krankenhaus** muss den Kindern verschiedener Altersgruppen (vom Säugling bis zum Jugendlichen) und ihren Bedürfnissen gerecht gestaltet werden. Möglichkeiten zum Spielen (z. B. Spielmaterial, Spielzimmer), zur Erholung und zur Schulbildung (Fortsetzung der bisherigen schulischen Ausbildung) sollten gegeben sein. Dies muss bereits in der Planung eines Kinderkrankenhauses oder einer Tagesklinik, bei der Möblierung und der Personalausstattung berücksichtigt werden. Das ausgebildete Fachpersonal (Pädiatrie), z. B. Pflegefachpersonen oder Ärzte, soll empathisch sein und auf körperliche, seelische und entwicklungsbedingte Bedürfnisse von Kindern (→ 2.1) und ihrer Familien eingehen können. Deshalb sind Kinder möglichst immer in einer Kinderklinik bzw. Kinderabteilungen zu betreuen. Bei der Zimmerbelegung ist darauf zu achten, dass Kinder mit ähnlichen Bedürfnissen zusammengelegt werden (EACH-Charta Artikel 6–8).

Bereits bei **Aufnahme** ist zu berücksichtigen, dass Eltern und Kinder (abhängig von Alter, Entwicklungsstand und Verständnis) ein **Informations- und Mitbestimmungsrecht** haben und in alle Entscheidungen mit einbezogen werden. Bei der Informationsvermittlung ist auf die Aufnahmefähigkeit und -bereitschaft der Kinder zu achten. Es kann evtl. nötig sein, Informationen aufzuteilen oder mehrmals zu wiederholen. Mit den Kindern sollte möglichst in Gegenwart ihrer Eltern gesprochen werden. Das gibt dem Kind Sicherheit, die Eltern wissen, welche Informationen das Kind erhalten hat, und Fragen des Kindes können gemeinsam beantwortet werden. Oft werden Kinder im Hinblick auf ihren Umgang mit medizinischen Informationen unterschätzt. Bereits Kinder im Alter von 2–3 Jahren können z. B. auf Operationen vorbereitet werden, abhängig von ihrem individuellen Entwicklungsstand. Auch hier kann ähnliches Material wie bei der allgemeinen Vorbereitung auf einen Krankenhausaufenthalt (s. „Vor der Aufnahme") zum Einsatz kommen. Bestehen Verständigungsprobleme, ist ein Dolmetscher mit einzubeziehen. (Geschwister-)Kinder sind für die Dolmetscheraufgabe nicht geeignet, sie können dabei schnell überfordert werden (EACH Artikel 4).

Die **Meinungen** von **Eltern,** aber auch **Kindern,** sollten geäußert und müssen bei allen Entscheidungen mitberücksichtigt werden. Dies kann bei Kindern z. B. die Auswahl der Punktionsstelle für die Blutentnahme sein, aber auch die Entscheidung betreffen, ob eine lebensverlängernde Therapie noch durchgeführt wird oder nicht. Manche Eltern wünschen nicht, dass ihr Kind über den eigenen Gesundheitszustand informiert wird oder dass in der Gegenwart des Kindes darüber gesprochen wird. Ebenso können Kinder darum bitten, dass nicht alle Informationen an die Eltern weitergegeben werden. Ein solches Untersagen bringt alle beteiligten Berufsgruppen in ein Dilemma und erfordert ein gutes Geschick im Umgang miteinander. Werden Eltern oder Kindern, in welcher Weise auch immer, Informationen vorenthalten, kann dies zu einem Vertrauensbruch führen, der die weitere Betreuung erschwert bzw. unmöglich macht oder auch zu einer Traumatisierung des Kindes oder der Eltern führt (EACH Artikel 4).

Medizinische Behandlungen und **Untersuchungen** sind auf das Nötigste zu beschränken, um die Kinder vor unnötigen Maßnahmen zu schützen (EACH Artikel 4). Bei allen Handlungen ist kritisch zu prüfen, ob diese möglichst wenig körperlichen und seelischen Stress beim Kind hervorzurufen.

Es zeigt sich immer wieder, dass Eltern und Pflegefachpersonen im Hinblick auf die **Körperpflege** des im Krankenhaus liegenden Kindes falsche Erwartungen haben. Die Eltern gehen davon aus, dass die Pflegefachperson das Kind wäscht, besonders wenn es invasive Interventionen erhält. Sie fühlen sich damit überfordert. Die Pflegefachpersonen hingegen nehmen an, dass Eltern ihre Kinder selbst versorgen und sich melden, wenn sie Hilfe brauchen. Die Eltern sollten darin unterstützt werden, sich an der Pflege ihres Kindes zu beteiligen. Dazu benötigen sie Informationen über die pflegerische Versorgung und den Stationsalltag. Die Körperpflege eines größeren Kindes kann von Eltern und Pflegefachperson gemeinsam durchgeführt werden. Eltern können viele Tätigkeiten übernehmen, sollten aber vorher angeleitet und unterstützt werden, um Fehler und Unsicherheiten zu vermeiden.

> **Aufbau einer guten Beziehung**
> Eine gute Beziehung zwischen Pflegefachpersonen, Eltern und Kindern ist anzustreben, da ein solches Umfeld Sicherheit vermittelt und Unsicherheiten oder Fragen bereitwilliger geäußert werden. Um solch eine Beziehung aufzubauen, braucht es von den Pflegefachpersonen Empathie sowie regelmäßige Kontakte und Gespräche mit Eltern und Kindern.

Auf Ruhe- und Erholungszeiten ist zu achten. Das Bedürfnis danach kann sehr unterschiedlich und entwicklungs-, zustands- und kulturabhängig sein. So braucht ein Säugling z. B. mehr Ruhepausen zum Schlafen als ein Schulkind. Je nach kultureller Gewohnheit kann Besuch als Erholung erlebt oder als stressreich empfunden werden. Für ein Kind ist das Lesen eines Buchs Entspannung und Erholung, während ein anderes Kind dies als anstrengende Hausaufgabe empfindet. Um die individuellen Eigenheiten des Kindes in Erfahrung zu bringen, kann eine zielgerichtete Informationssammlung bei der Aufnahme des Kindes hilfreich sein.

Entlassung

Für die meisten Kinder bedeutet die **Entlassung** ein freudiges Ereignis. Es kann zurück in die vertraute Umgebung, zur Familie, zu Freunden und Haustieren. Nicht alle Kinder gehen jedoch gesund nach Hause, sondern müssen die Therapie noch weiter fortsetzen oder sich schonen, bis sie wieder ganz genesen sind. Andere Kinder werden entlassen und müssen über längere Zeiträume oder ihr ganzes Leben lang Therapien fortsetzen, z. B. bei Diabetes mellitus oder Rheuma. Hier kann die Vorfreude auf zu Hause bei Kindern und Eltern getrübt und mit Ängsten verbunden sein. Fragen, welche die Eltern bewegen, können sein: Werden wir zu Hause zurechtkommen? Wird es einen Rückfall geben? Besonders bei Kindern, die lange im Krankenhaus und/oder schwer erkrankt waren oder noch sind, können solche Ängste auftreten. Hier ist ein gutes Entlassungsmanagement gefragt, in dem diese Ängste aufgegriffen und mögliche Szenarien durchgesprochen werden. Eine Begleitung während dieses Übergangs durch spezialisierte Pflegefachpersonen kann hilfreich sein, z. B. durch anschließende Hausbesuche. Auch die Kooperation mit ambulanten Kinderkrankenpflegediensten erleichtert den Übergang nach Hause.

In **Spezialambulanzen,** z. B. für Kinder mit Herzerkrankungen oder Rheuma, werden Kinder regelmäßig betreut, um den Verlauf zu beurteilen, Medikamente und Therapien anzupassen oder um weitere operative Schritte zu planen. Auch hier ist eine kindgerechte Betreuung durch die entsprechende Umgebung, Fachpersonal und kindgerechte Kommunikation zu gewährleisten. Eine kontinuierliche Nachbetreuung verbessert die Mitarbeit bei der Therapie und beugt Ängsten und Unsicherheiten vor. Bei einem erneuten Krankenhausaufenthalt ist Vieles für Kinder und Eltern vertraut und nicht mehr so beängstigend.

2.5 Patientenedukation

Gabriele Fley

Der Begriff **Patientenedukation** umfasst alle unterstützenden Maßnahmen, damit die zu Pflegenden mit den Auswirkungen der eigenen Erkrankung umgehen können. Dadurch verbessert sich der Gesundheitszustand der Kinder, zudem werden Autonomie und die Selbstwirksamkeit gefördert. Um die Psychoedukation umsetzen und in einem Interaktionsprozess zwischen den Kindern und Jugendlichen, ihren Angehörigen und den Pflegefachpersonen erfahrbar zu machen, braucht es Bildung und Ausbildung.

Es gibt folgende **Ziele** der Patientenedukation:

- Der Patient wird informiert, sodass er überlegte und eigene Entscheidungen treffen kann.
- Chronisch kranken Menschen wird ermöglicht, mit Veränderungen umzugehen und sie in den Alltag zu integrieren.
- Die zu pflegenden Menschen werden unterstützt. Damit verkürzen sich Krankenhausaufenthalte oder werden gänzlich vermieden.

Patientenedukation

Patientenedukation umfasst das Informieren, Anleiten, Schulen und Beraten. Eltern und Kinder sollten sowohl gemeinsame, als auch gesonderte Angebote erhalten.

Pflegefachpersonen erkennen zunächst bei den zu pflegenden Menschen das **Bedürfnis nach Fachinformationen** und bieten diese altersentsprechend, verständlich und auf unterschiedliche Art und Weise an. Dazu gehören auch patienten- und angehörigenorientierte Schulungen. Dabei ist die Wirksamkeit der Maßnahme zu evaluieren und zu dokumentieren.

Das bestehende Informationsmaterial wird immer wieder überprüft, ggf. erweitert und angepasst; es kann auch neues Material entwickelt werden. Grundlage dafür ist u. a. die **Wittener Liste** [16], die zehn Kriterien zur Beurteilung von Broschüren enthält. Die Wittener Liste entstand aus der Zusammenstellung von Kategorien anderer Verfahren und wurde ergänzt durch eigene Erfahrungen. Es existiert bisher kein entsprechendes Assessment für pflegebezogene Texte im deutschen Sprachraum; die Liste orientiert sich an den Qualitätskriterien des Netzwerks Patientenedukation in der Pflege (www.patientenedukation.de).

Anhand folgender Kriterien soll die **patientengerechte Aufbereitung** von Informationen überprüft werden:

1. Zielgruppe und Ziel angegeben?
2. Alltagsbezug vorhanden? Relevanz der Information?
3. Positive Bewältigung beabsichtigt? Persönliche Ansprache?
4. Umfang und Schriftgröße?
5. Verständlichkeit?
6. Layout/Überschriften/Abbildungen/Gliederung?
7. Neuzeitliches Wissen/Literaturstützung/Quellen/Datum?
8. Autorenhinweise/Finanzierung/Abhängigkeit?
9. Weiterführende Hinweise/Adressen?
10. Vollständigkeit?

Eine erfolgreiche Edukation gelingt durch die lebensnahe Information, Anleitung und Schulung.

Alle Maßnahmen der Patientenedukation sind Teil eines Gesamtprozesses, der mit dem Pflegeprozess vergleichbar ist. Zunächst werden im Assessment die Situation, das Wissen und die Bedürfnisse der Bezugspersonen und Kinder eingeschätzt. Im Anschluss werden die Ziele gemeinsam festgelegt. Danach werden die Interventionen geplant, durchgeführt und zum Schluss in ihrer Gesamtheit evaluiert und dokumentiert (→ Abb. 2.8).

Das **Vermitteln von Informationen** ist die klassische Form der Edukation und erfolgt nur in eine Richtung (**unidirektional**) von der Pflegefachperson zu den Kindern und Bezugspersonen. Die Informationen werden der Situation und der Zielgruppe angepasst. Dabei ist darauf zu achten, dass verständlich und ansprechend informiert wird. Unterstützt werden kann die Erklärung durch Anschauungsmaterial, z. B. Bilder, Poster, Filme.

Bei der **Anleitung** geht es um das Erlernen und Trainieren psychomotorischer Handlungen, z. B. das Durchführen der Blutzuckermessung oder der subkutanen Injektion mittels Pen oder Verhaltensweisen wie die Wundkontrolle. Der Patient und seine Angehörigen übernehmen dabei aktiv zumindest einen Teil der Handlung, ggf. auch die gesamte Maßnahme unter Aufsicht der Pflegefachperson.

Die **Schulung** ist die zielorientierte, strukturierte und geplante Vermittlung von unterschiedlichen Inhalten zu einem Thema. Dazu werden vor Beginn überprüfbare Lernziele festgelegt. Schulungen umfas-

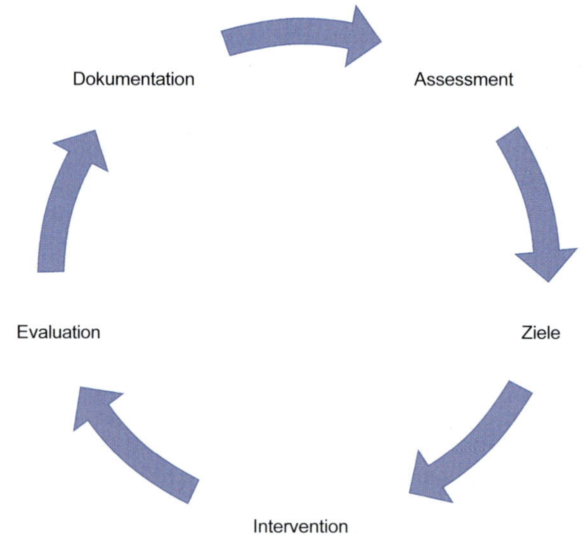

Abb. 2.8 Prozess der Patientenedukation [L143]

sen sowohl die Vermittlung von Informationen als auch das Erlernen von Handlungen und das Trainieren bestimmter Fertigkeiten. Ziel dabei ist, durch das Aneignen von Wissen und das Erlernen von Fertigkeiten Verhaltensänderungen zu bewirken.

Eine für die Praxis interessante Schulung ist die **Mikroschulung** [17, 18]. Sie basiert auf aktuellen, pflegewissenschaftlichen Erkenntnissen. Es handelt sich um kleine, etwa 15–30 Min. dauernde Einheiten mit informierenden und anleitenden bzw. trainierenden Anteilen. Durch die zeitliche Begrenzung lassen sie sich gut in den Stationsalltag integrieren. Vorteile der Mikroschulung sind:

- Individuelle Anpassung der Inhalte an die Kinder und deren Bezugspersonen
- Gezielte Übertragung der in der Schulung erlernten Inhalte in den Alltag
- Gezielte Ergänzung von Wissen und Fähigkeiten
- Förderung der Selbstbestimmung
- Aktivität der Teilnehmer.

Spezielle Schulungsprogramme werden in den entsprechenden Kapiteln beschrieben.

Beratungen sind immer individuell an den Problemen, Wünschen und Zielen der Kinder und deren Bezugspersonen orientiert. Die Person, die beraten wird, bestimmt **selbst** die Inhalte und den Weg zur Lösungsfindung. Beratungen sind grundsätzlich ergebnisoffen.

SPICKZETTEL

Patientenedukation

Die Vermittlung von Wissen, Fähigkeiten und Informationen an Patienten und ihre Angehörigen, um mit der eigenen Krankheit besser umgehen zu können. Innerhalb der Patientenedukation finden sich unterschiedliche Vorgehensweisen: Vermittlung von Informationen, Anleitung, Schulung, Mikroschulung und Beratung.

2.6 Frühe Hilfen

Lisa Kneilmann

Frühe Hilfen sind lokal-regionale Angebote, mit denen Familien hinsichtlich der Entwicklung der Familie und der Kinder unterstützt und gefördert werden sollen. Nach Möglichkeit beginnt das niederschwellige Angebot bereits in der Schwangerschaft bzw. kurz nach der Geburt und umfasst die Altersspanne bis zum 3. Lebensjahr. Die betreuenden Pflegefachpersonen schätzen die Ressourcen der Familie ein, passen die Hilfsangebote individuell an und sorgen dafür, dass die Betroffenen selbstbestimmt und aktiv die jeweilige Belastungssituation meistern können. Die Familien können das Angebot freiwillig annehmen und formulieren ihren Wunsch nach Hilfe eigenständig. Dies erfordert Transparenz und Vertrauen auf beiden Seiten. [19, 20, 21]

Frühe Hilfen betreffen alle Fragen rund um das Kind vor und nach der Geburt, ebenso die Entwicklung, die Ernährung des Kindes, verschiedene Betreuung- und Unterstützungsangebote und auch finanzielle Aspekte. Die Frühen Hilfen finden i. d. R. in der gewohnten Umgebung zu Hause in Form von Hausbesuchen statt. So gewinnt die Pflegefachperson einen guten Einblick in die Familie und verschafft sich einen Überblick über die Gesamtsituation. Die Familie hat zudem keinen zusätzlichen Zeitaufwand für die Fahrt und kann sich auf die Kinder und die Familie konzentrieren. [19, 20, 21]

2.6.1 Ziele der Frühen Hilfen

In der Kinderrechtskonvention der Vereinten Nationen sind die Rechte der Kinder auf **Schutz, Förderung und Teilhabe** *„unabhängig von der Rasse, der Hautfarbe, dem Geschlecht, der Sprache, der Religion, der politischen oder sonstigen Anschauung, der nationalen, ethnischen oder sozialen Herkunft, des Vermögens, einer Behinderung, der Geburt oder des sonstigen Status des Kindes, seiner Eltern oder seines Vormundes" (Art. 2 Abs. 1 KRK)* in besonderer Form verankert. [19, 20, 21, 22, 23]

Daraus lässt sich das konkrete Ziel der Frühen Hilfen ableiten:

- **Förderliche Entwicklungsbedingungen** für Säuglinge und Kleinkinder in deren Familien zu schaffen, um ein
- möglichst gesundes und **gewaltfreies Aufwachsen** von Kindern und Jugendlichen in ihrem persönlichen Umfeld zu ermöglichen.

Die rechtliche Grundlage der Frühen Hilfen ist im Sozialgesetzbuch (Kinder- und Jugendhilfe SGB VIII) zu finden, demzufolge junge Menschen in ihrer Entwicklung gefördert, Eltern in ihrer Erziehung unterstützt und beraten, mögliche Gefahren von Kindern und Jugendlichen abgewendet und umgekehrt positive Lebensbedingungen geschaffen (§1 SGB VIII) werden sollen. Um diesen Anforderungen gerecht zu werden, ist eine interdisziplinäre und interprofessionelle Teamarbeit aller Berufsgruppen der medizinisch-pflegerischen Versorgung, aber auch mit den Personen notwendig, welche in der Frühförderung tätig sind, z. B. Sozial- und Heilpädagogen sowie Mitarbeitenden der Logopädie und Ergotherapie. [19, 20, 21, 22, 23]

Seit Januar 2018 hat die **Bundesstiftung Frühe Hilfen** ihre Arbeit aufgenommen. Sie ist ein wichtiger Bestandteil des Bundeskinderschutzgesetzes, das den aktiven Kinderschutz in Deutschland regelt und für eine Förderung der körperlichen, geistigen und seelischen Gesundheit von Kindern und Jugendlichen sorgt.

2.6.2 Kernthemen der Frühen Hilfen

Das Versorgungsangebot besteht aus **drei Bausteinen** (→ Abb. 2.9) [19, 20, 21]:

1. Erkennen und vermitteln
2. Unterstützen und fördern
3. Vernetzen und kooperieren.

Unter dem Bereich des **Erkennens und Vermittelns** wird das Betrachten von Ressourcen, Belastungen und deren Bewertung verstanden. Diese werden in Beziehung zueinander gesetzt, da sie sich in jeder Situation gegenseitig beeinflussen. Sind die Grundannahmen festgestellt,

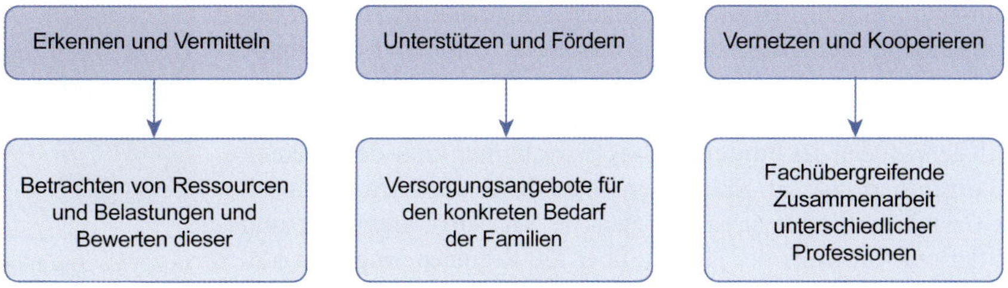

Abb. 2.9 Die drei Bausteine der Frühen Hilfen [L143]

können konkrete Unterstützungsangebote an die Familien vermittelt werden.

Der zweite Baustein der Frühen Hilfen, **Unterstützen und Fördern,** orientiert sich an dem konkreten Bedarf der Familien. Dafür stehen unterschiedliche Versorgungsangebote zur Verfügung und können bei Bedarf passgerecht mit der Familie ausgesucht werden.

Der Grundsatz **Vernetzen und Kooperieren** beinhaltet die fachübergreifende Zusammenarbeit unterschiedlicher Professionen [19, 20, 21].

2.6.3 Zielgruppen der Frühen Hilfen

Generell können Frühe Hilfen jeder Familie angeboten werden, die den Wunsch nach Hilfe und Unterstützung formuliert. Dabei ist das subjektive Gefühl der Eltern und der gesamten Familie ausschlaggebend. Angezeigt sind Frühe Hilfen in Familien, die durch Überlastung und Überforderung gekennzeichnet sind. Angehörige können Kontakt zum zuständigen Jugendamt, zur Pädiaterin, Hebamme oder auch dem Gynäkologen/der Gynäkologin (im Folgenden Gynäkologin genannt) aufnehmen und um Unterstützung bitten.

Das Nationale Zentrum Frühe Hilfen [1, 2, 3] hat verschiedene **Belastungsmerkmale** und **Risikofaktoren** benannt, die eine Indikation für Frühe Hilfen darstellen.

- **Belastungsmerkmale** sind u. a.:
  - Alleinerziehende Hauptbezugspersonen
  - Mütter/Väter unter 21 Jahren
  - Niedriges Bildungsniveau und materielle Armut
  - Früh- und Mehrlingsgeburten
  - Kinder mit einer (drohenden) Behinderung
  - Entwicklungsverzögerungen der Kinder
  - Verunsicherung und Sorgen der Eltern
  - Konflikte in der Partnerschaft und Trennungen der Eltern
- Als **Risikofaktoren** werden bezeichnet:
  - Eltern mit einer psychischen Erkrankung
  - Eltern, die bereits zuvor im eigenen Leben Misshandlungen oder Vernachlässigung erfahren haben
  - Gewalt in der Partnerschaft
  - Ungewollte Schwangerschaft
  - Erhöhter Fürsorgebedarf aufgrund der Behinderung eines Kindes.

Treffen aus den beiden Kategorien mehrere Faktoren zusammen, besteht statistisch die Möglichkeit einer Vernachlässigung oder Misshandlung des Kindes. Allerdings besteht nicht automatisch ein erhöhtes Risiko, wenn mehrere Faktoren zutreffen. [19, 20, 21]

2.6.4 Praxisbeispiel Frühe Hilfen – sozialmedizinische Nachsorge

In der Praxis gibt es verschiedene Angebote der Frühen Hilfen, die sich in unterschiedlichen Organisationen im Gesundheitswesen verteilen. Sie haben die Aufgabe, in Interaktion die bestmögliche Unterstützung zukommen zu lassen.

Familien mit einem kranken oder behinderten Kind, aber auch mit Früh- und Mehrlingsgeburten, sind einem erhöhten Risiko für eine **hohe Belastung** und **Überforderung** ausgesetzt. Um dieser Zielgruppe gerecht zu werden, ist die sozialmedizinische Nachsorge als wichtiges Unterstützungsangebot zu nennen. Am häufigsten wird die Nachsorge nach dem Modell des **Bunten Kreises** (www.bunter-kreis-deutschland.de) organisiert [24, 25]. Anfang der 1990er-Jahre wurde dieses Modell als Grundlage für die sozialmedizinische Nachsorge entwickelt und mittlerweile im Laufe der Jahre in über 120 Regionen umgesetzt [24, 25, 26].

Die Grundlage der sozialmedizinischen Nachsorge beruht auf dem **Case-Management-Ansatz.** Dies bedeutet, dass ein bestimmter Betreuer oder eine bestimmte Betreuerin (Case Manager) die Familie während der gesamten Zeit unterstützt. So entsteht ein besonderes Vertrauensverhältnis, in dem persönliche Gespräche stattfinden können und auch ein Gespür für nicht ausgesprochene Probleme entwickelt werden kann. Durch diesen Case-Management-Ansatz wird zum einen Kontinuität in der Betreuung gewährleistet und zum anderen Überblick über die initiierten Hilfsangebote gewahrt [24, 25, 26]. In einer sozialmedizinischen Nachsorge arbeitet ein interdisziplinäres Team zusammen, um die bestmögliche Versorgung zu gewährleisten. Es werden Kompetenzen aus folgenden Fachgebieten miteinander verbunden: allgemeine Pädiatrie, Kinderkrankenpflege, Sozialpädagogik, Kinder- und Jugendpsychologie/-therapie, Seelsorge wie auch Ernährungsberatung, Hauswirtschaft, Physio- und Ergotherapie [24, 25].

Anspruch auf sozialmedizinische Nachsorge

Seit 2009 ist die sozialmedizinische Nachsorge im Sozialgesetzbuch V (§39 Abs. 1 SGB V; §43 Abs. 2 SGB V) verankert und somit eine Regelleistung. Demzufolge haben Kinder und Jugendliche bis zum 14. Lebensjahr (→Abb. 2.10), in besonders schweren Fällen bis zum 18. Lebensjahr, Anspruch auf sozialmedizinische Nachsorge, sofern diese den stationären Aufenthalt verkürzt und eine ambulante Versorgung sicherstellt [24, 25]. Die Nachsorge wird vom zuständigen Arzt verordnet.

Die **Verstärkung** einer organisierten, **sozialmedizinischen Nachsorge** ist notwendig geworden, da die häusliche Versorgungssituation von kranken Menschen im Allgemeinen zunehmend schwierig ist. Die Patienten werden immer früher aus dem stationären in das ambulante Setting entlassen, benötigen jedoch noch intensive Versorgung im Alltag. Dies betrifft z. B. Kinder mit komplexen Erkrankungen, die zwar optimal medizinisch eingestellt und betreut sind, aber ggf. einen spezialisierten Pflegedienst zur Unterstützung benötigen. Hinzu kommt, dass die ambulante Versorgung bei Kindern und Jugendlichen besonders schwierig ist, da sich die Bedürfnisse der Kinder in den unterschiedlichen Entwicklungsstufen unterscheiden. Das Angebot von pädiatrischen Pflegediensten im ambulanten Sektor ist z. T. auch nur bedingt vorhanden. [24, 25, 26]

Die Familien sind oft vielen unbekannten Aspekten ausgesetzt, die eine Überforderung verursachen können. Hier kann die sozialmedizi-

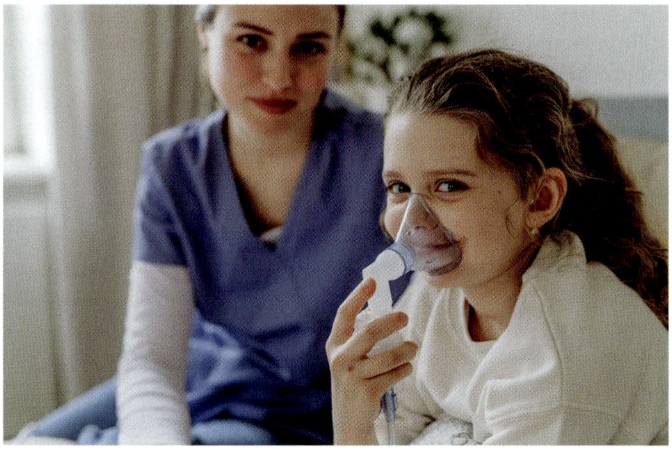

Abb. 2.10 Alle Kinder bis zum 14. Lebensjahr haben Anspruch auf sozialmedizinische Nachsorge. [J787]

nische Nachsorge durch ärztliche Anordnung ein **effektives Unterstützungsangebot** bieten. Sektorenübergreifend werden Termine koordiniert und Hilfe angeboten. So kann sich die Familie wieder ganz auf sich konzentrieren und die neue Situation gemeinsam akzeptieren, bearbeiten und bewältigen.

Der Umfang und die Unterstützung müssen je nach der Erkrankung bzw. Behinderung des Kindes und Situation der Familie individuell hinsichtlich Dauer und Art angepasst werden. Dabei müssen zusätzlich die Begleiterscheinungen berücksichtigt werden, da sie die Familiensituation ebenfalls beeinflussen. [24, 25, 26]

Die sozialmedizinische Nachsorge kann anhand von Beispielen verdeutlicht werden:

- Bei einem **Frühgeborenen** kann die sozialmedizinische Nachsorge im ambulanten Sektor dazu beitragen, dass die notwendigen medizinisch-pflegerischen Termine, z. B. die Frühgeborenen-Sprechstunde, die Physiotherapie oder die Frühförderung, sektorübergreifend an die Zeitressourcen der Familie angepasst werden. Zudem können Informationen (Selbsthilfegruppen, Eltern-Kind-Treffen, bestimmte Fragestellungen) an die Familie weitergegeben werden, welche als Ressourcen für die Bewältigung der Situation dienlich sein können.
- Bei einem **chronisch-kranken Kind** kann die sozialmedizinische Nachsorge einen ambulanten Kinderkrankenpflegedienst organisieren, die physiotherapeutische Behandlung anbahnen und die Familien in der Beantragung von Pflegestufe und Schwerbehindertenausweis beraten. Bei den regelmäßigen Hausbesuchen kommen die Nachsorgemitarbeiter in die Familien und unterstützen sie in allen Fragestellungen und Besonderheiten. So ist es möglich, den Familien auch nach der engen Betreuung und Versorgung im stationären Aufenthalt ein Stück Sicherheit und Unterstützung zukommen zu lassen und sie in ihrem jetzigen Alltag zu Hause zu stärken.

Es gibt neben der sozialmedizinischen Nachsorge noch viele weitere Unterstützungsangebote der Frühen Hilfen. Beispielsweise befinden sich in vielen Großstädten in jedem Stadtteil **Kontaktzentren.** Hier können sich Eltern und Angehörige, aber auch Fachkräfte des Gesundheitssystems informieren und Ratschläge einholen. Zudem ist eine Begleitung zu den einzelnen Instituten möglich, um somit die bestmögliche Unterstützung zu gewährleisten.

SPICKZETTEL

Frühe Hilfen

Das Ziel der Frühen Hilfen besteht darin, förderliche Entwicklungsbedingungen für Säuglinge und Kleinkinder zu schaffen, um ein gewaltfreies Aufwachsen von Kindern und Jugendlichen zu ermöglichen. Es gibt Belastungsmerkmale und Risikofaktoren, die eine Indikation darstellen.

2.7 Pflege von Kindern im Säuglingsalter

Monja Leloup, Birgit Gwuzdz

Um ein genaueres Bild davon zu erhalten, in welchen Aspekten Säuglinge mit ihren Angehörigen einen Unterstützungsbedarf benötigen können, wird die Pflege und Versorgung eines Säuglings erläutert. Betrachtet werden dabei die Themen Hautpflege und Ernährung einschließlich der möglichen Problematiken. Regulationsstörungen können auftreten, Verletzungen sollen präventiv vermieden werden und die besondere Situation eines kranken Kindes zu Hause wird speziell in Augenschein genommen.

2.7.1 Hautpflege

Bezüglich der Haut von Neugeborenen und Säuglingen ist es immer wieder notwendig, pflegerische Maßnahmen zu hinterfragen und zu überdenken, besonders, wenn Erkenntnisse durch wissenschaftliche Untersuchungen überprüft und ggf. revidiert werden. Eine allgemein bekannte Tatsache ist: „Die größte Umstellung, welche die Haut bewältigen muss, vollzieht sich bei der Geburt, wenn die Haut aus einer aquatischen in eine terrestrische Umgebung gelangt." [28, S. 21]

Wichtigste Anpassungsvorgänge der Haut nach der Geburt

- Zunahme der Dicke der Epidermis und des Stratum corneum
- Abnahme des transepidermalen Wasserverlusts (TEWL)
- Zunahme der Hydratation des Stratum corneum
- Verschiebung des pH-Werts in den sauren Bereich. [29]

DEFINITION

Skin Tears

Einrisse in die Haut, Einrisse in fragile Haut [30, 31, 32].

Hieraus lässt sich die Empfindlichkeit der Haut gut ableiten, denn sie muss sich noch an eine neue Umgebung gewöhnen. Der Schutzmechanismus ist noch nicht so ausgereift wie bei Erwachsenen, z. B. muss sich der pH-Wert postnatal erst noch in einen sauren Bereich verschieben, damit die Barrierefunktion vollumfänglich erfüllt werden kann.

Die Haut ist **anfälliger für Schädigungen und Verletzungen,** da die Epidermis und die Dermis noch nicht komplett miteinander verbunden sind. So können Scherkräfte, z. B. auch das Entfernen von Pflasterstreifen, leichter zu Blasenbildung oder Verletzungen führen.

Daher sollen Neugeborene direkt nach der Geburt nicht gewaschen, sondern möglichst vorsichtig mit einem trockenen Tuch abgetupft werden. Eine Ausnahme hierbei ist das Kind einer HIV-positiv erkrankten Mutter, das direkt nach der Geburt gebadet werden sollte [33, 34, 35].

Vor einem Bad sollte sich die Körperkerntemperatur des Kindes stabil auf mindestens 36,8 °C bei zwei Kontrollen halten und es sollte ein Lebensalter zwischen 6 und 24 Std. erreicht haben. Während der Versorgung wird auf eine angenehme Raumtemperatur und die Vermeidung von Zugluft geachtet. Empfohlen wird eine Raumtemperatur bis 24 °C. Ein transepidermaler Wasserverlust (TEWL) ist zu vermeiden.

Ob ein Frühgeborenes gebadet werden sollte, bedarf genauerer Überlegungen. Diese sollten sich auf die Schwere der Erkrankung, die kardiorespiratorische Stabilität und eine grundlegende Notwendigkeit beziehen [33].

Auch später, in der häuslichen Umgebung, wird empfohlen, das Kind nicht zu häufig zu baden (→ Abb. 2.11). Wenn gebadet wird, sollte der Vorgang nicht länger als 5 Min. andauern, da Wasser der Haut körpereigene Substanzen entzieht, welche die Haut feucht halten. Außerdem besteht die Gefahr einer Hypothermie durch Verdunstungskälte. Nach dem Bad ist darauf zu achten, dass das Kind mit einem Handtuch zugedeckt und zügig trocken getupft wird.

Um die Haut nicht zusätzlich zu irritieren, werden am besten keine Badezusätze oder nur speziell für die Babyhaut geeignete Präparate eingesetzt. Bei intakter Haut wird empfohlen, nur Wasser bei der Pflege zu nutzen. Alle Produkte zur Pflege von Säuglingen sollen Haut-pH-neutral sein, also einen pH-Wert zwischen 4 und 6 aufweisen. Alkalische Produkte mit einem pH zwischen 8 und 10 sind zu vermeiden, da sie die Nachreifung ins saure Milieu und damit die Erhöhung der Barrierefunktion verzögern.

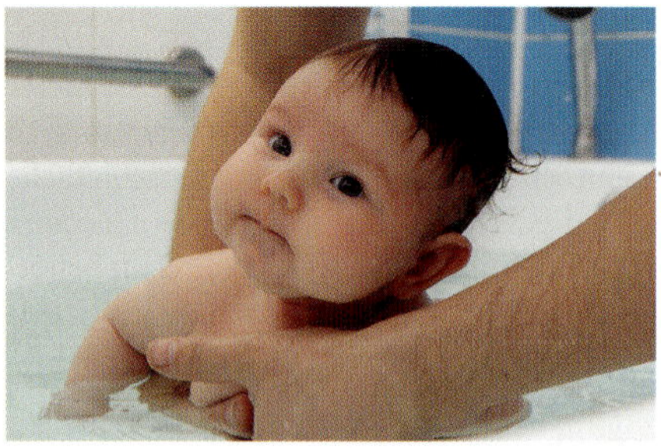

Abb. 2.11 Babys sollten nur selten gebadet werden. Dabei werden möglichst keine Badezusätze verwendet. [J787]

Die Haut kann allerdings durch passende Pflegeprodukte in ihrem Reifungsprozess auch unterstützt werden. Die Auswahl ist dabei abhängig vom Alter des Kindes, der Beschaffenheit der Haut, Klima, Witterung und der betroffenen Körperstelle. [29]

Darüber hinaus ist zwingend auf einen ausreichenden **Sonnenschutz** zu achten.

Eine weitere Besonderheit im Säuglingsalter, welche die Haut betrifft, ist der sog. **Kopfgneis, Seborrhoische Dermatitis** (→ Tab. 2.7). Dieser zeichnet sich durch talgig-gelbe Schuppen auf dem Kopf aus, die durch eine erhöhte Talgproduktion entstehen. Sie werden am besten entfernt, indem man die befallene Kopfhaut des Kindes einölt, z. B. mit Babyöl oder einfachem Olivenöl. Das Öl über Nacht einwirken lassen, ggf. eine Mütze aufsetzen und danach mit einem feinen Kamm die Schuppen auskämmen. [36, 37]

Tab. 2.7 Unterscheidung Kopfgneis und Milchschorf

	Kopfgneis	Milchschorf
Synonyme/ Bezeichnungen	Seborrhoisches Ekzem	• Babyschorf • Atopisches Säuglingsekzem
Art	Hautausschlag mit Rötung und Schuppenbildung	Entzündung aufgrund einer allergischen Reaktion unklarer Genese
Häufigkeit	5 % der Bevölkerung	ca. jedes 10. Baby
Altersspanne	Bald nach der Geburt	3. bis 6. Lebensmonat
Symptome	Beginn am Haaransatz, fettig, weich	Zunächst rötlich, entzündete Stelle am Scheitel, dann trockene Haut, schuppender Hautausschlag/Krusten/Bläschen
Farbe	Weißlich, gelblich,	Weißlich, gelblich bis bräunlich
Lokalisation	Stirn, behaarter Kopf	Kopf, Gesicht (Stirn, Augenbrauen, Wangen), auch Schulter, Windelbereich
Juckreiz	Nicht vorhanden	• Sehr stark • Kind ist unruhig, müde, Weinen und Schreien
Prognose	Harmlos	• Superinfektion bei Keimverschleppung durch Kratzen möglich • atopische Dermatitis (Neurodermitis, atopisches Ekzem)
Therapie	Verschwindet von allein	• Symptomtherapie gegen Juckreiz, evtl. auch Kortison • Kühlen kann lindernd helfen
Pflege	Schuppen sind ablösbar und dürfen abgelöst werden	• Nicht abkratzen • Keine Bürste oder Kamm verwenden • Unangenehme Umgebung vermeiden, z. B. Hitze, Luftfeuchtigkeit, Hausstaub, Kunstfaserkleidung

SPICKZETTEL

Hautpflege

Die Aufgaben der Haut sind u. a. die Regulation des Wärme-, Wasser- und Elektrolythaushalts. Außerdem trägt sie zu einer funktionierenden Immunabwehr bei. Diese Umstellung kann durch nicht adäquate Pflegeprodukte oder zu viele Maßnahmen gestört werden. Daher soll bei intakter Haut zur Hautpflege ausschließlich Wasser genutzt werden. Das Kind sollte nur selten gebadet werden. Zur Reinigung sind Präparate mit einem hautneutralen pH-Wert zwischen 4 und 6 zu benutzen. Die Auswahl weiterer Pflegemittel ist abhängig vom Alter des Kindes, der Beschaffenheit der Haut, Klima, Witterung und der betroffenen Körperstelle. Sonnenschutz ist unbedingt erforderlich.

2.7.2 Ernährung, Ernährungs- und Gedeihstörungen

Ernährung

Von der **Geburt bis zum Beginn 5. Lebensmonat:** In den ersten vier Lebensmonaten sollte der Säugling am besten ausschließlich gestillt werden. Falls dies nicht möglich ist bzw. die Mutter nicht stillen möchte, erhält das Kind **Formulanahrung.** Diese industriell hergestellte Säuglingsmilch wird von verschiedenen Herstellern angeboten. Es gibt Anfangs- und Folgenahrungen.

- Die **Anfangsnahrungen** gliedern sich weiter in **Pre**- bzw. **1er**-Nahrungen. In der Zusammensetzung sind beide Milcharten an die Muttermilch angepasst. Pre-Nahrung beinhaltet als Kohlenhydrat nur Laktose, die 1er Nahrung enthält einen geringen Anteil an Stärke. Grundsätzlich sind beide für die Ernährung im gesamten ersten Lebensjahr geeignet.
- Die **Folgenahrungen** sind als Ergänzung zur Beikost ab dem 6. Lebensmonat konzipiert. Bezeichnet werden sie als **2er**- bzw. **3er**-Nahrungen. Sie enthalten mehr Stärke, haben also eine sättigende Wirkung.

Besteht in der Familie ein erhöhtes Allergierisiko, wird **hypoallergene (HA-)Nahrung** empfohlen. Die Milch wurde so behandelt, dass sie weniger Allergene enthält. Damit soll die Ausbildung einer allergischen Reaktion vermieden werden.

Studien haben festgestellt, dass sich die Zusammensetzung des **Mikrobioms** (Darmflora) des Kindes je nach Nahrung unterschiedlich entwickelt. Während bei gestillten Kindern hauptsächlich Bifidobakterien auftreten, bilden sich bei Formula-ernährten Kindern Enterobakterien. Diese können u. U. zu Magen-Darm-Problemen führen. [38] Daher sind viele Hersteller dazu übergegangen, **Prä**- und **Probiotika** den Säuglingsnahrungen zuzusetzen, um den Aufbau einer gesunden Darmflora zu unterstützen. Diese Hypothese bedarf noch weiteren, umfassenden wissenschaftlichen Überprüfungen.

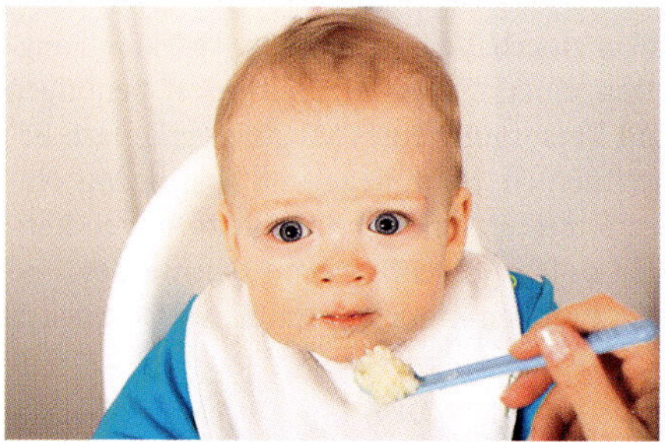

Abb. 2.12 Ab dem 5. Monat kann das Kind beginnen, einfache Breie zu essen. [J787]

Ab **Beginn des 5. Lebensmonats:** Frühestens ab dem 5. Monat, spätestens mit Beginn des 7. Monats sollte **Beikost** eingeführt werden (→ Abb. 2.12).

Mittags wird mit einem Gemüse-Kartoffel-Fleisch-Brei begonnen. Hierbei kann mit verschiedenen Zutaten variiert werden, z. B. Gemüse wie Karotte, Kürbis, Blumenkohl, Brokkoli, Kohlrabi, Fenchel, Pastinake oder Zucchini, Obst, Kartoffeln, Öl, Fleisch und Getreide. Es wird mit einem Lebensmittel begonnen und im weiteren Verlauf auch nur eine Zutat pro Woche hinzugefügt bzw. verändert, um mögliche allergische Reaktionen schnell zu bemerken.

Wenn der Säugling diesen Brei gut verträgt, kommt abends ein Milch-Getreide-Brei hinzu. Jeder Brei ersetzt eine Milchmahlzeit.

Ab **Beginn des 6. Lebensmonats:** Es wird eine weitere Milchmahlzeit durch einen Getreide-Obst-Brei ersetzt. Mit der Umstellung auf Beikost wird dem Kind auch Flüssigkeit angeboten. Ideal ist dafür stilles Wasser oder ungesüßter Tee. Morgens und ggf. vormittags wird weiter gestillt oder Fomulanahrung verabreicht.

Ab dem **10. Lebensmonat** kann fließend zum Familienessen übergegangen werden. Das Kind zeigt von sich aus Interesse am Essen der Erwachsenen und man kann es immer wieder probieren lassen. Nach **Einführung der Familienkost** (→ Abb. 2.13) gilt auch für Kinder die Ernährungspyramide als Grundlage für eine gesunde Ernährung. Es sollte regelmäßige Essenszeiten und Pausen geben, z. B. drei Haupt- und bis zu zwei Zwischenmahlzeiten. Wasser darf den ganzen Tag über getrunken werden. Dem Kind dürfen und sollten alle Lebensmittel angeboten werden. Honig darf im 1. Lebensjahr nicht gegeben werden, da er Sporen des Bakteriums Clostridium botulinum enthalten kann. Diese können im Darm noch Gifte bilden. Kuhmilch sollte nur maximal 200 ml/Tag in verarbeiteter Form, z. B. im Müsli oder Gebäck angeboten werden. Harte runde Lebensmittel wie Nüsse dürfen wegen der Erstickungsgefahr die ersten Lebensjahre nicht gegeben werden, runde Lebensmittel wie Weintrauben oder Heidelbeeren sollten halbiert werden.

Ernährungsstörung

Ernährungsstörung: Eine Ernährungsstörung liegt vor, wenn sich die Nahrungsaufnahme beim Kind nicht intuitiv und natürlich vollzieht. Dies ist bei folgenden Merkmalen gegeben:

- Das Kind zeigt keine Anzeichen von Hunger.
- Es braucht sehr lange zum Essen (> 30 Minuten).
- Es verweigert die Nahrung.
- Es isst nur bei Ablenkung.
- Das Kind ist wählerisch bei der Auswahl der Lebensmittel.
- Es würgt das Essen hoch, ohne dass organische Ursachen vorliegen.

Oft sind diese Probleme nur von kurzer Dauer und verschwinden von selbst wieder. Ratschläge zur Lösung solcher Probleme sind:

- Für eine angenehme Atmosphäre sorgen.
- Sich Zeit beim Essen nehmen.
- Sich auf das Essen konzentrieren.
- Neben dem Essen nicht spielen.
- Geregelte Essenszeiten und -pausen einhalten.
- Signale des Kindes beachten, z. B. Hinweise auf Hunger/Appetit (Schmatzen, Mund öffnen, Greifen nach den Lebensmitteln) oder Sättigung/Nahrungsablehnung (Mund geschlossen, Wegdrehen).
- Während des Essens aufrechte Sitzposition einnehmen.

Gedeihstörung

Ernährungsauffälligkeiten können zu einer **Gedeihstörung** führen. Diese bezeichnet eine **Verzögerung der somatischen Entwicklung** und ist häufig von Auffälligkeiten im motorischen und psychosozialen Bereich begleitet. Sie wird hervorgerufen durch eine unzureichende Nahrungsaufnahme, durch mangelnde Verdauung und Resorption von Nährstoffen (Malabsorption) sowie durch einen gesteigerten Energieumsatz. Die verzögerte somatische Entwicklung ist z. B. ablesbar am Unterschreiten der 3. Perzentile auf der Perzentilenkurve bezüglich des Körpergewichts und/oder -länge oder durch einen Abfall der Gewichts- und Wachstumsperzentile zu den Voruntersuchungen um mehr als 2 Hauptperzentilen.

Zur **Diagnostik** einer Gedeihstörung gehört eine ausführliche Anamnese (u. a. Familien-, Schwangerschafts-, Geburts-, Ernährungsanamnese, Beschwerden, klinischer Befund), Vergleich der Perzentilenkurven, körperliche Untersuchung, Blut- und Stuhluntersuchungen. Des Weiteren wird ein Ernährungsprotokoll geführt und die Ausscheidungen (Stuhl, ggf. Erbrechen) beobachtet. Zusätzlich können Sonografie, Atemtests, Magen- und Darmspiegelung und Röntgenuntersuchungen Aufschluss über organische Ursachen geben.

Die **Therapie** besteht in der Behandlung der Ursache der Gedeihstörung, z. B.:

- Spezielle Diät, z. B. bei Unverträglichkeiten kuhmilch- oder glutenfrei

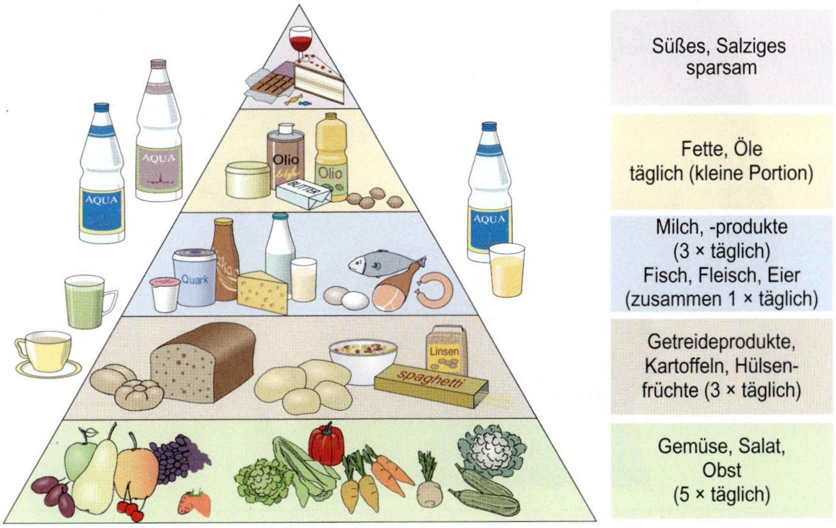

Abb. 2.13 Nach Einführung der Familienkost gilt für das Kind auch die Ernährung nach der Ernährungspyramide. [L190]

- Bekämpfung der mikrobiellen Organismen (Pilze, Viren, Bakterien, Parasiten)
- Medikamente
- Ggf. chirurgische Eingriffe, z. B. bei Vorliegen eines Morbus Hirschsprung
- Ernährungsberatung
- Betreuung durch Kinderpsychologen und Sozialpädagogen.

Die symptomatische Akutbehandlung beinhaltet zusätzliche Nährstoffzufuhr/Substitution von Nahrungsbestandteilen (z. B. Vitamine, Spurenelemente, Eisen), hochkalorische Nahrung, Sondenernährung und/oder parenterale Ernährung.

SPICKZETTEL

Ernährung

Die ideale Ernährung für ein Kind von Geburt bis zum 5. Lebensmonat ist die Muttermilch. Falls nicht gestillt wird, bekommt das Kind Formulanahrung (Anfangs- und Folgenahrungen). Ab dem 5./7. Monat wird Beikost eingeführt, ab dem 6. Monat eine weitere Milchmahlzeit durch einen Getreide-Obst-Brei ersetzt. Vollzieht sich die Nahrungsaufnahme beim Kind nicht intuitiv und natürlich, liegt eine Ernährungsstörung vor. Diese kann sich zur Gedeihstörung entwickeln, die mit einer verzögerten somatischen Entwicklung einhergeht.

2.7.3 Regulationsstörungen

Zur DEFINITION und Symptomatik der Regulationsstörungen → 17.6

Bauchschmerzen/Dreimonatskoliken: Der Magen-Darm-Trakt des Säuglings ist noch nicht endgültig ausgereift, weswegen diese oft Bauchschmerzen und Blähungen haben. Hier helfen z. B. der „Fliegergriff" (→ Abb. 2.14), feuchtwarme Bauchwickel, warme Körner- oder Kirschkernkissen (Vorsicht: Verbrennungsgefahr), Bauch- und Fußreflexzonenmassage, Fencheltee und Kümmelzäpfchen. Es gibt auch hilfreiche Medikamente in Form von Tropfen und Suspensionen, z. B. BiGaia®-Tropfen.

Schlafprobleme: Auch den Schlaf-Wach-Rhythmus müssen Säuglinge erst erlernen. Dabei helfen Rituale zum Einschlafen, ein abgedunkeltes Zimmer, Ruhe, die Anwesenheit der Eltern und ggf. der Schnuller. Beim Herausfinden möglicher Ursachen der Schlafprobleme können Schlaftagebücher/-protokolle helfen.

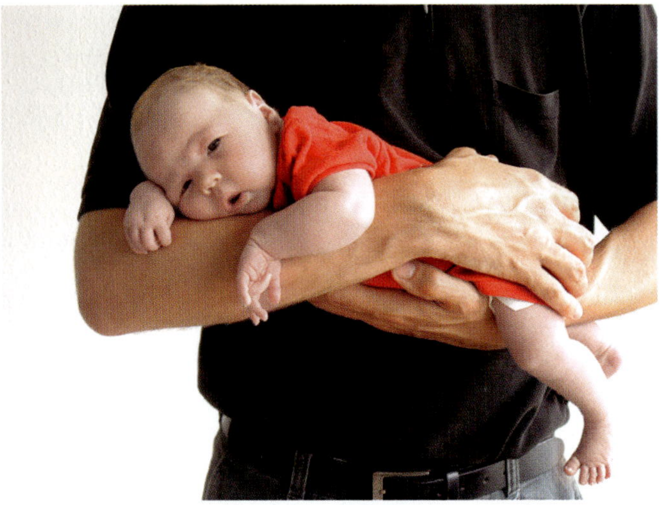

Abb. 2.14 Fliegergriff [P545]

Die Beratung bei Schlafproblemen sollte folgende Themen beinhalten:
- Information über das kindliche Schlafverhalten
- Feststellen des Schlafbedarfs
- Einüben von Ritualen
- Förderung des selbstständigen Einschlafens
- Regulierung des Tages- und Schlafrhythmus
- Ernährungsstörungen (→ 2.6.2).

Schreibabys (→ 17.6.2) sind Säuglinge, die durch übermäßiges Weinen bis hin zum Schreien (→ Abb. 2.15) auffallen. Folge solcher exzessiven Schreiphasen ist auch die völlige Erschöpfung der Eltern, insbesondere dann, wenn keine Verwandten und/oder Freunde Entlastung oder Unterstützung bieten können. Zur Veranschaulichung der Schlaf-, Schrei- und Spielphasen des Kindes hilft ein Tagesprotokoll. In diesem notieren die Eltern, unter welchen Umständen bzw. bei welchen Situationen das Kind zu übermäßigem Weinen neigt.

Zur Handhabbarkeit/Reduzierung der Schreiphasen sollte den Eltern Folgendes angeboten werden:
- Dafür sorgen, dass die Reize, denen das Kind ausgesetzt ist, abnehmen, z. B. abends keine aufregenden Situationen herstellen.
- Einen kontinuierlichen Tagesrhythmus einhalten, z. B. auf den gleichen Tagesablauf achten und Rituale einführen, z. B. abends vor dem Einschlafen ein Buch ansehen oder das Baby oder Kind massieren.
- Beruhigungsstrategien entwickeln und beibehalten, z. B. ruhige Musik spielen, Spieluhr verwenden.
- Strategien/Hilfen zur Überbrückung der Schreiphasen einüben, z. B. Kind mit Spielsachen ablenken.
- Über die Gefahr des Schüttelns aufklären (→ 2.9).

2.7.4 Verletzungsprävention

Kinder sind sehr neugierig, da sie die Welt kennenlernen möchten. Sie sind an allem interessiert, was sie sehen. Oft sind sie schneller, als ein Erwachsener reagieren kann. Auch deshalb sind Unfälle und Verletzungen fast vorprogrammiert und passieren im Säuglingsalter meistens zu Hause. Es handelt sich dabei um (→ Abb. 2.16):
- Stürze, z. B. von ungesicherten Treppen, Wickelkommoden
- Verbrennungen/Verbrühungen, z. B. durch heruntergezogene Töpfe, Wasserkocher, Tassen oder auch durch das Ziehen an Tischdecken, wenn heiße Speisen auf dem Tisch stehen
- Plötzlicher Kindstod (→ 3.1.1)
- Vergiftungen, z. B. durch ungesicherte Putzmittel, Medikamente oder giftige Pflanzen
- Ertrinkungsunfälle
- Stromunfälle.

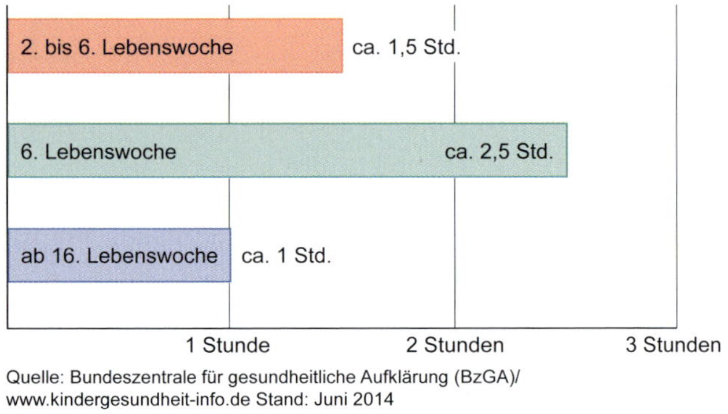

Abb. 2.15 Schreientwicklung bei Säuglingen [L143]

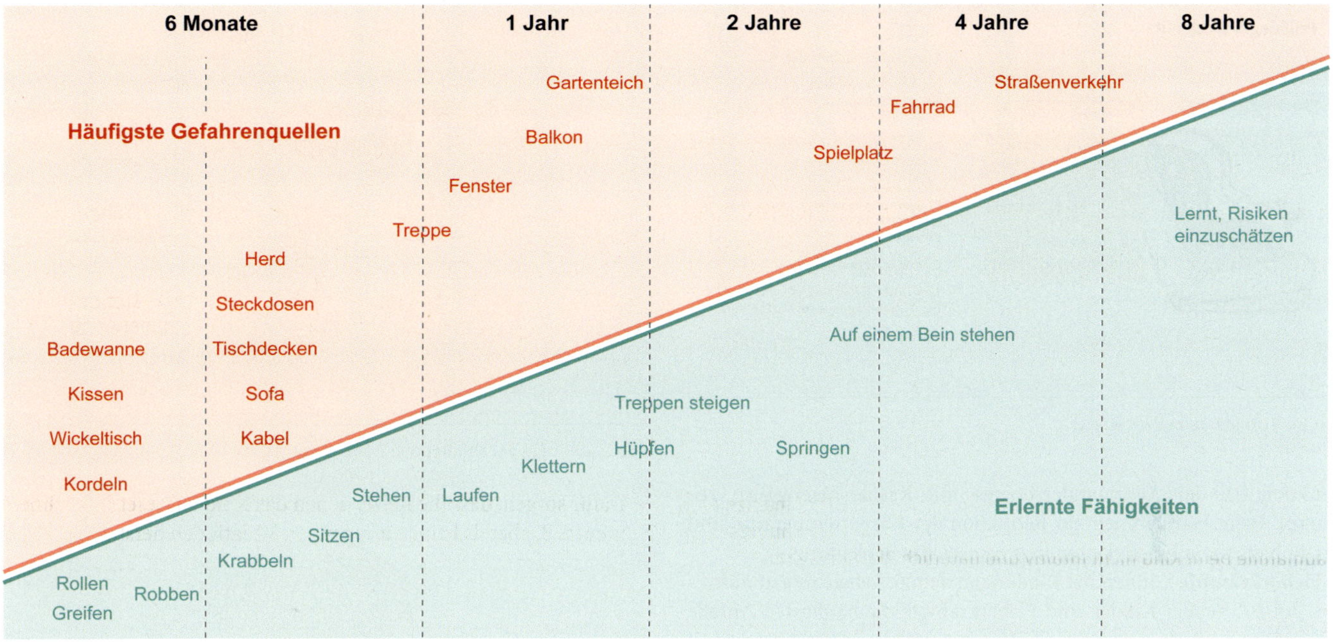

Abb. 2.16 Mögliche Gefahrenquellen im Kindesalter, je nach Entwicklungsstufe [L143]

Vorsicht! Besonders gefährliche Situationen für **Ertrinkungsunfälle** sind diejenigen, wenn wenig Wasser in der Badewanne oder im Schwimmbecken ist, da die Gefahr als gering eingeschätzt wird. Kinder können allerdings bei wenig Wasser ertrinken. Sie verlieren die Orientierung, sobald das Gesicht unter Wasser gerät, und können sich nicht selbst aus dieser Lage befreien.

Es gibt Vorsichtsmaßnahmen, die im Haus, im Garten und im Straßenverkehr beachtet werden sollen, um Unfälle zu vermeiden.

Zu Hause

- Kind nie unbeaufsichtigt auf dem Wickeltisch liegen lassen. Es soll immer eine Hand am Kind sein. Das Kind kann im Notfall auch auf dem Boden liegen (dort liegend kann es nicht mehr herunterfallen).
- Zur Vermeidung des plötzlichen Kindstods SIDS-Empfehlungen berücksichtigen (→ 3.1.1).
- Babywippe/Maxi Cosi® auf dem Fußboden und nicht auf dem Tisch oder Sofa abstellen. Das Kind im Maxi Cosi® immer anschnallen.
- Kind wegen Ertrinkungsgefahr nicht unbeaufsichtigt in der Badewanne/Schwimmbecken (Planschbecken) lassen. Temperatur des Badewassers immer kontrollieren.
- Kantenschutz an Möbeln anbringen, um die Verletzungsgefahr zu minimieren. Möbel an den Wänden befestigen, damit sie nicht umfallen können, wenn sich das Kind daran hochzieht.
- Kindersicherung an Steckdosen anbringen.
- Kabel verstecken oder fixieren, damit das Kind nicht darüber fallen kann.
- Wenn Treppen im Haus sind, Treppengitter anbringen.
- Keine Lauflernhilfen verwenden, da sie eine nicht vorhandene Sicherheit vermitteln, jedoch schnell umfallen können.
- Abschließbare Fenstergriffe anbringen, damit Kinder die Fenster nicht öffnen und herausfallen können.
- Putz- und Reinigungsmittel, Medikamente und Pflegeprodukte für Kinder unzugänglich aufbewahren.
- Keine giftigen Pflanzen wie Eibe, Efeu, Oleander, Goldregen, Maiglöckchen, Engelstrompeten in der Wohnung aufstellen oder im Garten anpflanzen.
- Elektrogeräte wegräumen.
- Hintere Kochplatten benutzen, Stiele von Töpfen nach hinten drehen oder Herdgitter anbringen.
- Keine Tischdecken auflegen, die herunterhängen.
- Gegenstände so hinstellen, dass sie vom Kind nicht heruntergezogen werden können.
- Vorsichtig sein mit heißen Getränken und mit dem Grill.
- Kinder nicht mit Haustieren alleine lassen.
- Spielzeug mit Prüfzeichen kaufen.

Garten

- Teich und Regentonne absichern bzw. fest verschließen, da die Gefahr des Ertrinkens besteht (s. o.).
- Garten umzäunen, damit die Kinder nicht auf die Straße mit Autos oder in Gärten, die nicht für Kinder gesichert sind, laufen können.
- Keine giftigen Pflanzen z. B. Eibe, Efeu, Oleander, Goldregen, Maiglöckchen, Engelstrompeten und andere im Garten anpflanzen.

Straßenverkehr

- Nur Kinderautositz (→ Abb. 2.17) mit aktuell gültigem ECE Prüfsiegel verwenden.
- Kind im Kinderautositz anschnallen.
- Kinderautositz im Auto fachgerecht befestigen.

2.7.5 Krankes Kind zu Hause

Fieber (→ 15.2.2) ist eine normale Abwehrreaktion des Körpers auf Krankheitserreger. Da Säuglinge noch mit keinen bzw. wenig Erregern in Kontakt waren, haben sie öfter Fieber als Erwachsene. Die Eltern müssen darauf hingewiesen werden, dass dem Fieber eine wichtige

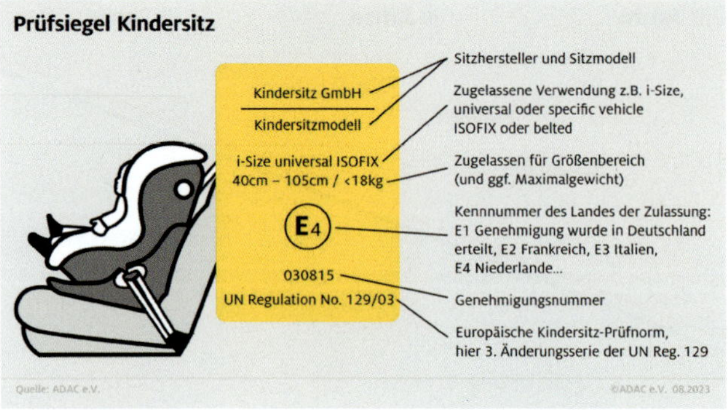

Abb. 2.17 Kinderautositze [W161]

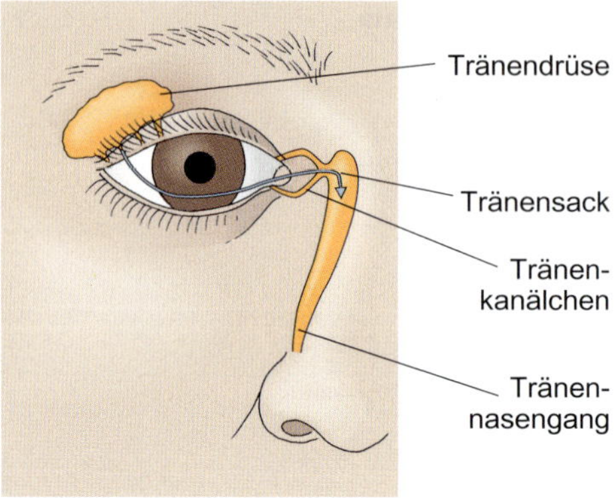

Abb. 2.18 Lage der ableitenden Tränenwege [L190]

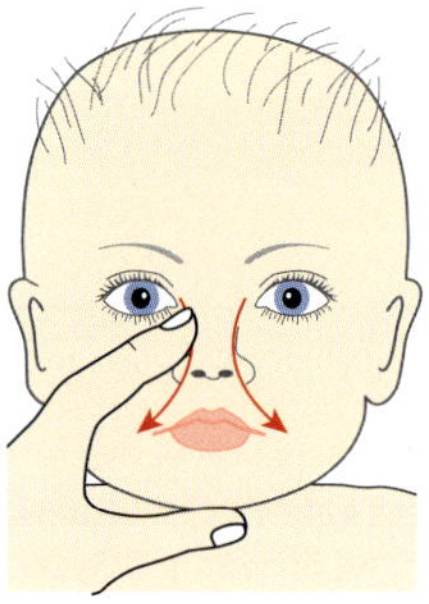

Abb. 2.19 Tränengangsmassage [L143]

Funktion bei der Auseinandersetzung mit Krankheitserregern zukommt. Erste Maßnahmen zur Reduktion der Körpertemperatur sind das Anbieten von Flüssigkeiten und eine leichte Bekleidung.

Fieberkrämpfe können bei Kindern ab dem 6. Lebensmonat auftreten. Bei 2–5 % aller Kinder sind Fieberkrämpfe die häufigsten Anfälle von Kindern zwischen dem 6. Lebensmonat und dem 6. Lebensjahr mit einem Gipfel um das 2. Lebensjahr. Der Fieberkrampf ist eine altersabhängige Antwort des noch unreifen Zentralnervensystems (→ 16.8.1). [39]

Erbrechen/Durchfall:
Beim **Erbrechen** unterscheidet man zwischen Spucken und Erbrechen:
- Beim Spucken handelt es sich um kleine Mengen, die oft nach der Mahlzeit aus dem Mund laufen.
- Erbrechen hingegen sind größere Mengen, die deutlich mehr Anstrengung beim Herausbringen des Mageninhalts brauchen.

Beim **Durchfall** wird vermehrt dünnflüssiger Stuhl ausgeschieden. Zu den pflegerischen Maßnahmen → 7.2.2.

Vorsicht! Erbrechen und Durchfall können bereits nach kurzer Zeit vorbei sein. Sollten die Symptome länger bestehen und das Kind keine Flüssigkeit mehr zu sich nehmen, ist ein Arztbesuch notwendig. Je jünger das Kind, desto eher, da Neugeborene schneller austrocknen als z. B. ein 10 Monate alter Säugling.

Erkältung: Schnupfen quält Säuglinge besonders, denn sie atmen ausschließlich durch die Nase.
- Kochsalzlösung kann mehrmals täglich in die Nase getropft werden, um die Beschwerden zu lindern (1 Tropfen pro Nasenloch).
- Vor den Mahlzeiten können auch abschwellende Nasentropfen gegeben werden, damit das Kind besser trinken kann.

Vorsicht! Abschwellende Nasentropfen dürfen maximal 3-mal täglich und nicht länger als 7 Tage angewendet werden. Bei starkem Husten oder Fieber sollte der Kinderarzt aufgesucht werden.

Dakryostenose: angeborene/erworbene Verengung des Tränen-Nasen-Gangs
Epiphora: Augen tränen aufgrund einer vermehrten Tränenbildung (**Dakryorrhö**); unterschiedliche Ursachen möglich, z. B. Reizungen, Psyche oder Abflussbehinderung
Canaliculi lacrimales: Tränenwege und -drüse
Ductus nasolacrimalis: Tränen-Nasen-Gang

Tränenwegsstenose (Dakryostenose): Auch „verklebte Augen" kommen häufig im Säuglingsalter vor, da bei 70 % der Neugeborenen die ableitenden Tränenwege, der Tränenkanal oder Tränengangskanal, (→ Abb. 2.18) physiologisch verschlossen und verengt sind, sich erst mit dem weiteren Wachstum den körperlichen Proportionen anpasst. Die Augen lassen sich mit Wasser oder Kochsalzlösung und einem sauberen weichen Tuch oder Waschlappen von außen nach innen reinigen. Zusätzlich kann eine Tränengangsmassage (→ Abb. 2.19) hilfreich sein. Dabei ist zu beachten, dass die Nasenflügel abwechselnd ausgestrichen werden und nicht gleichzeitig, damit das Kind weiterhin atmen kann [40, 41]. Diese Massage ist eine der Therapiemaßnahmen, die im Rahmen der Tränengangstenose erläutert werden.

Eine gute Beobachtung der ableitenden Tränenwege durch die Eltern und die Pädiater ist notwendig. Die Symptome können ein erster Hinweis auf eine **konnatale Tränenwegsstenose** sein, die unbehandelt eine chronische Entzündung der ableitenden Tränenwege (**Dykryozystitis**) hervorruft. Diese chronische Entzündung kann im weiteren Verlauf zu einer Verschlechterung des kindlichen Sehvermögens führen. Die Diagnostik erfolgt in erster Linie durch den Hinweis der Eltern. Zusätzlich darf eine genetisch-familiäre Disposition nicht außer Acht gelassen werden. Die invasiven Maßnahmen sollten erst vorgenommen werden, wenn ein therapeutischer Eingriff angedacht wird, da sie für das Kind sehr traumatisch sein können [41, 42, 43].
Für die Therapie gibt es einen Stufenplan (→ Abb. 2.20).

Vorsicht! Sind die Augen stark verklebt, geschwollen, gerötet und das Sekret grünlich-gelblich, soll umgehend eine Pädiaterin aufgesucht werden, um eine bakterielle Infektion auszuschließen. In diesem Fall werden antibiotische Augentropfen verordnet.

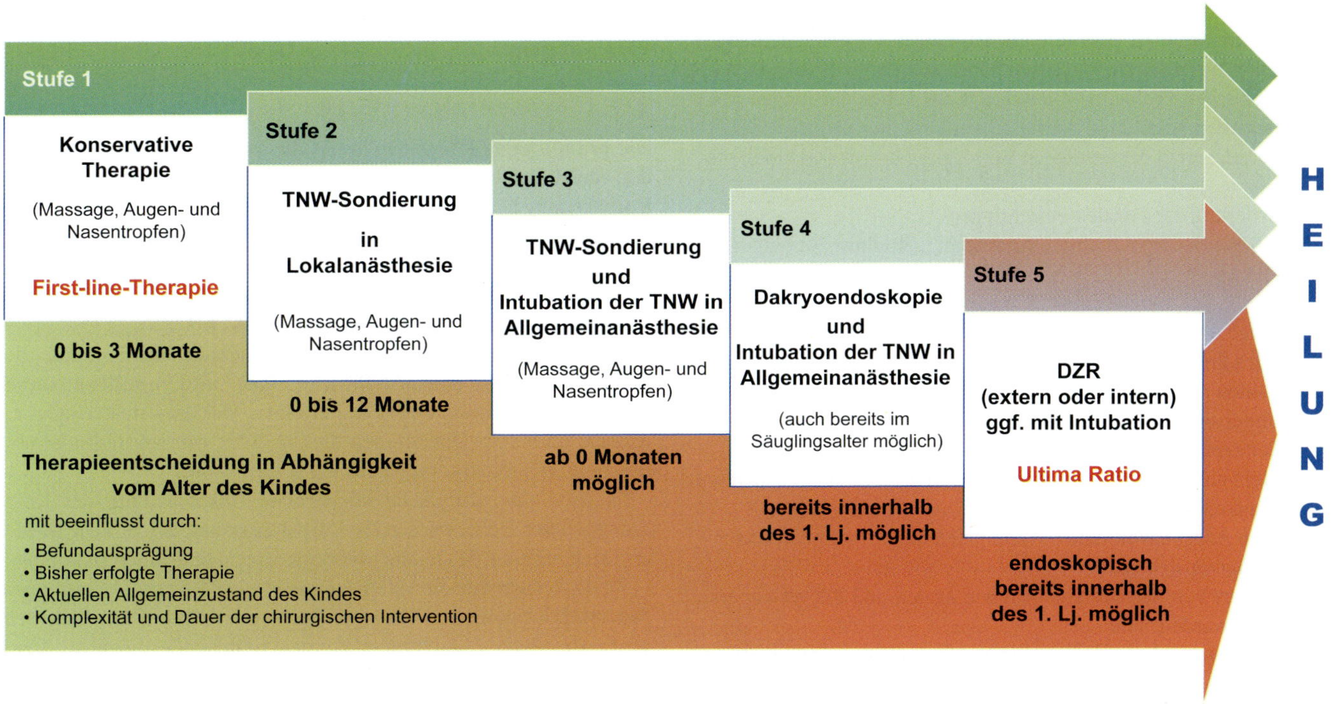

Abb. 2.20 Stufenkonzept zur Therapie nach konnataler Dakryostenose [43] [F1012-002/L143]

Bauchschmerzen/Blähungen (→ 2.6.3 Regulationsstörungen).
Zahnen: Mit etwa einem halben Jahr kommen die ersten Zähnchen. Es werden unterschiedliche homöopathische Erzeugnisse angeboten, die bei den Schmerzen helfen können. Auch ein im Kühlschrank gekühlter Beißring lindert die Beschwerden. Kommt das Kind gar nicht zur Ruhe, können auch Schmerzmittel wie Ibuprofen oder Paracetamol verabreicht werden. Ein Begleitsymptom des Zahnens kann eine erhöhte Körpertemperatur sein.

Generell gilt: Im Zweifel immer die niedergelassene Pädiaterin um Rat fragen. Diese wird das Kind selbst behandeln oder es an die passende Ärztin/Krankenhaus weitervermitteln.

2.8 Transition

Gabriele Fley

Von **Transition (Übergang)** spricht man, wenn es um den zielgerichteten und geplanten Übergang von Adoleszenten und jungen Erwachsenen mit chronischen physischen und medizinischen Beeinträchtigungen von einer kindzentrierten zu einer an Erwachsenenbedürfnissen orientierten Gesundheitsbetreuung geht [44]. Transitionsphasen gibt es auch an anderen Stellen im Leben, z. B. nach der Beendigung des Erwerbslebens, bei der Übernahme von Verantwortung, z. B. mit der Geburt des eigenen Kindes, bei Auftreten von schwerwiegenden Gesundheitsstörungen, aber auch bei den wechselnden Phasen der chronischen Erkrankung.

Eine Herausforderung, die in den letzten Jahrzehnten an Bedeutung gewonnen hat, ist die Sicherstellung der Versorgung von **chronisch erkrankten Kindern und Jugendlichen** auch im **Erwachsenenalter.** Durch neue Behandlungsmethoden erreichen viel mehr Betroffene die Adoleszenz. Aus ehemals chronisch kranken Kindern werden Erwachsene mit einem speziellen Bedarf an pflegerischer und ärztlicher Unterstützung. Da sie mit dem Erreichen des Erwachsenenalters nicht weiter von Kinder- und Jugendärztinnen versorgt werden können, besteht die Herausforderung, einen Arzt mit entsprechenden Kenntnissen zu finden [45]. Ein Wechsel von der Kinder- und Jugendmedizin in den Bereich der Erwachsenenmedizin wird notwendig. Diese Änderung der Zuständigkeiten bedarf einer geordneten und strukturierten Transition. Bei einigen Krankheiten erfolgt die Übergabe reibungsloser, z. B. beim Typ-2-Diabetes, weil Strukturen und Erfahrungen der Mediziner bereits vorhanden sind und die Bedürfnisse dem Alter entsprechend problemlos angepasst werden können. Bei anderen Erkrankungen, z. B. zystischer Fibrose, stehen nicht ausreichend Ärzte oder Infrastrukturen zur Verfügung, z. B. Ambulanzen für Erwachsene mit zystischer Fibrose. Das spezifische Wissen zur Behandlung und Betreuung dieser Patienten müssen sich alle an der Versorgung Beteiligten (z. B. Ärzte, Pflegefachpersonen, Sozialarbeiter) erst noch aneignen.

In der zeitlich begrenzten Transitionsphase kommt es zu einer Vielzahl von **Veränderungen der Lebenssituation.** Das bedeutet daher Unsicherheit, Ungewissheit, neue Anforderungen, Wachstum, Verlust, Instabilität, Risiko, aber auch Chancen.

Die Phase des Übergangs von Kindheit und Jugend in das Erwachsenenleben ist allerdings auch ohne chronische Erkrankung von Herausforderungen gekennzeichnet:

- Ablösung vom Elternhaus
- Aufbau neuer sozialer Bindungen
- Umgestaltung der Wohnsituation
- Auseinandersetzung mit der eigenen Autonomie
- Veränderung der Lebensperspektive
- Eintritt in das berufliche Leben.

Die Jugendlichen vollziehen auch hier den Schritt in ein eigenverantwortliches Handeln. Diese Herausforderungen haben chronisch kranke junge Erwachsenen zusätzlich zu den Problemen, die ihre Erkrankung und ihre gesundheitliche Versorgung im gleichen Zeitraum betreffen.

In ihrer **Transitionstheorie** beschreibt Meleis [46], dass **Pflegefachpersonen** aufgrund der gesundheitlichen Folgen für die Patienten ein ausgeprägtes Interesse an Transition haben sollten. Sie betont auch die unterschiedlichen Probleme, die sich auf das Leben der jungen Menschen auswirken, wie:

- Veränderungen in der ärztlichen Versorgung und des Gesundheitszustands
- Neusortierung der sozialen Beziehungen
- Alltagsbewältigung, z. B. durch Ausbildung, Studium, Eintritt in einen Beruf.

Auf der Seite der **Betroffenen** (Kinder/Jugendliche und ihre Eltern) können folgende Barrieren auftreten:

- Sie wollen keinen Wechsel in der Versorgung, denn sie müssten Gewohnheiten aufgeben.
- Die Kinder sind einerseits von den Eltern abhängig und wollen andererseits selbstständig werden.
- Es besteht eine vertrauensvolle Bindung zu den betreuenden Ärzten und Krankenhäusern, die nicht aufgegeben werden möchte.
- Sie haben Angst davor, dass die kompetenten Partner nicht mehr zur Verfügung stehen.

Barrieren, die von den Betreuenden wie Ärzten und Pflegefachpersonen gesehen werden, sind:

- Hemmungen, die Jugendlichen in ein anderes Versorgungssystem abzugeben
- Mangelnde Vorbereitung auf einen Übergang und Unsicherheit
- Unsicherheit über den adäquaten Zeitpunkt des Wechsels
- Zeitmangel in Bezug auf Planung, Absprachen und auf das Kennenlernen
- Mangel an Spezialisten im Bereich der Betreuung Erwachsener mit bestimmten chronischen Erkrankungen, z. B. komplexe neurologische Störungen.

Auch strukturelle Barrieren, wie eine fehlende Transitionstradition, das Fehlen von klaren Verantwortlichkeiten, strukturiertem Material und personellen Ressourcen, erschweren den reibungslosen Übertritt für alle Beteiligten.

In Deutschland sind für einige Erkrankungen **spezialisierte Zentren** entstanden, die eine **altersübergreifende Versorgung** ermöglichen, z. B. Zentren für Erwachsene mit angeborenen Herzfehlern, das **Christiane Herzog CF-Zentrum** für zystische Fibrose oder **„Endlich Erwachsen“** für nierenkranke und nierentransplantierte Jugendliche. Auch das krankheitsübergreifende Schulungsprogramm für chronisch kranke Kinder, Jugendliche und Familien (**„ModuS“**) enthält ein Modul zur Vorbereitung der Transition. Die Wichtigkeit dieses Wandels wird damit sehr deutlich. Das **Berliner Transitions-Programm** [47] ist die erste strukturierte Umsetzung des Zuständigkeitswechsels in Deutschland. Es kann sowohl auf unterschiedliche Indikationen als auch auf verschiedene Regionen und Einrichtungen (Krankenhäuser, Ambulanzen) übertragen werden.

SPICKZETTEL

Transition

Transition meint den zielgerichteten und geplanten Übergang bei Adoleszenten und jungen Erwachsenen mit chronischen physischen und medizinischen Beeinträchtigungen von einer kindzentrierten zu einer an Erwachsenbedürfnissen orientierten Gesundheitsbetreuung. Benötigt wird spezielle pflegerische und ärztliche Unterstützung. Es gibt für einige Erkrankungen spezialisierte Zentren, die eine altersübergreifende Versorgung anbieten.

2.9 Prä- und postoperative Pflege

Kira Schawe

2.9.1 Präoperative Pflege

Die **präoperative Pflege** beschreibt die Versorgung eines zu pflegenden Menschen vor einem operativen Eingriff. Eine gute präoperative Vorbereitung lässt ihn schonender aus der Narkose erwachen und verringert ein mögliches postoperatives Delir. Bei einem postoperativen Delir (lat. *„delirare“* = „aus der Spur geraten“) handelt es sich um einen Verwirrtheitszustand infolge einer Narkose oder Operation, der mit Unruhe und Desorientierung einhergeht (→ 2.10).

Sofern eine Operation geplant ist und nicht in einem Notfall erforderlich wird, muss eine ausführliche **Eigen- und Familienanamnese** durch das medizinische Personal erfolgen. Der Arzt stellt Fragen z. B. danach, ob bereits Operationen durchgeführt wurden und/oder ob in der Familie Narkosekomplikationen bekannt sind.

Es wird eine gründliche **körperliche Untersuchung** des Kindes durchgeführt. Dabei werden die Körperlänge und das aktuelle Gewicht ermittelt, um u. a. Medikamentendosierungen berechnen zu können.

Zusätzlich werden die **Vitalparameter** wie Blutdruck, Herzfrequenz, Sauerstoffsättigung und Körpertemperatur bestimmt, um Vergleichswerte zu erhalten. Außerdem können bestehende mögliche Abweichungen erkannt werden, die z. B. auf eine Infektion hindeuten, die ggf. eine Kontraindikation für eine Operation ist.

Bei jedem Kind werden je nach vorgesehenem Eingriff präoperativ **Laborparameter** bestimmt, z. B. großes Blutbild, Entzündungswerte, Elektrolyte, Leberwerte, Gerinnung, evtl. harnpflichtige Substanzen und ggf. weitere Parameter je nach Anamnese, körperlichem Befund oder wenn die Art des Eingriffs es erfordert. Zur Überprüfung der Herzfunktion oder wenn das Kind unter einer angeborenen Herzerkrankung leidet, wird häufig ein EKG und eine Herzsonografie durchgeführt. Je nach Operationseingriff können präoperativ weitere Untersuchungen wie Röntgen, MRT, CT, Gastro- oder Koloskopie erforderlich sein.

Eine geplante Operation sollte nur dann stattfinden, wenn sich das Kind in einem guten Allgemeinzustand befindet und kein subjektives Krankheitsgefühl vorliegt oder sichtbare Symptome einer Erkrankung bestehen. Bei einer Körpertemperatur über 38,5 °C, feuchten Rasselgeräuschen über der Lunge oder einer akuten Gastroenteritis muss die Operation verschoben werden. Ein Wahleingriff darf nur dann durchgeführt werden, wenn eine Impfung mit einem Lebendimpfstoff länger als 14 Tage oder mit einem Totimpfstoff länger als 3 Tage zurückliegt.

Ein produktiver Husten oder eine Rhinitis sind keine Ausschlusskriterien für eine geplante Operation.

Vorbereitung zur Operation

Psychische Aspekte

Zunächst sollte das Kind, seinem Alter und seiner Bewusstseinslage entsprechend, gemeinsam mit den Eltern, umfassend über die bevorstehende Operation und die darauffolgenden Tage aufgeklärt (→ Abb. 2.21) werden. Dadurch werden Orientierung gegeben und Ängste minimiert.

Für **Neugeborene und Säuglinge,** die jünger als 6 Monate sind, stellt ein operativer Eingriff i. d. R. noch keine angsteinflößende Situation dar und zeigt keine negativen Konsequenzen für ihre weitere psychische Entwicklung. Säuglinge in diesem Alter „fremdeln“ i. d. R. noch nicht, sodass unbekannte Personen nicht als bedrohlich empfunden werden. Eine ruhige und freundliche Umgebung sowie eine kurze Nahrungskarenz von lediglich 4–6 Std. (z. T. auch weniger) präoperativ tra-

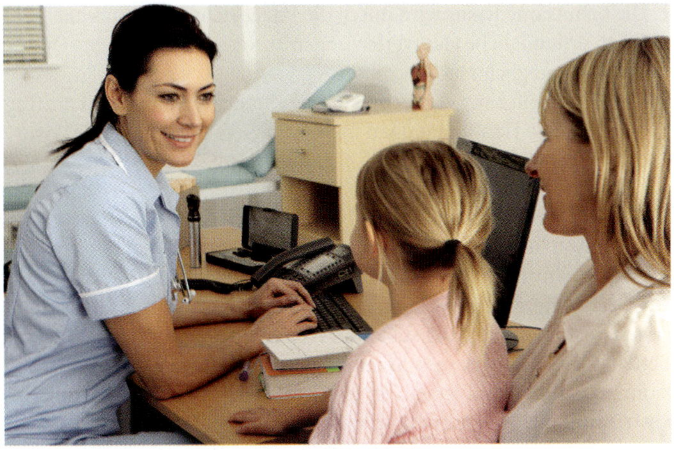

Abb. 2.21 Vor einer Operation wird das Kind altersgerecht und in Anwesenheit seiner Eltern über die Operation aufgeklärt. [J787]

gen dazu bei, dass Säuglinge rund um eine Operation kaum Stress erfahren.

Säuglinge, die älter als 6 Monate sind, sowie **Kleinkinder** gehören zu der Altersgruppe, für die eine Operation häufig eine sehr emotional belastende Situation ist, denn in diesem Alter orientieren sich die Kinder stark an ihren Bezugspersonen. Alle anderen Personen sind befremdlich und wirken bedrohlich. Außerdem lässt sich noch nicht der positive Nutzen bzw. die Notwendigkeit einer Operation rational begreiflich machen. Das sichere und vertrauensvolle Auftreten der Eltern ist hier besonders wichtig, denn die Kinder orientieren sich am elterlichen Verhalten.

Kinder im Vorschulalter haben bereits ein einfaches Verständnis von Gesundheit und Krankheit, sodass man in diesem Alter die Kinder mithilfe von Kinderbüchern, z. B. „Conni im Krankenhaus" von Liane Schneider, adäquat aufklären kann. Anhand von Bildern können die Kinder auf Blutentnahmen, Operationskleidung und Ähnliches vorbereitet werden. Eine detaillierte und kindgerechte Aufklärung nimmt ihnen häufig ihre Ängste und lässt sie ruhiger einschlafen und wieder aufwachen.

Prämedikation

Unterstützend zur kindgerechten Information ist eine ausreichende und frühzeitige Prämedikation hilfreich, um die Ängste von Kindern zu reduzieren. Sie mindert nicht nur Ängste und Anspannungen der Kinder, sondern erleichtert auch die Narkoseeinleitung. Zusätzlich wird der Verbrauch an Narkotika reduziert und das Narkoserisiko gesenkt. Ein weiterer positiver Effekt der Prämedikation sind die Reduzierung der Darmperistaltik und die Verminderung der Speichelsekretion, wodurch die Aspirationsgefahr gesenkt wird.

> **Medikamente bei Säuglingen**
> Neugeborene und Säuglinge, die jünger als 6 Monate sind, benötigen i. d. R. noch keine Prämedikamente vor der Operation. Um sie von schmerzhaften Prozeduren abzulenken, genügt es, sie mithilfe von Glukosegaben auf einen Beruhigungssauger zum non-nutritiven Saugen zu animieren.

Als Prämedikation, die durch die Anästhesistin/den Anästhesisten (im Folgenden Anästhesistin genannt) angeordnet wird, eignen sich verschiedene Medikamente, wie Midazolam, Ketamin und Clonidin. Eine geeignete Prämedikation sollte sorgfältig, je nach Zustand der Kinder und Jugendlichen sowie deren Erkrankung, von der Anästhesistin bestimmt werden. [48]

Midazolam, eins der am häufigsten verwendeten Prämedikamente, wirkt angstlösend (anxiolytisch). Es sorgt für eine positiv-heitere Stimmung der Kinder (euphorisierend) und führt zu einer anterograden Amnesie. Dies bedeutet, dass die Kinder keine Erinnerung an das Ereignis der Operation haben und so nicht traumatisiert werden. Die Kinder wirken nach Verabreichung von Midazolam häufig heiter und gelassen. Aufgrund der muskelrelaxierenden Wirkung kann es zu Ataxien kommen. Der Kopf und die Extremitäten der Kinder werden schwerer, weshalb die Kinder nach Verabreichung von Midazolam streng überwacht werden müssen (Sauerstoff- und EKG-Monitoring). Zudem ist Bettruhe einzuhalten, um Stürze zu verhindern. Paradoxe Reaktionen auf Midazolam, z. B. akute Erregungszustände, werden hin und wieder beobachtet, sind aber eher selten.

Sollte die Wirkung des Midazolam nicht ausreichend sein, kann **Ketamin** ergänzend gegeben werden. Ketamin sollte nur in Kombination mit Midazolam verabreicht werden, um **psychomimetrische** Nebenwirkungen des Ketamins wie Visionen, Wahnvorstellungen und teilweise als sehr erschreckend bezeichnete Albträume zu verhindern. Die amnestische Wirkung von Midazolam verhindert die Erinnerung an diese beängstigenden Vorstellungen. Ketamin wirkt außerdem analgetisch.

In der Pädiatrie kann die **Kombination** aus **Midazolam und Ketamin** auch nasal appliziert werden, z. B. mithilfe eines MAD-Zerstäubers. Die Applikation geht schnell. Vielen Kindern ist eine nasale Medikamentengabe durch die Verwendung von Nasentropfen bereits bekannt, sodass sie die Anwendung tolerieren. Außerdem werden die Wirkstoffe über die Nasenschleimhaut schnell aufgenommen.

Clonidin wird eher seltener zur Prämedikation eingesetzt, da es ein höheres Ängstlichkeitslevel verursachen und zu einer längeren Verweildauer im Aufwachraum führen kann [48, 49]. Es verfügt aber auch über positive Eigenschaften wie Sedierung, Hypnose und Co-Analgesie, die es als Prämedikament attraktiv machen.

Die Angst kann auch durch **nicht medikamentöse Maßnahmen** bzw. Ablenkung reduziert werden, z. B. durch das therapeutische Spiel, durch Smartphones oder Tablets, auf denen altersgerechte Videos angesehen oder altersgerechte Spiele gespielt werden.

> **Einnahmezeitpunkt**
> Alle genannten Medikamente können sowohl oral, nasal, rektal als auch intravenös verabreicht werden. Sie sollten je nach Applikationsart ca. 30–60 Min. vor der Operation verabreicht werden.

„Emla®-Pflaster"

Zusätzlich zur Prämedikation (→ 19.4.2) wird bei dem Kind über zwei Venen mindestens 60 Min. vor einer Punktion ein **Emla®-Pflaster** (→ Abb. 2.22) aufgebracht.

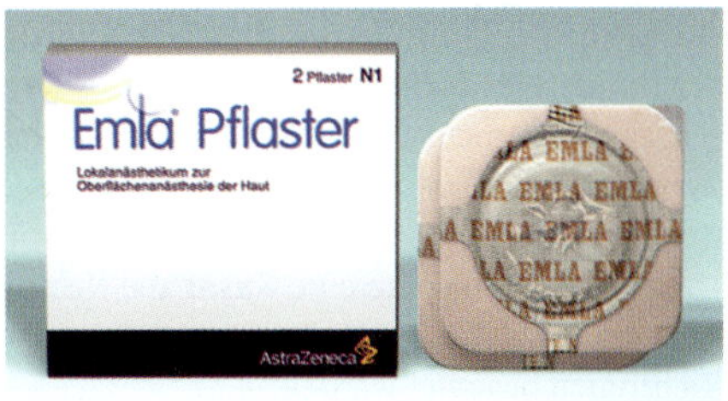

Abb. 2.22 Emla®-Pflaster [V328]

Nahrungskarenz

Das Kind und seine Eltern sollten ausführlich über die notwendigen **Nahrungskarenzzeiten** vor der Operation aufgeklärt werden, um eine Aspiration während der Narkose zu vermeiden. Die hier aufgeführten Zeiten gelten als Standardangaben. In der Praxis finden sich abweichende, begründete Vorgehensweisen, insbesondere bei Säuglingen.

- **Säuglinge, die jünger sind als 1 Jahr,** dürfen die letzte Nahrung (Milch, Brei) nicht später als 4 Std. präoperativ erhalten. Da insbesondere Säuglinge sehr schnell exsikkieren, erhalten sie häufig einen Flüssigkeitsausgleich in Form einer intravenösen Infusion.
- **Kinder, die älter sind als 1 Jahr,** dürfen die letzte feste Nahrung nicht später als 6 Std. vor dem Anästhesiebeginn zu sich nehmen.

Unabhängig vom Alter darf die letzte klare Flüssigkeit (Wasser oder Tee [mit Zucker], verdünnter Fruchtsaft ohne Fruchtfleisch) bis zu einer Stunde vor dem Anästhesiebeginn aufgenommen werden [51].

Abführmaßnahmen und Blasenentleerung

Zur Operationsvorbereitung gehört je nach Art der Operation eine **Darmentleerung.** Ein Abführzäpfchen, Klysma oder Klistier kann für die Entleerung des Rektums ausreichend sein, um eine Entleerung während der Operation zu vermeiden. Findet der Eingriff direkt im Darmbereich statt, muss eine längere Nahrungskarenz und sorgfältige Säuberung mittels Darmspülungen erfolgen, um einen möglichst „sauberen" Darm für die Operation zu gewährleisten.

! Vorsicht! Bei akuten abdominellen Erkrankungen sollte auf eine Darmreinigung verzichtet werden, um eine Perforation zu vermeiden.

Vor jeder Operation sollte das Kind aus hygienischen Gründen aufgefordert werden, seine **Blase zu entleeren,** damit dies nicht während der Operation geschieht. Der Toilettengang sollte aus Sicherheitsgründen vor der Prämedikation stattfinden. Bei längeren operativen Eingriffen oder bei Operationen im Blasen-/Nierenbereich kann ein Dauerblasenkatheter sowohl zur Urinableitung als auch Überwachung der Ausscheidung gelegt werden.

Hautreinigung und Rasur

Eine komplikationslose Wundheilung setzt ein sauberes und **unverletztes Operationsgebiet** voraus. Um möglichst alle Hautkeime auf ein Minimum zu reduzieren, ist es von Vorteil, wenn die Körperpflege zeitnah zum Operationstermin stattfindet.

- Bei der Ganzkörperwaschung, beim **Duschen** oder **Baden,** müssen besonders sorgfältig die Finger- und Fußnägel sowie die **Hautfalten** und der **Nabel** gereinigt und abgetrocknet werden, da sich dort häufig Schmutz und somit Keime festsetzen.
- Nagellack von **Finger- und Fußnägeln** muss unbedingt entfernt werden, da sonst eine Zyanose im Bereich des Nagelbetts unter der Narkose nicht zeitnah erkannt werden kann und es bei der Sauerstoffmessung zu falschen Messwerten kommt.
- Auf **Eincremen der Haut** sollte ebenfalls verzichtet werden, damit das Anbringen der Elektroden nicht erschwert wird.

Eine Entfernung der **Haare** im Operationsgebiet liegt im Ermessen des Operateurs und erfolgt auf ärztliche Anordnung oder nach Standard der Klinik. Eine obligatorische Pflicht zur Rasur ist umstritten und wissenschaftlich nicht ausreichend belegt. Daher muss das Vorgehen jeweils individuell nach Art der Operation und Behaarung abgesprochen werden.

Grundsätzlich sollte eine **Rasur** die Keimverschleppung vermeiden. Aber da ein gewisses Verletzungspotenzial vorliegt, müssen folgende Richtlinien beachtet werden:

- Die behutsame Rasur wird durch die Pflegefachperson durchgeführt, um mögliche Hautverletzungen zu vermeiden, die eine Operation unmöglich machen.
- Die Rasur sollte am Vorabend vorgenommen werden, damit am Tag der OP keine Hautirritationen mehr bestehen, die durch eine Rasur entstehen können.

Thromboseprophylaxe

Bei Kindern und Jugendlichen mit pubertären Anzeichen, z. B. bei Brustwachstum oder Schambehaarung (Tanner-Stadien → 9.8.1), wird zur Vermeidung einer Thrombose nach ärztlicher Anordnung ab dem ersten postoperativen Tag subkutan **Heparin** verabreicht. Bei längerer Bettlägerigkeit oder eingeschränkter Bewegungsfähigkeit postoperativ kann zusätzlich das Tragen von medizinischen **Thromboseprophylaxestrümpfen** (MTS) notwendig sein.

Einüben von Fähigkeiten

Bestimmte Fähigkeiten und Techniken, z. B. das Gehen mit Unterarmgehstützen, Atemübungen oder das En-Bloc-Aufstehen, die postoperativ erforderlich werden, können bereits präoperativ eingeübt werden. Damit erlernt und trainiert das Kind bereits vorab die Fähigkeit. So können mögliche Komplikationen wie Stürze, Thrombosen, Pneumonien und bewegungsbedingte Schmerzen postoperativ vermieden werden.

Am Operationstag

Am Morgen **vor der Operation** wird dem Kind aus hygienischen Gründen ein Operationshemd, ggf. eine Netzhose und eine OP-Haube angezogen. Säuglinge erhalten einen sauberen Body und Strampler der Klinik. Das Kind wird in einem frischbezogenen Bett gelagert. Das Bett wird mit Namensschild und der jeweiligen Station gekennzeichnet. Anschließend wird bei Bedarf die Prämedikation verabreicht.

Transport zum Operationsbereich

Ein gut organisierter und reibungsloser Ablauf garantiert dem Kind und seinen Eltern geringe Wartezeiten, wodurch Ängste und Belastungen reduziert werden. **Bevor** das **Kind zum Operationsbereich transportiert** wird, überprüft die Pflegefachperson, ob alle Unterlagen des Kindes wie Patientenkurve, Anamnese, Untersuchungsbefunde, evtl. Röntgenbilder sowie Anästhesieprotokoll und Einwilligungserklärung vollständig und unterschrieben vorhanden sind. Verfügt die Klinik über die digitale Patientenakte, entfällt dieser Schritt. Darüber hinaus kann es je nach Operation notwendig sein, bestimmte Hilfsmittel wie Lagerungskissen, -schienen und Ersatzwindeln oder Ähnliches mit in den Operationsbereich zu geben.

Das Kind wird in Blickrichtung in seinem Bett zum **Operationsbereich transportiert,** damit es sich orientieren kann. Besonders kleinere Kinder sollten bis zum Einschlafen von ihren Eltern oder einer vertrauten Person begleitet werden. Dadurch werden Ängste und Verlassenheitsgefühle weitgehend gemindert. Gerne darf auch ihr Lieblingskuscheltier bis zum Operationssaal mitgenommen werden. Dies gibt ihnen zusätzlich Sicherheit und Vertrauen.

Um auch den **Eltern** die Anspannung zu nehmen und eine Orientierung zu geben, ist es hilfreich, sie über die ungefähre **Operationsdauer,** den **weiteren Verlauf** und den ungefähren Zeitpunkt der Rückkehr ihres Kindes zu **informieren.** Verlassen die Eltern während der Zeit der Operation das Krankenhausgelände, kann es sinnvoll sein, eine Telefonnummer zu notieren. Die Eltern werden über das Operationsende informiert, damit sie zum Zeitpunkt des Aufwachsens ihres Kindes anwesend sein können. Für die Kinder bedeutet es eine große

Unterstützung, wenn ihre Bezugsperson beim Aufwachen aus der Narkose anwesend ist.

SPICKZETTEL

Präoperative Pflege

Unterstützend zur kindgerechten Information über die bevorstehende Operation ist eine ausreichende und frühzeitige Medikation (Midazolam, Ketamin) hilfreich, um Ängste zu reduzieren und die Narkoseeinleitung zu erleichtern. Zusätzlich wird mindestens 60 Min. vor der Punktion ein Emla®-Pflaster aufgebracht. Vorbereitend zur Operation können zudem durchgeführt werden: Abführmaßnahmen und Blasenentleerung, Hautreinigung und Rasur, nur nach strenger Indikationsstellung Thromboseprophylaxe.

2.9.2 Postoperative Pflege

Die **postoperative Pflege** beschreibt die Versorgung eines Patienten nach Übernahme aus dem Operationssaal bzw. aus dem Aufwachraum. Dauer und Ausmaß der Pflege sind abhängig von der Art und Schwere der Operation sowie dem Allgemeinzustand und der psychischen Situation des Kindes.

Transport des Kindes zurück zur Station

Ob das Kind direkt aus dem Operationssaal oder aus dem Aufwachraum übernommen wird, hängt zum einen von Ausmaß und Schwere des Operationseingriffs ab und zum anderen vom Alter des Kindes.

- Da Säuglinge, die jünger sind als 6 Monate, häufig mit Apnoen auf eine Narkose reagieren, werden sie i. d. R. für einige Stunden oder sogar Tage auf einer Kinderintensivstation überwacht.
- Bei größeren und speziellen operativen Eingriffen, bei Besonderheiten während der Operation oder bei bekannten Vorerkrankungen, werden auch größere Kinder für einige Tage intensivmedizinisch betreut. Dadurch wird eine bessere Überwachung gewährleistet, bevor das Kind wieder auf eine periphere Station verlegt wird.

Der **Rücktransport** des Kindes erfolgt durch **zwei Pflegefachpersonen,** wobei mindestens eine von ihnen examiniert und erfahren sein muss. Sie sollte darin geschult sein, Erstmaßnahmen bei einer Notfallsituation zu leisten. Ein funktionstüchtiger Beatmungsbeutel wird für den Transport mitgenommen.

Ist das Kind auf dem Rücktransport noch sauerstoffpflichtig, muss auch ein mobiles Pulsoxymeter sowie eine Sauerstoffflasche mit Patientenapplikation vorhanden sein.

Übernahme des Kindes

Bei der Übernahme des Kindes werden alle wichtigen Informationen zu Anästhesie, Operationsverlauf, Komplikationen, Vitalparametern, Bewusstseinslage sowie Drainagen, Medikamentenverordnung, Lagerungen in den nächsten Tagen sowie Kostaufbau erfragt und kurz notiert.

Es wird das angefertigte **Operations-Protokoll** ausgehändigt, um v. a. zu wissen, welche Medikamente wann verabreicht wurden und wann eine erneute Gabe, z. B. von Schmerzmedikamenten, möglich ist. Die Medikamente müssen schriftlich durch einen Arzt angeordnet sein.

Vor dem Rücktransport zur Station überprüft die Pflegefachperson das **Wundgebiet** auf **Nachblutungen** und kontrolliert alle Zu- und Ableitungen, um sich einen Überblick zu verschaffen. Ebenfalls wird kontrolliert, ob das Kind wach, ansprechbar oder noch sehr schläfrig und nicht erweckbar ist.

Der **Rücktransport** zur Station muss sicher und **gefährdungsfrei** für das Kind verlaufen:

- Es muss darauf geachtet werden, dass auf Zu- und Ableitungen, die seitlich am Bett hängen können, kein Zug ausgeübt wird oder diese gar abgerissen werden.
- Ein stoß- und zugfreier Transport muss gewährleistet sein.
- Das Kind sollte mit vorgewärmten Decken zugedeckt werden, um das Risiko einer Auskühlung gering zu halten.
- Das Kind wird, so es die Operation zulässt, in Seitenlage und in leichter Oberkörperhochlagerung in seinem/ihrem Bett gelagert, um eine Aspiration zu verhindern.
- Die Blickrichtung des Kindes ist nach vorne ausgerichtet.

Auch hier ist es hilfreich, dass die Eltern oder ein Elternteil den Transport begleiten, um eine vertrautere Umgebung zu vermitteln und einem möglichen Aufwachdelir entgegenzuwirken.

Das **Patientenzimmer** wird so vorbereitet, dass alle benötigten Gegenstände, z. B. Monitorzubehör, Infusionsständer und Windeln, vorhanden sind. Zudem wird das Zimmer abgedunkelt, um eine reizfreie und angenehme Umgebung zu schaffen. Weitere Patienten, die mit im Zimmer sind, werden gebeten, sich ruhig zu verhalten, sofern dies möglich ist.

Pflegerische Maßnahmen

Die **postoperative Phase** ist eine sensible Phase, in der die Pflegefachperson sehr feinfühlig und kritisch für Veränderungen sein muss. Diese können sowohl durch die Narkose als auch durch die Inzision während der Operation entstehen. In dieser Phase können die im Folgenden genannten postoperativen Pflegeprobleme des Kindes auftreten. Ziel ist es, das Kind schnellstmöglich in seine Selbstständigkeit und Unbeschwertheit zurückzuführen. Das Komplikationsrisiko ist besonders in den ersten Stunden nach dem operativen Eingriff erhöht, sodass in diesem Zeitraum eine kontinuierliche und sorgfältige Beobachtung durch die Pflegefachpersonen erfolgen muss.

Atmung, Gefahr einer Pneumonie

Da es durch einen Narkoseüberhang oder durch Schmerzmittel (v. a. Opiate) zu Atemdepressionen kommen kann, muss in den ersten Stunden nach der Operation sowohl der **Atemrhythmus** als auch die **Atemqualität** beobachtet werden. Die Atmung kann noch oberflächlich und flach sein, sodass eine zusätzliche Sauerstoffapplikation notwendig wird. Diese muss mittels Pulsoxymeter überwacht werden.

- Um die Atmung zu erleichtern und einer Pneumonie vorzubeugen, kann eine **Oberkörperhochlagerung** hilfreich sein.
- Durch die Oberkörperhochlage wird ebenfalls ein Zurückfallen der Zunge verhindert. Dies wird oft durch die noch schlaffe Mundbodenmuskulatur nach Narkose ausgelöst. Dadurch ist der Einsatz eines Guedel-Tubus, der das Zurückfallen der Zunge verhindert, häufig nicht notwendig. Zudem sollte das Kind zum **tiefen Durchatmen** und **Abhusten** von möglicherweise vorhandenem **Sekret** motiviert werden, damit keine Pneumonie entsteht.

Herz-Kreislauf-System

Insbesondere in den ersten Stunden sollten kontinuierlich bzw. in kleinen Zeitintervallen der **Puls** und der **Blutdruck** aktiv **überwacht** werden, um einen Volumenmangelschock durch innere Blutungen oder als Folge großer Blutverluste während der Operation frühzeitig zu erkennen. Zusätzlich werden das **Hautkolorit** und die Hauttemperatur beobachtet, da sich Kreislaufveränderungen und systemische Infektionen durch eine blassgraue und kühle Haut mit dem evtl. Auftreten von Petechien bemerkbar machen können.

Bewusstseinslage, Aufwachdelir

Die **Bewusstseinslage** des Kindes ist häufig noch einige Stunden nach der Operation durch die verabreichten Anästhetika und Opiate beeinträchtigt. Um diese zu **überprüfen,** wird das Kind vorsichtig und leise durch die Pflegefachperson angesprochen. Bleibt eine Reaktion aus und sind die Augen geschlossen, muss das Kind lauter angesprochen und z. B. an der Schulter berührt werden. Die Überprüfung der Bewusstseinslage kann bei kleineren Kindern, die noch nicht sprechen können, erschwert sein. Es erfordert Geduld und eine gute Beobachtung des Kindes.

Überwiegend Säuglinge und Kleinkinder sind von einem **Aufwachdelir** (→ 2.10) nach einer Narkose betroffen. Es kommt zu Symptomen wie anhaltendem, auffälligem und angestrengtem Weinen oder Schreien, „Hervorquellen" der Augen und zu dem Drang, sich aufsetzen oder hinstellen zu wollen. Die Abwehrbewegungen können z. T. sehr heftig sein, sodass die betreuenden Personen auch hinsichtlich des Eigenschutzes sehr vorsichtig sein müssen. Der Blick des Kindes fixiert und erkennt nichts, er geht ins Leere. In diesem Fall sind nur **ablenkende Maßnahmen** wirkungsvoll, denn das Kind lässt sich durch Worte und Zuneigung nicht trösten. Dieses Stadium ist meist vorübergehend und sollte nach einigen Stunden abklingen. Wichtig ist es, den Kindern in dieser Zeit Orientierung zu geben, z. B. durch bekannte Personen, Kuscheltiere, aber auch durch Reden und Erklären dessen, was geschieht.

Übelkeit und Erbrechen

Besonders durch inhalative Anästhetika kann eine **Übelkeit** mit **Erbrechen** erzeugt werden. Gerade ab dem 4. Lebensjahr bis ins Jugendalter liegt eine erhöhte Neigung zum postoperative Erbrechen vor [52, 53]. Daher sollte dem Kind bereits bei den ersten Äußerungen über Übelkeit ein Antiemetikum nach ärztlicher Anordnung (ggf. intravenös) verabreicht werden. In besonderen Fällen erhalten die Kinder das Medikament bereits in der Narkoseausleitung.

Kommt es zum Erbrechen, sollte das Kind darin unterstützt und nicht allein gelassen werden. Der Auffangbeutel mit Erbrochenem sollte direkt abgeworfen und ein neuer Beutel in unmittelbarer Reichweite des Kindes bereitgelegt werden.

Urinausscheidung

Da es durch die **Anästhetika** und auch **Opiate** zu **Miktionsstörungen** kommen kann, muss die Urinausscheidung gerade in den ersten Stunden genau überwacht werden. Sollte eine Miktion nicht innerhalb der ersten 6–8 Std. postoperativ erfolgen, muss zunächst die Ursache (z. B. übervolle Blase, Volumenmangel) durch den Arzt abgeklärt werden. Danach können weitere Maßnahmen, z. B. eine Einmalkatheterisierung oder Volumengabe nach ärztlicher Anordnung, vorgenommen werden. Hat das Kind während der Operation einen Dauerblasenkatheter gelegt bekommen, kann die Urinausscheidung gezielter beobachtet und eine Flüssigkeitsbilanzierung durchgeführt werden.

Um frühzeitig nosokomiale Harnwegsinfekte zu erkennen, wird der Urin im Blasenkatheter nach stationsinternen Standards regelmäßig kontrolliert (Urin-Stix auf Station). Ein aseptischer Umgang mit dem Blasenkathetersystem ist obligat.

Management der Körpertemperatur

Unmittelbar nach Rückkehr auf die Station wird bei dem Kind die **Körpertemperatur** kontrolliert, da es während der **Operation stark auskühlen** kann, z. B. infolge klimatisierter Operationssäle, aber auch durch größere Bauchoperationen. Zu bedenken ist auch, dass die körpereigene Regulierung durch die Narkose reduziert ist, sodass es zu einer überschießenden Reaktion mit einer Erhöhung der Körpertemperatur kommen kann. Die Kontrolle der Körpertemperatur sollte bei Säuglingen und Kleinkindern wegen der besseren Genauigkeit **rektal** erfolgen. Bei größeren Kindern ist die tympanale Kontrolle im Ohr eine schnelle und zuverlässige Methode. Auch in den darauffolgenden Tagen müssen regelmäßige Kontrollen der Körpertemperatur nach ärztlicher Anordnung bzw. nach dem Standard der Station erfolgen, um beginnende Infektionen schnell zu erfassen.

> **Resorptionsfieber**
> In den ersten fünf postoperativen Tagen sind subfebrile Körpertemperaturen bis 38,5 °C physiologisch. Diese Art von Fieber ohne das Vorliegen einer Infektion wird als Resorptionsfieber bezeichnet (→ 15.2.2).

Nahrungsaufbau und Infusionstherapie

Der **Nahrungsaufbau** gestaltet sich unterschiedlich. Er orientiert sich an der Dauer der Anästhesie, der Art und Schwere der Operation und am Bewusstseinszustand des Kindes.

- Nach **Operation außerhalb des Magen- und Darmtrakts** verfügt das Kind über alle Schutzreflexe (hier Hustenreflex wichtig). Das Kind kann frühzeitig und nach Wunsch mit dem Trinken von kleinen Mengen klarer Flüssigkeit beginnen, sofern keine Kontraindikationen vorliegen. Wird die Flüssigkeit gut vom Kind vertragen, beginnt der Nahrungsaufbau mit leicht verdaulicher Kost, da die Darmperistaltik häufig durch Narkosemittel und Opiate beeinträchtigt ist. Mehrere Studien zeigen auf, dass sich das Wohlbefinden der Kinder verbessert, wenn sie auf ihren Wunsch hin frühzeitig klare Flüssigkeiten trinken dürfen [54, 55]. Außerdem zeigt sich ein reduzierter Bedarf an Opioiden sowie nur selten postoperative Übelkeit und Erbrechen und der Aufenthalt im Aufwachraum ist verkürzt.
- Wenn das Kind im **Magen-Darmtrakt** oder am **Ösophagus** operiert wurde, ist der Nahrungsaufbau schwieriger und kann bis zu 14 Tage dauern. Der Nahrungsaufbau erfolgt sowohl nach stationsinternen Vorgaben als auch nach Anweisungen der Chirurgin/des Chirurgen (im Folgenden Chirurgin genannt) und orientiert sich an der Stuhlausscheidung des Kindes. Zeigen sich bei einer liegenden Magensonde geringe Magenreste, erbricht das Kind nicht oder setzt es Winde und Stuhl ab, lässt dies darauf schließen, dass der Magen- und Darmtrakt wieder seine Funktion aufgenommen hat.

Solange eine enterale Ernährung nicht vollständig möglich ist, erhalten v. a. Säuglinge und Kleinkinder ergänzend Flüssigkeit (gewichtsadaptiert) über eine Infusion nach ärztlicher Anordnung, da sonst die Gefahr einer Exsikkose besteht.

Wundgebiet und Drainagen

In den ersten postoperativen Tagen wird das **Wundgebiet** auf **Veränderungen** wie Rötung, Schwellung, Eiteransammlung, Nachblutung, Verhärtung und Schmerzen inspiziert, um mögliche Komplikationen und Wundinfektionen zeitnah zu erkennen und ihnen entgegenzuwirken. Das Nachsickern von Blut wird mittels eines Wundmaßbands in der Länge und Breite ausgemessen, die Werte dokumentiert, damit ein Vergleich bei der nächsten Kontrolle möglich ist und die Blutungssituation eingeschätzt werden kann. Je nach Stationsstandard ist auch eine Fotodokumentation möglich. Bei größeren Nachblutungen muss die Chirurgin unverzüglich benachrichtigt werden. Ein Wundverbandswechsel mit anschließender Wunddokumentation wird nach hausinternen Standards durchgeführt.

Da nach einigen Operationen **Drainagen** und andere ableitende Systeme notwendig sind, müssen diese ebenfalls von den Pflegefachpersonen im Blick behalten werden. Sie werden sicher und zugfrei seitlich am Bett fixiert, sodass die Fördermengen und das Aussehen sowie die Konsistenz der ableitenden Flüssigkeiten zu jeder Zeit gesehen und beurteilt werden können.

Schmerzen

Pflege von Kindern mit Schmerzen → 19.2

Die **Reduzierung** von **Schmerzen** und dadurch auch von Ängsten trägt zum Wohlbefinden des Kindes bei. So wird eine bessere und schnellere Genesung unterstützt. Deshalb sollten Schmerzen präventiv behandelt werden, d.h. die **medikamentöse Therapie** erfolgt vor Schmerzausbruch. Jedes Kind erhält für den Zeitraum nach der Operation einen Medikamentenplan, sodass es zu festgelegten Zeiten Medikamente erhält, auch wenn es zu dem Zeitpunkt keine Schmerzen äußert. Dadurch werden Schmerzspitzen vermieden. Das Vorgehen der medikamentösen Schmerztherapie ist in → 19.4.2 beschrieben.

Neben der medikamentösen Therapie gibt es auch eine Reihe **nicht medikamentöser Maßnahmen** zur Schmerzbekämpfung. Zunächst ist es wichtig, bei allen Altersgruppen eine ruhige und möglichst vertraute Umgebung mit Anwesenheit der Bezugspersonen zu schaffen.

- Bei **Säuglingen** können eine begrenzende Nestchenlagerung oder das Pucken sowie das Geben eines Beruhigungssaugers helfen.
- Bei **Klein- und Schulkindern** sind eine altersentsprechende Aufklärung sowie eine spielerische Ablenkung hilfreich. Zusätzlich sollte dem Kind erklärt werden, dass es beim Husten, Lachen oder Sich-Bewegen mit der Hand leicht auf die Wunde drücken soll, um die Schmerzen zu minimieren. Das gilt besonders nach Operationen im Bauchraum. Zudem kann eine Knierolle postoperativ zur Entlastung der Bauchdecke eingesetzt werden. Diese kann auch den Druck auf den Rücken verstärken, sodass dorsal die Schmerzen gelindert werden.
- Kälte- und Wärmeauflagen können in jedem Alter und nach individuellem Bedürfnis zur Schmerzlinderung beitragen.

Da nicht jedes Kind Schmerzen äußert bzw. äußern kann, ist es die Aufgabe der Pflegefachperson, das Kind hinsichtlich bestimmter **Schmerzkomponenten** zu **beobachten.** Auf Schmerzen können hinweisen:

- Somatische Komponenten: z. B. hohe Herz- und niedrige Atemfrequenz (Schonatmung), Zyanose, blass-marmoriertes Hautkolorit, Schwitzen, hoher Blutzuckerspiegel im Blut und Blutdruck
- Verhaltenskomponenten: z. B. Grimassieren, Unruhe, Abwehrhaltung, Hypertonus, Schonhaltung, Weinen, Niesen und Gähnen.

Zur Objektivierung der Schmerzerfassung und -einschätzung können **Schmerzscores** hinzugezogen werden (→ 19.3.2).

> **Schmerzwahrnehmung**
> Schmerzempfinden ist immer subjektiv. Schmerzstärke und -intensität hängen immer von der Persönlichkeit und den Vorerfahrungen des Kindes mit Schmerzen ab.

Prophylaxe von Dekubitus, Kontrakturen, Thrombose

Um einem **Dekubitus,** einer **Kontraktur** oder einer **Thrombose** entgegenzuwirken, sollte das Kind so schnell wie möglich postoperativ **mobilisiert** werden. Kann dies aufgrund der Operation nicht erfolgen und kann sich das Kind nicht selbst ausreichend im Bett bewegen, wird es alle 3–4 Std. durch die Pflegefachpersonen umgelagert. Dabei ist darauf zu achten, dass keine Zug- und Scherkräfte auf das Gewebe des Kindes einwirken. Besonders dekubitusgefährdete Bereiche, z. B. Ferse, Steißbein und Hinterkopf, müssen engmaschig beobachtet werden (→ 14.11).

Aktive und passive Bewegungsübungen zur **Kontrakturenprophylaxe** können sowohl beim Positionswechsel als auch in die Versorgung integriert werden. Die Eltern können aufgefordert werden, die Bewegungsübungen mit ihren Kindern je nach Allgemeinzustand mehrmals täglich durchzuführen.

Bei längerer Immobilität erhalten alle Kinder mit Pubertätszeichen wie bereits oben beschrieben eine **Anti-Thromboseprophylaxe** in Form von Heparin-Injektionen nach ärztlicher Anordnung. Die Heparintherapie kann durch das Tragen von medizinischen Thromboseprophylaxestrümpfen ergänzt werden.

Förderung der Selbstständigkeit und Elterneinbeziehung

Ein Krankenhausaufenthalt sowie eine Operation sind häufig ein Einschnitt im Leben des Kindes. Deshalb soll das Kind so kurz wie möglich im Krankenhaus bleiben und zügig in seine gewohnte Umgebung und Selbstständigkeit zurückgebracht werden. Die Pflegefachperson ermutigt und motiviert das **Kind,** seinem Alter entsprechend so früh wie möglich alters- und zustandsentsprechende Tätigkeiten in der Pflege zu übernehmen, wie Gesicht waschen, Zähne putzen und Haare kämmen. Eine adäquate Schmerzmedikation trägt zur Selbstständigkeit bei, denn wenn das Kind keine oder nur wenig Schmerzen verspürt, ist es auch bereit und hat weniger Angst, sich wieder selbst zu versorgen.

Die kontinuierliche Anwesenheit der **Eltern** bzw. Bezugspersonen bedeutet für das Kind Trost und Ermutigung. Sie stellen für ihr Kind die Vertrauensbasis dar, an der es sich orientiert. Eine vertrauensvolle Zusammenarbeit zwischen Angehörigen und den Pflegefachpersonen ist in jedem Fall hilfreich, denn Eltern sind Experten ihres Kindes und bemerken zeitnah Gemüts- und Stimmungsveränderungen, auf die sie die Pflegefachperson aufmerksam machen können. Zudem können Rituale von zu Hause weitergeführt werden, z. B. das Vorlesen einer Geschichte vor dem Schlafengehen, um so eine vertraute Atmosphäre für das Kind zu schaffen. Darüber hinaus können Eltern unter Anleitung Pflegetätigkeiten übernehmen, z. B. die Körpertemperatur kontrollieren, die Körperpflege durchführen oder die Nahrung anreichen. Die Anwesenheit und Unterstützung der Eltern trägt zur Genesung des Kindes bei.

SPICKZETTEL

> **Postoperative Pflege**
> Die postoperative Phase stellt eine besondere Phase dar, in der verschiedene Parameter der Kinder von den Pflegepersonen aufmerksam beobachtet werden müssen. Dazu gehören u. a.:
> - Vitalparameter
> - Atmung
> - Bewusstseinslage
> - Körpertemperatur
> - Schmerzen
> - Ausscheidung
> - OP-Gebiet.
>
> Zudem sollten zu- und ableitende Systeme standardmäßig beobachtet und geprüft werden. Weitere pflegerische Maßnahmen, wie z. B. Kostaufbau, frühzeitige Mobilisation, müssen individuell bestimmt werden und können den Genesungsprozess positiv beeinflussen.

2.10 Delir
Gabriele Fley

Das pädiatrische Delir gewinnt in der letzten Zeit an Bedeutung. Die Entwicklung validierter Instrumente zur Einschätzung des Delirs [57] bei Kindern haben die Berichterstattung der Prävalenz erleichtert, doch die Schätzungen schwanken noch stark. Die Einschätzung des Zustands wird seit vielen Jahren in bestimmten Bereichen durchgeführt. Das systematische Review von Semple et al. (2022) fasst das aktuelle Wissen in Bezug auf Prävalenz (Häufigkeit) und Subtypen zusammen. Außerdem werden die Risikofaktoren, die klinischen Auswirkungen im Zusammenhang mit pädiatrischem Delir und der Einfluss auf die Behandlungskosten dargestellt.

DEFINITION

Delir: ... ist eine akute zerebrale Funktionsstörung, die durch eine systemische Erkrankung oder die Auswirkungen einer Behandlung verursacht wird [56].

... ist eine neuropsychiatrische Störung, bei der die Hirnfunktion aufgrund einer Grunderkrankung und/oder infolge einer Intensivbehandlung gestört ist [57].

Das pädiatrische Delir kann als hypoaktiv, hyperaktiv oder gemischt klassifiziert werden.

Die Patienten schwanken zwischen hypoaktiven (verminderte Reaktionsfähigkeit/Rückzug), hyperaktiven (Unruhe/Ruhelosigkeit) und gemischten (kombinierten) klinischen Zuständen. Die Phänotypen des Delir werden durch eine psychiatrische Beurteilung und anhand der Richmond Agitation-Sedation Scala (RASS, 4–6) klassifiziert (→Tab. 2.8). Ein Wert auf der RASS von -3 bis -1 deutet auf ein hypoaktives und +1 bis +4 auf ein hyperaktives Delirium hin. Schwankungen zwischen negativen und positiven Werten weisen auf ein gemischtes pädiatrisches Delir hin. Das hypoaktive Delir könnte auch als „akutes Apathie-Syndrom" bezeichnet werden.

Das Delir bei kritisch kranken Kindern ist mit Dislokation wichtiger Zugänge (z. B. zentral venösen Zugängen, Endotrachealtuben), einer Verlängerung der Beatmung und der Verweildauer im Krankenhaus, erhöhten Gesundheitskosten und Sterblichkeit verbunden.

Das pädiatrische Delir wurde, wenn es überhaupt erkannt wurde, in der Vergangenheit oftmals zu selten oder falsch diagnostiziert. Ein wahrscheinlicher Grund dafür ist, dass Pflegefachpersonen und Ärzte auf der Intensivstation nicht speziell auf die Symptome des pädiatrischen Delirs achten. Außerdem ist es schwierig, die Symptome bei Kindern, die noch nicht sprechen können, zu beurteilen [58]. Zu den Schwierigkeiten bei der Diagnose gehören die unterschiedlichen Bezeichnungen, mit denen der Zustand beschrieben wird, z. B. Intensive Care Unit-Syndrom, akuter Verwirrtheitszustand, akutes Hirnversagen oder septische Enzephalopathie. Auch mögliche Differenzialdiagnosen wie Infektionen, iatrogenes Entzugssyndrom, neurologisches Trauma, Schmerzen und Unwohlsein können mit dem Delir verwechselt werden. Üblicherweise wurde das pädiatrische Delir durch eine psychiatrische Beurteilung anhand der DEFINITION des „Diagnostic and Statistical Manual of Mental Disorders" und durch Befragungen festgestellt. [57]

Tab. 2.8 Richmond Agitation-Sedation Scala (RASS, 4–6) [F1169-001]

Wert	Bezeichnung	Erklärung
+4	Streitlustig	Aggressives und gewalttägiges Erhalten
+3	Sehr agitiert	Zieht/entfernt Katheter oder Drainage aggressiv
+2	Agitiert	Ungezielte Bewegungen, asynchrone Atmung am Ventilator
+1	Unruhig	Ängstlich
0	Aufmerksam und ruhig	
−1	Schläfrig	Erwacht bei Ansprechen, Blickkontakt ›10 Sek.
−2	Leichte Sedierung	Kurzes Erwachen bei Ansprache, Blickkontakt ‹ 10 Sek.
−3	Mäßige Sedierung	Bewegung, Augenöffnung bei Ansprache, kein Blickkontakt
−4	Tiefe Sedierung	Kein Reaktion auf Ansprache durch körperlichen Reiz, Bewegung durch Augenöffnung
−5	Nicht erweckbar	Kein Reaktion auf Ansprache oder körperlichen Reiz

Inzwischen stehen eine Reihe von Assessmentskalen zur Verfügung (→Tab. 2.9), die meisten für den Bereich der pädiatrischen Intensivpflege.

Die „European Society of Pediatric/Neonatal Intensive Care" empfiehlt das Assessment auf Delir für alle Kinder, die in einem kritischen Zustand eingewiesen werden.

Semple et al. (2022) identifizierten fünf Gruppen von Risikofaktoren im Zusammenhang [57]:

- Mit den Patienten
  - jünger als 2 Jahre
  - mit Entwicklungsverzögerungen
  - mit kognitiven Grundstörungen
  - mit Primärdiagnosen, z. B. angeborene Herzfehlbildungen oder Herz-Thorax-Operationen
- Mit der klinischen Versorgung
  - Bedarf an respiratorischer Unterstützung
  - Notfallaufnahme

Tab. 2.9 Überblick über verschiedene Assessmentinstrumente zum Delir

Name/Abkürzung	Besonderheiten	
Pediatric Anesthesia Emergent Delirium scale (PAED) →Tab. 2.10	• Erste validierte Delir Skala für Kinder • Erkennung des hyperaktiven Delir nach Anästhesie	
Für den Intensivpflegebereich		
Pediatric Confusion Assessment Method for the Intensiv Care Unit (pCAM-ICU)	Entwickelt für Mitarbeitende, die keine Psychiaterin sind • Modifikation der Version für Erwachsene • Validiert für Kinder über 5 Jahre	Deutsche Version autorisiert durch den Erstautor des Originalinstruments
Cornell Assessment of Pediatric Delirium (CAPD)	• Für Kinder jeden Alters • Pädiatrische Intensivstation • Adaptiert an PAED	
PreSchool Confusion Assessment Method for the Intensiv Care Unit (psCAM-ICU)	• Für Kinder zwischen 6 Monaten und 5 Jahren	
pCAM-ICU Severity Scale	Für Kinder von 5 Jahren und älter	
Sophia Observation Withdrawal Symptoms Pediatric Delirium scale (SOS-PD)	Für Kinder älter als 3 Monate	

Tab. 2.10 Pediatric Anesthesia Emergent Delirium scale (PAED_Skala) [59] [P935-006]

	Das Kind	Gar nicht	Ein wenig	Etwas mehr	Viel	Sehr viel
Delir-Kriterien (ED I-Score)	... hält Augenkontakt zur Bezugsperson	4	3	2	1	0
	... zeigt zielgerichtete Bewegungen	4	3	2	1	0
	... nimmt seine Umwelt wahr	4	3	2	1	0
Agitationskriterien (ED II-Score)	... ist unruhig/ruhelos	0	1	2	3	4
	... ist untröstlich	0	1	2	3	4

  - Herzerkrankungen
  - Infektionen und entzündliche Erkrankungen
  - geistige Behinderung
  - neurologische Schäden
  - Leberschäden
  - körperliche Einschränkungen
  - längere Bypasszeiten am Herzen
  - Verwendung einer kontinuierlichen Nierenersatztherapie
  - extrakorporale Membranoxygenierung
  - Bluttransfusionen
- Mit der medikamentösen Therapie
  - Benzodiazepine
  - Opioide
- Mit dem Management des pädiatrischen Delir
  - kein direkter Risikofaktor, aber das Zusammenspiel von regelmäßiger Schmerz- und Komfortbeurteilung, die Förderung des Schlafs, die Mobilisierung und die Minimierung des Benzodiazepinverbrauchs zeigen einen positiven Effekt
- Mit der klinischen Behandlung
  - Beatmungsstatus
  - Beatmungsdauer.

2.11 Fatigue

Gabriele Fley

Bereits 2008 stellte Radbruch zum Thema Fatigue fest, dass Müdigkeit allgemein als multidimensionales Konstrukt anerkannt ist. Müdigkeit hat einen großen Einfluss auf die Lebensqualität der Patientinnen [59]. Es ist bekannt, dass Fatigue häufig als körperliches Symptom auftritt. Sie kann sich aber auch in Form einer nachlassenden kognitiven Leistungsfähigkeit und/oder einer Beeinträchtigung der emotionalen Funktion äußern. [61]

Fatigue betrifft nicht nur das erkrankte Kind, sondern sollte auch als Phänomen der Eltern oder anderer Betreuungspersonen beachtet werden. Je nach Erkrankung sind inzwischen eine größere Anzahl an Faktoren bekannt, die Einfluss auf die Entstehung von Fatigue der Betreuungspersonen haben. Interventionen wie Unterstützung von Bewältigungsstrategien sind hilfreich, verbessern Leid und Belastungen und reduzieren Fatigue. [62]

Das National Comprehensive Cancer Network empfiehlt, Fatigue als sechstes Vitalzeichen beim Routinescreening zu erfassen. Laut ihren Leitlinien sollte bei Kindern über 12 Jahren die einfache nummerische Rating Skala von 0 bis 10 verwendet werden, wobei 0 für „keine Fatigue" und 10 für „schlimmste Fatigue, die du dir vorstellen kannst" steht. Für Kinder zwischen 7 und 12 Jahren wird eine 5-Punkte-Skala empfohlen, die Beschreibung zwischen „nicht müde" und „schlimmste Müdigkeit" enthalten. Kinder von 5 oder 6 Jahren sollte man fragen, ob sie „müde" oder „nicht müde" sind. Es gibt eine Reihe von validen und reliablen Assessmentinstrumenten für Kinder in unterschiedlichen Sprachen. [62]

Deutschsprachige Instrumente liegen bisher für Kinder noch nicht vor.

DEFINITION

Fatigue (Müdigkeit): Fatigue ist ein Symptom, das durch ein subjektives Gefühl von überdurchschnittlicher Müdigkeit und Erschöpfung nach einer Routineaufgabe definiert ist und die körperlichen und geistigen Fähigkeiten beeinträchtigt.

Müdigkeit bei schwerkranken Kindern und Jugendlichen kann auf eine Vielzahl von Krankheiten und anderen Ursachen zurückgeführt werden, die das tägliche Leben der zu Pflegenden unmittelbar und anhaltend beeinträchtigen. Die Müdigkeit dieser kranken Kinder und Jugendlichen in verschiedenen Altersstufen ist definiert und kann auf nicht belastende Weise valide gemessen werden. Dank dieser Fortschritte in der Wissenschaft kann sich die Ärztin nun auf die Wirkmechanismen konzentrieren, die für die auftretende Müdigkeit verantwortlich sind, und – was ebenso wichtig ist – auf die Pflegemaßnahmen, die den ursächlichen Faktoren entsprechen. So beunruhigend die Müdigkeit für schwerkranke Kinder und Jugendliche auch sein mag, am Ende des Lebens ist es hilfreich, die Müdigkeit als einen natürlichen Prozess zu betrachten, möglicherweise sogar als einen Schutzfaktor. Interventionen zur Verringerung der Müdigkeit können zu diesem Zeitpunkt der besten Pflegepraxis widersprechen. [62]

Einer der wichtigsten Aspekte bei der Unterstützung von Kindern und ihren Familien im Umgang mit den belastenden Symptomen der Müdigkeit ist die Vorbereitung auf das Phänomen und die Aufklärung darüber. Die Familien sind besorgt, wenn ihre Kinder Anzeichen von Müdigkeit zeigen. Sie müssen darüber informiert werden, dass sie realistische Erwartungen an die Belastbarkeit und Aktivitäten der Kinder stellen müssen. [62]

Einige allgemeine Strategien, die dazu beitragen Müdigkeit zu reduzieren [62]:

- Einschränkung des Mittagsschlafs, um den Nachtschlaf nicht zu beeinträchtigen
- Einhalten eines strukturierten Tagesablaufs
- Einbezug von Entspannungsstrategien für den Schlaf.

Die Behandlung der Müdigkeit sollte bei sekundärer Müdigkeit kausale Interventionen und eine symptomatische Behandlung mit pharmakologischen und nicht-pharmakologischen Maßnahmen umfassen. [59]

Die meisten **nicht-pharmakologischen Interventionen** zur Verringerung der Müdigkeit sind im Bereich der Versorgung von Kindern mit Krebserkrankungen untersucht. Sie umfassen körperliche Aktivitäten wie Walken, Schwimmen, leichtes Gewicht heben, Yoga und Physiotherapie und Mind-Body Interventionen (Gesundheits- und Fitnessinterventionen auf körperlicher und geistiger Ebene) wie Massagen und Energy-Therapien wie Healing Touch, Akupressur, Achtsamkeit bzw. Entspannung. Bei Kindern ist die Evidenz von nicht-pharmakologischen Interventionen begrenzter als bei Erwachsenen, aber trotzdem vielversprechend. [62]

2.12 Kindesmisshandlung und sexueller Missbrauch

Fabian Martach, Magdalena Stöppel

DEFINITION

Kindesmisshandlung: nicht zufällige, bewusste oder unbewusste, meist wiederholte Anwendung körperlicher und psychischer Gewalt gegenüber Kindern in Familien oder Institutionen (z. B. Kindergarten, Schule) durch Handlungen oder Unterlassungen. Kindesmisshandlung beinhaltet körperliche und emotionale Vernachlässigung, körperliche Misshandlung, sexuellen Missbrauch sowie emotionale und psychische Misshandlung.

Kindesmissbrauch: jede sexuelle Handlung (mit oder ohne Körperkontakt), die an, mit oder vor Kindern und Jugendlichen gegen deren Willen vorgenommen wird oder der sie aufgrund körperlicher, seelischer, geistiger oder sprachlicher Unterlegenheit nicht wissentlich zustimmen können. Bei unter 14-Jährigen ist grundsätzlich davon auszugehen, dass sie sexuellen Handlungen nicht zustimmen können. Sexuelle Handlungen sind immer als sexuelle Gewalt zu werten, selbst wenn ein Kind ausdrückt, dass es einverstanden ist, oder ein Täter oder eine Täterin dies so beschreibt. Klinisch zeigt das Opfer außer typischen Genitalverletzungen evtl. unspezifische, z. B. gastrointestinale Symptome und Verhaltensstörungen

Kindeswohlgefährdung: Feststellung einer gegenwärtigen, in einem solchen Maß vorhandenen Gefahr, dass bei der weiteren Entwicklung der Dinge eine erhebliche Schädigung des geistigen oder leiblichen Wohls des Kindes mit hinreichender Wahrscheinlichkeit zu erwarten ist.

In Orientierung an Urteile des Bundesgerichtshofs: BGH FamRZ 1956, 351; BGH 23.11.2016 – XII ZB 149/16

Im Jahr 2022 (Stand 08/2023) meldeten die deutschen Jugendämter 62.300 Fällen von Kindeswohlgefährdung, nachdem insgesamt 203.700 Hinweismeldungen geprüft worden waren. Im Vergleich zum Jahr 2021 sank die Zahl der Fälle von latenter Kindeswohlgefährdung um 2 %, jedoch traten Fälle von akuter Kindeswohlgefährdung um 10 % häufiger auf als noch im Vorjahr. Am häufigsten (59 %) handelte es sich dabei um Formen der Vernachlässigung, gefolgt von psychischer Misshandlung (35 %) und körperlicher Misshandlung (27 %). In 5 % der Fälle wurde sexuelle Gewalt als Ursache der Kindeswohlgefährdung genannt. In **22 %** der Fälle wurden **mehrere Arten von Vernachlässigung oder Gewalt gleichzeitig** festgestellt. Die Zahl der Kinder, die mehrere Arten von Vernachlässigung oder Gewalt gleichzeitig erlebt haben, ist in den letzten Jahren kontinuierlich gestiegen (2015: 16 %, 2022: 22 %).

Bereits im Jahr 2021 hatten die Fälle von Kindeswohlgefährdungen den zweithöchsten Wert und die Fälle von Hilfebedarf den bis dato höchsten Stand seit Einführung der Statistik des Statistischen Bundesamts im Jahr 2012 erreicht.

Formen

Es gibt folgende Formen der Vernachlässigung und Misshandlung:

- **Körperliche Vernachlässigung:** unzureichende Versorgung und Gesundheitsfürsorge, die zu Gedeih- und Entwicklungsstörungen führt
- **Emotionale Vernachlässigung/Misshandlung:** unzureichendes, nicht altersgemäßes oder ständig wechselndes Beziehungsangebot, welches die Kinder ängstigt, überfordert oder ihnen das Gefühl der eigenen Wertlosigkeit vermittelt
- **Körperliche Misshandlung/direkte Gewalteinwirkung:** z. B. Schlagen, Schütteln, Verbrennen, Verätzen oder Schädigung durch Intoxikation
- **Sexueller Missbrauch:** alle Formen menschlicher Sexualität, die mit Kindern ausgeübt werden.

Krankheitsentstehung

Folgende **Risikofaktoren** sind in Fällen von **Kindesmisshandlung/-missbrauch** häufig nachweisbar:

- Weibliches Geschlecht als Risiko für schweren sexuellen Missbrauch
- Männliches Geschlecht als Risiko für pädophile Handlungen
- Armut, psychische Erkrankungen/Sucht eines Elternteils sowie Teenager-Mutterschaft als Risiko für Vernachlässigung
- **Risikofaktoren Eltern:**
  1. Vorgeschichte eigener Misshandlung *(„broken home")*
  2. Sehr junge Eltern
  3. Alleinstehende Eltern
  4. Drogen-/Alkoholabusus
  5. Psychiatrische/psychische Erkrankung, insbesondere Depression
  6. Armut in Verbindung mit psychosozialem Stress, Arbeitslosigkeit
  7. Begrenzte Frustrationstoleranz
  8. Übertrieben hohe, inadäquate Erwartungen an das Kind und unrealistische Einschätzung des kindlichen Entwicklungsstands
- **Risikofaktoren Kind:**
  1. Hauptrisikofaktor: junges Alter (Säuglinge, Kleinkinder), Regulationsstörungen wie exzessives Schreien, Störungen der Nahrungsverabreichung bzw. –aufnahme, Schlafstörungen
  2. Nach der Geburt von der Mutter getrennte Kinder (fehlendes *„Bonding"*), z. B. Frühgeborene, kranke Neugeborene
  3. Enttäuschte oder unangemessene Vorstellungen vom Kind: ungewolltes Kind, chronisch kranke Kinder, Kinder mit Fehlbildungen.

Anamnese

Eine ausführliche Anamnese ist unabdingbar. Warnzeichen für eine **Kindesmisshandlung** sind Aussagen, die:

- Unschlüssig sind und sich widersprechen
- Inkohärent sind in der zeitlichen Reihenfolge
- Unpassend sind zu den körperlichen Symptomen des Kindes.

Vorsicht! Untersuchende sollte besonders aufmerksam sein, wenn die Vorsorgeuntersuchungen und Impfungen unvollständig sind und es in der Vergangenheit häufige Arztwechsel gab.

Besonders bei Verdacht auf einen **sexuellen Missbrauch** muss die Anamnese sehr behutsam und bestenfalls durch eine erfahrene Therapeutin erhoben werden. Dies ist im Alltag nicht immer zu gewährleisten, da sich die Betroffenen meist spontan einer Vertrauensperson öffnen (z. B. Lehrer, Nachtwachen im stationären Bereich).

Da der Umgang mit dem Verdacht und das weitere Vorgehen höchster Feinfühligkeit bedarf, aber auch die versorgenden und handelnden Berufsgruppen emotional belastet, wurde als Unterstützung **ein Leitfaden** erstellt. Dieser soll helfen, Verdachtsmoment zu konkretisieren und ein adäquates Handeln zu ermöglichen.

Zu achten ist auf eine **zurückhaltende Gesprächsführung:**

- Raum zum freien Erzählen geben („Erzähle mir alles darüber.").
- Suggestive Nachfragen unbedingt vermeiden, wenn zuvor nichts davon erwähnt wurde („War es so … oder eher so …?", „Hat er/sie dir wehgetan?").

Ebenfalls sehr wichtig ist eine **genaue schriftliche Dokumentation:**

- Die Dokumentation ist die Grundlage für mögliche spätere Glaubhaftigkeitsbegutachtungen.
- Es wird auch notiert, wie es zu dem Gespräch kam, der Betroffene emotional beteiligt war und ob es z. B. Sprünge in der Darstellung gab.

Symptome

Vorsicht! Die Symptome von Kindesmisshandlung/-missbrauch können interindividuell sehr unterschiedlich sein! Bestimmte Symptome können auf eine Misshandlung oder einen Missbrauch hinweisen, sie sind jedoch keine absolut sicheren Beweise.

Hinweise auf Kindesmisshandlung

1. **Allgemeine/anamnestische Hinweise**
   - Unpassende, unpräzise, fehlende oder wechselnde Erklärungsmuster
   - Unfallhergang nicht mit dem Entwicklungsstand des Kindes vereinbar
   - Zufällig entdeckte zusätzliche Verletzungen
   - Selbst oder durch Geschwister zugefügte Verletzungen
   - Verzögerte ärztliche Vorstellung
   - Aufsuchen verschiedener Ärztinnen/Kliniken
   - Unangemessen wenig oder übertriebene Besorgnis
   - Häufung von Unfällen, „Unfall-Kind"
   - Hinweise von Dritten oder Kind selbst
2. **Körperliche Symptome als Hinweise auf Kindesmisshandlung**
   - **Hämatome:** Kennzeichen nicht akzidenteller Hämatome
     - Jedes Hämatom bei Kindern unter 6 Monaten (prämobiles Alter)
     - Hämatome an untypischen Stellen (→ Abb. 2.23), z. B. am Gesäß, Genitalien, am unteren Rücken (→ Abb. 2.24), an den Rückseiten der Arme und Beine, Handrücken, an den Ohren, am Hals, abseits knöcherner Prominenzen. Im Gegensatz dazu treten Verletzungen, die sich Kinder durch Laufen, Spielen und Toben zuziehen, typischerweise an der Stirn, den Ellenbogen oder Knien auf.

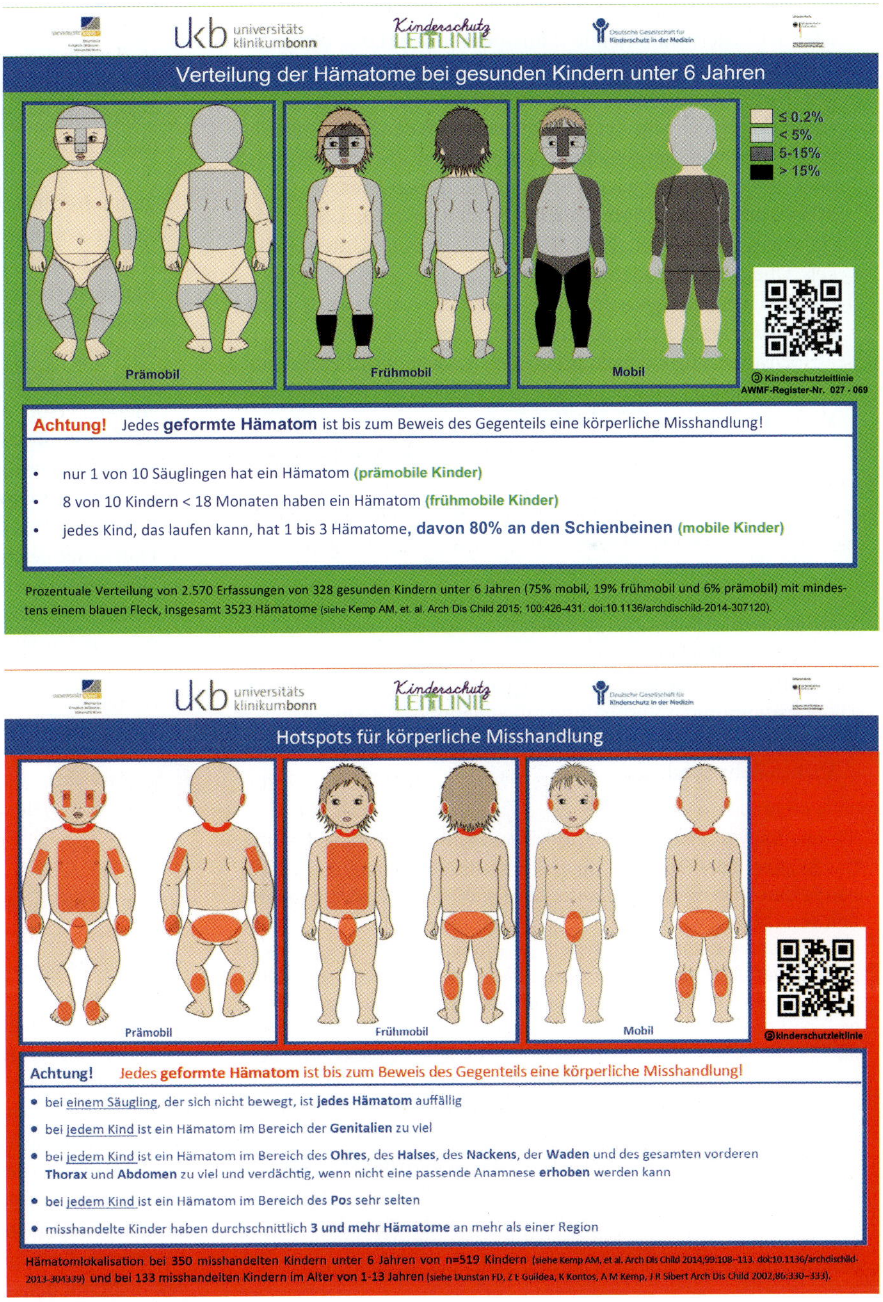

Abb. 2.23 Lokalisationen von Verletzungen (nach [3]). Kindertypische Sturzverletzungen (1), Misshandlungen (2). [W1103-001]

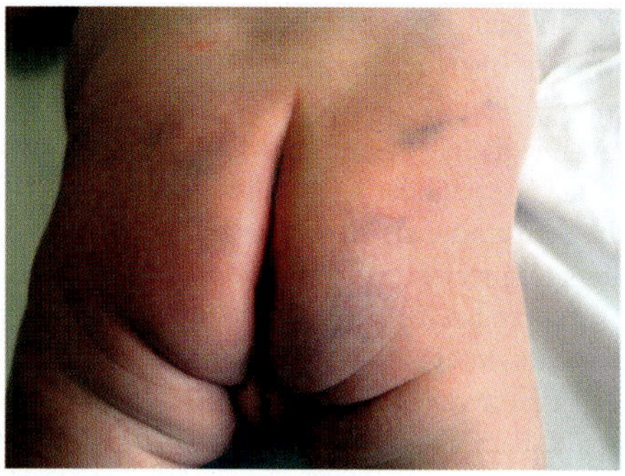

Abb. 2.24 Handabdruck auf dem Gesäß eines Kleinkindes [P546]

- Hämatome mit typischer Form, spezifische Abdruckmuster, z. B. eines Handabdrucks oder eines Stocks (→ Abb. 2.24), multiple oder in Clustern auftretende Hämatome, große Hämatome
- Hämatome in Verbindung mit Knochenbrüchen, Verbrennungen, Hirnblutungen oder unklaren Verletzungen
  Cave: Das Fehlen von Verletzungszeichen an der Haut schließt andere misshandlungsbedingte Verletzungen wie Knochenbrüche oder eine Hirnblutung nach Schütteltrauma nicht aus.
- **Misshandlungsbedingte Knochenbrüche** im ersten Lebensjahr (in absteigender Häufigkeit): Rippen-, Unterarm-, Unterschenkel-, Oberarm-, Schädelfraktur
  Cave: Misshandlungswahrscheinlichkeit bei Frakturen steigt mit Anzahl der Frakturen und sinkendem Alter des Kindes
  - Hochverdächtig auf nichtakzidentelle Knochenbrüche sind multiple (unerklärte) Knochenbrüche in verschiedenen Heilungsstadien
- **Verbrennungen und Verbrühungen:**
  - Klar abgegrenzte Verbrennungen in Form eines Gegenstands, z. B. Zigarette, Bügeleisen
  - Handschuh- oder sockenartige Form: durch Eintauchen der Extremitäten in heiße Flüssigkeiten
  - Scharf begrenzte Verbrühungen des Gesäßes
  - Kontaktverbrennung an Stellen, die nicht vereinbar sind mit kindlichem unbeabsichtigten Berühren heißer Gegenstände (an Stamm und Rücken)
  - Zahlreiche einzelne Verbrennungen
  - Verbrennung in Verbindung mit anderen Verletzungen
- Unklare Bewusstlosigkeit im Säuglings- und Kleinkindalter (s. Shaken Baby Syndrom).

Shaken-baby-Syndrom/Schütteltrauma-Syndrom

Das Shaken-baby-Syndrom, auch Schütteltrauma genannt, wird häufig durch verzweifelte, überforderte und hilflose Aufsichtspersonen verursacht.
Die Verletzung entsteht durch heftiges Hin- und Herschütteln des Kindes. Dabei kommt es zu unkontrollierten Kopfbewegungen und in der Folge zu intrakraniellen Scherkräften. Diese führen zu Gefäßverletzungen mit schweren Hirnblutungen. Die klinischen Symptome können sehr variabel sein. Das Kind ist meist schläfrig oder bewusstlos, es können **Krampfanfälle,** Atemaussetzer (Apnoen) und/oder **Erbrechen** auftreten. Häufige Befunde bei einem Schütteltrauma sind zudem **retinale Blutungen** (74–92 %).
Typisch beim Schütteltrauma ist, dass trotz oft schwerer neurologischer Symptome i. d. R. keine äußeren Verletzungen nachweisbar sind! Die genannten Symptome können jedoch viele andere Ursachen haben, was eine sorgfältige (Differential-)Diagnostik erfordert. Eine vorschnelle Verurteilung der Eltern ist unbedingt zu vermeiden!

- **Mangelhafter Pflegezustand:**
  - Wunde Körperstellen
  - Schlechter Zahnstatus
  - Gedeihstörung als Hinweis auf körperliche Vernachlässigung
  - Leichte Bekleidung bei kühlen Außentemperaturen.

! Vorsicht! Widersprechen sich elterliche Schilderungen und körperliche Symptome des Kindes oder erfolgt die ärztliche Vorstellung erst mehrere Tage nach der Verletzung, ist große Wachsamkeit hinsichtlich einer Kindesmisshandlung geboten. Ein Beispiel für solch eine Begebenheit: Bei der Vorsorgeuntersuchung eines 3-jährigen Jungen fallen Hämatome am Gesäß, Rücken und an den Ohren auf. Die Eltern geben an, ihr Kind sei sehr temperamentvoll, stoße sich ständig und falle hin. Die Prellmarken sind jedoch nicht an typischen Lokalisationen, wie an den Knien oder Ellbogen(→ Abb. 2.23, → Abb. 2.25) zu finden.

Sexueller Missbrauch

Mögliche äußere Hinweise auf sexuellen Missbrauch sind:
- **Verletzungen** im Genitalbereich
- Unklare Unterleibsschmerzen bei Schulkindern oder Jugendlichen
- Sexuell übertragbare **Infektionen** (z. B. Chlamydien, Gonorrhö, Syphilis, HIV).

Psychische Hinweiszeichen

Mögliche psychische Hinweise auf Vernachlässigung, Misshandlung oder Missbrauch sind:
- Verhaltensauffälligkeiten/emotionale Störungen (z. B. Aggression, Misstrauen, Grenzüberschreitungen oder Überanpassung, sozialer Rückzug)
- Störung der Nähe-Distanz-Regulation (körperliche Annäherung an andere Personen über das altersentsprechende Maß hinaus oder extreme Meidung von Körperkontakt)
- Entwicklungsstörungen, z. B. Sprachentwicklungsstörungen, Störungen der motorischen und kognitiven Entwicklung
- Psychosomatische oder psychiatrische Symptome
- Plötzlicher Leistungsknick in der Schule
- „Eingefrorenes Lächeln“
- Angst in Alltagssituationen (z. B. Baden, Duschen) durch Erinnerung an den Misshandlungskontext
- Sexualisierendes Verhalten (z. B. Verwendung obszöner Worte und Gesten)
- Altersuntypisches Wissen über Sexualität.

! Vorsicht! Es gibt kein „sexuelles Missbrauchssyndrom“, also keine typischen Verhaltensweisen, die eindeutig auf eine sexuelle Misshandlung hinweisen!

Körperliche Untersuchung

Der zu pflegende Mensch muss für die körperliche Untersuchung mündlich eingewilligt haben. Die Untersuchung erfolgt am entkleideten Patienten.
- Wie ist der allgemeine **Pflegezustand (einschließlich Zahnstatus)?**
- Welche **äußeren Verletzungszeichen** liegen vor?
- Wie verhält sich das Kind gegenüber den Sorgeberechtigten (Interaktionsbeobachtung)?
- Wie verhält sich das Kind gegenüber dem Untersucher?

Die Befunde werden auf zur Verfügung stehenden Dokumentationshilfen schriftlich festgehalten (Mustervorlagen: www.kindesmisshandlung.de, Körperschemavorlagen: www.kkg-nrw.de). Verletzungen sollten mittels Fotodokumentation festgehalten werden (**Cave:** Fotos sollten nicht mit dem privaten Smartphone aufgenommen werden). Wich-

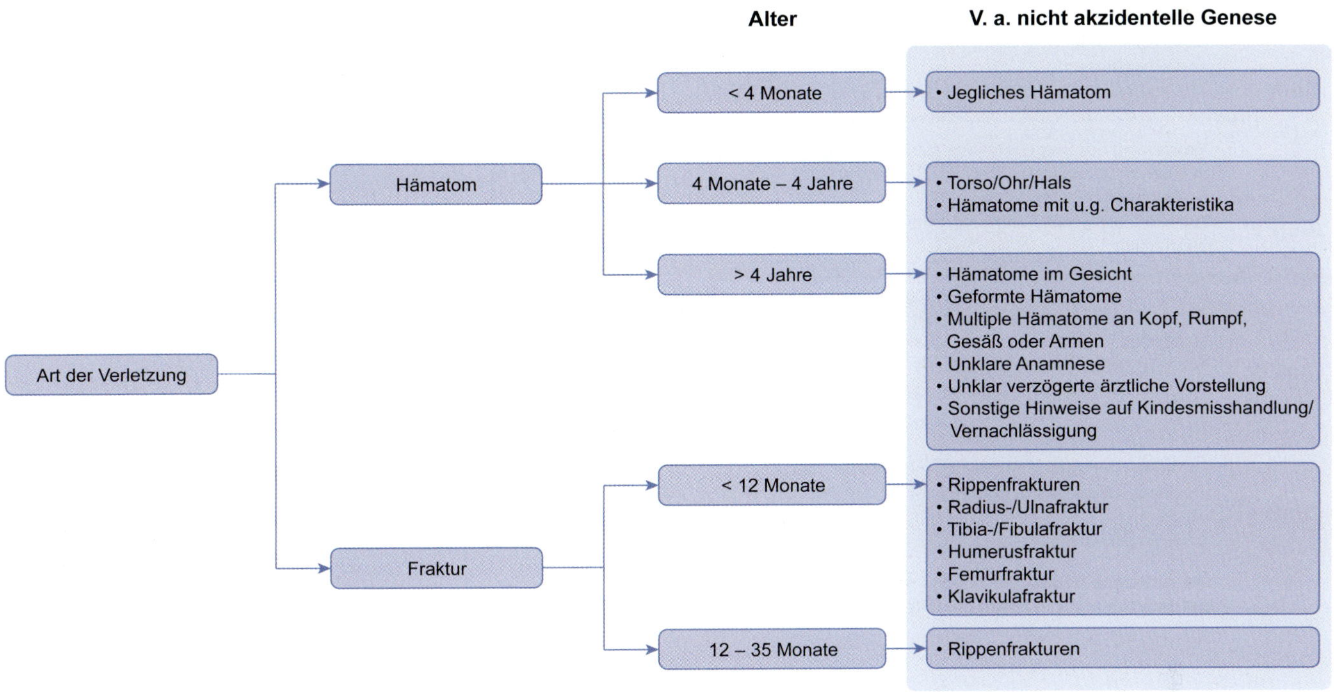

Abb. 2.25 Schematische Darstellung typischer Verletzungen, die nicht zufällig aufgetreten sind (nicht akzidentelle Genese). [F781-017/L143]

tig ist es, bei der Fotodokumentation ein Zentimetermaß zu verwenden, um die Größenverhältnisse abzubilden. Zudem sollte eine Übersichts- und eine Detailaufnahme erfolgen.

Gynäkologische Untersuchung

Bei Verdacht auf einen sexuellen Missbrauch ist neben der allgemeinen körperlichen Untersuchung auch eine gynäkologische Untersuchung in Erwägung zu ziehen. Insbesondere wenn die Tat nicht länger als 72 Std. zurückliegt, sollte diese rasch erfolgen, um genetisches Material (z. B. Speichel, Sperma) zur Beweissicherung erhalten und asservieren zu können. Eine gynäkologische Untersuchung bedarf allerdings der Zustimmung der Sorgeberechtigten (oder des gesetzlichen Vertreters). Zudem muss das Kind zuvor gut auf die Untersuchung vorbereitet werden, um eine erneute Traumatisierung zu vermeiden.

Behandlungsstrategie

Das Vorgehen bei einem Verdacht auf Misshandlung oder sexuellen Missbrauch ist in Deutschland im Gesetz zur Kooperation und Information im Kinderschutz (KKG) geregelt. Oberstes Ziel aller Interventionen ist das **Wohl des Kindes.** In jedem Fall ist eine Rechtsgüterabwägung (Recht auf körperliche Unversehrtheit, ärztliche Schweigepflicht) sinnvoll. Insbesondere im Hinblick auf den sexuellen Missbrauch und die vitale Bedrohung hat der Schutz des Kindes vor dem Täter Vorrang.

Akutmaßnahmen

Unreflektierte, vorschnelle Maßnahmen sind zum Wohl des Kindes zu vermeiden. Es sollte ein möglichst **offenes Gespräch** mit dem betroffenen Kind (unter Berücksichtigung der Kontextfaktoren und des Entwicklungsstands) sowie den **Sorgeberechtigten** geführt werden, soweit das Kind dadurch nicht gefährdet wird. Sofern es die akute medizinische Situation erlaubt, sollte die Situation auch mit Dritten (behandelnde Pädiaterin, Erzieherin und Lehrerin, Kinderschutzgruppe, Jugendamt) erörtert und der Familie Unterstützung angeboten werden. Angehörige der Heilberufe haben dabei das Recht auf eine **Beratung durch eine erfahrene Fachperson.** Die Patientendaten müssen anonymisiert werden.

In der Akutsituation erfolgt zunächst die Einschätzung, ob das Kind weiter im häuslichen Milieu bleiben kann oder ob es außerhalb der Familie untergebracht werden muss (z. B. zunächst stationäre Aufnahme im Krankenhaus). Dabei sollte zeitnah die örtliche Kinderschutzgruppe einbezogen werden. **Angehörige der Heilberufe können ohne Verletzung ihrer Schweigepflicht das Jugendamt über die vorliegende Gefährdung informieren.** Die Eltern sind über die Information des Jugendamts in Kenntnis zu setzen, vorausgesetzt, dass dies nicht zu einer weiteren Gefährdung des Kindes führt.

Ambulante Hilfen (z. B. eine Sozialpädagogische Familienhilfe, SPFH) können in vielen Fällen ausreichend sein, um sowohl die Gesundheit des Kindes als auch die familiären Strukturen zu erhalten. Dabei sind ein **enger Kontakt zur Familie** und eine **professionelle Begleitung** unbedingt erforderlich, um eine Gefährdung des Kindes nicht zu übersehen. Sind ambulante Hilfen nicht ausreichend, müssen rechtzeitig weitere Maßnahmen zum Schutz des Kindes ergriffen werden.

Ist eine **Fremdunterbringung** indiziert und liegt beim betroffenen Kind eine Bindungsstörung vor, kann zunächst eine stationäre Unterbringung mit Bezugspersonen im Schichtdienst sinnvoller sein als eine Pflegefamilie. Grund ist, dass ein zu intensives Beziehungsangebot diese Kinder besonders am Anfang sehr überfordern kann.

Langfristige Therapiestrategien

Nach sexuellem Missbrauch und Misshandlung ist **nicht in jedem Fall** eine **sofortige Psychotherapie** sinnvoll, da die Betroffenen häufig über adäquate Copingstrategien verfügen. Liegen Entwicklungsverzögerungen oder eine diagnostizierbare Traumatisierung vor bzw. zeigt das

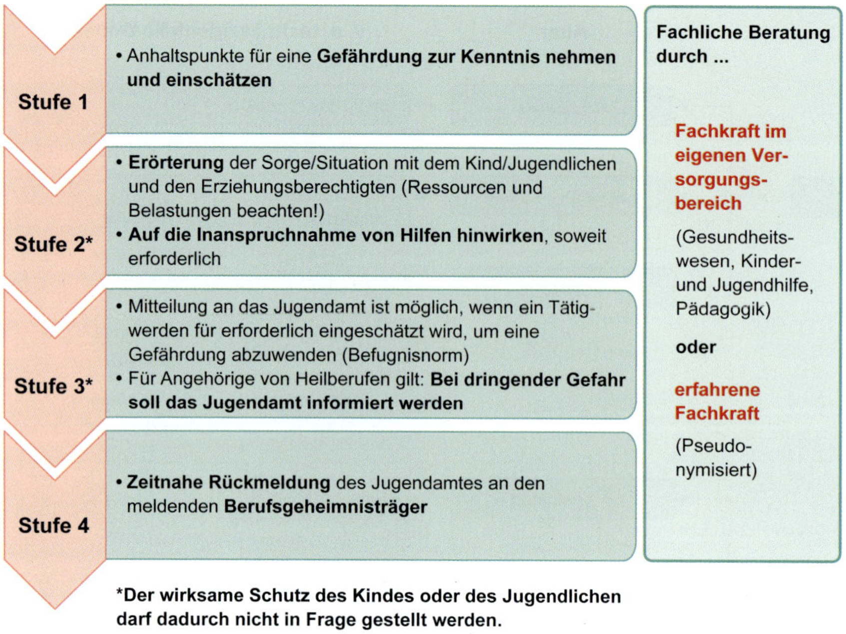

Abb. 2.26 Vorgehen bei Bekanntwerden von gewichtigen Anhaltspunkten für Kindeswohlgefährdung [W1103-001]

Kind oder der Jugendliche Symptome wie **Suizidalität, autoaggressives Verhalten oder Depression,** ist eine Psychotherapie z. B. mit kognitiv-verhaltenstherapeutischen Ansätzen indiziert. Dabei ist es hilfreich, den nicht missbrauchenden Elternteil mit in die Behandlung einzubeziehen.

Hilfreiche Adressen

- Örtliches Jugendamt
- Örtliche Kinderschutzgruppen (www.dgkim.de/kinderschutzgruppen)
- Medizinische Kinderschutzhotline: 0800 19 210 00 (www.kinderschutzhotline.de)
- Kompetenzzentrum Kinderschutz im Gesundheitswesen NRW (www.kkg-nrw.de)
- Deutscher Kinderschutzbund, mit bundesweit über 400 Ortsverbänden (www.dksb.de)
- Nationales Zentrum Frühe Hilfen, bietet Unterstützung für Familien ab der Schwangerschaft bis zum 3. Lebensjahr der Kinder an (www.fruehehilfen.de, → 2.6).

Pflege

Der Umgang mit Kindern oder Jugendlichen, bei denen der Verdacht einer Misshandlung oder eines Missbrauchs besteht, erfordert von Pflegefachpersonen ein hohes Maß an **Sensibilität.** Bei den Betroffenen lässt sich häufig eine **gestörte Beziehungsgestaltung** zu Erwachsenen und/oder anderen Kindern und Jugendlichen beobachten, die sich in den meisten Fällen durch **starkes Misstrauen** ausdrückt. Insbesondere im stationären Setting sollte den Pflegefachpersonen bewusst sein, dass die Kinder oder Jugendlichen möglicherweise traumatisiert sind und sich in der Klinik in einem für sie unbekannten Umfeld befinden. Der Beziehungsaufbau sollte dementsprechend sehr **feinfühlig** und stets im **Tempo der zu pflegenden Menschen** erfolgen.

Informationen, die bereits bei der Aufnahme vorliegen, sollten direkt genutzt werden, um dem Kind oder Jugendlichen den Kontaktaufbau zu erleichtern. Besteht z. B. der Verdacht (oder ist bestätigt), dass eine Misshandlung oder ein Missbrauch von einem Mann ausgegangen ist, so sollte die Bezugspflege zunächst von einer Frau übernommen werden. Generell gilt es, den Betroffenen in die Gestaltung der pflegerisch-pädagogischen Abläufe und **Entscheidungen mit einzubeziehen** und Ängste und Wünsche zu berücksichtigen.

Tipps für einen behutsamen Beziehungsaufbau

- Dem Kind/Jugendlichen die nähere Umgebung zeigen.
- Beziehungsangebote unterbreiten (kein Zwang, respektiere ein Ablehnen), z. B. Vorstellen der Kontaktpersonen, Angebot von Freizeitaktivitäten und Gesprächszeiten.
- Ängste und Überforderungen wahrnehmen und auffangen.
- Dem Kind/Jugendlichen Angebote machen, sich in Spielkontakte mit Gleichaltrigen zu integrieren.

Insbesondere bei einem gelungenen Beziehungsaufbau kommt es häufig dazu, dass sich die Kinder oder Jugendlichen an die Bezugspersonen wenden, um über die **belastenden Erlebnisse** zu sprechen. Hier gilt es, an erster Stelle **Zuhörer** zu sein und eine wertende Haltung zu vermeiden. Anschließend ist es sehr wichtig, das Gespräch **gut** zu **dokumentieren** und die Inhalte zeitnah an den zuständigen Einzeltherapeuten weiterzugeben.

Kindesmisshandlung und Kindesmissbrauch sind sehr sensible Themen, die bei Involvierten des Hilfesystems oft **Emotionen wie Wut, Unverständnis** oder sogar **Ekel** hervorrufen. Gefühle dieser Art sollten akzeptiert werden, dürfen aber im professionellen Kontext gegenüber den Betroffenen und auch gegenüber den (verdächtigen) Tätern nicht ausgelebt werden. Dies kann die therapeutische, aber auch die juristische Arbeit maßgeblich beeinträchtigen.

Vertrauensvolle Beziehung

Pflegefachpersonen sorgen dafür, dass es dem Kind gut geht und dass es eine vertrauensvolle Beziehung zum therapeutischen Team aufbauen kann. Die Gesprächsführung mit Eltern oder Beziehungspersonen sollte sich immer am Schutz und der Sicherheit des Kindes orientieren. Es dürfen keine (zu Unrecht getroffenen) Schuldzuweisungen gegenüber Personen vorgenommen werden, welche dem

Betroffenen nahestehen. Dies kann die Gesamtbehandlung maßgeblich negativ beeinflussen!

In manchen Fällen zeigen die Betroffenen gegenüber Erwachsenen und/oder anderen Kindern aufgrund einer gestörten Bindungsgestaltung **sexualisierendes Verhalten.** Hier gilt es, v. a. andere zu pflegende Kinder wie auch sich selbst zu schützen. Eine gute Dokumentation und ein offener Austausch im Team sind unabdingbar.

SPICKZETTEL

Kindesmisshandlung und Kindesmissbrauch

Kindesmisshandlung bedeutet die Anwendung körperlicher und psychischer Gewalt gegenüber Kindern und meint körperliche und emotionale Vernachlässigung sowie körperliche Misshandlung i. S. direkter Gewalteinwirkung. Körperliche Hinweise sind Hämatome, Frakturen, Verbrennungen, mangelhafter Pflegezustand sowie psychische Auffälligkeiten, Verhaltens- und Entwicklungsstörungen.
Kindesmissbrauch liegt vor, wenn sexuelle Handlungen mit Kindern unter 14 Jahren, mit oder ohne Körperkontakt, vorgenommen werden. Körperliche Hinweise sind sexuell übertragbare Infektionen, Verletzungen im Genitalbereich, unklare Unterleibsschmerzen. Psychische Hinweise sind z. B. plötzlicher Leistungsknick in der Schule, sozialer Rückzug, Störung der Nähe-Distanz-Regulation, Angst in Alltagssituationen.
Oberstes Ziel aller Interventionen ist das Wohl des Kindes. Im Hinblick auf die Meldung von Misshandlung und sexuellem Missbrauch ist eine Rechtsgüterabwägung (Recht auf körperliche Unversehrtheit, ärztliche Schweigepflicht) sinnvoll.

2.13 Schutz vor sexuellen Übergriffen in der Kinderkrankenpflege

Florian Schneider

Sexuelle Annäherungsversuche von Seiten der Patienten sind häufig. Zwei Drittel der Pflegekräfte werden mindestens einmal im Jahr im Rahmen von intimer Pflege belästigt. Junge Frauen werden signifikant häufiger Opfer davon.

Der **erste Schritt** ist das Erkennen einer Grenzüberschreitung bzw. einer sexuellen Belästigung. Eine sexuelle Belästigung kann nonverbal, verbal oder körperlich geschehen. Unter nonverbalen Belästigungen versteht man z.B. Anstarren, taxierende Blicke, anzügliche Gestik und Mimik, aber auch unerwünschte Geschenke. Verbal können Aufforderungen zu sexuellen Handlungen, doppeldeutige Bemerkungen, unerwünschte Einladungen und anzügliches Anreden sein. Zu körperlichen Übergriffen zählen zufällige Berührungen, Betatschen, Herstellen von unerwünschter Nähe, sexuelles Bedrängen und Nötigung, Verfolgung und Erzwingen von sexuellen Handlungen oder gar Vergewaltigungen.

Der **zweite Schritt** ist der Umgang mit der Grenzüberschreitung bzw. der sexuellen Belästigung. Mitarbeiter und Mitarbeiterinnen im Gesundheitswesen, die eine Grenzverletzung erleben, haben das Recht, sich zu Wehr zu setzen. Im ersten Schritt können sie die Verursacherin/den Verursacher darauf hinweisen, worin die Grenzverletzung lag und sie auffordern dies in Zukunft zu unterlassen. In hartnäckigen Fällen kann dies auch vor Zeugen oder mit Hilfe von Kolleginnen/Kollegen geschehen. Falls dies erfolglos bleibt, können sich Mitarbeitende an die unmittelbaren Vorgesetzten und/oder die Vertreterinnen der Mitarbeitervertretung wenden. Des Weiteren können Vertrauenspersonen (z. B. Betriebsärztin, Vertreter/in der Seelsorge, Stationspsychologin) hinzugezogen werden, damit das Problem mit den Betroffenen in Vermittlungsgesprächen thematisiert wird. Der nächste Schritt wäre eine offizielle Anhörung mit einem offiziellen Gremium mit geschultem Fachpersonal. Es besteht dabei die Schweigepflicht und die Kommunikation muss immer im Einverständnis mit der/den Betroffenen stattfinden. Eine Supervision mit professionellen Fachkräften (z. B. Psychologinnen) kann helfen, mit dem bereits Geschehenen umgehen zu lernen.

Personen, die beruflich im Kontakt mit Kindern und Jugendlichen stehen, haben einen Rechtsanspruch auf kostenfreie und anonymisierte fachliche Beratung in Kinderschutzfragen (§ 8b Absatz 1 SGB VIII). Mitarbeiter in Gesundheitseinrichtungen haben Anspruch auf eine Beratung durch eine in diesem Bereich erfahrene Fachkraft. Einrichtungen, in denen sich Kinder und Jugendliche aufhalten, haben Anspruch auf Beratung (z. B. gegenüber dem Landesjugendamt; § 8b Absatz 2 SGB VIII). Eine rechtliche Verpflichtung zur Entwicklung von umfassenden Schutzkonzepten gibt es nicht.

Bei dem Thema sexuelle Gewalt muss viel Wert auf Prävention gelegt werden. Während der Ausbildung zur Pflegefachkraft können Gespräche über sexuelle Übergriffe in der Pflege helfen, das Thema zu besprechen und sich selbst ein theoretisches Handlungskonzept anzueignen, um im Notfall darauf vorbereitet zu sein. Darüber hinaus können praktische Trainings helfen, in denen konkrete Situationen nachgespielt werden. In Kinderkrankenhäusern braucht es im professionellen Umgang mit kindlichen Patienten immer wieder auch körperliche Nähe vom Personal zum Patienten (z. B. Vertrauen schaffen, Trösten). Umso wichtiger ist es, eine funktionierende Nähe-Distanz-Regulation auszubilden. Dabei wird erlernt, wie Grenzverletzungen erkannt und Grenzüberschreitungen vermieden werden. Intime Pflege oder intime Untersuchungen sollten immer zu zweit und auch in Anwesenheit von beiden Geschlechtern durchgeführt werden.

Schutzkonzepte haben zum einen das Ziel, dass Betroffene vor sexueller Gewalt vor Ort Hilfe ermöglicht wird, und zum anderen soll verhindert werden, dass Personen im Gesundheitswesen in den medizinischen Einrichtungen selbst Opfer von sexueller Gewalt werden. Das Recht auf Achtung von persönlichen Grenzen und auf Unterstützung sollte in Gesundheitseinrichtungen thematisiert werden. Schutzkonzepte können in der Gesundheitsversorgung das Risiko verringern, dass sexuelle Gewalt oder sexuelle Übergriffe in der Praxis oder in der Klinik stattfinden. Es geht um Ansätze, die Schutz für Behandlungs- und Pflegesituationen bewirken, in denen sexueller Missbrauch besonders leicht verübt werden kann. In großen Gesundheitseinrichtungen muss die gesamte Mitarbeiterschaft in die Erstellung eines Schutzkonzepts einbezogen und informiert werden. Die Verantwortung für die Erstellung von Schutzkonzepten liegt bei der Leitung. Bei der Erstellung von Schutzkonzepten sollen am besten Fachleute frühzeitig miteingebunden werden
Die **Schutzkonzepte** bestehen aus unterschiedlichen Bestandteilen.

- **Leitbild:** Darin soll die Verantwortung einer Gesundheitseinrichtung für den Schutz vor sexueller Gewalt verankert sein. Dabei ist es wichtig, dass es um den Schutz aller Mädchen und Jungen geht, unabhängig von sozialer oder kultureller Herkunft, auch unabhängig von sexueller Orientierung.
- **Personalverantwortung:** Es sollen angestellte oder ehrenamtliche Mitarbeiter gefunden werden, die sich zum einen um das Schutzkonzept kümmern, zum anderen aber auch in akuten Situationen ansprechbar sind und die Prävention von sexuellen Übergriffen im Blick haben.
- **Fortbildungen:** Alle haupt- oder ehrenamtlichen Beschäftigten sollen sich zum Thema Missbrauch oder Prävention von sexueller Gewalt fortbilden. Das realistische Ziel von Fortbildungen ist es, Beschäftige in ihrer Rolle als Schützende zu stärken und bei Taten selbstbewusst zu handeln.

- **Verhaltenskodex:** Dieser soll von den Mitarbeitenden selbst entwickelt werden und dient zur Orientierung für den grenzachtenden Umgang mit Mädchen und Jungen und formuliert Regelungen für Situationen, die für sexuelle Gewalt leicht ausgenutzt werden können (z. B. körpernahe Pflege). Die Regeln schützen vor sexuellem Missbrauch und schützen zugleich die Mitarbeitenden vor falschem Verdacht.
- **Partizipation:** Kinder und Jugendliche sollen aktiv in der Gestaltung des Schutzkonzepts und in Entscheidungen involviert werden.
- **Prävention:** In Gesundheitseinrichtungen sollten regelmäßig konkrete Präventionsangebote gemacht und Konzepte entwickelt und umgesetzt werden.
- **Beschwerdeverfahren:** Eine Gesundheitseinrichtung sollte ein funktionierendes Beschwerdeverfahren installieren. Dies dient dazu, dass sich Kinder, Jugendliche, Fachkräfte im Gesundheitswesen und Eltern im Verdachtsfall an Ansprechpersonen inner- und außerhalb der Gesundheitseinrichtung wenden können.
- **Notfallplan:** Ein schriftlich fixiertes Verfahren in Kinderschutzfällen und bei Verdacht auf sexuelle Gewalt ist wichtiger Bestandteil des Schutzkonzepts.
- **Kooperation mit Fachleuten:** Beratungsstellen gegen sexuelle Gewalt müssen im Notfallplan erscheinen, die bei der Einschätzung und bei der Entscheidungsfindung zum Vorgehen einbezogen werden.

3

PFLEGE IN DER NEONATOLOGIE

Birgit Gwuzdz, Sandra Oesingmann (3.2.2), Peter Schonhoff (3.2.2, 3.10.1), Andrea Zimmermann (3.10.1)

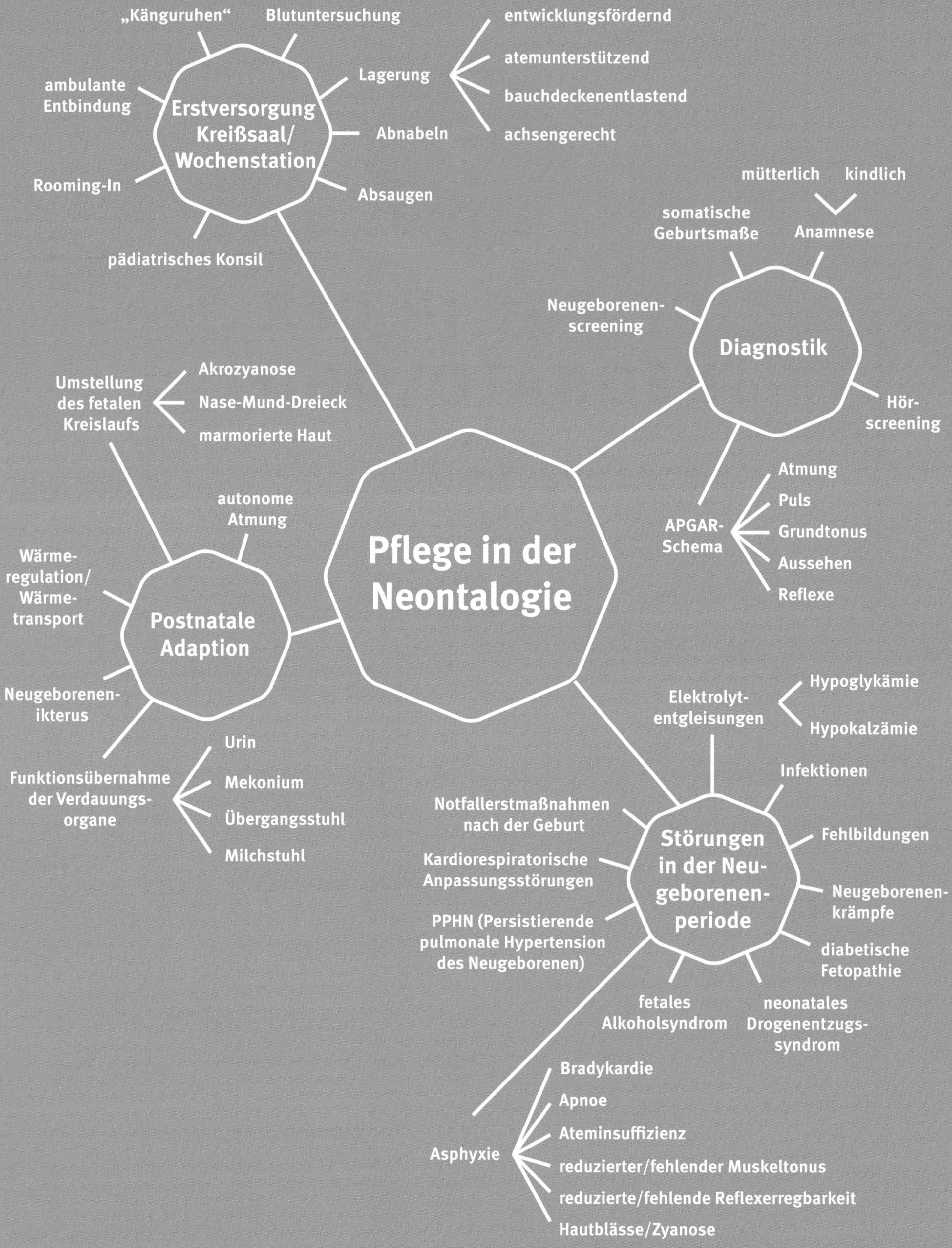

Pflege in der Neontalogie
Erstversorgung Kreißsaal/ Wochenstation
„Känguruhen“
Blutuntersuchung
Lagerung
entwicklungsfördernd
atemunterstützend
bauchdeckenentlastend
achsengerecht
Abnabeln
Absaugen
pädiatrisches Konsil
Rooming-In
ambulante Entbindung
Diagnostik
somatische Geburtsmaße
Anamnese
mütterlich
kindlich
Neugeborenen-screening
Hör-screening
APGAR-Schema
Atmung
Puls
Grundtonus
Aussehen
Reflexe
Postnatale Adaption
Umstellung des fetalen Kreislaufs
Akrozyanose
Nase-Mund-Dreieck
marmorierte Haut
autonome Atmung
Wärme-regulation/ Wärme-transport
Neugeborenen-ikterus
Funktionsübernahme der Verdauungs-organe
Urin
Mekonium
Übergangsstuhl
Milchstuhl
Störungen in der Neu-geborenen-periode
Elektrolyt-entgleisungen
Hypoglykämie
Hypokalzämie
Infektionen
Fehlbildungen
Neugeborenen-krämpfe
diabetische Fetopathie
neonatales Drogenentzugs-syndrom
fetales Alkoholsyndrom
Notfallerstmaßnahmen nach der Geburt
Kardiorespiratorische Anpassungsstörungen
PPHN (Persistierende pulmonale Hypertension des Neugeborenen)
Asphyxie
Bradykardie
Apnoe
Ateminsuffizienz
reduzierter/fehlender Muskeltonus
reduzierte/fehlende Reflexerregbarkeit
Hautblässe/Zyanose

Wussten Sie schon ...

Postnatale Adaption: Die Anpassung des Kreislaufsystems des Neugeborenen direkt nach der Geburt nennt man postnatale Adaption. Sie wird durch die Entfaltung der Lunge beim ersten Atemzug und die Durchtrennung der Nabelschnur (und somit der Unterbrechung des Kreislaufs über die Plazenta) eingeleitet.

Erstversorgung: Eine gut funktionierende Erstversorgung des Säuglings und der Mutter ist Teamarbeit zwischen Hebammen, Pflegenden und Ärzten. Nach standadisierten Abläufen versorgt man das Neugeborene in den ersten Lebensminuten, um dem Kind einen guten Start zu ermöglichen.

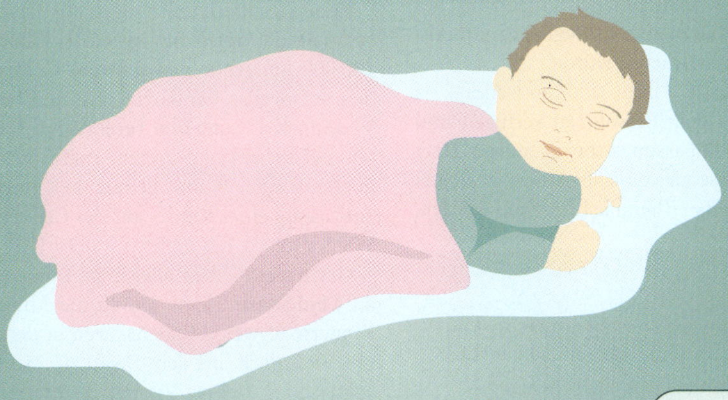

Gemeinsame Zeit: Ziel einer gelungenen Erstversorgung und Ziel in der Neonatologie ist es, dass Eltern und Kind nach der Geburt zusammenbleiben bzw. viel Zeit zusammen verbringen können.

Neugeborenen-Screening: 36–72 Stunden nach der Geburt führen die Ärzte das Neugeborenen-Screening durch. Mithilfe einer Trockenblutkarte, die mit Blut betropft wird, können wichtige Stoffwechselerkrankungen ausgeschlossen bzw. diagnostiziert werden.

APGAR-Score: Um die postnatale Adaption des Neugeborenen schnell einschätzen zu können, wird der APGAR-Score (Atmung, Puls, Grundtonus, Aussehen, Reflexe) herangezogen.

U1: Eine sorgfältige Untersuchung durch Geburtshelfende und Pädiater in den ersten Lebensminuten ist entscheidend. Bei der körperlichen Untersuchung wird auch auf Anomalien, Dysmorphien oder Geburtsverletzungen geachtet.

Bonding: Nach der Geburt ist der Kontakt zwischen Neugeborenem und Eltern sehr wichtig. Frühzeitig sollte Haut-zu-Haut Kontakt zwischen Eltern und Kinder herbeigeführt werden, um so die Bindung zu stärken.

3.1 Das Kind in der Neonatologie

Der Beginn eines neuen Lebens ist ein freudiges und einschneidendes Ereignis. Im Jahr 2021 wurden in Deutschland 795.492 Kinder lebend geboren. Doch nicht alle Kinder, die lebend geboren werden, sind gesund. Es gibt Kinder, die um ihre Geburt und in der ersten Zeit danach große gesundheitliche, sogar lebensbedrohliche Probleme haben. Zahlen aus dem Jahr 2021 zeigen auch, dass Kinder um den Zeitraum der Geburt bis ein Jahr danach versterben. Das Statistische Bundesamt verzeichnet für Deutschland 3.420 Totgeborene (perinatale Mortalität) und 2.368 Kinder, die im 1. Lebensjahr verstarben (Säuglingssterblichkeit) [1]. Die Zahlen belegen, dass die Bemühungen um eine verbesserte Gesundheitsfürsorge nicht nachlassen dürfen.

Die Geburt und die physiologischen Veränderungen nach der Geburt können für das Kind unterschiedliche Gefahren bergen, z. B. die Umstellung von Atmung und Kreislauf.

Außerdem können Vorfälle während einer Geburt dem Kind Probleme bereiten, z. B. eine unter der Geburt entstandene Hypoxämie, die schwere Folgeschäden mit sich bringt, Frakturen oder Lähmungen. Viele dieser Störungen können zunächst unentdeckt bleiben und würden zu weiteren Schäden führen, wenn nicht geschultes medizinisches und pflegerisches Personal die Neugeborenen und Säuglinge aufmerksam untersuchen und im Bedarfsfall überwachen würde.

Genaue Beobachtung und angepasste Pflege sind notwendig, da Früh- und Neugeborene noch über wenig Ressourcen verfügen und schneller dekompensieren können. Anpassungsstörungen von Herz und Lunge können weitreichende Konsequenzen haben. Bei Anzeichen einer Infektion muss umgehend mit einer Therapie begonnen werden, um Folgeschäden zu vermeiden.

DEFINITION

Neonatologie: Zweig der Medizin, der sich besonders mit der Physiologie und Pathophysiologie von Früh- und Neugeborenen befasst

Neugeborenes: Kind nach der Geburt bis zum 28. Lebenstag

- **Hypertrophes Neugeborenes oder Large for Gestational Age (LGA):** Kind mit einem Geburtsgewicht über der 90. Perzentile
- **Eutrophes Neugeborenes oder Appropriate for Gestational Age (AGA):** Kind mit einem Geburtsgewicht zwischen der 10. und 90. Perzentile
- **Hypotrophes Neugeborenes, Mangelgeborenes oder Small for Gestational Age (SGA):** Kind mit einem Geburtsgewicht unterhalb der 10. Perzentile
- **Very Low Birthweight Infant (VLBW, sehr niedriges Geburtsgewicht):** Kind mit einem Geburtsgewicht unter 1.500 g.
- **Extremly Low Birthweight Infant (ELBW, extrem niedriges Geburtsgewicht):** Kind mit einem Geburtsgewicht unter 1.000 g.
- **Very Low Gestational Age (VLGA, sehr niedriges Schwangerschaftsalter):** Kind mit einem Schwangerschaftsalter von weniger als 32 Schwangerschaftswochen (SSW)
- **Extremly Low Gestational Age (ELGA, extrem niedriges Schwangerschaftsalter):** Kind mit einem Schwangerschaftsalter von weniger als 28 SSW
- **Säugling:** Kind ab 4. Lebenswoche bis zum 12. Lebensmonat
- **Frühgeborenes:** Kind, das vor 37 $^{+0}$ SSW geboren wird
- **Gestationsalter:** Zeitraum der Schwangerschaft (→ 3.2.1 Reifezeichen)
- **Lebensalter:** chronologisches Alter des Kindes ab Geburt
- **Korrigiertes Alter:** Beim Frühgeborenen werden die Wochen, die das Kind zu früh geboren wurde, vom chronologischen Alter abgezogen, die Entwicklung des Kindes wird nach diesem Alter bewertet.

3.1.1 Prävention

Zu den **präventiven Maßnahmen** in der Neugeborenenperiode gehören die Vitamin-K- und Vitamin-D-Gabe mit Fluoridprophylaxe [2, 3, 4], die Verhaltensempfehlungen zum sicheren Babyschlaf bzw. zur Prävention des Plötzlichen Säuglingstod [5] und zur Vermeidung einer Allergieentwicklung sowie Impfempfehlungen der Ständigen Impfkommission (STIKO).

Zu den geburtshilflichen Maßnahmen gehören die Vorsorgeuntersuchungen in der Schwangerschaft [6, 7].

Vitamin K

Neugeborene weisen bei Geburt einen physiologisch niedrigen Vitamin-K-Spiegel im Blut auf. Dadurch können in den ersten Lebenswochen frühe und späte **Vitamin-K-Mangelblutungen** (*Vitamin K deficiency bleeding, VKDB*) entstehen. [2] Ursache für diesen niedrigen Spiegel ist neben der schlechten Plazentagängigkeit des Vitamins die Tatsache, dass die Muttermilch einen niedrigen Vitamin-K-Gehalt aufweist und i. d. R. erst ab dem 3.–5. Lebenstag in ausreichender Menge zur Verfügung steht.

Neben leichteren Blutungen aus Nase, Nabel, Genital- und Gastrointestinaltrakt treten infolge eines Vitamin-K-Mangels bei etwa 8 von 100.000 Reifgeborenen **schwere Gehirnblutungen** auf. Deshalb werden vorsorglich bei der U1, U2 und bei der U3 (→ 2.1.2) jeweils 2 mg Vitamin-K-Lösung oral verabreicht. Nach einer 3-maligen oralen Vitamin-K-Prophylaxe treten späte Vitamin-K-Mangelblutungen nur noch mit einer Wahrscheinlichkeit von 0,73/100.000 auf. Bei der Frühentlassung eines Kindes aus der Geburtsklinik muss die Mutter auf die Wiederholung der oralen Vitamin-K-Prophylaxe hingewiesen werden.

Gefährdet bleiben allerdings Kinder mit Galleabflussstörungen, die an **Cholestase** leiden. Durch die Abflussstörung gelangen bei diesen Kindern zu wenig Gallensäuren in den Darm. Diese werden benötigt, um Vitamin K aus dem Darm zu resorbieren. Die betroffenen Kinder sollten nach Geburt Vitamin K intramuskulär (i. m.) erhalten [3]. Bei kranken Früh- und Neugeborenen oder bei Hinweisen auf eine Cholestase oder Resorptionsstörungen ist Vitamin K-Gabe parenteral der i. m. Verabreichung vorzuziehen; alternativ ist auch eine intravenöse Verabreichung möglich.

Die wirksamste Form der Vitamin-K-Prophylaxe ist die einmalige **parenterale Gabe** von 1 mg Vitamin K i. m. oder i. v. kurz nach Geburt.

Vitamin D und Fluoridprophylaxe

- **Rachitis:** Erkrankung, bei der es durch eine mangelnde Versorgung mit Vitamin D zu einer Störung des Knochenstoffwechsels mit weichen, verformbaren Knochen kommt.
- **Karies:** Schädigung des Zahnschmelzes durch mangelnde Zahnhygiene und Bakterienbefall. Die Störung zwischen Demineralisierung und Remineralisierung der Zahnsubstanz kann zum Zahnverlust führen und betrifft bis zu 98 % der Bevölkerung. Fluoride hemmen die Demineralisierung der Zähne.

Bei allen Neugeborenen in Deutschland wird ab der 2. Lebenswoche eine **tägliche orale Rachitis- und Kariesprophylaxe** mit 500 internationalen Einheiten (IE) Vitamin D und 0,25 mg Fluorid empfohlen. Zusätzlich nehmen die Kinder Vitamin D auch aus der jeweiligen Nahrung auf. Sie sollte bis zum zweiten erlebten Frühsommer, also je nach Geburtszeitpunkt für die Dauer von einem bis 1½ Jahren fortgeführt werden [4]. Danach steht mehr Vitamin D zur Verfügung, da die Kinder einer höheren UV-Exposition ausgesetzt sind, durch die die Vitamin D-Eigensynthese zunimmt.

SPICKZETTEL

Vitamin K und Vitamin D

Neugeborene haben bei Geburt einen niedrigen Vitamin-K-Spiegel, weshalb gesunde Neugeborene 3-mal eine orale Vitamin-K-Prophylaxe mit einer Dosis von je 2 mg bei der U1, U2 und U3 erhalten sollten. Kranke Neugeborene, insbesondere solche mit Cholestase, erhalten einmalig nach der Geburt 1 mg Vitamin K intramuskulär, ggf. auch intravenös.

Ab der 2. Woche wird zur Rachitis- und Kariesprophylaxe 500 IE Vitamin D und 0,25 mg Fluoride empfohlen.

Sudden Infant Death Syndrom (SIDS)

DEFINITION

Sudden Infant Death Syndrom (SIDS): plötzlicher Kinds- bzw. Säuglingstod (→ 18.8)

Apparent Life-Threatening Event (ALTE) bzw. Brief Resolved Unexplained Event (BRUE): akutes lebensbedrohliches Ereignis im Säuglingsalter (→ 18.8), geht einher mit Apnoen, Veränderungen des Hautkolorits (Blässe, Zyanose), schlaffem Muskeltonus, Erstickungsgeräuschen. Aktuell ändert sich die verwendete Bezeichnung in BRUE (auf Deutsch: kurzes abgeschlossenes unerklärliches Ereignis. [8, 9]

Das Risiko eines scheinbar gesunden Säuglings, im 1. Lebensjahr plötzlich und unerwartet am plötzlichen Säuglingstod (**Sudden Infant Death Syndrome, SIDS**) zu versterben, liegt bei etwa 0,2/1.000 [5]. Zwischen den Jahren 1991 bis 2020 konnte durch die Empfehlungen die Rate der Vorfälle um 93 % gesenkt werden [5]. 2020 wurden 84 Fälle registriert [10]. Ein **erhöhtes Risiko** tragen Frühgeborene mit einem Gewicht < 2.000 g, die vor der 33. SSW geboren wurden, sowie Kinder drogenabhängiger Mütter. Ebenso Kinder, die bereits einen ALTE-Zustand überlebt haben und möglicherweise nachfolgende Geschwisterkinder eines an SIDS verstorbenen Kindes.

Zu den Ursachen des SIDS gibt es noch keine abschließenden Erklärungen. Momentan wird von multifaktoriellen Ursachen ausgegangen. In den letzten Jahren häufen sich hierzu die Vermutungen, dass ein Zusammenspiel von drei Faktoren die auslösende Situation beeinflusst. Das **triple risk model** beinhaltet:

1. Ein erhöhtes Risiko des Säuglings
2. Eine kritische Entwicklungsperiode für eine homöostatische Kontrolle
3. Einen exogenen Stressor. [9]

Das cholinerge System mit seinen Enzymen Acetylcholinesterase (AChE) und Butyrylcholinesterase (BChE) könnte die gesuchten Hinweise geben. Diese sog. Biomarker werden im Blut analysiert und können auf ein mögliches Auftreten eines SIDS hindeuten. Harrington et al. (2022) haben hierzu eine Studie veröffentlicht, die eine deutliche Verminderung des Enzyms Butyrylcholinesterase mit SIDS in Verbindung bringt [11]. Die Forschungsgruppe hat das benötigte Blut aus den Karten des Neugeborenenscreenings gewonnen. Eine zusätzliche Blutentnahme bei den Kindern wäre damit nicht notwendig, sondern die Analyse auf die Gefährdung könnte im Rahmen des Neugeborenenscreenings vorgenommen werden.

Allerdings gibt die Forschergruppe zu bedenken, dass es noch weiterer Studien bedarf, um die Enzymaktivität des BChE als Biomarkererkennung für einen SIDS zu bestätigen.

Daher gelten weiterhin zur Risikosenkung die im Folgenden dargestellten Empfehlungen (Gemeinsame Elterninitiative Plötzlicher Säuglingstod [GEPS Deutschland e. V.]) [12].

Optimierung der Schlafbedingungen

→ Abb. 3.1

- Das Kind soll immer auf dem Rücken schlafen, wenn es unbeobachtet ist. Es besteht dabei kein erhöhtes Risiko des Verschluckens oder der Aspiration. Die Bauch- und Seitenlage ist dem Kind vorbehalten, das beaufsichtigt wird.
- Das kindersichere Babybett hat eine feste Matratze ohne Kopfkissen, Felle, Wärmeflasche, Spielzeug oder Stoffverzierung an den Stäben.
- Das Kind soll im eigenen Bett im Zimmer der Eltern schlafen, alternativ im eigenen Zimmer, keinesfalls aber im elterlichen Bett.
- Wenn das Kind beim Einschlafen gerne schnullert, darf ihm ein Schnuller angeboten werden.

Vermeidung von Überwärmung

- Die Raumtemperatur zum Schlafen soll zwischen 16–18 °C betragen.
- Das Kind soll in einem Schlafsack schlafen und weder mit einer Decke noch Federbett zugedeckt werden.
- Das Kind soll beim Schlaf in Haus oder Wohnung keine Mütze tragen.
- Das Kind sollte nicht „gepuckt" werden, wenn es unbeaufsichtigt schläft.

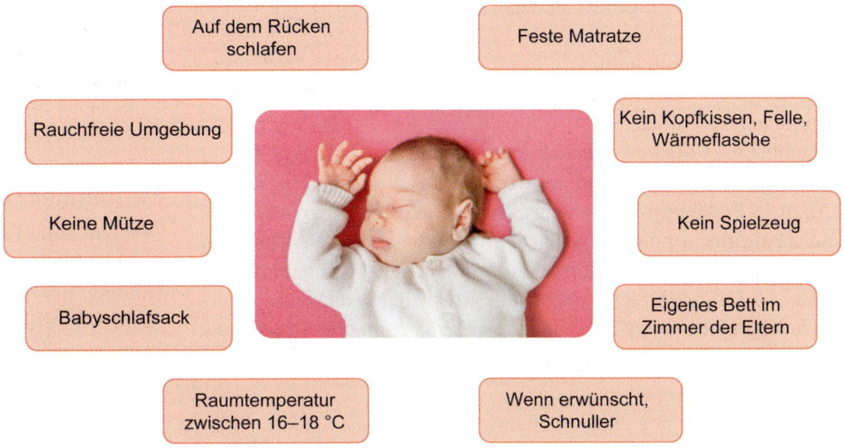

Abb. 3.1 Optimale Schlafumgebung des Neugeborenen [L143, Foto: J787]

Rauchfreie Umgebung

In der Umgebung des Kindes ist Rauchen im Interesse des Kindes zu vermeiden [12].

SPICKZETTEL

SIDS-Prophylaxe

Die Ursachen für einen Plötzlichen Kindstod sind bis heute nicht endgültig geklärt. Um ihn zu vermeiden, werden die Eltern auf folgende Empfehlungen hingewiesen:

- Einhaltung der optimalen Schlafbedingungen
- Vermeidung von Überwärmung
- Rauchfreie Umgebung.

Allergieprävention

Als **Risikokinder** gelten Neugeborene mit familiärer Allergiebelastung bei Eltern und/oder Geschwistern. Beträgt das Basisrisiko ohne familiäre Allergiebelastung etwa 5–15 %, steigt das Risiko auf > 50 %, wenn beide Eltern Allergiker sind [13].

Die **primäre Allergieprävention** im Neugeborenen- und Säuglingsalter betreffen gemäß der AWMF S3-Leitlinie „Allergieprävention“ die Erkrankungen Asthma bronchiale, Heuschnupfen, Nahrungsmittelallergie und die Atopische Dermatitis (→ 14.1.1). Bei Risikokindern gehören neben der Beachtung der o. g. Empfehlungen auch eine gute Hautbeobachtung und -pflege zur Prävention (→ 14.4.1).

Prävention einer Frühgeburt

Risikofaktoren einer Frühgeburt

- Z. n. spontaner Frühgeburt
- Z. n. medizinisch indizierter Frühgeburt
- Z. n. Konisation (kegelförmiges Ausschneiden der Cervix)
- Schwangerschaftsintervall < 12 Monate nach vorangegangener Frühgeburt
- Alter der Mutter (< 18 Jahren)
- Ungünstige sozioökonomische Lebensbedingungen
- Alleinstehende Mutter
- Bakterielle Infektionen (Vaginosen, Bakteriurie, Parodonitis, SARS-CoV-2)
- Vaginale Blutungen in der Früh- und Spätschwangerschaft
- Rauchen
- Anämien
- Hypothyreosen (Schilddrüsenunterfunktion). [7]

Aus diesen Risikofaktoren lassen sich die präventiven Maßnahmen zur Vermeidung einer Frühgeburt ableiten. Dazu gehören:

- Rauchverbot
- Arbeitsstress minimieren
- Kontrollen des Blutdrucks der Schwangeren und Behandlung einer arteriellen Hypertonie
- Regelmäßige Vorsorgeuntersuchungen und pränatale Diagnostik.

Weniger gut beeinflussen und „vermeiden“ lassen sich andere Risikofaktoren, z. B. Mehrlingsschwangerschaften oder Frühgeburtsbestrebungen bei einer vorangegangenen Schwangerschaft. In solchen Fällen sind engmaschige geburtshilfliche Kontrollen der Schwangeren wichtig, um die Anzeichen einer drohenden Frühgeburt rechtzeitig zu erkennen. Bei einem Body-Mass-Index von > 35 sollte die Schwangere zur Gewichtsreduktion angehalten werden. Dies erfolgt nur unter ärztlicher Begleitung.

3.1.2 Beratung und Anleitung der Eltern

Gesundes Neugeborenes

Auch bei einem **gesunden Neugeborenen** ist professionelle Unterstützung durch Hausbesuche einer Hebamme sinnvoll. Für junge Familien, die weitere praktische Unterstützungsmöglichkeiten im Alltag suchen, finden sich darüber hinaus im Internet viele Angebote, z. B. von kirchlich oder kommunal geführten **Familienbildungsstätten,** die in jeder Stadt oder jedem Landkreis anzutreffen sind.

Krankes Neugeborenes

Besondere Unterstützung benötigen Eltern, deren **Kind einen belasteten Start** ins Leben hatte. **Organisationen** wie der Bunte Kreis e. V. [15] oder der Bundesverband „Das frühgeborene Kind“ e. V. [16] unterstützen Kinder mit speziellem Bedarf und stehen ihren Eltern bei der Hilfe zur Selbsthilfe bei. Während des oft wochen- oder sogar monatelangen Klinikaufenthalts und in der ersten Zeit zu Hause bieten beide Vereine eine ganzheitliche Familienbegleitung an.

Der **Bunte Kreis e. V.** begann seine Arbeit im Jahr 1993, der Verein **Das frühgeborene Kind e. V.** existiert seit 1992. Hier bieten Fachpersonen den betroffenen Familien Unterstützung und Kontakte an.

Als spezielle Form der professionellen Hilfe für Frühgeborene in Bayern ist die „har.le.kin Nachsorge in Bayern“ [17]. An 26 Standorten besteht die „har.le.kin Nachsorge“, eine Kooperation zwischen den Fachkräften der jeweiligen Kinderkliniken und den örtlichen Frühförderstellen.

Die Hilfe bezieht sich auf Familien mit:

- Einem frühgeborenen Kind, insbesondere auch auf Familien mit „späten Frühgeborenen“, deren Belastungserleben nicht unterschätzt werden darf
- Einem risikogeborenen Kind, z. B. bei Erkrankungen oder Belastungen in der Schwangerschaft, während der Geburt bzw. in der Neugeborenenzeit
- Erhöhten Anforderungen durch die Früh- oder Risikogeburt oder Erkrankung ihres Kindes
- Individuellen Vorbelastungen wie frühere Aborte, Totgeburten und anderen Verlusterfahrungen
- Psychosozialen Belastungen.

Auf Bundesebene agiert die Bundesinitiative **Frühe Hilfen,** angeschlossen an das **Nationale Zentrum Frühe Hilfen (NZFH),** das 2007 vom Bundesministerium für Familie, Senioren, Frauen und Jugend (BMFSFJ) gegründet wurde (→ 2.5). Ziel ist es, die Rechte von Kindern auf Schutz, Förderung und gesellschaftliche Teilhabe zu vertreten. Gesetzlich verankert ist dieser Anspruch seit 2012 im Bundeskinderschutzgesetz (BKiSchG). Die Hilfe kann im Zeitraum zwischen der Schwangerschaft und dem 3. Lebensjahr des Kindes in Anspruch genommen werden, insbesondere bei Kindern aus belasteten Familien. Die Eltern sollen befähigt werden, ihre Kinder kompetent zu betreuen. Außerdem gibt es sozialpädagogische Unterstützung in Krisensituationen (→ 2.5) [18].

Perinataler Tod

Der **Tod eines Früh- und Neugeborenen** ist eine schwere seelische Belastung für die Eltern und Angehörigen. Sie benötigen intensive Betreuung, um im Rahmen der Trauerarbeit den Verlust verarbeiten zu können und ihrem eigenen Leben wieder gewachsen zu sein. Neben professioneller psychologischer Hilfe leisten Selbsthilfegruppen eine wertvolle Unterstützung. In den Gruppen tauschen sich Betroffene miteinander aus, sodass es zu einem authentischen, verständnisvollen

Austausch auf Augenhöhe kommt. Dieser Austausch mit Menschen in derselben Situation ist äußerst kostbar für die Betroffenen.

Beispiele für Selbsthilfegruppen im Todesfall eines Kindes sind: Leben ohne dich e. V., Verwaiste Eltern in Deutschland e. V. (VEID).

SPICKZETTEL

Alltagsunterstützung

Eltern gesunder, insbesondere aber kranker Neugeborener, können zur praktischen Unterstützung im Alltag Angebote verschiedener Institutionen nutzen. Eine Anbindung an professionelle Hilfe, aber auch an Selbsthilfegruppen, ist im Fall eines kindlichen Tods dringend anzuraten.

3.2 Pflegerische und medizinische Diagnostik

Die **pflegerische und medizinische Diagnostik** im Neugeborenenalter ist eine Herausforderung, denn Neugeborene haben noch nicht die Möglichkeit, sich verbal zu ihrem Befinden zu äußern. Sie zeigen ihr Unwohlsein durch Weinen und Abwehrbewegungen. Die Reaktionen sind jedoch teilweise so unspezifisch, dass es einer gezielten Interpretation bedarf, um zu erkennen, was für das Kind unangenehm ist. Die Aufgabe der Pflegefachpersonen und Ärztinnen sowie Ärzte (im Folgenden Ärzte genannt) ist es dann, angemessen zu reagieren.

3.2.1 Anamnese und körperliches Assessment

Bei einem Neugeborenen ist eine Selbsteinschätzung nicht möglich. Bei einer Beurteilung ist es nicht sinnvoll, das Kind isoliert von seiner Mutter zu betrachten. Während der Schwangerschaft besteht eine untrennbare Symbiose, sodass der Zustand der Mutter unweigerlich immer auch Auswirkungen auf die kindliche Situation hat.

Schwangerschaftsverlauf und mütterliche Anamnese

Durch die Geburt wird die unmittelbare Verbindung zwischen Mutter und Kind getrennt. Bei der Verlegung von Mutter und Kind auf die Wöchnerinnenstation ist die Übergabe zahlreicher mütterlicher Daten wichtig, um das Kind einschätzen zu können:

- Alter der Mutter
- Vorangegangene Schwangerschaften (**gravida**) und Geburten (**para**), einschließlich Aborten
- Verlauf der Schwangerschaft, Risiken, notwendige medizinische Maßnahmen, Hepatitis-B-Status, Blutgruppe, Antikörperstatus, Vorerkrankungen, Medikation, Allergien
- Aktuelle Schwangerschaftswoche
- Geburtsmodus
- Verlauf der Geburt, einschließlich Komplikationen
- Aktuelle Medikation bzw. aktuelle Anordnungen
- Hat die Familie Kontakt zu einer nachbetreuenden Hebamme
- B-Streptokokken Abstrich.

Kindliche Anamnese

Neben den objektiven Daten (Schwangerschaftswoche, Geburtsmodus und Verlauf), die für Mutter und Kind bedeutsam sind, ist der individuelle Zustand des Kindes zu erfassen.

Bei der Verlegung aus dem Kreißsaal müssen während der Übergabe folgende Angaben zum Kind gemacht werden:

- Geburtsgewicht und Schwangerschaftsalter, Geburtslänge und Kopfumfang
- APGAR-Score
- Nabelschnur-pH-Wert, einschließlich erfolgter Blutgaskontrollen
- Erhobene Vitalzeichen, einschließlich der Körpertemperatur
- Blutzuckerwert, falls gemessen
- Komplikationen, z. B. Geburtsverletzungen
- Vitalität des Kindes
- Erstes Anlegen im Kreißsaal erfolgt oder nicht
- Durchführung der Vitamin-K-Prophylaxe.

Im Kreißsaal bzw. nach der Geburt werden die folgenden speziellen Untersuchungen vorgenommen, welche die Situation des Kindes genauer beschreiben: APGAR-Schema, U1, Bestimmung der Reifezeichen und Ausschluss von Fehlbildungen.

APGAR-Score

Anhand des von der amerikanischen Ärztin Virginia **Apgar** (1909–1974) entwickelten **Scoringsystems** werden nach 1, 5 und 10 Lebensminuten von der Geburtshelferin/dem Geburtshelfer (im Folgenden der Geburtshelfer genannt) oder der Hebamme die APGAR-Punkte ermittelt. Diese geben Auskunft über die postnatale Adaptation des Neugeborenen. Nach dem Schema in → Tab. 3.1 werden dabei fünf Parameter bewertet und Punkte vergeben.

Die Bezeichnung ist nicht nur der Name der Ärztin Virginia Apgar, sondern **APGAR** setzt sich auch aus den Anfangsbuchstaben der überwachten Vitalzeichen zusammen.

Für jeden Parameter können 0–2 Punkte vergeben werden. Die Endsumme der Scorepunkte wird wie folgt bewertet:

- 8–10 Punkte: vitales Neugeborenes
- 5–7 Punkte: beeinträchtigtes Neugeborenes
- 0–4 Punkte: schwer beeinträchtigtes Neugeborenes.

SPICKZETTEL

APGAR-Punkte

In den ersten 10 Lebensminuten werden 3-mal die APGAR-Punkte ermittelt. Sie geben Auskunft über die postnatale Adaptation des Neugeborenen (8–10 Punkte: vitales Neugeborenes, 5–7 Punkte: beeinträchtigtes Neugeborenes, 0–4 Punkte: schwer beeinträchtigtes Neugeborenes). Die Verlegung auf die Wochenstation erfordert eine umfassende Übergabe der Informationen zu Mutter und Kind.

Tab. 3.1 APGAR-Schema [F806-002]

Parameter	0 Punkte	1 Punkt	2 Punkte
Atmung	Apnoe	Unregelmäßig	Regelmäßig
Puls	Kein Herzschlag	<100 Schläge/Min.	>100 Schläge/Min.
Grundtonus	Hypoton, keine Bewegungen	Leichte Bewegungen	Guter Muskeltonus, lebhafte Bewegungen
Aussehen (Hautkolorit)	Zyanotisch, blass	Rosiger Körper, Akrozyanose	Rosiges Hautkolorit
Reflexe	Keine Reaktion	Grimassieren	Husten, Abwehrbewegungen

Erstuntersuchung U1

Die **Erstuntersuchung U1** ist Teil der Früherkennungsuntersuchungen U1–U9 der Kinder-Richtlinie des Gemeinsamen Bundesausschusses (G-BA) (2022 [19]). Im Folgenden wird nur die U1 näher beleuchtet. Zu weiteren Untersuchungen → 2.1.2.

Die U1 erfolgt in den ersten 30 Min. nach Geburt durch die Hebamme, den Geburtshelfer oder die Pädiaterin/den Pädiater (im Folgenden Pädiater genannt). Dabei wird der Gesamteindruck des Neugeborenen erfasst, Auffälligkeiten oder Fehlbildungen sollen erkannt werden. Dies können z. B. Anpassungsstörungen, Geburtstraumata, lebensbedrohliche und behandlungsbedürftige Erkrankungen und Fehlbildungen sein.

Bei Problemen und Auffälligkeiten werden notwendige Maßnahmen umgehend eingeleitet. Die Eltern werden gemeinsam von Geburtshelfer und Pädiater über alle Beobachtungen informiert und über das weitere Vorgehen, soweit es zu diesem Zeitpunkt möglich ist, aufgeklärt. Dadurch werden sie auch in die Lage versetzt, Entscheidungen zu treffen.

Probleme können insbesondere nach einer vaginaloperativen Geburt auftreten. Dabei wird die Beendigung der Geburt durch Zug am kindlichen Kopf beschleunigt (→ Abb. 3.2), entweder durch eine Vakuumextraktion mittels Vakuumglocke, durch ein Soft-Cap oder Kiwi-System oder seltener mit Zangenlöffel (Forzepsentbindung, → Abb. 3.3).

Eine vaginaloperative Entbindung kann bei mütterlicher Erschöpfung, Geburtsstillstand, drohender Asphyxie oder aus einer Kombination der Gründe indiziert sein.

Sorgfältige Untersuchung

„Nach vaginaloperativer Geburt ist eine besonders eingehende Untersuchung des Kindes, insbesondere auf Anpassungsstörungen, neurologische Auffälligkeiten oder Verletzungen, notwendig. Ist der Zustand des Kindes unauffällig, muss nicht in jedem Fall eine pädiatrische Konsiliaruntersuchung erfolgen." [20]

Zu **kindlichen Komplikationen** gehören Hautabschürfungen, Kephalhämatome (→ 3.6.1), zerebrale Blutungen, Plexusparese (→ 3.6.2), Azidose oder Anpassungsstörungen.

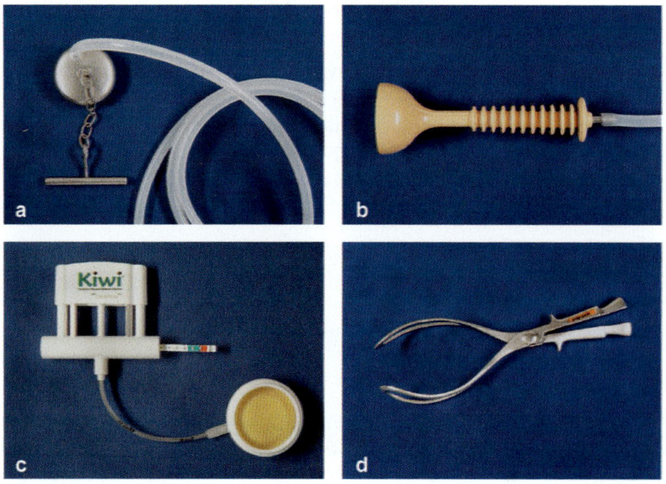

Abb. 3.2 Verschiedene Saugglocken und Forzeps [M416]
a) Saugvorrichtung, elektrisch betrieben
b) „Soft-Cap", besonders schonend für den fetalen Kopf
c) „Kiwi", wird manuell bedient
d) Naegele-Forzeps

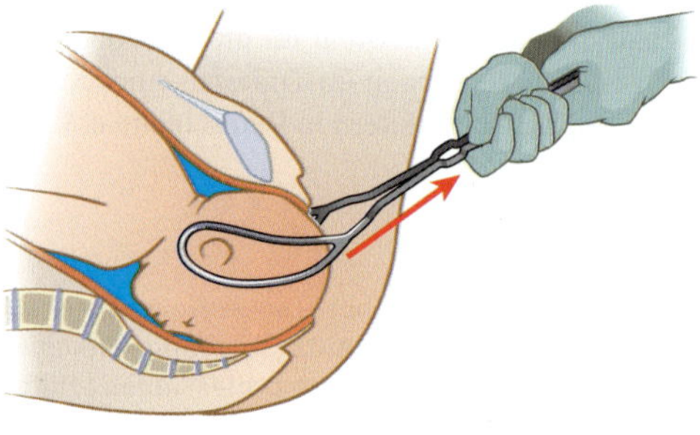

Abb. 3.3 Geburt mit Zangenlöffel [L255]

Grundsätzlich umfasst die **körperliche Untersuchung eines Neugeborenen:**
- Beurteilung der Atmung und Lungenauskultation
- Herzauskultation und Palpation der peripheren Pulse (an den Armen und den Leisten oder den Füßen)
- Beurteilung der Haut auf Farbe, Durchblutung, Verletzungen und Hämatome
- Beurteilung des Muskeltonus, der Spontanmotorik und der Reflexe
- Inspektion des Nabelschnurrests auf das Vorhandensein von drei Nabelgefäßen
- Inspektion von Kopf, großer und kleiner Fontanelle und Schädelnähten
- Inspektion von Augen, Ohren und Mund mit Palpation und Inspektion des harten Gaumens
- Abtasten von Hals, beiden Schlüsselbeinen, allen Extremitäten einschließlich der Inspektion von Händen und Füßen und der Untersuchung der Hüfte
- Inspektion von Genitale und Anus
- Palpation und Inspektion des Abdomens und Inspektion des Rückens
- Inspektion des Bewegungsapparats durch Begutachtung des ganzen Körpers in Rücken- und Bauchlage sowie Hängehaltung, Erkennen von Asymmetrien in Haltung und Bewegung
- Erheben der Reifezeichen.

Reifezeichen

Das **Gestationsalter** einschließlich Berechnung des Geburtstermins wurde bis zur Einführung der ultrasonografischen Bestimmung mithilfe der **Naegele-Regel** wie folgt berechnet:

Datum erster Tag der letzten Periode +7 Tage −3 Monate +1 Jahr.

Die sonografische Bestimmung des Gestationsalters im Frühultraschall zwischen der 9.–12. SSW wird durch Ausmessen der Scheitel-Steiß-Länge durchgeführt und ist deutlich genauer.

Nach der Entbindung können beim Kind die **Reifezeichen,** orientierend am **Petrussa-Index,** eingeschätzt werden. In → Tab. 3.2 sind die Parameter aufgelistet. Die Einschätzungen dieses Index sind ab einem Gestationsalter von ≥ 30 SSW aussagekräftig.

Bei **übertragenen Neugeborenen** finden sich sichtbare Hinweise, z. B. mazerierte, aufgeweichte Hände, sog. Waschfrauenhände, der übrige Körper zeigt eher eine trockene Haut mit Hautabschilferungen. Die **Vernix caseosa** (**Käseschmiere**) ist kaum noch vorhanden. Diese weiß-gelblich-cremige Schicht, bestehend aus Wasser, Lipiden, abgeschilferten Epithelzellen und Lanugobehaarung dient intrauterin u. a. als antibakterieller Schutz, besonders als Schutz vor dem aggressiven Fruchtwasser.

Tab. 3.2 Petrussa-Index zur Bestimmung des Gestationsalters [20] [E1267]

	0 Punkte	1 Punkt	2 Punkte	Summe
Haut	Hellrot, durchscheinend, ödematös	Rosig, fester, gering ödematös	Fest, sichtbare Fältelung, Hautabschilferung	
Mamillen	Kaum Drüsengewebe	Tastbares Drüsengewebe, Mamillenhof erkennbar	Brustdrüsen über dem Hautniveau, Drüsenkörper und -vorhof palpabel	
Ohr	Kaum Profil, weich, kaum Knorpelgewebe	Knorpel in Tragus und Antitragus	Ausgebildeter Helixknorpel, sofortiger Faltenausgleich	
Fußsohle	Glatt, Fältelung im vorderen Drittel	Fältelung im vorderen und mittleren Drittel	Fältelung über der gesamten Fußsohle	
Genitale	Hoden (**Testes**) noch in der Leiste, große Schamlippen (**Labia majora**) kleiner als kleine Schamlippen (**Labia minora**)	Testes evtl. noch in der Leiste, Labia minora gleich Labia majora	Testes im Skrotum, Labia majora größer als Labia minora	
Auswertung: Schwangerschaftsdauer in Wochen: erzielte Punkte plus 30				

SPICKZETTEL

Petrussa-Index

Der Petrussa-Index zur Bestimmung des Gestationsalters beinhaltet die Bewertung der Haut der Mamillen, der Ohren, der Fußsohlen und der Genitalen mit Punkten zwischen 0 und 2. Zusätzlich wird die Schwangerschaftsdauer in Wochen dazu addiert. Je höher der Index-Wert, desto höher das Gestationsalter.

Somatische Werte

Neben den Reifezeichen werden bei jedem Neugeborenen innerhalb der ersten zwei Lebensstunden die körperlichen **(somatischen) Geburtsmaße** sorgfältig ermittelt und dokumentiert:

- Geburtsgewicht (beim **entkleideten** Kind)
- Geburtslänge (mittels Maßband vom Scheitel bis zur Ferse oder in einer **Messmulde** → Abb. 3.4)
- Geburtskopfumfang (frontookzipital): Ermittelt wird das **Hutmaß** (→ Abb. 3.5), indem oberhalb der Ohren der Kopf an seinem maximalen Umfang gemessen wird.

Die Geburtsmaße geben nicht nur Auskunft über die aktuellen Maße, sondern bleiben im weiteren Leben Bezugspunkte für die körperliche Entwicklung.

In besonderen Fällen, z. B. bei Verdacht auf Hydrozephalus, kann vom Arzt auch das Maß von Ohr zu Ohr über den Scheitel des Kopfes angeordnet werden. Dies gehört aber nicht zu den Standardwerten.

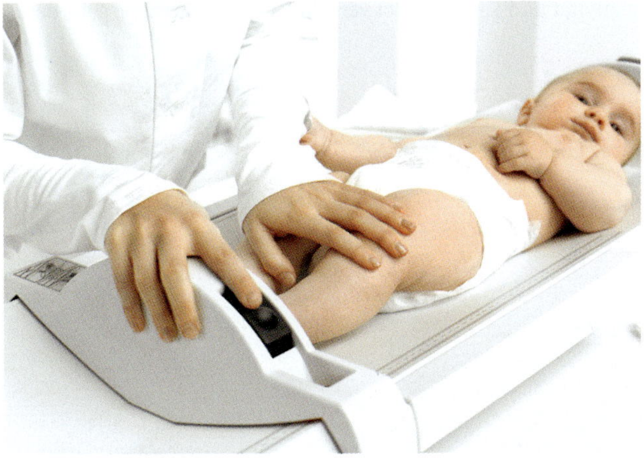

Abb. 3.4 Messmulde zur Bestimmung der Körperlänge eines Säuglings [V843]

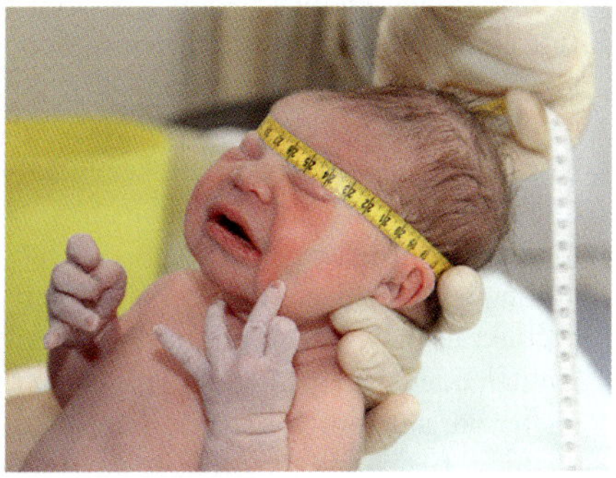

Abb. 3.5 Hutmaß. Mit diesem wird der Kopfumfang des Säuglings bestimmt. [J787]

Hörscreening

Das Hörvermögen ist bei rund 1–2 Promille aller Neugeborenen gravierend eingeschränkt mit drohenden Folgen für die Sprachentwicklung. Deshalb haben alle Neugeborene möglichst bis zum 3. Lebenstag, spätestens bis zur U2, einen Anspruch auf die Durchführung eines Hörscreenings. Hierzu gehört die Messung von

- **Transitorisch evozierten otoakustischen Emissionen (TEOAE)** und/oder die
- **Hirnstammaudiometrie (automated auditory brainstem response [AABR])**.

Die Eltern werden über Durchführung und Ziel des Screenings informiert und die schriftliche Einwilligung mindestens eines Elternteils in der Krankenakte aufbewahrt.

Bei auffälligem Testergebnis bzw. bei Risikokindern (→ Tab. 3.3) soll bis spätestens zur U2 eine Bestätigungsdiagnostik mittels einer **AABR** an beiden Ohren durchgeführt werden. Das Ergebnis des Hörtests sowie ggf. der weiteren Abklärung (Konfirmationsdiagnostik) wird im Kinderuntersuchungsheft dokumentiert. Über die Trackingstellen des

Tab. 3.3 Risikofaktoren für eine frühkindliche Schwerhörigkeit nach Rosken [21] und Ptok [22]

- Familiäre Hörstörungen
- Kraniofaziale Anomalien, Spaltbildungen, Ohranhängsel
- Syndrome mit assoziierter Hörstörung, z. B. bei Trisomie 21 oder Charge-Assoziation
- Prä- und postnatale Infektionen, z. B. Zytomegalie, Herpes, Röteln, Syphilis, Toxoplasmose
- Intensivbehandlung auf der Neugeborenen-Intensivstation für mehr als 48 Std.
- Gabe von Medikamenten wie Aminoglykoside oder Schleifendiuretika, die negative Auswirkungen auf das Gehör haben (ototoxisch)
- Kritische Hyperbilirubinämie.

zuständigen Untersuchungsamts werden das Screening und die Kontrollen bei pathologischem Ergebnis nachverfolgt. Verantwortlich für die Organisation ist die geburtsmedizinische Einrichtung bzw. der für die ambulante Geburt verantwortliche Arzt bzw. die Hebamme, welcher/welche die ambulante Geburt geleitet hat.

Falls die AABR wiederholt auffällig gewesen ist, sollte die Empfehlung zur Durchführung einer **intensivierten Hirnstammaudiometrie (brainstem evoked response audiometry, BERA)** in Sedierung ausgesprochen werden, denn ein vermindertes Hörvermögen beeinträchtigt die geistige und sprachliche Entwicklung des Kindes maßgeblich.

Sonografie der Hüfte

Bei der Vorsorgeuntersuchung U3 im Alter von 3–6 Wochen wird eine **Sonografie (Ultraschalluntersuchung) der Hüfte** des Neugeborenen durchgeführt. Hüftreifungsverzögerungen, angeborene Hüftdysplasien und -luxationen können dadurch erkannt und die Behandlung oder Kontrolluntersuchungen eingeleitet werden.

Klinisch oder anamnestisch auffällige Risikokinder sollten spätestens während der U2 eine Hüftsonografie erhalten [23]. Zu den Risikofaktoren zählen Geburt aus Beckenendlage, familiäre Häufung der Hüftdysplasie, Chromosomenanomalien, Mehrlingsschwangerschaften und Fußfehlstellung.

Häufig wird die Sonografie der Hüfte bereits in der Entbindungsklinik direkt nach der Geburt durch konsiliarisch hinzugezogene Orthopädinnen oder Orthopäden (im Folgenden Orthopäden genannt) oder Pädiater vorgenommen. Das hat den Vorteil einer früheren Therapieeinleitung. Gleichzeitig kann über physiotherapeutische Maßnahmen bei Haltungsanomalien von Kopf oder Füßen gesprochen werden.

SPICKZETTEL

Untersuchung des Neugeborenen

Zur den ersten Untersuchungen beim Neugeborenen gehören neben dem APGAR-Schema und der Bestimmung der Reifezeichen auch die Ermittlung der somatischen Werte (Länge, Gewicht, Kopfumfang), ein Hörscreening und die Sonografie der Hüfte.

3.2.2 Neugeborenen-Screening

Sandra Ösingmann, Andrea Zimmermann

Bei allen in Deutschland geborenen Neugeborenen wird ein erweitertes **Neugeborenen-Screening** zur Früherkennung von angeborenen Störungen des Stoffwechsels, des Hormon-, Blut-, Immun- und des neuromuskulären Systems durchgeführt. Diese Erkrankungen treten mit unterschiedlichen Häufigkeiten in der Bevölkerung auf. Unbehandelt können sie zu schweren Infektionen, Organschäden, körperlicher oder geistiger Behinderung oder sogar zum Tod führen. Geregelt wird das Screening durch die Kinder-Richtlinie des Gemeinsamen Bundesausschusses (G-BA [19]) sowie das Gendiagnostikgesetz (zuletzt geändert 2021) [24].

Die Teilnahme ist freiwillig. Vor Durchführung müssen die Eltern, mindestens aber ein Elternteil (bzw. eine sorgeberechtigte Person oder ein gerichtlich angeordneter Vertreter), sowohl der Blutabnahme als auch der Datenweiterleitung an das zuständige Screeningzentrum nach vorheriger ärztlicher Aufklärung (Elternbroschüre) schriftlich zustimmen (§§ 8,9 GenDG). Eine Ablehnung der Screeninguntersuchung muss sehr gut dokumentiert werden. Die Kosten werden von den gesetzlichen Krankenkassen übernommen.

Ursprünglich war das Screening Anfang der 1960er-Jahre als eine bakteriologische Untersuchung auf erhöhte Phenylalaninwerte von Robert Guthrie und Ada Susi entwickelt worden. Das weltweit als „Guthrie-Test" bekannte Verfahren wurde im Verlauf des folgenden Jahrzehnts um die Galaktosämie und die Hypothyreose erweitert. Mittlerweile werden in Deutschland insgesamt 19 Erkrankungen der Neugeborenen-Periode mittels Tandemmassenspektroskopie (→Tab. 3.4) erfasst, darunter u. a.:

- Kongenitale Hypothyreose
- Adrenogenitale Syndrom (AGS)
- Phenylketonurie (PKU)
- Mukoviszidose
- Sichelzellkrankheit
- Spinale Muskelatrophie (SMA)
- Schwere kombinierte Immundefekte (SCID).

Die meisten der untersuchten Erkrankungen sind genetisch bedingt. Ziel des Neugeborenen-Screenings [25, 26] ist die frühe Erfassung von behandelbaren Krankheiten in der Neugeborenenperiode. Langzeitfolgen werden so verhindert oder deutlich reduziert. Bei Stoffwechselerkrankungen entsteht die Schädigung i. d. R. durch einen Mangel an Metaboliten oder einen pathologischen Anstieg toxischer Metaboliten mit irreversibler Organschädigung. Akute Stoffwechselentgleisungen können sich durch eine Enzephalopathie (= Störung der Gehirnfunktion unabhängig von der Ursache) mit Koma und damit irreversibler Schädigung des Gehirns zeigen. Hier sind eine rasche Notfalltherapie und ggf. eine Verlegung in ein spezialisiertes Stoffwechselzentrum notwendig.

Im Rahmen des Screenings darf nur nach den aufgeführten Ziel-Erkrankungen gesucht werden. Ergebnisse zu anderen, nicht genannten Erkrankungen, sind zu vernichten und dürfen nicht mitgeteilt werden. Um alle Krankheiten möglichst vollständig zu erfassen, wird eine hohe Sensitivität und Spezifität der verwendeten Testmethode gefordert.

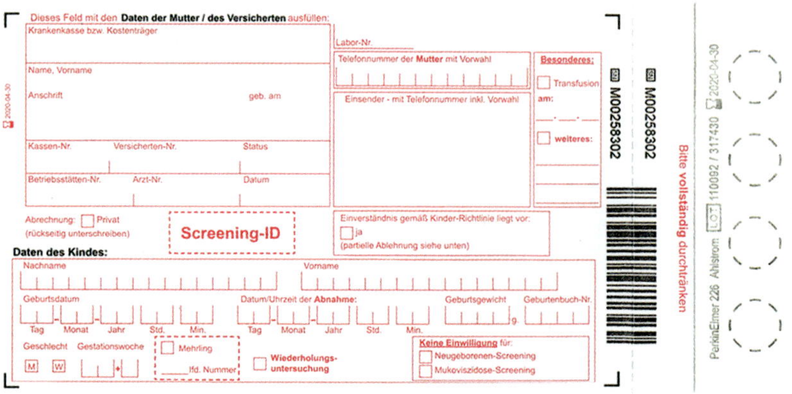

Abb. 3.6 Screeningfilterkarte [T1036]

Die Verantwortung für Durchführung, Dokumentation in der Krankenakte des Neugeborenen sowie im Kinderuntersuchungsheft und Veranlassung von erforderlichen Kontrolluntersuchungen oder Therapiemaßnahmen trägt die geburtshilfliche Abteilung. Die dazu notwendigen Formulare stellt das Screeninglabor zur Verfügung, das auch Kontroll- bzw. Trackingstelle ist für fehlende oder auffällige Befunde.

Die erfolgte Abnahme wird im Vorsorgeheft des Kindes, in der Patientenkurve und im „Screeningbuch" der Abteilung dokumentiert. Auf der Screeningkarte (→ Abb. 3.6) müssen alle Angaben zur Person vollständig sein, um eine eindeutige Identifizierung zu gewährleisten. Außerdem sind die Angaben zum Alter bei Probenentnahme, zur Schwangerschaftswoche und zum Geburtsgewicht zur korrekten Interpretation der Testergebnisse notwendig.

- Gefordert ist eine Blutentnahme zwischen 36 und 72 Lebensstunden. Es darf kein EDTA- oder Nabelschnurblut verwendet werden.
- Die Filterpapierkreise werden mit kapillärem oder venösem Blut getränkt, sodass Vorder- und Rückseite vollgesogen ist. Dabei sollte das Blut frei tropfen. Eine Entnahme aus einem liegenden, venösen Zugang ist nicht zulässig.
- Die Karte wird bei Raumtemperatur mindestens 1 Std. getrocknet und am gleichen Tag an das untersuchende Screeninglabor per Post verschickt.

! Vorsicht! Künstliche Wärmequellen (Fön, Heizung, Inkubator) dürfen nicht zum Trocknen verwendet werden. Beim Trockenvorgang sind die Hygienevorschriften zu berücksichtigen (kein Kontakt mit Möbeln, betropfte Stellen nicht mit bloßen Fingern berühren).

Der Befundrücklauf soll innerhalb einer Woche erfolgen, sodass Kontrolluntersuchungen rasch veranlasst werden können.

Bei einer Frühentlassung und/oder Stoffwechseltest-Entnahme vor 36 Lebensstunden muss wegen der diagnostischen Unsicherheit ein zweites Screening durchgeführt werden. Weitere Gründe für ein Kontrollscreening [25] sind:

- Verlegung des Neugeborenen in eine andere Klinik
- Frühgeburtlichkeit vor der 32. abgeschlossenen Schwangerschaftswoche
- Blut- oder Austauschtransfusion
- Therapie mit Kortikosteroiden oder Dopamin.

Hierbei wird vor und nach der Behandlung in einem vorgeschriebenen Zeitraum eine Probe entnommen (→ Abb. 3.7).

Die → Tab. 3.4 gibt eine Übersicht über die in Deutschland im Rahmen des **Neugeborenen-Screenings** erfassten **Erkrankungen** mit Häufigkeit, Art der Störung, Leitsymptomen und Therapie. Ein unauffälliges Neugeborenen-Screening schließt eine angeborene Erkrankung nicht aus. Deshalb sollte bei entsprechenden klinischen Symptomen eine sofortige Diagnostik und Therapie erfolgen.

Da es sich um seltene Erkrankungen handelt, die zu einer akuten, lebensbedrohlichen Krise führen können, sollte bei unklaren Todesfällen im Säuglings- und Kindesalter die Asservierung (Sicherstellung) von Blut, Urin, Liquor und Gewebe erwogen werden. Dadurch kann die Diagnose ggf. post mortem gestellt und die betroffene Familie hinsichtlich eines Wiederholungsrisikos entsprechend beraten werden [28].

SPICKZETTEL

Neugeborenenscreening

In Deutschland haben alle Neugeborenen Anrecht auf ein erweitertes Stoffwechselscreening auf 19 Erkrankungen, z. B. Hypothyreose oder Mukoviszidose. Die Erkrankungen können bei einer Nicht-Behandlung zu schwerwiegenden Störungen bis hin zum Tod führen. Frühzeitig erkannt können sie jedoch gut behandelt werden.

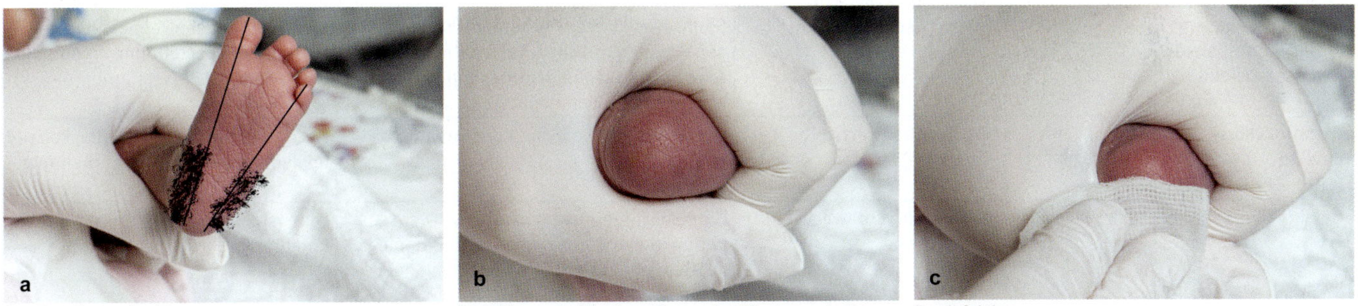

a Stechstelle an der Ferse

b Handling zum Stechen: Ferse des Kindes zwischen Daumen und den Fingern fixieren, um ein Ausweichen und damit **eine mögliche Fehlpunktion** zu verhindern.

c Desinfektion

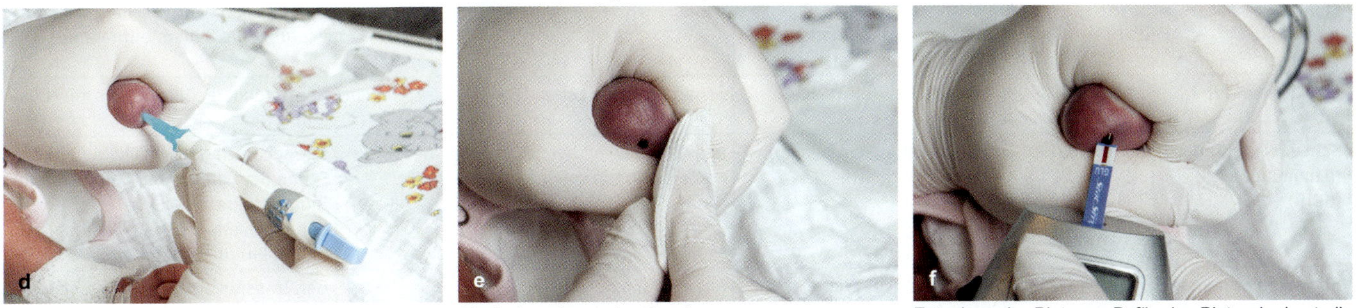

d Stechvorgang

e Abwischen des ersten Tropfens

f Entnahme des Blutes, z. B. für eine Blutzuckerkontrolle

Abb. 3.7 Kapilläre Blutentnahme an der Ferse.
Die schwarz schraffierten Stellen in Abbildung a sind die Punktionsstellen an der Ferse. Hier verlaufen einerseits viele Gefäße, andererseits sind an diesen Stellen wenige Nervenendigungen. Das Schmerzempfinden ist daher reduziert [27]. Die Einstichrichtung verläuft etwa tangential zur Fußsohle und keinesfalls in Richtung Knochen. [K115]

Tab. 3.4 Übersicht über die in Deutschland erfassten Erkrankungen mit Häufigkeit, Art der Störung, Leitsymptomen und Therapie [25, 26].

Name	Häufigkeit	Art der Störung	Leitsymptome	Therapie
Adrenogenitales Syndrom (AGS)	1 : 140.700	Hormonstörung der Nebennierenrinde	Vermännlichung (Virilisierung) bei Mädchen, ggf. (lebensbedrohliche) Salzverlustkrise	Lebenslange Substitution von Hydrocortison und ggf. Mineralokortikoid
Hypothyreose	1 : 3.400	Angeborene Unterfunktion der Schilddrüse	Ikterus prolongatus, Makroglossie, Trinkschwäche, Muskelhypotonie	Lebenslange Substitution von L-Thyroxin
Phenylketonurie	1 : 10.000	Aminosäure-Stoffwechsel (Phenylalanin)	Entwicklungsverzögerung, Anfallsleiden, schwerer Intelligenzdefekt, **„Geruch nach Mäusedreck"**	Phenylalaninarme Diät
(Milde) Hyperphenylalaninämie (MHP)	1 : 7.000	Aminosäure-Stoffwechsel (Phenylalanin)	Toxische Wirkung auf das Gehirn, unbehandelt bei schweren Formen, kann eine PKU hervorgerufen werden	Bei milden Formen kein Behandlungsbedarf, phenylalaninarme Diät
Ahornsirupkrankheit (MSUD)	1 : 160.000	Aminosäure-Stoffwechsel	Trinkschwäche, Somnolenz, Koma, Krampfanfälle, **„maggiähnlicher Geruch"**	Eiweißzufuhr sofort stoppen, evtl. Dialyse, lebenslange leucin-, isoleucin- und valinarme Diät
Glutarazidurie Typ 1	1 : 130.000	Aminosäurestoffwechsel (neurometabolische Störung)	Makrozephalus (z. T. bereits bei Geburt), musk. Hypotonie, Zittrigkeit, Irritabilität, Erbrechen akut: enzephalopathische Krise	Diät mit geringem Tryptophan- und Lysingehalt, Verabreichung von L-Carnitin
Isovalerianazidurie (IVA)	1 : 98.000	Aminosäure-Stoffwechsel	Enzephalopathisches Krankheitsbild (Trinkschwäche, Erbrechen, Krampfanfälle) mit metabolischer Azidose und Hyperammonämie **(Schweißgeruch)**	Eiweißzufuhr stoppen, evtl. Hämodialyse/-Filtration, proteinarme Diät mit Carnitin und Glycin
Biotinidasemangel	1 : 25.000	Vitaminstoffwechsel (Biotin)	Metabolische Azidose, Ataxie, Alopezie geistige Behinderung (Beginn, wenn Biotinreserven verbraucht sind)	Lebenslange Gabe von Biotin
VLCAD (Überlangketten-Acyl-CoA-Dehydrogenase-Defekt)	ca. 1 : 80.000	Fettstoffwechsel	Stoffwechselkrisen bei katabolen Situationen (Fieber, Erbrechen, Fasten), hypoketotische Hypoglykämie, Muskel- und Herzmuskel-Schwäche, Hepatopathie	Nüchternperioden vermeiden, kohlenhydratreiche, fettarme Ernährung, Ersatz durch MCT-Fette
LCHAD (Langketten-3-Hydroxy-Acyl-CoA-Dehydrogenase-Defekt)	ca. 1 : 170.000	Fettstoffwechsel	Stoffwechselkrisen bei katabolen Situationen (Fieber, Erbrechen, Fasten), hypoketotische Hypoglykämie, Muskel- und Herzmuskel-Schwäche, Hepatopathie	Nüchternperioden vermeiden, kohlenhydratreiche, fettarme Ernährung, Ersatz durch MCT-Fette
MCAD (Mittelketten-Acyl-CoA-Dehydrogenase-Defekt)	ca. 1 : 10.000	Fettstoffwechsel	Stoffwechselkrisen bei katabolen Situationen (Fieber, Erbrechen, Fasten), hypoketotische Hypoglykämie, Muskel- und Herzmuskel-Schwäche, Hepatopathie	Nüchternperioden vermeiden, kohlenhydratreiche, fettarme Ernährung, Ersatz durch MCT-Fette
Carnitinzyklusdefekte (CPT-I, CPT-II, CACT)	Sehr selten	Fettsäurestoffwechsel	Myopathie, Kardiomyopathie, Hepatoenzephalopathie	Nüchternperioden vermeiden, kohlenhydratreiche, fettarme Ernährung, Ersatz durch MCT-Fette
Galaktosämie	ca. 1 : 75.000	Kohlenhydratstoffwechsel (Galaktose)	Unter Milchfütterung (Laktose) schwere Leberfunktions-Störung, Ikterus, Hepatomegalie, Gerinnungsstörung, Katarakt mit neonatalem Beginn	Lebenslange laktose(galaktose)freie Ernährung
Mukoviszidose (Cystische Fibrose – CF)	ca. 1 : 4.500	Störung der Chloridkanäle exokriner Drüsen, betroffen sind besonders die Lunge, der Darm und die Bauchspeicheldrüse (Pankreas)	Mekoniumileus, gehäufte pulmonale Infekte, Gedeihstörung, fettige Stühle, Diabetes mellitus Typ 1	Symptomatische Therapien: Antibiotika, Physiotherapie (autogene Drainage), Verbesserung der Lungenfunktion, Sauerstofftherapie
Tyrosinämie Typ I	ca. 1 : 135.000	Aminosäure-Stoffwechsel (Tyrosin)	Schädigung von Leber, Niere, Gehirn, Nerven	Spezialdiät, medikamentös mit Nitisinon
Schwere kombinierte Immundefekte (SCID)	ca. 1 : 60.000	Völliges Fehlen einer Immunabwehr	Infektanfälligkeit bereits im Säuglingsalter, Komplikationen von Infektionen	Strenge Hygiene, Verzicht auf Stillen, Lebendimpfungen und unbehandelte Blutprodukte Knochenmark-/Stammzelltransplantation, Enzymersatztherapie
Sichelzellkrankheit (sickle cell disease, SCD)	ca. 1 : 5.000–10.000	Verformung der Erythrozyten (Sichelzellen)	Anämie, Schmerzkrisen	Ggf. Transfusion, Infektionsprophylaxe (z. B. Impfungen)
5q-assoziierte Spinale Muskelatrophie (SMA)	ca. 1 : 7.000	Mangel an Survival-Motor-Neuron (SMN)-Protein	zunehmende Muskelschwäche, Rückentwicklung bereits erlernter Motorik, Einschränkung der Lungenfunktion	Medikamentös und symptomatisch (Physiotherapie, Rehabilitation, Orthopädie)

3.3 Das gesunde Neugeborene

Die Geburt eines Kindes ist ein sehr prägendes und gefühlsintensives Erlebnis. Die ersten Stunden des Kennenlernens von Eltern und Kind haben eine wichtige Bedeutung für den Aufbau der **Mutter-/Eltern-Kind-Bindung,** das **Bonding.** Dies wird insbesondere durch den Hautkontakt und das erste Anlegen gefördert. Dadurch wird sowohl bei den Eltern als auch beim Kind das Hormon Oxytocin vermehrt ausgeschüttet. Dieses „Kuschelhormon" sorgt für eine verstärkte emotionale Bindung innerhalb der Familie. Auch die spätere psychische Gesundheit des Kindes profitiert davon. Deshalb muss auf eine ruhige und verständnisvolle Atmosphäre geachtet werden.

Neben der Entbindung in einer Klinik haben die werdenden Eltern die Möglichkeit, sich für eine Hausgeburt zu entscheiden oder aber die Unterstützung in einem Geburtshaus zu suchen. Es ist sinnvoll, sich über die Vor- und Nachteile umfassend zu informieren, um das individuell Passende zu finden.

Bei jeder Geburt besteht der Grundsatz, **so wenig wie möglich und nur so viel wie nötig** in das natürliche Geschehen einzugreifen. Trotzdem darf nicht vergessen werden, dass unter oder nach der Geburt ernsthafte Probleme auftreten können, sodass der Zustand von Mutter und Kind jederzeit sorgfältig überwacht und Störungen erkannt werden müssen, auch wenn sie selten auftreten. So weisen 85 % der neugeborenen Kinder innerhalb der ersten 30 Sek. eine adäquate Spontanatmung auf und bei rund 10 % setzt die Atmung nach Stimulation ein. Aber etwa 3 % der Neugeborenen bedürfen gezielter Maßnahmen wie Maskenbeatmung und bei ca. 2 % sind Intubation und Beatmung erforderlich, um ihr Leben oder ihre Gesundheit zu retten [29].

3.3.1 Erstversorgung im Kreißsaal

Mit Geburt und Abnabelung bricht die fetale Plazentaversorgung ab. Die Geburt ist beendet. Die kindlichen Funktionen Atmung, Kreislauf, Stoffwechsel und Wärmeregulation müssen sich umstellen, an die extrauterinen Erfordernisse anpassen und selbstständig arbeiten.

Intrauterin ist die Lunge des Kindes vollständig mit Flüssigkeit gefüllt, welche die Lunge reifen lässt und sie dehnt. Die Versorgung mit Sauerstoff und Nährstoffen sowie der Abtransport der Abfallstoffe erfolgt über die Nabelschnur und die Mutter, ein Gasaustausch über eine Lungenatmung ist nicht erforderlich.

- Der Blutfluss in die Lunge ist gering. 90 % des Blutvolumens aus dem rechten Herzen fließen an der Lunge vorbei, weil der Gefäßwiderstand der Lunge erhöht ist. Das Blut fließt über das **Foramen ovale** und den **Ductus arteriosus Botalli** sofort in die **Aorta** des Kindes, deren Gefäßwiderstand niedriger ist.
- Mit den ersten Atemzügen wird die pulmonale Flüssigkeit ins interstitielle Gewebe verdrängt, die Alveolen werden mit Luft gefüllt. Die **kindliche Lunge** übernimmt ihre eigentliche Funktion und die funktionelle Residualkapazität wird aufgebaut. Die fetale Lungenflüssigkeit wird über Lungenkapillaren und Lymphbahnen abtransportiert. Der sinkende pulmonale Gefäßwiderstand ermöglicht einen raschen Anstieg der Lungendurchblutung und damit einen Anstieg der Oxygenierung.
- Der Anstieg des arteriellen Sauerstoffgehalts (Sauerstoffpartialdruck PO_2) trägt zusammen mit den Kontraktionen der Gefäßmuskulatur zum Verschluss des **Ductus arteriosus Botalli** bei. Letztendlich verkümmert der Ductus und ist beim Erwachsenen nur noch als bindegewebiger Strang vorhanden.
- Der Gefäßwiderstand im Körper (Aorta) steigt nach Abklemmen der Nabelschnur. Dies sorgt für den Verschluss des **Foramen ovale.**

Bei einer **ungestörten Anpassung** setzt beim Neugeborenen innerhalb weniger Sekunden nach Geburt eine regelmäßige, nicht angestrengte Atmung mit einer Frequenz von 40–60 Zügen/Min. ein. Die Herzfrequenz liegt bei > 100 Schlägen/Min., die anfangs bläuliche, zyanotische Hautfarbe wird gleichmäßig rosig. Eine diskrete Akrozyanose (bläuliche Verfärbung von Händen und Füßen) darf noch bleiben. Die Anpassung wird standardisiert und weltweit mit dem APGAR-Test überprüft (→ 3.2.1).

Innerhalb der ersten Lebensminuten beginnt das Neugeborene spontan oder auf Reiz zu saugen. Es besteht ein lockerer Beugetonus. Blut- und Mekoniumreste werden entfernt und das Kind abgetrocknet. Es ist darauf zu achten, dass die **Käseschmiere (Vernix caseosa)** belassen wird, um die Haut weiterhin zu pflegen und zu schützen.

Zwei Namensbändchen an zwei unterschiedlichen Extremitäten sollten in Gegenwart der Eltern angelegt werden.

Absaugen

Das **Absaugen** des **Nasen-Rachen-Raums** erfolgt nur bei verlegten oberen Atemwegen nach strenger Indikationsstellung. Zeigt sich das Kind ausreichend lebhaft und sind die Atemwege nicht verlegt, ist davon abzusehen. Der Vorgang ist sehr unangenehm, Schleimhautläsionen können gesetzt werden oder reflektorische Bradykardien und Apnoen auftreten [30].

Abnabeln

Noch im **Kreißsaal,** ca. 1–2 Min. nach der Geburt, wenn die Nabelschur aufgehört hat zu pulsieren,, wird das Kind **primär abgenabelt** (→ Abb. 3.8). Dazu werden 10–20 cm vor dem kindlichen Nabeleintritt zwei anatomische Nabelklemmen bzw. fest verschließbare Plastiknabelklemmen angelegt. Dazwischen wird die Nabelschnur durchtrennt. Nach Inspektion des Kindes wird sekundär abgenabelt, indem eine sicher schließende Plastikklemme rund 1 cm über dem Hautnabel angebracht wird. Der Nabelrest wird sauber und trocken gehalten.

Es wird empfohlen das **Auspulsieren der Nabelschnur** abzuwarten, wenn das Kind auf oder unter Plazentaniveau liegt. Alternativ kann die Nabelschnur vor dem Setzen der Nabelklemme 4-mal für 10 Sek. in

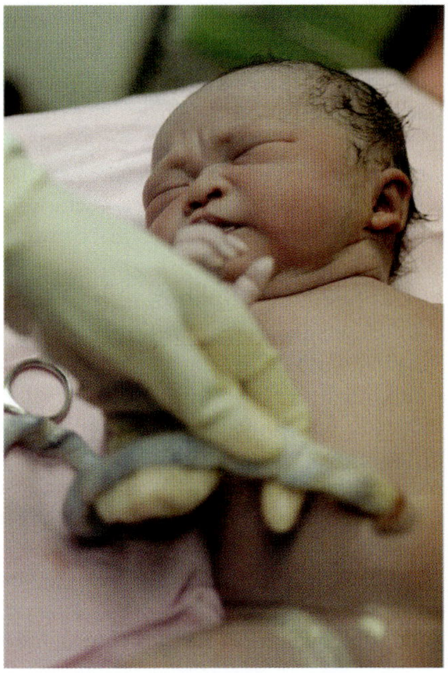

Abb. 3.8 Neugeborenes vor dem Abnabeln [J787]

Richtung Kind ausgestrichen werden. Dadurch sollen die Anzahl der Erythrozyten erhöht und der Eisenspeicher des Kindes verbessert werden [26].

Der Nabel wird bis zum Abfallen des Nabelschnurrests nach ca. 7–14 Lebenstagen durch die Pflegefachperson auf Infektionen hin beobachtet. Vor allen Manipulationen am Nabel erfolgt in der Klinik eine hygienische Händedesinfektion, zu Hause werden die Hände gewaschen. Die Versorgung kann offen oder halboffen erfolgen:

- **Offene Nabelpflege:**
  - Nabelschnurrest 1-mal täglich mit Aqua destillata oder im häuslichen Bereich mit warmem, abgekochtem Wasser reinigen, keine Kompresse aufbringen. Windel unterhalb des Nabels schließen.
  - Nur bei einer Rötung oder Infektionsverdacht des Nabelstumpfs wird ein Schleimhautdesinfektionsmittel eingesetzt, da dies zu Hautreizungen führen kann.
- **Halboffene Nabelpflege:**
  - Die Reinigung erfolgt wie bei der offenen Nabelpflege. Danach eine sterile Kompresse um den Nabelschnurrest legen und dort belassen.
  - Die Windel ebenfalls unterhalb des Nabels schließen.

Lagerung direkt nach der Geburt

Das Kind wird nach der Geburt trocken getupft, in warme Tücher gewickelt und der **Mutter in den Arm oder (mit dem Bauch) auf die Brust gelegt.** Diese Lagerung wirkt sich mehrfach positiv auf das Kind aus.

- Das Neugeborene ist durch seine Mutter gewärmt.
- Es wird durch seine Eltern kontinuierlich beobachtet.
- Das Bonding kann intensiv beginnen.
- Ein erstes Anlegen ist möglich und wünschenswert.

Es wird empfohlen, das Neugeborene bereits innerhalb der ersten 20–30 Min. nach der Geburt an die Brust anzulegen, wenn die Mutter stillen möchte. Dadurch werden die Stillfähigkeit der Mutter und die Produktion der Muttermilch besonders gefördert.

Blutuntersuchung

Beim unauffälligen Neugeborenen müssen, abgesehen von der Blutgasanalyse aus der Nabelarterie und der kapillären Entnahme im Rahmen des erweiterten Stoffwechsel-Screenings (→ 3.2.2), **keine Laboruntersuchungen** durchgeführt werden. Bei Kindern rhesusnegativer Mütter wird Nabelschnurblut durch die zuständige Hebamme zur Blutgruppenbestimmung des Neugeborenen inkl. Coombs-Test (→ 3.4.6) ins Labor verschickt. Ist das Neugeborene einer rhesusnegativen Mutter rhesuspositiv, besteht infolge einer Unverträglichkeitsreaktion ein erhöhtes Risiko, dass beim Kind eine Neugeborenengelbsucht auftritt. Für die Mutter ist eine Rhesusprophylaxe (i. v. oder i. m.) angezeigt, um die Bildung von Antikörpern gegen das Merkmal rhesuspositiv zu unterdrücken.

Créde-Augenprophylaxe

Die **Gonoblennorrhöprophylaxe,** bei der 1-prozentige Silbernitratlösung innerhalb der ersten Lebensstunde in beide Bindehautsäcke eingebracht wird, war bis 1986 gesetzlich vorgeschrieben und wird seit 1994 von der Kommission „Credé-Prophylaxe" des Bundesgesundheitsamts nur noch empfohlen. Durch diese Prophylaxe soll die heute nur noch seltene Gonoblennorrhö, eine Bindehautentzündung des Neugeborenen, die durch Gonokokken hervorgerufen wird, verhindert werden. [30]

Bei einem anamnestischen Hinweis auf eine mütterliche Gonokokkeninfektion sollte eine **Prophylaxe** mit erythromycin- oder tetrazyklinhaltigen Salben oder Tropfen vorgenommen werden. Bestehen Hinweise auf eine neonatale Konjunktivitis, wird nach Entnahme eines mikrobiologischen Augenabstrichs des Kindes eine lokale antibiotische Behandlung durchgeführt. Bei Gonoblennorrhö oder chlamydienbedingter Augeninfektion muss zusätzlich systemisch behandelt werden.

Komplikationen im Kreißsaal erkennen

Mutter und Kind werden nach der Geburt mindestens 2 Std. [30] im Kreißsaal betreut. In diesem Zeitraum ist eine gute Beobachtung wichtig, um mögliche Komplikationen frühzeitig erkennen und adäquat handeln zu können.

Neugeborenen-Kollaps

In seltenen Fällen, ca. 2,6–133 Fälle/100.000 gesunden Neugeborenen [31], kann es zu einem **Neugeborenen-Kollaps** kommen (**S**udden **U**nexpected **P**ostnatal **C**ollapse, **SUPC**). Dieses Geschehen ist vergleichbar mit dem plötzlichen Säuglingstod. Das Neugeborene „vergisst" zu atmen oder es kommt zu einer Obstruktion der Atemwege in Bauchlage oder beim Anlegen. Das Kind wird blass oder zyanotisch, bradykard und reanimationspflichtig. Risikofaktoren sind u. a. Bauchlage des Kindes, Erstgebärende, Hautkontakt, erstes Anlegen, fehlende Aufsicht.

Daher muss bei einem klinisch unsicher zu beurteilenden Neugeborenen (z. B. Übertragung, Blässe, Plethora, Akrozyanose, Auskühlung oder verzögerte primäre Adaptation) eine pulsoxymetrische **Überwachung der Sauerstoffsättigung** vorgenommen werden [30]. Das Neugeborene sollte in dieser Zeit ausreichend warmgehalten werden, um eine Körpertemperatur zwischen 36,5–37,5 °C zu gewährleisten.

Pädiatrisches Konsil

Bestehen beim Neugeborenen weitere Risiken oder Auffälligkeiten, wird ein Pädiater hinzugezogen, um über weitere Kontrollen und Überwachungen zu entscheiden. Ein pädiatrisches Konsil sollte bei folgenden Gegebenheiten durchgeführt werden:

- **Polyglobulie** (Polyzythämie) mit Hämatokrit > 65 % infolge Erhöhung der Erythrozythenzahl mit daraus folgender reduzierter Blutflussgeschwindigkeit, dunkelrosigem, plethorischem bis blass-grauem Hautkolorit, Belastungszyanose. Eine Hämatokritkontrolle ist erforderlich.
- **Gestörter Atmung,** z. B. Tachypnoe, Dyspnoe, Stöhnen, Blässe, Zyanose
- Hinweise auf eine mögliche **Neugeboreneninfektion** (→ 3.8), Anamnese der Mutter mit in Betracht ziehen
- Zittrigkeit oder **Unruhe des Kindes** als Zeichen einer **Hypoglykämie** bei allen Neugeborenen, insbesondere bei Risikokindern (→ 3.9)
- **Ikterus** am ersten Lebenstag
- Pränatalem Hinweis auf neonatale Erkrankungen.

3.3.2 Betreuung des Neugeborenen auf der Wochenstation

Wie auch schon vor und nach der Entbindung haben die Eltern die Wahl, sich für unterschiedliche Optionen der Versorgung nach der Geburt zu entscheiden.

- Bei einer **ambulanten Entbindung** gehen Mutter und Kind frühestens 2–4 Std. nach der Geburt nach Hause, wenn es beiden gut geht. Eine häusliche Hebammenbetreuung und pädiatrische Versorgung sollten dann gewährleistet sein, um Mutter und Kind zu unterstützen, Störungen zu erkennen und für Fragen zur Verfügung zu stehen.
- Üblicherweise bleiben Mutter und Kind nach Spontangeburt ca. 2–3 Tage, nach einem Kaiserschnitt für ca. 3–4 Tage in der **Klinik.** In den meisten Entbindungskliniken hat sich das **Rooming-In-System** etab-

liert. Das bedeutet, dass Mutter und Kind zusammen in einem Zimmer untergebracht sind und die Versorgung des Kindes von Anfang an von der Mutter bzw. den Eltern selbstständig übernommen wird. Die Eltern-Kind-Beziehung und die Fähigkeit der Eltern, die Signale des eigenen Kindes im Hinblick auf Unwohlsein, Hunger oder Schmerzen zu verstehen, werden dadurch besonders gefördert. Bei Fragen, Unsicherheiten, Stillproblemen oder Ikterus sind die Pflegefachpersonen der Wochenbettstation kompetente Ansprechpartner [30].

SPICKZETTEL

Intensive Beobachtung

Mit Geburt und Abnabelung bricht die fetale Plazentaversorgung ab. Die kindlichen Funktionen Atmung, Kreislauf, Stoffwechsel und Wärmeregulation müssen sich umstellen, an die extrauterinen Erfordernisse anpassen und selbstständig arbeiten. Mutter und Kind werden nach der Geburt mindestens 2 Std. [26] im Kreißsaal betreut. In diesem Zeitraum ist eine gute Beobachtung wichtig, um mögliche Komplikationen frühzeitig zu erkennen und adäquat handeln zu können. Sehr selten kann z. B. der Neugeborenen-Kollaps (*Sudden Unexpected Postnatal Collapse*, SUPC) auftreten, der mit dem plötzlichen Säuglingstod vergleichbar ist.

3.4 Postnatale Adaptation und mögliche Störungen

Bei allen Umstellungen der Organsysteme des Neugeborenen nach der Geburt können Anpassungsstörungen auftreten, die nicht immer pathologisch sind. Da sich jedoch alle Störungen verschlechtern und Krankheitswert gewinnen können, ist eine aufmerksame Beobachtung des Neugeborenen wichtig.

3.4.1 Atmung

Zur *Umstellung der Atmung* → 3.3.1 „Physiologische Anpassung der Atmung".

Der Lufteintritt in die Lunge baut Oberflächenspannung, Rückstellkraft der Lunge und negativen intrapulmonalen Druck auf, die fetale Lungenflüssigkeit wird abtransportiert und nach einigen Atemzügen ist das Residualvolumen hergestellt. Die **Lunge** ist nun **entfaltet,** das Kind atmet sauerstoffhaltige Luft ein und kohlendioxidhaltige Luft aus. Außerdem wird bei einem reifen Neugeborenen in ausreichender Menge **Surfactant** (Kunstwort aus den Begriffen **surf**ace **act**ive **a**ge**nt**) produziert, sodass die Alveolen offenbleiben und nicht am Ende der Exspiration kollabieren.

Der Surfactant ist eine Substanz aus Phospholipiden und Lipoproteinen, die von den Pneumozyten Typ II in der Lunge beginnend ab der 23.–28. SSW noch unzureichend und ab etwa 34.–35. SSW ausreichend gebildet wird. Sie kleidet die Alveolen mit einem dünnen Film aus und senkt die Oberflächenspannung der Lunge.

Die Atemfrequenz bewegt sich zwischen 40–60 Atemzüge/Min. Sowohl bei Neu- als auch bei Frühgeborenen zeigt sich die Atmung mit unterschiedlichen periodischen Atemmustern. Neu- und Frühgeborene müssen sich erst an eine **autonome Atmung** gewöhnen. Bei Frühgeborenen besteht zusätzlich eine Unreife des Atemzentrums. Die Atmung reguliert sich bei den Neugeborenen in den ersten Stunden von selbst zu einer regelmäßigen Eupnoe. Zwei Atemmuster zeigen sich besonders häufig (→ Abb. 3.9):

- **Cheyne-Stokes-Atmung:** Dieses Atemmuster (→ 5.2.6) tritt häufig bei schwerkranken Patientinnen und Patienten (im Folgenden Patienten genannt) auf und ist charakterisiert von Atemzügen mit variierender Tiefe und Atempausen. Diese „periodische Atmung […] ist beim Frühgeborenen physiologisch" [32].
- **Biot-Atmung:** Regelmäßige tiefe, kräftige Atemzüge (→ 5.2.6) wechseln mit Atempause ab.

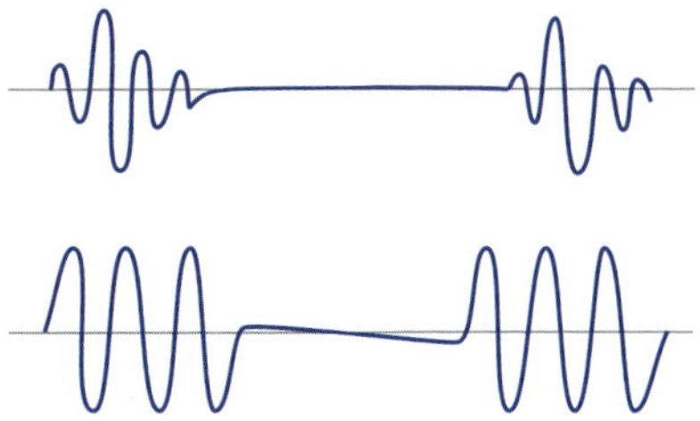

Abb. 3.9 Cheyne-Stokes- (oben) und Biot-Atmung (unten) [A400, L106]

Freimachen der Atemwege

Das wirksamste Mittel zum Freimachen der Atmung ist es, das Köpfchen in Neutralposition zu bringen und das Kinn hochzuhalten (**Esmarch-Handgriff,** → Abb. 3.10 [33]). In den meisten Fällen, insbesondere bei Verlegung durch die große Zunge, reichen diese Handgriffe aus.

Sind die Atemwege durch Sekret verlegt, die Atmung beschleunigt (Tachydyspnoe) oder angestrengt mit Einziehungen und Stöhnen, werden Mund und Rachen vorsichtig abgesaugt (→ 3.3.1). In manchen Fällen ist das Sekret auch als „Brummen" spürbar, wenn die flache Hand vorsichtig auf den Thorax des Kindes gelegt wird. Nach dem Freimachen der Atemwege kann durch taktile Stimulation, z. B. durch Bestreichen des Rückens, die Atmung angeregt werden. Bei unzureichender Atmung ist deren Unterstützung durch Maskenbeatmung indiziert.

Sauerstoffgabe

Sauerstoff ist ein Medikament. Eine **Sauerstoffgabe** erfolgt nach **strenger Indikationsstellung** und sollte von den Werten des Pulsoximetriemonitoring abhängig gemacht werden.

Bei einer **Unterversorgung mit Sauerstoff** erfolgt die Sauerstoffgabe ausschließlich dosiert und unter pulsoximetrischer Überwachung. Intrauterin besteht ein sauerstoffarmes Milieu, das Kind zeigt unmittelbar nach Geburt Sättigungswerte zwischen ca. 35–65 %. Steigt die Sauerstoffsättigung in den ersten 10 Lebensminuten bis auf > 90 %, erkennbar am rosiger werdenden Hautkolorit, wird kein zusätzlicher Sauerstoff gegeben.

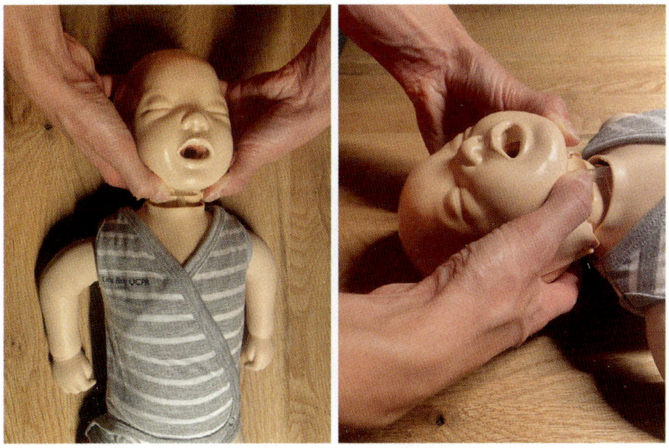

Abb. 3.10 Esmarch-Handgriff [P550]

Vorsicht! Die Beatmung eines reifen Neugeborenen soll mit Raumluft beginnen, weil eine überhöhte Sauerstoffzufuhr zur Engstellung der zerebralen und retinalen Blutgefäße führen kann. Für Frühgeborene kann initial Raumluft oder eine Sauerstoffkonzentration bis 30 % verwendet werden. Wenn es trotz effektiver Beatmung zu keinem zufriedenstellenden Anstieg der Sauerstoffkonzentration kommt, kann die Sauerstoffkonzentration unter kontinuierlicher Überwachung angehoben werden. Ein ausreichender Sauerstoffsättigungsanstieg liegt bei folgenden Werten vor:
- In 2. Lebensminute bei etwa 60 %
- In 5. Lebensminute bei etwa 85 %
- In 10. Lebensminute bei etwa 90 %.

Gemessen wird im Idealfall an der rechten Hand, da die arterielle Blutversorgung der rechten oberen Extremität direkt nach dem Auswurf aus dem linken Herzen und somit noch vor einer Beimischung über den Ductus arteriosus Botalli erfolgt, also **präduktal.** Spätestens ab einer Sauerstoffsättigung › 90 % sollte kein zusätzlicher Sauerstoff mehr verabreicht werden.

Nasse Lunge/feuchte Lunge

Wenn die Resorption des Fruchtwassers aus der Lunge verlangsamt ist, macht sich dies durch eine beschleunigte, angestrengte Atmung bemerkbar, die von Rasselgeräuschen und exspiratorischem Stöhnen begleitet sein kann. Das Krankheitsbild wird als **Wet-Lung-Syndrom** (Nasse Lunge) bezeichnet und tritt bevorzugt nach primärer Sectio oder rascher vaginaler Geburt auf. Neben intensiver Überwachung kann eine Sauerstoffgabe und nichtinvasive Beatmung indiziert sein, ebenso Hilfestellung bei Trinkschwierigkeiten, z. B. durch das Legen einer Magensonde.

SPICKZETTEL

Atmung

Die normale Atemfrequenz eines Neugeborenen beträgt 40–60 Atemzüge/Min., die Atmung ist regelmäßig, ruhig und nicht angestrengt. Es können insbesondere bei Frühgeborenen unterschiedliche periodische Atemmuster auftreten, die Biot-Atmung oder die Cheyne-Stokes-Atmung, die sich in den ersten Wochen von selbst zur Eupnoe regulieren.
Bei einer angestrengten Atmung, die von Rasselgeräuschen und exspiratorischem Stöhnen begleitet sein kann, kann es sich um eine Nasse Lunge (*wet lung*), eine respiratorische Anpassungsstörung, ein Atemnotsyndrom, eine Aspiration oder eine Infektion handeln, die eine intensive Überwachung erfordert.

3.4.2 Kreislauf

Zur Umstellung des fetalen Kreislaufs vergleiche → 3.3.1 *„Physiologische Anpassung der Atmung"*.

Intrauterin wird das sauerstoffreiche Blut aus der Plazenta an der Leber vorbei in den rechten Vorhof, von dort an der Lunge vorbei in die Aorta geführt. Das Blut des Ungeborenen ist hauptsächlich Mischblut. Die dazu notwendigen drei Umgehungen sind:
- **Ductus venosus Arantii:** Verbindung zwischen Vena umbilicalis und Vena cava inferior zur Umgehung der Leber
- **Foramen ovale:** Verbindung zwischen den beiden Vorhöfen des Herzens
- **Ductus arteriosus Botalli:** Verbindung zwischen Truncus pulmonalis, dem Stamm der Pulmonalarterie und der Aorta zur Umgehung der Lunge.

Mit der Geburt und Abnabelung sinkt der Druck in der Lunge langsam ab. Die Umgehungen verschließen sich. Das Neugeborene muss die Umstellung auf die Lungenatmung und auf die Trennung der beiden Kreislaufanteile vornehmen. Bleibt insbesondere der Druck im Lungenkreislauf hoch, kann eine Sauerstoffuntersättigung bis hin zur Beatmungsnotwendigkeit auftreten.

Aus dieser Umstellungsproblematik kann sich ein ernstes Krankheitsbild entwickeln. Es kann eine persistierende pulmonale Hypertension des Neugeborenen (*persistent pulmonary hypertonia of the newborn,* PPHN) entstehen.

In den ersten Stunden nach Geburt sind eine diskrete **Akrozyanose,** ein leicht livides **Nase-Mund-Dreieck** oder eine leicht **marmorierte Haut** normale Zeichen der Umstellungsprozesse.

SPICKZETTEL

Postnatale Umstellung

Die normale Herzfrequenz des Neugeborenen beträgt 120–140 Schläge/Min., der Blutdruck ca. 80/40 mmHg bis 90/50 mmHg. Bradykardien oder Sättigungsabfälle können auftreten, wenn die Umstellung auf den Lungen- und Körperkreislauf mit Verschluss der fetalen Umgehungskreisläufe (Ductus venosus Arantii, Foramen ovale, Ductus arteriosus Botalli) verzögert stattfindet.

3.4.3 Körpertemperatur

Intrauterin war es für das Kind nicht notwendig, selbstständig seine **Körpertemperatur** zu regulieren, da die Mutter diese Aufgabe erfüllt. Nach der Geburt ist das Neugeborene einer deutlich kühleren Umgebung ausgesetzt und seine Körperoberfläche ist im Verhältnis zu seinem Gewicht groß. Daher kommt es schnell zu einem Wärmeverlust. Die physikalischen Mechanismen der Wärmeübertragung und des Wärmetransports sind insbesondere bei Frühgeborenen zu beachten.
- **Konduktion:** Wärmeabgabe durch direkten Kontakt, sie ist hoch bei Glastischen, Metallwaagen, Röntgenkassetten.
- **Konvektion:** Wärmeabgabe über ein Medium, z. B. Luft oder Wasser. Deshalb sollte der Erstversorgungsraum auf 28 °C geheizt sein und keine Klimaanlage haben. Die Türen müssen während der Versorgung des Kindes geschlossen sein, Luftzug wird vermieden, das Kind abgedeckt und das zugeführte Atemgas möglichst angewärmt werden.
- **Radiation (Strahlung):** Sie erfolgt bei zu kalten Körpern in der Umgebung (Fenster, Kachelwand) und wird gemindert durch Zudecken, Doppelwandinkubatoren (→ Abb. 3.11) und Pflege unter Hitzeschild oder Plastikfolie.
- **Evaporation:** Wärmeabgabe über Verdunstung. Postnatal entsteht durch Verdunstung über die Haut ein Wärmeverlust von 0,58 kcal/g H_2O, wenn der Körper nicht abgetrocknet wird. Der Wärmeabgabe kann durch Abtrocknen und Zudecken ggf. mit einer Plastikfolie entgegengewirkt werden.

Da die Regulierungsmechanismen, z. B. das kompensatorische Kältezittern bei einem Neugeborenen, noch nicht ausreichend funktionsfähig sind, müssen die Wärmeverluste anderweitig durch eine körpereigene Wärmeproduktion ausgeglichen werden.
- Der Körper reguliert seine Temperatur zum einen durch eine **Vasokonstriktion der Hautgefäße,** um die Verluste zu verringern. Das Kind wird blass.
- Zum anderen erfolgt eine Wärmeproduktion über das **braune Fettgewebe.** Beim Neugeborenen ist besonders viel vorhanden. Es gewährleistet zwar eine rasche Thermogenese, verbraucht aber Kalorien. Daher muss das Kind vor einer Auskühlung durch Zudecken oder Kleidung geschützt werden.

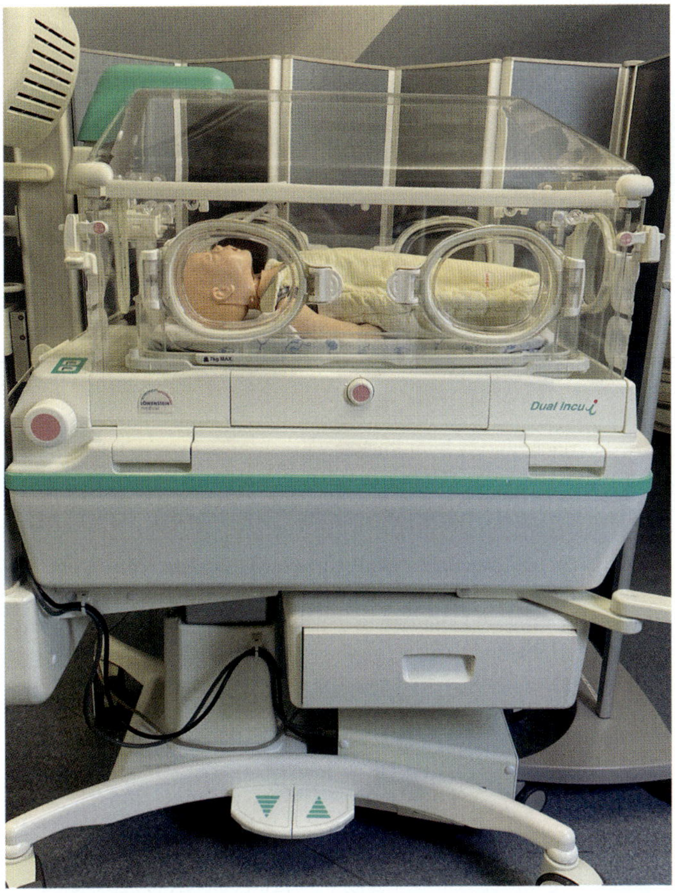

Abb. 3.11 Inkubator [P550]

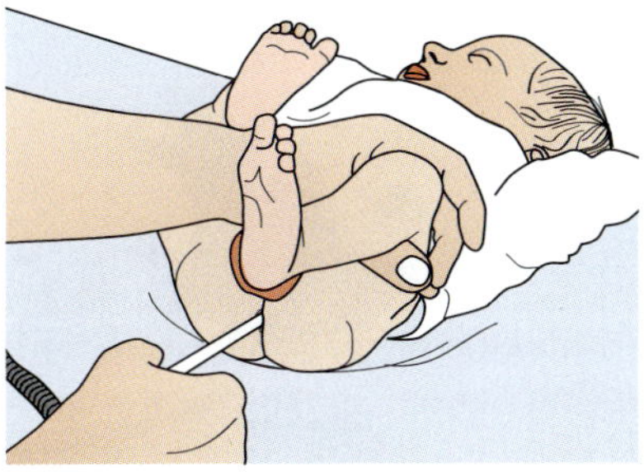

Abb. 3.12 Die Körpertemperatur beim Früh- und Neugeborenen wird am exaktesten rektal ermittelt. [L143]

Messen der Körpertemperatur

Die Körpertemperatur beim Früh- und Neugeborenen wird am genausten rektal ermittelt (→Abb. 3.12). Die Normwerte bei Neugeborenen liegen dabei zwischen 36,6 °C und 37,3 °C, beim Frühgeborenen zwischen 36,8 °C und 37,3 °C.

SPICKZETTEL

Körpertemperatur

Das Neugeborene ist nach der Geburt einer kühlen Umgebung ausgesetzt. Seine Körperoberfläche ist im Vergleich zu seinem Gewicht deutlich größer. Daher kann es schnell zu einem Wärmeverlust kommen. Die Gesetzmäßigkeiten der Wärmeübertragung und des Wärmetransports sind insbesondere bei Frühgeborenen zu beachten.

3.4.4 Ausscheidungen

Neben den Umstellungen von Lunge und Kreislauf wird die reibungslose Funktionsübernahme der Verdauungsorgane kontrolliert.

Urinausscheidung

Bei einem reifen Neugeborenen ohne Infusionstherapie dauert es bis zu 24 Lebensstunden, bis der erste **Urin ausgeschieden** wird, während dies beim Früh- und Neugeborenen unter Infusionstherapie innerhalb der ersten 6–12 Lebensstunden erfolgt.

Die Richtwerte für eine normale Urinausscheidung [34] sind:

- **Gesundes Neugeborenes:**
  - 1. Lebenstag: 0,5 ml/kg Körpergewicht/Std.
  - danach 2–3 ml/kg Körpergewicht/Std.
- **Frühgeborenes:**
  - 1.–6. Lebenswoche: 4–6 ml/kg Körpergewicht/Std. (Unreife der Niere des Frühgeborenen).

Stuhlausscheidung

Ähnlich wie bei der Urinausscheidung braucht auch der Verdauungstrakt 24–48 Std. Zeit, seine Funktion aufzunehmen. Wird bis dahin kein **Stuhl spontan entleert,** kann, besonders bei Frühgeborenen, eine vorsichtige rektale Spülung mit verdünnter Kochsalz- oder Glycerinlösung erfolgen.

- Der erste Stuhl, **Kindspech** oder **Mekonium** (→Abb. 3.13) genannt, hat eine charakteristische schwarz-grünliche Farbe und eine sehr zähe Konsistenz. Die Ursache für dieses Aussehen liegt darin, dass das Ungeborene das Fruchtwasser trinkt und somit Epithelzellen, Haare, Hautzellen, Zucker, Eiweiß, Schleim und Darmzellen aufnimmt. Zusätzlich enthält der fetale Stuhl auch eingedickte Galle, was die Konsistenz erklärt. Der Darm des Fetus verstoffwechselt diese Bestandteile nicht und scheidet sie auch nicht aus. Der entstandene Stuhl wird bis nach der Geburt im Körper behalten und entwickelt dadurch das typische Aussehen.
- Innerhalb der ersten 2–3 Lebenstage verändern sich Aussehen und Konsistenz des Stuhls. Als Zwischenstadium wird der **Übergangsstuhl** (→Abb. 3.13) ausgeschieden, der eine hell-bräunliche Farbe hat.
- Im Anschluss wird je nach Ernährung gelblich-lockerer **Muttermilchstuhl** oder **gelber Milchstuhl** entleert.

Die Frequenz der Stuhlausscheidung beim Neugeborenen und Säugling unterliegt starken Schwankungen. Bei gestillten Kindern gibt es eine Bandbreite von mehreren Ausscheidungen pro Tag bis hin zu Pausen von mehreren Tagen.

Bei Kindern, die **Formulanahrung** erhalten, sollte die Stuhlausscheidung täglich erfolgen.

SPICKZETTEL

Urin und Stuhl

Die erste Urinausscheidung erfolgt innerhalb der ersten 24 Std., bei Kindern mit Infusionstherapie innerhalb von 6–12 Std. Der erste Stuhl (Mekonium) wird innerhalb von 24–48 Stunden ausgeschieden. Er ist schwarz-grünlich und hat eine zähe Konsistenz. Innerhalb der ersten 2–3 Lebenstage verändern sich sowohl Aussehen als auch Konsistenz des Stuhls.

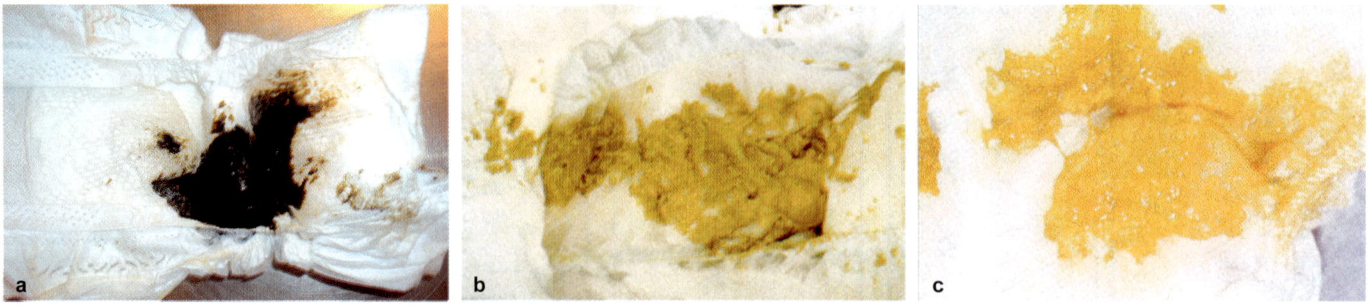

Abb. 3.13 Mekonium, Übergangsstuhl, Muttermilchstuhl [G794]

3.4.5 Hautveränderungen

Die Haut des Neugeborenen kann nach der Geburt sehr unterschiedlich reagieren. Es können hormonabhängige und hormonunabhängige Hautveränderungen (→ Abb. 3.14) auftreten, die in den meisten Fällen aber völlig harmlos sind. Die Eltern werden über diese Tatsache aufgeklärt, da manche Hauterscheinungen sehr prominent und „gefährlich" aussehen können.

Hormonabhängige Hauterscheinungen

- **Milien (Comedones neonatorum):** Die kleinen, weißen Pünktchen im Gesicht sind Folgen der Verhornung der obersten Hautschicht. Sie verschwinden in den ersten Wochen ohne spezielle Therapie.
- **Neugeborenenakne (Acne neonatorum):** Diese Hautveränderung betrifft überwiegend männliche Neugeborene. Es zeigen sich ca. ab der 3. Lebenswoche kleine rote Pusteln (Pickel) mit einer gelblichen Erhebung in der Mitte besonders im Bereich der Wangen und an der Stirn. Die Neugeborenenakne entsteht wahrscheinlich durch den Einfluss diaplazentar übertragener mütterlicher Hormone, was eine Stimulation der Talgdrüsen nach sich zieht. Nach Abbau der übertragenen Hormone (Androgene) verschwinden die Hauterscheinungen von selbst.

Hormonunabhängige Hauterscheinungen

- **Neugeborenenexanthem (Erythema [toxicum]neonatorum):** Das stecknadelkopfgroße, bläschenbildende Exanthem mit Rötung, auch Pusteln oder mückenstichähnliche Effloreszenzen, bleibt in den ersten Lebenswochen bestehen, heilt dann von selbst ab. Es wird häufig mit der Acne neonatorum verwechselt.
- **Storchenbiss (Naevus flammeus):** Es zeigen sich blassrote Flecken auf Stirn, Augenlidern, Nasenspitze, Oberlippe oder im Nacken des Neugeborenen, die im Hautniveau bleiben. „Storchenbisse" auf Stirn oder Augenlidern verschwinden meist im 1. Lebensjahr, „Storchenbisse" im Nacken oder anderen Körperstellen können bestehen bleiben.
- **Kongenitale dermale Melanozytose:** Bei der Pigmentanhäufung im Steißbereich, die auch im Rücken-, Brust- oder Extremitätenbereich auftreten kann, handelt es sich um eine harmlose Hauterscheinung, die meistens bei Kindern von Eltern mit starker Pigmentierung sowie asiatischer oder afrikanischer Ethnizität auftritt.
- **Trockene, schuppende, rissige Haut und flüchtige Rötungen:** Durch den postnatalen Wegfall von Fruchtwasser und Vernix caseosa (Käseschmiere) kann sich in den ersten Lebenswochen trockene, rissige, schuppende und oft gerötete Haut besonders an den Füßen, Fußgelenken, Händen und Handgelenken bilden. Eine besondere Hautpflege ist nur in ausgeprägten Fällen angezeigt (→ 14.4.1). Wichtig ist die Aufklärung der Eltern, dass dies kein Hinweis auf eine Atopische Dermatitis ist.

SPICKZETTEL

Physiologische Hautveränderungen

Bei Neugeborenen können hormonabhängige und hormonunabhängige Hautveränderungen auftreten, die in den meisten Fällen völlig harmlos sind. Lediglich eine Aufklärung der Eltern ist sinnvoll, da manche Hauterscheinungen sehr prominent und „gefährlich" aussehen.

3.4.6 Neugeborenenikterus (Icterus neonatorum)

DEFINITION

Neugeborenenikterus (*Icterus neonatorum*, indirekte Hyperbilirubinämie): gelbliche Verfärbung von Haut und Konjunktiven durch Einlagerung von Bilirubin, sichtbar ab etwa 5 mg/dl (85 µmol/l) Gesamtbilirubin

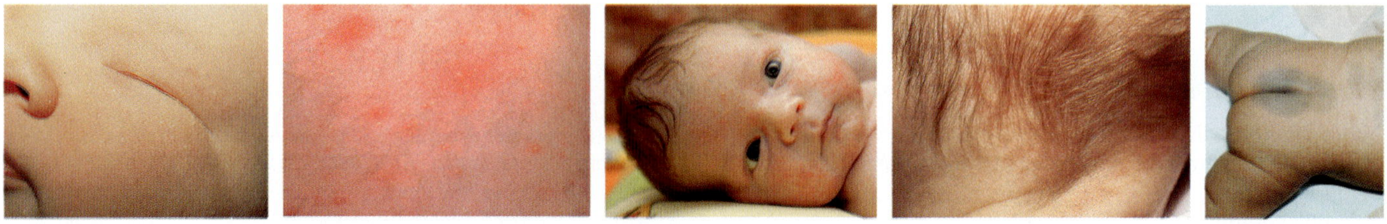

a) Milien
b) Neugeborenenexanthem
c) Neugeborenenakne
d) Storchenbiss
e) Kongenitale dermale Melanozytose

Abb. 3.14 Hautveränderungen bei Neugeborenen [G550–002, J787, E422, G794]

Über die Hälfte aller Neugeborenen wird sichtbar ikterisch (gelb) und hat meist eine physiologische indirekte bzw. unkonjugierte Hyperbilirubinämie. Eine indirekte Hyperbilirubinämie ist i. d. R. physiologisch und ungefährlich, kann aber auch pathologisch und damit Symptom gravierender Erkrankungen sein.

Entsprechend dem Zeitpunkt und der Schwere der Neugeborenengelbsucht werden unterschieden:

- **Icterus praecox:** am 1. Lebenstag sichtbarer Ikterus, meist durch Hämolyse/Rhesusunverträglichkeit
- **Icterus gravis:** sehr hohe Bilirubinwerte
- **Icterus prolongatus:** sichtbarer Ikterus über den 14. Lebenstag hinaus.

Etwa 60 % der Neugeborenen sind vom physiologischen Neugeborenenikterus betroffen. Sie weisen ein leicht gelbliches, ikterisches Hautkolorit auf, benötigen aber keine Therapie. Ausschlaggebend für eine gute und zeitnahe Diagnostik ist die kontinuierliche Patientenbeobachtung durch Pflegefachpersonen. Auch die Eltern werden einbezogen, nachdem fundierte Informationen zum Neugeborenenikterus gegeben wurden und eine umfassende Beratung stattgefunden hat.

! Vorsicht! Der Neugeborenenikterus ist meist weder ein diagnostisches noch ein therapeutisches Problem. Bei der physiologischen indirekten Hyperbilirubinämie sollten Überdiagnostik und Übertherapie vermieden werden, ohne einen zu hohen Anstieg mit spezifischen therapeutischen Konsequenzen zu übersehen. Eine direkte Hyperbilirubinämie (cholestatischer Ikterus) ist immer pathologisch.

Krankheitsentstehung

Ursache ist ein vermehrter Abbau des fetalen Hämoglobins, der die Kapazitäten der Leber in den ersten Lebenstagen überfordert. Denn beim Abbau des neonatalen Hämoglobins entsteht unkonjugiertes Bilirubin, welches in der Leber mit Hilfe des Enzyms Glukuronyltransferase in wasserlösliches, konjugiertes Bilirubin umgewandelt werden muss. Erst dann kann dieses über Urin und Stuhl ausgeschieden werden.

Zudem ist der **enterohepatische Kreislauf** (→ Abb. 3.15) durch verzögerte Darmpassage und fehlende Darmflora verstärkt und die Anlagerung des unkonjugierten Bilirubins an Albumin im Blut vermindert.

Als Risikofaktoren gelten Gegebenheiten, welche die Entwicklung einer Hämolyse begünstigen, sowie Störungen der Bilirubinkonjugation und -ausscheidung. Die Entwicklung eines Neugeborenenikterus wird durch verschiedene Ursachen begünstigt:

- **Blutgruppenunverträglichkeit** von Mutter und Kind:
  - **AB0-Konstellation/Inkompatibilität:** Blutgruppenunverträglichkeit, bei mütterlicher Blutgruppe „0“ und kindlicher Blutgruppe „A“ oder „B“ führen von der Mutter gebildete und auf den Feten übertragene Antikörper zu Hämolyse beim Neugeborenen. Diese kann bereits bei der ersten Schwangerschaft auftreten.
  - **Rhesus-Konstellation/Inkompatibilität:** Bei der Konstellation rhesusnegative Mutter und rhesuspositives Ungeborenes bildet die Mutter Antikörper gegen das Merkmal „positiv“, wenn es in der Schwangerschaft zum Übertritt von kindlichen, rhesuspositiven Erythrozyten in den Kreislauf der Mutter gekommen ist. Diese Antikörper gelangen bei einer zweiten Schwangerschaft mit einem rhesuspositiven Fetus über die Plazenta in den kindlichen Kreislauf und führen zur Hämolyse. Der Verlauf reicht von geringer Anämie bis zu schwerstem Ikterus. Die Hämolyse kann bereits während der Schwangerschaft beginnen und zu fetalem Hydrops führen.
- Unzureichende Milchzufuhr bei erheblichem Gewichtsverlust begünstigt den Neugeborenenikterus durch zu niedrige Eiweißzufuhr und verzögerte Darmpassage.
- Bei Abbau von Stauungszyanose und/oder Kephalhämatom fällt vermehrt Bilirubin an.
- Hyperbilirubinämie beim Geschwisterkind.
- Bei Frühgeborenen, auch bei nur grenzwertiger Unreife von < 38. SSW, funktioniert der Bilirubinumbau noch nicht voll umfänglich, da die volle Enzymaktivität fehlt.

Neugeborene mit Risikofaktoren müssen sehr genau auf die o. g. Symptome beobachtet werden, da sie auf eine mögliche Hyperbilirubinämie hinweisen. Um die Erhöhung des Bilirubinspiegels zu bestätigen, können zwei Verfahren angewendet werden: die **transkutane Bilirubinmessung** (Jaundice-Screening) und die **Serumbilirubinmessung im Blut** (*s. Diagnostik*).

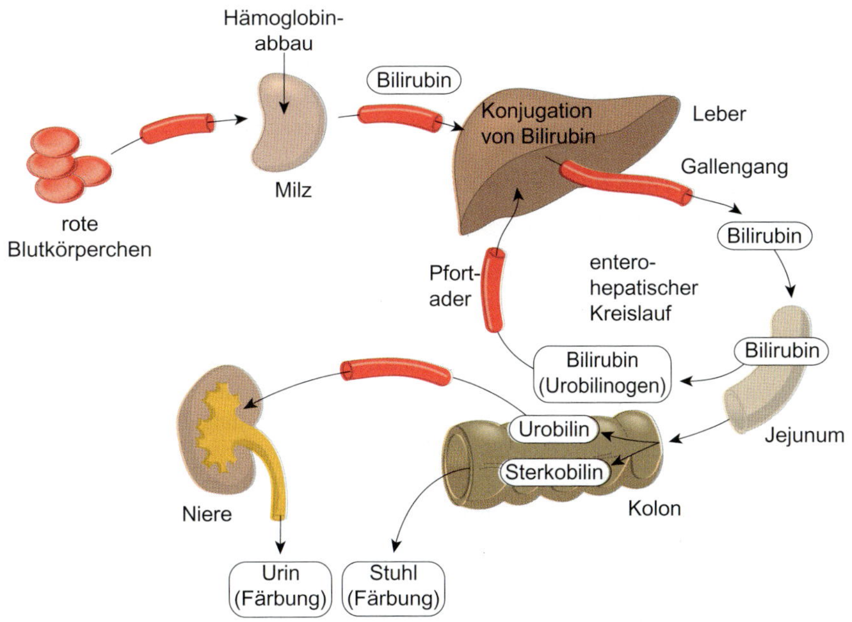

Abb. 3.15 Bilirubinkreislauf [L106, L138]

Symptome

Ungefähr am 2./3. Lebenstag verfärben sich Hautkolorit und Skleren des Neugeborenen gelblich/ikterisch. Erfolgt ein Anstieg des Bilirubins auf über 12,5 mg/dl beim Reifgeborenen bzw. 15 mg/dl beim Frühgeborenen, wird dies als **Icterus gravis** bezeichnet.

> **Vorsicht!** Die Verfärbung der Skleren ist das deutlichste Zeichen und auch bei Kindern mit stärker pigmentierter Haut eindeutig zu erkennen.

Viele der betroffenen Kinder sind müde und schlafen auffallend viel, manche werden trinkschwach. Bei hohen Bilirubinwerten können die Neugeborenen auch apathisch wirken.

Komplikation

Die größte Gefahr bei einer extrem hohen indirekten Hyperbilirubinämie ist die Entwicklung einer **Bilirubinenzephalopathie,** der **Kernikterus.** Hierbei ist das im Blut des Neugeborenen vorhandene indirekte Bilirubin so stark erhöht, dass es die Blut-Hirn-Schranke passieren kann. Es dringt ins Gehirn ein. Durch Ablagerung in den Basalganglien, diese kontrollieren und steuern im Bereich des peripheren Nervensystems z. B. Motorik und kognitive Prozesse, wird das Gehirn geschädigt. Geistige und/oder körperliche Behinderungen können sich entwickeln.

Symptome eines drohenden oder manifesten Kernikterus sind Apathie, Hypotonie, Trinkschwäche, Erbrechen, abgeschwächte Reflexe, schrilles Schreien, vorgewölbte Fontanelle, Opisthotonus, zerebrale Krampfanfälle. Folgeerscheinungen des Kernikterus können beidseitige Taubheit, choreoathetoide (langsam drehende) Bewegungsmuster und mentale Retardierung sein. Das Kind kann mehr oder weniger beeinträchtigt überleben oder auch versterben.

Diagnostik

Der **Coombs-Test** (Antihumanglobulintest) dient der Erkennung von gebundenen Antikörpern beim Kind und von zirkulierenden Antikörpern bei der Mutter. Es wird unterschieden zwischen dem **D**irekten **C**oombs-**T**est (DCT) beim Kind zum Nachweis von IgG-Antikörpern, die an Erythrozyten gebundenen sind, und dem indirekten Coombs-Test bei der Schwangeren bzw. Entbundenen zum Nachweis von im Serum zirkulierenden plazentagängigen IgG-Antikörpern. Feststellbar ist eine Blutgruppenunverträglichkeit zwischen Mutter und Kind. Der DCT wird bei jedem Kind einer rhesusnegativen Mutter durchgeführt.

Zur Diagnostik der Hyperbilirubinämie stehen zwei Testverfahren zur Verfügung, zum einen die unblutig gemessene, transkutane Bilirubinmessung, zum anderen die Untersuchung der Blutwerte. Beide Ergebnisse werden mit dem Nomogramm altersbezogen verglichen und die gemessenen Werte beurteilt.

Transkutane Bilirubinmessung – Jaundice-Screening

Beim **Jaundice-Screening,** häufig auch als TcB (transkutane Bilirubinmessung) bezeichnet, misst ein Messgerät durch Abgabe eines Lichtblitzes die Konzentration des Bilirubins in der Haut des Neugeborenen. Die Vorteile dieser Messung liegen in der leichten Handhabung für die Anwender und in dem sofort vorliegenden Ergebnis. Die Messung kann bei Bedarf mehrfach und schmerzfrei wiederholt werden.

Diese seit mittlerweile 30 Jahren eingesetzte Messtechnik hat an Genauigkeit immer weiter zugenommen. Bilirubin ist ein Stoff, der naturgemäß Licht absorbiert. Damit arbeitet die Technik der transkutanen Bilirubinmessung, die Multi-Wellenlängen-Spektral-Reflexionstechnik. Es werden Bilirubinkonzentrationen bis zu 20 mg/dl zuverlässig gemessen, die Zuverlässigkeit bei höheren Werten ist kritisch zu beurteilen. Sollten Bilirubinwerte therapeutische Konsequenzen haben, muss eine Vergleichsmessung im Blut erfolgen und der transkutane Wert korreliert werden.

> **Vorsicht!** Da es unterschiedliche Hersteller und Geräte zur Messung gibt, ist vor der Handhabung eine Einweisung nach dem Medizinproduktegesetz notwendig.

> **Vorsicht!** Da Bilirubin durch die Einwirkung von Tageslicht abgebaut wird, ist es wichtig, die transkutane Messung an einer Körperstelle durchzuführen, die nicht dem Tageslicht ausgesetzt ist, z. B. am Sternum.

Serumbilirubinbestimmung

Die präzise Laborbestimmung des indirekten Bilirubins erfordert eine **Blutabnahme.** Da dies für das Kind schmerzhaft ist, muss die Notwendigkeit dieser Maßnahme jedes Mal hinterfragt werden. Ein angemessenes Schmerzmanagement ist während der Blutentnahme unerlässlich (→ 3.2.2).

> **Vorsicht!** Das indirekte Bilirubin wird unter Tageslichteinfluss abgebaut! Ein unmittelbarer Transport der Blutprobe nach Abnahme ins Labor ist unabdingbar!

Die invasiv oder nichtinvasiv gemessenen Billirubin-Werte werden in das Bhutani-Nomogramm [20] (→ Abb. 3.16) eingetragen und nötige Kontrollen festgelegt. Die gemessene Bilirubinkonzentration wird altersbezogen bewertet und Therapie und Kontrolle werden wie folgt eingeteilt [30]:

- **Bereich I:** physiologischer Anstieg des Bilirubins im kindlichen Blut durch normalen Ab- bzw. Umbau der Erythrozyten. Im häuslichen Bereich erfolgt die Kontrolle nach klinischen Gesichtspunkten durch Hebamme/Pädiater. Stationär wird der Wert nach 48 bzw. 72 Std. kontrolliert.
- **Bereich II:** leicht erhöhter Bilirubinwert. Die Durchführung einer Fototherapie ist angezeigt. Es besteht ein geringes Risiko, dass beim Kind Spätfolgen, z. B. ein Kernikterus, auftreten.
  Bei und nach Entlassung erfolgt eine klinische Kontrolle, bei Risikokindern durch Blutentnahme, z. B. nach 24–48 Std. Stationär wird der Wert nach 48 bzw. 72 Std. kontrolliert.

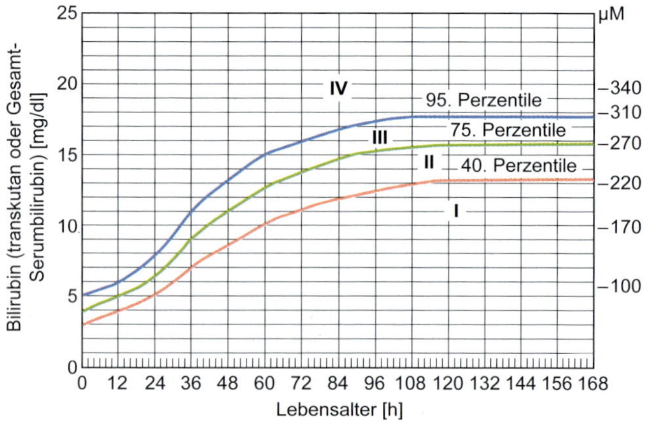

Abb. 3.16 Nomogramm mit altersbezogenen Bilirubinkonzentrationen. Das Bhutani-Nomogramm dient der Risikoabschätzung für das Auftreten einer behandlungsbedürftigen Hyperbilirubinämie und der Planung der Kontrollen. [L143]

- **Bereich III:** deutlich erhöhter Bilirubinwert. Eine stationäre Überwachung des Kindes muss empfohlen werden, eine Fototherapie ist durchzuführen, je nach Symptomen sogar zu intensivieren, z. B. durch die Verwendung von zwei Blaulichtlampen. Es besteht ein erhöhtes Risiko für die Entstehung von Spätfolgen.
  Falls eine Entlassung erwogen wird, erfolgt die Kontrolle nach klinischen Gesichtspunkten und durch Blutentnahme nach 12–24 Std., ebenso bei stationärer Versorgung.
- **Bereich IV:** massiv erhöhte Bilirubinwerte, einhergehend mit hohem Risiko zur Entwicklung von Spätfolgen. Eine stationäre Überwachung ist ratsam, die Fototherapie ist zwingend anzuwenden, ein Blutaustausch muss in Erwägung gezogen werden.
  Häuslich und stationär ist eine Überwachung der Bilirubinwerte nach 6–12 Std. erforderlich.

Indikation zur Fototherapiepflicht

Ob eine Hyperbilirubinämie kontroll- oder fototherapiepflichtig ist, lässt sich anhand einer Tabelle bestimmen. Diese ist unter den Richtlinien der AWMF [35] zu finden.

Bei der Berechnung wird beachtet, in welcher Schwangerschaftswoche das Kind geboren wurde (vor bzw. nach der 38. abgeschlossenen SSW), wie viele Stunden es alt ist und ob eine Hämolyse vorliegt. Es werden jeweils für ein Item Punkte von der Bilirubingrenze (20 mg/dl) abgezogen. Auch ein positiver Coombs-Test wird berücksichtigt.

Anhand von zwei Beispielen wird eine Berechnung der Indikation für eine Fototherapie (→ Tab. 3.5) vorgestellt: Bei positivem **Coombs-Test** werden von jedem Wert erneut 2 Punkte abgezogen (erstellt nach der Leitlinie der Gesellschaft für Neonatologie und pädiatrische Intensivmedizin). Das Geschlecht des Kindes ist bei der Bestimmung zu vernachlässigen.

Behandlungsstrategie

Ob erhöhte Bilirubinwerte beim reifen und gesunden Neugeborenen ohne Hämolyse zum Kernikterus und damit zur kindlichen Gehirnschädigung führen, ist umstritten [36].

Wird bei einem Neugeborenen mit erhöhten indirekten Bilirubinwerten Fototherapiepflichtigkeit ermittelt (→ Tab. 3.5), hat sich die Therapie mit blauem Licht, die **Fototherapie,** etabliert. Dieses Licht hat eine Wellenlänge von 460 nm. Bei Bestrahlung der Haut kommt es zu einer als **Isomerisation** bezeichneten Veränderung des Bilirubinmoleküls, das in der Haut abgelagert ist. Das Bilirubinmolekül wird dadurch wasserlöslich und renal ausscheidbar unter Umgehung der Konjugation in der Leber.

! Vorsicht! In der stationären Praxis werden Pflegefachpersonen immer wieder mit den Ängsten der Eltern konfrontiert. Diese bringen die Fototherapie mit einem Solarium in Verbindung und fragen nach einem Hautschutz (Sonnencreme) für ihr Kind. Auf diese Ängste muss durch Information über die unterschiedlichen Wellenlängen von UV-A-/UV-B-Strahlen und blauem Licht eingegangen werden. Ein „Sonnenschutz" unter der Fototherapie ist nicht notwendig. Die Pflege der Haut mit fetthaltigen Substanzen ist sogar untersagt.

Grundsätzlich muss bei der Durchführung einer Fototherapie beachtet werden, dass nicht nur das therapiepflichtige Kind durch das Licht beeinflusst wird. Auch die Nachbarpatienten und die Pflegefachpersonen sind dem Licht und seiner Wirkung ausgesetzt. Daher muss auf einen ausreichenden Schutz geachtet werden. Besteht die räumliche Möglichkeit, ist eine Verlegung des zu therapierenden Kindes in ein Einzelzimmer oder einen geschlossenen Raum sinnvoll. Ist dies nicht möglich, soll idealerweise ein Sichtschutz verwendet werden, um den Großteil des Lichts von anderen Personen fernzuhalten.

Anwendungsarten

Die Fototherapie (→ Abb. 3.17) kann im **Inkubator** oder **Wärmebett** mit der fahrbaren oder integrierten Lichtquelle von oben über eine Fototherapielampe mit konventionellen Leuchtstoffröhren bzw. LED vorgenommen werden.

Eine Therapievariante wurde mit dem **Bilibed** entwickelt. Die Fototherapielampen sind in die Auflagefläche eines Kinderbetts integriert. Das Kind wird von unten bestrahlt und mit einem Schlafsack abgedeckt. So kann es auch im Zimmer der Mutter versorgt werden.

Tab. 3.5 Beispiele zur Bestimmung der Grenzen zu den Indikationen einer Fototherapie

	Mathilda, geboren 38^{+3} SSW (> 38. SSW)	Benedikt, geboren 36^{+1} SSW (< 38. SSW)
1. Lebenstag (–6)	20 mg/dl – 6 = 14 mg/dl	36 (SSW) – 20 mg/dl – 6 = 10 mg/dl
2. Lebenstag (–4)	20 mg/dl – 4 = 16 mg/dl	36–20 mg/dl – 4 = 12 mg/dl
3. Lebenstag (–2)	20 mg/dl – 2 = 18 mg/dl	36–20 mg/dl – 2 = 14 mg/dl
Ab 4. Lebenstag	20 mg/dl	36–20 mg/dl = 16 mg/dl
Coombs-Test positiv?	Anhaltend Abzug von 2 Punkten	Anhaltend Abzug von 2 Punkten

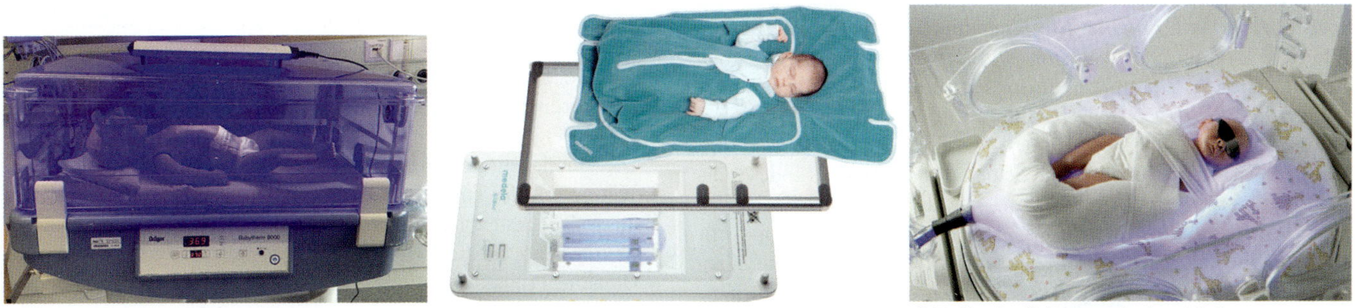

a) Inkubator mit Fototherapielampe b) „Bilibed" c) Rollbett mit faseroptischer Matte

Abb. 3.17 Möglichkeiten der Fototherapie [P550, U144, V409]

Eine weitere Möglichkeit ist die Verwendung einer faseroptischen **Leuchtmatte,** die im Säuglingsbett liegen kann.

Bestrahlungsfläche

Die Effektivität der Therapie ist u. a. von der **bestrahlten Oberfläche** abhängig. Das Kind ist nur mit einer kleinen Windel bekleidet und mit einem Augenschutz zu versehen, um eine möglichst große Hautfläche zu bestrahlen.

Auch der regelmäßige **Lagewechsel** ist für die Therapie notwendig. Allerdings richtet sich die Häufigkeit des Lagerungswechsels nach dem Allgemeinzustand des Kindes. Ist z. B. durch die Krankheitssituation ein Umlagern auf den Bauch nicht möglich, empfehlen sich längere Bestrahlungsintervalle mit kürzeren Pausen ausschließlich in Rückenlage.

Bestrahlungsdauer

Vorsicht! Eine kontinuierliche Bestrahlung für 12 Std. wird in der Literatur [26] nicht als effektiver dargestellt als intermittierende, kürzere Bestrahlungszeiten.

Die Arbeitsgemeinschaft der wissenschaftlichen medizinischen Fachgesellschaften [35] weist darauf hin, dass *„Äquilibrierungsvorgänge zwischen Haut, Blut und anderen Organen zur limitierenden Größe für den Abfall des Serumbilirubins [werden], eine intermittierende Fototherapie mit 12-stündigen Pausen ist dann ähnlich effektiv wie eine Dauertherapie"*. In der Praxis findet jedoch aus abrechnungstechnischen Aspekten eine kontinuierliche Therapie Anwendung. Eine kritische Hinterfragung sollte angestrebt werden:

- Eine Trennung von Kind und Eltern aufgrund einer (zu) langen Dauer der Fototherapie kann emotional negative Folgen haben, deren Auswirkungen zum heutigen Zeitpunkt noch nicht absehbar sind.
- Ein Intervallzyklus ist zu befürworten, damit sich das indirekte Bilirubin wieder in den oberen Hautschichten ablagern kann. Das Licht der Fototherapielampe durchdringt nur 1 mm der obersten Hautschicht. Nur dort wird das indirekte Bilirubin zu Lumirubin umgebaut und wasserlöslich gemacht.

Daher bietet sich z. B. ein je 3-stündiger Zyklus (Rückenlage-Bauchlage-Pause) mit einer Wiederholung an. Dies hat auch den Vorteil, dass in den Bestrahlungspausen der durch die Fototherapie eingeschränkte Kontakt zu den Eltern bestehen kann.

Pflegemaßnahmen während der Fototherapie

Unabhängig davon, ob das Kind im Inkubator, auf einer faseroptischen Leuchtmatte oder im „Bilibed" therapiert wird, muss die **Körpertemperatur** engmaschig kontrolliert werden. Unter der Therapie kann sich durch die Wärme der Fototherapielampe eine Hyperthermie entwickeln. Klinisch wird das Kind unruhig und hat eine erhöhte Atem- und Herzfrequenz. Nach Abschluss der Bestrahlung kann das Neugeborene mit einer Hypothermie reagieren. Um den kindlichen Organismus nicht noch mehr zu strapazieren, sollten Schwankungen der Körpertemperatur möglichst geringgehalten werden.

Das Licht der Fototherapielampe kann eine Schädigung der Netzhaut hervorrufen. Daher wird zum **Schutz der Augen** des Kindes während der Fototherapie ein weicher Augenschutz als „Lichtschutzbrille" angebracht (→ Abb. 3.18), z. B. als Band zirkulär um den Kopf, mit Klettverschlüssen, aber auch mit Hautkleber. Bei jeder Form ist in regelmäßigen Abständen der korrekte Sitz des Augenschutzes zu kontrollieren, denn dieser stellt für die Kinder einen Störfaktor dar, den sie zu entfernen versuchen.

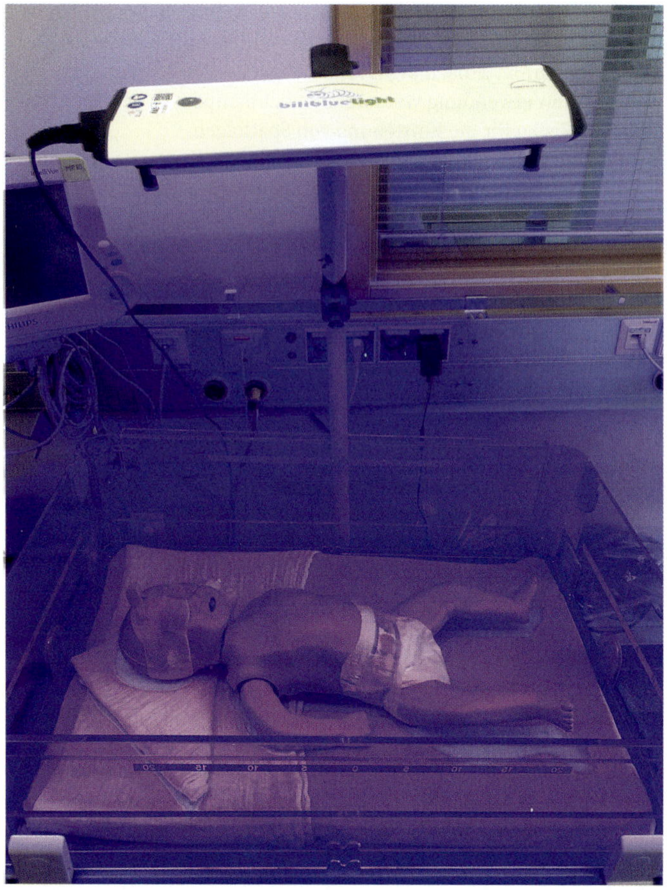

Abb. 3.18 Augenschutzbrille [P550]

Zudem ist auf die **Ausscheidungen** des Kindes zu achten. Durch die Umwandlung des indirekten Bilirubins durch das blaue Licht wird es aus dem Körper über den Urin ausgeschieden.

- Die Farbe des **Urins** wird infolge des ausgeschiedenen, wasserlöslichen Lumirubins deutlich dunkler. Differenzialdiagnostisch muss ein möglicher Flüssigkeitsmangel ausgeschlossen werden.
- Beim **Stuhl** ist ebenso eine dunklere Färbung möglich. Gleichzeitig verändert sich durch das Bilirubin die Konsistenz des Stuhls. Es kommt zur Diarrhö. Der Stuhl wird zusätzlich für die Haut des Kindes sehr aggressiv, sodass Hautirritationen bis hin zur Windeldermatitis entstehen können. Um dies zu vermeiden, müssen die Kinder häufig gewickelt werden.

Es muss auch bedacht werden, dass der **Flüssigkeitshaushalt** des Kindes durch die Wärme der Fototherapielampe, aber auch durch die vermehrte Ausscheidung ins Ungleichgewicht geraten kann. Daher muss die zugeführte Flüssigkeit kontrolliert und möglicherweise nach ärztlichen Anordnungen sogar bis zu 20 % mehr Flüssigkeit angeboten werden. Die Verabreichung ist oral oder über Infusion möglich.

Die Flüssigkeitszufuhr ist auch notwendig, um der durch die Bestrahlung mit der Fototherapielampe trocken und rissig gewordenen Haut des Kindes entgegenzuwirken. Eine Hautpflege während der Bestrahlungsphase ist nicht erlaubt.

- Ölhaltige Produkte verschließen die Poren und können zu einem Wärmestau führen.
- In den Pausen bietet sich die Anwendung von O/W-Cremes (Creme, die auf Öl-in-Wasser-Emulsionen basiert) an. Bevorzugt können

hier Cremes mit Sonnenblumen- oder Olivenöl verwendet werden, die sich positiv auf die Haut eines Neugeborenen auswirken. Auch hier gilt nicht, viel hilft viel. Es sollte nur so viel Creme verwendet werden, dass die Haut des Kindes diese auch aufnehmen kann. Überschüssige Creme muss spätestens vor dem nächsten Therapieintervall entfernt werden.

SPICKZETTEL

Neugeborenenikterus

Krankheitsentstehung: Etwa 60 % aller Neugeborenen entwickeln einen sichtbaren Ikterus (physiologische indirekte Hyperbilirubinämie). Sehr hohe Werte können aber auch pathologisch sein und zu zentralnervösen Störungen oder Hörminderung führen.

Symptome: ikterisches Hautkolorit und Skleren, Müdigkeit, Trinkschwäche

Ursache: vermehrter Anstieg des fetalen Hämoglobins, Funktion der Leber noch nicht voll ausgeprägt, verstärkter enterohepatischer Kreislauf

Diagnostik: Serumbestimmung auf indirektes Bilirubin, Jaundice Test

Behandlungsstrategie: Fototherapie mit blauem Licht

Pflege: Kontrolle der Körpertemperatur, um Schwankungen zu vermeiden; Ausgleich des Flüssigkeitshaushalts über orale und/ oder parenterale Zufuhr; Hautbeobachtung auf Ikterus, Trockenheit und Rissigkeit; Beobachtung und Dokumentation der Ausscheidungen; Schutzmaßnahmen für die Umgebung und die Augen des Kindes mit Lichtschutzbrille.

3.5 Spezielle pflegerische und medizinische Maßnahmen

Im angemessenen Umgang mit Neugeborenen müssen sich alle betreuenden Personen bewusst sein, dass die Kinder trotz ihrer scheinbaren „Willenlosigkeit" sehr wohl entscheiden können, was sie möchten und was nicht. Sie geben dies auch klar zum Ausdruck. Sogar die Kleinsten zeigen anhand von Unruhe, Weinen oder einem angespannten Gesichtsausdruck, dass sie sich nicht wohl fühlen. Pflegerische und medizinische Maßnahmen werden also bestimmt durch ausgeprägte Empathie und feinsinniges Beobachten.

3.5.1 Lagerung

Bei der **Lagerung der Neugeborenen** gibt es kein allgemeingültiges Vorgehen. Pflegefachpersonen machen sich bewusst, welche Wirkung sie mit einer bestimmten Lagerung erzielen möchten, und gehen entsprechend vor. Doch es gibt bei den Früh- und Neugeborenen eine gewisse Rangfolge, welche die Wichtigkeit der Beschwerden widerspiegelt:

- In den ersten **3 Lebenstagen** eines **beatmeten** Frühgeborenen < 32. SSW ist eine **achsengerechte Lagerung** sinnvoll (Hirnblutungsprophylaxe). Das bedeutet, es liegt in Rückenlage bzw. achsengerecht, der Kopf ist nicht abgeknickt. Diese Lagerung erleichtert den venösen Abfluss aus dem Gehirn und verhindert einen Rückstau.
- Bei **Atelektasen** (minderbelüftete Lungenareale) wird das gesamte Kind achsengerecht seitlich gelagert, die Seite der Atelektasen befindet sich oben.
- Bei **Bauchschmerzen** erfolgt eine bauchdeckenentlastende Lagerung mit gebeugt gelagerten Beinen.

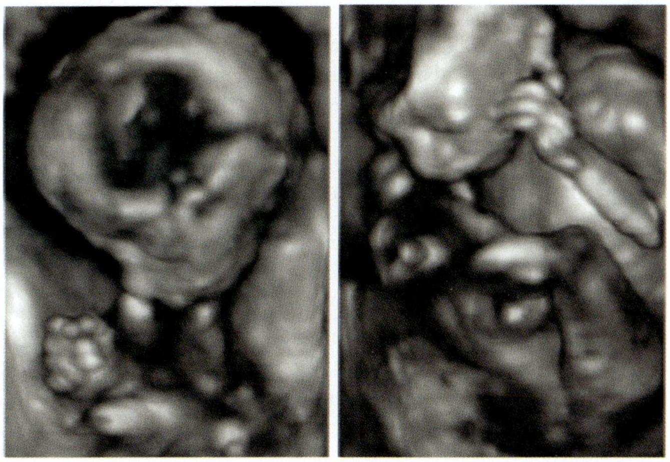

Abb. 3.19 Die intrauterine Haltung des Kindes – das Kind ist im Beugetonus und der Raum ist sehr begrenzt. Die möglichen Lagerungen von Neugeborenen sollten sich an dieser Haltung orientieren. [J787]

- Die **atemunterstützende Lagerung** dient der Unterstützung der Atemhilfsmuskulatur.
- Die **entwicklungsfördernde Lagerung** hilft, die intrauterine Position „nachzuahmen" (→ Abb. 3.19):
  - Unterstützung des Beugetonus
  - Nestchenlagerung, um begrenzten Raum des Uterus zu simulieren
  - In Rückenlage Hände vor dem Körper zusammenführen, um Hand-Mund-Koordination zur Selbstberuhigung und Selbstregulierung leichter möglich zu machen.

Spezielle Lagerung

Die Lagerung bei Früh- und Neugeborenen sollte eine Kombination aus Atemunterstützung und Entwicklungsförderung sein. Die Anwendung der verschiedenen Formen ist immer individuell an das Kind und seine Bedürfnisse anzupassen. Dabei muss ein Monitoring von Herzfrequenz und Sauerstoffsättigung stattfinden.

Die Lage sollte **regelmäßig gewechselt** werden, um Hautrötungen oder Druckstellen zu vermeiden. Dem Kind wird durch den Positionswechsel auch ein anderes Körpergefühl vermittelt, zudem ist die Belüftung unterschiedlicher Lungenanteile gewährleistet. Bei Kindern vor Entlassung oder ohne Monitoring müssen die Empfehlungen zur **SIDS**-Prophylaxe (→ 3.1.1) berücksichtigt werden. Bei Kindern mit Monitoring stehen diese Empfehlungen nicht im Vordergrund. *„Babys mögen keine weiten und offenen Räume. Selbst sehr kleine Babys im Inkubator vergeuden viel Energie mit der Suche nach einer Fläche, an die sie sich legen können."* [37]

Aufgrund dieser **Suche nach Begrenzung** und durch die stärkeren Muskeln auf der Rückenseite (dorsal) nehmen viele Neugeborene eine **Streckhaltung (Extension)** ein. Wird diese Haltung nicht aufgelöst, können pathologische Bewegungsmuster und Asymmetrien entstehen. Lagerungen, aber auch das Wickeln und Anziehen, sollen bevorzugt über die Drehung des Kindes vorgenommen werden, da das Kind dadurch die Bewegung nachvollziehen und seinen eigenen Körper spüren kann.

Bewegung

Die natürliche Bewegung des Körpers ist Grundvoraussetzung für die Entwicklung zum Sitzen, Aufstehen und Laufen.

Rückenlage

In der **Rückenlage** sollen die Extremitäten so unterlagert werden, dass das Kind die Arme und Beine bequem ablegen und somit in einer entspannten Haltung ruhen kann. Hilfreich dafür ist die Nestchenlagerung (→ Abb. 3.20) mit einem Handtuch oder einem durch Styroporkügelchen gefüllten Schlauchkissen. Der Kopf wird nicht überstreckt, sondern in eine **„Schnüffelstellung"** mit den Händen zur Körpermitte gebracht.

Seitenlage

Auch in der **Seitenlage** (→ Abb. 3.21) sollten die Arme und Hände zusammengeführt vor dem Kind gelagert werden. Der gesamte Rücken wird mit einem Lagerungshilfsmittel abgestützt und das Kind in eine Beugehaltung (fetale Haltung, **Embryohaltung**) gelegt.

Bauchlage

In der **Bauchlage** (→ Abb. 3.22) liegen die Arme symmetrisch und gebeugt, entweder oben neben dem Kopf oder seitlich neben dem Körper. Zur Atemerleichterung und um die Arme an den Körper anzulegen, wird der Thorax im oberen Abschnitt mit einem weichen, quadratischen „Steg" unterlegt (z. B. ein mit Watte gefüllter Schlauchverband), der nicht breiter als die kindliche Schulter sein sollte. Der Steg sollte mit den Rippen enden. Auch die Hüfte wird mit einem schmaleren Steg aus Schlauchverband und Watte unterlagert, damit die Beine in Beugung bleiben können, der Bauch etwas freier liegt und die Atmung erleichtert wird. Der gesamte Körper wird auch in Bauchlage etwas gebeugt, wie ein „Katzenbuckel".

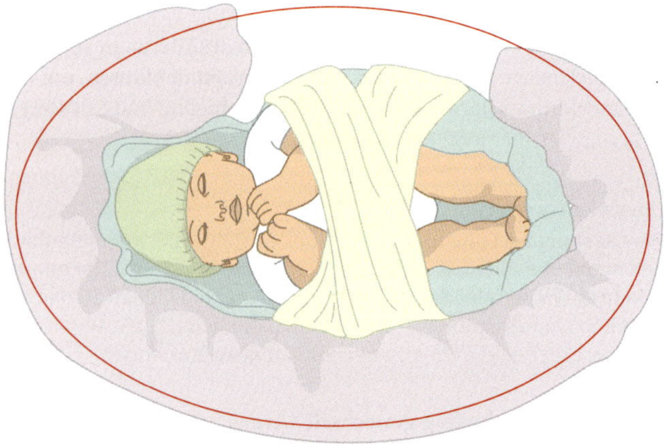

Abb. 3.20 Rückenlage im Nestchen [L138]

SPICKZETTEL

Lagerungsmöglichkeiten

Es gibt je nach Indikation bestimmte Lagerungen, die beschwerdelindernd bzw. entwicklungsfördernd wirken. Unterschieden werden die bauchdeckenentlastende (Bauchschmerzen), die atemunterstützende und die entwicklungsfördernde Lagerung. In jeder Position soll das Kind durch eine Nestchenlagerung Begrenzung erfahren. Bei dem auf dem Rücken liegenden Kind empfiehlt sich eine Armunterstützung, damit die Hände zusammengeführt werden können, ebenso werden bei der Seitenlagerung Hände und Arme vor dem Kind gelagert, in der Bauchlage wird der gesamte Körper wie ein Katzenbuckel etwas gebeugt.

3.5.2 „Känguruhen"

Das **„Känguruhen"**, **kangarooing** oder die **Känguru-Methode** wurde zum ersten Mal 1979 in einem Krankenhaus in Bogota durch die Kinderärzte Dr. E. Rea und Dr. H. Martinez angewendet. Der Not gehorchend, waren Platz- und Personalprobleme der Grund für die Idee, die Kinder nackt auf die Brust ihrer Mütter zu legen. Es entwickelte sich daraus eine Behandlungsweise, die nachweislich die Eltern-Kind-Beziehung, aber auch die geistige und körperliche Entwicklung des Kindes fördert. Die Herzfrequenz wird stabilisiert. Die Atmung wird beruhigt, es zeigen sich weniger Apnoen und der Sauerstoffbedarf wird herabgesetzt. Die Regulierung der Körpertemperatur wird über den Körper der Mutter bzw. des Vaters unterstützt. Das Kind ist insgesamt ruhiger und entspannter.

Die langanhaltende stimulierende Wirkung und die Verbesserung des Bondings sind in mehreren Studien belegt worden, zuletzt in einer Vergleichsstudie aus den Jahren 2012 bis 2014 mit 494 Teilnehmern [38]. Mittlerweile ist das Gesamtkonzept des **Kangaroo Mother Care (KMC)** entstanden, das neben dem „Känguruhen" auch das Stillen des Neugeborenen von Beginn an befürwortet [39]. Durchgeführt wird das „Känguruhen" (→ Abb. 3.23), indem ein Elternteil auf einem bequemen Stuhl Platz nimmt.

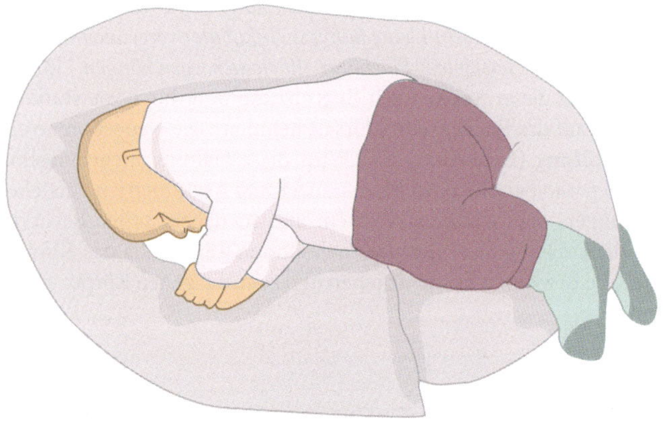

Abb. 3.21 Seitenlage [L138]

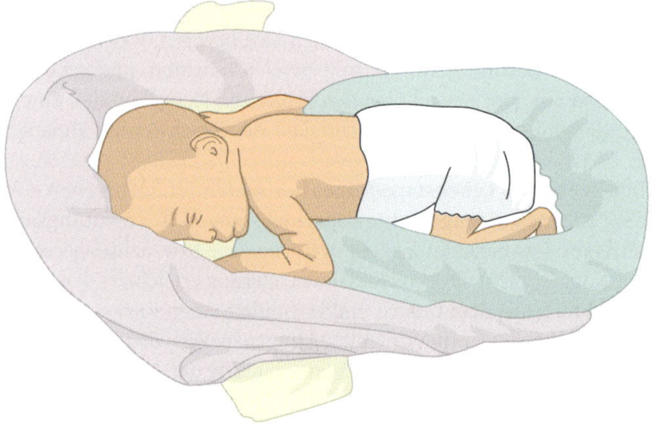

Abb. 3.22 Bauchlage [L138]

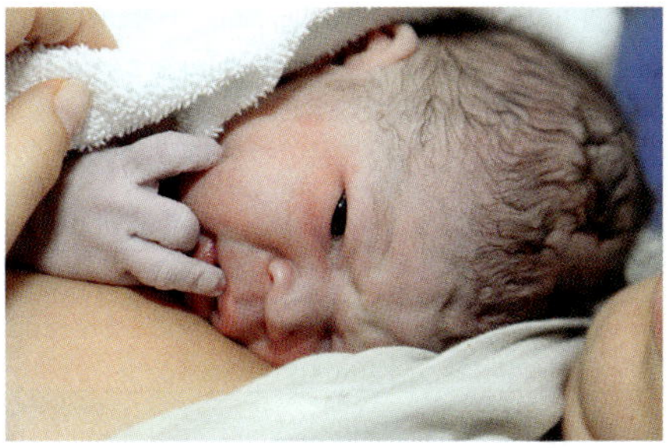

Abb. 3.23 Känguruhen [J787]

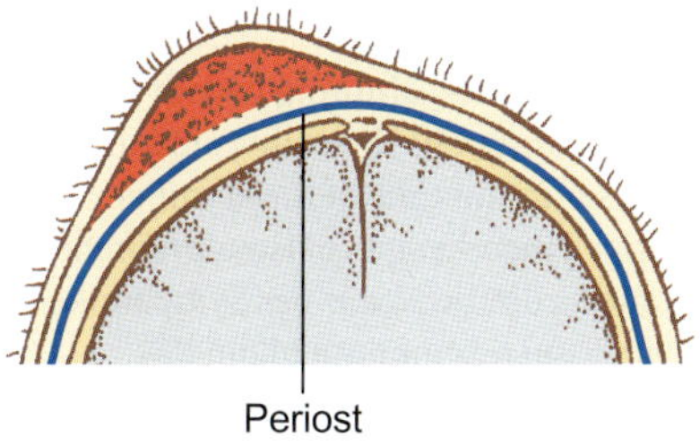

Abb. 3.24 Geburtsgeschwulst (Caput succedaneum). Diese befindet sich über dem Schädelknochen. [L234]

- Zu Erleichterung des Hautkontakts soll sich die Kleidung des Elternteils im Dekolleté-Bereich öffnen lassen, der Oberkörper kann auch freigemacht werden.
- Das nur mit einer Windel bekleidete Kind, das mit der notwendigen Überwachung, Kathetern oder Beatmung versehen ist, wird auf dem Bauch auf den unbekleideten Thorax des Elternteils gelegt. So kann es den elterlichen Herzschlag und die Stimme hören, die Atmung spüren und die Haut seiner Eltern riechen.
- Das Kind mit einem leichten Tuch zudecken, damit es vor Zugluft und Temperaturverlust geschützt ist. Damit die Eltern ihr Kind auch sehen können, ist ein Handspiegel hilfreich.

Das „Känguruhen" wird vorher mit den Eltern durchgesprochen und kann 1-mal am Tag, bei stabilen Kindern besser mehrmals täglich, mindestens zwischen 60–90 Min. durchgeführt werden. Die Eltern sollten sich dazu ausreichend Zeit nehmen und sich auf ihr Kind konzentrieren. Jegliche Ablenkung, z. B. durch ein Handy, ist zu vermeiden.

3.6 Geburtsverletzungen

Geburtsverletzungen können in unterschiedlichen Varianten auftreten und durch ihre Symptome charakterisiert werden und sollten eine kinderärztliche Beratung zur Folge haben. Bei neurologischen Symptomen sind eine sofortige pädiatrische Untersuchung und Verlegung in eine Kinderklinik mit entsprechender Fachabteilung angezeigt.

3.6.1 Wunden, Frakturen, Hämatome

- Bei einer Sectio können kleine **Schnittwunden** entstehen. Sie werden je nach Befund und Lokalisation mit einem Strip, einer Naht oder einem sterilen Pflaster versorgt.
- **Klavikulafrakturen** können häufig, allerdings nicht immer, bereits im Kreißsaal ertastet werden. Sie können sich auch erst nach einigen Tagen durch eine Schonhaltung oder schmerzhafte Schwellung zeigen und erfordern Beobachtung, aber keine chirurgische Intervention. Die Seitenlagerung auf der Gegenseite ist das Mittel der Wahl.
- **Hämatome** im Bereich des M. sternocleidomastoideus sind meist nach einigen Tagen als schmerzhafte Schwellung im Bereich des betreffenden Muskels zu tasten. Ein Hinweis kann eine Schiefhaltung des Kopfs sein. Hämatome am restlichen Körper werden vermerkt und beobachtet. Sie können ggf. zu einem erhöhten Bilirubinwert beitragen.
- Ein **Kephalhämatom** ist ein tastbarer, unter den palpierenden Fingern fluktuierender Bluterguss der Kopfschwarte, der die Schädelnähte nicht überschreitet. Das Hämatom liegt zwischen Periost und Knochen und ist durch Knochennähte begrenzt. Maßnahmen sind i. d. R. nicht erforderlich, große Kephalhämatome werden gut beobachtet. Die Resorption dauert zwischen Wochen und Monaten.
- Das Kephalhämatom und die Geburtsgeschwulst (Caput succedaneum) werden häufig verwechselt. Bei einer **Geburtsgeschwulst** (➔ Abb. 3.24) ist eine weiche, nicht fluktuierende Schwellung zu tasten, welche die Schädelnähte überschreitet. Es handelt sich um ein Hautödem, das entsteht, wenn der Kopf des Kindes durch die Kraft der Wehen gegen den inneren Muttermund gedrückt wird, der sich langsam öffnet. Das Ödem bildet sich in den nächsten Tagen zurück und bedarf keinerlei Therapie.

3.6.2 Lähmungen (Paresen)

Plexusparesen (Erb- und Klumpke-Lähmung)

Geburtstraumatische Plexusparesen treten mit einer Häufigkeit von 0,38–1,56 Fälle/1.000 Geburten auf [40]. Das Neugeborene lässt den betreffenden Arm schlaff hängen.

Plexusparesen (➔ Abb. 3.25) können entstehen, wenn unter der Geburt das Nervengeflecht des Arms, der **Plexus brachialis,** verletzt wird. Zu einer Überdehnung oder zum Zerreißen von Nerven des Plexus kann es kommen, wenn sich die kindliche Schulter im Geburtskanal etwa bei einer Schulterdystokie erschwert löst.

Die weiteren Unterscheidungen beziehen sich auf die Lokalisation der Schädigung:

- Die **Erb-Lähmung,** auch **Erb-Duchenne,** ist an den oberen Abschnitten des Plexus lokalisiert. Betroffen sind die Nervenwurzeln C5 und C6. Der Arm liegt schlaff in Innenrotation und Pronation neben dem Körper, es gibt keine Beugung im Ellenbogengelenk, der

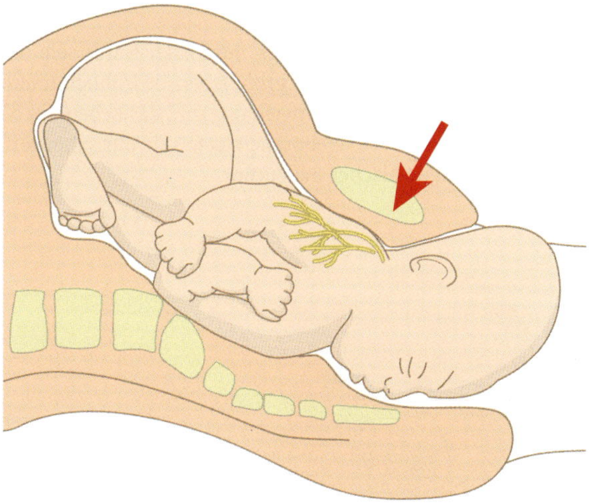

Abb. 3.25 Plexusparesen können entstehen, wenn während der Geburt das Nervengeflecht des kindlichen Arms verletzt wird. [L138]

Handgreifreflex ist erhalten. Selten ist die Nervenwurzel C4 (N. phrenicus) beteiligt.

- Die **Klumpke-Lähmung** betrifft die unteren Nervenwurzeln des Plexus brachialis. Betroffen sind die Nervenwurzeln C7–Th1. Sie tritt selten auf und ist meist mit einer oberen Parese kombiniert. Die aktive Fingerbeugung (Handgreifreflex) fehlt. Bei Beteiligung des Ramus communicans des Sympathikus entwickelt sich zusätzlich der Horner-Symptomenkomplex.
- **Horner-Syndrom (Horner-Trias):** Schädigung des Sympathikusanteils des vegetativen Nervensystems am Hals, geburtstraumatisch oder seltener durch einen Tumor bedingt. Die Bezeichnung Trias gibt den Hinweis auf drei einseitig vorliegende Symptome:
  - Pupillenverengung (Miosis)
  - Hängendes Augenoberlid (Ptosis)
  - Leicht eingesunkener Augapfel (Enophthalmus).

Je nach Stärke und Art der Verletzung gibt es prognostisch eine sehr große Spannweite. In rund 80 % der Fälle kommt es innerhalb der ersten Lebenswochen bis -monaten zu einer spontanen Heilung. Sind die Nerven dagegen gerissen, wird ab dem 6. Lebensmonat eine operative Therapie empfohlen.

Das Kind muss schonend versorgt und darf nicht auf die betroffene Seite gelagert werden. Häufig wird zur Sicherheit der Arm leicht in Beugehaltung fixiert.

Informationen für Eltern gibt es unter www.plexusparese.de.

Gesichtslähmung (Fazialisparese)

Der Nervus facialis kann durch Druck oder Zug so verletzt werden, dass eine **Gesichtslähmung** (**Fazialisparese** → Abb. 3.26) auftreten kann. Ursache einer Fazialisparese kann neben einem Geburtstrauma ein Tumor sein.

Erkennbar ist die Lähmung durch eine Schiefstellung des Munds beim Weinen. Die Bewegung von Auge, Lid und Stirn kann ebenfalls betroffen sein. Die Therapie muss individuell augenärztlich entschieden werden. Je nach Ursache und Ausprägung findet meist eine spontane Heilung innerhalb weniger Wochen statt. Ist das Auge stark betroffen und besteht ein mangelhafter Lidschluss, wird ein Augenverband zum Schutz vor Austrocknung angelegt.

3.6.3 Hirnblutungen des reifen Neugeborenen

Zu *Hirnblutungen Frühgeborener* → 4.2.4.

Hirnblutungen (→ Tab. 3.6) können minimaler Natur sein und folgenlos ausheilen oder sie sind sehr groß, lebensbedrohlich und haben massive Auswirkungen auf die Entwicklung und das Leben des Neugeborenen. Bei einem reifen Neugeborenen treten sie nur selten auf, sind aber von großer prognostischer Bedeutung.

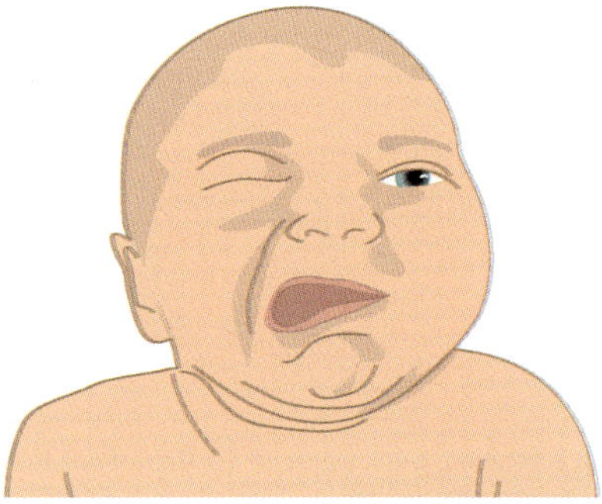

Abb. 3.26 Eine Fazialisparese des Neugeborenen kann u. a. auftreten, wenn der Nervus facialis, der Gesichtsnerv, während der Geburt durch Druck oder Zug verletzt wird. [L138]

Tab. 3.6 Hirnblutungen beim Neugeborenen

Lokalisation	Symptome
Subdural	Verschiedene Ausprägungen möglich, Symptome können von diskret bis zum Koma und Lethargie reichen, Apnoen und Krampfanfälle sind möglich
Subarachnoidal	Wenig Symptome, Krampfanfälle möglich
Intraventrikulär/ parenchymatös	Unruhe, Apnoen, Erbrechen, Krampfanfälle bis zur Lethargie

Die Hirnblutungen des reifen Neugeborenen können traumatisch sowie hypoxisch bedingt sein oder durch Fehlbildungen entstehen. Selten kann auch ein Vitamin-K-Mangel (→ 3.1) eine Gehirnblutung verursachen. Sie kann bei fehlender Vitamin-K-Prophylaxe auftreten oder trotz oraler Vitamin-K-Prophylaxe bei einem Neugeborenen mit Cholestase. Die Hirnblutung des Frühgeborenen ist bedingt durch die Unreife, wird jedoch durch Trauma, Infektion oder Hypoxie begünstigt.

Symptome und Prognose hängen von der Ausdehnung und der Grunderkrankung des Kindes ab. Es kann zu einer posthämorrhagischen Ventrikelerweiterung mit der Notwendigkeit einer Ventrikeldrainage kommen und in der weiteren Entwicklung des Kindes können sich neurologische Auffälligkeiten wie eine Zerebralparese oder eine mentale Entwicklungsverzögerung zeigen.

3.7 Störungen der Anpassung des Neugeborenen

Bei Neugeborenen ist das Herz sehr leistungsstark. Ein primäres Herzversagen kommt bei angeborenen (kongenitalen) Herzrhythmusstörungen oder Herzerkrankungen vor und ist selten. Dagegen sind Lunge und Atmung störanfällig, es können sich während der Umstellung von der intrauterinen Sauerstoffversorgung auf die Lungenatmung Anpassungsstörungen entwickeln: So können die Atemwege durch Fruchtwasser oder Sekret verlegt sein oder reaktiv anschwellen. Durch anhaltende unzureichende Atmung oder Sauerstoffmangel kann es zu einem pulmonalen Hochdruck (**persistierende pulmonale Hypertension des Neugeborenen, PPHN**) kommen.

Ebenfalls anfällig für Störungen ist der Stoffwechsel mit diversen **Elektrolytentgleisungen,** die zeitnah bemerkt und adäquat versorgt werden müssen.

3.7.1 Erstmaßnahmen im Notfall nach der Geburt

Zeigt ein Neugeborenes Probleme bei der Anpassung nach der Geburt, sind grundsätzlich die A-B-C-D-E-Regeln der Reanimation anzuwenden und jeweils für ca. 30 Sek. durchzuführen. Wenn sich keine Besserung zeigt, erfolgt der Wechsel in die nächste Stufe. Diese Eskalation der Maßnahmen ist jeweils abhängig von der Beurteilung der Parameter Atmung, Muskeltonus und Herzschlag.

Zur genauen Vorgehensweise bei einer Reanimation → 18.5.

3.7.2 Kardiorespiratorische Anpassungsstörungen

Ursachen für eine kardiorespiratorische Anpassungsstörung beim Neugeborenen können sein:

- Verzögertes Einsetzen des ersten Atemzugs
- Verzögerter Abtransport von Fruchtwasser aus den Alveolen
- Kleine anatomische Strukturen des Atemtrakts
- Engstellung der Lungenarteriolen auf bestimmte Triggerreize
- Infektionen

- Surfactantmangel
- Mögliche Verlegung der Atemwege durch blutiges oder mekoniumhaltiges Fruchtwasser, Sekrete oder Fehlbildungen.

Der Verdacht auf eine kardiorespiratorische Anpassungsstörung erfordert neben dem Öffnen der Atemwege bis hin zur Maskenbeatmung die Stimulation der Atmung, das Monitoring von Herzschlag, Atmung, Sauerstoffsättigung und intermittierender Blutdruckmessung. Zur besseren Beobachtung und Erleichterung der Atmung bei leichtgradiger respiratorischer Anpassungsstörung werden die Kinder i. d. R. nach der Erstversorgung unter Monitoring von SpO_2 und Herzfrequenz in einen Inkubator gelagert. Durch die regulierbare Feuchte und Wärme können die Atmung erleichtert und die Körpertemperatur stabil gehalten werden. Die Kinder werden atemerleichternd gelagert und ihnen wird viel Ruhe gegönnt.

3.7.3 Asphyxie

DEFINITION

Perinatale Asphyxie: schwerste postnatale Anpassungsstörung mit Sauerstoffmangel lebenswichtiger Organe, die intrauterin vor oder unter, selten nach der Geburt beginnt und sich beim Feten etwa als Bradykardie oder als silentes CTG in der Herz-Ton-Schrift (CTG) unter der Geburt manifestiert

Wörtlich übersetzt bedeutet Asphyxie **Pulslosigkeit.** Sämtliche Organe können durch den Sauerstoffmangel in Mitleidenschaft gezogen werden:

- **Lunge:** Atemfunktionsstörung, pulmonale Vasokonstriktion, pulmonaler Hochdruck, Schocklunge, Lungenblutung
- **Gehirn:** hypoxisch-ischämische Enzephalopathie (HIE → 16.10), hämorrhagische Infarzierung
- **Stoffwechsel:** anaerobe Energiegewinnung mit Laktatazidose
- **Herz-Kreislauf:** niedriger Blutdruck, Myokardinsuffizienz, Rhythmusstörungen, hypoxischer Gefäßschaden, Kapillarleck (*capillary leak*), also Gefäßundichtigkeit mit Ödemen
- **Niere:** akutes Nierenversagen, Schockniere
- **Darm:** Darmatonie oder blutiger Stuhl
- **Leber:** Leberfunktionsstörung, pathologische Gerinnung, Hypo- bzw. Hyperglykämie, Hypokalziämie.

Krankheitsentstehung

Die Ursachen für eine Asphyxie sind vielfältig und können häufig, aber nicht immer, während der Schwangerschaft oder unter der Geburt erkannt werden. In 90 % der Fälle liegen prä- und perinatale Ursachen vor, in 10 % der Fälle postnatale Ursachen.

Zu den **pränatalen Risikofaktoren** gehören [20]:

- Anamnestisch: fehlende Schwangerschaftsvorsorge, mütterliches Alter < 16 Jahre oder > 35 Jahre, intrauteriner Fruchttod oder perinataler Tod in der Anamnese der Mutter, chronische Erkrankungen der Mutter, z. B. (Gestations-)Diabetes mellitus, Medikamente oder Drogeneinnahme
- Schwangerschaftserkrankungen oder Auffälligkeiten unter Geburt: Präeklampsie, HELLP-Syndrom (**H**aemolysis, **E**levated **L**iver enzyme levels, **L**ow **P**latelet count), uterine Blutung, Doppler- oder CTG-Pathologie, Abgang von missfarbenem oder dickgrünem Fruchtwasser, fetale Anämie oder Isoimmunisierung, Oligo- oder Polyhydramnion, Hydrops fetalis, Unreife oder Übertragung, fetales Unter- oder Übergewicht, Mehrlingsgravidität, versorgungsrelevante Fehlbildung.

Perinatale Risikofaktoren sind [20]:

- CTG-Pathologie mit fetalen Bradykardien, Tachykardie, silentes CTG, Rhythmusstörungen
- Nabelschnurumschlingung oder -vorfall
- Intrapartale Blutung, vorzeitige Plazentalösung oder Placenta praevia
- Vorzeitiger Blasensprung > 18 Std. vor Geburt, beginnendes oder manifestes Amnioninfektionssyndrom
- Prolongierte Austreibungsphase > 2 Std., Wehensturm, prolongierte Wehen
- Lageanomalien
- Intubationsnarkose oder Morphinderivate bzw. Narkotika in den letzten 4 Std. vor Geburt
- Vaginaloperative Entbindung bzw. Notsectio.

Symptome

Leitsymptome sind Bradykardie bis hin zur Asystolie und respiratorische Insuffizienz (fehlende/unzureichende Atmung), reduzierter „schlapper" Muskeltonus, Blässe oder Zyanose. Bei einer blauen Asphyxie liegt eine Zyanose vor, bei einer weißen Asphyxie ein weißes Hautkolorit.

Diagnostik

Die Diagnose einer Asphyxie stützt sich auf folgende Kriterien:

- APGAR-Wert nach 5 Min. ≤ 5
- Blutgasanalyse aus Nabelschnur oder kindlicher pH-Wert in der ersten Lebensstunde zeigt eine Azidose mit einem pH-Wert < 7,0
- Base excess mehr als −16 mmol/l
- Notwendige Beatmung für mehr als 10 Min.

Wird ein asphyktisches Neugeborenes geboren, muss neben dem Sofortcheck von Herzschlag, Atmung, Hautfarbe und Muskeltonus zeitnah überprüft werden, ob eine **hypoxisch-ischämische Enzephalopathie (HIE)** als zerebrale Beteiligung der Hypoxie vorliegt. Eine HIE Schweregrad 2 oder 3 entsprechend einer mittelgradigen oder schweren HIE liegt wahrscheinlich vor, wenn im hier angegebenen modifizierten Sarnat-Score (→ Tab. 3.7) mindestens ein Symptom in mindestens 3 der 6 Kategorien zutrifft.

Der weitere Verlauf wird über den modifizierten Thompson-Score (→ Tab. 3.8) beurteilt.

Behandlungsstrategie

Indiziert ist die **therapeutische Hypothermiebehandlung,** wenn neben neonataler Asphyxie und Azidose eine mittelgradige oder schwere hypoxisch-ischämische Enzephalopathie vorliegt. Ausschlusskriterien sind eine Schwangerschaftswoche < 36. SSW und/oder ein Geburtsgewicht < 1.800 g, schwere Fehlbildungen und ein Zeitraum zwischen asphyxierendem Ereignis und Kühltherapiebeginn > 6 Std.

Durch die Hypothermie soll der hypoxiebedingte Zelltod von Gehirnzellen vermindert werden. Durch ihren Einsatz kann das Risiko für Mortalität und schwere Behinderung gesenkt und das Überleben ohne schwere Behinderung bei weniger schwer ausgeprägter HIE um rund 25 % verbessert werden.

Mit einer Aspyhxie wird bei rund 1–4 ‰ (Promille) der Geburten reifer Neugeborener gerechnet. Mit der Diagnose Asphyxie wurden 2020 n = 3281 (0,4 %) Neugeborene verlegt. Mit Therapeutischer Hypothermie wurden n = 875 (0,105 %) Neugeborene behandelt [42].

Für 2021 zeigte sich deutschlandweit, dass n = 2 084 Neugeborene (2,46 %) mit der Diagnose Asphyxie verlegt wurden [42]. Niedrige APGAR-Werte mit rascher Erholung oder eine ausschließliche Azidose sind keine Therapieindikation. Diese Kinder mit einer Azidose > 7 wer-

Tab. 3.7 Klassifikation einer HIE nach perinataler Asphyxie, modifiziert nach Sarnat & Sarnat und Shankaran [41]

Kategorie		Leicht (Schweregrad 1)	Mittelgradig (Schweregrad 2)	Schwer (Schweregrad 3)
1	Bewusstsein	Wach	Lethargisch	Stupor/Koma
2	Aktivität	Normal	Vermindert	Keine
3	Muskeleigenreflexe/Haltung	Verstärkt/normal	Verstärkt, distale Flexion/komplette Extension	Reduziert/fehlend/schlaff
4	Tonus	Normal o. verstärkt	Hypoton, distale Flexion	Schlaff, erheblich reduziert
5	**Primitive Reflexe**			
	Saugen	Aktiv	Schwach	Fehlend
	Moro	Verstärkt	Inkomplett	Fehlend
	Greifen	Normal/verstärkt	Verstärkt	Fehlend
	Vestibulookulärer Reflex	Normal	Überschießend	Fehlend
6	**Autonome Reflexe**			
	Pupillen	Dilatiert/reagibel	Eng/reagibel	Entrundet, weit, lichtstarr
	Herzfrequenz	Normal, tachykard	Bradykard	Bradykard, variabel
	Atmung	Regelmäßig	Periodisch, unregelmäßig	Apnoen
	Krämpfe	Nein	Häufig	Häufig
	EEG	Normal	Amplitudendepression (< 25 mV), periodisch oder paroxysmal	Periodisch oder isoelektrisch
	aEEG	Normal: • Obergrenze > 10μV • Untergrenze > 5 μV	Moderat abnorm: • Obergrenze > 10μV • Untergrenze < 5μV	Schwer abnorm: • Obergrenze < 10μV • Untergrenze < 5μV • +/– Burst-Suppression

Tab. 3.8 Thompson-Score: Klinischer Verlaufs- und Prognosescore bei der hypoxisch-ischämischen Enzephalopathie [F1172-001]

	0	1	2	3
Muskeltonus	Normal	Erhöht (hyperton)	Vermindert (hypoton)t	Schlaff
Bewusstseinslage	Normal	Schreckhaft	Lethargie	Koma
Krämpfe	Keine	< 3/Tag	≥ 3/Tag	–
Haltung	Normal	Fäusteln bzw. Pedalieren (Fahrradfahren)	Steif, distale Flexion	Dezerebration (Episoden mit Opisthotonus, extendierten Ellenbogen oder Pronation der Hände)
Moro-Reflex	Normal	Teilweise auslösbar	Fehlt	–
Greifreflex Hand	Normal	Schwach	Fehlt	–
Saugreflex	Normal	Schwach	Fehlt	–
Atmung	Normal	Hyperventilation	Kurze Apnoen	Längere Apnoen, Beatmung
Fontanelle	Normal	Voll, nicht gespannt	Gespannt	–
Prognose Maximalscore < 10 oder Score 0 an Tag 7: normales Outcome wahrscheinlich Maximalscore > 15: hohes Risiko von Folgeschäden				

den möglichst auf der neonatologischen Station beobachtet und regelmäßig anhand des Thompson-Scores untersucht. Es wird ein **amplitudenintegriertes Elektroenzephalogramm (aEEG)** angelegt.

Die therapeutische Hypothermie muss innerhalb von 6 Std. nach dem asphyxierenden Ereignis begonnen werden. Zuvor müssen schwere Fehlbildungen und eine infauste Prognose ausgeschlossen werden. Zur Überwachung der Hirntätigkeit wird ein amplitudenintegriertes Elektroenzephalogramm (aEEG) angelegt.

Pflege und Überwachung

Die Pflege eines Neugeborenen unter therapeutischer Hypothermie ist sehr anspruchsvoll, da sich das Kind in einem schwerkranken, kritischen Zustand befindet.

Das Kind wird auf einer **Kühlmatte** (→ Abb. 3.27) gelagert, welche die **Körpertemperatur** auf 33–34 °C **senkt.** Dieses Niveau soll 72 Std. gehalten werden. Zur Temperaturüberwachung reicht die kontinuierliche Überwachung mittels rektaler Messsonde; sicherheitshalber kann an zwei Messorten gemessen werden. Als alternative Messorte dienen Ösophagus oder Blase. Etwas ungenauere Werte, ca. 0,1–0,3 °C niedriger, werden über eine Hautsonde über der Leber gemessen: Da die Leber ein gut durchblutetes Organ ist, können hier ausreichend genaue Temperaturwerte abgeleitet werden. Alternativ kann eine selektive Kopfkühlung mittels Kühlhaube vorgenommen werden.

Nach 72 Std. der therapeutischen Hypothermie wird das Kind langsam wieder erwärmt. Die meisten Kühlmatten können hierzu auf einen Wärmemodus umgestellt werden.

Aufgrund der niedrigen Körpertemperatur von 33,5 +/– 0,5 °C sind **die Körperfunktionen herabgesetzt.** Eine Intensivtherapie auf einer Neugeborenen-Intensivstation anhand eines Therapieprotokolls ist erforderlich. Zusätzlich zur kontinuierlichen Überwachung über das am-

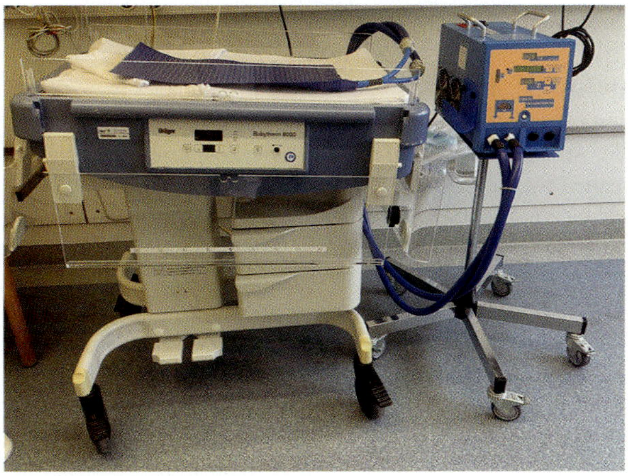

Abb. 3.27 Kühlmatte mit ausgestelltem Wärmebett [P550]

plitudenintegrierte Elektroenzephalogramm (aEEG) und der Körpertemperatur werden alle **Vitalfunktionen** und die neurologischen Reaktionen kontrolliert:

- Standardmonitoring (Herzfrequenz, Sauerstoffsättigung, Atmung, Körpertemperatur) einschließlich invasiver Blutdruckmessung
- Spezielle Überwachung der Atmung bzw. der Beatmungsparameter, eine maschinelle Unterstützung ist nicht zwingend notwendig
- Neurologische Kontrollen einschließlich Pupillenreaktion
- Monitoring der Laborparameter, Blutbild mit Thrombozyten, Gerinnung, Elektrolyten
- Durchführung eines Schmerzscores ist unerlässlich (→ 19.3.2)
- Bilanzierung von Ein- und Ausfuhr
- (Teil)parenterale Ernährung mit max. 60–80 ml/kg/d
- Orale Ernährung über eine sehr vorsichtige geringe enterale Zufuhr per Magensonde, bevorzugt mit Muttermilch
- Lagerung: achsengerecht mit Hochlagerung des Oberkörpers um 30°
- Hautbeobachtung: Die Minderdurchblutung der Haut unter der Hypothermie erhöht die Dekubitusgefahr, eine sorgfältige Hautkontrolle und -pflege ist notwendig.

Begleitend ist eine **psychosoziale Elternbetreuung** bedeutsam, denn die Situation ist für die Eltern extrem schwierig und belastend, Ängste müssen aufgefangen und verstanden werden. Die Eltern werden zur Übernahme kleinerer Pflegemaßnahmen motiviert. So wird ihnen das Gefühl vermittelt, für ihr Kind wichtig zu sein und gebraucht zu werden. Dies baut die Eltern-Kind-Bindung auf.

Komplikationen

Die Körperfunktionen und der Stoffwechsel sind aufgrund der niedrigen Körpertemperatur reduziert. Der Abbau von Medikamenten ist verlangsamt. Thrombozytopenie und Gerinnungsstörung können auftreten, die Entwicklung von Rhythmusstörungen und arterieller Hypotonie ist möglich.

Prognose

Mehrere Studien haben ergeben, dass asphyktische Neugeborene mit milder oder moderater HIE ein besseres neurologisches Outcome haben, wenn sie mit einer therapeutischen Hypothermie behandelt werden [43, 44, 45]. Folgeschäden, z. B. schwere zerebrale Schädigungen oder Retardierungen, können um bis zu 25 % vermindert werden. Dies gilt insbesondere für Fälle von weniger schwerer Asphyxie.

Eine entwicklungsneurologische Nachbetreuung bei diesen Kindern ist in jedem Fall zwingend notwendig.

SPICKZETTEL

Asphyxie

Charakteristische Symptome und Befunde einer neonatalen Asphyxie sind Bradykardie, Apnoe oder Ateminsuffizienz, reduzierter oder fehlender Muskeltonus, reduzierte oder fehlende Reflexerregbarkeit und Hautblässe oder Zyanose. Es drohen Unterversorgung lebenswichtiger Organe mit Sauerstoff – es können alle Organe betroffen sein.

Nach Stabilisierung der lebenswichtigen Organfunktionen Atmung und Kreislauf muss überprüft werden, ob eine hypoxisch-ischämische Enzephalophatie (HIE) vorliegt. Die Therapie der Wahl besteht in einer therapeutischen Ganzkörperhypothermie mit Lagerung des Kindes auf einer Kühlmatte, die die Körpertemperatur auf 33,5 +/−0,5 °C senkt, und der intensiven Überwachung und Behandlung der Vitalparameter. Eine alternative Kühlmethode ist die selektive Kopfkühlung, die allerdings nicht sehr häufig angewandt wird.

Pflege: Die Pflege eines Neugeborenen unter therapeutischer Hypothermie ist sehr anspruchsvoll, da sich das Kind in einem schwerkranken, kritischen Zustand befindet. Neben der Überwachung der therapeutischen Hypothermie sind ein Standardmonitoring, ein adäquates Schmerzmanagement, eine intensive Hautbeurteilung und -pflege notwendig. Ebenso die Kontrolle der Ausscheidungen und der Ernährung. Die Eltern befinden sich in einem Ausnahmezustand und müssen bedürfnisgerecht betreut werden, da ihr Kind kurz nach der Geburt schwer erkrankt ist.

3.7.4 Persistierende pulmonale Hypertension des Neugeborenen (PPHN)

DEFINITION

Persistierende pulmonale Hypertension des Neugeborenen (PPHN): Bestehenbleiben der fetalen Kreislaufverhältnisse im Bereich der Lungenstrombahn mit Rechts-Links-Shunt über Foramen ovale, Ductus arteriosus und intrapulmonale Kurzschlussverbindungen bei neonataler pulmonalarterieller Hypertonie. Mögliche Hinweise sind Zyanose oder Blässe und Tachypnoe sowie Sauerstoffuntersättigung.

Krankheitsentstehung und Symptome

Der Körper eines Neugeborenen ist in der ersten Zeit nach der Geburt sehr empfindlich gegenüber Normabweichungen wie Hypoxie, Hypothermie, Hypoglykämie, Azidose oder Infektion. Diese Vorkommnisse können als Triggerreize fungieren und zu einer reflektorischen Verengung der Lungenarteriolen und damit zu einer Erhöhung des pulmonalen Gefäßwiderstands führen. Es entsteht eine persistierende fetale Zirkulation mit einem Rechts-Links-Shunt, sodass das Blut seinen Weg wieder über den Ductus Botalli und das offene Foramen ovale an der Lunge vorbei findet. Häufig betroffen sind davon Neugeborene mit Polyzythämie, Zwerchfelldefekt und Aspiration.

Da das Vollbild der PPHN infolge drohender Sauerstoffunterversorgung der Organe lebensbedrohlich ist, müssen Risikofaktoren für eine PPHN wie Anpassungsstörungen (Hypoxie, Tachydyspnoe, Polyglobulie, Blässe oder Zyanose) schnell bemerkt und behandelt werden.

Behandlungsstrategien

Pflege, Therapie und Überwachung sind sehr aufwändig und verantwortungsvoll, da sich das Neugeborene in einem kritischen Zustand befindet. Dies erfordert vielfach ein intensivmedizinisches Therapieverfahren, z. B. maschinelle Beatmung evtl. sogar mit inhalativer Stickstoffmonoxidgabe (NO-Beatmung), Kreislaufstabilisierung, antibiotischer Therapie und Sedierung. Die Kinder müssen hinsichtlich Atmung, Ausscheidung, Kreislauf und Schmerzreaktionen genau beobachtet werden [32].

Daher erfolgen ein Standardmonitoring mit invasiver Blutdruckmessung, regelmäßiger Kontrolle der Beatmungsparameter und Vitalzeichen, die Bilanzierung von Ein- und Ausfuhr und eine Beobachtung des kindlichen Verhaltens hinsichtlich Unwohlsein und Schmerzen.

SPICKZETTEL

Persistierende pulmonale Hypertension des Neugeborenen (PPHN)

Insbesondere bei Neugeborenen mit Anpassungsstörung, Polyzythämie, Zwerchfelldefekt und Aspiration kann sich eine PPHN infolge eines erhöhten pulmonalen Gefäßwiderstands mit nachfolgenden Rechts-Links-Shunts über den Ductus arteriosus und das Foramen ovale ausbilden. Die Symptomatik entwickelt sich in den ersten Stunden nach der Geburt. Das Neugeborene ist blass oder zyanotisch und leidet an Hypoxie, Tachypnoe, Unruhe, Kreislaufdepression.

3.7.5 Elektrolytentgleisungen

Nach der Geburt muss der gesamte Körper des Kindes seine Funktionen auf ein autarkes Leben umstellen. Davon ist im Grunde jedes Organ betroffen. **Bei Störungen der Elektrolytversorgung** sind neben der Leber und der Schilddrüse auch die Stoffwechselvorgänge in den Zellen, der **Metabolismus,** betroffen.

Hypoglykämie

DEFINITION

Hypoglykämie: Blutzucker < 45 mg/dl (< 2,5 mmol/l) mit folgenden Symptomen: Zittrigkeit, Krampfanfälle, Apnoen, Apathie, Hypotonie, Trinkschwäche

Nach Geburt und Abnabelung muss sich der Energiestoffwechsel des Neugeborenen rasch umstellen. Die kontinuierliche Zufuhr von Nährstoffen über die Nabelschnur entfällt. Bei Neugeborenen reichen die bestehenden Kohlenhydratreserven in der Leber nicht aus, insbesondere, wenn durch Anpassungsstörungen oder Infektionen vermehrt Energie benötigt wird. Es droht eine Hypoglykämie. Tiefe und anhaltend niedrige Blutzuckerwerte können zu zerebralen Schädigungen führen.

Vorsicht! Kinder von Müttern mit Typ-1-Diabetes oder insulinpflichtigem Gestationsdiabetes haben ein hohes Hypoglykämie-Risiko und sollen bevorzugt in einem Perinatalzentrum behandelt werden.

Risikofaktoren

Zu den **Risikofaktoren** für die Entwicklung einer Hypoglykämie zählen:

- Untergewicht < 10. Perzentile
- Übergewicht > 90. Perzentile
- Kardiorespiratorische Anpassungsstörung
- Mütterlicher (Gestations-)Diabetes
- Unreife < 37 abgeschlossenen Schwangerschaftswochen
- Kinder mit einer niedrigen Körperkerntemperatur.

Diagnostik

Bei den klinischen Symptomen Zittrigkeit, Übererregbarkeit, Krampfanfälle, Apnoen, Apathie, Hypotonie oder Trinkschwäche müssen sofort eine **Blutzuckerkontrolle** durchgeführt und Gegenmaßnahmen eingeleitet werden. Das Risiko neurologischer Spätfolgen steigt bei rezidivierenden oder symptomatischen Hypoglykämien an.

Behandlungsstrategien

Risikokinder sollten in der ersten halbe Stunde nach der Geburt angelegt oder gefüttert werden oder Nahrung verabreicht bekommen, um eine Hypoglykämie zu verhindern. Zwei Stunden postpartal wird eine Blutzuckerbestimmung durchgeführt.

Vorsicht! Der Grenzwert für eine Hypoglykämie liegt im Alter zwischen 2 und 48 Std. nach Geburt bei 35–45 mg/dl [30]. Bei Werten unter 45 mg/dl sollte alle 2–3 Std. und häufiger angelegt oder Formulamilch oral angeboten werden.

Bei erniedrigtem Blutzucker wird nach der Mahlzeit erneut kontrolliert. Bei sehr niedrigem Blutzuckerspiegel entscheidet der zuständige Arzt über eine orale oder intravenöse Verabreichung von Glukose, Glucose-Gel 40 % oder eine Anpassung der bereits bestehenden intravenösen Therapie.

SPICKZETTEL

Hypoglykämie

Unruhe, Zittrigkeit, Übererregbarkeit, Krampfanfälle können auf eine Hypoglykämie verweisen. Verabreicht wird vermehrt orale Nahrung bzw. die intravenöse Glukosezufuhr wird erhöht.

Hypokalzämie

DEFINITION

Hypokalzämie: liegt bei einer Gesamtserumkalziumkonzentration von < 8 mg/dl (< 2 mmol/l) bei Reifgeborenen oder < 7 mg/dl (< 1,75 mmol/l) bei Frühgeborenen vor. Sie wird auch definiert als ein Spiegel des **ionisierten** Kalziums von < 3,0–4,4 mg/dl (< 0,75–1,10 mmol/l), abhängig von der verwendeten Methode (Elektrodenart). Macht sich bemerkbar durch erhöhte Erregbarkeit von Nerven und Muskeln mit Bewegungs- und Empfindungsstörungen.

Bei Frühgeborenen, Mangelgeborenen, Kindern diabetischer Mütter oder nach einer perinatalen Asphyxie kann die Gesamtkalziumkonzentration im Blut niedrig sein. Zusätzlich kommt es durch den raschen Abbruch der Kalziumzufuhr über die Nabelschnur zu einer passageren Nebenschilddrüsenunterfunktion, sodass Kalziummangel auftreten kann.

Als Symptome können Unruhe und Zittrigkeit bemerkt werden, es kann zu einer muskulären Hypotonie, zu Tachykardien und Tachypnoen kommen, die in Apnoen übergehen können. In schweren Fällen können zerebrale Krampfanfälle auftreten mit der Differenzialdiagnose Elektrolytentgleisungen oder Hypoglykämie.

Wird durch eine Blutgasanalyse oder in einer Blutuntersuchung im Labor ein niedriger Kalziumwert festgestellt, erhält das Neugeborene in Abhängigkeit von den Symptomen oder dem Allgemeinzustand Kalziumglukonat als Kurzinfusion oder bei ausreichender oraler Nahrungszufuhr per os [46].

SPICKZETTEL

Hypokalzämie

Unruhe, Zittrigkeit, Übererregbarkeit bis hin zu zerebralen Krampfanfällen, muskuläre Hypotonie, Tachykardien und Tachypnoen können auf eine Hypokalzämie verweisen. Eine Hypoglykämie sollte ausgeschlossen werden. Verabreicht wird Kalziumglukonat i. v. oder oral.

3.7.6 Neugeborenenkrämpfe

Zur *Krankheitsentstehung, zu Symptomen, Diagnostik und Behandlungsstrategie* → 16.8.2.

3.8 Infektionen des Neugeborenen

DEFINITION

Early-Onset-Infektion: Frühinfektion, Beginn in den ersten 72 Lebensstunden, Inzidenz: 1/1000 Termingeborene, 10–15/1000 VLBW Frühgeborene [47].

Late-Onset-Infektion: Spätinfektion, Beginn nach 72 Lebensstunden, meist im häuslichen Bereich erworben oder nosokomiale Infektion, 0,1–0,3/1000 Termingeborene [47].

Nosokomiale Infektionen: während des stationären Aufenthalts durch Hospitalkeime wie koagulase-negative Staphylokokken, Pseudomonas aeruginosa, Klebsiellen, Enterobacter oder Pilze hervorgerufene Infektion. Risikofaktoren sind invasive Maßnahmen wie zentrale Venenkatheter, Intubation, Blasenkatheter und reduzierter Allgemeinzustand bzw. Immuninkompetenz. Nach dem Infektionsschutzgesetz ist eine nosokomiale Infektion eine Reaktion mit lokalen oder systemischen Infektionszeichen auf das Vorhandensein von Erregern oder ihren Toxinen, die im zeitlichen Zusammenhang mit einer stationären oder ambulanten medizinischen Maßnahme steht, soweit die Infektion nicht bereits vorher bestand. Bei 100 von 1000 extremen Frühgeborenen entwickelt sich eine nosokomiale Infektion [47].

Im Neugeborenenalter treten Infektionen oder infektionsverdächtige Zustände (→ Abb. 3.28) oft auf. Genaue Daten über die Zahl der Fälle sind nur schwer zu erhalten, da die Dunkelziffer vermutlich sehr hoch liegt. Obwohl neonatale Infektionen durch präventive Maßnahmen eingedämmt werden konnten [30], gehören sie weiter zu den perinatal häufigsten Erkrankungen und können in ungünstigen Fällen einen letalen Verlauf nehmen [48].

Krankheitsentstehung

Die Ursachen für die Infektionen im Früh- und Neugeborenalter sind vielfältig. Es kann ein **Amnioninfektionssyndrom** vorliegen und das Kind mit einer floriden (aktiven) Infektion geboren werden. Ist dies nicht der Fall, stellt der Übergang von der normalerweise sterilen intrauterinen Umgebung auf die externe Keimflora für den kindlichen Körper eine Herausforderung dar. Deshalb sind gerade postnatale Infektionen möglich.

Physiologisch ist das Immunsystem des Kindes noch nicht ausreichend entwickelt. Die zellvermittelte Immunität ist ausreichend, die körpereigene Immunglobulinproduktion jedoch noch unzureichend. Über den Nestschutz der Mutter hat das Kind Unterstützung in Form von maternalen Immunglobulinen erhalten. Diese reichen jedoch nicht immer aus. Außerdem werden Immunglobuline erst in ausreichender

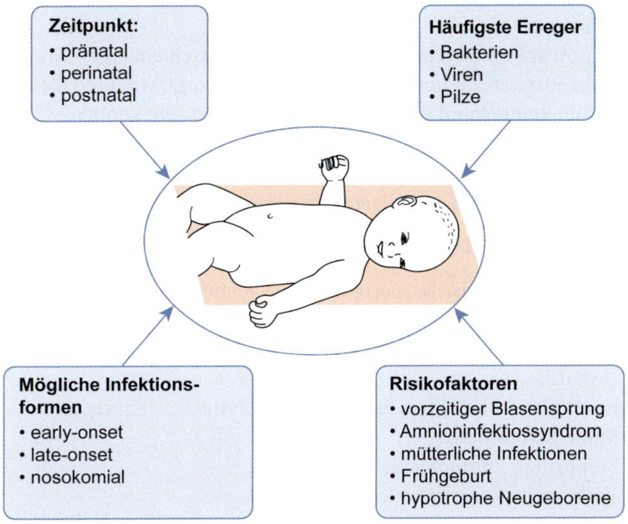

Abb. 3.28 Mögliche Infektionsformen eines Neugeborenen [L143]

Menge ab der 32. SSW übertragen, sodass bei Frühgeborenen der passive Immunstatus fraglich ist.

Eine **intensivmedizinische Versorgung** stellt ein zusätzliches Infektionsrisiko dar. Durch invasive Maßnahmen, z. B. das Legen von Kathetern, Sonden, Tuben, aber auch durch medikamentöse Behandlungen können Keime übertragen, Infektionen begünstigt und resistente Keime selektiert werden. Bei der Prävention dieser **nosokomialen Infektion** sind besonders die Arbeitsabläufe in der Klinik zu beachten, da eine Übertragung durch eine unzureichende Hygiene erfolgen kann.

Zeitlich lässt sich folgender Infektionsbeginn abgrenzen:

- Intrauterin, also **pränatal**
- Unter der Geburt, **perinatal**
- Nach der Geburt, **postnatal.**

Häufigste Erreger

Die häufigsten **Erreger** für Infektionen im Neugeborenenalter sind:

- **Bakterien,** z. B. Streptokokken der Gruppe B, Escherichia coli
- **Viren,** z. B. Rotaviren, Herpes-simplex-Viren, RS-Viren
- **Pilze,** z. B. Candida albicans
- **Ureaplasmen.**

Bei den **Krankenhauskeimen** fallen das häufige Auftreten von Klebsiellen, Enterobacter oder Staphylococcus aureus ins Gewicht. Insgesamt kann jedoch jeder Keim die Ursache für eine Neugeboreneninfektion darstellen.

Risikofaktoren

Da die meisten Erreger beinahe überall auftreten, bedarf es zur Entwicklung einer Neugeboreneninfektion weiterer Faktoren, die eine Entstehung begünstigen. Diese sind:

- Vorzeitiger **Blasensprung** (>18 Std. vor Geburt): Vaginalkeime, die über die geöffnete Fruchtblase zum Kind aufsteigen und ein **Amnioninfektionssyndrom** hervorrufen.
- **Mütterliche Infektion:** Keime können über die Plazenta auf das Kind übertragen werden (**diaplazentare Übertragung**).
- **Unreifes Immunsystem:** Die Immunabwehr eines frühgeborenen Kindes ist aufgrund der Unreife noch sehr wenig entwickelt. Frühgeborene sind eine Risikogruppe im Hinblick auf Infektionen. Er-

höht wird das Risiko durch invasive intensivtherapeutische Maßnahmen.

- **Hypotrophe Neugeborene** werden aus unterschiedlichen Gründen nicht ausreichend über die Nabelschnur versorgt, wodurch die adäquate Reifung und die Immunabwehr gestört sein können.

Symptome

Neugeborene zeigen im Allgemeinen nur wenig spezifische, auf eine Infektion hinweisende Symptome. **Hinweise und Warnsymptome** können sein:

- Schwankungen der Körpertemperatur, Fieber oder Hypothermie
- Störungen der Atemfrequenz (Tachypnoe, Bradypnoe, Apnoe), Sauerstoffsättigungsabfälle, rezidivierende Bradykardien oder Tachykardie
- Hautkolorit: blass-grau, marmoriert, „schmutzig", ikterisch.
- Kühle Extremitäten
- Berührungsempfindlichkeit
- Verlängerte Rekapillarisierungszeit
- Trinkschwäche mit Erbrechen
- Geblähtem Abdomen, evtl. Bauchvenenzeichnung
- Hypoglykämie
- Lokale Entzündungszeichen wie eine Nabelentzündung oder Hautläsionen, die zu einer generalisierten Infektion führen können.

Bei der **Entwicklung** einer **Sepsis** sind weitere Symptome möglich:

- Blutdruckabfall, arterielle Hypotonie bis Schock
- Tachykardie
- Rezidivierende Apnoen
- Sehr schlechter Allgemeinzustand
- Lethargie, Bewusstseinstrübung
- Krampfanfälle
- Petechien (als Zeichen einer Gerinnungsstörung)
- Ikterus
- Zentralisierung mit kühlen Extremitäten.

Diagnostik

Im Blutbild ist eine **Linksverschiebung** erkennbar. Das Verhältnis der unreifen Leukozyten (immature) zu den Gesamtleukozyten (total) steigt. Es bedeutet, dass der Körper als Immunantwort vermehrt unreife, stabkernige Leukozyten ausschüttet, um alle Abwehrmöglichkeiten auszuschöpfen. Die Anzahl der Leukozyten variiert zu einer Vermehrung (**Leukozytose**) oder einer Verminderung (**Leukopenie**). Es zeigt sich eine verminderte Thrombozytenanzahl (**Thrombopenie**).

Ein früher Infektionsmarker im Serum ist Interleukin 6 und 8, während das C-reaktive Protein (**CrP**) mit einer Verzögerung von bis zu 24 Std. nach Infektionsbeginn ansteigt.

Vor der ersten Antibiotikagabe ist die Abnahme von mikrobiologischen Proben wie Abstriche von Nase, Rachen, ggf. Läsionen, Kulturen von Stuhl, Urin und Blut und ggf. Liquor erforderlich, da ohne eine Erregerbestimmung eine gezielte Therapie nicht möglich ist.

Behandlungsstrategien

Bei gesicherter Neugeboreneninfektion oder schwerwiegendem Verdacht darauf ist eine frühzeitige und zielgerichtete Therapie mit einem resistenzgerechten Antibiotikum angezeigt. Das antibiotische Spektrum sollte so schmal wie möglich und nur so breit wie nötig sein und dem zu erwartenden Keimspektrum entsprechen.

Pflege

Die pflegerische Versorgung eines Kindes mit einer Neugeboreneninfektion muss individuell an das Kind angepasst werden.

> **Optimal Handling**
> Je nach Verhalten und Allgemeinzustand wird „*optimal handling*" mit abgestimmten Manipulationen durchgeführt, um den Genesungsprozess zu unterstützen.

Das Kind benötigt Ruhe und eine stressarme Versorgung, da es nur wenige Ressourcen hat, diese aber zur Abwehrbekämpfung der Infektion benötigt.

- Die **Eltern** werden unbedingt in die Pflege des Kindes eingebunden, da dies einen positiven Effekt auf das Neugeborene hat, aber auch die Ängste der Eltern gemindert werden. Sie sollen allerdings umfassend informiert und angeleitet werden, damit sie ihr Kind nicht überfordern. Dabei muss eine Pflegefachperson die Versorgung überwachen und ggf. übernehmen, damit die Handlungen zügig vorgenommen werden können. Dies muss transparent kommuniziert werden.
- Monitoring von Herzschlag, Atmung, Pulsoximetrie, Blutdruck sowie der Körpertemperatur.
- Kontrolle der Ein- und Ausfuhr und tägliche Gewichtskontrollen.
- **Antibiotika** müssen im exakten Zeitabstand bei einer Neugeboreneninfektion verabreicht werden. Nur so ist ein Therapieerfolg garantiert. Die Pflegefachperson gibt ggf. Medikamente und überwacht auch die Nebenwirkungen sowie die intravenösen Zugänge.
- Bei **Atemproblemen** wird dem Kind je nach Ausprägung und Indikation eine Atemunterstützung mit erhöhtem endexspiratorischem Druck und bei Unterschreiten der Sauerstoffsättigung ggf. Sauerstoff angeboten. Bei schwereren Verläufen können eine nichtinvasive Beatmung oder eine Intubation und invasive Beatmung notwendig werden. Die Lagerung des Kindes erfolgt atemunterstützend.
- Die **Ernährung** kann in Abhängigkeit von Verdauung und Bauchproblemen voll- oder teilparenteral vorgenommen werden. Die enterale Ernährung erfolgt über eine Magensonde, wenn dem Kind die Kraft zum Trinken fehlt. Die Mutter wird, wenn sie stillen will, zum Abpumpen der Muttermilch angeleitet, damit das Kind möglichst mit Muttermilch ernährt werden kann und so weitere Immunabwehrstoffe erhält. Zeigt das Neugeborene den Wunsch zu trinken, ist dies bei einer stabilen Atmung möglich.

SPICKZETTEL

> **Infektionen**
> Als **Early-Onset-Infektionen** werden in den ersten 3 Lebenstagen beginnende Infektionen bezeichnet. Die Erreger entstammen überwiegend der Flora des mütterlichen Genitaltrakts. Risikofaktoren sind Frühgeburtlichkeit, vorzeitiger Blasensprung, Amnioninfektionssyndrom.
> **Late-Onset-Infektionen** treten nach dem 3. Lebenstag auf und sind weniger mit geburtshilflichen Komplikationen als Early-Onset-Infektionen assoziiert. Sie werden häufig horizontal übertragen und entsprechen in ihrem Keimspektrum einerseits den Early-Onset-Infektionen, andererseits der Umgebung des Patienten.
> **Nosokomiale Infektionen** werden im Krankenhaus erworben. Zum Keimspektrum gehören Hautkeime wie koagulase-negative Staphylokokken, gramnegative Keime, Pseudomonas aeruginosa, Klebsiellen, Enterobacter oder Hefepilze. Risikofaktoren sind invasive Maßnahmen, z. B. zentrale Venenkatheter, Endotrachealtuben, Blasenkatheter.
> **Pflege:** Die pflegerische Versorgung eines Kindes mit einer Neugeboreneninfektion muss individuell an das Kind angepasst werden. Das Kind benötigt Ruhe und eine stressarme Versorgung, da es nur wenige Ressourcen hat, diese aber zur Abwehrbekämpfung der Infektion benötigt.

Pflegerische Schwerpunkte sind weiterhin: Der Einbezug der Eltern in die Versorgung der Pflege ihres Kindes. So werden auch die Ängste der Eltern gemildert. Überwachung mittels Basismonitoring und Körpertemperatur. Kontrolle der Ein- und Ausfuhr und tägliche Gewichtskontrollen. Zeitlich korrekte Verabreichung der angeordneten Antibiotika. Ggf. wird das Kind bei Atemproblemen mit einer Atemunterstützung, Sauerstoffgabe und/oder invasiver Beatmung versorgt. Die Ernährung wird patientenorientiert verabreicht, meist über eine orale Magensonde. Idealerweise wird abgepumpte Muttermilch verabreicht.

3.9 Diabetische Fetopathie

DEFINITION

Diabetische Fetopathie: vorgeburtlich entstehende Entwicklungsstörung des Kindes, ausgelöst durch überhöhten Blutzucker der Mutter während der Schwangerschaft. Die hohe Zuckerzufuhr und damit hochkalorische Ernährung über die Plazenta führt zu vermehrtem Fett- und Eiweißaufbau mit übermäßigem Wachstum und löst eine Insulinüberproduktion des Kindes aus. In der Folge bestehen ein erhöhtes Geburtsgewicht sowie erhebliche respiratorische und kardiale Probleme.

Bei einer Schwangeren, die als Grunderkrankung einen Diabetes mellitus aufweist oder während der Schwangerschaft einen Gestationsdiabetes entwickelt hat, können sich auch beim Neugeborenen Auffälligkeiten zeigen, die eine besondere Überwachung benötigen.

Krankheitsentstehung und Symptome

Aufgrund von Insulinmangel und Hyperglykämien der Mutter hat das Ungeborene bei unzureichender mütterlicher Diabeteseinstellung eine hohe Zuckerzufuhr und nimmt übermäßig an Gewicht zu, sodass nach der Geburt eine **Makrosomie** (hohes Geburtsgewicht, oberhalb der 90. Perzentile) festgestellt wird. In seltenen Fällen entwickelt sich eine Plazentainsuffizienz und der Fetus kann untergewichtig sein.

Ist der Diabetes bzw. Gestationsdiabetes bei der Mutter schlecht eingestellt, besteht beim Kind nach der Geburt die Gefahr, dass vom Neugeborenen anhaltend zu viel Insulin produziert und so eine reaktive Hypoglykämie ausgelöst wird. Die gesamte Stoffwechselsituation des Kindes kann durch hohe Insulinwerte beeinträchtigt sein. Beim Neugeborenen besteht das Risiko für die Entwicklung folgender Störungen und Erkrankungen:

- Makrosomie oder seltener Untergewicht
- Pulmonale Anpassungsstörung
- Hypoglykämie, Hypokalzämie, Hypomagnesiämie
- Kardiale Probleme: Polyglobulie, Septumhypertrophie und Herzfehler möglich
- Hyperbilirubinämie
- Erhöhtes Fehlbildungsrisiko.

Das Risiko wird minimiert durch eine gute Stoffwechseleinstellung der Mutter.

Vorsicht! Bei einer diabetischen Fetopathie ist auch die Surfactant-Produktion des Kindes gestört. Atemprobleme können daher auch vorliegen, wenn das Neugeborene ab der 34. SSW geboren wird. [26]

Diagnostik und Behandlungsstrategien

Neugeborene von Müttern mit Diabetes mellitus werden innerhalb der ersten halben Lebensstunde angelegt oder erhalten Nahrung. Eine erste Kontrolle des Blutzuckers erfolgt dann nach 2 Std., bevor Mutter und Kind aus dem Kreißsaal verlegt werden.

Die **Blutzuckerwerte** des Neugeborenen müssen engmaschig **kontrolliert** werden. Zielwerte sind Blutglukosewerte über 30 mg/dl bei Kindern, die keine Symptome einer Hypoglykämie zeigen. Der Blutglukosewert sollte über 45 mg/dl liegen, wenn die Kinder Symptome aufweisen. Diese können sein:

- Zittrigkeit
- Krampfanfälle
- Berührungsempfindlichkeit
- Tachypnoen, Apnoen
- Hypotonie
- Müdigkeit bis Lethargie
- schwaches oder schrilles Schreien
- Trinkschwäche. [30]

Kontrollen vor einer Mahlzeit, **präprandial,** werden nach 6, 12, 24 und 48 Std. empfohlen [30]. Bei Auffälligkeiten können die Blutzuckerkontrollen auch öfter bzw. länger angeordnet und bei zwei stabilen Blutzuckerwerten > 35 mg/dl bei asymptomatischen und > 45 mg/dl bei symptomatischen Kindern abgesetzt werden.

Einer enteralen Nahrungszufuhr über das Stillen oder Verabreichen von abgepumpter Muttermilch oder Formulanahrung ist der Vorzug zu geben, im Bedarfsfall kann eine Magensonde benutzt werden. Führt dieses Vorgehen nicht zu einer Steigerung des Blutzuckerwerts oder bestehen extrem niedrige Werte (< 30 mg/dl), ist eine i. v.-Therapie mit Glukoseinfusionslösung die Therapie der Wahl.

Die Mutter sollte zum Stillen ermutigt und das Kind konsequent alle 2–3 Std. angelegt werden. Durch Motivation und gute Anleitung wird sie Sicherheit im Handling mit ihrem Kind erlangen.

SPICKZETTEL

Diabetische Fetopathie

Mütterlicher Diabetes mellitus oder Schwangerschaftsdiabetes kann bei unzureichender Einstellung zu einer diabetischen Fetopathie führen, bei der die Neugeborenen ein hohes Geburtsgewicht, oberhalb der 90. Perzentile aufweisen. Es besteht das Risiko von Hypoglykämien, respiratorischer Anpassungsstörung, Hypokalzämie, Polyglobulie und Hyperbilirubinämie.

Pflege: Blutzuckerüberwachung und Beobachtung der klinische Symptomatik.

3.10 Mütterlicher Substanzmissbrauch während der Schwangerschaft

3.10.1 Fetales Alkoholsyndrom

Peter Schönhoff, Andrea Zimmermann

DEFINITION

Fetale Alkoholspektrumstörung (FASD): Überbegriff für vier verschiedene, durch bestimmte Kriterien definierte Krankheitsbilder, die durch Alkoholkonsum der Mutter in der Schwangerschaft verursacht werden:

- Fetales Alkoholsyndrom (FAS)
- Partielles fetales Alkoholsyndrom (PFAS)
- Alkoholbedingte entwicklungsneurologische Störung (ARND)
- Alkoholbedingte Geburtsdefekte (ARBD).

Die Krankheitsbilder werden auch **Fetale Alkoholembryopathien** genannt.

Trotz Aufklärung und vieler Warnungen wird Alkohol (→Abb. 3.29) immer noch häufig in der Schwangerschaft konsumiert, Schätzungen gehen von ca. 14 % aller Schwangeren aus [49]. Bei 4 von 1.000 Neugeborenen führt dieser Konsum zum Vollbild eines FAS, bei 19 von 1.000 zum PFAS [49]. Die Fetalen Alkoholspektrumstörungen sind damit Erkrankungen, deren Entstehung vollständig vermeidbar wäre. Sie sind eine der häufigsten angeborenen Erkrankungen. Bei ca. 10 % der exponierten Kinder zeigt sich das Vollbild des Fetalen Alkoholsyndroms tatsächlich.

Krankheitsentstehung

Das leicht plazentagängige **Zell- und Mitosegift Alkohol** und sein Metabolit Acetaldehyd beeinträchtigen die Entwicklung des Embryos und Föten. Auf welche Weise der Konsum schädigt, ist nicht bekannt. Sicher ist aber, dass die Schädigungen des fetalen Gehirns nicht reversibel sind. In welcher Menge Alkohol unbedenklich ist und ab wann er sich schädigend auswirkt, ist nicht bekannt.

Als **Risikofaktoren** der Mutter für die Entstehung eines FAS gelten u. a. [49]: hoher oder chronischer Alkoholkonsum, Alkoholkonsum im gesamten Schwangerschaftsverlauf, Alter > 30 Jahre, Drogenabusus, geringer sozioökonomischer Status, Alkoholkonsum des Vaters, Stress der Mutter. Der bedeutendste Risikofaktor ist dabei die Höhe und Dauer des mütterlichen Alkoholkonsums.

Unterschieden wird zwischen einem einmaligen oder gelegentlichen Konsum und dem exzessiven Alkoholmissbrauch, **binge drinking.** Im Jahr 2012 gaben etwa 16 % der Schwangeren an, mehr oder weniger monatlich einen Alkoholexzess zu erleben.

Symptome

Fetales Alkoholsyndrom

Die **Wachstumsauffälligkeiten** des Kindes werden anhand der somatischen Geburtswerte deutlich. Sind Gewicht und Körperlänge kleiner oder gleich der 10. Perzentile, gilt dies als möglicher Indikator. Statistisch gesehen weisen Kinder mit einer Alkoholexposition signifikant häufiger eine Wachstumsverzögerung auf [49, 50]. Vor einer Diagnosebestätigung müssen andere Ursachen für eine Wachstumsauffälligkeit ausgeschlossen werden.

Besonders im **Gesicht (faziale Auffälligkeiten** →Abb. 3.30) zeigen sich bei einer Fetalen Alkoholspektrumstörung Anomalien [49, 51]:

- Kurze Lidspalte
- Verstrichenes Philtrum (Einbuchtung in der Mitte der Oberlippe)
- Schmale Oberlippe
- Flacher Nasenrücken und Nase
- Kleines Mittelgesicht.

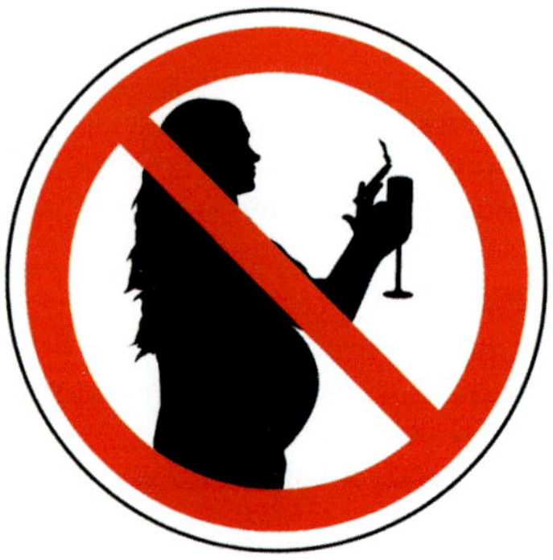

Abb. 3.29 Schwangere sollten keinen Alkohol zu sich nehmen, um die Entwicklung des Kindes nicht zu beeinträchtigen. [J787]

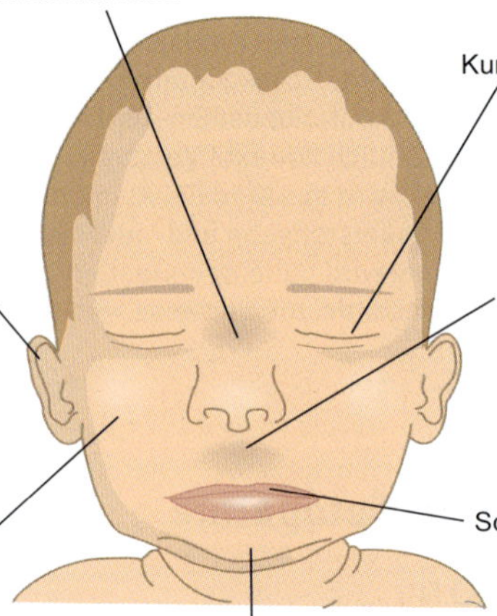

Abb. 3.30 Faziale Veränderungen bei alkoholischer Embryopathie [L138]

Die funktionellen **Auffälligkeiten** im Bereich des Zentralen Nervensystems, z. B. eine globale Intelligenzminderung, Störungen der Feinmotorik oder Lernschwierigkeiten, sind erst im höheren Alter zu diagnostizieren. Die **strukturellen ZNS-Auffälligkeiten** beziehen sich speziell auf eine Mikrozephalie mit einem Kopfumfang ≤ 10. Perzentile, die durch die routinemäßigen Kopfumfangmessungen bei den kinderärztlichen Kontrollen überprüft werden.

Weitere alkoholbedingte Störungen

- **Partielles Fetales Alkoholsyndrom:** faziale Auffälligkeiten, ZNS-Auffälligkeiten und wahrscheinliche oder bestätigte intrauterine Alkoholexposition
- **Alkoholbedingte entwicklungsneurologische Störung:** ZNS-Auffälligkeiten und bestätigte intrauterine Alkoholexposition
- **Alkoholbedingte Geburtsdefekte:** Dieser Begriff aus dem englischen Sprachraum wird in Deutschland nicht verwendet, da es keine Geburtsdefekte gibt, die spezifisch für ursächlichen Alkoholkonsum sind.

Diagnostik

Die **Diagnostik** stützt sich auf vier Kriterien [49]:

- Wachstumsauffälligkeiten
- Auffälligkeiten verschiedener Gesichtsmerkmale
- Auffälligkeiten im Bereich des zentralen Nervensystems
- Bestätigte oder nicht bestätigte intrauterine Alkoholexposition.

Die Diagnosestellung wird sich in den meisten Fällen als schwierig erweisen, da viele Schwangere eher dazu neigen werden, ihren Alkoholkonsum zu negieren oder zu verschleiern.

Zur Diagnostik struktureller ZNS Auffälligkeiten kann eine Kernspintomografie des Schädels erwogen werden [49].

Intrauterine Alkoholexposition

Die Erfassung des Alkoholkonsums der Mutter während der Schwangerschaft ist besonders schwierig. Einerseits werden viele Mütter während der Schwangerschaft, häufig aus Angst vor Vertrauensverlust und Beziehungsabbruch, von den betreuenden Leistungserbringern nicht nach ihrem Alkoholkonsum gefragt; andererseits sind die Angaben der Mütter aufgrund sozialer Erwünschtheit oft unzutreffend. Da viele Kinder mit FASD in Adoptiv- und Pflegefamilien leben, ist die Anamnese über die leiblichen Eltern oft nur rudimentär [49].

Behandlungsstrategien

Die auftretenden **Schäden sind irreversibel.** Es gibt keine kausale Behandlungsstrategie. Wie auch andere Kinder mit Entwicklungsstörungen, erhalten die Patienten je nach Entwicklungsdefiziten Physiotherapie, Ergotherapie und Logopädie sowie ggf. eine neuropsychologische Betreuung. Sollte eine Epilepsie auftreten, wird eine antikonvulsive Therapie durchgeführt. Falls die sozialen Verhältnisse es erfordern, bedürfen die betroffenen Familien einer Unterstützung durch das Jugendamt oder eine Familienhilfe. Eine Anbindung an eine Frühförderstelle oder ein Sozialpädiatrisches Zentrum sollte vorhanden sein.

Die **Therapie der Entzugssymptome** (Unruhe, Zittrigkeit und Hyperreflexie) nach der Geburt erfordert, dass die Umweltreize geringgehalten werden.

Vor dem Hintergrund der begrenzten therapeutischen Möglichkeiten ist die Prävention der Alkoholspektrumstörungen umso wichtiger. Schwangere müssen über die Gefahren des Alkoholkonsums aufgeklärt werden. Auch Frauen, die potenziell schwanger sein könnten, sollten über die Risiken des Alkoholkonsums für eine vielleicht noch unbekannte Schwangerschaft informiert sein.

Unter www.fasd-deutschland.de sind Informationen über die Krankheit und einen Selbsthilfeverband abrufbar.

Pflege

Die Versorgung eines Neugeborenen mit einer Fetalen Alkoholspektrumstörung erfordert von allen betreuenden Personen viel Geduld, denn die Symptome des Entzugs sind vergleichbar mit den Erscheinungen beim Drogenentzug. Das Neugeborene darf nur wenigen Umweltreizen ausgesetzt werden, um die Symptome der Unruhe, Zittrigkeit und Hyperreflexie nicht zu verstärken. Es können auch Krämpfe aufgrund der Entzugssymptomatik ausgelöst werden. In manchen Fällen ist die Gabe von Phenobarbital notwendig, um Krampfanfälle zu behandeln oder um die gesamte Allgemeinsituation des Kindes ruhiger zu gestalten. Die Mitglieder des behandelnden Teams sollten die Situation reflektieren und sich über die eigenen Vorurteile austauschen, damit der Umgang mit der Familie empathisch und zugewandt erfolgen kann.

SPICKZETTEL

Fetales Alkoholsyndrom

Krankheitsentstehung: Alkoholkonsum der Mutter während der Schwangerschaft

Symptome: Wachstumsauffälligkeit (Gewicht und Körperlänge kleiner oder gleich der 10. Perzentile), kurze Lidspalten, verstrichenes Philtrum und schmale Oberlippe, kleines Mittelgesicht, Entwicklungsverzögerung

Diagnostik: Verlaufskontrollen, Testungen, ggf. MRT

Behandlungsstrategie: Physiotherapie, Ergotherapie und Logopädie, Frühförderung, evtl. neuropsychologische Betreuung

Pflege: Im Vordergrund steht eine vorurteilsfreie, empathische, ruhige Versorgung des Kindes mit viel Geduld, um die Symptome nicht zu verstärken. Je nach Ausprägung muss für eine reizarme Umgebung gesorgt werden, eine medikamentöse Therapie adäquat verabreicht und ggf. auf eine Anfallssituation entsprechend reagiert werden.

3.10.2 Neonatales Drogenentzugssyndrom

DEFINITION

Drogenentzugssyndrom des Neugeborenen (NAS, neonatal abstinence syndrome): bedingt durch den Opioidkonsum der schwangeren Mutter, da Opioide plazentagängig sind und in das Serum des Feten übergehen. Zu den Opioiden zählen nicht nur Heroin und Morphin, sondern auch Opioid-Substitutionsmittel wie Methadon, Polamidon, Codein. Das NAS im weiteren Sinn schließt legale Drogen wie Alkohol, Nikotin und Benzodiazepine mit ein.

Mütterlicher Drogenkonsum in der Schwangerschaft kann beim Neugeborenen nach der Geburt zum **Drogenentzugssyndrom (NAS, neonatal abstinence syndrome)** führen. Möglichst schon vor Geburt sollten Sozialdienst, Drogenberatung und Jugendamt eingeschaltet werden, um eine Vernetzung zwischen Mutter, Klinik und Drogenberatung herzustellen. Idealerweise ist die Drogenkarriere der Mutter bekannt, sie befindet sich in einem Substitutionsprogramm mit Substanzen wie Methadon oder Subutex und die Vernetzung mit Beratung und Ämtern, insbesondere mit dem Jugendamt, ist bereits vorhanden.

Beim **Neugeborenen** einer drogenabhängigen Mutter besteht ein erhöhtes Risiko für Infektionen, besonders HIV, Hepatitis C und B. Die Kinder neigen zu Untergewicht, Anpassungsstörungen, haben häufiger Fehlbildungen und das SIDS-Risiko ist erhöht. Das Umfeld der Mutter ist häufig ein sozialer Brennpunkt, sodass die Prognose für das heranwachsende Kind groß ist, zu Verhaltensstörung, Suchtverhalten, Misshandlung oder Verwahrlosung zu neigen.

Symptome

Die ersten **Symptome** des Entzugs (→ Tab. 3.9) treten meist zwischen dem 1. und 7. Lebenstag, bei Heroin- und Methadonabusus bereits ab dem 3. Lebenstag auf. 50–90 % der Kinder unter einer Drogenexposition entwickeln das neonatale Drogenentzugssyndrom, wobei die eingenommene Dosis nicht ins Verhältnis gesetzt werden kann zur Schwere der Entzugssymptomatik. Häufig liegt gleichzeitig ein Nikotinkonsum der Mutter vor, der beim Neugeborenen die Symptome noch verstärken kann.

Im Gegensatz zum Drogenentzugssyndrom bei Opiaten gibt es bei einem Kokainabusus keine definierten Symptome. Kokain und Amphetamine können embryo- und neurotoxische Schädigungen hervorrufen. Es gibt auch die Vermutung, dass Kokain Fehlbildungen und vaskuläre Verschlusskrankheiten verursachen kann.

Tab. 3.9 Symptome eines neonatalen Drogenentzugssyndroms

Neurologische Symptome	Gastrointestinale Symptome	Weitere Symptome
• Tremor • Erregbarkeit • Verminderte Schlafphasen • Hochfrequentes Schreien • Hypertonus der Muskulatur • Gesteigerte Muskeleigenreflexe • Myoklonien • Verstärkter Mororeflex • Krampfanfälle (2–11 % bei Opiatabusus) • Häufige Kaubewegungen • Häufiges Niesen • Häufiger Schluckauf (Singultus)	• Trinkschwäche • Unkoordiniertes und inkonstantes Saugen • Erbrechen • Durchfall • Dehydratation • Mangelnde Gewichtszunahme	• Schwitzen • Fieber • Marmorierte Haut • Tachypnoe • Hautabschürfungen

Der Manifestationszeitpunkt der ersten Symptome ist abhängig von der Substanz, der Gesamtdosis, dem Zeitpunkt der letzten Einnahme und der Abbaurate der eingenommenen Substanz durch das Neugeborene.

Bei gleichzeitiger Frühgeburtlichkeit wird die Schwere des Entzugssyndroms oft unterschätzt. Die Exposition scheint kürzer, daher weniger gravierend. Allerdings ist das zentrale Nervensystem unreif und damit störungsanfällig. Die Frühgeborenen zeigen besonders auffälliges, schrilles Schreien, Tachypnoen und schlechtes Trinkverhalten.

Differenzialdiagnose

Die Symptome sind beim Neugeborenen oft unspezifisch. Daher sind vor einer endgültigen Diagnosestellung metabolische Störungen, Infektionen, zerebrale Störungen oder Einnahme von zentralwirksamen Medikamenten auszuschließen.

Diagnostik und Drogenscreening beim Kind

Um den Nachweis schädigender Stoffe beim Kind zu bestätigen, ist die Bestimmung aus dem **Mekonium** am zuverlässigsten. Es befindet sich seit der 18. SSW im Körper des Kindes und bildet so ein Reservoir der aufgenommenen Stoffe. Im Screening sollte auf die am häufigsten verwendeten, illegalen Substanzen untersucht werden, also Opiate, Amphetamine, Cannabis (Tetrahydrocannabiol, THC), Benzodiazepine und Barbiturate.

Üblich ist in den meisten Laboren die **Urinuntersuchung** auf Drogen, auch wenn im Urin nur 37 % der Befunde positiv sind. Eine **Haaranalyse** des Neugeborenen ist bis zu einem Alter von 3 Monaten möglich, aber teuer und wenig üblich. An weiterer Diagnostik wird durchgeführt:

- Blutuntersuchungen: Blutzucker, Elektrolyte, Blutbild auf Infektionszeichen, Bilirubinwert, Blutkultur, Blutgasanalyse
- Bei mütterlicher Methadonsubstitution: Schilddrüsenwerte
- Zum Ausschluss einer Infektion: Abstriche
- HIV- und Hepatitis B-Serologie über Nabelschnurblut
- Evtl. Leberwerte, Gerinnungsfaktoren
- Bei Krampfanfällen: Liquorpunktion und Liquordiagnostik
- Sonografie von Gehirn, Leber und Nieren
- Untersuchung des Augenhintergrunds zum Fehlbildungsausschluss.

Beim Verdacht auf ein **neonatales Drogenentzugssyndrom** wird zur Überprüfung, zum Festlegen des Schweregrads, aber auch zum Therapiemanagement das Neugeborene mittels eines Scores eingeschätzt. Dabei wird überwiegend der **Finnegan-Score** (→ Abb. 3.31) verwendet, bei dem zu unterschiedlichen Items 0 bis maximal 3 Punkte vergeben werden. Die Indikation zu einer medikamentösen Therapie ist ab einer Punktzahl ≥ 11 Punkten vorhanden. Eine Verbesserung der Symptomatik ist am Punktrückgang ≤ 9 Punkte zu erkennen.

Die Durchführung des Scores erfolgt mindestens 1-mal pro Schicht durch die betreuende Pflegefachperson und 1-mal täglich vom diensthabenden Arzt.

Behandlungsstrategien

Die Behandlung des neonatalen Drogenentzugssyndroms stützt sich auf zwei Therapiesäulen: auf die medikamentöse Therapie und die supportiven Maßnahmen.

Medikamentöse Therapie

Nach bisher vorliegenden Untersuchungen ist die Behandlung mit Opiaten am effektivsten. Sie verbessern den kindlichen neurologischen Status, das Schlaf- und Trinkverhalten sowie die Darmfunktion und wirken analgetisch. Bei der medikamentösen Behandlung kommt am besten diejenige Substanz bzw. Substanzgruppe zum Einsatz, mit welcher der Drogenabusus stattgefunden hat:

Klinisches Kriterium	1	2	3	4	5
Schreien		häufig, schrill	ständig, schrill		
Schlafen nach dem Füttern	< 3 Std.	< 2 Std.	< 1 Std.		
Moro-Reflex		verstärkt	extrem		
Tremor bei Störung	leicht	mäßig			
Tremor in Ruhe			leicht	mäßig	
Muskeltonus		erhöht			
Hautabschürfungen	ja				
Myokloni			ja		
Krampfanfälle					ja
Schwitzen	ja				
Fieber	37,2–38,2 °C	> 38,2 °C			
Häufiges Gähnen	ja				
Marmorierte Haut	ja				
Verstopfte Nase		ja			
Niesen	ja				
Atmung	> 60/min	> 60/min, Dyspnoe			
Übermäßiges Saugen	ja				
Trinkschwäche		ja			
Erbrechen		Regurgitation	im Schwall		
Stühle		dünn	wässrig		

Abb. 3.31 Finnegan-Score [H105-001, L143]

- **Tinctura Opii:** Diese Opiumtinktur, früher bekannt als Laudanum, ist die älteste benutzte Substanz und wirkt schmerzstillend und beruhigend. Da sie 50 verschiedene Alkaloide in unterschiedlichen Konzentrationen und Ethanol enthält, wird sie nur zurückhaltend eingesetzt.
- **Morphin:** kommerziell verfügbar als gebrauchsfertige oral zu verabreichende Lösung mit dem Inhaltsstoff Morphinhydrochlorid, wird alle 4–6 Stunden p. o. nach Anordnung verabreicht. In sehr schwerwiegenden Fällen kann Morphin auch parenteral verabreicht werden. Ziel ist eine schnelle Kontrolle der Entzugssymptomatik innerhalb von 72 Std. nach Therapiebeginn. Eine durchschnittliche Therapiedauer wird mit 2–3 Wochen angegeben, in Einzelfällen auch bis zu 6 Wochen.
- **Phenobarbital:** Es kommt häufig zur Anwendung bei einem Sedativa-Hypnotika-Entzug oder Polytoxikomanie, dem Gebrauch von mehreren Substanzen. Die gastrointestinalen Symptome werden zwar nicht beeinflusst, aber das hyperaktive Verhalten des Kindes. Die Verabreichung ist oral, kann auch parenteral erfolgen, die Dosierung erfolgt nach Arztanordnung. Eine Kontrolle des Medikamentenspiegels ist notwendig. Eine Dosisanpassung erfolgt evtl. ab dem 3. Therapietag.

Reduktion der Entzugssymptomatik

Das eingesetzte Medikament gegen die Symptome des Drogenentzugs wird so gewählt, dass es chemisch einen ähnlichen Aufbau vorweist wie die von der Mutter eingenommene Droge. Dadurch wird dafür gesorgt, dass die gleichen Rezeptoren im Körper besetzt werden wie durch die schädigenden Substanzen. Sehr vereinfacht gesagt „imitiert" das Ersatzmedikament die Droge. Dadurch werden die Entzugssymptomatik und Stress reduziert. Ein kontrollierter langsamer Abbau der Drogen wird möglich, indem das Medikament sukzessive reduziert wird.

Unterstützende Therapie (Supportive Care)

- **Unangemessene Stimulation vermeiden:** Pflegerisch und medizinisch notwendige Interventionen müssen bei einem Kind mit einem neonatalen Drogenentzugssyndrom optimal koordiniert und auf die individuellen Bedürfnisse des Neugeborenen abgestimmt werden. Übermäßige Stimulation durch Störungen von außen kann die Entzugssymptome verstärken.
- **Reizarme Umgebung:** Das Neugeborene soll in einer ruhigen, stressfreien Umgebung versorgt werden. Lärm und plötzliche Geräusche sind unbedingt zu vermeiden.
- **Körpertemperatur- und Körpergewichtskontrolle:** Diese Beobachtungskriterien sind auch im Finnegan-Score vermerkt. Die Parameter müssen engmaschig überwacht werden, da sich die Drogen auch auf die körperliche Entwicklung des Kindes negativ auswirken können.
- **Adäquater enteraler Elektrolyt- und Flüssigkeitsersatz:** Im Finnegan-Score werden die gastrointestinalen Symptome bei einer Entzugssymptomatik in die Bewertung einbezogen. Um Diarrhöen und auffälliges Trinkverhalten des Kindes positiv zu beeinflussen, sind mehrere kleine Mahlzeiten hilfreich, immer abgestimmt auf die Bedürfnisse des Kindes.
- **Stillen:**
  - Stillen verstärkt das Bonding zwischen der Mutter und ihrem Kind. Dies ist die Voraussetzung für eine Stabilisierung dieser Beziehung, aber auch eine Chance für die Mutter, ihre Suchterkrankung in den Griff zu bekommen und ihre Heilung durch ein Substitutionsprogramm zu ermöglichen.
  - Vor dem Beginn des Stillens müssen ein weiterer Drogenkonsum und eine bestehende HIV-Infektion ausgeschlossen sein. Ist dies nicht möglich, wird vom Stillen abgeraten. Weitere Empfehlungen finden sich in den Empfehlungen des Robert Koch-Instituts der Nationalen Stillkommission (BfR 2001, 2004, 2008).
- **„Känguruhing"** und **Übernahme pflegerischer Maßnahmen,** sofern durch die Mutter möglich, sollte gefördert werden. Dazu kommen eine engmaschige psychosoziale Betreuung und die Einbeziehung des Vaters.

Entlassung

Am besten während der Schwangerschaft, allerspätestens bei der Geburt des Kindes, muss Kontakt mit dem zuständigen Jugendamt und dem Sozialdienst sowie der Drogenberatung aufgenommen werden. Die weitere Versorgung des Kindes nach Entlassung aus dem Krankenhaus muss geklärt werden. Festzustellen ist, ob und in welcher Art die Mutter in der Lage ist, ihr Kind selbst zu betreuen, oder ob das Kind besser in die Obhut einer Pflegefamilie gegeben werden sollte.

Sobald das Kind symptomfrei ist, wird die Entlassung entsprechend der Entscheidung über die weitere Betreuung organisiert. Eine aufsuchende häusliche Unterstützung und regelmäßige Gespräche sowie mütterliche Drogenkontrolle müssen vor Entlassung organisiert sein. Alle an der Versorgung des Kindes nach der Entlassung beteiligten Personen müssen sensibilisiert werden, dass auch in den nächsten Wochen Symptome wie Schlafstörungen und Unruhe beim Neugeborenen als Folge des mütterlichen Drogenkonsums auftreten können. Insgesamt wird das Verhalten eines Neugeborenen nach Drogenentzugssymptomatik für die betreuenden Personen häufig herausfordernd und anstrengend sein. Falls die Mutter ihr Kind selbst versorgen kann, benötigt sie daher in der Anfangsphase engmaschige Unterstützung und Motivation durch qualifiziertes Fachpersonal.

Aufgrund des häufig schwierigen sozialen Umfelds, aber auch hinsichtlich des erhöhten SIDS-Risikos, ist eine engmaschige psychosoziale Betreuung anzuraten.

SPICKZETTEL

Neonatales Drogenentzugssyndrom

Mütterlicher Drogenkonsum kann beim Neugeborenen zum **Drogenentzugssyndrom (NAS, neonatal abstinence syndrome)** führen. Schon vor Geburt sollten Sozialdienst, Drogenberatung und Jugendamt eingeschaltet werden. Idealerweise ist die Drogenkarriere der Mutter bekannt und sie ist in einem Substitutions- und Kontrollprogramm mit Methadon oder Subutex.

Beim Neugeborenen besteht ein erhöhtes Risiko für Infektionen, besonders HIV, Hepatitis C und B. Die Kinder neigen zu Untergewicht, Anpassungsstörungen sowie zu Fehlbildungen. Ihr sozialer Werdegang ist bedroht und muss durch Jugendamt und Sozialdienst begleitet werden.

Pflege: Die pflegerischen Maßnahmen richten sich nach der Situation und den Bedürfnissen des Kindes.

3.11 Fehlbildungen des Neugeborenen

Eine **kongenitale Anomalie (angeborene Fehlbildung)** ist eine strukturelle oder funktionelle, irreversible Erkrankung, die bereits in der embryonalen und fetalen Entwicklung ihren Ursprung hat. Die Diagnose kann ab dem Zeitpunkt gestellt werden, ab dem die Anomalie erkennbar ist.

Sie ist abzugrenzen von **Fehlhaltungen,** z. B. diverse Gesichtsasymmetrien oder Haltungsanomalien des Kopfes, Fehlhaltungen der Füße in Form von Sichel-, Knick- und Hackenfüßen. Sie sind meistens Folge einer intrauterinen Zwangshaltung. Diese Kinder sollten pädiatrisch und/oder kinderorthopädisch untersucht und bei Bedarf physiotherapeutische Übungen veranlasst werden. Eine weitere Therapie ist i. d. R. nicht notwendig.

Bei einigen angeborenen Anomalien ist es sehr wichtig, frühzeitig bei Verdacht eine Klärung herbeizuführen. Nach Geburt wird daraufhin eine schnelle Diagnostik in die Wege geleitet. Dadurch kann frühzeitig eine adäquate Therapie eingeleitet werden, die das weitere Leben der Betroffenen und die Prognose positiv beeinflussen. Die Diagnostik umfasst neben einer gründlichen klinischen Untersuchung Abklärungen mittels Sonografie, Röntgen, MRT, Laborchemie sowie Stoffwechseldiagnostik. Möglich sind ebenfalls genetische, augenärztliche oder neuropädiatrische Untersuchungen.

3.11.1 Klumpfuß (Pes equinovarus congenitus)

DEFINITION

Klumpfuß (Pes equinovarus congenitus): angeborene komplexe Fußdeformität. Die Diagnose erfolgt meist schon pränatal im 2. Trimenon durch Ultraschalldiagnostik.

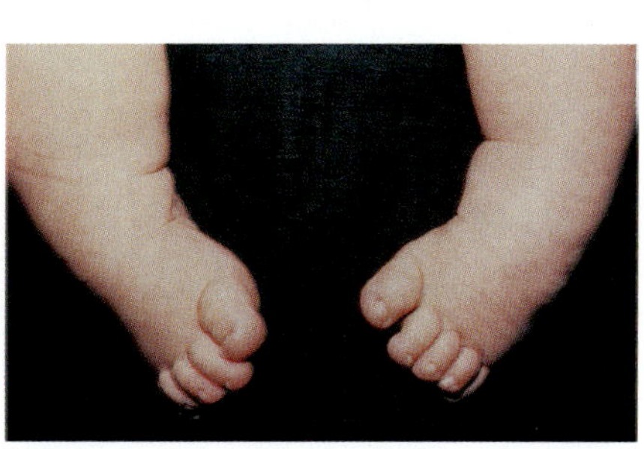

Abb. 3.32 Klumpfuß (Pes equinovarus) [F654–002]

Ein Pes equinovarus (→ Abb. 3.32) ist eine Kombination aus:
- Sichelfußstellung des Vorfußes (mondsichelförmige Einwärtsdrehung)
- Supinationsstellung des Fußes (Einwärtsdrehung der Fußsohle)
- Supination des Fersenbeins
- Hohlfuß (Pes excavatus, Pes cavus)
- Spitzfuß (Pes equinus) durch Verkürzung der Achillessehne
- Verkürzung und Verminderung der Wadenmuskulatur.

Dieser Fehlbildung liegen multifaktorielle genetische Ursachen zugrunde. Bei erstgradigen Verwandten ist das Risiko um ein Vielfaches erhöht. Der Klumpfuß kann mit weiteren Fehlbildungen, z. B. bei der VACTERL-Assoziation (V – Vertebral, A – Anorektal, C – Cardial, T – Tracheal, E – Esophageal, R – Renal, L – Limbs) vergesellschaftet sein.

Nach der Geburt sind zeitnah kinderorthopädische, pädiatrische und physiotherapeutische Untersuchungen und interdisziplinäre Therapieabsprachen notwendig.

Bei einer leichten Form des Klumpfußes kann der Fuß passiv in die physiologische Haltung gebracht werden (redressiert), sodass zunächst physiotherapeutische Übungen zur Verbesserung ausreichen. Bei der alternativen Behandlung nach Ponseti wird in der ersten Lebenswoche der Fuß redressiert und ein Gips angelegt, der regelmäßig gewechselt wird. Abhängig vom Befund schließt sich eine Achillessehnendurchtrennung an, die eine Dorsalflexion des Fußes ermöglicht. Anschließend erfolgen eine Schienenbehandlung und Anpassung von Spezialschuhen. Mit zunehmender Verbesserung muss die Schiene nur noch nachts getragen werden. Im Allgemeinen erstreckt sich die Therapie bis zum 4. Lebensjahr. Mittels der Ponseti-Methode erhofft man, dass ein innenorientiertes Gangbild vermieden werden kann [52].

3.11.2 Spaltbildungen des Gesichts

i DEFINITION

Angeborene Spaltbildungen des Gesichts: umfassen Spaltbildung durch Oberkiefer, Gaumen und Lippe sowie seltene weitere Spaltbildungen von Wangen, Nase oder Lippe

Die **Lippen-Kiefer-Gaumenspalte** (LKG) ist eine kongenitale Fehlbildung, die mit 1:500 Geburten in Europa häufig vorkommt [53]. Es sind unterschiedliche Schweregrade und Ausprägungen möglich:
- Ein- oder doppelseitige, komplette oder inkomplette Lippen-Kiefer-Gaumenspalten (→ Abb. 3.33)
- Isolierte Gaumen- oder Lippenspalte
- Lippen-Kiefer-Spalte.

Die Spaltbildungen verändern das Aussehen stark, sodass eine gute Therapie von essenzieller Bedeutung für die Patienten und ihre Eltern ist. Meist wird die Diagnose intrauterin über die Sonografie gestellt. Es gibt jedoch auch unentdeckte Spaltbildungen. Daher sollte bei der U1 (→ 3.2.1) jedes Neugeborene dahingehend intensiv untersucht werden.

Krankheitsentstehung

Eine Lippen-Kiefer-Gaumenspalte kann **endogen** (erblich) oder **exogen** (durch äußere Einflüsse) bedingt sein. Es besteht sogar eine generationenübergreifende genetische Disposition. Dabei sind Jungen häufiger betroffen als Mädchen. Zudem können Verhaltensweisen und Lebensumstände der Mutter möglicherweise die Entwicklung einer Spaltbildung begünstigen:
- Medikamenteneinnahme wie Phenytoin
- Strahlenbelastung
- Rötelnerkrankung in der Frühschwangerschaft
- Vitamin-A und -E-Mangel.

Symptome

Neben dem kosmetischen Problem des veränderten Aussehens zeigt das Kind weitere **Symptome:**
- **Ernährung und Verdauungsorgane:**
  - Erschwerte orale Ernährung des Kindes: Beim Trinken wird durch den offenen Nasen-Mund-Raum kein bzw. zu wenig Sog/Unterdruck erzeugt. Die Milch kann nur erschwert angesaugt werden.
  - Neigung zum hastigen Saugen und Trinken
  - Hohe Gefahr für eine Aspiration durch Verschlucken von Luft
  - Erbrechen
  - Reflektorisch vermehrte Speichelproduktion
- **Hals-Nasen-Ohrenbereich und Atemwege:**
  - Austrocknung des Mund-Nase-Bereichs durch die offenen Spalten
  - Gefahr der Borkenbildung in Mund und Nase
  - Erhöhte Infektanfälligkeit besonders der oberen Atemwege
  - Behinderung der Nasenatmung je nach Ausprägung
  - Risiko für rezidivierende Otitis media durch die Funktionseinschränkung der Eustachio-Röhre (Ohrtrompete)
  - Risiko für künftige Hörstörung.

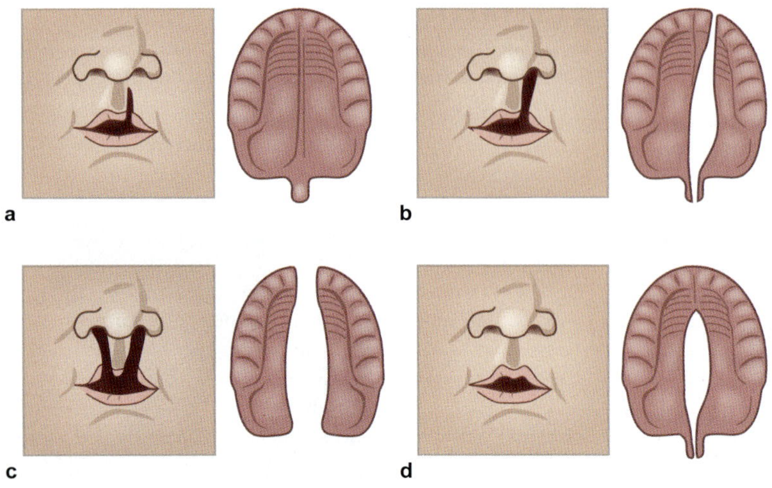

Abb. 3.33 Verschiedene Spaltformen sind möglich. Sie können ein- oder beidseitig auftreten:
a) Lippenkerbe, Gaumen ist intakt
b) Lippenspalte
c) Lippen-Kieferspalte
d) Gaumenspalte im weichen und/oder harten Gaumen.
[L157]

Diagnostik

Die pränatale Diagnose einer Lippen-Kiefer-Gaumenspalte hat den Vorteil, dass die Eltern auf die Erkrankung ihres Kindes vorbereitet und beraten werden können.

Doch selbst wenn die werdenden Eltern nach der Diagnosestellung gut informiert und beraten werden, kann sie das veränderte Aussehen des Kindes erschrecken. Dabei können Reaktionen auftreten, die den Beziehungsaufbau zum eigenen Kind erschweren können, wie:

- Verminderte/schwierige Akzeptanz der Situation
- Schuldgefühle der Eltern
- Unverständnis, warum es gerade sie betrifft
- Ablehnung des eigenen Kindes
- Angst vor den Reaktionen der Familie und des sozialen Umfelds
- Sorge um den weiteren Krankheitsverlauf, Angst vor Narkosen und Operationen.

Diese Reaktionen müssen von allen an der Betreuung der Familie Beteiligten ernst genommen werden. Die Eltern benötigen Zeit und persönliche Unterstützung, um sich mit der aktuellen Situation auseinandersetzen und diese akzeptieren zu können.

Behandlungsstrategien

Kinder mit einer Lippen-Kiefer-Gaumenspalte haben einen **langen therapeutischen Weg** vor sich, der z. T. bis ins junge Erwachsenenalter andauert. In → Tab. 3.10 ist ein möglicher Behandlungsverlauf aufgezeichnet, der individuell auf das Kind angepasst werden muss.

Gaumen-/Trinkplatte

In den ersten Tagen erfolgt die Vorstellung in einer Spezialklinik zur individuellen Anpassung einer Gaumen-/Trinkplatte.

- Durch die Gaumen-/Trinkplatte wird die Nahrungsaufnahme erleichtert. Sie verschließt den harten Gaumen und ermöglicht die Erzeugung eines Unterdrucks.
- Es wird eine weitere Deformierung des Kiefers verhindert.
- Es werden gute Voraussetzungen für die Operation geschaffen.
- Es wird eine physiologische Zungenlage und -motorik bewirkt.

Die Gaumen-/Trinkplatte muss bis zur Operation engmaschig kontrolliert, mehrfach angepasst und erneuert werden.

Aus dem Behandlungsplan wird ersichtlich, dass ein umfassendes interdisziplinäres Team bestehend u. a. aus Pädiater, Genetiker, Kieferorthopäde, Zahnarzt, Logopäde, Anästhesist, Psychologe, Stillberaterin notwendig ist, um dem Kind und seinen Eltern die bestmögliche Therapie zukommen zu lassen. Genaue Absprachen zwischen den Personen und Fachdisziplinen sind unabdingbar.

Pflege

Die Neugeborenen werden bei Auffälligkeit ab der Geburt mithilfe eines **Standardmonitorings** überwacht. Seitens der Vitalparameter unauffällige Neugeborene können bei der Mutter auf der Wochenstation verbleiben, wenn eine intensive Still- und Trinkanleitung möglich ist. Zusätzlich sollen Frequenz, Qualität, Rhythmus und Geruch der Atmung beobachtet werden, um Auffälligkeiten und Veränderungen sofort zu bemerken.

Die **Körpertemperatur** sollte zur frühzeitigen Erkennung von Infektionen kontrolliert werden. Weiterhin ist eine sorgfältige Pflege des Mund-Nasen-Raums indiziert. Die von der Spalte betroffenen Anteile werden mit physiologischer Kochsalzlösung feucht gehalten und mit pflegenden Produkten versorgt. Die Pflege erfolgt nach jeder Mahlzeit, damit die Milchreste den Mundraum nicht zusätzlich verkleben und so einen Nährboden für Keime bilden.

Tab. 3.10 Behandlungsplan einer Lippen-Kiefer-Gaumenspalte

Zeitpunkt	Behandlung
1. Lebenswoche	Gaumenabdruck und Anfertigung einer Gaumen-/Trinkplatte
2.–3. Lebensmonate	Operativer Verschluss einer oder beider Lippenseiten, wenn möglich zusammen mit dem weichen Gaumen
4–6 Wochen später	Verschluss der zweiten Lippenseite, falls noch nicht geschehen
15.–24. Lebensmonat	• Verschluss des harten Gaumens • Kontrolle des Milchgebisses und Anleitung zur korrekten Zahnpflege • Ggf. Kieferorthopädie • Ggf. HNO
Ab 3.–4. Lebensjahr	Logopädie
Ab 6. Lebensjahr	• Bei Sprachproblemen: Pharynxplastik, evtl. gleichzeitig Lippen- und Naseneingangskorrektur • Kontrolle und Behandlung der zweiten, bleibenden Zähne • Logopädie fortsetzen
7.–10. Lebensjahr	Kieferorthopädische Behandlung, Zahnregulierung, z. B. Primärplatte, Spangen, Kieferosteoplastik vor Durchbruch der bleibenden Eckzähne
Ab 12. Lebensjahr	Nasenscheidewandkorrektur, Korrektur der Nasenspitze nach der Pubertät
in jedem Alter	Paukendrainagen bei Ergüssen einlegen

Da die Kinder vor der ersten Operation nach Hause entlassen werden, sind **Anleitung** und **Information der Eltern** bzgl. Versorgung und Pflege der Spaltbildung wichtig. Die Eltern müssen z. B. darüber aufgeklärt werden, dass trockene Heizungs- und Wohnungsluft die Schleimhäute austrocknen lässt und das Risiko für eine Infektion erhöht. Das Kind benötigt frische Luft, damit die Schleimhäute intakt bleiben.

Die Neugeborenen und Säuglinge mit übermäßiger Speichelproduktion werden mit dem Oberkörper hoch und auf die Seite gelagert, damit der überproduzierte Speichel ungehindert aus dem Mund fließen kann. Gleichzeitig erfolgt dadurch eine Aspirationsprophylaxe. Die Bereitstellung eines funktionstüchtigen Absauggeräts ist wichtig, falls das Kind erbricht und abgesaugt werden muss.

! Vorsicht! Die Kinder dürfen prä- und postoperativ nicht auf dem Bauch gelagert werden und keinen Schnuller erhalten. Postoperativ geht es darum, Reibung bzw. Druck auf das Operationsgebiet durch die Matratze bzw. durch den Schnullerring zu vermeiden, welche das kosmetische Ergebnis erheblich beeinträchtigen und eine Wundheilung ggf. verzögern.

Besondere Aspekte der Versorgung sind die Überwachung der **Ernährung** und des **Flüssigkeitshaushalts.** Sie werden folgendermaßen überwacht:

- Tägliche Gewichtskontrolle
- Überprüfung des Hautturgors
- Dokumentation des Erbrechens
- Beobachtung des Trinkverhaltens.

Es ist auch möglich, dass das Neugeborene keine Gaumen-/Trinkplatte benötigt. Eine Unterstützung und/oder Überwachung bei der Nahrungsaufnahme ist immer notwendig.

Hilfreich ist es, dem Kind häufig kleine Mahlzeiten anzubieten, da es so weniger hungrig ist. Es trinkt dann nicht so gierig und schluckt weniger Luft. Eine Ernährung mittels Magensonde wird nach Möglichkeit

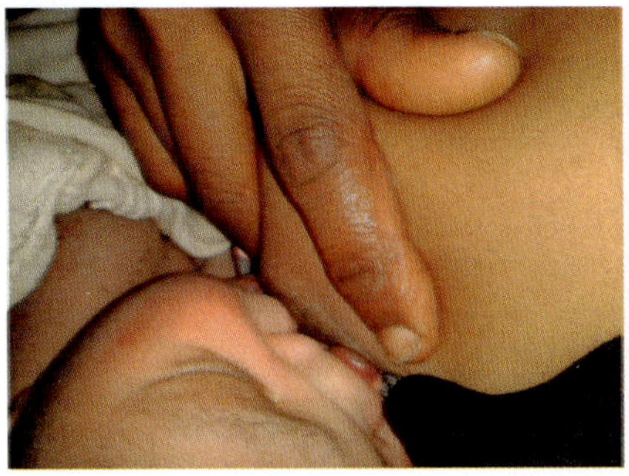

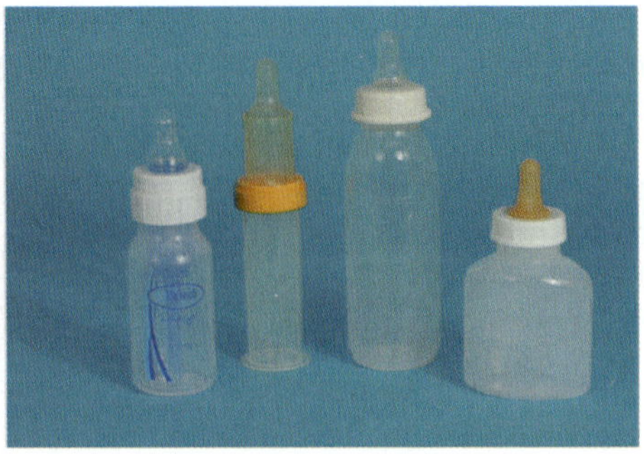

Abb. 3.34 Habermannsauger [G795]

vermieden. Das Kind soll lernen, selbstständig zu trinken, was den Pflegefachpersonen und im besonderen Maße den Eltern viel Geduld abverlangt.

Die Verwendung eines Spezialsaugers, eines **Habermannsaugers** (→ Abb. 3.34), ermöglicht eine Kontrolle der ausfließenden Milchmenge. Verschlucken oder zu hastiges Trinken kann mit dessen Hilfe besser vermieden werden. Ebenso ist eine sitzende Position des Kindes beim Trinken von Vorteil. Die Mutter sollte unbedingt zum Stillen ermuntert und dabei unterstützt werden. Hierzu ist die Position des Hoppe-Reiter-Sitzes (→ Abb. 3.35) anzuwenden.

Benötigt das Kind eine **Gaumen-/Trinkplatte,** sind zusätzliche Aspekte zu berücksichtigen:
- Die Gaumenplatte muss kontinuierlich getragen werden.
- Gaumenplatte wird mindestens 1-mal pro Tag entfernt und mit weicher Zahnbürste unter fließendem Wasser gereinigt.
- Mund und Kieferleiste werden auf Druckstellen, Entzündungen und Soorentwicklung beobachtet.
- Beim Wiedereinsetzen der Platte wird auf einen korrekten Sitz geachtet, bei Bedarf Haftcreme verwenden.
- Der Mund wird nach jeder Mahlzeit mit Tee oder abgekochten Wasser gesäubert.
- Lippen mit Dexpanthenolsalbe weich halten.

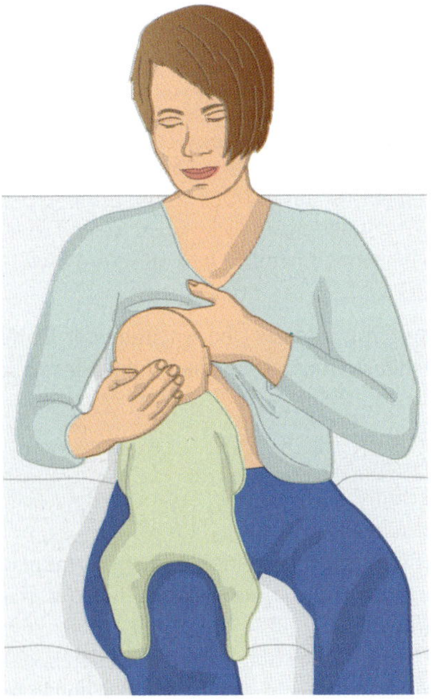

Abb. 3.35 Stillposition Hoppe-Reiter-Sitz [L138]

Versorgung nach dem Verschluss der Lippe und des weichen Gaumens

Zur **Vorbereitung der Operation** muss die Gaumenplatte entfernt, der Mund-Lippen-Nasenbereich gründlich gereinigt und auf Auffälligkeiten und Veränderungen überprüft werden. Die Gaumenplatte wird unbedingt zur Operation mitgegeben, da sie während der Operation eingesetzt wird. Während der ersten Phase der Wundheilung darf sie nicht entfernt werden, sondern wird nur vorsichtig mit Watteträgern oder Kompressen gereinigt.

Das Hauptziel des Lippenverschlusses ist ein gutes kosmetisches Ergebnis. Postoperativ darf die Lippe möglichst nicht belastet werden. Das Kind soll **nicht** weinen oder schreien, was eine besondere Herausforderung an ein gutes Schmerzmanagement darstellt. Hilfreich sind eine **Bezugspflege** und die ständige **Anwesenheit der Eltern.** In Ausnahmefällen oder bei besonderem Schmerzempfinden kann durch eine milde Sedierung nach Arztanordnung das Kind unterstützt werden.

Krankenbeobachtung und Überwachung erfolgen entsprechend einer postoperativen Versorgung mit kontinuierlicher Vitalzeichenkontrolle per Monitoring und einer intensiven Wundbeobachtung und -pflege (→ 14.11, → 13.4.2).

Die **Ernährung** bleibt weiterhin problematisch. Je nach Operationsverlauf und Ergebnis ordnet der/die behandelnde Operateur/Operateurin (im Folgenden Operateur genannt) entweder eine Ernährung über eine intraoperativ gelegte Magensonde an oder die Nahrung wird mittels Löffel oder Becher verabreicht.

Ein Erbrechen des Kindes ist zu vermeiden, sodass die Nahrung stets langsam verabreicht oder sondiert wird. Das Intervall der **Mahlzeiten** erfolgt mit häufigen, kleinen Portionen. Wurde bei der Operation bereits der weiche Gaumen mit operiert, empfiehlt es sich, das Wundgebiet durch Teespülungen nach der Mahlzeit sauber zu halten.

Um die **Selbstverletzungsgefahr** gering zu halten, werden den Kindern nach der Operation mit dem Einverständnis der Eltern Armschienen zur Fixierung der Ellenbogen angezogen. Diese verhindern die Beugung des Arms. Das Kind kann sich so nicht unkontrolliert an der Lippe und damit im Operationsgebiet kratzen oder reiben und damit die Wundheilung stören. In manchen Fällen ist zusätzlich die Verwendung eines Bettleibchens hilfreich. Hier ist ganz besonders die Mitarbeit der Eltern gefragt. Die freiheitsentziehende Maßnahme muss den Eltern ausgiebig erklärt und begründet werden, damit sie ihr Einverständnis erteilen und mit den behandelnden Ärzten und dem Pflegefachpersonal zusammenarbeiten. Eventuell ist hierbei für die ganze Familie zusätzlich eine psychische Betreuung angebracht.

Ungefähr am 7.–10. postoperativen Tag werden die Fäden entfernt. Bei Bedarf ist dabei eine Kurznarkose möglich. Wenige Stunden danach darf das Kind Tee aus der Flasche trinken.

Pflege nach Verschluss des harten Gaumens

Zwischen den Operationen der Lippe/des weichen und des harten Gaumens liegt ca. ein Jahr, in dem eine Gaumenplatte dem Wachstum entsprechend weiterhin angepasst wird. Präoperativ bestehen keine besonderen Anforderungen neben einer normalen präoperativen Versorgung (➔ 14.11, ➔ 13.4.2).

Postoperativ ist die Gefahr für eine Nachblutung ausgesprochen hoch. Die Kinder haben häufig einen massiven Wundschmerz. Ein adäquates Schmerzmanagement ist daher notwendig.

Wenn das Kind über ein Jahr alt ist und bereits die normale Familienkost erhalten hat, muss postoperativ bei der Ernährung darauf geachtet werden, dass ausschließlich mit einem weichen (Plastik-)Löffel die Nahrung verabreicht werden darf. Die Verwendung eines Trinksaugers ist kontraindiziert, da dieser direkt im Operationsgebiet anliegen und der Druck beim Trinken die Schmerzen am Wundgebiet verstärken würde. Dies gilt auch für die Verwendung eines Schnullers. Außerdem gibt es spezielle Anforderungen an die Nahrung:

- Nur breiige oder weiche Nahrung zuführen, keine bröselnde Kost.
- Das Essen soll lauwarm sein.
- Keine Fruchtsäfte trinken oder Obst essen, aufgrund der Säuren.
- Nach der Mahlzeit das Wundgebiet mit Tee oder Wasser spülen.

Selten werden Kinder nach dem Verschluss des harten Gaumens per Magensonde versorgt. Es obliegt allerdings dem behandelnden Operateur, die Form der Nahrungsverabreichung anzuordnen.

Neben der **Ernährungsproblematik** kann postoperativ auch die Kommunikation des Kindes erschwert sein. Je nachdem wie weit die sprachliche Entwicklung fortgeschritten ist, wird das Kind durch den Rückschritt, der durch die Operation ausgelöst wird, frustriert sein. Dieses Problem kann am besten durch die Eltern aufgefangen werden. Eine logopädische Betreuung kann angeboten werden.

Zusätzlich kann es auch zu **Hörproblemen** kommen, da durch die Fehlbildung selbst oder postoperativ nach Verschluss des harten Gaumens die Eustachi-Röhre in Mitleidenschaft gezogen werden kann.

Weiterführende Therapie

Die weitere Betreuung gestaltet sich sehr individuell, da sie von den Operationsergebnissen abhängig ist. Der Einbezug des therapeutischen Teams muss mit der jeweiligen Situation des Kindes genau abgestimmt werden. Ebenso ist die Anbindung der Familie an eine Selbsthilfevereinigung sinnvoll. Informationen hierzu sind auf der Homepage der Wolfgang Rosenthal Gesellschaft (https://www.lkg-selbsthilfe.de/) zu finden.

SPICKZETTEL

Spaltbildungen

Krankheitsentstehung: genetisch, auch Medikamenteneinnahme, Strahlenbelastung, Rötelnerkrankung in der Frühschwangerschaft, ggf. Vitaminmangel werden mitverantwortlich gemacht

Symptome: verändertes Aussehen; Trinkschwierigkeiten, vermehrte Speichelproduktion, Austrocknung der Schleimhaut von Mund und Nase; Borkenbildung in Mund und Nase, erhöhte Infektanfälligkeit, rezidivierende Otitiden

Diagnostik: pränatale sonografische Diagnostik, postnatale Untersuchung

Behandlungsstrategie: Gaumen-/Trinkplatte, schrittweiser operativer Verschluss der Lippe, des harten und weichen Gaumens; Therapie bis ins junge Erwachsenenalter

Pflege: Die Schwerpunkte für die pflegerische Versorgung lassen sich auf die Bereiche Ernährung, Atmungsüberwachung und Schmerzmanagement zusammenfassen. Je nach Stand der Therapie ist die Gaumenplattenversorgung im Fokus. Die Ernährung sollte nach Möglichkeit zunächst Muttermilch sein, auch Stillen ist möglich. Die Infektionsprophylaxe begleitet den kompletten Versorgungsprozess. Postoperativ ist ein angepasstes Schmerzmanagement notwendig und u. U. auch eine angemessene Fixierung, um das kosmetische Operationsergebnis nicht zu gefährden. Der Einbezug von und die Zusammenarbeit mit den Eltern ist unabdingbar.

3.11.3 Choanalatresie

DEFINITION

Choanalatresie: angeborener knöcherner (90 %) oder membranöser (10 %), ein- oder beidseitiger (2 : 1) Verschluss der hinteren Nasenöffnung. Der Verschluss ist für die Neugeborenen besonders problematisch, da die Kinder fast ausschließlich durch die Nase atmen.

Krankheitsentstehung

Die Atresie entsteht, indem sich bei der intrauterinen Entwicklung die Nasen- und Mundhöhle nicht voneinander trennen. Bei Mädchen tritt diese Fehlbildung häufiger auf als bei Jungen und liegt insgesamt bei einer Häufigkeit von 1:8.000 [54]. Eine genetische Ursache wird diskutiert.

Die Choanalatresie (➔ Abb. 3.36) ist in einigen Fällen vergesellschaftet mit weiteren Fehlbildungen wie die **CHARGE-Assoziation.** Hinter diesem Akronym verbergen sich folgende Erkrankungen:

- C = Kolobom des Auges (Spaltbildung im Augenbereich)
- H = Herzerkrankung
- A = Atresie der Choanen
- R = Retardierung von Wachstum und Entwicklung
- G = genitale Fehlbildung
- E = Ösophagusatresie (in der Literatur teilweise auch als Ösophagusfehlbildung bezeichnet).

Symptome

Nach der Geburt fällt ein ungewöhnlich zäher Schleimpfropf im Blindsack der verschlossenen Nasenseite auf. Ein Luftstrom durch das betroffene Nasenloch ist nicht hörbar, beim Atmen beschlägt ein vorgehaltener Spiegel nicht.

Beim schreienden Neugeborenen sind keine Auffälligkeiten erkennbar. Bei einem beidseitigen Choanalverschluss kann das Kind den Mund nicht schließen, ohne dass es zu Atemnot und Zyanose kommt. Dies kann sowohl in Ruhe als auch beim Trinken auffallen. Bei einer einseitigen Atresie werden die Kinder häufig erst später auffällig, da die Atmung nur teilweise verlegt ist.

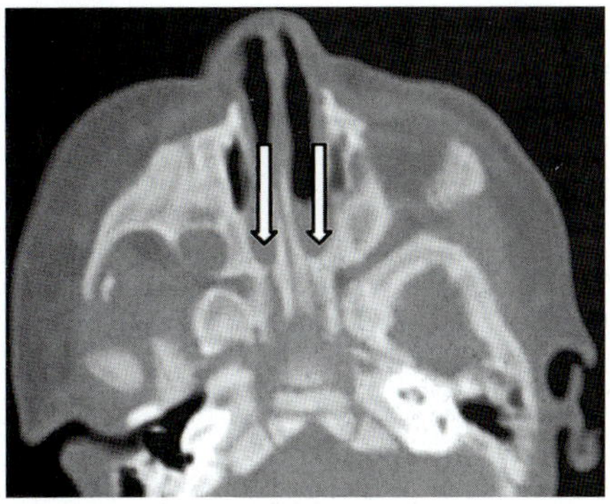

Abb. 3.36 Knöcherne (links) und häutige (rechts) Choanalatresie, verdicktes Pflugscharbein (Vomer) [F438–3]

Diagnostik

Eine erste **Diagnostik** erfolgt beim Versuch, eine Magensonde oder einen Absaugkatheter durch die betroffene Nasenseite zu schieben. Eine weitere körperliche Untersuchung, auch im Hinblick auf den Ausschluss weiterer Fehlbildungen, ist notwendig, z. B. durch ein augenärztliches Konsil, ein Hörtest einschließlich eines HNO-ärztlichen und/oder eines Mund-Kiefer-Gesichtschirurgischen Konsils, ein kinderkardiologisches Konsil sowie eine Sonografie des Abdomens und des Urogenitaltrakts.

Beim Verdacht auf einen nasalen Tumor oder andere anatomische Besonderheiten werden als bildgebende Verfahren eine kraniale Computertomografie (cCT) oder eine Magnetresonanztomografie (MRT) veranlasst.

Behandlungsstrategien

Nach der Geburt werden die Atemwege durch das Legen eines Guedel-Tubus oder Nasopharyngealtubus offengehalten. Selten besteht die Indikation zur orotrachealen Intubation. Als abschließende Therapie erfolgt eine operative, transnasale endoskopische Korrektur. Bei Bedarf wird ein Stent zum Offenhalten der Stenose eingelegt.

Pflege und Überwachung

Die Pflegefachperson nimmt die Vitalzeichenkontrolle und die Beobachtung der Atmung einschließlich Kontrolle der Körpertemperatur vor.

Auf dem Freihalten der oberen Atemwege liegt der Schwerpunkt der Pflegemaßnahmen. Je nach Zustand des Kindes ist nach dem operativen Eingriff ein vorsichtiges, möglichst atraumatisches Absaugen notwendig.

Bei der Ernährung muss auf den individuellen Zustand des Kindes geachtet werden. Präoperativ kann die Versorgung über eine orale Magensonde vorgenommen werden. Postoperativ müssen die Trinkversuche vorsichtig auf die Kraft und die individuellen Bedürfnisse des Kindes abgestimmt werden.

SPICKZETTEL

Choanalatresie

Krankheitsentstehung: Fehlbildung, die evtl. mit anderen Fehlbildungen einhergeht (CHARGE)

Symptome: zäher Schleimpfropf auf der verschlossenen Nasenseite, fehlender Mundschluss, Atemnot und Zyanose insbesondere beim Trinken

Diagnostik: Magensonde oder Absaugkatheter lässt sich nicht durch die betroffene Nasenhälfte vorschieben

Behandlungsstrategie: operative, transnasale endoskopische Korrektur

Pflege: pflegerische Versorgung des Kindes erfolgt patientenorientiert und individuell

4

PFLEGE VON FRÜHGEBOREN

Birgit Gwuzdz, Andrea Zimmermann

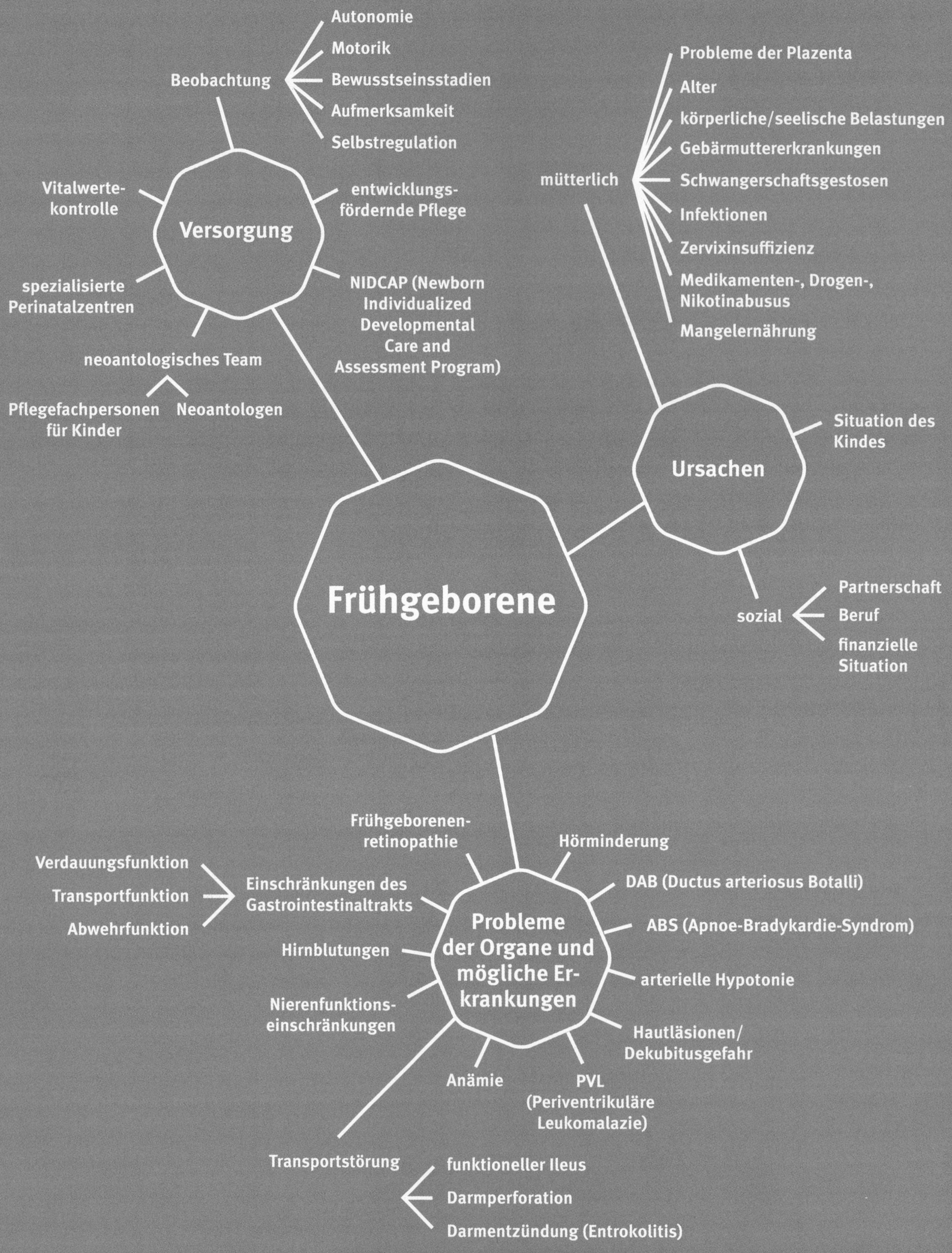
Frühgeborene
Versorgung
Beobachtung
Autonomie
Motorik
Bewusstseinsstadien
Aufmerksamkeit
Selbstregulation
Vitalwerte-kontrolle
entwicklungs-fördernde Pflege
spezialisierte Perinatalzentren
NIDCAP (Newborn Individualized Developmental Care and Assessment Program)
neoantologisches Team
Pflegefachpersonen für Kinder
Neoantologen
Ursachen
mütterlich
Probleme der Plazenta
Alter
körperliche/seelische Belastungen
Gebärmuttererkrankungen
Schwangerschaftsgestosen
Infektionen
Zervixinsuffizienz
Medikamenten-, Drogen-, Nikotinabusus
Mangelernährung
Situation des Kindes
sozial
Partnerschaft
Beruf
finanzielle Situation
Probleme der Organe und mögliche Erkrankungen
Frühgeborenen-retinopathie
Hörminderung
DAB (Ductus arteriosus Botalli)
ABS (Apnoe-Bradykardie-Syndrom)
arterielle Hypotonie
Hautläsionen/ Dekubitusgefahr
PVL (Periventrikuläre Leukomalazie)
Anämie
Nierenfunktions-einschränkungen
Hirnblutungen
Einschränkungen des Gastrointestinaltrakts
Verdauungsfunktion
Transportfunktion
Abwehrfunktion
Transportstörung
funktioneller Ileus
Darmperforation
Darmentzündung (Entrokolitis)

Wussten Sie schon ...

Frühgeborene: Alle Kinder, die vor der abgeschlossenen 37. SSW bzw. vor 259 Tagen geboren werden, gelten als Frühgeborene, das Geburtsgewicht ist dabei nicht relevant.

Besonderheiten Haut: Die Haut von Frühgeborenen ist noch sehr dünn und fragil. Der Inkubator sorgt für eine hohe Feuchtigkeit, damit verlieren die Kinder nicht so viel Flüssigkeit. Zudem sorgt er für adäquate Wärme, da die Frühgeborenen über die unreife Haut auch sehr viel Wärme verlieren. Pflegende achten sehr vorsichtig darauf, dass keine Verletzungen oder Druckstellen bei den Kindern entstehen.

Besonderheiten Gehirn: Bei den meisten Frühgeborenen ist das Gehirn noch sehr unreif. Durch adäquate Versorgung und regelmäßige Kontrollen wird das Risiko von Hirnblutungen verringert.

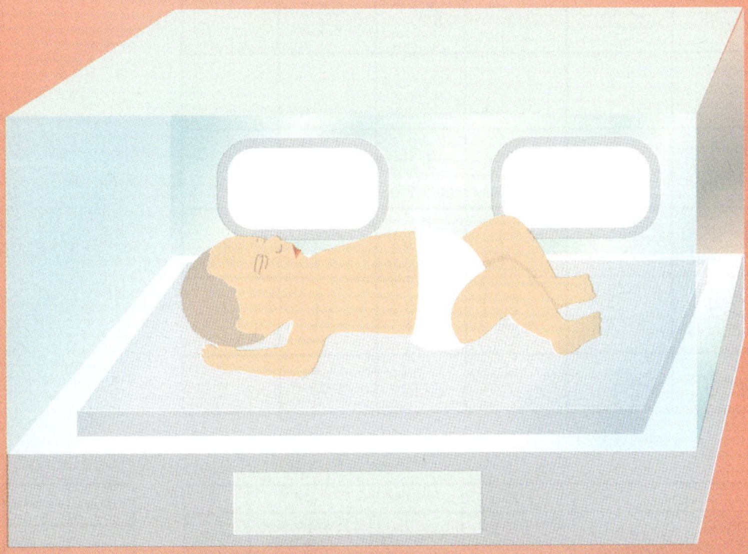

Besonderheiten Magen-Darm-Trakt:
Bei den meisten Frühgeborenen ist der Magen-Darm-Trakt noch nicht vollständig entwickelt, sodass mit der Ernährung vorsichtig begonnen werden muss. Die Nahrungszufuhr wird langsam gesteigert. Durch tägliche Gewichtskontrollen wird die Gewichtsentwicklung überwacht.

Umfeld: Bei der Versorgung von Frühgeborenen wird darauf geachtet, sehr konzentriert, vorsichtig und leise zu arbeiten, da die Frühgeborenen sehr empfindlich reagieren können und leicht gestresst sind.

Einbeziehung der Eltern: Die Versorgung von Frühgeborenen beinhaltet auch immer die psychosoziale Begleitung der Eltern.

Ernährung: Muttermilch ist die beste Ernährung für das Kind. Damit die Milchproduktion der Mutter aktiviert wird, ist Bonden, Abpumpen und die ausgewogene Ernährung der Mutter wichtig.

4.1 Fachgebiet Neonatologie

DEFINITION

Frühgeborene: alle Kinder, die vor der abgeschlossenen 37. SSW bzw. mit weniger als 259 Tagen geboren werden, das Geburtsgewicht ist für die Reifebestimmung nicht relevant

Moderate Frühgeborene: Kinder, die mit 32^{+0}–$36.^{+6}$ SSW entbunden werden

Sehr frühe Frühgeborene: Kinder, die vor 31^{+6} SSW geboren werden

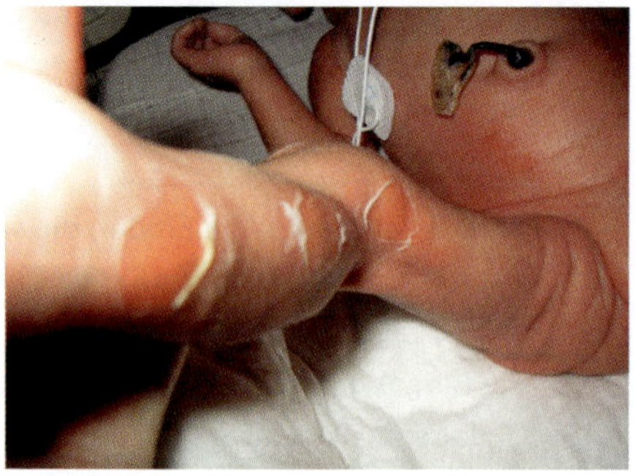

Abb. 4.1 Frühgeborene haben eine sehr verletzliche Haut. Bakterielle Superinfektionen drohen. Hier: Superinfektion mit Staphylococcus aureus. Komplikationslose Abheilung nach intravenöser antibiotischer Behandlung. [P547]

Die Anzahl der Frühgeburten (→ Abb. 4.1) variiert weltweit sehr stark. Dies zeigt eine Statistik der WHO aus dem Jahr 2010, die von einem Konsortium von 45 Experten aus 11 Ländern erhoben wurde. Die Zahlen der registrierten Frühgeborenen bewegen sich zwischen 4,1 % in Weißrussland und 18,1 % in Malawi. Deutschland liegt im Mittel mit 9,2 % [1]. Oder anders ausgedrückt: Mehr als jedes zehnte Baby, das weltweit geboren wird, ist zu früh geboren [2].

Neuromuskuläre Reife

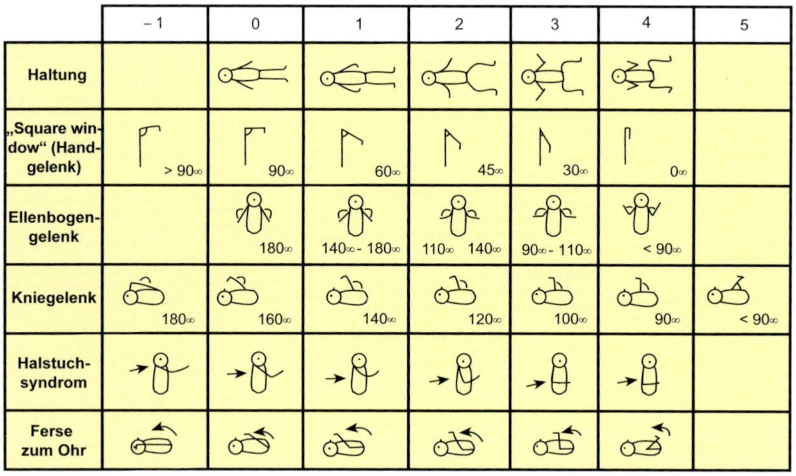

Körperliche Reife

	-1	0	1	2	3	4	5
Haut	Klebrig, zerreißbar, transparent	Ödeme gelantös, rot, durchscheinend	Weich, rosa, sichtbare Venen	Oberflächige Schuppung und/oder Rötung, einiger Venen	Rissige, blasse Flächen, wenig Venen	Pergamentartig, tiefe Risse, keine Gefäße	Ledrig, rissig, runzelig
Lanugo	Keines	Spärlich	Spärlich	Weniger dicht	Haarlose Bereiche	Der größte Teil haarlos	
Plantare Hautfältelung	Hacke/Zehe 40–50 mm: -1 < 40 mm: -2	> 50 mm, keine Hautfalte	Schwache, rote Linie	Nur eine anteriore Querfalte	Falte auf den anterioren zwei Dritteln	Falte über der ganzen Sohle	
Brust	Nicht sichtbar	Kaum entwickelt	Flacher Warzenvorhof, ohne Warzen	Getüpfelter Warzenvorhof, 1–2 mm Warze	Warzenhof liegt über dem Hautniveau, 3–4 mm Warze	Warzenhof voll ausgebildet, 5–10 mm Warze	
Auge/Ohr	Lider geschlossen Locker: -1 Fest: -2	Lider geöffnet; Ohrmuschel flach, lässt sich umfalten	Leicht geformte Ohrmuschel; weicher Knorpel; langsamer Rückgang nach Falten	Gut geformte Ohrmuschel; weicher Knorpel; vollständiger Rückgang nach Falten	Leicht geformte Ohrmuschel; weicher Knorpel; langsamer Rückgang nach Falten	Dicker Knorpel, Ohr fest	
Männliche Genitale	Hodensack flach, glatt	Hodensack leer, leichte Runzeln	Hoden im oberen Kanal, einige Runzeln	Hoden beginnen zu sinken, einige Runzeln	Hoden „unten", gute Runzelung	Hoden beweglich, tiefe Runzeln	
Weibliche Genitale	Klitoris vorstehend, flache Schamlippe	Klitoris vorstehend, kleine Schamlippe	Klitoris vorstehend, wachsende kleine Schamlippen	Große und kleine Schamlippen gleich vorstehend	Große Schamlippen groß, kleine Schamlippen klein	Große Schamlippen bedecken Klitoris und kleine Schamlippen	

Reifegrad

Wert	Wochen
-10	20
-5	22
0	24
5	26
10	28
15	30
20	32
25	34
30	36
35	38
40	40
45	42
50	44

Abb. 4.2 Der beste Weg, um das Gestationsalter zu bestimmen, sind die pränatale Sonografie und Menstruationsanamnese. Ärztinnen und Ärzte (im Folgenden Ärztinnen genannt) können das Gestationsalter auch während der körperlichen Untersuchung des Neugeborenen mit dem neuen Ballard-Score einschätzen. Der Ballard-Score basiert auf der physischen und neuromuskulären Reife des Neugeborenen und kann bis zu 4 Tage nach der Geburt verwendet werden. [F989–002]

Die Neonatologie ist das Fachgebiet in der Pädiatrie, das sich mit der Versorgung und den Erkrankungen von Früh- und Neugeborenen befasst. Dieser Bereich hat sich seit seinem Beginn in den 1960er-Jahren stetig weiterentwickelt und befasst sich auch mit den Einflussfaktoren auf das Überleben von Frühgeborenen [3]. Als Grundsätze können hier angegeben werden:

- Die Überlebenswahrscheinlichkeit nimmt mit sinkendem Gestationsalter (→ Abb. 4.2) und sinkendem Geburtsgewicht (→ Abb. 4.3) ab.
- Einlinge haben bessere Chancen als Mehrlinge, Mädchen bessere als Jungen.
- Die Versorgung in einem spezialisierten Perinatalzentrum (Level 1) ist erfolgversprechender als die Behandlung in einer peripheren Klinik.

Die medizinische und pflegerische Tätigkeit auf einer neonatologischen Station erfordert großes Fachwissen und technisches Verständnis für die überwachenden und versorgenden Geräte und in gleichem Maß eine spezielle Fähigkeit zur Empathie und ein ausgeprägtes psychologisches Einfühlungsvermögen nicht nur in das Kind, sondern auch in die Eltern.

Bei der Arbeit mit dieser fragilen, ressourcenarmen Patientengruppe müssen Therapie- und Behandlungsansätze immer wieder hinterfragt, überprüft und neue Erkenntnisse der wissenschaftlichen Forschung in die aktuellen Behandlungen integriert werden, damit die Chancen für ein unbeeinträchtigtes Überleben dieser Patientinnen und Patienten (im Folgenden Patientinnen genannt) weiter zunehmen.

Überlebenswahrscheinlichkeit von Frühgeborenen

Die aktuellen Empfehlungen für Versorgung und Lebenserhaltung von extrem unreifen Frühgeborenen setzen die Grenze der Lebensfähigkeit bei 22 0/7 SSW an. In die Empfehlungen geht zusätzlich das Geburtsgewicht größer/kleiner 400 g ein. [3]

- **Frühgeborene mit einem Gestationsalter unter 22 $^{+0/7}$ SSW:** Es besteht bis auf Einzelfälle keine zuverlässige Möglichkeit einer Lebenserhaltung.
- **Frühgeborene 22 $^{+0/7}$–22 $^{+6/7}$ SSW:** Ein Überleben ist möglich. Allerdings haben die Kinder häufig physische und psychische Probleme, deren Langzeitprognosen bisher nur bedingt abzusehen sind. Die Eltern müssen darüber ausführlich aufgeklärt und es muss auch ein palliativer Weg aufgezeigt werden.
- **Frühgeborene 23 $^{+0/7}$–23 $^{+6/7}$ SSW:** Die Überlebensrate steigt in diesem Gestationsalter auf 50 % und mehr an. Ein Leben ohne Einschränkungen kann allerdings nicht garantiert werden, eine spätere Behinderung ist möglich. Die Eltern werden über Chancen und Risiken ausführlich aufgeklärt.
- **Frühgeborene ab 24 $^{+0/7}$ SSW:** Die Überlebensrate ist ab dieser Schwangerschaftswoche hoch und eine lebenserhaltende Behandlung ist der Regelfall. Defizite in der späteren Entwicklung sind möglich. Die Eltern werden über Chancen und Risiken ausführlich aufgeklärt.

Die Versorgung von Frühgeborenen mit diesen Gestationsaltern sollte möglichst in einem Perinatalzentrum stattfinden.

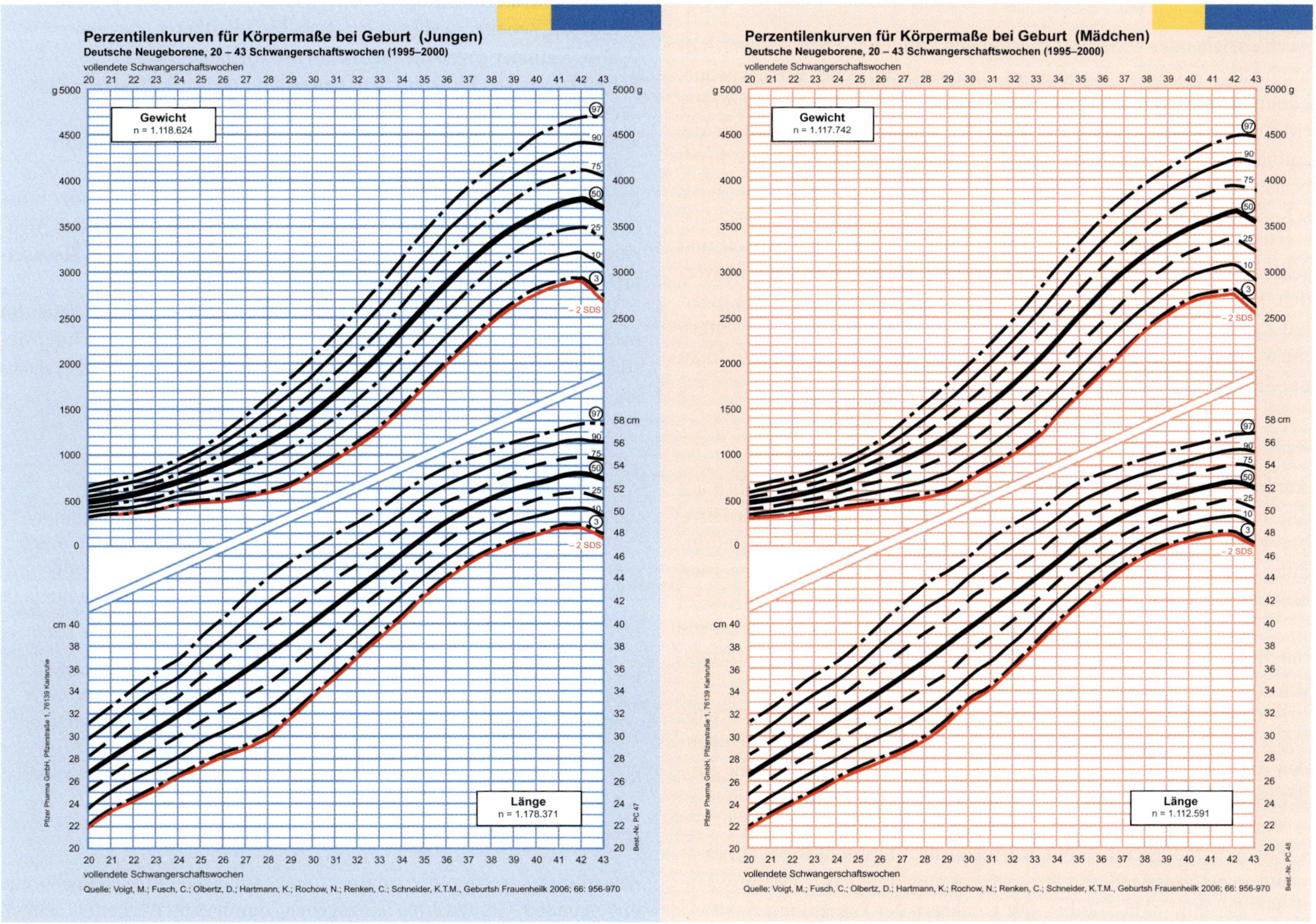

Abb. 4.3 Perzentilen-Kurven bei Früh- und Neugeborenen [H087–002]

Bei schwersten angeborenen oder perinatal erworbenen Gesundheitsstörungen ist laut AWMF-Leitlinie im Konsens mit den Eltern ein palliatives Vorgehen gerechtfertigt bzw. eine Therapiezieländerung zu prüfen, unabhängig von Gestationsalter oder Geburtsgewicht. Im Hinblick auf das Lebensrecht sind Frühgeborene Kindern jeden Alters gleichzusetzen. [3]

4.1.1 Ursachen für eine Frühgeburt

Die Ursachen liegen zum einen in der Situation des **Kindes** selbst: So werden Mehrlingsschwangerschaften früher beendet, auch bei kindlichen Fehlbildungen zeigen sich häufiger Frühgeburtsbestrebungen. Meist sind es jedoch Gegebenheiten bei der **Mutter,** die eine Frühgeburt hervorrufen können:

- Probleme der Plazenta, z. B. Insuffizienz, Placenta praevia, Plazentainfarkt, vorzeitige Plazentalösung
- Alter der Mutter < 18 Jahren und > 35 Jahre
- Körperliche und/oder seelische Belastungen, Trauma
- Erkrankungen der Gebärmutter, z. B. Myome oder Fehlbildungen
- Schwangerschaftsgestosen: Präeklampsie, Eklampsie bzw. HELLP-Syndrom (**H**aemolysis, **E**levated **L**iver enzyme levels, **L**ow **P**latelet count)
- Infektionen (**Amnioninfektionssyndrom, AIS**)
- Zervixinsuffizienz, vorzeitige Wehen, vorzeitiger Blasensprung
- Einnahme von Medikamenten oder Konsum von Nikotin oder Drogen.

Auch soziale oder äußere Auswirkungen können die Schwangerschaft ungünstig beeinflussen, sodass es zu einer Früh- oder Mangelgeburt kommen kann. Dazu gehören eine unsichere finanzielle Situation oder ein prekäres soziales Umfeld, Mangelernährung der Mutter oder die Aufnahme von Schadstoffen aus der Umgebung. Auch eine psychisch belastende Situation in Beruf oder Partnerschaft und unsichere politische Situationen wirken sich negativ auf die Schwangerschaft aus.

Alle diese Faktoren können eine zu frühe Geburt begünstigen und sollten bei der Versorgung der Eltern und ihres Kindes bedacht werden. Die Schwangere kann die Frühgeburtsbestrebungen in den meisten Fällen nicht beeinflussen. In der späteren Betreuung der Eltern muss immer wieder bestätigt werden, dass die Eltern keine Schuld an der Frühgeburt haben.

4.1.2 Behandlungsstrategien

Aufgrund der speziellen Risiken eines Frühgeborenen im Hinblick auf die Herz-Kreislauf-Situation, auf die unzureichende Atmung, die Hirnblutungen, Infektionen oder Elektrolytentgleisungen ist die Entbindung in einem Perinatalzentrum zu empfehlen. Idealerweise werden Mutter und Kind noch antepartal, also noch in utero, verlegt und es wird dafür Sorge getragen, dass die Schwangerschaft noch so lange wie möglich erhalten werden kann, ohne Mutter und Kind zu gefährden. [3]

Zur Versorgung von Frühgeborenen nach Geburt steht ein neonatologisches Team aus Neonatologinnen und Neonatologen (im Folgenden Neonatologinnen genannt) sowie Pflegefachpersonen für die Kinder bereit. Es muss rechtzeitig zur Geburt anwesend sein.

Vorbereitungen zur Übernahme eines Frühgeborenen:

- Erstversorgungseinheit mit Wärmequelle, Gasanschlüssen, Druckluft sowie Sauerstoff und Stromversorgung über das Notstromsystem als stand-alone-Einheit mit Umlagern der Patientin in einen Transportinkubator, um auf die Station zu fahren. Andere Modelle enthalten eine integrierte Haube, eine transportable Beatmungseinheit und Spritzenpumpen, um mit der kleinen Patientin ohne Umlagern auf die Station zu fahren (z. B. Giraffe Omnibed ®, Baby Leo®). Eine neuentwickelte Einheit erlaubt die Erstversorgung des kranken Früh-Neugeborenen bis zur Abnabelung unmittelbar neben der Mutter (z. B. Concord Birth Trolley ®) [4] oder Concord Birth Flow® [5].
- Die Raumluft muss > 25 °C betragen, da das Kind eine warme Umgebungstemperatur gewöhnt ist. Bereitzuhalten sind auch vorgewärmte Tücher zum Abtupfen und Zudecken sowie sterile Folie zum Schutz vor Verdunstung.
- Es müssen Druckluftabsaugung und Absaugkatheter verschiedener Größe vorhanden sein, um bei Bedarf die Atemwege frei machen zu können.
- Möglichkeiten der invasiven bzw. nicht-invasiven Beatmung, z. B. unterschiedliche Atemhilfen oder invasive Beatmung mit Sauerstoffanschluss, sind vorzuhalten, um eine insuffiziente Atmung zu unterstützen.
- Es muss die Möglichkeit bestehen, Surfactant zu verabreichen (ggf. mit LISA-Katheter).
- EKG-Elektroden, Sättigungssensor und Blutdruckmanschetten unterschiedlicher Größe werden für das Monitoring der Vitalparameter gebraucht.
- Notwendig sind ebenfalls Nabelklemme, Nabelbändchen, sterile Schere und Kompressen zur Nabelschnurversorgung.
- Zur Applikation von Medikamenten (z. B. Adrenalin, Antibiotika, Coffeincitrat, Natriumbicarbonat), Glukose- und Kochsalzlösung müssen Venenverweilkanülen, Nabelgefäßkatheter oder zentral venöse Katheter sowie die Medikamente vorhanden sein.
- Kapillaren und Blutröhrchen, Lanzetten und Stechhilfen zur Blutentnahme.
- Sterile Abdecktücher, sterile Handschuhe, Haube, Mundschutz. Pflaster und Nahtmaterial.

Benötigt das Kind eine kardiorespiratorische Unterstützung oder muss es sogar reanimiert werden, erfolgt die Versorgung anhand des Algorithmus zur Neugeborenenreanimation nach dem **European Resuscitation Council (RSC)** von 2021 [6].

Wenn medizinisch und organisatorisch möglich, sollte die Patientin nach Verlassen des Erstversorgungsraums auf dem Weg zur Intensivstation der Mutter bzw. den Eltern gezeigt und sogar ein gut überwachtes „känguruhen“ ermöglicht werden.

SPICKZETTEL

Versorgung für Frühgeborene

Die Versorgung von Frühgeborenen übernehmen Neonatologinnen und pädiatrische Pflegefachpersonen. Sie tragen Sorge dafür, dass eine entsprechende Raumtemperatur besteht, vorgewärmte und notwendige Materialien bereitliegen sowie die verschiedensten Vorrichtungen vorhanden sind: Beatmungs- und Atemhilfen, Sauerstoff, Druckluft, EKG-Elektroden, Blutdruck- und Pulsoximetriemessung, Absauger und Nabelklemmen, Venenverweilkanülen, Nabelkatheter, Medikamente, Glukose- und Kochsalzlösungen. Alle versorgenden Personen sind in die Reanimationsrichtlinien für Neugeborene eingewiesen und geübt.

4.1.3 Versorgung des Frühgeborenen

Am Monitor werden die Vitalparameter für Früh- und Neugeborene mit genauen Grenzwerten eingegeben, damit Auffälligkeiten schnell bemerkt werden und bei Abweichung eine adäquate Reaktion erfolgen kann.

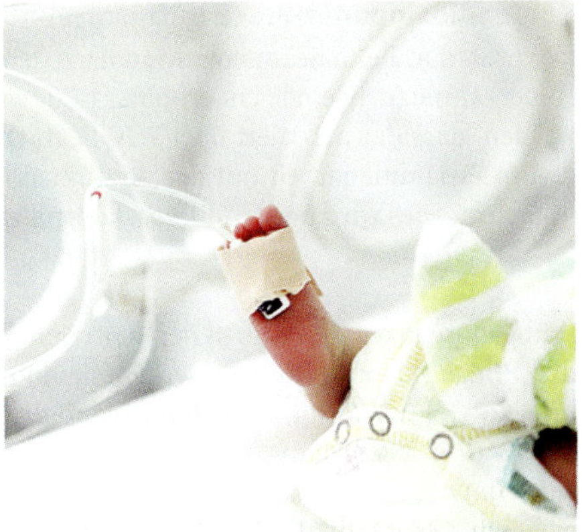

Abb. 4.4 Monitoring des Frühgeborenen, hier wird die Sauerstoffsättigung gemessen [J787]

- **Herzfrequenz** zwischen 100–200 Schläge/Minute.
- **Sauerstoffsättigung** empfohlen zwischen 90–95 %. Dies bestätigen auch mehrere Studien [5, 6, 7]. Atmet das Kind bei Raumluft, kann die obere Überwachungsgrenze auf 100 % angehoben werden (➔ Abb. 4.4, [5, 6 7]). Wichtig ist das Einstellen einer oberen Begrenzung bei O_2-Verabreichung.
- **Atemfrequenz** zwischen 40–60 Zügen/Min.
- Beim **Blutdruck** wird im Besonderen auf den mittleren arteriellen Druck (MAD) geachtet, welcher der aktuellen SSW entsprechen soll.
- **Körpertemperatur** zwischen 36,8–37,3 °C.

Die spezialisierten Perinatalzentren, die frühgeborene Kinder versorgen, werden nach zwei Leveln unterschieden. In den Perinatalzentren Level 1 werden Früh- und Neugeborene mit dem höchsten Risiko versorgt. Behandelt werden Frühgeborene mit jedem Geburtsgewicht, jeder Vorerkrankung und ab Beginn der Lebensfähigkeit. In Perinatalzentren Level 2 werden Frühgeborene ab 1.250 g betreut, die ab der vollendeten 29. SSW geboren wurden.

Kriterien für ein Perinatalzentrum Level 1 [7]

- Medizinische Leitung durch eine Neonatologin
- Mindestens sechs Intensivplätze mit ständiger Arztbereitschaft
- 40 % der Pflegefachpersonen benötigen die Fachweiterbildung in pädiatrischer Intensivpflege
- Präpartal werden Schwangere versorgt, welche folgende Komplikationen zeigen:
  - Ab Beginn der fetalen Lebensfähigkeit auch mit extrem niedrigen Schätzgewicht
  - Mehrlingsschwangerschaften in jeden Gestationsalters
  - Mit pränatal diagnostizierten fetalen oder mütterlichen Erkrankungen, die eine direkte spezialisierte intensivmedizinische Versorgung des Neugeborenen erfordern, z. B. Herzfehler, Zwerchfellhernien, Meningomyelozelen, Gastroschisis
- Bei der pflegerischen Versorgung gibt es Vorgaben bezüglich der Patientenzahl pro Pflegefachperson:
  - 1 : 1 bei einem intensiv**therapie**pflichtigen Frühgeborenen ‹ 1.500 g Geburtsgewicht
  - 1 : 2 bei einem intensiv**überwachungs**pflichtigen Frühgeborenen ‹ 1.500 g Geburtsgewicht

Kriterien für ein Perinatalzentrum Level 2 [7]

- Medizinische Leitung durch eine Neonatologin
- Mindestens vier Intensivplätze mit ständiger Arztbereitschaft
- 30 % der Pflegefachpersonen benötigen die Fachweiterbildung in pädiatrischer Intensivpflege
- Die pflegerische Versorgung erfolgt unter den gleichen Voraussetzungen wie im Perinatalzentrum Level 1.
- Bei der Betreuung der Schwangeren gelten folgende Vorgaben:
  - fetales Schätzgewicht ab 1.250 g und ein Gestationsalter ab 29. $^{+0}$ SSW,
  - schwere schwangerschaftsassoziierten Erkrankungen, z. B. HELLP-Syndrom (**H**aemolysis, **E**levated **L**iver enzyme levels, **L**ow **P**latelet count) oder Wachstumsretardierung des Ungeborenen unterhalb des 3. Perzentile
  - Schwangere mit insulinpflichtigem Diabetes mellitus mit absehbarer Gefährdung für Fetus bzw. Neugeborenes.

Patientinnenplatz

Kinder unter ca. 1.500–2.000 g werden zunächst im **Inkubator** (➔ Abb. 4.5) gepflegt und versorgt. Der Inkubator ist ein abgeschlossener Raum, der für eine gewisse Isolierung, Infektionsschutz, aber auch für Geräuschreduzierung sorgt. Das Kind kann ohne Kleidung dort verbleiben, sodass eine leichte Beobachtung möglich ist, ohne das Kind jedes Mal zu stören. Vorteil des Inkubators ist das Anwärmen und die Anfeuchtung der Luft, die zusätzlich mit Sauerstoff angereichert werden kann. Das Kind wird somit vor Unterkühlung, Austrocknung und Lärm geschützt. Um störende Helligkeit zu vermeiden, werden auf vielen neonatologischen Stationen die Inkubatoren zwischen den Versorgungen mit lichtreduzierenden Tüchern bzw. Decken abgedunkelt.

Neugeborene mit einem Gewicht > 2.000 g können statt in einem Inkubator auch auf einer **offenen Einheit** (➔ Abb. 4.6) versorgt werden, die durch eine Wärmequelle unterhalb der Matratze die benötigte Umgebungstemperatur aufrecht erhält. Zusätzlich können Strahler von oben angeschaltet werden. Eine offene Wärmeeinheit kann auch bei kranken Kindern angezeigt sein, die mehr Geräte zur Unterstützung benötigen. Im Inkubator kann es zu einem Platzproblem kommen. Bei einer offenen Einheit ist die Strukturierung des Patientinnenplatzes einfacher.

Wenn das Kind stabil seine Körpertemperatur zwischen 36,8–37,3 °C bei einer niedrigen Wärmezufuhr durch den Inkubator hält, nur noch wenige Bradykardien zu verzeichnen sind und keine zusätzliche Sauerstoffzufuhr mehr notwendig ist, erfolgt eine Umlagerung in

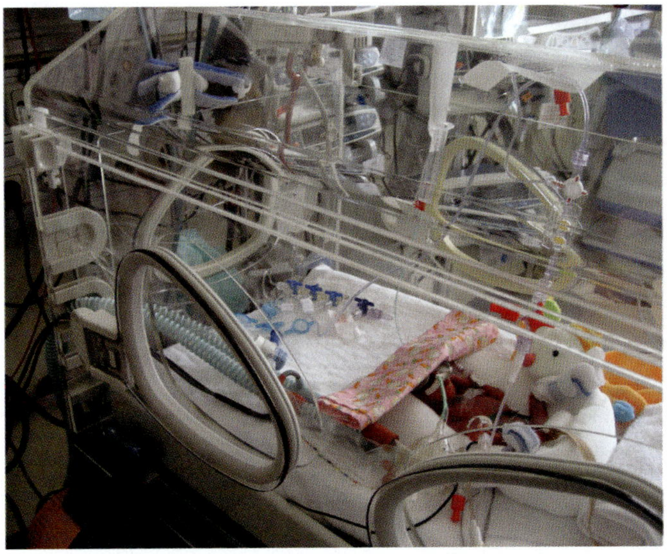

Abb. 4.5 Im Inkubator ist das Frühgeborene vor vielen störenden Einflüssen geschützt. [P547]

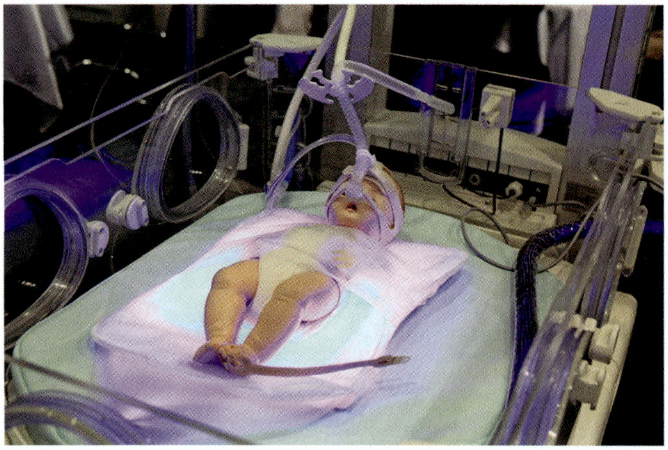

Abb. 4.6 In einer offenen Einheit kann ein Frühgeborenes mit mehr als 2.000 g Geburtsgewicht versorgt werden. [J787]

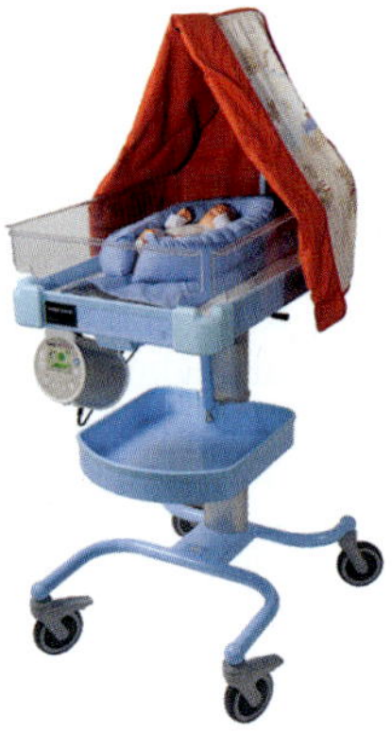

Abb. 4.7 In das Wärmebett kommen Frühgeborene, die sich stabilisiert haben. [V844]

ein **Wärmebett** (→ Abb. 4.7). In Ausnahmefällen kann eine Sauerstoffbrille auch im Wärmebett angewendet werden.

Im Wärmebett trägt das Kind als Kleidung meist Body, Oberteil, Strampler, evtl. auch Söckchen. Die Versorgung des Kindes wird sukzessive an die Eltern abgegeben. Die Überwachung durch die verantwortlichen Ärztinnen und das Pflegefachpersonal muss jedoch weiterhin gewährleistet sein. Mindestens einmal in jeder Schicht muss das Kind durch die zuständige Pflegefachperson vollständig angesehen werden. Bei Problemen ist jederzeit die Ärztin zu konsultieren.

Besonderheiten bei der Überwachung und Pflege

Sauerstoffsättigung

Die **Sauerstoffsättigung** wird bei den Frühgeborenen mittels Pulsoximetrie ermittelt. Der Vorteil der Pulsoximetrie ist die rasche Verfügbarkeit der Werte direkt nach dem Anlegen des Sensors. Zu niedrige Werte können sicher evaluiert werden. Im zu hohen, hyperoxischen Bereich jedoch ist die Ableitung ungenau und zu hohe Werte der Sauerstoffspannung können nicht sicher erkannt werden.

In kontrollierten Studien an mehr als 4.800 Patientinnen, die sich mit den Sättigungsgrenzen der Folgeerkrankungen und Mortalität befassten, wurden signifikante Unterschiede zwischen tieferen bzw. höheren Sättigungsgrenzen ermittelt. Daraus folgend wird ein Toleranzbereich zwischen 90–95 % empfohlen [7, 8, 9, 10, 11, 12].

Kohlendioxidpartialdruck pCO_2

Der $pC0_2$ darf beim beatmeten Kind nach dem Prinzip der permissiven Hyperkapnie (d. h. ein leicht erhöhter $pC0_2$ wird akzeptiert) so toleriert werden, dass der pH-Wert über 7,20 liegt. Die genauen Grenzen werden in Zusammenarbeit mit den Ärztinnen individuell für jedes Kind festgelegt. Dies wird bei den Blutgaskontrollen überprüft.

Pflege

Frühgeborene werden gemäß den Kriterien der **entwicklungsfördernden Pflege** versorgt. Diese basiert auf dem Prinzip des **Optimal Handling, so viel wie nötig, so wenig wie möglich.** Dies bedeutet, dass die notwendige Versorgung gebündelt und auf ein Minimum reduziert wird, um die Kinder nicht zu überfordern und ihre Ressourcen zu strapazieren. Die Maßnahmen werden zeitlich auf den Schlaf-Wach-Zustand des Kindes abgestimmt, unnötige Schmerzen und Unruhe werden vermieden. Untersuchungen oder Therapien werden nicht zwingend nach einem festen Zeitplan, sondern nach Zustand des Kindes vorgenommen. Ärztliche und pflegerische Maßnahmen **müssen** abgestimmt werden. Wichtig ist es auch, die Eltern in die Pflege einzubeziehen.

Newborn Individualized Developmental Care and Assessment Program (NIDCAP®)

Ein Konzept, das auf die besondere Situation der Frühgeborenen und ihrer Eltern eingeht, ist das **Newborn Individualized Developmental Care and Assessment Program (NIDCAP)** [13]. 1982 wurde das Konzept zum ersten Mal durch Heidelise Als [14] am Boston Children's Hospital eingeführt. Ihrem Konzept liegt die Beobachtung zugrunde, dass intensivmedizinische Maßnahmen einen enormen Einfluss auf das Verhalten und die Entwicklung Frühgeborener haben. Trotz einer normalen Gehirnentwicklung und unauffälliger neurologischer Entlassungsuntersuchungen treten (auch heute noch) bei vielen Frühgeborenen später Seh- und Hörschäden, Zeichen mentaler Retardierung, Sprachschwierigkeiten, Schulprobleme, Verhaltensauffälligkeiten und Störungen im Sozialverhalten auf. Daraufhin entwickelte Als einen Pflegeansatz mit dem Ziel, durch Stressminimierung, Vermeidung von inadäquaten Reizen und dem Einsatz von gezielten individuellen förderlichen Angeboten die neurologische Langzeitprognose frühgeborener Kinder zu verbessern [13]. Dieses Konzept basiert auf der Annahme, dass bei einem Frühgeborenen, bei dem die Gehirnentwicklung unter unphysiologischen Bedingungen außerhalb des Mutterleibs ablaufen muss, vielen Störungen von außen ausgesetzt wird. In Untersuchungen wurde festgestellt, dass durch die Reduzierung äußerer störender Reize die Gehirnentwicklung der Neugeborenen positiv beeinflusst werden kann (→ Abb. 4.8).

Zu diesen Störfaktoren gehören u. a.:

- Lärm, z. B. laute Gespräche oder Telefonläuten, aber auch das Ablegen von Gegenständen auf dem Inkubator
- Zu häufige und/oder unkoordinierte Maßnahmen am Kind
- Abrupte und nicht einfühlsame Manipulationen
- Lichteinfall direkt in die ungeschützten Augen
- Schmerzen, z. B. kapilläre oder venöse Blutentnahme, Legen eines Zugangs, Anbringen/Entfernen von Pflastern, Sensoren, Magensonden, Drainagen
- Starke Sinneseindrücke, z. B. Gerüche
- Trennung von den Eltern
- Schwankungen der Körpertemperatur.

Zur Umsetzung des Konzepts und zur Neugestaltung der Versorgung wurde ein verhaltensneurologischer Score entwickelt, der **APIB** (**A**ssessment of **P**reterm **I**nfants' **B**ehavior, [15]), mit dessen Hilfe das

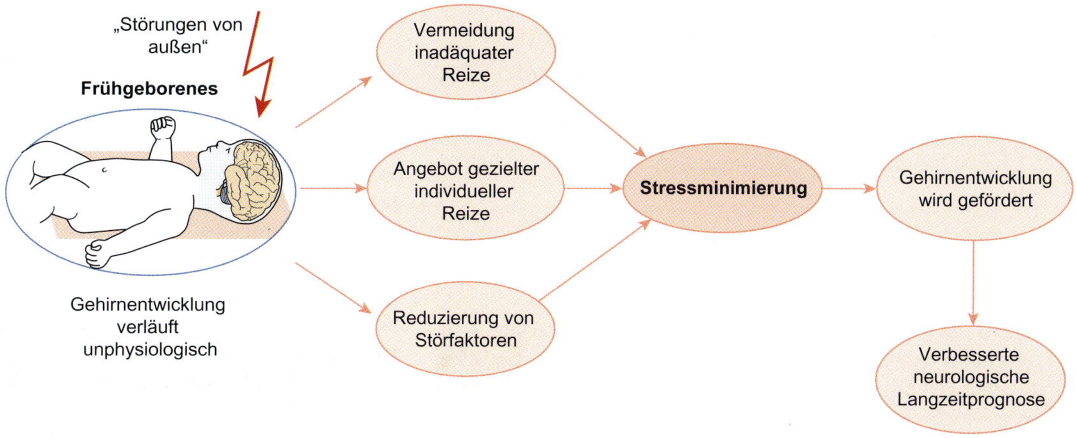

Abb. 4.8 Pflegende können durch das NIDCAP-Konzept helfen, die Entwicklung der Frühgeborenen zu fördern. [L143]

Früh- und Neugeborene beobachtet und eingeschätzt werden kann. Spezifiziert werden hier fünf Subsysteme [13, 15]:

- Autonomie (Hautkolorit, Darmmotorik, Herz- und Atemfrequenz)
- Motorik (Muskeltonus, Körperhaltung, Mimik)
- Bewusstseinsstadien (Schlaf-Wach-Rhythmus, Schreien)
- Aufmerksamkeit (Interaktion mit dem Umfeld)
- Selbstregulation (Hand-Mund-Koordination, Greifen).

Durch die Beobachtung dieser Subsysteme wird die Fähigkeit des Kindes überprüft, mit Stress umzugehen und sich selbst zu beruhigen. Findet man Auffälligkeiten im Verhalten, können negative, äußere Reize eliminiert und das Kind durch gezielte ruhige Interventionen beruhigt und stabilisiert werden.

Bei der Umsetzung des NIDCAP-Konzepts [13, 15] zeigen Frühgeborene weniger körperliche und mentale Entwicklungsstörungen. Sie profitieren von einer geringeren Beatmungsdauer, weniger sauerstoffpflichtigen Tagen, einer rascheren oralen Ernährung und Entwöhnung von der Ernährungssonde sowie einem insgesamt kürzeren Krankenhausaufenthalt. Gewicht, Länge und Kopfumfang sind bei der Entlassung aus dem Krankenhaus angestiegen. Ebenso erkranken diese Kinder weniger an IVH (intraventrikulären Blutungen im Gehirn), BPD (bronchopulmonale Dysplasie in der Lunge), NEC (nekrotisierende Enterokolitis im Magen-Darm-Trakt) und ROP (Retinopathia praematurorum in den Augen). Weitere Vorteile sind die Jobzufriedenheit des medizinischen Personals und die Senkung des Stresspegels der Eltern, sowie geringere Behandlungskosten und ein verbesserter Outcome für die Kinder. All diese Vorteile zeigen, dass dieses Konzept das zurzeit beste zur Versorgung frühgeborener Kinder ist [13, 15].

Eltern

Insbesondere die Mütter leiden unter dem Trauma der zu frühen Geburt. Sie fühlen sich verantwortlich, unzureichend oder schuldig, dass sie ihr Kind nicht die gesamte Schwangerschaft austragen konnten. Es ist für sie kaum zu ertragen, dass sie ihr Kind nicht im Arm halten, es stillen und trösten können. Durch die enge Symbiose von Mutter und Kind während der Schwangerschaft, drehen sich auch nach der Entbindung alle Gedanken der Mutter fast ausschließlich nur um ihr Kind. Sie ist körperlich mitgenommen und durch Stillen bzw. Abpumpen beansprucht. Die Rolle des Vaters ist ebenso schwierig. Er trägt die Sorge um die Mutter kurz nach der Geburt **und** das gemeinsame Kind oder die Kinder. Er ist körperlich weniger involviert. Darüber hinaus ist er oft alleine zu Hause oder arbeitet, während die Mutter noch stationär aufgenommen ist. Es ist möglich, dass sich die Väter in dieser Situation sehr hilflos fühlen und ihre (emotionalen) Unterstützungsmöglichkeiten fälschlicherweise als zu gering anerkennen. Gelegentlich kann es auch zwischen Vater und Mutter zu Missverständnissen kommen, da die Eltern naturgegeben einen jeweils anderen Bezug zum Kind haben. Diese Gefühle können zu Problemen in der Paarbeziehung und im Kontakt zum Kind führen.

Es kann vermutet werden, dass das Kind diese Spannungen zwischen den Eltern spürt, intuitiv reagiert und damit sein Stresslevel erhöht wird. Hinzu kommt, dass das Frühgeborene selbst durch den Verlust der schützenden Umgebung und durch die Trennung von der wichtigsten Bezugsperson, der Mutter, traumatisiert ist. Stresshormone können vermehrt ausgeschüttet werden, die evtl. die Grundlage für psychosomatische Störungen bilden.

Daher ist der Umgang mit den Eltern verständnisvoll zu gestalten. Sie sollen sukzessive in die Versorgung ihres Kindes einbezogen werden. Informationsweitergaben in Form von Gesprächen und Unterstützungen von ärztlicher und pflegerischer Seite sollen regelmäßig stattfinden. Sorgen müssen jederzeit ernst genommen werden.

Der Gemeinsame Bundesausschuss (GBA) fordert in der Änderung der Qualitätssicherungsrichtlinie Früh- und Neugeborene von 2022 [7], dass den Eltern in der Woche täglich ein psychosozialer Dienst zur Verfügung steht, um sie emotional aufzufangen und den Aufbau der Eltern-Kind-Bindung zu erleichtern.

SPICKZETTEL

Basisversorgung des Frühgeborenen

Die Vitalwerte des Frühgeborenen sind engmaschig zu kontrollieren. Zudem ist eine Versorgung in einem Perinatalzentrum empfehlenswert. Je nach Geburtsgewicht und Zustand wird das Früh-/Neugeborene in einem Inkubator (Geburtsgewicht unter 1.500–2.000 g) gepflegt oder auf einer offenen Einheit mit Wärmezufuhr, bei stabiler Körpertemperatur in einem Wärmebett versorgt (Geburtsgewicht über 2.000 g).

Zu achten ist auf eine ausreichende Sauerstoffsättigung (90–95 %) und auf den Kohlendioxidpartialdruck (pCO_2).

Der Einbezug der Eltern in die Versorgung des eigenen Kindes ist von Beginn an vorzunehmen. Insgesamt ist die Pflege im Sinne des **N**ewborn **I**ndividualized **D**evelopmental **C**are and **A**ssessment **P**rogram (NIDCAP) entwicklungsfördernd durchzuführen. Lärm, Licht, Schwankungen der Körpertemperatur und extreme Sinneseindrücke sind u. a. zu vermeiden. Die Nähe und der körperliche Kontakt zu den Eltern sind zu fördern.

4.2 Spezifische Probleme der Organe des Frühgeborenen und mögliche Erkrankungen

Alle Organe eines Frühgeborenen können durch die verkürzte Schwangerschaft und die dadurch bedingte Unreife anatomische Unzulänglichkeiten und funktionelle Probleme aufweisen. Manche Einschränkungen können für das Kind schwerwiegendere Auswirkungen haben als andere.

4.2.1 Beeinträchtigungen von Lunge und Atemwegen

Die Lunge ist das Organ, das bei einem Frühgeborenen am schnellsten eine Problematik zeigt. Hier muss zügig eine passende therapeutische Unterstützung gefunden werden, um weitere Folgeschäden zu eliminieren.

Atemnotsyndrom infolge Surfactantmangel

Ein Atemnotsyndrom wird durch die Unreife des Atemsystems infolge eines Surfactantmangels hervorgerufen (→ 3.4.1 Atmung). 30–50 % der Frühgeborenen unter der 32. Schwangerschaftswoche entwickeln ein Atemnotsyndrom. [16]

Krankheitsentstehung

Zur *Umstellung der Atmung* → 3.3.1 „Physiologische Anpassung der Atmung". und *Atmung* → 3.4.1

Die Lunge eines Frühgeborenen ist nicht nur biochemisch-funktionell unreif mit unzureichender Surfactantproduktion, sondern auch strukturell-anatomisch. Mit abnehmender Reife steigt daher das Risiko für ein Atemnotsyndrom.

Ungefähr ab der 22./23. Schwangerschaftswoche beginnen sich intrauterin funktionsfähige Strukturen auszubilden. Sie werden von einem Kapillargefäßnetz umsponnen. Bei Frühgeborenen besteht noch eine relativ große Distanz zwischen den Alveolen und den Kapillaren. Dies ist bedeutend für den Gasaustausch. Das Schlüsselenzym für die Surfactantsynthese ist ab ca. 34 bis 36 Schwangerschaftswochen ausreichend aktiv und wird beispielsweise gefördert durch Stress, Corticoide, Thyroxin, einen vorzeitigen Blasensprung. Gehemmt wird die Enzymtätigkeit durch Azidose, Mekonium, Insulin, eiweißreiches Exsudat oder Blut.

Besteht aufgrund einer Frühgeburtlichkeit ein Surfactantmangel, entfalten sich die Alveolen nur unzureichend. Sie neigen in unterschiedlichem Ausmaß zu Alveolenkollaps. Dadurch kann es zu Sauerstoffmangel (Hypoxie) und zu Übersäuerung (Azidose) mit nachfolgender Schädigung der Alveolen und Kapillaren kommen. Plasma dringt in die Alveole ein und kleidet diese als sog. **Hyaline Membran** aus. Im deutschsprachigen Raum wird das Krankheitsbild als Atemnotsyndrom (ANS) oder als Hyaline Membranen Krankheit (HMK) bezeichnet, im Englischsprachigen als Respiratory Distress Syndrom (RDS) oder Idiopathic bzw. Infantile Respiratory Distress Syndrome (IRDS).

Pulmonale Probleme zeigen sich bei Frühgeborenen häufig schon im Kreißsaal und sind überwiegend Folge des oben beschriebenen Surfactantmangels und der strukturellen Unreife. Klinisch äußert sich ein Atemnotsyndrom durch Tachydyspnoe mit Nasenflügeln, jugulären und/oder interkostalen Einziehungen sowie hörbarem exspiratorischem Stöhnen. Darüber hinaus können tiefe Apnoe-Bradykardie Episoden auftreten (ABHS). Die Kinder atmen angestrengt und sind zyanotisch. Die gemessene Sauerstoffsättigung ist erniedrigt und pCO_2-Werte sind erhöht (Hyperkapnie). In den Blutgasen zeigen sich Azidose mit einem pH unter 7,3 und Hyperkapnie.

Warnzeichen für einen Übergang zum respiratorischen Versagen sind eine zunehmende Tachydyspnoe einschließlich Hautblässe und Unruhe. Die Blutgaswerte verschlechtern sich zunehmend, der Sauerstoffbedarf des Kindes steigt auf deutlich über 40 %.

Diagnostik

Zur Bestätigung eines Atemnotsyndroms dient eine Röntgenaufnahme des Thorax (→ Abb. 4.9). Hierbei kann auch der Schweregrad des ANS festgestellt werden (→ Tab. 4.1).

Differenzialdiagnose

Als Differenzialdiagnose zu einem Surfactantmangel sollten Infektionen, insbesondere eine B-Streptokokken-Pneumonie ausgeschlossen werden, ebenso eine transitorische Tachypnoe infolge einer „Nassen Lunge" (→ 3.4.1) durch eine verzögerte pulmonale Fruchtwasserresorption. Ein Pneumothorax, eine Aspiration oder angeborene pulmonale Fehlbildungen können ähnliche Symptome zeigen.

Prävention eines Atemnotsyndroms

Bei drohender Frühgeburt vor der 35. Schwangerschaftswoche wird auf Anordnung des betreuenden Facharztes für Geburtshilfe eine antenatale Lungenreifeinduktion mit Kortikosteroiden durchgeführt, eine sog. Lungenreife. Es wird 2-mal im Abstand von 24 Std. i. m. Betamethason oder Dexamethason der schwangeren Frau verabreicht. Dies führt beim Fetus zu einer vorzeitigen Bildung und Aktivierung des Surfactants.

Therapie

Um der Neigung zum Alveolenkollaps entgegenzusteuern, wird dem Frühgeborenen nach Freimachen der Atemwege über eine Atemhilfe ein kontinuierlicher positiver Atemwegsdruck (**c**ontinuous **p**ositive **a**irway **p**ressure, CPAP) verabreicht. Hierbei werden kleine weiche Ansatzstücke (prongs) oder eine kleine Maske auf die Nase aufgesetzt. Alternativ kann ein Rachentubus in die Nase eingeführt werden. Diese Hilfsmittel sind über ein Beatmungssystem gesteuert und ein bedarfs-

Tab. 4.1 Die vier Stadien des Atemnotsyndroms im Thoraxröntgen

Einteilung	Definition
ANS Grad I	Feingranuläre Transparenzminderung (Mikroatelektasen)
ANS Grad II	Zusätzlich über die Herzkontur hinausreichendes positives Aerobronchogramm (luftgefüllte Bronchien sind von den Alveolen abgrenzbar, welche kollabiert oder mit Flüssigkeit gefüllt sind)
ANS Grad III	Zusätzlich weitere Transparenzminderung mit Unschärfe der Zwerchfell- und Herzkonturen
ANS Grad IV	Weiße Lunge, die Herzkonturen lassen sich nicht vom Lungenparenchym differenzieren

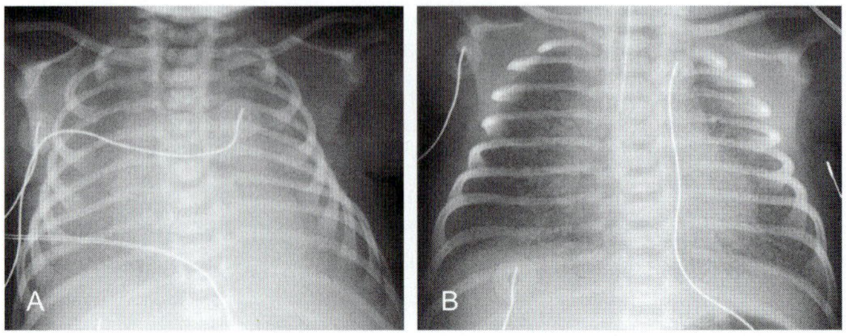

Abb. 4.9 Röntgenbilder Atemnotsyndrom (Infantile Respiratory Distress Syndrom, IRDS) [G679-002]

Tab. 4.2 Applikationsformen für Surfactant

LISA – **L**ess **I**nvasive **S**urfactant **A**pplication	Besteht eine ausreichende Eigenatmung, kann dem spontan atmenden, mit PEEP versorgten Kind bei liegenden prongs oder Rachentubus unter Sicht eine dünne Sonde in die Luftröhre eingeführt und Surfactant wenig invasiv appliziert werden.
INSURE – **In**tubation-**Sur**factantgabe-**E**xtubation	In einer höheren Eskalationsstufe erfolgt die Verabreichung des Surfactant über einen intratracheal gelegten Tubus, der anschließend wieder entfernt wird.
Surfactantapplikation beim intubierten Frühgeborenen	Beim intubierten und invasiv beatmeten Frühgeborenen wird Surfactant über einen seitlichen Applikationskanal in den Beatmungstubus gegeben.
Konventionelle Surfactantapplikation	In der nächsten Eskalationsstufe erfolgt nach Surfactantverabreichung eine bedarfsangepasste invasive Beatmung.

angepasster endexpiratorischer Druck kann verabreicht werden. Dabei wird üblicherweise ein positiver endexpiratorischer Druck (PEEP) zwischen 4–8 mmHg eingestellt. Die verabreichte Atemluft wird angefeuchtet, angewärmt und entsprechend dem Bedarf des Kindes mit zusätzlichem Sauerstoff angereichert. Bedarfsweise können maschinelle Atemzüge verabreicht und das Kind so nicht-invasiv beatmet werden.

Ist dieses Verfahren nicht ausreichend, kann das Frühgeborene intubiert und beatmet werden. Bei invasiver oder nicht-invasiver Beatmung mit Verabreichung eines PEEP ist ein weniger schweres ANS meist in 3 Tagen rückläufig.

Die ursächliche Therapie des ANS besteht in der intratrachealen Verabreichung von Surfactant. Dieser wird aus der Lunge von Kälbern oder Schweinen gewonnen und ist kommerziell verfügbar. Die weißliche Lösung wird in die Luftröhre, intratracheal, verabreicht.

Hier gibt es unterschiedliche Applikationsformen (→ Tab. 4.2):

Bei gutem Ansprechen auf Surfactant sind die Symptome des Atemnotsyndroms rasch rückläufig. Falls eine invasive Beatmung notwendig wurde, kann nach Extubation eine nicht-invasive Beatmung bedarfsangepasst fortgeführt werden.

Bei hochgradigem Atemnotsyndrom insbesondere bei zusätzlichen Infektionen oder extremer Unreife kann eine längere invasive Beatmung erforderlich werden. Ziel ist es, die Intubationszeit so gering wie möglich zu halten. Der richtige Zeitpunkt der Extubation ist eine gemeinsame Entscheidung zwischen Pflege und ärztlichem Personal.

Bei respiratorischem Versagen und Nachweis eines Lungenhochdrucks kann die Therapie mit inhalativem **Stickstoffmonoxid (iNO)** eingesetzt werden. Mit einem besonderen Gerät kann NO in die Inspiration der Beatmung eingeleitet werden. iNO führt zu Erweiterung der kleinsten Lungenschlagadern (Arteriolen) und senkt dadurch effektiv den Lungenhochdruck. Dadurch kann Blut leichter in die Lunge strömen, die Oxygenierung steigt an.

Prognose

Unter adäquater Behandlung ist ein Atemnotsyndrom i. d. R. ab dem 3. Lebenstag rückläufig. Auch schwere Formen können mit einer Surfactantapplikation, einer invasiven oder nicht-invasiven Beatmung i. d. R. ausreichend beherrscht werden. Bei extrem unreifen Frühgeborenen kann ein hochgradiges ANS trotz moderner Behandlungsformen lebensbedrohlich sein und zur Mortalität dieser Kinder beitragen.

Komplikationen des ANS

Extrapulmonale Komplikationen eines schweren Atemnotsyndroms können Gehirnblutung, ein offener Ductus arteriosus oder Retinopathie durch rezidivierende Sättigungsabfälle mit folgenden Sauerstoffspitzen sein. Ein schweres ANS kann infolge notwendiger hoher Beatmung zu arterieller Hypotonie führen.

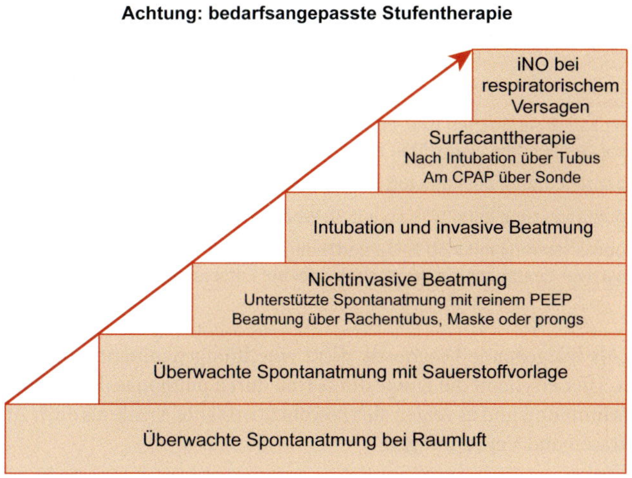

Abb. 4.10 Atmung: Bedarfsangepasste Stufentherapie [L143]

Zu den pulmonalen Komplikationen gehören extraalveoläre Luftansammlungen wie ein pulmonales interstitielles Emphysem, ein Pneumothorax, sehr selten ein Pneumomediastinum oder ein Pneumoperikard. In bis zu 4 % der Fälle von beatmeten, sehr kleinen Frühgeborenen unter 1500 g kann eine gefährliche Lungenblutung auftreten.

Die invasive Beatmung mit Sauerstoffgabe einer unreifen Lunge kann zum Krankheitsbild der **Bronchopulmonalen Dysplasie (BPD)** beitragen.

Bronchopulmonalen Dysplasie (BPD)

Das Krankheitsbild der **Bronchopulmonalen Dysplasie (BPD)** hat multiple Ursachen. Definiert ist sie als chronisch entzündliche Atemwegserkrankung mit Abhängigkeit von Sauerstoff mit oder ohne Beatmung und röntgenologischen Zeichen [17].

Krankheitsentstehung

Eine BPD entsteht durch Einwirken einer maschinellen Beatmung, bei Ateminsuffizienz, hohem Sauerstoffbedarf, fehlendem Ansprechen auf Surfactant, Infektionen und Sepsis, einer pulmonalen Besiedlung mit Ureaplasma urealyticum, sich nicht verschließendem Ductus arteriosus und extremer Unreife unter 28 SSW. Es kommt zu entzündlich bedingten Umbauvorgängen der biochemisch und strukturell extrem unreifen zarten Lungenstrukturen. Es wandern Entzündungszellen in das Lungengewebe ein, die Diffusionsstrecke zwischen Alveole und Kapillare wird aufgrund des Entzündungsödems verlängert. Der Lungenwiderstand erhöht sich und in der Folge entwickelt sich eine pulmonale Hypertonie [18].

Diagnose

Häufig gibt bereits das klinische Erscheinungsbild beim Frühgeborenen einen Hinweis auf das Vorliegen einer Bronchopulmonalen Dysplasie. Die zusätzliche Sauerstoffzufuhr lässt sich genauso wenig reduzieren wie die Beatmungsparameter. Das Frühgeborene kann nicht von der invasiven oder nicht-invasiven Beatmung entwöhnt **(geweant)** werden.

Kriterien des National Institute of Child Health and Human Development für die Diagnose von bronchopulmonaler Dysplasie → Tab. 4.3.

Tab. 4.3 Kriterien des National Institute of Child Health and Human Development für die Diagnose einer bronchopulmonalen Dysplasie (BPD) [H351-001]

< 32 Wochen Gestationsalter	≥ 32 Wochen Gestationsalter	Diagnose
Beurteilungszeitpunkt	**Beurteilungszeitpunkt**	
36 postnatale Wochen bzw. Entlassung aus stationärer Behandlung, je nachdem, was früher eintritt	> 28 Tage und < 56 Tage bzw. bei Entlassung aus stationärer Behandlung, je nachdem, was früher eintritt	
Spontanatmung bei Raumluft mit 36 Wochen oder Entlassung	Spontanatmung bei Raumluft mit 56 Tagen oder bei Entlassung	Leichte BDP
Spontanatmung mit < 30 % O_2 mit 36 Wochen oder Entlassung	Spontanatmung mit < 30 % O_2 mit 56 Tagen oder bei Entlassung	Moderate BPD
Spontanatmung mit ≥ 30 % O_2, und/oder invasiver bzw. nicht-invasiver Beatmung mit 36 Wochen oder bei Entlassung	Spontanatmung mit ≥ 30 % O_2, und/oder invasiver bzw. nicht-invasiver Beatmung mit 56 Tagen oder bei Entlassung	Schwere BPD

Als bildgebende Diagnostik dient eine Röntgenaufnahme des Thorax. Hier erscheint die Lunge diffus trüb durch pulmonale Flüssigkeitsansammlung und es zeigen sich sowohl überblähte Areale als auch Atelektasen und Vernarbungen.

Therapie

Die Therapie einer Bronchopulmonalen Dysplasie muss individuell an die jeweilige Symptomatik angepasst werden. Es kann nur eine unterstützende Behandlung angeboten werden.

Wichtig ist eine ausreichende Oxygenierung und Vermeidung von hypoxischen Phasen.

Die Ernährung beinhaltet neben einem erhöhten Kalorienangebot zum Ausgleich für die verstärkte Atemarbeit eine Flüssigkeitsrestriktion, damit die Lunge nicht zusätzlich mit Flüssigkeit belastet wird. Häufig werden Diuretika als medikamentöse Therapie eingesetzt mit dem Nachteil der Elektrolytverschiebung, möglicher Nephrokalcinose, Schwerhörigkeit und Knochenentkalkung. Die Entwicklung eines Lungenödems soll vermieden werden.

Oft werden inhalative und/oder systemische Kortikosteroide eingesetzt, die den pulmonalen Zustand meistens verbessern. Sie werden jedoch nur zurückhaltend eingesetzt, da ein ungünstiger Einfluss auf den neurologischen Outcome, auf die Hormonproduktion, die Infektabwehr und den Herzmuskel mit Hypertrophie nicht auszuschließen sind.

Inhalative Bronchodilatatoren werden häufig bei Kindern mit BPD eingesetzt, obwohl es weiter keinen gesicherten Nachweis der Wirksamkeit gibt. Sie werden insbesondere bei Bronchospasmus oder in Notfallsituationen verwendet, nicht dagegen standardisiert in der Langzeittherapie.

Eine vorsichtige und bedarfsangepasste Physiotherapie ist regelmäßig Teil der Behandlungsmaßnahmen.

Unbedingt müssen bei Kindern mit einer Bronchopulmonalen Dysplasie pulmonale Infektionen frühzeitig erkannt und intensiv behandelt werden.

Prävention

Wichtiger Teil der BPD-Prävention ist die Surfactantverabreichung bei ANS, außerdem Diagnostik und bei Indikation rechtzeitiger Verschluss eines offenen Ductus arteriosus.

Weiter sind das Erkennen und die Behandlung pulmonaler Infektionen zu beachten, insbesondere mit Uraplasma urealyticum.

In neueren Studien gibt es Hinweise auf eine günstige Wirkung von hochdosierter systemischer Vitamin A Gabe. Aktuell hat diese Behandlung aber den Weg noch nicht in die Leitlinien gefunden [19].

Die invasive Beatmung muss baldmöglich auf eine nicht-invasive umgestellt werden. Zusätzliche Sauerstoffgabe wird neben hohen Beatmungsparametern einerseits mitverantwortlich gemacht für die Entstehung einer BPD, andererseits ist Sauerstoff bei Vorliegen der Erkrankung ein wichtiges Therapiemittel.

Prognose

Die Prognose der BPD ist abhängig vom Schweregrad der Erkrankung. Kinder mit schwerer BPD haben während des 1. Lebensjahrs ein erhöhtes Mortalitätsrisiko bis 10 %, besonders wenn sie > 36 Wochen noch beatmungspflichtig sind und/oder eine pulmonale arterielle Hypertonie entwickelt haben.

Die Kinder zeigen außerdem häufig eine Gedeihstörung, eine erhöhte Gefahr für die Entwicklung einer entwicklungsneurologischen Retardierung, sowie eine verstärkte Anfälligkeit für Asthma bronchiale und Atemwegserkrankungen. Manche Betroffene haben anhaltend über Monate oder sogar Jahre asthmaähnliche Symptome mit Giemen, Tachydyspnoe besonders bei Anstrengung.

Auch wenn eine schwere BPD sich auf die geistige und körperliche Entwicklung ungünstig auswirkt, haben sich die Entwicklungschancen von Kindern mit BPD deutlich verbessert.

Prävention der RSV-Infektion im 1. und 2. Lebensjahr

Eine RSV-Infektion im 1. und 2. Lebensjahr kann bei ehemaligen Frühgeborenen besonders schwer ausfallen. Deshalb wird bei Kindern < 28 SSW und Patientinnen mit BPD bzw. Herzfehler die monatliche passive Impfung gegen das respiratorische synzytiale Virus (RSV) in den Wintermonaten empfohlen [20].

Zur Vereinfachung der Prophylaxe wurde eine einmalige passive RSV-Impfung mit einer angenommenen Schutzdauer von 5 Monaten entwickelt und seitens der Europäischen Arzneimittelbehörder (European Medicines Agency, EMA) bereits zugelassen. Momentan wird in Deutschland die Anwendung bei Risikopatientinnen diskutiert [21]. Eine alternative Möglichkeit der RSV-Impfung wird die Verabreichung an Schwangere vor der Entbindung sein. Dies ist bereits in der Studienphase [22].

SPICKZETTEL

ANS und BPD

Das Atemnotsyndrom infolge eines Surfactantmangels und die Entwicklung einer Bronchopulmonalen Dysplasie sind häufige Krankheitsbilder im Rahmen einer Frühgeburtlichkeit. Ihre Ursachen sind in der Unreife der Lunge, der damit einhergehenden unzureichenden Bildung von Surfactant und der daraus folgenden maschinellen Beatmung zu finden.

Die Prävention des ANS erfolgt mittels einer intrauterinen Lungenreife bei drohender Frühgeburt. Die Therapie besteht in der trachealen Surfactantapplikation, angepasster Sauerstoffverabreichung und Verabreichung von PEEP mittels nicht-invasiver oder invasiver Beatmung.

4.2.2 Zentralnervensystem (ZNS)

Bei einem Frühgeborenen sind Myelinisierung und Differenzierung der Gehirnzellen (**Neuronen**) nicht abgeschlossen. Es bestehen bei zu früher Geburt noch wenige synaptische Verbindungen zwischen den Gehirnzellen, Neuronen wandern (migrieren) in ihre zugeordneten Gehirnregionen, differenzieren und vermehren sich. Das Keimlager, eine zentrale Struktur des fetalen Gehirns, ist noch reichlich mit kleinen Blutgefäßen versorgt, die sich im weiteren Wachstum überwiegend zurückbilden. Nach einer zu frühen Geburt steht das kindliche ZNS vor der Herausforderung, die weitere Differenzierung außerhalb des schützenden Uterus unter erschwerten Bedingungen vorzunehmen. Daher treten zerebrale Läsionen infolge von Blutungen, Sauerstoffmangel oder Durchblutungsstörungen und Krampfanfällen bei einem Frühgeborenen, besonders < 1.500 g Geburtsgewicht, deutlich häufiger auf als bei reifen Neugeborenen.

Apnoe-Bradykardie-Syndrom (ABS)

DEFINITION

Apnoe-Bradykardie-Syndrom (ABS): Aufgrund der Unreife des Atemzentrums im ZNS kommt es bei Frühgeborenen häufig zu Atempausen, die mit Abfällen der Herzfrequenz sowie der Sauerstoffsättigung einhergehen. Das ABS betrifft 30 % der Frühgeborenen.

Ein Frühgeborenes zeigt als Atemmuster häufig eine Biot-Atmung oder eine Cheyne-Stokes-Atmung (→ 3.4.1). Die dafür charakteristischen Atempausen sind i. d. R. ungefährlich. Sie dauern meist < 20 Sek. und führen nur zu einem geringen Abfall des Sauerstoffgehalts. Die Atmung setzt üblicherweise wieder spontan ein. Atempausen von > 20 Sek. können mit tieferen Sauerstoffsättigungsabfällen, Abfall der Muskelspannung und EEG-Veränderungen einhergehen [23].

Krankheitsentstehung

Das Apnoe-Bradykardie-Syndrom ist Folge mangelhafter neuronaler Verknüpfung im Hirnstamm, wodurch insbesondere im Schlaf keine regelmäßige Atemtätigkeit aufrechterhalten werden kann. In Phasen von oberflächlichen Atemzügen können Apnoen auftreten, das Kind „vergisst" regelrecht zu atmen. Apnoen werden wahrscheinlich durch eine Anämie und Hypoglykämie begünstigt.

Zur Vereinfachung lassen sich zentrale, obstruktive Apnoen und Mischformen unterscheiden:

- **Zentrale Apnoen** sind Folge zentraler Unreife und können durch Gehirnblutungen, posthämorrhagische Ventrikelerweiterung oder eine periventrikuläre Leukomalazie (PVL s. u.) verstärkt werden.
- Die Entwicklung **obstruktiver Apnoen** kann durch eine kurzfristige Verlegung der Atemwege durch zähes Sekret, Nahrung oder sogar durch die Magensonde begünstigt werden. Zudem können nasale Magensonden den Atemwegswiderstand in der betreffenden Nase um rund 50 % erhöhen.

Die Atemwege können auch verlegt werden durch:

- Eine in den Rachen zurückfallende Zunge
- Nahrungsreste im Rachen
- Aspiration oder Infektion
- Abdominelle Überblähung mit Zwerchfellhochstand.

Zunehmend wird nicht mehr zwischen zentralen, obstruktiven oder gemischten Apnoen differenziert.

Symptome

Überwiegend setzen Apnoen und Bradykardien ab dem 2. Lebenstag ein, sodass eine Erschöpfung der Atemmuskulatur als Mitauslöser angenommen wird.

Das Apnoe-Bradykardie-Syndrom (ABS) geht mit rezidivierenden **Bradykardien** einher, deren Ursache nicht völlig geklärt ist. Es wird angenommen, dass es sich um eine zentrale Regulationsstörung aufgrund mangelnder neuronaler Verknüpfung im Hirnstamm handelt. Verstärkt wird die Bradykardieneigung durch die Auslösung des Vagusreizes an der Rachenhinterwand durch Nahrungsverabreichung, Schlucken, Kopfbeugung, die Lage der Magensonde oder Absaugen.

Durch den **Abfall** der **Herzfrequenz** (→ Abb. 4.11), insbesondere bei signifikanten Bradykardien (< 80 Schläge/Min.), kommt es zur Blutflussverlangsamung, die eine **Sauerstoffentsättigung** zur Folge haben kann. Zusätzlich können Bradykardien ebenso wie Apnoen Symptome einer beginnenden bzw. manifesten Infektion oder anderer schwerwiegender Störungen sein.

Pflege und Überwachung

Bei der Überwachung des Kindes hinsichtlich eines Apnoe-Bradykardie-Syndroms genügt eine **Standardmonitorüberwachung** mit EKG, Sauerstoffsättigung und Atemfrequenz.

Zeigt das Kind eine signifikante Apnoe oder Bradykardie, reicht häufig die Stimulation wie Streicheln, Berührung oder eine verbale Ansprache aus, damit die Atmung wieder einsetzt und die Herzfrequenz ansteigt. Die Stimulation sollte an Rumpf, Rücken oder an den Armen vorgenommen werden. Auch ein vorsichtiges Streicheln über den Kopf ist möglich. Die Notwendigkeit einer Stimulation sollte in der Kurvendokumentation gekennzeichnet werden. Sie stellt eine Eskalation zum Auftreten eines spontan regulierten Vitalzeichenabfalls dar. In einigen neonatologischen Abteilungen haben sich ABS-Score Sheets bewährt, die direkt am Arbeitsplatz liegen und jedem Kind individuell zugeordnet sind.

Als signifikant, also bedeutsam, werden Apnoen mit SaO_2-Abfällen (< 80 %) und Bradykardien (< 80 Schläge/Min.) eingeordnet.

Vorsicht! Eine unsachgemäße, zu heftige Stimulation der Fußsohlen ist absolut zu vermeiden, da das Kind dadurch überreizt werden kann oder erschrickt.

Die Bauchlage wirkt bei den meisten Frühgeborenen atemerleichternd, sodass bei häufigen Abfällen ein Lagerungswechsel Verbesserung bringen kann. Rezidivierende Sättigungsabfälle dürfen keineswegs durch

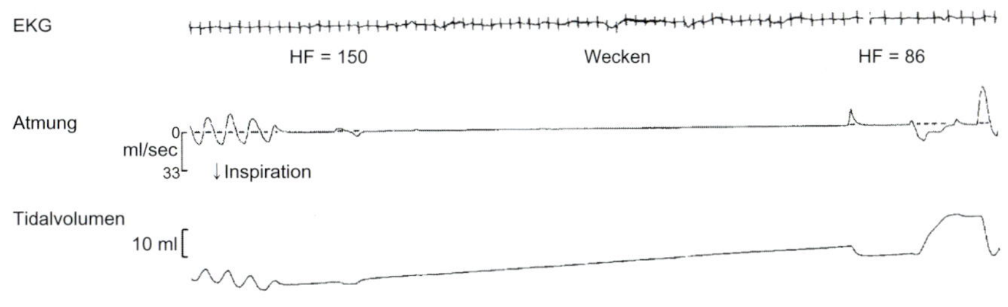

Abb. 4.11 Apnoe-Bradykardie-Syndrom bei einem Frühgeborenen mit viralem Atemwegsinfekt. Zu erkennen ist die kurze zentrale Apnoe mit nachfolgender Bradykardie. [H095-001]

rasche Steigerung der O_2-Zufuhr beantwortet werden, da durch O_2-Spitzen das Risiko einer Retinopathie steigt.

Behandlungsstrategien

Als zentrales Atemstimulans werden **Methylxanthine,** z. B. Coffein i. v. oder per os, verabreicht. In schwerwiegenden Fällen kann Doxapram® erfolgreich eingesetzt werden.

Bei wiederkehrenden und tiefen Apnoen und Bradykardien kann ein Wechsel der Magensonde von nasal auf oral versucht werden.

Eine weitere Therapieeskalation ist eine Atemunterstützung mithilfe eines **CPAP** (**c**ontinuous **p**ositive **a**irway **p**ressure)-Systems zum Offenhalten der Atemwege. Weitere Therapieeskalationsmaßnahmen können eine nicht-invasive konventionelle Beatmung oder eine nicht-invasive Hochfrequenzoszillationsbeatmung sein. In sehr schwerwiegenden Fällen nach ärztlicher Anordnung bedarf es einer Intubation und invasiver Beatmung.

Vorsicht! Als Faustregel kann gelten: Treten mehr als **6** Ereignisse (Bradykardien und/oder Apnoen) ‹ 80 in **6** Std. auf, wird die Therapie des Kindes intensiviert.

Alle Früh- und Neugeborenen mit Apnoe-Bradykardie-Syndrom werden sorgfältig auf Infektionen, abdominelle Probleme oder Gehirnblutungen als begünstigende Faktoren beobachtet.

Prognose

Mit zunehmender Reifung des Frühgeborenen klingt das Apnoe-Bradykardie-Syndrom ab, sodass meist ab 34–35 abgeschlossenen SSW nur noch wenige Ereignisse auftreten. Bei extrem unreifen Kindern verläuft das Apnoe-Bradykardie-Syndrom hartnäckiger und kann auch über den Zeitpunkt des errechneten Entbindungstermins hinaus auftreten. Erkrankungen wie Infektionen, Gehirnblutungen, Meteorismus oder Enterokolitis können ein Apnoe-Bradykardie-Syndrom verstärken oder verlängern. Diese verzögerte Abheilung kann in einzelnen Fällen eine häusliche Monitorüberwachung notwendig machen, wenn eine Entlassung nach Hause möglich ist. Wenn keine hirnorganische Ursache zugrunde liegt, ist die Prognose gut.

SPICKZETTEL

Apnoe-Bradykardie-Syndrom (ABS)

Apnoen und Bradykardien ab dem 2. Lebenstag weisen auf ein Apnoe-Bradykardie-Syndrom (ABS) hin. Verstärkt wird diese Bradykardieneigung durch die Auslösung des Vagusreizes an der Rachenhinterwand, z. B. durch Nahrungsverabreichung, Schlucken, Kopfbeugung, die Lage der Magensonde oder Absaugen. Als Therapie erfolgt eine medikamentöse, zentrale Atemstimulation oder eine Atemunterstützung mit Hilfe eines CPAP (**c**ontinuous **p**ositive **a**irway **p**ressure), eine nichtinvasive oder invasive Beatmung.
Als Maßnahme bei Bradykardien und Apnoeereignissen kann eine verbale und taktile, vorsichtige Stimulation notwendig sein. Dies wird vorzugsweise am Rumpf, Rücken oder den Armen, evtl. auch durch Streicheln über den Kopf vorgenommen.

Hirnblutung (intrazerebrale Blutung)

DEFINITION

Hirnblutung (intrazerebrale Blutung, intracranial hemorrhage, ICH): Blutungen in das Gefäßbett der germinalen Matrix, einer Hirnregion, die sich mit zunehmender Reife der Feten nahezu vollständig zurückbildet. Sie stellt ein Grenzgebiet der arteriellen Blutversorgung dar.

Die germinale Matrix (stark durchbluteter und zellreicher Bereich im Gehirn) gibt es beim Erwachsenen nicht mehr. Ab der 36. SSW kommt es zur physiologischen Rückbildung (**Involution**) dieses Gewebes, aus dem zuvor Neuro- und Glioblasten zur Hirnoberfläche wandern.

Blutgefäße der geminalen Matrix sind besonders fragil und zerreißen leicht. Daher kann es zum Platzen eines oder mehrerer Gefäße kommen. Das Blut strömt entweder in den Ventrikel (intraventrikulär) oder in ein Gebiet außerhalb der Ventrikel (periventrikulär) ein.

Als Folge dieser Hirnblutung kann überdies noch eine periventrikuläre hämorrhagische Infarzierung auftreten und zu weiteren Schädigungen der weißen Hirnsubstanz führen. Als Folge einer ausgedehnten intraventrikulären Einblutung kann eine posthämorrhagische Ventrikelerweiterung eintreten, früher als posthämorrhagischer Hydrozephalus bezeichnet [24].

Krankheitsentstehung

Eine Hirnblutung ist ein multifaktorielles Geschehen und wird begünstigt durch die Unreife der zentralnervösen Strukturen. Je unreifer ein Kind auf die Welt kommt, umso höher ist das Risiko, dass Einblutungen in das Gehirn auftreten. Bei Kindern < 28 SSW werden Hirnblutungen aller Schweregrade in rund 20 % der Fälle festgestellt.

Ein Frühgeborenes verlässt den geschützten intrauterinen Raum zu einem Zeitpunkt, in dem im Gehirn die Differenzierung, Verknüpfung und das Wandern der Neuronen stattfinden. Neue Neuronen werden gebildet und die Ausbildung der die Nerven ummantelnden Gliazellen erfolgt. Diese Reifungsprozesse sind sehr störanfällig.

Extrauterin ist das Kind trotz schützenden Inkubators weiteren potenziell **schädigenden Einflüssen** ausgesetzt, z. B. pflegerisch-ärztlichen Manipulationen, Stress durch teils schmerzhafte Erfahrungen sowie der Trennung von seiner Mutter. Durch ein Zusammenspiel dieser Risikofaktoren (→ Abb. 4.12) kann es zum Einreißen kleiner Kapillaren und zu intrazerebralen Blutungen kommen.

Neben der Unreife sind weitere Risikofaktoren [17] für eine Hirnblutung beschrieben:

- Erhöhter oder schwankender intrazerebraler Druck durch schwere Geburt, Asphyxie, Beatmungskomplikationen bei hochgradigem Atemnotsyndrom, Apnoen, Bradykardien
- Abrupter Blutdruckanstieg, z. B. durch rasche intravenöse Flüssigkeitsgabe, Katecholamine, Pneumothorax, Absaugen und andere Manipulationen
- Erniedrigter zerebraler Blutfluss durch arterielle Hypotension, erhöhter zerebraler Blutfluss durch Hyperkapnie, Hypokapnie, Schwankungen von pO_2 und pCO_2
- Hypothermie durch niedrige Umgebungstemperaturen
- Blutzuckerschwankungen
- Infusion von hyperosmolaren Lösungen, z. B. Natrium-Bikarbonat
- Amnioninfektionssyndrom, neonatale Sepsis
- Frühes Abnabeln und perinataler Blutverlust.

Als protektiv gelten Lungenreifeinduktion mit Steroiden, verzögertes Abnabeln, prophylaktische Surfactantgabe im Kreißsaal beim intubierten Frühgeborenen, frühzeitiger Ductusverschluss, Optimal Handling und entwicklungsfördernde Pflege, synchronisierte Beatmung mit Vermeidung einer Hypo- und Hyperkapnie in den ersten Lebenstagen [17].

Einteilung

Die Blutungen werden nach Ausdehnung in vier Schweregrade nach der Klassifikation von Volpe [25] eingeteilt:

- **Intraventrikuläre Blutung Grad I:** Blutung am Boden des Ventrikels (subependymal) und nicht im Ventrikel selbst (*intraventricular hemorrhage,* IVH I).

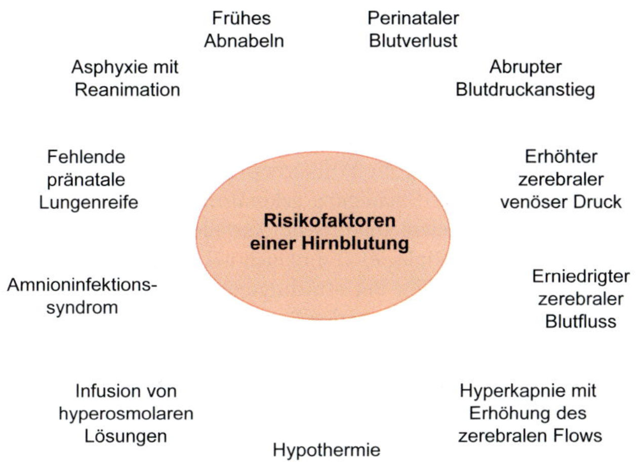

Abb. 4.12 Neben der Unreife fördern diese Risikofaktoren die Entwicklung einer Hirnblutung. [L143]

- **Intraventrikuläre Blutung Grad II:** Blutung am Boden des Ventrikels sowie im Ventrikel. Der Ventrikel ist weniger als bis zur Hälfte mit Blut ausgefüllt und nicht erweitert. (IVH II)
- **Intraventrikuläre Blutung Grad III:** Blut am Boden des Ventrikels und im Ventrikel. Der Ventrikel ist **mehr** als zur Hälfte mit Blut ausgefüllt und erweitert. (IVH III)
- Einblutung in das Gehirngewebe (**Parenchymeinblutung, periventrikuläre Blutung, PVH):** Dies wurde früher als Grad-IV-Blutung bezeichnet. Die ehemalige Bezeichnung suggerierte, dass sich die Ventrikelblutung in das umgebende Gewebe ausweitet. Allerdings kann jede Gehirnblutung, insbesondere aber eine Grad-III-Blutung, mit einer Parenchymeinblutung verknüpft sein, da es infolge der Blutung zu einer Verlegung des venösen Abflusses der Vena terminalis kommen kann, die Blut aus der Umgebung der Ventrikel ableitet. Durch die Abflussbehinderung der Vene kann es zu einem Blutaustritt in das die Ventrikel umgebende Gehirngewebe (*periventricular hemorrhage,* PVH) kommen.

Vorsicht! Kritischer Zeitpunkt für Gehirnblutungen sind die ersten 7 Lebenstage. Dabei finden in den ersten 3 Tagen rund 70 % der Hirnblutungen statt. Daher wird häufig bei beatmeten und extrem unreifen Frühgeborenen in den ersten 3 Lebenstagen eine achsengerechte sagittale Rückenlagerung angestrebt: das Kind liegt in Rückenlage, der Kopf befindet sich in Mittelposition, Kopf und Hals sind nicht zur Seite rotiert (→ 3.5.1). Dadurch werden die V. jugularis interna nicht abgeknickt und der venöse Rückfluss aus dem Gehirn wahrscheinlich weniger beeinträchtigt (**Positionierung zur Hirnblutungsprophylaxe**).

Symptome

Die meisten Hirnblutungen treten innerhalb von 72 Std. nach der Geburt auf. Die Hinweise können diskret oder deutlich ausgeprägt sein.

- Beim **perakuten Verlauf,** etwa infolge einer intrazerebralen Massenblutung, können ein plötzlicher Verfall mit blass-marmoriertem Hautkolorit, Schocksymptomatik mit Bradykardien und Herzrhythmusstörungen Hinweise geben. Die Kinder sind vital bedroht.
- Auch bei einer **hochgradigen** IVP/PVH können Kinder sehr schnell verfallen und sind vital bedroht. Sie sind unruhig und hyperexzitabel (besonders reizbar) oder lethargisch. Krampfanfälle können auftreten. Andere Kinder reagieren mit verstärktem Auftreten von Apnoen und Sättigungsabfällen, Bradykardien oder Blutdruckabfall und Blutzuckeranstieg. Weitere reagieren mit einem transfusionsbedürftigen Hb-Abfall.
- IVH können sich schleichend über Tage von einer sehr geringen Einblutung zur schweren ICH entwickeln.
- Eine weniger ausgeprägte IVH/PVH kann auch nahezu symptomlos verlaufen und lediglich an sinkenden Werten im Blutbild (Hb, Hämatokrit, Erythrozyten) bzw. in einer Kontrollsonografie erkennbar sein.

Prognose

Bei geringergradigen Hirnblutungen (IVH I und II) kommt es überwiegend zu einer folgenlosen oder folgenarmen Ausheilung. Bei einer höhergradigen Einblutung (IVH Grad III) besteht ein ca. 40 % hohes Risiko für neurologische Folgeschäden. Bei einer PVH besteht je nach Ausmaß ein bis zu 90-prozentiges Risiko für neurologische Folgen. Je nach Ausmaß von IVH und/oder PVH kann sich eine posthämorrhagische Ventrikelerweiterung (**posthemorrhagic ventricular dilatation, PHVD**) entwickeln. Es kann eine Ventrikelableitung (Shuntanlage) notwendig werden, um ein zu rasches Kopfumfangwachstum und weitere Druckschäden auf das Gehirngewebe zu reduzieren [26].

Außerdem besteht ein Risiko für körperliche und geistige Entwicklungsstörungen mit mentaler Retardierung (MR) oder Zerebralparese (CP), Seh- und Hörstörung, Aufmerksamkeitsstörungen und Lernproblemen.

Die Letalität von hochgradigen Einblutungen > Grad III beträgt aufgrund des Blutverlusts, der zentralen Reaktionen und des Kreislaufschocks bis zu 50 %.

Diagnostik

Die **Diagnose** wird sonografisch gestellt. Eine Einblutung kann ggf. erst viele Stunden oder auch Tage nach dem Ereignis abzugrenzen sein. Eine Magnetresonanztomografie (MRT) ist erst Wochen bis Monate später sinnvoll und kann die sonografische Diagnostik ergänzen.

Klinisch ist in der Zeit der Einblutung ein Abfall von Hämoglobin, Hämatokrit und der Thrombozyten zu bemerken. Hinweisend können Hyperglykämie, Tachykardie, Unruhe und ein Blutdruckanstieg oder -abfall sein.

Behandlungsstrategien

Eine ursächliche Therapie ist nicht möglich. Die **symptomatische Therapie** besteht darin, den Blutverlust auszugleichen sowie Blutdruckabfall, Krampfanfälle oder Hyperglykämie zu behandeln.

Pflege

Die Pflegefachperson kann lediglich eine symptomatische, patienten- und situationsorientierte Pflege vornehmen. Die Beobachtungen während der Versorgung werden dem ärztlichen Team mitgeteilt und dokumentiert, um den Zustand des Kindes und den Verlauf besser beurteilen zu können.

SPICKZETTEL

Hirnblutung (intrazerebrale Blutung)

Die Hirnblutung ist ein multifaktorielles Geschehen. Sie wird begünstigt durch die Unreife der zentralnervösen Strukturen. Je unreifer ein Kind auf die Welt kommt, umso höher ist das Risiko, dass Einblutungen in das Gehirn auftreten. Bei Kindern < 28 SSW werden Hirnblutungen aller Schweregrade in rund 20 % der Fälle festgestellt. Die Einteilung erfolgt je nach Schwere der Blutung in unterschiedliche Grade. Eine ursächliche Therapie ist nicht möglich, lediglich symptomatisch. Die Prognose ist je nach Schweregrad unterschiedlich. Bei einer hochgradigen Blutung beträgt die Letalität bis zu 50 %.
Pflege: Pflegerisch sind eine patienten- und situationsorientierte Beobachtung und eine symptomatische Versorgung angezeigt.

Periventrikuläre Leukomalazie

DEFINITION

Periventrikuläre Leukomalazie (PVL): hypoxisch-ischämische Hirnschädigung als Folge einer lokalen Minderdurchblutung des Gehirns durch Sauerstoffmangel und/oder Durchblutungsstörungen. Initial ist die PVL meist noch nicht oder nur diskret symptomatisch. Später können sich eine beinbetonte spastische Diplegie (doppelseitige Lähmung des unteren Körperabschnitts) und eine mentale Retardierung entwickeln.

Bei der **periventrikulären Leukomalazie** handelt es sich um eine oder mehrere umschriebene Nekrosen im Bereich der weißen, den Ventrikel umgebenden Substanz. Das periventrikuläre Marklager ist besonders sensibel gegenüber hypoxisch-ischämischen sowie infektionsbedingten Läsionen, denn in diesem Gebiet befindet sich die „Wasserscheide" zwischen den Arterien, die zentripetal die Rinde und zentrifugal das Mark versorgen.

Das Geschehen hat vielfältige Ursachen und kann prä-, peri- und postnatal beginnen. Zunächst entsteht eine umschriebene Infarzierung, also ein Gewebsuntergang infolge einer Sauerstoffunterversorgung durch unzureichenden Blutzufluss, mit umgebendem Ödem.

Ursächlich spielen niedriger oder schwankender Blutdruck, Hypoxie, Hyperoxie, Hypokapnie, Hypothermie, Azidose und Sepsis bzw. Infektion eine Rolle. Beim reifen Neugeborenen sind Hypoxie und Ischämie die Hauptursache, während beim Frühgeborenen Entzündungsmediatoren bei Infektion und Sepsis sowie Schädigung durch Hypokapnie sowie freie Sauerstoffradikale bei Hyperoxie die wichtigste Ursache sind für die Gefäßverengung mit Bildung kleinster Infarkte.

Es können zwei Stadien der periventrikulären Leukomalazie (PVL) sonografisch unterschieden werden:

- Das erste sonografisch nachweisbare Stadium der PVL ist die **periventrikuläre Echogenitätsvermehrung** oder echoreiche Zone etwa 10–40 Tage nach dem schädigenden Ereignis. Diese stellt sich im Ultraschall als unscharf begrenzte weißliche Zeichnung um die Gehirnkammern herum dar.
- Das zweite Stadium ist die zystische Umwandlung im Bereich der **periventrikulären Reflexionsvermehrung** oder echoreichen Zone. Zugrunde gehende Gehirnzellen werden abgebaut, es entsteht eine Nekrose. Sonografisch zeigen sich kleine Zysten („Löcher" oder „Narben"). Diese entsprechen den kleinen Nekrosen des Gehirngewebes. Im weiteren Verlauf ist die Läsion sonografisch nahezu nicht mehr nachweisbar, da Gliagewebe einwächst. Dann kann mittels MRT die Läsion nachgewiesen werden.

Die Erkrankung verläuft häufig asymptomatisch und wird in der Routinesonografie (→ Abb. 4.13) erkannt. Eine PVL kann aber auch mit rezidivierenden Apnoen, Bradykardien, Sättigungsabfällen und Lethargie einhergehen. Daher gibt es bis auf Hypokapnievermeidung, Blutdruckkontrolle und Infektionsprophylaxe bzw. -behandlung auch keine grundlegende Therapieempfehlung.

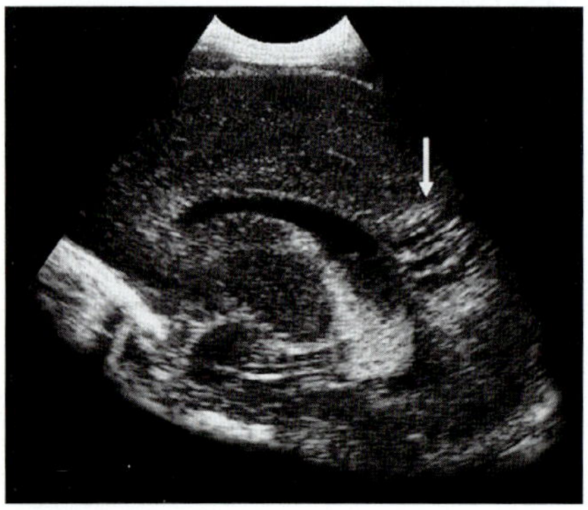

Abb. 4.13 Schädelsonografie: periventrikuläre Leukomalazie mit Nachweis von Nekrosen in Nachbarschaft des Seitenventrikels [M451]

In der weißen, die Ventrikel umgebenden Substanz liegen motorische Nervenfasern, welche die Willkürbewegungen steuern. Ist es zu hypoxisch-ischämischer Schädigung gekommen, drohen den kleinen Patientinnen insbesondere motorische Ausfälle. Die Bewegungsstörung kann die Beine (Diplegie) und manchmal auch Arme und Beine (Tetraplegie) betreffen. Eine Beeinträchtigung der kognitiven Funktionen mit Entwicklung einer mentalen Retardierung ist häufig. Die Kinder haben ein erhöhtes Risiko für die Entwicklung von Krampfanfällen.

SPICKZETTEL

Periventrikuläre Leukomalazie

Die periventrikuläre Leukomalazie ist eine Erkrankung, die bis zu 5 % der Frühgeborenen unter 1.500 g betrifft. Eine ursächliche Therapie der PVL ist nicht möglich, daher haben prophylaktische Maßnahmen große Bedeutung: Blutdruckkontrolle, Vermeidung von Hypoxie, Hyperoxie, Hypo- bzw. Hyperkapnie, Infektion und Sepsis sowie Apnoen durch Atemstimulation oder Atemanaleptika.

Hydrozephalus

Zur *Symptomatik, Diagnostik und Behandlungsstrategie* → 16.7

4.2.3 Herz-Kreislauf-System

Arterielle Hypotonie

DEFINITION

Arterielle Hypotonie: erniedrigter Blutdruck unter dem altersentsprechenden unteren Normalwert. Krankheitsbedeutung hat sie i. d. R. nur, wenn sie mit Symptomen einhergeht.

Beim Frühgeborenen ist die Zahl und/oder Dichte der Katecholaminrezeptoren in den Blutgefäßen vermindert. Dadurch besteht eine Neigung zur arteriellen Hypotonie.

Außerdem bedingen Hypoxie (Sauerstoffmangel), Infektionen und Anämie eine Neigung zum **Kapillarlecksyndrom** (**capillary leak syndrome**) und damit zur Ödembildung. Auch dies trägt zu einem erniedrigten Blutdruck bei, da die Flüssigkeit aus dem Gefäßsystem ins Gewebe verloren geht. Blutverlust oder Volumenmangel können vorliegen. Nach der Gabe sedierender Medikamente kann es zu Blutdruckabfall kommen. Ein hämodynamisch wirksamer Ductus arteriosus Botalli führt zu einem erniedrigten diastolischen Blutdruck. Von kardialer Seite her können eine myokardiale Kontraktilitätsstörung oder Rhythmusstörungen eine arterielle Hypotonie verursachen. Die Folge der arteriellen Hypotonie können Durchblutungsstörungen in Niere, Gehirn, Darm und Lunge sein.

Die Kontrolle des Blutdrucks erfolgt i. d. R. über eine nichtinvasive oszillometrische Blutdruckmessung. Das Intervall ist dabei variabel und je nach Zustand des Kindes zu wählen. Ist eine kontinuierliche Überwachung notwendig, erfolgt diese invasiv über einen Arterienkatheter, der entweder in eine Nabelarterie oder in eine periphere Arterie eingeführt wird. Angestrebt wird ein mittlerer arterieller Blutdruck (MAD) in mmHg, der mindestens der **aktuellen** Schwangerschaftswoche entspricht.

Bei zu niedrigem Blutdruck und reduziertem Allgemeinzustand, mangelhafter Urinausscheidung und Blässe erfolgt i. d. R. zunächst eine

vorsichtige Volumengabe, z. B. mit physiologischer Kochsalzlösung oder mit einer balancierten Elektrolytlösung, die in Rücksprache mit dem ärztlichen Personal wiederholt werden kann. Bei Anämie wird ein Erythrozytenkonzentrat transfundiert. Als nächster Schritt kann eine Unterstützung mit Katecholaminen durchgeführt werden, die intravenös, am besten über einen zentralen Venenzugang, gegeben werden.

Bei Nichtansprechen kann mit Hydrocortison behandelt werden, um das Ansprechen der Katecholaminrezeptoren zu verbessern.

Außer für septisch bedingte arterielle Hypotonie und Schock gibt es weiterhin keine evidenzbasierte Therapie. Daher ist der Zustand des Kindes immer besonders zu beobachten und bei Messung erniedrigter Blutdruckwerte zu bewerten, welche Erkrankungen vorliegen, bevor therapeutische Konsequenzen gezogen werden.

SPICKZETTEL

Arterielle Hypotonie

Ein erniedrigter Blutdruck kann durch einen Volumenmangel, ein Kapillarlecksyndrom oder Herzschwäche bei Sepsis, ein unzureichendes Ansprechen der Katecholaminrezeptoren bzw. unzureichende Katecholaminproduktion oder durch einen hämodynamisch wirksamen DAB, durch Sedativa oder Asphyxie bedingt sein. Ein erniedrigter arterieller Mitteldruck kann auch durch einen offenen, hämodynamisch wirksamen Ductus arteriosus Botalli hervorgerufen werden.
Durch die Hypotonie hervorgerufene Perfusionsstörungen werden in Abhängigkeit vom kindlichen Zustand durch vorsichtige Flüssigkeitsgabe oder ggf. Bluttransfusion, evtl. durch Katecholamine bzw. bei Nichtansprechen durch Hydrocortison behandelt.

Persistierender Ductus arteriosus Botalli

DEFINITION

Ductus arteriosus Botalli (DAB): Gefäßverbindung zwischen der Aorta und dem Truncus pulmonalis, die im fetalen Blutkreislauf besteht und sich nach der Geburt normalerweise verschließt

Zur intrauterinen Funktion des Ductus arteriosus Botalli → 3.3.1, *Persistierender Ductus arteriosus Botalli* → 6.5.1

Je unreifer ein Frühgeborenes ist, umso weniger kann sich die Spiralmuskulatur des Ductus nach der Geburt zusammenziehen und umso wahrscheinlicher ist es, dass der Ductus als Kurzschluss offenbleibt. Das Geschehen wird **hämodynamisch** wirksam, wenn nach der Geburt der Druck im Körperkreislauf ansteigt und das Blut vermehrt von der Aorta in Richtung Lunge fließt. Die Folge ist eine Lungenüberdurchblutung und ein niedriger diastolischer Fluss im Körperkreislauf. Der niedrige diastolische Blutdruck führt zu einem erniedrigten arteriellen Mitteldruck. Das Risiko für folgende Erkrankungen steigt: Gehirnblutung, periventrikuläre Leukomalazie, Enterokolitis und Niereninsuffizienz.

Durch eine hohe Differenz zwischen Systole und Diastole fühlt sich der Pulsschlag bei einer Palpation sehr kräftig an. Bei Verdacht auf einen Ductus Botalli wird eine Echokardiografie (→ Abb. 4.14) durchgeführt.

Eine bedarfsangepasste Flüssigkeitstherapie mit Vermeidung einer zu hohen Zufuhr ist zunächst die Therapie der Wahl. Ein- und Ausfuhr werden sorgfältig kontrolliert und in den ersten Lebenstagen im Abstand von 6–12 Std. bilanziert. Eine tägliche Gewichtskontrolle, wenn es der Allgemeinzustand erlaubt, gehört zur vollständigen, täglichen pflegerischen Versorgung und Überwachung, ebenso wie die Beobachtung von Ödemen und Hautdurchblutung.

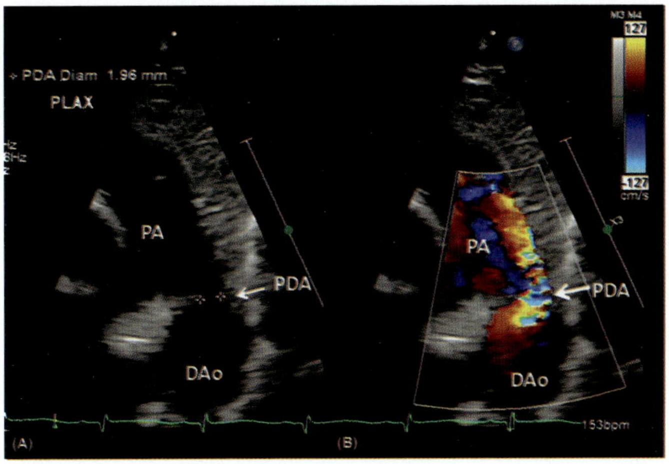

Abb. 4.14 Echokardiografie bei offenem Ductus arteriosus Botalli [O530]

Ist eine medikamentöse Therapie notwendig, werden Ibuprofen oder Indomethacin eingesetzt. Die Therapie mit Paracetamol wird in Studien untersucht [27].

Unter dieser Medikation wird die Ein- und Ausfuhr genau bilanziert, da durch beide Medikamente die Nierenfunktion rückläufig sein kann. Eine zu hohe Dosis der Medikamente kann sogar zur Schädigung der Niere führen.

Bei Nichtansprechen auf die Medikamente und anhaltender hämodynamischer Wirksamkeit des offenen Ductus arteriosus Botalli ist ein kardiochirurgischer Ductusverschluss zu erwägen.

SPICKZETTEL

Persistierender Ductus arteriosus Botalli

Bei einem persistierenden Ductus arteriosus Botalli besteht ein erhöhtes Risiko für Gehirnblutung, periventrikuläre Leukomalazie, Enterokolitis oder Niereninsuffizienz. Bei hämodynamisch wirksamem Ductus ist ein medikamentöser Ductusverschluss mit Ibuprofen oder Indomethacin angezeigt; bei Nichtansprechen kann der chirurgische Ductusverschluss die Therapie der Wahl sein.

Anämie

DEFINITION

Anämie: Verminderung des Hämoglobins, der Erythrozytenzahl und/oder des Hämatokrits unter den altersbezogenen Normalwert. Beim Früh- und Neugeborenen kann es nach Geburt zur Anämisierung durch Blutabnahmen, Verdünnung des Bluts durch zu hohe Flüssigkeitszufuhr, verminderte Erythropoese oder Blutungen kommen. Auch kann eine Hämolyse z. B. durch Blutgruppenunverträglichkeit oder eine schwere Infektion vorliegen, oder das Kind kann unter der Geburt Blut retrograd in die Plazenta verschieben.

Im Allgemeinen haben Früh- und Neugeborene bei Geburt einen großen Vorrat an Erythrozyten. Eine Blutarmut (Anämie) entsteht, wenn der Verlust von roten Blutkörperchen deren Neuproduktion überschreitet, z. B. wenn krankheitsbedingt die Neubildung vermindert ist oder ein akuter Blutverlust vorliegt.

Krankheitsentstehung

Eine **pränatale Anämie** kann Folge einer Blutgruppenunverträglichkeit sein, z. B. einer Rhesus-Unverträglichkeit (über die Mutter übertragene Alloantikörper) oder vom Feten selbst produzierte Autoantikörper, oder es kann eine fetale virale Infektion vorliegen, z. B. mit dem Parvovirus B19 oder anderen Viren bzw. eine fetale bakterielle Infektion. Außerdem kann eine fetale Blutung in innere Organe vorliegen oder in seltenen Fällen eine Bildungsstörung infolge fetaler Knochenmarkerkrankung gegeben sein. Dies kann die Bildung der roten Blutkörperchen (Erythropoese) behindern und damit zu einer schweren vorgeburtlichen Anämie führen. Selten werden Alloantikörper gegen Thrombozyten übertragen und es kommt zu einer fetalen Thrombopenie mit einer vorgeburtlichen Blutung. Eine feto-maternale Transfusion (Verschiebung von kindlichem Blut retrograd in die Mutter, z. B. vor oder unter der Geburt) sowie eine feto-fetale Transfusion bei Mehrlingsschwangerschaft (Verschiebung von Blut von einem Mehrling in den anderen) sind nicht häufig, können aber schwerwiegend verlaufen.

Auch **während der Geburt** kann es zu Blutverlust kommen, die Auswirkungen auf das Neugeborene haben können. Zu den Ursachen (→ Abb. 4.15) zählen:

- Vorzeitige Plazentalösung oder Blutung bei einer Placenta praevia
- Einrisse in die Nabelschnur
- Frühes Abnabeln
- Geburtstraumen mit Blutung im Gehirn, in der Lunge, im Gastrointestinaltrakt, in der Haut
- Blutung über den Nabel (Lösen der Nabelklemme, Nabelkatheter).

Im **postnatalen Verlauf** kann es zu einem langsamen oder raschen Blutverlust durch wiederholte Blutabnahmen, Blutverdünnung durch zu hohe Flüssigkeitszufuhr, Blutungen oder Hämolyse kommen.

Beim **Frühgeborenen** ist die Erythropoese, die Neubildung roter Blutkörperchen, infolge einer niedrigen Produktion von Erythropoetin bei gleichzeitigen diagnostischen oder blutungsbedingten Blutverlusten nicht ausreichend. Erythropoetin ist ein körpereigenes, beim Erwachsenen in der Niere gebildetes Hormon, das die Neubildung von roten Blutkörperchen anregt. Fast alle sehr unreifen Frühgeborenen entwickeln bei Mangel an Erythropoetin eine Anämie.

Pränatal (vor der Geburt)	Perinatal (während der Geburt)	Postnatal (nach der Geburt)
• Blutgruppenunverträglichkeit • Fetale virale Infektion • Fetale Thrombopenie mit vorgeburtlichen Blutungen	• Vorzeitige Plazentalösung • Blutung bei einer Placenta praevia • Einrisse in die Nabelschnur • Fetomaternale Blutung (fetaler Blutverlust in den mütterlichen Kreislauf) • Gerinnungsstörung • Thrombopenie • Geburtstraumen • Blutungen, z. B. im Gehirn, in der Lunge oder im Gastrointestinaltrakt	• Hämolyse (Blutgruppenunverträglichkeit, Medikamente) • Blutabnahmen • Verdünnung und Wachstum mit unzureichender Neubildung

Sonderfall **Frühgeborene:** Neubildung roter Blutkörperchen nicht ausreichend aufgrund niedriger Produktion von Erythropoetin bei gleichzeitigen Blutverlusten

Abb. 4.15 Ursachen einer Anämie bei Früh- und Neugeborenen [L143]

Symptome

Die Schwere der Symptome hängt davon ab, ob die Anämie akut oder chronisch eintritt. Das anämische Früh- und Neugeborene zeigt nach der Geburt eine blass-rosige oder weiße Hautfarbe mit blassen Lippen. Weitere unterschiedlich ausgeprägte Symptome sind eine Tachykardie, in fortgeschrittenem Stadium auch eine Bradykardie, mit schwer tastbaren Pulsen, arterieller Hypotension und schlechter Mikrozirkulation, erkennbar an einer verlängerten Rekapillarisierungszeit, Tachypnoe und Azidose bis hin zum hypovolämischen Schock.

Ein akuter intrapartaler Blutverlust mit weißer Asphyxie kann zu fehlendem oder verzögertem Ansprechen auf eine kardiopulmonale Reanimation nach Geburt führen. Akuter Blutverlust beim Früh- und Neugeborenen führt zu Schockzeichen mit weißer Haut, Blutdruckabfall, Tachykardie und in fortgeschrittenem Stadium zur Bradykardie.

Behandlungsstrategien

Bei einem niedrigen venösen Hämatokrit (< etwa 35 % und gleichzeitig niedrigem Hämoglobin) nach der Geburt und Schockzeichen wird eine Transfusion von der Ärztin verabreicht. Die Pflegefachpersonen übernehmen während der Transfusion die Überwachung und die Beobachtung des Neugeborenen. Bis ein Erythrozytenkonzentrat verfügbar ist, wird zum Flüssigkeitsausgleich eine physiologische Kochsalzlösung gegeben.

Prophylaktisch und therapeutisch wird bei der Frühgeborenenanämie oral Eisen verabreicht, z. B. Ferro Sanol® Tropfen. Dies wird gewichtsadaptiert verabreicht. Bei sehr kleinen Frühgeborenen kann zusätzlich Erythropoetin parenteral verabreicht werden, um die Neubildung von roten Blutkörperchen zu fördern, z. B. NeoRecormon®. Dies ist nicht in allen neonatologischen Stationen als Behandlungsrichtlinie übernommen worden.

Bei akutem Blutverlust, sehr niedrigen Hämoglobin oder Hämatokrit-Werten, Mikrozirkulationsstörungen mit verlängerter Rekapillarisierungszeit und erniedrigtem Blutdruck ist beim Früh- und Neugeborenen die Transfusion von Erythrozytenkonzentrat (EK) angezeigt. Die Grenzwerte sind abhängig vom Krankheitszustand und vom Lebensalter.

Pflege

Notwendig ist bei einer Bluttransfusion eine engmaschige Überwachung der Vitalzeichen mittels Monitoring. Besonders der Blutdruck ist hier von großem Interesse. Ist keine kontinuierliche Kontrolle über einen liegenden Arterienzugang möglich, erfolgt während der Bluttransfusion eine engmaschige nichtinvasive Blutdruckkontrolle. Dies erfolgt an die Situation des Kindes angepasst und nach ärztlicher Anordnung.

Thrombozytopenie

Bei Früh- und Neugeborenen kann eine Thrombozytopenie auftreten. Insbesondere bei schweren bakteriellen oder viralen Infektionen oder Blutungen reduziert sich die Zahl der Blutplättchen. In seltenen Fällen kommt es durch mütterliche übertragene Antikörper zu einer Thrombopenie, die als NAIT (neonatale Alloimmunthrombopenie) bezeichnet wird.

Die Thrombozytenwerte werden überwacht. Beim Unterschreiten eines Grenzwerts, der jeweils ohne akute Blutungszeichen, in Abhängigkeit vom Krankheitszustand beim Neugeborenen bei rund 30.000 Thrombozyten liegt, wird Thrombozytenkonzentrat (TK) verabreicht.

Die engmaschige Überwachung während der TK-Transfusion entspricht derjenigen während einer EK-Transfusion.

SPICKZETTEL

Anämie

Wenn der Verlust von roten Blutkörperchen deren Neuproduktion überschreitet, entwickelt sich eine Anämie.
Eine Anämie kann sich vor, unter oder nach Geburt entwickeln und sie kann akut oder chronisch verlaufen.
Das Früh- bzw. Neugeborene ist blass, extrem blass und tachykard sowie tachypnoisch. In schweren akuten Fällen können Bradykardien auftreten. Die Behandlung erfolgt je nach Schwere des Krankheitsbilds überbrückend bis zur notfallmäßigen Bluttransfusion mit Kochsalzlösung.
Weniger akut kranke Früh- und Neugeborene werden mit geplanter Bluttransfusion, Erythropoietingaben und oraler Eisensubstitution behandelt. Grundsätzlich ist zu beachten, dass alle Blutentnahmen sparsam ausfallen. Es ist wünschenswert, die entnommene Menge in der Tageskurve zu dokumentieren.

4.2.4 Gastrointestinaltrakt und Ernährung

Bei allen kranken Früh- und Neugeborenen entscheiden der Allgemeinzustand des Kindes, der Palpationsbefund seines Abdomens, die Nahrungsverträglichkeit, das Absetzen von Stuhl sowie das zugrundeliegende Krankheitsbild über Beginn und Steigerung der oralen Zufuhr oder ggf. eine Nahrungskarenz. Es können pränatal unerkannte Atresien oder Stenosen vorhanden sein, die in den ersten Stunden oder Tagen nach Geburt symptomatisch werden.

Orale Ernährung

In der Regel wird am ersten Lebenstag mit einer vorsichtigen oralen Nahrungsverabreichung begonnen. Die so zugeführte Milchmenge muss an die individuelle Verdauungskapazität des Kindes angepasst werden. Der orale Nahrungsaufbau beim Frühgeborenen oder kranken Neugeborenen beginnt üblicherweise mit einer Zufuhr von 10–20 ml Nahrung/kg Körpergewicht, verteilt auf 8–12 Mahlzeiten. Der frühe Nahrungsbeginn fördert die Verdauungsfunktion und schützt den Magen.

Eingeschränkte Transportfunktion

Beim Frühgeborenen wirkt sich die kindliche Unreife nicht nur auf die Verdauungsfunktion, sondern auch auf die Transport- und Abwehrfunktion des Darms gegenüber Erregern aus. Daher besteht die Gefahr, dass sich funktionelle Darmtransportstörungen (funktioneller Ileus) entwickeln oder ein Mekoniumpfropf, Mekoniumileus, ein Darmverschluss (Ileus), eine Darmperforation oder eine Darmentzündung (Enterokolitis) entsteht.

Frühgeborene ab der 22. oder 23. SSW machen bereits Saug- und Schluckbewegungen, doch vor der 34. SSW ist der Saug-Schluck-Akt noch nicht ausgereift, sodass eine Magensonde gelegt und die Nahrung überwiegend sondiert wird. Bei Frühgeborenen ist der CMV-Status der Mutter wichtig. Falls die Mutter CMV IgG positiv ist, muss die Muttermilch pasteurisiert werden, da es sonst zu einer CMV-Infektion beim Kind kommen kann.

Die Steigerung der Gesamtnahrungsmenge orientiert sich daran, wie das Kind die Nahrung verträgt. Das ist u. a. daran zu erkennen, welche Menge an Nahrung sich bei der folgenden Mahlzeit noch im Magen befindet (Magenrest, s. u.), wie der Darm in der Lage ist die Nahrung zu verdauen (→ 3.4.4) und wie das Abdomen beurteilt wird.

Ist das Abdomen:

- Gebläht bzw. ausladend?
- Weich, fest oder abwehrgespannt zu palpieren?
- Verfärbt oder ist eine Venenzeichnung zu erkennen?
- Besteht Druckschmerz (druckdolent)?

Wenn das Kind Hunger (→ Abb. 4.16) hat, zeigt es dies z. B. durch Unruhe, Saugbewegungen, es schnullert, die Hände werden in den Mund gesteckt. Zur Anregung der Verdauung werden vorsichtig einige Tropfen bis zu 1 ml Milch in den Mund gegeben. Schluckt das Frühgeborene diese, ohne dass Sättigungsabfälle, Apnoen oder Bradykardien auftreten, kann ein Trinkversuch mit dem Sauger vorgenommen werden, sobald das Kind eine stabile Atmung zeigt. Trinkt das Kind auch hier ohne Probleme, können Anlegeversuche gemacht werden, ohne das Kind zu überfordern. Aber nur, wenn es wach und aufmerksam ist. Anlegen und Stillen sollte sobald wie möglich gesteigert werden. Die restliche Nahrung wird mit der Flasche verabreicht bzw. sondiert.

Magensonde

Die meisten Frühgeborenen brauchen eine Magensonde für die Nahrungszufuhr. Sie sind bei Frühgeborenen, die beatmet oder atemunterstützt werden, häufig im Inkubator nach oben offen mit einem Spritzenkonus ohne Stempel aufgehängt (→ Abb. 4.17).

Dadurch kann Luft aus dem Magen durch die unverschlossene Öffnung entweichen. Es erfolgt eine Entlastung des Magen-Darm-Trakts.

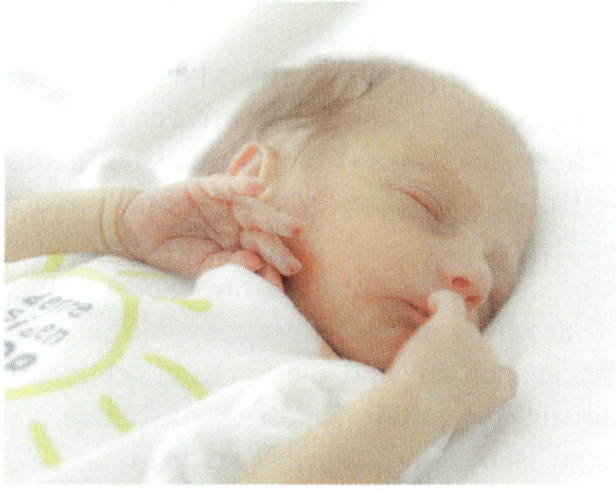

Abb. 4.16 Wenn Früh- und Neugeborene Hunger haben, stecken sie intuitiv einen Finger in den Mund und beginnen an ihm zu saugen. [J787]

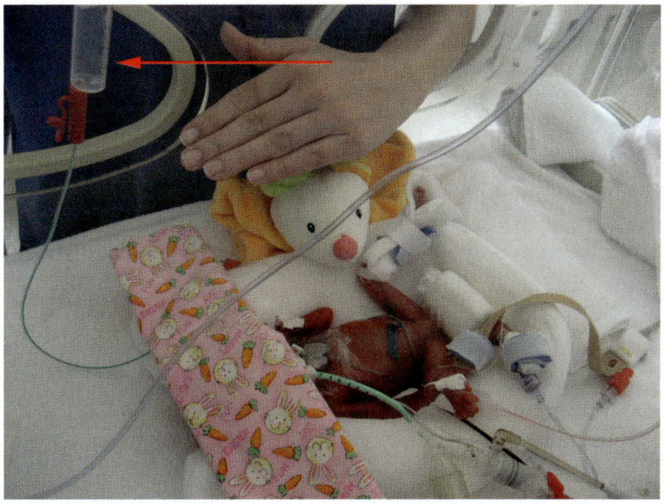

Abb. 4.17 Offene, nach oben aufgehängte Magensonde [P547]

Weiterhin kann eine Magensonde auch als Ablaufsonde zur Entlastung dienen, z. B. bei Enterokolitis, Ileus, Darmatresien oder intestinalen Stenosen.

Die **Überprüfung der korrekten Lage** der Magensonde erfolgt durch folgende Maßnahmen:

- Der aspirierte Magensaft hat einen pH-Wert von 2–4. Dies wird mit einem Indikatorpapier kontrolliert.
- Insufflationsprobe nach Elefant: Etwa 2–4 ml Luft werden über eine Spritze rasch in den Magen eingespritzt und zeitgleich über dem Epigastrium mit dem Stethoskop auskultiert, ob über dem Magen das Geräusch der einströmenden Luft hörbar ist.
- Weiterhin kann mithilfe der Magensonde der Magenrest vor dem Sondieren der folgenden Mahlzeit bestimmt werden, der einen Hinweis auf den Weitertransport der Nahrung aus dem Magen gibt.

Magenreste

Der Magenrest ist, worauf der Name bereits verweist, der Rest der zuletzt verabreichten Nahrung, der vor der nächsten Mahlzeit noch im Magen verblieben ist. Dieser wird mit einer Spritze aspiriert und kann beurteilt werden. Im Normalfall zeigt sich eine weißlich-gelbliche Flüssigkeit, die Farbe ergibt sich aus dem Aussehen der Muttermilch oder der Formulanahrung. Manchmal wird auch nur farblose, klare Flüssigkeit aspiriert, die dem Magensaft des Kindes entspricht.

Bei Auffälligkeiten muss umgehend die diensthabende Ärztin hinzugezogen werden, z. B. bei:

- Großem oder zunehmendem **Magenrest über 5 ml/kg Körpergewicht** bzw. über 50 % der verabreichten Menge (je nach Arztanordnung), da dies einen stagnierenden Abtransport der Nahrung aus dem Magen anzeigt.
- Einem **hellgrün verfärbten** Magenrest, da dies für eine Stase im Sinn eines funktionellen Ileus sprechen kann. Die Ärztin kann einen pathologischen Zustand durch Palpieren des Abdomens ausschließen.
- Beimengungen von **Blut** oder **Stuhl** oder dunkelgrün verfärbten Magenresten, die ein Hinweis auf pathologische Prozesse sind.

Unauffällige, also nicht verfärbte oder blutige Magenreste, sollten dem Kind wieder durch die Magensonde zurückgegeben werden. Darin befinden sich Enzyme, die das Kind gebildet hat und weiter für eine adäquate Verdauung benötigt. Ob weitere Nahrung zusätzlich gegeben wird, ist eine individuelle Entscheidung.

Ansonsten entscheidet die Ärztin über das weitere Vorgehen unter Beachtung der aktuellen Situation des Kindes. Werden Magenreste verworfen, ist zu entscheiden, ob die fehlende Flüssigkeit über eine Infusionslösung intravenös ersetzt wird. Dies kann bei geblähtem oder nicht weich palpierbarem Abdomen nötig werden, da es ein Symptom für eine beginnende Enterokolitis sein kann.

! Vorsicht! Vor jeder Nahrungsverabreichung eines sondierten Früh- oder Neugeborenen wird die Magenrestmenge durch Aspiration des Mageninhalts kontrolliert, unabhängig davon, ob die Nahrung sondiert oder mittels Flasche getrunken wird. Verdauungsstörungen oder eine nekrotisierende Enterokolitis (NEK) können so frühzeitig erkannt und rechtzeitig behandelt werden.

Spezifische verdauungsfördernde Maßnahmen

- Zur **Anregung der Bildung von Verdauungsenzymen** und der Darmperistaltik kann dem Frühgeborenen während der Sondenmahlzeit ein **Schnuller** oder ein **Wattestäbchen** mit einigen Tropfen Milch bzw. Muttermilch zum Saugen angeboten werden. Durch das aktivierte non-nutritive Saugen und die Milchnahrung im Mund werden Verdauung und Wohlbefinden gefördert.
- Anlegeversuche und schließlich regelmäßiges Anlegen an die Brust bei Stillwunsch der Mutter, wenn das Kind Nahrung schluckt. Dies erfordert gute und intensive pflegerische Betreuung und Unterstützung.
- Damit das Frühgeborene **ausreichend Kalorien** bekommt, wird die verabreichte Muttermilch mit einem Frauenmilchsupplement (FMS) angereichert. Dies enthält Eiweiß, Kohlenhydrate, Kalzium und Phosphat.
- Frühgeborene < 34. SSW können i. d. R. initial nach Geburt nicht ausschließlich enteral ernährt werden. Die Funktionen des Magen-Darm-Trakts reichen noch nicht aus, um die notwendigen Mengen an Glukose, Eiweiß und Fett zu verarbeiten. Eine ergänzende **intravenöse Flüssigkeits- und Nährstoffzufuhr (parenteral)** ist aus diesem Grund für einige Tage notwendig und erfolgt über **periphere** oder **zentralvenöse Venenkatheter.**
- Täglich wird die **Gesamtzufuhr an Flüssigkeit und Nährstoffen,** die das Kind benötigt, bezogen auf sein Gewicht neu berechnet. Eine Bilanzierung von Ein- und Ausfuhr ist dafür wichtig. Je nach Verdauungsleistung wird die enterale Zufuhr angepasst. Diese sollte nach Möglichkeit täglich erhöht werden. Die fehlende Menge zum Gesamtbedarf wird parenteral ausgeglichen. Dieses Vorgehen wird so lange fortgeführt, bis das Kind enteral die gesamte Nahrungsmenge aufnehmen und verdauen kann. Dieser Zeitraum beträgt erfahrungsgemäß ca. 7–14 Tage.
- **Blutzuckerregulation:** In → 3.7.5 wurden die notwendigen Maßnahmen zur Kontrolle und Stabilisierung des Blutzuckers aufgezeigt. Bei einem Frühgeborenen ist die Überwachung umso wichtiger, da durch die Unreife des kindlichen Stoffwechsels insgesamt das Risiko für eine Entgleisung des Blutzuckers mit sowohl zu hohen als auch zu niedrigen Blutzuckerwerten hoch ist. Zusätzlich tragen die unreife Leberfunktion und die mangelhaften Glykogenreserven bei längeren Nahrungspausen bzw. nicht ausreichende Kohlehydratzufuhr zur Entstehung eines niedrigen Blutzuckers bei. Die Hypoglykämie hat einen besonderen Stellenwert, da ein ausreichender Blutzuckerwert eng mit einer störungsfreien Gehirnentwicklung zusammenhängt.

Behandlungsstrategie

Angestrebt werden bei einem Frühgeborenen Blutzuckerwerte zwischen 50–150 mg/dl, ohne dass diese Richtwerte durch Studien belegt sind [28}.

Um stabile Blutzuckerwerte zu erreichen, wird das Kind baldmöglichst nach der Geburt mit Nahrung bzw. einer Infusionstherapie versorgt, da ein Frühgeborenes zunächst nicht ausreichend gestillt werden kann. Der Blutzucker wird bei Frühgeborenen ohne Infusionstherapie 2 Std. nach der Geburt kontrolliert, mit Infusionstherapie bei der nächsten Blutentnahme. Bei Werten < 50 mg/dl wird die intravenöse Glukosezufuhr erhöht, bei zu hohen Werten die Zufuhr angepasst und mögliche Ursachen wie Stress durch Infektion oder Hirnblutung ausgeschlossen.

Bei tiefen, anhaltenden und rezidivierenden Hypoglykämien unter 50 mg/dl kann das Kind apathisch und zittrig sein. Das Risiko für Krämpfe und Apnoen erhöht sich. Als Folgeschaden kann ein Entwicklungsrückstand drohen.

SPICKZETTEL

Verdauungsfördernde Maßnahmen

In der Regel wird am 1. Lebenstag mit einer vorsichtigen oralen Nahrungsverabreichung begonnen. Die meisten sehr kleinen Frühgeborenen brauchen eine Magensonde für die Nahrungszufuhr, deren korrekte Lage vor jeder Mahlzeit zu kontrollieren ist. Es können auch aufgrund der Unreife der Verdauungsorgane funktionelle Darmtransportstörungen auftreten. Spezifische verdauungsfördernde Maßnahmen, z. B. das Anbieten eines Wattestäbchens oder Schnullers mit Muttermilch beträufelt, unterstützen die Funktionsfähigkeit des Verdauungssystems. Frühzeitig sollen Anlegeversuche geplant werden. Das Anreichern der Muttermilch mit Frauensupplement und eine intravenöse Flüssigkeits- und Nährstoffzufuhr sorgen für eine adäquate Energie-, Flüssigkeits- und Nährstoffzufuhr.

Nekrotisierende Enterokolitis

DEFINITION

Nekrotisierende Enterokolitis (NEK): schwere akute Entzündungsreaktion des Gastrointestinaltrakts, die den gesamten Darm oder einzelne Darmbezirke betreffen kann. Folgen sind Darmwandschädigungen und Nekrosen bis hin zur Perforation des Darms.

Krankheitsentstehung

Eine NEK ist kein isoliertes Darmproblem, sondern eine septische Erkrankung mit besonderem Befall des Darms. Die Erkrankung kann sehr ernste Auswirkungen auf das Kind haben.

0,1–0,3 % aller Neugeborenen sind von dieser schweren Komplikation betroffen. Überwiegend sind es Frühgeborene < 28. SSW/< 1.000 g. In Deutschland wurde in den Jahren 2002–2006 bei 3,4 % der Kinder mit einem Geburtsgewicht < 1.500 g eine NEK festgestellt [29, 30]. Seltener können reife oder untergewichtige Neugeborene betroffen sein. Überwiegend tritt eine NEK ab dem 4./5. postnatalen Lebenstag bis zur 2. Lebenswoche auf. Bei extremen Frühgeborenen kann es auch noch nach 4–8 Wochen zu einer NEK kommen.

Ursache

Die auslösende Ursache für eine NEK ist unbekannt, die folgenden Risikofaktoren stehen im Verdacht, die Entstehung einer NEK zu begünstigen:

- **Darmunreife,** die vermutlich dazu beiträgt, dass sich das Kind schlecht gegenüber pathogenen Keimen schützen kann.
- Intestinale **Ischämie oder Hypoxie** unterschiedlicher Genese, auch durch Asphyxie, einen weiterbestehenden offenen Ductus arteriosus Botalli oder intensivmedizinische Maßnahmen wie z. B. Nabelkatheter begünstigt.
- **Anatomische Transportstörung** wie Mekoniumpfropf, intestinale Stenosen oder Darmatresie, Megakolon, Morbus Hirschsprung oder paralytischer Ileus.
- **Ernährung mit Formulanahrung.** Frühgeborene mit Versorgung mit Muttermilch haben ein 6-fach geringeres Risiko eine NEK zu entwickeln als formulaernährte Frühgeborene [31].
- **Weitere vermutete Faktoren:**
  - Hohe Osmolarität von Nahrung oder Medikamenten
  - Zu früher oder zu später Beginn oder zu rasche Steigerung der oralen Ernährung
  - Intrauterine Wachstumsretardierung.

Symptome

Die Symptome können sich schleichend über Tage oder perakut innerhalb weniger Stunden entwickeln. Es können beobachtet werden:

- Plötzliche Nahrungsunverträglichkeit mit zunehmenden Magenresten oder Erbrechen. Magenreste können grün (intestinale Stase) oder blutig sein
- Geblähtes und ausladendes Abdomen mit nachlassender bzw. fehlender Peristaltik und in fortgeschrittenem Stadium Rötung des Abdomens
- Druckschmerzhaftes (druckdolentes) Abdomen, Ileus oder blutig-schleimige Stühle
- Zunehmende Bradykardien und Apnoen
- Instabilität der Körpertemperatur, kühle Extremitäten
- Septisches Krankheitsbild mit Blässe und Kreislaufinstabilität
- Unruhe und Schmerzen; später Apathie.

Trotz Behandlung kann es zu einer Darmperforation kommen. Der Gesundheitszustand kann sich unter konservativer Behandlung jedoch auch bessern oder vollständig normalisieren.

Nach Bell et al. [32] werden die NEK-Stadien unterteilt in:

- **Stadium IA:** V. a. NEK mit erhöhten Entzündungszeichen, ausladendem Abdomen, okkultem rektalen Blut (nur mit einem Hämoccult-Test nachweisbar), bis auf einen leicht erweiterten (distendierten) Darm keine Auffälligkeiten im Röntgenbild
- **Stadium IB:** Symptome wie Stadium IA einschließlich blutigem Stuhl
- **Stadium IIA:** NEK bei noch mäßig krankem Kind mit hohen Entzündungszeichen, das Abdomen ist druckschmerzhaft und aufgetrieben, im Röntgenbild und bei der Sonografie zeigen sich Gasbläschen in der Darmwand (**Pneumatosis intestinalis**)
- **Stadium IIB:** Abdomen ist prall aufgebläht und druckdolent, es besteht blutiger Stuhl oder Ileus, in der Sonografie und im Röntgenbild lassen sich eine **Pneumatosis intestinalis** sowie Gasbläschen im Pfortadersystem und überdehnte Darmschlingen (→ Abb. 4.18) erkennen, häufig Notwendigkeit einer Intubation
- **Stadium IIIA:** massiv überblähtes Abdomen mit Flankenrötung, Kreislaufinsuffizienz, Ödemen und Multiorganversagen
- **Stadium IIIB:** Symptome wie Stadium IIIB und Darmperforation.

Diagnostik

Zur Bestätigung oder zum Ausschluss des Verdachts werden folgende diagnostische Maßnahmen durchgeführt:

- Blutentnahme zur Überprüfung der Infektparameter, z. B. C-reaktives Protein (CrP), Interleukin (IL) 6 und Procalcitonin
- Blutbild, Blutkultur und Gerinnungsfaktoren
- Blutgasanalyse mit Laktatbestimmung
- Stuhluntersuchung auf pathogene Keime

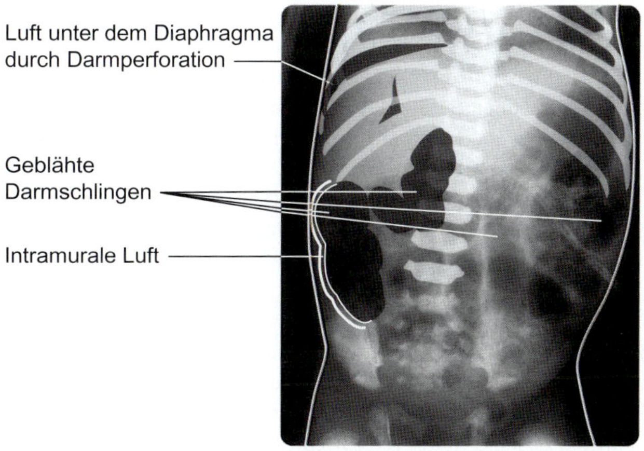

Abb. 4.18 Auffälliger Abdomenbefund bei einer NEK Stadium II B [E331–002]

- Sonografie und Abdomenröntgen. Bei Verdacht auf eine Darmperforation erfolgt auch ein Röntgen in Linksseitenlage mit im Rücken aufgestellter Röntgenplatte, um freie Luft im Abdomen nachweisen zu können
- Zusätzlich wird ein kinderchirurgisches Konsil begleitend zur pädiatrischen Verlaufskontrolle durchgeführt.

Behandlungsstrategien

Bei Verdacht auf eine oder bei gesicherter NEK wird zur Ruhigstellung des Darms die Nahrung abgesetzt und eine Magenablaufsonde gelegt, um über die **Nahrungskarenz** den Darm zu entlasten.

Sofort nach der Durchführung von Abstrichen und der Blutentnahme wird eine gezielte **intravenöse antibiotische Behandlung** begonnen. Diese Antibiotika wirken gegen das erwartete Keimspektrum. Eventuell muss nach der Identifizierung der Erreger ein Wechsel der Medikation erfolgen.

Eine frühzeitige **endotracheale Intubation** dient der Sicherung der Atemwege, der Vermeidung einer zusätzlichen Abdomenüberblähung sowie der Behandlung möglicher Apnoen und Bradykardien. Je nach Allgemeinzustand des Kindes kann eine Kreislaufstabilisierung mit isotonen Flüssigkeiten, z. B. Kochsalzlösung, notwendig sein. Reicht dies nicht zur Stabilisierung aus, erfolgt eine Katecholamintherapie, bei Anämie eine Bluttransfusion.

Eine drohende oder eingetretene Darmperforation kann rasch lebensbedrohlich für das Kind werden. Sollte das Kind auf eine konservative Therapie nicht ansprechen, muss rechtzeitig eine **kinderchirurgische Versorgung** angestrebt werden. Hierbei erfolgt zunächst die Anlage eines Enterostomas, je nach Lage der NEK ein Ileo- oder Colostoma, damit der Stuhl die entzündeten Darmabschnitte nicht weiter reizt, sondern ausgeleitet werden kann. Zunächst wird möglichst kein Darm entnommen. Nach konservativer Behandlung kann eine Zweitoperation nötig werden, in der nur eindeutig nekrotischer und avitaler Darm entnommen wird. Dies erfolgt mit dem Ziel, ein Kurzdarmsyndrom zu vermeiden, auch unter Inkaufnahme des erneuten Eingriffs.

Hat sich der entzündliche Prozess unter konservativer oder operativer Therapie normalisiert, erfolgt ein sehr vorsichtiger Nahrungsaufbau mit sehr langsamer Steigerung der oralen Menge. Mehrfach täglich sind Inspektion und Palpation des Bauchs und Beobachtung der Stuhlpassage notwendig. Die Rückverlagerung des Enterostomas und Wiederherstellung der Kontinuität des Darms erfolgt üblicherweise rund 3–4 Monate später.

Komplikationen und Prognose

Als Spätfolgen einer NEK können auch bei konservativem Management **Malabsorptionen** oder **Darmwandstrikturen** auftreten, in manchen Fällen reagiert die Darmschleimhaut überempfindlich. War die Anlage eines hohen Ileostomas notwendig oder musste die Hälfte des Dünndarms reseziert werden, kann sich ein **Kurzdarmsyndrom** mit Gefahr der unzureichenden Aufnahme von Nährstoffen, Vitaminen, Mineralien und Spurenelementen entwickeln. Langfristig drohen mangelndes Gedeihen und Minderwuchs. Das Krankheitsbild der NEK ist ernst. Die Letalität der schweren NEK beträgt bis zu 30 % [29].

Pflege

Die pflegerische Versorgung erfolgt situationsbezogen nach den Kriterien des Optimal Handlings. Die Kinder sind sehr krank und damit auch sehr ressourcenarm. Eine Überforderung oder Stress kann den kindlichen Zustand weiter verschlechtert.

Die Eltern sollten dennoch in die Pflege so weit wie möglich einbezogen und die gesamte Situation der Familie empathisch begleitet werden.

Die notwendige Therapie, z. B. die Antibiotika, ist von den Pflegefachpersonen zeitentsprechend zu verabreichen. Die anderen Maßnahmen richten sich nach dem Zustand des Kindes, z. B. bedarfsgerechtes endotracheales Absaugen bei invasiver Beatmung und Bilanzierung.

Falls klinische Veränderungen auftreten, muss das ärztliche Personal direkt informiert werden und es muss eine Re-Evaluation des Prozedere stattfinden.

SPICKZETTEL

Nekrotisierende Enterokolitis (NEK)

Die **N**ekrotisierende **E**tero**k**olitis (**NEK**) manifestiert sich am Darm und entwickelt sich bevorzugt am 4./5. postnatalen Lebenstag bis zur 2. Lebenswoche. Bei extrem unreif Geborenen kann sie auch noch nach 4–8 Wochen auftreten. Die Symptomatik – plötzliche Nahrungsunverträglichkeit mit Erbrechen, geblähtes Abdomen, zunehmende Bradykardie, Druckschmerz, Ileus oder blutige Stühle, septisches Krankheitsbild – kann sich innerhalb von wenigen Stunden oder Tagen steigern und trotz Behandlung mit einer Perforation des Darms einhergehen oder sich unter konservativer Behandlung bessern. Der Gesundheitszustand kann sich auch vollständig normalisieren. Die konservative Therapie besteht v. a. in Nahrungskarenz und intravenöser antibiotischer Behandlung.

Die betroffenen Kinder sind ernstzunehmend krank und vital bedroht.

Pflege: Die Pflege erfolgt situations- und patientenbezogen nach den Kriterien des Optimal Handlings. Die Eltern sollten nach Möglichkeit in die Versorgung mit einbezogen werden.

Fokale intestinale Perforation (FIP) bzw. Spontaneous intestinal Perforation (SIP)

DEFINITION

Beim Vorliegen einer **Fokalen Intestinale Perforation (FIP) bzw. Spontaneous Intestinal Perforation (SIP)** wird operativ eine umschriebene, fokale, wie ausgestanzt wirkende Darmperforation gefunden, die gedeckt oder offen vorliegen kann. Sie befindet sich meist im Dünndarmbereich, mit fehlenden oder diskreten Hinweisen auf eine Darmentzündung. Es liegt keine NEK vor, des bestehen kaum entzündliche Begleitbefunde.

Krankheitsentstehung

Zugrunde liegt eine hypoxisch-ischämische Darmschädigung unklarer Genese, auf deren Boden sich eine Perforation entwickelt. Die Häufigkeit liegt im niedrigen einstelligen Prozentbereich bei Kindern unter 1000 g. Auffällig ist das Auftreten bei Kindern mit Untergewicht [33]. Das Auftreten einer FIP erfolgt früher als eine NEK, nämlich bereits in der ersten Lebenswoche.

Ursachen

Eine schlechte Darmperfusion, die in eine Perforation der Darmwand mündet, kann sich aufgrund einer Infektion, Sepsis oder einer NEK entwickeln. Sie wird begünstigt durch extreme Unreife und extremes Untergewicht, aber auch durch Nabelgefäßkatheter sowie massive Darmwandüberdehnung (Darmdistension) beispielsweise beim Mekoniumpfropf, Mekoniumileus oder angeborenen Stenosen. Verschiedene Medikamente wie Indomethacin®, hochdosierte Katecholamine und Dexamethason in den ersten Lebenstagen begünstigen ebenfalls die Entwicklung einer FIP [29, 34].

Differenzialdiagnose

Differenzialdiagnostisch sind folgende Erkrankungen abzugrenzen:

- NEK
- Akutes, septisches Abdomen
- Peritonitis
- Unreifebedingte Darmtransportstörungen
- Meteorismus
- Mekoniumpfropf/Mekoniumileus
- Anatomische und pathologische Verengungen, z. B. Morbus Hirschsprung, Volvulus, paralytischer Ileus, Enteritis.

Symptome

Da die Perforation bei einer FIP nicht selten zunächst gedeckt verläuft, berichten die Pflegefachpersonen, dass das Kind ohne fassbaren Grund „krank aussieht". Es fällt auf, dass das Kind z. B. beim Wickeln, im Bereich des Bauches berührungsempfindlich ist. Es zeigt Bradykardie beim Umlagern. Das Kind fällt mit schwer einzuordnenden Unruhezuständen und Schmerzen auf.

Die Nahrung wird schlecht vertragen. Es bestehen anhaltend grünliche Magenreste und fehlender Stuhlabgang. Häufig liegen sepsisähnliche Symptome vor, die sich schleichend über viele Tage entwickeln können.

Untersuchungsbefund

Das Abdomen fühlt sich meist prall-elastisch, „gummiartig" an ohne deutliche Peritonitis. Beim Auskultieren sind wenige oder fehlende Darmgeräusche bemerkbar.

Im Verlauf zeigt sich eine grünliche Verfärbung des Abdomens, besonders der Flanken und Leisten.

Diagnostik

Im Labor finden sich Infektionshinweise wie Leukozytose, Thrombopenie und Linksverschiebung, CRP-Erhöhung und positiver Nachweis von okkultem oder sichtbarem Blut, wenn Stuhl abgesetzt wird. Es wird ein Röntgen vom Abdomen von vorne nach hinten (anterior-posterior, a. p.) und seitlich sowie eine Sonografie des Abdomens durchgeführt.

Behandlungsstrategien

„Dran denken ist alles."

Das Absetzen jeglicher oraler Zufuhr und Medikation ist als erster Therapieschritt angezeigt. Bei Bedarf erfolgt die Sicherung der Atemwege durch Intubation und Beatmung. Eine Therapie mit Breitbandantibiotika und Analgetika erfolgt. Für die Durchführung der parenteralen Ernährung wird ein zentraler Katheter gelegt. Der Blutdruck wird engmaschig bzw. kontinuierlich überwacht, um eine stabile Kreislaufsituation zu gewährleisten.

Ein kinderchirurgisches Konsil ist dringend in die Wege zu leiten, denn eine zeitnahe Laparatomie mit Anlage eines Stomas ist angezeigt.

Pflege

Ein kontinuierliches, engmaschig dokumentiertes Monitoring der Vitalparameter ist durchzuführen sowie eine Flüssigkeitsbilanzierung. Die Magensonde wird so gelagert, dass vorhandene Magenreste in ein Behältnis, z. B. einen Beutel, ablaufen können. Dieser Magenrest wird auf Menge, Aussehen und Beimengungen beurteilt.

Die Schmerzen des Kindes werden mittels eines passenden Schmerzscores erfasst, dokumentiert und die angeordnete, bedarfsgerechte Analgesie verabreicht.

Eine intensive Beobachtung der vorliegenden Symptome ist angezeigt. Während der Pflegemaßnahmen ist Optimal Handling und Vorsicht geboten, um beispielsweise beim Umlagern das Kind nicht weiter zu belasten. Daher sollte besonders Mikrolagerung vorgenommen werden. Außerdem ist es möglich, dass sich bei der Durchführung der Maßnahmen die „Deckelung" der Perforation lösen und eine akute Notfallsituation eintreten kann.

Die notwendigen medizinischen und pflegerischen Maßnahmen sind zu bündeln.

Prognose

Die Mortalität liegt wahrscheinlich etwas niedriger als die der NEC. Das Risiko für eine ungünstige neurologische Entwicklung ist erhöht [29].

SPICKZETTEL

Fokale intestinale Perforation (FIP) bzw. Spontaneous intestinal Perforation (SIP)

Die **F**okale **i**ntestinale **P**erforation (**FIP**) bzw. **S**pontaneous **i**ntestinal **P**erforation (**SIP**) ist eine umschriebene, fokale, wie ausgestanzt wirkende Darmperforation. Sie tritt vermehrt bei Kindern mit Untergewicht auf und entsteht früher als die NEK in der ersten Lebenswoche. Die Symptome zeigen sich zunächst unspezifisch, mit Nahrungsunverträglichkeit, einem prall elastischen, berührungsempfindlichen Abdomen und einer instabilen Kreislaufsituation. Daher muss an Differentialdiagnosen gedacht werden.

Die Diagnosestellung erfolgt durch Labordiagnostik, Röntgen und Sonografie. Die Bestätigung erfolgt erst bei der operativen Laparotomie mit Sichtung der Stelle. Eventuell ist eine Stomanlage erforderlich.

Als Therapie erfolgt eine Nahrungskarenz mit parenteraler Ernährung über zentralen Katheter. Ein Breitbandantibiotikum und bedarfsorientierte Analgesie werden verabreicht. Häufig erfolgt eine Sicherung der Atemwege durch Intubation und Beatmung.

Pflege: Eine gute Koordination der pflegerischen und medizinischen Maßnahmen ist erforderlich, um eine Stressverringerung zu gewährleisten, da u. U. sonst z. B. beim Umlagern eine mögliche „Deckelung" der Perforation gelöst und eine akute Notfallsituation provoziert werden kann.

Neben der pflegerischen Versorgung eines intubierten Kindes werden die Vitalparameter engmaschig mittels Basismonitoring überwacht. Die Blutdruckkontrolle kann evtl. kontinuierlich erfolgen.

Die Magensonde liegt auf Ablauf, der Magenrest wird auf Aussehen, Menge und Beimengungen kontrolliert.

Die verordneten Medikamente werden korrekt verabreicht und die Schmerzsituation mittels entsprechendem Assessment erfasst und dokumentiert.

4.2.5 Nieren- und Blasenfunktion

DEFINITION

Anurie: fehlende Urinausscheidung

Oligurie: verminderte Urinausscheidung, < 1 ml/kg Körpergewicht/Stunde

Polyurie: vermehrte Urinausscheidung, > 5 ml/kg Körpergewicht/Stunde

Die in → 3.4.4 beschriebenen physiologischen Vorgänge der Nieren- und Blasenfunktion gelten auch bei den Frühgeborenen.

Krankheitsentstehung

Auch bei der Nieren- und der Blasenfunktion ist es die **Unreife,** die zu Störungen führen kann und eine genaue Beobachtung notwendig macht. Die **eingeschränkte Funktion der Niere** macht sich z. B. durch

Oligurie und Störungen im Elektrolythaushalt bemerkbar. Ein niedriger Blutdruck und eine unzureichende Flüssigkeitszufuhr können zu einem pränatalen Nierenversagen führen. Es kann auch eine mangelhafte Blasenentleerung vorliegen. In diesem Fall wird der Urin produziert, kann jedoch nicht durch den Miktionsvorgang abgegeben werden und es entsteht ein Blasenhochstand. Eine Ursache hierfür kann z. B. die analgetische Therapie mit Opiaten sein oder in seltenen Fällen eine Enge im Blasenausgang, besonders bei Jungen.

Symptome

- Mangelhafte Urinproduktion, messbar an einer geringen Urinausscheidung
- Ödeme, sichtbar besonders Lid-, Hand- und Fußrückenödeme, problematisch ist das Lungenödem
- Niedrige Natriumwerte im Blutserum bei Ödemen
- Hohe Natriumwerte bei durch Flüssigkeitsmangel bedingter unzureichender Urinproduktion
- Hohe Kaliumwerte
- Erhöhte Kreatininwerte
- Verminderte Fähigkeit zum Azidoseausgleich, erkennbar über die Blutgasanalyse.

Pflege und Überwachung

Bei **Frühgeborenen** werden i. d. R. sowohl die Einfuhr als auch die Ausfuhr des Kindes kontrolliert. Mindestens alle 24 Std. wird eine Flüssigkeits- und Diureseberechnung durchgeführt. Bei **unreifen oder instabilen Frühgeborenen** reicht dieses Vorgehen nicht aus, sodass je nach Anordnung eine 6- oder 12-stündliche Bilanzierung vorgenommen wird.

- Die **Einfuhrkontrolle** bezieht sich auf alle zugeführten Flüssigkeiten, z. B. Nahrung, Infusionstherapie, orale und intravenös verabreichte Medikamente, aber auch auf Spülflüssigkeiten bei einer Darm- oder Arterienspülung.
- Zur **Ausfuhrkontrolle** zählen alle vom Körper abgegebenen Flüssigkeiten, z. B. Urin, der vom Stuhl häufig nicht zu trennen ist, aber auch das entnommene Volumen einer Blutentnahme, die Menge, die das Kind erbrochen hat, Sekrete über einer Drainage oder die verworfenen Magenreste.

Windeln oder Unterlagen werden vor und nach ihrer Benutzung gewogen, um die Ausscheidung zu ermitteln. Bei einer Blasenentleerungsstörung wird zur genaueren Überwachung ggf. ein **Blasenkatheter** gelegt.

Regelmäßige **Blutdruckkontrollen** sind erforderlich, in vielen Fällen sogar eine kontinuierliche Blutdruckmessung. Diese erfolgen entweder über einen peripheren Arterienkatheter oder über einen zentralen Nabelarterienkatheter.

Zu den Urinuntersuchungen gehören die Kalzium- und Phosphatausscheidung, das spezifische Gewicht, die Untersuchung auf Leukozyten/Erythrozyten im Urin und ggf. eine mikrobiologische Urinkultur.

Ebenso sind **Blutabnahmen** wegen einer drohenden Elektrolytentgleisung mit Hyperkaliämie oder Hyponatriämie inkl. Blutgasanalysen zur Kontrolle notwendig. Bei Elektrolytschwankungen muss der Ausgleich zeitnah erfolgen.

Behandlungsstrategien

Wird anhand der Blutdruckkontrolle ein erniedrigter Blutdruck und anhand der Ausscheidungsüberprüfung eine verminderte Urinausscheidung festgestellt, wird zunächst vorsichtig Flüssigkeit (z. B. NaCl 0,9 %) intravenös verabreicht. Dies verbessert die Kreislaufsituation und gibt den Hinweis, ob ein Nierenversagen prärenal bedingt ist, also durch Volumenmangel.

Medikamentös können Diuretika zum Einsatz kommen, z. B. Hydrochlorothiazid oder Furosemid. Auch Theophyllin hat eine diuretische Wirkung. Dabei muss immer die Wirkung der Diuretika auf den Elektrolythaushalt des Kindes mit bedacht werden.

SPICKZETTEL

Nierenfunktion

Die Harnausscheidung beim Frühgeborenen ist gekennzeichnet durch eine geringe Filtrations- bzw. Konzentrationsleistung und es besteht Ödemneigung. Es ist wichtig, neben der Ausscheidungsmenge die Natrium- und Kaliumwerte im Blut, z. B. anhand der Blutgasanalyse, sowie die Entwicklung von Ödemen zu beobachten. Über eine periphere bzw. invasive Blutdruckkontrolle kann eine arterielle Hypotonie erfasst werden.

Pflege: Die Pflege beinhaltet im Hinblick auf die Nierenfunktion viele Aspekte der Überwachung, z. B. die Ein- und Ausfuhrkontrolle mit anschließender Bilanzierung und Blutdruckkontrollen. Bei einem liegenden Blasenkatheter muss dieser hygienisch versorgt werden.

4.2.6 Sinnesorgane Augen, Ohren und Haut

Die Funktionsfähigkeit der Sinnesorgane Auge, Ohr und Haut ist für den Menschen sehr wichtig, da mit deren Hilfe der Kontakt zur Umwelt hergestellt werden kann.

Frühgeborenenretinopathie (Retinopathia praematurorum)

DEFINITION

Retinopathia praematurorum (Frühgeborenenretinopathie): Netzhautschädigung bei Frühgeborenen. Ursache ist eine gestörte Blutgefäßentwicklung der Retina aufgrund der Unreife des Frühgeborenen im Zusammenhang mit verabreichtem Sauerstoff.

Das Neugeborene kann am Beginn seines Lebens wahrscheinlich den Kontrast hell-dunkel unterscheiden sowie Konturen innerhalb von 30 cm. Das weitere Sehen differenziert sich im Lauf der nächsten Monate. Bei einem Frühgeborenen ist nicht nur das Sehvermögen eingeschränkt. In sehr frühen Gestationswochen von weniger als 25–26 SSW. sind die Augenlider noch verklebt, „fusioniert", ab ca. 26–27 SSW. können sie geöffnet werden. Der Lichteinfall ist extrem unangenehm für das Frühgeborene und die Eindrücke, die über das Auge aufgenommen werden, können weder verarbeitet noch sinnvoll zugeordnet werden. Die Strukturen des Auges, besonders die Netzhaut, sind anfällig für Störungen. Ein Beispiel dafür ist das Auftreten der **Frühgeborenenretinopathie, Retinopathia praematurorum (RPP)** oder **Retinopathy of prematurity (ROP).**

Bis zu 30 % der Frühgeborenen < 1.500 g haben ein erhöhtes Risiko für die Entwicklung einer Seheinschränkung. Neben der Unreife der Netzhaut zum Zeitpunkt der zu frühen Geburt gibt es weitere Risikofaktoren für die Entstehung einer Retinopathie:

- Niedriges Geburtsgewicht, niedrige SSW
- Unkontrollierte und zu hohe Sauerstoffzufuhr
- Wechsel von Hypoxie und Hyperoxie
- Mangelhafte postnatale Gewichtszunahme
- Narkosen
- Ernährung mit Formulanahrung statt Muttermilch
- Sepsis und systemische Pilzinfektionen
- Parenterale Ernährung ohne mehrfach ungesättigte Fettsäuren
- Hämodynamische Belastung

- Genetische Disposition
- Faktoren unklarer Genese. [35]

Krankheitsentstehung

Zum Zeitpunkt der Frühgeburt ist die Netzhaut unvollständig vaskularisiert, also noch nicht ausreichend mit Blutgefäßen versorgt. Der Endothelwachstumsfaktor (**Vascular Endothelial Growth Factor, VEGF**) ist das Signalmolekül, das zum einen an der Neubildung (**Vaskulogenese**), aber auch am Wachstum (**Angiogenese**) von Blutgefäßen beteiligt ist. Es spielt auch bei der Entstehung einer ROP eine große Rolle.

- **Phase 1:** Nach zu früher Geburt treten zunächst ein Wachstumsstopp der Gefäße und eine Gefäßverödung durch die extrauterine Hyperoxie auf.
- **Phase 2:** Nach wenigen Wochen kommt es zur Hochregulation des VEGF mit überschießender Gefäßneubildung. Die gebildeten Kapillaren sind geschlängelt und von minderer Qualität, es kommt zu unphysiologischen Verbindungen zwischen den Gefäßen (Shunts) und zu Veränderungen der Netzhaut (Leistenbildung).

Nach Netzhautblutungen entwickeln sich Bindegewebswucherungen oder Narben. Spätfolge kann eine mehr oder weniger schwere Sehminderung (Visusverlust), Kurzsichtigkeit oder Schielen sein. In extremen Fällen droht Erblindung des betroffenen Auges. Eine augenärztliche Einteilung der ROP in 5 Stadien mit Untergruppen je nach Netzhautbefund ist üblich.

In ➔ Tab. 4.4 sind die fünf Stadien der Frühgeborenenretinopathie aufgelistet.

➔ Abb. 4.19 zeigt die fünf Stadien der Frühgeborenenretinopathie.

Prognose

Der Verlauf der ROP variiert zwischen **spontanem Ausheilen** bis hin zur Narbenbildung. Nur im Extremfall kann es zur Netzhautablösung mit Blindheit kommen. Der Höhepunkt der Erkrankung ist etwa im korrigierten Alter von 34–36 SSW erreicht. Spätestens im korrigierten Alter von 40 SSW ist die Diagnose zu stellen.

Die Häufigkeit einer schweren Retinopathie der Stadien 3–5 liegt bei den Patientinnen < 28 SSW bei ca. 14 %. Bei den Patientinnen, die zwischen 29. und 31. SSW geboren wurden, bei rund 4 %. Das Risiko für Blindheit liegt in der Hochrisikogruppe < 1 % [37].

Tab. 4.4 Stadieneinteilung der Frühgeborenenretinopathie (ROP) gemäß Internationaler Klassifikation (ICROP) [17, 35, 36] [H163-002]

Stadium	Befund
Stadium 1	Demarkationslinie
Stadium 2	Prominente Leiste (über Netzhautebene hinausreichend)
Stadium 3	Prominente Leiste und extraretinale (außer der Netzhaut) Gefäße wachsen in den Glaskörper, fibrovaskuläre Proliferationen (das Bindegewebe und Blutgefäße betreffend)
Stadium 4a	Partielle Netzhautablösung ohne Makulabeteiligung (Makula = „gelber Fleck", Bereich des schärfsten Sehens)
Stadium 4b	Partielle Netzhautablösung mit Makulabeteiligung
Stadium 5	Vollständige Netzhautablösung

Therapie und Prophylaxe

Bei der Versorgung der frühgeborenen Kinder sind die **kontinuierliche Überwachung der Sauerstoffsättigung** und die **regelmäßige Durchführung von Blutgasanalysen** unabdingbar. Nur dadurch können zu hohe Sauerstoffsättigungen/-spitzen erkannt und reguliert werden.

Die Therapie einer fortgeschrittenen Retinopathie kann mittels retinaler **Laserkoagulationstherapie** oder intravitrealer Anti-VEGF-Therapie erfolgen. Nachteil der Laserkoagulationstherapie ist die damit verbundene punktförmige Vernarbung von noch funktionsfähigen Netzhautarealen. In den letzten Jahren hat sich eine Therapie mit dem **Antikörper** Bevacizumab (Avastin®) bzw. Ranibizumab (Lucentis®) durchgesetzt, der die Wirkung des VEGF hemmt. Bei der Behandlung wird eine **intravitreale Injektion,** also eine Verabreichung in den Glaskörper des Auges vorgenommen, damit das Medikament direkt am Ort des Geschehens wirken kann.

In der BEAT-ROP-Studie aus dem Jahr 2011 wurden Laser- und Antikörpertherapie hinsichtlich ihrer Rezidivrate untersucht. Es zeigte sich, dass nach der Injektionstherapie weniger Rezidive auftraten, nämlich 6 %, im Gegensatz zur Lasertherapie, bei der die Rezidivrate 42 % betrug [38]. Das Verfahren wird bislang noch nicht flächendeckend angewendet. Meistens wird es bisher noch in klinischen Studien eingesetzt, zeigt aber gute Erfolge.

Augenhintergrunduntersuchungen

Ein augenärztliches ROP-Screening wird bei allen Frühgeborenen mit einem Gestationsalter unter 32 SSW (bei nicht sicher bekanntem Gestationsalter ≤ 1.500 g Geburtsgewicht) sowie bei Frühgeborenen zwischen 32 und 36 SSW durchgeführt, wenn mehr als 5 Tage postnatal Sauerstoff gegeben wurde.

Die erste Untersuchung findet zwischen dem 36.–42. Lebenstag statt, nicht jedoch vor einem korrigierten Alter von 31 Wochen. Zeitpunkt und Häufigkeit der Folgeuntersuchungen richten sich nach dem Befund des Augenhintergrunds (etwa alle 1–2 Wochen bis zur völligen Vaskularisierung) [39].

SPICKZETTEL

Frühgeborenenretinopathie

Bei bis zu 30 % der Frühgeborenen (< 1.500 g) besteht das Risiko, eine Frühgeborenenretinopathie zu entwickeln. Die unreife Netzhaut wird dabei durch den Einfluss von Sauerstoff mit überschießend aussprießenden Gefäßen durchzogen. In vielen Fällen heilt sie spontan aus, oft kommt es zur Narbenbildung mit einer mehr oder weniger schweren Sehminderung, Kurzsichtigkeit oder Schielen. Selten entwickelt sich eine Netzhautablösung mit der Gefahr einer Erblindung. Eine Laserkoagulationstherapie wird zum jetzigen Zeitpunkt überwiegend durchgeführt. Eine Antikörper-Injektion in den Glaskörper ist in der Erprobung und zeigt gute Erfolge.

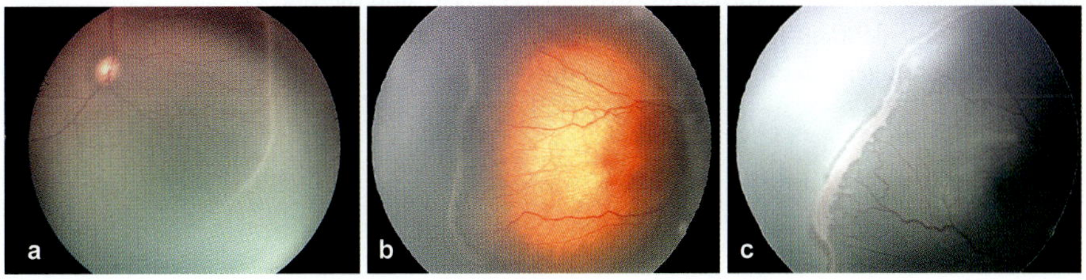

Abb. 4.19 Frühgeborenenretinopathie (ROP) [G802]
a) Frühgeborenen-Retinopathie Stadium 1 und 2.
b) Frühgeborenen-Retinopathie im Stadium 2 und 3.
c) Frühgeborenen-Retinopathie im Stadium 3.

Hörminderung

DEFINITION

Hörminderung: eine sensorineurale Hörstörung bis hin zum Hörverlust durch eine Schädigung des Innenohrs oder des Gehirns entwickelt sich bei ca. 10 % der Kinder < 1.500 g

Risikofaktoren für die Entstehung einer Hörstörung sind:
- Hypoxisch-ischämische Läsionen
- Hyperbilirubinämie
- Medikamente, z. B. Furosemid, Aminoglykoside (Gentamicin®), Vancomycin®
- Krampfanfälle
- Infektionen des ZNS, CMV-Infektionen
- Opiatentzug
- Fehlbildungen wie Lippen-Kiefer-Gaumenspalten, Gesichtsfehlbildung, Gehörgangsfehlbildung
- Familiäre Belastung.

Zur Prophylaxe sind folgende Maßnahmen geeignet:
- Vermeiden gehörschädigender (ototoxischer) Medikamente sowie Kontrollen des Medikamentenspiegels, um z. B. bei Gentamicin® und Vancomycin® zu hohe Konzentrationen zu vermeiden.
- Jedes Früh- und Neugeborene erhält vor seiner Entlassung ein Hörscreening (→ 3.2.1), um eine Störung rechtzeitig zu bemerken [12].
- Grundsätzlich muss beachtet werden, dass zu laute Geräusche zwar keine Hörschädigung hervorrufen, ein Kind jedoch erheblich stören und stressen. Deshalb ist das Ablegen von jeglichen Materialien oder sogar Geräten auf dem Inkubator strikt untersagt, denn dies kann eine Lautstärke von 90 dB und mehr im Inkubator erzeugen (entspricht einem Türknallen).

Hautläsionen, Dekubitusgefahr

Dekubitusgefahr: Die Haut ist das größte und schwerste menschliche Organ und schützt vor Hitze, Licht, Verletzungen und Infektionen, reguliert die Körpertemperatur, speichert Wasser und Fett, bildet Vitamin D und dient als Tastorgan. Die Haut Frühgeborener umfasst ca. 10–13 % seines Körpergewichts, beim Erwachsenen sind es nur ca. 3 % [40].

Grundsätzlich kommen Frühgeborene mit einer intakten Haut auf die Welt. Sie weist nur eine geringe Verhornung auf, ist sehr dünn und hat kaum Unterhautfettgewebe. Daher ist die Haut äußerst sensibel gegenüber externen Reizen und Manipulationen und sehr gefährdet, schon durch eine längere Lagerung auf einer bestimmten Körperstelle einen Dekubitus mit allen Folgen zu entwickeln. Diese Läsionen können Eintrittspforten für Bakterien oder Pilze sein.

Aufgrund der Unreife der Haut, der Gefäße und der fragilen Elektrolyt- und Proteinzusammensetzung des Bluts neigen Frühgeborene zu Wasserverlust, Ödemen und Hypothermie. Die Haut ist sehr verletzlich und es entstehen leicht **Druckstellen** oder **Einrisse,** über die Krankheitserreger eindringen können. Durch die dünne Haut schimmern die Blutgefäße, was das Hautkolorit dunkelrosig wirken lässt und die Fragilität der Haut deutlich macht. Im Abdomen können mekoniumgefüllte Darmschlingen oder die Leber dunkel durchscheinen.

Hautabschürfungen und Läsionen können bereits bei geringer mechanischer Manipulation auftreten. **Nekrosen** entstehen durch:
- Druck
- Durchblutungsstörungen
- Pflaster, EKG-Elektroden und Sauerstoffsättigungssensoren
- Desinfektionsmittel
- Transkutane Sonden
- Infusionslösungen, die in das Gewebe neben einem punktierten Gefäß laufen (Paravasat).

Grundsätzlich ist eine gute Hautbeobachtung und -pflege beim Frühgeborenen auch ohne das Vorliegen von Schädigungen notwendig. Zudem sind folgende **Pflegemaßnahmen** angezeigt:
- Als **Pflegemittel** wurden in mehreren Studien pharmazeutisch hergestellte Sonnenblumenöl- oder Lanolin-Olivenöl-Cremes für gut befunden [11, 12]. Bei derartigen Ölen muss darauf geachtet werden, dass sie ohne Belastungen von Schwermetallen oder Schmierölen sind.
- Elektroden dürfen nur vorsichtig entfernt werden, ein Wechsel erfolgt nur bei Bedarf, nicht standardisiert.
- Eine Verwendung von **Pflastern** ist kritisch zu hinterfragen und nach Möglichkeit zu vermeiden. Bei Fixierungsmaßnahmen muss sehr vorsichtig vorgegangen werden, da Hämatome oder Druckstellen entstehen können.
- Beim **Lagern** muss immer sehr genau kontrolliert werden, dass keine Stofffalten, Kabel oder z. B. Verschlüsse von Infusionsleitungen übersehen werden, welche die Haut schädigen können.
- **Desinfektionsmittel** können eine toxische Dermatitis erzeugen. Daher müssen sie gezielt angewandt und Sorge dafür getragen werden, dass keine Desinfektionsmittelreste auf der Haut des Kindes verbleiben. Zusätzlich sind die Hautstellen zu begrenzen, auf die ein Desinfektionsmittel aufgebracht wird und darauf zu achten, dass ggf. bei Nabeldesinfektion über Bauch und Rücken verteilte Desinfektionsmittel zu entfernen. Auf den neonatologischen Stationen werden häufig spezielle, auch zur Schleimhautdesinfektion geeignete Desinfektionsmittel (z. B. Octenidin – Dihydrochlorid 0,1 % ohne Phenoxyethanol) bei Frühgeborenen eingesetzt. Eine längere Einwirkzeit als alkoholische Desinfektionsmittel ist zu beachten und sie sind weniger toxisch, auch wenn oben erwähnte Vorsichtsmaßnahen einzuhalten sind.
- Ein routinemäßiges oder gar tägliches **Waschen** oder ein **Baden** ist bei Frühgeborenen nicht notwendig. Es ist sogar eher schädigend für die sensible Haut [40, 41].

SPICKZETTEL

Hautläsionen und Dekubitusgefahr

Aufgrund der Unreife von Haut und Gefäßen können sich beim Neugeborenen leicht Druckstellen oder Einrisse entwickeln, über die Krankheitserreger eindringen können. Zudem können Hautabschürfungen und Läsionen bei geringer mechanischer Manipulation auftreten.
Pflege: Deshalb sind bestimmte Pflegemaßnahmen vorsichtig durchzuführen und ein übermäßiges Waschen zu vermeiden. Hautpflege mit Sonnenblumen- bzw. Olivenölcremes und bei Bedarf angepasstes Umlagern sorgen für eine Druckentlastung.

5

PFLEGE BEI ATEMWEGS- UND LUNGEN-ERKRANKUNGEN

Gabriele Fley

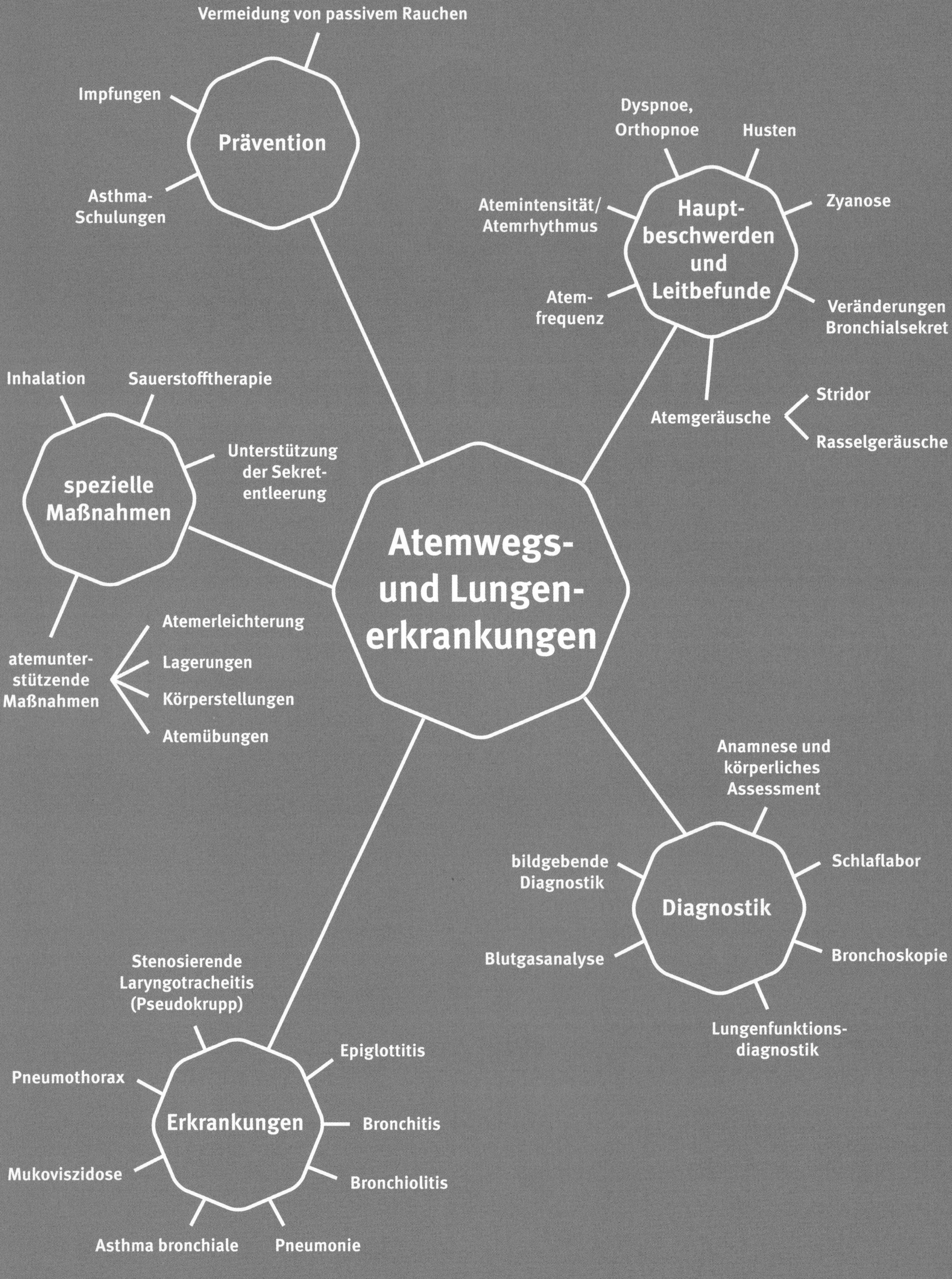

Atemwegs- und Lungenerkrankungen
Prävention
Vermeidung von passivem Rauchen
Impfungen
Asthma-Schulungen
Hauptbeschwerden und Leitbefunde
Dyspnoe, Orthopnoe
Husten
Zyanose
Atemintensität/ Atemrhythmus
Atemfrequenz
Veränderungen Bronchialsekret
Atemgeräusche
Stridor
Rasselgeräusche
spezielle Maßnahmen
Inhalation
Sauerstofftherapie
Unterstützung der Sekretentleerung
atemunterstützende Maßnahmen
Atemerleichterung
Lagerungen
Körperstellungen
Atemübungen
Diagnostik
Anamnese und körperliches Assessment
Schlaflabor
bildgebende Diagnostik
Blutgasanalyse
Bronchoskopie
Lungenfunktionsdiagnostik
Erkrankungen
Stenosierende Laryngotracheitis (Pseudokrupp)
Epiglottitis
Pneumothorax
Bronchitis
Mukoviszidose
Bronchiolitis
Asthma bronchiale
Pneumonie

Wussten Sie schon ...

Postnatale Adaption: Vor der Geburt ist die Lunge mit Flüssigkeit gefüllt, die von den Lungenzellen produziert wird. Während der Geburt wird die Flüssigkeit von speziellen Lungenzellen aufgenommen und durch den Geburtsvorgang ausgeschieden, sodass Platz für Luft und Sauerstoff ist.
Der initiale Schrei der Säuglinge hilft, die Lunge schnell mit Luft/Sauerstoff zu füllen.

Surfactant: Bestimmte Lungenzellen produzieren ab der 24. Schwangerschaftwoche Surfactant. Er benetzt die Lunge von innen und erleichtert den Gausaustausch (Sauerstoff ↔ Kohlendioxid) in den Lungen. Erst ab der 34. Schwangerschaftwoche ist dieser ausreichend vorhanden.

Nasenatmung: Säuglinge atmen v.a. durch die Nase, da der Kehlkopf noch so hoch angelegt ist, damit sie gleichzeitig atmen und schlucken können. Eine verlegte Nasenatmung kann daher zu Schwierigkeiten beim Trinken, zu Atemaussetzern und zur Sauerstoffunterversorgung führen.

Gasaustausch Fetus: Der Gausaustausch (von Sauerstoff und Kohlendioxid) erfolgt bei Ungeborenen über die Plazenta und bei Neugeborenen über die Lunge des Säuglings.

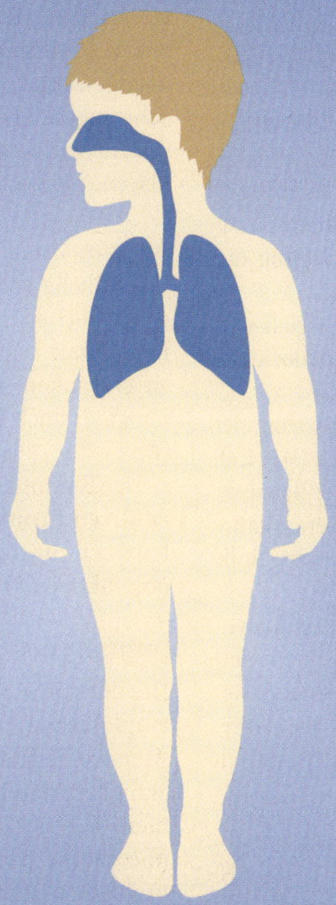

Ductus arteriosus: Eine Kurzschlussverbindung im ungeborenen Herz-Lungen-Kreislauf ist der Ductus arteriosus, der die Aorta mit den Lungengefäßen verbindet.

Atemzugvolumen: In Ruhe beträgt das Atemzugsvolumen, also die Menge an Luft, die pro Atemzug ein- und ausgeatmet wird, bei Kindern 10 ml/kg und bei Erwachsenen 6–8 ml/kg.

Bronchiendurchmesser: Der Durchmesser der Bronchien ist beim Erwachsenen ca. 8 mm, beim Kind hingegen nur 4 mm.
Schwellen die Bronchien an, verengen sie viel schneller.

Sauerstoffsättigung präduktal: Nach der Geburt wird die Sauerstoffsättung präduktal (= an der rechten Hand des Säuglings) gemessen. Postduktale Messungen (= an der linken Hand) können zu falschen Messwerten führen. Nur präduktal kann das aus der Lungenstrombahn gesättigte Blut gemessen werden. Postduktal vermischt sich das Blut durch die natürlichen Shunts mit sauerstoffarmen Blut.

Eustachio-Röhre (Ohrtrompete): Bei Erwachsenen und älteren Kinder verläuft die Eustachio-Röhre relativ senkrecht und ist starr und weit. Beim Säugling und kleineren Kindern ist der Verlauf nahezu horizontal. Die Röhre ist enger, flexibler und kürzer. Deshalb kann sie durch Sekrete leichter verstopft werden.

5.1 Das Kind mit Atemwegs- und Lungenerkrankungen

Atemwegserkrankungen und Erkrankungen der Lunge treten bei Kindern und Jugendlichen aller Altersstufen auf. Die meisten Kinder werden in der häuslichen Umgebung versorgt. Je jünger die Kinder sind, umso eher kann ein Krankenhausaufenthalt nötig werden. Atemwegserkrankungen können vielfältige Ursachen haben, z. B. bakterielle oder virale Infektionen, Aspiration von Fremdkörpern, chronische Erkrankungen wie Asthma bronchiale oder angeborene Störungen wie Mukoviszidose.

5.1.1 Physiologische Besonderheiten

Bei Kindern bestehen einige physiologische Besonderheiten. Aufgrund des geringen Durchmessers der Bronchien sind Säuglinge und Kleinkinder bei Erkrankungen der Atemwege besonders gefährdet. Der daraus resultierende erhöhte Widerstand macht sie sensibler für Atemstörungen [1]. Eine **Atemwegsobstruktion,** z. B. durch die Schwellung der Schleimhaut, kann daher schneller zu einer verminderten Versorgung mit Sauerstoff und der verminderten Abatmung von CO_2 führen.

Des Weiteren atmen Neugeborene und junge Säuglinge hauptsächlich durch die Nase. Bei Atemwegserkrankungen und Verlegung der Nase durch Sekret sind sie besonders beeinträchtigt.

Bei Säuglingen und jungen Kindern sind die Atemwege weich und noch nicht ausreichend verknorpelt und neigen daher schneller dazu zu kollabieren.

Bei Neugeborenen sind die Reife der Lungen und die Anpassung der Atmung wesentliche Faktoren, die beobachtet werden müssen (→ 3.4.1). Kinder haben eine verhältnismäßig große Zunge, die z. B. bei Bewusstseinsstörungen schneller eine Atemwegsobstruktion provozieren kann. Auch prominente Polypen bzw. Rachenmandeln können dabei eine Rolle spielen.

Die Höhe der Atemfrequenz ist altersabhängig und das Residualvolumen (die Menge an Luft, die sich permanent in der Lunge befindet) umso niedriger, je jünger das Kind ist. Die Folge ist eine geringere Reserve und somit eine geringere Apnoetoleranz bei Kindern als bei Erwachsenen. Säuglinge und Kleinkinder werden schneller zyanotisch und bradykard.

5.1.2 Prävention

Zur *Allergieprävention* → 3.1.1

Erkrankungen der Atemwege und der Lungen sind bei Kindern einer der häufigsten Gründe für einen Krankenhausaufenthalt (Statistisches Bundesamt). Eine der häufigsten chronischen Erkrankungen bei Kindern und Jugendlichen ist das Asthma bronchiale [2, 3]. Etwa 10 % der Kinder leiden darunter [4]. Die **Prävention** von Atemwegserkrankungen soll das Eintreten von Krankheiten bzw. Krankheitsfolgen vermeiden und betrifft je nach Zeitpunkt, wann sie eingesetzt wird, die *primäre* (prophylaktisch, vor Eintreten der Krankheit), *sekundäre* (Früherkennung) und *tertiäre Prävention* (Milderung von Krankheitsfolgen) und umfasst sehr unterschiedliche Maßnahmen, z. B.:

- Beratung zur Vermeidung von Passiv- und Aktivrauchen
- Impfungen
- Allergieprävention
- Asthma-Schulungen.

Beratung zur Vermeidung von Rauchen

Aktiver und passiver Tabakkonsum der Mutter während der Schwangerschaft führt zu Schädigungen des Fetus. Die Folgen sind umfangreich. Im Bereich der Atemwege werden Beeinträchtigungen, z. B. Asthma bronchiale und eine Verminderung der Lungenfunktion, beschrieben [5].

Passivrauchen

Von den Auswirkungen des Passivrauchens sind v. a. der **Fetus** im Uterus und Kleinkinder von rauchenden Eltern betroffen. Internationale Studien belegen, dass sowohl Rauchen in der Schwangerschaft als auch Passivrauchen bei einem Kleinkind zu den Risikofaktoren für das Auftreten von unterschiedlichen obstruktiven Atemwegsproblemen in den ersten Lebensjahren führen kann bis hin zu einer lebenslangen Einschränkung der Lungenfunktion [5, 6].

Der Zusammenhang zwischen dem Passivrauchen **nach der Geburt** und vermehrten Infektionen der oberen Atemwege, pfeifenden Atemgeräuschen, Husten und Auswurf, Bronchitis und Lungenentzündung sowie bronchialer Hyperreagibilität und Asthma bronchiale wurde nachgewiesen [7]. Daher ist es Aufgabe der primären Prävention, schwangere Frauen und Menschen im Umfeld der Schwangeren über die Auswirkungen des Rauchens auf die kindliche Gesundheit aufzuklären.

Aktivrauchen

Jugendliche sollten hinsichtlich des Zusammenhangs zwischen aktivem Rauchen und der Entstehung bzw. Verschlechterung des **Asthma bronchiale** informiert werden. Studien haben gezeigt, dass das Risiko zu erkranken sowohl von der Anzahl der gerauchten Zigaretten abhängt als auch von der Zeitspanne, über die regelmäßig geraucht wird [8].

Der Einfluss des Rauchens auf die Entwicklung der chronisch **obstruktiven Bronchitis** ist bei älteren Rauchern bekannt [10], daher sollten auch Jugendliche über die Gefahr der Entstehung einer chronisch obstruktiven Bronchitis informiert werden.

Impfungen

Die durch die Ständige Impfkommission (STIKO) für gesunde Kinder empfohlenen Impfungen sollten auch bei Kindern mit chronischen Atemwegserkrankungen durchgeführt werden. Es gilt, sich über den aktuellen Stand der Empfehlungen zu informieren. Es wird angenommen, dass sich schwere Atemwegserkrankungen, z. B. Pneumokokkenpneumonie oder Influenza, bei Kindern mit chronischen Atemwegsproblemen stärker auswirken können. Hierbei spielen auch passive Impfungen (spezifische Immunglobulinprophylaxe), z. B. RSV-Impfungen bei Frühgeborenen und/oder Risikokindern eine Rolle. Insbesondere bei chronisch erkrankten Kindern ist darauf zu achten, dass die Impfungen up to date sind.

Asthma-Schulungen

Die Asthma-Schulungen sind aus dem Bereich der Tertiärprävention nicht mehr wegzudenken. Der Nutzen von Asthmaschulungsprogrammen wurde vielfach nachgewiesen [12].

In Deutschland gibt es eine Anzahl von Schulungsprogrammen, die auf die entsprechenden Altersgruppen der Kinder und Jugendlichen abgestimmt sind. In den strukturierten Schulungen wird das Wissen vermittelt, um die Krankheit bewältigen und den Verlauf eigenverantwortlich managen zu können, zudem wird ein Verhaltenstraining durchgeführt. Dadurch können krankheitsbedingte Ängste abgebaut werden.

Ambulante Schulungsprogramme werden durch die gesetzlichen Krankenkassen finanziert.

5.1.3 Rehabilitation

Kinder mit chronischen Atemwegserkrankungen, insbesondere mit Asthma bronchiale, profitieren häufig von einer Rehabilitation, v. a. in geeigneten klimatischen Bedingungen, z. B. an der Nordsee oder im Hochgebirge. Durch die allergen- und schadstoffarme Luft während des Aufenthalts wird die Behandlung unterstützt.

Die Kosten für die stationäre Rehabilitation können von der gesetzlichen Krankenversicherung oder der Rentenversicherung übernommen werden. In den meisten Fällen werden sie von der Rentenversicherung getragen. Ziel ist es, durch eine frühe Intervention den gefährdeten oder bereits chronisch erkrankten Kindern die Teilnahme und Teilhabe am Leben zu unterstützen und die Chance einer späteren möglichst guten Berufsfähigkeit zu ermöglichen. Die Eltern stellen einen Antrag an den Rentenversicherungsträger, der die medizinische Notwendigkeit begutachtet. Bei entsprechender Begründung, z. B. bei Kindern bis zu 8 Jahren, können auch Begleitpersonen genehmigt werden.

Die Behandlungskonzepte der Rehabilitation haben einen multimodalen Ansatz. Das interdisziplinäre Team besteht aus Kinder- und Jugendärzten/-ärztinnen, pädiatrischen Pflegefachpersonen, Psychologen/Psychologinnen, Pädagogen/Pädagoginnen, Physiotherapeuten/-therapeutinnen, Lehrern/Lehrerinnen (alle im Folgenden in männlicher Form genannt) und weiterem Fachpersonal.

Die speziellen Ziele der Rehabilitation bei Kindern mit Asthma bronchiale sind die Verbesserung der Atemfunktion, der physischen und psychischen Gesamtsituation und das Erlernen von Selbstständigkeit im Umgang mit der Erkrankung. Dies geschieht durch Schulungsprogramme, das Erlernen und/oder Überprüfen der Inhalationstechniken und Beratung, z. B. bei Jugendlichen über mögliche berufliche Tätigkeiten. Zur Steigerung der Lebensqualität werden neue Freiräume ermöglicht, z. B. durch neue Angebote im Freizeitverhalten und Sport. In Deutschland gibt es 22 Kliniken, die sich auf die Rehabilitation von Kindern mit Atemwegserkrankungen spezialisiert haben [11].

5.1.4 Beratung und Anleitung von Eltern

Viele Erkrankungen der Lunge verlaufen chronisch, deshalb ist es wichtig, dass die Kinder und Jugendlichen von ihren Bezugspersonen unterstützt werden. Deshalb werden diese – je nach Alter und krankheitsbedingten Erfordernissen – beraten. Die Bezugspersonen erhalten Informationen zu folgenden Themenbereichen:

- Krankheitsgeschehen, v. a. zu Symptomen, Verhalten und Einhalten des Behandlungsplans
- Risikofaktoren, z. B. über das Rauchen in der Umgebung des Kindes, über das Rauchen des Jugendlichen, zu auslösenden Faktoren wie Allergenen, Feinstaub
- Kriterien zur Einschätzung der Atemsituation, wie Messung des Peak-Flow, Beobachtung der Atmung auf Dyspnoe, Einsatz der Atemhilfsmuskulatur
- Achten auf allgemeine präventive Maßnahmen wie Frischluftzufuhr, körperliche Bewegung, Sportangebote, Entspannungsprogramme, z. B. Yoga, Fantasiereise
- Nutzung von verschiedenen Angeboten wie Selbsthilfegruppen, medizinische Routinebetreuung auch in Spezialambulanzen, z. B. Asthma-Ambulanz, Mukoviszidose-Ambulanz
- Umsetzung der therapeutischen und pflegerischen Maßnahmen. Dies umfasst:
  - Einhaltung der medikamentösen Therapie nach Plan, korrekte Durchführung der Inhalationen je nach Verabreichungsart
  - Atemtraining, z. B. Atemübungen, Üben der Lippenbremse, Einatmen über die Nase, Anwendung von PEP-Geräten (PEP = Positive Expiratory Pressure)
  - Einsetzen der atemunterstützenden Maßnahmen, z. B. Hängebauchlage oder Torwartstellung (→ Abb. 5.10)
  - Maßnahmen der Sekretentleerung.

SPICKZETTEL

Prävention

- Das Meiden von Aktiv- und Passivrauchen ist eine der Maßnahmen zur Prävention von Atemwegserkrankungen.
- Bei Asthma bronchiale sind zur Allergieprävention spezielle präventive Maßnahmen empfohlen. Rehabilitationsmaßnahmen, v. a. wenn diese durch klimatherapeutische Maßnahmen unterstützt werden, sind angezeigt.

5.2 Hauptbeschwerden und Leitbefunde

Bei Kindern mit Atemwegserkrankungen sind die häufigsten Beschwerden **Dyspnoe, Husten** und **Zyanose.**

5.2.1 Dyspnoe, Orthopnoe

DEFINITION

Dyspnoe (Atemnot): erschwerte Atmung

Orthopnoe *(griech. orthos = aufrecht, gerade):* schwerste Form der Atemnot, betroffene Kinder sitzen aufrecht, um die Atemnot zu lindern

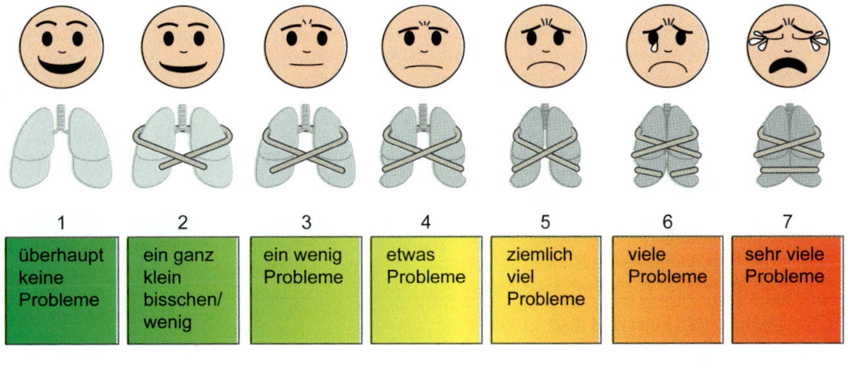

Abb. 5.1 Pediatric Dyspnea Scale (PDS). Diese Skala ist insbesondere für Kinder geeignet, die 6 Jahre und jünger sind, damit sie die Intensität ihrer Beschwerden angeben können. [F334–002]

Die Dyspnoe wird nach dem Schweregrad eingeteilt in:

- **Belastungsdyspnoe** (nur bei Anstrengung)
- **Ruhedyspnoe** (auch im Ruhezustand).

Zur Einschätzung einer Dyspnoe gibt es verschiedene Skalen, z. B. die Pediatric Dyspnea Scale (PDS → Abb. 5.1).

Kinder beschreiben **Dyspnoe** oft als Gefühl, schlecht Luft zu bekommen. Weiterhin fällt auf:

- Die Kinder bewegen sich weniger und nehmen eine Schonhaltung ein. Sie sind anhänglicher.
- Sie sitzen aufrecht, stützen die Arme ab, z. B. auf dem Tisch oder auf der Sitzfläche des Stuhls.
- Sie setzen unbewusst die Atemhilfsmuskulatur ein, erkennbar an gespannten Halsmuskeln und jugularen Einziehungen (Einziehung der Drosselgrube → Abb. 5.2).
- Bei Säuglingen und Kleinkindern ist die Dyspnoe nicht einfach zu erkennen. Hinweise können sein:
  - Nasenflügelatmung (Mitbewegen der Nasenflügel bei der Atmung)
  - Tachypnoe (zu schnelle Atmung)
  - Einziehungen am Brustkorb und im oberen Abdomen
  - Veränderungen der Hautfarbe, z. B. Blässe oder Zyanose.

Bei stärkster Atemnot in Ruhe (**Orthopnoe**) tolerieren die Kinder das Liegen nicht und sprechen bzw. weinen nicht mehr. Es fällt starke Unruhe oder auch Teilnahmslosigkeit auf.

Die Dyspnoe ist fast immer mit **Einziehungen** verbunden. Dabei werden durch den bei der Einatmung im Thorax entstehenden Unterdruck Haut und Gewebe in flexiblen Abschnitten eingezogen (→ Abb. 5.2).

Vorsicht! Jede ausgeprägte Dyspnoe ist eine Notfallsituation, die in kurzer Zeit lebensbedrohlich werden kann:

- Hilfe rufen
- Ruhig handeln
- Kind beruhigen und nicht alleine lassen
- Oberkörper des Kindes hochlagern, atemerleichternde Stellung einnehmen lassen, z. B. Kutschersitz, Torwartstellung, Hängebauchlage
- Beengende Kleidung öffnen, für Frischluft sorgen
- Vitalzeichen kontrollieren, falls dies nicht zur Beunruhigung beiträgt
- Vorhandene Bedarfsmedikation verabreichen
- Sauerstoffsättigung messen
- Sauerstoff bei erniedrigter Sauerstoffsättigung und/oder Zyanose außerhalb des Neugeborenenalters sowie bei Kindern ohne kardiale Vorerkrankungen verabreichen.

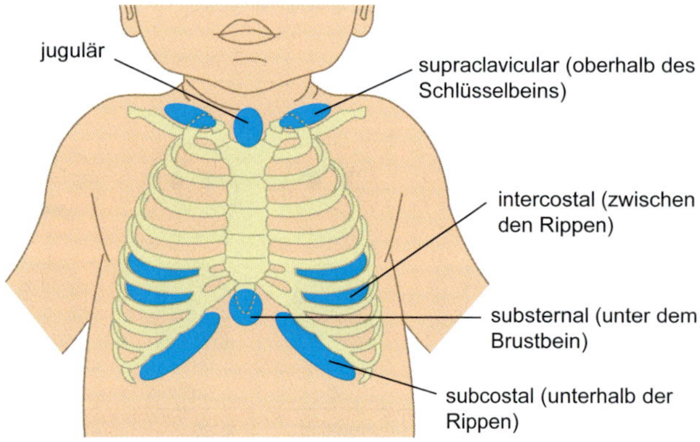

Abb. 5.2 Einziehungen beim Kind [G627, L138]

Bei Kindern liegt die Ursache für eine Dyspnoe überwiegend in den Atemwegen oder in der Lunge. Selten liegen extrapulmonale Ursachen, z. B. kardiale, psychogene oder neuromuskuläre zugrunde. Es muss zwischen akuter Atemnot und chronischer oder rezidivierender Atemnot unterschieden werden.

Vorsicht!

- Akute Atemnot nicht verwechseln mit Hyperventilation (→ 5.2.6).
- Nachwirkung der mütterlichen Narkose oder Schmerzbekämpfung bei der Geburt mit Opiaten ruft keine eigentliche Atemnot, sondern einen verminderten Atemantrieb hervor.

Akute Atemnot

- Bei Pneumonie (meistens mit Fieber), Asthma bronchiale und obstruktiver Bronchitis (Giemen, über Lungenabschnitten), Fremdkörperaspiration, Atelektasen, Pneumothorax (einseitig fehlendes Atemgeräusch)
- Bei Neugeborenen: Atemnotsyndrom, Sepsis, Pneumonie, Fruchtwasser- oder Mekoniumaspiration, bronchopulmonale Fehlbildungen, Zwerchfellhernie, Choanalatresie.

Chronische oder rezidivierende Atemnot

- Pulmonale Ursachen: meist Asthma bronchiale, seltener Fehlbildungen mit mechanischer Verdrängung des Parenchyms oder Bronchus- bzw. Tracheaobstruktion, Mukoviszidose, interstitielle Lungenerkrankungen, Tracheomalazie
- Kardiale Ursachen: Vitien (Herzfehler) mit Herzinsuffizienz, pulmonale Hypertonie (primär und sekundär)
- Thorakale Ursachen (selten): Lymphknoten, Tumoren, Trichterbrust (selten); mechanische Dyspnoe evtl. bei behinderten Kindern mit schweren Skoliosen und Thoraxdeformierungen (z. B. bei Osteogenesis imperfecta)
- Abdominelle Ursachen (selten): Aszites, Tumoren mit Verdrängung des Zwerchfells, Zwerchfellhernie (meist bei Geburt manifest, gelegentlich aber kleine Hernien mit allmählicher späterer Manifestation)
- Sonstige Ursachen:
  - Adenoide oder chronisch hypertrophierte Tonsillen (meist nächtliche Atemnot)
  - Allergische Rhinitis (anamnestischer Bezug)
  - Anämie
  - Neurologisch: Zwerchfellparese, neuromuskuläre Erkrankungen mit Beteiligung der Atemmuskulatur
  - Extreme Adipositas.

SPICKZETTEL

Dyspnoe, Orthopnoe

Kinder mit **Dyspnoe** setzen unbewusst die Atemhilfsmuskulatur ein, erkennbar an den gespannten Halsmuskeln und interkostalen und jugularen Einziehungen. Die akute Atemnot ist bei Neugeborenen meist Folge eines Atemnotsyndroms, einer Sepsis, Pneumonie, Fruchtwasser- oder Mekoniumaspiration. Die chronische oder rezidivierende Dyspnoe ist ab dem Kleinkindalter meist durch Asthma bronchiale bedingt.

Bei **Orthopnoe** besteht die Atemnot in Ruhe, auch das Liegen wird nicht toleriert.

5.2.2 Husten

DEFINITION

Husten: Schutzmechanismus des Körpers, durch den Fremdkörper und Schleim aus den Atemwegen entfernt werden. Das explosionsartige Ausstoßen der Luft kann willkürlich oder durch einen Hustenreiz ausgelöst werden (→Abb. 5.3).

Husten ist ein häufiges Symptom, mit dem Kinder der Pädiaterin/dem Pädiater (im Folgenden Pädiater genannt) vorgestellt werden. Gesunde Kinder husten zwischen 1- bis 34-mal pro Tag [12]. Husten kann nach seiner Dauer unterteilt werden:

- **Akuter Husten** (Dauer bis zu 2 Wochen): meist bei Infekten der oberen Atemwege, Pneumonien, obstruktiven Lungenerkrankungen, Keuchhusten, Aspiration
- **Subakuter Husten** (2–4 Wochen): bevorzugt bei obstruktiven Lungenerkrankungen
- **Chronischer Husten** (Dauer mehr als vier Wochen): kommt vor bei rezidivierenden Infekten, bei hyperreagiblem Bronchialsystem, bei Asthma bronchiale (Auskultationsbefund, Überblähung), ebenso bei Adenoiden mit gehäuften Infektionen (Mundatmung, typischer Gesichtsausdruck), bei Mukoviszidose oder Bronchiektasen anderer Genese, Tuberkulose, interstitiellen Lungenerkrankungen. Ebenso bei gastroösophagealem Reflux (v. a. bei Säuglingen, seltener später), verstärkt nach Nahrungsaufnahme, oft von Schreien und Unruhe begleitet, vermehrt nachts
- **Unspezifischer chronischer Husten** (mehr als 4 Wochen) trockener, unproduktiver Husten ohne andere respiratorische Symptome, Anzeichen oder systemische Erkrankungen. [13]

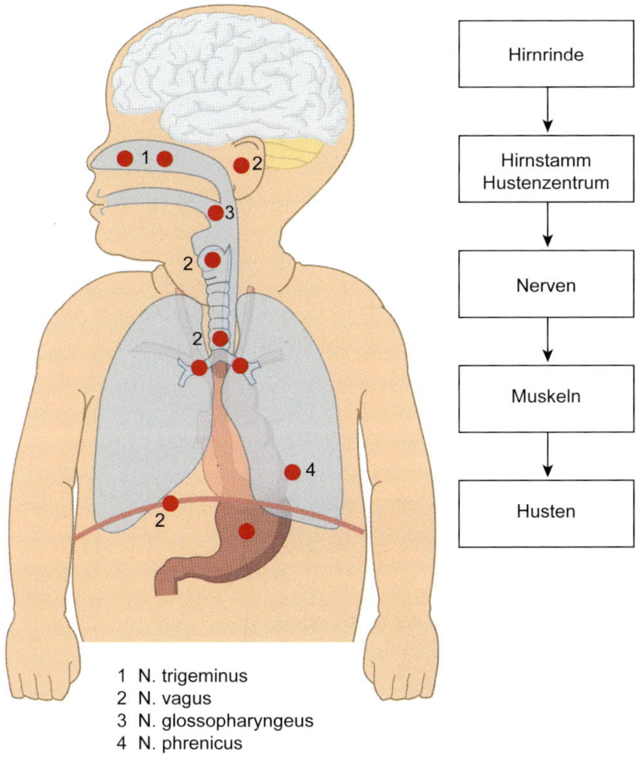

Abb. 5.3 Anatomische Strukturen und Ablauf des Hustenreflexes [F334–002, L138]

Husten als Angewohnheit

Husten kann bei älteren Schulkindern auch eine Angewohnheit sein. Es kann ein demonstrativer Gewohnheits-Husten sein, der bei Ablenkung verschwindet, im Schlaf nie auftritt, meist handelt es sich um einen sehr lauten Husten mit weit offenem Mund.

Je nach Lokalisation des Reizes entstehen unterschiedliche Hustenarten (→Tab. 5.1). Diese geben Hinweise auf die Erkrankung.

Pflegende beobachten, ob mit dem Husten weitere Symptome wie Erbrechen, Zyanose und Schmerzen auftreten. Auch der Zeitpunkt des Hustens, z. B. tagsüber oder nachts, sowie die Begleitumstände, z. B. beim Einschlafen, beim Aufstehen, im Zusammenhang mit der Nahrungsaufnahme oder unter Belastung, sind wichtige Kriterien bei der Beobachtung (→Tab. 5.2).

Die **Therapie** des Hustens besteht aus der Behandlung des Symptoms (*antitussive Therapie*) oder aus der Unterstützung des Hustens als Abwehrmechanismus (*protussive Therapie*). Die antitussive Therapie ist indiziert, wenn der Husten als unangenehmes Symptom unterdrückt werden soll, z. B. bei eher trockenem Reizhusten. Die protussive Therapie (meint ggf. Sekretolyse nicht protussiv) unterstützt die Entfernung des übermäßigen Schleims aus den Atemwegen. Sie steht bei Kindern eher im Vordergrund. Bisher konnte keine Evidenz zu Maßnahmen gefunden werden, die bei chronisch unspezifischen Husten eingesetzt werden können [13].

Tab. 5.1 Hustenarten

Hustenart	Erkrankung
Stakkatoartig	Pertussis, Mukoviszidose (zystische Fibrose), Bronchiolitis
Bellend, heiser	Krupp, Laryngitis
Trockener Reizhusten	Laryngotracheitis
Produktiver (feuchter) Husten	Bronchitis, Pneumonie, Mukoviszidose (zystische Fibrose)
Nächtlicher Husten	Asthma bronchiale
Bitonaler Husten (pfeifende, metallische oder krächzende Begleittöne)	Kompression der großen Bronchien (Lymphome, Hilus-Tuberkulose, Besonderheit: tagsüber, nicht im Schlaf – psychogener Husten)

Tab. 5.2 Differenzialdiagnose des Hustens

Hustencharakter	Symptome/Begleitumstände	Verdachtsdiagnose
Anfallsartig	Aus vollem Wohlbefinden	Fremdkörperaspiration
	Stakkatoartig	Pertussis
Mit Stridor	Inspiratorisch	Krupp-Syndrom
Mit Giemen	Exspiratorisch	Obstruktive Atemwegserkrankungen, Asthma bronchiale
Rezidivierend	Erhöhte Exposition	Rezidivierende Atemwegsinfektionen, chronisch infizierte Adenoide, Sinusbronchitis
Chronisch rezidivierend	Saisonal, auslöserbezogen	Allergische Rhinitis, Asthma bronchiale, hyperreagibles Bronchialsystem
Chronisch	Grunderkrankung	Mukoviszidose (zystische Fibrose), Lungentuberkulose (Tbc), Passivrauchen, Postnasal-Drip-Syndrom (PNDS), Asthma bronchiale, Bronchiektasen

SPICKZETTEL

Husten

Husten ist bei Kindern ein häufiges Symptom, da sie häufig an akuten Atemwegsinfekten, z. B. an Laryngitis, Bronchitis, Keuchhusten leiden. Chronischer Husten tritt auf bei rezidivierenden Infekten, bei hyperreagiblem Bronchialsystem, Asthma bronchiale, Adenoiden mit gehäuften Infektionen (Mundatmung, typischer Gesichtsausdruck), Mukoviszidose. Die Behandlung erfolgt symptomatisch durch eine antitussive oder protussive Therapie und die Behandlung der Grunderkrankung (z. B. antibiotische Therapie bei bakteriellen Infektionen). Bei chronisch unspezifischen Husten gibt es keine spezifisch empfohlene Therapie.

5.2.3 Zyanose

DEFINITION

Zyanose: Blaufärbung der Haut oder der Schleimhaut, verursacht durch einen erhöhten Gehalt an reduziertem (nicht mit Sauerstoff beladenem) Hämoglobin im Blut (über 4–5 g/dl)

Unterschieden werden:
- **Zentrale** Zyanose, sie tritt infolge einer allgemeinen Hypoxie mit zyanotischen Haut- und Schleimhautbezirken (v. a. an Zunge, Lippen, Konjunktiven erkennbar) auf.
- **Periphere** Zyanose, entwickelt sich aufgrund vermehrter lokaler O_2-Ausschöpfung. Hier sind die Akren zyanotisch und kühl (bei Säuglingen auch das Munddreieck).

Die Entwicklung einer sichtbaren Zyanose ist abhängig vom Hämoglobingehalt des Blutes. So ist z. B. bei einer Anämie die Zyanose nur schwer sichtbar, bei einer Polyglobulie hingegen kann schnell der Eindruck einer Zyanose entstehen. Bei Kindern ist die Zyanose besonders gut an den Fingernägeln und im Bereich des Mund-Nase-Dreiecks zu sehen.

Diagnostik

- Anamnese:
  - Handelt es sich um akute oder chronische Beschwerden? Bestehen bereits Herz- oder Atemwegs- und Lungenerkrankungen?
  - Ist die Zyanose Folge einer Medikamentennebenwirkung, eines verschluckten Fremdkörpers, einer Intoxikation oder eines vorausgegangenen Krampfanfalls?
  - Liegen Begleitsymptome, z. B. Fieber, atypische Atemgeräusche, Husten vor?
- Befund: Auskultation (obere/untere Atemwegsobstruktion, Pneumonie? Herzgeräusche?), Schockzeichen (graue Zyanose?), Herzinsuffizienz (Ödeme, Hepatomegalie?).
  Cave: Beim Neugeborenen sind evtl. kühle und zyanotische Handinnenflächen und Fußsohlen normal.

Differenzialdiagnose

- Zyanose mit Fieber: Pneumonie
- Zyanose mit Husten: Pneumonie, Fremdkörperaspiration
- Zyanose mit inspiratorischem Stridor: Krupp-Syndrom, Fremdkörperaspiration
- Zyanose mit exspiratorischer Dyspnoe: obstruktive Bronchitis, Asthma bronchiale.

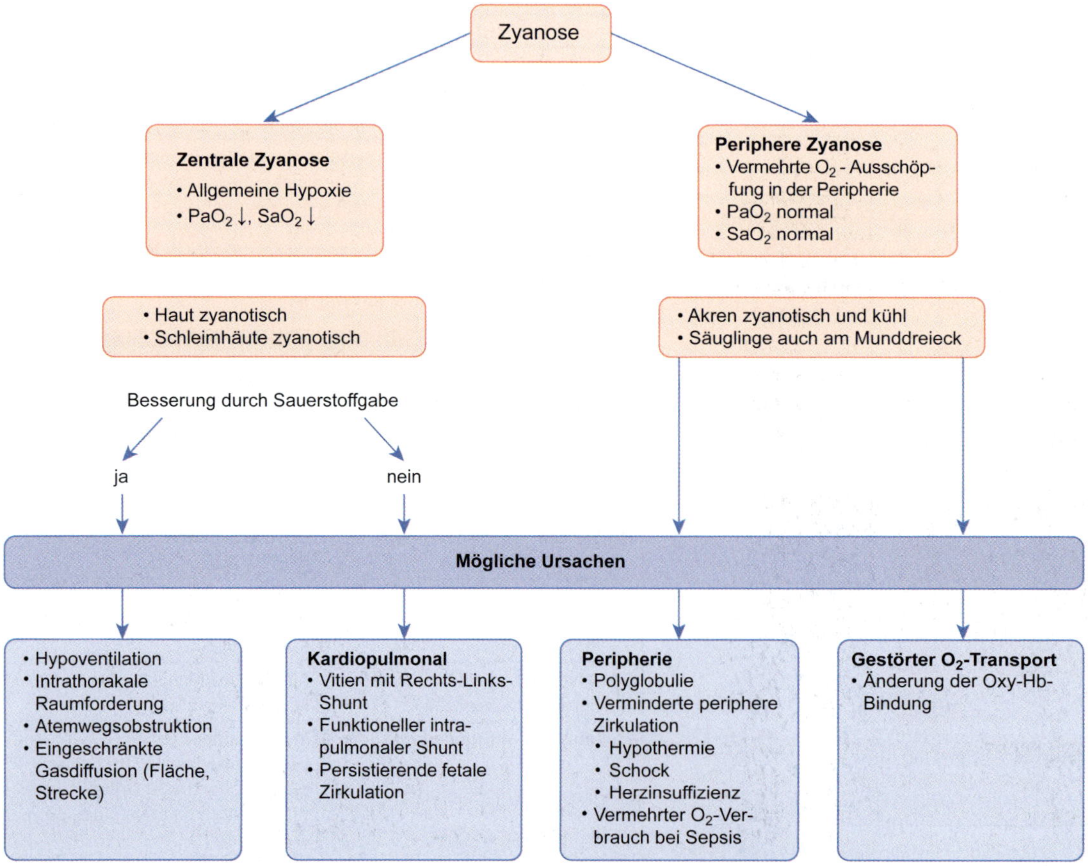

Abb. 5.4 Schema der Zyanose [L143]

Zyanose bei Säuglingen

Beim Säugling kann die Zyanose durch folgende Gegebenheiten bedingt sein: Auskühlung, Sauerstoffmangel, respiratorische Insuffizienz (Tachy-, Dyspnoe), Herzfehler (Herzgeräusch), Anämie (Tachykardie), Hypoglykämie, Methämoglobinämie, Exsikkose, Sepsis.

SPICKZETTEL

Zyanose

Die zentrale Zyanose (→Abb. 5.4) zeigt sich v. a. an Zunge, Lippen und Konjunktiven. Bei der peripheren sind die Akren zyanotisch und kühl (bei Säuglingen auch das Munddreieck).

5.2.4 Atemgeräusche

Unter Atemgeräuschen werden alle Geräusche bei der Ein- und Ausatmung zusammengefasst, die bei der Auskultation oder bei der Beobachtung auch ohne Hilfsmittel gehört werden.

Neben den physiologischen Atemgeräuschen – sie entstehen durch die Luftströmung innerhalb der Atemwege – gibt es pathologische Atemgeräusche, die sich entwickeln, wenn die Atmung durch Schleim oder Flüssigkeit in den Atemwegen behindert wird. Häufig kann an der Art des Geräuschs auf eine evtl. Erkrankung geschlossen werden.

Stridor

DEFINITION

Stridor: pfeifendes musikalisches Atemgeräusch, das bei einer Verengung der oberen Luftwege auftritt

Beim *inspiratorischen Stridor* (während der Einatmung) liegt die Enge i. d. R. extrathorakal.
Exspiratorischer Stridor (während der Ausatmung) wird i. d. R. durch intrathorakal lokalisierte Einengungen z. B. in Trachea oder Bronchien verursacht.
Sind beide Atemphasen betroffen, spricht man von *biphasischem Stridor.*

Die Atmung des Kindes verursacht normalerweise keine Geräusche. Der Stridor ist immer Zeichen für eine krankhafte Veränderung. Er kann akut auftreten oder chronischer Natur sein und durch folgende Erkrankungen hervorgerufen werden.

- **Akuter Stridor:**
  - Pseudokrupp oder Epiglottitis
  - Laryngitis, Tracheitis (oft gemeinsam mit Heiserkeit)
  - Fremdkörper (Anamnese? Fehlende Infektzeichen [Aspirationspneumonie?], < 3 J.)
  - Post-Extubations-Stridor meist durch Schleimhautschwellung
  - Tonsillitis, besonders durch EBV (Epstein-Barr-Virus)
  - Selten: Trauma, Tetanie, Diphtherie, angioneurotisches Ödem
- **Chronischer oder rezidivierender Stridor:**
  - Seit Geburt bzw. frühem Säuglingsalter:
    - Laryngealer oder trachealer Stridor meist durch Laryngo-/Tracheomalazie. Dieser ist häufig lageabhängig und meist gutartig (ohne Apnoe oder Zyanose). Normalerweise ist keine Bronchoskopie notwendig.
    - Mikrognathie (= kleiner Unterkiefer), andere Fehlbildungen im Zungenbereich
    - Gefäßring bzw. andere Gefäßfehlbildungen mit Einengung der Trachea, oft lange Zeit fehlgedeutet!
  - Bei Kindern:
    - Tracheomalazie (erworben z. B. durch Trauma, Beatmung etc.)
    - Stimmbandlähmung, Struma, Larynxpapillomatose (sehr selten)
    - Hämangiome, Neurofibrome und andere obstruierende Strukturen.

Vorsicht! Ein **Stridor mit Zyanose** ist lebensbedrohlich, da der Komplettverschluss der Atemwege bevorstehen kann, z. B. bei Fremdkörperaspiration, Epiglottitis, Laryngotracheitis Stadium IV. Ebenso gefährlich ist ein **akuter Stridor mit Schluckstörung und Speichelfluss,** z. B. bei Epiglottitis, Retro-, Peritonsillarabszess, Quincke- oder Angioödem, laryngotrachealem Fremdkörper. Dieser kann die Folge einer massiven Verlegung der oberen Atemwege sein.
Folgende **Maßnahmen** werden durchgeführt:
- Hilfe rufen
- Patienten nicht hinlegen!
- Patienten beruhigen (Symptome verschlechtern sich durch Aufregung)
- Keine Racheninspektionen vornehmen, da der ausgelöste Vagusreiz zum sofortigen Herz-Kreislauf-Stillstand führen kann
- Sauerstoff verabreichen
- Inhalation mit Suprarenin nach ärztlicher Anordnung
- Intubationsmaterial bereithalten
- Evtl. Tracheotomie erforderlich.

Rasselgeräusche

DEFINITION

Rasselgeräusche (RG): pathologische, nicht musikalische, intermittierende Atemgeräusche, die in den Bronchien und Alveolen entstehen

Rasselgeräusche unterteilt man nach Klangqualität in feinblasig oder grobblasig. Feinblasige Rasselgeräusche entstehen durch die Wiedereröffnung der zuvor bei der Ausatmung kollabierten Alveolen. Grobblasige Rasselgeräusche entstehen eher durch Bewegung von Sekret in den Atemwegen.

Giemen/Brummen: musikalische, trockene, kontinuierliche Nebengeräusche. Es sind meist Zeichen einer Verengung der oberen oder unteren Atemwege (→Abb. 5.5, →Tab. 5.3). Giemen bezeichnet u. a. Geräusche, die beim Durchtritt der Luft durch verengte Bronchien, z. B. durch Schwellungen der Bronchialschleimhaut oder Verlegung mit zä-

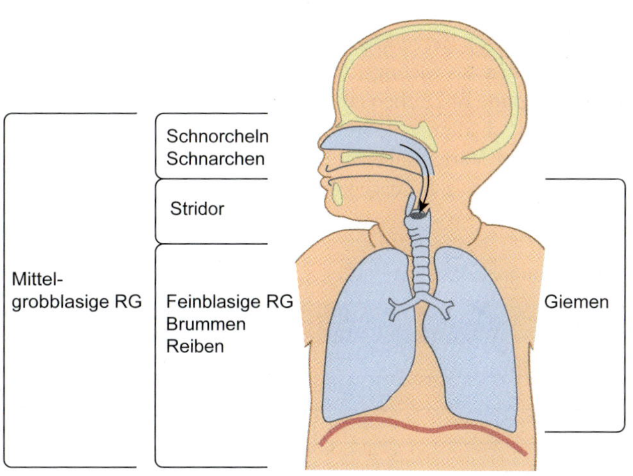

Abb. 5.5 Atemgeräusche und deren Entstehungsort [L138]

Tab. 5.3 Atemgeräusche

	Giemen	Rasseln
Erklärung	Trockenes, pfeifendes Atemgeräusch bei der Ausatmung	Brodelnd, schepperndes Geräusch bei der Atmung
Ursache	Entsteht durch Schwellung und Spasmus der Bronchien	Entsteht durch Bewegung von Sekret oder Flüssigkeit in den Atemwegen
Krankheitsbild	• Asthma bronchiale • Obstruktive Bronchitis	• Bronchitis • Bronchopneumonie

hem Schleim bei Asthma bronchiale oder eine erhöhte Luftströmung erzeugt werden. Durch Schwingung der Luftsäule werden die Geräusche hörbar.

SPICKZETTEL

Atemgeräusche

Atemgeräusche entstehen v. a. durch die akut entzündliche Schwellung und den Spasmus der Bronchien bei Bronchitis und Asthma bronchiale, aber auch durch die Bewegung von Sekret/Flüssigkeit in den Atemwegen bei Bronchitis und Bronchopneumonie. Das pfeifende Atemgeräusch (Stridor) entsteht durch Einengung der oberen Atemwege und kann akut oder chronisch sein. Der Stridor mit Zyanose ist ein lebensgefährliches Alarmzeichen, ebenso ein akuter Stridor mit Schluckstörung und Speichelfluss.

5.2.5 Veränderungen der Atemfrequenz

Säuglinge und Kinder haben aufgrund des geringen Atemzugvolumens [5] eine höhere Atemfrequenz als Erwachsene (→ Tab. 5.4). Eine schnellere oder verlangsamtere Atmung als die altersbedingte normale Atemfrequenz zeigt eine Störung an.

DEFINITION

Apnoe: Atemstillstand

Bradypnoe *(griech. bradys = langsam):* verlangsamte Atmung

Tachypnoe *(griech. tachys = schnell):* gesteigerte Atemfrequenz

Eine **Veränderung der Atemfrequenz** kann sich auswirken:

- Die **Tachypnoe** geht im Kindesalter meist mit einer Abnahme des Atemzugvolumens einher. Ursachen der pathologischen Tachypnoe sind z. B. Schmerzen, Fieber (Frequenz steigt pro 1 °C um etwa 7 Atemzüge/Min.), Herzerkrankungen, Lungenerkrankungen und Anämie. Sie ist das wichtigste und frühste Zeichen der Dyspnoe.
- Die **Bradypnoe** ist Zeichen einer zentralen Regulationsstörung. Sie tritt auf bei Schädigung des zentralen Nervensystems, z. B. Schädel-Hirn-Trauma, Vergiftungen, z. B. durch Benzodiazepine, Stoffwechselerkrankungen, z. B. ausgeprägter Hypothyreose.

Tab. 5.4 Atemfrequenz

Alter	Normale Atemfrequenz
Neugeborenes	35–50 Atemzüge
Säugling	35–40 Atemzüge
Kleinkind	25–30 Atemzüge
Schulkind	20–25 Atemzüge
Jugendlicher	15–20 Atemzüge
Erwachsener	12–18 Atemzüge

- Die **Apnoe** ist das vollständige Aussetzen der Atmung. Mögliche Ursache sind (→ 3.7.3, → 4.2.4):
  - Verlegung der Atemwege
  - Lähmung des Atemzentrums bzw. der Atemmuskulatur
  - Unreife der neurologischen und/oder mechanischen Funktion des Atmungssystems bei Frühgeborenen (Apnoe-Bradykardie-Syndrom).

  Eine Apnoe unterbricht die lebensnotwendige O_2-Zufuhr aller Organe. Insbesondere das Gehirn reagiert empfindlich auf den Sauerstoffmangel. Eine unbehandelte Apnoe führt in 3–5 Min. zum Tod.

SPICKZETTEL

Atemfrequenz

Eine gesteigerte Atemfrequenz (**Tachypnoe**) tritt z. B. auf bei Schmerzen, Fieber, Herzerkrankungen, Lungenerkrankungen und Anämie. Die verlangsamte Atmung (**Bradypnoe**) ist oft Zeichen einer zentralen Regulationsstörung. Eine nicht unverzüglich behandelte **Apnoe** ist lebensbedrohlich.

5.2.6 Veränderungen der Atemintensität und des Atemrhythmus

Der Organismus passt die Atemintensität dem Sauerstoffbedarf bzw. dem Sauerstoff- und Kohlendioxidgehalt im Blut an. Unterschieden werden eine Hypo- und Hyperventilation.

DEFINITION

Hypoventilation (Synonym: Atemdepression)**:** unzulängliche Atmung, die zu oberflächlich und/oder zu langsam sein kann. Das kann je nach Ausmaß zu Sauerstoffmangel bzw. zur Erhöhung des Kohlendioxids im Blut führen.

Hyperventilation: gesteigerte oder übermäßige Atmung. Dies führt zur vermehrten Abatmung von Kohlendioxid und nachfolgenden Verschiebung des pH-Werts sowie der Verringerung von freiem Kalzium im Blut. Symptome der Hyperventilation sind Schwindel, Kribbelgefühle an den Akren und im Mundbereich, Muskelkrämpfe (Tetanie). Es sollte als Erstmaßnahme versucht werden, den Patienten zu beruhigen und durch das Atmen in eine Maske oder einen Beutel die Rückatmung von CO_2 zu unterstützen.

Der Atemrhythmus kann sich physiologisch bei körperlichen Tätigkeiten verändern. Pathologische Abweichungen des Atemrhythmus treten meist in Verbindung mit Veränderungen der Atemfrequenz und der Atemintensität auf, sodass **spezielle pathologische Atemmuster** (→ Abb. 5.6) erkennbar sind.

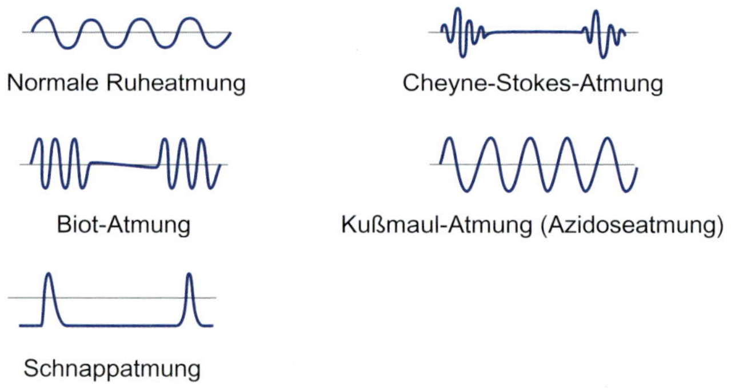

Abb. 5.6 Atemmuster [A400]

- **Cheyne-Stokes-Atmung** (→ 3.4.1):
  - Charakteristika: Kleine oberflächliche Atemzüge schwellen immer mehr zu tiefen Atemzügen an. Sie werden dann wieder zunehmend flacher und es tritt eine längere Atempause ein.
  - Vorkommen: Dieser Atemrhythmus ist Zeichen des erlöschenden Atemzentrums bei Intoxikation, schweren Hirnerkrankungen. Vorzeichen des Todes, Frühgeborenen, Herzinsuffizienz oder Morphinvergiftung.
- **Biot-Atmung** (→ 3.4.1):
  - Charakteristika: Lange Atempausen wechseln mit einer Serie von kräftigen, gleichmäßigen Atemzügen ab.
  - Vorkommen: Frühgeborene, Hirnhautentzündungen (Meningoenzephalitis), Gehirnentzündungen, erhöhter Hirndruck, Hirnverletzungen oder Hirnödem.
- **Kußmaul-Atmung (Azidoseatmung**, → 9.6.1):
  - Charakteristika: Sie besteht aus gleichmäßig tiefen Atemzügen ohne oder mit sehr wenigen Atempausen.
  - Vorkommen: Übersäuerung des Blutes (*Azidoseatmung*), Diabetes mellitus (*Coma diabeticum*), bei Koma (tiefe Bewusstlosigkeit), Urämie (Abatmen von Stoffwechselprodukten, z. B. Harnsäure, Stoffwechselentgleisungen können Ursachen dafür sein.)
- **Schnappatmung:** Einzelner schnappender Atemzug und danach eine lange Atempause. Diese tritt kurz vor dem Tod ein.

SPICKZETTEL

Atemmuster

Typische Atemmuster (Cheyne-Stokes-Atmung, Kußmaul-Atmung, Biot-Atmung) weisen auf bestimmte Krankheiten oder Zustände hin.

5.2.7 Veränderungen des Bronchialsekrets

DEFINITION

Hyperkrinie: vermehrte Schleimproduktion, z. B. bei Asthma bronchiale

Dyskrinie: glasiger, zäher Schleim z. B. bei Asthma bronchiale oder grünlich gelber Schleim bei bakteriellen Infektionen

Ein gesunder Mensch bringt keine Mengen Bronchialsekret (Sputum) durch gelegentliches Räuspern oder leichtes Husten über den Tag verteilt heraus. Eine Vermehrung oder Veränderung des Sekrets ist ein Zeichen der entzündlichen Veränderung in den Atemwegen, z. B. bei Bronchitis.

Kinder und insbesondere Säuglinge haben oft Probleme, das Sputum abzuhusten. Das nicht abgehustete Sputum ist ein Nährboden für Keime und verschlechtert die eingeschränkte Lungenfunktion und den Gasaustausch zusätzlich. Zur Unterstützung bei der Entfernung des Bronchialsekrets aus den Atemwegen sind deshalb altersentsprechende Maßnahmen frühzeitig durchzuführen (→ 5.4.2).

5.3 Pflegerische und medizinische Diagnostik

Die Diagnostik bei Kindern mit Atemwegserkrankungen ist teilweise abhängig von der Mitarbeit der Kinder, z. B. bei der Spirometrie (= Lungenfunktion: Verfahren zur Messung und Aufzeichnung der Lungen- und Atemvolumina) und der Bodyplethysmografie (= große Lungenfunktion mit zusätzlicher Bestimmung von Atemwegswiderstand, Residualvolumen und totale Lungenkapazität). Der Schweißtest (→ 5.10) kann ab dem 3. Lebenstag, besser ab dem 14. Lebenstag ab einem Körpergewicht von > 3.000 g bzw. > 36 SSW durchgeführt werden [15]. Auch bei jungen Kindern können Allergietests schon aussagekräftig sein.

5.3.1 Anamnese und körperliches Assessment

Die **Anamnese** umfasst die Familienanamnese sowie die Anamnese des Kindes. Im Rahmen der Familienanamnese werden z. B. eine mögliche familiäre Allergiebelastung sowie chronische Lungenerkrankungen in der Familie erfragt und die Umgebungsanamnese (Tierkontakte, Auslandsaufenthalte, Rauchen in der Umgebung, Wohnsituation) erhoben.

Die Anamnese des Kindes beinhaltet Fragen nach aktuellen Symptomen, z. B. Fieber, Erbrechen, Ernährungs- oder Gedeihstörungen, aber auch nach allgemeinen Symptomen sowie nach Leitsymptomen, die Atemwege und Lungen betreffen, z. B. Zyanose, Dyspnoe, Husten, Stridor oder Schnupfen. Auch wird gefragt, ob sich die Beschwerden durch Belastung verschlechtern, sie also belastungsabhängig sind, ob sich eine jahreszeitliche Häufung beobachten lässt und ob ein Ortswechsel die Symptome verändert.

Die **körperliche Untersuchung** umfasst die **Inspektion** der Haut (Zyanose, Exantheme) und des Nasen-Rachen-Raums, unter Vorsicht werden Puls-, Atemfrequenz und Blutdruck gemessen sowie Körpergröße und Gewicht bestimmt (Somatogramm wichtig bei chronischen Erkrankungen). Bei allen Untersuchungen ist es wichtig, auf das Kind beruhigend einzuwirken.

Bei der **Auskultation** (= Abhören) der Lungen wird v. a. geachtet auf:

- Das Verhältnis Einatmungs- zu Ausatmungsdauer
- Die Lautstärke und (Seiten-)Differenzen des Atemgeräuschs
- Pathologische Atemgeräusche (trockene Rasselgeräusche: Giemen, Pfeifen, Brummen, oder feuchte Rasselgeräusche: fein-, mittel- oder grobblasig.

Durch **Perkussion (= Beklopfen)** können Überblähung (höherer Klopfschall) und Pleuraergüsse (gedämpfter Klopfschall) erkannt werden.

Je nach Lebensalter

Die Befunde sind je nach Lebensalter unterschiedlich. Das normale Atemgeräusch des Neugeborenen und jungen Säuglings hört sich an wie das Atemgeräusch bei größeren Kindern mit Pneumonie.

5.3.2 Bildgebende Diagnostik

Insgesamt werden bildgebende Verfahren im Kindesalter eher zurückhaltend eingesetzt. Besonders bei Röntgenuntersuchungen sollte die therapeutische Konsequenz im Hinblick auf die Strahlenbelastung abgewogen werden.

Röntgenaufnahmen des Thorax können bei der Diagnose von Pneumonien oder Aspiration helfen.

Konventionelle **Röntgenaufnahmen** werden, wenn möglich, im Stehen und in Inspiration durchgeführt, bei Säuglingen vereinzelt auch im Hängen. Bei Verdacht auf Fremdkörperaspiration wird eine Aufnahme während der Exspiration ausgeführt.

Die **Computertomografie** ist geeignet zur Beurteilung der Lungenfeinstruktur, z. B. ob Fehlbildungen, Zysten, Bronchiektasen (Pneumonien) vorliegen, sowie zur Beurteilung der großen Gefäße und ihrer Beziehung zum Tracheobronchialbaum. Eine **Magnetresonanztomografie** kann wegen der vielen Bewegungsartefakte durch die Atemexkursionen eher ungeeignet sein. Schnelle Sequenzen werden immer besser und können ggf. mit der Atemfrequenz abgestimmt werden. Sie eignet sich zur guten und strahlenfreien Darstellung der Gefäße. Bei speziellen Fragestellungen hinsichtlich eines Tumors wird häufig ebenfalls ein MRT angefertigt.

Wegen des hohen Luftgehalts in der Lunge müssen beim Ultraschall Limitationen beachtet werden. Der Ultraschall ist zur Diagnostik v. a. bei Entzündungen in Lungen- und Atemwegsorganen geeignet. Dagegen ist die **Sonografie** für die Diagnostik von Pleuraergüssen (Nachweis, Ausdehnung, Konsistenz, Verlaufskontrolle) eine wichtige Untersuchungsmethode v. a. für den Verlauf im Kindesalter. Der Stellenwert der Sonografie nimmt stetig zu.

5.3.3 Lungenfunktionsdiagnostik

Lungenfunktionstests sind zur Diagnostik obstruktiver Erkrankungen und der Mukoviszidose wichtig. Da sie von den Kindern Kooperationsbereitschaft und Koordinationsfähigkeit erfordern, lassen sie sich meist erst ab einem Alter von ca. 4–5 Jahren durchführen.

Säuglinge

Die Lungenfunktionsdiagnostik im Säuglingsalter (Spirometrie mit Hilfe aufblasbarer Westen, Bodyplethysmografie) ist prinzipiell möglich, bleibt aber hochspezialisierten Zentren vorbehalten.

Bei der **Spirometrie** atmet das Kind zunächst durch ein Mundstück ein und aus. Dabei werden alle Volumina erfasst, die das Kind ein- und ausatmet. Dann atmet es die gesamte Luft aus, die Einatmung erfolgt so tief wie möglich und die Ausatmung so schnell wie möglich. Folgende Werte können u. a. gemessen werden:

Atemvolumina

Über das in Ruhe ventilierte **Atemzugvolumen** hinaus können bei Inspiration und Exspiration zusätzliche Volumina mobilisiert werden. Zusammengesetzte **Volumina** werden als **Kapazitäten** bezeichnet.

- **Tidalvolumen (VT), Atemzugvolumen:** Volumen pro Atemzug. Beträgt in Ruhe beim VT 8–10 ml/kg/KG und steigt bei Belastung an. Im Verhältnis zum gesamten Gasvolumen der Lunge ist das VT in Ruhe gering (ca. 5–10 %).
- **Inspiratorisches Reservevolumen (IRV):** Volumen, das nach normaler Inspiration noch zusätzlich eingeatmet werden kann.
- **Exspiratorisches Reservevolumen (ERV):** Volumen, das nach normaler Exspiration noch zusätzlich ausgeatmet werden kann.
- **Residualvolumen (RV):** Volumen, das nach maximaler Exspiration in der Lunge verbleibt.
- **Funktionelle Residualkapazität (FRC):** Volumen, das sich nach normaler Exspiration in der Lunge befindet (FRC = ERV + RV).
- **Vitalkapazität (VC):** Volumen, das nach maximaler Inspiration maximal exspiriert werden kann (VC = VT + IRV + ERV). In der Lungenfunktionsdiagnostik wird zwischen der langsamen VC und der forcierten VC (FVC) unterschieden.
- **Totale Lungenkapazität (TLC):** Volumen, das nach maximaler Inspiration in der Lunge enthalten ist (TLC = VT + IRV + ERV + RV).

5.3.4 Blutgasanalyse

DEFINITION

Blutgasanalyse (BGA): Messung der Gasverteilung der Gase Sauerstoff (O_2) und Kohlendioxid (CO_2) im arteriellen, arterialisierten (Kapillarblut) oder venösen Blut durch Bestimmung von Partialdruck (p) und Sauerstoffsättigung. Außerdem werden der pH-Wert, der Base Excess (BE) und das Standardbikarbonat bestimmt.

Hypoxie: unzureichende Versorgung des Gewebes mit Sauerstoff (partiell oder generalisiert)

Hypoxämie: erniedrigter Sauerstoffgehalt im arteriellen Blut

Hypokapnie: erniedrigter Kohlendioxidgehalt im arteriellen Blut durch Hyperventilation oder metabolische Azidose, die durch die Atmung ausgeglichen wird (respiratorische Kompensation)

Hyperkapnie: Erhöhung des arteriellen CO_2-Partialdrucks auf > 45 mmHg, erhöhter Kohlendioxidgehalt im arteriellen Blut durch respiratorische Insuffizienz oder metabolische Alkalose, die durch die Atmung ausgeglichen wird (respiratorische Kompensation)

Die **Blutgasanalyse** (→ Abb. 5.7 gibt Auskunft über den Gasaustausch in der Lunge und ist bei Kindern mit Atemwegserkrankungen eine wichtige Maßnahme zur Überwachung. Sie gibt Informationen über die Funktion der Lunge und die Gewebeversorgung. Durch die Überwachung der Sauerstoffversorgung, der Kohlendioxid-Anreicherung und des pH-Werts ist sie eine wichtige Maßnahme zur Beurteilung des Säure-Basen-Haushalts.

Das Blut zur Blutgasanalyse wird überwiegend kapillar gewonnen. Dazu wird der seitliche Bereich der Fingerkuppe oder ein Ohrläppchen punktiert. Bei der Punktion der Fingerkuppen ist darauf zu achten, dass der Stich nicht in der Mitte durchgeführt wird und das Tasten beeinträchtigt. Bei Neugeborenen und Säuglingen empfiehlt sich die Punktion der medialen oder lateralen Ferse (→ 3.2.2). Die arterielle Blutentnahme ist aufwändiger und für das Kind unangenehm. Daher wird sie selten durchgeführt, meistens im Rahmen der Intensivversorgung.

5.3.5 Bronchoskopie

Die **Bronchoskopie** (→ Abb. 5.8) ermöglicht die direkte visuelle Darstellung der Atemwege. Zur Verfügung stehen die flexible und die starre Untersuchungsmethode. Die flexible Bronchoskopie ist in der Pädiatrie das Standardverfahren. Die starre Bronchoskopie ist v. a. angezeigt zur Fremdkörperextraktion und bei Lungenblutungen.

Bei Kindern, bei denen eine Bronchoskopie durchgeführt wird, ist auch bei flexiblen Bronchoskopen eine Narkose oder sehr tiefe Sedierung erforderlich, da die Bronchoskopie eine invasive Untersuchung ist. Sie muss zudem sorgfältig indiziert sein. Indikationen einer Bronchoskopie sind:

- V. a. Fremdkörper-Aspiration
- Angeborener Stridor mit Hypoxieanfällen, Apnoen, Zunahme der Intensität des Stridors zum Ausschluss von Fehlbildungen, Stenosen, Fisteln oder (Gefäß-)Tumoren. Ein angeborener Stridor, der im 1. Lebensjahr nachlässt, ist meist verursacht durch eine Laryngomalazie (Erweichung des Kehlkopfs) und bedarf keiner invasiven Diagnostik.
- Erworbener Stridor v. a. nach Intubation zum Ausschluss einer Verletzung, Laryngitis, Zysten oder subglottischer Stenose
- Persistierende/rekurrierende Bronchitis zum Ausschluss einer Fremdkörperaspiration oder Atemwegskompression oder zur Fistelsuche
- Persistierende/rekurrierende Pneumonien oder Atelektasen
- Zur Erregergewinnung und zur Durchführung einer bronchoalveolären Lavage
- Zur Tuberkulosediagnostik bei V. a. Lymphknoten-Tuberkulose mit Atemwegskompression oder Einbruch tuberkulöser Lymphknoten in den Bronchus.

Vorsicht! Insbesondere bei Säuglingen sollte die Indikation einer Bronchoskopie zurückhaltend gestellt werden. In vielen Fällen wird aus der Untersuchung keine therapeutische Konsequenz gezogen und der Stridor verschlechterte sich oft durch die Manipulation.

Gemessen (37.0 °C)		
pH	7.22	
pCO_2	64	mmHg
pO_2	54	mmHg
Na^+	136	mmol/L
K^+	5.0	mmol/L
Cl	101	mmol/L
Ca^{++}	1.32	mmol/L
Hct	53	%
Glu	168	mg/dL
Lac	3.3	mmol/L
Berechnet		
BE(B)	-4.9	mmol/L
sO_2(c)	80.2	%
HCO_3(c)	26.2	mmol/L
HCO_3^-std	20.5	mmol/L

pH-Wert

gibt H^+-Ionen-Konzentration im Blut an. Dabei gilt:

- pH-Wert ↓ = H^+-Konzentration ↑
- pH Wert ↑ = H^+-Konzentration ↓
- Normwert 7,35–7,45
- pH < 7,35 = Azidose
- pH > 7,45 = Alkalose

pCO_2-Wert

- gibt Kohlenstoffdioxidpartialdruck im Blut an
- Normwert 35–45 mmHg
- pCO_2 ↑ deutet ggf. auf respiratorische Erschöpfung hin.
- Bei Veränderung des pH-Wertes primär durch pCO_2 (flüchtige Säure) kommt es bei erhöhten Werten (Hypoventilation) zu einer respiratorischen Azidose bzw. bei erniedrigtem pCO_2 (z.B. Hyperventilation) zu einer respiratorischen Alkalose.

pO_2-Wert

- gibt Sauerstoffpartialdruck im Blut an
- Normwert 80–100 mmHg
- pO_2 ↓ möglich bei akuten/chronischen Lungenerkrankungen

BE = Basenüberschuss/Basenabweichung

- gibt die Menge der Basen oder Säuren an, die nötig wäre, um ein pH-Wert von 7,4 bei einem pCO_2 von 40 mmHg und 37 °C im Blut zu erhalten
- Normwert liegt bei -4 bis +4
- Ist der Wert negativ, sind zu wenig Basen im Blut.
- Abweichungen haben meistens metabolische Ursachen.

HCO_3^-

- gibt die Konzentration von Bicarbonat im Blut an.
- Normwert 22–26mmol/l
- Abweichungen bei metabolischen Störungen.
- Bikarbonat ↓ charakteristisch für metabolische Azidose
- Bikarbonat ↑ charakteristisch für metabolische Alkalose

Abb. 5.7 Werte der Blutgasanalyse [P550]

Folgende Pflegemaßnahmen sind vor und nach der Bronchoskopie erforderlich:

Vor der Untersuchung:

- Röntgenaufnahme des Thorax, Lungenfunktionsprüfung, Blutgasanalyse und Blutbild sowie unterzeichnete Einverständniserklärung bereitlegen

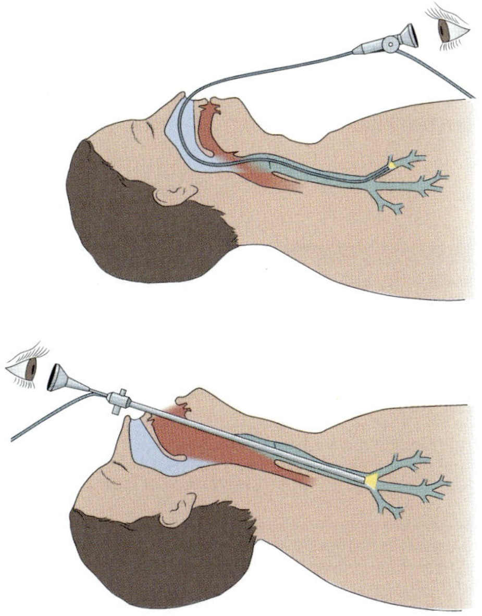

Abb. 5.8 Starre und flexible Bronchoskope [L190]

- Kind 4–6 Std. vor dem Eingriff nüchtern lassen
- Kind kurz vor der Untersuchung auf die Toilette schicken, kleinen Kindern eine Windel anlegen
- Ggf. Prämedikation nach Arztanordnung verabreichen
- Das Kind zur Untersuchung begleiten.

Nach der Untersuchung:

- Bettruhe und Nahrungskarenz nach Arztanordnung einhalten
- Engmaschige Kontrolle der Vitalzeichen, da v. a. Veränderungen der Atmung; ggf. kann eine vorübergehende Heiserkeit auftreten.

5.3.6 Untersuchung im Schlaflabor

DEFINITION

Polysomnografie (PSG): diagnostisches Verfahren zur Messung physiologischer Funktionen, bei der Biosignale zur Bewertung des Schlafprofils aufgezeichnet werden. Es ist die umfangreichste Untersuchung des Schlafs einer Person.

Eine **Polysomnografie** kann bereits im Kindesalter angezeigt sein. Schlafbezogene Atemstörungen sind die häufigsten organisch bedingten Schlafstörungen im Kindesalter. Mögliche Ursachen sind das obstruktive Schlafapnoesyndrom (OSAS), Säuglingsschlafapnoen und Hypoventilationssyndrome.

Indikationen für die Untersuchung sind:

- Schlafbezogene Atemstörungen wie Schnarchen, Röcheln, Atemaussetzer/Apnoen
- Tagesschläfrigkeit unklarer Genese
- Chronische Ein- und Durchschlafstörungen
- Kardiorespiratorische Störungen bei Früh- und Neugeborenen
- Neurovegetative Störungen
- Herz-Kreislauf-Erkrankungen

- Gastroenterologische und Stoffwechselerkrankungen
- Erbkrankheiten mit Schlafstörungen
- Risikokinder, die gefährdet sind, einen Plötzlichen Kindstod (SIDS) zu erleiden, wie Frühgeborene, Säuglinge mit angeborenen Atemauffälligkeiten, u. a. damit sie eine Monitorüberwachung erhalten
- Neuromuskuläre Erkrankung (z. B. spinale Muskelatrophie [SMA] und Duchenne Muskeldystrophie [DMD]).

Das Kind verbringt meist in Begleitung eines Elternteils die Nacht im Schlaflabor. Die Diagnostik umfasst üblicherweise:

- *Pulsoximetrie:* kontinuierliche Messung der Sauerstoffsättigung während des Schlafs, die sich als Screening eignet. Unauffällige Untersuchungen schließen ein obstruktives Schlafapnoesyndrom nicht aus.
- *Polysomnografie* (→ Abb. 5.9): diagnostisches Verfahren zur Messung physiologischer Funktionen im Schlaf:
  - EEG (Elektroenzephalogramm = Messung der Hirnströme)
  - EOG (Elektrookulogramm = Bewegung der Augenmuskeln)
  - EMG (Elektromyogramm)
  - Untersuchung der Atmung
    - Atemfluss (oraler und nasaler Luftstrom)
    - Atembewegungen an Brustkorb und Bauch (mittels EMG oder Bewegungs-Transducer)
  - Kohlenstoffdioxid (CO_2) in der Atemluft oder transkutan
- Sonstige Aufzeichnungen:
  - EKG (Elektrokardiogramm = Messung der Herzströme)
  - Videoaufzeichnungen.

→ Tab. 5.5 zeigt mögliche Atemstörungen auf und beschreibt die Beobachtungen, die bei der Untersuchung im Schlaflabor auffallen.

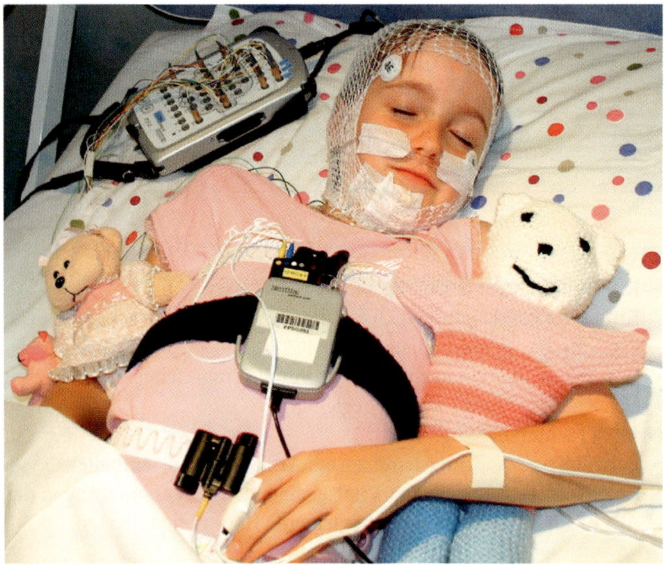

Abb. 5.9 Während der Polysomnografie werden Messfühler mit Pflastern und Gurten angebracht. Die darüber registrierten Körperfunktionen werden in einem Nachbarraum auf dem Monitor beobachtet. [E472–002]

5.4 Spezielle pflegerische und medizinische Maßnahmen

Kinder müssen bei den Maßnahmen zur Atemunterstützung, Sekretentleerung und Inhalation angeleitet und begleitet werden. Zum einen ist es wichtig, dass sie bei der Durchführung überprüft, zum anderen müssen sie zur Durchführung motiviert werden. Maßnahmen, die Spaß machen, z. B. Atemübungen mit der Blubberflasche oder Übungen in der Gruppe, z. B. Dreh-Dehn-Übungen oder Autogene Drainage, animieren die Kinder und halten ihr Interesse aufrecht.

5.4.1 Atemunterstützende Maßnahmen

DEFINITION

Atemunterstützende Maßnahmen: Maßnahmen, die zur Erleichterung der Atmung, zur Atemübung und zur Erleichterung des Sekretabtransports durchgeführt werden

Maßnahmen zur Unterstützung der Atmung/Atemerleichterung

Je intensiver die Übungen auch im erscheinungsfreien Intervall ausgeführt werden, desto besser können die Fertigkeiten bei Atemnot abgerufen werden.

- Atemtechniken beim Aufstehen und Heben:
  - Ausatmen beim Aufstehen
  - Ausatmen beim Heben schwerer Gegenstände
- Lippenbremse: Ausatmen gegen den Widerstand der locker aufeinanderliegenden Lippen, bei kleinen Kindern spielerisches Einüben z. B. durch Seifenblasen oder das Blasen von Luft in eine mit Wasser gefüllte Flasche (Blubberflasche).

Tab. 5.5 Befunde verschiedener Atemstörungen

Atemstörung	Befund
Obstruktive Apnoexe	Fehlender oronasaler Luftfluss von jeglicher Dauer bei nachgewiesener kontinuierlicher Atemarbeit
Obstruktive Hypopnoexe	Reduktion des oronasalen Luftflusses › 50 % mit Sauerstoffsättigungsabfall › 4 % oder Sauerstoffsättigung ‹ 90 % und/oder Aufwachreaktion
Zentrale Apnoexe	Fehlender oronasaler Luftfluss und fehlende Atemarbeit
Gemischte Apnoexe	Enthalten sowohl Komponenten für obstruktive wie auch für zentrale Apnoen
Apnoe-Hypopnoe-Indexe (AHI)	Mittelwert aus allen Apnoen und Hypopnoen (Gesamtzahl obstruktiver Apnoen und Hypopnoen/Anzahl Stunden Schlaf)
Respiratory Disturbance Index (RDI)	Anzahl und Dauer von Atemstillständen (sowohl zentrale als auch obstruktive Apnoe) pro Stunde Schlaf
Mildes obstruktives Schlafapnoesyndrom	Apnoe-Hypopnoe-Index = 1 und ‹ 5
Moderates obstruktives Schlafapnoesyndrom	Apnoe-Hypopnoe-Index = 5 und ‹ 10
Schweres obstruktives Schlafapnoesyndrom	Apnoe-Hypopnoe-Index = 10

Lagerungen

Bei den **atemerleichternden Lagerungen** wird der Thorax weit gestellt und dadurch die Atmung verbessert.

- Durch die **Hochlagerung des Oberkörpers** werden die oberen Lungenanteile besser belüftet. Die Rolle unter den Knien entspannt die Bauchdecke des Kindes und verhindert, dass es ans Bettende rutscht. Die Oberkörperhochlagerung ist, angepasst an das Alter des Kindes, in allen Altersstufen sinnvoll.
- Der **Kutschersitz** (→ Abb. 5.10) und **Kaisersitz** (→ Abb. 5.10) erleichtern die Atmung, indem der Thoraxraum weit gestellt wird. Die Bauchorgane sinken durch die Schwerkraft nach unten und das Zwerchfell hat weniger Atemarbeit zu leisten. Dies begünstigt das tiefe Durchatmen und bringt Erleichterung.
- Die **Hängebauchlagerung** (→ Abb. 5.10) wird bevorzugt bei leichter Atemnot und zur Erholung als Ruhelage eingesetzt. Es wird nicht nur der Thorax weit gestellt, sondern auch die Ausatmung durch den Druck der Bauchorgane auf das Zwerchfell unterstützt. Diese Lagerung ist geeignet bei Säuglingen, Klein- und Schulkindern. Größere Kinder tolerieren sie schlecht.

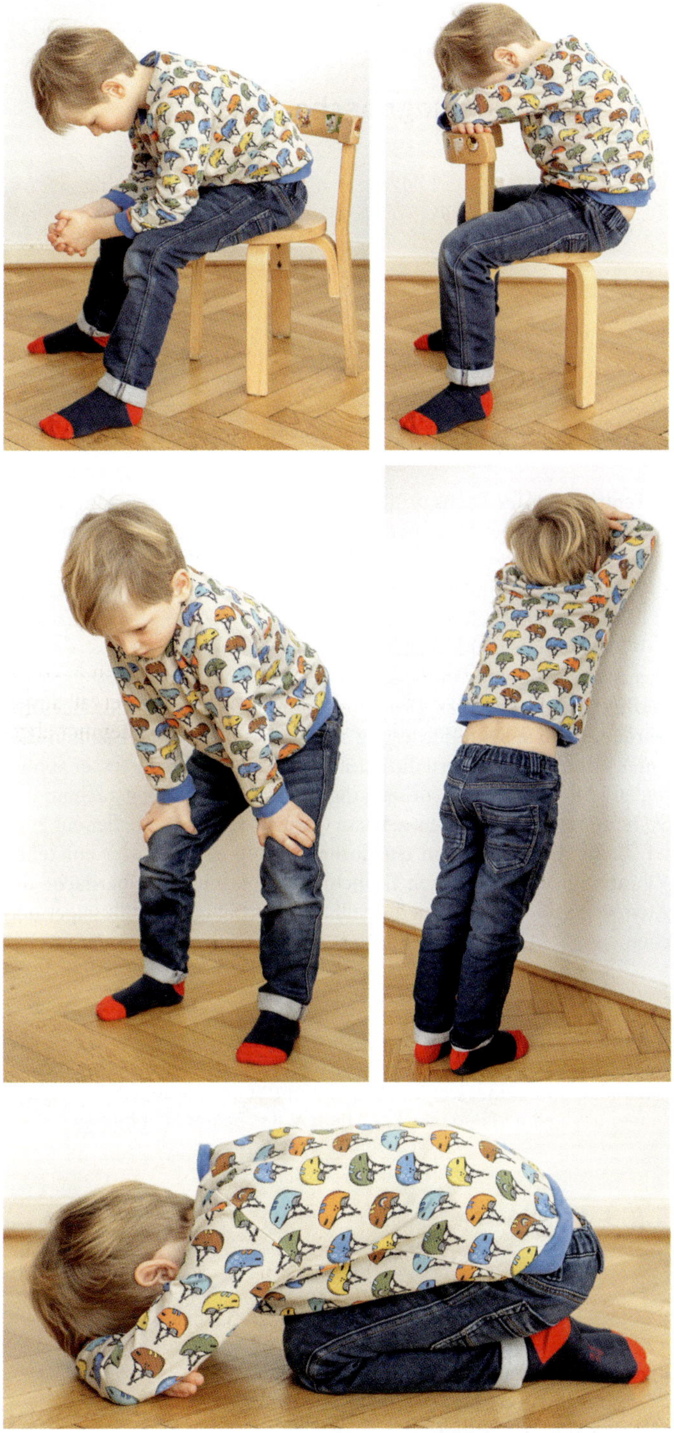

Abb. 5.10 Kutscher-, Kaisersitz, Torwartstellung, Wandstellung und Hängebauchlagerung [K115]

Körperstellungen

Es gibt auch **Körperstellungen,** die den Thorax weit stellen und somit die Atmung erleichtern. Das Kind kann je nach Situation und Gegebenheit folgende Haltungen einnehmen:

- Bei der **Torwartstellung** (→ Abb. 5.10) leicht in die Hocke gehen, die Beine leicht spreizen, den Oberkörper nach vorne beugen. Mit den Händen auf dem Oberschenkel abstützen.
- Beim **Stuhllehnensitz** (→ Abb. 5.10) so auf den Stuhl setzen, dass das Gesicht in Richtung Stuhllehne blickt, die verschränkten Arme auf der Stuhllehne ablegen. Steht ein Tisch zur Verfügung, können die verschränkten Arme auf der Tischplatte abgelegt werden (**Tischsitz**).
- Bei der **Wandstellung** (→ Abb. 5.10, geeignet für größere Kinder) in wenigen Zentimetern Entfernung von der Wand entfernt stehen und die Stirn auf die verschränkten Unterarme legen, die in Augenhöhe an der Wand abgelegt sind.

Die atemerleichternden Stellungen werden mit der Lippenbremse und ruhiger, gleichmäßiger Atmung verbunden.

Atemübungen

Atemübungen, wie Atmen gegen einen Widerstand, z. B. Wattepusten, Luftballon aufblasen, Blubberflasche, verlängern die Ausatmung und haben denselben Effekt wie die Lippenbremse. Außerdem machen sie die Atmung bewusst und trainieren diese.

SPICKZETTEL

Atemunterstützung

Atemunterstützende Maßnahmen umfassen **Atemtechniken** (z. B. Lippenbremse), aber auch **Lagerungen,** die den Thorax weit stellen und dadurch die Atmung erleichtern (z. B. Oberkörperlagerung, Kutschersitz, Hängebauchlagerung). Es gibt auch **Körperstellungen,** die den Thorax weit stellen (Torwartstellung, Stuhllehnensitz, Wandstellung).

5.4.2 Maßnahmen zur Unterstützung der Sekretentleerung

Viele Kinder, unabhängig vom Alter, haben Schwierigkeiten, das Sekret aus den Atemwegen zu entfernen. Es kann sein, dass das Sekret zu zäh ist, dass es sich schlecht mobilisieren lässt oder dass die Kraft zum Abhusten nicht ausreicht. Grundsätzlich muss auf eine erhöhte Flüssigkeitszufuhr geachtet werden, damit das Sekret verflüssigt wird. Wenn das Kind nicht in der Lage ist, diese durch Getränke aufzunehmen, kann eine Infusionstherapie erforderlich sein.

Zur **Mobilisierung des Sekrets** gibt es außerdem eine Reihe von **Dreh-Dehn-Übungen** (→ Abb. 5.11). Die Muskulatur im Thoraxbe-

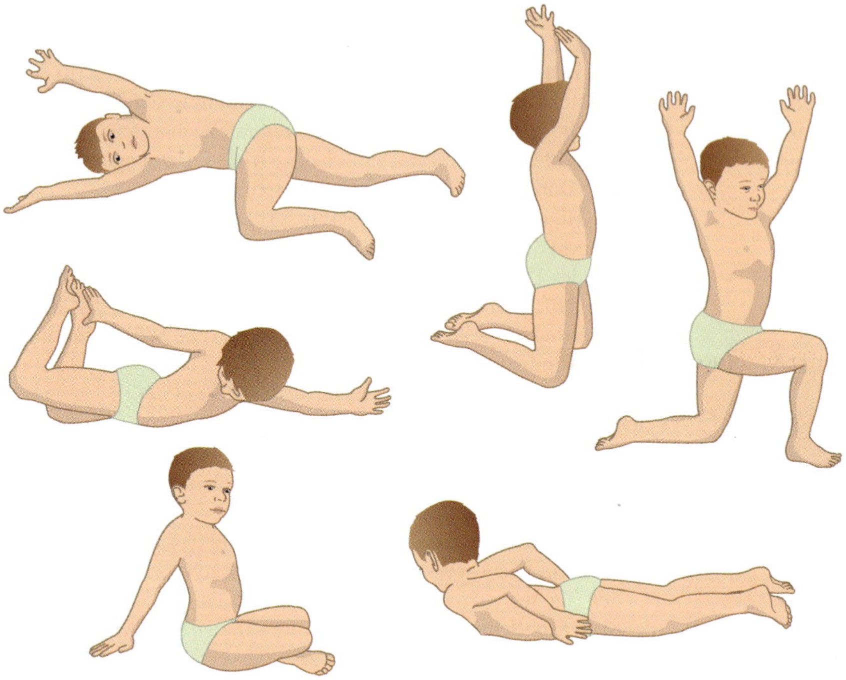

Abb. 5.11 Dreh-Dehn-Übungen [L138]

reich wird gedehnt, die unterschiedlichen Lungenabschnitte werden geweitet und belüftet. Luft gelangt hinter das Sekret, welches bei der Ausatmung mobilisiert und abtransportiert wird. Durch die Einnahme verschiedener Körperstellungen (→ Abb. 5.11) werden unterschiedliche Bereiche des Thorax gedehnt. Die Kinder können diese Körperstellungen in der Physiotherapie oder im Rahmen der Asthmaschulung erlernen und dann selbstständig durchführen.

Eine weitere Möglichkeit, das Sekret zu mobilisieren, ist der **heiße Wickel,** der auf den Thorax aufgebracht wird. Die Wärme entspannt, erweitert die Blutgefäße und wirkt krampflösend.

- Ein Handtuch trichterförmig einrollen und portionsweise heißes Wasser (ca. ¼ l) oben in den Trichter einfüllen.
- Tuchrolle zusammendrücken, sodass sich das warme Wasser im Tuch verteilt.

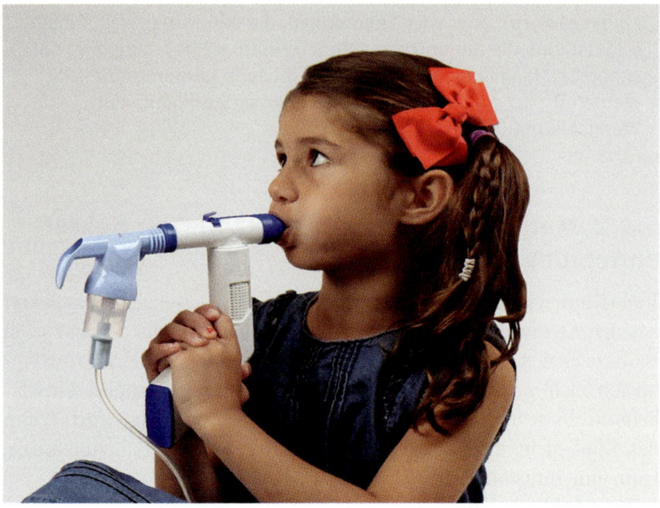

Abb. 5.12 RC-Cornet® Plus [U106]

- Temperatur des Tuchs prüfen. Das geschieht am besten zunächst am Unterarm der Pflegeperson und auch das Kind sollte einbezogen werden.
- Brustkorb des Kindes mit dem warmen feuchten Tuch umwickeln.
- Ein trockenes Tuch darüber anbringen.
- Wickel für etwa 10 Min. belassen.

Das Atmen mit einer PEP-Maske – **PEP** (*positive expiratory pressure, positiver expiratorischer Druck*) – kann selbstständig durchgeführt werden, um die Sekretförderung zu unterstützen. Kinder sollten dies unter Kontrolle der Eltern durchführen. Um den Schleim besser abhusten zu können und zur Vorbeugung von Infekten können auch andere Systeme eingesetzt werden, z. B. ein Cornet (→ Abb. 5.12) oder ein Flutter. Beim Hineinblasen in ein Cornet oder in einen Flutter entstehen Vibrationen, die den zähen Bronchialschleim von der Oberfläche der Atemwege ablösen und ihn deshalb transportfähiger und flüssiger machen.

SPICKZETTEL

Sekretmobilisierung

Die Entleerung des Bronchialsekrets kann durch verschiedene Maßnahmen unterstützt werden: Dreh-Dehn-Übungen und heiße Wickel, aber auch eine PEP-Maske kann helfen, das Sekret abzuhusten.

5.4.3 Inhalation

i DEFINITION

Inhalation: Einatmen von Nebel (Aerosol), Gasen, Pulver oder Verneblungen von Medikamenten. Bevorzugte Anwendungsgebiete sind Erkrankungen der Atemwege und der Lunge.

Ziele der Inhalation sind:

- Befeuchten der Atemwege
- Verflüssigen des Bronchialsekrets

- Verabreichen von Medikamenten: Diese werden auch in hoher Konzentration direkt an den Wirkort gebracht, sie wirken schnell und haben nur geringe bis keine systemische Wirkung.
- Eine Kombination der Inhalation mit der Gabe von Sauerstoff ist je nach Vernebler möglich. Es kann auch Sauerstoff anstelle der Druckluft zur Inhalation genutzt werden.

Die Inhalation eignet sich für Kinder und Jugendliche aller Altersstufen. Für eine optimale Anwendung der Inhalationstherapie ist Folgendes zu beachten:

- Art der Verabreichung, z. B. mittels Vernebler, Dosieraerosol oder als Trockenpulver
- Wahl des Mundstücks oder der Maske
- Gebrauch der Inhalationshilfe, z. B. Aerochamber®, VORTEX®, Spacer
- Wirkung des Medikaments
- Patientenabhängige Faktoren wie Atemmuster, Alter, Kooperationsbereitschaft und Art der Erkrankung.

Es stehen verschiedene **Inhalationssysteme** zur Verfügung. Jede Möglichkeit hat Vor- und Nachteile, wie auch jedes Kind und jeder Jugendliche Vorlieben für eine Verabreichungsart hat. Es ist wichtig, das für das Kind individuell geeignete Inhalationssystem zu finden, danach die Handhabung intensiv zu üben und immer wieder zu überprüfen. Bei folgenden Inhalationssystemen (→ Abb. 5.13, → Tab. 5.6) sind die entsprechenden Anwendungstechniken zu beachten:

- **Dosieraerosol:**
  - Ohne Inhalationshilfe: langsame tiefe Einatmung, dann Atem anhalten
  - Mit Inhalationshilfe: langsame tiefe Einatmung, mehrere Atemzüge, dann Atem anhalten
- **Trockenpulverinhalation:** schnelle, tiefe Einatmung, dann Atem anhalten
- **Verneblung:** langsame tiefe Atemzüge, langsame Ausatmung.

Eine Inhalation ist auch bei einer Trachealkanüle möglich.

Bei chronischen Lungenerkrankungen oder neuromusklären Erkrankungen muss auch der Cough-Assist Erwähnung finden (→ Abb. 5.14).

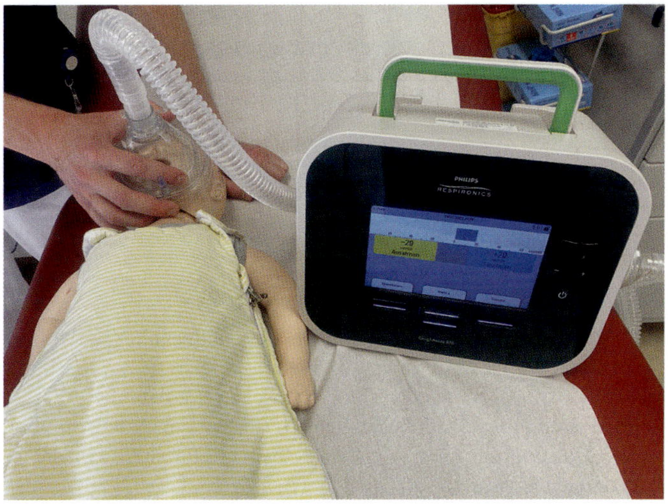

Abb. 5.14 Cough-Assist (P550)

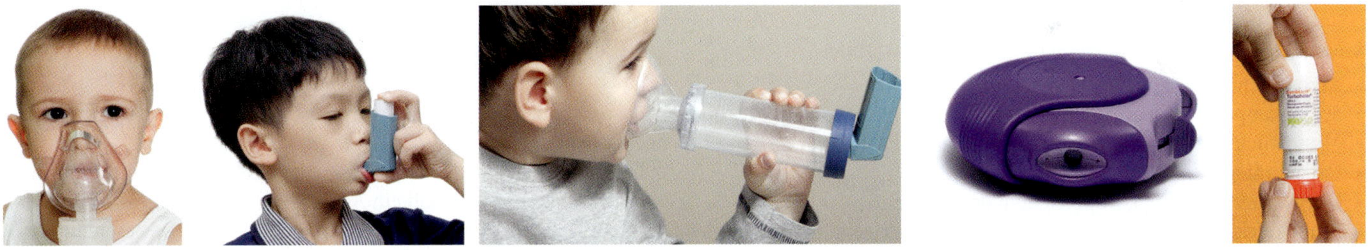

Abb. 5.13 Inhalationssysteme
a) Vernebler, b) Dosieraerosol ohne Inhalationshilfe, c) Dosieraerosol mit Inhalationshilfe, d) Diskus, e) Turbohaler [J787, K115]

Tab. 5.6 Beschreibung und Einordnung unterschiedlicher Inhalationssysteme

	Vernebler	Dosieraerosol	Trockenpulverinhalation
Größe	Groß, bestehend aus Vernebler und Kompressor, wenn kein Wandanschluss mit Druckluft vorhanden	Klein und handlich	Klein und handlich
Inhalationszeit	Lang (ca. 10 Min.)	Kurz, 1–2 Atemzüge	Kurz, 1–2 Atemzüge
Inhalationshilfe	Nicht notwendig und vorhanden	Hängt vom Alter des Kindes ab	Nicht notwendig
Alter des Kindes	Für alle Altersstufen geeignet	Bei Gebrauch der Inhalationshilfe auch für kleine Kinder geeignet	Nicht für Kinder unter 7 Jahren geeignet
Medikament	• Hohe Konzentration über längere Zeit • Für fast alle Medikamente geeignet • Kombination verschiedener Wirkstoffe möglich	Wie Vernebler	Wie Vernebler
Vorteile	• Nutzt die Spontanatmung • In Akutsituationen geeignet • Keine aktive Kooperation nötig	• Lässt sich gut unterwegs einsetzen • Gute Akzeptanz	• Kein Kältereiz, da ohne Treibgas • Leicht zu koordinieren, da keine Hand-Mund-Koordination notwendig ist
Nachteile	• Braucht Strom oder Druckluft • Lauter Kompressor	• Häufig Anwendungsfehler • Bei Gebrauch der Inhalationshilfe Platzbedarf	Großer inspiratorischer Luftstrom wird gebraucht

Tab. 5.7 Inhalationshilfen

Inhalationshilfe	Alter	Inhalationstechnik
Dosieraerosol mit Inhalationshilfe und Maske	0–2 Jahre	10 ruhige Atemzüge
Dosieraerosol mit Inhalationshilfe und Mundstück	Bis 3 Jahre	10 ruhige Atemzüge
	Älter als 5 Jahre	Langsame Inhalation mit maximaler Einatemtiefe und 10 Sek. Luftanhalten

Dosieraerosol ohne/mit Inhalationshilfe

Beim **Dosieraerosol** wird das in einem Wirkstoffbehälter in flüssiger Form vorliegende Medikament mithilfe von Treibgas vernebelt. Es kann mit oder ohne Inhalationshilfe angewendet werden.

- Die Anwendung ohne Inhalationshilfe erfordert eine gute Mund-Hand-Koordination und ist deshalb nur für ältere Kinder und Jugendliche geeignet.
- Die Anwendung mit Inhalationshilfe (→ Tab. 5.7) erlaubt die Anwendung des Dosieraerosols auch bei sehr kleinen Kindern.

Anwendung des Dosieraerosols ohne Inhalationshilfe

- Aerosolbehälter schütteln
- Schutzkappe abnehmen
- Oberkörper aufrichten, Kopf leicht in den Nacken
- Entspannt ausatmen
- Mundstück in den Mund nehmen, mit den Lippen umschließen
- Langsam einatmen, dabei Druck auf den Wirkstoffbehälter ausüben
- Weiter einatmen und dann Luft für ca. 10 Sek. anhalten (bei Kindern 5 Sek.)
- Langsam (über die Nase) ausatmen.

Anwendung des Dosieraerosols mit Inhalationshilfe

- Aerosolbehälter schütteln
- Schutzkappe abnehmen
- Mundstück des Dosieraerosols auf die Inhalationshilfe stecken
- Entspannt ausatmen
- Oberkörper aufrichten, Kopf leicht in den Nacken
- Mundstück der Inhalationshilfe in den Mund nehmen, mit den Lippen umschließen
- Bei Kindern bis zu 2 Jahren Maske einsetzen, die gut anliegen muss
- Sprühstoß durch Druck auf den Wirkstoffbehälter auslösen
- Substanznebel aus der Inhalationshilfe langsam und tief einatmen
- Luft für ca. 10 Sek. anhalten (bei Kindern 5 Sek., falls möglich)
- Langsam ausatmen, dabei muss die Inhalationshilfe nicht abgesetzt werden, wenn diese über ein Ventil verfügt.

Trockenpulverinhalation

Die **Trockenpulverinhalation** ist leicht zu handhaben. Sie ist treibgasfrei und der Wirkstoff wird direkt durch die Einatmung freigesetzt. Durch einmaliges Hin- und Herdrehen beim Turboinhaler bzw. das Betätigen des Hebels beim Diskus wird das Pulver zur Einatmung vorbereitet. Eine tiefe und rasche Einatmung ist zwingend nötig und daher wichtig für das Freisetzen des Wirkstoffs.

Bei der Inhalationstechnik beachten, dass nach tiefer Einatmung die Luft 10 Sek. angehalten wird.

Inhalationsmaske oder Mundstück

Durch den Gebrauch der **Gesichtsmaske** können auch kleinste Kinder inhalieren. Die Gesichtsmaske gewährleistet die Inhalation mit dem Vernebler und die Verabreichung des Medikaments mittels Dosieraerosol und Inhalationshilfe. Bei der Anwendung der Maske ist auf Folgendes zu achten:

- Die Masken müssen gut sitzen, da sonst das Aerosol verloren geht oder in Richtung Augen gelangt.
- Masken sollten aus einem weichen Material sein und ein Ausatemventil besitzen.
- Kinder akzeptieren häufig Masken nicht. Eine Maske aus angenehmem Material mit weichem Rand und ein kinderfreundliches Design können die Akzeptanz erhöhen.
- Um lokale Reizungen und Nebenwirkungen zu vermeiden, Gesicht nach der Inhalation mit Maske abwaschen.

Dem **Mundstück** sollte bei der Inhalation immer Vorrang vor der Gesichtsmaske gegeben werden, weil dadurch das Medikament in die tiefen Atemwege besser eingebracht werden kann. Ein Mundstück sollte nur verwendet werden, wenn das Kind eine gute Technik hat. Ab einem Alter von 2–3 Jahren ist bei entsprechender Anweisung des Kindes und der Eltern ein Einsatz des Mundstücks möglich. Das Mundstück muss von den Lippen dicht umschlossen sein. [14]

Feuchtinhalation

Bei der **Feuchtinhalation** wird das in einem Wirkstoffbehälter in flüssiger Form vorliegende Medikament mithilfe von Druckluft und einem Vernebler zerstäubt. Es entsteht eine inhalierbare Vernebelung, das Aerosol.

> **Tröpfchengröße**
> Bei der Inhalation ist v. a. die Tröpfchengröße entscheidend dafür, ob das Inhalations-Präparat auch in den tieferen Atemwegsregionen seine optimale Wirkung entfalten kann. Eine zu große Tröpfchengröße (>10 µm) hindert das Inhalat am Vordringen in die tieferen Atemwege – zu kleine Tröpfchen (<0,5 µm) hingegen werden wieder ausgeatmet, ohne eine Wirkung erzielt zu haben

Es lassen sich zwei verschiedene Möglichkeiten der Feuchtinhalation unterscheiden:

- **Düsenvernebelung:** Bei der Düsenvernebelung wird mithilfe von Druckluft oder Sauerstoff ein Aerosol nach dem Venturi-Prinzip erzeugt. Dabei wird die Pressluft durch eine enge Düse beschleunigt. Hinter der Düse bildet sich ein Unterdruck, der das flüssige Medikament aus dem Wirkstoffbecher ansaugt. Die durch die Druckluft stark beschleunigte Flüssigkeit zerstäubt und kann als Aerosol über ein Mundstück oder eine Maske eingeatmet werden. Wird die zerstäubte Flüssigkeit noch gegen eine Prallplatte geleitet, entsteht ein Aerosol aus kleineren Tröpfchen.
- Bei **Membranverneblern** wird Schwingung auf eine dünne Membran übertragen. Die dabei entstehenden Druckschwankungen pressen die medikamentöse Flüssigkeit durch Mikrodüsen und erzeugen das Aerosol.

Medikamente zur Inhalation

Einen Überblick über die in der Pädiatrie verwendeten Medikamente zur Inhalation gibt → Tab. 5.8.

- **Inhalative Kortikosteroide** sind keine akuten Medikamente, sie werden aufgrund ihrer entzündungshemmenden Wirkung vielmehr als Controller in der Asthmadauertherapie eingesetzt.
- Kurz wirksame **Sympathomimetika** (short acting beta-2-agonist = SABA) sind nicht zur Dauertherapie geeignet, da sie nicht antiinflammatorisch wirksam sind, die bronchiale Hyperreagibilität nicht beeinflussen und es bei zu häufiger Anwendung zu einer Maskierung der Symptome kommen kann. Ergänzend wird Atrovent®

Tab. 5.8 In der Pädiatrie gebräuchliche Medikamente zur Inhalation. Reliever (*deutsch:* Befreier) sind geeignet zur Behandlung akuter Beschwerden, Controller (*deutsch:* Regulatoren) für die Dauerbehandlung. Die beiden Medikamentengruppen wirken unterschiedlich: Controller vermindern die dem Asthma bronchiale zugrundeliegende chronische Entzündung der Atemwege oder erweitern die Bronchien über mehrere Stunden. Reliever bewirken kurzfristig eine Entspannung der Bronchialmuskulatur (Bronchospasmolytika) und eine Erweiterung der verengten Bronchien (Bronchodilatatoren).

Substanz	Darreichungsform	Handelsname (Beispiele)	Dosierung	Zulassung
Kurzwirksame β_2-Mimetika				
Salbutamol	Dosieraerosol	Sultanol®	100 µg	Kindesalter
	Inhalationslösung	Sultanol®	1 ml = 5 mg	Kindesalter
	Pulver zur Inhalation	Salbu Easyhaler®	100 µg/200 µg	Ab 4. LJ/6. LJ
Terbutalin	Dosieraerososl	Bricanyl®	1 Hub	Ab 3. LJ
	Inhalationspulver	Aerodur®	0,5 mg (1 Hub)	Ab. 5. LJ
	Injektionslösung	Bricanyl®	1 ml = 0,5 mg/5 mg	Ab. 12. LJ
Inhalative Kortikosteroide (Controller)				
Beclometasondipropionat (BDP)	Dosieraerosol	Junik® Dosieraerosol 100 µg	100 µg	Keine Angaben
		Junik® junior Autohaler® 50/100 µg	50/100 µg	Keine Angaben
Budesonid	Inhalationslösung	Pulmicort® Suspension	0,5 mg/2 ml	Keine Angaben
		Pulmicort® Suspension	1,0 mg/2 ml	Keine Angaben
	Dosieraerosol	Budecort® junior 50	50 µg	Keine Angaben
		Pulmicort® Dosieraerosol	200 µg	Keine Angaben
	Feinpulverinhalat	Pulmicort® Turbohaler®	200 µg	Keine Angaben
		Pulmicort® Turbohaler 400 µg	400 µg	Keine Angaben
Fluticason	Dosieraerosol	Flutide® mite 50 µg Dosieraerosol	125 µg	Keine Angaben
		Flutide® 125 Dosieraerosol	125 µg	Keine Angaben
		Flutide® forte 250 Dosieraerosol	250 µg	Keine Angaben
	Feinpulverinhalat	Flutide® Junior 50 Diskus	50 µg	Keine Angaben
		Flutide® mite 100 Diskus	100 µg	Keine Angaben
		Flutide® 250 Diskus	250 µg	Keine Angaben
		Flutide® forte 500 Diskus	500 µg	Keine Angaben
Lang wirksame β_2-Sympathomimetika (Reliever)				
Formoterol	Aerolizer (Pulver)	Foradyl® P	12 µg	Ab 6. LJ/
	Turbohaler©	Oxis®	6 µg/12 µg	Ab 6. LJ/12LJ
Salmeterol	Dosieraerosol	Serevent®	25 µg	Ab 4. LJ
	Diskus® (Pulver)	aeromax®	50 µg	Ab 4. LJ
Kombination				
Salmeterol und Fluticason	Diskus® (Pulver)	Viani®	50 µg + 250 µg 100 + 500 µg	Ab 4. LJ
Formoterol und Budesonid	Turbohaler®	Symbicort®	4,5 µg und 160 µg 9 ug und 320 ug	Ab 12. LJ
Salmeterol und Fluticason	Dosieraerosol	Viani mite®	Andere Dosierung!	
Fluticason und Formoterol	Dosieraerosol	Flutiform®		Intervalltherapie

noch gerne eingesetzt. Bei gezielter Indikation hat es seine Berechtigung, v. a. bei starken Nebenwirkungen vom Salbutamol oder auch ergänzend zu Salbutamol.

- Lang wirksame **Sympathomimetika** (long acting beta-2-agonist = LABA).

Die Anwendung von **Kochsalzlösung** als Inhalation wirkt beschwerdelindernd: NaCl 0,9-prozentig kann das Abhusten durch Anfeuchtung der Atemwege (keine eindeutigen Studiendaten zur Verbesserung) erleichtern. Inhalationen mit 3- bis 6-prozentigem NaCl führen häufig zu einer verbesserten Sekretolyse, da der Schleim verflüssigt wird.

Pulmozyme ist ein inhalierbares Arzneimittel, das Enzyme enthält, die den Schleim spalten und das Abhusten erleichtern. Die Indikation wird streng gestellt. Eine ärztliche Verordnung ist nötig. Pulmozyme wird z. B. in der Mukoviszidosetherapie eingesetzt.

Vorsicht! Inhalationen mit langwirksamen β_2-Mimetika (z. B. Sameterol) nur alle 12 Std. verabreichen, nicht häufiger. Sie sind zur Behandlung akuter asthmatischer Symptome nicht geeignet.

Pflegerische Besonderheiten

Bei der **Inhalation mit Kortikoiden** ist Folgendes zu beachten:

- Die Verabreichung mit dem Dosieraerosol sollte immer mit Inhalationshilfe geschehen, da dadurch eine deutlich geringere Menge des Wirkstoffs im Mund-Rachen-Raum zurückbleibt und mehr Wirkstoff gezielt die tiefen Atemwege erreicht. Außerdem wird die Neigung zu Soor im Mundbereich und Heiserkeit reduziert.
- Vor der Mahlzeit inhalieren, damit die Entwicklung eines Mundpilzes vermieden wird.

- Zähne putzen oder Mund ausspülen nach der Inhalation, unabhängig von der Verabreichungsform.
- Nach der Verabreichung mittels Vernebler das Gesicht des Kindes abwaschen.

Praxis Empfehlungen zur Inhalation

Fehler bei der Anwendung unterschiedlicher Inhalationsgeräte sind bei allen Arten von Inhalationssystemen bei Kindern üblich. Faktoren, die die Inhalationstechnik beeinflussen können, wie Alter, Verständnis, Diagnose, sollten berücksichtigt werden.

Maßnahmen zur Verringerung von Fehlern und zur Verbesserung der Inhalationstechnik sollten Teil der Versorgung sein, z. B. standardisierte Schulungen für Angehörige der Gesundheitsberufe und für Kinder mit ihren Familien. [15]

SPICKZETTEL

Inhalationen

Die Inhalation ist wichtig zur Behandlung von Atemwegs- und Lungenerkrankungen. Es gibt verschiedene Inhalationssysteme: Dosieraerosole, Trockenpulverinhalation, Verneblung. Verabreicht werden inhalative Kortikosteroide und kurz wirksame Sympathomimetika. Welche Form bevorzugt wird, ist abhängig von der Art der Beschwerden und dem Alter des Kindes (Handhabung).

5.4.4 Sauerstofftherapie

DEFINITION

Sauerstoff (O_2): darf als Arzneimittel nur auf Anordnung des Arztes verabreicht werden. Die Verordnung beinhaltet Verabreichungsform, Menge und Dauer der Sauerstofftherapie.

Bei Kindern mit Atemwegserkrankungen, insbesondere bei Säuglingen und Kleinkindern, ist es oft notwendig, die **Einatemluft** mit **Sauerstoff anzureichern,** denn der geringe Durchmesser der Bronchien und die Verengung der Atemwege führen relativ rasch zu einer verminderten Versorgung des Bluts mit Sauerstoff. Dadurch erhalten Organe weniger Sauerstoff und es können lebensbedrohliche Zustände durch das Absterben von Zellen auftreten: So sterben z. B. Hirnzellen ab und es entwickeln sich Krampfanfälle, Spastik oder andere Behinderungen. Je jünger die Kinder sind, umso aufmerksamer muss auf die Sauerstoffversorgung geachtet werden (Zyanose → 5.2.3)

Verabreichungsformen

Sauerstoff kann bei Kindern mittels Sauerstoffnasensonde, -brille und -maske verabreicht werden. Eine besondere Möglichkeit ist die Zuleitung in den Inkubator oder in das geschlossene Wärmebett. Sauerstoffglocke, -haube und -zelt werden heutzutage nicht mehr eingesetzt, da sie in der Verabreichung des Sauerstoffs zu ungenau und ungezielt sind.

- **Sauerstoffbrille** (→ Abb. 5.15): Es wird mit wenig Sauerstoff eine hohe Sauerstoffkonzentration in der Einatemluft erreicht. Zudem wird die Bewegung des Patienten kaum eingeschränkt.
- **Sauerstoffnasensonde:** Bei der Verabreichung von Sauerstoff mit einer Sauerstoffnasensonde wird die Atmung nur wenig behindert. Bei dieser gezielten Verabreichung kann die Nase leicht gereinigt werden.

Bei der Sauerstoffnasensonde und der Sauerstoffbrille kann die Sauerstoffkonzentration der Einatemluft nicht ermittelt werden. Wenn eine Überprüfung der Sauerstoffkonzentration der Einatemluft notwendig ist, muss eine der folgenden Verabreichungsarten gewählt werden:

- **Inkubator oder geschlossenes Wärmebett:** Der Sauerstoff wird in den Inkubator oder das Bett eingeleitet. Von Vorteil ist, dass die Säuglinge gut beobachtet werden können und die Sauerstoffkonzentration konstant bleibt. Beim Öffnen des Inkubators oder Wärmebetts kann es allerdings rasch zum Absinken des Sauerstoffgehalts in der Luft kommen. Deshalb ist eine regelmäßige oder kontinuierliche Kontrolle des Sauerstoffgehalts notwendig. Es gibt einige Inkubatoren, die über eine integrierte Sauerstoffkontrolle verfügen.
- **Sauerstoffmaske** (→ Abb. 5.15): Diese wird bei Kindern selten eingesetzt, obwohl sie bei geringem Sauerstoffverbrauch gute Ergebnisse erzielt. Doch die Kinder empfinden die Maske als äußerst unangenehm. Deshalb kommen sie nur bei kooperativen Kindern zur Anwendung. Bei akutem O_2-Mangel möglichst auf vorhandenes Reservoir achten.
- **Trichter:** Die Verabreichung von Sauerstoff über einen Trichter behindert die Kinder zwar nicht, sie ist allerdings zu ungenau. Die Kinder können leicht den Kopf aus dem Bereich des Trichters drehen und damit nicht die verordnete Menge Sauerstoff verabreicht bekommen. In bestimmten Situationen, z. B. bei bewusstlosen oder bewegungseingeschränkten Kindern, ist die Verabreichung manchmal zu erwägen.

Sauerstoffquellen

Bei Kindern wird Sauerstoff überwiegend im Krankenhaus verabreicht. Dort steht er über **zentrale Versorgungsanlagen,** Tank oder Flaschenbündel zur Verfügung. In den Zimmern wird der Sauerstoff mittels Entnahmesystem aus dem Wandanschluss entnommen. Sauerstoff stammt auch aus **Sauerstoffflaschen,** die komprimierten Sauerstoff

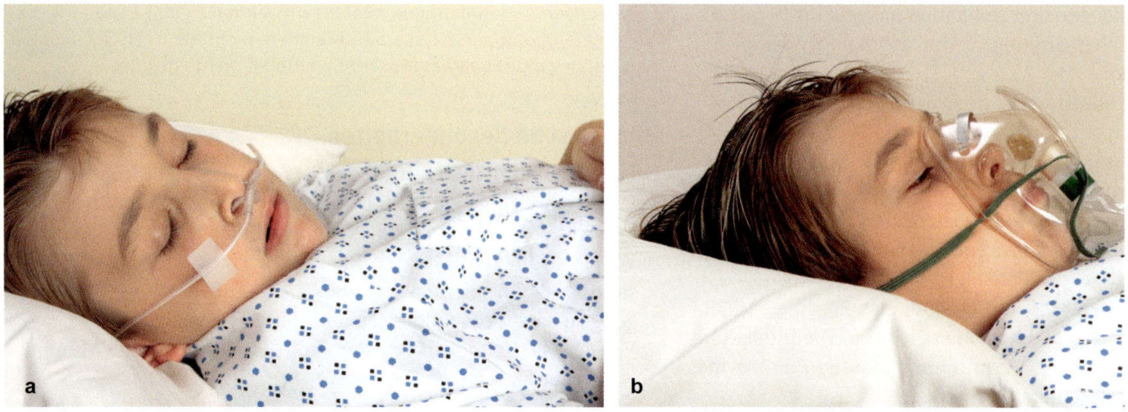

Abb. 5.15 Verschiedene Sauerstoffverabreichungen
a) Sauerstoffbrille
b) Sauerstoffmaske [J787]

enthalten. Der Druck beträgt im gefüllten Zustand 150–200 bar und wird mittels Druckminderer reguliert. Der Druck lässt sich am Manometer ablesen. Beide Sauerstoffquellen enthalten reinen Sauerstoff.

Für die häusliche Sauerstofftherapie werden meist **Sauerstoffkonzentratoren** eingesetzt. Diese Geräte benötigen einen Stromanschluss oder einen Akku und sind leicht zu bedienen. Durch Ansaugen und Verdichten der Umgebungsluft sowie durch die Bindung von Stickstoff entsteht eine bestimmte Sauerstoffkonzentration.

Grundsätze zur Sauerstofftherapie

- Sauerstoff immer mit destilliertem Wasser befeuchten, da der trockene Sauerstoff die Schleimhaut austrocknet und dadurch schädigt.
- Jedes Kind enthält ein eigenes steriles System im Entnahmesystem. Bevorzugt einzusetzen sind Einmalsysteme wie Aqua-Pack®. Sie werden benutzt, bis sie leer sind.

Beobachtung und Überwachung des Kindes während der Sauerstofftherapie

Vor Beginn der Therapie sind zu **kontrollieren:** die Sauerstoffdosierung am Entnahmegerät (l O_2/Minute oder Volumen %), die Menge des destillierten Wassers, bei Sauerstoffflaschen Druck am Manometer (Sauerstoffmenge). Kinder unter Sauerstofftherapie müssen engmaschig überwacht werden. Die **Beobachtung** umfasst:

- **Atmung:** Atemfrequenz, -tiefe, -rhythmus
- **Blutgase (BGA):** zur Kontrolle einer Überbeatmung oder einer Hyperventilation (niedriges pCO_2)
- **Herzfrequenz:** falls O_2-Abfall oder sekundäre Bradykardie auftritt
- **Sauerstoffsättigung:** wird gemessen mit einer aufgesteckten oder aufgeklebten Sonde (Pulsoximetrie) – die Alarmgrenzen sind individuell anzupassen an die Situation des Patienten und an die verabreichte Sauerstoffdosis
- **Bewusstseinslage:** Somnolenz, Apathie, Unruhe
- **Haut:**
  - Zyanose, besonders Fingernägel, Mund-Nase-Dreieck
  - Druckstellen durch Einflussstutzen der Brille und Schlauch
  - Nasen- und Mundschleimhaut (Druckstellen, Feuchtigkeit, Verletzungen).

Vorsicht!

- Bei Kindern mit chronischen Lungenerkrankungen ist Vorsicht geboten. Der Körper hat sich an den Sauerstoffmangel, der die Atmung steuert, und den erhöhten CO_2-Gehalt im Blut gewöhnt. Die Atmung wird über den Sauerstoffmangel gesteuert. Bei einer Erhöhung des Sauerstoffgehalts im Blut durch zusätzliche O_2-Gabe entfällt dieser Atemantrieb. Deshalb kann sich ein deutlicher CO_2-Anstieg entwickeln, es kann sogar eine *CO_2-Narkose* auftreten. Dann muss eine aktive Beatmung (invasiv oder nicht-invasiv) erfolgen.
- Wenn das Kind unter der Gabe von Sauerstoff zunehmend eintrübt, muss dieses als Zeichen eines CO_2-Anstiegs gewertet werden. Der Arzt/die Ärztin (im Folgenden Arzt genannt) ist sofort zu verständigen.

Nasaler High Flow für Säuglinge und Kinder

Mit der High-Flow-Sauerstofftherapie, bei der ein Sauerstoff-Luft-Gasgemisch mit Flüssen zwischen 30 und 70 l/min appliziert wird, steht ein technisch einfaches und hocheffektives Verfahren zur Therapie einer respiratorischen Insuffizienz zur Verfügung [16].

In der Fachliteratur werden zwei Grundsätze für die Anwendung von nasalem High Flow (NHF) in der Behandlung von Säuglingen und Kindern aufgeführt:

1. **Frühzeitige Anwendung der NHF:** Eine frühzeitige Anwendung von NHF ist im Vergleich mit einer Standard-Sauerstofftherapie mit besseren physiologischen und klinischen Ergebnissen assoziiert und es kommt zusätzlich zu:
   - Verbessertem Atemmuster und rascher Entlastung der Atemmuskulatur
   - Signifikantem Rückgang der Atemarbeit
   - Raschen Verbesserung der Atemnot
   - Reduziertem Bedarf an einer Intensivierung der Therapie im Vergleich zur Standard-Sauerstofftherapie bei Säuglingen mit Bronchiolitis
2. **Integrierte Anwendung der NHF:** Die Integration von NHF auf der gesamten Station, in der Notaufnahme und auf pädiatrischen Intensivstationen ist mit einer verbesserten Standardisierung der Versorgung assoziiert.
   Das Ziel sollte sein, NHF möglichst früh und auf integrierte Weise einzusetzen, sodass das Risiko für eine Eskalation der Versorgung gesenkt werden kann. [17–22]

Vorsicht! Schädigung durch Sauerstoff: Folgen sind z. B. eine Störung des Ventilationsverhältnisses (weniger belüftete Lungenabschnitte bei ausreichend Blut, das Sauerstoff aufnehmen könnte). Es können sich Atelektasen (unbelüftete Lungenabschnitte) und Ödeme bilden und es kann eine Schädigung des Flimmerepithels auftreten, wodurch z. B. Schleim nicht mehr von den Flimmerhärchen Richtung Rachen transportiert werden kann.
Bei Früh- und Neugeborenen wird die Sauerstoffgabe besonders intensiv überwacht, da bei einer zu hohen Sauerstoffgabe (Hyperoxie) folgende Symptome auftreten können: bronchopulmonale Dysplasie, Schädigung der Augen mit Netzhautablösung, Sehstörungen bis zur Erblindung, da O_2 bevorzugt Schädigungen an den kleinen Kapillaren hervorruft.

SPICKZETTEL

Sauerstofftherapie

Bei Kindern mit Atemwegserkrankungen, insbesondere bei Säuglingen und Kleinkindern, ist es oft notwendig, die Einatemluft mit Sauerstoff anzureichern. Die Gabe von Sauerstoff erfolgt mit Sauerstoffnasensonde, Sauerstoffbrille, Inkubator oder Sauerstoffmaske. Kinder mit Sauerstofftherapie müssen besonders engmaschig überwacht werden, da die Lunge und bei Neugeborenen auch die Augen geschädigt werden können.

5.5 Erkrankungen des Larynx

Wichtigste Erkrankungen des Kehlkopfes bzw. des Kehldeckels im Kindesalter sind die stenosierende Laryngotracheitis (Pseudo-Krupp, viraler Krupp) und die Epiglottis. Beim Pseudokrupp ist die Stimmritze betroffen, bei der Epiglottis der Kehldeckel (→ Abb. 5.16). Das Erscheinungsbild ähnelt sich, ist in seiner Ausprägung jedoch sehr unterschiedlich (→ Tab. 5.9).

- **Pseudokrupp:** Der Pseudokrupp ist eine Sonderform der Laryngitis (Kehlkopfentzündung) mit Schwellung der Schleimhaut unterhalb des Kehldeckels.
  Ursache sind (Virus-)Infekte (Infektkrupp) und unspezifische Faktoren (spasmodischer Krupp). Umweltfaktoren spielen eine kleine, aber doch nachweisbare Rolle als Kofaktor.
- **Epiglottitis:** Die Entzündung des Kehldeckels (*Epiglottis*) wird durch Bakterien hervorgerufen. Durch die Einführung der Impfung zum Schutz vor Haemophilus influenzae Typ b (Hib) ist die Epiglottitis (→ Tab. 5.9) sehr selten geworden, daher ist sie auch gefährli-

cher. Es besteht hohes Fieber; die Kinder sind schwer krank und haben oft starke Schluckbeschwerden sowie eine „kloßige" Sprache.

SPICKZETTEL

Epiglottitis, Pseudokrupp

Die **Epiglottitis** ist ein schweres Krankheitsbild mit hohem Fieber, schmerzhaftem Schlucken, kloßiger Sprache, schwerer Atemnot und vermehrtem Speichelfluss.
Der **Pseudokrupp** verläuft meist weniger gravierend: Das Fieber ist weniger hoch, die Halsschmerzen beim Schlucken fehlen meist. Charakteristisch sind Heiserkeit, Stridor und der typische, trockene bellende Husten (Krupphusten).

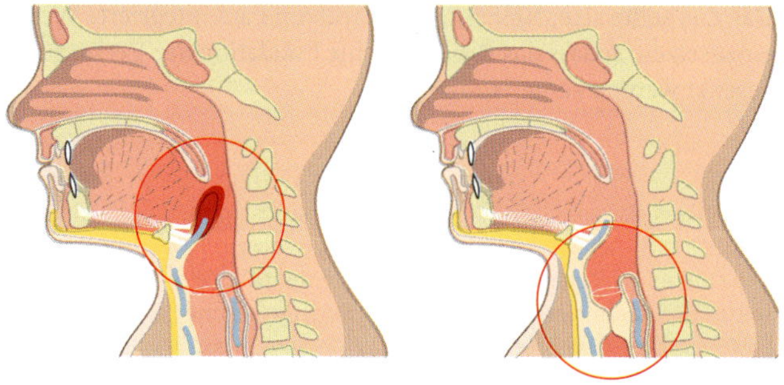

Abb. 5.16 Unterschiedliche Lokalisation der Epiglottitis und des Pseudokrupps [L138]

Tab. 5.9 Unterschied zwischen Pseudokrupp und Epiglottitis (Leitsymptome gefettet)

	Pseudokrupp	Epiglottitis
Erreger	Viren	Bakterien
Alter des Patienten	Kleinkindalter meist 2. Lj.	3–7 Jahre
Allgemeinzustand	Befriedigend	Schwer krank
Krankheitsbeginn	Plötzlich einsetzende Symptomatik (insbes. nachts)	Plötzlich, fulminant (schnell, heftig verlaufend)
Husten	**Bellend**	Kaum Husten
Stimme	**Heiser**	**Leise, kloßig, aphon**
Stridor	Inspiratorischer Stridor mit Einziehungen	Atemnot mit Einziehungen, Stridor eher gering
Schluckbeschwerden	Keine	**Häufig**
Speichelfluss	Nein	**Häufig**
Körpertemperatur	Meist unter 39 °C	Hohes Fieber
Haltung	Unauffällig	Sitzend, Oberkörper nach vorne gebeugt
Lokalbefund	• *subglottische* Schwellung und Rötung • Rachen gerötet • Epiglottis unauffällig	• Entzündung des Kehldeckels • Rachen verschleimt • Epiglottis ödematös
Rezidiv	Häufig	Selten
Jahreszeit	› Herbst	Ganzjährig
Prognose	Sehr gut	Hohe Mortalität
Anamnese	Oft Infekt, ggf. milde grippale Symptome	Keine Hinweise
Tageszeit	› Abends, nachts	Ganztags

5.5.1 Stenosierende Laryngotracheitis (Pseudokrupp, viraler Krupp)

DEFINITION

Pseudokrupp: eine für das Kleinkindalter typische Form der Kehlkopfentzündung mit Schwellung der Schleimhaut im Bereich des Kehlkopfs, häufig ausgelöst durch RS-, Adeno- oder Parainfluenzaviren. Leitsymptome sind Heiserkeit und bellender Husten.

Der echte, durch Diphtherie hervorgerufene Krupp-Husten kommt kaum noch vor. Die im Erscheinungsbild ähnliche Form wird Pseudokrupp genannt. An Pseudokrupp erkranken überwiegend Kinder im Alter zwischen 6 Monaten und 3 Jahren, nach dem 6. Lebensjahr tritt er nur noch sehr selten auf.

Krankheitsentstehung

Die häufigsten **Erreger** einer stenosierenden Laryngotracheitis sind Viren, z. B. Grippeviren (v. a. Parainfluenza-Viren), Influenzaviren des Typs A, Respiratory-Syntical-Viren (RS-Viren), Adenoviren. Im Unterschied dazu wird die Entzündung des Kehlkopfs beim „echten Krupp" durch Diphtheriebakterien hervorgerufen.

Beim Pseudokrupp kommt es durch die entzündliche Schwellung unter den Stimmbändern zur Stenose im *subglottischen* Bereich, dem Bereich unter der Stimmritze (→ Abb. 5.16). Diese Stelle ist beim Kind die engste Stelle der ohnehin noch engen Luftwege – das Kind bekommt Luftnot.

Symptome

Die Kinder erkennt man an der typischen **Symptomtrias,** bestehend aus bellendem **Husten („Seehund"), Heiserkeit** und **inspiratorischem Stridor,** welche meist am frühen Morgen oder in der Nacht auftreten. Abgesehen von dieser für die Eltern oft eindrücklichen Symptomatik, ist der Allgemeinzustand der Kinder meist nur leicht reduziert.

Die meisten Kinder haben nur wenig Atemnot. Schwillt die Schleimhaut unterhalb der Stimmbänder (*subglottisch*) massiv an, kann ausgeprägte Atemnot mit Tachypnoe, Angst und Unruhe hinzukommen. Eine Intubation ist nur selten notwendig.

Diagnostik

Die **Diagnose** wird klinisch aufgrund der typischen Symptome (Atemnot, bellender Husten) gestellt. Zusätzlich werden die Lunge abgehört und der Rachenraum (falls ohne große Abwehr möglich, sonst Verschlechterung der Symptome möglich) untersucht. Weitere Untersuchungen sind nicht nötig, sie würden die Kinder nur zusätzlich belasten.

Behandlungsstrategie

Behandlung (→ Tab. 5.10) und Prognose des Pseudokrupp-Anfalls hängen vom Schweregrad ab.

Vorsicht! Oberstes Prinzip ist es, Angst zu vermeiden, da Stress den Stridor verschlimmert. Keine unnötigen Blutentnahmen durchführen und Manipulationen im Hals und Mundbereich geringhalten. Das Inhalieren, wenn möglich, durch Mithilfe der Eltern ausführen lassen. Auch kann das Kind auf dem Schoß der Mutter an einem offenen Fenster in einem Raum sitzen, in dem feuchte Luft vernebelt ist (optimal: Badezimmer). Auf dem Weg ins Krankenhaus kommt es häufig schon zu einer Besserung der Beschwerden.

Bei leichteren Formen des Pseudokrupps genügen Beruhigung und kühle Luft. Es kann auch auf das Messen der Vitalparameter verzichtet werden, wenn das Kind dadurch gestresst wird.

Tab. 5.10 Einteilung bei Pseudokrupp

Grad	Symptome	Therapie
1	• Bellender Husten und Heiserkeit • Leichter inspiratorischer Stridor bei Erregung	• Frische, kalte Luft; Fenster öffnen • Luft mit nassen Tüchern befeuchten • Steroidgabe (Dexamethason, z. B. Infectodexakrupp®) empfohlen oder rektal, evtl. stationäre Aufnahme • Aufklärung der Eltern
2	• Ruhestridor: Leichte Atemnot • Kaum Einziehungen	• Steroidgabe wie Grad I • Inhalation mit Mikronephrin® oder Adrenalin • Stationäre Aufnahme Ermessenssache
3	• Starker Stridor • Unruhe, Atemnot • Tachykardie • Thorakale Einziehungen	• Kortikosteroide (rektal, ggf. i. v.) • Adrenalininhalation • Stationäre Aufnahme, mit einem Elternteil
4	• Starke Dyspnoe • Stridor bei langsamerer Atmung wieder leise • Zyanose, evtl. Bewusstseinsstörungen • Muskuläre Hypotonie	• Steroidgabe wie oben • Adrenalininhalation wie oben, ggf. zusätzlich Inhalation mit Budesonid • Intensivstation: O_2-Gabe, Intubation nur selten erforderlich. Antibiotikaprophylaxe

Als nächster Schritt können die Gabe von Glukokortikoiden (inhalativ, oral, rektal oder intravenös) sowie die Inhalation von Adrenalin weiterhelfen.

- **Kortison** ist das Medikament der 1. Wahl bei Pseudokrupp. Um die Kinder durch das Legen einer Verweilkanüle nicht zu irritieren, kann Kortison oral (Dexamethason [z. B. Infektodexakrupp® 0,15 mg/kg KG]) oder rektal (100 mg Prednison® Supp.) verabreicht werden. Da etwa nur 30–40 % des Wirkstoffs rektal resorbiert werden, sollte initial großzügig dosiert werden. Bei Durchfall oder nicht sicherer Applikation muss Kortison oral oder intravenös verabreicht werden (1 mg/kg Prednison oder die vergleichbare Dosis eines anderen Glukokortikoids).
  Nebenwirkungen des Kortisons sind nicht zu befürchten, da das Medikament nur sehr kurzfristig und meist als Einmalgabe angewendet wird. Das Kortisonpräparat wirkt erst nach einer Stunde, trägt jedoch dazu bei, einen Rückfall in derselben Nacht oder an den darauffolgenden Tagen zu verhindern.
- **Adrenalininhalationen** helfen, die Schleimhautschwellung zu reduzieren und die Luftwege in wenigen Minuten zu erweitern. Sie können wie Salbutamol-Inhalationen mit Cortison-Inhalationen ergänzt werden. Adrenalin- und Salbutamolinhalationen wirken schnell. Cortison-Inhalationen haben eher langfristig ihre Wirkung.

Budesonid kann mittels Feuchtvernebler Linderung bringen. Wichtig ist, dass Kinder die Inhalation akzeptieren, damit das Medikament auch da ankommt, wo es wirken soll.

Bei verminderter Sauerstoffsättigung im Blut sollte die Gabe von Sauerstoff erwogen werden. Diese Maßnahmen sind fast immer zielführend. Nur sehr selten kommt es zu einer Erschöpfung der Atemtätigkeit, die eine Intubation und Beatmung nötig werden lässt [23, 24]. Dazu lässt man das Kind 3–5 ml Adrenalin (→ Abb. 5.17) (pur oder in einer weiteren Verdünnung) mittels Kompressionsvernebler mit Sauerstoff nach ärztlicher Anordnung inhalieren. Die Wirkung setzt sehr rasch ein, hält jedoch nur 1–2 Std. an und führt häufig zu Reboundphänomenen (Wiederauftreten der Symptome nach Absetzen der Medikamente), die hervorgerufen werden durch die nach der Inhalation eintretende Schleimhauthyperämie.

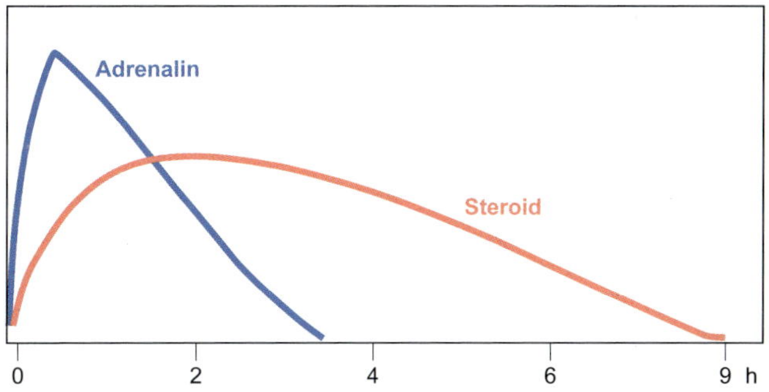

Abb. 5.17 Wirkung Adrenalin – Steroid [L143]

Pflege

- Ruhe bewahren
- Kind und Eltern beruhigen, Aufregung vermeiden
- Für feuchte, kühle Luft sorgen
- Flüssigkeit anbieten, da über die erhöhte Atemfrequenz vermehrt Flüssigkeit abgeatmet wird.

Präventionsmaßnahmen

Um weiteren Kruppanfällen präventiv entgegenzuwirken, sollten Eltern über die möglichen Frühzeichen und deren Therapie aufgeklärt werden. Hilfreich ist es, ihnen für zu Hause Prednisolon-haltige Zäpfchen (z. B. Rectodelt®) mitzugeben, die sie ihrem Kind bei einem Pseudokruppanfall verabreichen können. Dadurch kann häufig ein Krankenhausaufenthalt vermieden werden.

SPICKZETTEL

Stenosierende Laryngotracheitis

Krankheitsentstehung: Viren, z. B. Grippeviren (v. a. Parainfluenza-Viren), Influenzaviren des Typs A, Respiratory-Syntical-Viren (RS-Viren), Adenoviren

Symptome: Heiserkeit, inspiratorischer Stridor, trockener, bellender Husten („Seehund“), der meist plötzlich, abends oder nachts, beginnt, mäßiges Fieber

Diagnostik: Anamnese, Auskultation

Behandlungsstrategie: Kortison, Inhalationen, Sauerstoff

Pflege: Ruhe bewahren, feuchte, kühle Luft, Flüssigkeit anbieten

5.5.2 Epiglottitis

DEFINITION

Epiglottitis: bakterielle Infektion des Kehlkopfeingangs mit Anschwellen der Epiglottis (Kehldeckel). Erreger sind meist Haemophilus influenzae Typ b, seltener auch Staphylokokken. Die Epiglottis kann bis zur Kirschgröße anschwellen und den Kehlkopfeingang völlig verlegen (→ Abb. 5.16). Es handelt sich um eine lebensbedrohliche Krankheit.

Krankheitsentstehung

Die durch das **Bakterium** Haemophilus influenzae Typ b verursachte Epiglottitis tritt heutzutage aufgrund der Impfmöglichkeit nur noch selten auf. Der häufigste Erreger ist Haemophilus influenzae Typ b (Hib). Selten, insbesondere bei HiB-geimpften Patienten, können auch andere bekapselte Erreger (Pneumokokken, Meningokokken), A-Streptokokken, Staphylokokken, Klebsiellen oder Pseudomonaden eine Epiglottitis verursachen.

Symptome

Im Gegensatz zum Pseudokrupp besteht ein **schweres Krankheitsgefühl** des Kindes mit Fieber, Schluckbeschwerden, Speichelfluss und der typischen kloßigen Sprache. Die Kinder sitzen oft in einer typischen Position mit überstrecktem Hals, offenem Mund, hochgezogenen Knien und ängstlichem Gesichtsausdruck. Die „5 S" kann man sich als Leitsymptome der Epiglottis merken: Stridor, Speichelfluss, Sprache (kloßig), Schluckbeschwerden, schnorchelnde Atmung. Man sollte diese Kinder nicht in eine Liegeposition bringen, da es zur Atemverlegung kommen kann. Eine aufrechte Sitzposition, am besten auf dem Schoß einer vertrauten Person, z. B. der Mutter, muss unbedingt beibehalten werden, besonders auch beim Transport.

Diagnostik

Die **Diagnose** wird aufgrund der klinischen Symptome gestellt – plötzlicher Krankheitsbeginn, typisches Alter und evtl. fehlende HiB-Impfung – und kann durch die direkte Laryngoskopie gesichert werden.

Behandlungsstrategie

Die Epiglottitis ist ein **pädiatrischer Notfall!** Die Hauptaufgabe gilt der Sicherung der Atemwege. Während des Transports im Sitzen dafür Sorge tragen, dass das Kind sich nicht zusätzlich beunruhigt oder ängstigt, da Aufregung die Atemnot verstärkt. In der Klinik muss die Intubation gut vorbereitet unter optimalen Rahmenbedingungen (z. B. im OP) erfolgen.

- Die O_2-Gabe erfolgt nach ärztlicher Anordnung mit Maske oder Nasensonde
- Intravenösen Zugang und Infusion vorbereiten
- Blutentnahme vorbereiten: Blutkultur, Labor: Blutbild, CRP
- Notfallmedikamente überprüfen und bereitstellen
- Antibiotische Therapie nach ärztlicher Anordnung durchführen
- Extubieren, wenn nach Abklingen des Epiglottisödems ein Tubusleck hörbar ist, frühestens nach 24 Std.

Die symptomatische Therapie kann ähnlich wie beim Pseudokrupp mit Adrenalin und Glukokortikoiden erfolgen. Letztlich führt oftmals aber kein Weg an einer systemischen antibiotischen Therapie vorbei. Besten Schutz bietet jedoch die HiB-Impfung im Rahmen der Grundimmunisierung [23, 24].

Vorsicht! Bereits der Verdacht einer Epiglottitis erfordert die sofortige Einweisung in eine Kinderklinik mit Arztbegleitung (nach telefonischer Anmeldung).

- Beim **Transport** ist Folgendes zu beachten [25]:
  - Das Kind sitzend transportieren, die Mutter ist unmittelbar beim Kind. Kind und Mutter dürfen nicht getrennt werden.
  - Zu unterlassen sind die Racheninspektion, die Gabe von Medikamenten und das Legen eines i. v.- Zugangs, da sich bei Aufregung die Symptome verstärken können und reflektorisch ein vollständiger Verschluss der Atemwege hervorgerufen werden kann.
  - Intensivstation benachrichtigen.
  - Notfalls bei Atemstillstand Maskenbeatmung durchführen.
- In der **Klinik** ist Folgendes zu beachten:
  - Die Inspektion des Larynx erfolgt unter Intubations- und Tracheotomiebereitschaft.
  - Da die Gefahr des reflektorischen Herz- und Atemstillstands droht, Intubation (unter Tracheotomiebereitschaft) nur auf der Intensivstation durchführen. Die Intubation nimmt der Arzt mit der größten Erfahrung vor.
  - Keine Zeit für unnötige bildgebende Diagnostik der Halsweichteile verschwenden, da eine sofortige nasotracheale Intubation zur Sicherung der Atemwege fast immer unumgänglich ist.

Pflege

Die Pflegeperson verzichtet auf unnötige Manipulationen, z. B. das orale und nasale Absaugen. Eine Racheninspektion ist unbedingt zu unterlassen und sollte nur unter Intubationsbereitschaft durch erfahrene Pädiater erfolgen, da sonst eine Atemwegsverlegung droht. Jedoch wird eine **rasche Intubation,** ggf. auch **Tracheotomie,** durch einen erfahrenen Kinderarzt häufig notwendig, da durch weitere Schwellung des Kehlkopfs eine Atemwegsverlegung zu erwarten ist. Da während der Intubation die Gefahr eines reflektorischen Herzstillstands besteht, sollte diese nur unter Reanimationsbereitschaft erfolgen.

Grundsätzlich werden Kinder mit einer Epiglottitis oder dem Verdacht darauf auf der **Intensivstation** versorgt. Bei der Versorgung der Kinder ist Folgendes zu beachten:

- Das Kind verbleibt weiterhin in sitzender Position oder in der Position seiner Wahl.
- Ruhig und koordiniert arbeiten, jegliche Aufregung vermeiden.
- Die Überwachung erfolgt mittels Monitor (EKG, Atmung, Sauerstoffsättigung), ggf. Sauerstoffgabe.
- Wenn das Kind nicht intubiert ist, Intubationsmaterial bereithalten.
- Beim intubierten Kind: Tubusfixierung überwachen.
- Im Zimmer bleiben, um Sicherheit zu vermitteln.
- Wenn das Kind sich nach einigen Tagen nicht mehr krank fühlt, für Beschäftigung und Ablenkung sorgen.

Vorsicht! Eine Racheninspektion sollte nur unter Intubationsbereitschaft erfolgen, da eine Atemwegsverlegung droht! Das Team aus Ärzten und Pflegefachpersonen sollte v. a. beruhigend auf das Kind einwirken.

SPICKZETTEL

Epiglottitis

Krankheitsentstehung: Infektion durch v. a. Haemophilus influenzae Typ b (Hib)

Symptome: schwerer inspiratorischer Stridor, kloßige Sprache, angstvoller Gesichtsausdruck, Speichelfluss und Halsschmerzen, hohes Fieber und schlechter Allgemeinzustand

Diagnostik: Anamnese

Behandlungsstrategie: Klinikeinweisung, Antibiotika

Pflege: sitzende Positionierung, jegliche Aufregung vermeiden

5.6 Bronchitis

DEFINITION

Bronchitis: Entzündung der Schleimhäute der Bronchien. Häufigste Erkrankung der Atemwege bei Kleinkindern, oft mehrere Episoden im Jahr. Ausgelöst in 90 % der Fälle durch Viren, in 5–10 % der Fälle als bakterielle Sekundärinfektion nach viraler Phase. Im Säuglings- und Kleinkindalter manifestiert sich die akute Bronchitis aufgrund des Aufbaus der Atemwege oft als obstruktive Bronchitis. Von einer chronischen Bronchitis wird gesprochen, wenn die Dauer der Bronchitis 3 Monate überschreitet.

Die Atemwege sind v. a. bei kleinen Kindern verhältnismäßig eng, außerdem ist die Schleimhaut sehr reaktionsfreudig. So wird z. B. durch eine minimale Schleimhautschwellung von nur 1 mm der Durchmesser der Atemwege deutlich vermindert. Dadurch erhöht sich der Atemwegswiderstand und es entwickelt sich eine erhebliche Obstruktion der Atemwege.

Krankheitsentstehung

Die Bronchitis tritt akut meist im Zusammenhang mit **viralen Infekten** (Respiratory-Syncitial-, Parainfluenza-, Influenza-, Adeno-, Rhino- und Masernviren) auf, kann aber auch **bakterielle Ursachen** (Streptococcus pneumoniae, Haemophilus influenzae Typ b, Staphylococcus aureus, Moraxella catarrhalis, Mycoplasma pneumoniae und Chlamydien) haben. Sie entwickelt sich meist infolge einer Rhinopharyngitis, bevorzugt in kalter Jahreszeit.

Bei Säuglingen können sich die Bronchien durch die entzündliche Schleimhautschwellung mit nachfolgender vermehrter Schleimbildung stark verengen. Es entwickelt sich eine **obstruktive Bronchitis,** bei der die Ausatmung erschwert ist, in ausgeprägten Fällen hat das Kind Atemnot.

Symptome

Das **Allgemeinbefinden** der Kinder ist **beeinträchtigt,** sie haben für kurze Zeit **Schnupfen, Hals-, Kopf-** und **Gliederschmerzen,** die Körpertemperatur ist leicht erhöht. Dann beginnt ein trockener Husten, der bald produktiv wird. Während der Ausatmung lassen sich Giemen, Brummen und Pfeifen (engl. *wheezing*) beobachten. Mitunter leiden die Kinder auch an starker Dyspnoe.

Diagnostik

Die **Auskultation der Lunge** ergibt zusätzlich zu den o. g. Atemgeräuschen auch Rasselgeräusche (nicht immer hörbar bei obstruktiver Bronchitis). Die Abgrenzung zum Asthma bronchiale kann gelegentlich schwierig sein, da sich die Symptome sehr ähneln, weswegen die Begriffe asthmatische Bronchitis oder spastische Bronchitis synonym verwendet werden. Letztendlich ermöglicht nur der Krankheitsverlauf die genaue Diagnose.

Behandlungsstrategie

- Für Frischluft und körperliche Schonung Sorge tragen.
- Antitussiva sind allenfalls in Anfangsphase bei quälendem Reizhusten vertretbar.
- Symptomatische Behandlung erfolgt durch fiebersenkende Medikamente, abschwellende Nasentropfen.
- Bei obstruktiver Symptomatik Inhalation mit Bronchodilatatoren (z. B. Salbutamol), ggf. Kortikoide veranlassen.
- Bei Bedarf O_2-Verabreichung.
- Auf ausreichend Flüssigkeitszufuhr (oral oder über venösen Zugang) zur Sekretmobilisierung achten.
- Bei Verdacht auf eine bakterielle Infektion (keine Besserung nach 3 Tagen, hohes Fieber, eitriger Auswurf, Husten > 1 Woche oder primär bei gefährdeten Kindern) erfolgt Antibiotika-Therapie.

Pflege

Bei Kindern mit Bronchitis sollten bei **eingeschränkter Atmung** folgende Maßnahmen durchgeführt werden:

- Kind in eine atemerleichternde Position bringen, z. B. durch Hochlagerung des Oberkörpers
- Evtl. Sauerstoffversorgung (nach ärztlicher Anordnung) überwachen
- Aussehen, Verhalten und Bewusstseinslage beobachten
- Auf ausreichend Flüssigkeitszufuhr achten
- Für die Zufuhr frischer Luft Sorge tragen.

SPICKZETTEL

Bronchitis

Krankheitsentstehung: in 90 % der Fälle durch Viren, in 5–10 % bakterielle Sekundärinfektion nach viraler Phase

Symptome: Giemen, Brummen, Pfeifen, starke Dyspnoe, beeinträchtigtes Allgemeinbefinden, Körpertemperatur im subfebrilen Bereich

Diagnostik: Auskultation, Vitalwerte

Behandlungsstrategie: ggf. Antitussiva, Inhalation, Zufuhr ausreichender Flüssigkeit, bei Verdacht auf eine bakterielle Infektion Antibiotikagabe

5.7 Bronchiolitis

DEFINITION

Bronchiolitis: viral bedingte Entzündung peripherer Bronchien und Bronchiolen, die v. a. bei Säuglingen im 1. und 2. Lebensjahr auftritt. Es kann sich eine hochgradig lebensbedrohliche, obstruktive Ventilationsstörung entwickeln.

Die virale Bronchiolitis ist die häufigste Ursache für die Krankenhauseinweisung von Säuglingen in Ländern mit hohem Einkommen. Die Respiratory-Syncytial-Viren ist für 60–80 % der Bronchiolitiserkrankungen verantwortlich [26]. Eine Infektion mit Respiratory-Syncytial-Viren kann in jeder Altersstufe auftreten, führt aber bei größeren Kindern und Erwachsenen nicht zum schweren Verlauf mit Bronchiolitis.

Krankheitsentstehung

In den meisten Fällen handelt es sich bei der Bronchiolitis um eine **Respiratory-Syncytial-Virus (RSV)-Infektion.** Die Übertragung erfolgt per Tröpfcheninfektion. Die Infektiosität besteht schon vor dem Symptombeginn. Respiratory-Syncytial Viren sind hochinfektiös. Eine Respiratory-Syncytial-Viren-Infektion hinterlässt keine vollständige Immunität, Reinfektionen sind bereits wenige Wochen nach vorangegangener Infektion möglich.

Die Infektion tritt saisonal begrenzt von November bis April und bevorzugt im Januar oder Februar auf. Die Erkrankung kann sich auf die oberen Atemwege beschränken (Schnupfen, nicht produktiver Husten, evtl. Pharyngitis), aber auch die unteren Atemwege betreffen.

Symptome

Die Säuglinge fallen zunächst durch eine **behinderte Nasenatmung,** leichten **Husten, erhöhte Körpertemperatur** (um 38 °C) und Appetitlosigkeit auf. Im weiteren Verlauf ist der Allgemeinzustand durch folgende Symptome stark beeinträchtigt:

- Fieber
- Giemen
- Erhöhte Atemfrequenz (60–80 Atemzüge/Min.)
- Nasenflügelatmung, anhaltender Husten über 14 Tage oder länger, grau-zyanotisches Hautkolorit, thorakale atemsynchrone Einziehungen
- Erschwerte Nahrungsaufnahme aufgrund der erhöhten Atemfrequenz und der behinderten Nasenatmung.

Apnoe-Anfälle – Unterbrechung der Atmung für 15 oder 20 Sek. – können ein erster Hinweis auf eine Bronchiolitis beim Kleinkind sein. Bei ehemaligen Frühgeborenen und Kindern unter 2 Monaten tritt die Apnoe häufiger auf.

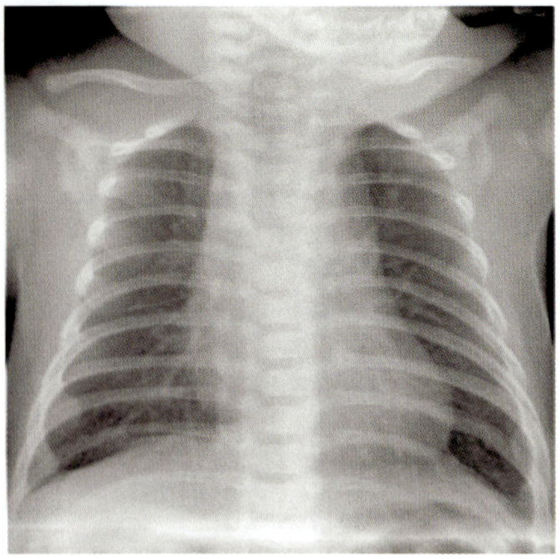

Abb. 5.18 Bronchiolitis. Überblähung mit Strukturwandveränderungen und Bronchialwandverdickungen im Bereich des Lungenhilums. Pneumonische Infiltrate oder Ergussformationen sind nicht nachweisbar. [G796]

Diagnostik

Die **Diagnosestellung** der Bronchiolitis erfolgt über die Vorgeschichte und die körperliche Untersuchung. Das Virus (Respiratory-Synzytial-Viren) kann durch einen Abstrich mikrobiologisch oder im Schnelltest nachgewiesen werden.

Die Auskultation ergibt frühinspiratorisch feinblasige, klingende Rasselgeräusche, exspiratorische Dyspnoe mit Giemen und Brummen; verminderte Atemgeräusch (je leiser, desto bedrohlicher). Das Röntgen-Thorax zeigt eine deutliche Überblähung (→ Abb. 5.18).

Behandlungsstrategie

Fiebersenkung, Flüssigkeitszufuhr und **abschwellende Nasentropfen** sind die Therapiemaßnahmen der Wahl [26]. Außerdem sollte das Kind überwacht werden. Bei schlechter Sauerstoffversorgung wird Sauerstoff verabreicht, bei kritischem Krankheitsverlauf ggf. intubiert und beatmet. Ein venöser Zugang kann sinnvoll sein zur Verabreichung von Flüssigkeit, aber auch zur Gabe von Kortikoiden oder Sedativa.

Die **Inhalation** mit Bronchospasmolytika oder Adrenalin ist umstritten. Antibiotika werden nur bei nachgewiesenen bakteriellen Ursachen gegeben. Supportiv kann eine Inhalation mit hypertoner NaCl 3 %-Lösung versucht werden. Es gibt Hinweise darauf, dass der Einsatz von Glukokortikoiden oder Bronchodilatatoren keinen Nutzen bringt. Weiterer Nachweise bedarf es, um den Einsatz von hypertoner Kochsalzlösung bei Bronchiolitis zu unterstützen. Systematischer Übersichten und internationaler Leitlinien für die klinische Praxis befürworten eher eine unterstützende als eine interventionelle Therapie. Für die Versorgung auf einer Intensivstation gibt es nur wenige Belege. [26]

5.8 Pneumonie

DEFINITION

Pneumonie: entzündliche Erkrankung des Lungengewebes durch Viren (ca. 35 %) oder Bakterien (ca. 65 %), Mischinfektionen sind häufig. Schweren Verlaufsformen liegen eher bakterielle Erreger zugrunde. Die typischen Beschwerden sind Husten, eitriger Auswurf und Fieber.

Bronchopneumonien treten bei Kindern aller Altersstufen (→ Tab. 5.11) auf, bei Säuglingen und Kleinkindern meist infolge eines Infekts der oberen Luftwege (RS-, Adeno-, Para-, Influenzaviren). Die Entzündung der Bronchialwand greift auf die Alveolen über, es kann eine bakterielle Superinfektion folgen. Die primäre bakterielle Pneumonie hingegen entwickelt sich erst im Vorschul- und Schulalter, da der kindliche Organismus erst in diesem Alter eine reife Immunantwort geben kann.

Tab. 5.11 Pneumonie-Erreger in Abhängigkeit vom Alter (nach Steiß [32])

Neugeborene und junge Säuglinge (0–12 Wochen)	Ältere Säuglinge, Kleinkinder	Vorschul- und Schulkinder
• Viren (RS-, Parainfluenza-, Influenza-, Adenoviren) • Pneumokokken • Staphylokokken • B-Streptokokken • Gramnegative Bakterien (v. a. Escherichia coli, Klebsiellen) • Chlamydia trachomatis	• Viren (RS-, Adeno-, Influenza-, Parainfluenzaviren) • Pneumokokken • Haemophilus influenzae Typ b • Staphylokokken (2. Lebensjahr)	• Viren (Influenza- und Parainfluenzaviren) • Mycoplasma pneumoniae • Chlamydia pneumoniae • Pneumokokken • Haemophilus influenzae Typ b

Krankheitsentstehung und Einteilung

Es gibt **primäre** und **sekundäre Pneumonien.** Primäre Pneumonien treten ohne vorherige Lungenerkrankung oder Lungenschädigung auf, während sich sekundäre Pneumonien infolge anderer Atemwegserkrankungen oder Risikofaktoren entwickeln.

Die Ursachen einer Pneumonie können **infektiös** durch Bakterien bedingt sein (z. B. Streptokokken, Pneumokokken, Haemophilus influenzae Typ b oder Pseudomonas aeruginosa), durch Viren (z. B. RS-Viren, Influenzaviren) oder Pilze (z. B. Candida, Aspergillus). Bei viralen Pneumonien kommt es oft zu bakteriellen Superinfektionen. Durch Pilze bedingte Pneumonien treten selten auf, besonders betroffen sind Patienten mit Immundefekten oder Tumoren.

Neben den infektiösen Ursachen können auch nichtinfektiöse Reize in Frage kommen, z. B. **Allergien.** Diese gehen einher mit hyperreagiblen Bronchien, die wiederum eine Anfälligkeit für Infekte bedingen.

Die **Einteilung** der Pneumonien nach der **Lokalisation** (→ Abb. 5.19) ergibt die häufig vorkommende Bronchopneumonie, auch die Lobärpneumonie (ein ganzer Lungenlappen ist betroffen), die interstitielle Pneumonie (das die Alveolen umgebende Bindegewebe, Interstitium, ist entzündet) und die abszedierende Pneumonie (Pneumonie mit Einschmelzungen im Lungengewebe).

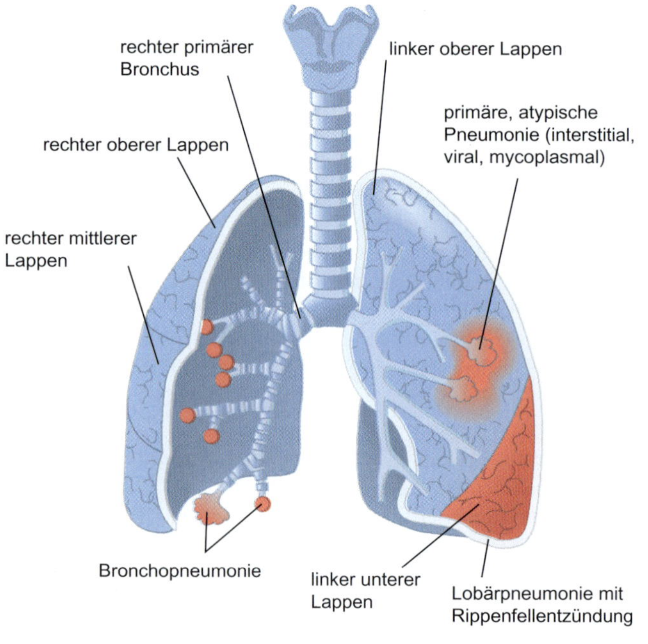

Abb. 5.19 Lungenentzündungen: Lokalisationen und Formen [L138]

Symptome

Bei einer bakteriellen Pneumonie ist der **Allgemeinzustand** sehr **beeinträchtigt.** Das Kind nimmt kaum Nahrung zu sich, es hat **Fieber,** oft mit **Schüttelfrost.** Es tritt Husten auf, der weißliche bis rostbraune Auswurf wird oft verschluckt. Die Atmung ist schnell und flach, evtl. lässt sich eine deutliche Bewegung der Nasenflügel (Nasenflügeln) beobachten, es kommt zu Atemnot mit Einziehungen (jugulär, interkostal, subkostal). Das Abdomen kann gebläht sein (Pneumoniebauch).

Bei **Säuglingen** kann Fieber fehlen und statt der Zyanose kann auch Blässe bestehen.

Bei **Kindern ab dem 1. Lebensjahr** können zusätzlich noch folgende Symptome auftreten: Bauch-, Kopf- oder Halsschmerzen sowie Rhinitis.

Diagnostik

Die **Diagnostik** und Differenzialdiagnose (bakterielle und virale Pneumonie) ergibt sich aus den Entzündungsparametern wie Leukozytenzahl, Differenzialblutbild, CRP und Blutsenkungsgeschwindigkeit sowie aus Abstrichergebnissen mikrobiologischer Testverfahren bzw. dem Schnelltest zum Nachweis von RSV und Influenza A, der bei stationärer Aufnahme sinnvoll ist. Eine erste Unterscheidung zwischen einer bakteriellen und einer viralen Pneumonie kann anhand der klinischen Zeichen erfolgen (→ Tab. 5.12).

Auskultation und Perkussion ergeben folgende Befunde: Knistern, ohrnahe, feinblasige Rasselgeräusche, lokale Dämpfung. Bei Kleinkindern und Säuglingen lässt sich manchmal nur ein verstärktes Bronchialatmen ausmachen.

Behandlungsstrategie

Die Behandlung der Pneumonie orientiert sich an der zugrundeliegenden Ursache und dem Allgemeinzustand des Kindes. Bei zuverlässigen Eltern ist eine ambulante Therapie möglich. Diese ist nicht angezeigt bei ausgeprägter Dyspnoe, O_2-Bedarf oder Säuglingen, die jünger sind als ½ Jahr.

- **Virale Pneumonien** werden symptomatisch durch Sauerstoffgabe, Antipyretika zur Fiebersenkung und die Verabreichung von Flüssigkeit behandelt, ggf. Inhalationstherapie.
- Die **bakterielle Pneumonie** wird mit Antibiotika behandelt. Zusätzlich kann die Gabe von Sauerstoff, bronchienerweiternden Medikamenten (z. B. Salbutamol) und Steroiden (z. B. Kortison) notwendig sein. Die weitere Behandlung erfolgt symptomorientiert.

Es muss immer wieder re-evaluiert werden, bei Verschlechterung ggf. Röntgen oder Sonografie wegen der Bildung eines Pleuroergusses.

Tab. 5.12 Unterschiede zwischen bakterieller und viraler Pneumonie

	Bakteriell	Viral
Beginn	Akut	Über Tage
Fieber	Hoch	Mäßig
Tachykardie	Häufig	Selten
Tachypnoe	Häufiq	Selten (Ausnahme Respiratory-Syncytial-Viren)
Thoraxschmerz	Häufig	Selten
Sputum	Häufig	Selten
Leukozytose	Häufig (mit Linksverschiebung und CRP-Erhöhung)	Selten (Ausnahme Adenoviren)
C-reaktives Protein	Erhöht	Normal (Ausnahme Adenoviren)
Procalcitonin	Erhöht	

In beiden Fällen sind sekretmobilisierende Maßnahmen angezeigt: Hierzu reichlich Flüssigkeit in kleinen Portionen anbieten, Inhalation mit 0,9- bis 6-prozentigem NaCl, die Gabe von Sekretolytika ist umstritten; ggf. können Spasmolytika bei Obstruktion verabreicht werden.

Pflege

Bei der Pflege von Kindern mit einer Pneumonie stehen die Verbesserung des Allgemeinbefindens und die Belüftung der Lunge im Vordergrund:

- Kinder mit leicht erhöhtem Oberkörper (keine Bauchlage bei Säuglingen) lagern und häufig umlagern
- Sauerstoffzufuhr erfolgt nach ärztlicher Anordnung, Sauerstoffsättigung überwachen
- Zufuhr von kühler, feuchter Frischluft
- Aussehen, Verhalten und Bewusstseinslage des Kindes beobachten
- Bei eingeschränktem Allgemeinzustand uneingeschränkte Unterstützung zukommen lassen
- Für ausreichend Flüssigkeitszufuhr sorgen
- Dem Zustand entsprechende Beschäftigung anbieten.

SPICKZETTEL

Pneumonie

Krankheitsentstehung: Infekt der oberen Luftwege (RS-, Adeno-, Para-, Influenzaviren)

Symptome: reduzierter Allgemeinzustand, Husten, Einziehungen (jugulär, interkostal, subkostal), Tachypnoe, Nasenflügeln, pulmonale Nebengeräusche

Diagnostik: Auskultation, Perkussion

Behandlungsstrategie: Sauerstoffgabe, Antipyretika, Antibiotika

Pflege: Oberkörperhochlagerung und kühle, feuchte Frischluft, ansonsten symptomatisch

5.9 Asthma bronchiale

DEFINITION

Asthma bronchiale: chronische Atemwegserkrankung mit erhöhter Empfindlichkeit der Atemwege auf verschiedene Reize (*Hyperreagibilität*), die auf einer Entzündung der Bronchialschleimhaut beruht. Charakteristisch sind Hyper- bzw. Dyskrinie, Bronchospasmus, Schwellung der Bronchialschleimhaut und ggf. strukturelle Umbauprozesse der Bronchien (*Remodling*).

Asthmaanfall: akute Atemnot mit Obstruktion der Atemwege, die durch Allergene (Pollen etc.), körperliche Anstrengung und Atemwegsinfekte hervorgerufen werden kann [4]

Krankheitsentstehung

Es handelt sich um die häufigste chronische Erkrankung im Kindesalter (10 %), bei steigender Tendenz. Trotz der Möglichkeiten der vielfältigen modernen Behandlungsmethoden, guter Information und Schulung von Eltern und Kindern führt die Erkrankung noch immer zu vermeidbaren Sterbefällen (27), die durch eine verbesserte therapeutische Kontrolle verhindert werden könnten. Stärkster prädisponierender Faktor im Kindes- und Jugendalter ist die atopische Disposition (= Veranlagung zu Allergien). Die Erkrankung tritt zu 70 % bei Kleinkindern auf. Unmittelbar **auslösend** sind Allergene (allergisches Asthma), Atemwegsinfektion (intrinsisches Asthma) und unspezifische Atemwegsreize (nicht allergisches Asthma). Mischformen sind möglich.

- **Allergisches Asthma bronchiale** kann durch unterschiedliche Allergene ausgelöst werden, z. B. Blüten- und Gräserpollen, Tierhaare oder Hausstaubmilben (nicht nur der Kot ist allergisch wirksam).
- **Nichtallergisches Asthma bronchiale** wird durch unspezifische Auslöser wie Kälte, verschmutzte Luft, psychische oder emotionale Belastungen, körperliche Belastung oder Medikamente (z. B. Azetylsalizylsäure) hervorgerufen.

Bei einem Asthmaanfall kann die eingeatmete Luft nicht mehr adäquat abgeatmet werden, es kann zu einer Lungenüberblähung kommen.

Symptome

Typische Symptome sind episodisch auftretende Brustenge und/oder Atemnot mit erschwerter und verlängerter Ausatmung, die v. a. nachts und in den frühen Morgenstunden oder bei Belastung auftritt. Das Kind hat zudem Husten mit und ohne Auswurf und es besteht ein pfeifendes Atemgeräusch (Giemen). Bei leichtem Verlauf ähneln die Symptome denen einer Bronchitis, bei schwerer Atemnot sind thorakale Einziehungen zu beobachten, zudem muss sich das Kind aufsetzen, um die Atemhilfsmuskulatur zu unterstützen. Es kann sein, dass das Kind unfähig ist, längere Sätze zu sprechen, Angst hat, und zu Schweißausbrüchen neigt.

Als mögliche **Auslöser** werden Anstrengung, Infekte der Atemwege, psychischer Stress, kalte Luft, Tabakrauch oder Allergene beobachtet.

Kinder mit einem **akuten Asthmaanfall** leiden unter Luftnot und zeigen bei der Ausatmung das typische Giemen und Pfeifen. Auch juguläre, interkostale und epigastrische Einziehungen des Brustkorbs können v. a. bei kleineren Kindern und Säuglingen beobachtet werden. Ebenso typisch sind das Nasenflügeln, Husten und das zyanotische Hautkolorit. Große Unruhe und Ängste breiten sich bei den Kindern aufgrund der Dyspnoe aus. Es kann auch zur Bewusstseinstrübung kommen. Der akute Asthmaanfall wird in drei Schweregrade eingeteilt (→ Tab. 5.13). Ein Asthmaanfall, der > 24 Std. anhält, wird als **Status asthmaticus** bezeichnet und ist immer ein Notfall.

Diagnostik

Die Asthmaanamnese umfasst die **Symptome** (Husten, Atemnot, Brustenge), deren Häufigkeit, Schweregrad und Verteilung (saisonale oder ganzjährige Verteilung) sowie **mögliche Auslöser** und Folgendes:

- Erfragt werden neben der **allgemeinen Vorgeschichte** (z. B. Schwangerschaft, Geburt, Notfallmaßnahmen nach Geburt, erste Nahrung, Hautprobleme, Infektanfälligkeit, Impfstatus, Pertussis):
  - **Art, Häufigkeit und Zeitpunkt** der Beschwerden (saisonale Verteilung)
  - **Auslöser/Verstärker:** Allergene, Infekte, Anstrengung, Schadstoffe, körperliche Belastbarkeit
  - **Beschreibung eines „akuten Anfalls“:** Beginn, Dauer, Maßnahmen, Notfallbehandlung ambulant/stationär/Intensivstation

Tab. 5.13 Schweregrade des akuten Asthmaanfalls [4]

Leicht bis mittelschwer	Schwer	Lebensbedrohlich
• Sprechen unbeeinträchtigt • AF < 25/min • HF < 110/min • PEF > 50 % des Solls	• Sprech-Dyspnoe • AF > 25/min • HF > 110/min • PEF < 50 % des Solls	• Kein Atemgeräusch, frustrane Atemarbeit • Zyanose • Bradykardie oder Hypotonie • Somnolenz, Koma • SaO_2 < 92 % • PEF < 33 % des Solls
Herzfrequenz (HF), Atemfrequenz (AF), Peak Expiratory Flow (PEF)		

  - **Medikation:** Wirksamkeit, Dosierung, Applikation, Nebenwirkungen
  - **Spezielle Probleme** wie Anstrengungsasthma, eingeschränkte Sport- oder Freizeitaktivität, nächtliche Atemnot, Schlafstörungen, Schulfehlzeiten und Allergien (familiäre Belastung, saisonale Symptome, Wohnraumverhältnisse, Heizung, Tierhaltung, Rauchverhalten)
  - Eigene andere atopische Erkrankungen (Neurodermitis, Rhinitis allergica)
  - Familienanamnese, bezogen auf Asthma bronchiale
- **Körperliche Untersuchung:** auskultatorische und palpatorische Begutachtung der Lunge
- **Lungenfunktionsprüfung (Lufu, Spirometrie):** Nachweis einer Obstruktion durch Messung der Einsekundenkapazität, meist in Ruhe oder nach Belastung nachweisbar und meist komplett oder teilweise reversibel nach bronchienerweiternder Inhalation (Bronchospasmolyse).

Lungenfunktionsprüfung

- Bei Kindern ist eine Diagnosesicherung durch die Lungenfunktionsprüfung oft nicht möglich, da die Mitarbeit wegen ungenügender Kooperation nicht abgerufen werden kann. Dann können nur die Anamnese, die klinischen Befunde und die erfolgreiche Therapie gegen das Asthma bronchiale Hinweise auf die Diagnose geben.
- Die Lungenfunktionsprüfung kann erst ab dem Schulalter sinnvoll eingesetzt werden, meist zeigt sich eine reduzierte FEV1 sowie die typische Fluss-Volumen-Kurve der Obstruktion.

- **Weitere Untersuchungen:**
  - Allergologische Diagnostik (→ 14.3.2)
  - Schweißtest beim Verdacht der zystischen Fibrose (Mukoviszidose; CF kann nicht mit Schweißtest ausgeschlossen werden)
  - Ggf. Röntgen-Thorax-Aufnahme, um z. B. eine Überblähung der Lunge, angeborene Fehlbildungen, Atelektasen, chronische entzündliche Veränderungen zu ermitteln.

Differenzialdiagnostisch sollte bei einer bronchialen Obstruktion an die zystische Fibrose und Tracheobronchomalazie (weiche Knorpelspangen der Luftröhre, Stridor und Dyspnoe), ferner an Fremdkörperaspiration, bronchopulmonale Dysplasie oder andere angeborene Fehlbildungen gedacht werden.

Die **klinische Untersuchung** umfasst den körperlichen Entwicklungsstand/Somatogramm, Auskultation und Inspektion der Haut (Atopiezeichen).

Bei entsprechenden Anamnesehinweisen ist **Allergiediagnostik** mittels PRICK-Hauttestung sowie gezielter Bestimmung von IgE-Antikörpern durchzuführen.

Bei **akutem Asthmaanfall** und bekanntem Asthma bronchiale und bei bekannten Allergenen ist die Diagnose schnell und sicher zu stellen. Die Auskultation gibt Aufschluss darüber, ob eine bronchopulmonale Spastik oder im Extremfall eine *silent lung* (kein Atemgeräusch) vorliegt. Zum Ausschluss anderer Ursachen kann ggf. ein Röntgen-Thorax weiterhelfen.

Behandlungsstrategie

Die Therapie bei **Kleinkindern** orientiert sich an der Ausprägung der Symptome. Bei mildem Verlauf reicht eine bedarfsmäßige Inhalationstherapie mit kurzwirksamen β_2-Sympathikomimetika aus. Diese Therapie ist keine Dauertherapie. Für eine Dauertherapie werden nach der Nationalen Versorgungsleitlinie [4] auch bei Kleinkindern inhalative Kortikoide oder ein Leukotrienrezeptorantagonist (Montelukast) empfohlen (→ Abb. 5.20).

Medikamentöses Stufenschema | Kinder und Jugendliche

	Stufe 1	Stufe 2	Stufe 3	Stufe 4	Stufe 5	Stufe 6
Langzeittherapie		ICS niedrigdosiert (bevorzugt) oder LTRA *Alternative in begründeten Fällen:* ab 12 Jahren: bedarfsorientierte Anwendung der Fixkombination aus ICS niedrigdosiert + Formoterol[1]	ICS mitteldosiert	ICS mitteldosiert + LABA oder ICS mitteldosiert + LTRA oder ICS mitteldosiert + LABA + LTRA *Bei unzureichender Kontrolle:* ICS mitteldosiert + LABA + LTRA + LAMA[2]	ICS hochdosiert + LABA oder ICS hochdosiert + LTRA oder ICS hochdosiert + LABA + LTRA oder ICS hochdosiert + LABA + LAMA[2] oder ICS hochdosiert + LABA + LTRA + LAMA[2]	*zusätzlich zu Stufe 5* Anti-IgE-Antikörper[2] oder Antil-IL-4-R-Antikörper[2] oder Anti-IL-5-Antikörper[2] *Alternative in begründeten Fällen:* OCS (zusätzlich oder alternativ)
Bedarfstherapie	SABA oder ab 12 Jahren: Fixkombination aus ICS niedrigdosiert + Formoterol[1]	SABA (wenn Fixkombination aus ICS niedrigdosiert + Formoterol bedarfsorientiert als Langzeittherapie: keine weitere Bedarfstherapie mit SABA notwendig)	SABA	SABA oder ab 12 Jahren: Fixkombination aus ICS + Formoterol, wenn diese auch die Langzeittherapie darstellt		

Alternativen in begründeten Fällen:
Zusätzlich oder alternativ Ipratropiumbromid

Asthmaschulung, Allergie-/Umweltkontrolle, Beachtung von Komorbiditäten

Spezifische Immuntherapie (bei gegebener Indikation)

Überweisungsindikationen:
Stufe 4: Überweisung zum pädiatrischen Pneumologen (⇑)
Stufe 5: Überweisung zum pädiatrischen Pneumologen (⇑⇑), Vorstellung in kinderpneumologischem Zentrum (⇑)
Stufe 6: Vorstellung bei einem in der Versorgung von schwerem Asthma erfahrenen pädiatrischen Pneumologen (⇑⇑⇑), Vorstellung in kinderpneumologischem Zentrum (⇑⇑⇑)

Im Stufenschema werden zur besseren Übersicht übergeordnete Arzneimittelkategorien und keine einzelnen Präparate genannt. Nicht alle Präparate und Kombinationen sind für die jeweilige Indikation zugelassen (siehe Fachinformationen), teilweise handelt es sich um einen Off-Label-Use (siehe Kapitel 4.2 Hinweise zum Off-Label-Use)

[1] Fixkombination (ICS niedrigdosiert + Formoterol) bedarfsorientiert in Stufe 1 und 2 nicht zugelassen (Stand: August 2020)

[2] aus der Gruppe der LAMA ist Tiotropium und aus der Gruppe der Anti-IgE-Antikörper ist Omalizumab für die Behandlung des Asthmas ab 6 Jahren zugelassen (Stand: August 2020). Aus der Gruppe der Antil-IL-4-R-Antikörper ist ab 12 Jahren Dupilumab und aus der Gruppe der Anti-IL-5-Antikörper ist Mepolizumab für die Behandlung des Asthmas ab 6 Jahren zugelassen (Stand: August 2020)

ICS: Inhalative Corticosteroide, IgE: Immunglobulin E, IL: Interleukin, LABA: Langwirkende Beta-2-Sympathomimetika, LAMA: Langwirkende Anticholinergika, LTRA: Leukotrienrezeptorantagonisten, OCS: Orale Corticosteroide, R: Rezeptor, SABA: Kurzwirkende Beta-2-Sympathomimetika

Abb. 5.20 Stufenschema Medikamente zur Langzeittherapie des Asthma bronchiale bei Kindern und Jugendlichen. ICS = inhalatives Glukokortikoid, LABA = lang wirksames β_2-Sympathomimetikum, LAMA = lang wirksames Parasympatholytikum, LTRA = Leukotrien-Rezeptor-Antagonist, OCS = orales Glukokortikoid. [W988, L231]

Bei **Schulkindern und Jugendlichen** stehen als Therapieziele anhaltende Beschwerdefreiheit, normale Lungenfunktion und Belastbarkeit ohne Einschränkungen im Vordergrund. Im Bedarfsfall sind schnellwirksame β_2-Sympathikomimetika die wichtigsten Medikamente. Für die Dauertherapie werden zunächst inhalative Kortikosteroide, deren Dosis auch erhöht werden kann, und dann lang wirksame β_2-Sympathomimetika oder Kombinationen aus beiden eingesetzt. Die Therapie erfolgt unter regelmäßiger Kontrolle alle 3–4 Monate und wird in Abhängigkeit von den Befunden angepasst.

Medikamentöse Asthmatherapie

Für die medikamentöse Therapie des Asthmas gilt: Reduziere, wenn möglich. Intensiviere, wenn nötig!
Wenn die Situation über 3 Monate stabil war, kann ein Dosisreduktionsversuch der Langzeitmedikation vorgenommen werden mit Kontrolle nach 4 Wochen.
Bei Verschlechterung der Symptome sollte die Therapie entsprechend dem Stufenschema intensiviert werden.

Zu den **Erstmaßnahmen** bei einem **akuten Asthmaanfall** zählen die Gabe von schnellwirksamen Bronchodilatatoren wie Salbutamol (inhalativ oder intravenös) und die Gabe von systemisch wirksamen Glukokortikoiden (oral oder intravenös). Supportiv sollte auf eine richtige Körperhaltung des Kindes geachtet werden, die die Atmung erleichtert (Kutschersitz, Lippenbremse). Bei unzureichender Sauerstoffsättigung ($SO_2 < 92\,\%$) sollte Sauerstoff verabreicht werden.

Als weitere Therapiestufe kommen die Inhalation von Ipratropiumbromid sowie Versuche mit Magnesiumsulfat oder Theophyllin intravenös infrage [14, 15]. Eine neue Technik ist eine Applikation von Inhalativa mithilfe von AnaConDa TM: Es werden Spasmolytika oder Narkosegase bei schweren Asthmaanfällen und intubierten Patienten über den Tubus verabreicht. Eine Intubation sollte nur unter strengster Indikation erfolgen, da der Tubus bzw. das Intubationsmanöver einen Bronchospasmus verstärken kann.

Pflege

Bei der Versorgung der Kinder im **akuten Notfall** stehen folgende Aspekte (Verhalten bei Dyspnoe → 5.2.1) im Vordergrund:

- Ruhig, koordiniert und sicher handeln
- Kind in eine atemerleichternde Position bringen (Kutschersitz → 5.4.1)
- Bedarfsinhalation verabreichen
- Beim Kind und den Eltern bleiben, um die Angst zu nehmen
- Für die Zufuhr von frischer Luft sorgen, insbesondere, wenn mehrere Personen im Zimmer sind
- Ggf. Sauerstoff verabreichen.

Grundsätzlich ist bei der **Versorgung** der **Kinder** zu beachten:

- Inhalationen korrekt und zur vorgegebenen Zeit durchführen lassen
- Auf die Belastbarkeit des Kindes achten
- Dem Kind eine Beschäftigung anbieten, die seinem Zustand entspricht
- Je nach Zustand des Kindes Atemübungen durchführen lassen
- Kind in atemerleichternde Positionen bringen (→ 5.4.1).
- Sauerstoffzufuhr erfolgt nach ärztlicher Anordnung, Überwachen der Sauerstoffsättigung und des pCO_2 (per BGA)
- Beobachtung des Aussehens, Verhaltens und der Bewusstseinslage
- Mund- und Nasenpflege durchführen
- Kleine Mahlzeiten anbieten, ein voller Magen drückt auf die Lunge
- Immer wieder Flüssigkeit anbieten, dadurch wird die Verflüssigung des Sputums unterstützt und der Flüssigkeitsverlust durch erhöhte Atemfrequenz ausgeglichen.

SPICKZETTEL

Asthma bronchiale

Krankheitsentstehung: atopische Disposition, Allergene (allergisches Asthma bronchiale), Atemwegsinfektionen (intrinsisches Asthma bronchiale) und unspezifische Atemwegsreize (nicht allergisches Asthma bronchiale)

Symptome: episodisch auftretende Atemnot, Husten, Kurzatmigkeit (Dyspnoe) und thorakales Engegefühl

Diagnostik: Anamnese, Spirometrie, Schweißtest (zum Ausschluss der zystischen Fibrose), Röntgen-Thorax

Behandlungsstrategie: kurz wirksame β_2-Sympathomimetika, inhalative Kortikosteroide, lang wirksame β_2-Sympathomimetika, Montelukast, rekombinante Antikörper (ab Stufe 6)

Pflege: in der Akutsituation steht ruhiges, sicheres und koordiniertes Handeln im Vordergrund. Grundsätzlich: Beobachtung der Atmung, atemunterstützende Lagerungen, angepasste Belastbarkeit.

5.10 Mukoviszidose

DEFINITION

Mukoviszidose *(zystische [cystische Fibrose] CF)*: angeborene Stoffwechselerkrankung. Sie betrifft alle exogenen Drüsen und manifestiert sich besonders an Lunge und Bauchspeicheldrüse.

In Deutschland liegt die Zahl der Neuerkrankungen bei 1:2.500, ca. 8.000 Patienten sind betroffen [24]. Lebenserwartung und Lebensqualität haben sich in den letzten Jahrzenten durch verbesserte Therapien gesteigert. Auch die Möglichkeit der Lungentransplantation hat zu einer Beeinflussung der Lebenserwartung und Lebensqualität geführt.

Krankheitsentstehung

Die Mukoviszidose wird **autosomal-rezessiv vererbt.** Sind beide Eltern Genträger, besteht eine 25-prozentige Wahrscheinlichkeit, dass das Kind erkrankt. Die für die Mukoviszidose verantwortliche Mutation liegt auf dem langen Arm des Chromosoms 7. Dieses Gen kodiert ein Protein, das „Cystic Fibrosis Transmembrane Conductance Regulator" (CFTR) genannt wird. Es sind über 1.500 Mutationen auf dem CF-Gen identifiziert worden.

Durch den Gendefekt können die Epithelzellen nur in geringem Umfang Chlorid transportieren. Der dadurch gestörte Natrium- und Chloridtransport in den Epithelzellen führt zu einer **erhöhten Viskosität des Schleims.** Betroffen sind alle Organe mit schleimbildenden Drüsen. Im Vordergrund stehen meist das Atemwegs- und das Verdauungssystem: Der zähe Schleim sammelt sich in den Bronchien an und verstopft die Pankreasausführungsgänge.

Seit Ende der 1980er-Jahre besteht die Möglichkeit der Lungentransplantation. Bisher liegen über 30 Jahre erfolgreiche Erfahrungen vor. Die Krankheit scheint nicht die transplantierte Lunge zu betreffen.

Symptome

Leitsymptome einer Mukoviszidose sind: Mekoniumileus, rezidivierende Bronchitiden und Gedeihstörungen. Immer wieder tritt jedoch nur eins der Symptome auf, das bei längerem Bestehen unbedingt zu weiterer Diagnostik führen sollte. Abhängig davon, an welchem Organ sich die Mukoviszidose manifestiert, verändert sich die Symptomatik.

Bei 10 % der Kinder manifestieren sich unmittelbar postpartal (Mekoniumileus) häufig schwer verlaufende, rezidivierende (obstruktive) Atemwegsinfektionen mit zähem Auswurf und chronischem Husten. Als Spätkomplikation kommt es zu fettigen, massigen, unverdauten, zähen Stühlen rezidivierenden Darmvorfällen (Prolaps), Gedeihstörung, Diabetes mellitus.

- **Pulmonale Manifestation:** zäher Auswurf, chronischer Husten und rezidivierende Pneumonien sind die charakteristischen Symptome. Bei Fortschreiten der Erkrankung treten folgende Symptome auf: stakkatoartiger Husten mit Auswurf, Einziehungen, ständige Rasselgeräusche, Giemen und Brummen sowie ausgeprägte Thoraxdeformitäten.
- **Pankreas:** 85 % der CF-Patienten leiden an einer exokrinen Pankreasinsuffizienz. Diese ist klinisch erkennbar an fettigen, massigen, unverdauten, zähen und übelriechenden Stühlen. Außerdem kommt es aufgrund der Resorptionsstörung zu Vitaminmangelzuständen (Vitamin A, D, E, K).
- **Wachstumsverzögerung** durch unzureichende Aufnahme der Nährstoffe.
- **Diabetische Symptome** wie Hyperglykämie, Polyurie (vermehrte Urinausscheidung), Glukosurie und Gewichtsverlust durch zunehmende Pankreasinsuffizienz können als Spätkomplikationen auftreten.

Bei vielen Kindern bestehen frühzeitig Atemwegssymptome. Insbesondere diese mindern die Lebensqualität und haben Einfluss auf die Lebensdauer. Im Bereich des Darms neigen die Kinder zu Obstipation. In der Nase kann der zähe Schleim zu chronischen Nasennebenhöhlenentzündungen führen, er schränkt aber auch das Riechen und Schmecken zunehmend ein. Über die Haut geht viel Natrium verloren und muss entsprechend ersetzt werden. An der Leber können verlegte Gallengänge entstehen, es kann sich auch eine Leberzirrhose entwickeln. Im Bereich der Geschlechtsdrüsen kommt es zu verminderter Fertilität bis zur Infertilität.

Diagnostik

- Neugeborenen-Screening (→ 3.2.2)
- **Schweißtest:** Die Schweißproduktion wird durch Pilocarpin und Gleichstrom stimuliert, der Schweiß anschließend gesammelt und der Chloridgehalt bestimmt. Pathologische Werte sind Werte > 60 mmol/l, bei Werten unter 30 mmol ist eine Mukoviszidose unwahrscheinlich, Werte zwischen 30 und 60 mmol sollten kontrolliert werden. Die Untersuchung ist für das Kind ungefährlich und kaum spürbar.
- Bei negativem Schweißtest und weiter bestehendem klinischen Verdacht ist eine **genetische Diagnostik** möglich.
- Pankreasfunktionsdiagnostik (Fettstuhlbestimmung)
- Lungenfunktionsprüfung.

Schweißtest

Bei einigen (< 5 %) der Patienten mit zystischer Fibrose bleibt der Schweißtest negativ.

Für die Einstufung der **Mukoviszidose** in Krankheitsstadien wurden unterschiedliche Scores, z. B. der Chrispin-Norman-Score oder der Shwachman-Kulczycki-Score entwickelt. Da an der Erkrankung viele unterschiedliche Organe beteiligt sind, ist es schwierig, den Schweregrad festzulegen. Außerdem wird die Einstufung durch die Diskrepanz zwischen dem klinischen Zustand und der tatsächlichen Verschlechterung der Krankheit beeinträchtigt. Daher scheint es sinnvoller zu sein, die Funktionsfähigkeit einzelner Organe, die von der zystischen Fibrose betroffen sind, zu beurteilen.

Behandlungsstrategie

Die gestiegene Überlebenschance der Kinder mit zystischen Fibrose in den letzten Jahrzehnten kann dem verbesserten Ernährungs- und Atemwegsmanagement und der Antibiotikatherapie zugeschrieben werden.

Bei der zystischen Fibrose besteht das **Therapieziel** darin, Atemwegskomplikationen durch z. B. Infektionen zu vermeiden oder zu reduzieren, die Versorgung mit Nährstoffen zu gewährleisten und die physische Belastbarkeit zu erhalten. Dadurch kann eine angemessene Lebensqualität für die Kinder und ihre Familien gesichert werden. Um diesen Anspruch einzulösen, ist die enge Zusammenarbeit vieler Fachdisziplinen notwendig [24].

Die Behandlung der zystischen Fibrose hängt vom Zustand des Patienten und der Schwere der Erkrankung ab. Die Hauptsäulen der Therapie sind Ernährungs-, Physio- und medikamentöse Therapie.

- **Ernährungstherapie:**
  - Hochkalorische und fettreiche Ernährung; ca. 120–140 % des von der DGE empfohlenen Bedarfs sind das Ziel, das aber oft nicht erreicht werden kann
  - Ggf. hochkalorische Zusatz-Trinknahrung
  - Ggf. PEG (perkutane endoskopisch kontrollierte Gastrostomie) zur Verabreichung von Sondennahrung während der Nacht
- **Physiotherapie:**
  - Physiotherapie, Atemtherapie: Je nach Alter kommen unterschiedliche Methoden zur Anwendung, bei Säuglingen überwiegend passive Übungen bzw. Dehnlagen, ab dem Schulalter wird eine autogene Drainage mit Modifikationen bevorzugt. Die Eltern des Patienten brauchen eine Schulung durch eine spezialisierte Physiotherapeutin.
  - Autogene Drainage
  - Thoraxmobilisation
  - Ausdauersport (Joggen, Trampolin springen, Langlauf)
- **Medikamentöse Therapie:**
  - Inhalativ: Dabei werden β_2-Mimetika (→ 5.4.3), Pseudomonas aeruginosa wirksame Antibiotika je nach Klinik und Bakteriologie, antientzündliche Medikamente (Steroide) eingesetzt.
  - Inhalationen mit hypertoner NaCl-Lösung bzw. Dornase alfa (Pulmozyme®) helfen, das zähe Sekret zu mobilisieren und Infektionen zu vermeiden. Dornase alfa enthält ein DNA-spaltendes Enzym, welches das Sekret verflüssigt.
  - Oral: Pankreasenzyme, sekretolytische Medikamente, fettlösliche Vitamine, Antibiotika.
  - Es gibt mittlerweile vier zugelassene mutationsspezifische Therapien (z. T. Kombinationen). Dieses interagiert mit dem CFTR-Protein und verbessert dessen Funktion ([28]).

Regelmäßige Kontrolluntersuchungen werden zur Verlaufskontrolle empfohlen (→ Tab. 5.14).

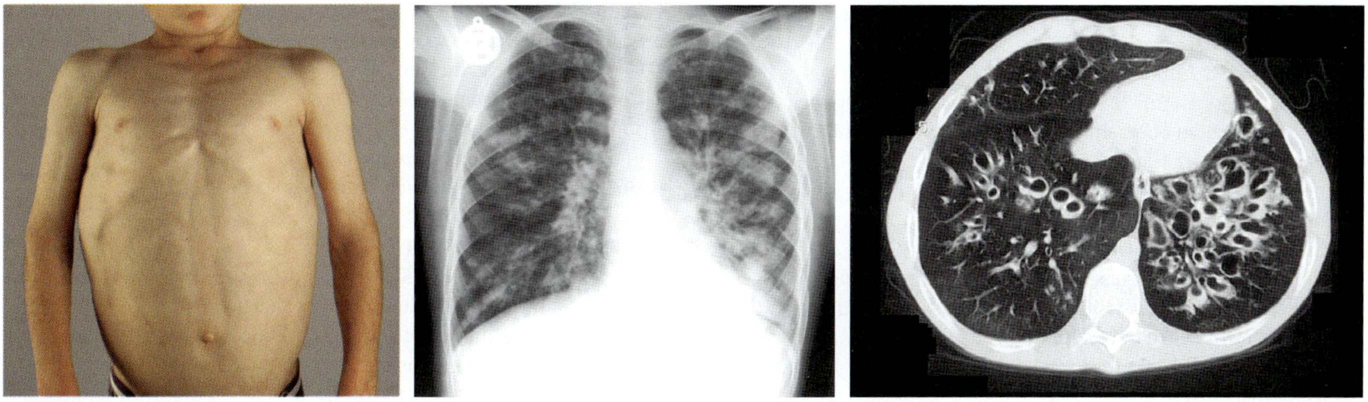

Abb. 5.21 Mukoviszidose
Links: Überblähter Thorax bei Mukoviszidose
Mitte: Befund im Röntgenthorax und rechts im CT [A300]

Tab. 5.14 Kontrolluntersuchungen bei Mukoviszidose

Routinekontrolle(viermal jährlich)	Jahresuntersuchungen
• Blutbild, C-reaktives Protein (CRP) • Kontrolle Körpergröße und -gewicht • Spirometrie • SaO_2 • Mikrobiologie aus Sputum-/Rachenabstrich	• Blutbild, C-reaktives Protein (CRP) • Bodysplethysmografie • SaO_2/Blutgasanalyse • Röntgen-Thorax • Sonografie des Abdomens • Glukose-Toleranz-Test • Messung der Knochendichte

Komplikationen

Die Liste der **Komplikationen** ist umfangreich und kann alle Organe betreffen. Eine frühe Komplikation, die möglichst lange vermieden werden muss, ist die Besiedlung der Atemwege mit pathogenen Keimen. Die häufigsten pathogenen Keime einer *pulmonalen Infektion* sind: Pseudomonas aeruginosa, Burkholderia cepacia, Staphylococcus aureus, v. a. im Säuglings- und Kleinkindalter.

- Infektionen mit *Pseudomonas aeruginosa* und *Burkholderia cepacia* sind schwer zu behandeln. Kinder mit zystischer Fibrose, die chronisch mit diesen Keimen befallen sind, haben eine schlechtere Überlebensrate als Kinder, die keine Besiedlung aufweisen.
- Pilzinfektionen mit *Candida albicans* oder *Aspergillus fumigatus* sind weit verbreitet. Die Besiedlung durch Pilze wird u. a. durch die regelmäßige orale, inhalative und intravenöse Therapie mit Antibiotika und durch Gabe von Kortikoiden ausgelöst.

Weitere Komplikationen können sein:

- Hämoptyse (Aushusten von Blut)
- Atelektasen
- Pneumothorax
- Rektumprolaps
- Leberzirrhose
- Diabetes mellitus
- Rechtsherzinsuffizienz (Cor pulmonale)
- Osteoporose
- Ösophagusvarizen.

Pflege

Bei der **stationären Versorgung** steht die Überwachung der Vitalfunktionen, insbesondere der Atmung, und die Unterstützung bei den Aktivitäten des täglichen Lebens im Vordergrund. Es ist wichtig, eine angenehme und angstfreie Atmosphäre zu schaffen und zu erhalten. Den Kindern und Jugendlichen muss der Raum gegeben werden, damit sie in den unterschiedlichen Lebenssituationen Fragen stellen und Gespräche führen können.

Im Bereich der Atmung geht es um:

- Einschätzung (Atemtiefe, -frequenz, Ausmaß der Dyspnoe)
- Überwachung der Sauerstofftherapie und -konzentration
- Überwachung der Herzfrequenz
- Anbieten von atemerleichternden Lagerungen
- Unterstützung bei der Inhalationstherapie
- Anbieten von Flüssigkeit
- Beobachtung des Sputums (Menge, Farbe, Beimengungen wie Blut).

Bei eingeschränkter Belastbarkeit werden die Kinder bei den Aktivitäten des täglichen Lebens unterstützt. Dieses umfasst:

- Sicherstellung der Therapie, soweit das Kind oder der Jugendliche nicht selbst dazu in der Lage ist
- Unterstützung bei der alltäglichen Versorgung nach Zustand des Kindes, z. B. beim Waschen, Duschen oder Vollbad, Einschätzen der Mobilität und Unterstützung, wie Rollstuhl anbieten, kurze Strecken gehen lassen, Unterstützung beim Essen wie energiereiche Nahrung, Trinknahrung oder Energieanreicherung anbieten.

Im **ambulanten Bereich** sind Verlaufskontrolle, Beratung und Schulung ein wichtiges Aufgabengebiet. Jugendliche sind immer wieder dazu zu motivieren, die Therapie auch in vermeintlich besseren Zeiten konsequent durchzuführen. Denn es macht sich immer wieder Therapiemüdigkeit breit. Es geht darum, Schwierigkeiten zu erfassen, Hilfe anzubieten, auf die spezielle Lebenssituation des Kindes oder Jugendlichen einzugehen und gemeinsam Lösungen zu erarbeiten.

Hygiene

In der Richtlinie „Anforderungen an die Hygiene bei der medizinischen Versorgung von Patienten mit zystischer Fibrose“ des Robert Koch-Institutes [29] werden zur **Prävention** folgende Hinweise gegeben:

- Alle an der Behandlung beteiligten Berufsgruppen sind zu informieren und zu schulen.
- Auf die konsequente Umsetzung der Standardhygienemaßnahmen ist zu achten.
- Es ist Sorge zu tragen für die Händehygiene nicht nur des Personals und in allen Bereichen, sondern auch für die Händehygiene der Patienten und Kontaktpersonen während des stationären Aufenthalts und im häuslichen Bereich.
- Das Kind muss einen Mund-Nasen-Schutz tragen bei akuter Verschlechterung der Lungensituation und bei Kolonisation mit Infektionserregern im Wartezimmer und außerhalb des Patientenzimmers.
- Das Personal trägt bei engem Kontakt mit dem Patienten Schutzkittel und Mund-Nasen-Schutz.
- Empfehlungen zur Umgebungsdesinfektion beachten.
- Kinder im stationären Bereich sollten wegen der Infektionsgefahr ein Einzelzimmer erhalten.

Außerdem enthält diese Richtlinie weitere Informationen zu speziellen Fragestellungen, so z. B. zur Infektionsprävention im Alltag:

- Erlernen der Basishygienemaßnahmen wie Händewaschen mit Wasser und Seife. Händeschütteln vermeiden, Papiertaschentücher benutzen. Papiertaschentücher sofort entsorgen. Utensilien (Waschlappen, Handtücher) der Körperpflege nicht mit anderen teilen, täglich wechseln und bei 60 °C waschen.
- Händedesinfektion im häuslichen Umfeld vor der Zubereitung der Inhalation, Aufbereiten des Inhalationszubehörs, aseptischen Tätigkeiten (z. B. intravenöse Heimtherapie)
- Kinder- oder Schlafzimmer dürfen keine Zimmerpflanzen haben.
- Keine Luftbefeuchter an Heizkörpern anbringen.
- Abfallbehälter mit Deckel und täglich leeren.
- Gartenarbeiten vermeiden.
- Vorsicht im Umgang mit Haustieren.
- Sportliche Betätigung ist eine gute Ergänzung der Physiotherapie und hat präventiven Nutzen.
- Die Berufswahl erfolgt nach individueller Beratung.

Transition oder Beratung

Die Lebenserwartung von Kindern und Erwachsenen mit Mukoviszidose steigt kontinuierlich durch die Möglichkeiten der frühen Diagnosestellung, ebenso durch die spezialisierte medizinische Betreuung und die gezieltere medikamentöse und physiotherapeutische Behandlung.

Der **Übergang des Kindes zum Erwachsenen** muss vorbereitet und begleitet werden. Andere und neue Themen wie Beruf und Karriere, Sexualität, Heirat und Kinderwunsch rücken in den Blickpunkt. Die Jugendlichen und jungen Erwachsenen übernehmen die Verantwortung und das Management der Erkrankung. Sie benötigen Unterstützung, um einen Beruf zu erlernen und um ein möglichst normales Leben zu führen. Wenn sie eine Lungentransplantation erhalten haben, müssen sie dazu angehalten werden die immunsuppressiven Medikamente lebenslang weiter einzunehmen, auch wenn sie das Gefühl haben, es sei nicht mehr nötig.

Männliche Erwachsene mit CF sind zu 98 % infertil. Ihnen kann mit Hilfe von reproduktionsmedizinischen Maßnahmen angeboten werden, Spermien aus dem Hodengewebe zu extrahieren und eine Insemination vorzunehmen.

Junge Frauen haben eine ähnliche Fertilität wie gesunde Gleichaltrige.

Für junge Erwachsene mit zystischer Fibrose ist die Verantwortung, die sie für ein Kind übernehmen, besonders groß, insbesondere im Hinblick auf die reduzierte Lebenserwartung des erkrankten Elternteils und die Weitergabe der Gene. Im Gespräch mit den Frauen sollte der Einfluss der Schwangerschaft auf ihren Gesundheitszustand thematisiert werden, da durch die Schwangerschaft der Körper stark belastet wird und es zu einer Verschlechterung des Gesundheitszustands kommen kann.

SPICKZETTEL

Mukoviszidose

Krankheitsentstehung: Mutation auf dem langen Arm des Chromosoms 7 bei etwa 68 % der Fälle; dadurch Veränderungen im transzellulären Natrium-/Chloridtransport und Steigerung der Viskosität von Sekreten exokriner Drüsen

Symptome: Mekoniumileus, rezidivierende Bronchitiden und Gedeihstörungen; als Spätkomplikation fettige, massige, unverdaute, zähe Stühle; rezidivierende Darmvorfälle, Diabetes mellitus als Spätkomplikation

Diagnostik: Neugeborenen-Screening, Schweißtest, Genetik

Behandlungsstrategie: Ernährungstherapie, Physiotherapie, Psychotherapie, medikamentöse Therapie

Pflege: im **stationären Setting** stehen die Überwachung der Vitalfunktionen und die Unterstützung bei den Aktivitäten des täglichen Lebens im Vordergrund; eine angenehme und angstfreie Atmosphäre gilt es zu schaffen und zu erhalten

In der **ambulanten Versorgung** geht es um Verlaufskontrolle, Beratung und Schulung. Auch die Motivation die Therapie in vermeintlich guten Zeiten konsequent durchzuführen, gehört dazu. Dabei geht es um individuelle und kreative Lösungen.

5.11 Pneumothorax

DEFINITION

Pneumothorax: Ansammlung von Luft im Pleuraspalt zwischen Lunge und Thoraxwand, wodurch es zu einem Lungenkollaps kommt

Krankheitsentstehung

Ein Pneumothorax im Kindesalter kann u. a. traumatisch oder iatrogen bedingt sein, durch Lungenerkrankungen (Mukoviszidose, Asthma bronchiale) hervorgerufen werden oder spontan auftreten durch das Platzen von Lungenbläschen (Bullae) an der Lungenoberfläche.

Symptome

Meist kommt es zu plötzlicher **Luftnot** mit **asymmetrischen Atembewegungen** und ggf. zur Zunahme der Herzfrequenz. Eine besonders gefährliche Komplikation ist der Spannungspneumothorax. Hierbei gelangt durch einen Ventilmechanismus bei jeder Einatmung Luft in den Pleuraspalt, der bei der Ausatmung nicht wieder abgeatmet werden kann. Dadurch gelangt immer mehr Luft in den Pleuraspalt und in der Folge kommt es zu einer lebensbedrohlichen Verschiebung von Organen und Gefäßen im Brustkorb zur Gegenseite.

Diagnostik

Eine plötzliche Atemnot ist hinweisend auf einen Pneumothorax. In der körperlichen Untersuchung findet sich meist ein abgeschwächtes Atemgeräusch auf der betroffenen Seite. Die Sonografie ergibt bei der Vielzahl der Patienten einen Pneumothorax („Barcode-Zeichen"). Bei dringendem Verdacht eines Pneumothorax muss ein Röntgen-Thorax erfolgen (→ Abb. 5.22).

Behandlungsstrategie

Eine **schnelle Entlastung** mittels Pleurapunktion bzw. Thoraxdrainage ist angezeigt. Ein gering ausgeprägter Pneumothorax kann ggf. abwartend behandelt werden, da sich die Luft meist von selbst ohne weitere Therapiemaßnahmen resorbiert [25, 30]. Die Zufuhr von reichlich Sauerstoff kann die Resorption eines Pneus beschleunigen.

Pflege

Ebenso kann die richtige Lagerung des Kindes unterstützend auf die Resorption wirken. Deshalb werden Kinder mit einem Pneumothorax

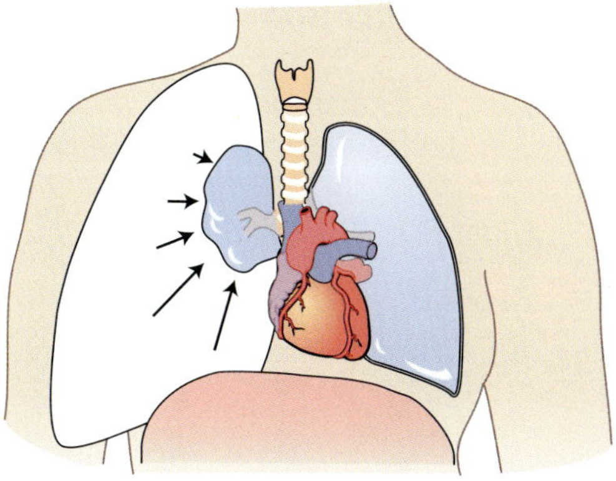

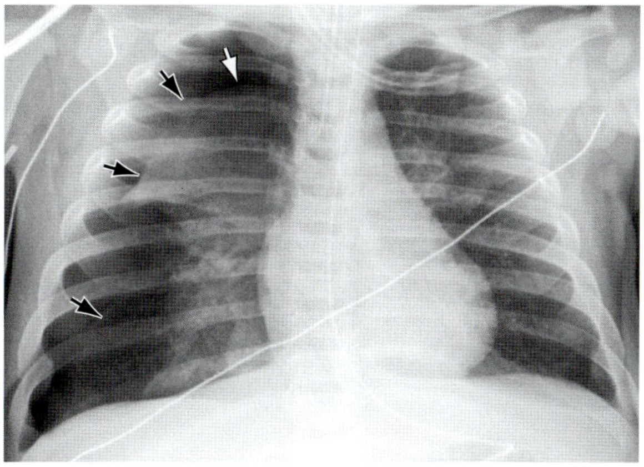

Abb. 5.22 Pneumothorax. Die rechte Lunge ist kollabiert. [G818, G764]

auf die betroffene Seite gelagert, sodass die Luft nach oben steigen und die gesunde Lungenhälfte sich entfalten kann.

Vorsicht! Ein Spannungspneumothorax stellt immer einen Notfall dar und sollte so schnell wie möglich (ggf. noch am Unfallort) mittels Punktion entlastet werden!

SPICKZETTEL

Pneumothorax

Krankheitsentstehung: Trauma (Verletzungen), Lungenerkrankungen (Mukoviszidose, Asthma bronchiale)

Symptome: plötzliche Luftnot mit asymmetrischen Atembewegungen und Zunahme der Herzfrequenz; eine besonders gefährliche Komplikation ist der Spannungspneumothorax

Diagnostik: Anamnese, Auskultationsbefund, Sonografie, Röntgen-Thorax

Behandlungsstrategie: Pleurapunktion bzw. Thoraxdrainage

Pflege: wichtig ist eine unterstützende Lagerung

6

PFLEGE BEI HERZERKRANKUNGEN

Gabriele Fley, Martin Tollens

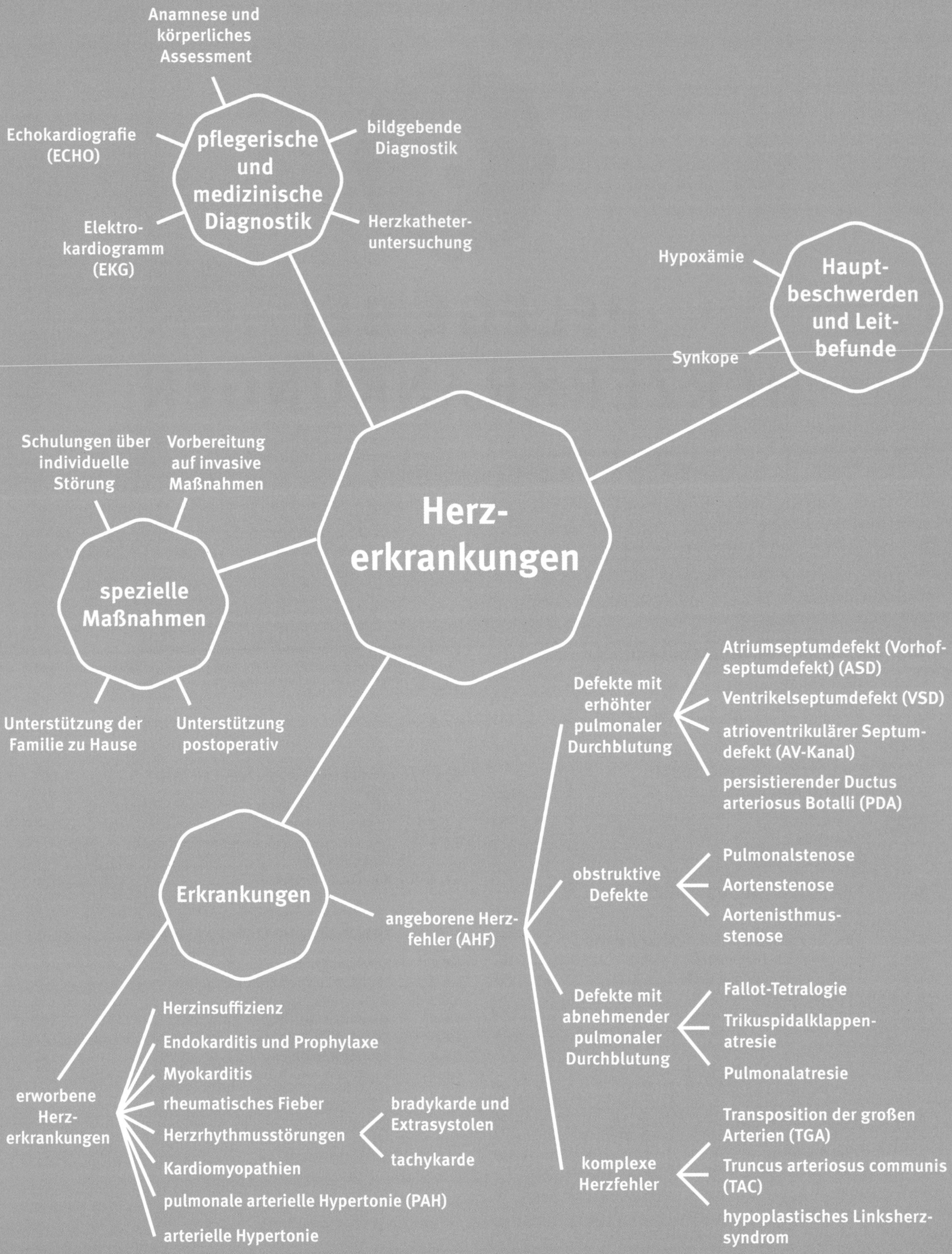
Herz-
erkrankungen
pflegerische und medizinische Diagnostik
Anamnese und körperliches Assessment
Echokardiografie (ECHO)
bildgebende Diagnostik
Elektro-kardiogramm (EKG)
Herzkatheter-untersuchung
Haupt-beschwerden und Leit-befunde
Hypoxämie
Synkope
spezielle Maßnahmen
Schulungen über individuelle Störung
Vorbereitung auf invasive Maßnahmen
Unterstützung der Familie zu Hause
Unterstützung postoperativ
Erkrankungen
angeborene Herz-fehler (AHF)
Defekte mit erhöhter pulmonaler Durchblutung
Atriumseptumdefekt (Vorhof-septumdefekt) (ASD)
Ventrikelseptumdefekt (VSD)
atrioventrikulärer Septum-defekt (AV-Kanal)
persistierender Ductus arteriosus Botalli (PDA)
obstruktive Defekte
Pulmonalstenose
Aortenstenose
Aortenisthmus-stenose
Defekte mit abnehmender pulmonaler Durchblutung
Fallot-Tetralogie
Trikuspidalklappen-atresie
Pulmonalatresie
komplexe Herzfehler
Transposition der großen Arterien (TGA)
Truncus arteriosus communis (TAC)
hypoplastisches Linksherz-syndrom
erworbene Herz-erkrankungen
Herzinsuffizienz
Endokarditis und Prophylaxe
Myokarditis
rheumatisches Fieber
Herzrhythmusstörungen
bradykarde und Extrasystolen
tachykarde
Kardiomyopathien
pulmonale arterielle Hypertonie (PAH)
arterielle Hypertonie

Wussten Sie schon ...

Ursachen Herzfehler: Angeborene Herzfehler treten auf bei genetischen Grunderkrankungen (z.B. Trisomie 21), Substanzabusus (z.B. Alkohol), Frühgeburtlichkeit oder Schwierigkeiten bei der Anpassung direkt nach der Geburt.

Pathologie Herzfehler: Bei den häufigsten Herzfehlern treten Veränderungen der Anatomie auf, z.B. Fehlen einer Herzkammer, Fehlanlage der zuführenden Blutgefäße oder Löcher in den Scheidewänden der Herzkammern oder -vorhöfen.

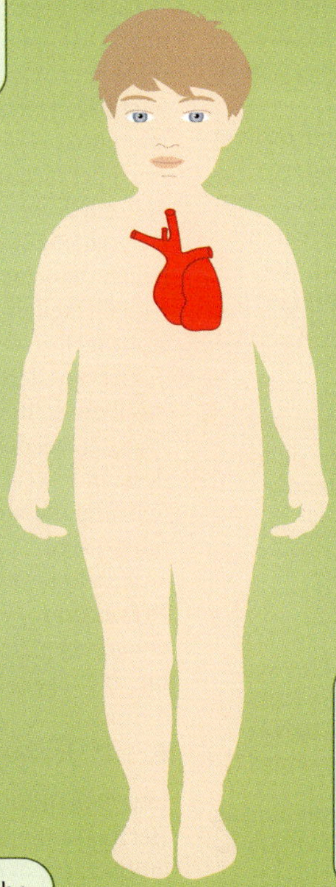

Pränataler Blutkreislauf: Die Sauerstoffversorgung des Ungeborenen erfolgt über die Plazenta und nicht über die Lunge. Daher unterscheidet sich auch der Blutkreislauf. Es gibt drei Kurzschlussverbindungen im pränatalen Herz-Lungen-Kreislauf zur „Umleitung" des Bluts. Diese Verbindungen können noch Tage nach der Geburt bestehen. Sie können zu Verwirbelungen führen, die man mit dem Stethoskop hören kann.

Gewicht und Größe: Das Herz eines Erwachsenen wiegt ca. 300 g, das Herz eines Neugeborenen ist nicht größer als eine Walnuss (ca. 100 g).

Herzfrequenz und Blutdruck: Bei Neugeborenen schlägt das Herz schneller (ca. 160/min) als bei Jugendlichen (ca. 60/min). Der Blutdruck hingegen ist bedeutend geringer (ca. 60/35 mmHg) als bei Jugendlichen (ca. 120/80 mmHg).

Unterscheidung Herzfehler: Es werden zyanotische und nicht-zyanotische Herzfehler unterschieden. Bei Kindern mit zyanotischen Herzfehlern fällt eine bläuliche Hautfarbe auf, da die Kinder das Blut nicht ausreichend mit Sauerstoff versorgen können.

Screening: Nach der Geburt und vor der Entlassung der Neugeborenen ist das Pulsoxymetrie-Screening wichtig, um Herzfehler frühzeitig zu erkennen. Dies wird in der Klinik von den Pflegenden durchgeführt und im Vorsorgeheft dokumentiert.

6.1 Das Kind bei Herzerkrankungen

Herzerkrankungen bei Kindern sind entweder angeboren oder erworben. Bei angeborenen Erkrankungen handelt es sich v.a. um Fehlbildungen, bei erworbenen stehen meist entzündliche Erkrankungen im Vordergrund.

Angeborene Herzfehler (AHF) sind Fehlbildungen des Herzens und der herznahen Gefäße (Arterien und Venen). Sie treten in der Häufigkeit von 8–10 Kindern mit Herzfehler auf 1.000 Neugeborene auf, bei 2–3 Neugeborenen ist der Herzfehler so bedeutsam, dass im Säuglingsalter Symptome auftreten, die behandelt werden müssen [1]. Davon ist bei etwa bei der Hälfte der Kinder ein Eingriff als Operation oder Katheterintervention erforderlich. Die meisten Kinder können nach interventionellem Kathetereingriff oder Operation ein nahezu normales Leben führen. Durch die verbesserten diagnostischen und operativen Techniken erreichen heutzutage je nach Art der kardialen Fehlbildungen 80–95 % der Kinder das Erwachsenenalter. Eine wachsende Zahl schwerer Herzfehler wird bereits intrauterin diagnostiziert (Pränatalmedizin), was sowohl die Versorgung nach der Geburt als auch die Kurz- und Langzeitprognose beeinflussen kann.

Die **erworbenen Herzerkrankungen** können entzündlich bedingt sein (z.B. Myokarditis) oder sekundär im Rahmen von anderen Erkrankungen entstehen (z.B. Veränderungen durch Hypertonus, Störungen der Herzfunktion durch onkologische Therapien oder Veränderungen durch Nierenerkrankungen). Erwähnenswert ist auch die kardiologische Mitbeurteilung im Rahmen von psychischen Erkrankungen (vor/unter Medikation bei ADHS, Mitbeurteilung bei Anorexia nervosa/Magersucht).

Vorsicht! Bei herzkranken Kindern kann es jederzeit zu einem **kardiologischen Notfall** kommen, da sich z.B. durch eine pulmonale Hypertoniekrise und Herzrhythmusstörungen deren Zustand schnell und massiv verschlechtern kann. Notfälle sind:

- Aortenisthmusstenose (→ 6.5.2)
- Fallot-Tetralogie (→ 6.5.3)
- Transposition der großen Gefäße (→ 6.5.4)
- Hypoplastisches Linksherzsyndrom (→ 6.5.4).

Andere seltene kardiale Erkrankungen, die sich im Rahmen eines akuten Notfalls im Kindesalter manifestieren können, sind u.a. die **Herzbeuteltamponade, Kardiomyopathien** (→ 6.6.6), **entzündliche Herzerkrankungen** (Endo-, Myo-, Perikarditis) und das **Kawasaki-Syndrom** [2].

Bei allen Herzerkrankungen gehört es neben dem Standardmonitoring (→ Abb. 6.1) zu den **pflegerischen Aufgaben,** die Kinder auf Symptome einer Herzinsuffizienz zu beobachten. Zudem sollten die notwendigen pflegerischen Maßnahmen auf den jeweiligen Zustand der zu pflegenden Menschen abgestimmt sein. In akuten Phasen sollte nach dem Motto „so viel wie nötig, so wenig wie möglich" gehandelt werden. Körperliche Überanstrengungen und Stress sind in jedem Fall zu meiden.

6.1.1 Prävention

Da Herzerkrankungen bei Kindern nicht nur angeboren sind, sondern im Laufe des Lebens auch erworben werden, stellt die Prävention eine besonders wichtige Säule der Kindergesundheit dar. Unterschieden wird hinsichtlich des Auftretens der Krankheit zwischen Primär-, Sekundär- und Tertiärprävention.

Die **Primärprävention** setzt bei herzgesunden Kindern an und soll Gesundheit erhalten bzw. Krankheiten vorbeugen. Hierzu gehört ein gesunder Lebensstil mit regelmäßiger Bewegung und ausgewogener Ernährung, der idealerweise bereits in der Schwangerschaft einsetzen sollte.

Im Rahmen der **Sekundärprävention** sollen Herzerkrankungen möglichst früh erkannt und erfolgreich behandelt oder eine Verschlechterung verhindert werden. Während der Schwangerschaft erfolgt bereits das Fehlbildungsscreening durch Ultraschall, um pränatal komplexere Herzfehler oder Herzrhythmusstörungen zu erkennen. Nach der Geburt wird bei allen Neugeborenen innerhalb der ersten 48 Std. ein Sauerstoffsättigungsscreening durchgeführt, um zyanotische Herzfehler (Zyanose = Blausucht) auszuschließen. Im weiteren Verlauf helfen Blutdruckmessungen oder das Erstellen eines EKG, kardiale Auffälligkeiten wie Bluthochdruck (Hypertonus) oder Herzrhythmusstörungen zu erkennen.

Insbesondere Kinder, die einen Wettkampf- oder Leistungssport ausüben, sollten bei fehlender sportmedizinischer Untersuchung beim Pädiater/bei der Pädiaterin (im Folgenden Pädiaterin genannt) zumindest ein EKG als Screening-Untersuchung erhalten, da Todesfälle beim Sport häufig auf nicht erkannte kardiale Vorerkrankungen zurückzuführen sind.

Besteht im Kindesalter eine Herzerkrankung, ist es Ziel der **tertiären Prävention,** Folgen und Spätschäden einer bereits angeborenen oder erworbenen Herzerkrankung zu begrenzen oder zu verhindern. Hierfür sind regelmäßige kinderkardiologische Kontrollen erforderlich.

6.1.2 Rehabilitation

Eine **Rehabilitation** von Kindern mit Herzfehlern oder allgemein mit Herzerkrankungen ist möglich. Dazu gibt es die sehr spezielle Rehabilitationsform der familienorientierten Rehabilitation (FOR). Familienorientierte Rehabilitation für herzkranke Kinder und Jugendliche hilft, die Lebensqualität bei diesen Kindern und Jugendlichen zu steigern.

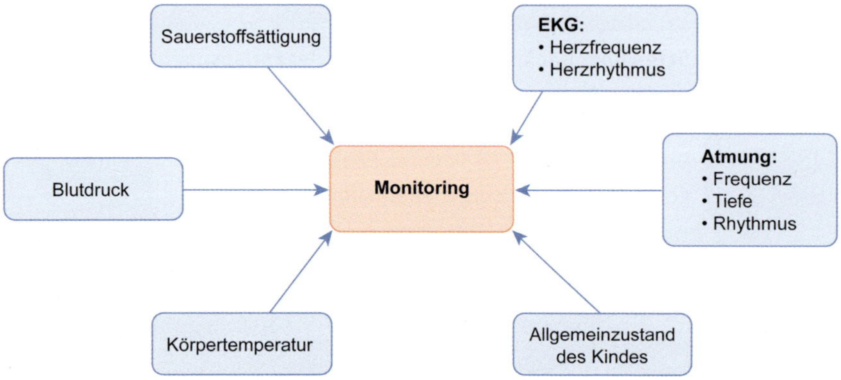

Abb. 6.1 Monitoring bei einem herzkranken Kind. Überprüft werden EKG, Atemfrequenz, Sauerstoffsättigung, Blutdruck und Körpertemperatur. [L143]

Über die Familien werden den Kindern und Jugendlichen Ressourcen an die Hand gegeben, damit sie Teilhabe und Teilnahme am gesellschaftlichen Leben erlangen können.

6.1.3 Beratung und Anleitung von Eltern

Die Eltern herzkranker Kinder müssen über die medizinischen Grundlagen der Herzerkrankung aufgeklärt (→ Abb. 6.2), aber auch über die sozialmedizinischen Fragestellungen und ganz praktischen Konsequenzen im Alltag informiert werden. Die Eltern werden dadurch in die Lage versetzt, sich als **Co-Therapeuten** zu verstehen.

Je nach Alter des Kindes kann der gleiche Herzfehler unterschiedliche Auswirkungen haben. Hier sind Elterngruppen betroffener Familien oder auch Ärzte mit sozialmedizinischer Kompetenz von Vorteil. Viele Kliniken bieten auch regelmäßige Fortbildungsveranstaltungen und Schulungen für betroffene Eltern und deren Kinder an.

SPICKZETTEL

Prävention und Rehabilitation

Da Herzerkrankungen nicht nur angeboren sind, sondern auch erworben werden, werden durch die **Primärprävention** krankheitsbegünstigende Faktoren positiv beeinflusst. Im Rahmen der **Sekundärprävention** sollen Herzerkrankungen frühzeitig erkannt, bei der **tertiären Prävention** Folgen und Spätschäden begrenzt oder verhindert werden.

Die **familienorientierte Rehabilitation** (FOR) hilft Kindern mit Herzerkrankungen, am gesellschaftlichen Leben wieder teilzunehmen.

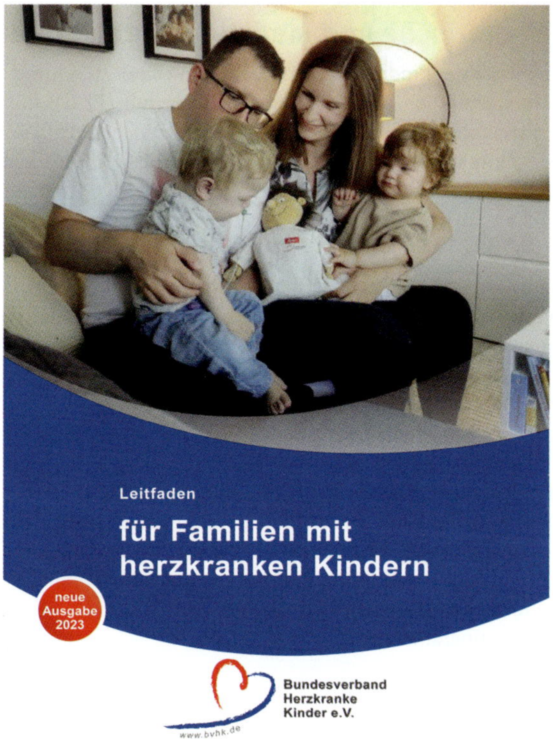

Abb. 6.2 Von Verbänden wie dem Bundesverband Herzkranke Kinder e.V. gibt es Broschüren, in denen Eltern und auch Kindern Tipps und Informationen über ihre Erkrankung und ihre Lebensführung gegeben werden. Auch unter der Homepage www.herzklick.de stellt der Verband Kindern und ihren Angehörigen Schulungsmaterialien zur Verfügung. Der BvHK unterstützt auch Belange der Pflege und engagiert sich gegen den Pflegenotstand. [W1077]

6.2 Hauptbeschwerden und Leitbefunde

Kinder mit Beschwerden, die auf eine schleichende (latente) oder eindeutige (manifeste) Herzproblematik hindeuten, zeigen zunächst v. a. unspezifische Symptome. Diese zu kennen, ist für eine adäquate Behandlung elementar. Zu diesen **unspezifischen kardialen Symptomen** gehören:

- Appetitlosigkeit, Trinkschwäche
- Reduzierte Leistungsfähigkeit im Vergleich zur bisherigen Leistungsfähigkeit
- Erhöhter Kalorienbedarf
- Vermehrtes Schwitzen
- Gedeihstörung
- Ödeme
- Lustlosigkeit; Hobbys, denen sonst gerne nachgegangen wird, sind nicht mehr wichtig
- Gereiztheit, reduzierte Grundstimmung
- Kühle Extremitäten und Kaltschweißigkeit
- Blässe mit halonierten Augen.

Nur wenige **Symptome** sind sehr **spezifisch** für ein herzkrankes Kind:

- Tachykardie, v. a. erhöhter Ruhepuls
- Thoraxschmerzen und Palpitationen (Herzklopfen oder -stolpern) bei Belastung
- Tachydyspnoe mit Einziehungen
- Synkopen (sehr kurze Ohnmacht) unter Belastung
- Zyanose
- Sauerstoffsättigung unter der normalen Grenze von 92 %
- Veränderter Blutdruck (meist hypoton, aber auch hyperton)
- Verlängerte Rekapillarisierungszeit.

Zeichen der Herzinsuffizienz

Bei der kardialen Untersuchung muss sorgfältig nach Zeichen einer **Herzinsuffizienz** gesucht werden. Häufig sind Trinkschwäche und Tachypnoe die ersten Warnhinweise, wenn eine respiratorische Störung ausgeschlossen wurde.

6.2.1 Hypoxämie

DEFINITION

Hypoxämie: erniedrigter Sauerstoffgehalt im arteriellen Blut. Symptome sind Unruhe, Atemnot, Zyanose, Tachykardie und Herzstillstand.

Hypoxie: Reduktion der Sauerstoffversorgung im Gewebe. Dies hat gestörte zelluläre Prozesse zur Folge.

Zyanose: bläuliche Verfärbung der Schleimhaut, Haut und des Nagelbetts (→ Abb. 6.3) bei Kindern mit reduzierter Sauerstoffsättigung. Eine Zyanose zeigt sich normalerweise, wenn die Sauerstoffsättigung (SaO_2) 85 % oder niedriger ist (→ 5.23).

Die **Hypoxämie** tritt bei verschiedenen Organstörungen wie Lungen- und/oder Herzerkrankungen, aber auch bei Kohlenmonoxidvergiftung auf.

Die **Zyanose** ist das sichtbare Zeichen der Hypoxämie. Bei einer Zyanose liegt nicht zwingend auch eine Hypoxämie vor, da sowohl die arterielle Sauerstoffsättigung (SaO_2) als auch die Menge des zirkulierenden Hämoglobins (roten Blutfarbstoffs) Einfluss haben. Zur altersabhängigen **Differenzialdiagnose** → Tab. 6.1.

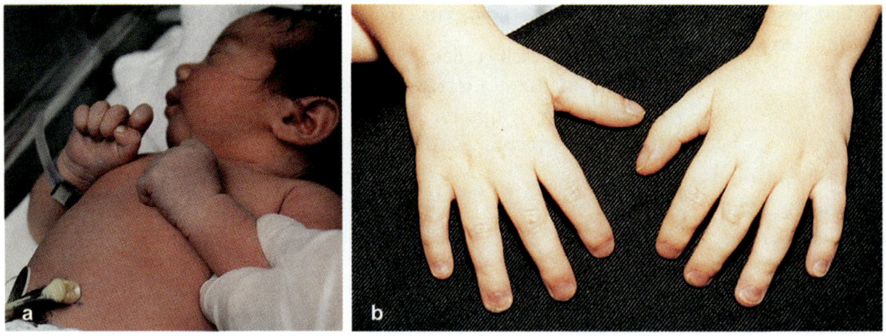

Abb. 6.3 Zyanose der Hand bei einem Kind mit Fallot-Tetralogie. Charakteristisch ist die blaue Verfärbung der Nägel (b) und die insgesamt dunkle Hautfarbe (a) im Vergleich zu der Hand eines gesunden Erwachsenen. [E1230, G550-003]

Tab. 6.1 Altersabhängige Differenzialdiagnose der Zyanose (nach Illing)

Ursache		Typisches Alter		
		Neugeborene	Säuglinge	Kinder und Jugendliche
Infektiös	Sepsis	+	+	+
	Meningitis	+	+	+
Kardial	Dextro-Transposition der großen Arterien (*d-TGA)*	+	+	
	Fallot-Tetralogie	+	+	
	Kritische Pulmonalstenose	+		
	Pulmonalatresie	+	+	
	Trikuspidalatresie	+	+	
	Totale Lungenvenenfehlmündung	+	+	
	Truncus arteriosus communis	+	+	
	Hypoplastisches Linksherz-syndrom	+		
	Kritische Aortenisthmusstenose	+		
Sonstiges	Hypoglykämie (BZ < 30 mg/dl)	+		
	Polyglobulie (Hkt > 70 %)	+	+	+
	Hämoglobinopathie	+	+	+
	Persistierende fetale Zirkulation (PFC) oder primäre pulmonale Hypertonie des NG (PPHN)	+		

*Können das klinische Bild einer Neugeborenen-Sepsis imitieren.

6.2.2 Synkope

DEFINITION

Synkope: plötzlicher kurzzeitiger Bewusstseinsverlust mit spontaner Erholung als Folge einer Minderdurchblutung des Hirnstamms

40 % aller **Synkopen** im Laufe des Lebens ereignen sich vor dem 18. Lebensjahr, vorzugsweise bei Jugendlichen im Mittel um 12 Jahre, der zweite Gipfel liegt bei älteren Erwachsenen über 65 Jahre. 15–20 % aller Jugendlichen haben einmalig Synkopen, einige auch gehäuft.

Synkopale Anfälle bei herzgesunden Kindern und Jugendlichen entstehen durch eine akute Kreislaufregulationsstörung. Sie sind i. d. R. harmlos, führen jedoch bei den Betroffenen und dem Umfeld zu einer enormen Beängstigung. Es handelt sich um neurokardiogene (vasovagale) Synkopen, die zu den **Reflexsynkopen** (neural vermittelt) zählen. Hierbei kommt es, ausgelöst durch emotionalen Stress, Schmerz, Lageveränderung oder durch langes Stehen zu einer vagusvermittelten Kreislaufreaktion.

Abzugrenzen von dieser häufigen Form sind echte **kardial bedingte Synkopen,** die hauptsächlich bei körperlicher Anstrengung oder Aufregung erfolgen und bedingt sind durch organische Veränderungen am Herzen (z. B. Obstruktionen im linken Herz, Aortenstenose, hypertrophe Kardiomyopathie) oder Herzrhythmusstörungen.

Anamnese, körperliche Untersuchung und EKG sind i. d. R. ausreichend. Zur Abgrenzung einer unterzuckerbedingten Ohnmacht (Hypoglykämie) oder eines Krampfanfalls sind evtl. weitere Untersuchungen (Labordiagnostik wie u. a. Blutzucker, Entzündungszeichen, EEG) sinnvoll. Bei Hinweis auf eine kardiale Ursache sind ggf. weiterführende Untersuchungen (ECHO, elektrophysiologische Untersuchung) erforderlich.

Ein Großteil der Kinder benötigt neben einer altersentsprechenden Aufklärung **keine medikamentöse Therapie.** Allgemeine Maßnahmen wie ausreichend Flüssigkeit oder Kreislauftraining sind i. d. R. ausreichend [3, 4, 5].

6.3 Pflegerische und medizinische Diagnostik

Zur Diagnose einer kindlichen Herzerkrankung sind Anamnese, klinische Untersuchung sowie das Elektrokardiogramm (EKG), Röntgen-Thorax, Echokardiografie und ggf. weitere Untersuchungen wie Herzkatheter, Computer- bzw. Kernspintomografie des Herzens von entscheidender Bedeutung.

6.3.1 Anamnese und körperliches Assessment

Die **Anamnese** und **körperliche Beurteilung** erfolgen mithilfe der Eltern und, je nach Alter, mit dem Kind persönlich. Im Rahmen der Familienanamnese werden folgende Bereiche erfragt:

- Gibt es Herzerkrankungen in der Familie, Kinder, die intrauterin oder nach Geburt verstorben sind?
- Gibt es Familienmitglieder mit unklaren genetischen Erkrankungen oder Behinderungen?

Die **Pflege-Anamnese** ist wichtig für herzkranke Kinder:

- Wie sieht das Kind aus? Die erste Inspektion des gesamten Kindes ist elementar, wie ist der Ernährungszustand, das Körpergewicht, die Körperlänge, der Habitus, die Haltung des Kindes?
- Wie sind die Vitalparameter des Kindes?
  - Körpertemperatur
  - Herzfrequenz
  - Atemfrequenz
  - Sauerstoffsättigung (bei Neugeborenen am rechten Arm und an einem Fuß)
  - Blutdruck (ggf. an allen Extremitäten)
- Gibt es extrakardiale Fehlbildungen, die in direktem Zusammenhang oder auch zusätzlich zur Herzerkrankung bestehen (z. B. genetische Erkrankungen wie das Down-Syndrom, Erkrankungen der Atemwege oder des Gastrointestinaltrakts)?

- Wie ist die Hautfarbe: rosig, ikterisch, zyanotisch, blass?
- Wie sehen die Finger/Fingernägel aus?
  - Farbe
  - Uhrglasnägel und Trommelschlegelfinger als Zeichen einer chronischen Hypoxie
- Wie ist die Herzfrequenz des Kindes, ist sie im altersentsprechenden Normbereich?
- Wie ist die Atmung? Ruhig und regelmäßig oder tachypnoeisch und unregelmäßig, gibt es Einziehungen (zwischen den oder unterhalb der Rippen)?
- Schwitzt das Kind oder sind Ödeme sichtbar? Gibt es eine Veränderung, die beim letzten Mal nicht sichtbar war?
- Wie fühlt sich der Puls an, z. B. schwach als evtl. Zeichen auf Volumenmangel?
- Wie hört sich das Herz an bei der Auskultation? Sind Herzgeräusche auskultierbar?

Bei **stationären Patientinnen** (z. B. beatmeten Patientinnen auf der Intensivstation) sind weitere Vitalparameter ggf. erforderlich:

- EKG mit Rhythmusstreifen
- Blutgasanalysen
- Exspiratorische CO_2-Messungen
- Invasive Blutdruckmessung.

SPICKZETTEL

Anamnese und Untersuchung

Die Anamnese und körperliche Beurteilung erfolgen mithilfe der Eltern und, je nach Alter, mit dem Kind persönlich.

6.3.2 Bildgebende Diagnostik

Obwohl ein normales EKG und eine unauffällige Röntgenaufnahme eine Herzerkrankung nicht ausschließen, ist in vielen Kliniken das **EKG** (→ 6.3.3) und das **Röntgen-Thorax** weiterhin zur Abklärung des Verdachts auf eine Herzerkrankung erforderlich (→ Tab. 6.2). Aussagkräftiger und verlässlicher ist hingegen die **Echokardiografie** (→ 6.3.4). Je nach Alter, Symptomen und Befunden des Kindes ist eine weiterführende Untersuchung (→ Tab. 6.2) mittels Herzkatheter oder Schnittbildverfahren (Computertomografie oder Kernspintomografie des Herzens) erforderlich.

Tab. 6.2 Methoden der kardiologischen Diagnostik

Methoden	Beschreibung
Röntgenbild des Thorax	Liefert Informationen über die Größe des Herzens und den pulmonalen Blutfluss
Elektrokardiografie (EKG) **24-Stunden-EKG**	Grafische Darstellung der elektrischen Aktivität des Herzens in einem kurzen Zeitabschnitt, beim 24-Stunden-EKG über längeren Zeitraum, um Rhythmusstörungen zu erkennen
Echokardiografie	Zur Darstellung kardialer Strukturen und der Funktion
Herzkatheter	Einbringen eines röntgenfähigen Katheters in ein peripheres Blutgefäß und Vorschieben ins Herz, um verschiedene Messungen (Druck/Sauerstoffgehalt) in verschiedenen Gefäßen und Herzhöhlen durchzuführen sowie mittels Röntgenaufnahmen Herzstrukturen und die Durchblutung sichtbar zu machen.
Belastungstest (Ergometrie)	Zeichnet die Herzfrequenz, den Blutdruck, das EKG und den Sauerstoffverbrauch in Ruhe und während zunehmender Bewegung auf einem Laufband oder Fahrrad auf.
Kardiale Magnetresonanztomografie (Kardio-MRT)	Nichtinvasives strahlungsarmes bildgebendes Verfahren; ermöglicht es, die Gefäßanatomie inner- und außerhalb des Herzens zu beurteilen und Funktion und Volumina zu bestimmen

Zum pflegerischen Grundverständnis gehört deshalb auch das Wissen über die bildgebenden diagnostischen Möglichkeiten in der pädiatrischen Kardiologie.

6.3.3 Elektrokardiogramm (EKG)

Das **EKG** (→ Abb. 6.4) gibt Aufschluss über die **Herzfrequenz,** den **Herzrhythmus** sowie über den **Lagetyp/Herzachse.** Außerdem können Störungen der Erregungsbildung, -leitung und -rückbildung diagnostiziert werden [6].

Den Schwankungen in den **EKG-Kurven** entsprechen einzelne Phasen des Herzzyklus. Die Kurven entstehen als Summation der Stärken und Richtungen der elektrischen Erregungsleitungen (Vektoren). Das Ruhe-EKG beinhaltet 12 Ableitungen (Extremitätenableitungen nach Einthoven und Goldberger sowie die Brustwandableitungen nach Wilson).

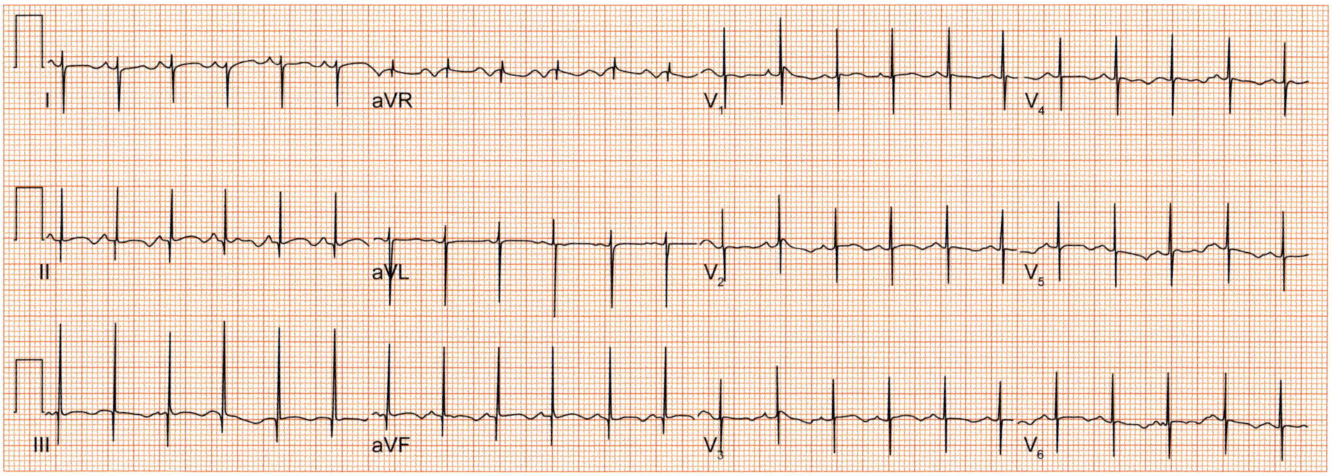

Abb. 6.4 Normales EKG eines 2 Tage alten Kindes mit den verschiedenen Ableitungen [L231]

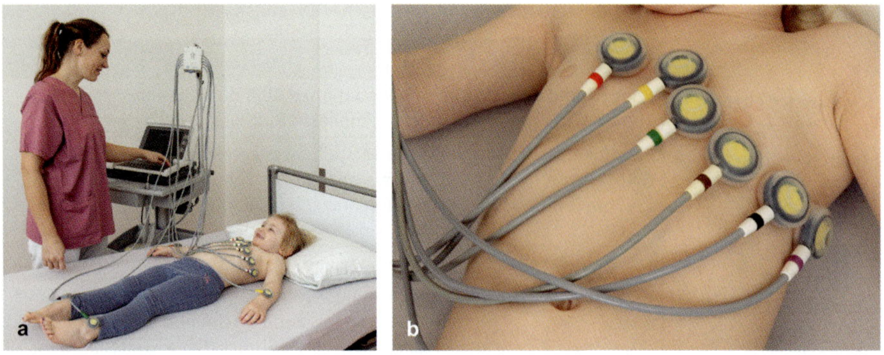

Abb. 6.5 Angelegtes EKG beim Kind [K115]

Zur **Ableitung** (→ Abb. 6.5) eines einwandfreien 12-Kanal-Elektrokardiogramms in Ruhe bedarf es eines entspannten Kinds. Je nach EKG-Gerät werden Klammern, Saug- oder Klebeelektroden verwendet. Das Patientenkabel beinhaltet vier farblich markierte Kabel für die Extremitäten und sechs Brustwandkabel.

In der Regel werden zuerst die **Elektroden** an den **Armen und Beinen** angebracht:

- rote Elektrode am rechten Arm
- gelbe Elektrode am linken Arm
- grüne Elektrode am linken Bein
- schwarze Elektrode am rechten Bein.

Die Elektroden für die **Brustwandableitungen** nach Wilson werden bei normaler Herzlage wie folgt angelegt:

- V1: über dem 4. ICR (Interkostalraum = Zwischenrippenraum) rechts neben das Brustbein
- V2: in den 4. ICR links neben das Brustbein
- V3: zwischen V2 und V4
- V4: 5. ICR in der Medioklavikularlinie
- V5: 5. ICR vordere Axillarlinie
- V6: 5. ICR mittlere Axillarlinie auf gleicher Höhe wie V4, V5.

Bei einigen Geräten erfolgt die Nummerierung auch mit C1–C6 und farblich.

SPICKZETTEL

Elektrokardiogramm

Das EKG gibt Aufschluss über die Herzfrequenz, den Herzrhythmus, den Lagetyp/Herzachse, zudem über Störungen der Erregungsbildung und Erregungsleitung. Zum EKG gehören die Elektroden an Armen und Beinen sowie die Brustwandableitungen.

6.3.4 Echokardiografie (ECHO)

Ein wesentlicher Teil der kardialen Diagnostik ist die **Echokardiografie:** Dargestellt werden **kardiale** und **vaskuläre Strukturen** sowie die **Blutflussgeschwindigkeit.** Beurteilt werden können also hämodynamische Fragestellungen und morphologische Kriterien. Zudem gibt eine Echokardiografie Aufschluss über Flüssigkeitsansammlungen im Herzbeutel (Perikarderguss) oder in den Pleuren (Pleuraerguss), Thromben an Klappen oder Fremdmaterial sowie Lage oder Fehllage von eingebrachten Kathetern, Spiralen oder Schirmchen. Die Technik ist nichtinvasiv, schmerzlos und strahlungsarm, jedoch zeit- und personalaufwendig.

Diese Untersuchung stützt sich auf Schallwellen, die über bestimmte Algorithmen zu Schnittbildern des Herzens verarbeitet werden. Es werden über verschiedene Frequenzen zwei- und auch **dreidimensionale Schnittbilder** des Herzens erzeugt, die zusätzlich mit M-Mode, Doppler und Farbdoppler sowie Tissue-Doppler-Verfahren Geschwindigkeiten und Ortsauflösungen messen. Mittels Doppler- und Farbdoppler können Blutflussmessungen an allen Herzklappen und bei Herzklappeninsuffizienz oder -stenosen Druckgradienten und mit hämodynamischem Grundverständnis so lokalisierte Druckwerte an bestimmten anatomischen Orten im Herzen abgeleitet werden.

In der Hand des Geübten können anhand definierter Schnittebenen (→ Abb. 6.6, z. B. Längsachse, kurze Achse, Vierkammerblick, Subkostalschnitt, als auch suprasternaler Blick) der kardiale Status dargestellt und zahlreiche hämodynamische Fragen beantwortet werden.

SPICKZETTEL

Echokardiografie

Die Echokardiografie gewährt Einblick ins Herz per Ultraschall. Sie kann die Struktur und Funktion des Organs anzeigen. Sie zeigt z. B. auch an, ob Flüssigkeitsansammlungen vorliegen oder eingebrachte Katheter richtig liegen.

6.3.5 Herzkatheteruntersuchung

Die interventionellen **Herzkatheteruntersuchungen** haben in den letzten Jahren immer mehr an Bedeutung gewonnen. Je nach Klinik liegt der Anteil der Interventionen bei fast 50 %. Mit einem Herzkatheter werden einzelne **Herzhöhlen** und **große Gefäße** mittels eines schattengebenden Katheters unter laufender **Röntgen-Kontrolle** untersucht. Bei Klappen- oder Gefäßstenosen ist es möglich, mittels eines Ballons Engstellen aufzudehnen (Valvuloplastie = Klappenaufdehnung mit Ballon, Angioplastie = Gefäßaufdehnung mittels Ballonkatheter). Außerdem können Defekte (Atrium-/Ventrikelseptumdefekt) mittels Schirmchen und Gefäße wie der Ductus arteriosus Botalli mit Spiralen (Coils) verschlossen werden. In bestimmten Situationen kann es erforderlich sein, Gefäße mit einer Gefäßstütze (Stent) offen zu halten.

Vorgehen

Die **Herzkatheteruntersuchung** (→ Abb. 6.7) erfolgt in einer besonderen Abteilung (Herzkatheterlabor) mit entsprechend geschultem Personal. Das Kind wird i. d. R. am Tag vor der Untersuchung aufgeklärt und vorbereitet. Für eine verwertbare und sichere Untersuchung ist es erforderlich, dass das Kind während der Untersuchung ruhig und entspannt ist. Bei bestimmten Eingriffen kann eine Vollnarkose erforderlich sein, ansonsten bekommen die Kinder nach einer beruhigenden Prämedikation eine örtliche Betäubung (Lokalanästhesie) der Leiste, über welche das Einführen des Herzkatheters erfolgt.

Nach Punktion der Leistengefäße (Vena und Arteria femoralis) werden Schleusen eingebracht. Diese erleichtern das Einbringen von den im weiteren Verlauf erforderlichen Kathetern – dünnen Schläuchen

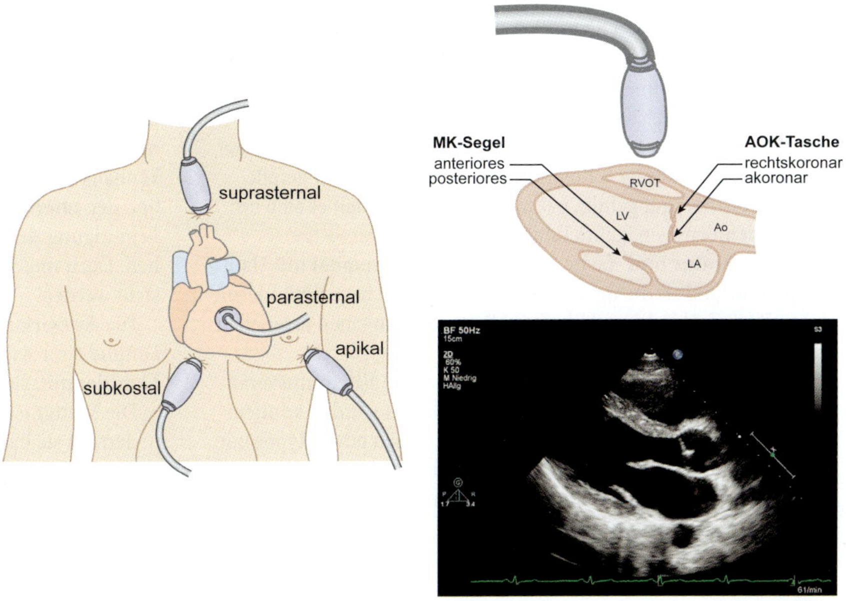

Abb. 6.6 Echokardiografie
Links Schnittebenen und Ansatzpunkte der Schallköpfe
Rechts als Beispiel im Sonografie-Bild der Längsschnitt durch das Herz [L231, T824]

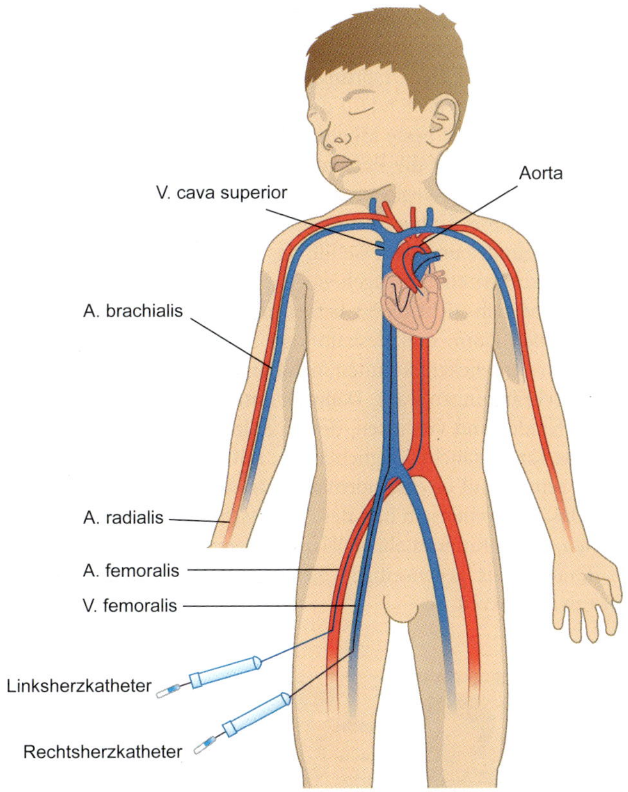

Abb. 6.7 Zugangswege zur Herzkatheteruntersuchung beim Kind [L138]

aus verschiedenen Plastikmaterialien mit unterschiedlicher Länge und Größe. Der **Katheter** wird über die Vene mit dem Blutstrom (antegrad) oder über die Arterie entgegengesetzt zum Blutstrom (retrograd) **zum Herzen vorgeschoben.** Die Lage des Katheters wird über Röntgenfilmaufnahmen kontrolliert. An verschiedenen Stellen im Herzen entnommene Blutproben geben Auskunft über den Sauerstoffgehalt und mithilfe der Druckmessungen über den Blutdruck. Über den Katheter kann auch Kontrastmittel injiziert werden, um die genaue Anatomie des Herzens und der herznahen Gefäße darzustellen.

Bei **Interventionen** können über den Katheter entsprechende Materialien (Stents/Schirmchen/Coils) eingeführt oder Klappen und Gefäße mit entsprechenden Ballonkathetern erweitert werden. Außerdem lassen sich Druckmessungen durchführen.

Pflege

Vor der Untersuchung ist ein umfassendes Assessment notwendig. Anzugeben sind aktuelle Körpergröße und -gewicht. Voruntersuchungen und Allergien (Medikamente, Pflaster, Kontrastmittel) sollten erfragt werden. Bestehen Anzeichen für mögliche Infektionen, müssen diese kritisch beurteilt werden. So kann z. B. bei einer ausgeprägten Windeldermatitis die Untersuchung kontraindiziert sein, wenn der Zugang über die Leiste erfolgen soll.

Da die Einschätzung der **Leisten- oder Fußpulse** nach der Durchführung der Herzkatheteruntersuchung wichtig sind, sollten diese bereits bei der Vorbereitung überprüft und die Lokalisation markiert werden. Dabei ist auf das Vorhandensein und die Qualität des Pulses zu achten und dies entsprechend zu dokumentieren. Abgeschwächte oder fehlende Pulse können auf eine angeborene Enge im Bereich der Aorta (Aortenisthmusstenose) hinweisen. Da es durch Einführen eines Katheters in die Leistenarterie auch zu Verletzungen und vorübergehenden Gefäßverschlüssen kommen kann, ist die Pulsbeurteilung besonders wichtig, um ggf. schnell eine medikamentöse Therapie zur Wiedereröffnung zu veranlassen. Bei Kindern, die bereits wiederholt in der Leiste katheterisiert wurden, können Gefäßverschlüsse vorliegen, die vor einer erneuten Katheterisierung durch abgeschwächte Pulse entdeckt werden könnten.

Bei Kindern mit einer Zyanose ist der Basiswert der Sättigung vor der Untersuchung festzuhalten. Das Kind sollte von den beteiligten Personen (Ärztin/Arzt [im Folgenden Ärztin genannt] und Pflegefachperson) altersentsprechend informiert werden. Dazu können Informationsmaterial wie Bilder, Broschüren, Videos oder auch die Besichtigung des Raumes hilfreich sein. Auch die Eltern und Bezugspersonen profitieren von diesen Ausführungen. Die medikamentöse Vorbereitung (Prämedikation) geschieht nach Angaben der Ärztin.

Nach der Untersuchung werden die Kinder weiterhin mithilfe eines Monitors und Pulsoximeters überwacht. Bei der Beobachtung muss auf folgende Zeichen einer **Komplikation** geachtet werden:

- **Puls,** besonders am Bein unterhalb der Katheterisierung auf Regelmäßigkeit und Füllung achten. Ist der Puls z. B. schlecht gefüllt, schwach tastbar, gut gefüllt, gut tastbar? Oder handelt es sich um einen fadenförmigen, kaum fühlbaren Puls?
- **Hauttemperatur und -farbe** der betroffenen Extremität mit Hauttemperatur und -farbe des anderen Beins vergleichen. Veränderungen, z. B. ein kühleres und blasseres Bein, können einen arteriellen Verschluss anzeigen.
- Die **Herzfrequenz** eine Minute auszählen, damit Rhythmusveränderungen und Bradykardien zuverlässig erkannt werden können.
- **Blutdruck messen** und insbesondere auf Zeichen einer Hypotonie achten, die auf einen erhöhten Blutverlust hinweisen kann.
- **Körpertemperatur** des Kindes überwachen, um die Entwicklung einer Infektion auszuschließen.
- **Druckverband kontrollieren,** um Nachblutungen aus der punktierten Arterie zeitnah zu entdecken.
- Häufig wird das Kind erstmal ruhig und flach auf dem Rücken liegen, ein Sandsack liegt zur **Komprimierung der Wunde** auf dem Verband, um Nachblutungen zu vermeiden.
- **Kathetereinstichstelle** im Hinblick auf eine Rötung, Schwellung und die Abgabe von Flüssigkeit und Blut beobachten.
- Für eine adäquate **Flüssigkeitszufuhr** sorgen, sowohl intravenös als auch oral.
- **Blutzuckerspiegel** kontrollieren, da Kinder teilweise zu Hypoglykämien neigen.

Die Dauer der Bettruhe und die Frequenz des Verbandswechsels werden von der Ärztin angegeben. Die betroffene Körperhälfte sollte sauber und trocken gehalten werden, Wannenbäder in den ersten 3 Tagen vermieden werden. Ältere Kinder dürfen nach Absprache evtl. duschen. Bei der Ernährung gibt es aufgrund der Untersuchung keine Einschränkungen.

Eltern und Kind müssen wissen, dass in den ersten Tagen nach der Untersuchung eine übermäßige Bewegung vermieden werden soll.

SPICKZETTEL

Herzkatheteruntersuchung

Ein Herzkatheter ist ein feiner, biegsamer Kunststoffschlauch, der während der Untersuchung unter Röntgenkontrolle durch ein Blutgefäß bis zum Herzen vorgeschoben wird. Eine Herzkatheteruntersuchung kann eine Erkrankung des Herzens, der Herzklappen oder der Herzkranzgefäße auf einem Bildschirm sichtbar machen. Nach der Untersuchung erfolgt eine engmaschige Überwachung.

6.4 Spezielle pflegerische und medizinische Maßnahmen

6.4.1 Allgemeine pflegerische Maßnahmen

Durch die Geburt eines Kindes mit einem **angeborenen Herzfehler** stehen die Eltern vor einer großen psychischen und physischen Herausforderung. Die pflegerische Betreuung des Kindes beginnt, sobald der Verdacht geäußert wird. Zunächst bedeutet die bestätigte Diagnose für die Eltern einen Schock, gefolgt von großer Angst:

- Welche Therapien muss das Kind über sich ergehen lassen?
- Gibt es überhaupt eine passende Behandlung?
- Wie stellt sich die Prognose dar?
- Wird das Kind möglicherweise sogar sterben?

Zu diesem Zeitpunkt durchlebt die **Familie** eine Phase des Trauerns, die notwendig ist, um sich mit der Erkrankung des Kindes auseinandersetzen zu können. Erst im Anschluss ist die Auseinandersetzung mit dem Ausmaß des Defekts möglich. Da das Kind zunächst im Krankenhaus zur weiteren Diagnostik bleiben muss, ist es wichtig, den Aufbau der **Eltern-Kind-Beziehung** zu fördern. Dies geschieht durch die Ermutigung der Eltern, ihr Kind zu halten, zu berühren und anzusehen. Dazu muss ihnen Zeit, Ruhe und Privatsphäre zur Verfügung gestellt werden.

Die Auswirkungen eines ernsthaften Herzfehlers des Kindes auf die Familie sind wie bei allen langwierigen Erkrankungen komplex. Alle **Familienmitglieder** sind auf unterschiedliche Weise **betroffen:**

- Die Mutter ist in dieser Situation durch ihre Mutterrolle überfordert, da sie häufig meint, ihrem Kind nicht helfen zu können.
- Der Vater und die Geschwister fühlen sich vernachlässigt.
- Oftmals wagen die Eltern es nicht, ihr Kind jemand anderem anzuvertrauen. Dadurch besteht die Gefahr, dass die Eltern sich nicht zurückziehen können und ständig unter Stress stehen.

Diese Probleme können verringert werden, indem schrittweise **weitere Bezugspersonen** wie Freunde oder Verwandte einbezogen werden, nicht nur für die Betreuung des erkrankten Kindes, sondern auch, um die Bedürfnisse der anderen Geschwister aufzufangen und dem Gefühl der Vernachlässigung entgegenzuwirken.

Ein weiteres Problem, das entstehen kann, ist die **Überbehütung des Kindes** (→ Abb. 6.8). Der Ursprung liegt auch hier oftmals in der Angst begründet, nicht ausreichend für das Kind sorgen zu können und es zu früh zu verlieren. Die beste Möglichkeit, Angst und Stress bei den Eltern zu vermeiden, ist die Prävention. Die Eltern benötigen eine adäquate Anleitung und Begleiter, zu denen sie Vertrauen aufbauen können. Erst mit dieser Unterstützung können sie lernen, mit der Überbehütung des Kindes und dem Gefühl der eigenen kontinuierlichen Abhängigkeit konstruktiv umzugehen.

Eltern, die sich nicht damit befasst haben, welche Aktivitäten das Kind ausüben kann, und deshalb kein Zutrauen in die Fähigkeiten ihres Kindes entwickeln konnten, nehmen ausschließlich die körperlichen Einschränkungen wahr. Dadurch unterstützen sie die Abhängigkeit des Kindes und vergessen, dessen **Selbstständigkeit** zu **fördern.** Doch das Kind braucht Möglichkeiten, mit anderen Kindern zusammen zu sein, damit es eine normale soziale Entwicklung durchlaufen kann. Das Zusammensein und der Austausch mit anderen betroffenen Familien, deren Kindern ebenfalls angeborene Herzerkrankungen haben, könnten als gegenseitige Unterstützung helfen, den täglichen Stress zu reduzieren.

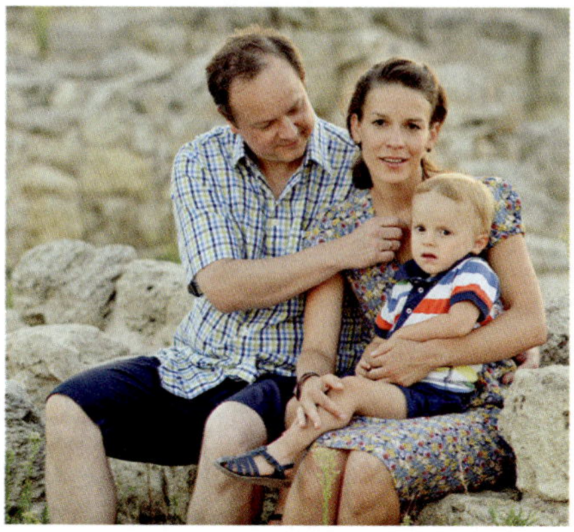

Abb. 6.8 Kinder mit angeborenen Herzerkrankungen werden von Ihren Eltern oft überbehütet. [J787]

6.4.2 Schulungen über die individuelle Störung des Kindes

Wenn die Eltern in der Lage sind, **Informationen** aufzunehmen, sollten sie verständliche Erklärungen erhalten, die ihnen bei der Versorgung ihres Kindes helfen können. Dazu gehören zunächst z. B. Informationen zur Anatomie und Physiologie des gesunden Herzens, um im Anschluss den Herzfehler verstehen zu können. Einfache Zeichnungen, Bilder oder Modelle sind zur Veranschaulichung hilfreich. Dabei sollten im Krankenhaus alle Personen dieselben Informationen weitergeben. Da Eltern unterschiedliche Quellen, insbesondere das Internet, nutzen, sollte das Personal die aussagekräftigsten Homepages kennen und vorab auf hilfreiche und zuverlässige Informationen hinweisen. Auch die Kinder müssen altersentsprechend informiert werden.

Spätestens im **Kindergartenalter** brauchen sie Basisinformationen über das, was sie an sich selbst erleben, spüren oder bemerken, z. B. die Atemnot oder die geringere sportliche Belastbarkeit im Vergleich zu den Gleichaltrigen. **Schulkinder und Jugendliche** interessieren sich für eine genauere Beschreibung darüber, welche Auswirkungen der Fehler auf ihr Herz hat und auch wie er ihre Zukunft beeinträchtigen wird.

6.4.3 Unterstützung der Familie im häuslichen Umfeld

Die **Versorgung** des Kindes findet überwiegend in der häuslichen Umgebung statt mit gelegentlichen Phasen im Krankhaus. Die Eltern beobachten ihr Kind auf Krankheitszeichen, geben Medikamente oder führen Therapiemaßnahmen durch, bringen das Kind zu diversen Terminen und müssen mit unterschiedlichen Akteuren des Gesundheitswesens zusammenarbeiten. Es ist wichtig, dass die Eltern und das betreuende multiprofessionelle Team eine vertrauensvolle Beziehung haben und einen intensiven Austausch miteinander pflegen.

Die **Eltern** benötigen über folgende Punkte eine lückenlose **Aufklärung** und praktische **Handlungsempfehlungen,** ggf. mit Übungsmöglichkeiten durch Experten:

- Die Eltern müssen die speziellen Symptome der Herzerkrankung ihres Kindes kennen und Zeichen der Verschlechterung deuten können.
- Außerdem sollten sie wissen, welche körperlichen Belastungen ihrem Kind generell zuzumuten sind.
- Sie brauchen die Gewissheit, jederzeit die Ärztin oder das Krankenhaus erreichen zu können, um schnelle Hilfe zu erhalten.
- Die Eltern müssen aufgeklärt sein über das therapeutische Management, d. h. über die Maßnahmen und Medikamente, die sie regelmäßig verabreichen müssen. Zudem brauchen sie Informationen über deren Wirkung und Nebenwirkungen. Nur so können sie ihr Kind beurteilen.
- Gleichzeitig müssen die Eltern bei einer plötzlichen Verschlechterung handlungsfähig bleiben, indem ihnen die Notfallmaßnahmen und -medikamente geläufig sind.

6.4.4 Vorbereitung des Kindes und der Eltern auf invasive Maßnahmen

Ziel ist es, die Angst der Kinder zu minimieren, die Kooperation der Kinder zu verbessern, die Genesung zu fördern, das Vertrauen in die Pflegepersonen zu entwickeln und auf lange Sicht die emotionalen Probleme oder Verhaltensstörungen, die durch den Eingriff entstehen können, zu verbessern.

Es wird empfohlen, folgende Faktoren bei der **Vorbereitung** zu beachten:

- Kognitiver Entwicklungsstand des Kindes, um alters- und verständnisentsprechend zu informieren
- Vorerfahrungen, z. B. mit dem Krankenhaus, mit der Durchführung von Interventionen
- Temperament des Kindes, z. B. ist es sehr ruhig und zurückhaltend
- Bewältigungsstrategien, welche Möglichkeiten des Umgangs mit dieser stressreichen Situation kennt das Kind bzw. was hilft dem Kind, z. B. Ablenkung mit Filmen, spielen
- Zeitpunkt der Vorbereitung
- Einbeziehung der Eltern.

6.4.5 Unterstützung in der postoperativen Phase

Bei der **Versorgung nach einer Operation** oder Intervention werden zum einen Blutdruck, Herz- und Atemfrequenz (mittels Monitor), Körpertemperatur und Flüssigkeitshaushalt (mittels Flüssigkeitsbilanz) überwacht. Zum anderen sollte es dem Kind so angenehm wie möglich gemacht werden, was ein ausreichendes Schmerzmanagement miteinschließt, z. B. bei Wundschmerzen, bei Schmerzen durch liegende Drainagen, Katheter, Beatmungstuben. Zudem sollte dem Kind Sicherheit vermittelt werden, sei es durch die Anwesenheit der Eltern bzw. anderer Bezugspersonen oder durch die Betreuung durch vertrautes Pflegepersonal.

Auch die **Mobilisation** ist an den Zustand des Kindes anzupassen. Fatigue (ausgeprägte Form von Müdigkeit und Erschöpfung; → 2.11) und Schwäche sind nach Herzoperationen üblich. Bei der allmählichen und langsamen Steigerung der Mobilisation ist das Ausgangsniveau vor der Operation zu beachten.

Mögliche **Komplikationen der Herzoperation** dürfen nicht aus dem Blick geraten. Dazu gehören kardiale und pulmonale Veränderungen wie Atelektasen, neurologische Probleme wie Krampfanfälle, Schlaganfälle oder zerebrale Ödeme, aber auch Infektionen.

SPICKZETTEL

Pflege bei Herzerkrankungen

Leidet das Neugeborene an einem angeborenen Herzfehler, muss von den Pflegefachpersonen die Eltern-Kind-Beziehung durch die Ermutigung der Eltern, ihr Kind zu halten, zu berühren und anzusehen, gefördert werden. Im Weiteren brauchen Eltern Anleitung und Handlungsempfehlungen, um ihr Kind in der Krankheit begleiten und unterstützen zu können. Stehen invasive Maßnahmen bevor, müssen die Kinder altersentsprechend darauf vorbereitet und nach dem Eingriff versorgt werden.

6.5 Angeborene Herzfehler (AHF)

6.5.1 Defekte mit erhöhter pulmonaler Durchblutung

Herzerkrankungen mit **zunehmender Durchblutung der Lunge** sind gekennzeichnet durch einen intrakardialen (innerhalb des Herzens) Austausch auf Vorhof- oder Kammerebene oder eine nicht natürliche Verbindung zwischen den großen Arterien. Dadurch ist es möglich, dass Blut von der linken Seite des Herzens, in der ein höherer Druck herrscht, zur rechten Seites des Herzens mit niedrigerem Druck fließt. Das steigende Blutvolumen auf der rechten Seite des Herzens lässt den Blutfluss zur Lunge steigen. Es kommt zu einer vermehrten Lungendurchblutung und infolgedessen zum vermehrten Rückfluss zum linken Herzen und zur evtl. Volumenbelastung des linken und rechten Herzens.

Klinisch zeigen die Kinder Zeichen und **Symptome der Herzinsuffizienz.** Zu den Shuntvitien zählen der Vorhof(Atrium)septumdefekt (ASD), Ventrikelseptumdefekt (VSD), atrioventrikulärer Septumdefekt (AVSD) und der offene persistierende Ductus arteriosus Botalli (PDA).

Atriumseptumdefekt (Vorhofseptumdefekt, ASD)

DEFINITION

Atriumseptumdefekt (ASD): Defekt zwischen den beiden Vorhöfen des Herzens (→Abb. 6.9), bei dem Blut aus dem linken Vorhof mit hohem Druck in den rechten Vorhof mit niedrigerem Druck fließt (Links-Rechts Shunt). Mit 7–12 % der zweithäufigste angeborene Herzfehler (AHF) [1].

Krankheitsentstehung

Je nach Lage des Defekts werden folgende ASD unterschieden:

- **Ostium primum (ASD I):** Defekt am unteren Teil des Vorhofseptums
- **Ostium secundum (ASD II):** Defekt in der Mitte des Vorhofseptums
- **Sinus-venosus-Defekt:** Öffnung im Bereich der Mündung der Vena cava superior (obere Hohlvene) in den rechten Vorhof
- **Persistierendes Foramen ovale:** Der Verschluss des Foramen ovale bleibt aus. Das Foramen ovale sorgt im fetalen Kreislauf dafür, dass das sauerstoffreiche Blut aus der Plazenta über das rechte ins linke Atrium fließt und von dort in den Körperkreislauf des Kindes gelangt.

Symptome und Diagnostik

Im **Säuglings- oder Kleinkindalter** bestehen meist keine Symptome. Eventuell wird ein Herzgeräusch (Systolikum) bei einer der Vorsorgeuntersuchungen bemerkt. Häufig fallen die Kinder durch belastungsabhängige Dyspnoe oder Infektanfälligkeit auf.

Später, im Alter von 30 oder 40 Jahren, entwickeln Erwachsene eine **Herzinsuffizienz oder Herzrhythmusstörungen,** wenn der ASD zuvor nicht festgestellt wurde. Es ist ein typisches Herzgeräusch (Systolikum über der Pulmonalklappe) zu hören.

Behandlungsstrategie

Ein spontaner Verschluss der Öffnung ist bei kleineren Defekten häufig, daher wird i. d. R. abgewartet. Beim Ausbleiben des Spontanverschlusses kann der Defekt zu 75 % mittels über einen Herzkatheter eingeführten **Okkluder** („Schirmchen“ → Abb. 6.10) im Herzkatheterlabor verschlossen werden.

Ein operativer Verschluss von mittleren bis großen Defekten durch einen Patch erfolgt meistens im Vorschulalter.

SPICKZETTEL

Atriumseptumdefekt

Krankheitsentstehung: Herzfehler mit löchriger Scheidewand zwischen den beiden Vorhöfen. Die unterschiedlichen Druckverhältnisse führen zu einem Blutfluss (Shunt) vom linken in den rechten Vorhof.

Symptome: evtl. Dyspnoe, oft erst im Erwachsenenalter Symptome einer Herzinsuffizienz

Diagnostik: evtl. Herzgeräusch

Behandlungsstrategie: Spontanverschluss oder Okkluder

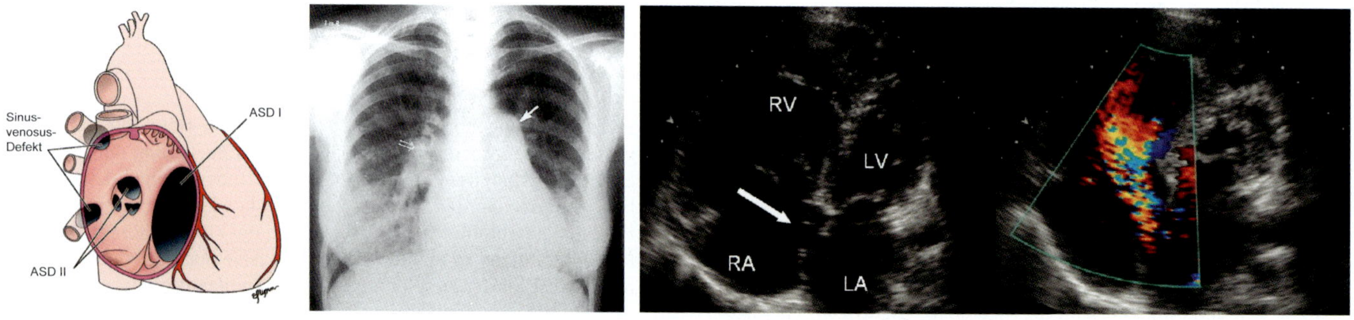

Abb. 6.9 Vorhofseptumdefekt
Links eine schematische Übersicht über die verschiedenen Formen des Vorhofseptumdefekts und ihre Lokalisation, in der Mitte ein Röntgenbefund mit abnormer Herzkonfiguration und betontem Hilus (Pfeil). Mittels Echokardiografie ist ein Substanzdefekt im interatrialen Septum (Pfeil) erkennbar. Im Doppler (ganz rechts) ließ sich ein Shunt-Fluss vom linken in den rechten Vorhof darstellen. [E474, M487, O548]

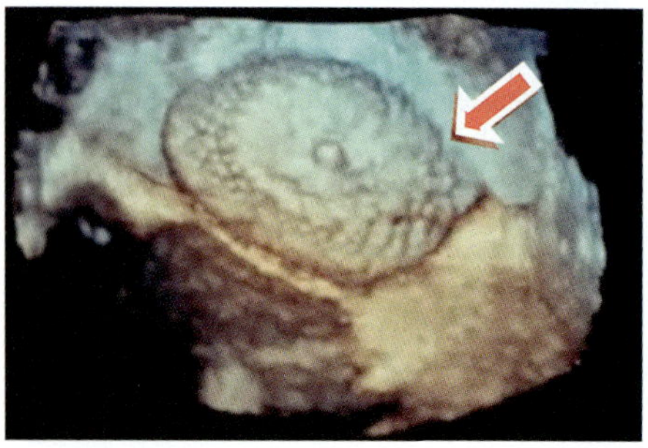

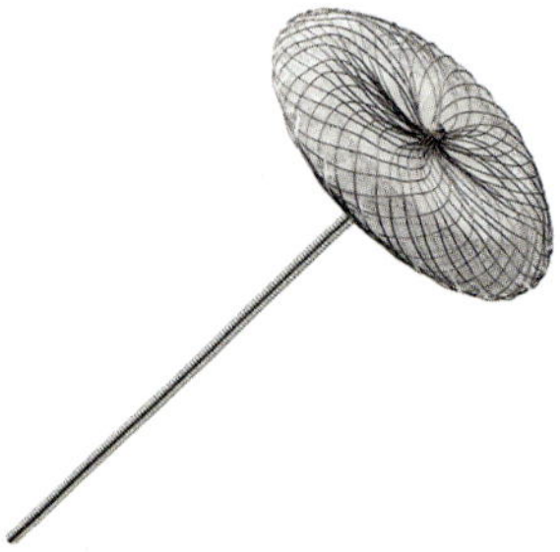

Abb. 6.10 Okkluder
Links ein Amplatzer-Okkluder während der Implantationsprozedur
Rechts ein Okkluder für den Verschluss einen Vorhofseptumdefekts [M757, U142]

Ventrikelseptumdefekt (VSD)

DEFINITION

Ventrikelseptumdefekt (VSD): Defekt zwischen linker und rechter Kammer. Er variiert in der Größe und Lokalisation (perimembranös und muskulär). Der Defekt kann isoliert oder mehrfach an verschiedenen Stellen des Septums vorkommen. Auch die Größe variiert zwischen einem kleinen Stich bis zum Fehlen des kompletten Septums. Der häufigste angeborene Herzfehler tritt bei 25–30 % der Kinder mit AHF auf [1].

Ventrikelseptumdefekte gehen oftmals mit anderen Defekten einher, z. B. einer Pulmonalstenose, einer Transposition der großen Gefäße oder einem persistierenden Ductus arteriosus Botalli.

Krankheitsentstehung

Aufgrund des hohen systolischen Drucks im linken Ventrikel fließt das **Blut** durch den Defekt in den **rechten Ventrikel** und von dort in die **Pulmonalarterie.** Die ansteigende Menge Blut, die in die Lunge gepumpt wird, führt zu steigendem Widerstand in den Pulmonalgefäßen. Zunächst kommt es zu einer Volumenbelastung des linken Ventrikels, durch den steigenden pulmonalvaskulären Widerstand jedoch auch zu einer wachsenden Druckbelastung des rechten Herzens mit Hypertrophie des rechten Ventrikels.

Symptome und Diagnostik

Kleinere Defekte verursachen i. d. R. keine Symptome. Bei größeren Defekten kommt es im Säuglingsalter durch die Lungenüberdurchflutung und Herzinsuffizienz zu **klinischen Auffälligkeiten** wie Tachypnoe, Trinkschwäche oder vermehrtem Schwitzen beim Trinken. Auffällig werden die Kinder häufig durch ein Herzgeräusch (raues Systolikum), das bei Untersuchungen nach Geburt oder im Rahmen der ersten Vorsorge auffällt. Je nach Größe des Defekts entwickelt sich eine Herzinsuffizienz (→ Abb. 6.11).

Der **Nachweis** des VSD und die Beschreibung seiner Lokalisation gelingt mit der Echokardiografie. Das EKG gehört zur Basisdiagnostik. Bei kleinem VSD findet sich ein normales EKG, bei mittelgroßem Shunt eine Linkshypertrophie, bei Eisenmenger-Reaktion (s. u.) eine pathologische Rechtshypertrophie. Das Kardio-MRT kann in Einzelfällen gute Hinweise auf die Größe des Links-Rechts-Shunts geben.

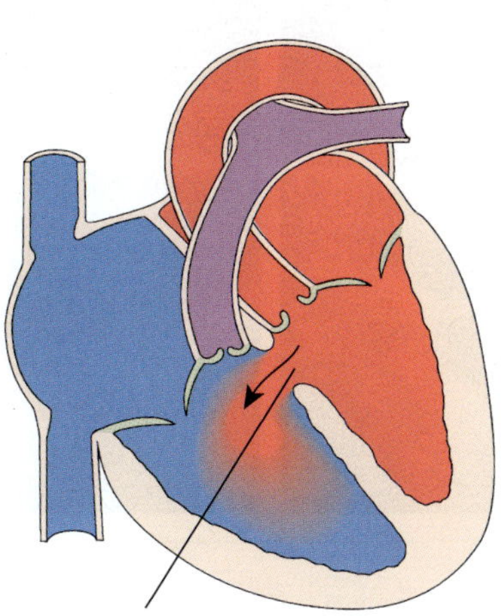

Abb. 6.11 Schematische Darstellung des Ventrikelseptumdefekts [L190]

Behandlungsstrategie

Je nach Lage und Größe des Defekts findet eine **operative Versorgung** im Säuglingsalter statt. Kleinere Defekte verschließen sich ggf. spontan.

Bei größeren Kindern kann der VSD in Abhängigkeit von Lage und Größe evtl. auch interventionell durch Herzkatheter verschlossen werden. Hierbei wird ähnlich wie beim ASD ein Doppelschirmchen über die Leiste eingeführt. Häufig erfolgt vor und nach der Operation eine begleitende medikamentöse Herzinsuffizienztherapie mit Diuretika.

SPICKZETTEL

Ventrikelseptumdefekt

Krankheitsentstehung: angeborener Herzfehler, bei dem Blut durch eine undichte Kammerscheidewand von der linken in die rechte Herzkammer fließt

Symptome: kleinere Defekte sind asymptomatisch, bei größeren kommt es zur Tachypnoe, Trinkschwäche oder vermehrtem Schwitzen, Herzgeräusch

Diagnostik: Echokardiografie, Kardio-MRT (selten)

Behandlungsstrategie: operative Versorgung

Atrioventrikulärer Septumdefekt (AV-Kanal)

DEFINITION

Atrioventrikularkanaldefekt: drei miteinander kombinierte Fehlbildungen, ein tiefliegender (nahe zur AV-Klappe am unteren Ende des Vorhofseptums) Atriumseptumdefekt kombiniert mit einem hochliegenden (nahe zur AV-Klappe am oberen Ende des Ventrikelseptums) Ventrikelseptumdefekt. Zudem bestehen Auffälligkeiten an den AV-Klappen (Mitral- und Trikuspidalklappe). Die Defekte können unterschiedlich stark ausgeprägt sein.

Unterschieden werden **inkomplette** (= partielle) und **komplette Formen** (PAVSD und CAVSD, *partial* oder *complete atrioventricular septal defect*). Dieser Herzfehler betrifft 2–4 % aller Kinder mit AHF und geht in über 40 % der Fälle mit einer Trisomie 21 (Down-Syndrom) einher.

Krankheitsentstehung

Je nach Größe der Defekte (ASD/VSD) kommt es durch den **Links-Rechts-Shunt** zu einer erhöhten Lungendurchblutung und zur Herzinsuffizienz, zudem je nach Undichtigkeit (Insuffizienz) der AV-Klappen zu einem Blutrückstau in die Lungen- und Hohlvenen.

Symptome

Bei Säuglingen fällt eine **Gedeihstörung** auf. Die Kinder zeigen eine moderate bis schwere Herzinsuffizienz. Sie haben ein systolisches Herzgeräusch. Eine Zyanose kann bei deutlicher Lungenüberdurchblutung und Herzinsuffizienz auftreten, die beim Schreien zunimmt. Eine Sauerstoffgabe ist in solch einer Situation allerdings gefährlich, da dadurch der Lungenfluss durch Gefäßerweiterung weiter zunimmt und sich die Symptomatik verschlechtert. Die Kinder neigen zu vermehrten pulmonalen Infekten.

Diagnostik

- Anamnese und klinische Untersuchung (inkl. SaO_2)
- EKG, u. a. zum Nachweis von Belastungszeichen oder einer Herzrhythmusstörung
- Echokardiografie, als Basisuntersuchung
- Evtl. Herzkatheteruntersuchung
- Messung der Sauerstoffsättigung, um eine Shuntumkehr zu erkennen

- Röntgenbild des Thorax (vermehrte Lungendurchblutung, Kardiomegalie als Ausdruck der Herzinsuffizienz).

Shuntumkehr (Eisenmenger-Reaktion)
Bei der Shuntumkehr entwickelt sich bei einem primären Links-Rechts-Shunt ohne Zyanose durch den Anstieg des Widerstands in den Lungengefäßen, z. B. bei einem nicht behandelten Ventrikelseptumdefekt, ein Rechts-Links-Shunt mit sekundärer Zyanose. Die Shuntumkehr bedeutet eine Verkürzung der Lebensdauer und kann nur durch eine Herz-Lungen-Transplantation behandelt werden. Daher müssen Herzfehler mit Links-Rechts-Shunt behandelt werden, damit es nicht zu einer Shuntumkehr kommt.

Behandlungsstrategie

Die operative Korrektur erfolgt je nach Ausmaß des Defekts und evtl. weiterer Fehlbildungen, vorzugsweise im Säuglingsalter.

SPICKZETTEL

Atrioventrikulärer Septumdefekt
Krankheitsentstehung: Defekt zwischen Vorhöfen und Kammern, das Mischblut wird mit zusätzlichem Druck der linken Herzhälfte wieder in die Lungengefäße gepumpt, welche auf Dauer geschädigt werden (Eisenmenger-Reaktion) mit einer Umkehrung der Druckverhältnisse und Sauerstoffsättigung des Bluts in der Lunge
Symptome: bei großem Defekt Trink- und Gedeihstörungen
Diagnostik: EKG, Echokardiografie
Behandlungsstrategie: operative Korrektur

Persistierender Ductus arteriosus Botalli (PDA)

DEFINITION
Persistierender Ductus arteriosus (PDA): fehlender Verschluss des fetalen Ductus arteriosus (arterielle Verbindung zwischen Aorta und Pulmonalarterie) in den ersten Lebenswochen. Wenn diese Verbindung bestehen bleibt, fließt Blut von der Aorta zur Pulmonalarterie, da in der Aorta ein höherer Druck herrscht; es handelt sich um einen Links-Rechts-Shunt.

Der persistierende Ductus arteriosus Botalli (weiter Ductus arteriosus genannt) tritt bei ca. 5 % aller angeborenen Herzfehler auf [6]. Unterschieden wird zwischen einem **isolierten Ductus** arteriosus und einem **offenen Ductus** als Bestandteil komplexer kardialer Fehlbildungen, z. B. bei einer Transposition der großen Gefäße (TGA), bei hypoplastischem Linksherzsyndrom (HLH), bei einer Aortenisthmusstenose (CoA) oder Pulmonalatresie (PA). Der Verschluss des Ductus arteriosus kann mit einer kardialen Dekompensation einhergehen.

Im Hinblick auf die Symptome, Hämodynamik (Blutfluss in den Blutgefäßen) und die Echokardiografie können folgende Gruppen unterschieden werden:

- Der sehr kleine, hämodynamisch irrelevante und auskultatorisch **stumme Ductus („silent duct“).**
- Der kleine, hämodynamisch unbedeutende, aber **auskultatorisch nachweisbare** Ductus.
- Der hämodynamisch relevante Ductus mit **systolisch-diastolischem Herzgeräusch** mit oder ohne klinische Herzinsuffizienzzeichen.
- Der sehr **große Ductus** mit pulmonaler Hypertonie/Widerstandserhöhung.

Krankheitsentstehung

Über den offenen Ductus erfolgt ein **Links-Rechts-Shunt,** der zu einer vermehrten Lungendurchblutung und einer Volumenbelastung des linken Herzens führt. Es entwickeln sich typische Zeichen einer Herzinsuffizienz mit evtl. abnehmender Durchblutung der Nieren und des Darms, was zu einer verminderten Diurese und Darmproblemen führen kann.

Symptome

Die Kinder zeigen meist wenig Krankheitszeichen oder Symptome einer Herzinsuffizienz wie Tachy-/Dyspnoe, Hepatomegalie und Gedeihstörungen.

Diagnostik

Die S2k Leitlinie Deutschen Gesellschaft für Pädiatrische Kardiologie zum Persistierender Ductus arteriosus [8] empfiehlt folgende diagnostische Maßnahmen: Anamnese und klinische Untersuchung, EKG, Echokardiogramm mit Farb-Doppler (Darstellung Größe und Lage des Ductus, Shuntgröße, sowie evtl. Belastungszeichen, ➔ Abb. 6.12), zu-

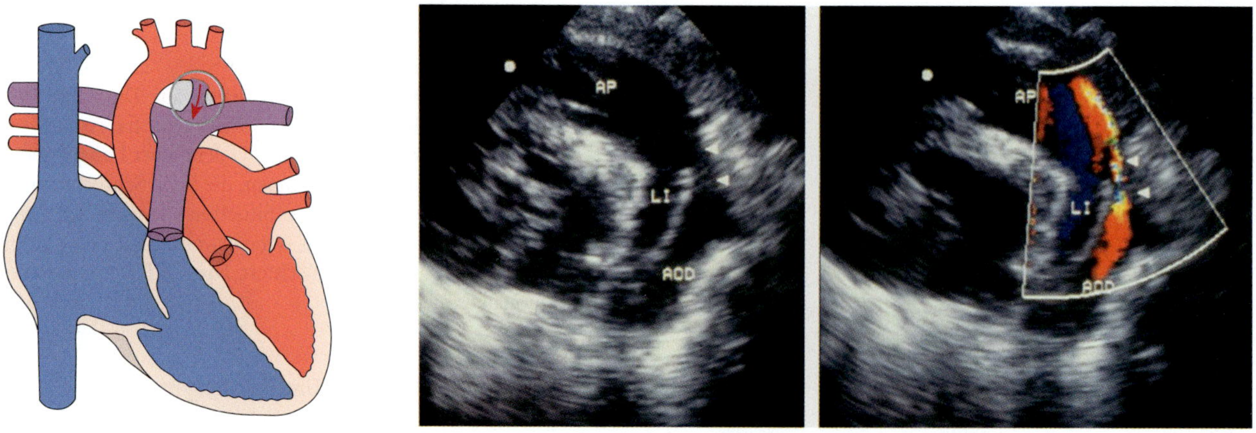

Abb. 6.12 Persistierender Ductus arteriosus
Rechts: Persistierender Ductus arteriosus Botalli im transthorakalen Kurzachsenschnitt. Bereits im 2-D-Bild (links) ist der offene Ductus erkennbar (kleine weiße Pfeilköpfe). Im Farb-Doppler (rechts) bestätigt sich der Befund durch den Farb-Jet jenseits der Pulmonalklappe. AP = A. pulmonalis; LI = linke Pulmonalarterie; AOD = Aorta descendens. [L157, O548]

dem Doppleruntersuchung abdomineller und zerebraler Arterien zur Einschätzung der hämodynamischen Wirksamkeit, ggf. Röntgen-Thorax, ggf. Herzkatheteruntersuchung.

Behandlungsstrategie

Bei ductusabhängigen Vitien ist der Ductus arteriosus lebensnotwendig für die Perfusion des Lungen- oder Systemkreislaufs. Hier kann es erforderlich sein, den Ductus medikamentös (Prostaglandininfusion) bis zur notwendigen Korrekturoperation offen zu halten.

Vorgehen

Die Behandlung orientiert sich an der **Diagnosegruppe** [8].

- Diagnosegruppe 1: Der **angeborene stille Ductus** arteriosus bedarf keiner Behandlung und keiner Kontrolle.
- Diagnosegruppe 2: Ein kleiner, **hämodynamisch nicht relevanter Ductus** arteriosus muss nicht im Säuglingsalter verschlossen werden, da ein Spontanverschluss noch möglich ist und die Komplikationsrate (z. B. periphere arterielle Gefäßverschlüsse) in dieser Altersgruppe höher ist. Der Verschluss durch einen mittels Herzkatheter eingebrachten Okkluder („Schirmchen") oder eine Spirale (Coil) kann zu einem späteren Zeitpunkt vorgenommen werden. Nach komplettem Verschluss ohne Restshunt sind Kontrolluntersuchungen i. d. R. nicht länger als 2 Jahre erforderlich. Ein chirurgisches Vorgehen ist in dieser Diagnosegruppe nicht indiziert.
- Diagnosegruppe 3: Es wird empfohlen, den **hämodynamisch relevanten Ductus arteriosus ohne Herzinsuffizienzzeichen** und ohne pulmonale Druckerhöhung jenseits des 1. Lebenshalbjahrs zu verschließen. Bei bestehenden Herzinsuffizienzzeichen ist der Verschluss zeitnah nach Diagnosestellung vorzunehmen.
- Diagnosegruppe 4: Beim **Ductus arteriosus** mit **pulmonaler Hypertonie** ist ab dem 7. Lebensmonat eine Überprüfung des pulmonalen Gefäßwiderstands vor dem geplanten Verschluss erforderlich.

Medikamentöse Therapie

Der Verschluss des Ductus kann lediglich im Frühgeborenenalter medikamentös vorgenommen werden. Im Neugeborenenalter greift die medikamentöse Therapie i. d. R. nicht mehr. Aktuell ist **Ibuprofen** das Medikament der Wahl, da es im Vergleich zu Indomethacin zu weniger Nebenwirkungen und Komplikationen im Hinblick auf die Darmdurchblutung, wie die nekrotisierende Enterokolitis (NEK), kommt.

Herzkatheter

Jenseits des Frühgeborenenalters oder wenn die medikamentöse Therapie keinen Erfolg zeigt, wird der persistierende Ductus mittels eines **Herzkatheters** verschlossen, indem eine Spirale (Coil) oder ein Okkluder („Schirmchen") eingesetzt wird.

Chirurgischer Eingriff

Bei großen Defekten oder bei starken hämodynamischen Auswirkungen erfolgt ein **operativer Verschluss** von der linken Thoraxhälfte mittels einer Ligatur (Abschnüren des Gefäßes) oder eines Clips.

SPICKZETTEL

Persistierender Ductus arteriosus Botalli

Krankheitsentstehung: Kurzschlussverbindung zwischen der Lungenarterie und der Aorta

Symptome: bei Früh- und Neugeborenen kommt es zur Atemnot und zum Schwitzen, zu Gedeihstörungen und immer wiederkehrenden bronchopulmonalen Infekten als Zeichen einer Herzschwäche; im Kindesalter fallen dann Kurzatmigkeit, verminderte Belastbarkeit, Müdigkeit (→ 2.11) und Erschöpfung auf

Diagnostik: Echokardiografie, EKG

Behandlungsstrategie: medikamentös, interventionell oder operativ

6.5.2 Obstruktive Defekte

Als **obstruktive Defekte** werden Herzfehler bezeichnet, bei denen das Blut beim Austritt aus dem Herzen auf eine Stenose (Verengung) trifft. Durch diese Behinderung des Blutflusses steigt der Druck im Ventrikel (Herzkammer) bzw. in der Arterie vor der Enge und fällt im Bereich nach der Verengung. Meistens befindet sich die Verengung im Bereich der Herzklappen, entweder ist die Herzklappe selbst verengt (valvulär) und der Bereich unterhalb der Klappe ist betroffen (subvalvulär) oder die Stenose tritt nach der Herzklappe auf (supravalvulär). Zudem können sich Obstruktionen auch im Bereich der Aorta und der Pulmonalarterie manifestieren.

Typische Verengungen sind:

- Pulmonalstenose bei 8–12 % der Kinder
- Aortenisthmusstenose bei 5–8 % der Kinder
- Aortenstenose bei 3–6 % der Kinder.

Pulmonalstenose

DEFINITION

Pulmonalstenose: Einengung im Bereich zwischen rechtem Ventrikel und Arteria pulmonalis (→Abb. 6.13). Es gibt folgende Formen: fehlerhafter Aufbau der Pulmonalklappe (valvuläre Pulmonalstenose), Verengung unterhalb der Pulmonalklappe (subvalvuläre Pulmonalstenose) oder Verengung der Pulmonalarterie oberhalb der Pulmonalklappe (supravalvuläre Pulmonalstenose).

Krankheitsentstehung

Durch eine **Gefäß- oder Klappenverengung** kommt es zu einer Druckbelastung und Verdickung (Hypertrophie) des rechten Ventrikels. An der Stenose bildet sich ein Druckgefälle (Druckgradient) mit erhöhter Blutströmungsgeschwindigkeit, wodurch ein typisches Herzgeräusch (Systolikum) über dem zweitem Interkostalraum links entsteht.

Symptome

Bei **leichter Ausprägung** zeigen Kinder meist keine Symptome, evtl. werden die Kinder im Säuglingsalter durch ein Herzgeräusch im Rahmen der Vorsorgeuntersuchungen auffällig. Einige Kinder sind leicht zyanotisch oder zeigen Zeichen einer leichten Herzinsuffizienz. **Bei zunehmender Verengung** verschlechtern sich die Symptome. Die Kinder haben ein erhöhtes Endokarditisrisiko. Bei **höhergradigen (bzw. kritischen) Stenosen** im Neugeborenen- oder Säuglingsalter kommt es zu einer Minderdurchblutung der Lunge mit Zyanose, welche durch einen Rechts-Links-Shunt über das Foramen ovale verstärkt werden kann. Ältere Kinder fallen durch abnehmende Belastbarkeit oder Atemnot und Zyanose unter körperlicher Belastung auf.

Diagnostik

- Anamnese und klinische Untersuchung
- Röntgenaufnahme des Thorax (→ Abb. 6.13), Ausschluss Lungenerkrankung, Herzgröße
- EKG (Zeichen der rechtsventrikulären Druckbelastung)

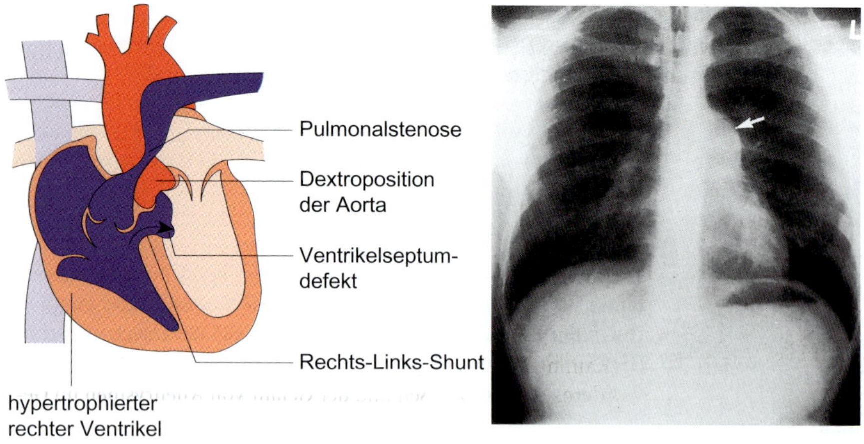

Abb. 6.13 Pulmonalstenose
Links eine Schemazeichnung (im Rahmen der Fallot-Tetralogie)
Rechts ein Röntgen-Thorax bei Pulmonalstenose mit prominentem Pulmonalsegment (Pfeil) [L231, R132]

- Echokardiografie (Anatomie, Abschätzung des Gradienten über die Stenose).

Eine Herzkatheteruntersuchung kann zur Diagnostik, aber auch zur interventionellen Therapie erforderlich sein.

Behandlungsstrategie

Eine **Ballondilatation** mit Einsetzen eines Stents in die Pulmonalarterie kann durchgeführt werden. Ansonsten ist eine operative Versorgung notwendig.

Bei höhergradigen Stenosen erfolgt primär die **Klappendilatation** (Ballonvalvuloplastie) im Herzkatheterlabor. Alternativ ist die operative Versorgung mit Einschneidung der fehlangelegten (dysplastischen) Pulmonalklappe mit Erweiterung des Klappenbereichs mittels Flicken (Patch).

Bei ca. 20 % aller AHF sind wiederholt Eingriffe an der Pulmonalklappe und -arterie erforderlich. Hier kann ein Einbringen von Stents und ggf. Pulmonalklappenprothesen (Melody-Klappe) interventionell erfolgen.

SPICKZETTEL

Pulmonalstenose

Krankheitsentstehung: Gefäß- oder Klappenverengung, die den venösen Blutfluss von der rechten Herzkammer in die Lunge behindert

Symptome: bläuliche Verfärbung der Haut und der Schleimhäute (z. B. im Gesicht, bei älteren Kindern abnehmende Belastbarkeit)

Diagnostik: Röntgen-Thorax, EKG, Echokardiografie

Behandlungsstrategie: Aufweitung durch Ballonkatheter oder Operation

Aortenstenose

DEFINITION

Aortenstenose: Einengung der Aorta beim Austritt aus dem linken Ventrikel, die einen Widerstand beim Auswurf des Bluts hervorruft. Dadurch wird weniger Blut in den Körperkreislauf ausgeworfen, infolgedessen hypertrophiert der linke Ventrikel und es kommt zu einem Rückstau in die pulmonalen Gefäße.

Bei der **Aortenklappenstenose (valvuläre Aortenstenose)** ist die Aortenklappe fehlerhaft und öffnet sich nicht ausreichend weit.

Bei der **subvalvulären Aortenstenose** liegt das Problem beim Auswurf des Bluts aus dem linken Ventrikel (Herzkammer). Unterhalb der Aortenklappe im Bereich des Übergangs vom Ventrikel in die Aorta befindet sich eine Verengung.

Krankheitsentstehung

Durch die Gefäß- oder Klappenverengung kommt es zu einer Druckbelastung und Verdickung (Hypertrophie) des linken Ventrikels. An der Stenose entsteht ein Druckgefälle (Druckgradient) mit erhöhter Blutströmungsgeschwindigkeit und einem typischen systolischen Herzgeräusch über dem zweiten Interkostalraum rechts.

Symptome

Neugeborene mit einer kritischen Aortenstenose haben einen schwachen Puls (an den Oberarmen oder Leisten getastet), sie leiden an Hypotonie (niedriger Blutdruck), Tachykardien und Nahrungsverweigerung. Zudem sind die Kinder antriebsarm und geben **im höheren Alter** Brustschmerzen und Schwindel bei Belastungen an. Eventuell kommt es zu Synkopen, aber auch gelegentlich zum plötzlichen Herztod. Es besteht eine erhöhte Gefahr, dass sich eine Endokarditis entwickelt sowie eine mangelnde Versorgung der Herzkranzgefäße und eine Funktionsstörung des linken Ventrikels auftreten.

Diagnostik

Leichte Stenosen können im Rahmen von Vorsorgeuntersuchungen lediglich durch Herzgeräusche auffallen. Da sich auch leichtgradige Stenosen verändern können, sind regelmäßige Kontrollen erforderlich.

Die Diagnostik **mittel- bis höhergradiger Stenosen** umfasst die Anamnese und klinische Untersuchung, das Röntgen-Thorax (Herzgröße), EKG (linksventrikuläre Hypertrophie, Erregungsrückbildungsstörungen) und die Echokardiografie (Anatomie, Linksbelastung, Druckgradient). Ein Belastungs-EKG ist ggf. erforderlich.

Behandlungsstrategie

Die **Ballondilatation** über einen Herzkatheter ist auch bei der Aortenstenose die Therapie der Wahl. Alternativ können **chirurgische Klappenkorrekturen** erfolgen, insbesondere, wenn Begleitfehlbildungen am Herzen vorliegen. Bei interventionellen oder chirurgischen Verfahren besteht immer die Gefahr, dass Reststenosen bleiben oder zunehmen oder Undichtigkeiten (Insuffizienzen) auftreten, die Folgeeingriffe erforderlich machen. Mittel- oder langfristig ist bei den meisten Kindern mit hämodynamisch relevanter Aortenstenose eine klappenersetzende Operation notwendig.

SPICKZETTEL

Aortenstenose

Krankheitsentstehung: Gefäß- oder Klappenverengung durch Einengung der Aorta beim Austritt aus dem linken Ventrikel

Symptome: bei Neugeborenen schwacher Puls, Hypotonie, Tachykardien und Nahrungsverweigerung, außerdem Antriebsarmut; im höheren Alter Brustschmerzen und Schwindel bei Belastungen, evtl. Synkopen

Diagnostik: Herzgeräusche, Röntgen-Thorax (Herzgröße), EKG (linksventrikuläre Hypertrophie, Erregungsrückbildungsstörungen) und Echokardiografie

Behandlungsstrategie: Ballondilatation, chirurgische Klappenkorrekturen

Aortenisthmusstenose

DEFINITION

Aortenisthmusstenose: Einengung der Aorta am Übergang (Isthmus aortae) des distalen Aortenbogens in die absteigende Aorta (→Abb. 6.14). Macht ca. 3–5 % aller angeborenen Herzfehler aus. Jungen sind häufiger betroffen als Mädchen [9].

Die Aortenisthmusstenose (CoA oder ISTA) kann zusammen mit anderen **Fehlbildungen** auftreten, z. B. einer valvulären Aortenstenose, einem persistierenden Ductus arteriosus oder Ventrikelseptumdefekt. Außerdem können Gefäßanomalien beobachtet werden, z. B. ein Fehlabgang der rechten Arteria subclavia aus der Aorta descendens oder ein Aneurysma der aszendierenden Aorta.

Krankheitsentstehung

Beim Neugeborenen wird die kritische Aortenisthmusstenose, die einen Notfall darstellt, von der nicht-kritischen unterschieden.

- Bei der **kritischen Aortenisthmusstenose** ist die Sauerstoffversorgung in den Beinen erniedrigt. Die ausreichende Versorgung der unteren Körperhälfte ist abhängig vom Offenbleiben des Ductus arteriosus. Wenn der Ductus sich verschließt, wird die untere Körperhälfte nicht mehr oder vermindert durchblutet. Die Femoralispulse (in der Leistengegend) fehlen oder sind abgeschwächt.
- Bei der **nicht kritischen Aortenisthmusstenose** zeigen sich die Symptome weniger rasch.

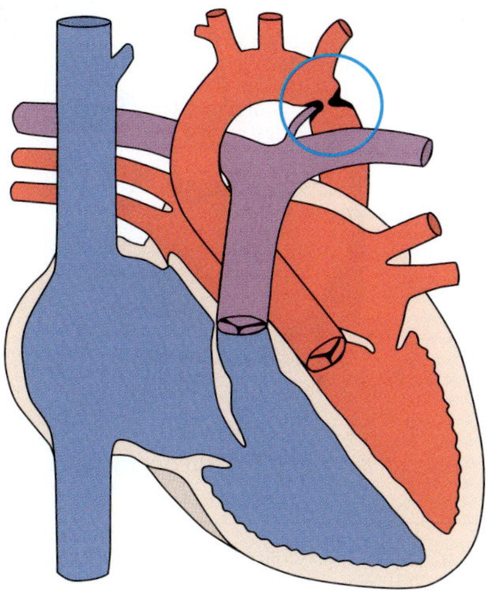

Abb. 6.14 Aortenisthmusstenose [L157]

Symptome

- Bei der **kritischen Aortenisthmusstenose** entwickelt sich eine fortschreitende Herzinsuffizienz mit Trinkschwäche, Tachy-/Dyspnoe, Hepatomegalie und grau-blassem Hautkolorit. Im weiteren Verlauf kommt es infolge der Dekompensation der linken Herzkammer zum sekundären Organversagen mit Herz- und Niereninsuffizienz, zum Leberversagen und zur nekrotisierenden Enterokolitis.
- Bei der **nicht kritischen Aortenisthmusstenose** sind die Blutdruckwerte der oberen Körperhälfte (an den Armen) vor der Stenose hyperton (erhöht), die Blutdruckwerte nach der Stenose an der unteren Körperhälfte sind dagegen erniedrigt oder normal. Es kommt zu einer chronischen Druckbelastung des linken Ventrikels (Kammer), einem Hypertonus in den Armen und im Kopf, Arteriosklerose in den Gefäßen und der Gefahr von Aneurysmen im Gehirn.

Gelegentlich wird eine CoA/ISTA auch erst bei älteren Kindern oder Jugendlichen im Rahmen einer Hypertonusabklärung diagnostiziert. Häufig haben sich hierbei Umgehungskreisläufe zur Überbrückung der Engstelle gebildet. Obgleich bei diesen Kindern die Stenose operativ und interventionell gut beseitigt werden kann, besteht die Gefahr, dass der Hypertonus auch weiterhin bestehen bleibt und eine medikamentöse Blutdrucktherapie erforderlich ist.

Diagnostik

Wichtig bei der Untersuchung ist das **Messen des Blutdrucks** an allen vier Extremitäten und das Überprüfen der Pulse (Hand/Armpulse bzw. Leisten- und Fußpulse). Hilfreich ist zudem eine gleichzeitige, vergleichende Sauerstoffmessung prä- und postduktal, also am rechten Arm und an einem Bein. Vertiefend werden eine 24-Stunden-Blutdruckmessung, Blutdruckkontrollen unter Belastung, ein EKG und eine Echokardiografie durchgeführt, neben einem Röntgen-Thorax und evtl. einer Herzkatheteruntersuchung. Auch eine Kernspin- und eine Computertomografie bestätigen die Verdachtsdiagnose.

Behandlungsstrategie

Zu den Erstmaßnahmen sollte unbedingt die **Gabe von Prostaglandin E1** gehören (zu den Nebenwirkungen s. Kasten), um den Ductus arteriosus Botalli offen zu halten, damit die untere Körperhälfte weiter gut durchblutet werden kann. Ohne sofortige Therapie können folgende Komplikationen auftreten: Azidose, Anurie, Leberversagen, nekrotisierende Enterokolitis, kardiogener Schock bis hin zum Tod. Im Anschluss daran können interventionelle oder operative Vorgehen die Stenose korrigieren [7, 8].

Als Antipyretikum sollte auf Paracetamol verzichtet werden, da dies in den Prostaglandinstoffwechsel eingreift.

Da sich im Laufe der Zeit eine vaskuläre Fragilität entwickeln kann, sollten die Kinder in jedem Fall mit einem zentralenvenösen Zugang versorgt sein.

Nebenwirkungen von Prostaglandin E1

Die wichtigsten Nebenwirkungen von Prostaglandin E1 (= Minprog®) sind:

- Apnoen/Hypoventilation
- Fieber
- Hautrötung
- Verminderte Diurese, Ödeme
- Zittrigkeit, erhöhte Geräusch- und Berührungsempfindlichkeit
- Brady-/Tachykardie
- Blutzuckerregulationsstörung bis zur Hypoglykämie.

Die **operative Beseitigung** der Stenose gewährleistet einen ungehinderten Durchfluss. Eine Ballondilatation ist bei Kindern und Jugendlichen eine mögliche Alternative bei kurzstreckigen Stenosen. Insbesondere bei älteren Kindern, Jugendlichen und Erwachsenen stellt die Stent-Implantation durch Herzkatheter mittlerweile eine wichtige Alternative zur Operation dar.

Pflege bei Prostaglandin-Verabreichung

Aufgrund der o. g. Nebenwirkungen (s. Kasten) sollte die Pflegeperson achtsam in der Versorgung eines Kindes mit Prostaglandin E1 sein. Zu achten ist auf ein **kontinuierliches EKG-Monitoring** und die intermittierende oder kontinuierliche Blutdruckmessung, um rechtzeitig Herzrhythmusstörungen und deren hämodynamisch relevante Wirkung oder eine Hypotonie zu erkennen. Der Hautturgor gibt Aufschluss auf sich entwickelnde Ödeme.

Da die Kinder häufig sehr empfindlich auf Geräusche oder taktile Stimulation reagieren, ist für eine reizarme, ruhige und leicht **abgedunkelte Umgebung** Sorge zu tragen. Das optimale Handling hat hier eine entsprechende Priorität.

Nicht selten setzen Kinder unter der Prostaglandin-E1-Gabe gelblich-schleimige und flüssige Stühle ab, die sehr aggressiv sind, sodass auf eine behutsame und sorgfältige **Hautpflege des Gesäßes** geachtet werden muss (→ 14.4.2).

Da Prostaglandin zu Hautrötungen führt, wird bei Kindern, die das Medikament über einen peripheren Venenzugang erhalten, besonders darauf geachtet, dass der Zugang nicht zu einem Paravasat führt.

SPICKZETTEL

Aortenisthmusstenose

Krankheitsentstehung: Einengung der Aorta hinter dem Aortenbogen mit einer nachfolgenden Druckerhöhung des Ausflusstrakts in der linken Herzkammer

Symptome: Säuglinge sind kurzatmig, können nicht normal Nahrung aufnehmen, sind blass und verfallen u. U. in einen Schockzustand, bei älteren Kindern bis hin zu Jugendlichen bleibt die Aortenisthmusstenose mitunter symptomfrei, evtl. kommt es zur leichten Ermüdung/Erschöpfung und Krämpfen in den Beinen

Diagnostik: Puls- und RR-Differenz, Herzgeräusche, Echokardiografie

Behandlungsstrategie: Gefäßaufdehnung oder operative Beseitigung der Engstelle

Pflege bei der Prostaglandin-Verabreichung: Die Beobachtung umfasst kontinuierliches Monitoring von EKG und Blutdruck sowie die Entstehung von Ödemen. Eine abgedunkelte reizarme Umgebung und die Beachtung und Pflege im Gesäßbereich ergänzen die Versorgung.

6.5.3 Defekte mit abnehmender pulmonaler Durchblutung

Bei **Defekten** am Herzen mit **abnehmender Durchblutung der Lunge** bestehen eine Verengung vor oder in der Lungenschlagader sowie als Ventil eine Verbindung zwischen dem rechten und linken Herzen (z. B. ASD oder VSD). Da das Blut nur mit Schwierigkeiten die rechte Seite des Herzens über die Pulmonalarterie verlassen kann, steigt der Druck auf der rechten Seite und überschreitet den Druck der linken Seite des Herzens. Dadurch entsteht ein **Rechts-Links-Shunt,** wodurch das sauerstoffarme Blut auf die linke Seite des Herzens strömen kann und von dort in den Körperkreislauf ausgeworfen wird. Klinisch zeigen sich bei diesen Kindern je nach Schweregrad eine Hypoxämie und eine Zyanose. Die häufigsten Defekte dieser Gruppe sind die **Fallot-Tetralogie,** die Pulmonalatresie und die **Trikuspidalklappenatresie.**

Fallot-Tetralogie

DEFINITION

Fallot-Tetralogie (tetralogy of Fallot, TOF): komplexer Herzfehler, der aus vier Herzfehlern besteht:

- Ventrikelseptumdefekt (→ 6.5.1)
- Pulmonalstenose (→ 6.5.2)
- „(Über)reitende Aorta" (typische Fehllage der Aorta bei einem hochgelegenen Septumdefekt)
- Rechtsherzhypertrophie (Vergrößerung des rechten Herzens).

Mit 8 % der angeborenen Herzfehler ist die TOF der häufigste zyanotische Herzfehler. 10–15 % der Kinder weisen eine Chromosomenstörung auf.

Dieser Fehlbildungs-Komplex wird heutzutage häufig bereits **während der Schwangerschaft** im Zuge der pränatalen Vorsorgeuntersuchungen erkannt und frühzeitig korrigiert, weshalb die notfallmäßige Vorstellung von Kindern mit Fallot-Tetralogie (→ Abb. 6.15) zunehmend seltener wird. Kinder mit einer Fallot-Tetralogie, die nicht operiert wurden, zeigen in Notfallsituationen hypoxämische Anfälle. Dabei kommt es aufgrund der Verengung der Lungenstrombahn und der dadurch reduzierten Sauerstoffanreicherung des Bluts in der Lunge zu krisenhaften Situationen mit Sauerstoffmangel im Körper.

Krankheitsentstehung

Insbesondere der Umfang der Pulmonalstenose wirkt sich auf die Durchblutung der Lunge aus und beeinflusst das Fließverhalten des Bluts. Aber auch die Größe des Ventrikelseptumdefekts und der Widerstand beim Auswurf des Bluts in den Lungen- und den Körperkreis-

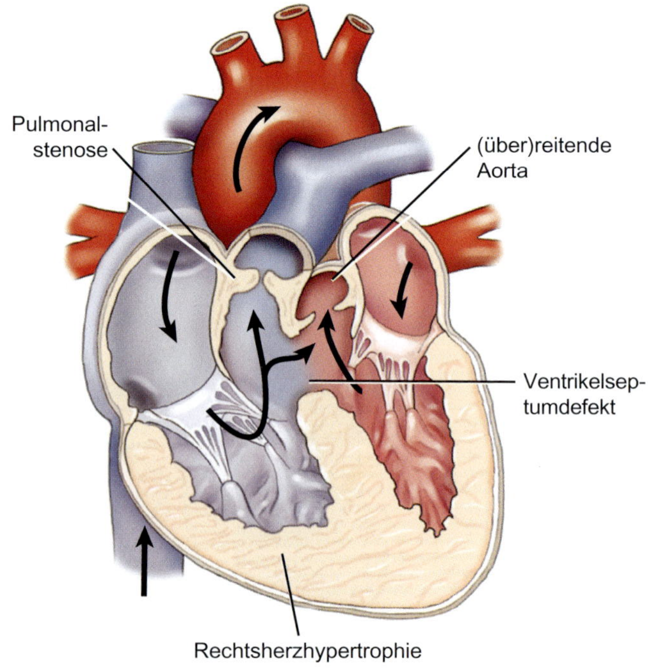

Abb. 6.15 Die vier Herzfehler, die kombiniert Fallot-Tetralogie genannt werden [E441–003]

lauf beeinflussen die Symptomatik. Aufgrund des oftmals großen Ventrikelseptumdefekts ist der Druck in der linken und der rechten Kammer gleich. Daher ergibt sich die Shuntrichtung aus der Differenz des Widerstands zwischen Lungen- und Körperkreislauf.

Symptome

Die **Symptome** sind je nach Ausmaß des Herzfehlers variabel. Bei einigen Kindern zeigt sich bereits bei der Geburt eine akute Zyanose (*blue Fallot*), andere sind nur leicht zyanotisch (*pink Fallot*) und die Symptome nehmen erst innerhalb des 1. Lebensjahrs zu, je nach Verschlechterung der Pulmonalstenose. Ein systolisches Herzgeräusch, was durch die Obstruktion im rechtsventrikulären Ausflusstrakt entsteht, ist häufig erst am Ende der Neugeborenenperiode nachweisbar. Außerdem können akute **lebensbedrohliche Zyanose- und Hypoxieanfälle** auftreten, die mit Bewusstlosigkeit einhergehen können. Diese **„blue spells"** sind normalerweise beim Schreien oder nach der Nahrungsverabreichung zu beobachten. Vorzeichen kann eine auffällige Unruhe sein. Zeichen des chronischen Sauerstoffmangels, wie Trommelschlegelfinger oder Uhrglasnägel, finden sich selten.

Diagnostik

Häufig wird dieser Herzfehler bereits **intrauterin** diagnostiziert. Andernfalls erfolgt die diagnostische Abklärung durch die **Anamnese** und **klinische Untersuchung** (regelmäßige Überwachung der Sauerstoffsättigung), das Röntgen-Thorax (Herzgröße/form und Lungengefäßzeichnung), EKG (Rechtsherzbelastungszeichen) sowie durch die Echokardiografie (Anatomie, Abschätzen der rechtsventrikulären Obstruktion des Ausflusstrakts). Eine Herzkatheteruntersuchung ist nicht immer erforderlich.

Behandlungsstrategie

In der **Akutsituation** sollen Sauerstoff und Betablocker gegeben werden, ggf. ist über eine leichte Sedierung nachzudenken, um die meist vorhandene Unruhe und Hyperventilation zu beenden und einem evtl. auftretenden Krampfanfall vorzubeugen [12].

Eine **korrigierende Operation** sollte möglichst im jungen Säuglingsalter erfolgen, da das Kind durch den permanenten Sauerstoffmangel bedroht ist. Zur Linderung des Zustands kann zunächst eine Ballondilatation der Pulmonalklappe erfolgen oder zur Überbrückung ein Shunt zwischen Aorta und Pulmonalarterie angelegt werden, um die Sauerstoffversorgung zu verbessern.

Pflege

Bei einem hypoxämischen Anfall wird dem Kind zum einen Sauerstoff verabreicht, zum anderen werden die Knie des Kindes gegen seine Brust gedrückt. Durch die verringerte Durchblutung der Beine wird der Körperkreislauf „verkleinert" und der Blutfluss in die Lunge erleichtert.

Medikamentöse Therapie

Neben diesen physikalischen Maßnahmen sind die medikamentöse Therapie (Morphin zur Sedierung) und Volumengabe erforderlich. Prophylaktisch wird von einigen Kliniken die Behandlung mit Betablockern empfohlen [9].

SPICKZETTEL

Fallot-Tetralogie

Krankheitsentstehung: vier Fehlbildungen des Herzens, die in unterschiedlicher Ausprägung vorkommen: Pulmonalstenose, Ventrikelseptumdefekt, Rechtsherzhypertrophie, überreitende Aorta

Symptome: bei schwerer Ausprägung blaue Lippen und gräuliche Haut, es kann sich eine lebensbedrohliche Situation entwickeln, bei älteren Kindern fehlt anfallsweise Sauerstoff, wodurch plötzliche Atemnot und evtl. Bewusstseinsverlust auftreten

Diagnostik: veränderte Herzgeräusche, Sauerstoffsättigung, EKG, Echokardiografie

Behandlungsstrategie: Dehnung der Pulmonalklappe, operativer Verschluss

Trikuspidalklappenatresie

DEFINITION

Trikuspidalklappenatresie: Trikuspidalklappe zwischen dem rechten Vorhof und der rechten Kammer ist nicht angelegt oder verschlossen. Kommt mit 1–2 % aller AHF sehr selten vor.

Krankheitsentstehung

Aufgrund der fehlenden Klappe findet zwischen dem rechten Vorhof und der rechten Kammer kein Blutaustausch statt. Das Blut fließt durch das persistierende Foramen ovale oder, wenn vorhanden, durch einen Artiumdefekt zur linken Herzseite und durch einen Ventrikelseptumdefekt in die häufig kleine oder hypoplastische rechte Kammer weiter in die Lunge. Wenn kein VSD besteht, führen assoziierte Fehlbildungen wie z. B. Pulmonalstenose oder -atresie zu einer (stark) verminderten Lungendurchblutung. In ca. 30 % der Fälle liegt zusätzlich eine Transposition der großen Arterien (TGA) vor.

Symptome und Diagnostik

In der Neugeborenenperiode ist eine Zyanose zu beobachten. Außerdem zeigen sich Tachykardien und Phasen der Dyspnoe.

Behandlungsstrategie

Die Durchblutung der Lunge bei Neugeborenen mit einer Trikuspidalklappenatresie kann abhängig von der Durchgängigkeit des Ductus arteriosus sein. Daher wird dieser evtl. durch eine kontinuierliche **Verabreichung von Prostaglandin** offengehalten, bis erste operative Maßnahmen erfolgen können.

Pflege

Die Verabreichung von **Prostaglandin** kann dosisabhängig vielfältige **Nebenwirkungen** haben (→ 6.5.2, **Aortenisthmusstenose**).

Die Neugeborenen müssen daher auf diese Nebenwirkungen hin beobachtet und überwacht werden. Das Optimal Handling gewährleistet eine sehr behutsame Versorgung. Der Raum sollte abgedunkelt sein und Geräusche werden vermieden.

Pulmonalatresie

Mit einer Häufigkeit von 2–3 % aller AHF gehört die Pulmonalatresie zu den **ductusabhängigen zyanotischen Herzfehlern.** Die Pulmonalklappe ist mit einer Membran verschlossen, die Lungenschlagader kann eng oder hypoplastisch sein. Das Ventrikelseptum kann intakt sein, sodass der Blutfluss vom rechten Atrium evtl. nur über das Foramen ovale erfolgt. Auch bei Vorliegen eines VSD ist die Lungenperfusion nur über den Ductus möglich. Häufig finden sich zusätzliche Umgehungskreisläufe (aortopulmonare Kollateralen).

6.5.4 Komplexe Herzfehler

Die meisten **komplexen Herzanomalien** werden der Gruppe der gemischten Defekte zugeordnet, da das Überleben in der Zeit nach der Geburt davon abhängt, dass das Blut des Lungen- und des Körperkreislaufs sich innerhalb der Herzkammern mischt. Als Folge dieser Durchmischung zeigt sich eine erniedrigte Sauerstoffsättigung durch das insgesamt relativ sauerstoffarme Blut.

Klinisch fallen die Kinder durch Zyanose und Herzinsuffizienzzeichen auf. Einige Defekte, z. B. die Transposition der großen Gefäße, verursachen eine Zyanose bereits in den ersten Lebenstagen und erst später Symptome einer Herzinsuffizienz. Bei anderen, z. B. dem Truncus arteriosus, entwickeln sich Zeichen einer Herzinsuffizienz in den ersten Lebenswochen und eine wenig ausgeprägte Entsättigung.

Transposition der großen Arterien (TGA)

DEFINITION

Transposition der großen Arterien (TGA): auch als Transposition der großen Gefäße bezeichnet; der Ursprung der beiden großen Gefäße ist vertauscht; die Pulmonalarterie verlässt den linken Ventrikel und die Aorta geht aus dem rechten Ventrikel ab. Daher findet kein Blutaustausch zwischen dem Lungen- und dem Körperkreislauf statt. Die Transposition der großen Gefäße (→Abb. 6.16) ist einer der häufigsten zyanotischen Herzfehler im Neugeborenenalter mit einer Inzidenz von 5–7 % der Herzfehler [2]. Unbehandelt liegt die mittlere Lebenserwartung bei etwa 2 Monaten.

Krankheitsentstehung

Diese schwerwiegende Fehlanlage führt durch den Ursprung der Aorta aus dem rechten und der Lungenarterie aus dem linken Herzen zu einer **Trennung des Lungen- vom Körperkreislauf.** Hierdurch kann das in der Lunge mit Sauerstoff angereicherte Blut nicht weiter in den Körper gelangen, wo der Sauerstoff zum Überleben der Organe gebraucht wird. Ein Überleben ist primär nur durch Shunts (Verbindungen zwischen Körper- und Lungenkreislauf) möglich, wie sie intrauterin z. B. noch durch den offenen Ductus arteriosus Botalli oder das Foramen ovale (eine Verbindung zwischen rechtem und linkem Vorhof) bestehen. Nur durch eine dieser Verbindungen kann es zu einer notwendigen Vermischung des sauerstoffarmen und sauerstoffreichen Bluts kommen. Der Organismus wird somit mit einem Mindestmaß an Sauerstoff versorgt.

Symptome

Die **Symptomatik** orientiert sich an der Größe und Beschaffenheit des Defekts und daran, ob weitere Anomalien vorliegen. Wenn der Blutaustausch zu gering ist, haben die Kinder eine ausgeprägte Zyanose und entwickeln eine zunehmende Hypoxie, Azidose (stoffwechselbe-

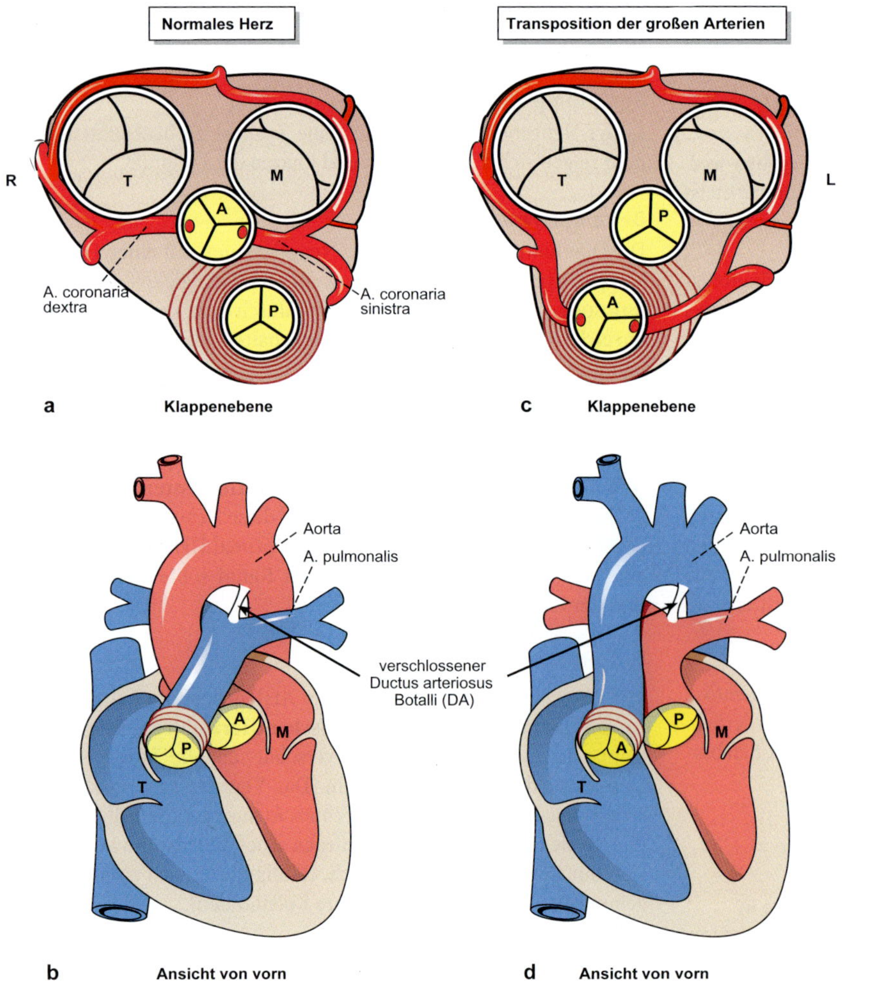

Abb. 6.16 Transposition der großen Arterien (TGA). Die TGA ist im Vergleich zum Normalherz in der Klappenebene und in der Aufsicht von vorn dargestellt.
M = Mitralklappe; T = Trikuspidalklappe; A = Aortenklappe; P = Truncus pulmonalis
a Normalherz in der Klappenebene: Aorten- und Mitralklappe sind direkt verbunden
b Normalherz in der Aufsicht von vorn: Lagebeziehung der großen Arterien
c Transposition der großen Arterien in der Klappenebene: Der Truncus pulmonalis nimmt den Platz ein, den im Normalherz die Aorta innehat. Er ist direkt mit der Mitralklappe verbunden.
d Transposition der großen Arterien in der Aufsicht von vorn: Bei der D-Transposition liegt die Aorta ventral und rechts des Truncus pulmonalis und hat einen muskulären Konus. [R285]

dingte Ansäuerung des Körpergewebes) mit schwerem Herzversagen (kardiale Dekompensation). Innerhalb kurzer Zeit kann ein lebensbedrohlicher Zustand auftreten.

Besteht ein großer Septumdefekt oder ein persistierender Ductus arteriosus, zeigen sich eine geringe Zyanose, aber deutliche Symptome einer Herzinsuffizienz und kardialen Dekompensation.

Diagnostik

Bei der klinischen Untersuchung fallen Zyanose oder Tachypnoe und ein deutliches Herzgeräusch auf. Die Diagnose wird gesichert durch EKG, Röntgen und Echokardiografie (vergrößerte rechte Herzkammer und Kammerscheidewand, die sich in die linke Herzscheidewand vorwölbt, sowie fehlendes Überkreuzen der großen Gefäße).

Behandlungsstrategie

In der Notfallsituation nach der Geburt ist es unabdingbar, diese Verbindungen durch **Gabe von Prostaglandin E1** offen zu halten oder ggf. eine künstliche Verbindung zwischen den beiden Kreisläufen herzustellen (**Rashkind-Manöver**). Sauerstoffsättigungswerte zwischen 75–85 % werden auch hier wieder toleriert. Im Verlauf der ersten zwei Lebenswochen sollte dann eine operative Korrektur erfolgen (Switch-Operation) [10]. Bei der Operation werden Aorta und Pulmonalarterie ausgetauscht, sodass nach Korrektur die Aorta wieder aus dem linken Ventrikel und die Pulmonalarterie wieder aus dem rechten Ventrikel abgeht. Zusätzlich erfolgt eine Umimplantation der Koronargefäße.

Rashkind-Manöver

Bei Spontanatmung wird im Herzkatheterlabor unter leichter Analgosedierung ein Ballonkatheter, bevorzugt über die Nabelvene oder Vena femoralis, in den rechten Vorhof eingeführt. Unter echokardiografischer Kontrolle wird das Foramen ovale passiert. Im linken Vorhof wird unter strengster Lagekontrolle der Ballon des Rashkind-Katheters mit Kochsalzlösung gefüllt. Durch das Zurückziehen des Katheters wird die Fossa ovalis des Vorhofseptums zerrissen. Der dadurch entstandene Atriumseptumdefekt (ASD) erlaubt einen Shunt auf Vorhofebene. Sowohl die Sauerstoffsättigung als auch die Kreislaufsituation verbessern sich Sekunden nach dem Eingriff.

SPICKZETTEL

Transposition der großen Arterien

Krankheitsentstehung: Ursprung der beiden großen Gefäße ist vertauscht; Pulmonalarterie geht aus dem linken Ventrikel, die Aorta aus dem rechten Ventrikel ab; dem Körperkreislauf kann kein Sauerstoff zugeführt werden

Symptome: ausgeprägte Zyanose mit zunehmender Hypoxie, Azidose, nachfolgender Atemnot und Herzrasen, innerhalb kurzer Zeit kann ein lebensbedrohlicher Zustand auftreten

Diagnostik: Azidose, Herzgeräusch, Echokardiografie (vergrößerte rechte Kammer und sich vorwölbende Kammerscheidewand)

Behandlungsstrategie: Gabe von Prostaglandin E1, Rashkind Manöver, Operation

Truncus arteriosus communis (TAC)

DEFINITION

Truncus arteriosus communis: sehr seltener Herzfehler (1 % der AHT), bei dem aus den beiden Herzkammern nur ein gemeinsames Gefäß mit mindestens zwei Taschenklappen über einem großen Ventrikelseptumdefekt entspringt.

Krankheitsentstehung

Die während der Embryonalzeit erfolgende Trennung der Aorta und der Pulmonalarterie bleibt aus. Es bildet sich ein gemeinsames Gefäß für beide Ventrikel (Herzkammern). Das Blut beider Ventrikel mischt sich in der gemeinsamen Arterie, wodurch der Sauerstoffgehalt im Blut unter den tolerierbaren Grenzwert abfällt (**Entsättigung des Bluts**) und sich eine **Hypoxämie** entwickelt. Durch den großen Ventrikelseptumdefekt (Kammerscheidewand) kommt es in beiden Ventrikeln zur Angleichung des Drucks.

Die Lungendurchblutung nimmt stark zu, da die Pulmonalarterie einen geringeren Widerstand aufweist. Dadurch steigt auch der Rückfluss des Bluts aus der Lunge zum linken Herzen, wodurch es in beiden Ventrikeln zu einer Volumenbelastung kommt. Verstärkt werden kann die Volumenbelastung durch eine Insuffizienz der Trunkusklappe mit Zunahme der Herzinsuffizienz. Gleichzeitig wird der Körperkreislauf schlechter versorgt. Schon in der Neugeborenenperiode kommt es i. d. R. zur Herzinsuffizienz.

Symptome und Diagnostik

Die meisten Kinder zeigen **Symptome** einer moderaten (milden) Herzinsuffizienz, die progredient (fortschreitend) ist. Die Zyanose kann unterschiedlich stark ausgeprägt sein. Außerdem lassen sich eine Gedeihstörung und verminderte Aktivität beobachten.

Es kann auch ein **Herzgeräusch** wahrgenommen werden. Die Echokardiografie ist von entscheidendem diagnostischem Wert, EKG und Röntgen werden begleitend notwendig.

Behandlungsstrategie

Zunächst erfolgt eine herzunterstützende, **entwässernde Therapie** bis zur **Operation.** Trotz einer Zyanose ist die Verabreichung von Sauerstoff i. d. R. kontraindiziert, da dadurch der Lungenwiderstand reduziert würde und in der Folge die Lungendurchblutung und die Herzinsuffizienz verstärkt. Eine operative Korrektur ist i. d. R. innerhalb der ersten 1–3 Lebensmonate notwendig.

SPICKZETTEL

Truncus arteriosus communis

Krankheitsentstehung: Truncus entspringt über dem Defekt der Kammerscheidewand und leitet Blut aus beiden Herzkammern in die Lunge und in den Körperkreislauf

Symptome: Zyanose mit Herzschwäche, Atemnot oder beschleunigter Atmung

Diagnostik: Herzgeräusch, Echokardiografie, EKG und Röntgen

Behandlungsstrategie: herzunterstützende Therapie, Operation

Hypoplastisches Linksherzsyndrom

DEFINITION

Hypoplastisches Linksherzsyndrom (HLHS): angeborene Hypoplasie der linken Herzhälfte (linke Herzkammer, Aorta ascendens, Isthmus aortae) sowie häufig Atresie bzw. hochgradige Stenose der linken Herzklappen. Klinisch zeigt sich eine Zyanose, ohne Therapie kommt es bald zu Dekompensation und Tod. Durch mehrfache operative Eingriffe ist die Prognose inzwischen günstiger. Mit 1,6 % ein seltener, aber der schwerste aller angeborenen Herzfehler [12].

Krankheitsentstehung

Aus einer **Hypoplasie** (Unterentwicklung) der **linken Seite des Herzens** resultiert eine Hypoplasie des linken Ventrikels (Herzkammer) und eine Atresie (Verschluss) im Bereich der Aorta. Dabei fließt die überwiegende Menge an Blut vom linken Atrium (Vorhof) über das Foramen ovale und über das rechte Atrium in den rechten Ventrikel und weiter über die Pulmonalarterie. Die absteigende Aorta erhält sauerstoffarmes/gemischtes Blut aus der Pulmonalarterie durch den Ductus arteriosus zur Weiterleitung in den Körperkreislauf.

Da die Blutversorgung des Körperkreislaufs bei atretischer (nicht durchgängiger) Aortenklappe ausschließlich über den Ductus arteriosus erfolgt, wirkt sich dessen Verschluss unmittelbar tödlich aus. Aber auch bei offenem Ductus entsteht in den ersten Stunden nach der Geburt eine Herzinsuffizienz, da der rechte Ventrikel leicht dekompensiert.

Symptome und Diagnostik

Meist in den ersten Lebensstunden oder -tagen können eine leichte **Zyanose** und Zeichen einer Herzinsuffizienz beobachtet werden, bis sich der Ductus arteriosus schließt. Dann kommt es zu einer fortschreitenden **Verschlechterung mit Zyanose** und abnehmendem kardialen Auswurf bis hin zum kardiovaskulären Kollaps mit Tachydyspnoe, blass-kühler Haut, arterieller Hypotension und schlecht zu tastendem Puls.

Ohne Behandlung ist das hypoplastische Linksherzsyndrom die häufigste kardiale Todesursache in den ersten Lebenswochen. Häufig ähnelt der Zustand zunächst einem septischen Schock mit metabolischer Azidose. Die Echokardiografie ist entscheidend für die Diagnose und das weitere Vorgehen.

Behandlungsstrategie

Bis zur dritten, endgültigen palliativen Operation muss eine Kurzschlussverbindung zwischen der häufig hypoplastischen Aorta und der Pulmonalarterie bestehen. Diese Verbindung wird, wie bereits erwähnt, bis zur ersten Operation medikamentös mit Prostaglandin E1 offengehalten. In der ersten Operation wird diese Kurzschlussverbindung durch einen chirurgisch hergestellten aortopulmonalen Shunt ersetzt. Bis zur dritten Operation haben die Kinder ein zyanotisches Hautkolorit aufgrund von verminderten Sauerstoffsättigungswerten zwischen 75–85 %, die toleriert werden. So lange darf den Kindern kein zusätzlicher Sauerstoff verabreicht werden. Ebenso muss bis dahin auf Insuffizienzzeichen des Shunts geachtet werden. Kommt es zum dauerhaften Abfall der Sättigungswerte < 70 %, auch in Ruhe, oder zu einer Gedeihstörung (als Zeichen einer Volumenbelastung begründet durch eine pulmonale Überzirkulation), muss umgehend ein Shuntverschluss ausgeschlossen werden. Zum Offenhalten des Shunts erhalten die Kinder i. d. R. prophylaktisch ASS (Acetylsalicylsäure, 2 mg/kg/Tag).

Da Neugeborene und Säuglinge mit einem hypoplastischen Linksherzsyndrom schnell bei kleinen Anstrengungen oder auch schon in Ruhe Zeichen der Herzinsuffizienz zeigen, ist es wichtig, ihre körperliche Aktivität möglichst wenig zu beanspruchen. Deshalb werden die meisten Neugeborenen und Säuglinge gerade zu Anfang über eine Magensonde voll- oder teilernährt, um sich nicht während des Trinkens zu verausgaben. Ebenso muss das Tempo während der Versorgung dem Patienten angepasst sein und längere Schreiphasen vermieden werden.

Pflege

Neben dem kontinuierlichen Standardmonitoring (EKG, Atemfrequenz, Sauerstoffsättigung, Blutdruck und Temperatur) sollte die Pflegefachperson sich bei den durchgeführten pflegerischen Maßnahmen an den möglichen Symptomen bei einem niedrigen Herzzeitvolumen orientieren und ihre pflegerischen Maßnahmen danach ausrichten.

SPICKZETTEL

Hypoplastisches Linksherzsyndrom

Krankheitsentstehung: Verschluss oder Verengung der Herzklappe zwischen linkem Vorhof und linker Herzkammer und zwischen linker Herzkammer und Körperschlagader sowie fehlender Entwicklung der linken Herzkammer und Aorta

Symptome: fortschreitende Zyanose, kardiovaskulärer Kollaps mit Tachydyspnoe, blass-kühler Haut, arterieller Hypotension und schlecht zu tastendem Puls; unbehandelt führt es zum Tod

Diagnostik: Echokardiografie

Behandlungsstrategie: Prostaglandin E1, Operation

Pflege: kontinuierliches Standardmonitoring, bei der Versorgung Belastungsfähigkeit beachten

6.6 Erworbene Herzerkrankungen

6.6.1 Herzinsuffizienz

DEFINITION

Herzinsuffizienz: Unvermögen des Herzens, bei normaler Füllmenge eine adäquate Menge Blut in den Kreislauf zu pumpen, um die Stoffwechselprozesse des Körpers zu gewährleisten

Es wird zwischen **Linksherzinsuffizienz, Rechtsherzinsuffizienz** und **globaler Insuffizienz** unterschieden. Die Art der Insuffizienz bestimmt auch die Symptomatik.

Allgemeine Ursachen für eine Herzinsuffizienz können sein:
- Volumenüberlastung, besonders bei Links-Rechts-Shunt
- Druckbelastung, hauptsächlich durch Herzfehler mit Behinderungen des Blutflusses wie Klappenstenose oder Aortenisthmusstenose

Tab. 6.3 Ursachen für Herzinsuffizienz in unterschiedlichen Altersstufen

Neugeborene und Kleinkinder	Schulkinder und Jugendliche
Ohne Herzfehler	
• Anämie • Herzrhythmusstörungen • Kardiomyopathie • Elektrolytverschiebungen • Endokrinologische Erkrankungen wie Hyperthyreose • Shunts außerhalb des Herzens • Bluthochdruck • Kawasaki-Syndrom • Sepsis	• Anämie • Herzrhythmusstörungen • Kardiomyopathie • Bluthochdruck • Kawasaki-Syndrom • Myokarditis • Durch Medikamente • Niereninsuffizienz • Andere Erkrankungen wie Muskeldystrophie, zystische Fibrose
Bei angeborenen Herzerkrankungen	
• Behinderung beim Ausfluss aus dem linken Ventrikel (z. B. Aortenstenose, Aortenisthmusstenose) • Behinderung beim Füllen des linken Ventrikels (z. B. Mitralstenose) • Transposition der großen Gefäße • Lungenvenenfehlmündung • Truncus arteriosus • Ein-Kammer-Herz (Single-Ventricle)	• Aorteninsuffizienz • Mitralklappeninsuffizienz • Mitralklappenstenose • Nicht entdeckte Shuntvitien

- Abnehmende Kraft der Kontraktion, hauptsächlich durch abnehmende Kraft des Herzmuskels
- Hohe Leistungsanforderungen an das Herz z. B. bei Sepsis, Herzrhythmusstörungen, Hyperthyreose oder schwerer Anämie.

Spezifischere Ursachen sind in → Tab. 6.3 aufgeführt.

Krankheitsentstehung

Bei einer **Linksherzinsuffizienz** ist der linke Ventrikel nicht mehr ausreichend in der Lage, das Blut in den Körper zu pumpen. Dadurch nimmt die Leistungsfähigkeit des Kindes (→ Tab. 6.4) ab. Außerdem steigt der Druck im linken Vorhof und in den Pulmonalvenen. Es kommt zu einem Rückstau des Bluts in die Lungenvenen und die weiteren Lungengefäße. Durch den erhöhten Druck in der Lunge (sekundäre pulmonale Hypertonie) kann sich ein Lungenödem entwickeln.

Bei der **Rechtsherzinsuffizienz** ist die Funktion des rechten Ventrikels reduziert. Dadurch entsteht ein Rückstau in die großen Venen des Körperkreislaufs. Die genauen Symptome finden sich in → Tab. 6.4.

Das Herz versucht, durch **Kompensation die Defizite** auszugleichen. Diese Defizite sind die

- übermäßige Vergrößerung (Hypertrophie) und Erweiterung (Dilatation) des Herzmuskels sowie die
- Stimulation des sympathischen Nervensystems, die sich insbesondere erkennen lässt z. B. am Schwitzen besonders im Kopfbereich, an der Tachykardie und den kalten Extremitäten.

Bei einer **globalen Herzinsuffizienz** liegt sowohl eine Linksherzinsuffizienz als auch eine Rechtsherzinsuffizienz vor.

Symptome

Die Klassifikation der Schweregrade der Herzinsuffizienz bei Säuglingen und Kindern erfolgt nach Laer et al. [14] (mod. Ross-Score).

Diagnostik

Die **Echokardiografie** gehört zur Basisdiagnostik. Zudem werden ein **Elektrokardiogramm** (EKG) und ein Röntgen-Thorax durchgeführt, um eine Herzvergrößerung, eine vermehrte Lungendurchblutung oder ein Lungenödem zu erkennen.

Das **Blut** sollte auf kardiale Biomarker wie den Spiegel des (aktiven) Brain Natriuretic Peptide oder des N-terminalen Fragments NT (NT-proBNP) und Troponin untersucht werden.

Tab. 6.4 Übersicht über die Symptome

Linksherzinsuffizienz	Rechtsherzinsuffizienz
Säuglingsperiode	
• Tachydyspnoe • Kalte marmorierte Extremitäten • Blässe • Schwaches Schreien • Schwitzen am Hinterkopf bei Anstrengung, besonders beim Trinken • Trinkschwäche, Nahrungsverweigerung • Gedeihstörungen (Gewichtsstagnation, Dystrophie) • Vergrößerte Leber	• Anschwellen der Halsvenen • Ödembildung • Gewichtszunahme durch die Ödeme • Durch den Rückstau Leber- und Milzvergrößerung bzw. Stauungsniere
Ältere Kinder	
• Müdigkeit (*Fatigue*, → 2.1) • Belastungsintoleranz • Dyspnoe bis zur Orthopnoe • Bauchschmerzen • Übelkeit/Erbrechen	

Tab. 6.5 Stufenbehandlung der Herzinsuffizienz

Ambulant	Stationär
• Starke physische Belastungen reduzieren • Medikamentöse Therapie mit Betablockern, ACE-Hemmern, oralen Diuretika, Glykosiden und Flüssigkeitseinschränkung	• Weitere Therapie mit Herzglykosiden, strenge Flüssigkeitseinschränkung und Diuretikagabe i. v. • Zusätzlich zu den vorherigen Maßnahmen werden Katecholamine (z. B. Dopamin/Dobutamin) und weitere herzspezifische Medikamente über einen zentralen Venenkatheter verabreicht • Ggf. weitere intensivmedizinische Maßnahmen (spezielle Beatmungsformen, Schrittmacher, Kreislaufersatzverfahren, Herztransplantation)

Behandlungsstrategie

Die Therapie der Herzinsuffizienz bei Kindern erfolgt nach einem **Stufenplan,** der das ambulante Setting und den stationären Bereich bis hin zur Intensivversorgung mit folgenden Maßnahmen vorsieht (→ Tab. 6.5).

Je nach Herzfehler und Symptomen des Kindes werden die folgenden Medikamente in unterschiedlichen Kombinationen verwendet:

- **Katecholamine,** auch „Herzhormone" genannt. Zu dieser Medikamentengruppe gehören u. a. Adrenalin, Noradrenalin, Dobutamin und Dopamin. Diese stimulieren am Herzen die α- und β-Rezeptoren der Gefäße, was zu einer Steigerung des Blutdrucks, der Frequenz und der Auswurfleistung des Herzens führt. Jedes Medikament hat ein unterschiedliches Wirkungsspektrum, sodass eine individuelle Anordnung getroffen werden muss. Alle Katecholamine werden zentralvenös verabreicht.
- **Vasodilatatoren** entlasten das Herz, da der periphere Widerstand gesenkt wird, z. B. Milrinon, Nitroglycerin.
- **Diuretika** sind ausschwemmende Medikamente. Sie reduzieren die Ödeme und senken die Füllungsdrücke des Herzens. Beispiele für Diuretika sind Furosemid, Spironolacton, Hydromedin oder Hydrochlorothiazid.
- **ACE-Hemmer,** z. B. Captopril, beeinflussen die Wirkung des Renin-Angiotensin-Aldosteron-Systems und führen zu einer Blutdrucksenkung.
- **Betablocker** senken die Herzfrequenz.
- **Herzglykoside** sind Digitalispräparate, welche die Schlagkraft des Herzens steigern und die Frequenz senken.

Pflege

Kinder mit Herzinsuffizienz sind stark beeinträchtigt und **schwer krank.** Sie benötigen intensive pflegerische Versorgung, bis sich die Symptome bessern. Die Pflegefachpersonen achten bei Neugeborenen und Säuglingen auf die ersten Zeichen einer möglichen Herzinsuffizienz und geben diese Informationen umgehend an die Ärztin weiter. Das gilt auch für alle weiteren Zustandsveränderungen des Kindes mit Herzinsuffizienz.

Durch die reduzierte Belastbarkeit sind die Kinder sehr **ruhebedürftig.** Die Versorgung muss sich an die aktuelle Situation anpassen, indem auf ein optimales Handling geachtet wird. Da die Kinder durch **rasche Ermüdbarkeit** (*Fatigue,* → 2.11) und Spielunlust auffallen, ist eine entsprechende Beschäftigung (z. B. durch Vorlesen, Musik hören) zu wählen.

Zu achten ist außerdem auf:

- Die **Überwachung** erfolgt am besten über Monitoring, damit die Herz- und Atemfrequenz kontinuierlich im Blick behalten werden kann.

- Nach ärztlicher Anordnung erfolgt eine Flüssigkeitseinschränkung. Diese wird durch eine **Flüssigkeitsbilanzierung** kontrolliert. So kann die Gefahr der Flüssigkeitsüberlastung frühzeitig erkannt und gegenreguliert werden. Auch auf eine Ödembildung ist zu achten.
- Die Flüssigkeitsbeschränkung birgt die Gefahr einer Obstipation. Hinweise auf die **Trägheit der Verdauung** müssen ebenfalls rechtzeitig erkannt und z. B. durch ballaststoffreiche Ernährung vorgebeugt werden.
- Je nach Zustand muss das Kind 1- bis 2-mal täglich **gewogen** werden.
- Wenn die **Haut** feucht, kalt und/oder verschwitzt ist, sollte sie abgewaschen und die Extremitäten warmgehalten werden.

Die Kinder und Eltern, aber auch die weiteren Angehörigen benötigen eine intensive psychosoziale Unterstützung. Sie sind durch die Situation verängstigt und verunsichert.

SPICKZETTEL

Herzinsuffizienz

Krankheitsentstehung: **bei Neugeborenen** Herzfehler, Herzrhythmusstörungen, endokrinologische Erkrankungen; **bei Schulkindern** Anämie, Hypertonie, Aorten-/Mitralkappen-/insuffizienz/stenose.

- Linksherzinsuffizienz mit Rückstau des Bluts in die Lungengefäße
- Rechtsherzinsuffizienz mit Rückstau in die Körpervenen
- Globalherzinsuffizienz mit Links- und Rechtsherzinsuffizienz

Symptome:

- Linksherzinsuffizienz: bei Säuglingen Blässe, Schwäche, Tachydyspnoe, Schreien; bei älteren Kindern Müdigkeit, Dyspnoe, Belastungsintoleranz
- Rechtsherzinsuffizienz: Ödembildung, Gewichtszunahme, Lebervergrößerung

Diagnostik: Echokardiografie, EKG, Röntgen-Thorax

Behandlungsstrategie: Therapie nach Stufenplan

Pflege: reduzierte Belastbarkeit und rasche Ermüdbarkeit beachten und Überwachung der Vitalparameter, Flüssigkeitsbilanz, Verdauung und Ödembildung

6.6.2 Endokarditis und Endokarditisprophylaxe

DEFINITION

Infektiöse Endokarditis (IE): durch mikrobielle Erreger verursachte, meistens bakterielle Infektion des valvulären (die Herzklappe betreffend) und des parietalen (zur Wand des Organs gehörenden) Endokards (Herzinnenwand). Betroffen sind auch das Endothel (innerste Wandschicht) und die herznahen großen Gefäße (Hohlvenen, Aorta und Arteria pulmonalis).

Bei folgenden Kindern besteht ein besonders **hohes Endokarditisrisiko:**
- Kinder mit einer Kunstklappe
- Patienten nach überstandener Endokarditis
- Patienten mit angeborenen Herzfehlern
  - Zyanotische Herzfehler vor Korrektur
  - Palliativsituationen (Shunts/Conduits)
  - Korrigierte Herzfehler mit Kunstmaterial in den ersten 6 Monaten nach Operation oder Intervention.

Alle anderen kongenitalen Vitien benötigen keine Prophylaxe.

Einteilung

Es werden **vier Formen,** je nach Ursachen, (→ Abb. 6.17) unterschieden:
- Endokarditis von Nativklappen (patienteneigene Herzklappe) und angeborenen Strukturanomalien

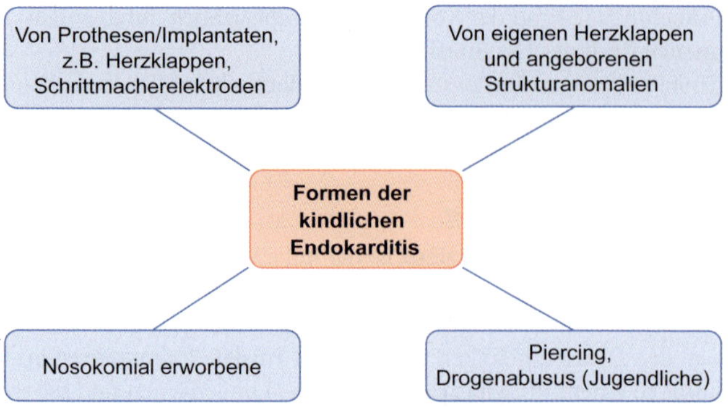

Abb. 6.17 Mögliche Ursachen der kindlichen Endokarditis [L143]

- Prothesen-/Implantat-assoziierte Endokarditis, z. B. biologische oder mechanische Herzklappen, Conduits, VSD Patch, Schirmchen/Coils, Schrittmachersonden oder zentralvenöse Katheter
- Nosokomial erworbene Endokarditis (z. B. durch Katheter hervorgerufen)
- Klappenfehler nach rheumatischem Fieber
- Endokarditis bei Drogenabusus (ab dem Jugendalter).

Kinder mit angeborenem Herzfehler sind durch die veränderte Anatomie und veränderte Flusseigenschaften besonders anfällig für eine Endokarditis.

Krankheitsentstehung

Bei der Endokarditis lagern sich auf dem Endothel (innerste Wandschicht) von Klappen oder auf dem Endokard Thromben an. Auf diese Auflagerungen können sich Bakterien anheften, was begünstigt wird durch den turbulenten Blutfluss im Bereich von Engstellen und Verletzungen des Endothels.

Bei der **Prothesenendokarditis** wirken sich auch die physikalischen und chemischen Eigenschaften der Oberfläche des implantierten Fremdmaterials krankheitsbegünstigend aus. Es entwickelt sich eine **transitorische Bakteriämie** (vorübergehender Anstieg der Bakterienzahl im Blut eines Menschen).

Die Erreger der **akut verlaufenden Form** sind Staphylococcus aureus, Pneumokokken sowie die gramnegativen Stäbchen mit hoher Komplikationsrate bis hin zum akuten Herzversagen. Die **subakut verlaufende Form (Endocarditis lenta)** wird von weniger virulenten Erregern verursacht:
- Streptokokken
- Koagulase-negative Staphylokokken
- Enterokokken
- Pilze.

In 12 % der Fälle gelingt kein Erregernachweis. Die Mortalität der infektiösen Endokarditis liegt im Kindesalter unter 10 %. Bei Kindern ohne Herzfehler oder erworbenen Herzerkrankungen sollte bei Vorliegen einer Endokarditis immer ein Immundefekt ausgeschlossen werden.

Symptome

Generell erfordern unklares Fieber, anhaltende Fieberschübe und septische Zustandsbilder immer eine Abklärung. Auch wenn die Endokarditis seltener geworden ist, ist es umso wichtiger, diese Erkrankung auszuschließen.

Bei den **Symptomen** muss zwischen einer akut verlaufenden Form und einer subakuten Form der infektiösen Endokarditis unterschieden werden (→ Tab. 6.6).

Tab. 6.6 Unterschiede zwischen der akuten und subakuten Endokarditis

Akute Endokarditis	Subakute Endokarditis
Septisches Krankheitsbild mit rascher Entwicklung einer Herzinsuffizienz und eines neu auftretenden Herzgeräuschs	Häufig (80 %) schleichender Beginn mit unspezifischen Symptomen: • Fieber • Verschlechterung des Allgemeinzustands mit – Abgeschlagenheit – Appetitlosigkeit – Übelkeit – Erbrechen – Gewichtsverlust – Müdigkeit *(Fatigue)* – Muskelschmerzen – Gelenkschmerzen Selten (20 %) spezifische klinische Symptome: • Neues oder verändertes Herzgeräusch • Hauterscheinungen Weitere Symptome: • Splenomegalie (Vergrößerung der Milz) • Mikrohämaturie (Ausscheidung von Blut im Urin, das mit dem Auge nicht erkennbar ist) • Anämie • Herzrhythmusstörungen (z. B. AV-Block) • Embolien im Bereich Lunge, Gehirn, Niere, Extremitäten u. a.

Diagnostik

Bei der Verdachtsdiagnose infektiöse Endokarditis sind die Echokardiografie (transthorakal oder auch transoesophageal) und die Labordiagnostik (u. a. Entzündungszeichen, Blutkultur, ggf. Gerinnungsdiagnostik) die wichtigsten diagnostischen Maßnahmen.

Behandlungsstrategie

Die **Behandlung mit Antibiotika** ist unverzichtbar. Zudem erfolgen als symptomatische Therapien z. B. eine medikamentöse Herzinsuffizienztherapie, antipyretische Therapie, Behandlung der Niereninsuffizienz, antiarrhythmische Therapie. Evtl. ist auch eine operative Sanierung notwendig.

Die Eltern sind über die Wichtigkeit der Nachsorge zu informieren. Zunächst werden kurzfristige Termine vereinbart, danach in regelmäßigen Abständen Nachsorgetermine, welche die klinische Untersuchung, Ruhe-EKG, Echokardiografie und evtl. Blutuntersuchungen beinhalten.

Bei Kindern mit einer infektiösen Endokarditis besteht ein lebenslanges Risiko, dass diese Erkrankung wieder auftritt.

Die **Endokarditisprophylaxe** (→ Abb. 6.18) lässt sich in eine Primär- und eine Sekundärprophylaxe unterteilen.

Endokarditisprophylaxe

Bei der **Primärprophylaxe** geht es darum, möglichst frühzeitig der Entstehung einer Endokarditis vorzubeugen. Sie umfasst die kausale Therapie eines angeborenen Herzfehlers sowie die konsequente Behandlung von mikrobiellen Befunden an prothetischem Material. Ein besonderer Stellenwert kommt der optimalen Zahngesundheit zu. Hierzu gehört neben der korrekten Zahn- und Mundhygiene auch die Vermeidung von Nahrungsmitteln, die Karies verursachen können, z. B. zuckerhaltige Produkte. Zu achten ist auch auf die professionelle Zahnreinigung und zahnmedizinische Behandlung. Da auch über die Haut Erreger eindringen können, ist ebenfalls für eine sorgfältige Haut- und Nagelpflege Sorge zu tragen. Ebenso müssen dermatologische Erkrankungen, z. B. Akne, konsequent behandelt werden. Piercing und Tätowierung sind zu vermeiden. Eine antibiotische Therapie bei viralen Atemwegsinfektionen ist nicht angezeigt.

Die **Sekundärprophylaxe** bezieht sich auf das Verhindern einer Ansiedlung von im Blut zirkulierenden Bakterien an bereits vorgeschädigte Bereiche im Herzen (transitorische Bakteriämie). Hier ist die prophylaktische Verabreichung von Antibiotika vor diagnostischen und therapeutischen Eingriffen die Maßnahme der Wahl.

SPICKZETTEL

Endokarditis

Krankheitsentstehung: Infektion des Herzens durch bakterielle Erreger

Symptome: unklares Fieber, Fieberschübe und septisches Krankheitsbild mit Herzinsuffizienz und Herzgeräuschen; bei schleichendem Beginn Fieber mit Verschlechterung des Allgemeinzustands, Splenomegalie, Mikrohämaturie

Diagnostik: Echokardiografie, Blutkultur

Behandlungsstrategie: Antibiotika

Wichtig! Beachtung der Endokarditisprophylaxe

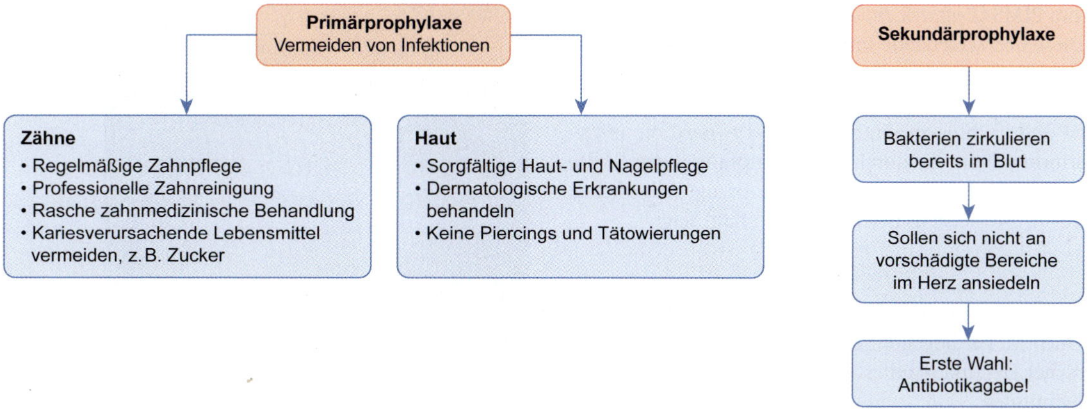

Abb. 6.18 Primär- und Sekundärprophylaxe einer Endokarditis [L143]

6.6.3 Myokarditis

DEFINITION

Myokarditis: entzündliche Erkrankung des Herzmuskels durch Schädigung der Myozyten (Herzmuskelzellen) infolge des Eindringens von Entzündungszellen in den Herzmuskel. Nekrosen und Zerfall von Herzmuskelzellen können die Folge sein.

Tritt im Kindesalter selten auf, potenziell lebensbedrohliche Erkrankung.

Eine Myokarditis ist eine entzündliche Erkrankung des Herzmuskels. Obgleich sie relativ selten im Kindesalter auftritt, stellt sie eine **potenziell lebensbedrohliche Erkrankung** da.

Nicht selten bleibt die Myokarditis unerkannt. Trotzdem ist sie eine bedeutsame Ursache für Morbidität (Krankheitshäufigkeit) und Mortalität (Sterblichkeit) bei Kindern und Jugendlichen.

Der Verlauf ist meistens gutartig, kann sich aber auch schnell und heftig zeigen. Bei fulminanten Verlaufsformen kann es innerhalb weniger Tage zum Pumpversagen des linken Ventrikels kommen.

Es können sowohl bradykarde als auch tachykarde Herzrhythmusstörungen auftreten (→6.6.5).

Krankheitsentstehung

Die häufigste Ursache der Myokarditis sind virale Infektionen des Herzmuskels mit folgenden **Viren:**

- Enteroviren, z. B. Coxsackieviren, Echoviren, Polioviren, Adenoviren
- Parvovirus B 19 (Erreger der Ringelröteln)
- Humanes Herpes-Virus 6 oder 7
- Epstein-Barr-Virus (Erreger des Pfeifferschen Drüsenfiebers)
- Zytomegalievirus (CMV)
- Influenzaviren
- Hepatitis-C-Virus.

Selten wird eine Endokarditis durch das Mumpsvirus, Herpes-simplex-Virus, Varicella-Zoster-Virus, Rötelnvirus, Humanes Immundefizienz-Virus (HIV) verursacht.

Auch **nichtvirale Erreger** können eine Myokarditis hervorrufen, wie Mykoplasmen und andere Erreger wie Parasiten, Pilze und Hefen. Bakterielle Infektionen sind selten. Im Kindesalter tritt auch die Infektion mit Borrelia burgdorferi (Lyme-Karditis) auf. Auch Arzneimittel, z. B. Antibiotika, und autoimmunologische Erkrankungen bzw. Vaskulitiden, das Kawasaki-Syndrom/PIMS und Sarkoidose können eine Myokarditis verursachen.

Im Rahmen einer SARS-CoV-2-Infektion kann das post-virale Entzündungssyndrom PIMS (*Pediatric Inflammatory Multisystem Syndrome*) auftreten. Diese überschießende Immun- bzw. Entzündungsreaktion weist Ähnlichkeiten zum Kawasaki-Syndrom auf und kann mit einer Beteiligung des Herz- und Kreislaufsystems in Form einer Myokarditis während und nach einer akuten COVID-19-Infektion auftreten. Eine Sonderform scheint die durch mRNA Impfung gegen SARS-CoV-2 hervorgerufene Begleitmyokarditis bei bevorzugt männlichen Jugendlichen zu sein, die meistens einen milden Verlauf zeigt.

Symptome

Die Myokarditis kann im Kindesalter asymptomatisch verlaufen, sie kann sich aber auch als kardiogener Schock (Pumpversagen des Herzens) und plötzlicher Herztod manifestieren. Je nach Alter der Kinder variieren diese Symptome.

Neugeborene/junge Säuglinge können unspezifische Krankheitszeichen einer Infektion mit Fieber, Apathie und Trinkschwäche entwickeln oder fallen durch Apnoen, Zyanose und vermehrtes Schwitzen auf.

Auch **bei älteren Kindern** und **Jugendlichen** ist das klinische Bild variabel. Häufig geht dem Erkrankungsbeginn ein 10–14 Tage zurückliegender Virusinfekt voraus. Die meisten Kinder klagen über unspezifische respiratorische oder gastrointestinale Beschwerden, präkordiale (vor dem Herzen) Stiche oder Brustschmerzen. Neu aufgetretene Herzrhythmusstörungen wie supraventrikuläre und ventrikuläre Tachyarrhythmien sowie ein AV-Block sind ebenfalls nicht selten.

Insbesondere bei Jugendlichen mit Post-COVID-Syndromen kann es zum Posturalem Tachykardie Syndrom (POTS) kommen, einer vorübergehenden Fehlregulation des Herzkreislaufsystems nach COVID-19-Infektion.

Diagnostik

Die **Diagnose** erfolgt durch Röntgen-Thorax (→Abb. 6.19), EKG, Echokardiografie (u. a. eingeschränkte Funktion, Dilatation des linken Ventrikels, Perikarderguss), kardiale Magnetresonanztomografie (MRT) und Laboruntersuchungen (u. a. Herzenzyme wie Troponin), aber auch molekularbiologische Untersuchungen zum Nachweis kardiotroper Erreger.

Die serologische Bestimmung von virusspezifischen Antikörpern bei Patienten mit V. a. Myokarditis ist nicht mehr üblich.

Die Myokardbiopsie im Herzkatheterlabor ist der Goldstandard zur Diagnosestellung und sollte bei persistierender Herzinsuffizienz erfolgen.

Behandlungsstrategie

In der **Akutphase** erfolgt eine kontinuierliche Monitorüberwachung. Bei den Symptomen einer Herzinsuffizienz sollte zunächst Bettruhe eingehalten werden und eine körperliche Schonung mit Sportverbot für 3–6 Monate erfolgen, bei geringen Symptomen und unauffälligem EKG könnte evtl. nach 4 Wochen mit Sport wieder begonnen werden.

Die Behandlung orientiert sich an der klinischen Symptomatik. Die **medikamentöse Therapie** wird nach Expertenkonsens mit ACE-Hemmern bzw. AT1-Antagonisten, Betablockern sowie ggf. Diuretika und Aldosteronantagonisten durchgeführt. Dabei hilft die Myokardbiopsie bei der Entscheidung zur weiteren Therapie mit Immunglobulinen, Immunsuppressiva oder Interferon. Bei gesichertem Virennachweis kann eine antivirale Therapie mit Immunglobulinen empfohlen werden.

Bei einigen Kindern kann bei fehlender Stabilisierung trotz optimaler medikamentöser Therapien eine mechanische Kreislaufunterstützung (z. B. ECMO) und/oder Herztransplantation notwendig sein.

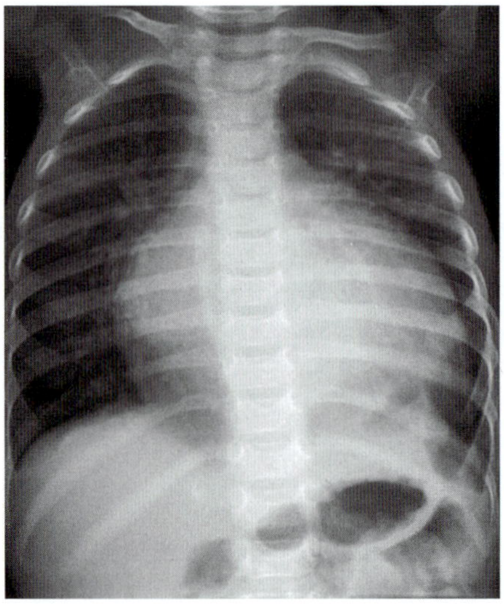

Abb. 6.19 Das Röntgenbild eines Kindes mit akuter Myokarditis zeigt, dass das Herz deutlich vergrößert und die Lungenarterie und -vene etwas vergrößert sind. [E792–002]

Die Kinder sollten nach einer Myokarditis noch langfristig ambulant von einem Kinderkardiologen in der Nachsorge untersucht werden.

SPICKZETTEL

Myokarditis

Krankheitsentstehung: Entzündung des Herzmuskels v. a. durch Viren, aber auch durch Bakterien, Parasiten, Pilze und Hefen

Symptome: bei Neugeborenen Zeichen einer Infektion mit Fieber und Trinkschwäche oder Zyanose und vermehrtes Schwitzen; bei älteren Kindern unspezifische respiratorische und gastrointestinale Beschwerden und Herzrhythmusstörungen

Diagnostik: Röntgen-Thorax, EKG, Echokardiografie

Behandlungsstrategie: Bettruhe, medikamentöse Therapie

6.6.4 Rheumatisches Fieber

DEFINITION

Akutes rheumatische Fieber (ARF): Folgeerkrankung einer durchgemachten Infektion mit β-hämolysierenden Streptokokken der Gruppe A, z. B. einer Angina tonsillaris oder Scharlach

Fallzahlen zum Auftreten des rheumatischen Fiebers sind nicht bekannt, in Deutschland tritt die Erkrankung eher selten auf. Insbesondere in Entwicklungsländern ist sie eine wichtige Ursache für Herzerkrankungen bei Kindern und Jugendlichen.

Krankheitsentstehung

Ist beim rheumatischen Fieber das Herz beteiligt, handelt es sich um eine **Pankarditis** (Entzündung aller Schichten des Herzens). Des Weiteren können Gelenke, das Gehirn (Chorea), die Blutgefäße und das subkutane Gewebe betroffen sein.

Symptome

Das rheumatische Fieber folgt typischerweise auf eine Tonsillitis nach einem symptomlosen Zeitraum von 2–3 Wochen. Bei der Poststreptokokkenarthritis ist der Zeitraum meist eine Woche kürzer. Die Arthritis „wandert“ zwischen den Gelenken und zeigt sich nach wenigen Tagen bis zu einer Woche. Bevorzugt betroffen sind Knie, Sprunggelenk, Ellenbogen- und Handgelenk. Der Verlauf der Karditis ist unterschiedlich. Eine Beteiligung aller Strukturen am Herzen ist möglich (Perikarditis, Myokarditis, Endokarditis). Die durch die Beteiligung des Gehirns aufgetretene **Chorea minor** (Bewegungsstörung mit schnellen, unkontrollierten und drehenden Bewegungen [Chorea]) kann Monate anhalten.

Häufigstes Symptom des rheumatischen Fiebers ist die Polyarthritis. Man sagt, das rheumatische Fieber „leckt an den Gelenken, beißt aber das Herz“. Die Gelenkbeschwerden verschwinden wieder, die Herzprobleme bleiben.

Diagnostik

Die Diagnosestellung erfolgt anhand der **Jones-Kriterien** (→ Tab. 6.7).

Ein akutes rheumatisches Fieber gilt als diagnostiziert, wenn zwei Hauptkriterien oder ein Haupt- und zwei Nebenkriterien erfüllt sind. Zusätzlich ist der Streptokokkennachweis erforderlich.

Die Diagnostik erfolgt mittels EKG, Echokardiografie, 24-Stunden-EKG, Röntgenbild des Thorax. Erstellt und erhoben werden außerdem: Differenzialblutbild, Entzündungsparameter, Streptokokken in der Blutkultur, Leber- und Nieren-Werte, Urinstatus, Streptokokken-Antikörper und Antigene.

Es wird auch eine Sonografie des Gelenks durchgeführt.

Tab. 6.7 Jones-Kriterien

Hauptkriterien	Nebenkriterien
• Karditis • Polyarthritis • Chorea minor • Erythema anulare (langsam zentrifugal wachsende, ringförmige, rote „tastbare“ Plaques) • Subkutane Noduli (subkutane kleine Knoten)	• Arthralgien (Gelenkschmerzen) • Fieber • Erhöhung der Entzündungszeichen in den Laborwerten: – Blutkörperchensenkungsgeschwindigkeit und C-reaktives Protein erhöht – Verlängertes PQ-Intervall im EKG

Behandlungsstrategie

Verabreicht werden **Antibiotika** (Penicillin) zur Streptokokkenbekämpfung. Die weitere Behandlung erfolgt symptomatisch.

Zur **Nachsorge** sind je nach Umfang des kardialen Schadens rehabilitative physiotherapeutische Maßnahmen angezeigt. Abhängig von der Beteiligung der Herzklappen sind eine Endokarditisprophylaxe und regelmäßige kardiologische Kontrollen erforderlich.

SPICKZETTEL

Rheumatisches Fieber

Krankheitsentstehung: Folgeerkrankung einer durchgemachten Infektion mit ß-hämolysierenden Streptokokken

Symptome: Arthritis an Knie, Sprunggelenk, Ellenbogen- und Handgelenk, Karditis (Myo- oder Endokarditis)

Diagnostik: klinische Symptome, Echokardiografie, Streptokokkennachweis

Behandlungsstrategie: Antibiotika

6.6.5 Herzrhythmusstörungen

DEFINITION

Herzrhythmusstörungen: Veränderungen der Herztätigkeit, die durch unregelmäßige Abfolge (Arrhythmie), Abweichung von der normalen Herzfrequenz oder Störung des zeitlichen Ablaufs der einzelnen Herzaktionen gekennzeichnet sind. Die Symptome sind variabel.

Herzrhythmusstörungen kommen bei Kindern häufig vor und sind oft harmlos. In der Regel wird jedes 10. Kind einmal wegen Störungen des Herzschlags beim Kinderarzt vorgestellt. Am häufigsten sind Tachykardien oder durch die Atmung bedingte Störungen des Herzrhythmus (respiratorische Sinusarrhythmie). Notfallsituationen sind bei Kindern im Vergleich zu Erwachsenen selten.

Die meisten Herzrhythmusstörungen werden über längere Zeit gut toleriert. Herzrhythmusstörungen können **erworben** oder **angeboren** sein. Sie können z. B. im Rahmen einer Entzündung des Herzens oder nach einer Herzoperation auftreten. Tachykarde oder bradykarde Rhythmusstörungen können sich bereits beim Feten während der Schwangerschaft oder beim Neugeborenen nach der Geburt entwickeln und gelegentlich einen dramatischen oder lebensbedrohlichen Krankheitszustand darstellen.

Herzrhythmusstörungen (HRST) werden unterteilt in solche mit **langsamer (Bradykardien,** HF < 50/min) und solche mit **schneller Herzfrequenz (Tachykardien,** HF > 100/min). Im Kindesalter spielen überwiegend tachykarde HRST eine Rolle. → Tab. 6.8 gibt einen Überblick über die wichtigsten HRST im Kindesalter.

Wichtig zur Einschätzung der klinischen Relevanz von im EKG diagnostizierten HRST ist der Blick auf das betroffene Kind und das Vorhandensein von Symptomen wie Luftnot, Müdigkeit, Blässe, Schwitzen, Trinkschwäche oder Zustände mit Bewusstseinsverlust (Synkopen).

In der **Pflege** muss bei den Patienten zusätzlich zum Standardmonitoring (EKG, Atemfrequenz, Sauerstoffsättigung, Blutdruck und Temperatur) das Herzzeitvolumen (→ Abb. 6.20) beobachtet werden.

Vorsicht! Je nach Schweregrad der HRST sollten die Pflegenden auf einen Notfall vorbereitet sein, sodass sowohl ein Defibrillator als auch die benötigten Notfallmedikamente in greifbarer Nähe vorbereitet sind.

Da Kinder mit HRST häufig sehr große Angst bis hin zu Panik verspüren und dies zu einer Dekompensation (Entgleisung) führen kann, müssen Pflegefachpersonen eine ruhige und vertraute Umgebung schaffen und beruhigend auf die Kinder einreden. In diesem Fall kann die kontinuierliche Anwesenheit von Eltern bzw. Bezugspersonen von großem Vorteil sein. Dieses sollte, wenn möglich, gewährleistet werden [13].

Bradykarde Herzrhythmusstörungen und Extrasystolen

DEFINITION

Bradykarde Herzrhythmusstörungen: Herzrhythmusstörung mit niedriger Herzfrequenz, sie kann bezogen auf das Lebensalter temporär oder dauerhaft abnorm vermindert sein [15].

Tab. 6.8 Überblick der wichtigsten Herzrhythmusstörungen im Kindesalter

Tachykarde HRST	Bradykarde HRST	Andere HRST
• Sinustachykardie • Supraventrikuläre Tachykardien • Ventrikuläre Tachykardien • Vorhofflattern/-flimmern	• Sinusbradykardie • AV-Block I–III°	• Long-QT-Syndrom • Brugada-Syndrom

Krankheitsentstehung

Die klinisch wichtigsten Formen sind:

- Hochgradiger und kompletter atrioventrikulärer Block (AV-Block II° und AV-Block III°)
- Sinusbradykardie
- Sinusknotendysfunktion.

Bei der **Sinusbradykardie** (→ Abb. 6.21) handelt es sich um einen Abfall der Herzfrequenz unter die altersentsprechende Norm. Sie kann als Normalbefund während des Schlafs oder bei Sportlern durch erhöhten Vagotonus auftreten und keine Beschwerden machen. Bestimmte Krankheiten (Anorexie, Schilddrüsenunterfunktion oder Myokarditis) oder Medikamente (z. B. Betablocker) können jedoch auch eine Erniedrigung des Herzschlags mit entsprechenden Symptomen herbeiführen. Bei der Sinusbradykardie sind im EKG immer normale P-Wellen vor dem QRS-Komplex zu erkennen. Ist dies nicht der Fall, liegt eine Störung des Taktgebers, des Sinusknotens vor. Ersatzrhythmen durch andere Schrittmacher (z. B. AV-Knoten) sind die Folge.

Störungen der **Erregungsleitung** können im gesamten Bereich des Erregungsleitungssystems auftreten. Hervorzuheben sind Störungen im Bereich des AV-Knotens. Diese führen zu einer Verzögerung der atrioventrikulären Überleitung (AV-Block I°), die auch bei gesunden Kindern auftritt und i. d. R. keine Beschwerden hervorruft. Problematisch können höhergradige AV-Blockierungen sein (AV-Block II°), die mit dem Aussetzen von Herzschlägen einhergehen. Auch komplette Blockierungen (AV-Block III°), die zu unzureichenden Ersatzrhythmen der Kammern führen, sind problematisch.

Ein **kompletter AV-Block** (→ Abb. 6.22) kann angeboren oder erworben sein. Ein angeborener AV-Block entsteht im Zusammenhang mit komplexen Herzfehlern oder durch die Erkrankung der Mutter, z. B. durch Bindegewebserkrankungen wie z. B. Lupus erythematodes:

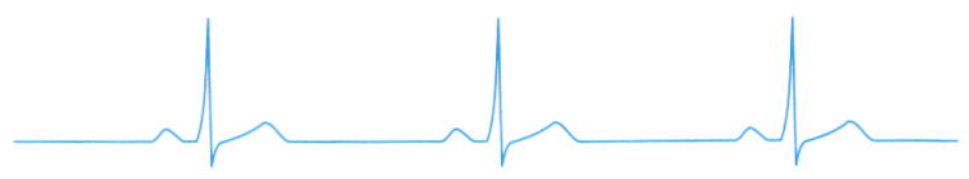

Abb. 6.21 Sinusbradykardie [A300]

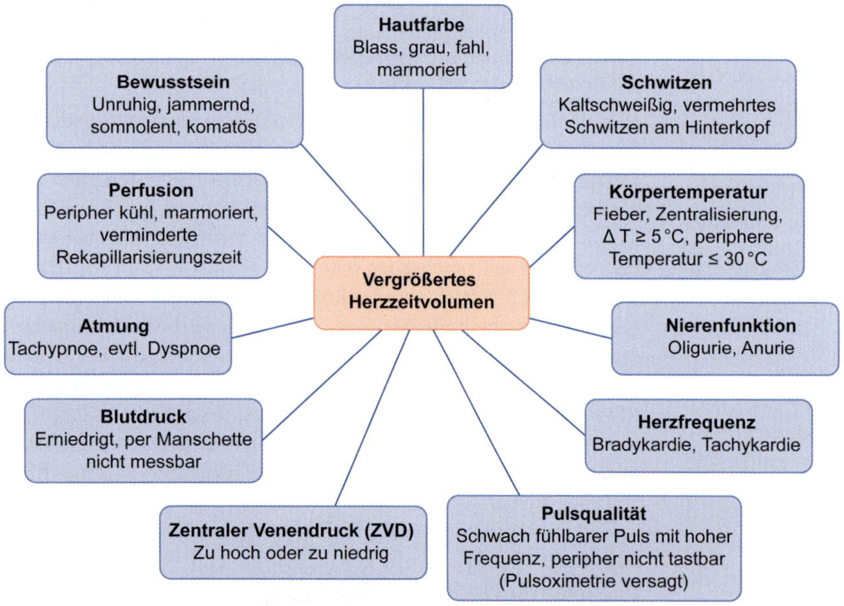

Abb. 6.20 Kriterien zur pflegerischen Beurteilung des Herzzeitvolumens (HZV) [L143]

Autoantikörper der Mutter führen beim Feten zu einer entzündlich bedingten Zerstörung des AV-Knotens. Erworbene komplette AV-Blöcke finden sich am häufigsten nach Operationen am Herzen, bei denen Reizleitungsbahnen verletzt werden. Seltener kommt es im Rahmen von entzündlichen Herzerkrankungen (z. B. Borreliose) und Kardiomyopathien zum kompletten AV-Block (AV-Block III°).

Viele Kinder können eine Bradykardie gut kompensieren, es kann jedoch auch zu einem reduzierten Herz-Kreislauf-Volumen führen, wodurch die Kinder symptomatisch werden.

Symptome

Bradykarde Herzrhythmusstörungen sind gekennzeichnet durch die reduzierte Belastbarkeit bis hin zur deutlich erkennbaren Herzinsuffizienz mit **Schwindel** und **Synkopen** (sehr kurze Ohnmacht und schnelle Reorientierung) in Ruhe und/oder unter Belastung, in seltenen Fällen kommt es auch zum plötzlichen Herztod.

Diagnostik

Die **Diagnostik** umfasst das Standard-EKG mit langem Streifen, Langzeit-, Belastungs-EKG, Aufzeichnungen mithilfe eines Event-Recorders, Echokardiografie, Röntgen-Thorax. Bei Kindern mit einem angeborenen AV-Block sollte die Mutter evtl. auf bestimmte Autoantikörper untersucht werden.

Behandlungsstrategie

Eine **medikamentöse Therapie** (z. B. Epinephrin, Orciprenalin, Atropin) wird nur zur Überbrückung bis zur Implantation eines Schrittmachers angewendet. Bei jedem Kind wird die Indikation zur **Schrittmacherimplantation** individuell gestellt. Die Empfehlungen hierzu basieren auf Expertenmeinung. Wichtig ist aber auch hier die Behandlung einer möglichen Grunderkrankung, z. B. die Gabe von Antibiotika bei infektionsbedingten bakteriellen Ursachen.

Zur **Nachsorge** bedürfen Kinder mit bradykarden Herzrhythmusstörungen regelmäßiger ambulanter kinderkardiologischer Kontrollen, Kinder mit Herzschrittmachern einer Schrittmacherkontrolle.

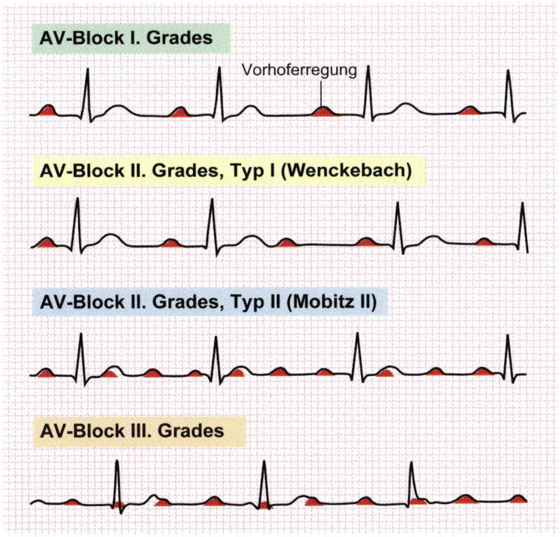

Abb. 6.22 Die verschiedenen Ausprägungen des AV-Blocks [L190]

> **Extrasystolen**
>
> Extrasystolen sind eine der häufigsten Herzrhythmusstörungen im Kindes- und Jugendalter. Je nach Ursprung unterscheidet man supra- und ventrikuläre Extrasystolen. 20–40 % der herzgesunden Kinder haben je nach Alter supraventrikuläre Extrasystolen (SVES) im Langzeit-EKG. Meistens werden diese nicht bemerkt und sind i. d. R. harmlos. Auftreten können sie jedoch auch bei verschiedenen entzündlichen Erkrankungen des Herzens, bei Elektrolytstörungen oder nach Herzoperationen und erfordern in diesen Fällen ggf. eine entsprechende Behandlung. Einzelne ventrikuläre Extrasystolen sind im Kindesalter häufig und werden ebenfalls meist nicht bemerkt. Insbesondere wenn sie unter Belastung verschwinden, gelten sie als gutartig. Gehäuft auftretende oder aus verschiedenen Bereichen des Ventrikels kommende Extraschläge können jedoch auf eine pathologische Ursache deuten und benötigen eine weitere Abklärung.

SPICKZETTEL

> **Bradykarde Herzrhythmusstörungen**
>
> **Krankheitsentstehung:** Herzrhythmusstörung mit niedriger Herzfrequenz
>
> **Symptome:** reduzierte Belastbarkeit bis zur deutlich erkennbaren Herzinsuffizienz mit Schwindel und Synkopen
>
> **Diagnostik:** EKG, Echokardiografie
>
> **Behandlungsstrategie:** medikamentöse Therapie als Überbrückung, Implantation eines Herzschrittmachers

Tachykarde Herzrhythmusstörungen

DEFINITION

> **Tachykarde Herzrhythmusstörungen:** anfallsartige oder chronisch-permanente Erhöhung der Vorhof- und/oder Kammerfrequenz. Sie werden in supraventrikuläre und ventrikuläre Tachyarrhythmien unterteilt [16]. Die supraventrikuläre Tachykardie (SVT) ist die häufigste symptomatische Tachyarrhythmie bei Kindern, Jugendlichen sowie bei angeborenen Herzfehlern.

Bei der SVT sind anatomische Strukturen oberhalb der Bifurkation des His-Bündels an der Entstehung und Aufrechterhaltung der Tachykardie wesentlich beteiligt.

Krankheitsentstehung

Bei einer Sinustachykardie und respiratorischen Arrhythmie, die zu den tachykarden Herzrhythmusstörungen zählen, handelt es sich um keine wirklichen Herzrhythmusstörungen, sondern um Normvarianten des Herzrhythmus.

- Bei einer **Sinustachykardie** (→ Abb. 6.23) wird die maximale Herzfrequenz der jeweiligen Altersstufe für einen längeren Zeitraum um

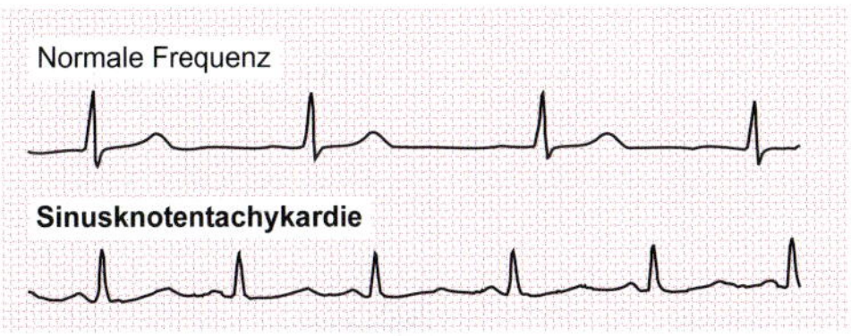

Abb. 6.23 Sinustachykardie im Vergleich zur normalen Frequenz [A300]

20 % überschritten. Ursache hierfür kann eine erhöhte Aktivität vom sympathischen Nervensystem (erhöhter Sympathikotonus), Fieber, eine schwere Anämie, eine Überfunktion der Schilddrüse (Hyperthyreose) oder die Einnahme verschiedener Medikamente sein (z. B. Inhalation mit Salbutamol bei obstruktiver Bronchitis).

- Die häufigste Form einer Sinusarrhythmie ist die **respiratorische Arrhythmie,** hierbei kommt es während der Inspiration zu einem Anstieg der Herzfrequenz und bei der Exspiration zu einer Abnahme der Herzfrequenz.
- **Supraventrikuläre Tachykardien (SVT)** entstehen am häufigsten auf dem Boden akzessorischer atrioventrikulärer Leitungsbahnen. Zusätzlich zum AV-Knoten besteht eine muskuläre elektrisch leitende Verbindung zwischen dem Vorhof- und Kammermyokard. Über diese zusätzliche Leitungsbahn können kreisende Erregungen stattfinden, die zu plötzlichen (paroxysmalen) Tachykardien führen.
- Am bekanntesten ist das **Wolff-Parkinson-White-Syndrom** (WPW-Syndrom → Abb. 6.24). Andere Zellen außerhalb des Sinusknotens können abnorme Automatismen entwickeln und zu Vorhoftachykardien führen. Auslöser können wie auch bei ventrikulären Tachykardien entzündliche Herzerkrankungen, angeborene Herzfehler oder Korrekturoperationen am Herzen sein. Supraventrikuläre und ventrikuläre Tachykardien unterscheiden sich durch die Breite des QRS-Komplexes.
- Eine besondere Form der Rhythmusstörung stellt das **Long-QT-Syndrom** (→ Abb. 6.25) dar. Diese i. d. R. angeborene Ionenkanalerkrankung zeichnet sich im EKG durch eine Verlängerung der QT-Zeit aus, wodurch ventrikuläre Tachykardien begünstigt werden können. Auslöser hierfür können Schreck, Stress, Sprung ins kalte Wasser oder das Klingeln des Handys oder Weckers sein. Nach entsprechender Diagnostik (EKG/genetische Untersuchung) kann eine prophylaktische medikamentöse Behandlung (ß-Blocker) notwendig sein, in einigen Fällen auch die Implantation eines Defibrillators, welcher die Kammertachykardien beenden soll.

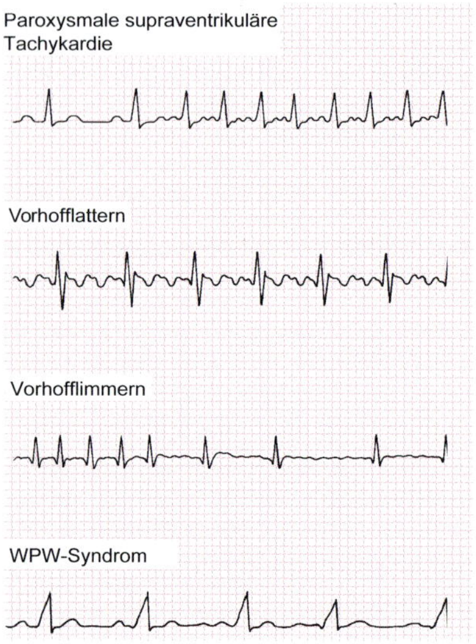

Abb. 6.24 Weitere Tachykardieformen [A300]

Symptome

Die meisten Tachykardien werden auch über eine längere Zeit gut toleriert und präsentieren sich häufig mit **unspezifischen Symptomen.** Ein Teil der Kinder zeigt keine Symptome und die Herzrhythmusstörung wird zufällig entdeckt (EKG im Rahmen einer Vorsorgeuntersuchung oder sportärztlichen Untersuchung).

Säuglinge fallen auf durch Unruhe, zunehmende Müdigkeit *(Fatigue),* Trinkschwäche, Blässe, Schwitzen. **Ältere Kinder** klagen über Herzstolpern oder -rasen, Schwindel und Leistungsknick; evtl. kommt es zu Synkopen (kurzzeitige Bewusstlosigkeit) oder insbesondere bei Kammertachykardien zum Herzstillstand.

Diagnostik

Erstellt werden verschiedene EKGs, mit langem Streifen, Langzeit-EKG, Belastungs-EKG. Zudem werden elektrophysiologische Untersuchungen (EPU) mit intrakardialem und transösophagealem EKG mittels Herzkatheter vorgenommen, Echokardiografie, Röntgen-Thorax und Herzkatheteruntersuchung mit Myokardbiopsie.

Bei manchen Störungen der Erregungsableitung kann eine genetische Diagnostik sinnvoll sein, z. B. um Genmutationsträger zu identifizieren (z. B. Long-QT-Syndrom, Brugada-Syndrom). Laboruntersuchungen sind zum Nachweis der Schädigung der Herzmuskelzellen und einer Hyperthyreose von Bedeutung.

Behandlungsstrategie

Supraventrikuläre Tachykardien werden auch von Säuglingen Stunden bis Tage gut toleriert, können dann aber rasch zu einer Verschlechterung des Allgemeinzustands und einem akuten Herzversagen führen. Sollte es nicht zu einer spontanen Normalisierung der Rhythmusstörung kommen, können Vagusmanöver (z. B. Eisbeutel auf das Gesicht, Trinken von Eiswasser) die Tachykardie beenden. Dann erfolgen medikamentöse Maßnahmen und an letzter Stelle steht die elektrische Kardioversion zur Verfügung.

Bei Säuglingen ist im 1. Lebensjahr meistens nur eine vorübergehende antiarrhythmische Therapie (z. B. Propafenon oder ß-Blocker wie Propranolol) notwendig, da es häufig zu einem spontanen Verschwinden der Tachykardien kommt. Bei größeren Kindern kann bei häufig auftretenden und symptomatischen Tachykardien neben der medikamentösen Therapie eine Ablationstherapie (Verödung) zusätzlicher Leitungsbahnen notwendig sein.

Ventrikuläre Tachykardien können bei Kindern und Jugendlichen ebenso wie bei Erwachsenen lebensbedrohliche Notfälle herbeiführen und müssen durch medikamentöse oder elektrische Maßnahmen (Kardioversion) beendet werden [18].

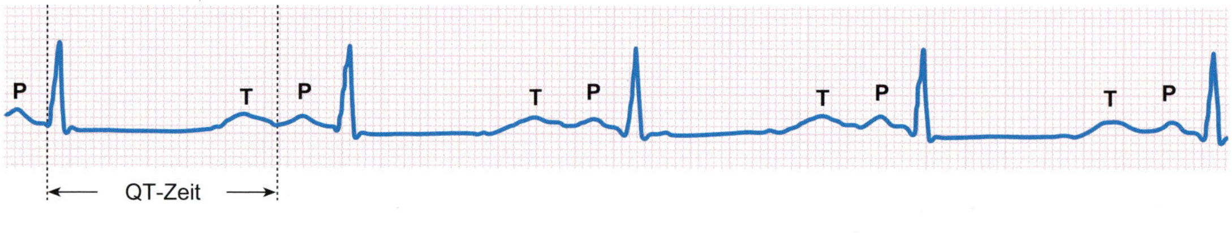

Abb. 6.25 Long-QT-Syndrom: Die QT-Zeit ist verlängert [L106]

SPICKZETTEL

Tachykarde Herzrhythmusstörungen

Krankheitsentstehung: Erhöhung der Vorhof- und/oder Kammerfrequenz

Symptome: unspezifische Symptome, oft Zufallsbefund. Bei Säuglingen Unruhe, zunehmende Müdigkeit, Trinkschwäche, Blässe, Schwitzen. Bei älteren Kindern Herzstolpern oder -rasen, Schwindel und Leistungsknick.

Diagnostik: EKG, elektrophysiologische Untersuchung (EPU)

Behandlungsstrategie: wenn keine spontane Normalisierung auftritt, Vagusmanöver und medikamentöse Therapie

6.6.6 Kardiomyopathien

Bei Kardiomyopathien handelt es sich um Erkrankungen des Myokards, bei denen die Kontraktion des Herzmuskels gestört ist. Laut WHO wird die **primäre Kardiomyopathie** als „Herzmuskelerkrankung, die mit einer mechanischen oder elektrischen Fehlfunktion des Herzens einhergeht" bezeichnet. **Sekundäre Kardiomyopathien** treten als kardiale Beteiligung einer Systemerkrankung auf (→ Tab. 6.9).

Primäre Kardiomyopathien werden eingeteilt (→ Abb. 6.26) in:

- **Angeborene (genetische) Kardiomyopathien:**
  - Hypertrophe Kardiomyopathie
  - Glykogenspeichererkrankungen
  - Herzrhythmusstörungen (z. B. Ionenkanalerkrankungen wie Long-QT-Syndrom)

Tab. 6.9 Sekundäre Kardiomyopathien

Ursachen	Beispiele
Speichererkrankungen	Hämochromatose, Glykogenspeicherkrankheit
Endokrin	Diabetes mellitus, Hyper-, Hypothyreose
Neuromuskulär/neurologisch	Muskeldystrophie Duchenne
Immunologisch	Lupus erythematodes, Dermatomyosis, rheumatoide Arthritis
Toxisch	Nach Strahlentherapie, Drogen, Anabolika, Chemotherapie
Infiltrativ	Amyloidose, Morbus Gaucher, Morbus Hurler, Morbus Hunter
Weitere	Fehlernährung, Selenmangel

- **Gemischte** (angeborene und erworbene) **Kardiomyopathien,** beide gehen mit Funktionseinschränkungen einher
  - Dilatative Kardiomyopathie (mit Erweiterung der Herzkammern)
  - Restriktive Kardiomyopathie (mit Einengung der Herzkammern)
- **Erworbene Kardiomyopathie:** Myokarditis.

Bei Kindern treten Kardiomyopathien relativ selten auf. Ursachen und Risikofaktoren sind familiäre oder genetische Faktoren, Infektionen, Mangelzustände, stoffwechselbedingte Abweichungen und Kollagenosen (→ 12.6).

Bei einer dilatativen Kardiomyopathie überwiegen Symptome einer Herzinsuffizienz, bei einer restriktiven Kardiomyopathie bestehen Synkopen oder Herzrhythmusstörungen.

Die **Prognose** und **Therapie** sind entscheidend von der Form und Ursache der Kardiomyopathie abhängig. So kann es notwendig sein, die Symptome einer Herzinsuffizienz zu behandeln oder operativ eine entsprechende Obstruktion zu therapieren.

6.6.7 Pulmonale arterielle Hypertonie (PAH)

DEFINITION

Pulmonale arterielle Hypertonie (PAH): Erhöhung des mittleren pulmonalarteriellen Drucks (mPAP) auf ≥ 20 mmHg in Ruhe bei Kindern › 3 Monaten. Häufig in Verbindung mit angeborenen Herzfehlern (50 %), seltener im Zusammenhang mit Lungenerkrankungen (15 %) und in 35 % der Fälle findet sich keine Ursache.

Der Lungenhochdruck (pulmonale arterielle Hypertonie = PAH) ist im Kindesalter eine seltene, aber schwerwiegende Erkrankung.

Krankheitsentstehung

Bei der PAH ist das Lungengefäßsystem krankhaft verändert, was zu einer Gefäßverengung **(Vasokonstriktion)** der Blutgefäße der Lunge führt. Dazu kommen Veränderungen der Gefäßinnenwand (Endothel) und Verdickungen der Gefäßwand, wodurch der Blutfluss und der Gasaustausch beeinträchtigt werden. Die Engstellung und Schädigung der Lungengefäße verursachen einen Druckanstieg in den Gefäßen. Das rechte Herz muss gegen diesen Widerstand verstärkt pumpen, was zu einer Belastung und Insuffizienz der rechten Herzkammer führt.

Symptome

Leistungsschwäche, Müdigkeit *(Fatigue)*, Abgeschlagenheit, Belastungsdyspnoe, Schwindel und Synkopen sind die am häufigsten auftretenden Beschwerden.

Das **Eisenmenger-Syndrom** (→ 6.5.1) gilt als die schwerste Form der PAH, welche bei angeborenen Herzfehlern mit großem Links-Rechts-

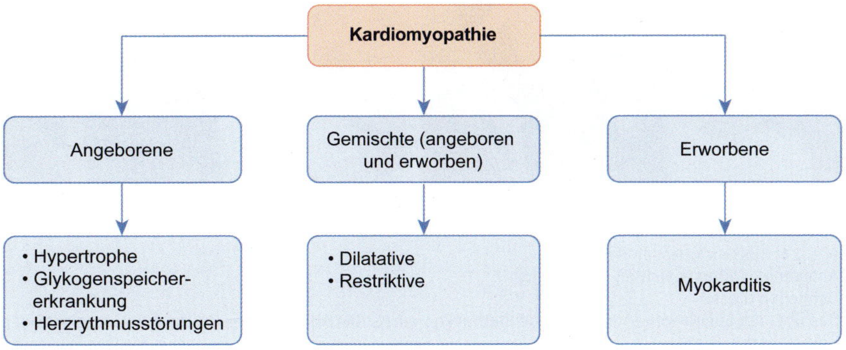

Abb. 6.26 Formen der Kardiomyopathie [L143]

Shunt (z. B. VSD, CAVSD) und Lungenüberdurchblutung entstehen kann. Diese Kinder entwickeln eine langsam zunehmende Zyanose und einen chronischen Sauerstoffmangel im Blut (Hypoxämie).

Diagnostik

Routineuntersuchungen wie Röntgen-Thorax, EKG und Lungenfunktion sowie die Echokardiografie reichen nicht aus zur genauen **Diagnosestellung.** Die Herzkatheteruntersuchung erlaubt die genauste Bestimmung der Druckverhältnisse und Diagnosesicherung. Durch die Gabe bestimmter Medikamente ist es zudem möglich, die Reagibilität (Fähigkeit, sensibel zu reagieren) des Lungengefäßsystems zu prüfen. Das Ansprechen der Gefäße auf Vasodilatatoren (gefäßerweiternde Medikamente) ist entscheidend für die Prognose.

Behandlungsstrategien

Neue Wirkstoffe wie Bosentan und Sildenafil erlauben es, die Krankheit zu stabilisieren. Eine Heilung ist nicht möglich, jedoch kann die Lebenserwartung verbessert werden. Falls medikamentöse Therapien ein Rechtsherzversagen nicht zur Stabilisierung führen, können interventionelle Behandlungsverfahren hinzukommen. Als letzte Therapiemöglichkeit bleibt die Lungentransplantation [17, 18].

SPICKZETTEL

Pulmonale arterielle Hypertonie

Krankheitsentstehung: Lungenhochdruck durch Verengung des Lungengefäßsystems

Symptome: Leistungsschwäche, Müdigkeit, Abgeschlagenheit, Belastungsdyspnoe, Schwindel, Eisenmenger-Syndrom

Diagnostik: Röntgen-Thorax, EKG und Lungenfunktion

Behandlungsstrategie: medikamentöse Therapie

6.6.8 Arterielle Hypertonie

DEFINITION

Arterielle Hypertonie: konstante Erhöhung des arteriellen Blutdrucks › 95. Perzentile; Normwert ist abhängig von Geschlecht, Alter und Körpergröße

Hypertensive Krise: stark überhöhte Blutdruckwerte und evtl. neurologische Symptome

Der arterielle Bluthochdruck (Hypertonie) stellt mittlerweile auch bei Kindern und Jugendlichen ein ernstes Problem dar. Es wird geschätzt, dass 3–5 % der Kinder und Jugendlichen an Hypertonie leiden. Durch die Zunahme von Bewegungsmangel und Adipositas kann die Häufigkeit noch zunehmen. Wird ein Kind mit Bluthochdruck nicht rechtzeitig und richtig behandelt, erhöht sich das Risiko, als Erwachsener einen Hypertonus zu behalten bzw. lebensbedrohliche Folgeerkrankungen wie Herzinfarkt, Schlaganfall, Nieren- und Gefäßschäden zu entwickeln.

Einteilung

Unterschieden wird zwischen primärer und sekundärer Hypertonie. Bei der **primären Hypertonie** ist keine auslösende Erkrankung erkennbar, die **sekundäre Hypertonie** ist Folge einer organischen Erkrankung (z. B. Nierenerkrankung, Herzfehler wie die Aortenisthmusstenose oder von selten vorkommenden endokrinologischen Erkrankungen der Schilddrüse oder der Nebenniere).

Symptome

Kinder mit Hypertonus verspüren nur **selten Symptome** wie Kopfschmerzen, Schwindel, Sehstörungen oder Nasenbluten, sodass ein erhöhter Bluthochdruck oft für längere Zeit nicht entdeckt wird. Aufgrund der möglichen Folgeerkrankungen ist eine Behandlung unbedingt erforderlich.

Diagnostik

Regelmäßige **Blutdruckmessungen** (→ Abb. 6.27) erfolgen im Rahmen der Kindervorsorgeuntersuchungen. Bei einer mehrfach nachgewiesenen Blutdruckerhöhung muss geklärt werden, ob die Hypertonie Begleiterscheinung einer Erkrankung ist oder durch die Einnahme von Medikamenten (z. B. Cortison, ADHS-Therapie mit Methylphenidat) hervorgerufen wird.

Die **Basisdiagnostik** umfasst folgende Maßnahmen (→ Abb. 6.28): Langzeitmessung (24-Stunden-Blutdruckmessung mit 15- bis 30-minütigen Messintervallen), Laboruntersuchung (u. a. Urin, Elektrolyte und Nierenwerte im Blut), augenärztliche Untersuchung des Augenhintergrunds, Sonografie der Nieren sowie eine Echokardiografie des Herzens zum Ausschluss einer Aortenisthmusstenose oder zum Nachweis einer Myokardhypertrophie des linken Herzens als Folge einer bestehenden Hypertonie.

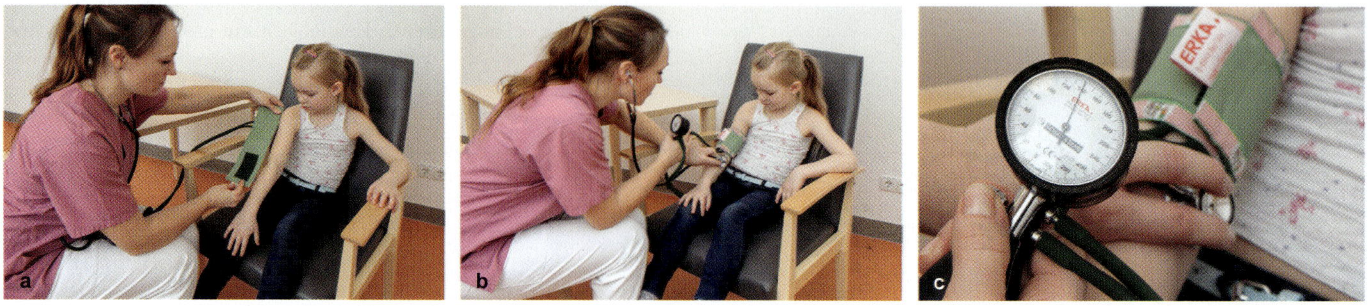

Abb. 6.27 Blutdruckmessen beim Kind
a) Anlegen der altersgerechten Manschette
b) Schließen dieser
c) Das über der Ellenbogenarterie liegende Stethoskop erfasst bei Ablassen des Drucks einen regelmäßigen Ton. Der erste hörbare Ton ist der systolische Wert, der letzte der diastolische. [K115]

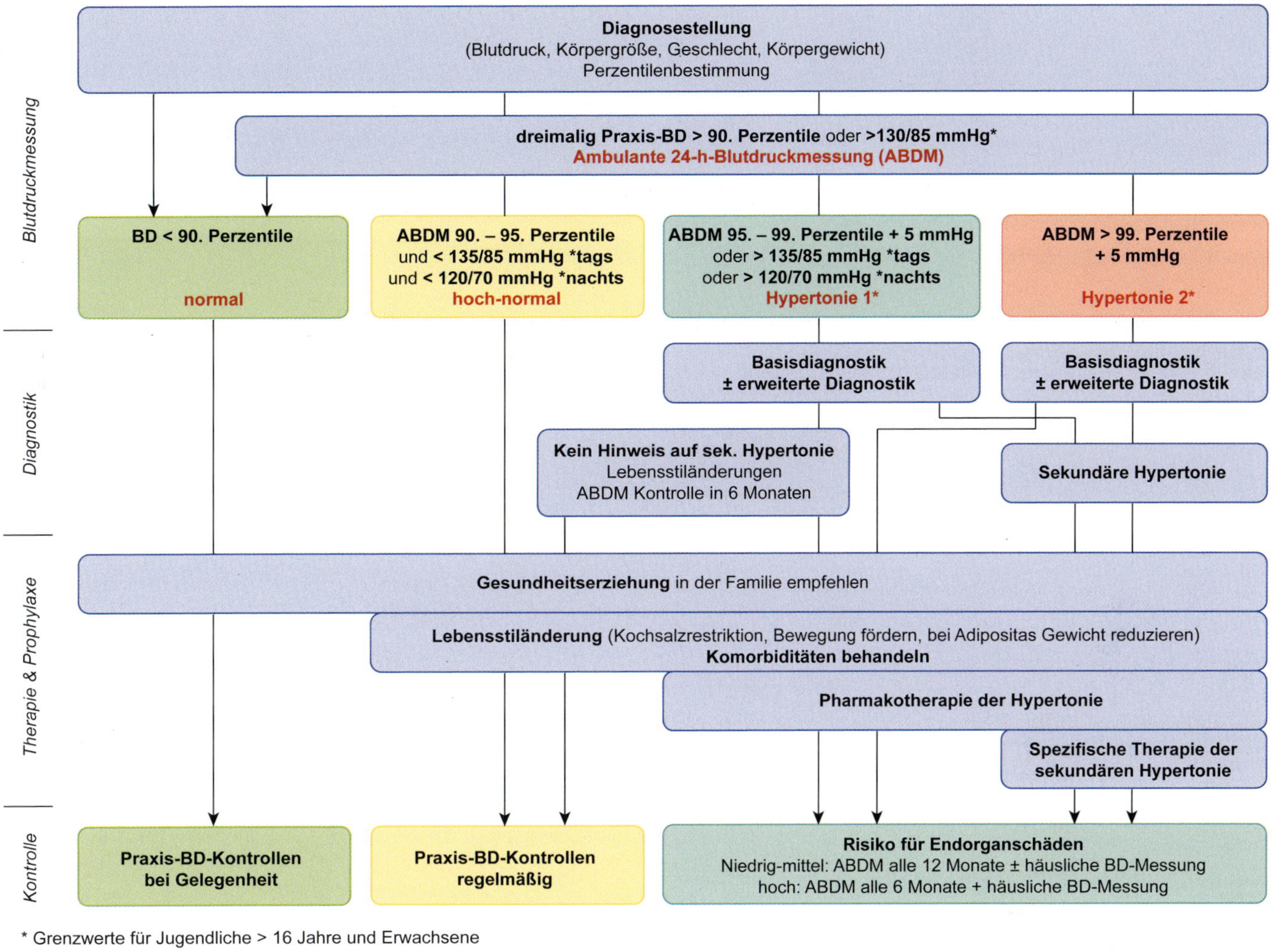

Abb. 6.28 Leitliniengerechte Abklärung und Therapie einer arteriellen Hypertonie beim Kind [2]. ABDM = Ambulante 24-h-Blutdruckmessung, BD = Blutdruck. [W1082, L143]

Technik der Blutdruckmessung

Das Messen des Blutdrucks erfolgt auskultatorisch (per Hand mit Blutdruckmanschette und Stethoskop) oder automatisch mittels eines elektrischen Geräts (Oszillometer). Gemessen werden die Wandbewegungen der Arterie, aus welchen das Messgerät den systolischen, diastolischen und mittleren arteriellen Druck sowie die Herzfrequenz berechnet [19, 20].

- Bei der auskultatorischen Blutdruckmessung wird die Blutdruckmanschette idealerweise am rechten Oberarm angelegt. Hierbei sollte die Manschettengröße entsprechend dem Alter gewählt werden (Faustregel: Manschettenbreite sollte ¾ der Oberarmlänge betragen).
- Manschette so lange aufpumpen, bis kein Radialispuls mehr tastbar ist.
- Das über der Ellenbogenarterie liegende Stethoskop erfasst bei Ablassen des Drucks einen regelmäßigen Ton, der dem systolischen Blutdruck entspricht. Bei weiterem Ablassen des Drucks verschwindet dieser regelmäßige Ton, was dem diastolischen Druck entspricht.
- Idealerweise erfolgt die Messung wie beim Erwachsenen im Sitzen, in Ruhe am rechten Oberarm.
- Zum Ausschluss einer Aortenisthmusstenose sollte einmalig die Messung auch an allen Extremitäten erfolgen [19, 20].

Behandlungsstrategie

Nichtmedikamentöse Maßnahmen wie Ernährungsumstellung, Gewichtsreduktion und regelmäßiger Sport, stellen die Grundlage der Behandlung (→ Abb. 6.28) dar. Sollte eine medikamentöse Therapie erforderlich sein, stehen je nach Alter und Hypertonieursache verschiedene Medikamente zur Auswahl (z. B. ACE-Hemmer, Betablocker, Diuretika, Kalziumantagonisten). Nicht selten ist eine Kombination verschiedener Medikamente erforderlich [21, 22].

SPICKZETTEL

Arterielle Hypertonie

Krankheitsentstehung: primäre Hypertonie, sekundäre Hypertonie (durch Herzfehler, Nierenerkrankung, Erkrankungen der Schilddrüse)

Symptome: selten Kopfschmerzen, Sehstörungen oder Nasenbluten; oft lange unentdeckt

Diagnostik: Blutdruckmessungen, Labor

Behandlungsstrategie: Ernährungsumstellung, Gewichtsreduktion, Sport, evtl. medikamentöse Therapie

7

PFLEGE BEI ERKRANKUNGEN DES VERDAUUNGSAPPARATS

Birgit Gwuzdz, Orli Issinger

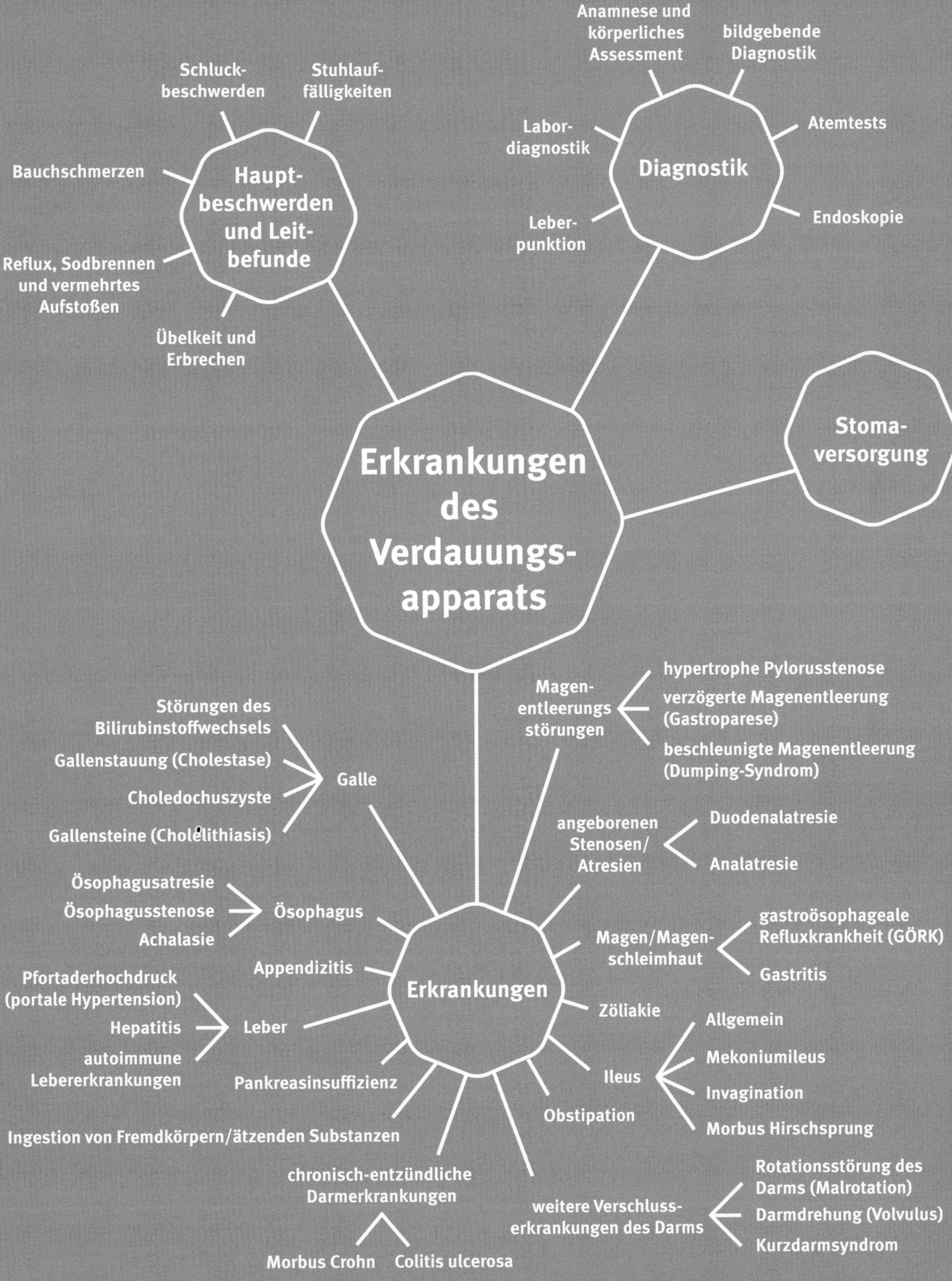

Erkrankungen des Verdauungsapparats
Haupt-beschwerden und Leit-befunde
Schluck-beschwerden
Stuhlauf-fälligkeiten
Bauchschmerzen
Reflux, Sodbrennen und vermehrtes Aufstoßen
Übelkeit und Erbrechen
Diagnostik
Anamnese und körperliches Assessment
bildgebende Diagnostik
Labor-diagnostik
Atemtests
Leber-punktion
Endoskopie
Stoma-versorgung
Erkrankungen
Galle
Störungen des Bilirubinstoffwechsels
Gallenstauung (Cholestase)
Choledochuszyste
Gallensteine (Cholelithiasis)
Ösophagus
Ösophagusatresie
Ösophagusstenose
Achalasie
Appendizitis
Leber
Pfortaderhochdruck (portale Hypertension)
Hepatitis
autoimmune Lebererkrankungen
Pankreasinsuffizienz
Ingestion von Fremdkörpern/ätzenden Substanzen
chronisch-entzündliche Darmerkrankungen
Morbus Crohn
Colitis ulcerosa
Magen-entleerungs störungen
hypertrophe Pylorusstenose
verzögerte Magenentleerung (Gastroparese)
beschleunigte Magenentleerung (Dumping-Syndrom)
angeborenen Stenosen/ Atresien
Duodenalatresie
Analatresie
Magen/Magen-schleimhaut
gastroösophageale Refluxkrankheit (GÖRK)
Gastritis
Zöliakie
Ileus
Allgemein
Mekoniumileus
Invagination
Morbus Hirschsprung
Obstipation
weitere Verschluss-erkrankungen des Darms
Rotationsstörung des Darms (Malrotation)
Darmdrehung (Volvulus)
Kurzdarmsyndrom

WusstEN Sie schon ...

Magen-Darm-Trakt des Fetus:
Ab der 16. Schwangerschaftswoche beginnt der Fetus Fruchtwasser zu schlucken. Am Anfang sind es 2–7 ml pro Tag, kurz vor der Geburt können es sogar bis zu 450 ml/Tag sein. So beginnt schon intrauterin die Magen-Darm-Passage (von Mund zu Anus) zu arbeiten.

Bauchschmerzen: Diese sind bei Kindern und Jugendlichen ein sehr unspezifisches Symptom und können sowohl ernsthafte organische Ursachen haben oder auch Zeichen einer psychischen Erkrankung sein.

Stuhlgang beim Säugling:
Die Stuhlgangshäufigkeit von Säuglingen kann zwischen einmal die Woche (ggf. bei Muttermilchstuhl) oder 6- bis 8-mal am Tag (ggf. Stuhlgang bei Flaschennahrung) sein.

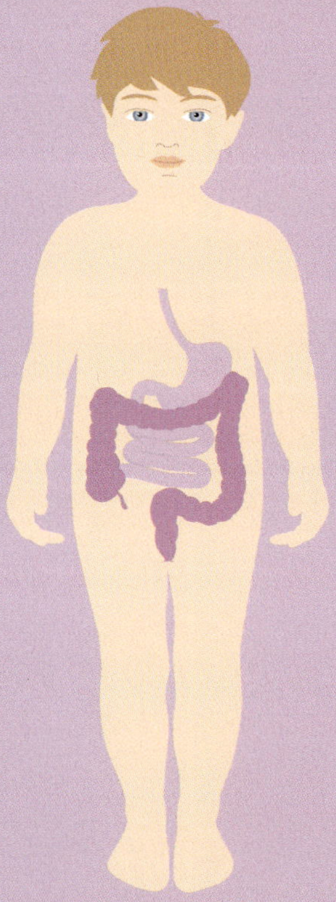

Bakterienbesiedelung: Die Besiedlung des Magen-Darm-Traktes mit Bakterien geschieht direkt bei und nach der Geburt. Schon während der Geburt nimmt der Säugling Bakterien der Mutter auf. Nach der Geburt geschieht die Besiedlung durch Muttermilch oder Flaschennahrung. Antibiotische Therapien können diese natürliche Besiedlung stören.

Darmoberfläche: Die gesamte Oberfläche des Darms erneuert sich alle 5 Tage. Abfälle von abgestoßenen Zellen können vom Darm direkt wieder aufgenommen werden.

Gastritis: Ursachen einer Magenschleimhautentzündung (Gastritis) können multifaktoriell sein. So können Bakterien (v.a. Helicobater pylori), fremde Substanzen (z.B. NSAR, Rachen, Alkohol) und Autoimmunerkrankungen eine Gastritis hervorrufen.

Dreimonatskoliken:
Diese Koliken sind die häufigste Ursache von Bauchschmerzen im Säuglingsalter. Die Darmflora ist bei in den ersten Lebenswochen noch nicht ausgereift und daher können bereits kleine Störungen/Veränderungen zu kolikartige Schmerzen führen. Zudem fehlt den Säuglingen die Bewegung, die Luft mobilisiert.

Verschlucken von Fremdkörpern: Verschluckte Magnete und Knopfzellbatterien müssen unbedingt notfallmäßig entfernt werden. Sonst kann es zu schweren Verletzungen der Schleimhaut kommen.

7.1 Das Kind bei Erkrankungen des Verdauungstrakts

Erkrankungen des Magen-Darm-Trakts sind vielfältig und können das Spektrum von funktionellen Beschwerden bis hin zu schwerwiegenden organischen Leiden umfassen. Viele der Erkrankungen bedürfen jedoch lediglich einer ambulanten Abklärung und können im häuslichen Umfeld behandelt werden.

Von Krankheiten des Magen-Darm-Trakts können alle Altersstufen betroffen sein. Sie unterscheiden sich jedoch häufig im Neugeborenenalter von denen im Säuglings-, Kleinkind-, Schul- oder Jugendalter.

7.1.1 Prävention

Für die meisten Erkrankungen des Magen-Darm-Trakts besteht keine Möglichkeit zur **primären Prävention.** Davon ausgenommen ist die akute Gastroenteritis, bei der die Hygiene eine sehr wichtige Rolle einnimmt. Gegen Rotaviren kann eine Schluckimpfung in den ersten Lebenswochen erfolgen.

7.1.2 Beratung und Anleitung

Viele Erkrankungen des Magen-Darm-Trakts können sich akut manifestieren oder verlaufen chronisch. Deshalb ist es äußerst wichtig, sowohl die zu pflegenden Kinder bzw. Jugendlichen als auch die Familie über die Krankheit zu informieren und zu beraten.

Akut auftretende Erkrankungen des Magen-Darm-Trakts, z. B. eine Gastroenteritis oder eine Appendizitis, bedürfen nur wenig Beratung. Die Eltern werden aufgeklärt über die Einhaltung der hygienischen Standards, um eine Verschleppung zu vermeiden, und erhalten ernährungstherapeutische Hinweise (z. B. schonender Kostaufbau), die den Heilungsprozess unterstützen.

Umfangreicher müssen Erkrankungen begleitet werden, die angeboren sind oder **chronisch verlaufen.** Die Unterstützung dieser Familien dauert oft mehrere Jahre, da die Krankheit schubweise verläuft und in jeder Phase ein angepasstes Verhalten der betroffenen Kinder notwendig ist oder die Verschlechterung durch eine gute Versorgung möglichst hinausgezögert werden soll. Auch die psychische Verfassung der Betroffenen muss beachtet werden, da es sich häufig um nicht heilbare, lebenslang bestehende Erkrankungen handelt. Diese Tatsache führt in den Familien zu Zukunftsängsten und psychischen Belastungen.

Um all diesen Aspekten gerecht zu werden und den betroffenen Kindern und Jugendlichen dabei zu helfen, die Krankheit annehmen zu können sowie ihre Unabhängigkeit und Selbstständigkeit zu stärken, werden in Deutschland seit 2001 in verschiedenen Kliniken modulare, stationäre Schulungen angeboten. Zielgruppe sind z. B. die Familien mit Kindern, die an einer **chronisch-entzündlichen Darmerkrankung (CED)** leiden, z. B. Morbus Crohn oder Colitis ulcerosa.

Die Vorteile dieser **Schulung** sind:

- Es wird Wissen über die eigene Erkrankung vermittelt.
- Betroffene in ähnlichem Alter haben die Möglichkeit, Netzwerke zu bilden.
- Zukunftsperspektiven hinsichtlich der Schul- und Berufswahl werden mit den Betroffenen besprochen und Ideen verfolgt.
- Diese bejahenden und zukunftsgerichteten Informationen können die Krankheit positiv beeinflussen und haben zudem positive Auswirkung auf das Familienleben (aktuell und zukünftig).

Die Module werden für Eltern und Kinder angeboten, teilweise gemeinsam, teilweise getrennt, um den jeweiligen kognitiven Voraussetzungen gerecht werden und didaktische Unterschiede in der Vermittlung anwenden zu können. Themenschwerpunkte sind [1]:

- Ernährung
- Selbstständige Medikamenteneinnahme des Kindes und das Wissen um Wirkung und Nebenwirkungen
- Alternative und komplementäre Therapieansätze
- Entstehung, Verlauf und Komplikationen der Erkrankungen einschließlich Prognose
- Notfallmanagement
- Tabuthemen in der Gesellschaft, z. B. Stuhlgangsauffälligkeiten.

SPICKZETTEL

Modulare Schulungen

Kinder, die unter chronisch-entzündlichen Darmerkrankungen leiden, und ihre Eltern erhalten modulare stationäre Schulungen, damit sie möglichst selbstständig bleiben und mit der Krankheit besser umgehen können.

7.2 Hauptbeschwerden und Leitbefunde

Bei Erkrankungen des Magen-Darm-Trakts bestehen als Hauptsymptome vorwiegend **Bauchschmerzen, Übelkeit oder Erbrechen,** aber auch **Diarrhö oder Obstipation.** Weitere Symptome können z. B. Sodbrennen, Reflux, Gedeihstörungen, Ikterus, blutige oder nächtliche Stühle sein. Neben den Hauptsymptomen achten die Pflegefachpersonen auch auf folgende Symptome:

- Gewichts-, Längen- und pubertäre Entwicklungskurven sowie deren Verlauf
- Haut- und Schleimhautauffälligkeiten
- Wiederkehrendes Fieber
- Gelenkschwellungen und -schmerzen.

Diese Symptome können die Diagnostik und Therapie präzisieren.

7.2.1 Bauchschmerzen

DEFINITION

Bauchschmerzen: ein bei Kindern oft auftretendes Symptom. Bei Säuglingen und Kleinkindern werden aufgrund der noch sehr undifferenzierten Schmerzempfindung allgemeines Unwohlsein und unterschiedlichste Schmerzzustände auf den Nabelbereich projiziert.

Funktionelle chronische Bauchschmerzen: Bauchschmerzen, die länger als 2 Monate bestehen und in der Woche mindestens einmal oder mehrmals auftreten. Zudem liegen keine Erkrankungen vor, welche die Ursache der Bauchschmerzen sein können [2].

Obwohl Bauchschmerzen gerade im Kindesalter aus unterschiedlichen Gründen vielfach vorkommen, dürfen sie nicht bagatellisiert werden. Studien in den Jahren 2007 und 2012 ergaben, dass in Deutschland 20 % der Kinder und Jugendlichen zwischen 3 und 17 Jahren die Kriterien der chronischen Bauchschmerzen erfüllen. Bei jüngeren Kindern sind Bauchschmerzen als häufigste Schmerzursache zu verzeichnen [2]. 33,7 % der 3- bis 10-jährigen Mädchen und 24,4 % der befragten Jungen hatten in einer Umfrage wiederholt Bauchschmerzen. Im Jugendalter (11–17 Jahre) traten bei 34,5 % der befragten Mädchen und bei 19,5 % der befragen Jungen wiederholt auftretende Bauchschmerzen auf [3].

Hierbei ist es wichtig, nach Häufigkeit, Lokalisation und Zusammenhängen zu fragen. Sind die Bauchschmerzen z. B. im Oberbauch und treten sie v. a. nach scharfen Mahlzeiten auf, kann dies für eine Magenschleimhautentzündung sprechen, welche jedoch durch eine Gastroskopie bestätigt werden muss. Entwickeln sie sich z. B. immer nach

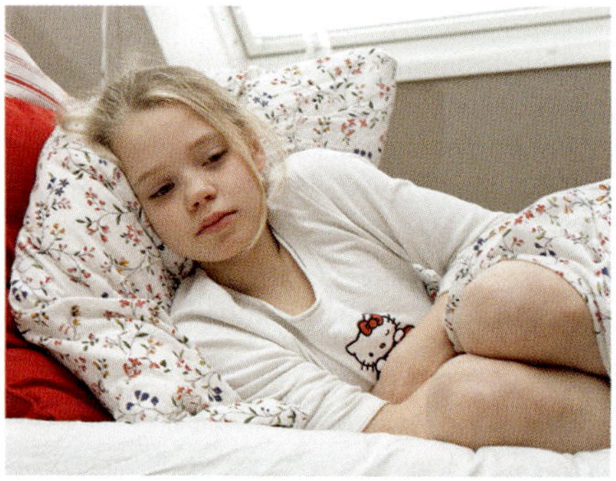

Abb. 7.1 Meist handelt es sich bei Kindern um funktionelle Beschwerden, die im Bereich des Bauchnabels auftreten, aber nicht im Ober- oder Unterbauch. [J787]

dem Genuss von Milchprodukten, muss an eine mögliche Laktoseintoleranz gedacht werden.

Schmerzempfinden bei Kindern

Häufig können Kinder erst ab dem 8. Lebensjahr vergleichbar einem Erwachsenen das Schmerzempfinden und die Schmerzlokalisierung wiedergeben.

Sehr oft werden die Schmerzen im Nabelbereich lokalisiert (→ Abb. 7.1). Von diesen chronisch rezidivierenden **(periumbilikalen) Bauchschmerzen** sind bevorzugt schlanke und vegetativ leicht erregbare/sensible Kinder betroffen.

- Sowohl ängstigende wie bedrohliche (Schulschwierigkeiten, Scheidung der Eltern) als auch freudige Ereignisse können Schmerzattacken auslösen, die wenige **Minuten bis zu Stunden** anhalten können.
- Die Kinder **krümmen sich,** grimassieren, schreien, sehen **blass-schweißig** aus und können sogar kollabieren.
- Die Schmerzen treten während normaler Beschäftigung auf, sind nicht anfallsartig und stehen nicht im Zusammenhang mit den eingenommenen Mahlzeiten oder dem Stuhlgang.
- Nach Ende der Schmerzattacke erholen sich die Kinder sofort wieder. Erbrechen gehört nicht zum typischen Bild.

Die Schmerzen können aber auch im Oberbauch (**Epigastrium**) und zwischen dem Nabel und dem Schambein (**suprapubisch**) lokalisiert sein.

Epigastrische Schmerzen sind oft mit einem schnellen Sättigungsgefühl, Übelkeit, Völlegefühl oder Luftaufstoßen verbunden. Ergibt die diagnostische Abklärung einen negativen Befund und folgt keine Besserung auf die Behandlung mit Säureblockern, wird die Diagnose **Bauchschmerzen mit Dyspepsie** (funktionelle Dyspepsie oder „Nonulcer-Dyspepsie") gestellt.

Schmerzen **unterhalb des Nabels** gehen mit Bauchkrämpfen, Völlegefühl, Blähungen und verändertem Stuhlgang einher. Dieser Symptomkomplex, der dem Reizdarmsyndrom der Erwachsenen entspricht, wird als Bauchschmerzen mit anderen gastrointestinalen Begleiterscheinungen (**Colon irritabile** oder „Irritable bowel syndrome") bezeichnet. Etwa ⅓ aller Kinder mit chronischen Bauchschmerzen leidet unter diesem reizdarmähnlichen Beschwerdebild. Die Kinder erfahren meist eine Erleichterung ihrer Beschwerden nach dem Stuhlgang. Zu Beginn der Schmerzsymptomatik findet sich manchmal Schleim in den Ausscheidungen. Der Stuhl ist aufgelockerter und die Frequenz erhöht. Völlegefühl oder das Gefühl, nicht den gesamten Stuhl entleert zu haben, kann die Schmerzen begleiten.

SPICKZETTEL

Bauchschmerzen

Bei Kindern sind die Bauchschmerzen meist um den Nabel lokalisiert (periumbilikale Bauchschmerzen), insbesondere bei Kleinkindern und Säuglingen. Epigastrische Schmerzen gehen manchmal mit schnellem Sättigungsgefühl, Übelkeit, Völlegefühl oder Luftaufstoßen einher. Schmerzen unterhalb des Nabels gehen mit Bauchkrämpfen, Völlegefühl, Blähungen und einem veränderten Stuhlgang einher (chronisch entzündliche Darmerkrankungen, Wurmerkrankungen).

7.2.2 Übelkeit und Erbrechen

DEFINITION

Übelkeit *(Nausea)* **und Erbrechen** *(Vomitus)*: Bei Kindern meist die Folge von Infektionen, die nicht nur den Verdauungsapparat, sondern auch von anderen Organsystemen ausgehen, z. B. den Ohren (Mittelohrentzündung) und Nieren (Pyelonephritis).

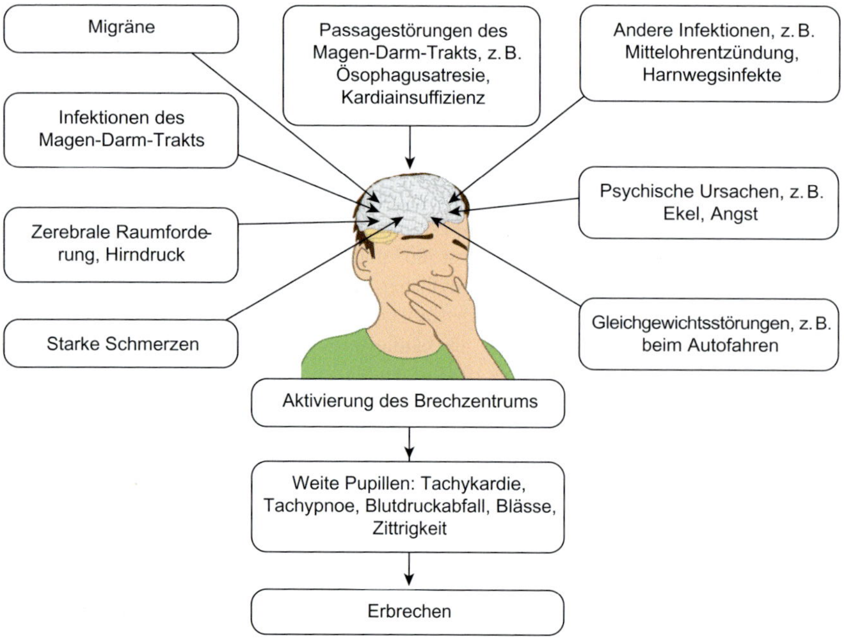

Abb. 7.2 Übelkeit und Erbrechen werden meist durch Infektionen hervorgerufen, können aber weitere vielfältige Ursachen haben. [L138]

Bei Erkrankungen des Magen-Darm-Trakts können Übelkeit (Nausea) und Erbrechen (Vomitus) sowohl Hauptsymptome als auch Begleiterscheinungen sein. Sie können aber auch viele weitere Ursachen haben (→ Abb. 7.2).

Bei lang andauerndem Erbrechen drohen, v. a. bei Kleinkindern, Dehydratation und Elektrolytverschiebungen und bei starker Ausprägung Herzrhythmusstörungen bis zum Herzstillstand.

Vorsicht! Übelkeit und Erbrechen können Hinweise auf Erkrankungen geben, die nicht mit dem Verdauungstrakt in Verbindung stehen, z. B. auf Migräne, zerebrale Raumforderung oder Hirndruck. Die Differenzialdiagnostik ist daher wichtig (→ Tab. 7.1).

Ausgelöst werden Übelkeit und v. a. das Erbrechen durch die Aktivität des im Hirnstamm (Medulla oblongata) angesiedelten Brechzentrums. Es erhält auch über die Nervenzellen vermittelte Informationen vom Groß- und Kleinhirn, dem Gleichgewichtssinn, dem Magen-Darm-Trakt (Nervus vagus) und chemischen Rezeptoren aus dem Blut, die auf das Erkennen verschiedener Gifte eine Alarmreaktion aussenden. Wird das Brechzentrum aktiviert, wird eine reflexartige Antiperistaltik ausgelöst.

Es entwickeln sich folgende **Symptome:** Hypersalivation (starke Speichelbildung), Kaltschweißigkeit, Tachykardie und Tachypnoe, Blutdruckabfall, Blässe, Zittrigkeit. Häufig bessern sich diese Symptome und auch das Gefühl der Übelkeit, sobald das Erbrechen erfolgt ist. Das Erbrochene wird nach folgenden Kriterien beurteilt:

- Häufigkeit
- Zeitpunkt (nüchtern, vor oder nach einer Mahlzeit, tageszeitabhängig)
- Menge
- Beimengungen, die gleichzeitig Hinweise auf eine mögliche Lokalisation der Erkrankungen liefern können, z. B. **Miserere** (Stuhlerbrechen) bei Ileus oder galliges Erbrechen.

Besteht der Verdacht auf eine Fehlbildung im Verdauungstrakt, liefern die Symptome bereits Hinweise auf die Lokalisation der Fehlbildung.

Tab. 7.1 Differenzialdiagnose Erbrechen im Säuglings- bis Schulkindalter

Alter	Symptome/Begleitumstände	Verdachtsdiagnose
Säuglinge	Schlaffes, atonisches „Spucken“, meist keine Gedeihstörung	Kardiainsuffizienz/physiologischer Reflux
	Zu große Portionen, keine Pausen, nicht altersgemäße Kost	Qualitative oder/und quantitative Fehler bei der Nahrungsverabreichung
	Hastiges, häufig unterbrochenes Trinken, fehlendes Aufstoßen	Luftschlucken (Aerophagie)
	Ängstlich besorgte, unruhige Mutter, „nervöses“ Kind	Habituelles Erbrechen („Speikind“)
	Hochwürgen und genüssliches Wiederkäuen	Rumination (Wiederkäuen)
	Schwallartig im Bogen, Beginn um 3. Lebenswoche	Pylorushypertrophie
	Galliges Erbrechen, Bauchkolik, Stuhlverhalt, Abgang blutigen Schleims, Blut am Fingerling bei der rektalen Untersuchung	Malrotation, Invagination, Volvulus
Klein- und Schulkind	Brechattacken, fruchtiger Foetor	Azetonämisches Erbrechen
	Rezidivierendes Erbrechen über 1–3 Tage mit Photophobie und Geräuschempfindlichkeit	Abdominelle Migräne
	Nüchternerbrechen	Zerebrale Raumforderung, Hirndruck

Eine Ösophagusatresie z. B. kann bereits im Kreißsaal auffallen, da das Kind stark speichelt und das Erbrechen mit der ersten Nahrungsaufnahme auftritt. Je früher das Kind nach der Geburt erbricht, desto wahrscheinlicher liegt die Fehlbildung im Magen-Darm-Trakt und desto höher ist sie angesiedelt.

SPICKZETTEL

Übelkeit und Erbrechen

Übelkeit und Erbrechen werden meist durch Infektionen hervorgerufen. Bei lang andauerndem Erbrechen besteht die Gefahr des Flüssigkeitsverlusts und der Elektrolytverschiebungen. Je früher das Kind nach der Geburt erbricht, desto wahrscheinlicher liegt die Fehlbildung im Magen-Darm-Trakt und desto höher ist sie angesiedelt.

7.2.3 Schluckbeschwerden

DEFINITION

Schluckbeschwerden *(Dysphagie)*: Schluckstörung, die mit Druckgefühl oder Schmerzen hinter dem Brustbein (*Sternum*) oder im Oberbauch einhergeht

Es besteht das Gefühl, dass Nahrung in der Speiseröhre steckenbleibt. Weiterhin können auch Schmerzen beim Schlucken (→ Abb. 7.3) von Flüssigem und Festem auftreten und durch Brennen begleitet werden. Häufigste Ursachen (→ Tab. 7.2) sind mechanische Behinderungen in der Speiseröhre, bei Kindern insbesondere ein verschluckter Fremdkörper. Unterschieden werden folgende Formen:

- **Oropharyngeale Dysphagie:** Der Transport vom Mund in die Speiseröhre ist gestört, die Behinderung wird beim Schlucken hinter der Zunge oder im Halsbereich empfunden, der Weitertransport der zerkleinerten Nahrung aus dem Mund bereitet Probleme.
- **Ösophageale Dysphagie** (häufiger): Der Transport in der Speiseröhre ist aufgrund einer Passagebehinderung beeinträchtigt. Diese verursacht Missempfindungen hinter dem Brustbein (*retrosternal*) und Schmerzen nach dem Schlucken (*Odynophagie*).

Schluckbeschwerden können auf Verengungen der Speiseröhre hinweisen. Eine Ösophagogastroduodenoskopie muss zur weiteren Abklärung erfolgen. Als Ursachen kommen ebenfalls infrage: akute Mandel- oder Rachenentzündung, Tumoren im Rachenraum, sehr selten Speiseröhrendivertikel oder bei einer langen Vorgeschichte mit Sodbrennen als Folge der gastroösophagealen Refluxkrankheit.

SPICKZETTEL

Schluckbeschwerden

Schluckbeschwerden verursachen Probleme beim Weitertransport der zerkleinerten Nahrung/Flüssigkeit aus dem Mund (oropharyngeale Dysphagie) in die Speiseröhre oder beim Transport in der Speiseröhre (ösophageale Dysphagie).

7.2.4 Reflux, Sodbrennen und vermehrtes Aufstoßen

DEFINITION

Gastroösophagealer Reflux (→ Tab. 7.3): unwillkürliche Passage von Mageninhalt in die Speiseröhre, unabhängig von der Art des Mageninhalts (z. B. Säure, Nahrung). Kann sich zur Refluxkrankheit entwickeln.

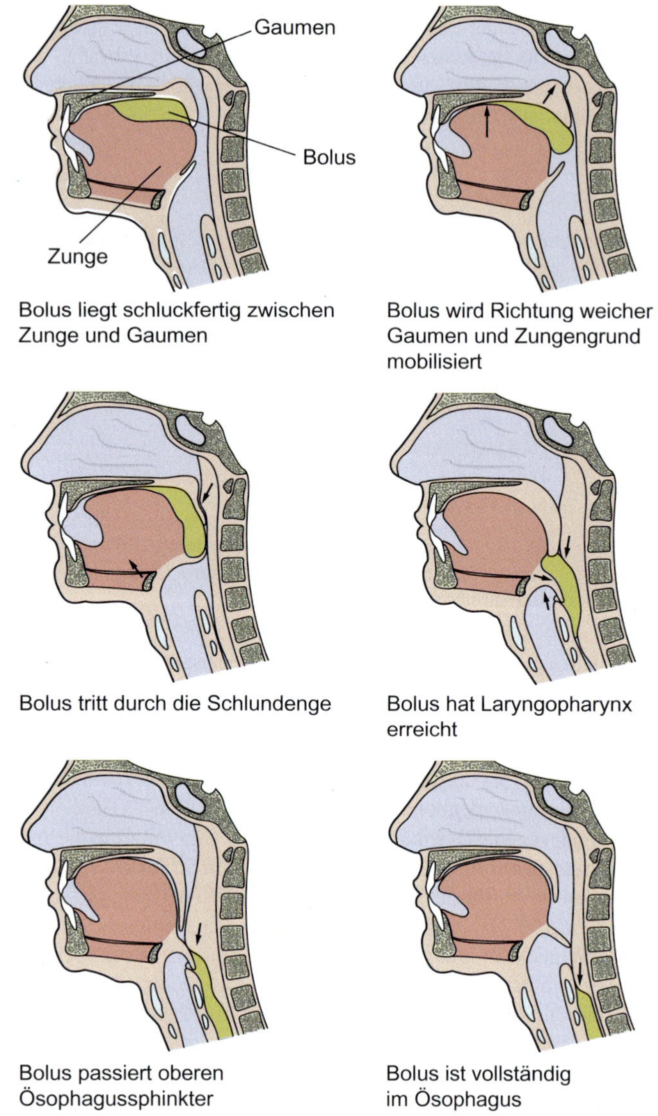

Abb. 7.3 Der Schluckakt. Der Bolus ist die Nahrung bzw. Flüssigkeit, die geschluckt werden soll. Die Pfeile geben die Bewegungsrichtung der Schluckorgane an. [L234]

Tab. 7.2 Differenzialdiagnose Schluckbeschwerden

Anamnese	Lokalisation	Hinweis auf
Wo?	Zunge, Hals	Oropharyngeale Dysphagie
	Hinterm Brustbein	Ösophageale Dysphagie
Seit wann?	Seit Jahren	Autoimmun bedingte Erweiterung der Speiseröhre (Achalasie)
	Seit Wochen	Refluxösophagitis
	Seit Tagen	Infektiöse Ösophagitis, durch Medikamente verursachte Entzündung
	Seit Stunden	Fremdkörper
Nur bei fester Nahrung?	Ja	Verengung *(Striktur)*
	Auch bei Getränken	Achalasie, sonstige Störungen der Beweglichkeit *(Motilität)*
Beim Essen zunehmend	Ja	Achalasie, Stenose

Sodbrennen (→ Tab. 7.3): brennender retrosternaler Schmerz durch gastroösophagealen Reflux

Aufstoßen (→ Tab. 7.3): Austreten von Luft aus dem Magen und der Speiseröhre, meist physiologischer Vorgang zur Entlüftung des Magens bei Genuss von gashaltigen Getränken und Speisen, vermehrten Gärungsprozessen. Häufig tritt Aufstoßen zusammen mit Sodbrennen oder gastroösophagealem Reflux auf.

Ein Reflux ist physiologisch und erfolgt unbemerkt. Durch eine gerichtete peristaltische Aktivität wird das Refluat (zurückgeflossener Mageninhalt) innerhalb kurzer Zeit per Selbstreinigung wieder in den Magen befördert. Sollte er jedoch schmerzhaft sein und/oder vermehrt auftreten, gilt es die Ursache zu bestimmen.

SPICKZETTEL

Reflux, Sodbrennen

Kinder, die an einem gastroösophagealen Reflux oder Sodbrennen leiden, müssen in jedem Alter gründlich untersucht werden, um ggf. eine anatomische oder entzündliche Komponente zu finden. Eine einfache Therapie kann die Oberkörperhochlagerung sein.

7.2.5 Stuhlauffälligkeiten

DEFINITION

Stuhlauffälligkeiten: Veränderung des Stuhls hinsichtlich Konsistenz (geformt, ungeformt), Farbe, Blut-, Schleim- oder Eiterbeimengungen sowie Parasiten und unverdauten Nahrungsresten unter sonst gleichen Bedingungen.

Bei der Diagnostik einer Erkrankung des Magen-Darm-Trakts werden Veränderungen des Stuhlgangs und Stuhls bewertet, da sie Hinweise auf Erkrankungen geben können (→ Tab. 7.4). Zusätzlich zur direkten Beobachtung sind auch die Informationen der Eltern und älteren Kinder gefragt. Die klassischen Beobachtungskriterien (→ Tab. 7.4) bieten eine gute Struktur für eine umfassende Beurteilung.

Tab. 7.3 Unterscheidung Reflux, Sodbrennen und Aufstoßen.

Gastroösophagealer Reflux	Sodbrennen	Aufstoßen
Ursache		
Anatomische Fehlanlage (z. B. Hiatushernie), Unreife des Sphinkters in den ersten Lebensmonaten	Verzehr von Speisen, die schwer verdaulich sind; Verzehr von Speisen zu ungünstigen Zeiten (z. B. abends); Überlastung des Magens	Verstärkte intestinale Gasproduktion durch Nahrungsmittelintoleranzen, verstärkte Gärungsprozesse im Magen, Dünndarm oder in der Speiseröhre (bei Achalasie)
Symptome		
Sodbrennen, Thoraxschmerzen, epigastrische Schmerzen, Dysphagie und Nahrungsverweigerung (bei Refluxösophagitis), Spucken	Brennendes Gefühl hinter dem Brustbein geht oft einher mit Regurgitation von Magensäure in die Speiseröhre; Verschlimmerung durch Bücken, Stress, bestimmte Medikamente und Nahrungsmittel	Aufstoßen geht meist einher mit Rückfluss von saurem Mageninhalt bei gastroösophagealem Reflux und kann Sodbrennen auslösen; ständiges geräuschvolles Aufstoßen meist als Ausdruck von vermehrtem Luftschlucken

Tab. 7.4 Beobachtungskriterien des Stuhlgangs

Beurteilungskriterien	Veränderungen	Mögliche Erkrankungen
Häufigkeit	Erhöht = Durchfall (Diarrhö)	Gastroenteritis, paradoxe Diarrhö bei Obstipation
	Verringert = Verstopfung (Obstipation)	Ileus, funktionelle Obstipation
	Kein Stuhlabgang	Ileus
Menge	Große Menge	Maldigestion
	Geringe Menge	Hypertrophe Pylorusstenose
Geruch	Faulig, säuerlich	Verdauungsstörungen der Eiweiß- oder Kohlehydratverdauung
Farbe	Grau-lehmfarben	Gallengangsatresie, Hepatitis
	Schwarz (Teerstuhl)	Blutungen im oberen Verdauungstrakt
	Reiswasserähnlich	Cholera
Konsistenz	Sehr fest (Kotsteine)	Psychosomatischer Kotverhalt
	Voluminös-salbenartig-glänzend (Fettstuhl)	Störung der Fettverdauung
Beimengungen	Blutig-schleimig, eitrig	Morbus Crohn (→ 7.10.1), Colitis ulcerosa (→ 7.10.2)
	Blut (hell oder schwarz)	Hämorrhoiden, Darmblutungen (je heller, desto näher Richtung Anus gelegen – weniger verdaut)
	Parasiten (Spulwürmer)	Infektion mit verunreinigten Nahrungsmitteln

7.3 Pflegerische und medizinische Diagnostik

Die Diagnostik umfasst eine ausführliche Anamnese und körperliche Untersuchung. Ob weiterführende diagnostische Maßnahmen durchgeführt werden müssen, ist meist abhängig vom Alter der Kinder und/oder der Bereitschaft zur Mitarbeit. So sind interaktive Untersuchungen, z. B. Atemtests, bei jüngeren Kindern nicht durchführbar.

7.3.1 Anamnese und körperliches Assessment

Die **Anamnese** umfasst sowohl die Akutsymptomatik, die Vorgeschichte des Patienten wie auch die Familienanamnese. Zu erfragen sind neben den o. g. spezifischen Symptomen auch Begleiterscheinungen wie Fieber, Exanthem oder Gelenkbeteiligungen.

Die **körperliche Untersuchung** betrifft die allgemeine Inspektion (Konstitution, Schleimhautausschlag [Enanthem], Form des Thorax und des Bauchs) und die spezifische, auf den Verdauungstrakt bezogene Inspektion des Körpers (u. a. Mund-Rachen-Raum, Abdomen mit Augenmerk auf Resistenzen und Analbereich).

Zudem erfolgt eine **Auskultation** des Magen-Darm-Trakts (→ Abb. 7.4). Die Quantität der Darmperistaltik (spärlich, regelrecht oder lebhaft) ist aussagekräftig, ebenso wie die Qualität der Darmgeräusche (hochgestellt/metallisch/klingend oder auch blubbernd oder knurrend). Das Klopfen, die **Perkussion,** kann Hinweise geben über die Luftfüllung der Darmschlingen und einen möglichen Aszites – eine Ansammlung von freier Flüssigkeit im Bauchraum, die bei Lebererkrankungen vorkommt.

Bei der rektalen Untersuchung wird vorsichtig rektal ein Finger eingeführt. Dabei wird auf Resistenzen (z. B. Tumor, Stuhl) und Blut auf dem Fingerling geachtet. Auch bei einer Appendizitis kann diese Untersuchung auffällig sein. Diese Untersuchung muss in Absprache mit den Eltern und dem Patienten passieren. Darüber hinaus muss die rektale Untersuchung mit einer gewissen Vorsicht durchgeführt werden.

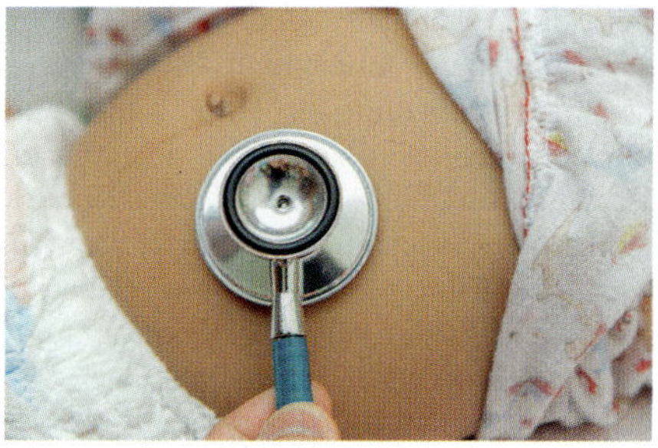

Abb. 7.4 Die Auskultation des Abdomens gibt Aufschluss über die Tätigkeit des Darms. [J787]

Objektive Messwerte von Größe, Gewicht und sich daraus ergebende Werte wie Body-Mass-Index (BMI), Ideal Body Weight (IBW) und deren Vergleich zu Vorwerten und individuellen Perzentilkurven geben Aufschluss über Gedeihstörungen, Ernährungssituation und Erkrankungen mit ungewollten Gewichtsverlusten.

7.3.2 Bildgebende Diagnostik

Bei der bildgebenden Diagnostik steht die **Sonografie** an erster Stelle. Hier werden ohne Strahlenbelastung wichtige Befunde abgebildet, z. B. vermehrte Flüssigkeit in den Darmschlingen, mesenteriale Lymphknoten, verdickte Darmwände, Aszites, eine vergrößerte oder auffällig strukturierte Leber sowie Auffälligkeiten der Gallenblase. Bei vermehrter Gasfüllung des Darms ist die sonografische Inspektion erschwert und teilweise sogar nicht möglich, sodass eine Kontrollsonografie zu einem anderen Zeitpunkt und möglichst nüchtern bzw. vor/während der Nahrungsaufnahme durchgeführt werden muss.

Eine **Magnetresonanztomografie (MRT)** ist bei bestimmten Fragestellungen notwendig, z. B. die Darstellung der Gallenwege bei Gallenbeschwerden oder des Dünndarms bei chronischen Entzündungen. Das MRT ist zwar eine strahlenfreie Diagnostik, ist aber häufig mit Mehraufwand und möglichem erhöhtem Risiko durch z. B. Narkose oder Kontrastmittelgabe mit Nebenwirkungen verbunden.

7.3.3 Labordiagnostik

Die **Labordiagnostik** liefert viele wichtige Hinweise in Bezug auf Erkrankungen des Magen-Darm-Trakts.

- So kann z. B. bei einer akuten Gastroenteritis eine metabolische Entgleisung anhand der Blutgasanalyse eingeschätzt werden.
- Hinweise auf eine mögliche Zöliakie können die Transglutaminase-Antikörper geben.
- Ein erhöhter Calprotectin-Wert im Stuhl kann für eine chronisch-entzündliche Darmerkrankung sprechen.
- Bei bakteriellen Entzündungen können die Infektionswerte erhöht sein.

Wichtig ist immer, die unterschiedlichen Blut- und Laborwerte miteinander in Beziehung zu setzen, da bei bestimmen Erkrankungen verschiedene Zusammenhänge vorliegen können.

7.3.4 Atemtests

Wie bestimmte Substanzen verstoffwechselt werden, kann mit einem Atemtest indirekt gemessen werden. Die am häufigsten durchgeführten Atemtests sind der **Fruktose-** und der **Laktose-Atemtest.** Allerdings ist bei diesen Untersuchungen die Kooperation des zu Pflegenden notwendig. Sie können daher bei jüngeren Kindern nicht durchgeführt werden.

Grundprinzip dieser Atemtests ist die Messung der Wasserstoffkonzentration in der Ausatemluft. Diese steigt an, wenn die zuvor getrunkenen Kohlenhydrate (Fruktose, Laktose) nicht im Dünndarm resorbiert, von den im Dickdarm physiologisch enthaltenen Darmbakterien fermentiert und in Wasserstoff bzw. Kohlendioxid umgewandelt werden. Dabei ist wichtig, dass die Kinder und Jugendlichen vor der Untersuchung nüchtern sind und auf Zahnpflege verzichten. Nach den Atemtests kann es teilweise zu schweren gastroenterologischen Symptomen (Erbrechen, Durchfall) kommen.

SPICKZETTEL

Diagnostik

Zusätzlich zur Anamnese, körperlichen Untersuchung (Darmperistaltik, Darmgeräusche), Perkussion (Darmschlingen, Aszites) sind die Sonografie und das MRT die Untersuchungen der Wahl. Atemtests geben Aufschluss über Unverträglichkeiten (Laktose, Fruktose).

7.3.5 Endoskopie

Die Endoskopie ermöglicht die visuelle Darstellung des Magen-Darm-Trakts. Es besteht die Möglichkeit einer oberen (**Gastroskopie**) und einer unteren Endoskopie (**Koloskopie**). Die Untersuchung wird in der Pädiatrie immer unter Narkose oder in einer sehr tiefen Sedierung durchgeführt. Es werden flexible Endoskope verwendet, um sich der Anatomie anzupassen und eine Darstellung des Magen-Darm-Trakts zu ermöglichen.

Die **Indikationen** für eine Endoskopie sind v. a.:

- Beseitigung eines symptomatischen oder gefährlichen Fremdkörpers (Knopfbatterie, Magnete oder andere im Ösophagus hängen gebliebene Objekte), der zu Symptomen wie Bolusgefühl, Speicheln oder Würgereiz führt
- V. a. Entzündung (Ösophagitis, Gastritis, Bulbitis, Duodenitis, Ileitis terminalis, Kolitis)
- Identifikation und Elimination einer Blutungsquelle (Varizenblutung, Darmpolypen).

Maßnahmen vor der Untersuchung:

- Einverständniserklärungen durch Erziehungsberechtigten unterzeichnen lassen
- Blutentnahme durchführen, venösen Zugang legen und Laborergebnisse einsehen
- Nüchternzeiten festlegen und beachten
- Ggf. Prämedikation nach Arztanordnung verabreichen.

Maßnahmen nach der Untersuchung:

- Nahrungskarenz nach Arztanordnung einhalten.
- Überwachung der Vitalparameter vornehmen, bis das Kind wieder vollständig wach ist
- Ggf. Schmerzen oder Unwohlsein erfragen und dementsprechend reagieren, z. B. auch durch Lagerungsveränderungen.

7.3.6 Leberpunktion

Eine Punktion der Leber ist für verschiedene Fragestellungen bei Verdacht oder bestehenden Erkrankungen der Leber notwendig. Die Untersuchung erfolgt bei Kindern immer unter Narkose oder in einer sehr tiefen Sedierung. Die Leberpunktion wird mit einer speziell dafür hergestellten Punktionsnadel durchgeführt, z. B. BARD® MONOPTY® Disposable Core Biopsy Instrument.

Die pflegerischen Maßnahmen orientieren sich grundsätzlich an den Maßnahmen einer prä- bzw. postoperativen Versorgung (→ 2.8). Sie entsprechen dem pflegerischen Vorgehen bei einer Endoskopie (→ 7.3.5).

Ist eine Narkose oder Sedierung geplant, kontrolliert die betreuende Pflegefachperson die Einhaltung der Nüchternzeit. Vor der Untersuchung wird das Kind je nach seinem Alter an eine Urin- und Darmentleerung erinnert.

In Absprache mit dem Arzt wird der Untersuchungsraum vorbereitet. Dabei ist auf eine für das Kind angenehme Zimmertemperatur zu achten und evtl. Lagerungsmaterialien bereitgelegt.

Während der Untersuchung übernimmt die Pflegefachperson die Überwachung und Assistenz. Anschließend wird das Untersuchungsmaterial zeitnah verschickt.

Die postoperative Versorgung enthält die Einhaltung einer Bettruhe und einer Nahrungskarenz, je nach Anordnung. Das Wohlbefinden des Kindes wird erfragt und die Vitalzeichen werden engmaschig oder per Monitoring überwacht. Der Verband wird auf Nachblutung und/oder Flüssigkeitsaustritt kontrolliert.

Die Eltern werden in die Versorgung des Kindes kontinuierlich einbezogen und über alle Maßnahmen informiert.

SPICKZETTEL

Endoskopie

Zur Gastroskopie und Koloskopie werden flexible Endoskope verwendet. Sie werden, wie auch die Leberpunktion, unter Narkose oder einer sehr tiefen Sedierung durchgeführt.

Pflege: Die Pflegemaßnahmen orientieren sich an den grundlegenden Vorgaben der prä- und postoperativen Versorgung. Dazu gehört die Überprüfung der Nüchternzeit und die psycho-emotionale Betreuung der Familie.

Die postoperative Versorgung beinhaltet eine engmaschige Vitalzeichenkontrolle, besonders wenn eine Kurznarkose oder Sedierung durchgeführt wurde. Außerdem wird die Punktionsstelle bzw. der Verband auf Nachblutung und Flüssigkeitsaustritt überprüft.

7.4 Spezielle pflegerische und medizinische Maßnahmen: Stomaversorgung

DEFINITION

Stoma: künstliche Ausleitung eines Hohlorgans bzw. ein künstlicher Zugang in ein Organ. Unterschieden werden folgende Formen:

- **Gastrostoma:** intraoperativ durch die Bauchwand gelegter und dort fixierter Katheter; evtl. auch mit Ballon geblockt; verschiedene Formen: „Witzel-Fistel" oder PEG (perkutane endoskopische Gastrostomie)
- **Colostoma:** Ausleitung des Dickdarms an die Hautoberfläche; wird angelegt, wenn im Dickdarmtrakt eine ernsthafte Erkrankung vorliegt und bestimmte Darmabschnitte kurzzeitig oder dauerhaft stillgelegt bzw. entfernt werden müssen
- **Ileostoma:** Ausleitung des Dünndarms an die Hautoberfläche; wird angelegt, wenn operative Entfernung eines Dickdarmteils oder des gesamten Dickdarms einschließlich des Schließmuskels erforderlich ist
- **Urostoma:** Ausleitung der harnableitenden Wege (künstlicher Blasenausgang) durch die Haut

Bei den **Stomaanlagen** (→ Abb. 7.5) kann es sich je nach Krankheitsbild um ein einläufiges bzw. endständiges oder doppelläufiges Stoma (→ Abb. 7.6) handeln.

- **Einläufig** bzw. **endständig** bedeutet, dass nur eine Darmschlinge ausgeleitet wird, evtl. musste ein Darmabschnitt oder aber auch der restliche Darm entfernt werden.

Name	Gastrostoma	Ileostoma	Colostoma	Urostoma
Lokalisation	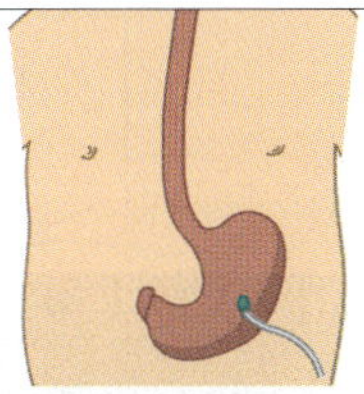 Durch die Bauchwand gelegter und dort fixierter Katheter; evtl. auch mit Ballon geblockt	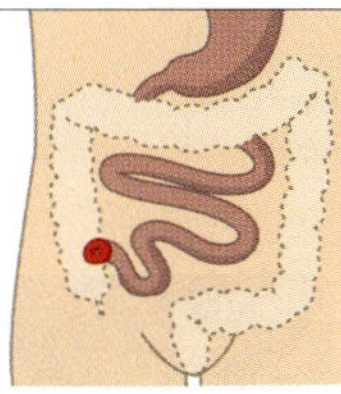 Ausleitung des Dünndarms	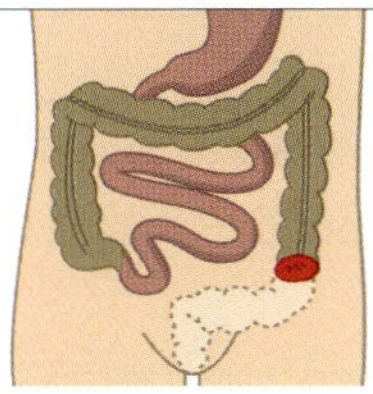 Ausleitung des Dickdarms	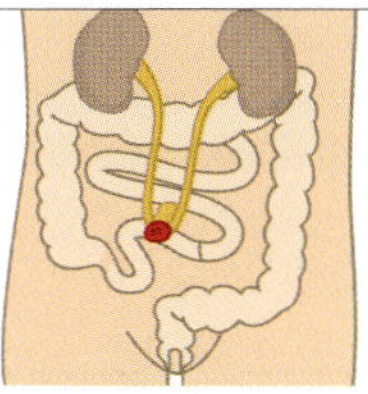 Ausleitung der harnableitenden Wege

Abb. 7.5 Stomaarten. Hauptindikationen sind Fehlbildungen und Entzündungen. Bei Früh- und Neugeborenen ist die Ursache meist ein Mekoniumileus, eine nekrotisierende Enterokolitis oder Darmanomalien. Ein Ileostoma wird gewöhnlich auf der rechten Bauchseite platziert. Ein Colostoma ist die häufigste Stomaanlage. [L138]

Endläufig	Doppelläufig Dünndarm/Dickdarm	Doppelläufig im Dickdarm
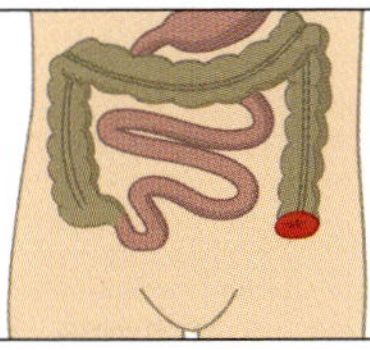	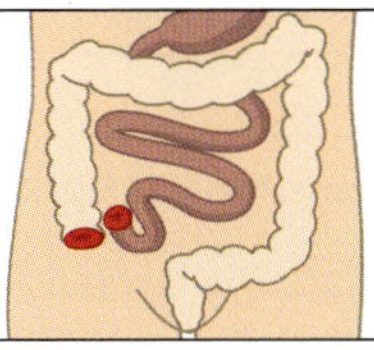	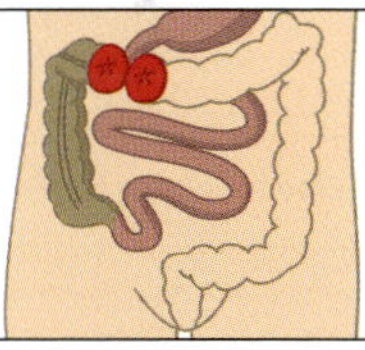
Rest des Darms wird entfernt Anlage meist permanent	Normale Darmpassage kann wiederhergestellt werden	

Abb. 7.6 Doppelläufige Stomaanlagen haben einen zuführenden und ableitenden Schenkel. [L138]

- Als **doppelläufig** wird ein Stoma bezeichnet, das aus zwei Schenkeln besteht, einem oberen, zuführenden, sog. **oralen,** und einem unteren, ableitenden, vorübergehend stillgelegten Schenkel mit der Bezeichnung **aboral.**

Ein Stoma kann auch unter bestimmten Bedingungen wieder zurückverlegt werden, z. B. wenn sich ein entzündeter Darmabschnitt erholt oder wenn nach einer Darm-OP eine komplizierte Naht in Ruhe ausheilen soll, bevor der Darm wieder seine Arbeit aufnimmt.

Die **Versorgung** der unterschiedlichen Stomaarten erfolgt unter Berücksichtigung hygienischer Kriterien. Eine aseptische Versorgung ist nur direkt nach der Anlage notwendig, bis das Operationsgebiet abgeheilt ist. Im Anschluss ist ein hygienischer Umgang ausreichend, da bei Ableitungen des Verdauungstrakts eine Sterilität nicht gewährleistet werden kann.

Es ist hilfreich, bei allen Stomata eine individuell anzufertigende Schablone zu verwenden, die dazu dient, die Fixierungsplatte vor dem Beutelwechsel zuzuschneiden, damit ein Wechsel zügig vorgenommen werden kann (→ Abb. 7.7). Es gibt von den jeweiligen Firmen Vorlagen, die jedoch immer an die Situation des Kindes angepasst werden müssen. Jedes Stoma hat eine individuelle Form. Bei der Versorgung darf die Halteplatte des Stomabeutels nicht auf die Schleimhaut des Darms geklebt werden, damit keine Verletzungen oder Durchblutungsstörungen entstehen können. Bei einem zu großen Ausschnitt kann der aggressive Stuhl die sensible Haut am Bauch um das Stoma herum reizen bzw. sogar wund werden lassen. Dies verursacht dem Kind Unwohlsein und Schmerzen. Daher muss der Ausschnitt der Halteplatte (→ Abb. 7.8) anhand der angefertigten Schablone möglichst passgenau angefertigt werden. Zur häuslichen Versorgung lohnt es sich mit Stoma-Therapeutinnen und -therapeuten (im Folgenden Therapeuten genannt) zu sprechen, um den Eltern Tipps und Tricks mitzugeben und die Familie mit den richtigen Materialien zu versorgen.

Nach der Anlage eines **Gastrostomas** erfolgt im pädiatrischen Bereich häufig der erste Verbandwechsel durch die Operateurin/den Operateur (im Folgenden Operateur genannt). In den ersten 2–3 Tagen nach Anlage wird der Katheter manchmal zum Ablaufen von Wundsekret und Magensaft genutzt. Danach wird der Katheter nur zur Nahrungsverabreichung verwendet. Ein aseptischer Verbandwechsel wird zunächst jeden Tag von einer Pflegefachperson vorgenommen. Die Eltern und, je nach Alter, auch der Patient werden im Verlauf zur selbstständigen Versorgung angeleitet.

Die Länge des Katheters innerhalb des Magens, z. B. 3 cm, und die Austrittsstelle am Katheter selbst werden zusätzlich zur Naht oder Blockung markiert und dokumentiert. Die Austrittsstelle ist sauber und trocken zu halten. Die Reinigung erfolgt mit Wasser oder NaCl 0,9 %.

Bei kleinen Kindern ist der Katheter durch einen einfachen Kompressenverband vor dem Herausziehen und Manipulationen zu „schützen".

SPICKZETTEL

Stoma

Ein Stoma wird meist bei Fehlbildungen und Entzündungen im Magen-Darm-Trakt eingesetzt. Ein doppelläufiges Stoma wird meist dann angelegt, wenn es sich um ein temporäres Stoma handelt, das später wieder zurückverlegt werden soll. Lebenslange Stoma sind hingegen einläufig.

Pflege: Bei der Stomaversorgung erfolgt bei der ersten Versorgung ein aseptischer Verbandswechsel, anschließend erfolgt eine hygienische Vorgehensweise. Die Halteplatten werden mittels individuell angefertigter Schablone zugeschnitten. Es ist wichtig, dass der Ausschnitt weder zu groß noch zu klein ist, sondern möglichst passgenau angefertigt wird. So werden Komplikationen am Stoma bzw. Irritationen an der umliegenden Haut vermieden.

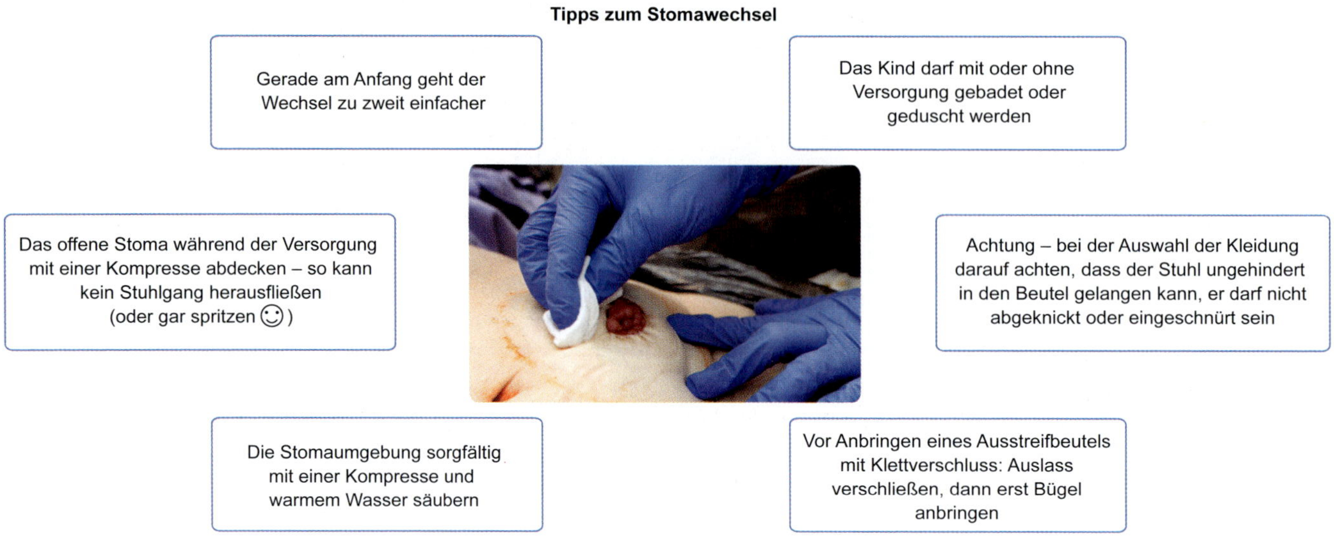

Abb. 7.7 Eine Anleitung für Eltern zum Stomawechsel [K115, L138]

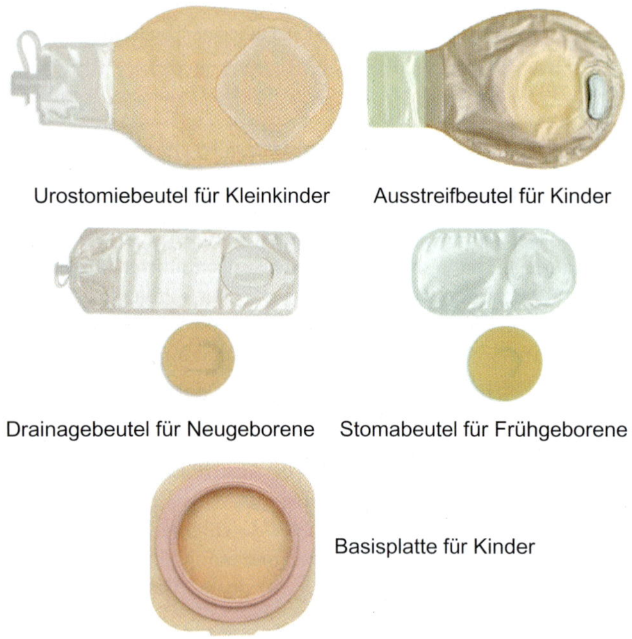

Abb. 7.8 Verschiedene Stomaplatten und Beutel für Kinder [U342]

7.5 Erkrankungen des Ösophagus

Der **Ösophagus** verbindet den Rachen mit dem Magen und sorgt dafür, dass der Mensch die notwendige Nahrung zu sich nehmen kann. Bei einem Neugeborenen beträgt seine Länge ca. 8 cm, bei einem Erwachsenen ca. 25–30 cm [4].

In der embryonalen Phase wird der Magen-Darm-Trakt in seiner gesamten Komplexität angelegt. Diese Entwicklung ist anfällig für Störungen, z. B. durch eine mangelnde Vitaminversorgung der Mutter oder auch Röntgenstrahlung (Anlagestörungen oder Hemmungsfehlbildungen). Auch der Ösophagus kann davon betroffen sein: Es können Stenosen, Atresien oder Fehlanlagen auftreten. Je nach Schweregrad bedürfen die Veränderungen einer operativen Therapie, um eine normale Ernährung zu ermöglichen. Aber auch im späteren Leben ist der Ösophagus gefährdet. So können z. B. durch Einnahme von ätzenden Substanzen narbige Schädigungen der Schleimhaut auftreten oder es kann zu schweren Verletzungen durch Unfälle oder das Verschlucken eines Fremdkörpers kommen.

Alle diese Ursachen haben für die zu pflegenden Kinder und Jugendlichen und ihre Familie schwerwiegende Folgen, die möglichst verhindert oder sehr gut unterstützt und begleitet werden müssen. Eine weiterführende Unterstützung kann auch durch die **Selbsthilfeorganisation für Speiseröhrenerkrankungen KEKS e. V.** (https://www.keks.org/) erfolgen. Diese Vereinigung ist in regionalen Gruppen über ganz Deutschland verteilt, so dass die betroffenen Familien eine Unterstützung in ihrer Nähe finden können.

7.5.1 Ösophagusatresie

DEFINITION

Ösophagusatresie: angeborene Fehlbildung, bei der eine Unterbrechung der Speiseröhre im Vordergrund steht. Sie hat keine Verbindung zum Magen.

Die Ösophagusatresie ist eine Hemmungsfehlbildung, ein vorzeitiger Stillstand der Organentwicklung, die sich im ersten Trimenon der Embryonalphase entwickelt. Bei ungefähr 60 % der Fälle [5] treten begleitende Fehlbildungen auf, z. B. ventrikuläre Septumdefekte oder die VACTERL-Assoziation (s. u., → 10.6)

Vorsicht! Je früher die Diagnose gestellt wird, desto besser ist die Prognose.

Krankheitsentstehung

Die **Ursache** für die Fehlbildung ist die Unterbrechung des Septierungsprozesses (Trennung) während der Embryonalentwicklung. Dieser ist zuständig für die Ausbildung der Trachea und des Ösophagus.

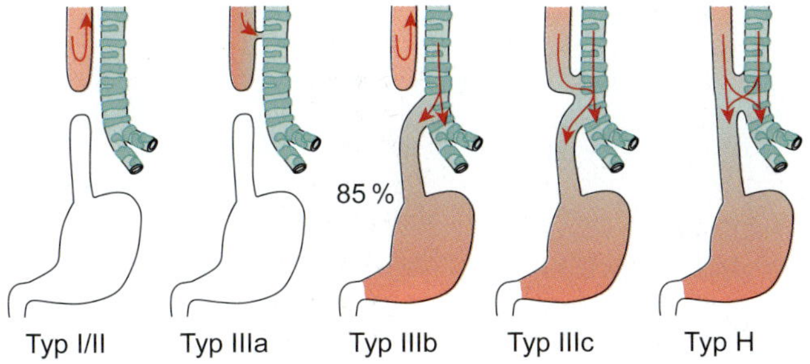

Abb. 7.9 Einteilung der Ösophagusatresie nach Vogt [L143]

Die Auslöser dieser Hemmung sind multifaktoriell bedingt und umfassen z. B.:

- Abususverhalten der Mutter bei Alkohol, Drogen und Nikotin
- Medikamenteneinnahme
- Umwelteinflüsse
- Schäden durch (Röntgen-)Strahlung
- Genetische Ursache.

Mit einer Häufigkeit von 1:2.500–4.000 Fällen kommt die Atresie eher häufig vor. Jungen sind mehr betroffen als Mädchen und es besteht eine genetische Disposition. Das Risiko, dass Geschwisterkinder daran erkranken, liegt bei 1 % [6].

In Deutschland ist die Einteilung nach Vogt (→ Abb. 7.9) gebräuchlich. Der Typ Vogt IIIb tritt mit 85–90 % der Fälle am häufigsten auf [5]. Hier endet der Ösophagus im oberen Abschnitt in einem Blindsack, der untere Anteil hat eine Verbindung zur Luftröhre (**ösophago-tracheale** oder **tracheo-ösophageale Fistel**).

Symptome

Nach der Geburt zeigt das Kind mit einer Ösophagusatresie folgende **Symptome:**

- Hypersalivation: vermehrte Speichelbildung, „Schaum vor dem Mund", da dieser nicht geschluckt werden kann
- Husten und Würgen unmittelbar bei der ersten Nahrungsverabreichung
- Dyspnoe und Zyanose durch Speichelaspiration bei vorliegender Fistel.

Diagnostik

Der Verdacht auf eine Ösophagusatresie kann bereits intrauterin gestellt werden. Ein Hinweis darauf kann das Vorliegen eines **Polyhydramnion** bei der Mutter sein. Es handelt sich um eine vermehrte Fruchtwassermenge, dies kommt bei 1–2 % der Schwangerschaften vor [7]. Auch der erfolglose Versuch der Magensondierung nach der Geburt mittels einer Magensonde kann auf eine Atresie verweisen.

- Pränatale Sonografie, ggf. auch die pränatale Magnetresonanztomografie
- Postpartal wird eine Röntgenübersichtsaufnahme des Thorax sowie des Abdomens bei liegender Magensonde mit ggf. Röntgenkontrastmittelgabe vorgenommen. Hiermit kann die Atresiehöhe ermittelt und der Hinweis auf eine tracheo-ösophageale Fistel gestellt werden, da z. B. bei einem Vogt IIIb (→ Abb. 7.10) die Magensonde im Blindsack und eine luftgefüllte Magenblase (über die tracheale Fistel gelangt Luft in den Magen) sichtbar ist.
- Tracheobronchoskopie zur Darstellung von tracheo-ösophagealen Fisteln.

Vorsicht! Besteht eine ösophago-tracheale Fistel, ist eine sofortige Operation notwendig, um eine Aspirationspneumonie durch den Übertritt von Magensaft in Trachea und Lunge zu verhindern.

Behandlungsstrategie

Bevor weitere Therapieentscheidungen getroffen werden, muss das Neugeborene stabilisiert werden. Um eine weitere Aspiration zu verhindern, wird präoperativ eine doppellumige „Magensonde", eine **Schlürfsonde** (→ Abb. 7.11, → Abb. 7.12), in den Blindsack eingelegt.

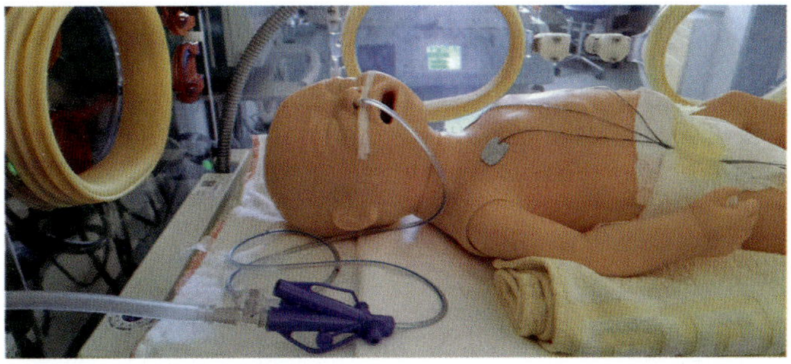

Abb. 7.11 Liegende Schlürfsonde [P1339]

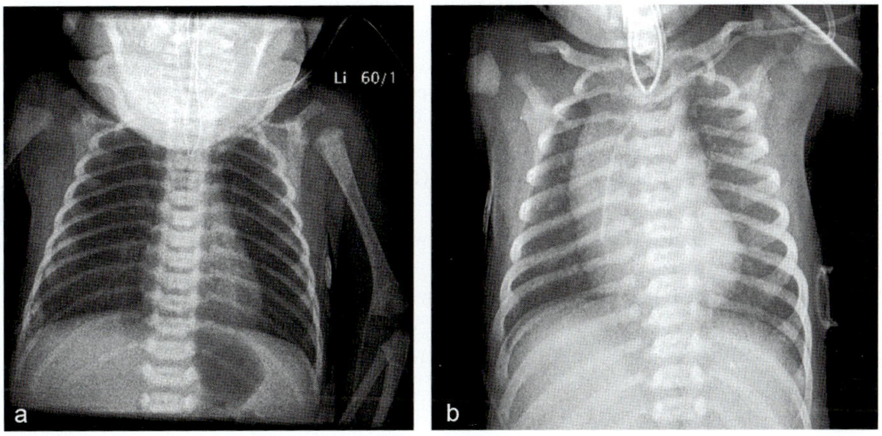

Abb. 7.10 Thoraxübersicht bei Vogt IIIb mit Luft im Abdomen (a) und Vogt II ohne Darmgasnachweise [T711]

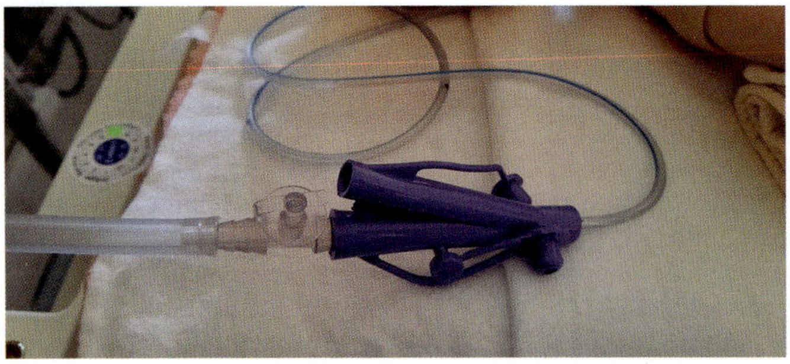

Abb. 7.12 Doppellumige Sonde. Schlürfsonde an Absaugung angeschlossen, zweites Lumen offen, um Luftpolster zu bilden [P1339]

Schlürfsonde legen

Das Legen einer Schlürfsonde erfolgt idealerweise mit zwei Personen, einem Arzt/einer Ärztin (im Folgenden Arzt genannt) und einer Pflegefachperson, und sieht folgende Schritte vor:

- Das Kind ausreichend durch eine der beiden versorgenden Personen fixieren.
- Den Mund und oberen Rachenraum vorsichtig absaugen, dabei den Katheter nicht zu weit in den Rachen vorschieben.
- Die Sonde so weit schieben, bis Widerstand spürbar ist, dann die Sonde etwa 1 cm zurückziehen.
- Die Sonde sicher mit Pflasterstreifen fixieren.
- Saugung (–0,2 bar oder nach spezieller Arztanordnung) an die Sonde anschließen.
- Den zweiten Schenkel der doppellumigen Schlürfsonde offen lassen, damit sich Luftpolster bilden und ein Ansaugen an die Schleimhaut verhindert wird.

Die weitere Behandlung besteht in fast allen Fällen in dem operativen Verschluss: Die beiden Enden des Ösophagus – der proximale und distale Ösophagusstumpf – werden, wenn möglich, operativ miteinander verbunden. Dies wird **Reanastomisierung** genannt: Bei einer Anastomose handelt es sich um eine natürlich oder künstlich hergestellte Öffnung zwischen anatomischen Strukturen. Gleichzeitig werden während der Operation bestehende tracheo-ösophageale Fisteln verschlossen.

Seit Kurzem wird eine neue Art der Versorgung angewandt, welche mit Magneten, die im Blindsack und im unteren Teil des Ösophagus eingebracht werden, die beiden Enden einander annähern [8, 9]. Dieses Verfahren steht erst am Anfang seiner Entwicklung. Die hier erläuterten Verfahren sind noch flächendeckend in der Anwendung.

Je nachdem, ob eine kurz- oder langstreckige Ösophagusatresie vorliegt, gestaltet sich der operative Eingriff. Es ist möglich, dass die beiden Enden nicht miteinander verbunden werden können, was ein anderes therapeutisches Vorgehen zur Folge hat:

- Anlage eines Gastrostomas, damit der Patient ernährt werden kann
- Anlage einer Speichelfistel am Hals, damit der Speichel nach außen abfließen kann
- Evtl. muss die Entscheidung zur Anlage eines Ösophagus-Ersatzes mit Magenverlagerung getroffen werden [6].

Nach einer erfolgreichen Operation kann es im weiteren Heilungsverlauf zu **Komplikationen** kommen:

Undichtigkeit an der Anastomose (Nahtinsuffizienz mit nachfolgender Mediastinitis):

- Ursache: Spannung auf der Anastomose, dadurch schlechte Durchblutung der Ösophagusenden

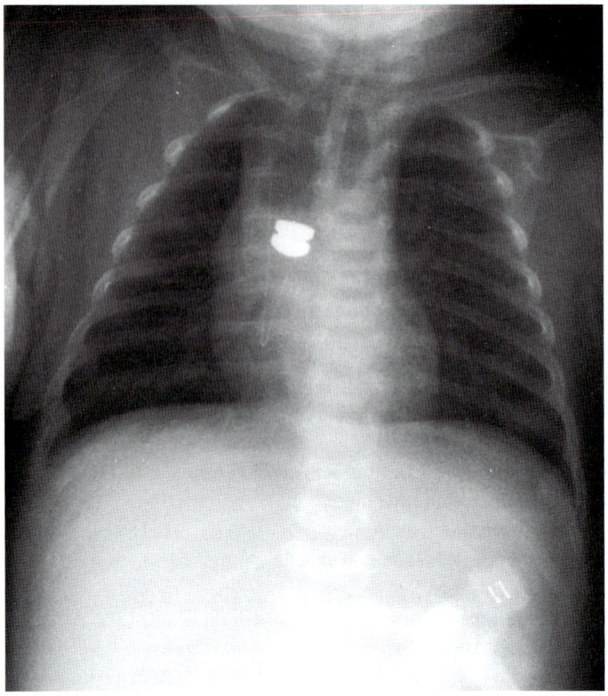

Abb. 7.13 Magneten bilden eine Verbindung zwischen den Blindsäcken [T1337]

- Folgen:
  - Speichelaustritt in den Pleuraraum mit Entwicklung eines Empyems und einer Pneumonie; Symptome auf eine ablaufende Entzündung können der Anstieg der Körpertemperatur und eine erhöhte Pulsfrequenz sein
  - Re-Thorakotomie mit Anlegen eines Gastrostomas und einer ösophagealen Plastik sind nötig

Stenose des Ösophagus:

- Symptome: Würgen, Erbrechen und Schluckbeschwerden v. a. bei Umstellung von flüssiger auf feste Nahrung
- Therapie: **Bougierung** (Weiten der Stenose mit Metallstäben oder Luftpolstern mit eingeführtem Ballon, erfolgt durch Arzt), jedoch nur nach strenger Indikation

Infektion der Operationswunde:

- Symptome: Rötung, Schwellung, Schmerzen und Überwärmung der Wunde
- Therapie: Spreizung der Wunde mit Drainageeinlage und sekundärem Wundheilungsverfahren, d. h. die Wunde wird nur oberflächlich verschlossen und granuliert aus den unteren Schichten zu

Pneumonie- und Atelektasenbildung:

- Neubildung einer tracheo-ösophagealen Fistel
- Therapie: Abbinden der Fistel (Fistelligatur), Re-Operation und Fistelübernähung als Maßnahmen notwendig

Tracheomalazie:

- Instabilität der Trachea als Folge der Fehlanlage in der Embryonalphase
- Symptome: obstruktive Atembeschwerden des Kindes, Husten, Zyanose
- Therapie: nach Möglichkeit konservatives Abwarten, da sich eine physiologische Verbesserung ab dem 3. Lebensjahr zeigt

Nachblutungen im Thorakalraum.

Pflege

Die **präoperative Phase** umfasst je nach Situation und Allgemeinzustand des Kindes eine Intensivbehandlung. Es kann eine Sauerstoffgabe bis hin zu einer Intubation und Beatmung bei einer Ateminsuffizienz notwendig werden. Die Vitalzeichen des Kindes werden kontinuierlich über Monitoring überwacht. Wiederholte Blutgaskontrollen geben Aufschluss über mögliche Veränderungen des Säure-Basen-Haushalts und damit über den Allgemeinzustand des Kindes. Sie verweisen auch auf die Entwicklung einer Atemverschlechterung durch eine Aspirationspneumonie.

Es erfolgt eine parenterale Ernährung anhand einer Infusionstherapie über einen zentralen Venenkatheter, da keine orale Nahrungsaufnahme möglich ist. Die Ausscheidung wird engmaschig mittels einer Ein- und Ausfuhrkontrolle mit Bilanz kontrolliert. Die Lagerung entspricht einer atemerleichternden Aspirationsprophylaxe, indem der Oberkörper hochgelagert und eine leichte Seitenlage nach rechts vorgenommen wird. Im Einzelfall ist eine Antibiotikagabe angezeigt, wenn bereits eine Aspirationspneumonie oder eine Mediastinitis vorliegt.

Das Kind wird nach den Kriterien eines Optimal Handlings versorgt. Die Eltern werden so weit wie möglich in die Pflege einbezogen und zum Bonding mit ihrem Kind ermuntert.

Auch die **postoperative Pflege** beginnt mit einer Intensivbehandlung, da das Kind in der Anfangszeit mild und mit wenig Druck beatmet werden muss, um die Heilung der Anastomose im Ösophagus nicht zu gefährden. Der therapeutisch-pflegerische Schwerpunkt liegt auf einer guten Analgesierung, evtl. ist sogar eine Relaxierung notwendig.

Das **Absaugen** des Nasen-Rachen-Raums des Kindes muss vorsichtig durchgeführt werden. Endotracheal und nasal-oral darf nicht zu tief abgesaugt werden, damit das Operationsgebiet nicht gestreift (touchiert) und ggf. verletzt wird. Das Absaugen erfolgt nur nach Bedarf.

Zusätzlich wird häufig intraoperativ eine **Thoraxdrainage** als Wunddrainage und zur Stabilisierung der Lunge eingelegt. Diese muss adäquat beobachtet und versorgt werden (Hygienerichtlinien des Krankenhauses), wie auch die Operationswunde (→ 2.8). Die Überwachung der Ausscheidung entspricht dem präoperativen Vorgehen. Während des Nahrungsaufbaus ist frühzeitiges Abführen angezeigt, damit die Tätigkeit des gesamten Magen-Darm-Trakts angeregt wird.

Maßnahmen zur **Pneumonie-**, **Dekubitus-** und **Soorprophylaxe** sind in die tägliche Pflege unbedingt zu integrieren (→ 14.4, → 14.11).

Als pflegerische Besonderheit gilt der **postoperative Nahrungsaufbau.** Das Kind erhält intraoperativ eine Magensonde. Sie dient als Schienung der Anastomose, da sie über das Operationsgebiet geschoben wird. Entsteht postoperativ eine Wundschwellung oder ein Wundödem, wird der Ösophagus durch die Magensonde offengehalten. Gleichzeitig wird über diese Sonde die enterale Nahrung verabreicht. Eine Entfernung der Magensonde, auch zufällig durch das Kind, ist **unbedingt** zu vermeiden. Eventuell muss das Kind deshalb fixiert werden. Eine Entfernung und die damit notwendige Neuanlage bedeuten eine sehr große Verletzungsgefahr für die Anastomose. Eine Neuanlage der Magensonde darf **ausschließlich** durch den Operateur erfolgen.

> **Nahrungsaufbau**
> Ernährung und Nahrungsaufbau eines Kindes nach Ösophagusatresie erfolgt streng nach ärztlicher Anordnung über eine intraoperativ gelegt Magensonde, die auf keinen Fall gezogen werden sollte.

In den ersten 24–48 Std. postoperativ besteht eine absolute Nahrungskarenz. Danach erhält das Kind über die Magensonde eine erste Tee- oder Glukosegabe, um die Verträglichkeit zu überprüfen. Der eigentliche Nahrungsaufbau beginnt erst ab dem 3. postoperativen Tag mit Muttermilch bzw. Formulanahrung.

Die orale Ernährung wird erst dann begonnen, sobald beobachtet werden kann, dass das Kind seinen Speichel schluckt. Ist dies der Fall, wird überprüft, ob die End-zu-End-Anastomose des Ösophagus dicht ist. Dies erfolgt durch einen **Breischluck,** eine röntgenologische Untersuchung des Ösophagus mithilfe einer oralen Kontrastmittelgabe.

Hat der Ösophagus ein ausreichendes Lumen, kann der orale Nahrungsaufbau beginnen. Das Kind erhält zunächst häufig kleinere Mahlzeiten. Kann es den Trink-Schluck-Vorgang gut koordinieren, wird die Nahrungsmenge zügig gesteigert. Zeigt sich jedoch ein zu enges Lumen, muss in Betracht gezogen werden, ob ein Gastrostoma angelegt (allgemeine Stomapflege → 7.4) und auf eine orale Nahrungszufuhr verzichtet werden muss.

Besonderheit

Die Ösophagusatresie geht in 60 % der Fälle mit weiteren Fehlbildungen einher. Als Beispiel für ein Konglomerat mehrerer angeborener Fehlbildungen steht die **VATER-/VACTERL-Assoziation.** Diese liegt vor, wenn mindestens drei der aufgeführten Defekte bei einem Kind festgestellt werden.

> **Fehlbildungen**
> Folgende Fehlbildungen sind charakteristisch für eine **VATER-/VACTERL-Assoziation:**
> - **V** = Vertebra – Wirbeldefekte, z. B. Spina bifida, Skoliose
> - **A** = Analatresie
> - **C** = Cor – Herz, z. B. Ventrikelseptumdefekt
> - **T** = tracheale Fehlbildungen, z. B. tracheo-ösophageale Fistel
> - **E** = esophageal – Ösophagusatresie
> - **R** = renal – Nierenfehlbildungen, z. B. Nierenagenesien, Hydronephrosen
> - **L** = limbs – Gliedmaßen, z. B. Syndaktylien, Klumpfuß.

Jede dieser Fehlbildungen braucht bereits, wenn sie isoliert auftritt, eine umfassende Therapie mit meist mehreren Operationen. Gemeinsam stellen diese Fehlbildungen jedoch das interdisziplinäre Team, die Angehörigen und Patienten vor eine große Aufgabe. Die Familien müssen sowohl von ärztlicher als auch von pflegerischer Seite gut aufgeklärt, betreut und begleitet werden.

Während der Betreuung der Kinder können noch weitere Begleiterkrankungen auftreten, z. B. Kleinwuchs oder Spina bifida bei einem Krankheitsverlauf mit Hydrozephalus und angeheftetem Rückenmark (*tethered cord* → 16.11.2).

SPICKZETTEL

Ösophagusatresie

Krankheitsentstehung: Hemmungsfehlbildung des Ösophagus durch Abususverhalten der Mutter; Medikamente, Strahlenbelastung oder genetische Disposition

Symptome: pränatal: Polyhydramnion. Postnatal: Hypersalivation, Husten und Würgen bei der ersten Nahrungsverabreichung, Dyspnoe und Zyanose durch Speichelaspiration

Diagnostik: Röntgen-Thorax, ggf. mit Kontrastmittel, Röntgen-Abdomen

Behandlungsstrategie: präoperative Schlürfsonde, operativer Verschluss

Pflege: Postoperativ zunächst Intensivüberwachung mit ggf. milder Beatmung und adäquater Analgesie und Relaxierung, evtl. Thoraxdrainageversorgung, ruhige, patientenorientierte Pflege nach dem Optimal Handling. Nur bei Bedarf soll das Kind sehr vorsichtig endotracheal und nasal-oral-abgesaugt werden. Wichtig ist die vorsichtige Magensondenversorgung. Sie darf **nicht,** auch nicht akzidentell durch das Kind, entfernt werden (Schienung der Anastomose).

7.5.2 Ösophagusstenose

DEFINITION

Ösophagusstenose: ring- oder röhrenförmige Einengung der Speiseröhre als angeborene oder erworbene Fehlbildung. Leitsymptom ist eine Schluckstörung (Dysphagie).

Krankheitsentstehung

Eine Ösophagusstenose entwickelt sich v. a. nach Verätzung, Verbrühungen oder bei Verengung durch Fremdkörper. Sie tritt auch als Komplikation einer Refluxösophagitis auf.

Kongenitale Ösophagusstenosen kommen äußerst selten vor (1:40.000).

Symptome

Das Kind leidet an Schluckstörungen (Dysphagie) und Erbrechen. Je nach Durchmesser der Stenose können die Symptome auch erst bei Aufnahme von fester Nahrung auftreten.

Diagnostik

Zur **Kontrastdarstellung** der Speiseröhre erfolgt ein Ösophagus-Breischluck. Das Kontrastmittel kann auch über getränktes Brot verabreicht werden. Bei der Ösophagogastroduodenoskopie kann die Höhe der Striktur (hochgradige Einengung) erfasst werden.

Behandlungsstrategie

Die **Therapie** erfolgt meist auch endoskopisch mittels (Ballon-)Dilatation, Bougierung, Elektrokoagulation oder Laserresektion. Es kann auch eine operative Entfernung und Reanastomosierung des Ösophagus notwendig sein.

SPICKZETTEL

Ösophagusstenose

Krankheitsentstehung: angeboren oder erworben, z. B. durch Verätzung

Symptome: Dysphagie, Erbrechen

Diagnostik: Breischluck

Behandlungsstrategie: (Ballon-)Dilatation, Bougierung, Elektrokoagulation oder Laserresektion

7.5.3 Achalasie

DEFINITION

Achalasie: Seltene neuromuskuläre Erkrankung, bei der die Beweglichkeit des Ösophagus vermindert ist und zudem beim unteren Ösophagussphinkter eine Öffnungshemmung (Achalasie) vorliegt, die mit einer unvollständigen Erschlaffung des unteren Ösophagussphinkters einhergeht.

Krankheitsentstehung

Die **Entstehung** einer Achalasie ist noch nicht genau geklärt. Grundlegend ist zu sagen, dass es sich um einen fehlgeleiteten Schluckakt handelt. Die unterschiedlichen Anteile des Ösophagus sorgen nicht für einen koordinierten, zielgerichteten Transport der Nahrung.

Symptome

Das Kind leidet an Erbrechen, Dysphagie, retrosternalen Schmerzen, nachts fließt Speisebrei aus der Speiseröhre zurück, in und aus dem Mund, sodass dieser auf dem Kopfkissen zu finden ist. Zu beobachten ist, dass das Kind an Gewicht verliert, nicht zunimmt und Anzeichen einer Gedeihstörung bestehen.

Diagnostik

Im **Ösophagusbreischluck** zeigt sich eine deutliche Dilatation des Ösophagus und eine Einengung des unteren Ösophagussphinkters (typische Sektglasform → Abb. 7.14).

Durch die Endoskopie können Differenzialdiagnosen ausgeschlossen werden, z. B. entzündliche Schleimhautveränderungen. Es kann auch eine Ösophagusmanometrie durchgeführt werden, bei der ein erhöhter Ruhedruck im Bereich des unteren Ösophagussphinkters gemessen werden kann.

Behandlungsstrategie

Einige **Medikamente,** v. a. Kalziumblocker, sind nur kurz wirksam oder dürfen nur über einen kurzen Zeitraum gegeben werden. Meist wird **endoskopisch** eine Dilatation (Erweiterung) des Mageneingangs vorgenommen oder es erfolgt eine operative Myotomie (Durchtrennung der Muskelschicht im Bereich des unteren Ösophagussphinkters).

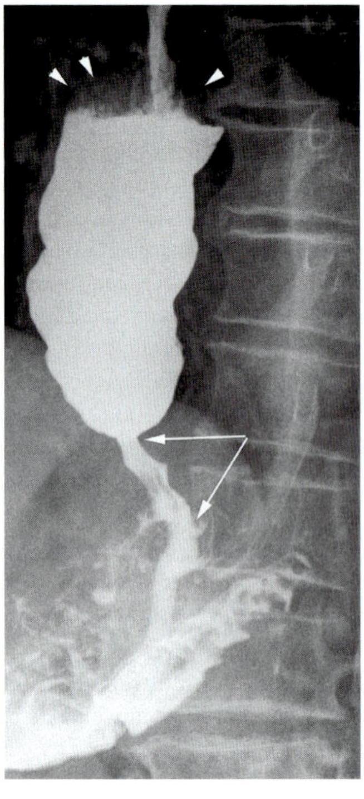

Abb. 7.14 Bei der Achalasie hat die Speiseröhre die typische Form eines Sektglases. [R211]

SPICKZETTEL

Achalasie

Krankheitsentstehung: bisher nicht genau geklärt

Symptome: Erbrechen, Dysphagie, Gewichtsstillstand oder -verlust, Gedeihstörung

Diagnostik: Ösophagusbreischluck

Behandlungsstrategie: kurzzeitig medikamentöse Therapie, endoskopische Dilatation oder operative Myotomie

Pflege: symptomatische, individuelle, ruhige Versorgung, hauptsächlich auf einer Unterstützung bei und nach Erbrechen ausgelegt, ggf. Analgesie. Überwachung der Ernährung und der Gewichtsentwicklung.

7.6 Ingestion von Fremdkörpern und ätzenden Substanzen

DEFINITION

Fremdkörperaspiration: Einatmen eines Objekts und Verlegung der Atemwege (→18.10).

Fremdkörperingestion: Verschlucken eines Objekts in den Verdauungstrakt

Bei Kindern unter 4 Jahren oder entwicklungsverzögerten Kindern besteht die Gefahr, dass sie Objekte verschlucken. Meist handelt es sich um auf den ersten Blick ungefährliche Gegenstände, z. B. Erdnüsse oder kleine Plastikteile von Spielsachen, die verschluckt werden.

Krankheitsentstehung

Diese Objekte bleiben typischerweise in den physiologischen Engstellen des Ösophagus stecken. Diese befinden sich beim oberen Ösophagussphinkter auf Höhe des Aortenbogens und beim unteren Ösophagussphinkter vor der Kardia am Übergang in den Magen.

Die **Ingestion** von **Magneten** (→Abb. 7.13) hat in den letzten Jahren zugenommen. Dabei besteht die Gefahr einer Nekrosenbildung und einer Perforation [4]. Knopfbatterien, die bevorzugt in sehr kleinen Geräten eingesetzt werden, stellen aufgrund des Stromflusses eine besondere Gefährdung dar. Wenn diese im Ösophagus stecken bleiben, werden durch den Stromfluss Verätzungen hervorgerufen, die wiederum Fisteln in die Trachea, zur Aorta oder ins Mediastinum bilden können. Deshalb sollten Knopfbatterien so schnell wie möglich entfernt werden, selbst wenn das Objekt den Ösophagus bereits passiert hat.

Bei der **Ingestion** von **Säuren, Laugen** und **Bleichmitteln** treten z. T. sehr schwerwiegende Verätzungen des Ösophagus auf. Dieses Unfallgeschehen kommt in den letzten Jahren auch häufiger im Jugendalter vor. Besonders das Umfüllen von Grillreiniger in Wasser- oder Limonadenflaschen kann zu solchen Verletzungen führen. Auch bei der Ingestion von heißem Tee kann es zu schweren Verbrühungen im Ösophagus kommen.

Symptome

Symptome einer Fremdkörperingestion sind:

- Druckgefühl oder Schmerzen im Bereich des Mund-Rachen-Raums bis hin zum Epigastrium
- Schluckstörungen, ggf. mit Nahrungsverweigerung
- Hypersalivation
- Erbrechen
- Stridor, Husten oder Dyspnoe bei Druck auf die Trachea.

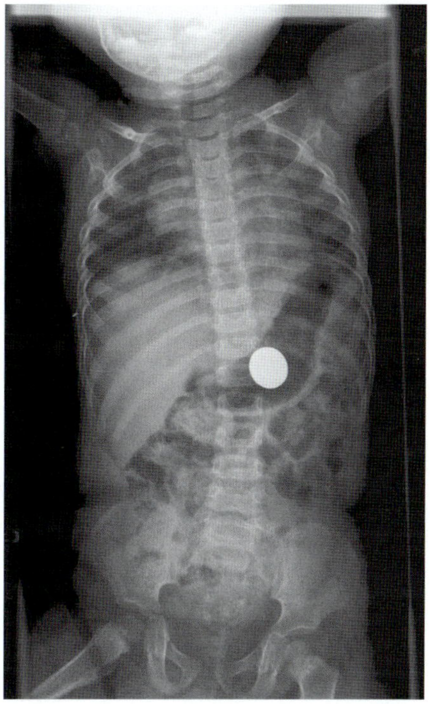

Abb. 7.15 Verschluckte Münze im unteren Teil des Magens [E606–004]

Diagnostik

Die **Diagnostik** umfasst eine ausführliche Anamnese, eine gründliche körperliche Untersuchung sowie eine konventionell radiologische Bildgebung (→Abb. 7.15) bei röntgendichten Fremdkörpern.

Behandlungsstrategie

Die **Behandlungsstrategie** orientiert sich am verschluckten Fremdkörper sowie an den Beschwerden des Patienten. Entstehen keine Symptome und sind die Gegenstände selbst ungefährlich, ist keine Intervention notwendig. Bei symptomatischen Ingestionen oder beim Verschlucken von Knopfbatterien oder Magneten erfolgt eine sofortige **endoskopische Bergung** der Fremdkörper.

Bei der Ingestion von Säuren, Laugen und Bleichmitteln bedarf es einer zügigen endoskopischen Untersuchung, um das Ausmaß der Verätzung einschätzen zu können, ggf. mit Legen einer **Nasogastralsonde.** Es kann eine Therapie mit Protonenpumpenhemmern und Analgesie angezeigt sein. Bei Mitbeteiligung der Luftwege sind zusätzlich Steroide und Antibiotika in Erwägung zu ziehen. Es ist mit dem Giftnotruf Rücksprache zu nehmen, wie die Therapie in den nächsten Stunden auszusehen hat.

Vorsicht! Beim Verschlucken von Säuren, Laugen oder Bleichmitteln darf kein Erbrechen provoziert werden, da sich dadurch die Verletzungen verstärken können. Bei Schaumbildnern kann es außerdem zu einer zusätzlichen respiratorischen Aspiration kommen.

SPICKZETTEL

Verschlucken von Fremdkörpern

Krankheitsentstehung: Verschlucken oder Aspirieren von Fremdkörpern bzw. aggressiven Flüssigkeiten

Symptome: Schmerzen im Bereich des Mund-Rachen-Raums bis hin zum Epigastrium, Schluckstörungen, ggf. mit Nahrungsverweigerung, Hypersalivation, Erbrechen

Diagnostik: Anamnese, Röntgen

Behandlungsstrategie: endoskopische Bergung, Analgesie

7.7 Erkrankungen des Magens und der Magenschleimhaut

7.7.1 Gastroösophageale Refluxkrankheit (GÖRK)

DEFINITION

Gastroösophageale Refluxkrankheit *(GÖRK); engl. gastro-esophageal reflux disease (GERD)*: passives Aufsteigen von Mageninhalt in den Ösophagus, z. B. aufgrund eines gestörten Verschlussmechanismus des unteren Ösophagussphinkters. Durch die Reizung und Schädigung der Speiseröhrenschleimhaut kommt es zu Sodbrennen, Aufstoßen und Schluckbeschwerden.

Mehrmals am Tag steigt Mageninhalt in den Ösophagus auf. Dieser physiologische Vorgang hat keinerlei klinische Relevanz. Es besteht weder die Notwendigkeit zu diagnostischen noch zu therapeutischen Maßnahmen. Bei einer gastroösophagealen Refluxkrankheit treten zusätzliche Symptome und Komplikationen auf.

Krankheitsentstehung

Warum die Refluxbarriere versagt, bleibt letztlich oft ungeklärt. Bei Erwachsenen besteht ein Zusammenhang zwischen der Lebensweise und der Krankheitsentstehung, so z. B. dem häufigen Verzehr von fettreichen Speisen, regelmäßigem Nikotin-, Alkohol- und/oder starkem Kaffeekonsum. Ebenso können viele Medikamente Refluxbeschwerden auslösen.

Auch bei Kindern mit Refluxkrankheit zeigt sich immer mehr der Zusammenhang zwischen der Lebensweise und der Krankheitsentstehung (fettreiche Speisen, Adipositas mit erhöhtem abdominellem Druck). Auch Fehlbildungen des Gastrointestinaltrakts, Zwerchfellhernien oder eine Zerebralparese als neurologische Grunderkrankung kommen als Ursachen in Frage.

Entscheidende Faktoren, welche die Entwicklung einer gastroösophagealen Refluxkrankheit begünstigen, sind (→ Abb. 7.16):

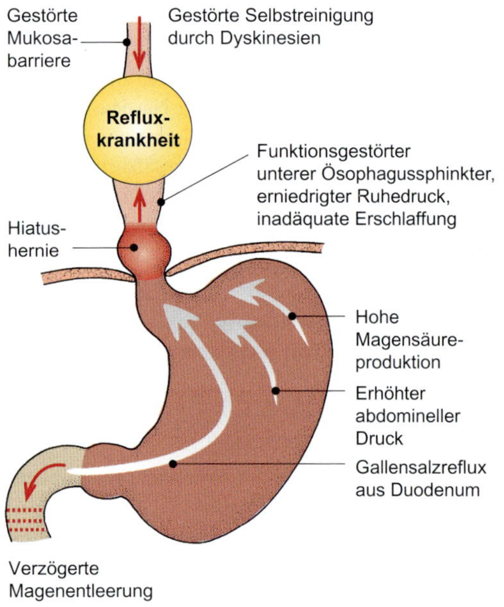

Abb. 7.16 Pathogenetische Faktoren, welche die Entwicklung der Refluxkrankheit begünstigen [L157]

- Fehlfunktion des unteren Ösophagussphinkters: Erschlafft dieser spontan, kommt es zu keinen peristaltischen Wellen in Richtung Magen
- Zu häufiges und zu langes Verbleiben von saurem Refluat im Ösophagus
- Gestörte Selbstreinigungsfunktion (*Clearance*) der Speiseröhre
- Gestörte Magenentleerung durch Fehlernährung.

Symptome

Die Symptome der gastroösophagealen Refluxkrankheit sind sehr vielfältig und variieren je nach Altersgruppe.

- **Säuglinge** leiden bevorzugt an rezidivierendem Erbrechen. Es handelt sich meist um saures Erbrochenes mit Beimengungen, z. B. auch schwarzes, verdautes Blut („Kaffeesatz"). Es besteht kein zeitlicher Zusammenhang zu Mahlzeiten. Blutungen, erkennbar an Hämatemesis, Teerstuhl, und Anämie (bei chronischer Blutung) sind Alarmsymptome, die weiterer Abklärung bedürfen. Weniger häufig, aber dennoch typisch sind Gewichtsstillstand bzw. -verlust, Nahrungsverweigerung oder Schreiattacken.
- Bei **Kleinkindern** werden zusätzlich zum Erbrechen oft Bauchschmerzen angegeben.
- Die typischen retrosternalen Schmerzen bzw. Sodbrennen zeigen sich meist erst bei **Jugendlichen.** Eine chronische Ösophagitis kann sich durch Bluterbrechen (und z. T. ausgeprägte Anämie) äußern.

Es können auch atypische Symptome auftreten, z. B. Atemwegssymptome, wie Aspiration, Bronchitis, Pneumonie oder Unruhezustände.

Diagnostik

Zur **Diagnostik** wird eine Gastroskopie mit Probengewinnung zur histologischen Befundung vorgenommen. Dieses Vorgehen kann bei größeren Kindern mit akuter Symptomatik vernachlässigt werden. Es finden sich Erosionen im Bereich der Speiseröhre.

Bei Säuglingen mit unkompliziertem gastroösophagealem Reflux, d. h. rezidivierendem Erbrechen ohne Zeichen der schweren Ösophagitis (Anämie, Gewichtsverlust), ist ein Therapieversuch mit physikalischen Maßnahmen oder Nahrungsumstellung ohne weitere invasive Diagnostik gerechtfertigt.

Behandlungsstrategie

Die Behandlung erfolgt je nach Alter der Patienten und Schwere der gastroösophagealen Refluxkrankheit.

- Bei **Säuglingen** und **milder GÖRK** reicht es meist aus, die Eltern anzuleiten. Die Nahrung soll in aufrechter Position verabreicht werden. Es kann eine Oberkörperhochlagerung im Schlaf stattfinden.
- Bei **Kindern** und **Jugendlichen** bessern sich die Symptome häufig durch eine Veränderung der Ess- und Verhaltensgewohnheiten. Es können auch Protonenpumpenhemmer, z. B. Omeprazol®, Pantoprazol® oder Rabeprazol® verabreicht werden. Deren Anwendung bei Kindern ist allerdings umstritten bzw. in besonderen Fällen erst ab einem Alter von 1–2 Jahren erlaubt [10].

In seltenen Fällen, bei schwerem, konservativ nicht therapierbarem Verlauf, erfolgt eine Fundoplikatio: Hierzu wird eine manschettenförmige Falte (Plika) aus dem Fundus des Magens gebildet, wobei die Falte den unteren Ösophagus wie ein Kragen umfasst [11].

Komplikationen

Unbehandelt können bei der gastroösophagealen Refluxkrankheit folgende Komplikationen auftreten: (chronische) Ösophagitis, Wachstumsstörung durch vermehrtes Erbrechen, Atemwegssymptome durch

(Mikro-)Aspirationen, Stenosen mit nachfolgender Dysphagie, Perforation mit nachfolgender Mediastinitis.

Pflege

Die pflegerischen Interventionen bei einer gastroösophagealen Refluxkrankheit lassen sich unter drei Schwerpunkte zusammenfassen:

- **Identifizierung** und **Beobachtung** der **individuellen Symptome:** Die Beobachtungen müssen vollständig an den behandelnden Arzt weitergegeben werden, damit ein Bezug hergestellt werden kann.
- **Pflege** bei konservativ-**medikamentöser** oder **chirurgischer Behandlungsstrategie:**
  - Notwendig ist die Pflege bei chirurgischen Eingriffen mit engmaschiger postoperativer Vitalzeichenkontrolle, adäquatem Schmerzmanagement, Kontrolle und Versorgung der Operationswunde.
  - Bei den meisten Protonenpumpenhemmern wird empfohlen, diese 30 Min. vor dem Frühstück einzunehmen, um die beste Wirkung zu erzielen.
- **Unterstützung** und **Beratung der Eltern.**

Zunächst müssen Eltern und Kind zur Ruhe kommen, denn die Zeit vor und bis zur Diagnosestellung kann sehr unruhig und besorgniserregend sein. Die Eltern haben oft das Gefühl, dass sie nicht ausreichend für ihr Kind sorgen können, und erleben eine große Hilflosigkeit. Durch die Unberechenbarkeit des Erbrechens ist auch die Nachtruhe gestört, was zu einer zusätzlichen enormen Belastung führt. Folgende Maßnahmen sind zu empfehlen.

- In einer **ruhigen, stressfreien Umgebung** essen.
- **Mehrere kleine Mahlzeiten** haben sich als hilfreich erwiesen.
- Mahlzeiten nicht zu spät am Abend oder nachts zu sich nehmen. Reizende oder scharfe Nahrungsmittel sind eher ungeeignet.
- Passivrauchen meiden, da dies die Entwicklung einer gastroösophagealen Refluxkrankheit fördert.
- Eine **Oberkörperhochlagerung** von **30 Grad** (→ Abb. 7.17) ist die geeignete Position zur Nahrungsverabreichung und zum Schlafen. Hierzu die Matratze des Kinderbetts hochstellen oder die Matratze mit Hilfsmitteln unterlagern, um so eine leichte Schräglage zu erzeugen. Das Kind sollte den Empfehlungen der SIDS-Prophylaxe zufolge in Rückenlage ohne Kissen schlafen.

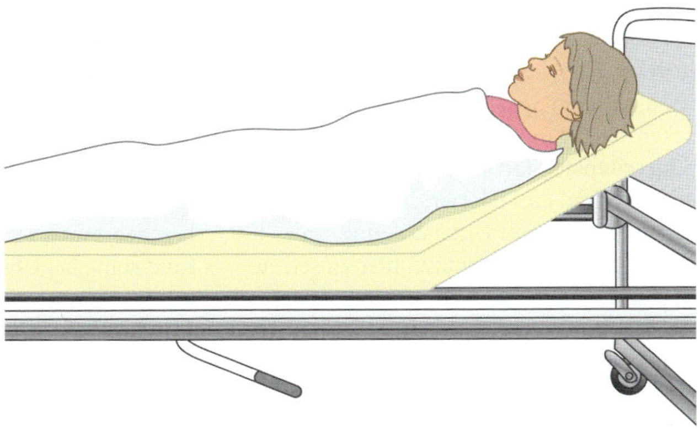

Abb. 7.17 Liegen die betroffenen Kinder in einer Oberkörperhochlagerung von 30 Grad, hilft dies, einen gastroösophagealen Reflux einzuschränken oder zu vermeiden. [L138]

SPICKZETTEL

Gastroösophageale Refluxkrankheit (GÖRK)

Krankheitsentstehung: Fehlfunktion des unteren Ösophagussphinkters, zu häufiges und zu langes Verbleiben von saurem Refluat im Ösophagus, gestörte Clearance der Speiseröhre, gestörte Magenentleerung, Zwerchfellhernie

Symptome: Erbrechen, Aufstoßen, Sodbrennen, evtl. Blutung, retrosternale Schmerzen

Diagnostik: Gastroskopie, 24-Stunden-pH-Messung/Impedanzmessung

Behandlungsstrategie: Anleitung der Eltern, Ändern von Ess- und Verhaltensgewohnheiten, medikamentöse Therapie, Fundoplikatio

Pflege: Einhaltung einer 30°-Oberkörperhochlagerung, ruhige, stressfreie Umgebung schaffen, empathische Beruhigung und Anleitung der Eltern

7.7.2 Gastritis

DEFINITION

Gastritis: definierte Entzündung der Magenschleimhaut, die akut, chronisch oder in Sonderformen auftreten kann. Es gibt folgende Formen:

- **Typ-A-Gastritis:** autoimmune Form
- **Typ-B-Gastritis:** bakterielle Form, besonders Helicobacter pylori als Ursache
- **Typ-C-Gastritis:** chemische Form, Ursache z. B. die Einnahme von nichtsteroidalen Antirheumatika (NSAR), Kortikosteroiden oder Gallenreflux.

Es gibt keine genauen Angaben zur Häufigkeit der Gastritis im Kindesalter, zudem sind die Angaben widersprüchlich. Es wird vermutet, dass die Dunkelziffer sehr hoch ist und in vielen Fällen unklare Bauchschmerzen durch eine Gastritis bedingt sind.

Krankheitsentstehung

Medikamente wie nichtsteroidale Antirheumatika und Infektionen schädigen die als Schutzschicht fungierende Magenschleimhaut. Ebenso können **Bakterien** (Helicobacter pylori, ein gramnegatives, spiralförmiges, mit Flagellen ausgestattetes Bakterium), **Gallereflux, Stress,** Operationen oder lebensbedrohliche Erkrankungen die Entwicklung einer Gastritis begünstigen.

Das Bakterium **Helicobacter pylorii** wird oral oder fäkal-oral übertragen, die Hauptinfektionsquelle ist häufig eine infizierte Mutter oder eine andere Kontaktperson im Haushalt. Das Bakterium wird meist im Kleinkindalter erworben und verbleibt ohne Intervention meist lebenslang im Körper. Es löst am Mageneingang (Antrum) eine Antrumgastritis (→ Abb. 7.18) aus.

Symptome

Die Symptome sind sehr unterschiedlich in ihrer Ausprägung und können deshalb auch übersehen werden. Charakteristisch sind insbesondere folgende Beschwerden:

- Krampfartige, stechende Oberbauchschmerzen, die teilweise bis zum Sternum ausstrahlen, besonders ca. 20–30 Min. nach einer Mahlzeit
- Übelkeit/Erbrechen
- Appetitlosigkeit
- vermehrtes Aufstoßen.

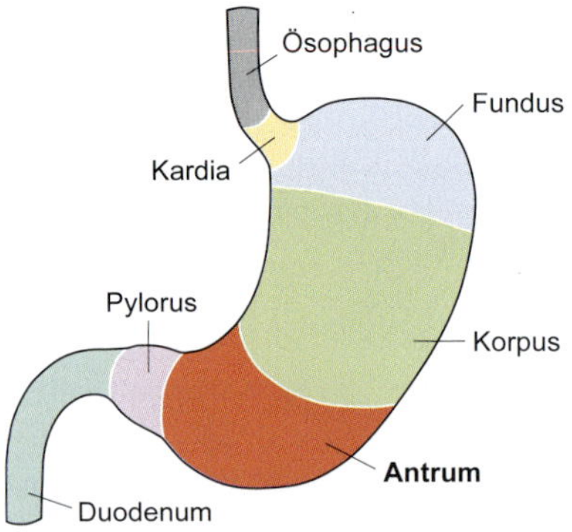

Abb. 7.18 Die Teile des Magens. In 80 % der Fälle ist die Gastritis am Mageneingang (Antrum) lokalisiert. [L143]

Bei einer **erosiven Gastritis** (→ Abb. 7.19) kommt es zu blutenden Schleimhautdefekten (*Erosionen*).

Kinder und Jugendliche, die eine **Helicobacter-pylori-Infektion** haben, sind beschwerdefrei! Es können folgende Komplikationen auftreten: Magengeschwür (Ulkus), chronische Eisenmangelanämie, idiopathische thrombozytopenische Purpura, erhöhtes Risiko für eine bösartige Entartung des mukosaassoziierten lymphatischen Gewebes im Erwachsenenalter (MALT-Lymphom bzw. mucosa-associated lymhoid tissue-Lymphom).

Diagnostik

Eine ausführliche Anamnese, die körperliche Untersuchung und eine Ösophagogastroduodenoskopie mit Probengewinnung zur histologischen Befundung (Goldstandard) sichern die Diagnose. Die Gastritis ist sowohl eine makroskopische als auch eine histologische Diagnose. In der Histologie zeigen sich bei der akuten Gastritis Granulozyteninfiltrate, bei der chronischen Gastritis mononukleäre Zellen.

Bei einer **Helicobacter-pylori-Gastritis** werden Proben aus dem Magen zur kulturellen Anzucht und antibiotischen Resistenztestung entnommen. Eine Indikation hierfür ist nur gegeben, wenn die Anamnese sowie die Symptomatik des Patienten mit dem Ausschluss anderer Ursachen dies rechtfertigen.

Bei einer positiven Familienanamnese oder bei Menschen mit Migrationshintergrund müssen eine Helicobacter-Gastritis und ein Ulkus als Ursache der Bauchschmerzen in Betracht gezogen werden.

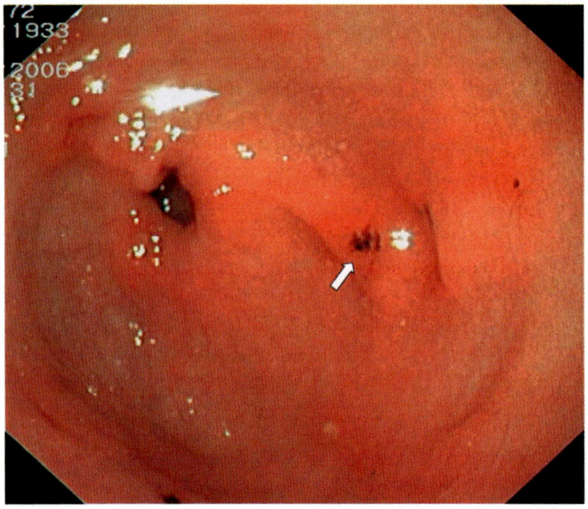

Abb. 7.19 Erosive Gastritis. Der Pfeil zeigt auf den oberflächlichen Schleimhautdefekt mit schwarzem Grund. [G797]

Behandlungsstrategie

Bei Kindern mit akuter Gastritis kann ein Krankenhausaufenthalt angezeigt sein, um die sichere Diagnose zu stellen, Ernährungsprobleme zu klären und die Wirksamkeit der Therapie zu überprüfen.

Protonenpumpenhemmer sind wegen ihrer hohen Wirksamkeit die Medikamente der Wahl, ebenso H_2-Rezeptorenblocker. Antazida werden heute nur noch in leichten Fällen empfohlen und verordnet. Neben der medikamentösen Behandlung gilt es, den Auslöser zu vermeiden und weitere Selbsthilfemaßnahmen anzuwenden.

Bei einem kulturellen Nachweis von **Helicobacter-pylori-Bakterien** werden ein Protonenpumpenhemmer sowie i. d. R. zwei Antibiotika, die nach dem Antibiogramm ausgewählt werden, gegeben. Die klinische Besserung, ein C13-Atemtest oder eine Stuhluntersuchung bestätigen den Therapieerfolg. Eine endoskopische Kontrolle ist nicht notwendig.

Liegt die Ursache eher im psychosomatischen Bereich, sollte eine Zusammenarbeit mit einem Psychotherapeuten in Erwägung gezogen werden. **Selbsthilfemaßnahmen** sind unumgänglich, um Rezidive zu vermeiden.

- **Auslöser meiden:** Sind bestimmte Auslöser identifiziert worden, so sind diese nicht nur in der akuten Phase, sondern auch einige Zeit danach zwingend zu vermeiden, z. B. Gluten, Milch, aber auch Gewürze, welche die Säurebildung anregen.
- **Diät:** Evtl. ist eine teilweise parenterale Ernährung angezeigt. Das Kind erhält Schonkost, d. h. mild gewürzte Speisen, fettarm und leicht verdaulich. Es werden häufig kleine Mahlzeiten angeboten, wobei die Nahrungsmittel gut gekaut werden sollen, damit der Magen den Nahrungsbrei leichter verarbeiten kann.

Unbehandelt können sich Magengeschwüre oder Blutungen entwickeln.

Damit eine akute Gastritis im Kindesalter nicht chronifiziert, müssen die Familien individuell beraten werden. Als Ausgangspunkt für die Beratung dient der jeweilige Krankheitsauslöser des Kindes. In jedem Fall bieten sich eine Ernährungsberatung und evtl. eine psychosomatische Anschlussbehandlung an.

Pflege

Ein besonderes Augenmerk gilt der Schmerzlinderung. Zusätzlich zur medikamentösen Therapie können **feuchtwarme Bauchwickel** aufgelegt werden. Diese oder ein über Wasserdampf erhitztes Heublumensäckchen, das auf den Oberbauch gelegt wird, wirken beruhigend auf den Magen.

Eine **bauchdeckenentlastende Lagerung** ist zu bevorzugen. Dem Kind soll in der Akutphase Ruhe gegeben werden. Es gibt allerdings Hinweise, dass das Hinlegen nach dem Essen kontraindiziert ist. Stattdessen wird ein Spaziergang an der frischen Luft empfohlen. Auch die Rücken- oder Linksseitenlage soll die Symptome eher verstärken. Eine Rechtsseitenlage mit leichter Oberkörperhochlagerung ist vorteilhaft, wenn das Kind dies toleriert.

Benötigt das Kind Unterstützung, da es z. B. erbrechen muss, so ist der pflegerische Schwerpunkt hier zu setzen. Das Kind sollte bei **Übelkeit** nicht alleine gelassen werden, bestenfalls sind die Eltern anwesend. Kommt es zum **Erbrechen,** sollten genügend Auffangbehältnisse bereitstehen, z. B. Nierenschalen oder Spuckbeutel/Spucktüten. In vielen Kliniken gibt es stattdessen mittlerweile verschließbare Tüten, damit der unangenehme Geruch die Kinder nicht noch zusätzlich irritiert. Jedes Mal ist eine neue Tüte zu verwenden. Im Anschluss sollte das Kind die Möglichkeit bekommen, sich den Mund auszuspülen, Zähne zu putzen und sich insgesamt auch etwas frisch zu machen, z. B. Kleidung umziehen zu können, da manche Menschen beim Erbrechen kaltschweißig werden. Häufig profitieren die Kinder von einer Ruhephase, damit sie wieder Kräfte sammeln können.

SPICKZETTEL

Gastritis

Krankheitsentstehung: Typ-A-Gastritis (autoimmune Form), Typ-B-Gastritis (bakterielle Form, v. a. Helicobacter pylori), Typ-C-Gastritis (chemische Form, NSAR)

Symptome: krampfartige, stechende Oberbauchschmerzen, etwa 20–30 Min. nach einer Mahlzeit, Übelkeit/Erbrechen, Appetitlosigkeit, Aufstoßen; asymptomatisch bei Helicobacter-pylori-Gastritis

Diagnostik: Anamnese, evtl. Ösophagogastroduodenoskopie

Behandlungsstrategie: evtl. Krankenhausaufenthalt, medikamentöse (Protonenpumpenhemmer, Antibiotika) und psychosomatische Therapie

Pflege: Schmerzlinderung durch warm-feuchte Bauchwickel oder Heublumensäckchen, baudeckenentlastende Lagerung, individuelle Unterstützung bei und nach dem Erbrechen durch Mundpflege, frische Kleidung und Gewährleistung einer Ruhephase

7.8 Magenentleerungsstörungen

Magenentleerungsstörungen können inner- und außerhalb des Verdauungstrakts auftreten.

7.8.1 Hypertrophe Pylorusstenose

DEFINITION

Pylorusstenose: Verengung des Magenausgangs, die zu schwallartigem Erbrechen und Gewichtsabnahme führt. Ausschließlich im Säuglingsalter auftretende Erkrankung.

Jungen sind 4- bis 5-mal häufiger betroffen als Mädchen. Die Erkrankung tritt bevorzugt in der dritten bis achten Lebenswoche auf, selten bei älteren Säuglingen [12].

Krankheitsentstehung

Als **Magenpförtner** *(Pylorus)* wird der Schließmuskel bezeichnet, der den Magen in Richtung Zwölffingerdarm abgrenzt. Bei der hypertrophen Pylorusstenose verdickt sich dieser Muskel, wodurch sich der Magenausgang verengt. Die Nahrung gelangt nun nicht mehr in den Darm, sondern staut sich im Magen, und zwar so lange, bis der Druck im Magen so hoch wird, dass die Nahrung schwallartig nach oben befördert und erbrochen wird.

Die genaue Ursache für die Verdickung ist nicht bekannt, das familiär gehäufte Auftreten lässt eine Beteiligung genetischer Faktoren vermuten. Weitere Risikofaktoren sind fehlende oder falsch angelegte Nervenversorgung der Muskulatur, Erythromycingaben und die Ernährung mit Formualanahrung [12]. Nicht gestillte Kinder haben ein 4-fach erhöhtes Risiko zu erkranken. Das Risiko ist sogar um das 30-fache erhöht, wenn Säuglinge in den ersten Lebenswochen Antibiotika (z. B. Makrolide) zur Behandlung bakterieller Infektionskrankheiten erhalten haben [13].

Symptome

Als auffälliges **Leitsymptom** zeigt sich nichtgalliges, schwall- und explosionsartiges Erbrechen rund eine halbe Stunde nach jeder Mahlzeit.

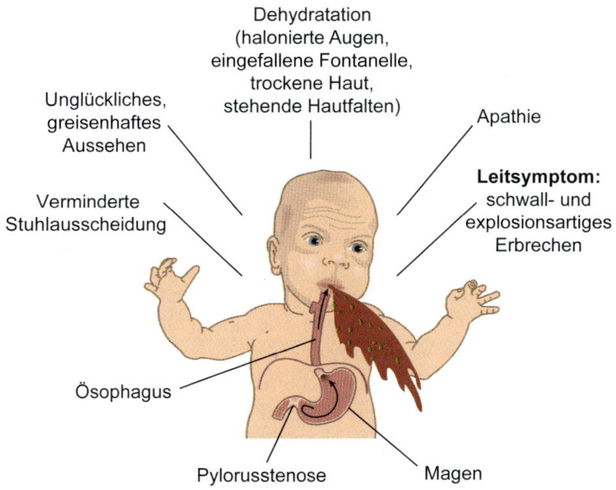

Abb. 7.20 Symptome bei Pylorusstenose [L138]

Im Bauchbereich kann man ggf. zuvor die Retroperistaltik erkennen. Die peristaltischen Wellen von Magen und Darm bewegen sich nun nach oben in die entgegengesetzte Richtung, was sogar mit bloßem Auge am Bauch des Kindes erkennbar ist. Aufgrund dieses häufigen Erbrechens sind die Patienten oft sehr hungrig und unruhig.

Im weiteren Verlauf treten **zusätzliche Symptome** (→ Abb. 7.20) auf:

- Dehydratation (halonierte Augen, eingefallene Fontanelle, trockene Haut mit stehenden Hautfalten), Gewichtsverlust, Abnahme der Urinmenge (zunehmend trockene Windeln) innerhalb weniger Tage
- Apathie (Teilnahmslosigkeit)
- Verminderte Stuhlausscheidung (Scheinobstipation und Hungerstühle)
- Unglückliches, greisenhaftes Aussehen.

Diagnostik

Die Verdachtsdiagnose ergibt sich aus den klinischen Symptomen. Die in der Blutgasanalyse zu sehende hypochlorämische, hypokaliämische Alkalose (erhöhter pH-Wert des Blutes ab 7,4) sowie die Sonografie des Abdomens bestätigen die Diagnose. Die Alkalose ist Folge des Verlusts von säurehaltigem Magensaft.

In der Sonografie (→ Abb. 7.21) kann gezeigt werden, dass der Pylorus nach rechts verlagert, verlängert und wandverdickt ist.

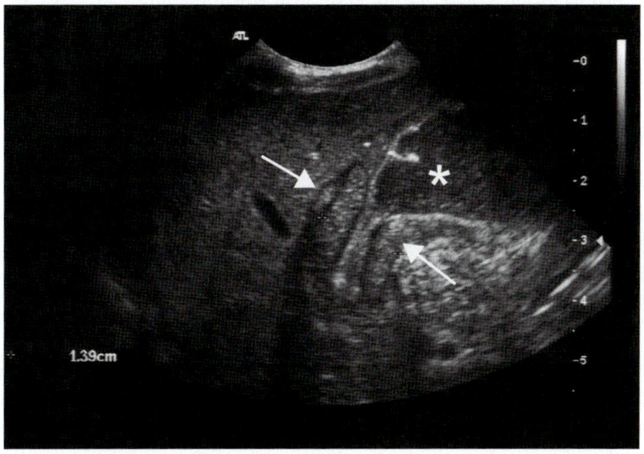

Abb. 7.21 Sonografie des Pylorus. Der Magen (Stern) ist gefüllt, die Muskulatur des Pylorus (Pfeil) erheblich verdickt. [R232]

Ggf. sollte eine Abdomenübersichtsaufnahme zur Differenzialdiagnose des Roviralta-Syndroms – das gleichzeitige Vorkommen einer Pylorusstenose und einer Zwerchfellhernie – durchgeführt werden.

Behandlungsstrategie

Zunächst werden der Elektrolyt- und Säure-Basen-Haushalt ausgeglichen und die Dehydratation behandelt. Anschließend erfolgt eine konservative, operative oder evtl. medikamentöse Therapie.

- Der **konservative Weg** wird jedoch aufgrund der großen Belastung für Eltern und Kind kaum noch angewendet, aber häufig zur Vorbereitung auf eine Operation genutzt. Die konservative Therapie kann Erfolg haben, da die Verengung der Magenpassage durch das Wachstum des Kindes spontan behoben werden kann. Die Nahrungsverabreichung bis dahin ist zeitaufwändig und schwierig. Das Kind wird mit **häufigen kleinen Mahlzeiten** ernährt. Hierzu wird ein Sauger verwendet, der ein kleineres Saugerloch hat als normalerweise in diesem Alter üblich. So schluckt das Kind beim Trinken weniger Luft. Erbricht das Kind, wird in kurzem Abstand der Verlust durch eine erneute Nahrungszufuhr ausgeglichen.
- Studien berichten auch über gute Erfolge einer **medikamentösen Therapie** mit Atropin [12].
- Die **operative Therapie** besteht in einer extramukösen **Pyloromyotomie** nach Weber-Ramstedt. Der verdickte Muskel wird längs gespalten. Dies kann auch laparoskopisch vorgenommen werden.

Pflege

Präoperativ überwachen die Pflegefachpersonen die Infusions- und Elektrolyttherapie, um die Alkalose anzugleichen. Um zu verhindern, dass das Kind erbricht, wird es entsprechend gelagert:

- Das Kind wird mit dem Oberkörper hoch und auf die rechte Seite gelagert, um die Magenentleerung zu unterstützen.
- Sollte das Kind dennoch erbrechen, ist eine Beurteilung des Sekrets notwendig, da durch die Häufigkeit des Erbrechens Hämatin (schwarzes Blut, das sich durch den Kontakt mit dem Magensaft so verfärbt hat) im Mageninhalt beigemengt sein kann. Dies gibt einen Hinweis darauf, dass die Schleimhäute des Magen-Darm-Trakts angegriffen und verletzt sind. In schweren Fällen kann eine Magenablaufsonde gelegt werden.

Postoperativ erfolgt eine **Überwachung der Vitalzeichen** über einen Monitor. Die Wund- und Verbandsbeobachtung wird wie bei jedem chirurgischen Eingriff vorgenommen. Das Kind wird weiterhin mit dem Oberkörper hoch gelagert. Mikrolagerungen dienen der Kontrolle der aufliegenden Stelle, da die Haut aufgrund des mangelnden Unterhautfettgewebes zu Druckstellen neigt.

Mikrolagerungen
Bei Mikrolagerungen handelt es sich um häufig vorgenommene, kleine, minimale Lagerungsveränderungen, falls ein vollständiger Positionswechsel zu belastend für ein Kind mit schlechtem Allgemeinzustand oder krankheitsbedingt keine andere Lagerung möglich ist, z. B. keine Bauchlage nach Operation am Abdomen. Diese Form des Umlagerns orientiert sich an den physiologischen Bewegungsmustern eines gesunden Menschen.

Der postoperative **Nahrungsaufbau** kann bereits 2–4 Std. nach der Operation mit Milchnahrung erfolgen [12]. Zunächst erhält das Kind kleine Mengen. Verträgt es die Milch und erbricht nicht erneut, kann nach kurzer Zeit die vollständige Nahrungsmenge verabreicht werden.

SPICKZETTEL

Hypertrophe Pylorusstenose
Krankheitsentstehung: genetische Disposition zur Hypertrophie des Pylorus, fehlende oder falsch angelegte Nervenversorgung der Muskulatur, Erythromycingaben
Symptome: schwall- und explosionsartiges Erbrechen, Gewichtsstillstand und -verlust, Exsikkose
Diagnostik: Anamnese, Blutgasanalyse, Sonografie
Behandlungsstrategie: Ausgleich des Elektrolyt- und Säure-Basen-Haushalts, Aufhebung der Dehydratation, Pyloromyotomie
Pflege: präoperative Überwachung des Flüssigkeits- und Elektrolytausgleichs mittels Infusionstherapie, Oberkörperhoch- und Rechtsseitenlagerung anwenden, Kontrolle des Erbrochenen auf Beimengungen von Blut. Postoperativ erfolgt eine Monitorüberwachung, eine engmaschige Wund- und Verbandsbeobachtung sowie eine angemessene Lagerung wie präoperativ, einschließlich Mikrolagerung zur Vermeidung von Dekubiti bei mangelndem Unterhautfettgewebe. Ein Nahrungsaufbau erfolgt individuell, meist bereits Stunden nach der OP.

7.8.2 Verzögerte Magenentleerung (Gastroparese)

DEFINITION
Verzögerte Magenentleerung (Gastroparese): zu langsame Passage des Nahrungsbreis aus dem Magen in das Duodenum

Krankheitsentstehung

Die verzögerte Magenentleerung kann als **Folge** einer Obstruktion auftreten, z. B. bei einer Magenausgangsstenose oder einer hypertrophen Pylorusstenose. Eine andere **Ursache** ist eine verminderte oder unkoordinierte motorische Aktivität des Magens, wie sie z. B. bei neuropädiatrischen Erkrankungen vorkommt.

Symptome

- Übelkeit, frühzeitiges Sättigungsgefühl, Völlegefühl
- Schmerzen, die nach dem Essen auftreten (postprandial)
- Erbrechen von Nahrungsresten, z. T. auch Stunden nach der Mahlzeit.

Nachfolgend können zusätzlich auftreten:

- Gewichtsstillstand sowie Gewichtsverlust
- Sodbrennen und Refluxösophagitis durch Reflux und Erbrechen von Nahrungsresten sowie vermehrter Magensäure
- Hypochlorämische, hypokaliämische Alkalose durch rezidivierendes und anhaltendes Erbrechen von säurehaltigem Magensaft
- Gefahr von Nährstoffmangel, z. B. Vitamin-A-Mangel, Vitamin-B_6-Mangel, Vitamin-K-Mangel, Eisenmangel, Kaliumdefizienz und Zinkmangel.

Diagnostik

Für die **Diagnose** ist der Nachweis der verzögerten Entleerung unerlässlich. Der Goldstandard ist die Szintigrafie mit einer markierten festen und flüssigen Testmahlzeit. Für Kinder liegen jedoch keine Normwerte für die Passagezeit vor.

Behandlungsstrategie

Die **Sanierung** des **Flüssigkeits-** und **Elektrolythaushalts** steht an erster Stelle. Empfohlen werden 4–5 kleine Mahlzeiten pro Tag, bestehend aus fetter und faserarmer Kost sowie viel Flüssigkeit, ohne Kohlensäure, denn diese verstärkt die Magendehnung. Patienten, die nicht mehr zur oralen Aufnahme fähig sind, sollten via Jejunalsonde ernährt werden, um den beeinträchtigten Pylorus zu umgehen.

Ergänzend kann eine medikamentöse Therapie mit Prokinetika, z.B. Domperidon, erfolgen.

SPICKZETTEL

Verzögerte Magenentleerung (Gastroparese)

Krankheitsentstehung: Obstruktion, z.B. Magenausgangsstenose oder hypertrophe Pylorusstenose, verminderte oder unkoordinierte motorische Aktivität des Magens, z.B. bei neuropädiatrischen Erkrankungen

Symptome: Übelkeit, frühzeitiges Sättigungsgefühl, Schmerzen nach dem Essen, Erbrechen von Nahrungsresten, Gewichtsstillstand sowie Gewichtsverlust

Diagnostik: Szintigrafie

Behandlungsstrategie: kleine Mahlzeiten, Prokinetika, Jejunalsonde

Pflege: Überprüfung des Ernährungsstatus durch Gewichtskontrollen, Überwachung der Substitutionstherapie

7.8.3 Beschleunigte Magenentleerung (Dumping-Syndrom)

DEFINITION

Dumping-Syndrom: Symptomkomplex aus abdominellen Beschwerden und vasomotorischen Störungen, der nach Operationen am Magen, z.B. nach Magenresektionen nach Billroth, auftreten kann

Im Gegensatz zur verzögerten kann auch eine beschleunigte Magenentleerung vorkommen. Unterschieden wird ein **Früh-Dumping** mit Symptombeginn innerhalb von 30–60 Min. nach einer Mahlzeit von einem **Spät-Dumping** mit Symptombeginn 90 Min. bis 5 Std. nach einer Mahlzeit.

Krankheitsentstehung

Eine beschleunigte Magenentleerung kann hervorgerufen werden durch eine Fundoplikatio (➔7.7.1), eine Magenhochzugsoperation bei einer langstreckigen Ösophagusatresie (➔7.5.1) und bei partieller oder totaler Gastrektomie.

Durch eine z.T. sturzartige Magenentleerung des **hyperosmolaren** Speisebreis, z.B. beim Essen von zuckerhaltigen Lebensmitteln oder Milch, strömt sehr viel Flüssigkeit in den Dünndarm. Sie wird dem Gefäßsystem des Körpers entzogen, daher wird das Blutvolumen reduziert. Dem Betroffenen kann aufgrund des Blutdruckabfalls schwindlig werden. Um dies zu verhindern, reguliert der Körper dagegen, indem er die Blutgefäße eng stellt (vasomotorische Regulierungsmechanismen).

Symptome und Diagnostik

Symptome des **Früh-Dumpings** (➔Abb. 7.22) treten unmittelbar im Anschluss an die Nahrungsaufnahme auf.

- Krampfartige Bauchschmerzen
- Schwitzen nach der Nahrungsaufnahme
- Übelkeit, Würgen und ggf. Erbrechen
- Evtl. Blässe, Tachykardie, Hypotonie
- Plötzlich auftretender wässriger, z.T. fettiger Durchfall, Blähungen.

Die beschleunigte Magenentleerung von Kohlenhydraten führt zunächst zu einer Hyperglykämie mit reaktiver Hyperinsulinämie, gefolgt von einer Hypoglykämie.

Symptome des **Spät-Dumpings** sind:

- Hypoglykämie: Schwächegefühl und Konzentrationsschwierigkeiten, Heißhunger, Kaltschweißigkeit, Zittrigkeit
- Hypotonie.

Diagnostik

Die klinischen Symptome, der Nachweis einer beschleunigten Magenentleerung mittels Szintigrafie mit einer markierten festen und flüssigen Testmahlzeit und der orale Glukosetoleranztest sichern die Diagnose.

Behandlungsstrategie

Die Betroffenen sollen langsam essen, eher häufigere Mahlzeiten und dafür weniger zu sich zu nehmen. Um die hohe Flüssigkeitsansammlung im Darm durch den hyperosmolaren Speisebrei nicht zu verstärken, soll während einer Mahlzeit und 30 Min. danach nur wenig oder nichts getrunken werden.

Pflege

Die **pflegerischen Maßnahmen** ergeben sich aus der individuellen Situation des Patienten, nach aktueller Schmerzlage oder einem Unterstützungsbedarf bei der Ausscheidung. Die Überwachung der Hypo- bzw. Hyperglykämie erfolgt nach Arztanordnung.

SPICKZETTEL

Beschleunige Magenentleerung

Krankheitsentstehung: Fundoplikatio, nach einer Magenhochzugsoperation bei Ösophagusatresie

Symptome: Früh-Dumping – krampfartige Bauchschmerzen, Schwitzen, Übelkeit, Würgen, ggf. Erbrechen direkt nach Nahrungsaufnahme; Spät-Dumping – Hypoglykämie: Schwächegefühl und Konzentrationsschwierigkeiten, Heißhunger, Kaltschweißigkeit

Diagnostik: Anamnese, oraler Glukosetoleranztest

Behandlungsstrategie: nur kleine Mahlzeiten zuführen

Pflege: Die pflegerischen Maßnahmen orientieren sich an der individuellen Situation des Patienten, z.B. Schmerzmanagement, Unterstützung bei Nahrungsaufnahme bzw. Ausscheidung, Überwachung der Hypo- oder Hyperglykämie.

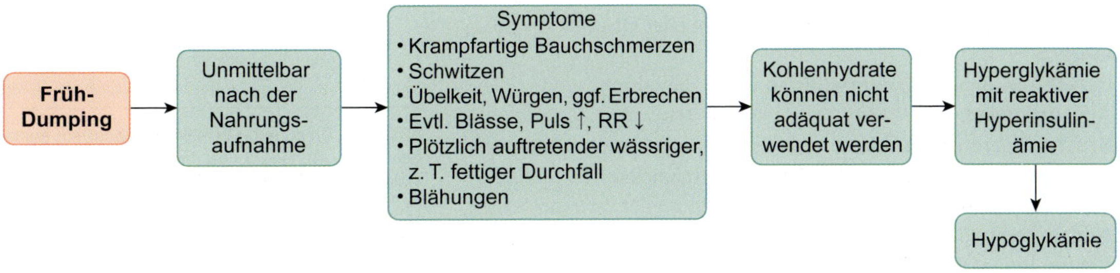

Abb. 7.22 Symptome des Früh-Dumping-Syndroms [L143]

7.9 Zöliakie

DEFINITION

Zöliakie (glutensensitive Enteropathie, einheimische Sprue): autoimmunologisch vermittelte Unverträglichkeit gegen das Weizenkleberprotein Gluten, eine genetische Disposition wird angenommen. Zöliakie-Risiko bei Verwandten 1. Grades 10 %, bei Zwillingen bis 85 %.

Die Zöliakie ist eine chronische, immunvermittelte Entzündung des Dünndarms. Sie ist nicht heilbar, vielmehr besteht die Unverträglichkeit gegen das Klebereiweiß Gluten und dessen Untergruppen lebenslang. Diese kommen in den Getreidearten Weizen, Dinkel, Roggen, Gerste und Hafer vor. Auch die alten, sehr gesunden Weizensorten, wie z. B. Einkorn, Emmer oder Khorasan-Weizen, enthalten Gluten.

Krankheitsentstehung

Die glutensensitive Enteropathie (Zöliakie) entsteht durch eine **Unverträglichkeit** auf die Gliadinbestandteile des Glutens (Protein aus Weizen, Roggen, Gerste) bei einer **genetischen Disposition** mit familiärer Häufung und Nachweis von HLADQ2/DQ8 (Erbmerkmale) in 99 % [14].

Mutmaßlich kann die Erkrankung durch Virusinfekte induziert werden (Nachweis von Antikörper gegen Adenovirus Typ 12). Zusätzlich können ein geschwächtes Immunsystem, Infektionen, Ernährung oder Umwelteinflüsse die Entwicklung der Krankheit begünstigen. Die Entstehung ist noch nicht vollständig geklärt.

Bei der Aufnahme von Gluten aus der Nahrung entsteht bei den betroffenen Kindern eine Entzündung der Dünndarmschleimhaut. Diese sorgt für eine Zerstörung der Darmzotten (Zottenatrophie), wodurch Nährstoffe nicht mehr ausreichend aus dem Nahrungsbrei aufgenommen werden können und es aufgrund der Malabsorption zu einem Defizit an Nährstoffen, Vitaminen und Spurenelementen kommt.

Zu den **Risikogruppen** einer Zöliakie gehören [14]:

- Verwandte 1. Grades eines Zöliakie-Patienten
- Patienten mit Diabetes mellitus Typ 1-Erkrankung
- Patienten mit Autoimmunhepatitis
- Patienten mit Autoimmunthyreoiditis
- Patienten mit Down-Syndrom
- Patienten mit Turner-Syndrom
- Patienten mit IgA-Mangel
- Patienten mit Williams-Beuren-Syndrom.

Die Krankheitshäufigkeit (Prävalenz) in Deutschland für Zöliakie liegt bei ca. 0,9 % [15].

Symptome

Die **Symptome** entwickeln sich aus dem Zusammenspiel der entzündlichen Prozesse im Darm (→ Abb. 7.23), der schlechten Immunlage und dem Mangel an lebensnotwendigen Nährstoffen. Eine Zöliakie beginnt ca. im Alter von 10–24 Monaten, ca. 6 Monate nach dem Einführen der glutenhaltigen Beikost und Zufuhr von mindestens 18 g Gluten pro Tag.

Es zeigen sich die **klassischen Symptome:**

- Chronische Durchfälle, auch normaler Stuhl oder Obstipation ist möglich
- Gedeihstörung mit Gewichtsstillstand oder -abnahme
- Appetitlosigkeit
- Bauchschmerzen, Erbrechen, ausladendes, aufgeblähtes Abdomen
- Misslaunigkeit, Gereiztheit, Lustlosigkeit am Spielen
- Fähigkeiten, z. B. Stehen oder Laufen, können wieder verlernt werden
- Andere/mildere Magen-Darm-Symptome, z. B. Blähungen oder Verstopfung (Obstipation)

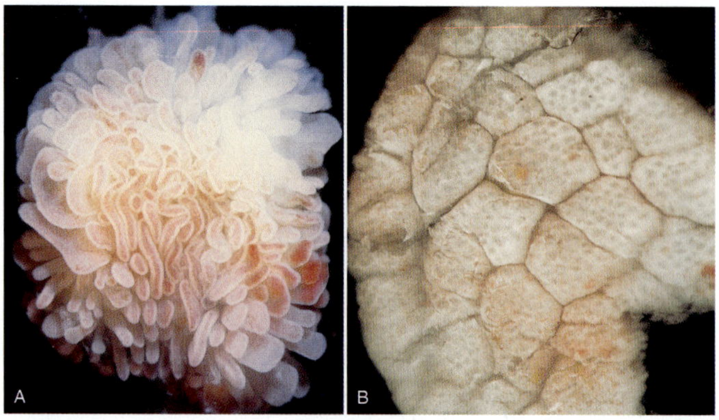

Abb. 7.23 Links ist eine normale Darmschleimhaut zu sehen. Die Darmzotten erscheinen wie Finger oder Blätter. Rechts die Darmschleimhaut bei Zöliakie, die Zotten sind stark atrophiert. [G798]

- Andere extraintestinale Symptome können z. B. sein: Zahnschmelz-Defekte, Knochenentkalkungen und Osteoporose, verzögerte Pubertätsentwicklung mit Kleinwuchs, Eisenmangelanämie.

Vorsicht! Das Fehlen eines oder mehrerer klassischer Symptome schließt eine Zöliakie nicht aus. Es erschwert und verzögert die Diagnosestellung.

Diagnostik

Die **Diagnosestellung** kann nur unter glutenhaltiger Ernährung erfolgen! Es darf keine Diät vor den Untersuchungen gehalten werden. Einen Goldstandard gibt es nicht, sodass die Diagnose durch mehrere Untersuchungen abgesichert werden muss.

- Anamnese mit der klinischen Untersuchung
- Serologische Diagnostik mittels Antikörperbestimmung (Gewebstransglutaminase-2-Antikörper, Endomysium-Antikörper und ggf. Gliadin-Antikörper)
  - Bei positivem Testergebnis ist eine Zöliakie sehr wahrscheinlich.
  - Bei negativem Testergebnis ist eine Zöliakie sehr unwahrscheinlich, jedoch muss die tägliche Zufuhr von Gluten hinterfragt werden und z. B. ein Immunglobulin-Mangel ausgeschlossen werden, da sonst falsch negative Ergebnisse auftreten können.
- Untersuchung der genetischen Veranlagung (HLA-DQ2 und HLA-DQ8): mindestens ein HLA-Merkmal muss positiv sein

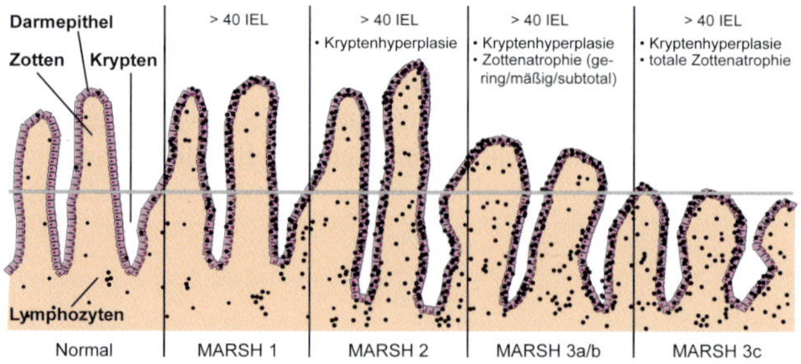

Abb. 7.24 Die Marsh-Klassifikation beurteilt histologisch die **Krypten** und **Zotten** der Darmschleimhaut und die Anzahl der **intraepithelialen Lymphozyten (IEL).** Das sind die Lymphozyten, die sich innerhalb der Epithelschicht der Darmschleimhaut befinden. Ihre genaue Funktion ist unbekannt, vermutlich sind sie an der Immunabwehr beteiligt.
Um eine Zöliakie zu diagnostizieren, muss mindestens ein Marsh-Typ 2 vorliegen. [V485]

- Histologische Untersuchung von Gewebsproben der duodenalen Schleimhaut
  - Einteilung nach Marsh (→ Abb. 7.24)
  - Mindestens Marsh-Typ 2 ist für eine Diagnose der Zöliakie erforderlich.

Behandlungsstrategie

Eine dauerhafte, lebenslange, strikte **glutenfreie Ernährung** muss eingehalten werden. Das bedeutet den Verzicht auf alle o. g. Getreidesorten sowie auf Nahrungsmittel, die diese Getreide enthalten, z. B. Fertigprodukte, Nudeln, Malzbier oder Bier. Gefährlich für die Betroffenen sind allerdings die Lebensmittel, bei denen nicht offensichtlich ist, dass sie Gluten enthalten, z. B. Hustenbonbons, Gummibärchen, Kaugummis, aromatisierter Kaffee und Tee.

Glutenfreie Nahrungsmittel

- Erlaubt sind u. a. Mais, Reis, Hirse, Buchweizen, Amarant, Quinoa, Soja, Kartoffeln, reine Milchprodukte, alle Gemüse-, Obst-, Fleisch- und Fischsorten.
- In Deutschland besteht seit 2006 eine EU-Kennzeichnungspflicht für glutenhaltige Nahrungsmittel. Jährlich wird die **„Aufstellung glutenfreier Lebensmittel"** von der Deutschen Zöliakie-Gesellschaft (DZG) neu aufgelegt [16].

Die Prognose der Zöliakie unter strikter glutenfreier Diät ist sehr gut. Bereits nach wenigen Wochen bestehen keine Verdauungsstörungen mehr, die Entzündung an der Darmschleimhaut klingt ab und die Mukosa regeneriert sich. Zudem verbessern sich zunehmend:

- die Nährstoffaufnahme
- das Wachstum der Kinder sowie deren körperliche Entwicklung
- das Wohlbefinden sowie die Leistungsfähigkeit.

Auch das Risiko der Spätfolgen sinkt, z. B. Osteoporose, Fehl- und Mangelgeburten (Spina bifida) und die Entwicklung bestimmter Tumorarten, z. B. Lymphome.

Pflege

Während des Klinikaufenthalts steht die Linderung der akuten Symptome im Vordergrund. Notwendig sind je nach Zustand Maßnahmen zur Linderung der Bauchschmerzen, zur Unterstützung bei Diarrhöen bis hin zur Kontrolle der Ernährung.

Zudem ist die psychosoziale Betreuung der Familie ein pflegerischer Schwerpunkt, da es gilt, eine chronische, lebenslang bestehende Erkrankung zu akzeptieren und zu verarbeiten. Der Umgang mit dem Patienten und seinen Angehörigen soll deshalb empathisch sein. Eine Unterstützung durch ein psychosoziales Team ist wünschenswert.

! Vorsicht!

- Glutenfreie Lebensmittel dürfen nicht zusammen mit den Lebensmitteln der nicht betroffenen Familienmitglieder gelagert werden. Spuren von Gluten können die Nahrungsmittel „verunreinigen".
- Glutenspuren können auch an Spül- und Geschirrtüchern hängenbleiben und dadurch verbreitet werden.
- Die Kochutensilien und Arbeitsflächen müssen vor der Zubereitung der glutenfreien Speisen gründlich gereinigt werden.
- Die Deutsche Zöliakie-Gesellschaft (DZG) bietet unterschiedliche Fortbildungsseminare für Betroffene an [16]. Diese sollen helfen, die Umstellung auf einen glutenfreien Alltag gut zu bewältigen und typische Fehler bei der Ernährung zu vermeiden. Die DZG sortiert ihre Kurse nach dem Alter. Es gibt spezielle Angebote für Erwachsene, aber auch für Kindergarten- und Schulkinder mit Begleitung.

SPICKZETTEL

Zöliakie

Krankheitsentstehung: genetische Disposition mit familiärer Häufung der Erkrankung und Nachweis von HLA-DQ2/DQ8

Symptome: chronische Durchfälle, möglich aber auch normaler Stuhl oder Obstipation, Gedeihstörung mit Gewichtsstillstand oder -abnahme, Appetitlosigkeit, Bauchschmerzen

Diagnostik: Anamnese, Antikörperbestimmung, Untersuchung der genetischen Veranlagung (HLA-DQ2 und HLA-DQ8), histologische Untersuchung von Gewebsproben der duodenalen Schleimhaut

Behandlungsstrategie: Einhaltung einer dauerhaften, lebenslangen, strikten glutenfreien Ernährung

Pflege: Der Linderung von akuten Symptomen steht im Fokus der pflegerischen Versorgung, z. B. Maßnahmen gegen Bauchschmerzen, Unterstützung bei der Ausscheidung und Ernährung. Zusätzlich benötigen die betroffenen Familien einen empathischen Umgang und psychosoziale Unterstützung.

7.10 Chronisch-entzündliche Darmerkrankungen

i DEFINITION

Chronisch-entzündliche Darmerkrankungen (CED): Sammelbegriff für die chronischen Darmerkrankungen Morbus Crohn und Colitis ulcerosa, die schubartig verlaufen und durch eine Entzündung der Darmschleimhaut gekennzeichnet sind. Sie treten gehäuft zwischen dem 20. und 40. Lebensjahr auf, aber auch Kinder und Jugendliche können schon betroffen sein.

Die genaue **Ursache** der chronisch-entzündlichen Darmerkrankungen ist nicht bekannt. Vermutlich spielen mehrere Faktoren eine Rolle, hierzu zählen:

- Genetische Faktoren (familiäre Häufung)
- Immunologische Faktoren: gesteigerte Reaktion des Immunsystems gegen die bakterielle Darmflora (d. h. gegen die Bakterien, die sich physiologisch im Darm befinden), die Darmschleimhaut wird somit geschwächt und die Barrierefunktion erniedrigt
- Infektionen
- Umgebungsfaktoren, z. B. Passivrauchen, bzw. bei Jugendlichen das Rauchen, **Raucher** erkranken häufiger an Morbus Crohn
- Einnahme von nichtsteroidalen Antirheumatika (**NSAR**) und **Stress** können Krankheitsschübe auslösen.

Dieses Zusammenspiel sorgt möglicherweise dafür, dass das Immunsystem nicht adäquat die Abwehrfunktion aufrechterhält und so Erreger die Darmschleimhaut angreifen können. Dadurch werden entzündliche Prozesse in Gang gesetzt, die umgehend behandelt werden sollten, damit das Risiko der Entstehung von Folgeerkrankungen möglichst niedrig gehalten wird.

Die **Symptome** aller chronisch-entzündlichen Darmerkrankungen (→ Abb. 7.25, → Tab. 7.5) sind vielseitig und unspezifisch. So kommt es z. B. zu:

- Untypischen Bauchschmerzen, deren Lokalisation **nicht** im Bereich um den Nabel angegeben wird
- Durchfall mit blutigen Stühlen
- Ggf. rezidivierendes Erbrechen
- Aphthen der Mundschleimhaut
- Ungewollte Gewichtsabnahme
- Verzögertes Eintreten der Pubertät

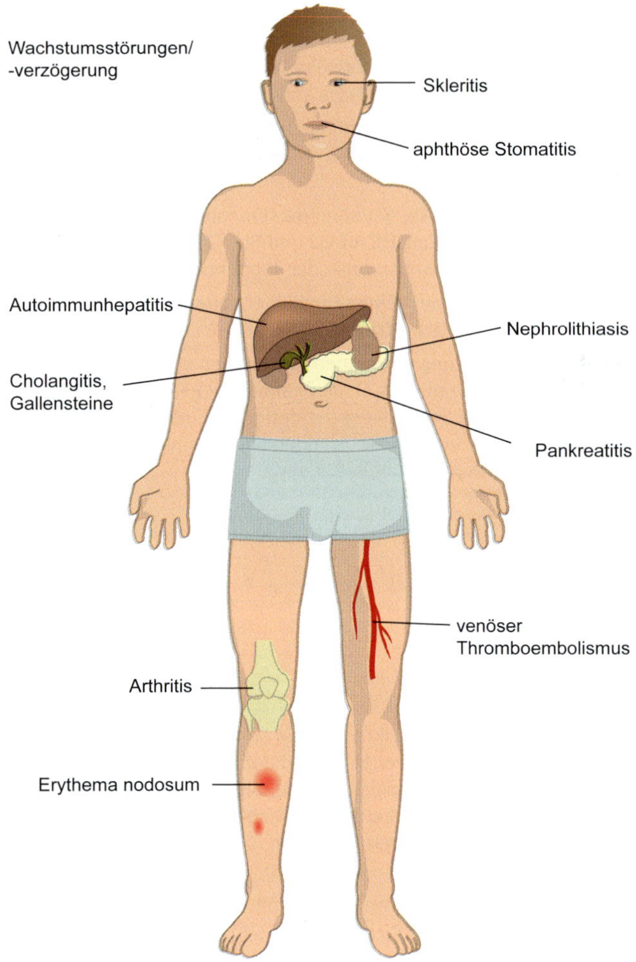

Abb. 7.25 Symptome bei einer chronisch-entzündlichen Darmerkrankung (CED) [L138]

- Verschlechterung des Allgemeinzustands mit ggf. Blässe und Tachykardie
- Fieber ohne klaren Infektfokus
- Exanthem
- Gelenkschmerzen/-schwellung
- Entzündung am After (jedes Kind sollte am After inspiziert werden).

Zur Diagnostik und Therapie → 7.10.1 Morbus Crohn, → 7.10.2 Colitis ulcerosa.

7.10.1 Morbus Crohn

DEFINITION

Morbus Crohn: chronische, transmurale Entzündung, die jeden Teil des Magen-Darm-Trakts vom Mund bis zum Anus befallen kann. Zunehmende Inzidenz! Genetische Prädisposition.

Die Prävalenz für Morbus Crohn liegt in Deutschland bei 6,6 Fällen/100.000 Einwohnern. Der Altersgipfel liegt im dritten Lebensjahrzent. Ca. 19 % aller Erkrankten sind jedoch unter 20 Jahre alt. Auch Säuglinge können davon betroffen sein, wobei hier häufig Immundefekte vorliegen [17].

Krankheitsentstehung

Möglicherweise wird der Morbus Crohn durch eine Autoimmunerkrankung ausgelöst, die zu einer chronisch-granulomatösen Erkrankung führt.

Symptome

Bei Patienten mit Morbus Crohn (→ Tab. 7.5) liegen im Vergleich zur Colitis ulcerosa ausgeprägte **Gedeihstörungen** vor. Zudem bestehen erhöhte Körpertemperatur sowie Müdigkeit und Antriebslosigkeit. Während eines akuten Schubs kommt es meist zu Schmerzen im gesamten Bauch – bis hin zum akuten Abdomen –, v. a. aber häufig im rechten Unterbauch Blähungen, und erhöhter Körpertemperatur. Es finden täglich bis zu 3–6 Stuhlentleerungen statt, auch nachts.

Bei einer Entzündung der gesamten Darmwand können sich **Fisteln** entwickeln, die den Darm mit den umliegenden Organen verbinden. In der Bauchhöhle können sich daraus Abszesse bilden, die von hohem Fieber, Schüttelfrost und Bauchschmerzen begleitet werden. Auch schwere Infektionen können die Folge sein.

Durch die geschädigte Darmschleimhaut kann der betroffene Darmabschnitt nicht mehr so viele Nährstoffe aufnehmen, weshalb sich ein **Malassimilationssyndrom** entwickeln kann. In sehr seltenen Fällen kann bei ausgeprägtem Kolonbefall und langjähriger Erkrankung ein kolorektales Karzinom entstehen.

Diagnostik

Anamnese, Klinik, körperlicher Untersuchungsbefund, Labor, endoskopische Untersuchung mit Ergebnissen der Histologie und bildge-

Tab. 7.5 Gegenüberstellung Morbus Crohn/Colitis ulcerosa

	Morbus Crohn	Colitis ulcerosa
Betroffene Bereiche	Gesamter Verdauungstrakt vom Mund bis zum Anus	Nur Dickdarm und Enddarm
Verbreitung	Auftreten ist segmental, im Darm wechseln sich entzündete Anteile mit gesunden ab	Gleichmäßiges Auftreten vom Enddarm ausgehend
Betroffene Anteile der Darmwand	Alle Schichten der Darmwand	Oberste Darmwandschicht
Stuhlbeurteilung	Wässrig-breiiger Durchfall	Starker, blutig-schleimiger Durchfall
Durchfallfrequenz	3- bis 6-mal täglich, auch nachts	Bis zu 30-mal täglich, auch nachts
Auftreten von Blutungen	Nicht unbedingt rektale Blutungen	Rektale Blutungen treten auf
Bauchschmerzen	Im gesamten Bauchraum möglich	Im linken Unterbauch, v. a. vor und während Stuhlentleerung
Extraintestinale Symptome	Häufig	Selten
Gewichtsverlauf	Zum Teil extremer Gewichtsverlust	Moderater Gewichtsverlust

bender Diagnostik sichern die Diagnose: Wegführend sind die Ösophagogastroduodenoskopie (ÖGD) und die Koloskopie.

Behandlungsstrategie

Die **Behandlungsstrategie** des Morbus Crohn ist auf zwei Säulen aufgebaut:

- Schub-Therapie (Behandlung des akuten Schubes) mit exklusiver enteraler Ernährungstherapie oder Medikamentengabe von Steroiden
- Erhaltungstherapie (zur Verlängerung der symptomfreien Zeit; auch Remissionsphase) mit Aminosalicylaten, Immunsuppressiva und/oder Biologika.

Eine chirurgische Behandlung ist nur indiziert bei Fisteln, Stenosen und fehlendem Ansprechen auf eine konservative Therapie. Das Problem ist v. a. das Rezidivrisiko. Das Ziel des Heilverfahrens ist eine normale Entwicklung, die Rückbildung der klinischen Symptome und die Verhinderung von Komplikationen.

Pflege

Für Morbus Crohn und die Colitis ulcerosa gelten ähnliche Pflegeschwerpunkte. Während eines Klinikaufenthalts orientieren sich die Pflegemaßnahmen an dem aktuellen Bedarf des Patienten.

- Bei **schweren Schüben** kann zwischenzeitlich eine parenterale Ernährung notwendig sein, bei der die Infusionstherapie und der venöse Zugang überwacht werden müssen. Der Kostaufbau im Anschluss kann nur langsam mit Schonkost erfolgen, z. B. mit Tee, Brühe, später Weißbrot und magerem Fleisch. Die Lebensmittel müssen gekocht sein.
- Bei **Schmerzen** kann zusätzlich zur medikamentösen Therapie mit feuchtwarmen Wickeln und Einreibungen gearbeitet werden, soweit es für den Patienten eine Linderung darstellt und als angenehm empfunden wird.
- Liegen **Entgleisungen** bei den lebensnotwendigen Substanzen vor, z. B. Elektrolyte, Vitamine, Mineralien, Spurenelemente, so werden diese nach Arztanordnung substituiert.
- Da die **Erkrankungen schubweise** verlaufen, werden die Kinder und Jugendlichen häufig vom **Auftreten der Symptome** überrascht. Dies ist insbesondere im Hinblick auf den plötzlich auftretenden dünnflüssigen Stuhl. Die Kinder müssen **sofort** und schnell eine Toilette erreichen können, unabhängig davon, wo sie sich befinden, also auch in der Schule, oder später in der Universität oder am Arbeitsplatz. Die Betroffenen haben Angst, nicht rechtzeitig eine Toilette zu finden. Beispielsweise kann den Kindern und Jugendlichen angeraten werden, für den Bedarfsfall Toilettenpapier und Unterwäsche zum Wechseln dabeizuhaben.
- Gleichzeitig entwickelt sich ein Schamgefühl, seine Körperfunktionen nicht unter Kontrolle halten zu können. Dies ist besonders in der Pubertät ein sehr großes (Tabu-)Thema. Aufgabe der Pflegefachpersonen ist es daher, einfühlsam und unterstützend dieses Problem anzusprechen und Möglichkeiten der Unterstützung aufzuzeigen.
- Da der Stuhl sehr aggressiv ist, stellt die **perianale Hautreinigung und -pflege** einen pflegerischen Schwerpunkt dar. Die individuell richtigen Produkte müssen ggf. ausprobiert und an den Hautzustand des Patienten angepasst werden (→ 14.4).

Insgesamt ist die **psychosoziale Begleitung** angebracht, da die Akzeptanz und Verarbeitung einer nicht heilbaren, chronischen Erkrankung eine große Herausforderung darstellen.

SPICKZETTEL

Morbus Crohn

Krankheitsentstehung: nicht bekannt

Symptome: Bauchschmerzen, Gedeihstörungen, Müdigkeit, Antriebslosigkeit, erhöhte Körpertemperatur, Durchfälle

Diagnostik: Anamnese, Klinik, körperlicher Untersuchungsbefund, Labor, endoskopische Untersuchung, bildgebende Diagnostik

Behandlungsstrategie: als Schubtherapie exklusive enterale Ernährungstherapie oder Gabe von Steroiden, Erhaltungstherapie mit Aminosalicylaten, Immunsuppressiva und/oder Biologika

Pflege: Im akuten Geschehen ist der individuelle Bedarf des Betroffenen für die pflegerischen Maßnahmen richtungsweisend. Beispielsweise ist die Überwachung einer parenteralen Infusions- und Substitutionstherapie nötig, die Ernährung ist anzupassen und zu kontrollieren. Ggf. sind eine Analgesie und alternative Maßnahmen zur Schmerzreduktion angebracht, z. B. Wickel. Hygiene und Pflege der Perianalregion gehören zu den wichtigen Anleitungsthemen, ebenso wie die psychosoziale Unterstützung bei einer chronischen Erkrankung.

7.10.2 Colitis ulcerosa

DEFINITION

Colitis ulcerosa: chronische, nur das Kolon betreffende Entzündung der Mukosa und Submukosa, die Geschwüre (Ulzera) in der Darmschleimhaut verursacht

Die Prävalenz in Deutschland liegt bei ca. 3–4 Fällen/100.000 Einwohnern [18].

Die Entzündung breitet sich bei der Colitis ulcerosa immer von distal nach proximal, also vom Mastdarm zum Dickdarm hin aus.

Krankheitsentstehung

Die Ursache der Colitis ulcerosa ist wissenschaftlich nicht genau geklärt. Es wird vermutet, dass es sich um eine gesteigerte Immunantwort handelt.

Symptome

Bei einer Colitis-ulcerosa-Erkrankung sind die Stuhlsymptome im Vergleich zum Morbus-Crohn viel stärker ausgeprägt und beeinträchtigen das Leben des Patienten. Es kann täglich zu bis zu 30 Entleerungen kommen. Die Durchfälle sind schleimig-blutig (→ Tab. 7.5). Sie werden häufig von krampfartigen Bauchschmerzen, Fieber, Gewichtsverlust, Übelkeit und Appetitlosigkeit begleitet.

Zudem kann eine primär sklerosierende Cholangitis/Autoimmunhepatitis (→ 7.19.2) bestehen.

Als mögliche **Komplikation** kann ein toxisches Megakolon auftreten – eine maximale Erweiterung des entzündeten Dickdarms. Es verursacht Erbrechen, hohes Fieber, ein gespanntes und aufgetriebenes Abdomen. Als Spätkomplikation kann sich aufgrund der chronischen Entzündungsprozesse ein kolorektales Karzinom entwickeln.

Diagnostik

Anamnese, klinische Symptome, körperlicher Untersuchungsbefund, Labor, endoskopische Untersuchung mit Ergebnissen der Histologie und bildgebender Diagnostik sichern die Diagnose.

Behandlungsstrategie

Die Behandlungsstrategie ist auf zwei Säulen aufgebaut:

- die Schubtherapie mit der Möglichkeit der medikamentösen Therapie mittels Steroiden oder Aminosalicylaten
- die Erhaltungstherapie durch Aminosalicylate, Immunsuppressiva und/oder Biologika.

Eine chirurgische Therapie kann eine theoretische Heilung der Erkrankung bei Entfernung des entzündeten Bereichs, im Extremfall einer kompletten Kolonentfernung, herbeiführen. Die Probleme hierbei sind jedoch die aufwendigen Operationen im Kindesalter und das Risiko einer **Pouchitis** (Entzündung einer Gewebetasche).

Das Ziel der Therapie ist eine normale Entwicklung, die Rückbildung der klinischen Symptome und die Verhinderung von Komplikationen.

Pflege

Die Pflege bei Colitis ulcerosa ist vergleichbar mit den Maßnahmen bei Morbus Crohn (→ 7.10.1).

SPICKZETTEL

Colitis ulcerosa

Krankheitsentstehung: nicht bekannt

Symptome: schleimig-blutige Durchfälle, bis zu 30-mal täglich, krampfartige Bauchschmerzen, Fieber, Gewichtsverlust, Übelkeit und Appetitlosigkeit

Diagnostik: Anamnese, Klinik, körperlicher Untersuchungsbefund, Labor, endoskopische Untersuchung, bildgebende Diagnostik

Behandlungsstrategie: Schubtherapie mittels Steroiden oder Aminosalicylaten, Erhaltungstherapietherapie mittels Aminosalicylate, Immunsuppressiva und/oder Biologika, ggf. chirurgische Therapie

Pflege: Die Pflege entspricht der Versorgung von Kindern mit Morbus Crohn.

7.11 Ileus

DEFINITION

Ileus: Störung der Darmpassage aufgrund eines mechanischen Hindernisses oder einer Lähmung der Darmmotorik. Auch das angeborene Fehlen von Ganglienzellen kann einen Ileus hervorrufen. Daher erfolgt die Unterscheidung in den **mechanischen, paralytischen** und **funktionellen** Ileus. Eine besondere Form der Darmpassagestörung ist der **Mekoniumileus** im Neugeborenenalter (→ 7.11.1).

Krankheitsentstehung

Der Ileus, insbesondere der mechanische, kann plötzlich und unerwartet auftreten. In der z. T. lebensbedrohlichen Situation muss sehr schnell gehandelt werden.

Der **mechanische Ileus** (→ Tab. 7.6) entsteht, wenn der Stuhltransport durch eine Obstruktion behindert wird. Bei einem **paralytischen (gelähmten) Ileus** (→ Tab. 7.7) ist die Darmperistaltik außer Funktion gesetzt. Es findet kein Transport mehr statt. Bei der funktionellen Form, z. B. bei Morbus Hirschsprung (→ 7.11.3), ist aufgrund von fehlenden Nervenzellen der Darm in seiner Aufgabe gestört.

Symptome

Gemeinsame Symptome und Untersuchungsbefunde beider Ileusformen sind:

- **Stuhl- und Windverhalt,** Blähbauch (Meteorismus)

Tab. 7.6 Mechanischer Ileus

Art der Obstruktion	Erkrankungsbeispiel
Einengung des Darmlumens	Stenose
Hindernisse	Fremdkörper, Gallen-/Kotsteine, Mekonium (→ 7.11.1)
Verlegung von außen	Invagination (→ 7.11.2), Darmdrehung (Volvolus → 7.12.2), Einklemmung einer Hernie, Brideníleus (Ileus durch Narbengewebe, der den Darm umschlingt und zusammenzieht)

Tab. 7.7 Paralytischer Ileus

Ursache der „Lähmung"	Beispiele
Infektionen/Entzündungen	Peritonitis nach einer Darmperforation
Vergiftungen (Intoxikationen)	Opiatüberdosierung, Sedierung, Relaxierung
Reflexreaktion	Nach Operationen im Magen-Darm-Bereich (z. B. Appendektomie → 7.16)

- Zeichen der Exsikkose
- Volumenmangel/-schock: durch fehlende Rückresorption von Verdauungssäften bleiben mehrere Liter Flüssigkeit im Darm, zusätzliche Flüssigkeitsverluste durch Erbrechen.

Zusätzlich bestehen **spezifische Symptome** der jeweiligen Ileusformen.

- **Mechanischer Ileus:**
  - Krampfartige Bauchschmerzen bis hin zu Koliken
  - Erbrechen, ggf. auch Stuhlerbrechen (Miserere), häufig bei Störungen im Dünndarm
  - Aufgeblähter Bauch, glänzende Bauchhaut und Venenzeichnung
  - Blähungen (Meteorismus)
  - Druckschmerzhaftes Abdomen
  - Metallische, spritzende oder keine Darmgeräusche, sehr hohe Darmtätigkeit (Hyperperistaltik)
  - Wind- und Stuhlverhalt
- **Paralytischer Ileus:**
  - Aufgeblähter Bauch
  - Stuhl- und Windverhalt (häufiger als beim mechanischen Ileus)
  - Schluckauf (Singultus)
  - Erbrechen tritt vergleichsweise spät auf
  - Auskultatorisch deutlich weniger oder gar keine Darmgeräusche („Grabesstille").

Diagnostik

Die **Diagnostik** erfolgt mit Hilfe der ausführlichen Anamnese, der körperlichen Untersuchung und einer radiologischen Bildgebung, insbesondere mittels Sonografie und Röntgen des Abdomens. Zielführend ist die radiologische Abdomenübersichtsaufnahme mit Spiegelbildung in den Darmschlingen.

Behandlungsstrategie

Die **Behandlung** orientiert sich an der zugrundeliegenden Ursache. Es kann eine Therapie mit krampflösenden und/oder schmerzlindernden Medikamenten hilfreich sein. Als zusätzliche konservative Behandlungsmaßnahme wird bei allen Ileusformen eine Magenablaufsonde zur Entlastung gelegt. Ein zentraler Venenkatheter sichert die parenterale Ernährung und die medikamentöse Therapie mit Schmerzmitteln. Die Überwachung des Flüssigkeitshaushalts erfolgt über eine exakte Ein- und Ausfuhrkontrolle. Hilfreich ist dabei das Legen eines Blasendauerkatheters.

Vorsicht! Morphin darf aufgrund seiner reduzierenden Wirkung auf die Darmmotilität nicht verabreicht werden.

Vorsicht! Eine medikamentöse Therapie, welche die Darmperistaltik anregt, ist beim mechanischen Ileus absolut kontraindiziert.

- Beim **mechanischen Ileus** wird das Hindernis zügig operativ entfernt.
- Beim **paralytischen Ileus** wird die Grunderkrankung behandelt. Es kann auch ein operativer Eingriff notwendig sein, z. B. um eine Darmperforation zu versorgen. Intoxikationen werden, wenn möglich, mit einem Gegenmittel inaktiviert, Elektrolyt- und Flüssigkeitsentgleisungen ausgeglichen.

Pflege

Die Pflegemaßnahmen orientieren sich an der Form des Ileus und an der notwendigen Therapie. Besteht ein akuter Notfall, so erfolgt eine **präoperative** Versorgung mit Anlage eines **zentral- oder periphervenösen Zugangs** zur Infusionstherapie. Der Patient muss eine Nahrungskarenz einhalten. Beim Erbrechen ist er zu unterstützen, zudem muss das Erbrochene daraufhin untersucht werden, ob z. B. Blutungen vorliegen oder verschluckte Fremdkörper.

Eine verstärkte **Mundpflege** steigert das Wohlbefinden des Patienten. Es können mehrmaliges Zähneputzen und Mundspülungen notwendig werden, wegen Mundtrockenheit bei der Nahrungskarenz, aber auch aufgrund des häufigen Erbrechens oder auch Koterbrechens. Es muss beim Zähneputzen gewährleistet sein, dass das Kind ausspucken kann, um die Nüchternheit bei der verordneten Nahrungskarenz einzuhalten. Bei kleinen Kindern erfolgt die Mundpflege durch das Auswischen der Mundhöhle. Die Eltern können hierbei direkt in die Versorgung mit eingebunden werden.

Postoperativ erfolgt eine engmaschige Vitalzeichenkontrolle. Anzeichen für einen Volumenmangelschock müssen zügig erkannt und Gegenmaßnahmen eingeleitet werden. Häufig wird eine sehr genaue Überwachung des **Flüssigkeitshaushalts** angeordnet, sodass das Legen eines Blasenverweilkatheters notwendig ist. Das Volumen im Gefäßsystem des Kindes kann über den Zentralvenendruck kontrolliert werden.

Die Beobachtung der **Stuhlausscheidung** steht im Fokus. Die Darmtätigkeit kann evtl. medikamentös nach Arztanordnung gefördert werden. Es wird keine Darmspülung vorgenommen, um das belastete, entzündete Gewebe im Darm nicht noch zusätzlich zu schädigen.

Sobald der erste Stuhl abgesetzt wurde, kann der **Nahrungsaufbau** mit Schonkost erfolgen. Bis dahin erhalten die Kinder eine nasale Magensonde, damit Mageninhalt ablaufen und Luft entweichen kann.

Die Patienten sollen möglichst früh außerhalb des Bettes **mobilisiert** werden, damit sich die Kreislaufsituation normalisiert und durch die Bewegung die Darmtätigkeit wieder angeregt wird.

Treten nach einem operativen Eingriff nochmals **Bauchschmerzen** auf, ist mit einer bauchdeckenentlastenden Lagerung Abhilfe zu schaffen. Wickel sind wegen des Bauchschnitts ungeeignet.

Komplikationen

Als Komplikation eines Ileus kann eine ischämische Darmwandnekrose durch Gefäßkompression mit Folge einer Durchwanderungsperitonitis entstehen. Bleibt der Ileus unbehandelt, kann es auch zu einer Ruptur der Darmwand mit einer anschließenden, durch die ausgetretenen Stuhlkeime in die Bauchhöhle indizierten, schweren Peritonitis kommen.

SPICKZETTEL

Ileus

Krankheitsentstehung: Lähmung, Infektionen, Intoxikationen (paralytischer Ileus); Obstruktion durch Tumor, Fremdkörper, Gallensteine, Invagination (mechanischer Ileus)

Symptome: Stuhl- und Windverhalt, Meteorismus, Exsikkose, Volumenmangelschock; Übelkeit und Erbrechen (mechanischer Ileus); Lähmung der Darmmotorik (paralytischer Ileus)

Diagnostik: Anamnese, klinische Symptome, körperlicher Untersuchungsbefund, radiologische Diagnostik

Behandlungsstrategie: konservative Therapie, operative Versorgung

Pflege: Präoperativ werden die pflegerischen Interventionen an die Art des Ileus und die aktuelle Situation des Patienten angepasst. Die Versorgung eines zentral- oder periphervenösen Zugangs kann angebracht sein, ebenso wie die Überwachung einer Nahrungskarenz. Bei Erbrechen ist eine intensive Mundpflege anzubieten, um das Wohlbefinden des Patienten zu steigern.

Postoperativ erfolgt eine engmaschige Vitalzeichenkontrolle, die Überwachung des Flüssigkeitshaushalts, auch mittels Blasenkatheter und die Beobachtung der Ausscheidungen. Die Versorgung einer Magenablaufsonde bis zum ersten Stuhlgang ist angezeigt und im Anschluss der Nahrungsaufbau beginnend mit Schonkost. Die Patientenmobilisation sollte frühzeitig erfolgen, um die Darmtätigkeit anzuregen. Ein Schmerzlindern mittels optimaler Lagerung sollte patientenorientiert erfolgen.

7.11.1 Mekoniumileus

DEFINITION

Mekoniumileus: Darmverschluss des terminalen Ileums durch äußerst zähes Mekonium; kommt häufig bei Neugeborenen mit zystischer Fibrose (Mukoviszidose) vor. Der Mekoniumileus macht fast 33 % der Dünndarmverschlüsse bei Neugeborenen aus.

Krankheitsentstehung

Der Mekoniumileus stellt meist eine **Frühform** der **zystischen Fibrose** (Mukoviszidose) dar, welche die Darmsekretionen sehr zäh macht und an der Wand ankleben lässt. Diese Sekrete sind in 10–25 % der Fälle klinische Manifestationen der zystischen Fibrose [19].

Der Darmverschluss erfolgt in der Höhe des terminalen Ileums (im Unterschied zur Kolonobstruktion beim Mekoniumpfropfsyndrom). Distal zur Obstruktion ist das Kolon eng und enthält kleine Mekoniumsteine. Das ziemlich leere Kolon mit geringer Ausdehnung wird auch Mikrokolon genannt.

Symptome

Anders als normale Neugeborene haben Kinder mit Mekoniumileus keine Stuhlentleerung innerhalb der ersten 24 Lebensstunden. Bei den **Symptomen** stehen das stark geblähte Abdomen, das gallige Erbrechen und das Unvermögen, Mekonium auszuscheiden, im Vordergrund. Manchmal können geblähte Dünndarmschlingen durch die Bauchdecke getastet werden und fühlen sich teigig an.

Diagnostik

Diagnostik und Therapie sind in den meisten Fällen (bis zu 80 %) identisch, da ein Kontrastmitteleinlauf vorgenommen wird (→ Abb. 7.26). Die Flüssigkeit des Kontrastmittels weicht das zähe Mekonium so weit auf, dass es entleert werden kann.

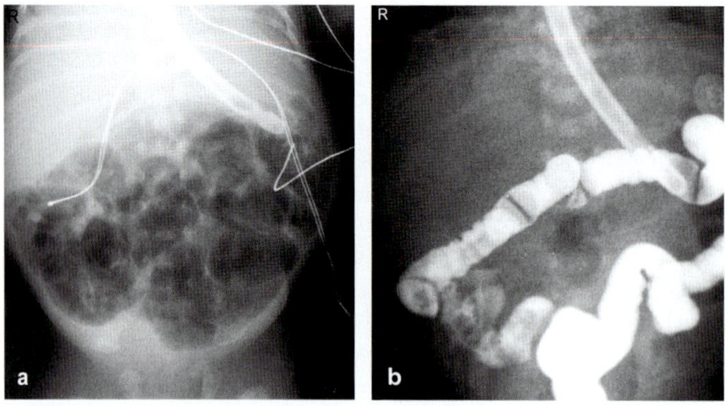

Abb. 7.26 Röntgenaufnahme von einem Kind mit Mekoniumileus
a) Ohne Kontrastmittel
b) Nach einem Kontrastmitteleinlauf [G198]

Die Diagnostik kann bei Verdacht bereits intrauterin begonnen werden. Allerdings können in der Sonografie beim Fetus nur die erweiterten Darmschlingen erkannt werden. Die Ursache kann nicht weiter differenziert werden. Nach der Geburt bestätigt das klinische Erscheinungsbild des fehlenden Mekoniumabgangs den Verdacht. Ist eine Komplikation zu erwarten, kann ein Röntgenbild eine Darmperforation bestätigen. Es ist dann freie Luft im Bauchraum zu sehen [20].

Behandlungsstrategie

Bewirkt das Kontrastmittel beim Röntgen keinen Abgang des Mekoniums, wird der Darm des Kindes vorsichtig mit warmem NaCl 0,9 % und ggf. zusätzlich mit Glycerin **angespült.** Hierdurch wird das Mekonium weiter aufgeweicht und entleert. Dieses Vorgehen kann mehrfach notwendig sein.

Bei einer **Perforation** darf keine Darmspülung vorgenommen werden. In diesem Fall oder wenn das Mekonium nicht auf natürlichem Weg abgesetzt werden kann, muss ein operativer Eingriff vorgenommen werden. Hierbei erfolgt eine Stomaanlage, der Mekoniumpfropf wird entfernt und eine evtl. bestehende Perforation versorgt.

Komplikationen

Bei 50 % der Neugeborenen mit Mekoniumileus liegen bereits nach der Geburt eine Darmperforation und sogar eine Peritonitis vor, die zügig per Röntgenbild diagnostiziert, operativ und medikamentös mit Antibiotika behandelt werden müssen. Häufig ist die Anlage eines Stomas notwendig [20].

Pflege

Pflegefachpersonen beobachten den fehlenden Mekoniumabgang und das geblähte Abdomen des Neugeborenen. Es fällt dann in ihren Verantwortungsbereich, den Verdacht dem Arzt mitzuteilen.

Bei einer rektalen Spülung assistieren die Pflegefachpersonen. Im weiteren Verlauf besteht der Pflegeschwerpunkt aus der weiteren Beobachtung des Kindes und der Begleitung der Eltern.

SPICKZETTEL

Mekoniumileus

Krankheitsentstehung: in 10–25 % Frühform der zystischen Fibrose

Symptome: stark geblähtes Abdomen, galliges Erbrechen, fehlende Mekoniumausscheidung

Diagnostik: Anamnese, bildgebende Diagnostik, Kontrastmitteleinlauf

Behandlungsstrategie: Kontrastmitteleinlauf, Darmspülung (nicht bei Perforation), Operation

Pflege: Die Beobachtung des fehlenden Mekoniumabgangs und des geblähten Abdomens fällt in den Verantwortungsbereich der Pflegefachpersonen. Die weitere Beobachtung, die Begleitung der Eltern und die Assistenz bei den rektalen Darmspülungen gehört ebenfalls dazu.

7.11.2 Invagination

DEFINITION

Invagination: Einstülpung eines Hohlorgans in sich oder in ein Nachbarorgan. Es können auch nur Teile eines Organs betroffen sein. Kommt v. a. im Darm vor als Einstülpung eines Darmabschnitts in einen anderen entlang der Längsachse. Betrifft hauptsächlich Säuglinge und Kleinkinder bis zum 2. Lebensjahr. Sie gehört zu den wichtigsten und gefährlichsten Notfällen im Säuglingsbereich [21].

Die Prävalenz liegt in Deutschland bei 2–4 Fällen/1.000 bzw. 56 Fälle/100.000 Lebendgeborene pro Jahr. Jungen sind dabei doppelt so oft betroffen wie Mädchen [21].

Krankheitsentstehung

Die **Ursachen** für die Entstehung einer Invagination sind je nach Alter unterschiedlich. Ein Altersgipfel liegt zwischen dem 3. und 9. Lebensmonat, was einen Zusammenhang mit der Ernährungsumstellung auf feste Kost vermuten lässt [21, 22]. Bei älteren Kindern liegen meist eine Infektion, mesenteriale Lymphknoten, ein Meckel-Divertikel (gutartiges Geschwür bestehend aus einem Überrest der embryonalen Entwicklung [Ductus omphaloentericus]), ein Polyp oder ein Lymphom zugrunde.

Die Einstülpung eines Darmabschnitts in einen anderen Abschnitt ruft Störungen in der Blutversorgung der Darmwand hervor. Diese führen zu Blutstauung und Darmwandödemen, wodurch sich ein Darmverschluss entwickeln kann. In 90 % der Fälle tritt eine ileokolische Invagination [21] auf (Ileum stülpt sich in das Kolon). Seltener kommt es zu einer ileoilealen, appendikozökalen oder kolokolischen Invagination.

Symptome

Die **Symptome** treten meist aus vollständigem Wohlbefinden heraus auf. Es kann aber auch ein viraler Infekt oder eine Magen-Darm-Erkrankung vorausgegangen sein. Bei einer Invagination bestehen folgende Symptome:

- Plötzliche krampfartige Bauchschmerzen
- Typisch bei Säuglingen sind schrilles Schreien und Anziehen der Beine, Erbrechen
- Auffallende Blässe, Lethargie
- Stuhl mit blutig-schleimigen Auflagerungen („Himbeergelee") als späteres Symptom
- Ggf. tastbare abdominelle walzenförmige Verhärtung im rechten Oberbauch
- Druckschmerz bei Palpation des Abdomens.

Es können auch symptomlose Intervalle vorkommen.

Vorsicht! Da die Symptome bei kleinen Säuglingen uncharakteristisch sein können, ist es das Wichtigste, bei ähnlichen Beschwerden an die Invagination zu denken!

Diagnostik

Eine frühzeitige Sonografie hilft, eine Invagination zu diagnostizieren, damit eine Reposition durchgeführt werden kann.

Die Dopplersonografie stellt die Durchblutung des betroffenen Darmabschnitts (→ Abb. 7.27) dar. Zusätzlich ist das **Zielscheibenphänomen** (Kokardenphänomen) in der Sonografie erkennbar. Falls eine Röntgenkontrolle unter Kontrastmitteleinlauf durchgeführt wird, lässt dies die aufgedehnten Darmschlingen erkennen, was die Verdachtsdiagnose auch bestätigen würde.

Behandlungsstrategie

Bei der **hydrostatischen Reposition** wird unter kontinuierlicher sonografischer Kontrolle mittels Blasenkatheter warmes NaCl 0,9 % rektal verabreicht. Angestrebt wird ein Druck bis ca. 100 cm H_2O [21]. Durch den Druck soll sich die Einstülpung von selbst lösen und in ihre ursprüngliche Position zurückgleiten. Die erfolgreichen Repositionen liegen bei 70–90 % [21].

Vorsicht! Kontraindiziert ist die Reposition bei einer Darmperforation, Peritonitis oder bei einem hypovolämischen Schock.

Bleibt die Reposition erfolglos oder bestehen Kontraindikationen, wird ein operativer Eingriff vorgenommen. Unbehandelt führt die Invagination zu einer Darmwandnekrose sowie zur Darmperforation mit anschließender Peritonitis.

Pflege

Es liegen keine für das Krankheitsbild spezifischen Maßnahmen vor. Die Pflege besteht in der Assistenz bei der konservativen Reposition, der allgemeinen prä- und postoperativen Überwachung und der Begleitung der Eltern.

SPICKZETTEL

Invagination

Krankheitsentstehung: Infektionen, mesenteriale Lymphknoten, Divertikel, Polyp, Lymphom

Symptome: plötzliche Bauchschmerzen mit Schreien und Anziehen der Beine

Diagnostik: Dopplersonografie

Behandlungsstrategie: Reposition, Operation

Pflege: Es gibt keine spezifischen pflegerischen Maßnahmen, außer die Assistenz bei der konservativen Reposition.

7.11.3 Morbus Hirschsprung

DEFINITION

Morbus Hirschsprung: angeborene Fehlbildung, die das Nervensystem am Enddarm betrifft und Symptome eines Ileus verursacht. Ursache ist ein aganglionäres Segment unterschiedlicher Länge im terminalen Teil des Kolons.

Benannt wurde die Erkrankung nach dem Kinderarzt Harald Hirschsprung, der die Symptome 1888 erstmalig auf einem Kongress beschrieb. **Morbus Hirschsprung** wird unter anderem auch **Megacolon congenitum, Aganglionose** oder **aganglionäres Megakolon** genannt.

Die Häufigkeit liegt bei 1:5.000 Fällen. Jungen sind häufiger betroffen als Mädchen [23].

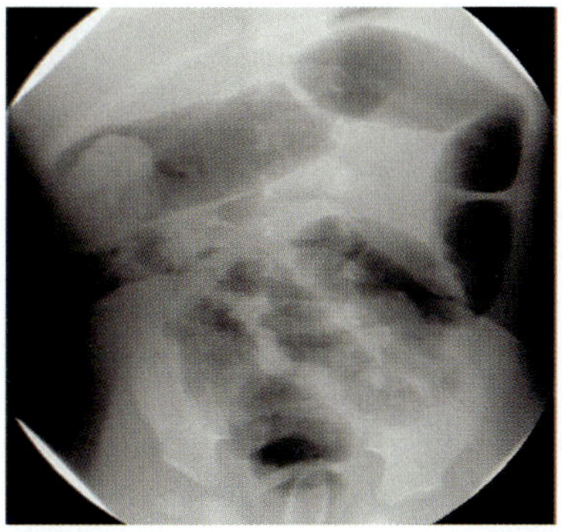

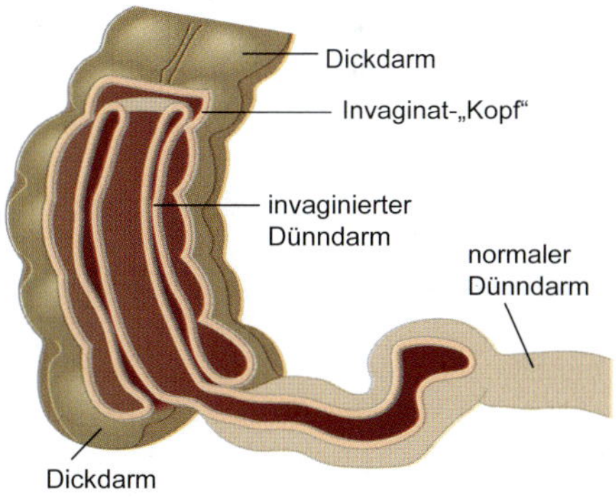

Abb. 7.27 Invagination, links im Röntgenbild, rechts schematisch dargestellt [R273, L138]

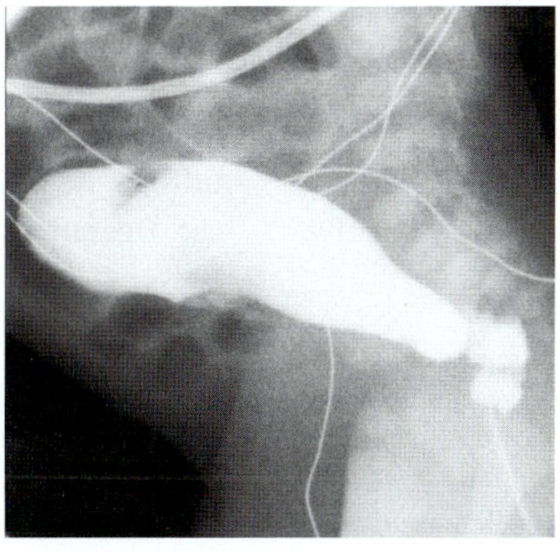

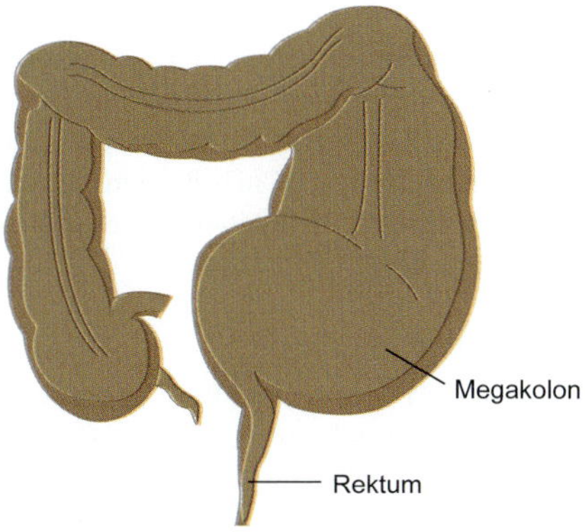

Abb. 7.28 Megakolon bei Morbus Hirschsprung
a) Röntgenbild
b) Schematisch dargestellt [G833, L138]

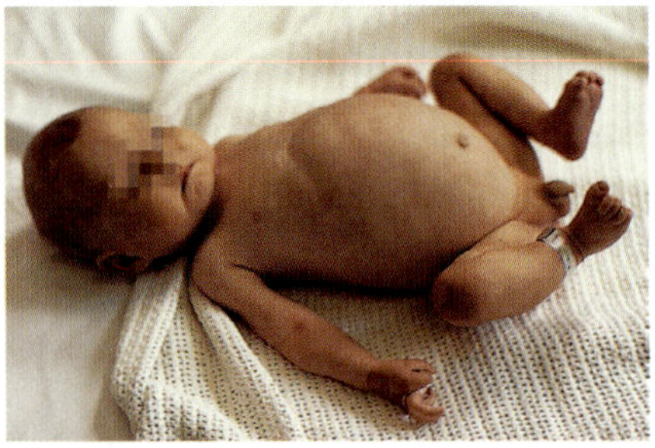

Abb. 7.29 Säugling mit Morbus Hirschsprung, das stark geblähte Abdomen ist gut erkennbar [E331-002]

Krankheitsentstehung

Der Morbus Hirschsprung ist durch das angeborene (kongeniale) Fehlen von Nervenfasern in der Darmwand charakterisiert. Deshalb staut sich der Stuhl vor dem Darmabschnitt, der keine (aganglionär) Nervenzellen (Ganglienzellen) enthält und ein sog. Megakolon (→ Abb. 7.28) bildet sich.

Die weitere Prognose ist abhängig von der Länge der befallenen Darmwand. Etwa 87 % der betroffenen Kinder erreichen im weiteren Verlauf eine gute bis zufriedenstellende Lebensqualität [23].

Symptome

Mit den folgenden **Symptomen** wird der Morbus Hirschsprung (→ Abb. 7.29) meist in den ersten 3 Lebensmonaten diagnostiziert:

- Verspäteter Mekoniumabgang mehr als 48 Std. nach der Geburt bei über 90 % der Kinder mit Morbus Hirschsprung
- Stark ausgeprägte chronische Obstipation, z. T. im Wechsel mit explosionsartigen, faulig-übelriechenden (fötiden) Stuhlentleerungen (nach rektaler Stimulation/Untersuchung)
- Stark geblähtes Abdomen
- Trinkschwäche
- Erbrechen
- Enterokolitis mit septischem Verlauf als mögliche Komplikation
- Gedeihstörung.

Diagnostik

Die Diagnostik beruht neben der Anamnese und körperlichen Untersuchung auf drei Säulen:

1. **Anorektale Manometrie** (zwischen Anus und Rektum; Sphinktermanometrie): Getestet werden Funktion und Kraft des Anusschließmuskels. Die Untersuchung dauert ca. 30 Min. und ist sehr unangenehm. Sie ist im Alter bis zu 3 Monaten nur bedingt aussagekräftig und häufig falsch positiv [23].
2. **Röntgenkontrastmitteleinlauf:** Megakolon (→ Abb. 7.28) und aganglionärer Bereich sind sichtbar.
3. **Rektum-Ganzwandbiopsie** zur histologischen Untersuchung. Diese Untersuchung ist der Goldstandard. Sie ist ab der 6. bis 8. Lebenswoche anwendbar und dient dazu, folgenden Fragen nachzugehen: Fehlen der Ganglienzellen, verstärktes Wachstum (Hyperplasie) von Nervenfasern des Parasympathikus und Erhöhung der Aktivität der Acetycholinesterase: AChE – Enzym, das die Reizweiterleitung beeinflusst, indem es den Botenstoff (Neurotransmitter) des Parasympathikus – Acetycholin – abbaut.

Behandlungsstrategie

Das erkrankte Darmsegment wird **operativ** vollständig entfernt, möglichst viele umliegende Strukturen, also Harnblase, Harnröhre (Urethra) und Darmsphinkter, werden erhalten. Häufig wird während der OP zur Entlastung und Heilung des evtl. entzündeten Darms ein Stoma angelegt.

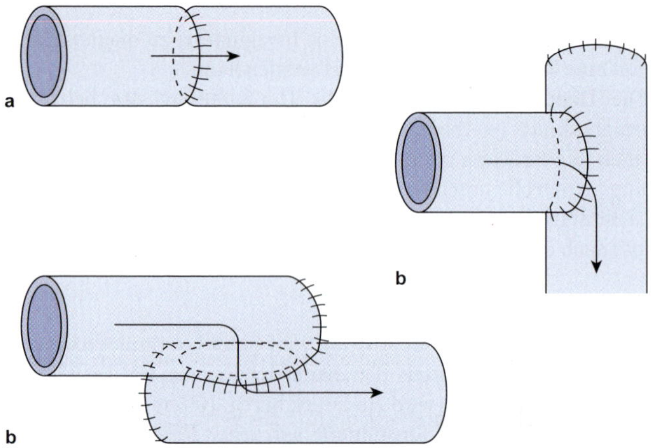

Abb. 7.30 Anastomoseformen nach Entfernung eines Megakolons bei Kindern mit Morbus Hirschsprung
a) End-zu-End-Anastomosen
b) End-zu-Seit-Anastomosen [L143]

Es stehen mehrere Operationsverfahren zur Auswahl, je nach Lage der Aganglionose. Sie alle erfordern eine Eröffnung der Bauchdecke. Beim **Durchzugsverfahren** (auch **Rehbein-Operation**) werden das Megakolon entfernt und die Teile des Darms wieder miteinander verbunden. Zur Verknüpfung werden End-zu-End-Anastomosen, aber auch End-zu-Seit-Anastomosen angewendet, je nachdem ob die plötzliche Verengung des Darms (Kalibersprung) eine End-zu-End-Anastomose (→ Abb. 7.30) zulässt.

Es gibt auch laparoskopische oder Operationsverfahren über den Anus als Eintrittspforte (transanale Verfahren).

Komplikationen

Direkt nach der Operation können als **Frühkomplikationen** auftreten [23]:

- Wundinfektionen (in 10–15 % der Fälle)
- Anorektale Stenosen (20 % der Fälle), die einer Weitungstherapie unterzogen werden müssen
- Anastomoseninsuffizienz (2 % der Fälle)
- Ileus durch die operative Manipulation.

Im weiteren Verlauf können sich folgende **Spätkomplikationen** zeigen [23]:

- Inkontinenz (8 % der Fälle)
- Obstipationserscheinungen (30 % der Fälle), wobei mit einer weiteren Diagnostik das Vorhandensein einer restlichen Aganglionose ausgeschlossen werden muss
- Anastomosenstrikturen
- Bleibende, chronische Enterokolitiden (bis zu 40 %).

Pflege

Die pflegerischen Maßnahmen **präoperativ** beinhalten eine chirurgische **Operationsvorbereitung** mit engmaschiger **Vitalzeichenkontrolle.**

Wurde bereits ein Stoma angelegt, gehören die Beobachtung und Versorgung mit zur pflegerischen Verantwortung.

Postoperativ erfolgt der **Nahrungsaufbau** in Absprache mit dem behandelnden Arzt. Die Eltern des Kindes werden umfassend informiert und angeleitet, da die Vorgaben zur Ernährung unbedingt beachtet werden müssen, um den Heilungserfolg nicht zu gefährden:

- Nahrungsmittel, die den Stuhlgang härter werden lassen, unbedingt meiden, z. B. Schokolade, Weißbrot, Kartoffeln, Bananen, gekochte Karotten
- Reichlich Flüssigkeit anbieten je nach Alter des Kindes
- Evtl. stuhlauflockernde Medikamente nach Arztanordnung verabreichen, z. B. Movicol®.

Zusätzlich zum Kostaufbau sind folgende Hinweise zu beachten:

- Allgemeine postoperative Pflege, Wundversorgung, Infusionstherapie und Lagerung durchführen
- Die Konsistenz des Stuhls soll in den ersten postoperativen Wochen weich-flüssig sein; ggf. in Absprache mit dem Arzt Einläufe bzw. Darmspülungen zur Stuhlentleerung vornehmen
- Physiotherapeutische Behandlung kann je nach Situation hilfreich sein, z. B.:
  - Die Beweglichkeit des Beckens und der Wirbelsäule erhalten
  - Entspannungsübungen trainieren bzw. Haltungen anbieten, die entspannen, um Bauchschmerzen zu lindern
  - Je nach Zustand kann eine Kolonmassage wohltuend sein bzw. bei einer Obstipation zum Abführen beitragen
  - Bei Kindern, die älter als 5 Jahre sind, hat die Beckenbodengymnastik einen hohen Stellenwert, um die Kontinenz zu erhalten
- Verhaltens- oder psychotherapeutische Unterstützung; zusätzlich Kontakt halten zu Selbsthilfegruppen, z. B. SoMA e. V. (Selbsthilfeorganisation für Menschen mit Anorektalfehlbildungen e. V.).

SPICKZETTEL

Morbus Hirschsprung

Krankheitsentstehung: Segment unterschiedlicher Länge im terminalen Teil des Kolons, das keine Nervenzellen enthält

Symptome: verspäteter Mekoniumabgang, stark ausgeprägte chronische Obstipation, Enkopresis, geblähtes Abdomen

Diagnostik: anorektale Manometrie, Röntgenkontrastmitteleinlauf, Rektum-Saugbiopsie

Behandlungsstrategie: Operation

Pflege: Präoperativ ist eine reguläre OP-Vorbereitung mit Vitalzeichenkontrolle notwendig. Bei vorhandenem Stoma fällt die Versorgung in den Aufgabenbereich der Pflegefachperson. Postoperativ liegt der Fokus auf der Anleitung der Eltern zu einem adäquaten Nahrungsaufbau.

7.12 Weitere Verschlusserkrankungen des Darms

7.12.1 Rotationsstörung des Darms (Malrotation)

DEFINITION

Malrotation *(lat. malus = schlecht, schädlich, bösartig/lat. rotatio = Drehung):* Störung der Drehung des Dünn- und Dickdarms in der Embryonalentwicklung. Diese Lageanomalie kann völlig unbemerkt bleiben, aber auch z. B. zu einer (intermittierenden) Kompression des Duodenums führen.

Diese Erkrankung hat ihren Ursprung bereits in der Embryonalphase des Kindes. Sie gehört zu den häufigsten angeborenen Fehlbildungen des Dünndarms. Allerdings lässt sich die Häufigkeit nicht ermitteln, da es viele asymptomatische Verläufe gibt.

Krankheitsentstehung

Ungefähr ab der 8. Schwangerschaftswoche beginnt der Darm sich in der Bauchhöhle zu positionieren. Er dreht sich hierbei im Verlauf um 270° gegen den Uhrzeigersinn [24, 25]. Bei diesem komplizierten Vorgang kann es zu Unterbrechungen kommen, die zu diversen Krankheiten führen können, z. B. zu Darmwanddefekten (Gastroschisis), zum Nabelschnurbruch (Omphalozele), da der Darm in der Entwicklung in der Nabelblase gelegen hat, sowie zu verschiedenen Formen einer Lageanomalie, z. B. zu einer Non-Rotation oder Malrotation (→ Abb. 7.31).

Jungen sind mehr von einer symptomatischen Malrotation betroffen als Mädchen [19].

Symptome

Viele Patienten wissen nicht, dass bei ihnen eine Malrotation vorliegt, da sie nie Auffälligkeiten bemerkt haben. Treten jedoch Beschwerden auf, dann zeigen sich folgende **Symptome:**

- Rezidivierendes, galliges Erbrechen
- Bei größeren Kindern starke Bauchschmerzen bis hin zu Krämpfen
- Blähungen (Meteorismus)
- Ggf. Blut- und Schleimauflagerungen auf den Stuhl.

Diagnostik

Die Diagnostik umfasst eine **abdominelle Leeraufnahme** und eine Darstellung der Darmwege mittels **Breischluck** und/oder Röntgenkontrastmitteleinlauf. Die unphysiologische Lage der Darmanteile wird somit sichtbar gemacht.

Behandlungsstrategie

Es erfolgt eine **operative Notfallversorgung,** um eine weitere Schädigung des Darms zu verhindern. Unter Umständen müssen geschädigte Anteile entfernt und mit einer Anastomoseanlage wieder verbunden werden. Auch die zeitweilige Entlastung durch ein Stoma kann notwendig sein.

Bei einer Malrotation als Zufallsbefund wird eine Operation empfohlen, um einer Notfallsituation vorzubeugen. Diese kann u. U. auch laparoskopisch vorgenommen werden.

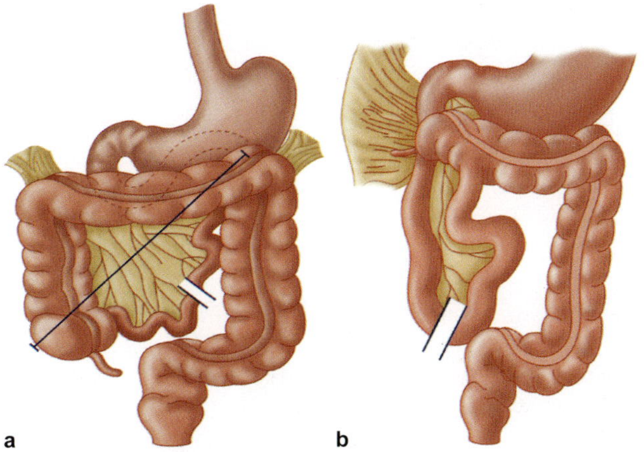

Abb. 7.31 Im linken Bild (a) ist die normale Rotation des Darms zu sehen. Mit der gestrichelten Linie wird die normal lange Querachse des Darms hervorgehoben. Rechts (b) ist die Malrotation des Darms dargestellt. Aufgrund der kürzeren Querachse gibt es eine Disposition für Darmverschlingungen. [G806]

Komplikationen

Als Komplikation kann sich infolge der Bildung von Verwachsungen eine Obstruktion des Duodenums entwickeln. Zudem kann eine Darmdrehung (→7.12.2) auftreten.

SPICKZETTEL

Malrotation

Krankheitsentstehung: Lageanomalie, Störung der Drehung des Dünn- und Dickdarms in der Embryonalentwicklung

Symptome: evtl. asymptomatisch; Erbrechen, Bauchschmerzen, Blähungen, Schleimauflagerungen auf Stuhl

Diagnostik: Abdomenleeraufnahme, Breischluck

Behandlungsstrategie: operative (Notfall-)Versorgung

7.12.2 Darmdrehung (Volvulus)

DEFINITION

Volvulus: angeborene oder erworbene Verdrehung eines Organs, insbesondere die Verdrehung von Darmabschnitten, z.B. Magenvolvulus, Dünndarmvolvulus, Zökumvolvulus, Sigmavolvulus

Im Allgemeinen bedeutet Volvulus die Drehung eines an einem Stiel befindlichen Organs [26]. Dies kann den Magen, die Milz, Gallenblase oder Anteile des Darms betreffen. Die am häufigsten vorkommende Form ist die Dickdarmdrehung (Kolontorsion) [26]. Diese Erkrankung kann nicht nur bei Kindern, sondern auch bis ins hohe Erwachsenenalter auftreten. Hier wird der Volvulus (→Abb. 7.32) z.B. durch Entzündungen oder auch Verwachsungen hervorgerufen.

Krankheitsentstehung

Die Darmdrehung oder Volvulus ist häufig eine **Komplikation der Malrotation** (→7.12.1) Sie kann allerdings schon vor der Geburt entstehen oder auch in eine chronische Form übergehen. Infolge der Drehung der frei beweglichen Darmschlinge um die Achse des Mesenterialstiels werden zunächst die venösen, später auch die arteriellen Gefäße abgedrückt.

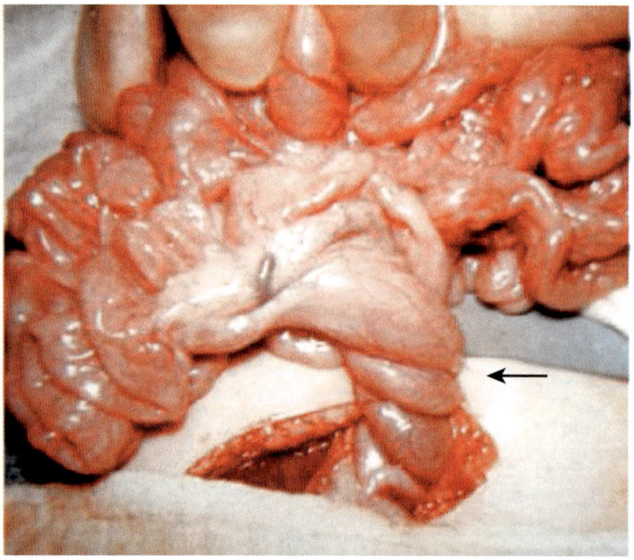

Abb. 7.32 Akuter Volvulus des Duodenums. Während der Operation ist erkennbar, dass das Duodenum im Uhrzeigersinn verdreht ist (Pfeil). [E510–002]

Symptome

Die **Symptome** gleichen dem klinischen Bild eines Ileus (→7.11). Zudem bestehen ein akutes Abdomen mit heftigen Bauchschmerzen, galligem Erbrechen, blutigen Stühlen und zunehmende Schocksymptome.

Diagnostik

Da das klinische Bild keinen eindeutigen Krankheitshinweis gibt, wird mit einer Abdomenleeraufnahme die Diagnose bestätigt. Hier ist das sog. Kaffeebohnen-Zeichen zu erkennen. Dabei liegen aufsteigende und absteigende Darmschlingen eng beieinander.

Behandlungsstrategie

Bei der Therapie eines Volvulus spielt die Zeit bis zur Entdrehung des Darms eine entscheidende Rolle für die weitere Prognose, da die Verdrehung des Organs die Blutversorgung unterbindet und zu schweren Nekrosen mit Gewebsuntergang führen kann.

Daher ist ein sofortiges operatives Eingreifen nötig. Bei der Operation wird der Darm entdreht und nach Möglichkeit an der Bauchwand fixiert. Der nekrotisierte Darmanteil kann dann nur noch entfernt werden.

SPICKZETTEL

Volvulus

Krankheitsentstehung: Komplikation der Malrotation, Entzündungen, Verwachsungen

Symptome: Ileussymptome, akutes Abdomen mit heftigen Bauchschmerzen, galligem Erbrechen, blutigen Stühlen und zunehmende Schocksymptome

Diagnostik: Abdomenleeraufnahme

Behandlungsstrategie: Operation

Pflege: patienten- und situationsorientierte prä- und postoperative Versorgung

7.13 Kurzdarmsyndrom

DEFINITION

Kurzdarmsyndrom *(engl. short bowel syndrome):* Krankheitsbild, das durch die operative Entfernung (Resektion) oder das angeborene Fehlen großer Teile des Dünndarms entsteht. Wurden mehr als 100 cm des Dünndarms entfernt, wird dies als Kurzdarmsyndrom bezeichnet.

Das Kurzdarmsyndrom bedeutet die unzureichende Aufnahme von Nährstoffen nach ausgeprägter Dünndarmresektion von mindestens 50 %.

Krankheitsentstehung

Angeboren kommt dieses Phänomen sehr selten vor. Das Kurzdarmsyndrom wird meist durch eine Dünndarmresektion im Kindesalter hervorgerufen, z.B. bei einer nekrotisierenden Enterokolitis, intestinalen Anomalien (→7.12.1), Bauchwanddefekten, bei Volvulus (→7.12.2) oder langstreckigen Resektionen bei chronisch-entzündlichen Darmerkrankungen (→7.10).

Symptome

Symptome des Kurzdarmsyndroms sind:

- Mangelhafte Aufnahme (Malabsorption) von Kohlenhydraten, Fetten, Proteinen, Vitaminen und Spurenelementen
- Absetzen von Fettstühlen (Steatorrhö)
- Chronische Durchfälle
- Blähungen
- Bauchschmerzen
- Mangelversorgung mit Wasser, Makro- und Mikronährstoffen (Eiweiß, Fett, Elektrolyte, Calcium, Magnesium, wasser- und fettlösliche Vitamine, insbesondere Vitamin B_{12}) mit den dazugehörigen Mangelerkrankungen und Gewichtsverlust.

Diagnostik

Für die **Diagnostik** sind das Alter bei der operativen Dünndarmresektion, die Länge und die Lokalisation des entfernten Darmanteils sowie die Information über eine ggf. mitresezierte Ileozökalklappe wichtig. Wenn diese entfernt wird, kann häufig der Stuhl nicht mehr gehalten werden und eine Stuhlinkontinenz entsteht. Regelmäßige Laborkontrollen im Blut und Urin sowie Abdomensonografien sind erforderlich.

Behandlungsstrategie

Das Therapiemanagement des Kurzdarmsyndroms ist je nach Krankheitsphase durch unterschiedliche Maßnahmen gekennzeichnet.

- **Parenterale Ernährung** (in einigen Fällen **lebenslang** notwendig):
  - Ausgleich des Flüssigkeits- und Elektrolytverlusts, v. a. Kalzium, Magnesium, Spurenelemente und Vitamine
  - Für ausreichende Kalorienzufuhr sorgen
- **Enterale Ernährung:**
  - In kleinen Mengen zuführen, so früh wie möglich orale Aufnahme anstreben
  - Zu Beginn Nahrung über ein Gastrostoma (→ 7.4) oder eine Magensonde verabreichen
  - Empfohlen sind 5–10 kleine Mahlzeiten
  - Fettarme Nahrung unter Verwendung von mittelkettigen Fettsäuren (MCT), z. B. Ceres-Öl, bevorzugen
  - Zucker- und ballaststoffreiche Lebensmittel, Rohkost, Zitrusfrüchte, Frittiertes und Getränke wie Kaffee und Fruchtsäfte meiden
- **Medikamentöse Therapie** je nach Alter des Kindes:
  - Medikamente, die gegen den massiven Durchfall wirken, z. B. Imodium (Loperamid®), teilweise in Dauertherapie, nach strenger Indikation
  - Vitaminpräparate, je nach Mangelerscheinung des Kindes.

Mögliche Komplikationen sollen verhindert und/oder frühzeitig erkannt und behandelt werden.

Komplikationen

Mögliche Komplikationen sind v. a. die **bakterielle Dünndarmüberwucherung** und die damit einhergehenden **neurologischen Ausfälle** mit psychotischen Reaktionen, Verwirrtheit und komatösen Zuständen. Es kann auch bei notwendiger parenteraler Ernährung zu Komplikationen wie Gallensteinen, Nierensteinleiden, Thrombosen oder Septitiden kommen.

Pflege

Die pflegerischen Maßnahmen orientieren sich an dem aktuellen Bedarf des Kindes. Der Ausgleich von Mangelerscheinungen und Flüssigkeit steht im Vordergrund.

Transition oder Beratung

Die meisten Erkrankungen, die zu einem Kurzdarmsyndrom führen, entstehen bereits im Kindesalter. Durch die verbesserten therapeutischen Möglichkeiten hat sich die Prognose verbessert. Sie ist allerdings abhängig von der Länge des erhaltenen Darms und den bestehenden Nebenerkrankungen. Da die Kinder inzwischen ins Erwachsenenalter kommen, ist der Übergang der Versorgung durch pädiatrisches Personal zu der Versorgung von Erwachsenen wichtig für die Kontinuität (→ 2.7).

Die Beratungsaspekte liegen im Bereich der Ernährung und der Hilfestellung zur psychosozialen Verarbeitung der Erkrankung.

SPICKZETTEL

Kurzdarmsyndrom

Krankheitsentstehung: meist Dünndarmresektion infolge Anomalien, Enterokolitis

Symptome: Fettstühle, chronischer Durchfall, Bauchschmerzen, Mangelversorgung mit Wasser, Mikro- und Makronährstoffen

Diagnostik: Anamnese, Klinik, körperlicher Untersuchungsbefund, radiologische Diagnostik

Behandlungsstrategie: parenterale/enterale Ernährung, medikamentöse Therapie

Pflege: Die pflegerischen Maßnahmen orientieren sich an dem aktuellen Bedarf des Kindes. Der Ausgleich von Mangelerscheinungen und Flüssigkeit steht im Vordergrund.

7.14 Angeborene Stenosen und Atresien des Verdauungstrakts

Auf der gesamten Länge des Verdauungstrakts können durch Störungen in der Embryonalphase Stenosen (Verengung) und Atresien (Verschluss) auftreten, z. B. eine Ösophagusatresie (→ 7.5.1).

7.14.1 Duodenalatresie

DEFINITION

Duodenalatresie: angeborene Entwicklungsstörung, bei der das Lumen des Duodenums (Zwölffingerdarms) nicht durchgängig ist. Es kann die komplette Länge des Zwölffingerdarms betroffen sein, auch unmittelbar nach dem Magenausgang.

Die Häufigkeit der Duodenalatresie wird zwischen 1:4.000 und 1:10.000 Fälle angegeben [27]. Es gibt keinen geschlechtsspezifischen Unterschied. Häufig liegen mehrere Begleitfehlbildungen vor [28], z. B. eine Trisomie 21.

Krankheitsentstehung

Folgende **Ursachen,** die pränatal entstehen, können eine Duodenalatresie hervorrufen:

- „Echte" Atresie: Darmlumen ist vollständig verschlossen, zugewachsen
- Membranverschluss: dünne Membran wölbt sich windsackartig in den Zwölffingerdarm vor und verschließt das Darmlumen
- Fehllage der Bauchspeicheldrüse verursacht eine Obstruktion des Darms
- Verschluss des Darms durch bindegewebige Stränge von außen.

Symptome und Diagnostik

- Polyhydramnion (vermehrtes Fruchtwasser) in der Schwangerschaft
- Erbrechen des Neugeborenen innerhalb der ersten 24 Std. nach der Geburt, meist gallig oder klar je nach Lage der Atresie im Darm
- Eingesunkener Unterbauch oder vorgewölbter Oberbauch, je nach Lage der Atresie
- Reduziertes Geburtsgewicht unter 2.500 g
- Wenig oder fehlender Mekoniumabgang
- Dehydratation
- Bei starkem Erbrechen eine metabolische Alkalose.

Diagnostik

Meist wird die Erkrankung bereits in der Schwangerschaft während der Vorsorgeuntersuchungen (pränatale Sonografie) erkannt. Hier wie auch in der postnatalen Abdomenleeraufnahme ist eine „**Double-bubble**" zu erkennen. So stellt sich der luftgefüllte Magen und Dünndarm bis zur Atresie (→ Abb. 7.33) im Röntgenbild dar.

Behandlungsstrategie

Durch eine **Operation** wird die Engstelle geöffnet. Die vollständige Verwachsung des Darms muss durchtrennt werden. Ist dies nicht möglich, muss eine Umgehung geschaffen werden. Bei einem Darmverschluss durch bindegewebige Stränge von außen müssen diese häufig nur durchtrennt werden, um den Darm wieder freizugeben.

Pflege

Präoperativ muss eine Magensonde zur Ableitung von Magen- und Dünndarmsaft gelegt werden.

Postoperativ erfolgt die Ernährung parenteral, in manchen Fällen auch über eine Jejunalsonde. Diese Magensonde wird nicht in den Magen, sondern intraoperativ über die Anastomose bis ins Jejunum geschoben. Dies ermöglicht eine frühzeitige, enterale Ernährung.

Der Kostaufbau über das selbstständige Trinken erfolgt langsam, damit die Anastomose ausreichend Zeit für die Heilung hat.

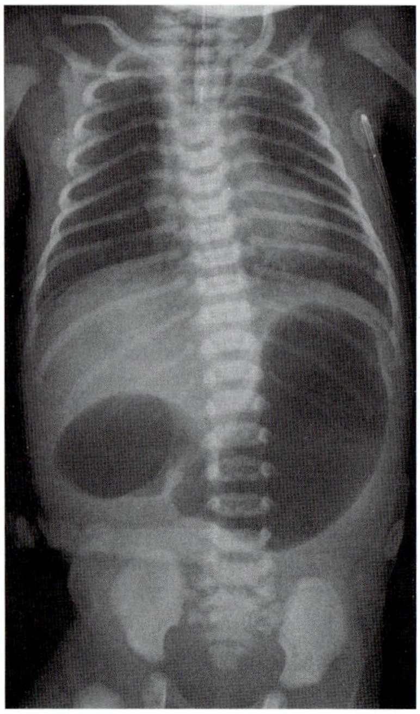

Abb. 7.33 Neugeborenes, ein Tag alt, mit ösophagealer und duodenaler Atresie. Die „Double-bubble" ist gut erkennbar. [E510–002]

SPICKZETTEL

Duodenalatresie

Krankheitsentstehung: pränatale Obstruktion

Symptome: Polyhydramnion in der Schwangerschaft, Erbrechen in den ersten 24 Std. nach der Geburt, eingesunkener Unterbauch, reduziertes Geburtsgewicht

Diagnostik: pränatale Sonografie, postnatale Abdomenleeraufnahme

Behandlungsstrategie: Operation

Pflege: Vor der Operation ist die Versorgung mit einer Magenablaufsonde der spezielle pflegerische Schwerpunkt. Postoperativ ist je nach Situation die Versorgung einer Jejunalsonde und ein langsamer oraler Nahrungsaufbau notwendig.

7.14.2 Analatresie

DEFINITION

Analatresie (anorektale Fehlbildung): angeborene Fehlbildung der frühen Embryonalphase. Der Analkanal und das Rektum differenzieren sich nicht weiter aus, sondern bleiben verschlossen im Entwicklungsstadium der Kloake (gemeinsamer Körperausgang von Geschlechtsorganen, harnableitenden Systemen und Darm).

Die Häufigkeit liegt bei 1 : 4000 bis 1 : 5.000 Fällen. Die Erkrankung ist häufig mit weiteren Fehlbildungen assoziiert [29, 30].

Krankheitsentstehung

Die Ursachen für die Entstehung einer Analatresie sind bis heute unbekannt, diskutiert wird eine genetische Disposition. Durch den Verschluss der Analöffnung kann kein Mekonium abgesetzt werden. Es werden jedoch ggf. Fisteln gebildet, sodass evtl. etwas Mekonium nach außen abfließen kann.

Symptome

Nach der Geburt fallen die Kinder durch eine fehlende anale Öffnung und ggf. durch eine Fistel auf. Gelegentlich entleert sich der Stuhl oder die Luft über die Harnröhre bzw. die Vagina und/oder es zeigt sich ein geblähtes Abdomen.

50–60 % der Kinder haben Begleitfehlbildungen. Meist betrifft dies den Harntrakt. Fehlbildungen am Herz und Magen-Darm-Trakt treten ebenfalls gehäuft auf. Das VACTERL-Syndrom (→ 7.5.1) beinhaltet ebenfalls die Analatresie. Syndromale Fehlbildungen wie das Down-Syndrom sind ebenfalls häufig.

Diagnostik

Die Diagnostik ist je nach Fehlbildungsanlage umfassend, da der Verlauf und die Lage der unterschiedlichen Fisteln durch eine Kloakografie (Darstellung des Darms mit Hilfe von Kontrastmittel, ggf. rektal verabreicht) identifiziert werden müssen. Eine Sonografie und Röntgenkontrolle in Bauchlage nach ca. 24 Lebensstunden zeigen die Luftfüllung des Darms und das Ende des Rektumblindsacks. Vor der Korrekturoperation wird mit einem Kolonkontrastmitteleinlauf die Kloake nochmals genau kontrolliert und im Röntgenbild dargestellt.

Weitere Untersuchungsmaßnahmen ergeben sich aus den vorliegenden oder vermuteten zusätzlichen Fehlbildungen.

Behandlungsstrategie

Häufig wird vor der Korrekturoperation eine Stomaanlage des Dickdarms innerhalb der ersten 48 Lebensstunden angelegt, damit die Ileussymptomatik keine schwerwiegenden Folgen hat.

Besteht eine isolierte Analatresie ohne Fistelbildung, erfolgt eine Durchzugsoperation (→7.11.3), um einen durchgängigen Darmtrakt herzustellen. Die Fehlbildungen mit Fisteln bedürfen mehrerer operativer Eingriffe, um einen funktionsfähigen anogenitalen Bereich zu schaffen. Dies ist nur in Zusammenarbeit mit einem multidisziplinären Ärzteteam aus Kinderchirurginnen und -chirurgen und Urologinnen/Urologen (beide im Folgenden in männlicher Form genannt) möglich. Viele Patienten haben jedoch lebenslang Probleme mit der Ausscheidung.

Komplikationen

Die Fisteln haben eine Tendenz, sich nach der Verschlussoperation wieder neu zu bilden, sodass erneute Eingriffe notwendig sein können. Bei manchen Betroffenen kann die Kloake operativ nicht so rekonstruiert werden, dass ein physiologischer Zustand hergestellt werden kann.

Pflege

Bei den pflegerischen Maßnahmen steht die **Reinigung und Pflege** des **Anogenitaltrakts** im Vordergrund, da die Haut durch die Ausscheidungen stark in Mitleidenschaft gezogen sein kann. Weitere Maßnahmen ergeben sich aus der individuellen Situation des Patienten.

Den Familien können **Selbsthilfegruppen** empfohlen werden, z. B. SoMA e. V., um die Krankheit mit ebenfalls betroffenen Familien zu bewältigen [31].

SPICKZETTEL

Analatresie

Krankheitsentstehung: angeborene Fehlbildung der frühen Embryonalphase

Symptome: fehlende anale Öffnung (Entleerung über Harnröhre, Vagina), ggf. Fistel, geblähter Bauch, weitere Begleitfehlbildungen (VACTERL-Syndrom)

Diagnostik: Kloakografie

Behandlungsstrategie: Operation

Pflege: Bezüglich der pflegerischen Maßnahmen steht die Reinigung und Pflege des Anogenitaltrakts im Vordergrund, um eine intakte Haut in der Perianalregion zu erhalten. Weitere Maßnahmen ergeben sich aus der individuellen Situation des Patienten. Zur Bewältigung der Krankheitssituation können den Eltern Selbsthilfegruppen empfohlen werden.

7.15 Obstipation

DEFINITION

Obstipation (Konstipation, Stuhlverstopfung): verzögerte oder schmerzhafte Defäkation, die 2 oder mehr Wochen andauert und mit wesentlicher Beeinträchtigung des Patienten einhergeht

Die niedergelassenen Allgemeinpädiater geben für ca. 3 % ihrer Patienten Auffälligkeiten beim Stuhlgang an, in der pädiatrischen Gastroenterologie sind es sogar bis zu 25 % [32].

Krankheitsentstehung

Zu unterscheiden sind eine primäre funktionelle Obstipation und eine sekundäre Obstipation (→Abb. 7.34). Bei der **primären funktionellen Obstipation** – sie macht über 90 % der Fälle aus – liegt keine organische Erkrankung zugrunde. Die Obstipation ist eine Reaktion auf schmerzhafte Defäkationen und Manipulationen am Anus; häufig ist sie auch Folge eines falschen Sauberkeits- bzw. Toilettentrainings. Eine niedrige Flüssigkeitszufuhr und ein geringer Ballaststoffgehalt sowie Bewegungsmangel können ebenfalls eine Obstipation hervorrufen.

Eine **sekundäre Obstipation** ist bedingt durch angeborene Erkrankungen/Fehlbildungen und erworbene Erkrankungen.

- Angeborene Erkrankungen/Fehlbildungen: Die Obstipation beginnt im Säuglingsalter z. B. durch Darmerkrankungen wie Morbus Hirschsprung, Raumforderungen im kleinen Becken, Mukoviszidose, Muskelerkrankungen, z. B. Muskeldystrophie Duchenne
- Erworbene Erkrankungen: z. B. Kuhmilchallergie bei Kleinkindern, chronischer Flüssigkeitsverlust.

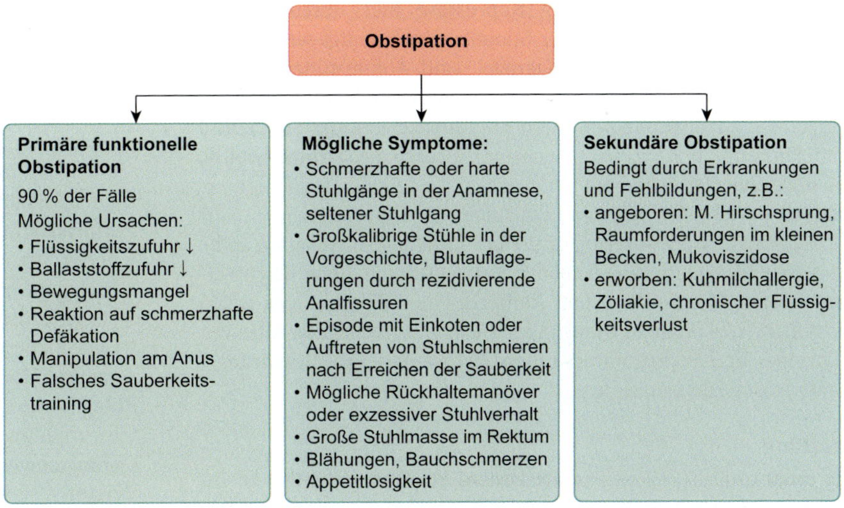

Abb. 7.34 Obstipation: Einteilung und Symptome [L143]

Symptome

Zu diesen gehören:
- Schmerzhafte oder harte Stuhlgänge in der Anamnese, seltener Stuhlgang
- Großkalibrige Stühle in der Vorgeschichte, Blutauflagerungen durch rezidivierende Analfissuren
- Episode mit Einkoten oder Auftreten von Stuhlschmieren nach Erreichen der Sauberkeit
- Mögliche Rückhaltemanöver oder exzessiver Stuhlverhalt
- Große Stuhlmasse im Rektum
- Blähungen
- Bauchschmerzen im (linken) Unterbauch
- Appetitlosigkeit.

Diagnostik

Die Diagnose der weit häufigeren **funktionellen Obstipation** wird bevorzugt durch die ausführliche Anamnese gestellt. Die Ursachenfindung beginnt mit dem Mekoniumabgang des Kindes direkt nach der Geburt. War dieser schon verzögert, kann das der Hinweis z. B. auf Mukoviszidose oder Morbus Hirschsprung sein. In der Anamnese werden erfragt:
- Häufigkeit des Stuhlgangs
- Stuhlbeschaffenheit (Blut, Schleim)
- Defäkationsschmerzen
- Rückhaltemanöver
- Ernährung
- Körperliche Bewegung
- Medikamente
- Vorerkrankungen
- Reisen.

Durch Palpation und Inspektion des Abdomens sowie Inspektion der perianalen Region, jedoch nur selten mittels der digitalen (Finger) Untersuchung, wird der Darm auf Resistenzen, Darmgeräusche (mechanischer Ileus), Meteorismus untersucht.

Sollten sich Hinweise für eine **organische Ursache** der Obstipation ergeben, sind weitere diagnostische Maßnahmen notwendig, z. B. Laboruntersuchungen (um z. B. eine mögliche Zöliakie mit Obstipationsneigung zu diagnostizieren), bildgebende Verfahren (Abdomen-Sonografie, Koloskopie nur bei gezieltem Verdacht).

Behandlungsstrategie

Im Vordergrund stehen die Aufklärung und Beratung der Familien. Eine evtl. bestehende Kotstauung (**Koprostase**) muss durch die Gabe von Laxanzien, Mineralölen oder Stimulanzien beseitigt werden. Laxanzien, z. B. Laktulose oder Makrogol, sind Abführmittel, die mit unterschiedlichen Wirkmechanismen die Darmentleerung fördern. Mineralöle, z. B. Paraffinöl, fördern die Aufweichung des Stuhls und Stimulanzien, z. B. Bisacodyl (Dulcolax®), fördern die Darmperistaltik. Die orale Gabe ist unbedingt vorzuziehen, die rektale Applikation erfolgt nur in Ausnahmefällen mit Einläufen oder Suppositorien.

Die weitere Stuhlentleerung mit einer Erhaltungsmedikation sollte im Anschluss dauerhaft regelmäßig und vollständig, ohne Beschwerden erfolgen. Das Einkoten und Auftreten von Stuhlschmieren sollen nicht mehr vorkommen. Dies soll ab einem entsprechenden Alter mit Hilfe eines Verhaltenstrainings unterstützt werden. Eine Ernährungsberatung ist begleitend sinnvoll.

Beratung

Die **ernährungsbezogenen (diätetischen) Schulungen** enthalten Informationen über Lebensmittel, welche die Stuhlausscheidung fördern, z. B. Ballaststoffe, aber auch über die Notwendigkeit einer ausreichenden Flüssigkeitszufuhr.

Im **psychosozialen Bereich** muss auf die individuelle Situation eingegangen werden. Es müssen Schuldzuweisungen, Strafen oder Tabuisierungen im Hinblick auf das Thema Stuhlgang aufgelöst werden. Gleichzeitig gehört in diesen Bereich auch die Verhaltensanpassung des Patienten selbst.

Je nach Alter ist für das Kind ein **Toilettentraining** notwendig. Das Kind wird dabei unterstützt, seinen Toilettengang in seinen Tagesablauf zu integrieren.

SPICKZETTEL

Obstipation

Krankheitsentstehung: primäre (funktionelle) Obstipation als Reaktion auf schmerzhafte Defäkationen, falsches Sauberkeitstraining, geringe Flüssigkeitszufuhr und geringen Ballaststoffgehalt sowie durch Bewegungsmangel. Sekundäre Obstipation infolge angeborener Erkrankungen, Fehlbildungen.

Symptome: schmerzhafter oder harter Stuhlgang, seltener Stuhlgang, Blutauflagerungen, Blähungen, Bauchschmerzen

Diagnostik: Anamnese, Abdomen-Sonografie

Behandlungsstrategie: Laxanzien, Mineralöle oder Stimulanzien

7.16 Appendizitis

DEFINITION

Appendizitis (Entzündung des Wurmfortsatzes): bakterielle Entzündung der Appendix vermiformis; betrifft v. a. Kinder ab dem Grundschulalter und jüngere Erwachsene

Die Appendizitis ist die Entzündung des Wurmfortsatzes. Umgangssprachlich wird auch der Begriff „Blinddarmentzündung“ verwendet. Der Blinddarm ist der Anteil des Darms, an dem der Wurmfortsatz angehängt ist.

Krankheitsentstehung

Die Appendizitis kann in jedem Lebensalter auftreten. Häufigkeitsgipfel liegen jedoch zwischen dem 4. und 20. Lebensjahr. Bei Neugeborenen und Säuglingen wird die Appendizitis nur selten beobachtet.

Es sind vier verschiedene Formen zu beobachten:
- **Akute Appendizitis:**
  - Plötzlich auftretende Entzündung des Wurmfortsatzes
  - Obstruktive Appendizitis: Obstruktion des Appendix mit nachfolgendem Verschluss durch Verwachsungen oder Kotsteine
  - Nicht obstruktive Appendizitis: über die Blutbahn verbreitete Keime (hämatogene Keimbesiedelung), die eine Entzündung hervorrufen können
- **Perforierte/gedeckt perforierte Appendizitis:**
  - Perforierte Appendizitis: Durchbruch der Darmwand in die Nachbarorgane oder in die freie Bauchhöhle, Abszessbildung (eingekapselte Eiteransammlung) möglich
  - Gedeckt perforierte Appendizitis: gedeckt durch eine andere Organumhüllung, schwerste Form der Appendizitis
- **Phlegmonöse Appendizitis:** eitrige, akute Appendizitis mit Geschwürbildung in der Appendixwand
- **Chronische Appendizitis:** rezidivierende Entzündung mit mildem Verlauf.

Symptome und Diagnostik

Die Appendizitis gehört zu den häufigsten Erkrankungen in der Pädiatrie, die eine chirurgische Intervention nach sich zieht. Dennoch bereitet die Diagnose große Schwierigkeiten, da häufig nur unspezifische Zeichen zu beobachten sind. Es können alle Symptome des akuten Abdomens auftreten. Die klassische Abfolge der Symptome zeigt sich jedoch nur bei 50 % der Patienten.

- Appetitlosigkeit, bei Kindern oft entscheidender Hinweis
- Antriebslosigkeit
- Kurze Anamnese (Stunden bis max. 2–3 Tage): uncharakteristische, linksseitige ziehende Oberbauchschmerzen, die sich nach 4–8 Std. in den rechten Unterbauch verlagern, bei Kindern häufig auch nur Schmerzen in der Nabelgegend (periumbilikal)
- Übelkeit und Erbrechen
- Leichtes Fieber, rektale-axilläre Temperaturdifferenz von ca. 0,5–1 °C
- Allgemeines Krankheitsgefühl
- Evtl. belegte Zunge und Mundgeruch
- Bei Kindern evtl. Durchfall.

Häufig tritt eine **Begleitappendizitis** bei Infektionskrankheiten, z. B. Masern, Scharlach, Windpocken auf.

Charakteristisch für eine **subakute Appendizitis** sind: lange Anamnese (Monate bis Jahre); Kinder neigen schubweise zu Schmerzen stets im rechten Unterbauch, häufig Obstipation, Gedeihstörung, Untergewicht.

Diagnostik

- Anziehen des rechten Beins bei Palpation des Abdomens und Unterbauchschmerzen bei Bewegen des rechten Beins (**Psoaszeichen**)
- Schmerzen bei der Palpation: Druckschmerz am **McBurney-Punkt** (→ Abb. 7.35) im rechten Unterbauch (befindet sich auf einer gedachten Linie zwischen dem vorderen Darmbeinstachel und dem Nabel)
- **Loslassschmerz:** Phänomen, bei dem nach dem Loslassen der eingedrückten **linksseitigen** Unterbauchdecke ein vermehrter Schmerz in der Appendixregion (rechter Unterbauch) empfunden wird
- Schmerzen im Douglas-Raum (taschenförmige Aussackung des Bauchfells zwischen Mastdarm und Gebärmutter [Frau] bzw. Harnblase [Mann]) bei rektaler Untersuchung

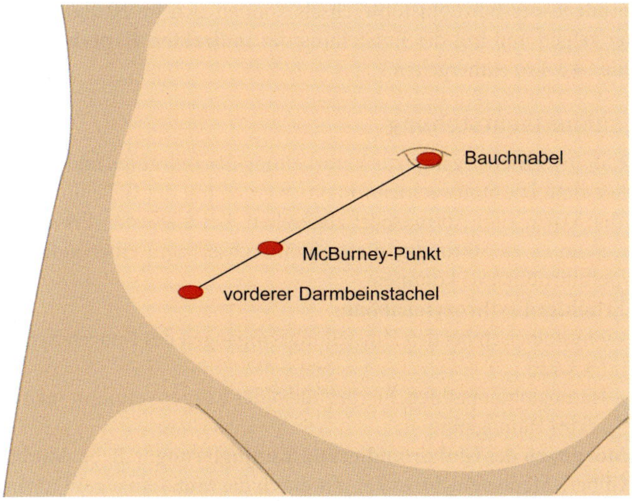

Abb. 7.35 Lage des McBurney-Punkt. Wenn das Kind hier Schmerzen bei Palpation hat, weist dies auf eine Appendizitis hin. [L138]

- Labor: Erhöhte Leukozytenzahl (Leukozytose), erhöhtes C-reaktives Protein
- Sonografie v. a. zum Ausschluss anderer Ursachen und zur Darstellung des entzündlichen/entzündeten Appendix, ggf. freie Flüssigkeit.

Um eine Harnblasenentzündung als Differenzialdiagnose auszuschließen, erfolgt eine Urinuntersuchung mittels Urinteststreifen.

Behandlungsstrategie

Die operative Entfernung des entzündeten Wurmfortsatzes (Appendektomie) ist die Therapie der Wahl. Bei einer Perforation oder phlegmonösen Appendizitis erfolgt eine intravenöse zweifache Antibiotikatherapie gegen aerobe und anaerobe Erreger.

Pflege

Die pflegerischen Maßnahmen der präoperativen Phase entsprechen einer chirurgischen Operationsvorbereitung.

Postoperativ werden die Vitalzeichen des Kindes engmaschig überwacht und das Wundgebiet auf Nachblutungen und Auffälligkeiten, wie eine Rötung oder Schwellung, kontrolliert. Auf Arztanordnung erfolgt eine adäquate medikamentöse Schmerztherapie. Diese kann durch eine bauchdeckenentlastende Lagerung mit einer Knierolle weiter unterstützt werden.

- Die Patienten sollen, wenn möglich, noch am ersten postoperativen Tag **mobilisiert** werden. Die Kinder wollen das Aufstehen häufig vermeiden, da es Schmerzen an der Operationswunde verursacht. Hier gibt es einen einfachen Tipp: Wird vorsichtiger Gegendruck mit der eigenen Hand auf die Operationswunde ausgeübt, vermindert sich der Schmerz.
- Um unter der Operation entstandene Verletzungen auszuschließen, sollten die Kinder wenige Stunden nach dem Eingriff wieder selbstständig **Urin ausscheiden** können.
- Die **Stuhlausscheidung** sollte spätestens am zweiten postoperativen Tag stattfinden. Nach Arztanordnung kann hier ein Klysma (Einlauf) zur Unterstützung verabreicht werden.
- Der **Kostaufbau** kann ca. 8 Std. nach der Operation nach Arztanordnung mit Schonkost, z. B. Brühe oder Salzstangen und Zwieback, begonnen werden.

Bei einer perforierten oder phlegmonösen Appendizitis erhalten die Kinder zur Entlastung des Magen-Darm-Trakts eine Magenablaufsonde, über die Magensaft, meistens gallig, abfließen kann. Die Sonde wird entfernt, sobald nur noch wenig klarer Magensaft abgeleitet wird. Der Kostaufbau wird nach perforierter oder phlegmonöser Appendizitis erst begonnen, wenn die Darmperistaltik wieder eingesetzt hat.

Es kann sein, dass in der chirurgischen Intervention eine Drainage eingelegt wird.

Hygiene

Bei liegender Drainage (Easy Flow oder Redon) ist beim Verbandswechsel auf die Einhaltung der Asepsis zu achten, damit es zu keiner Keimverschleppung kommen kann.

SPICKZETTEL

Appendizitis

Krankheitsentstehung: bakterielle Entzündung

Symptome: Appetitlosigkeit, uncharakteristische, linksseitig ziehende Oberbauchschmerzen, die sich den rechten Unterbauch verlagern

Diagnostik: Psoaszeichen, McBurney-Punkt, Loslassschmerz, Schmerzen im Douglas-Raum, Labor, Sonografie

Behandlungsstrategie: Appendektomie

Pflege: Postoperativ erfolgt eine engmaschige Vitalzeichenkontrolle. Das Wundgebiet wird auf Nachblutungen und Auffälligkeiten kontrolliert sowie eine adäquate medikamentöse Schmerztherapie mit bauchdeckenentlastender Lagerung durchgeführt. Die Patienten sollen frühzeitig mobilisiert werden. Eine erste Urinausscheidung soll postoperativ nach wenigen Stunden, eine Stuhlausscheidung spätestens am zweiten postoperativen Tag erfolgen. Der Kostaufbau kann ca. 8 Std. nach der Operation mit Schonkost begonnen werden, bei einer perforierten oder phlegmonösen Appendizitis erst, wenn die Darmperistaltik wiedereingesetzt hat. Bei einliegender Drainage muss diese regelmäßig kontrolliert und unter Einhaltung der Asepsis versorgt werden.

7.17 Endokrine und exokrine Pankreasinsuffizienz

DEFINITION

Pankreasinsuffizienz: Funktionsverlust des Pankreas, manifestiert sich als exokrine Erkrankung – betroffen sind die Verdauungsenzyme – oder als endokrine Pankreasinsuffizienz (Insulinproduktion). Die Insuffizienz ist eine angeborene oder eine erworbene Erkrankung des Organs.

Krankheitsentstehung

Die häufigste Ursache für eine Pankreasinsuffizienz sind akute oder chronische Entzündungen der Bauchspeicheldrüse (Pankreatitis). Durch diese Prozesse wird funktionell vollwertiges Drüsengewebe durch minderwertiges Narbengewebe ersetzt. Das betroffene Organ verliert zunehmend an Funktion. Bei Kindern ist die zystische Fibrose (Mukoviszidose) die häufigste Ursache.

Die **endokrine Pankreasinsuffizienz** geht mit einem Mangel an Insulin und/oder Glukagon einher. Bei der **exokrinen Pankreasinsuffizienz** hingegen ist die Produktion der Verdauungsenzyme gestört. Es werden weniger, verminderte oder keine Enzyme gebildet. Insbesondere durch den Mangel an Lipase kommt es zur mangelnden Aufspaltung (Maldigestion) und mangelnden Aufnahme (Malabsorption) von Fetten.

Symptome

Symptome einer exokrinen Pankreasinsuffizienz sind:

- Gedeihstörung trotz großer Nahrungsmenge und meist guten Appetits
- Beeinträchtigung der Pubertätsentwicklung
- Leistungsminderung
- Diarrhö mit gräulichen, fettigen, nicht wässrigen, voluminösen, übelriechenden Fettstühlen (Steatorrhö)
- Ödeme, Hypoproteinämie
- Anämie (Eisenmangel, Vit.-E-Mangel), Rachitis (Vit. D ↓), Blutungen (Vit. K ↓).

Diagnostik

Der diagnostische Goldstandard ist der **Sekretin-Pankreozymin-Test,** der jedoch recht eingreifend und aufwändig ist, weshalb er in der alltäglichen Diagnostik eher keine Anwendung findet. In der Regel wird die Konzentration des Bauchspeicheldrüsenenzyms Pankreaselastase-1 im Stuhl gemessen.

Behandlungsstrategie

Es erfolgt eine Substitution mit Pankreasenzymen in Form von Schweine-Pankreatin. Die Dosierung wird an die jeweilige Mahlzeit angepasst. Die Ernährung soll aus kleinen, kohlenhydratreichen Mahlzeiten (5–7 pro Tag) bestehen [33].

SPICKZETTEL

Pankreasinsuffizienz

Krankheitsentstehung: Pankreatitis, zystische Fibrose

Symptome: Gedeihstörung trotz großer Nahrungsmenge, Diarrhö mit Fettstuhl

Diagnostik: Sekretin-Pankreozymin-Test, Bestimmung von Pankreaselastase-1 im Stuhl

Behandlungsstrategie: Substitution von Pankreasenzymen

7.18 Erkrankungen der Galle

Die Galle (Vesica fellea) ist ein birnenförmiges Organ. Sie speichert die in der Leber produzierte Gallenflüssigkeit und gibt diese in den Dünndarm ab, damit die Fettverdauung vorgenommen werden kann. Die Gallenblase ist kein für den Menschen überlebensnotwendiges Organ. Sie kann bei Erkrankungen operativ entfernt werden.

Die Maßnahmen der Pflegefachpersonen bei den Erkrankungen der Galle sind individuell und symptomatisch anzuwenden, je nach Befindlichkeit des Kindes. Spezielle Maßnahmen sind:

- Beurteilung eines veränderten Hautkolorits
- Beobachtung des entfärbten, lehmfarbenen (acholischen) Stuhls, daraus ist der Verdacht auf eine Erkrankung der Gallenwege abzuleiten
- Überwachung und Adaptation der Nahrungsgewohnheiten
- Adäquates Schmerzmanagement.

7.18.1 Störungen des Bilirubinstoffwechsels

DEFINITION

Indirekte Hyperbilirubinämie: Wert des Gesamtbilirubins ist erhöht, mit einem Anteil des direkten Bilirubins < 15 % [7]

Störungen des Bilirubinstoffwechsels können sich im Neugeborenenalter zeigen und mit der Entstehung der **indirekten Hyperbilirubinämie** (→ 3.4.6) einhergehen.

Krankheitsentstehung

Die Stoffwechselvorgänge zur Verarbeitung des Bilirubins finden in der Leber statt. Die Stoffwechselprodukte werden mit der Gallenflüssigkeit in den Darm zum Abtransport abgegeben. Bei folgenden Erkrankungen kann es zu Störungen dieses Stoffwechsels und einer indirekten Hyperbilirubinämie kommen:

- **Erhöhter Erythrozytenabbau:**
  - Physiologisch bei den Umstellungsvorgängen des Neugeborenen (→ 3.4.6)
  - Hämoglobinopathien, hierbei bildet der Körper vermehrt inkorrektes Hämoglobin
- **Störungen** der **Glukoronidierung/Konjugierung:** z. B. bei Morbus Gilbert-Meulengracht; es kommt durch die Mutation eines Enzyms zur erschwerten Bildung des konjugierten Bilirubins. Als Folge daraus entsteht ein erhöhter indirekter Bilirubinspiegel (indirekte Hyperbilirubinämie).

- **Schädigung** der **Hepatozyten:** Viren, Medikamente oder Entzündung können einen intrahepatischen oder auch hepatozellulären Ikterus hervorrufen, bei dem sich eine gemischte Hyperbilirubinämie (indirekte und direkte) entwickelt
- **Blockade** der **ableitenden Gallenwege:** z. B. durch Gallensteine (→7.18.4), Abflusshindernisse durch eine intrahepatische Gallengangshypoplasie oder eine extrahepatische Gallengangatresie (direkte Hyperbilirubinämie).

Symptome

Leitsymptom ist der prä- oder intrahepatische Ikterus mit dem charakteristischen, gelben Hautkolorit und der ausgeprägten Müdigkeit (→3.4.6).

Diagnostik

Die **Diagnose** wird v. a. laborchemisch (direktes und indirektes Bilirubin) und mittels Sonografie des Abdomens gestellt (→3.4.6).

Behandlungsstrategie

Die Behandlungsstrategie richtet sich je nach Ursachen der Bilirubin Störung.

Eine zu hohe physiologische indirekte Hyperbilirubinämie des Neugeborenen wird durch Fototherapie (→3.4.6) behandelt.

Bei Schädigung der Leberzellen muss die Ursache (z. B. ein schädigendes Medikament) weggelassen werden.

Liegt eine Schädigung aufgrund einer Hepatitis-A-Infektion oder durch eine andere Entzündung vor, muss diese Erkrankung, falls möglich, behandelt werden.

Bei Blockade der Gallenwege ist meist eine chirurgische Intervention notwendig.

Pflege

Zu den pflegerischen Maßnahmen →3.4.6.

SPICKZETTEL

Störungen des Bilirubinstoffwechsels

Krankheitsentstehung: u. a. erhöhter Erythrozytenabbau, Störungen der Glukoronidierung/Konjugierung, Schädigung der Hepatozyten, Blockade der ableitenden Gallenwege

Symptome: prä- oder intrahepatischer Ikterus mit gelbem Hautkolorit und ausgeprägter Müdigkeit

Diagnostik: Labor, Sonografie

Behandlungsstrategie: je nach Ursache der Störung

Pflege: zu den pflegerischen Maßnahmen →3.4.6

7.18.2 Gallenstauung (Cholestase)

DEFINITION

Gallenstauung (Cholestase): Rückstau von Bilirubin, Gallensäuren und anderen Gallenbestandteilen durch verminderten oder fehlenden Abfluss von Galle in den Darm

Krankheitsentstehung

Es werden zwei Formen der Cholestase (→Abb. 7.36) unterschieden:

- **Extrahepatische Cholestase:** Es besteht meist eine mechanische Behinderung in den Gallenwegen durch Steine, Tumoren oder narbige Einziehungen. Es treten aber auch Fehlbildungen auf, z. B. die extrahepatische Gallengangsatresie.
- **Intrahepatische Cholestase:** Sie wird z. B. durch Virushepatitiden, Hämangiome, Arzneimittel oder Giftstoffe ausgelöst. Es treten aber auch Fehlbildungen der intrahepatischen Gallengänge (z. B. die intrahepatische Gallengangshypoplasie = Alagille-Syndrom) auf.

Symptome

Die Neugeborenen fallen durch einen verlängerten Neugeborenenikterus (Icterus prolongatus →3.4.6) auf, ebenso zeigen sie acholische Stuhlveränderungen und ein akutes Abdomen.

Nicht rechtzeitig erkannt und adäquat therapiert, werden diese Kinder in den ersten Lebensjahren aufgrund fortgeschrittener Leberzirrhose transplantationspflichtig [34].

Vorsicht! Die Gallengangsatresie im Neugeborenenalter zeigt viele Parallelen zur Gallenstauung. Hier liegt jedoch keine Verlegung vor, sondern der Verschluss der Gallengänge ist angeboren.

Diagnostik

Eine frühzeitige Diagnose hat maßgebliche Auswirkungen auf die Prognose und Mortalität der Kinder.

Die Diagnose erfolgt klinisch sowie mittels Laborbefunden (Cholestaseparameter: Bilirubin, alkalische Phosphatase, Gamma-GT). Die Ursachendiagnostik erfolgt in Kombination mit Laborbefunden, radiologischer sowie ggf. intraoperativer Diagnostik.

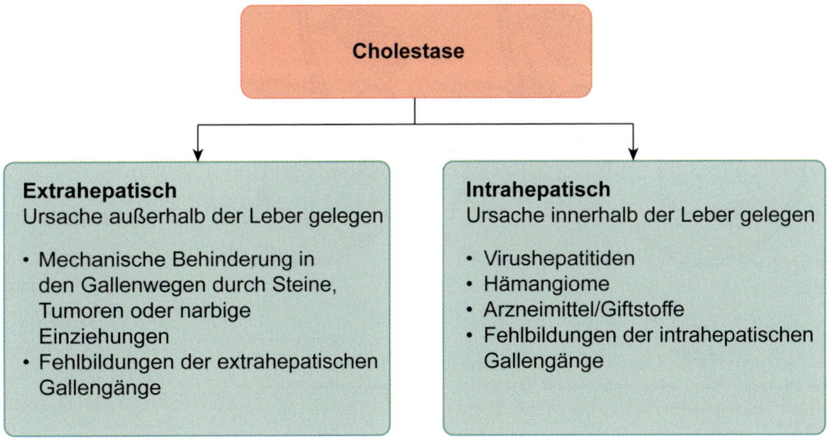

Abb. 7.36 Extra- und intrahepatische Ursachen der Cholestase [L143]

Behandlungsstrategie

Die Therapie orientiert sich an der Ursache der Cholestase und kann ggf. auch medikamentös erfolgen. Oft ist jedoch auch eine chirurgische Intervention notwendig.
Die Therapie erfolgt durch einen operativen Eingriff.

SPICKZETTEL

Cholestase
Krankheitsentstehung: mechanische Behinderung in den Gallenwegen (Tumor, Narben) bei extrahepatischer Cholestase; Virushepatitiden, Hämangiome, Arzneimittel bei intrahepatischer Cholestase
Symptome: Ikterus, lehmfarbener (acholischer) Stuhl, Juckreiz, Übelkeit
Diagnostik: Labor
Behandlungsstrategie: medikamentöse Therapie, operativer Eingriff

7.18.3 Choledochuszyste

DEFINITION

Choledochuszyste: angeborene zystische Erweiterung der Gallenwege, die außerhalb der Leber verlaufen (extrahepatische Gallenwege) bei Neugeborenen bzw. Kleinkindern. Die Ursache dieser Erweiterungen ist unbekannt.

Die Häufigkeit dieser eher seltenen Erkrankung liegt bei 1 : 50.000 bis 1 : 150.000 Kinder [35]. Mädchen sind dabei ca. 3-mal so häufig betroffen wie Jungen [36].

Krankheitsentstehung

Die **Ursache** zur Entstehung einer Choledochuszyste (→ Abb. 7.37) ist unklar.

- Eine Theorie besagt, dass der Ausführungsgang der Bauchspeicheldrüse und des Gallengangs (Ductus choledochus) auf einer kurzen Strecke einen gemeinsamen Kanal bilden („long common channel" Theorie) [36].
- Eventuell bilden sich die Zysten auch aufgrund einer kurzstreckigen Stenose in den Gallengängen.

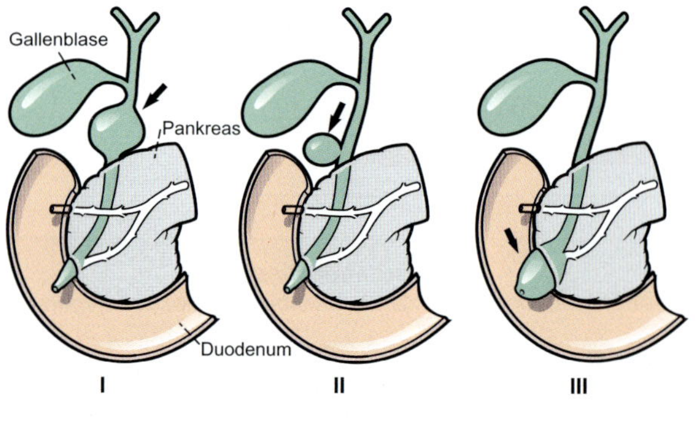

Abb. 7.37 Verschiedene Typen der Choledochuszyste. Typ I zeigt die am häufigsten auftretende Form, eine segmentale bzw. diffuse Erweiterung des Gallengangs, Typ II und Typ III divertikelartige Erweiterungen an unterschiedlichen Lokalisationen. [L112]

Dadurch kann das Pankreassekret in die Gallenwege gelangen und das Gewebe schädigen. Durch die Schwächung der Wandstruktur führt bereits ein leicht erhöhter Druck in den Gallenwegen zur Dilatation und schließlich zur Zystenbildung. Diese verursacht einen Gallenstau, der wiederum einen Mangel an Verdauungsenzymen im Darm hervorruft.

Symptome

Die Choledochuszysten können asymptomatisch sein. Treten jedoch **Symptome** auf, sind diese auch die Folge der Kompression umliegender Organe:

- Rechtsseitige Oberbauch- oder auch Unterbauchschmerzen
- Ikterus
- Maldigestion.

Choledochuszysten können mit einer kongenitalen extrahepatischen Gallengangsatresie assoziiert sein.

Diagnostik

Zur **Diagnosestellung** führen die Sonografie, Magnetresonanztomografie (MRT) und/oder die endoskopisch retrograde Cholangiopankreatikografie (ERCP).

Behandlungsstrategie

Die erweiterten extrahepatischen Gallengänge samt der Gallenblase und ihren Ausführungsgängen werden entfernt. Anschließend werden aus dem Gewebe des Dünndarms neue Gallenwege modelliert (**Hepatikoenterostomie**).

Patienten mit Choledochuszyste haben durch die chronisch entzündlichen Prozesse ein deutlich höheres Risiko (ca. 20 %), an malignen Tumoren der Gallenwege oder Cholangitiden zu erkranken [36].

SPICKZETTEL

Choledochuszyste
Krankheitsentstehung: evtl. durch gemeinsamen Kanal zwischen Bauchspeicheldrüse und dem Gallengang, evtl. durch Stenosen in Gallengängen
Symptome: rechtsseitige Oberbauch- oder auch Unterbauchschmerzen, Ikterus, Maldigestion
Diagnostik: Sonografie, MRT, ERCP
Behandlungsstrategie: Operation

7.18.4 Gallensteine (Cholelithiasis)

DEFINITION

Gallensteine (Cholelithiasis): feste Substanzen in der Gallenblase (Cholezystolithiasis) oder in den angeschlossenen Gallenwegen (Choledocholithiasis). Diese Steine entstehen durch Ausfällungen von Körperflüssigkeiten in Hohlorganen, z. B. Gallenflüssigkeit in der Gallenblase. Kommt im Kindesalter eher seltener vor.

Krankheitsentstehung

Die Häufigkeit von Gallensteinen im Kindesalter ist gering und nimmt im Alter zu, wobei Mädchen häufiger betroffen sind als Jungen. In den letzten Jahren ist eine deutliche Zunahme dieser Erkrankung bei Kindern zu verzeichnen. Studien sprechen von einer Häufigkeit von 1,9–4 % [37]. Verantwortlich dafür sind vermutlich Ernährungsfehler mit fettreicher, ballaststoffarmer Kost.

Drei Formen von Gallensteinen werden unterschieden [38]:

- **Pigmentsteine (Bilirubinsteine):**
  - Am häufigsten auftretende Form im Kindesalter (ca. 70 %, [38]), entstehen durch vermehrtes Anfallen von unkonjungiertem Bilirubin, welches durch Hämolyse entsteht und sich mit Kalzium zum schwer löslichen Kalziumbilirubinat verbindet.
  - Vorkommen insbesondere bei hämolytischen Erkrankungen, z. B. Sichelzellanämie, Thalassämie, Glukose-6-Phosphat-Dehydrogenase-Magel, Autoimmunhämolyse oder künstlichen Herzklappen
  - Risikofaktoren: Hyperkalzämie, Hyperphosphatämie, parenterale Ernährung, cholestatische Lebererkrankungen, Leberzirrhose und eine antibiotische Therapie mit Ceftriaxon
- **Cholesterinsteine:**
  - Zweithäufigste Ursache von Gallensteinen im Kindes- bzw. Jugendalter; bilden sich durch cholesterinübersättigte Vesikel in der Galle, die als „Cholesterinbläschen" miteinander verschmelzen und „hart werden"
  - Risikofaktoren: zystische Fibrose (Mukoviszidose) und familiäre Faktoren, wie das Auftreten von Cholesterinsteinen in der Familie, Adipositas, orale hormonelle Kontrazeption und Hypothyreose
- **Gemischte Steine:**
  - Selten auftretende Gallensteine im Kindesalter (ca. 5 %, [38])
  - Meist Folge eines Abflusshindernisses in den abführenden Gallenwegen und der dadurch verursachten Stase.

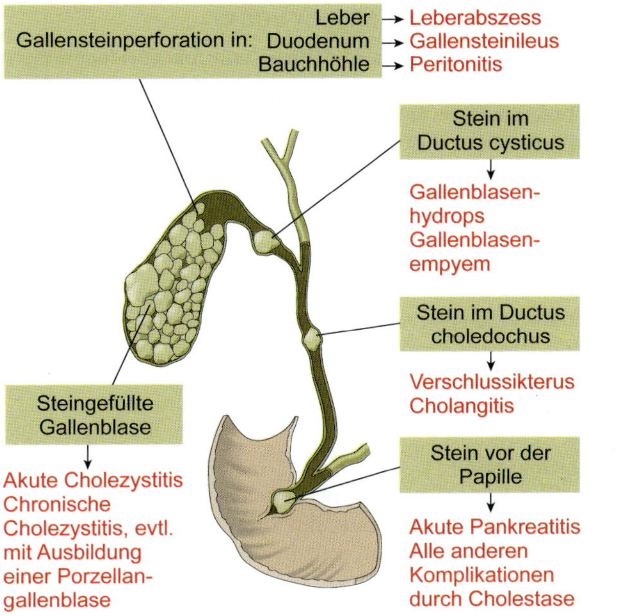

Abb. 7.38 Mögliche Komplikationen von Gallensteinen [L190]

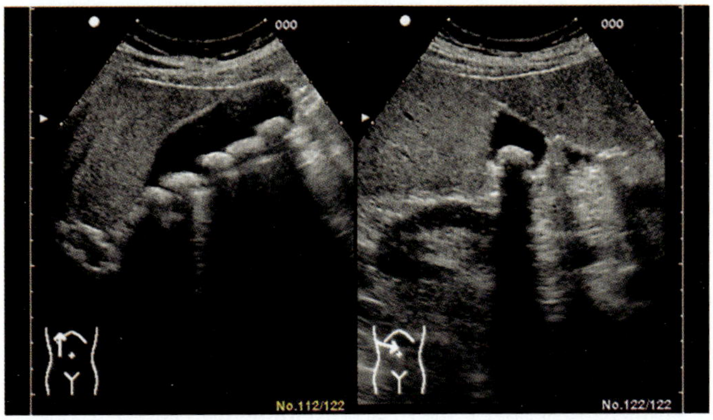

Abb. 7.39 Sonografie Gallensteine [M512]

Symptome

Die Cholelithiasis ist häufig asymptomatisch oder es kommt zu sehr unspezifischen Symptomen. Die charakteristischen kolikartigen Oberbauchschmerzen werden nur bei größeren Kindern beobachtet. Weitere Symptome können sein: Unruhe, Erbrechen, Diarrhö.

Je nach Lage des Steins können verschiedene Komplikationen (→ Abb. 7.38) auftreten. Verschließt ein Gallenstein den Ausgang der Gallenblase *(Ductus cysticus)*, kann sich im weiteren Verlauf ein **Gallenblasenempyem** (Eiteransammlung in der Gallenblase) und ein **Gallenblasenhydrops** (Vergrößerung der Gallenblase) entwickeln. Verschließt ein Gallenstein den Hauptgallengang, so kann die Gallenflüssigkeit nicht mehr in den Dünndarm abfließen und staut sich auf. Es kommt zum Verschlussikterus und zur **Cholangitis** (Gallengangsentzündung). Zusätzlich kann durch einen Verschluss im Bereich der Gallengangsmündung (*Papilla Vateri*) eine **Pankreatitis** hervorgerufen werden.

Diagnostik

Die **Labordiagnostik** gibt selten Hinweise auf isolierte Gallensteine. Lediglich bei z. B. stenosierenden Prozessen finden sich Zeichen einer Cholestase (Erhöhung der Bilirubinkonzentration, der alkalischen Phosphatase und der Gamma-GT).

Die **Sonografie** (→ Abb. 7.39) ist die Untersuchung der Wahl. Ggf. muss ergänzend noch eine Magnetresonanzcholangiopankreatikografie (MRCP) erfolgen, da diese eindeutige Ergebnisse zeigen können. Die endoskopische Darstellung der Gallengänge mittels einer **endoskopisch retrograden Cholangiopankreatikografie (ERCP)** kann zugleich als therapeutisch-endoskopische Intervention erfolgen/genutzt werden.

Behandlungsstrategie

Sollten Gallensteine als Zufallsbefund auftreten, müssen diese **regelmäßig kontrolliert** werden. Eine weitere Therapie ist nicht indiziert, solange der Patient asymptomatisch bleibt.

Zeigen sich Beschwerden, ist eine Behandlung zur Entfernung der Gallensteine notwendig. Diese erfolgt mittels einer endoskopisch retrograden Cholangiopankreatikografie (ERCP) (→ 7.3.5) oder einer endoskopischen Steinextraktion. Häufig wird jedoch immer noch die operative Entfernung der Gallenblase angewendet.

Eine medikamentöse Therapie ist nur angezeigt bei bakteriellem Befall (Gallenblasensludge) und kleinen solitären Gallensteinen unter 5 mm. Bei symptomatischen Gallensteinen verbietet sich jedoch die medikamentöse Therapie, da diese nicht ausreichend ist.

SPICKZETTEL

Gallensteine

Krankheitsentstehung: Ausfällungen von Körperflüssigkeiten in Hohlorganen, z. B. Gallenflüssigkeit in der Gallenblase infolge Ernährungsfehler mit fettreicher, ballaststoffarmer Kost

Symptome: asymptomatisch oder kolikartige Oberbauchschmerzen (größere Kinder), Unruhe, Erbrechen

Diagnostik: Labor, Sonografie, MRCP, ERCP

Behandlungsstrategie: medikamentöse Therapie, Entfernung der Blockade durch ERCP, Operation

7.19 Erkrankungen der Leber

Die Aufgaben der Leber als Bildungs- und Ausscheidungsorgan sind umfassend und für den menschlichen Organismus lebensnotwendig. Es gibt angeborene und erworbene, akut und chronisch verlaufende Krankheiten der Leber. Der Häufigkeitsgipfel von Lebererkrankungen liegt im Erwachsenenalter. Dennoch besteht auch bei Kindern die Gefahr eines Auftretens von Lebererkrankungen.

Typische **Leitsymptome** der Lebererkrankungen sind:

- Ikterus in unterschiedlichen Ausprägungen
- Gewichtsstillstand, -abnahme und Gedeihstörung
- Entfärbter, lehmfarbener (acholischer) Stuhl, auch Blut im Stuhl
- Veränderte Färbung des Urins
- Antriebslosigkeit
- Geblähtes bis aufgetriebenes Abdomen
- Ggf. Aszites
- Appetitlosigkeit
- Übelkeit, Erbrechen, auch mit Blutbeimengungen
- Veränderung der Gerinnung durch die Minderung der Produktion von Gerinnungsfaktoren.

7.19.1 Pfortaderhochdruck (portale Hypertension)

DEFINITION

Portale Hypertension: vermehrter Pfortaderblutfluss und erhöhter Gefäßwiderstand in der Pfortader. Ein Überdruck liegt vor, wenn der Druck im Pfortadersystem bei > 10 mmHg liegt. Als Folge hiervon versucht der Körper, eine Druckentlastung über Kollateralkreisläufe herzustellen.

Krankheitsentstehung

Es können verschiedene **Ursachen** für die Entstehung einer portalen Hypertension vorliegen, die sich nach der Lokalisation unterscheiden:

- Prähepatischer Block: die Ursache liegt **vor** der Leber, z. B. eine Pfortaderthrombose
- Intrahepatischer Block: die Ursache besteht **in** der Leber, z. B. chronische Lebererkrankungen
- Posthepatischer Block: die Ursache ist **hinter** der Leber, z. B. eine Thrombose der Lebervenen oder der Vena cava inferior.

Oft bleibt die portale Hypertension lange unbemerkt und fällt erst bei der bedrohlichsten klinischen Manifestation, blutenden Krampfadern (Varizenblutung), auf.

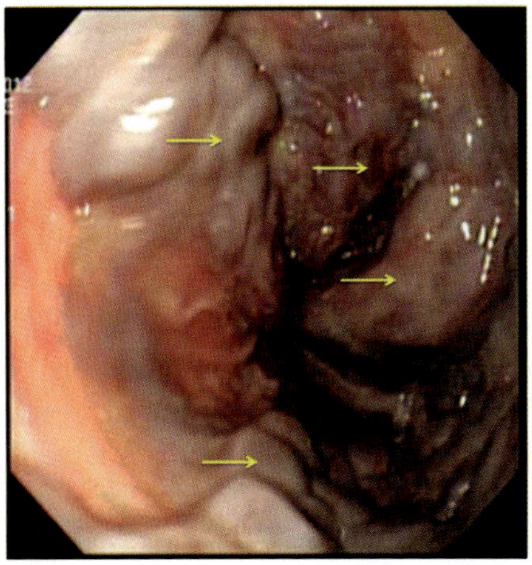

Abb. 7.40 Große Ösophagusvarizen (mit Pfeilen gekennzeichnet) [G806–002]

Symptome

Als **Symptome** einer portalen Hypertension zeigen sich:

- Geblähtes Abdomen, teilweise mit Aszites
- Leichter Ikterus und blasses Hautkolorit.

Symptome der Kollateralkreisläufe:

- Varizen (Krampfadern) von Ösophagus (→ Abb. 7.40), Magen und Rektum.
- Vergrößerung der Milz (**Splenomegalie**).

Diagnostik

Die **Diagnostik** umfasst Labor (Blutbild mit Hb-Wert und Thrombozytenzahl), Sonografie (Doppleruntersuchung zur Begutachtung der Organe und Messung des Pfortaderblutflusses), Ösophagogastroduodenoskopie (zur Darstellung von Varizen und ggf. zur Therapie).

Behandlungsstrategie

Die Therapie und Prophylaxe erfordern folgende Maßnahmen:

- **Notfalltherapie, bei akuter Blutung:**
  - Stabilisierung der Vitalparameter, ggf. durch Erythrozytenkonzentrate, Thrombozytenkonzentrate und/oder Frischplasma
  - Blutstillung mittels Sengstaken-Blakemore-Sonde, bei der eine mechanische Kompression stattfindet
  - Endoskopische Sklerose, d. h. Verödung der Varizen, endoskopische Ligaturversorgung bzw. chirurgische Trennung der Varizen oder chirurgische/radiologische Anlage eines Stents zwischen Lebervenen und Pfortader
- **Rezidivprophylaxe** und Langzeittherapie, zur Vermeidung erneuter Blutungen:
  - Regelmäßige endoskopische Kontrollen zur Sklerosierung oder Ligatur von rezidivierenden Varizen
    Medikamentöse Einstellung (Betablocker) zur Senkung des Pfortaderdrucks
  - Chirurgische Intervention mit Shuntversorgungen oder bei intrahepatischen Ursachen der portalen Hypertension ggf. die Durchführung einer Lebertransplantation
- **Primärprophylaxe** zur Vermeidung von Varizenblutungen:
  - Prophylaktische Sklerosierung oder Ligatur von großen Varizen
  - Primäre medikamentöse Einstellung auf Betablocker.

SPICKZETTEL

Pfortaderhochdruck

Krankheitsentstehung: prä-, intra- oder posthepatischer Block durch Thrombosen, Lebererkrankungen

Symptome: geblähtes Abdomen, teilweise mit Aszites, leichter Ikterus und blasses Hautkolorit

Diagnostik: Labor, Sonografie, Ösophagogastroduodenoskopie

Behandlungsstrategie: Notfalltherapie bei akuter Blutung, Rezidivprophylaxe, Primärprophylaxe

7.19.2 Hepatitis

DEFINITION

Hepatitis: Entzündung der Leber, die meist durch Hepatitisviren A, B, C, D, E verursacht wird (→ 15.10), aber auch Infektionen durch Bakterien, Pilze und Parasiten sind möglich, ebenso leberschädigende Medikamente, Alkohol, giftige Substanzen oder Stoffwechselerkrankungen (z. B. Morbus Wilson). Eine weitere Form der Hepatitis ist die autoimmune Hepatitis (→ 7.19.3).

Es werden verschiedene **Verlaufsformen** der Hepatitis unterschieden:

- Anikterischer Verlauf
- Cholestatischer Verlauf: mit Ikterus, Entfärbung des Stuhls und Dunkelfärbung des Urins infolge intrahepatischer Cholestase
- Fulminante Hepatitis: eine schwere nekrotisierende Hepatitis mit progredientem Leberversagen
- Rezidivierende Hepatitis: Wiederauftreten nach scheinbar ausgeheilter Hepatitis
- Chronische Hepatitis: mit bestehender Transaminasenerhöhung von mehr als 6 Monaten bei persistierender Entzündungsreaktion.

Zur Krankheitsentstehung, zu Symptomen, Diagnostik und Behandlungsstrategien der **Virushepatitis** (→ 3.4.6).

7.19.3 Autoimmune Lebererkrankungen

Zu den autoimmunen Lebererkrankungen gehören die Autoimmunhepatitis, die autoimmune Cholangitis, die primär sklerosierende Cholangitis, das Overlap-Syndrom und die primär biliäre Leberzirrhose, die jedoch im Kindes- und Jugendalter praktisch nicht diagnostiziert wird.

Autoimmunhepatitis

DEFINITION

Autoimmunhepatitis: autoimmune Hepatitis, die zur Gewebezerstörung, Leberzirrhose und Leberversagen führt. Sie geht mit anderen Autoimmun- oder Immunsyndromen einher.

Die Autoimmunhepatitis ist eine chronisch-aktive Hepatitis, deren **Ursache** unbekannt ist. Als Auslöser werden genetische Faktoren, Infektionserreger, aber auch exogene Einflüsse diskutiert. Es kommt zu einer fortschreitenden Zerstörung des Leberparenchyms durch Autoantikörper gegenüber Eigenantigenen von Zellstrukturen.

Die Erkrankung kann asymptomatisch, mit schleichendem Beginn oder auch akut sein. Die häufigsten **Symptome** sind:

- Ikterus
- Abgeschlagenheit
- Appetitlosigkeit
- Bauchschmerzen
- Blässe
- Juckreiz
- Nasenbluten
- Durchfall
- Fieber.

Bei längerem Verlauf typische Leberhautzeichen wie Spider naevi und Palmarerythem.

Extrahepatische Begleiterkrankungen sind:

- Arthritis
- Kolitis
- Glomerulonephritis
- Hämolytische Anämie
- Thrombozytopenie.

Die **Diagnose** wird klinisch und laborchemisch, mit dem Nachweis von spezifischen Autoantikörpern, gestellt. Zur Sicherung der Diagnose erfolgt eine Leberbiopsie zur histologischen Begutachtung.

Die **Therapie** der Autoimmunhepatitis erfolgt mit immunsuppressiven Medikamenten in Kombination mit einer Steroidtherapie. Mit dieser Therapie ist die Prognose recht gut. Allerdings ist ein Übergang in eine Leberzirrhose möglich. In Einzelfällen kann ein hepatozelluläres Karzinom auftreten.

Autoimmune Cholangitis

DEFINITION

Entzündung der Gallenwege *(Cholangitis):* Unterschieden werden die akute Form, die durch Bakterien bei Gallenabflussstauung entsteht, und die chronische Form, die wahrscheinlich autoimmunologisch bedingt ist.

Die Autoimmune Cholangitis ähnelt sehr der Autoimmunhepatitis. Hier finden sich die entzündlichen Veränderungen, hervorgerufen durch Autoantikörper, im Bereich der Gallengänge.

Die Therapie erfolgt wie die der Autoimmunhepatitis und sollte durch die Gabe von Ursodesoxycholsäure, welche die Ausschüttung von Gallensäuren fördert, ergänzt werden.

Primär sklerosierende Cholangitis

DEFINITION

Primär sklerosierende Cholangitis: Entzündung der extrahepatischen Gallenwege, die lange asymptomatisch verläuft und sich erst später durch Müdigkeit, Ikterus und Juckreiz bemerkbar macht.

Die primär sklerosierende Cholangitis ist eine chronische Lebererkrankung mit Cholestasezeichen und einer Entzündung mit zunehmender Fibrosierung der intra- und extrahepatischen Gallengänge. Die Erkrankung ist z. T. mit einer chronisch-entzündlichen Darmerkrankung, v. a. der Colitis ulcerosa, assoziiert.

- Auch bei der primär sklerosierenden Cholangitis ist die **Ursache** unklar.
- Die **Symptome** ähneln denen der Autoimmunhepatitis.
- Auch die **Diagnostik** erfolgt wie bei der Autoimmunhepatitis. Ergänzend sollte ggf. noch eine MRCP oder ERPC durchgeführt werden, um Unregelmäßigkeiten des Wandprofils bzw. Stenosen der intra- und extrahepatischen Gallengänge nachzuweisen.
- Die **Therapie** erfolgt medikamentös mittels Ursodesoxycholsäure, welche die Ausschüttung von Gallensäuren fördert. Im Verlauf können Gallensteine und/oder rezidivierende Cholangitiden auftreten. Die Erkrankung kann auch progredient sein und in eine Leberzirrhose übergehen.

Overlap-Syndrom

Um ein Overlap-Syndrom (Überlappungssyndrom) handelt es sich, wenn das Syndrom Eigenschaften von mindestens zwei etablierten Krankheitsbildern aufweist. Eine klare Zuordnung des Krankheitsverlaufs zur Autoimmunhepatitis oder zur primär sklerosierenden Cholangitis ist bei einem Overlap-Syndrom nicht immer möglich. Es finden sich Hinweise für beide Erkrankungen.

Die Therapie erfolgt wie die der Autoimmunhepatitis, wobei eine Kombination mit Ursodesoxycholsäure, welche die Ausschüttung von Gallensäuren fördert, oft sinnvoll ist.

8

PFLEGE BEI ERKRANKUNGEN DER NIEREN, HARNWEGE UND GESCHLECHTSORGANE

Michael Böswald, Gabriele Fley, Sandra Oesingmann (8.17)

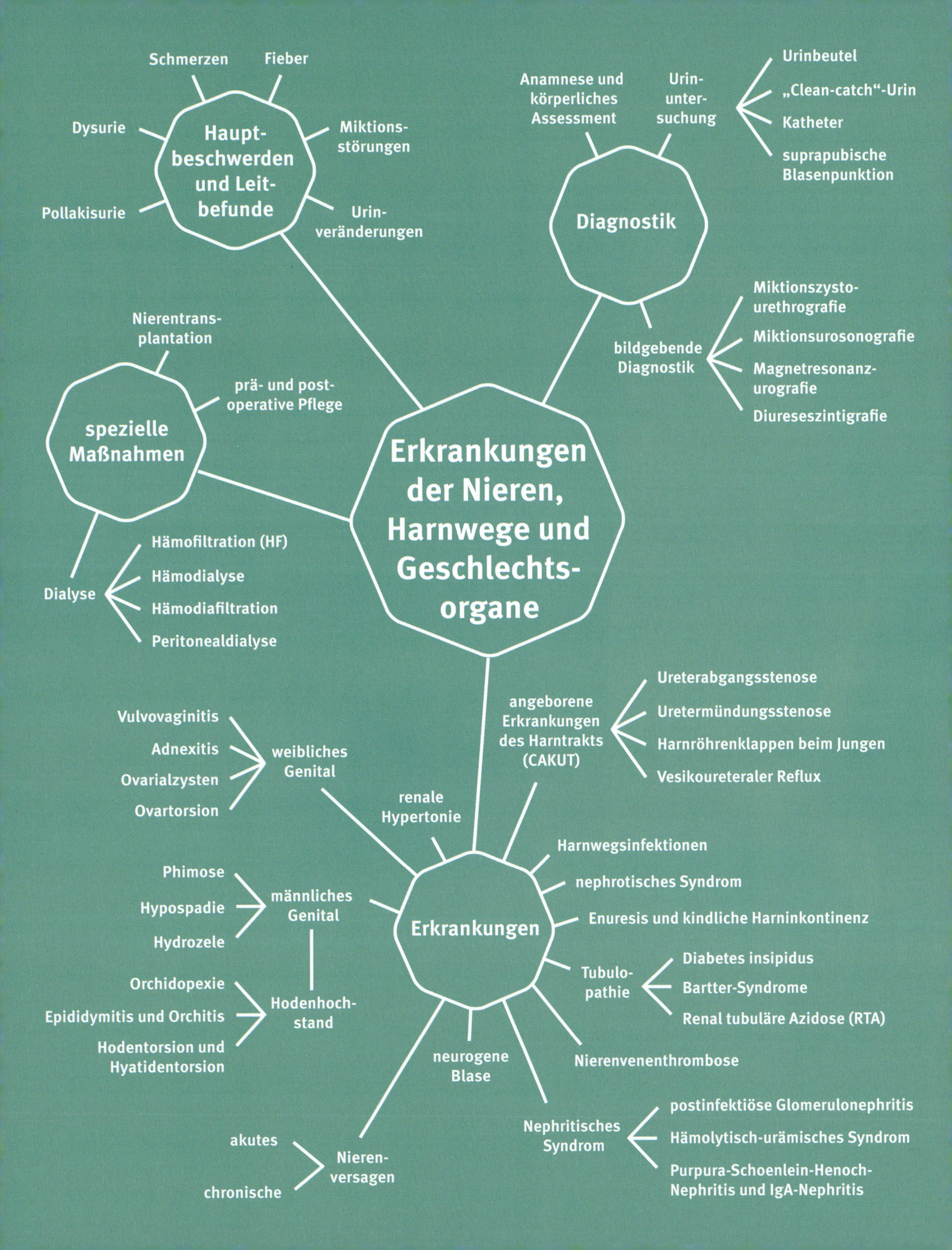

Erkrankungen der Nieren, Harnwege und Geschlechtsorgane
Hauptbeschwerden und Leitbefunde
Schmerzen
Fieber
Dysurie
Miktionsstörungen
Pollakisurie
Urinveränderungen
Diagnostik
Anamnese und körperliches Assessment
Urinuntersuchung
Urinbeutel
„Clean-catch“-Urin
Katheter
suprapubische Blasenpunktion
bildgebende Diagnostik
Miktionszystourethrografie
Miktionsurosonografie
Magnetresonanzurografie
Diureseszintigrafie
spezielle Maßnahmen
Nierentransplantation
prä- und postoperative Pflege
Dialyse
Hämofiltration (HF)
Hämodialyse
Hämodiafiltration
Peritonealdialyse
Erkrankungen
angeborene Erkrankungen des Harntrakts (CAKUT)
Ureterabgangsstenose
Uretermündungsstenose
Harnröhrenklappen beim Jungen
Vesikoureteraler Reflux
renale Hypertonie
weibliches Genital
Vulvovaginitis
Adnexitis
Ovarialzysten
Ovartorsion
männliches Genital
Phimose
Hypospadie
Hydrozele
Hodenhochstand
Orchidopexie
Epididymitis und Orchitis
Hodentorsion und Hyatidentorsion
Harnwegsinfektionen
nephrotisches Syndrom
Enuresis und kindliche Harninkontinenz
Tubulopathie
Diabetes insipidus
Bartter-Syndrome
Renal tubuläre Azidose (RTA)
Nierenvenenthrombose
neurogene Blase
Nephritisches Syndrom
postinfektiöse Glomerulonephritis
Hämolytisch-urämisches Syndrom
Purpura-Schoenlein-Henoch-Nephritis und IgA-Nephritis
Nierenversagen
akutes
chronische

Wussten Sie schon ...

Fruchtwasser: Im Mutterleib ist der Fetus von Fruchtwasser umgeben. Dieses trinkt er und scheidet es als Urin wieder ins Fruchtwasser aus. Gegen Ende der Schwangerschaft macht der Urin den größten Teil des Fruchtwassers aus. Ist das Urogenitalsystem des Ungeborenen fehlerhaft angelegt, wird evtl. zu wenig Flüssigkeit produziert und dies führt zu einem Mangel an Fruchtwasser (Oligohydramnion).

Urinproduktion Säugling: Ein gesunder Säugling nässt circa 15–20-mal am Tag ein. Die Urinproduktion sollte bei Säuglingen ca. 2 ml/kg/h sein.

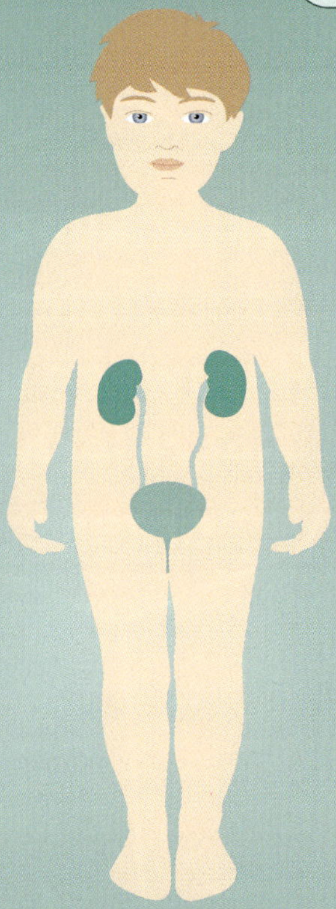

Entwicklung der Hoden: Beim Fetus sind die Hoden in der Bauchhöhle angelegt. Etwa in der 40. Schwangerschaftswoche sollten sich die Hoden durch den Leistenkanal absenken. Bei Jungen wird deshalb regelmäßig kontrolliert, ob die Hoden im Hodensack angekommen sind, sonst kann die Fertilität in Gefahr sein.

Anteil Wasser im Körper: 75 % des Körper gewichts eines Säuglings besteht aus dem Körperwasser, bei jungen Erwachsenen sind es nur noch ca. 55–60 %. Erwachsene Frauen haben ca. 5–10% weniger Körperflüssigkeit als Männer.

Unerkannte Infekte: Bei hohen Entzündungswerten oder bei hohem Fieber eines Säuglings/Kleinkinds ohne erkennbare Ursache muss immer an eine Nierenbeckenentzündung oder an einen Harnwegsinfekt gedacht werden.

Aufbau der Nieren: In der Niere befinden sich Nephrone – Funktionseinheiten aus Nierenkanälchen und Nierenkörperchen. Sie sorgen für die Produktion des Harns und dessen richtiger Zusammensetzung.

Einnässen: Das Einnässen im Kindes- und Jugendalter ist ein sehr sensibles Thema. Zum einen kann es ein Symptom von körperlichen Erkrankungen sein, zum anderen kann es auch viele psychische Ursachen haben.

Anamnese: Das Abfragen des Trinkverhaltens und der Diurese ist in der Kinderheilkunde ein wichtiger Bestandteil der Anamnese, um Erkrankungen frühzeitig zu erkennen.

8.1 Das Kind mit Nieren- und Harnwegserkrankungen

Die **Nieren und das harnableitende System** – vom Harnleiter bis zur Blase und zur Harnröhre – sind bei allen Menschen in ihrer Gesamtheit lebensnotwendig. Ein Fehlen der Nieren und damit auch des ableitenden Systems ist mit dem Leben nicht vereinbar, denn die Nieren sind wesentlich für die gesunde Entwicklung eines Kindes, da sie für eine Vielzahl von lebenswichtigen Funktionen verantwortlich sind. Die Ausscheidung von Urin und Giftstoffen, die Steuerung des Elektrolythaushalts, des Wasserhaushalts, des Säure-Basen-Haushalts, des Kalzium- und Knochenstoffwechsels, des Wachstums, des arteriellen Blutdrucks und der Bildung von roten Blutkörpern sind wesentliche Funktionen dieser Organe.

Kinder jedes Lebensalters können von **Nierenerkrankungen** betroffen sein. Durch verschiedene Untersuchungsmethoden können bereits vor der Geburt eines Kindes (Pränataldiagnostik) Fehlbildungen und angeborene Erkrankungen diagnostiziert werden. Die Krankheitshäufigkeit oder Prävalenz der Nierenerkrankungen kann aufgrund der unterschiedlichen Entstehung nicht generell angegeben werden. Kinder können mit einer Häufigkeit von 1 : 100 bis 1 : 40.000 erkrankt sein [1]. Die Manifestation einer Nierenerkrankung ist oft ebenso unterschiedlich. Manche Symptome können direkt auf einen Ursprung hinweisen, z. B. Schmerzen in der Nieren- oder Blasengegend, oder aber auf eine Mehrorganbeteiligung hinweisen, z. B. bei der Purpura Schönlein-Henoch (PSH, IgA-Vaskulitis) mit Petechien oder Hämorrhagien an der Haut, Bauchschmerzen, Blut im Stuhl und periartikulären Einblutungen mit Gelenkschmerzen oder Gangstörungen und Mikrohämaturie. In einigen Fällen kann bei den Kindern auch eine schwere Nierenerkrankung klinisch vollkommen symptomlos bleiben oder mit Störungen auffallen, die nicht unbedingt mit einer Nierenerkrankung in Zusammenhang gebracht werden (z. B. hoher Blutdruck, Anämie, vermindertes Wachstum).

Je jünger die Kinder sind, umso häufiger findet man **asymptomatische Nieren- und Harnwegserkrankungen.** Säuglinge und Kleinkinder können die Symptome so nicht äußern oder das Beschwerdebild näher eingrenzen. Jugendliche verschweigen Symptome eher oder neigen dazu, sie herunterzuspielen. Deshalb verlaufen die Erkrankungen meist asymptomatisch. In beiden Fällen sind eine gute Krankenbeobachtung und eine eingehende, genaue Anamnese mithilfe der Eltern oder anderer Bezugspersonen enorm wichtig.

8.1.1 Prävention

Wesentliche Aufgaben der Kindernephrologie sind es, soweit möglich, die Entstehung von Erkrankungen der Nieren und des Harntraktes zu verhindern (**Primärprävention**): Durch das frühzeitige Erkennen von Nierenkrankheiten und durch das Einleiten einer entsprechenden Therapie (**Sekundärprävention**) können die Folgen bei bestehender Krankheit gemildert, ein Rückfall oder eine Verschlechterung verhindert (**Tertiärprävention**) werden.

Die Verbesserung der pränatalen Diagnostik mithilfe der Sonografie und der Genetik bringt es mit sich, dass bereits sehr früh in der Schwangerschaft **Fehlbildungen der Nieren** und des ableitenden Harntrakts erkannt werden. Hierdurch ist eine frühzeitige Anbindung an ein kindernephrologisches Zentrum möglich. Durch eine unmittelbar postnatal einsetzende Diagnostik und Therapie können deshalb im Rahmen der Sekundär- und Tertiärprävention Schäden für die Nieren oder den ableitenden Harntrakt des Patienten verhindert oder abgemildert werden.

Um Nierenerkrankungen zu verhindern, ist auch darauf zu achten, dass **Erkrankungen,** die eine **Beeinträchtigung der Nieren** zur Folge haben können, frühzeitig und adäquat behandelt werden. Dies betrifft z. B. alle Erkrankungen, die durch eine Infektion mit Streptokokken bedingt sind, z. B. die Angina tonsillaris, Endokarditis, Impetigo contagiosa. Diese müssen konsequent mit Antibiotika behandelt werden, um eine postinfektiöse Glomerulonephritis zu vermeiden.

Auch bei schweren Erkrankungen, z. B. einer Sepsis, kann die Niere in Mitleidenschaft gezogen werden. Daher ist bei und nach schweren Erkrankungen die **Überprüfung** der **Nierenfunktion** wichtig.

8.1.2 Rehabilitation

Eine **Rehabilitation** nach erfolgter Nierentransplantation vereinigt die medizinische Betreuung mit der Förderung von körperlichen und mentalen Ressourcen. Ein weiteres Augenmerk liegt auf dem Wechsel des Behandlungsorts und -personals von **nierentransplantierten Patienten,** die das 18. Lebensjahr vollendet haben. Durch veränderte Strukturen und Behandlungsabläufe kann es bei manchen Patienten zu Compliance-Problemen bei der Medikation und damit zu einem erhöhten Risiko für Abstoßungsreaktionen kommen. Auch hier stehen Schulungsprojekte in einer Rehabilitationseinrichtung zur Verfügung, in denen u. a. Bewältigungsstrategien, hilfreiche Informationen zum Thema Medikamente und Wirkung, Ernährung, Bewegung und Sport und Informationen zu Schule, Ausbildung und Beruf vermittelt werden. Außerdem erhalten Patienten dort psychosoziale Begleitung.

8.1.3 Beratung und Anleitung

Voraussetzung für eine **patientenorientierte Beratung** ist einfühlsames, verständnisvolles und kompetentes Fachpersonal. In der Pädiatrie stellt ein Beratungsgespräch an das Personal zusätzlich die Anforderung, auf Eltern und Kind unterschiedlich eingehen zu müssen. Für Kleinkinder sind spielerische, bildliche oder auch demonstrative Erklärungen den sprachlichen häufig vorzuziehen. So können z. B. bereits Kleinkinder verstehen, wie das richtige Abwischen nach dem Toilettengang ist, wenn dieses an einer Puppe demonstriert wird.

Wichtig für das Gelingen der Beratung oder einer Anleitung sind ein **gutes Setting,** z. B. ein geeigneter Raum, genügend Zeit und bereitgelegte Materialien und Hilfsmittel (Schautafeln, Informationsmaterial oder Pflegematerialien) zur Ansicht und zum Ausprobieren. Es kann auch erforderlich sein, dass weitere Personen einbezogen werden, z. B. ein/e Ernährungsberater/-beraterin oder ein/e Physiotherapeut/-therapeutin (beide im Folgenden in weiblicher Form genannt), um Kontakte für die fortlaufende Betreuung anzubahnen oder aktuelle Fragen zu beantworten. Beratungstermine und Anleitungssituationen sollten einen Zeitrahmen umfassen, der dem Kind und den Eltern im Anschluss genügend Zeit für offen gebliebene Fragen lässt.

SPICKZETTEL

Prävention, Rehabilitation

Funktionsfähige Nieren sind wesentlich für die gesunde Entwicklung eines Kindes, da sie lebenswichtige Funktionen (z. B. Elektrolyt-, Wasser-, Säure-Basen-Haushalt, Vitamin D3-Produktion, hormonellen Einfluss auf die Bildung roter Blutkörperchen, Kalzium- und Knochenstoffwechsel) übernehmen. Durch die Pränataldiagnostik können bereits vor der Geburt Fehlbildungen und angeborene Erkrankungen diagnostiziert und dadurch frühzeitig behandelt werden. Je jünger die Kinder sind, umso häufiger findet man symptomatische Nieren- und Harnwegserkrankungen. Einige Nierenerkrankungen können verhindert werden, wenn Erkrankungen, die eine Beeinträchtigung der Nieren zur Folge haben können, frühzeitig und adäquat behandelt werden. Eine Rehabilitation nach erfolgter Nierentransplantation vereinigt die medizinische Betreuung mit der Förderung von körperlichen, psychischen und sozialen Ressourcen.

8.2 Hauptbeschwerden und Leitbefunde

8.2.1 Schmerzen

Schmerzen durch Nieren- und Harnwegsinfektionen werden bei Säuglingen von den Müttern meist durch die gekrümmte Körperhaltung, Appetitlosigkeit oder Schreiattacken vermutet. Kinder im Kleinkindalter geben Schmerzen bei diesen Infektionen meist im Bereich des Bauchnabels oder diffus in der Bauchgegend an.

- **Flankenschmerzen** deuten auf eine Infektion oder eine Harnabflussbehinderung der oberen Harnwege hin.
- **Kolikartige, wellenförmige Schmerzen** können den gesamten Bauchraum betreffen. Sie strahlen oft in die Genitalgegend oder die Oberschenkel aus und sind gelegentlich von Erbrechen oder auch dünneren Stühlen begleitet. Diese Schmerzform kommt durch die krampfartige Kontraktion der glatten Muskulatur des Harnleiters zustande und wird meist durch Obstruktionen des Harnleiters durch Konkremente (Steine, Blutkoagel) ausgelöst.
- **Dumpfe Bauchschmerzen** werden beschrieben, wenn Megaureteren, Zystennieren oder parenchymatöse Nierenerkrankungen (Spannung der Nierenkapsel durch Schwellung des Organs) bestehen.

Beurteilung von Schmerzen

Zur Beurteilung der Schmerzen ist die Verwendung altersentsprechender Schmerzmessinstrumente hilfreich. Schmerzen können durch genaue Beobachtung und Beschreibung lokal zugeordnet und über die Dauer, Charakteristik (Dauer oder intermittierender Schmerz, kolikartig, pulsierend, abhängig von Bewegung) den entsprechenden harnableitenden Organen zugeordnet werden. Damit kann die Ursache besser erkannt und entsprechend behandelt werden. (→ 19.3.2)

8.2.2 Fieber

Fieber ist bei Harnwegsinfektionen und Infektionen anderer Genese ein häufiges, aber nicht obligates Symptom. Im Neugeborenenalter fehlt dieses oft, im Säuglingsalter kann es auch übersehen werden (→ 15.2.2).

8.2.3 Miktionsstörungen

DEFINITION

Harnverhalt: Unvermögen, die gefüllte Harnblase spontan zu entleeren durch folgende Ursachen:

- Mechanisch: Blasenstein, Ureterozele, Entzündung der Harnröhre, Trauma, nach Hypospadiekorrektur
- Maligne: Rhabdomyosarkom (kommt selten vor)
- Neurogene: angeborene Spina bifida oder occulta, Bandscheibenvorfall, Querschnittläsion nach Trauma
- Medikamentöse: Antidepressiva, Anticholinergika
- Psychogene

Stottermiktion: verlängerte und mehrfach unterbrochene Miktion (objektivierbar mit der Urinflussmessung = Uroflowmetrie = nicht-invasive Messung des Harnstrahlvolumens pro Zeitspanne)

Imperativer Harndrang: unkontrollierbarer Harndrang, der mit oder ohne ungewollten Harnabgang einhergehen kann. Meist infolge von Harnwegsinfekten, Blasensteinen, Tumoren der Blase oder deren Umgebung, und neurologischen Erkrankungen wie neurogener Blase, Hinman-Syndrom. Auch als Nebenwirkungen von Medikamenten, z. B. Diuretika oder habituell, d. h. das Kind hat sich dieses Verhalten angewöhnt ohne dass eine organische Ursache vorliegt.

Harninkontinenz: unwillkürlicher, unfreiwilliger Harnabgang aus der Blase (physiologisch bei Spätentwicklern der Blasenkontrolle, nicht physiologisch bei organischer Harninkontinenz)

Harnträufeln: unwillkürlicher, oft unbemerkter tropfenweiser Harnabgang. Nachträufeln von Urin nach Beendigung der Miktion als Zeichen der Inkontinenz und möglicher Hinweis auf einen ektop mündenden Harnleiter, d. h. einen Harnleiter, der nicht in der Blase mündet, sondern außerhalb, oder eine Blasendysfunktion.

Miktionsstörungen wie Harnverhalt, Stottermiktion, imperativer Harndrang, Harninkontinenz (→ 8.7), Harnträufeln, Haltemanöver, Miktionsaufschub oder häufige Miktionen können Symptome einer Infektion, einer Anomalie des Blasenaufbaus (Divertikel), der Blaseninnervation (neurogen), einer Obstruktion der Blasenentleerung (Ureterozele, Harnröhrenklappen, Blasenstein, Raumforderung oder Harnröhrenstenose) oder einer Fehlmündung eines Harnleiters (ektoper Ureter) sein.

Dysurie

DEFINITION

Dysurie: schmerzhafte Missempfindung bei der Blasenentleerung

Eine Dysurie lässt sich typischerweise beobachten bei bakteriellen oder viralen Harnwegsinfektionen sowie bei lokalen Infektionen (periurethral, Vulvovaginitis).

Pollakisurie

DEFINITION

Pollakisurie: Drang zu häufigem Wasserlassen, meist mit jeweils nur geringen Harnmengen

Die Pollakisurie tritt bei folgenden Beschwerden auf:

- **Harnwegsinfekt** (auch rezidivierend): Zystitis, Urethritis
- **Obstipation:** Druck der prall gefüllten Dickdarmschlingen auf die Blase bedingt kleinere Füllvolumina der Blase und damit häufigere Miktionen
- Stress und Angst
- **Vulvovaginitis** bei Mädchen
- Kleinkapazitärer Blase
- Neoplasien der Harnblase
- **Überlaufblase:** Harnträufeln bei überfüllter Blase, neurogener Blasenentleerungsstörung, (Prostatahypertrophie gibt es im Kindes- und Jugendalter nicht), Urethrastrikturen, Detrusorlähmung, ektoper Ureter
- **Habituelle Pollakisurie:** meist bei Mädchen im Kleinkindalter; typischerweise keine Nykturie, unauffälliges Urinsediment und Urinkultur
- **Harnverhalt:**
  - **Schmerzhafter Harnverhalt:** Zystourethritis, durch Obstruktion des Blasenausgangs, der Harnröhre durch Fehlbildung, Blasenstein, raumfordernden Prozess
  - **Schmerzloser Harnverhalt:** Megazystis, Lazy-bladder-Syndrom, neurogene Blasenentleerungsstörung.

8.2.4 Urin

- **Veränderte Urinqualität** kann Hinweise auf die Art der Nierenerkrankung geben. Verändert können sein Farbe, Geruch (→ Tab. 8.1),

Tab. 8.1 Veränderungen des Urins durch physiologische Ursachen, mod. nach Akintürk [2]

Urinqualität	Normalbefund	Physiologische Ursachen
Farbe	Hellgelb	• **Blassgelb** bei hoher Flüssigkeitsaufnahme • **Dunkelgelb** bei geringer Flüssigkeitszufuhr • **Rot** gefärbter Niederschlag bei Säuglingen durch Urate, sichtbar durch rötlichen Hof in der Windel (Ziegelmehlsediment) • Rötlich durch rote Bete • **Leuchtend gelb** durch Vitamin B
Durchsichtigkeit	Klar	• Leichte Trübung bei konzentriertem oder saurem Urin und durch längeres Stehenlassen des Urins
Reaktionen (Wasserstoffionenkonzentration = pH)	pH-Wert 5–6	• **pH alkalisch 7–8,** bei pflanzlicher Kost (Gefahr von Harnsteinen ist geringer) • **pH sauer** bei eiweißreicher Kost (Harnwegsinfekte entstehen seltener)
Spezifisches Gewicht	1010–1025	–
Geruch	Unauffällig, nicht unangenehm	• Stechender, scharfer Geruch nach Ammoniak durch langes Stehenlassen oder Infektion • Veränderungen durch Nahrungsmittel, z. B. Spargel

Tab. 8.2 Veränderungen des Urins durch pathologische Ursachen, mod. nach Akintürk [2]

Merkmale	Pathologische Ursachen
Farbe	• Bierbrauner Urin z. B. durch Bilirubin, einem Bestandteil der Gallenfarbstoffe, bei Hyperbilirubinämie, Hepatitis • Fleischwasserfarben bis rot z. B. durch Blut bei Harnwegsinfekt, Harnsteinen • Makrohämaturie: sichtbares Blut im Urin (5 ml Blut/l Urin) • Mikrohämaturie: Blut kann nur durch Untersuchungen nachgewiesen werden (Mikroskop oder Teststreifen) • Blassgelb bis wasserhell bei Diabetes mellitus und Diabetes insipidus (bei Diabetes mellitus ist trotz der hellen Farbe das spezifische Gewicht durch die Glukose hoch!) oder Niereninsuffizienz
Durchsichtigkeit	• Trüb und undurchsichtig durch Eiweiß (Proteinurie) und Eiter (Pyurie) bei massiven Harnwegsinfektionen
Reaktion	• Saurer Urin z. B. bei Fieber, diabetischer Azidose, Tumorzerfall; durch Zellzerfall nach zytostatischer oder Strahlentherapie kann Urin sehr sauer sein, d. h. pH 4–5: Gefahr einer Nierenschädigung durch Harnsäure
Geruch	• Übelriechender Urin verweist auf eine bakterielle Harnwegsinfektion • Obstkellergeruch bei Coma diabeticum durch Azeton im Urin (**Ketonurie**)

Tab. 8.3 Urinmenge, Konzentrationsfähigkeit und Nierenfunktion

Parameter	Frühgeborene	Termingeborene			
		Erste 3 Tage	2 Wochen	8 Wochen	1 Jahr
Urinvolumen (ml/kg/24h)	15–75	20–75	25–120	80–130	40–100
% der Trinkmenge	40–80	40–80	50–70	45–65	40–60
Max. Urinosmolalität mosmol/l/kg H_2O	400–500	600–800	800–900	1000–1200	1200–1400
Glomuläre Filtrationsrate (GFR, ml/min/1,73 m^2)	10–15	15–20	35–45	75–80	90–110

Schaumbildung , Trübung oder spezifisches Gewicht und/oder Osmolalität, Nachweis von Glukose oder Ketonen, (→ Tab. 8.2).

- **Vermehrte oder verminderte Urinausscheidung** können Symptome unterschiedlicher Krankheitsbilder in der Pädiatrie sein. Besonders wichtig zur Beurteilung der Nierenfunktion sind folgende Leitbefunde (→ Tab. 8.3):
  - **Polyurie:** jenseits der Neugeborenenperiode Diurese mit > 4 ml/kg KG (Körpergewicht)/h oder > 1.200 ml/m^2 KOF (Körperoberfläche)/Tag bei Diabetes insipidus renalis, präterminale Niereninsuffizienz, Pyelonephritis
  - **Oligurie:** jenseits der Neugeborenenperiode mit einer Diurese < 0,5 ml/kg KG (Körpergewicht)/h oder < 300 ml/m^2 KOF (Körperoberfläche)/Tag
  - **Anurie:** jenseits der Neugeborenenperiode mit einer Diurese < 0,2 ml/kg KG (Körpergewicht)/h oder < 100 ml/m^2 KOF (Körperoberfläche)/Tag wie bei akutem oder chronischem Nierenversagen.

SPICKZETTEL

Urin

Bei Infektionen, Fehlbildungen und anderen Erkrankungen des Harntrakts treten typische Miktionsstörungen wie Harnverhalt, Stottermiktion, imperativer Harndrang, Harninkontinenz auf.
Zu den weiteren Beobachtungsmerkmalen gehören Urinqualität (Farbe, Geruch, mit und ohne Schaum, mit und ohne Trübung) sowie Menge des Urins (vermehrte oder verminderte Urinausscheidung).

8.3 Pflegerische und medizinische Diagnostik

8.3.1 Anamnese und körperliches Assessment

Neben den allgemeinen Fragen über den Gesundheitszustand, die Ernährungssituation und Trinkmenge, über den Stuhlgang, den Schlaf und die psychomotorische Entwicklung haben die Fragen zur aktuellen

Situation des Kindes eine Bedeutung. Hier muss auch nach Veränderung der Symptome und Beschwerden durch bestimmte Anlässe, z. B. Nahrungsaufnahme, Blasenentleerung, Infektion, körperliche Anstrengung gefragt werden.

Körperliche Untersuchung

Bei der körperlichen Untersuchung ist auf die folgenden Zeichen zu achten, die auf eine Erkrankung der Nieren und Harnleiter hinweisen können:

- **Hautfarbe:** z. B. Blässe bei Anämie, petechiale Blutungen bei Purpura Schönlein Henoch, Schmetterlingserythem bei Lupus erythematodes, Geschwüre im Bereich der Nase oder der äußeren Genitalien
- **Mundgeruch:** z. B. nach Urin bei akuter oder chronischer Niereninsuffizienz
- **Schmerzen:** im Bereich der Flanken, mittig oberhalb des Schambeins (während oder unmittelbar nach der Miktion)
- Perzentilengerechtes **Wachstum** [1], **altersentsprechende Entwicklung** (Meilensteine, Pubertätszeichen), da es bei chronischer Niereninsuffizienz zu Kleinwuchs, verzögerter Pubertätsentwicklung kommen kann.

Zu jeder körperlichen Untersuchung gehört die Messung des **arteriellen Blutdrucks** in Ruhe und am rechten Arm des Patienten.

SPICKZETTEL

Anamnese, Untersuchung

Zu erfragen ist, ob sich Symptome und Beschwerden durch bestimmte Anlässe (Nahrungsaufnahme, Blasenentleerung, Infektion, körperliche Anstrengung) verändert haben. Bei der körperlichen Untersuchung liegt besondere Beachtung auf Hautfarbe, Mundgeruch, Schmerzen, altersentsprechendem Wachstum und Entwicklung und Überwachung des arteriellen Blutdrucks.

8.3.2 Uringewinnung und -untersuchung

Vor jeder Urinuntersuchung liegt die **Uringewinnung.** Die Art der Probengewinnung richtet sich nach der Altersgruppe:

- Uringewinnung mit Urinbeutel bei Säuglingen und Kleinkindern
- „Clean-catch"-Urin
- Uringewinnung mit Katheter
- Suprapubische Blasenpunktion.

Uringewinnung mit Urinbeutel

Vorbereitung:

- Urinbeutel
- Handschuhe
- sterile Kompressen
- Schleimhautdesinfektionsmittel (Octenisept®)
- Pipetten
- Urinröhrchen
- Laboranforderung
- Etiketten (→ Abb. 8.1)
- Beim **Mädchen** Reinigen der Genitalregion von der Symphyse zum Anus (für jeden Wischvorgang eine neue Kompresse) mit sterilen Kompressen, die mit Schleimhautdesinfektionslösung getränkt wurden. Nicht reiben, sondern nur wischen (v. a. zwischen den kleinen Schamlippen), Salbenreste entfernen. Danach Urinbeutel auf die großen Labien kleben, Windel anschließend locker anlegen.
- Beim **Jungen** nur Waschen der Penishaut, da aufgrund der physiologischen Phimose bis zum zweiten Geburtstag kein Zurückziehen der Vorhaut möglich ist. Der Penis befindet sich im Beutel, die hintere Kante des Beutels kommt auf der Peniswurzel zu liegen. Urinbeutel auf dem Skrotum und der Bauchhaut aufkleben.
- Beachten: Die Kinder sollten bei angebrachtem Urinbeutel nicht mit gespreizten Beinen auf der elterlichen Hüfte getragen werden.

Es ist oft hilfreich den Kindern etwas zu trinken anzubieten. Der Urin sollte unmittelbar verarbeitet werden.

Vorsicht! Für die Durchführung einer Urinkultur eignet sich der mit dem Urinbeutel gewonnene Urin aufgrund der häufigen Verunreinigungen und der sich daraus ergebenden falsch positiven Befunde nicht [3].

„Clean-catch"-Urin

Um frischen Blasenurin aufzufangen, wird das Kind mit entblößtem Genitale auf dem Schoß gehalten, nach dem Trinken wird die Spontanmiktion abgewartet und der Urin mit einem sterilen Gefäß aufgefangen. Diese Methode weist falsch positive Ergebnisse in 5–26 % auf [3]. Größere Kinder können zum Auffangen des Urins in einem sterilen Behälter angeleitet und dabei unterstützt werden.

Uringewinnung mit Katheter

Die Uringewinnung mittels **sterilem Katheter** aus der Blase ist für die Diagnostik einer Harnwegsinfektion bei Mädchen der Goldstandard. Nach erfolgter mündlicher Aufklärung der Sorgeberechtigten wird der Blasenkatheter (→ Abb. 8.2) durch einen Arzt/eine Ärztin (im Folgenden Ärztin genannt) gelegt.

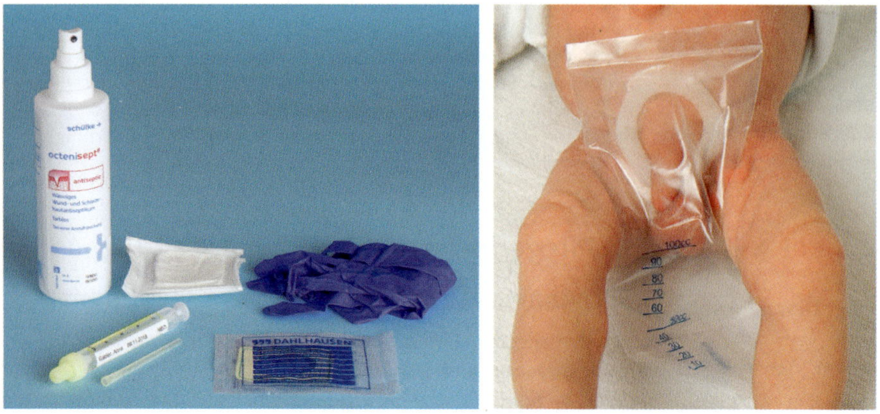

Abb. 8.1 Materialien zum Anbringen eines Urinbeutels und angebrachter Beutel beim Jungen [K115]

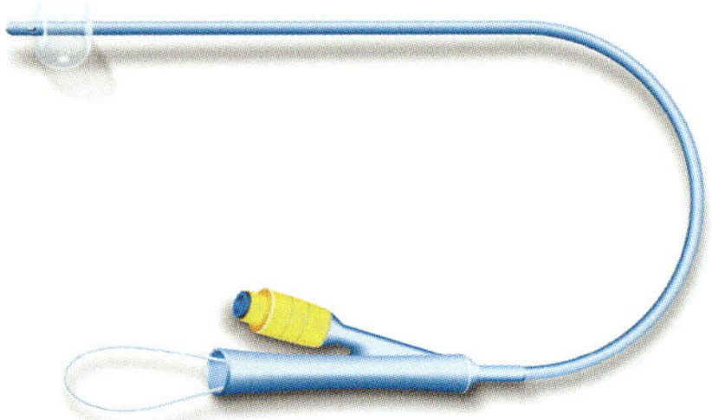

Abb. 8.2 Ballonkatheter für Kinder [V146]

Mädchen: zwei Personen (Ärztin/Pflegefachperson), die zweite Person (Pflegefachperson) reicht den sterilen Katheter an
Material: 1 Paar Handschuhe unsteril, 1 Paar Handschuhe steril, 3 sterile Kompressen, Octenisept® Wund-Desinfektionslösung, Magensonde CH 4,5 (latexfrei), Uricult©, Urinröhrchen, Laboranmeldung und Etiketten

- Patientin liegt auf dem Rücken
- Genitalregion reinigen, d. h. Smegma (abgeschilferten Hautzellen sowie Talgdrüsensekret) oder Salbenreste auf den kleinen Schamlippen und im Scheidenvorhof mit einer mit Wund-Desinfektionslösung getränkten Kompresse entfernen
- Zwei mit Wund-Desinfektionslösung getränkte Kompressen jeweils eine Minute bei gespreizten Schamlippen leicht auf die Harnröhrenmündung drücken
- Sterile Handschuhe anziehen, Katheter (von der Pflegefachperson) steril anreichen und mit sterilem Gleitmittel benetzen
- Katheter wird von Ärztin in die Harnröhre eingeführt
- Urin steril in sterilem Gefäß oder Uricult© auffangen.

Katheterurin bei Mädchen
Bei Mädchen mit Verdacht auf Harnwegsinfektion und auffälligen Veränderungen des Urins, der mit dem Urinbeutel gewonnen wurde, ist die Gewinnung von Urin mittels Blasenkatheter obligat.

Jungen: zwei Personen (Ärztin/Pflegefachperson), die zweite Person (Pflegefachperson) reicht den sterilen Katheter an
Material: 1 Paar Handschuhe unsteril, 1 Paar Handschuhe steril, 3 sterile Kompressen, 1 ml Braunovidon® in 2 ml Spritze, Magensonde CH 4,5 (latexfrei), Uricult©, Urinröhrchen, Laboranmeldung und Etiketten

- 0,5 ml der Braunovidonlösung (jodhaltige Desinfektionslösung, **nicht zugelassen** für Frühgeborene unter 1.500 g und bei Jodallergie) durch die enge Vorhautöffnung einbringen und die Öffnung für knapp 30–60 Sek. zuhalten
  Cave: keine Octenisept Wund-Desinfektionslösung® verwenden, da Gefahr der Paraphimose
- Sterile Handschuhe anziehen, Katheter steril (durch Pflegefachperson) anreichen, Katheter mit sterilem Gleitmittel benetzen und in die Harnröhre einführen
- Katheter langsam vorschieben, dabei auf Widerstände achten
- Zur Katheterisierung Penis anheben und leicht strecken, um die physiologischen Engstellen zu überwinden
- Nach der ersten Kurvatur Penis senken und Katheter weiterschieben, bis der Urin abfließt.

Katheterurin bei Jungen
Bei Jungen mit Verdacht auf Harnwegsinfektion und auffälligen Veränderungen des Urins, der mit einem Urinbeutel gewonnen wurde, ist die Gewinnung von Katheterurin die Uringewinnung der zweiten Wahl. Vorzuziehen ist die suprapubische Blasenpunktion [3].

Vorsicht!
- Bei der Anamnese nach Jod- oder Latexallergie fragen.
- Immer latexfreie Katheter verwenden.
- Falls beim Katheterisieren ein Widerstand auftritt, **nicht** weiter vorschieben (Verletzungsgefahr).

Suprapubische Blasenpunktion

Die **suprapubische Blasenpunktion** ist der Goldstandard in der Diagnostik der bakteriellen Harnwegsinfektion. Sie ist auch angezeigt, wenn mit einer Kontamination des Urins bei Gewinnung mittels Urinbeutel gerechnet werden muss, wie bei Vulvovaginitis, anogenitale Dermatitis, Phimose [3]. Über die Haut wird die Harnblase oberhalb des Schambeins mithilfe dieses kleinen diagnostischen Eingriffs punktiert. Der Urin ist frei von Beimengungen und bakterieller Besiedlung, die sich zwischen Eichel und geschlossener Vorhaut bzw. in der Harnröhre befindet.

- Vor dem Eingriff klärt der Ärztin die sorgeberechtigten Personen auf, die in den Eingriff einwilligen müssen
- Kind beruhigen (ggf. Schmerzmittel oder beruhigende Medikamente verabreichen)
- Vor der Punktion Emla®-Pflaster zur lokalen Schmerzminderung an der Einstichstelle aufbringen
- Nach ca. 30 Min. Einwirkzeit des Schmerzmittels für Füllung der Blase sorgen durch intravenöse Infusion oder Trinken lassen
- Nach sonografischer Kontrolle der Blasenfüllung wird zügig die Punktion mittels 1er-Kanüle und aufgesetzter steriler 10 ml Spritze durchgeführt. Sie wird in Rückenlage des Patienten mit geschlossenen, ausgestreckten Beinen durch die Ärztin vorgenommen. Der Punktionsort liegt etwa 1–2 Querfinger über der Symphyse.

Suprapubische Blasenpunktion
Die suprapubische Blasenpunktion stellt den Goldstandard in der Diagnostik der fieberhaften Harnwegsinfektion dar. Das Komplikationsrisiko durch Verletzung von Darm, Gefäßen und Bauchfell (Peritoneum) ist vernachlässigbar gering.
Der Punktionserfolg ist am höchsten, wenn die Blasenfüllung vorher sonografisch abgeschätzt wird. So lässt sich die Rate ausreichender Urinproben im Besonderen bei Neugeborenen und Säuglingen von 60 % auf fast 97 % steigern [3].

Material zur Blasenpunktion: Händedesinfektionsmittel, Schutzkittel, sterile Handschuhe, Emla®-Pflaster mit lokalem Anästhetikum, Material zur Hautdesinfektion, sterile Tupfer, Kompressen, sterile Punktionskanüle und sterile Spritze 10 ml, Uricult© und steriles Urinröhrchen, Etiketten mit Laborauftrag, Furosemid 0,5 mg/kg intravenös, Sonografie unmittelbar vor Punktion zur Beurteilung des Blasenvolumens.

- **Indikation:**
  - Sterile Entnahme von Urin zur bakteriologischen Untersuchung
  - Entleerung der Harnblase bei akutem Harnverhalt
  - Nachweis von hinteren Harnröhrenklappen im Miktionszystourethrogramm (MCU)
- **Kontraindikation:**
  - Gerinnungsstörung mit Blutungsneigung
  - Entzündung im Punktionsbereich
  - Blasentumor
  - Schwangerschaft.

SPICKZETTEL

Urinuntersuchung

Bei Säuglingen wird der Urin mittels Urinbeutel oder als Clean-Catch-Urin gewonnen. Katheterurin wird für die Urindiagnostik verwendet, wenn der Beutelurin auffällig oder eine willkürliche Miktion nicht möglich ist (abhängig vom Alter des Patienten). Bei der suprapubischen Blasenpunktion wird direkt Urin aus der Blase ohne bakterielle Beimengungen (periglandulär bei physiologischer Phimose) gewonnen. Hierzu wird die Harnblase oberhalb des Schambeins punktiert. Bis zum Alter von 2 Jahren (Alter der willkürlichen Miktion, Trockenwerden) sind Clean-Catch-Urin, Katheterurin beim Mädchen und Blasenpunktionsurin beim Jungen Goldstandard.

8.3.3 Bildgebende Diagnostik

Die **Sonografie der ableitenden Harnwege** ist das Mittel der Wahl bei der Diagnostik von Anomalien der Nieren und der ableitenden Harnwege. Diese Untersuchung ist nichtinvasiv und damit nicht belastend für die Kinder sowohl intra- als auch extrauterin. Die sonografische Einteilung der Nierenbeckenkelchdilatation erfolgt nach dem Konsensuspapier der APN-Arbeitsgruppe, des Arbeitskreises Kinderurologie und der Arbeitsgemeinschaft Kinderurologie der Deutschen Gesellschaft für Kinderchirurgie [4] (→ Abb. 8.3, → Abb. 8.4).

Vorsicht! Sonografisch können die Anomalie der Harnwege und das Ausmaß der Erweiterung des harnableitenden Systems sehr gut beschrieben und ausgemessen werden. Jedoch ist keine sichere Aussage zur Nierenfunktion und zur Indikation für einen chirurgischen Eingriff zu treffen.

Miktionszystourethrografie

Die **Miktionszystourethrografie** (MCU → Abb. 8.5) ist noch vielfach Goldstandard in der Diagnostik der Anomalien des unteren Harntrakts. Sie wird bevorzugt eingesetzt nach fieberhaften Harnwegsinfekten und bei angeborenen Harntransportstörungen. Die Sorgeberechtigten müssen vor der Untersuchung genau über das Katheterisieren und den Einsatz ionisierender Strahlung aufgeklärt werden. Voraussetzung für die Untersuchung ist, dass die Kinder einen Katheter – entweder transurethral oder suprapubisch – erhalten. Nach Gabe eines wasserlöslichen Kontrastmittels, das per Schwerkraft über den Blasenkatheter in die Blase fließt, werden Niere, Harnblase und Harnwege mit Röntgenstrahlen durchleuchtet. Außerdem werden Aufnahmen in zwei Ebenen während der Miktion durchgeführt. Dadurch kann der Weg des Urins von der Harnblase durch die Harnröhre beurteilt werden. Bei Jungen ist ein Hodenschutz vor der Untersuchung anzubringen. Bei Mädchen müssen Sorgeberechtigte auch über die Strahlenbelastung der Ovarien (liegen im Untersuchungsfeld) mit aufgeklärt werden.

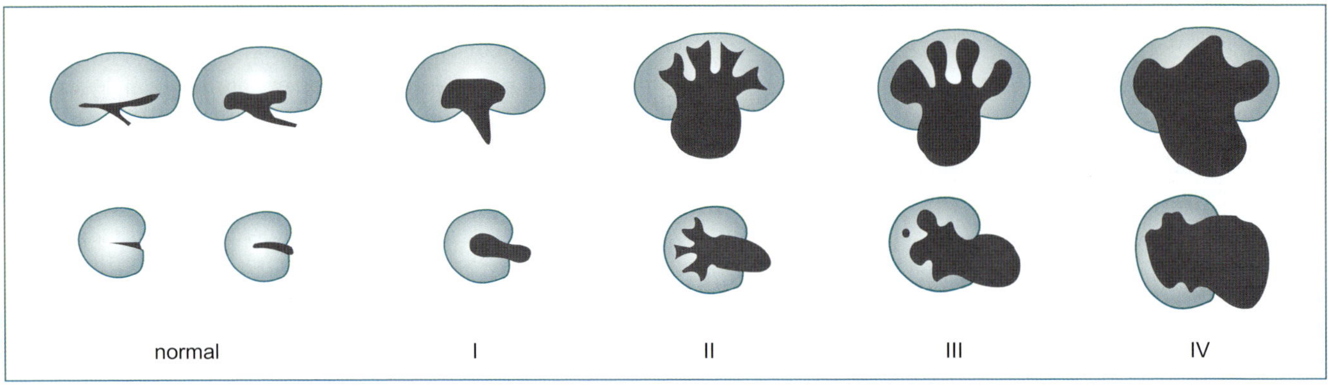

Abb. 8.3 Sonografische Gradeinteilung der Nierenbeckenkelchdilatation (Grad I–IV) im Schema
Grad I: Parenchym normal breit, Pyelon aufgeweitet, Kelche nicht dilatiert
Grad II: Parenchym normal breit, Pyelon deutlich erweitert, Kelchhälse leicht erweitert und Kelche aufgeweitet
Grad III: Parenchym verschmälert, deutliche Nierenbeckenkelcherweiterung, Kelche verplumpt
Grad IV: Erhebliche Parenchymverschmälerung; extreme Nierenbeckenkelcherweiterung, Kelche breit ausgewalzt [E834–002]

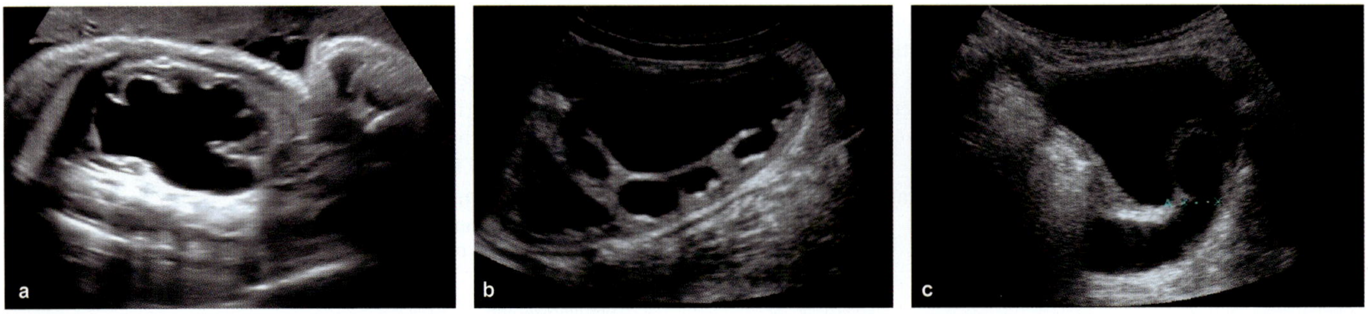

Abb. 8.4 Sonografie der Nieren und des unteren Harntrakts
a) Intrauterine Darstellung eines massiv erweiterten Nierenbeckenkelchsystems
b) Massiv dilatiertes Nierenbeckenkelchsystem bei Doppelniere
c) Blase im Längsschnitt mit Uretermündung in Ureterozele [T1046, P546]

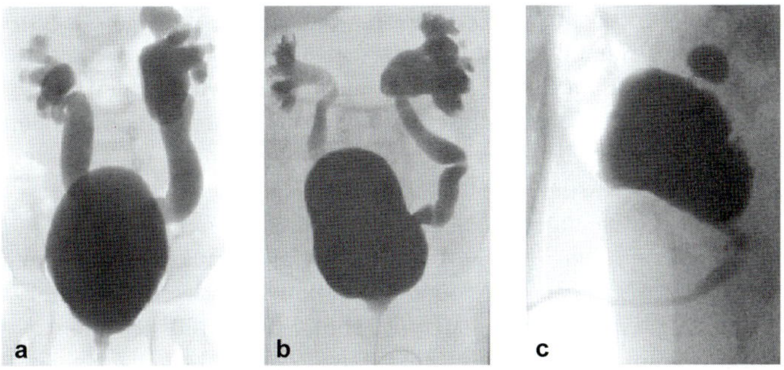

Abb. 8.5 MCU-Untersuchungen
a) 4-jährige Patientin mit rezidivierenden Pyelonephritiden und VUR IV rechts und VUR V links
b) 1 Jahr alter männlicher Patient mit VUR III rechts und VUR IV links
c) Harnblase eines 2 Jahre alten Patienten mit trabekulierter Blase und Blasendivertikel [P546]

Miktionsurosonografie

Im Gegensatz zum MCU kommen bei der **Miktionsurosonografie (MUS)** keine ionisierenden Strahlen zum Einsatz. Als Kontrastmittel wird eine Lösung von mikroskopisch kleinen Mikrobläschen und normaler Kochsalzlösung genommen (SonoVue®). Die Katheterisierung bleibt. Mit hochauflösenden Schallköpfen kann auch hier sehr gut das Ausmaß des Refluxes sowie der Abfluss über die Harnröhre dargestellt werden. Die Ergebnisse entsprechen denen des MCUs. Probleme können hier nur die lange Untersuchungsdauer und die Darstellung der Blasenmorphologie bereiten.

Magnetresonanzurografie

Die funktionelle **Magnetresonanzurografie (fMRU)** ist eine strahlenfreie Untersuchungstechnik, die neben der Struktur des Nieren- und Harntrakts auch Aussagen über die Funktion jeder einzelnen Niere ermöglicht. Erfasst werden Perfusion, Parenchym und Harntransport. Sie kommt zur Anwendung bei komplexen angeborenen Harntransportstörungen mit unklarer Morphologie (auch im Neugeborenenalter) sowie bei akuter/chronischer Niereninsuffizienz mit unklarer Morphologie. Die Untersuchung ist ab der 6.–8. Lebenswoche möglich, meist wird aber ein späterer Zeitpunkt gewählt, da das Kontrastmittel Gadolinium auch negative Wirkung auf die spätere Nierenfunktion haben kann. Leider gibt es bisher noch keine einheitlichen Standards zur Auswertung. Der apparative und personelle Aufwand ist noch sehr hoch.

Diureseszintigrafie

Die **Diureseszintigrafie (^{99}Tc-MAG-3)** oder die **dynamische Nierenszintigrafie** (→ Abb. 8.6) wird mit einer radioaktiv markierten Aminosäure, die im funktionsfähigen Tubulus sezerniert (abgesondert) wird, durchgeführt. Sie wird eingesetzt bei Perfusionsstörungen (Trauma, Nierentransplantation), Lagebesonderheiten (Beckenniere, Spina bifida), seitengetrennter Nierenfunktion, Harntransportstörungen und gibt Auskunft über die Perfusion, Parenchymanreicherung und Ausscheidung.

Die Sorgeberechtigten des Kindes müssen über die Anlage eines intravenösen Zugangs, die 4-stündige intravenöse Flüssigkeitsgabe („Wässerung") und den Einsatz von radioaktiv markierter Substanz aufgeklärt werden. Ebenso wichtig ist, dass das Kind während des Untersuchungszeitraums von 30 Min. ruhig liegen bleibt. Dies ist oft nur mit Sedierung möglich. Mit dieser Untersuchung können die Funktion jeder Niereneinheit in Bezug zu der anderen in Prozent angegeben werden und gleichzeitig Aussagen über den Abfluss des Harns nach Gabe eines harntreibenden Medikamentes (Furosemid) getroffen werden.

^{99}Tc-DMSA-Szintigrafie

Mithilfe der **^{99}Tc-DMSA-Szintigrafie** kann die absolute Funktion der Nieren untersucht werden. Dabei ist es möglich kleine Parenchymläsionen oder Defekte als Folge einer Pyelonephritis oder anderer Dysplasien zu erkennen. Nachteil der Untersuchung ist die deutlich höhere Strahlenbelastung als bei der dynamischen Szintigrafie. Ein intravenöser Zugangsweg ist für die Gabe der radioaktiv markierten Substanz notwendig. Eine medikamentöse Sedierung oder Ruhigstellung des Patienten ist normalerweise nicht nötig.

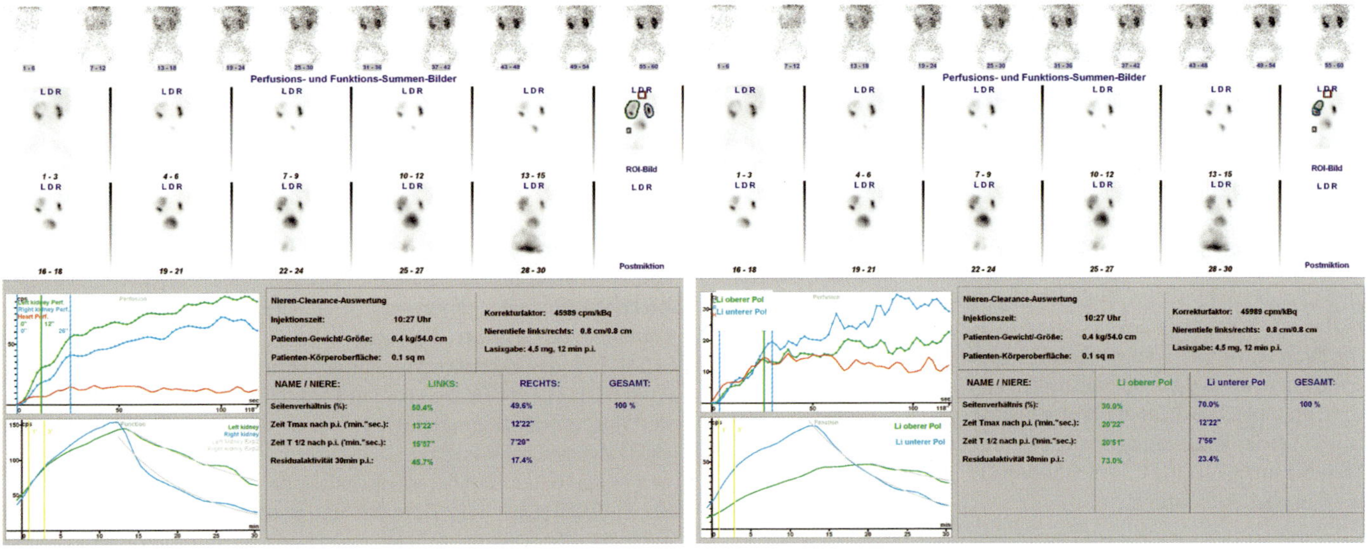

Abb. 8.6 Diureseszintigrafie bei einer 1-jährigen Patientin mit Doppelniere links und kranialem dysplastischem Pol, Megaureter und massiver Ureterozele. Im linken Bild dargestellt die Funktion und die Ausscheidung über beiden Nieren gesamt. In der rechten Abbildung finden sich Funktion und Abfluss aus dem kranialen Nierenbecken (grün) und dem kaudalen Nierenbecken (blau) der linken Niere. [P546]

SPICKZETTEL

Bildgebende Verfahren

Die Sonografie ist das Mittel der Wahl in der Diagnostik von Anomalien der Nieren und der ableitenden Harnwege. Die Miktionszystourethrografie (MCU) und die Miktionsurosonografie (MUS) sind geeignet zur Diagnostik bei Erkrankungen des unteren Harntrakts sowie von refluxiven Erkrankungen. Die funktionelle Magnetresonanzurografie (fMRU) gibt Aufschluss über die Funktion der Nieren. Die Diureseszintigrafie (^{99}Tc-MAG-3) oder die dynamische Nierenszintigrafie wird bei Perfusionsstörungen und Lagebesonderheiten eingesetzt. Dabei können die Einzelnierenfunktion und der Urinabfluss dynamisch untersucht werden. Mithilfe der ^{99}Tc-DMSA-Szintigrafie kann die absolute Funktion der Nieren untersucht werden.

8.4 Spezielle pflegerische und medizinische Maßnahmen

8.4.1 Prä- und postoperative Pflege

Vor einem operativen Eingriff an Niere oder ableitenden Harnwegen bei Kindern ist neben den bekannten präoperativen Maßnahmen auf eine altersgerechte Art und einen angemessenen Zeitpunkt der Aufklärung zu achten. Denn es ist bekannt, dass Informationen zu dem bevorstehenden Eingriff, die kurz davor gegeben werden, das Kind in eine Stresssituation bringen und so die Narkoseeinleitung erschweren können. Auch eine zu frühe Information kann sich nachhaltig und andauernd negativ auf den psychischen Zustand des Kindes auswirken, z. B. wenn es sich ängstigt und nicht ablenken lässt.

Nach Eingriffen an der Niere oder an den ableitenden Harnwegen ist auf gründliche Hygiene zu achten, da es durch unkontrollierte Blasen- und Darmentleerung zur Verschmutzung der Wundverbände kommen kann. Verunreinigte Wundverbände müssen daher unverzüglich gewechselt werden. Des Weiteren ist auf eine schmerzlindernde Lagerung zu achten, auf häufige Lageänderungen zur Dekubitusprophylaxe (→ 14.11) und eine altersentsprechende Schmerzeinschätzung, insbesondere der Schmerzstärke. Eine schmerzlindernde Lagerung könnte u. a. bedeuten, das Kind in Seitenlage zu bringen, im Hüftgelenk gebeugt und nicht auf der Operationswunde liegend. Die für das Kind beste Lagerung lässt sich am einfachsten im Austausch mit dem Kind herausfinden. Weicht das Kind einer bestimmten Lagerung aus, könnte es zeigen, dass die Lagerung schmerzhaft ist.

Nach Operationen besteht die große Herausforderung für Pflegefachpersonen und Eltern darin, den kindlichen Bewegungsdrang zu kontrollieren. Hier sind alle Formen der Ablenkung sehr hilfreich. Spiele, Bücher, Computer, Fernseher oder Besuch von Familie und Freunden können helfen, die Zeit der Bettruhe ertragbar zu machen.

8.4.2 Dialyse

Die **Dialyse** wird bei Neugeborenen, Säuglingen, Kleinkindern und Jugendlichen nur in dafür spezialisierten kindernephrologischen Zentren vorgenommen. Sie dient der Blutreinigung und ist ein Nierenersatzverfahren bei der Behandlung der akuten und der chronischen terminalen Niereninsuffizienz (GFR < 15 ml/min./1,73m^2 KOF [Körperoberfläche]) in allen Altersstufen.

Verfahren

Es kommen unterschiedliche Verfahren zur Anwendung. Es werden **intrakorporale Verfahren,** z. B. die Bauchfelldialyse (Peritonealdialyse), und **extrakorporale Verfahren,** z. B. die Hämofiltration, Hämodialyse oder Hämodiafiltration unterschieden. Für das extrakorporale Verfahren wird über einen externen Gefäßzugang ein Shaldon-Katheter, meist über die Vena subclavia oder Vena jugularis interna, in den rechten Vorhof gelegt. Der Katheter hat zwei Lumen, die in unterschiedlicher Höhe der Katheterspitze münden.

Die **Dialyse** ist angezeigt bei folgenden **Indikationen:**

- GFR < 5 ml/min/1,73m^2 KOF (GFR ist die glomeruläre Filtrationsrate und das Maß für die Reinigungsfunktion der Niere; der Normbereich liegt beim Kind nach dem 1. Lebensjahr bei 100–125 ml/min/1,73m^2; KOF steht für Körperoberfläche und kann nach einer einfachen Formel berechnet oder über ein Diagramm abgeschätzt werden)
- Multiorganversagen
- Hyperkaliämie (konservativ nicht zu beherrschen!)
- Schwere therapierefraktäre metabolische Azidose
- Überwässerung, die sich bislang durch keine Therapie bessern ließ (therapierefraktär)
- Unkontrollierbare arterielle Hypertonie
- Urämie (schwere Osteopathie, Perikarditis, Enzephalopathie).

Hämofiltration (HF)

Bei der **Hämofiltration (HF)** wird das Blut vom Patienten über ein Schlauchsystem zum Dialysator (Kapillardialysator, Polysulfon) geleitet und am Ende der Kapillaren über die semipermeable Membran der Kapillaren wird ein Sog (Druckgradient) an der Filtermembran erzeugt, wodurch Plasmaflüssigkeit aus dem Blut entzogen wird. Dieser Entzug von Flüssigkeit wird **Ultrafiltration** genannt. Durch den transmembranösen Fluss des angelegten Druckgradienten werden gleichzeitig Wasser, Elektrolyte und Toxine mittels Konvektion als Ultrafiltration entfernt. Die Substitution der entfernten lebenswichtigen Substanzen erfolgt durch Elektrolytlösungen und Bikarbonat entweder auf der abführenden Seite des Membranfilters (Postdilution) oder vor dem Membranfilter (Prädilution).

Die Hämofiltration weist gewisse Vorteile gegenüber anderen Dialysemethoden auf, da bei ihr auch größere Flüssigkeitsmengen gereinigt werden können, ohne dass sich ein Ungleichgewicht des Konzentrationsgradienten von osmotisch wirksamen Stoffen zwischen Blut und Intrazellularraum mit folgenden Symptomen entwickelt:

- Übelkeit
- Erbrechen
- arterielle Hypotonie
- Bewusstseinsstörungen bis hin zu zerebralen Krampfanfällen
- Muskelkrämpfe (Dysäquilibrium).

Hämodialyse

Unter **Hämodialyse (HD)** (→ Abb. 8.7) versteht man die Entfernung von Flüssigkeit und gelösten Molekülen aus dem extrakorporal zirkulierenden Blut über Filtersysteme, die eine semipermeable Membran enthalten, im Gegenstromprinzip.

Das Blut des Patienten wird aus dem Körper zum Dialysator geleitet. Anders als bei der Hämofiltration wird der Giftstoffaustausch mithilfe des Konzentrationsgradienten zwischen dem Patientenblut und der elektrolytarmen Flüssigkeit (Dialysat) im Gegenstromblut an den feinen blutgefüllten Kapillaren im Dialysator vorbeigeleitet. Dabei erfolgt der Stoffaustausch über Diffusion und je nach Grad der Ultrafiltration auch über Konvektion. Entlang eines Konzentrationsgradienten gehen neben den Urämietoxinen und Elektrolyten auch Phosphat und wasserlösliche Vitamine, Aminosäuren und Glukose vom Blut ins Dialysat über.

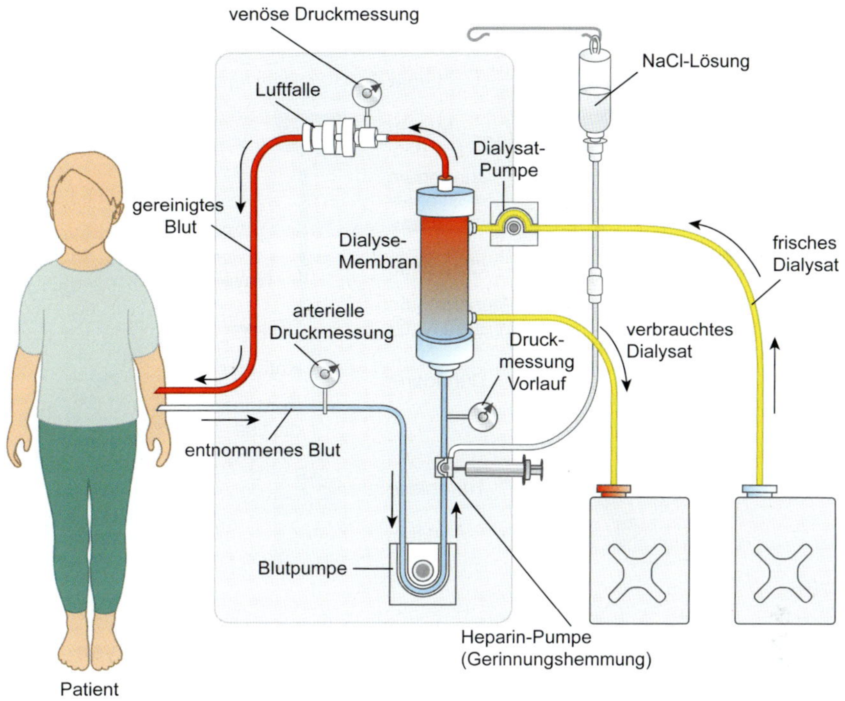

Abb. 8.7 Das Schema der Hämodialyse [L138]

Die hohe Reinigungsrate dieser Nierenersatztherapie (➔ Tab. 8.4) im kleinmolekularen Bereich kann zur raschen Verschiebung osmotisch wirksamer Teilchen führen und so das Dysäquilibriumsyndrom mit Kopfschmerzen, Übelkeit, Erbrechen und Muskelkrämpfen verursachen.

Patienten, die über lange Zeit (chronisches Nierenversagen) dialysiert werden müssen, erhalten operativ als dauerhaften Gefäßzugang einen subkutanen nativen **Shunt** (unter der Haut gelegener, natürlicher Kurzschluss von Blutgefäßen), der eine Armarterie mit einer Armvene relativ oberflächlich unter der Haut verbindet. Zweite Wahl sind künstliche Shunts durch Gefäßprothesen aus Kunststoff.

Hämodiafiltration

Die **Hämodiafiltration (HDF)** als Kombination aus Hämodialyse und Hämofiltration wird zunehmend eingesetzt. Bei der Hämodiafiltration ist die Elimination nieder- und mittelmolekularer Substanzen besser als bei alleiniger Hämodialyse und sie ist kreislaufschonender. Die Hauptindikation liegt allerdings bei akuten Stoffwechselerkrankungen, die mit einer Hyperammonämie einhergehen.

Komplikationen

Bei allen extrakorporalen Nierenersatzverfahren bestehen folgende **Komplikationen:**

- Hypotensive Kreislaufdysregulation (Blutdruckabfall)
- Obstruktionen der Gefäße oder der Katheter
- Hämatome (Bild)
- Blutungsgefahr durch Antikoagulation aufgrund von Heparin oder Citrat, Blutverlust, Thrombozytopenie
- Aneurysmen im Shuntbereich.

Grundsätze

- Die Hämodialyse und Hämofiltration benötigen großlumige Gefäßzugänge (Katheter oder Shunts), damit ausreichende Blutflüsse für die Behandlung erzielt werden (beim Neugeborenen 5–15 ml/min., beim Jugendlichen 150 ml/min.).
- In **Akutsituationen** hat sich die Anlage von doppellumigen Shaldonkathetern bewährt, die in große venöse Gefäße platziert werden können (V. jugularis interna, V. subclavia, V. femoralis).
- Für die **chronische Behandlung** werden Shunts (subkutane arteriovenöse Gefäßverbindung am Unterarm, Oberarm oder Oberschenkel = Cimino-Fistel) gelegt.

Peritonealdialyse

Bei der **Peritonealdialyse** (Bauchfelldialyse ➔ Abb. 8.8) erfolgt die Blutreinigung über das Bauchfell. Das gut durchblutete Bauchfell dient als Filterstation und wird als semipermeable Membran genutzt. Daher stammt auch der Name. Der Patient führt diese zu Hause durch. Die Dialysatlösung mit osmotisch wirksamer Glukosekonzentration wird über einen intraperitoneal eingelegten Dialysekatheter (meist Tenckhoff-Katheter), der in Narkose vom Kinderchirurgen gelegt wird, in die Bauchhöhle eingefüllt und nach individuell festgelegter Verweildauer durch frisches Dialysat ersetzt. Durch unterschiedlich hohe Glukosekonzentrationen in den Dialysatlösungen und verschieden lange Verweildauer der Flüssigkeit im Bauchraum kommt es sowohl zur Ultrafiltration von Flüssigkeit als auch über Konvektion zur Eliminierung von klein- und mittelmolekularen Substanzen aus der Blutbahn in die Bauchhöhle. Als häufigstes Verfahren im Kindesalter wird die **kontinuierliche zyklische Peritonealdialyse (CCPD)** mit einem automatischen Wechsler (Dialysemaschine bei der Bauchfelldialyse) durchgeführt.

Komplikationen sind Infektionen an der Katheteraustrittsstelle, am Kathetertunnel und in der Bauchhöhle (Peritonitis).

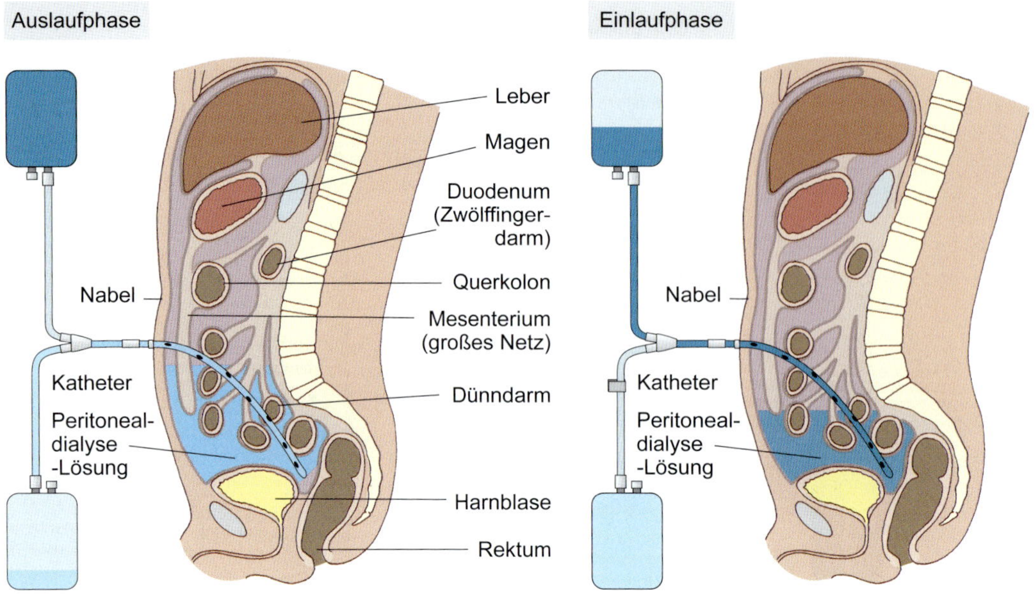

Abb. 8.8 Schema der Peritonealdialyse [L190]

Welche Art der Dialyse und wann?

Eine dialysepflichtige Nierenerkrankung wirkt sich bei Kindern und Eltern auf alle Lebensbereiche beeinflussend aus. Die Erkenntnis, die Nierenfunktion für immer verloren zu haben, verleiht dieser Erkrankung eine existenzielle Bedeutung und kann sowohl in Kindern wie auch in Eltern Gefühle wie Hilflosigkeit, Ausgeliefertsein, Unsicherheit und Angst auslösen. Treten derartige Symptome auf, sollten multiprofessionelle Teamgespräche und strukturierte Gespräche mit Kindern und Eltern erfolgen, um gezielt Fragen zu klären, Vertrauensverhältnisse zu schaffen und Sicherheit zu vermitteln.

Bei **Säuglingen und Kleinkindern** wird in vielen Kinderdialysezentren vorzugsweise die Peritonealdialyse (→ Tab. 8.4) als gängiges Nierenersatzverfahren bei akuter und chronischer Dialyse eingesetzt. Ein wichtiger Grund hierfür ist, dass deren Durchführung an keinen Ort gebunden ist. Sie kann zu Hause von den vorher angelernten Eltern problemlos vorgenommen werden. Das Verfahren ist schmerzfrei, kommt ohne Medikamente zur Blutverdünnung aus (Antikoagulation), die Kinder und Jugendlichen können jeden Tag Sozialkontakte pflegen (Schule, Ausbildung) und müssen täglich nachts eine bestimmte Anzahl an Stunden (meist 12) an die Dialysemaschine (bei Cyclerdialyse = automatisierte Wechsel der Dialysatflüssigkeiten) angeschlossen werden.

Leben als Dialyse-Patient

Die **diätetische Ernährung** entspricht in etwa den Richtlinien, die für die Niereninsuffizienz gültig sind. Auch hier sind geeignete und nicht geeignete Lebensmittel nach den individuellen Blutwerten und Bedürfnissen des Kindes auszuwählen. Insbesondere Nahrungsmittel mit hohem Kaliumgehalt, Colagetränke mit hohem Phosphatanteil, fleischreiche Kost, kalziumreiche Getränke, Tomaten, Ketchup, Schokoladeprodukte sind bei Kindern sehr beliebt und dürfen in der Zeit ohne Hämodialyse immer nur in vorher festgelegten Mengen verzehrt werden. Grund ist, dass die Reinigungsfunktion der Niere bei diesen Kindern nicht mehr gut funktioniert und sie auf die Hilfe der Dialyseverfahren angewiesen sind. Dies gilt insbesondere für Kinder und Jugendliche, welche die Hämodialyse als Nierenersatzverfahren praktizieren.

Ein zweites wichtiges Problem ist der **Flüssigkeitshaushalt.** Alle Kinder an der Hämodialyse haben ein sog. Trockengewicht. Darunter wird das Körpergewicht verstanden, bei dem es den Patienten am besten geht (keine Überwässerung mit arterieller Hypertonie, keine Elektrolytentgleisungen). Über dieses Trockengewicht wird der tägliche Flüssigkeitsbedarf zwischen den Dialysen (meist 3- bis 4-mal/Woche über 4 Std.) berechnet. Je nach Alter und Nierenrestfunktion kann die erlaubte Flüssigkeitszufuhr zwischen 200 und 750 ml/Tag liegen. In die

Tab. 8.4 Vor- und Nachteile von Hämodialyse und Peritonealdialyse

	Hämodialyse	Peritonealdialyse
Vorteile	• Nicht täglich durchzuführen • Geringere Infektionsgefahr • Schwimmen möglich • Verantwortung für Durchführung bei Fachpersonal (Abgeben der Verantwortung)	• Ortsungebunden • Schmerzfrei • Geringere Anämieneigung • Geringere Hypertonieneigung • Keine systemische Antikoagulation • Jedes Lebensalter
Nachteile	• Ortsgebunden: Fahrten ins Kinderdialysezentrum oft mit weiten Wegen und hohem Zeitaufwand verbunden • Höhere Kreislaufbelastung • Dysäquilibrium-Syndrom • Notwendigkeit systemischer Antikoagulation • Punktionsschmerz • Größere Gefahr durch Fehler in der Ernährung (zu viel Flüssigkeit, Diätfehler [Kalium]) • „Shuntfleck“: am Unterarm liegender Shunt wird oft von Jugendlichen als Makel empfunden	• Tägliche Dialyse • Nachts an Dialyse angeschlossen • Infektionsgefahr • Lagerhaltung für Dialyselösungen zu Hause • Verantwortung für Durchführung bei Sorgeberechtigten • Beeinträchtigung Körperimage bei Jugendlichen

Flüssigkeitszufuhr werden auch z. B. Obst und die Milch beim Müsli eingerechnet.

Die Anlage einer **Cimino-Fistel** für die intermittierende **Hämodialyse** ist bei Kindern dann indiziert, wenn der Gefäßchirurg geeignete Operationsbedingungen vorfindet. Außerdem muss das Kind nach ausführlicher Aufklärung dem Eingriff und seinen Folgen zustimmen. Bis auf wenige Ausnahmen ziehen Kliniken Kinder ab dem 10. Lebensjahr in Betracht. Bereits vor der Anlage der Fistel sollte mit dem Training der Gefäße und Durchblutung im betroffenen Arm begonnen werden. Dazu sollte, ähnlich wie bei der Blutabnahme oder -spende, die Armmuskulatur durch Drücken eines Gummiballs intermittierend angespannt werden. Diese Übung ist mehrfach am Tag durchzuführen. Das Training sollte auch nach der Fistelanlage ein Leben lang fortgesetzt werden, um eine möglichst lang intakte Fistel zu gewährleisten.

Wenn Kinder die **Klinik** mit einer **Peritonealdialyse verlassen,** ist im Vorfeld die Schulung der Eltern und, bei entsprechendem Alter, auch des Kindes erforderlich. Das Training zum Erlernen der Pflege des Dialysekatheters (hygienische Grundlagen bei Anschluss und Trennen des Kindes vom automatischen Dialysatwechsler [Cycler]) erfordert viel Zeit und kann erst abgeschlossen werden, wenn beides absolut sicher beherrscht wird. Die erste Dialyse zu Hause wird immer mit einer Dialysefachperson durchgeführt, die im neuen Umfeld akut auftretende Fragen bezüglich der Handhabung beantworten und nützliche Tipps für das Handling mit Schlauch und Maschine geben kann. Infektionen an der Eintrittsstelle des Katheters und/oder in der Bauchhöhle sowie Katheterdislokationen sind die größten Komplikationen.

SPICKZETTEL

Formen der Dialyse

Die Blutreinigung bei der Behandlung der akuten und der chronischen terminalen Niereninsuffizienz kann mit unterschiedlichen Verfahren durchgeführt werden: Durch intrakorporale Verfahren wie Bauchfelldialyse (Peritonealdialyse) sowie extrakorporale Verfahren, z. B. Hämofiltration, Hämodialyse oder Hämodiafiltration.

8.4.3 Nierentransplantation

Noch vor 60 Jahren sind alle Kinder mit Niereninsuffizienz früh verstorben. Seit den 1970er-Jahren können Kinder dialysiert und vereinzelt auch bereits **nierentransplantiert** werden. Durch ein besseres Verständnis der immunologischen Einflüsse, Weiterentwicklung der chirurgischen Fertigkeiten und der Entwicklung wirksamer Medikamente zur Verhinderung einer Organabstoßung haben sich die Langzeitergebnisse in den vergangenen 20 Jahren deutlich verbessert.

In Deutschland bekommen derzeit jährlich zwischen 100–120 Kindern und Jugendlichen eine Niere transplantiert.

Für alle Patienten mit terminaler Niereninsuffizienz in den kindernephrologischen Zentren ist die Belastung durch die Dialyse (3-mal wöchentlich, 3–4 Stunden Dialysezeit mit langen Fahrtstrecken zum Kinderdialysezentrum bei der Hämodialyse und täglich 12 Std. Cyclerdialyse bei der Peritonealdialyse) ein sehr großes Handicap. Familienleben, Freundeskreis, Kindergarten, Schule und Ausbildung sind der Krankheit und der Therapie untergeordnet.

Bei 90 % der Kinder und Jugendlichen ist durch die Transplantation eine deutliche Verbesserung der Lebensqualität mit einem deutlich verlängerten Patientenüberleben und einer fast altersentsprechenden körperlichen und geistigen Entwicklung erreichbar. Die Transplantation ist immer eine multidisziplinäre Aufgabe mit Kindernephrologen/-nephrologinnen, Kinderurologen/-urologinnen, Kinderchirurgen/-chirurginnen, Nephropathologen/-pathologinnen, Immunologen/Immunologinnen und Infektiologen/Infektiologinnen, Pharmakologen/Pharmakologinnen, Diätassistenten/-assistentinnen, Psychologen/Psychologinnen (alle im Folgenden in weiblicher Form genannt) sowie mit spezialisiertem nephrologischen und intensivmedizinischen Pflegefachpersonen.

Nierentransplantation

Die Nierentransplantation ist derzeit die beste Nierenersatztherapie bei Kindern und Jugendlichen. Kinder jeden Alters können Nieren transplantiert werden. Es können Kinder- und Erwachsenennieren hierfür gleichermaßen verwendet werden.

- **Indikation:**
  - Terminales Nierenversagen (GFR < 5 ml/min/1,73 m^2 KOF): Es finden nahezu keine Urinproduktion (Anurie) und keine Blutreinigung durch die körpereigene oder transplantierte Niere mehr statt. Normalerweise liegt beim Gesunden die GFR bei 100–125 ml/min/1,73m^2 KOF.
  - Körpergewicht 8–10 kg: Von den meisten Transplantationschirurgen wird dieses Gewicht angegeben, da die transplantierten Nieren in die Bauchhöhle passen und die Gefäßanschlüsse der fremden Niere an die Aorta und die Vena cava des Kleinkinds angeschlossen werden müssen.
- **Kontraindikation:**
  - Akute Infektionskrankheit mit Fieber
  - Nicht behandelte bösartige Erkrankungen
  - Schwerwiegende zusätzliche Erkrankungen (Herz-Kreislauf, Lunge, Leber, zentrales Nervensystem).

Der beste **Transplantationszeitpunkt** ist präemptiv (vor Dialysestart). Zu diesem Zeitpunkt besteht die beste Nierentransplantationsüberlebensrate und die geringste Komplikationsrate. Je mehr Dialysezeit vor der Transplantation liegt, desto schlechter das Transplantatüberleben im Kindesalter.

Da die Wartezeiten bei Eurotransplant u. U. lang sein können, ist eine Lebendspende nötig, um präemptiv transplantieren zu können.

Art der Nierenspende

- **Lebendspende:** Bei Kindern können die Eltern eine ihrer Nieren den leiblichen Kindern spenden. Vorher müssen die potenziellen Spender medizinisch und psychisch sehr gründlich untersucht werden, um das Risiko, das mit der Organentnahme beim gesunden Spender einhergeht, so gering wie möglich zu halten. Untersuchungen und Auswahl erfolgen standardisiert.
- **Verstorbenenniere:** Diese Nieren kommen von Patienten, die durch Unfall oder andere Ursachen als hirntot gelten. Die Verteilung der Verstorbenenorgane (Österreich, Deutschland, Belgien, Niederlande) wird über Eurotransplant in Leiden (Niederlande) organisiert. Dabei werden Wartezeit, Blutgruppe, HLA-Typisierung, vorhandene Antikörper und die Entfernung zum Transplantationszentrum beachtet. Kinder und Jugendliche < 16 Jahre werden besonders berücksichtigt.

Die Wartezeit bei Kindern beträgt meist 1–2 Jahre. Bei Erwachsenen beträgt die Wartezeit 5–6 Jahre.

Transplantation

Nach der Organentnahme durch ein spezialisiertes Zentrum ermittelt Eurotransplant den geeignetsten Spender. Das Transplantationszentrum entscheidet über Annahme oder Ablehnung des Organs. Danach werden der Patient und seine Sorgeberechtigten sowie das Operationsteam über den bevorstehenden Eingriff informiert.

- Das Transplantat wird extraperitoneal an die Bauchgefäße angeschlossen.
- Der Ureter wird antirefluxiv in die Blase implantiert.
- Postoperativ auf der Intensivstation:
  - Antibiotikum, Heparinisierung, Flüssigkeitsbilanz, Blasendauerkatheter
  - Immunsuppression (Interleukin-2-Rezeptor-Antikörper, Steroide, Cyclosporin A, Tacrolimus, Mycophenolatmofetil [MMF])

Es können folgende **Komplikationen** auftreten:

- Gefäßthrombose
- Akute Tubulusnekrose, urologische Komplikationen
- Abstoßungsreaktion
- Infektionen (CMV, EBV, Pneumocystis jirovecii)
- Arterielle Hypertonie
- Tumoren
- Rezidiv der Grundkrankheit.

Folgende **psychosoziale Aspekte** sind zu berücksichtigen: Durch die Transplantation sind die psychosozialen Probleme, die bereits vor der Transplantation bestanden haben, nicht gelöst. Es ist nicht nur die Integration in Schule und Beruf schwierig. Durch die Transplantation wird das gesamte Familiensystem beeinflusst. Die Beziehungsstrukturen der Eltern und der Geschwister mit deren sozialem Umfeld benötigen viel Unterstützung.

Schwangerschaft

Frauen, die als Kinder oder Jugendliche nierentransplantiert wurden, können schwanger werden und gesunde Kinder austragen.

Wie lange ein **Transplantat funktionsfähig bleibt,** ist abhängig von folgenden Faktoren:

- Art der Spende (Lebend- besser als Verstorbenenspende)
- Zeitpunkt der Spende (präemptiv oder nach Dialysebeginn)
- Immunsuppression
- Immunologische Übereinstimmung
- Spendenalter (bessere Prognose bei geringem Spendenalter)
- Dauer der Ischämiezeit (Zeit von Organentnahme bis zur Transplantation)
- Hypertonie – arterieller Hypertonus wirkt negativ auf das Transplantatüberleben.

Pflege

Unmittelbar nach der Transplantation muss eine lückenlose **Überwachung der Körperfunktionen** durch eine erfahrene Pflegefachperson mit entsprechender Qualifikation in der Dialyse gewährleistet sein, um schwerwiegende Komplikationen frühzeitig zu entdecken und behandeln zu können. Es müssen engmaschig kontrolliert und dokumentiert werden:

- Bewusstseinslage
- Hautfarbe
- Körpertemperatur
- Atemfrequenz
- Blutdruck
- Herzfrequenz (mittels EKG-Monitor)
- Ein- und Ausfuhr von Nahrungsmitteln und Flüssigkeiten (einschließlich Kurzinfusionen).

Das Pflegeziel besteht darin, das maximal mögliche Patientenwohl (z. B. Schmerzfreiheit) zu erlangen und die verlorene Organfunktion wiederherzustellen bzw. vorhandene Organfunktion zu erhalten. Kinder und Eltern können sich nach einer Nierentransplantation mit neuen und erneut schwer einzuschätzenden Fragen konfrontiert sehen. Ein einfühlsames Eingehen auf die Gesamtsituation der Kinder und Familien bleibt weiter von enormer Wichtigkeit.

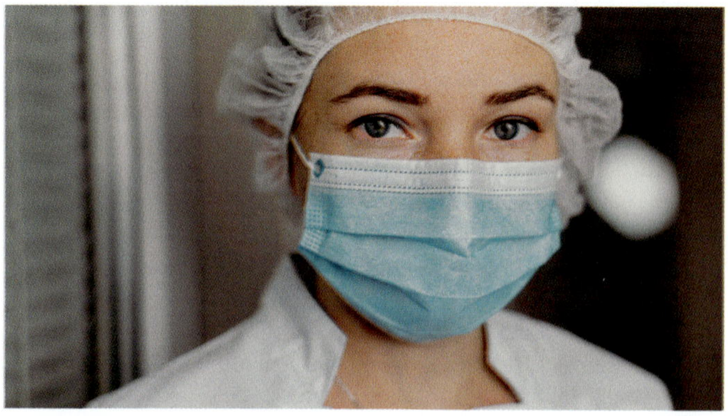

Abb. 8.9 Direkt nach der Transplantation müssen auch die Eltern und Angehörigen Schutzkleidung und Mundschutz tragen, wenn sie das Kind besuchen. Dies kann gerade für kleinere Kinder sehr befremdlich sein und Ängste hervorrufen. [J787]

In den ersten Wochen nach der Transplantation werden **Immunsuppressiva** meist hoch dosiert verabreicht und erst nach und nach, unter Kontrolle der Blutwerte, auf das nötige Maß reduziert. Während dieser Zeit ist die körpereigene Abwehr sehr stark unterdrückt und es besteht eine erhöhte Infektionsgefahr. Deshalb muss von allen Anwesenden im Patientenzimmer, also auch von den Eltern, Schutzkleidung und Mundschutz (➔ Abb. 8.9) getragen werden. Dies kann zu Problemen in der Eltern-Kind-Beziehung führen, wenn das Kind seine Eltern nicht mehr erkennt oder kein Hautkontakt hergestellt werden kann. Positiv beeinflussen kann man diesen Kontaktmangel mit viel Körperkontakt und Zuwendung in Form von Vorlesen oder Geschichten erzählen.

Die ebenfalls in den ersten Wochen sehr strengen **Hygiene- und Essensregeln** können bei stabilen Patienten mit einer angepassten Dosis an Immunsuppressiva allmählich auf ein normales Maß zurückgeführt werden. Auf den hygienisch einwandfreien Zustand von Sanitäranlage, Küche und Lebensmitteln ist zu achten.

SPICKZETTEL

Nierentransplantation

Die Nierentransplantation ist derzeit die beste Nierenersatztherapie bei Kindern und Jugendlichen. Bei Kindern jeden Alters kann eine Nierentransplantation (Kinder- und Erwachsenennieren) idealerweise vor Beginn der Dialyse vorgenommen werden. Je mehr Dialysezeit vor der Transplantation vergeht, desto schlechter das Transplantatüberleben im Kindesalter.

8.5 Angeborene Erkrankungen des Harntrakts (CAKUT)

DEFINITION

Angeborene Fehlbildungen der Nieren und der ableitenden Harnwege (Congenital Anomalies of the Kidney and Urinary Tract, CAKUT): Anomalien des Nierenparenchyms (Nierendysplasie, Nephronophtise), Harntransportstörungen sowie Lageanomalien und die Verschmelzung von Nierenanteilen oder beiden Nieren (z. B. Hufeisenniere). Annähernd 18 % der Kinder mit CAKUT haben einen zugrunde liegenden monogenetischen Defekt. Diese Erkrankungen sind die Hauptursache für ein chronisches Nierenversagen.

Angeborene Anomalien der Harnwege und der Nieren werden bei etwa 0,3–1,6/1.000 Geburten festgestellt und gehören deshalb mit 20–30 % zu den häufigsten Fehlbildungen, die in der Pränatalperiode diagnostiziert werden. Interaktionen in der Nierenentwicklung sind häufig verantwortlich für Harntransportstörungen. Anomalien außerhalb des Harntrakts lassen sich bei diesen Kindern in 30 % finden.

Eine positive Familienanamnese für Anomalien der Niere und der Harnwege lässt sich bei 10 % der Patienten feststellen.

Meistens werden Auffälligkeiten an einer oder beiden Nieren (→ Tab. 8.5) zwischen der 18. und 20. Schwangerschaftswoche bei einer **Routinesonografie** entdeckt. Für die klinische Einschätzung der **pränatal** diagnostizierten Aufweitung des Nierenbeckens ist es wichtig, wie viele von den Kindern postnatal Auffälligkeiten zeigen. In der Fachliteratur findet sich eine Häufigkeit der pränatal auffälligen Nierenbeckenerweiterungen von etwa 1 % der Geburten. Als auffällig werden die Feten beschrieben, die nach der 16. Schwangerschaftswoche eine Aufweitung von mehr als 7–9 mm des Nierenbeckens im Hilusbereich aufweisen. Bei einer Dilatation des Nierenbeckens über 10 mm im 2. Trimenon und über 15 mm im 3. Trimenon der Schwangerschaft besteht ein Risiko von 88 %, dass sich eine postnatale Harntraktpathologie [5] entwickelt.

Postnatale Sonografie
Annähernd 50 % der pränatalen positiven Ultraschallbefunde sind postnatal nicht mehr nachweisbar.

8.5.1 Ureterabgangsstenose

DEFINITION

Ureterabgangsstenose (subpelvine Stenose): Engstelle des Harnleiters (Ureter) meist unmittelbar nach dem Abgang aus dem Nierenbecken. Durch dieses Abflusshindernis kommt es zum Aufstau des Harns im Nierenbecken und dem Kelchsystem.

Unterschieden werden die intrinsische und extrinsische Ureterabgangsstenose.

- Die **intrinsische Ureterabgangsstenose** (→ Abb. 8.10) wird verursacht durch strukturelle Wandveränderungen des Ureters im Bereich des Übergangs vom Nierenbecken zum Ureter. Beschrieben sind v. a. sporadisch auftretende Engstellen, aber auch vereinzelt familiäre oder hereditäre Formen.
- Bei **extrinsischen Stenosen** (→ Abb. 8.10) – sie machen nur etwa 10 % der Ureterabgangsstenosen aus – wird der Harnleiter im Bereich des Übergangs von Nierenbecken zu Harnleiter von außen im Lumen eingeengt. Es handelt sich häufig um Rotationsanomalien der Niere in Verbindung mit akzessorischen unteren Polgefäßen, welche die Nierenpole mit Blut versorgen und dabei den Harnleiter im Verlauf kreuzen und einengen können.

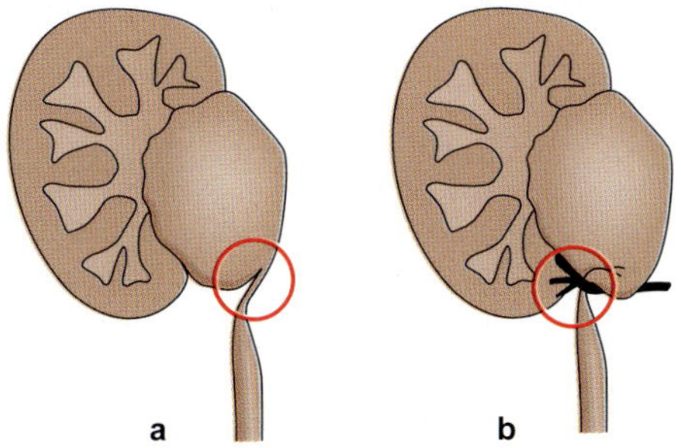

Abb. 8.10 Intrinsische (a) und extrinsische (b) Ureterabgangsstenose [L157]

Die **ureteropelvine** Stenose kann intrinsisch durch strukturelle Wandveränderungen oder extrinsisch bedingt sein, z. B. durch ein den Ureter kreuzendes Gefäß oder traumatische, entzündliche oder maligne Veränderungen des Ureters. Intrinsische und extrinsische Faktoren können auch kombiniert sein. Sie kommt bei etwa 1:2.000 Kindern vor. Jungen sind mit einem Verhältnis von 3:1 mehr betroffen und eine beidseitige Obstruktion findet sich in 20–25 % der Fälle. In 10 % der Fälle kann auch ein ipsilateraler (auf der gleichen Seite des Körpers) vesikoureterorenaler Reflux nachgewiesen werden.

Eine prä- und postnatale Sonografie sichern die Diagnose, zudem werden eine MAG-3-Szintigrafie und eine MCU oder MUS vorgenommen.

Bei Funktionsverlust der Niere (< 40 %) oder verzögerter Ausscheidung (kumulativer Typ bei MAG-3-Szintigramm) wird eine Pyeloplastik empfohlen.

Tab. 8.5 Spektrum der CAKUT (nach [6])

Lokalisation	Fehlbildung	Häufigkeit	Inzidenz
Nieren/ Parenchym	Hypo-/Dysplasie (Zysten)	< 1 %	–
	Multizystische Dysplasie	5–15 %	1 : 4.500
	Nierenagenesie	10 %	–
	Doppelnieren	1–3 %	–
Pyelon	Ureteropelvine Stenose	10–35 %	1 : 1.500–1 : 4.000
Ureter	Primärer obstruktiver Megaureter (POM)	5–15 %	1 : 4.000
	Ureterektopie	–	1 : 2.000
	Vesikoureteraler Reflux	10–40 %	-
Harnblase/ Urethra	Urethralklappe	1–5 %	1 : 5.000–1 : 8.000
	Ureterozele	2 %	–
Fehlbildung der Kloake	Sinus urogenitalis	–	1 : 2.500–1 : 50.000
Andere	Prune-Belly-Syndrom	–	1 : 40.000

8.5.2 Uretermündungsstenose

DEFINITION

Uretermündungsstenose (Ureterostiumstenose): Engstelle im Bereich der Mündung des Harnleiters in die Blase. Diese führt zu einer Aufweitung des Harnleiters oberhalb der Engstelle und des Nierenbeckenkelchsystems. Der erweiterte Harnleiter wird dann als sekundärer Megaureter bezeichnet. Der primäre Megaureter ist nur erweitert, aber selten obstruktiv.

Die Diagnosestellung erfolgt mittels prä- und postnataler Sonografie, MAG-3-Szintigrafie, MCU oder MUS.

Bei drohendem Funktionsverlust der betroffenen Niere durch deutliche Abflussbehinderung des Harns (MAG-3-Szintigrafie) erfolgt eine Harnleiterneuimplantation, andernfalls eine antibiotische Infektionsprophylaxe für 6 Monate.

8.5.3 Harnröhrenklappen

DEFINITION

Harnröhrenklappen: angeborene Klappenbildung in der Harnröhre, evtl. membranartig (Diaphragma) nahe dem Samenhügel in der Harnröhre. Dieses führt zu Harnstauung und Aufdehnung der Harnleiter und des Nierenbeckenkelchsystems und prädisponiert zu einem akuten und/oder chronischen Harnwegsinfekt.

Im Bereich der hinteren Harnröhre finden sich meistens zwei Falten an der Hinterwand der Urethra direkt unterhalb des Colliculus seminalis. Diese ziehen segelförmig durch den Sphinkter nach kaudal bis zur membranösen Urethra und fusionieren dann lateroventral (Typ I nach Young).

Krankheitsentstehung

Wodurch diese Klappenbildung verursacht wird, ist bislang nicht eindeutig geklärt. Die Fehlbildung kommt bei 1 : 5.000–1 : 8.000 aller Neugeborenen vor.

Symptome

- Deutliche Erweiterung des Nierenbeckenkelchsystems beidseits (sonografisch)
- Akute Pyelonephritis mit Fieber, erhöhten Entzündungszeichen, Polyurie
- Niereninsuffizienz, akute oder chronische
- Arterielle Hypertonie
- Oligurie/Anurie.

Diagnostik

- Blutgasanalyse (auch venös)
- Elektrolyte und Retentionswerte in Blut und Urin (Niereninsuffizienz, metabolische Azidose, Salzverlust, Pyelonephritis)
- Urinkulturen (HWI, Pyelonephritis)
- Sonografie: große Blase mit verdickter Blasenwand, erweiterte hintere Harnröhre, erweiterte Harnleiter und Nierenbeckenkelchsystem meist beidseits
- MCU/MUS (→ 8.3.3)
- MAG-3-Szintigrafie zur Beurteilung der Nierenfunktion (oft bereits konnatale, bilaterale Dysplasie) nach der 4. Lebenswoche
- Urethrozystoskopie.

Behandlungsstrategie

- Suprapubische Harnableitung zur Entlastung der Obstruktion
- Durchtrennung (Schlitzung) der Klappe mittels einfacher Blasenspiegelung (endoskopische Schlitzung)
- Adäquate Kochsalzzufuhr bei erhöhtem Verlust über Dysplasie oder stauungsbedingte Tubulusschädigung
- Antibiotische Infektionsprophylaxe zur Vermeidung von Pyelonephritiden
- Anticholinerge und Alphablocker-Therapie
- Blutdrucküberwachung und ggf. medikamentöse Einstellung
- Zirkumzision.

Prognose

Die Mortalität ist durch frühzeitige, z. T. bereits pränatale Diagnostik, und durch frühzeitige Therapie in spezialisierten kindernephrologischen und kinderurologischen/kinderchirurgischen Zentren von über 36 % (1960) auf unter 5 % gesunken. Dabei kann mithilfe einer suprapubischen Harnableitung sowie durch eine endoskopische, mit entsprechend kleinem Gerät vorgenommene Schlitzung der Harnröhrenklappen ein verbesserter Harnabfluss erreicht werden. Durch den verminderten Druck auf die Nierenkörperchen werden die Nieren entlastet und die Nierenfunktion verbessert. Allerdings bleibt die Funktion der Nieren und Harnwege eingeschränkt. So besteht bei 25–50 % der Patienten eine progressive Nierenfunktionseinschränkung, 80 % der Patienten erleiden rezidivierende Harnwegsinfektionen [7]. Im Alter von 15 Jahren zeigen noch 64 % der Kinder eine normale Nierenfunktion [8]. Mit 20 Jahren sind 26 % terminal niereninsuffizient [8].

Ungünstig auf die Prognose wirken sich ein Oligohydramnion (verminderte Fruchtwassermenge) vor der 24. SSW, ferner eine verspätete Diagnosestellung, ein Kreatininverlauf über 1 mg/dl (88 µmol/l) innerhalb des ersten Lebensjahrs, bleibende Blasenfunktionsstörung sowie fieberhafte Harnwegsinfektionen (mehr als 3-mal/Jahr) aus.

SPICKZETTEL

Harnröhrenklappen

Krankheitsentstehung: nicht genau bekannt, einzelne hereditäre Formen bekannt

Symptome: Erweiterung des Nierenbeckenkelchsystems, akute und/oder chronische Niereninsuffizienz, Oligurie/Anurie, arterielle Hypertonie, Blasenentleerungsstörung

Diagnostik: Sonografie, MCU, MUS, MAG-3-Szintigrafie

Behandlungsstrategie: frühzeitige Urethrazystoskopie mit Schlitzung der Harnröhrenklappen, Therapie der akuten Niereninsuffizienz

8.5.4 Vesikoureteraler Reflux

DEFINITION

Vesikoureteraler oder vesikorenaler Reflux (VUR oder VRR): unphysiologisches Zurückfließen von Harn aus der Harnblase in einen oder beide Harnleiter. Unterschieden werden ein angeborener (primärer) oder erworbener (sekundärer) Reflux. Der Reflux wird je nach Ausprägung in unterschiedliche Grade I–V eingeteilt (→ Abb. 8.11).

Bei Kindern mit Harnwegsinfektion lässt sich in 30 % der Fälle ein VUR nachweisen. Bei Säuglingen mit Harnwegsinfektionen beträgt die VUR-Rate 70 %, bei den 1- bis 4-Jährigen 25 %, bei 5- bis 12-Jährigen 15 % und bei Erwachsenen 5,2 % [10]. Bei einer Reihe von Harntraktanomalien und Syndromen findet sich gehäuft ein assoziierter VUR.

Krankheitsentstehung

- Beim **primären VUR** ist der Verschlussmechanismus an der Verbindungsstelle des Harnleiters mit der Blase vermindert. Verursacht wird dies durch den submukösen Verlauf des Harnleiters, durch den Eintrittswinkel, mit dem der Harnleiter durch die Blasenmuskulatur tritt, sowie durch den Aufbau des terminalen Ureters und dessen Verankerung im trigonalen Bereich der Harnblase.
- Beim **sekundären VUR** (z. B. bei hinteren Harnröhrenklappen) kommt es wegen der infravesikalen Obstruktion und der Hypertrophie der Blasenmuskulatur (M. detrusor) zunächst zu einer Verlängerung des intramuralen Harnleiterabschnitts und damit zu einem nicht refluxiven Megaureter. Der Harnleiter verliert seine Verankerung, das submuköse Uretersegment wird durch Verdrängung des Ureterostiums nach außen verkürzt, und der Megaureter wird refluxiv.

Weitere Ursachen einer sekundären VUR können entzündliche Infiltrationen des submukösen Uretersegments sein, wie sie nach Harn-

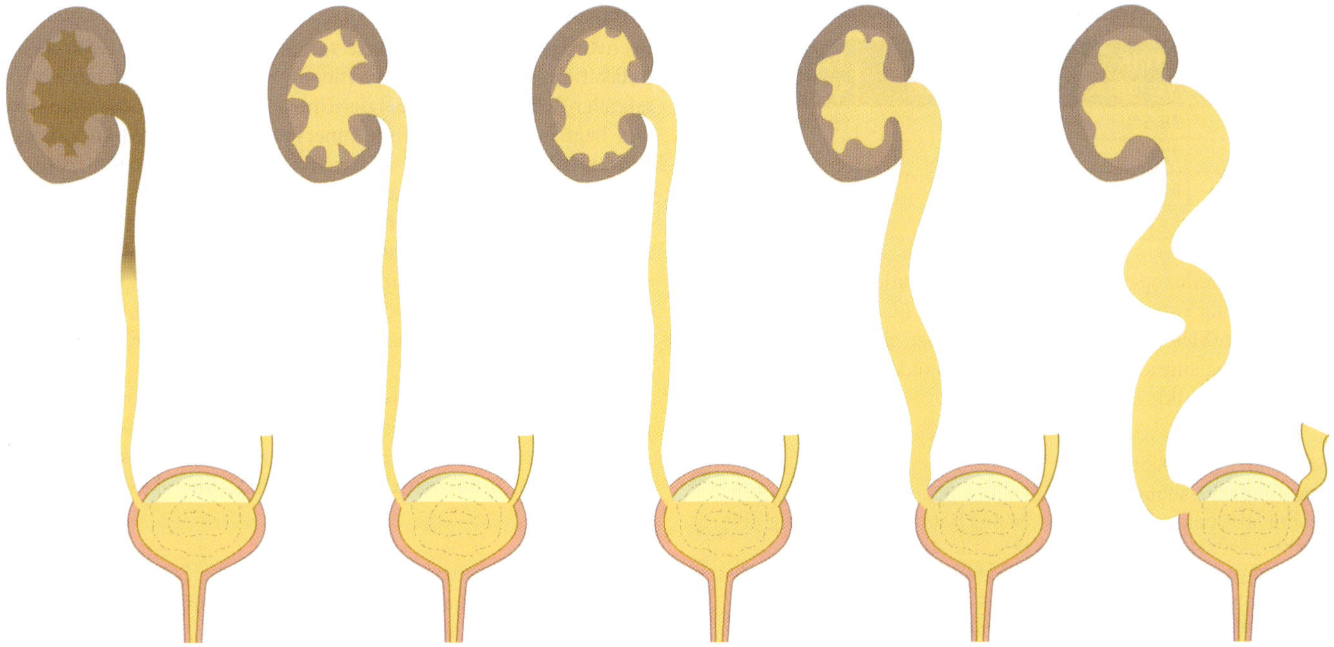

Abb. 8.11 Internationale Einteilung des vesikoureteralen Refluxes nach den Kriterien der internationalen Refluxstudie [9] [L138]

wegsinfektionen auftreten können. Diese machen durch das begleitende Gewebeödem das periureterale Maschenwerk aus kollagenen, muskulären und elastischen Fasern unbeweglich [11].

Symptome

Durch die unphysiologische Rückstauung des Harns entwickeln sich **rezidivierende Harnwegsinfekte** bis hin zu hochfieberhaften Pyelonephritiden mit Flankenschmerz. Häufige Folge der VUR sind segmentale Narben des Nierenparenchyms.

Spätsymptome können sein: arterielle Hypertonie, Niereninsuffizienz, renale Wachstumsretardierung, unklare Gedeihstörungen im Kindesalter, kindliche Harninkontinenz.

Diagnostik

Die Diagnostik sieht eine Sonografie vor: MCU, MUS, MAG-3-Szintigrafie; DMSA-Szintigrafie; zudem erfolgt eine MR-Urografie (➔ 8.3.3).

Behandlungsstrategie

Das Therapieziel besteht darin, ein Fortschreiten der Schädigung bei bereits vorhandener Parenchymvernarbung sowie die Spätkomplikation im Sinne einer Refluxnephropathie zu verhindern.

Generell gilt, dass jedes therapeutische Verfahren (konservativ oder operativ) bestimmt wird von der Anamnese (unilateraler oder bilateraler VRR) und dem klinischen Verlauf (rezidivierende fieberhafte Harnwegsinfektionen, Durchbruchsinfektionen [Infektion, die trotz adäquater Therapie auftritt] und/oder progrediente Nierenschädigung).

- **Auswahl der Behandlungsstrategie:**
  - VUR I–II: primär konservativ (beobachtende oder antimikrobielle Prophylaxe), da hohe Wahrscheinlichkeit einer spontanen Rückbildung im Säuglingsalter besteht
  - VUR III–V: primär konservatives Vorgehen mit antimikrobieller Prophylaxe. Operatives Vorgehen bei rezidivierenden Durchbruchsinfektionen, progredienter Nierenschädigung; auch in Fällen, wenn aufgrund des Lebensalters des Patienten mit einer spontanen Rückbildung des VRR nicht mehr gerechnet werden kann
- **Operationsindikationen:**
  - Rezidivierende Pyelonephritiden trotz Antibiotikaprophylaxe (Durchbruchsinfektionen)
  - Mangelnde Adhärenz des Patienten oder der Angehörigen mit medikamentösem Therapieregime
  - Progression der pyelonephritischen Parenchymnarben und deshalb vermindertes Nierenwachstum
  - Höhergradige VUR Grad IV–V mit einem Alter > 3 Jahre, da geringere Aussicht auf spontane Ausheilung (Spontanmaturation)
  - Ablehnung jahrelanger antibiotischer Dauerprophylaxe durch Eltern und Wunsch nach operativer Korrektur bei höhergradigem Reflux

Als **endoskopische und operative Verfahren** kommen die Subureteric transuretral injection (STING), die Lich-Gregoir- und die Psoas-Hitch-Technik zur Anwendung (➔ Tab. 8.6).

- Beim STING-Verfahren wird endoskopisch die Blase untersucht (Blasenspiegelung) und die erweiterte Harnleitermündung aufgesucht. Subureteral wird ein Kollagendepot platziert.

Tab. 8.6 Erfolgsrate der verschiedenen operativen Verfahren (%)

	STING-Verfahren	Lich-Gregoir-Operation	Psoas-Hitch-Operation
VUR I und II	78,5 %	96–98 %	› 97 %
VUR III	72 %		
VUR IV	63 %		
VUR V	51 %		

- Bei der Antirefluxoperation wird nach Eröffnung des Bauchraums der Harnleiter entweder ohne Eröffnung der Blasenschleimhaut neu implantiert (Lich-Gregoir) oder komplett neu eingepflanzt und mit der Hüftbeugemuskulatur (M. psoas) verbunden (Psoas-Hitch-Technik).

Sonografische Abklärung

Eine dringende sonografische Abklärung postnatal ist erforderlich bei pränatal bekannter Auffälligkeit des Harntrakts und wenig Fruchtwasser als Zeichen der eingeschränkten Nierenfunktion.
- Oligohydramnion (verminderte Fruchtwassermenge, z. B. am Ende der Schwangerschaft weniger als 400 ml)
- Einzelniere mit pränatal nachgewiesener Pyelon- und/oder Ureterdilatation
- Klinische Zeichen wie bei einer Sepsis, Oligo-/Anurie
- Bilaterale Pyelondilatation
- Bilaterale Ureterdilatation mit/ohne Blasenwandverdickung
- V. a. Urethralklappen.

SPICKZETTEL

Vesikoureteraler Reflux

Krankheitsentstehung: Zurückfließen von Harn in die Harnleiter wegen vermindertem Verschlussmechanismus oder hohem infravesikalem Druck

Symptome: hochfieberhafte Pyelonephritiden, Flankenschmerz, arterielle Hypertonie, Niereninsuffizienz, renale Wachstumsretardierung, unklare Gedeihstörungen

Diagnostik: Sonografie: MCU, MCS oder MUS, MAG-3-Szintigrafie; DMSA-Szintigrafie; MR-Urografie

Behandlungsstrategie: primär konservativ mit antimikrobieller Prophylaxe, operatives Vorgehen bei rezidivierenden Durchbruchsinfektionen

8.6 Neurogene Blase

DEFINITION

Neurogene Blase: Störung der Innervation der glatten Blasenmuskulatur und des Blasenhalses (Sphincter internus) sowie der quergestreiften Muskulaturanteile des Beckenbodens (Sphincter externus). Folge sind eine ungenügende Harnspeicherung und Blasenentleerung.

Krankheitsentstehung

- **Angeboren:** Fehlbildungen infolge einer mangelhaften Rückenmarksanlage (Dysraphien), z. B. Myelomeningocele, Tethered cord (angeheftetes Rückenmark) (→ 16.11.2), Dermalsinus (Minimalform der Spina bifida)
- **Erworben:** Tumor, Trauma, Entzündung.

Symptome und Formen

Bei neurogener Blase entwickeln sich eine Überlaufblase, eine gestörte Defäkation (Obstipation), Inkontinenz, Harnträufeln und ein vesikoureteraler Reflux (→ 8.5.4). Bei der Unterversorgung der Blaseninnervation liegt meist eine fehlende Innervation der unteren Dickdarmabschnitte (Rektum, Sigma) vor, wodurch Stuhlverhalt und Störungen der Stuhlentleerung (Defäkation) auftreten.

Je nach Ursprung der Störung der neuralen Innervation führt dies zur verminderten oder gesteigerten Aktivität der Blasenmuskulatur (Detrusor) oder zur verminderten oder gesteigerten Aktivität des Blasenschließmuskels (Sphinkter). Aus den unterschiedlichen Möglichkeiten werden folgende vier Typen der Detrusor- und Sphinkterdysfunktion unterschieden:
- Typ 1: Detrusor**unter**aktivität und Sphinkter**unter**aktivität
- Typ 2: Detrusor**unter**aktivität und Sphinkter**über**aktivität
- Typ 3: Detrusor**über**aktivität und Sphinkter**unter**aktivität
- Typ 4: Detrusor**über**aktivität und Sphinkter**über**aktivität.

Diagnostik

Es werden eine Sonografie der Blase (Dicke der Blasenwand) und des harnableitenden Systems durchgeführt, weiterhin ein MCU, MRT der Wirbelsäule sowie eine Blasendruckmessung und ein Beckenboden-EMG.

Behandlungsstrategie

Die Symptome der neurogenen Blasenentleerungsstörung sind für die zu pflegenden Kinder und Jugendlichen und Angehörigen ein nicht lösbares Problem. Bei Fehl- oder Mangelbehandlung kann der Harntransport schwer geschädigt und die Nierenfunktion eingeschränkt werden. Deshalb ist es oberstes Behandlungsziel, die **Nierenfunktion** zu **erhalten** und eine sozial annehmbare Kontinenz zu erzielen.

Selbstkatheterisierung

Durch frühzeitige Katheterisierung der Harnblase bereits im Neugeborenenalter (Anlernen der Angehörigen) 3- bis 4-mal täglich und ab dem 5. Lebensjahr durch die Selbstkatheterisierung (CIC [clean intermittent catheterization] = saubere intermittierende Katheterisierung der Harnröhre und der Blase) kann erreicht werden, dass die Nierenfunktion erhalten bleibt. Die Kinder werden von erfahrenen Pflegefachpersonen angeleitet. Erklärung der Anatomie am Modell und sensible Anleitung sind auch in diesem Alter gut möglich. Mädchen sollten die Durchführung des Selbstkatheterismus mithilfe eines kleinen Handspiegels vermittelt bekommen. Wenn mit der Selbstkatheterisierung im Neugeborenenalter nicht begonnen wurde, sollte dies spätestens erfolgen, wenn spontan oder medikamentös keine ausreichende Blasenentleerung möglich ist oder in der Blasendruckmessung ein erhöhter Blasendruck bestimmt werden kann.

An operativen Verfahren bei neurogener Blase wird eine Vesikostomie (durch chirurgischen Eingriff geschaffene Verbindung zwischen Bauchwand und Harnblase), die Blasenerweiterungsplastik (Augmentation) oder Blasenersatz (Pouch) durchgeführt. Bei der Blasenaugmentation und dem Pouch besteht ein erhöhtes Karzinomrisiko von ca. 2 % in 10 Jahren.

Pflege

Kinder ab dem ca. 5. Lebensjahr können in die Technik der **CIC** eingewiesen werden. Die Schulung beginnt immer mit einem Gespräch, in dem theoretische Grundlagen im Umgang mit den Kathetermaterialien, dem eigenen Körper, hygienischen Besonderheiten, Vorteilen und Risiken der Maßnahme vorgestellt werden.

Wenn die Kinder das Kathetern während eines Klinikaufenthalts lernen, muss auf die hygienischen Unterschiede zwischen Klinik (**sterile intermittierende Selbstkatheterisierung**) und häuslichem Umfeld (**saubere Katheterisierung**) hingewiesen werden. Während beim sterilen Selbstkatheterismus z. B. der Genitalbereich mit einem Schleimhautdesinfektionsmittel gereinigt werden muss, wird beim saubere Katheterisieren das Säubern des Genitales mit Wasser oder Aqua destillata vorgenommen. Sterile Handschuhe sind in der Klinik nur dann erforderlich, wenn keine Katheter mit Folienumhüllung benutzt werden. Für die häusliche Selbstkatheterisierung sind diese Katheter (z. B. hydrophile Katheter von LoFric®) zu bevorzugen und sterile Handschuhe nicht erforderlich.

Vorsicht! Es ist wichtig, Mädchen zu vermitteln, dass bei versehentlicher Katheterisierung der Vagina für den weiteren Versuch unbedingt ein neuer Katheter benutzt werden muss.

SPICKZETTEL

Neurogene Blase

Krankheitsentstehung: angeboren (Fehlbildung), erworben (Trauma, Tumor, Entzündung)

Symptome: Überlaufblase, Inkontinenz, Harnträufeln

Diagnostik: Sonografie, MRT (Wirbelsäule), Blasendruckmessung und Beckenboden-EMG

Behandlungsstrategie: frühzeitige regelmäßige Katheterisierung (CIC), Erlernen der Selbstkatheterisierung, Vesikostomie, Blasenerweiterungsplastik (Augmentation) oder Blasenersatz (Pouch)

Pflege: Aufgabe der Pflege ist es, die Eltern, ab dem 5. Lebensjahr auch die Kinder, in den Katheterismus einzuführen und anzuleiten.

8.7 Enuresis und kindliche Harninkontinenz

DEFINITION

Enuresis/Harninkontinenz: unwillkürlicher Urinverlust wird als Harninkontinenz oder Einnässen bezeichnet. Unterschieden werden das rein nächtliche Einnässen (Enuresis bzw. monosymptomatische Enuresis nocturna; MEN), das nächtliche Einnässen mit zusätzlichen Tagessymptomen (nicht monosymptomatische Enuresis nocturna; Non-MEN) und das isolierte Einnässen am Tag (meist kombiniert mit anderen Symptomen der Blasendysfunktion).

Bei Kindern und Jugendlichen stellt das Einnässen das häufigste urologische Symptom dar, das die Lebensqualität von Kind und Eltern sehr stark belasten kann. Im 3.–6. Lebensjahr entwickelt sich eine stabile Blasenkontrolle zunächst tagsüber und später auch nachts. Im Alter von 7 Jahren nässen nachts noch 10 %, tagsüber 2–9 % der Kinder ein. Die spontane Remissionsrate liegt bei etwa 15 % pro Jahr.

Die diagnostische Abgrenzung von physiologischen und nicht physiologischen Formen des Einnässens ist nicht immer klar und eindeutig.

Krankheitsentstehung

Für die **monosymptomatischen Enuresis nocturna (MEN)** gibt es noch keine vollständige Erklärung. Eine Kombination aus Entwicklungsverzögerung und Störung der zentralnervösen Blasenkontrolle sowie der Urinproduktion spielt eine entscheidende Rolle. Ursächlich vermutet werden eine familiäre Veranlagung, eine kleinkapazitäre Blase, ferner ADH-Mangel und fehlerhafte Trinkgewohnheiten (> 25 % des Tagestrinkvolumens nach 17:00 Uhr).

Die **nicht monosymptomatische Enuresis nocturna** (Non-MEN) und die **Blasendysfunktion** mit isoliertem Einnässen am Tag werden nach der Tagessymptomatik in klinische Gruppen eingeteilt. Als Ursache werden eine überaktive Blase, eine dyskoordinierte Miktion, der Miktionsaufschub, die „lazy bladder" (verminderte Blasenaktivität, 1- bis 2-mal tägliche Blasenentleerung mit hohen Volumina) beschrieben.

Symptome

Bei den Formen der funktionellen Harninkontinenz sind keine strukturellen Läsionen nachweisbar. Die **Blasendysfunktion** zeigt sich durch Einnässen am Tag, Pollakisurie, imperativen Harndrang, Haltemanöver, Miktionsaufschub, Stakkatomiktion und Dysurie.

- **Monosymptomatische Enuresis nocturna** (MEN): tiefer Schlaf, schwere Erweckbarkeit, Einnässen ausschließlich nachts; Einnässen im Schlaf an mindestens zwei Nächten/Monat nach dem 5. Lebensjahr ohne Tagessymptomatik
- **Nicht monosymptomatische Enuresis nocturna** (Non-MEN): nächtliches Einnässen mit Tagessymptomen (= Hinweis auf gestörte Blasenfunktion), z. B. imperativer Harndrang, Haltemanöver, Pollakisurie; Einnässen im Schlaf an mindestens zwei Nächten/Monat nach dem 5. Lebensjahr mit Tagessymptomatik.

Bei der **organischen Harninkontinenz** sind strukturelle Läsionen im Bereich der Nieren oder neurogene Läsionen nachweisbar und es bestehen häufig eine Polyurie und Harnträufeln. Das Einnässen steht in keinem zeitlichen Zusammenhang mit der Miktion. Die unwillkürlich abgehenden Harnportionen sind klein. Das Problem hat schon immer bestanden, betroffen sind nur Mädchen.

Eine **neurogene Blasenentleerungsstörung** tritt z. B. bei der Myelomeningozele oder dem Tethered cord auf.

Diagnostik

- **Basisdiagnostik:**
  - Detaillierte Anamnese (standardisierter Fragebogen, Gespräch)
  - Blasentagebuch (Trink- und Miktionsprotokoll für 48 Std. → Abb. 8.12) und 14-Tage-Ausscheidungsprotokoll
  - Körperliche Untersuchung (urologische und orientierende neurologische Untersuchung)
  - Urinuntersuchung

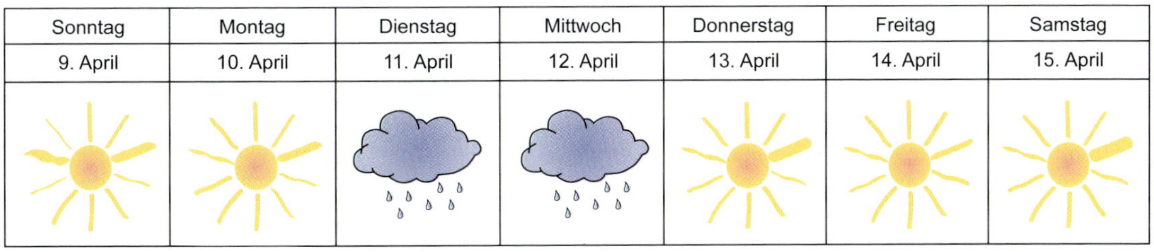

Abb. 8.12 Exemplarisch ausgefülltes Blasentagebuch. In diesem können die Kinder genau dokumentieren, an welchen Tagen sie eingenässt haben. Hier wurden stark vereinfachte Zeichen (Sonne steht für keine, Regen für Einnässen) verwendet. [L143]

- **Weiterführende Diagnostik** (wenn die Basisdiagnostik auffällig ist):
  - Sonografie der Harnwege (Restharn, Blasenwanddicke, Nierenstau, Doppelniere, Parenchymreduktion)
  - Sonografie des Rektums (Rektumdurchmesser)
  - Miktionsbeobachtung
  - Uroflowmetrie/Flow-EMG.

Behandlungsstrategie

Die **Therapie** wird individuell festgelegt. Allerdings gelten immer die gleichen Therapieprinzipien:

- Eltern und Kinder sind therapiemotiviert, d. h., Eltern und Kind wollen dauerhaft Abhilfe schaffen und tragen therapeutische Entscheidungen mit.
- Bei zusätzlich bestehender Stuhlinkontinenz sollte diese immer zuerst behandelt werden.
- Bei Non-MEN sind Tagessymptome vor den Nachtsymptomen zu behandeln.
- Kinderpsychiatrische Komorbiditäten, z. B. Wahrnehmungsstörungen, Teilleistungsstörungen, Aufmerksamkeits-Defizit-Syndrom, werden i. d. R. parallel behandelt.
- Zu achten ist auf die Einhaltung von Standardmaßnahmen, z. B. regelmäßiger Toilettengang, Vermeiden von Haltemanöver, Vermeiden von rezidivierenden Blasenentzündungen und/oder Maßnahmen der speziellen Urotherapie (Schulung in der Wahrnehmung der Blasenkontrolle, Biofeedbackverfahren).
- Eine medikamentöse Therapie mit Anticholinergika wie Oxybutinin oder Propiverin (Entspannung der Blasenmuskulatur durch Hemmung der Wirkung von Acetylcholin) oder α-Blocker wie Alfuzosin zur Entspannung der glatten Muskulatur im Blasenhals oder die Therapie mit Desmopressin (antidiuretisch wirkend) muss individuell abgewägt und die Kinder/Eltern sorgfältig über Wirkung und Nebenwirkung aufgeklärt werden.

Kombinationstherapien steigern den Therapieerfolg.

Pflege

Erkrankungen, die mit Harninkontinenz einhergehen, sind häufig mit einer **gesellschaftlichen Stigmatisierung** verbunden. Kinder mit Symptomen einer Harninkontinenz sind anfällig für Belastungen durch Scham, Traurigkeit oder mangelndes Selbstwertgefühl. Bemerken Pflegefachpersonen derartige Symptome, sollten sie zusammen mit der Ärztin Beratungsgespräche anbieten und bei Bedarf den Kontakt zu einer Kindernephrologin, Urotherapeutin und/oder Kinderpsychologin herstellen.

Die Pflegefachpersonen unterstützen den zu pflegenden Menschen durch Anleitung im Umgang mit verordneten **Hilfsmitteln,** ermutigen ihn und geben ihm aufmunternde Zuwendung. Zu den häufig verordneten Hilfsmitteln zählen z. B. **Miktionstagebücher,** in denen „trockene" und „nasse Nächte" dokumentiert werden. Ebenfalls können Trinkmenge, Zeitpunkt des Harndrangs, Dauer des „Anhaltens" und Urinmenge im Tagebuch protokolliert werden. Die positive Verstärkung einer „trockenen Nacht" ist besonders wichtig. Auch das Notieren von Trinkmengen, Zeitpunkt des Harndrangs, Dauer bis zum Urinieren und Urinmenge können dem Kind Kontrolle vermitteln. Es kann versuchen, die Abstände zu beeinflussen und schließlich auch nachts kontinent werden.

Ein weiteres Hilfsmittel im Rahmen der Verhaltenstherapie ist der **Weckapparat** (z. B. Klingelhose® → Abb. 8.13, Klingelkabel), der bei Kontakt mit geringsten Mengen Urin ein akustisches Signal abgibt. Sofern das Kind davon nicht aufwacht und selbstständig zur Toilette geht, muss es geweckt und zur Toilette gebracht werden. In jedem Fall sollte es den Toilettengang bewusst erleben, denn nur dann erlernt der Körper das Wahrnehmen einer gefüllten Blase. Voraussetzung für die Verordnung von der apparativen Verhaltenstherapie mit einem Weckapparat ist, dass die Kinder und die Eltern den Zusammenhang mit Einnässen, Signal und anschließendem Toilettengang mit Wechsel der Unterhosen verstehen und nachvollziehen können. Dies ist meist für die Kinder erst nach dem 7. Lebensjahr möglich.

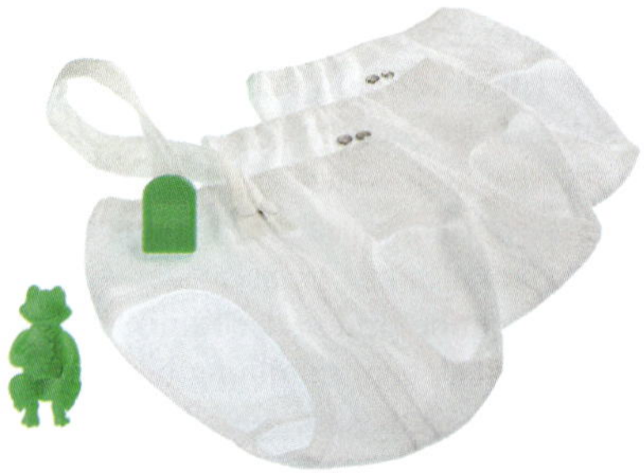

Abb. 8.13 Klingelhose® [V845]

SPICKZETTEL

Enuresis/Harninkontinenz

Krankheitsentstehung:

- MEN: Entwicklungsverzögerung mit Störung der zentralnervösen Blasenkontrolle und der nächtlichen Urinproduktion
- Non-MEN: überaktive Blase, dyskoordinierte Miktion, Miktionsaufschub, „lazy bladder" (verminderte Blasenaktivität, nur 1- bis 2-mal tägliche Blasenentleerung mit hohen Volumina), organische Harninkontinenz, ektope Mündung des Harnleiters, polyurische Nierenerkrankungen, angeborene neurogene Erkrankungen mit Störungen der Blaseninnervation

Symptome: Einnässen am Tag, Pollakisurie, imperativer Harndrang, Haltemanöver, Miktionsaufschub, Stakkatomiktion, Dysurie

- MEN: tiefer Schlaf, schwere Erweckbarkeit, Einnässen erfolgt ausschließlich nachts
- Non-MEN: nächtliches Einnässen mit Tagessymptomen (= Hinweis auf gestörte Blasenfunktion), z. B. imperativer Harndrang, Haltemanöver, Pollakisurie, Inkontinenz

Diagnostik: Anamnese, Blasentagebuch, körperliche Untersuchung, Urinuntersuchung

Behandlungsstrategie: apparative Verhaltenstherapie ab dem 7. Lebensjahr, Urotherapie und medikamentöse Therapie mit Anticholinergika, Alphablockern oder Desmopressin

Pflege: Die wohlwollende Haltung der Pflegefachpersonen gegenüber den Kindern mit Inkontinenz unterstützt deren Selbstwertgefühl. Durch Hilfestellung beim Führen von Miktionstagebüchern und das Notieren unterschiedlicher Faktoren werden die Kinder angeleitet sich selbst einzuschätzen. Auch der Einsatz von Weckapparaten nachts und das Bewusstmachen der gefüllten Blasen wird unterstützt.

8.8 Nephritisches Syndrom

DEFINITION

Nephritisches Syndrom: Symptomenkomplex, der auf entzündlichen Veränderungen am Glomerulus beruht. Besteht aus glomerulärer Hämaturie (Makrohämaturie), arterieller Hypertonie, Ödemen (Volhard-Trias) sowie einer kleinen Proteinurie (< 1 g/m² KOF [Körperoberfläche]) und einer Einschränkung der Nierenfunktion.

8.8.1 Postinfektiöse Glomerulonephritis

DEFINITION

Postinfektiöse Glomerulonephritis: Entzündung im Gefäßknäuel des Nierenkörperchens (Glomerulus), nach zahlreichen bakteriellen, viralen u. a. Infektionen, am häufigsten 1–3 Wochen nach Infektion mit β-hämolysierenden Streptokokken (Post-Streptokokken-Glomerulonephritis).

Betroffen sind Kinder zwischen 3 und 12 Jahren (Jungen >> Mädchen), meist entwickelt sich die Erkrankung 1–2 Wochen nach einer streptokokkenbedingten Pharyngitis/Tonsillitis und etwa 3–6 Wochen nach einer streptokokkeninduzierten Hautinfektion.

Krankheitsentstehung

Neben den Haupterregern **β-hämolysierende Streptokokken** der Gruppe A können auch andere Streptokokkenstämme wie Pneumokokken oder Streptococcus pyogenes mit einer postinfektiösen Glomerulonephritis assoziiert sein. Andere Erreger wie Staphylococcus aureus, Pseudomonas, Proteus mirabilis, Mykoplasmen, Salmonellen und Herpes-, Parvo-B19- und Coxsackieviren konnten ebenfalls ursächlich nachgewiesen werden.

Nach Ablagerung der nephritogenen Streptokokkenantigene in der glomerulären Basalmembran kommt es zu einer weiteren **Antikörperbindung.** Zusätzlich werden zirkulierende IgG-Komplexe abgelagert. Dies führt zu einem subepithelialen, epithelialen und subendothelialen Schaden an der Gefäßwand (Endothel) der Glomeruli, der wiederum mit einer Proteinurie und Hämaturie einhergeht.

Symptome

Hauptsymptome sind eine **Makrohämaturie** (30–50 %), **arterielle Hypertonie** (50–90 %), Abgeschlagenheit, Schwäche und Übelkeit, akute Niereninsuffizienz. Selten kommt es zu Kopfschmerz, Somnolenz, Amaurosis (totale Erblindung), Vigilanzstörung und Krampfanfällen.

Diagnostik

Die körperliche Untersuchung zeigt Entzündungszeichen, Schmerzen, Ödeme. Bestimmt werden Blutbild, Serum-Kreatinin und Harnstoff, C3, C4, DNAse B-Antikörper und Hyaluronidase-Antikörper. Die Urinmikroskopie gibt Hinweise auf Erythrozytenzylinder, Akanthozyten (rote Blutkörperchen mit spitzen, irregulären Ausziehungen). Im Urin wird der Eiweiß-/Kreatinin-Quotient bestimmt, der leicht erhöht sein kann.

Behandlungsstrategie

Die symptomatische Therapie sieht **entwässernde (Diuretika)** und **blutdrucksenkende Medikamente** vor. Handelt es sich um einen persistierenden Streptokokken-Infekt, sollte eine antibiotische Therapie mit Penicillinen erfolgen. Die Prognose ist im Allgemeinen gut. Innerhalb von 4 Wochen erholt sich der Patient. Bei 2 % der Patienten kommt es zur chronischen Nierenerkrankung, eine Mikrohämaturie ist noch Monate nach der Akuterkrankung und eine kleine Proteinurie (< 1 g/m^2 KOF [Körperoberfläche]) noch nach Jahren nachweisbar (2 %).

Pflege

Pflegefachpersonen führen bei Kindern mit akuter postinfektiöser Glomerulonephritis die Überwachung der Vitalparameter (Bewusstsein, Atmung, Herzfrequenz, Blutdruck, Ausscheidung) durch. Die Ein- und Ausfuhr wird zu Beginn der Erkrankung bilanziert und das Körpergewicht täglich kontrolliert.

SPICKZETTEL

Postinfektiöse Glomerulonephritis

Krankheitsentstehung: Folgeerkrankung eines Infekts mit ß-hämolysierenden Streptokokken der Gruppe A und einer Vielzahl von anderen Erregern, Schädigung des Endothels des Gefäßknäuels im Nierenkörperchen durch Immunkomplexe

Symptome: Makrohämaturie (30–50 %), arterielle Hypertonie (50–90 %), Abgeschlagenheit, Schwäche und Übelkeit

Diagnostik: körperliche Untersuchung (Entzündungszeichen, Schmerzen, arterieller Blutdruck, Ödeme), Blutbild, Urinmikroskopie (dysmorphe Erythrozyten)

Behandlungsstrategie: Diuretika und blutdrucksenkende Medikamente, evtl. Penicillin über 14 Tage

Pflege: Überwachung der Vitalparameter, Ein- und Ausfuhrkontrolle und Gewichtskontrolle

8.8.2 Hämolytisch-urämisches Syndrom

DEFINITION

Hämolytisch-urämisches Syndrom (HUS): Symptomenkomplex aus hämolytischer Anämie, Thrombopenie und Nierenversagen

Das hämolytisch-urämische Syndrom ist im Kindesalter vor dem 5. Lebensjahr die häufigste Ursache für ein akutes Nierenversagen (Prävalenz 1,5–2/100.000 Kindern). In über 90 % der Fälle handelt es sich dabei um ein Shigatoxin-assoziiertes HUS (STEC-HUS).

Im Kindesalter werden zwei Formen des HUS unterschieden, das typische und das atypische HUS.

- Das **typische HUS** (Shigatoxin-assoziiertes oder STEC-HUS) tritt überwiegend im Rahmen eines gastrointestinalen Infekts mit STEC (Shigatoxin-produzierende E. coli) auf, die v. a. im Stuhl von Wiederkäuern vorkommen (Kontakt auf Bauernhof, Spielen auf Weideflächen). Es kann auch durch direkte Kontamination, unzureichende Erhitzung von Lebensmitteln (Rohmilchprodukte oder rohes Fleisch) und auch von Mensch zu Mensch bei mangelnder Hygiene übertragen werden.
- Die **atypische Form** (hereditäres oder autoimmunvermitteltes HUS) wird durch angeborene Gendefekte (Komplementmangel) oder andere erworbene komplementvermittelte Erkrankungen (Autoimmunerkrankungen) ausgelöst.

Krankheitsentstehung

- **STEC-assoziiertes HUS:** Nach Aufnahme der Shigatoxin-produzierenden E.-coli-Bakterien über den Mund besiedeln diese Bakterien die Schleimhautzellen des Darms und zerstören die Zellen. Das Shigatoxin gelangt in die Blutbahn und führt zur Zerstörung der Gefäßwandzellen (Endothel) im Gefäßbett peripherer Organsysteme (Niere, ZNS). Die Zerstörung des Endothels in den peripheren Organsystemen kann wiederum eine thrombotische Mikroangiopathie (TMA) hervorrufen. Es bilden sich aufgrund von Reparaturmechanismen an der geschädigten Gefäßwand (Mikroangiopathie) Thrombozytenkonglomerate, diese verbrauchen Thrombozyten in der Peripherie und gehen mit einer zusätzlichen Durchblutungsstörung in den kleinen Gefäßen einher. Anamnestische Hinweise sind z. B. der Aufenthalt auf einem Bauernhof mit Wiederkäuern, der

Genuss von rohem Fleisch oder Rohmilchprodukten oder der Kontakt zu einem Patienten mit STEC-assoziiertem HUS innerhalb der letzten 10–14 Tage.

- **Atypisches HUS:** Dies macht 10 % der HUS Fälle aus. Das atypische HUS wird durch Komplementmangel oder -dysregulation hervorgerufen und verläuft meist schwererer als das STEC-assoziierte HUS. Es können wiederkehrende Episoden auftreten und/oder eine familiäre Häufung bestehen.

Symptome

Symptome des HUS sind:

- Blässe (Anämie)
- gastrointestinale Symptome (Erbrechen, Durchfall, blutiger Stuhlgang)
- verminderte Urinausscheidung im Sinne einer Oligurie oder Anurie (trockene Windel über 12 Std.)
- Bewusstseinsveränderungen
- Krampfanfälle
- erhöhter Blutdruck.

Diagnostik

Im Blutbild zeigen sich Zeichen der hämolytischen Anämie (niedriger Hämoglobingehalt [Hb], Fragmentozyten, LDH erhöht) und Thrombopenie.

- EHEC-Isolierung und Serotypbestimmung aus dem Stuhl des Patienten
- Shigatoxinnachweis mittels PCR oder ELISA im Stuhl
- Blutbild, Laborchemie: Kreatinin, Harnstoff und LDH
- Körpergewicht und Körperhöhe, Blutdruck, Herzfrequenz.

Behandlungsstrategie

Nur 10–20 % der STEC-infizierten Patienten entwickeln etwa 7 Tage nach Beginn der gastrointestinalen Symptomatik ein HUS.

Die Behandlung ist symptomatisch (Antihypertensivum, Transfusion von Erythrozytenkonzentrat oder vor operativen Eingriffen Thrombozytenkonzentrat). ⅔ der Erkrankten benötigen eine Dialysebehandlung, die etwa 10 Tage dauert. Die Akutmortalität liegt bei 2 %. Etwa 3 % der Patienten entwickeln eine terminale Niereninsuffizienz, die eine Nierenersatztherapie (Dialyse, Nierentransplantation) erfordert.

Beim Verdacht auf ein komplementvermitteltes HUS im Kindesalter sollte innerhalb von 24–48 Std. eine Antikörperbehandlung mit Eculizumab durchgeführt werden.

Vorsicht! Bei hämolytischer Anämie, Thrombozytopenie und akutem Nierenversagen in Folge von gastrointestinalen Symptomen immer an ein mögliches hämolytisch-urämisches Syndrom (HUS) denken!

SPICKZETTEL

Hämolytisch-urämisches Syndrom

Krankheitsentstehung: › 90 % Infektion mit STEC (shigatoxinproduzierenden E. coli-Bakterien)

Symptome: Blässe, gastrointestinale Symptome (Erbrechen, Durchfall, blutiger Stuhlgang), verminderte Urinausscheidung (trockene Windel über 12 Std.), Bewusstseinsveränderungen, Krampfanfälle, erhöhter Blutdruck

Diagnostik: Labor: Zeichen der hämolytischen Anämie (niedriger Hämoglobingehalt [Hb], Fragmentozyten, LDH erhöht), Thrombopenie; EHEC-Isolierung und Serotypbestimmung aus dem Stuhl des Patienten, Shigatoxinnachweis mittels PCR oder ELISA, Blutbild. Laborchemie: Kreatinin, Harnstoff und LDH

Behandlungsstrategie: antihypertensive Medikamente, Transfusion, Dialyse, Antikörpergabe (Eculizumab)

8.8.3 Purpura-Schönlein-Henoch-Nephritis und IgA-Nephritis

DEFINITION

Purpura-Schönlein-Henoch (PSH), IgA-Vaskulitis: die häufigste systemische Vaskulitis im Kindesalter mit überwiegendem Befall der kleinen Gefäße der Haut, der Gelenke, des Gastrointestinaltrakts und der Nieren. Die IgA-Ablagerungen sind in den kleinen Gefäßen (Arteriolen und Venolen). (→ 12.6.2)

IgA-Nephritis: histopathologisch identisch mit den Veränderungen bei PSH-Nephritis

Krankheitsentstehung

Es besteht ein ethnischer Einfluss – asiatische Kinder erkranken häufiger als kaukasische. Meist gehen Infekte der oberen Luftwege voraus, weshalb verschiedene virale und bakterielle Pathogene als Auslöser vermutet werden. Eine PSH-Nephritis kann sich bis zu 6 Monate nach dem Auftreten der Purpura entwickeln.

Symptome

Es bestehen Hauteffloreszenzen, häufig auch diffuse Bauch- und Gelenkschmerzen. Die Bauchschmerzen können Folge der Einblutungen in die Darmwand sein, die Gelenkschmerzen sind durch die Einblutungen periartikulär (um ein Gelenk herum) bedingt.

Das Intervall zwischen einer Makrohämaturie und einem viralen Infekt liegt bei ca. 1–2 Tagen. An den Nieren entwickeln sich folgende Symptome:

- Persistierende (anhaltende) Mikrohämaturie
- Asymptomatische Mikrohämaturie und Proteinurie
- Akute Nephritis (Makrohämaturie → Abb. 8.14, Proteinurie, Bluthochdruck) und/oder Niereninsuffizienz
- Nephrotisches Syndrom
- Gemischtes nephrotisches/nephritisches Syndrom.

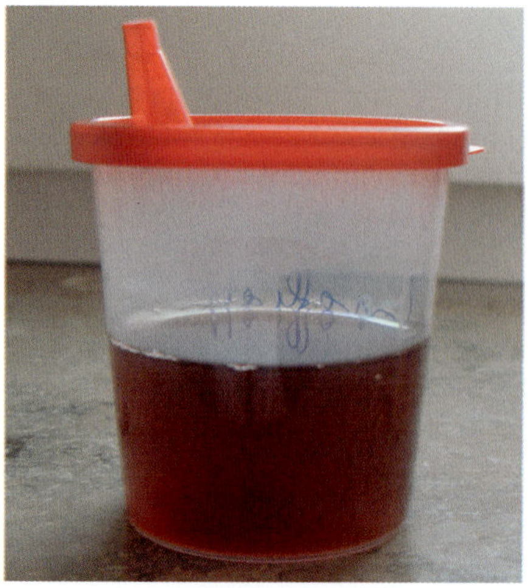

Abb. 8.14 Frischer Urin bei einem Patienten mit IgA-Nephritis (Makrohämaturie) [P546]

Diagnostik

Die körperliche Untersuchung zeigt Entzündungszeichen, Schmerzen, Ödeme. Bestimmt werden Blutbild, Serum-Kreatinin und Harnstoff, C3, C4, DNAse B-Antikörper und Hyaluronidase-Antikörper. Die Urinmikroskopie gibt Hinweise auf Erythrozytenzylinder, Akanthozyten. Im Urin wird der Eiweiß-/Kreatinin-Quotient bestimmt. Eventuell wird eine Nierenbiopsie vorgenommen.

Behandlungsstrategie

Mittel der Wahl sind ACE-Hemmer, Kortikosteroide, Cyclosporin A.

Prognose

Bei der PSH-Nephritis kann kurzfristig ein Rückgang des nephrotischen Syndroms und der Proteinurie innerhalb von 3–6 Monaten zu verzeichnen sein. In Nachuntersuchungen über 20 Jahre nach Manifestation der PSH-Nephritis zeigten einige Patienten, bei denen die PSH-Nephritis nur mild ausgeprägt war, eine chronische Nierenerkrankung. Deshalb ist eine langfristige Nachkontrolle notwendig.

Nephritis und spätere Dialysepflicht

Die IgA-Nephritis des Kindesalters bedeutet für die meisten Patienten eine Fortsetzung der Nierenerkrankung im Erwachsenenalter, und das mit einer schlechten Prognose. 10 Jahre nach Manifestation sind 10 % und 20 Jahre danach 25 % der zu pflegenden Menschen dialysepflichtig.

SPICKZETTEL

Purpura-Schönlein-Henoch, IgA-Vaskulitis

Krankheitsentstehung: virale und bakterielle Pathogene als Auslöser

Symptome: Hauteffloreszenzen, häufig auch diffuse Bauch- und Gelenkschmerzen

Diagnostik: körperliche Untersuchung (Entzündungszeichen, Schmerzen, Ödeme), Blutbild, Makrohämaturie („Cola-Mix"-Farbe des Urins), dysmorphe Erythrozyten im Urin

Behandlungsstrategie: ACE-Hemmer, Kortikosteroide, Cyclosporin A

8.9 Nephrotisches Syndrom

DEFINITION

Nephrotisches Syndrom: glomeruläre Erkrankung mit ausgeprägter Proteinurie (Albuminurie › 1 g/m² Körperoberfläche und Tag; › 40 mg/m² Körperoberfläche/h) oder einem Eiweiß-/Kreatinin-Quotient im Urin von › 2 g/g und mit **Hypalbuminämie** (‹ 2,5 g/dl), es bestehen **Ödeme** und **Hyperlipoproteinämie**

Bei über 90 % der Patienten besteht ein **primäres nephrotisches Syndrom. Sekundäre nephrotische Syndrome** sind möglich bei systemischen Glomerulopathien (z. B. SLE) oder als toxischer Effekt nach Medikamenten (z. B. Gold, Penicillamin). Eine Sonderform ist das **kongenitale nephrotische Syndrom,** das im 1. Lebensjahr beginnt.

Der Altersgipfel für das nephrotische Syndrom liegt zwischen 2–5 Jahren.

Krankheitsentstehung

Eine gestörte glomeruläre Filtrationsbarriere führt zu einer erhöhten Durchlässigkeit für Albumin. Wodurch die Störung der glomerulären Filtrationsbarriere hervorgerufen wird, ist noch nicht eindeutig geklärt. Angenommen werden Infektionen (Hepatitis-B-, HIV-, CMV-, EBV-Infektionen), Autoimmunprozesse, immunologische, idiopathische oder hereditäre Faktoren. Histologisch findet sich meist eine minimale Veränderung an den Glomeruli („Minimal-Change-Disease").

Durch den Verlust von Albumin über den Urin kommt es im Blut zu einer **Hypalbuminämie.** Dadurch sinkt der kolloidosmotische Druck, wodurch Wasser und Natrium aus dem Gefäßlumen ins Interstitium (**Lid-** und **Unterschenkelödeme**) und in die Körperhöhlen (**Aszites, Pleuraergüsse, Perikarderguss**) übergehen. Dadurch entsteht ein intravasaler Volumenmangel (Hypovolämie).

Symptome

Beim ersten Krankheitsschub bestehen meist ausgeprägte **periphere Ödeme** (→ Abb. 8.15) mit **Aszites,** seltener auch Pleuraergüsse. Spezielle Risiken der Ödemphase sind schwere bakterielle Infektionen (v. a. mit Pneumokokken, Sepsis, Peritonitis) und Thrombosen (auch Lungenvenenthrombosen). Zusätzlich bestehen folgende Symptome:

- Müdigkeit, Leistungsabfall, Antriebsarmut
- Bauchschmerzen mit Appetitlosigkeit
- Erschwerte Atmung (Pleuraerguss, Lungenödem, Pneumonie)
- Fieber
- Vergrößerte Nieren (durch Ödeme) sonografisch.

Vorsicht!

- Beim nephrotischen Syndrom kann sich eine Hypovolämie entwickeln.
- Bauchschmerzen beim Kind mit nephrotischem Syndrom sind ein Symptom einer Hypovolämie und Peritonitis.
- Die klinische Untersuchung und Beurteilbarkeit von Kindern mit nephrotischem Syndrom ist oft erschwert.
- Zeichen für die Hypovolämie können kalte Akren, eine verminderte Rekapillarisierungszeit und ein verminderter jugulärer Venendruck sein.

Diagnostik

- Urinstatus (Proteinurie) und Mikroskopie; Eiweiß-/Kreatinin-Quotient aus frischem Morgenurin, fraktionelle Natrium-Ausscheidung (wird aus Urinnatrium, Urinkreatinin, Serumnatrium und Serumkreatinin berechnet und es können Rückschlüsse auf die Nierenfunktion gewonnen werden)
- Elektrolyte, Harnstoff, Kreatinin, Albumin, Gesamteiweiß, Kalzium und Phosphat; C3, C4, ANA, Hepatitis B-, CMV-, EBV-Serologie, ggf. HIV
- Großes Blutbild und Entzündungslabor.

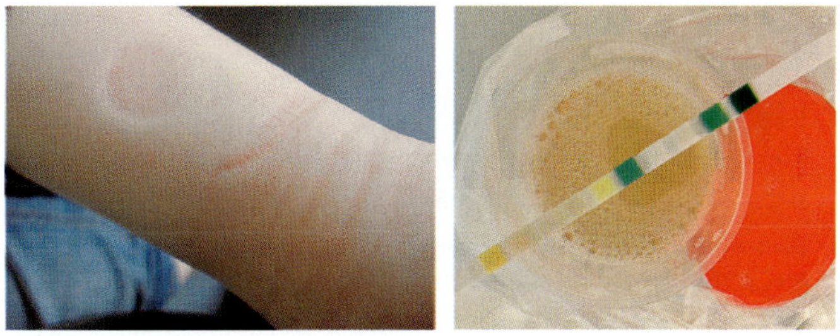

Abb. 8.15 Links deutlich erkennbare Ödeme eines 4-jährigen Mädchens mit nephrotischem Syndrom. Rechts Proteinurie beim nephrotischen Syndrom. [P546]

Die Nieren (Mark-Rindendifferenzierung, Volumetrie) und die ableitenden Harnwege werden mittels Sonografie dargestellt. Bei Kindern, die jünger als 1 Jahr bzw. älter als 10 Jahre sind, oder bei steroidresistentem nephrotischem Syndrom wird eine Nierenbiopsie vorgenommen, da dann eine andere Nierenerkrankung zugrunde liegt und die Nierenbiopsie hilfreich sein kann.

Behandlungsstrategie

Es erfolgt eine **maßvolle Flüssigkeitszufuhr** (Ausscheidung + 400 ml/m² KOF). Die Salzzufuhr darf 3 g am Tag nicht überschreiten.

Die **Steroidtherapie** sieht 60 mg/m² KOF/Tag (nicht mehr als 80 mg/d) über 6 Wochen vor, anschließend 40 mg/m² KOF/48h über 6 Wochen. Steroidsensibel sind ca. 90 % der Patienten; der therapeutische Effekt zeigt sich meist schon 7–10 Tage nach Therapiebeginn (Diurese ↑, Ödeme ↓, Proteinurie ↓, Gewicht ↓).

Anfangs werden **Diuretika** und sehr selten Albumin-Infusionen zum Ausschwemmen der Ödeme verabreicht. Leider werden viele Diuretika an Albumin gebunden und haben deshalb wenig Wirkung in den Gefäßen (intravasal). In seltenen Fällen und bei ausgeprägten Ödemen ist daher die gleichzeitige Gabe von Albumin und harntreibenden Medikamenten indiziert.

Gewichtskontrollen sollen zunächst täglich durchgeführt werden. Die Patienten haben aufgrund des verringerten intravasalen Volumens großen Durst. Die aufgenommene Flüssigkeit geht aus dem Darm ins Blut und von dort ins Interstitium oder in die präformierten Höhlen (z.B. Pleura oder Bauchraum). Im Rahmen der täglichen Gewichtskontrolle müssen die erfolgreiche Gewichtsabnahme durch die Diuretika- und Steroidtherapie überwacht und auf eine zu rasche Gewichtsabnahme mit dem Risiko von Thrombosen oder Lungenembolien kontrolliert werden.

Auch zu Hause ist täglich das Albumin im Morgenurin zu kontrollieren. Dazu müssen die Eltern **angelernt** werden. Nur so kann der Erfolg der Therapie überwacht und evtl. Rezidive rechtzeitig erkannt werden.

Nach Ansprechen der Therapie kann eine klinische Einteilung der Kinder vorgenommen werden. Unterschieden wird zwischen Kindern mit häufigen Rezidiven, weniger häufigen Rezidiven und Kindern, bei denen steroidabhängige oder steroidresistente Verläufe vorliegen. Mycophenolatmofetil, Cyclosporin A, Cyclophosphamid, Rituximab und andere Immunsuppressiva werden je nach Therapieverlauf bei Kindern mit häufigen Rezidiven oder steroidabhängigen Verläufen eingesetzt.

Prognose

80–90 % der Kinder mit idiopathischem nephrotischem Syndrom sprechen auf die Steroidtherapie an. Bei über 50 % der Kinder tritt im ersten Jahr nach Manifestation ein Rezidiv auf. Bei den meisten Kindern kommt es bis zur Pubertät zu einem Stillstand der Erkrankung.

Folgende **Komplikationen** können auftreten: Infektion (Pneumokokken), Hypovolämie, Thrombose, akutes Nierenversagen, Unterernährung, Nebenwirkungen der Medikamente (Kortison), geringe Adhärenz der Kinder und Eltern.

SPICKZETTEL

Nephrotisches Syndrom

Krankheitsentstehung: gestörte glomeruläre Filtrationsbarriere

Symptome: Lid- und Unterschenkelödeme, Aszites, Pleuraergüsse

Diagnostik: Urinstatus, Eiweiß-/Kreatinin-Quotient und Mikroskopie, großes Blutbild, Albumin im Blut, Sonografie

Behandlungsstrategie: maßvolle Flüssigkeitszufuhr, eingeschränkte Salzzufuhr, Steroide

8.10 Tubulopathie

DEFINITION

Tubulopathie: Störungen einzelner oder kombinierter tubulärer Funktionen bei primär normaler glomerulärer Filtration

Es sind die Nierentubuli, die letztendlich verantwortlich sind für die Regulation des Flüssigkeitshaushalts, des Elektrolythaushalts und des Säure-Basen-Gleichgewichts. Die Nierentubuli nehmen über spezielle Transportmechanismen und Kanäle das im Glomerulum ultrafiltrierte Wasser, die Elektrolyte, Glukose, Aminosäuren, Bikarbonat, Phosphat und niedermolekulare Oligopeptide wieder auf.

- Bei **primären Tubulopathien** ist nur eine Partialfunktion (z. B. Diabetes insipidus renalis) oder eine Gruppe von Partialfunktionen (z. B. klassische Zystinurie) gestört.
- Komplexe Tubulusfunktionsstörungen entwickeln sich bis auf wenige Ausnahmen als **sekundäre Tubulopathien** infolge anderer Grunderkrankungen, z. B. aufgrund angeborener Stoffwechselstörungen, z. B. der Zystinose, Fruktoseintoleranz, M. Wilson oder wegen nephrotoxischer Effekte.

Meistens handelt es sich bei Tubulopathien um hereditäre Erkrankungen, die durch folgende Symptome auffallen:

- Polyurie
- Nykturie
- Polydipsie
- Nächtliches Trinken
- Salzhunger
- Gedeihstörungen
- Wachstumsstörungen
- Rachitische Knochenveränderungen.

Bei früher Diagnosestellung gibt es auch therapeutische Interventionsmöglichkeiten. Zur Differenzierung der angeborenen Tubulopathie ist eine molekulargenetische Diagnostik von besonderem Wert.

8.10.1 Diabetes insipidus

DEFINITION

Diabetes insipidus: Störung des Wasser-Elektrolyt-Haushalts durch übermäßige Urinausscheidung von bis zu 20 l Urin pro Tag bei Unfähigkeit der Nieren, den Urin zu konzentrieren und Wasser zurückzuhalten. Damit kommt es zum großen Verlust von freiem Wasser aus dem Körper und zur Konzentration von Elektrolyten wie Natrium im Blut (hypertone Dehydratation).

Krankheitsentstehung

Ursachen (→ Abb. 8.16) sind entweder ein Mangel des Hormons ADH (antidiuretisches Hormon), das im Hypothalamus gebildet und über den Hypophysenhinterlappen ins Blut abgegeben wird, oder eine fehlende Wirkung von ausreichend gebildetem ADH auf die Niere. Die häufigere Form des Diabetes insipidus ist X-chromosomal vererbt.

Symptome

Durch die Unfähigkeit der Nieren, den Urin zu konzentrieren und Wasser zurückzuhalten, wird übermäßig viel Urin ausgeschieden (Polyurie). Bei Jugendlichen kann die **Urinausscheidung** 10–20 l/Tag betragen. Folgen sind übermäßiger Harndrang, quälendes **Durstgefühl** (Polydipsie) und **Trockenheit** von Haut und Schleimhäuten. Zudem

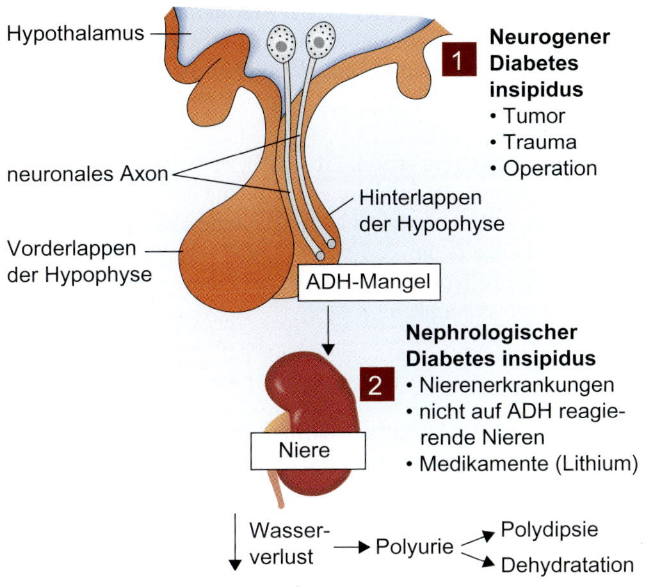

Abb. 8.16 Entstehungsorte des Diabetes insipidus. Es gibt neurogene und nephrologische Ursachen. [E722–002]

lassen sich eine erhöhte Irritabilität (Reizbarkeit), **schlechtes Gedeihen,** Erbrechen, Exsikkose, Fieberschübe (Durstfieber) beobachten.

Es liegt eine Hypernatriämie (hypertone Dehydratation, hypotoner Urin [Urinosmolalität]) vor.

Diagnostik

Bei der Anamnese mit den Eltern berichten diese über hohe Trinkmengen, hohe Urinproduktion und häufiges Windelwechseln. Die Befunde zeigen eine Hypernatriämie, Hyperchlorämie, erhöhte Plasmaosmolarität sowie eine erhöhte ADH-Konzentration.

Pathologischer Durstversuch

Zum Ausschluss eines Diabetes insipidus oder einer habituellen Polydipsie kann ein sog. Durstversuch durchgeführt werden. Unter Messung der Urinausscheidung und der Konzentrationsfähigkeit der Nieren werden Körpergewicht und Blutdruck kontrolliert indem dem Körper über maximal 7 Std. keine Flüssigkeit zugeführt wird. Der Test ist pathologisch, wenn es zur raschen Gewichtsabnahme, zum Blutdruckabfall, zum Anstieg des Serumnatriums und zu keinem Anstieg der Urinosmolalität kommt.

Behandlungsstrategie

Zu achten ist auf eine ausreichende **Flüssigkeitszufuhr** sowie die Zufuhr **salzarmer und eiweißreduzierter Kost.** Verabreicht werden Thiaziddiuretika und Prostaglandininhibitoren. Das synthetische Hormon Desmopressin (Minirin®) kann in Form von Tabletten oder als Nasenspray gegeben werden, um die Urinausscheidung zu normalisieren. Unter dieser Therapie ist es den Kindern i. d. R. möglich, ein normales Leben zu führen.

Vorsicht!

- Die hypernatriämische Dehydratation (Verlust von freiem Wasser aus dem Körper und starker Anstieg der Natriumkonzentration im Blut) ist bei Diabetes insipidus die Folge des Verlusts reinen Wassers. Deshalb darf hier nur mit einer 2,5 -prozentigen Glukoselösung oder mit einer Drittellösung (0,3-prozentiges NaCl) rehydriert werden.
- Eine Rehydrierung mit einer physiologischen 0,9-prozentigen Kochsalzlösung kann die Hypernatriämie verschlimmern und zu schweren zentralnervösen Komplikationen führen!
- Notfallausweis erforderlich!

SPICKZETTEL

Diabetes insipidus

Krankheitsentstehung: Mangel an ADH oder fehlende Wirkung von ausreichend gebildetem ADH

Symptome: Reizbarkeit, schlechtes Gedeihen, Erbrechen, Exsikkose, Fieberschübe, Hypernatriämie, Krampfanfälle

Diagnostik: Anamnese, Hypernatriämie, Hyperchlorämie, erhöhte Plasmaosmolarität, pathologischer Durstversuch

Behandlungsstrategie: Rehydrierung mit ⅓ isotoner NaCl-Lösung und 2,5-prozentiger Glukoselösung, keine physiologische Kochsalzlösung, medikamentös Thiaziddiuretika und Desmopressin einsetzen

8.10.2 Bartter-Syndrome

DEFINITION

Bartter-Syndrome: äußerst seltene vererbte Krankheit des aufsteigenden Asts der Henle-Schleife in der Niere mit Salzverlust-Syndrom (Salzverlusttubulopathie). Unterschieden werden das antenatale Bartter-Syndrom/Hyperprostaglandin-E-Syndrom mit und ohne Innenohrschwerhörigkeit (schwere Verlaufsform) und das klassische Bartter-Syndrom.

Krankheitsentstehung

Ursache der Erkrankung ist ein Gendefekt am aufsteigenden dicken Schenkel der Henle-Schleife, der mit Störungen der Natriumresorption einhergeht. Über den erhöhten Natriumverlust durch den Urin verlieren die zu pflegenden Kinder und Jugendlichen auch sehr viel Körperwasser. Deshalb kommt es bereits pränatal zu einem Polyhydramnion (deutlich über der Norm liegende Fruchtwassermenge) und unmittelbar postnatal zu einer massiven Polyurie.

Symptome

Je nach Art des Gendefekts können die Symptome auftreten. Beim Barttin-Defekt kann es auch zur Innenohrschwerhörigkeit kommen.

- **Antenatales Bartter-Syndrom/Hyperprostaglandin-Syndrom:** Polyhydramnion (Fruchtwassersucht), schwerer Salzverlust mit Salzhunger, Polyurie, Hyperkalziurie, Nephrokalzinose
- **Klassisches Bartter-Syndrom:** erst im Kleinkindalter auffällig, zeigt sich durch Hypochlorämie, milde Hypomagnesiämie und Gedeihstörung
- **Antenatales Bartter-Syndrom mit Innenohrschwerhörigkeit:** Polyhydramnion, Polyurie, Hypochlorämie, Hypomagnesiämie, Innenohrschwerhörigkeit, chronisches Nierenversagen.

Diagnostik

- Anamnese (Polyhydramnion)
- Hypokaliämie
- Hypochlorämie und metabolische Alkalose
- Serumaldosteron erhöht
- Prostaglandin-E-Spiegel erhöht
- Hyperkalziurie, Nephrokalzinose
- Hypomagnesiämie

- Innenohrschwerhörigkeit
- Chronisches Nierenversagen.

Behandlungsstrategie

Es erfolgt eine Substitution von Wasser und Elektrolyten (Kaliumchlorid, Magnesiumchlorid). Die überschießende Prostaglandin-E2-Produktion wird gehemmt durch die Gabe von Indometacin oder Ibuprofen.

SPICKZETTEL

Bartter-Syndrome

Krankheitsentstehung: genetische Erkrankung des aufsteigenden dicken Schenkels der Henle-Schleife in der Niere mit Salzverlustsyndrom

Symptome: Polyhydramnion (Fruchtwassersucht), schwerer Salzverlust mit Salzhunger, Polyurie, Gedeihstörung, Muskelhypotonie, rezidivierende unklare Fieberschübe

Diagnostik: Anamnese (Polyhydramnion), Hypokaliämie, Hypochlorämie, erhöhtes Serumaldosteron, erhöhter Prostaglandin-E-Spiegel, Hyperkalziurie, Nephrokalzinose, Hypomagnesiämie

Behandlungsstrategie: Substitution von Wasser und Elektrolyten, Indometacin

8.10.3 Renal-tubuläre Azidose (RTA)

DEFINITION

Renal-tubuläre Azidosen: Erkrankungen der renalen Säure-Basen-Regulation mit charakteristischer hyperchlorämischer Azidose. Sie können als primäre, angeborene Erkrankung auftreten oder sich sekundär infolge anderer Grunderkrankungen entwickeln.

Anatomisch schließt sich an das Nierenkörperchen (Gefäßschlingen und Bowman-Kapsel) das Tubulussystem an. Unterschieden werden der proximale (unmittelbar daran angrenzende) Anteil, die Henle-Schleife mit absteigendem und aufsteigendem Schenkel und der distale Tubulus, der schließlich in das Sammelrohr mündet. Aus Letzterem wird der Harn in das Nierenbecken weitergeleitet. Je nach Lokalisation des Defekts und Auswirkung auf die Pathophysiologie werden verschiedene Untertypen unterschieden.

Krankheitsentstehung

Gemeinsam ist den vier verschiedenen Typen eine **hyperchlorämische Azidose bei normaler Anionenlücke** (Chlorid im Serum ↑, Blut-pH ↓).

- **Typ1 (distale RTA):** Es handelt sich um eine Störung der Protonensekretion (Säureausscheidung) im Sammelrohr, die angeboren ist oder infolge von Medikamenten und Intoxikationen, z. B. Amphotericin B, Cyclamat, verursacht wird, aber auch bei Hyperkalziurie und Hyperparathyreoidismus auftritt.
- **Typ 2 (proximale RTA):** Die Störung der Bikarbonatrückresorption im proximalen Tubulus mit einem Serumbikarbonat von 12–15 mmol/l führt zu einer massiven Bikarbonaturie mit einem alkalischen Urin-pH bei gleichzeitiger metabolischer Azidose. Dabei kommt es auch zu einer Hypokaliämie infolge renaler Kaliumverluste.
- **Typ 3 (Mischtyp aus 1 und 2):** Der Defekt der intrazellulären Carboanhydrase II führt im proximalen Tubulus zu einer verminderte Bikarbonatresorption und im distalen Tubulus zu einer Reduktion der Protonen-Sekretion.
- **Typ 4 (hyperkaliämische RTA):** Der Aldosteronmangel oder die Aldosteronresistenz geht einher mit einer verminderten Natriumresorption, Protonen- und Kaliumsekretion im Sammelrohr.

Symptome

Im 1. Lebensjahr kommt es zum Erbrechen, zu Gedeihstörungen, Polyurie und Exsikkose. Bei Infektionen kann eine rasche Entgleisung im Elektrolyt- und Wasserhaushalt auftreten. Zudem können sich folgende Symptome entwickeln:

- Nephrolithiasis/Nephrokalzinose
- Innenohrschwerhörigkeit.

Diagnostik

- Anamnese
- Blutgasanalyse, Anionenlücke, Natrium, Chlorid, Kalium, Bikarbonat
- Urinelektrolyte (Chlorid, Natrium, Kalium), Urin-pH
- Furosemidtest.

Behandlungsstrategie

Normalisierung des Serumbikarbonats (> 20 mmol/l), des Serumkaliums und der Hyperkalziurie.

- Proximale Form: hohe Bikarbonatgaben, spontane Besserung nach den ersten Lebensjahren
- Distale Form: geringere Bikarbonatgaben, aber lebenslang.

SPICKZETTEL

Renal-tubuläre Azidose (RTA)

Krankheitsentstehung: Erkrankungen der renalen Säure-Basen-Regulation mit charakteristischer hyperchlorämischer Azidose

Symptome: Erbrechen, Gedeihstörungen, Polyurie und Exsikkose (Austrocknung); Nephrolithiasis/Nephrokalzinose und Innenohrschwerhörigkeit

Diagnostik: Anamnese, Blutgasanalyse, Anionenlücke, Urinelektrolyte, Furosemidtest

Behandlungsstrategie: Normalisierung des Serumbikarbonats, des Serumkaliums und der Hyperkalziurie

8.11 Renale Hypertonie

DEFINITION

Renale Hypertonie: Hypertonie, die durch Nierenerkrankungen bedingt ist. Über 80 % der sekundären Hypertonie bei Kindern wird durch renale Erkrankungen (parenchymatös und/oder vaskulär) verursacht.

Krankheitsentstehung

Renale Erkrankungen, die mit einer (arteriellen) **Hypertonie** einhergehen, sind:

- Fibromuskuläre Dysplasie (Vermehrung von Bindegewebe und glatter Muskulatur in der Arterienwand, bevorzugt der Nierenarterien, die mit Einengung des Gefäßlumens und dadurch bedingter arterieller Hypertonie einhergeht), Williams-Beuren-Syndrom (Nierengefäßtumoren, die zur Hypertonie führen)
- Zystennieren (ARPKD, ADPKD), Nierenhypo-/dysplasie
- Refluxnephropathie, obstruktive Uropathie, höhergradiger vesikoureteraler Reflux, rezidivierende Pyelonephritiden, Glomerulonephritiden, akutes und chronisches Nierenversagen.

Weitere Ursachen der sekundären arteriellen Hypertonie im Kindesalter sind kardiovaskuläre, endokrinologische, neurologische und iatrogene Erkrankungen.

Symptome

Es handelt sich meist um einen Zufallsbefund. Säuglinge und Kindern können durch folgende Symptome auffallen:

- **Säugling:** Erbrechen, Gedeihstörung, Kardiomegalie, Herzinsuffizienz, Blässe oder Zyanose, Krampfanfälle
- **Kind:** Erschöpfung, Schlafstörungen, Kopfschmerzen (selten), Sehstörungen, Nasenbluten, Polydipsie, Polyurie, Krampfanfälle.

Diagnostik

- Familienanamnese, körperliche Untersuchung (anamnestische Hinweise auf Nierenerkrankungen, Hautveränderungen bei Symptomen mit Nierenbeteiligung [z. B. tuberöse Sklerose, Neurofibromatose]; Strömungsgeräusch über der Nierenregion?)
- Blutdruckmessung (→ Tab. 8.7) am rechten Arm in Ruhe, Pulsstatus aller Extremitäten, 24h-Blutdruckmessung ab dem 5. Lebensjahr. Mit Hilfe der Körperhöhe bzw. der Körperlänge und des Alters in Jahren können die Perzentilen für die Blutdrücke bestimmt werden. Mit Hilfe der Blutdruck-Perzentilen findet die Einteilung des Blutdrucks statt.
- Blutbild, Elektrolyte, Glukose, HbA1c, Blutfette, Retentionswerte, Blutgasanalyse, Urinstatus und Eiweiß-/Kreatinin-Quotient, Schilddrüsenhormone (fT4, TSH)
- Bildgebende Diagnostik: Sonografie der Nieren und der ableitenden Harnwege, selektive Nierengefäßdarstellung
- Endorganschädigung: augenärztliches Konsil, linksventrikuläre Hypertrophie.

Tab. 8.7 Hypertonie-Stadien im Kindesalter, nach AWMF-Leitlinie [13]. Bei Kindern und Jugendlichen werden mindestens drei Einzelmessungen bzw. Langzeitmessung systolisch/diastolisch vorgenommen. [W1082-002]

Hypertonie-Stadien	Werte
Optimal	**Bisher nicht definiert**
Normal	< 90. Perzentile
Hoch normal	90.–94. Perzentile
Hypertonie 1°	95.–≥ 99. Perzentile +5 mm Hg
Hypertonie 2°	> 99. Perzentile + 5 mm Hg
Hypertonie 3°	**Bisher nicht definiert**

Spezielle Untersuchungen nach Leitlinie der European Society of Hypertension [12]:

- Plasma-Renin-Aktivität und Aldosteron
- Katecholamine und Metanephrine (in Urin und Plasma)
- Plasma-Cortisol, ACTH, Cortisol-Tagesprofil, 24 Std. freies Cortisol im Urin, Urinsteroidprofil
- Drogen/Medikamentenspiegel
- Abdomen-CT/MRT, Nierenszintigrafie, Polysomnografie
- Plasma-Desoxycorticosteron und -Corticosteron, 18-Hydroxycorticosteron, 18-Hydroxydeoxycorticosteron und 11-Deoxycortisol

Normwerte

Für Kinder gelten folgende Normwerte [12]:

- Systolische Blutdruckgrenze 100 + (Alter in Jahren × 2)
- Diastolische Blutdruckgrenze < 10 Jahre 60 + (Alter in Jahren × 2)
- > 10 Jahre 70 + (Alter in Jahren).

Behandlungsstrategie

Verabreicht werden ACE-Hemmer (1. Wahl), Diuretika sowie Angiotensin-Rezeptoren-Blocker (1. Wahl) und Kalziumantagonisten (1. Wahl), Betarezeptorenblocker (2. Wahl) nach einem Stufenschema (→ Tab. 8.8).

SPICKZETTEL

Renale Hypertonie

Krankheitsentstehung: renale, kardiovaskuläre, endokrinologische, neurologische und iatrogene Erkrankungen

Symptome:

- Säugling: Erbrechen, Gedeihstörung, Kardiomegalie, Herzinsuffizienz, Blässe oder Zyanose, Krampfanfälle
- Kind: Erschöpfung, Schlafstörungen, Kopfschmerzen (selten), Sehstörungen, Nasenbluten, Polydipsie, Polyurie, Krampfanfälle

Diagnostik: Familienanamnese, Blutbild, Elektrolyte, Glukose, Retentionswerte, Blutgasanalyse, Urinstatus und Eiweiß/Kreatinin-Quotient, Sonografie der Nieren und der ableitenden Harnwege

Behandlungsstrategie: Betablocker, ACE-Hemmer, Diuretika sowie Angiotensin-Rezeptoren-Blocker und Kalziumantagonisten nach Stufenschema

Tab. 8.8 Antihypertensive Therapie im Kindesalter [mod. nach 13, 14, 15]

Substanzgruppe	Wirkprinzip	Nebenwirkungen	Präparat
ACE-Hemmer	• Hemmung der Konversion von Angiotensin (AT) I zu AT II, Sympathikotonus ↓ • Aldosteronbedingte Salz- und Wasserretention ↓	• Husten, Hyperkaliämie, Hypotonie, Lymphangioödem, Neutropenie • **Kontraindikation:** Nierenarterienstenose und Schwangerschaft	• Enalapril® • Captopril® • Ramipril®
Angiotensin-Rezeptoren-blocker	Blockade des AT-II-Typ-1-Rezeptors	Kein Husten; sonst wie ACE-Hemmer	• Losartan® • Valsartan® • Candesartan®
Kalzium-antagonisten	• Relaxation der arteriellen Gefäßmuskulatur • Peripherer Widerstand ↓	Kopfschmerzen, Flush, Tachykardie, periphere Ödeme, Müdigkeit, Hypotonie, Gingivahyperplasie	• Amlodipin® • Nifedipin retard® • Nitrendipin®
Diuretika	• Renale Natriumausfuhr ↑ • Peripherer Widerstand ↓	Hyponatriämie, Hypokaliämie, Alkalose, ACE-I Wirkung ↑ **Kontraindikation bei Anurie!!**	• Furosemid® • Hydrochlorothiazid®
Betablocker	• Kardialer Auswurf ↓ • Renin-Aldosteron-Ausschüttung ↓ • Zentrale sympathikotone Aktivität ↓	• Müdigkeit, Schwindel, depressive Verstimmung, verminderte körperliche Leistungsfähigkeit, Bradykardie, Hypotonie, Übelkeit. • **CAVE:** Diabetes mellitus, pulmonale Obstruktion	Metoprolol®

8.12 Nierenvenenthrombose

DEFINITION

Nierenvenenthrombose: Seltene Erkrankung, die beim Neugeborenen immer dann zu vermuten ist, wenn Makrohämaturie, eingeschränkte Urinproduktion und Nierenfunktion bestehen.

Die Nierenvenenthrombose kommt einseitig (unilateral) oder beidseitig (bilateral) vor. Hierbei startet die Thrombose in den Vv. arcuatae und/oder Vv. interlobulares und breitet sich von dort in die Hauptäste der Nierenvenen, manchmal auch in die Nachbargefäße (Nebennierenvene und V. cava) aus.

Vorsicht! Besonders gefährdet sind Neugeborene nach schwerer peripartaler Asphyxie, Dehydratation mit Hypernatriämie, Kinder mit zyanotischen Vitien und Patienten mit nephrotischem Syndrom in der Ödemphase. Häufiger ist das männliche Geschlecht betroffen (2 : 1).

Krankheitsentstehung

Der Erkrankung liegt eine Hyperkoagulabilität (erhöhte Blutgerinnungsaktivität) mit Koagelbildung in den venösen Nierengefäßen zugrunde. Als Ursachen der Hyperkoagulabilität werden vielfältige hämostatische Störungen diskutiert, z. B. eine Erhöhung des Fibrinogens, ein Angiotensin-III-Mangel, eine gestörte Thrombozytenfunktion oder auch eine Faktor-V-Leiden-Mutation. Die Erkrankung tritt vorzugsweise bei Säuglingen von prädiabetischen oder diabetischen Müttern und nach traumatischen Geburten auf, meist innerhalb der ersten 3 Lebenstage.

Symptome

Eine **akute Nierenvenenthrombose** äußert sich durch Flankenschmerz, abdominelle Resistenz (Tastbefund), Hämaturie. Es kann sich evtl. eine Oligurie entwickeln. Eine arterielle Hypertension ist in der akuten Phase oft nicht nachweisbar.

Bei **chronischer Nierenvenenthrombose** kommt es zur Makrohämaturie, zur eingeschränkten Urinproduktion und eingeschränkten Nierenfunktion. Bei Ausdehnung der Thrombose bis in die Vena cava sind auch Ödeme der unteren Extremität zu beachten. Da der venöse Rückstrom aus den peripheren Gefäßen verlangsamt oder gänzlich aufgehoben ist, kommt es zur Schwellung der unteren Extremität.

Diagnostik

Eine Anämie, Thrombozytopenie, Fragmentozyten und D-Dimere (Spaltprodukt des Fibrin) sind nachweisbar. Die Schwellung der Niere kann teilweise ertastet werden, ist aber mit der Volumetrie (Volumenmessung von Körperstrukturen) in der Sonografie sicherer nachweisbar. Die Dopplersonografie zeigt eine verminderte Durchblutung in der Nierenrinde und thrombotisches Material in den Nierenvenen. Die CT-Angiografie (→ Abb. 8.17) liefert eine gute Detailerkennbarkeit mit hoher Sensitivität und Spezifität.

Behandlungsstrategie

Je nach Ausdehnung erfolgt eine systemische Heparinisierung oder Lyse mit rekombinantem humanen TPA (Tissue Plasminogen Activator = Enzym, das von den Endothelzellen der Gefäßwand gebildet wird). Das TPA aktiviert die Fibrinolyse und unterstützt die Auflösung des Blutgerinnsels.

Prognose

Die **Prognose** hängt von der Ausdehnung der Nierenvenenthrombose und davon ab, ob eine oder beide Nieren betroffen sind. Im letzteren

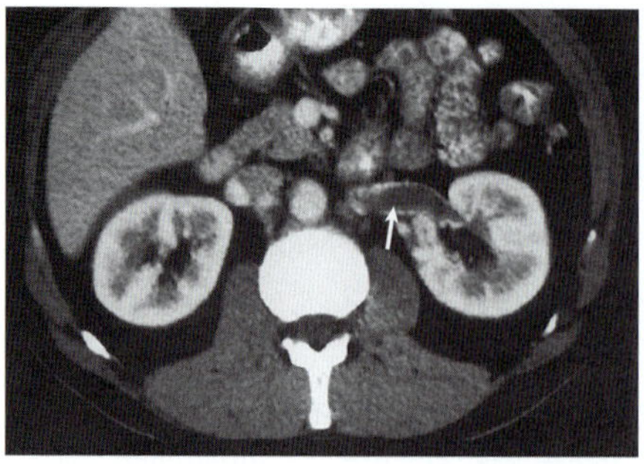

Abb. 8.17 Nierenvenenthrombose im CT. Der Pfeil zeigt auf das von der Thrombose verschlossene Gefäß. [G516-002]

Fall entwickelt sich immer eine chronische Niereninsuffizienz. Eine der Hauptfolgen einer Nierenvenenthrombose im Neugeborenenalter ist eine signifikante arterielle Hypertonie.

Pflege

Bei der Betreuung von Kindern unter Heparinisierung oder Lyse-Therapie achten Pflegefachpersonen besonders auf **Blutungszeichen** und führen Interventionen, wie z. B. Absaugen, Abführmaßnahmen und Mundpflege, besonders behutsam aus, um keine Schleimhautläsionen zu setzen.

Kinder, die eine systemische Lyse-Therapie erhalten, sollten unter intensivmedizinischer Beobachtung sein. Hier muss zusätzlich zum Standard-Monitoring besondere Aufmerksamkeit auf die Bewusstseinslage gelegt werden, um Hirnblutungen frühzeitig zu erkennen.

SPICKZETTEL

Nierenvenenthrombose

Krankheitsentstehung: vielfältige hämostatische Störungen, z. B. Erhöhung des Fibrinogens, AT-III-Mangel, gestörte Thrombozytenfunktion oder auch eine Faktor-V-Leiden-Mutation. Die Erkrankung tritt vorzugsweise bei Geburt von prädiabetischen oder diabetischen Müttern und traumatischen Geburten auf.

Symptome:

- Akute Nierenvenenthrombose: Flankenschmerz, abdominelle Resistenz, Hämaturie, evtl. Oligurie
- Chronische Nierenvenenthrombose: Makrohämaturie, eingeschränkte Urinproduktion und eingeschränkte Nierenfunktion; evtl. Ödem der unteren Extremität

Diagnostik: Anämie, Thrombozytopenie, Fragmentozyten und D-Dimere

Behandlungsstrategie: Heparinisierung oder Lyse mit rekombinantem humanen TPA

Pflege: Besondere Beachtung bei Interventionen, dass keine Haut- und/oder Schleimhautläsionen gesetzt werden, das Standard Monitoring wird um die Beobachtung der Bewusstseinslage erweitert.

8.13 Harnwegsinfektionen

DEFINITION

Harnwegsinfektionen (HWI): Vermehrung von pathogenen Keimen im Harntrakt oberhalb der distalen Urethra. Etwa 5 % aller Mädchen und 1 % aller Jungen machen bis zur Adoleszenz mindestens eine HWI durch. Rezidive kommen bei etwa 50 % der Mädchen vor, bei Jungen nach dem 1. Lebensjahr sind sie sehr selten. Nach dem Neugeborenen-Alter handelt es sich bei HWI fast immer um aufsteigende Infektionen.

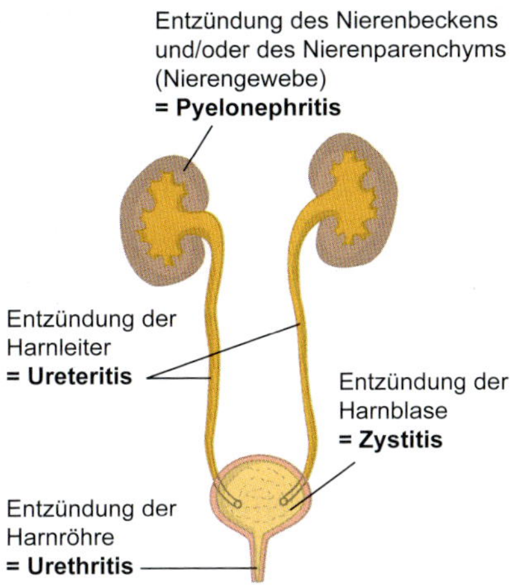

Abb. 8.18 Verschiedene Infekte der Harnwege, unterteilt nach ihrer Lokalisation [L138]

Harnwegsinfekte können sich in allen Organen des Harntrakts manifestieren (→ Abb. 8.18).

> **Diagnosestellung**
> Die Diagnose wird immer anhand von drei Kriterien gestellt: klinische Symptome, Entzündungsreaktion (Leukozyturie, Immunreaktion) und Bakteriennachweis in der Urinkultur.
> - Bei einer **Blasenentzündung** (Zystitis) ist die Harnwegsinfektion auf die Blase beschränkt und verursacht kein Fieber.
> - Bei einer **asymptomatischen Bakteriurie** bestehen keine klinischen Symptome und keine wesentliche Leukozyturie. Es handelt sich um eine Sonderform der HWI, die kontrolliert, aber nicht antibiotisch behandelt wird.
> - Bei einer **symptomatischen Harnwegsinfektion** sind die Bakteriurie und Leukozyturie, Dysurie und Einnässen Symptome der Erkrankung.
> - Der Begriff **fieberhafter Harnwegsinfekt** ist ein Synonym zu Pyelonephritis (mit Ausnahme des Neugeborenenalters, hier kann auch eine Pyelonephritis ohne Fieber auftreten).
> - Bei einem **unkomplizierten Harnwegsinfekt** funktionieren Blase und Nieren normal, es besteht Immunkompetenz, d. h. eine wirksame Immunabwehr bei einem intakten Immunsystem.
> - Bei einer **komplizierten Harnwegsinfektion** liegen zusätzlich zur Infektion der Harnwege eine Nieren- und/oder Harntraktfehlbildung (CAKUT, congenital anomalies of the kidney and urinary tract), Fremdkörper (z. B. transurethraler Katheter) im harnableitenden System, Zustand nach Nierentransplantation, Schwangerschaft oder Diabetes mellitus vor. Altersspezifisch kann eine Harnwegsinfektion bei Säuglingen immer als kompliziert angesehen werden.

Krankheitsentstehung

Bei einer **bakteriellen Infektion** besiedeln uropathogene Keime (E. coli, Klebsiella, Citrobacter, Proteus und Enterokokken) die Anogenitalregion und die Vorhaut. Sie vermehren sich schnell im Harn, heften sich an die Schleimhautzellen an und können in den Harntrakt und bis zum Nierenbecken gelangen.

Pilzinfektionen treten bevorzugt beim unreifen Neugeborenen auf.

Symptome

- **Neugeborenes:** Trinkschwäche, Erbrechen, grau-blasses Hautkolorit, Ikterus, Berührungsempfindlichkeit
- **Säugling:** unklares hohes Fieber, Erbrechen und Durchfälle, Trinkschwäche, Poly-/Oligurie, Salzverlust, Elektrolytentgleisungen und Schock
- **Kleinkinder:** Im Rahmen einer Blasenentzündung treten Schmerzen bei der Miktion, Unterbauchschmerzen und häufige Blasenentleerungen kleinerer Harnmengen auf. Auch Einnässen, auch nach einer längeren „Trockenphase", kann ein Symptom einer Harnwegsinfektion sein. Eine Pyelonephritis mit fieberndem Kind kann bis auf Bauchschmerzen oder ab dem 4./5. Lebensjahr auch Flankenschmerzen symptomlos bleiben.
- **Ältere Kinder und Jugendliche:**
  - Blasenentzündung: ähnliche Symptome wie Kleinkinder mit Unterbauchschmerzen (nach der Blasenentleerung)
  - Nierenbeckenentzündung: i. d. R. Fieber und/oder ein- oder beidseitige Flankenschmerzen.

Diagnostik

- **Anamnese:** ungeklärte Fieberschübe im Neugeborenen- oder Säuglingsalter, imperativer Harndrang, Haltemanöver, Miktionsaufschub, übelriechender Harn, Einnässen, Obstipation und/oder Enkopresis
- **Körperliche Untersuchung:** auf Genitalveränderungen (Phimose, Rötung und Schwellung des Meatus urethrae, Labiensynechie) und Sakralgrübchen oder Wirbelbogenveränderungen
- **Urindiagnostik:** Beutelurin (→ 8.3.2), Clean-Catch-Urin (→ 8.3.2), Mittelstrahlurin (→ 8.3.2), Katheterisierung und suprapubische Blasenpunktion, Teststreifen, Mikroskopie, Urinkultur. Bei Verdacht auf Kindeswohlgefährdung oder postpubertären Mädchen und Jungen auch an sexuell übertragbare Infektionen (Chlamydien, Trichomonaden, Gonokokken) denken.
- **Bildgebung:** Sonografie, MUS, MCU, Szintigrafie (statisch oder dynamisch), MR-Urografie (→ 8.3.3).

Behandlungsstrategie

Die **antibiotische Therapie** (→ Tab. 8.9) zielt darauf ab, die Krankheitssymptome zu beseitigen, Urosepsis und Nierenabszess zu vermeiden und bleibende Nierenparenchymschäden zu verhindern.

Tab. 8.9 Empfehlung zur kalkulierten antibakteriellen Therapie eines Harnweginfekts in Abhängigkeit von Alter und Schweregrad (mod. nach Beetz [17])

Erkrankung	Therapievorschlag	Applikation	Therapiedauer
Pyelonephritis bis zum 6. LM	Ceftazidim + Ampicillin oder Aminoglykosid + Ampicillin	3–7 Tage parenteral, mindestens bis 2 Tage entfiebert, dann orale Therapie; bei Neugeborenen 7–14 Tage, dann orale Therapie	10(–14) Tage, Neugeborene 14–21 Tage
Unkomplizierte Pyelonephritis jenseits des Säuglingsalters	Cephalosporin der 3. Generation	Oral (initial ggf. parenteral)	(7–)10 Tage
Komplizierte Pyelonephritis/Urosepsis jedes Alter	Ceftazidim + Ampicillin oder Aminoglykosid + Ampicillin	Mindestens 7 Tage parenteral, dann ggf. orale Therapie	Mindestens 10–14 Tage

Eine **parenterale Therapie** ist angezeigt bei Säuglingen in den ersten 4–6 Lebensmonaten, bei Verdacht auf Urosepsis, deutlich reduziertem Allgemeinzustand, Nahrungs- und Flüssigkeitsverweigerung, Erbrechen, Durchfall, Non-Compliance, komplizierter Pyelonephritis [16].

Keimfreier Urin

Eine erfolgreiche Behandlung ist durch Keimfreiheit des Urins innerhalb von 24 Std. gegeben. Eine Entfieberung ist spätestens nach 48–72 Std. zu erwarten. Die Urinmikroskopie sollte innerhalb einer Woche normal sein. Das CRP normalisiert sich nach 4–5 Tagen.

Prävention

Da die meisten **Darmkeime** ursächlich für Harnwegsinfekte sind, muss bei Kindern besonders darauf geachtet werden, dass der Genitalbereich nach dem Absetzen von Stuhl richtig gereinigt wird. Beim Mädchen erfolgt das Reinigen der Genitalregion immer von vorn nach hinten und nach jedem Wischen mit einem frischen unbenutzten Tuch (Feuchttuch oder Waschlappen und Wasser), da so das Risiko für das Einbringen von Darmkeimen in den Harntrakt reduziert werden kann.

Nasse Kleidung, besonders Badekleidung und Unterwäsche, ist schnell zu wechseln, da diese zur Unterkühlung im Genitalbereich und damit zur Minderdurchblutung der Schleimhaut in der Harnblase führen kann. Auch kalte Füße können eine reflektorische Minderdurchblutung in Niere und Harnblase hervorrufen. [18]

Pflege

Pflegefachpersonen behandeln die Symptome, informieren aber auch Eltern und Kinder über Prävention und Behandlung des HWI. Sie sind aufzuklären zu Art und Entstehung der Erkrankung über Keimverschleppung, hygienisches Verhalten zur Vermeidung des Einbringens der Keime in die Urethra, aber auch den Einfluss von Faktoren wie unvollständige Blasenentleerung oder das Zurückhalten des Urins. Bei Jungen und Mädchen sollte auf häufige Schaumbäder verzichtet werden, da diese den Bereich der Harnröhrenöffnung reizen. Dadurch kann das Risiko für eine HWI erhöht werden. Außerdem gehört dazu die Information über die Zufuhr von ausreichend Flüssigkeit und das frühzeitige Erkennen einer Infektion.

SPICKZETTEL

Harnwegsinfekte

Krankheitsentstehung: bakterielle Keime, welche die Anogenitalregion und die Vorhaut besiedeln, gelangen in Harntrakt und Nieren; bei Neugeborenen Pilzinfektion

Symptome:

- **Neugeborenes:** Trinkschwäche, Erbrechen, grau-blasses Hautkolorit, Ikterus, Berührungsempfindlichkeit
- **Säugling:** unklares hohes Fieber, Erbrechen und Durchfälle, Trinkschwäche, Poly-/Oligurie, Salzverlust, Elektrolytentgleisungen und Schock
- **Kleinkinder:** Schmerzen bei der Miktion, Unterbauchschmerzen und häufige Blasenentleerungen kleinerer Harnmengen
- **Ältere Kinder und Jugendliche:** bei Blasenentzündung Unterbauchschmerzen und häufige Blasenentleerungen kleinerer Harnmengen; bei Nierenbeckenentzündung i. d. R. Fieber und/oder ein- oder beidseitige Flankenschmerzen

Diagnostik: Anamnese, körperliche Untersuchung, Urindiagnostik (Beutelurin, Clean-Catch, Mittelstrahl, Katheterisierung und suprapubische Blasenpunktion, Teststreifen, Mikroskopie, Urinkultur). Bildgebung: Sonografie, MUS, MCU, Szintigrafie

Behandlungsstrategie: Antibiotika

Pflege: Information der Eltern und Kinder über die Erkrankung, zum präventiven Verhalten und die frühzeitige Erkennung des HWI

Prognose

Nach einer Pyelonephritis können jahrelang andauernde Verzögerungen des Nierenwachstums beobachtet werden. Kinder und Jugendliche mit Nierenparenchymschäden zeigen ein erhöhtes Risiko für arterielle Hypertonie und Nierenfunktionseinschränkung bis hin zur chronischen Niereninsuffizienz (arterielle Hypertonie, Mikroalbuminurie).

8.14 Akutes Nierenversagen (ANV)

DEFINITION

Akutes Nierenversagen (ANV): abrupter Verlust der glomerulären Fitration, der zu einer Erhöhung der Retentionswerte (Kreatinin und Harnstoff) im Blut führt und ein Ungleichgewicht des Flüssigkeits-, Elektrolyt- und Säure-Basen-Haushalts hervorrufen kann.

Die plötzlich eintretende schwere Einschränkung der Nierenfunktion ist reversibel, solange nur **funktionelle Störungen** vorliegen, z. B. bei Beginn des prärenalen und postrenalen ANV. Bei **strukturellen Schäden** (renales ANV) hingegen ist die Einschränkung der Nierenfunktion irreversibel oder nur partiell reversibel. Es gibt fließende Übergänge zwischen den verschiedenen Formen. Bei Kindern, die aufgrund eines Organversagens auf den Intensivstationen behandelt werden müssen, besteht bei dieser Erkrankung eine hohe Mortalitätsrate. Bei frühzeitigem Erkennen und entsprechender Therapie kann in den meisten Fällen die Nierenfunktion wiederhergestellt werden.

Eine akute, i. d. R. reversible Reduktion der glomerulären Filtrationsrate (GFR) führt zum Anstieg der Retentionsparameter über die altersentsprechenden Normalwerte und damit zu einer verminderten Urinausscheidung. Entsprechend der Werte werden die Stadien des ANV eingeteilt (→ Tab. 8.10).

Krankheitsentstehung

Es gibt ein prärenales, renales und postrenales Nierenversagen.

- **Prärenales ANV:** Hier liegt eine Durchblutungsstörung der Nieren infolge eines Schocks oder Dehydratation zugrunde, z. B. eine Hypovolämie bei Flüssigkeitsverlust im Rahmen einer Gastroenteritis, diabetischen Ketoazidose, Hypoproteinämie, Blutung, peripherer Vasodilatation bei Sepsis. Auch Medikamente wie Kalziumantagonisten, ACE-Inhibitoren, Ciclosporin A, Diuretika oder erhöhter intraabdomineller Druck können ein ANV bedingen.
- **Renales ANV:** entwickelt sich auf dem Boden einer toxischen Schädigung der Nierentubuli durch körpereigene Gifte (z. B. Pankreatitis, Hämolyse), aber auch durch von außen zugeführte Substanzen, z. B. bestimmte Chemikalien (E 605, Anilin) oder Medikamente (u. a. Aminoglykoside, Protonenpumpenhemmer, nichtsteroidale Antiphlogistika, Ciclosporin A, Methotrexat). Eine Hyperkalzämie, Hyperphosphatämie, Hyperurikämie, ein hämolytisch urämisches Syndrom sowie Tumoren können ebenfalls die Ursache sein.
- **Postrenales ANV:** infolge einer Abflussstörung, z. B. durch Steine, hintere Harnröhrenklappen, Ureterozele, Tumorkompression, Prostataerkrankungen.

Tab. 8.10 pRRIFLE- und KDIGO-Definition des ANV bei Kindern (inkl. Neugeborenen) nach Kemper und Oh (2017). eGFR= errechnete glomeruläre Filtrationsrate. [H376-001]

Stadium (pRIFLE bzw. KDIGO)	pRIFLE	KDIGO	Urinausscheidung
Risk bzw. Stadium 1	Abfall der eGFR > 25 % oder Kreatininanstieg 50–99 % (1,5 bis 1,99 × Ausgangswert) innerhalb von 7 Tagen	Kreatininanstieg > 0,3 m/dl innerhalb von 2 Tagen oder Anstieg von 55–99 % innerhalb von 7 Tagen (1,5 × bis 1,99 × Ausgangswert)	< 0,5 ml/kg/h über mehr als 8 Std.
Injury bzw. Stadium 2	Abfall der eGFR um > 50 % oder Kreatininanstieg (2,0–2,99 × Ausgangswert) innerhalb von 7 Tagen	Kreatininanstieg (2,0–2,99 × Ausgangswert) innerhalb von 7 Tagen	< 0,5 ml/kg/h über mehr als 16 Std.
Failure bzw. Stadium 3	Abfall der eGFR um > 75 % oder Kreatininanstieg (>3,0 × Ausgangswert) innerhalb von 7 Tagen; Nierenersatztherapie nicht automatisch Kriterium für Failure	Kreatininanstieg (> 3,0 × Ausgangswert) innerhalb von 7 Tagen oder Indikation zur Nierenersatztherapie; bei Neonaten: Serumkreatinin > 2,5 mg/dl (= eGFR < 10 ml/min/1,73m^2) oder Notwendigkeit einer Dialyse	< 0,3 ml/kg/h über mehr als 24 Std. bzw. Anurie über 12 Std.

pRIFLE (pädiatrischer Score für Risk, Injury, Failure, Loss, End stage kidney disease); KDIGO (Kidney Disease: Improving Global Outcomes): unabhängige Organisation, die seit 2003 die Entwicklung von evidenzbasierten klinischen Leitlinien auf dem Gebiet der Nierenkrankheiten koordiniert. eGFR = Abschätzung der GFR bei Kindern bis 16 Jahre mit der Schwartz-Formel

Symptome

Abhängig vom Stadium der Erkrankung und von der Grundkrankheit entwickeln sich folgende **Symptome:**

- Oligurie/Anurie
- Zeichen der Überwässerung
- Evtl. urämische Symptomatik mit Störungen des Verdauungstrakts (Übelkeit, Erbrechen, Durchfall)
- ZNS-Störungen (Benommenheit, Koma, Krampfanfälle)
- Kreislauf-Symptomatik
- Flüssigkeitslunge (fluid lung)
- Ödeme.

Diagnostik

- Anamnese und körperliche Untersuchung
- Labor:
  - Blut: Elektrolyte (Natrium, Kalium, Kalzium, Phosphat), Blutglukose, Blutgasanalyse, Blutbild, Harnsäure, LDH, Komplementfaktoren, Autoimmunantikörper
  - Urin: Teststreifen, Mikroskopie, Elektrolyte (FENa < 1 % prärenales ANV, FENa > 2 % renales ANV)
- Bildgebende Diagnostik: Sonografie der Nieren und des harnableitenden Systems und des Herzens (mit Farbdoppler). Röntgen-Thorax
- Nierenbiopsie.

Vorsicht! Beim akuten Nierenversagen besteht aufgrund der folgenden Symptome Lebensgefahr!

- Hyperkaliämie
- Hypo- und/oder Hypernatriämie
- Hypokalziämie
- Metabolische Azidose
- Arterielle Hypertonie
- Flüssigkeitsüberladung in % (= Einfuhr [Liter]- Ausfuhr [Liter]/Gewicht [kg] × 100 %)
- Sepsis
- Schock.

Behandlungsstrategie

Die Therapie erfolgt symptomatisch durch die **Korrektur** der **lebensbedrohlichen Faktoren,** durch den Ausgleich der Hypovolämie und die Kaliumkorrektur mit Diuretika (Furosemid 2–10 mg/kgKG/), ferner durch Salbutamol (langsam intravenös verabreicht führt es zu einem schnellen intrazellulären Kaliumeinstrom) und Ionenaustauscher.

Antibiotika werden als Einmalgabe in normaler Dosierung verabreicht, dann erfolgt die Anpassung an Nierenfunktion. Da die meisten Antibiotika über die Niere ausgeschieden werden, muss die Dosis reduziert werden, da sonst die Inhaltsstoffe im Blut ansteigen und zu nicht unerheblichen Nebenwirkungen mit Verstärkung der Niereninsuffizienz führen können. **Cave:** Bei STEC-HUS keine Antibiotikatherapie!

Verabreicht werden auch **Bikarbonat,** um die Übersäuerung des Bluts (metabolische Azidose) auszugleichen, adaptiert an Bedarf (Bedarf [mmol/l] = BE × 0,3 × kg KG), und **Antihypertensiva** (Kalziumantagonisten, ACE-Inhibitoren, Betablocker).

Eine **Nierenersatztherapie** (Peritonealdialyse, Hämodialyse, Hämofiltration oder Hämodiafiltration) ist angezeigt bei ausgeprägter metabolischer Azidose, Hyperkaliämie, Hyperphosphatämie. Ebenso bei Überwässerung > 10 %, bei symptomatischer Urämie und Multiorganversagen. Bei Entschluss zur Dialysebehandlung zeitnah Kontakt mit dem kindernephrologischem Zentrum aufnehmen.

Nachsorge

Viele der Überlebenden eines ANV in der Neonatalperiode oder späteren Kindheit haben Funktionseinschränkungen der Nierenfunktion, die nicht unbedingt sofort entdeckt werden. Deshalb ist eine langjährige Nachsorge mit Überwachung der Urinqualität (Mikrohämaturie, Proteinurie) und des Blutdrucks bei diesen Menschen sehr wichtig.

SPICKZETTEL

Akutes Nierenversagen

Krankheitsentstehung: Einschränkung der Nierenfunktion durch verschiedene Faktoren

- **Prärenales ANV:** Durchblutungsstörung der Nieren infolge von Schock oder Dehydratation
- **Renales ANV:** toxische Schädigung der Nierentubuli durch körpereigene Gifte (z. B. Pankreatitis, Hämolyse), aber auch durch von außen zugeführte Substanzen, z. B. bestimmte Chemikalien (E 605, Anilin) oder Medikamente und hämolytisch urämisches Syndrom
- **Postrenales ANV:** Abflussstörung, z. B. durch Steine, hintere Harnröhrenklappen, Ureterozele, Tumorkompression, Prostataerkrankungen

Symptome: Oligurie/Anurie, Zeichen der Überwässerung, evtl. urämische Symptomatik mit Störungen des Verdauungstrakts, ZNS-Störungen , Kreislauf-Symptomatik, Flüssigkeitslunge, Ödeme

Diagnostik: Anamnese, Labor (Blut – Elektrolyte, Blutglukose, Blutgasanalyse, Blutbild, Harnsäure, LDH, Komplementfaktoren, Autoimmunantikörper; Urin – Teststreifen, Mikroskopie, Elektrolyte). Bildgebende Diagnostik: Sonografie der Nieren, des harnableitenden Systems und des Herzens

Behandlungsstrategie: Ausgleich von Hypovolämie und Kaliumkorrektur mit Diuretika, ferner durch Salbutamol und Ionenaustauscher

8.15 Chronische Niereninsuffizienz

DEFINITION

Chronische Niereninsuffizienz: Einschränkung der Nierenfunktion, die über 3 Monate bestehen bleibt und durch eine glomeruläre Filtrationsrate < 60 ml/min/1,73 m gekennzeichnet ist

Unabhängig von der Ursache wird die Diagnose anhand der glomerulären Filtrationsrate (GFR) und dem Ausmaß der Albuminausscheidung gestellt (→ Tab. 8.11). Im Stadium 1 weisen die Patienten eine mäßige Niereninsuffizienz auf, im Stadium 5 sind sie dialysepflichtig. In Deutschland werden seit Jahren etwa 100 Kinder pro Jahr terminal niereninsuffizient (Stadium 5) und benötigen eine Nierenersatztherapie.

Krankheitsentstehung

Es sind meist **angeborene Nierenerkrankungen,** die zu einer chronischen Niereninsuffizienz führen.

Ursächlich für die chronische Niereninsuffizienz im Kindes- und Jugendalter wird in Deutschland in den 20 Kinderdialysezentren ein Anteil von 40–70 % mit angeborenen Erkrankungen (Nierenhypo- und -dysplasie, einschließlich Zystennierenerkrankungen), 10–20 % mit chronischen Glomerulonephritiden und 10 % mit hämolytisch-urämischen Syndromen angegeben.

Symptome

Alle Beschwerden sind stark vom **Stadium des Nierenversagens** abhängig, die meisten Symptome treten erst spät im Krankheitsverlauf auf. Nach und nach kommt es infolge der eingeschränkten Nierenleistung (→ Abb. 8.19) und des Überangebots an harnpflichtigen Substanzen zur osmotischen Diurese mit nächtlichem Trinken und Wasserlassen sowie zu Trinkmengen > 2,0 l/m² KOF/d, Polyurie und Polydipsie.

Tab. 8.11 Stadieneinteilung der chronischen Niereninsuffizienz (renales und kardiovaskuläres Risiko [1=niedrig, 4+=sehr groß] nach KDIGO 2012 [19]). Die Einteilung wird nach der glomerulären Filtrationsleistung der Nieren (eGFR) und dem Grad der Albuminausscheidung bezogen auf die GFR (Urin-Albumin/Urin-Kreatinin-Quotient) vorgenommen. [F779-002]

eGFR-Einteilung (ml/min/1,73m²)			Albuminurie-Einteilung		
			A1	A2	A3
			Normal bis leicht erhöht	Mäßiggradig erhöht	Hochgradig erhöht
			U-Alb/U-Krea < 30 mg/g	U-Alb/U-Krea 30–300 mg/g	U-Alb/U-Krea > 300 mg/g
G1	Normal	> 90	1	1	2
G2	Leicht eingeschränkt	60–90	1	1	2
G3a	Leicht bis mäßiggradig eingeschränkt	45–59	1	2	3
G3b	Mäßiggradig bis hochgradig eingeschränkt	30–44	2	3	3
G4	Hochgradig eingeschränkt	15–29	3	3	4+
G5	Terminale Niereninsuffizienz	<15	4+	4+	4+

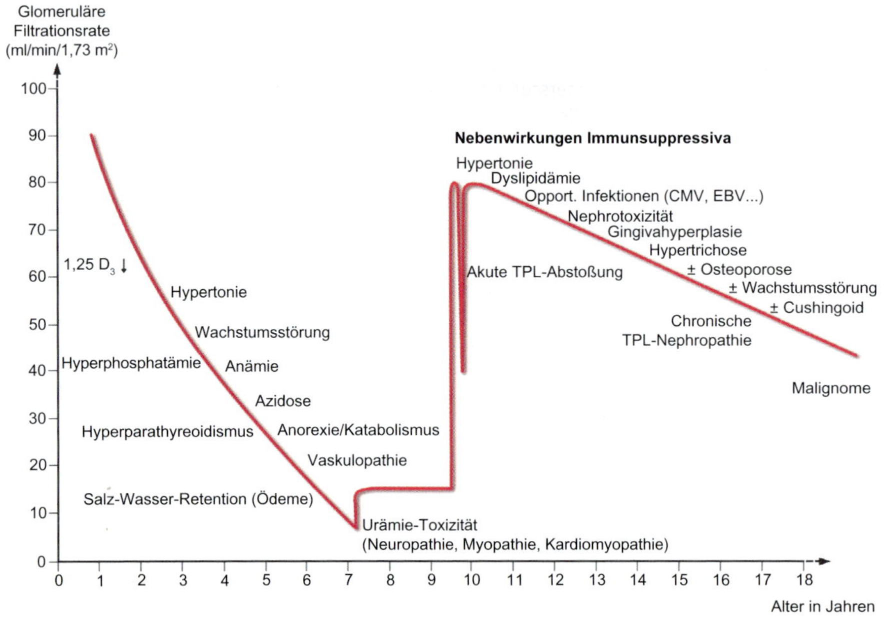

Abb. 8.19 Möglicher Krankheitsverlauf, empfohlene Therapie und evtl. auftretende Sekundärkomplikationen bei chronischer Niereninsuffizienz im Kindesalter [R232]

Ferner bestehen oft Leistungsschwäche, Müdigkeit, **renale Hypertonie** und kardiovaskuläre Komplikation (häufigste Todesursachen) und **Anämie** (ab einer GFR < 50 ml/min/1,73 m^2 KOF). Zudem kommt es zur **renalen Osteopathie** mit Knochenschmerzen, zu **Gefäßveränderungen** und zu **Störungen im Hormonhaushalt** (renaler Kleinwuchs, verzögerter Pubertätseintritt, Hyperparathyreoidismus, Hyperphosphatämie, Hyperkalzämie).

Diagnostik

- Labor:
  - Blutbild mit Retikulozyten, Serumelektrolyte mit Natrium, Kalium, Kalzium, Phosphat, Retentionswerte Harnstoff und Kreatinin; kapilläre Blutgasanalyse. Intaktes Parathormon, Vitamin D, Serumeisen und -ferritin
  - Urin: Natrium, Kalium, Kalzium und Phosphat und Kreatinin
- Ambulante 24 h-Blutdruckmessung
- Ausmaß der Proteinurie und Hämaturie
- Nierenbiopsie.

Behandlungsstrategie

Eine kausale Therapie bei genetisch bedingter Niereninsuffizienz ist derzeit nicht möglich.

Besteht eine höhergradige Obstruktion des Harntrakts, soll diese **operativ versorgt** werden. Eine Operation ist auch angezeigt bei einem höhergradigen Reflux, bei dem die Nierenfunktion durch Parenchymschädigung (Pyelonephritiden) erfolgt ist.

Besonderes Augenmerk ist auf die **Ernährung** der Kinder und Jugendlichen mit chronischer Niereninsuffizienz zu legen. Fehl- und/oder Mangelernährung haben direkten Einfluss auf das Körperwachstum, die geistige und motorische Entwicklung und den Pubertätseintritt. Hierfür sind speziell dafür ausgerichtete Ernährungsberater notwendig. Viele der Säuglinge und Kleinkinder benötigen perkutan angelegte Gastrostomie- oder Gastrojejunale Sonden zur Gewährleistung einer adäquaten Energieversorgung.

Eine frühzeitige adäquate **antibakterielle Therapie** erfolgt bei fieberhaften Harnwegsinfekten (unter Berücksichtigung des Grads der Niereninsuffizienz). Dabei darf kein Nitrofurantoin bei Niereninsuffizienz verabreicht werden. Angezeigt ist ebenfalls die adäquate Behandlung der arteriellen Hypertonie (Ziel: 50. Perzentile bei ambulanter 24h-Blutdruckmessung) und das Erreichen eines Hämoglobingehalts zwischen 10,0–11,0 g/dl durch z. B. Erythropoetin und Eisensubstitution.

Weitere Maßnahmen sind: **Normalisierung des Kalzium-/Phosphatstoffwechsels** (Reduktion der Phosphatzufuhr ab GFR < 40 ml/min/1,73 m^2), die Vitamin-D-Substitution, der Ausgleich der metabolischen Azidose mit Natriumbikarbonat oral, der Einsatz von Wachstumshormon sowie die Nierenersatztherapie mit Dialyse (Peritoneal- oder Hämodialyse) und/oder Transplantation.

Das **Wachstum und das Erreichen einer normalen Endgröße** bei chronischer Niereninsuffizienz verdient besondere Beachtung. Frühzeitig müssen daher die Mangelernährung, die metabolische Azidose, der arterieller Blutdruck, die Blutarmut und der Calcium-/Phosphatstoffwechsel korrigiert und die Therapie mit Wachstumshormon mit 0,045–0,050 mg/kg KG begonnen werden, falls keine Kontraindikationen bestehen.

Bei den meisten zu pflegenden Menschen mit chronischer Niereninsuffizienz findet sich eine **arterielle Hypertonie,** die durch regelmäßige häusliche Blutdruckmessungen (1- bis 2-mal tgl.) und mit einer 24h-Langzeitblutdruckmessung überwacht und auf die 25. Perzentile (KiGGS-Studie) eingestellt werden sollte.

Prognose

Die genetische Grunderkrankung kann nicht kausal behandelt werden. Die Sekundärerkrankungen können medikamentös annähernd beherrscht werden. Daher ist eine frühzeitige Diagnosestellung wünschenswert. Die langfristige Prognose ist abhängig von den kardiovaskulären Komplikationen. Die Nierentransplantation soll frühzeitig (präemptiv) erfolgen.

Pflege

Häufig müssen Kinder mit Niereninsuffizienz eine von der normalen Ernährung gesunder Menschen abweichende Kostform einhalten und auf geliebte Speisen oder Getränke verzichten. Eine **Diät** muss immer den individuellen Blutwerten des Kindes angepasst werden. Daher sind regelmäßige Kontrollen aller Blutwerte (→ Diagnostik) besonders wichtig. Die meisten Kinder mit Niereninsuffizienz haben einen **erhöhten Eiweißbedarf,** viele müssen sich natrium-, kalium- und phosphatarm ernähren und haben eine **Beschränkung ihre tägliche Trinkmenge.** Während einer ernährungstherapeutischen Sprechstunde können Kinder und Eltern bezüglich geeigneter und ungeeigneter Lebensmittel geschult werden und z. B. gute Tipps bekommen, wie man Eiswürfel oder Wassereis im Vergleich zur gleichen Menge Flüssigkeit länger genießen kann.

SPICKZETTEL

Chronische Niereninsuffizienz

Krankheitsentstehung: angeborene Nierenerkrankungen (Nierenhypo- und -dysplasie, einschließlich zystischer Nierenerkrankungen wie ARPKD und Nephronophthise)

Symptome: nächtliches Trinken und Wasserlassen, Polyurie, Polydipsie, Anämie, metabolische Azidose, Hämaturie und Proteinurie, arterielle Hypertonie und kardiovaskuläre Komplikation, renaler Kleinwuchs, verzögerter Pubertätseintritt

Diagnostik: Serumelektrolyte, kapilläre Blutgasanalyse, intaktes Parathormon, Vitamin D, Serumeisen und -ferritin; Urin: Natrium, Kalium, Kalzium und Phosphat und Kreatinin. Ambulante 24h-Blutdruckmessung, Ausmaß der Proteinurie und Hämaturie, Nierenbiopsie

Behandlungsstrategie: antibakterielle Therapie, Behandlung der arteriellen Hypertonie, Normalisierung des Kalzium-/Phosphatstoffwechsels

Pflege: Die Ernährung richtet sich nach den Eiweiß-, Natrium-, Kalium- und Phosphatwerten im Blut des Kindes. Auch die Flüssigkeitsmenge ist oft beschränkt. Eine zielgerichtete Ernährungsberatung unterstützt die Umsetzung der Vorgaben an die Ernährung, die durch die veränderten Blutwerte nötig sind.

8.16 Erkrankungen des männlichen Genitale

8.16.1 Phimose

DEFINITION

Phimose: Vorhautverengung. Vollständige Bedeckung der Glans penis mit Vorhaut, die nicht über die Glans zurückgezogen werden kann.

90 % der Kinder mit 3 Jahren können bereits die Vorhaut zurückziehen. Teilweise bestehen noch geringe Verklebungen des Vorhautinnenblatts mit der Eichel. Zur Einschulung besteht noch bei 8 % der Kinder eine Phimose. Dies wird auch als **physiologische Phimose** bezeichnet.

Vorsicht! Schmerzen, Infektionen und Narben sind immer mit einer pathologischen Phimose verbunden.

Symptome

Infolge der Phimose lässt sich die Vorhaut nicht über die Eichel zurückstreifen. Bei hochgradigen Verengungen kommt es zur ballonartigen Auftreibung der Vorhaut bei der Miktion. Auch Entzündungen der Vorhaut (Posthitis) und/oder der Eichel (Balanitis) können sich entwickeln. Es kommt zu Schmerzen bei der Erektion.

Diagnostik

Die **Diagnosestellung** erfolgt durch die körperliche Untersuchung auf Narben, Entzündung, Sekrete und den Versuch der Retraktion der Vorhaut. Vorsicht, da die Gefahr der Verletzung besteht.

Behandlungsstrategie

Es erfolgt eine topische **Steroidbehandlung** mit 0,05-prozentigem Betamethason über 2–4 Wochen. Aus medizinischer Sicht kann unter Beachtung der relativen und absoluten Behandlungsindikation eine Beschneidung (Zirkumzision) erwogen werden.

Pflege

In der postoperativen **pflegerischen Versorgung** nach der Zirkumzision kann es schmerzbedingt zu Harnverhalt kommen. Hilfreich ist dann das Auftragen eines **anästhesierenden Gels** nach ärztlicher Verordnung. Um ein Verkleben des Wundverbands mit der Wunde zu vermeiden, ist ein Salbenverband mit z. B. Bepanthensalbe zu empfehlen, der auf das Wundgebiet aufgebracht wird. Nach ärztlicher Verordnung können kühle Becher- oder Sitzbäder mit Zusätzen wie Kamille oder desinfizierenden Lösungen die Schmerzen lindern und die Heilung fördern. Bei Säuglingen und Kleinkindern mit unkontrollierter Blasen- und Darmentleerung empfiehlt sich ein häufiger Windelwechsel, um das Operationsgebiet vor Verunreinigung, besonders durch Darmkeime, zu schützen.

SPICKZETTEL

Phimose

Krankheitsentstehung: angeborene oder erworbene Verengung der Vorhaut

Symptome: Vorhaut, die sich nicht über die Eichel zurückstreifen lässt, ballonartige Auftreibung bei der Miktion

Diagnostik: körperliche Untersuchung

Behandlungsstrategie: topische Steroidbehandlung, evtl. Beschneidung (Zirkumzision)

Pflege: Die pflegerische Versorgung nach der Zirkumzision besteht aus Schmerzreduktion durch Bäder oder anästhesierende Gels. Das Wundgebiet sollte vor Verkleben mit dem Wundverband und Verunreinigungen geschützt werden.

8.16.2 Hypospadie

DEFINITION

Hypospadie: Entwicklungsstörung der Harnröhre, bei der diese auf der Unterseite des Penis mündet. Diese geht meist einher mit einer ventralen Abweichung des Penisschafts und einer dorsalen Vorhautschürze in Verbindung mit einem Defizit an der Vorhaut an der Vorderseite des Penis.

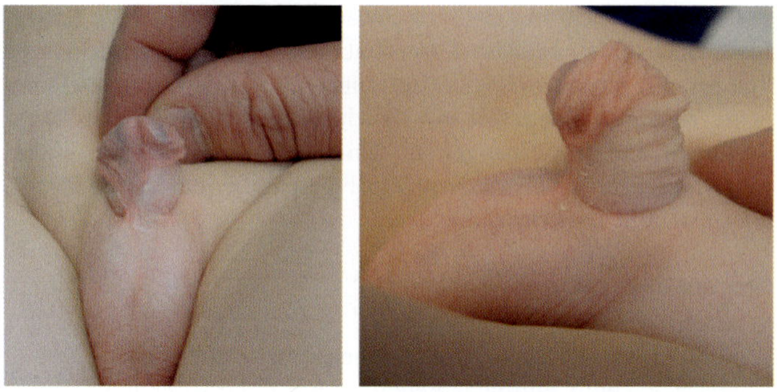

Abb. 8.20 Distale Hypospadie bei einem 6 Monate alten Jungen mit dorsaler Vorhautschürze [P546]

Betroffen ist ein Kind von 200 Kindern. Charakteristisch sind eine dystope (an falscher Stelle) Harnröhrenmündung, wenige Millimeter bis mehrere Zentimeter von der Penisspitze entfernt, und eine Vorhautschürze (→ Abb. 8.20). Die Meatusstenose (Verengung der Harnröhrenmündung) und Penisabknickung durch die Chorda (gedrehte Verkrümmung des Penis; nur bei Erektion auszuschließen) sind nicht obligat. Begleitende Fehlbildungen von Niere/Harntrakt kommen selten vor.

Die Hypospadie wird eingeteilt nach Lokalisation in eine distale (glandulär, koronar und subkoronar mit 70–80 % die häufigsten), mittlere und proximale (Peniswurzel, skrotal oder perineal mit 15–20 %) Hypospadie.

Krankheitsentstehung

Eine Hypospadie hat eine multifaktorielle Genese. Wenn der Vater eine Hypospadie hat, findet sich in 6–8 % bei den männlichen Nachkommen und bei bis zu 14 % der Geschwister eine Hypospadie. Geringes Geburtsgewicht, gestörte Androgensynthese, Umweltfaktoren und vegetarische Ernährung der Schwangeren werden als Risikofaktoren beschrieben.

Symptome

Es ist keine normale Miktion möglich. Bei einer Meatusstenose besteht ein dünner Harnstrahl. HWI treten selten auf. Die Peniskrümmung zeigt sich verstärkt bei der Erektion.

Diagnostik

- Körperliche Untersuchung (distale Formen)
- Proximale Hypospadie, Mikropenis, Kryptorchismus, genetische Abklärung.

Behandlungsstrategie

Es gibt keine evidenzbasierten Leitlinien, aber meist erfolgt eine Operation zwischen dem 6.–18. Lebensmonat. Postoperativ können Fisteln und Stenosen auftreten. Die Vorhaut wird so lange belassen, bis der Operationserfolg sicher ist.

SPICKZETTEL

Hypospadie

Krankheitsentstehung: genetische Komponente. Risikofaktoren: geringes Geburtsgewicht, gestörte Androgensynthese, Umweltfaktoren und vegetarische Ernährung

Symptome: dünner Harnstrahl, selten HWI

Diagnostik: körperliche Untersuchung

Behandlungsstrategie: Operation zwischen 6–18 Lebensmonaten, der optimale Zeitpunkt ist Ende des 2. Lebensjahrs

8.16.3 Hydrozele

DEFINITION

Hydrozele: Flüssigkeitsansammlung zwischen dem viszeralen und dem parietalen Blatt der Tunica vaginals testis, eine mit Peritonealflüssigkeit gefüllte Leistenhernie

Es gibt primär angeborene sowie sekundär erworbene Formen. Etwa 6 % der Neugeborenen weisen eine Hydrozele (→ Abb. 8.21) auf.

Krankheitsentstehung

Es besteht ein **Ungleichgewich**t zwischen der **Flüssigkeitssekretion** und **-resorption** der serösen Häute im Hodensack, abhängig vom Verschluss des Processus vaginalis peritonei (trichterförmige Ausstülpung des Bauchfells in den Hodensack, die durch den Abstieg des Hodens aus der Bauchhöhle entsteht). Diese Verbindung zwischen Bauchhöhle und Skrotum ist mit der Geburt des männlichen Neugeborenen verschlossen. Bei mangelndem Verschluss kann sich die Flüssigkeit der serösen Häute im Skrotum ansammeln und dieses prall füllen.

Ohne persistierenden Processus vaginalis treten Hydrozelen bei Neugeborenen auch nach Trauma, Hodentorsion, Nebenhodenentzündung (Epididymitis), Hernie, Tumor oder postoperativem Rezidiv auf.

Symptome

Es kommt zu einer prall-elastischen, **schmerzlosen Schwellung** des Hodensacks (→ Abb. 8.21). Selten treten Beschwerden nach langem Stehen auf. Die Spermatozele (→ Abb. 8.21), eine eiweißreiche und mit spermienhaltiger Flüssigkeit gefüllte Zyste (Hohlraum) im Bereich des Nebenhodens, ist als kleines Knötchen oder größere weiche Schwellung tastbar. Bei der Varikozele bestehen ziehende Schmerzen oder ein Schweregefühl im Hodensack nach längerem Stehen (→ Abb. 8.21).

Diagnostik

Die körperliche Untersuchung zeigt, dass sich durch Husten, Pressen, Schreien die inguinale Vorwölbung nicht provozieren lässt. Ausnahme stellt eine kommunizierende Hydrozele bei Peristenz des Processus vaginalis dar. Zudem wird eine Sonografie (evtl. Doppler-Sonografie) durchgeführt.

Behandlungsstrategie

Bei Kindern, die jünger als 2 Jahre sind, besteht die Therapie im Warten. Im 3. Lebensjahr kann eine chirurgische Therapie erfolgen. Bei sekundären Formen erfolgt die Therapie je nach Grundkrankheit.

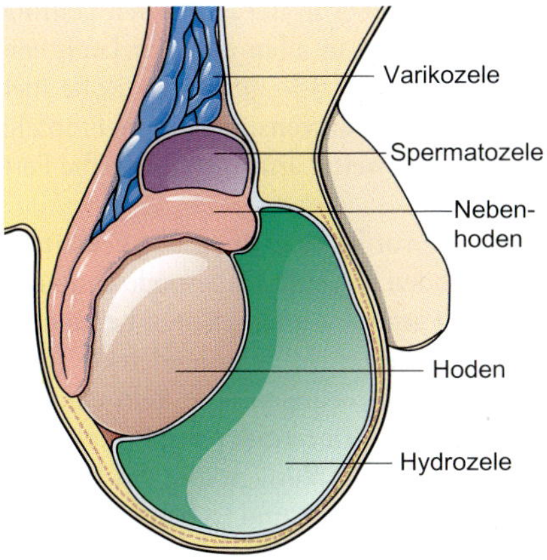

Abb. 8.21 Hydrozele, in Abgrenzung zur Varikozele und Spermatozele [R285]

Pflege

Auch bei Kleinkindern, die nicht gern Bettruhe halten, kann der Heilungsprozess durch **kühlende Umschläge** mit 0,9-prozentiger NaCl oder durch das Hochlagern des Hodens innerhalb der Windel, z. B. mithilfe von Kompressen, unterstützt werden. Um Schmerzlinderung, Entzündungshemmung oder Blutstillung zu erreichen, sollte die kühlende Anwendung 15–20 Min. dauern. Während der Anwendung können Kinder mit Büchern, Filmen oder Spielen abgelenkt werden, damit sie die Maßnahme besser tolerieren.

SPICKZETTEL

Hydrozele

Krankheitsentstehung: angeborene primäre Hydrozele bei offenem Processus vaginalis peritonei; erworbene Hydrozele nach Trauma, Hodentorsion, Nebenhodenentzündung, Hernie, Tumor

Symptome: prall-elastische, schmerzlose Skrotalschwellung

Diagnostik: körperliche Untersuchung: durch Husten, Pressen, Schreien lässt sich die inguinale Vorwölbung meist nicht provozieren.

Behandlungsstrategie: im 3. Lebensjahr ggf. chirurgische Therapie

Pflege: kühlende Umschläge und Hodenhochlagerung

8.17 Erkrankungen des Hodens

Sandra Oesingmann

8.17.1 Hodenhochstand

DEFINITION

Hodenhochstand (Maldecensus testis): ungenügende Wanderung des Hodens in den Hodensack (Skrotum). Der Deszensus des Hodens in das Skrotum erfolgt ab der 5. Embryonalwoche bis zum 5. Lebensmonat. Es gibt verschiedene Formen des Hodenhochstands v. a. im Hinblick auf die Lage des Hodens im Verlauf oder außerhalb der Deszensusbahn. Die hormonelle oder operative Therapie sollte vor dem Ende des 1. Lebensjahrs erfolgt sein.

Der Hodenhochstand ist die häufigste kongenitale Anomalie des Urogenitaltrakts mit einer Häufigkeit von 2–4 % % bei reif geborenen Jungen und deutlich höherer Frequenz bei Frühgeborenen mit bis zu 30 %. [20]

Krankheitsentstehung

Ursache für einen einseitig nicht vorhandenen Hoden kann z. B. eine **intrauterine Hodentorsion** mit Absterben des Hodengewebes sein (Anorchie). **Genetische Syndrome** (z. B. Noonan-Syndrom, Kallmann-Syndrom), abdominelle Fehlbildungen (z. B. Prune-Belly-Syndrom, Gastroschisis, Omphalozele) oder auch angeborene **Störungen** in der **Hormonsynthese/Hormonwirkung** (z. B. Androgenrezeptordefekt) können mit einem Hodenhochstand einhergehen. Weitere begünstigende Faktoren sind Diabetes mellitus der Mutter, Plazentainsuffizienz, Alkohol- und Nikotinabusus in Schwangerschaft oder intrauterine Insemination.

Formen

Beim Maldescensus testis ist der Hoden nicht in normaler Position im Skrotum (Hodensack) zu tasten. Diese wird normalerweise am Ende der Schwangerschaft erreicht, sodass sich bei reifen Neugeborenen bei-

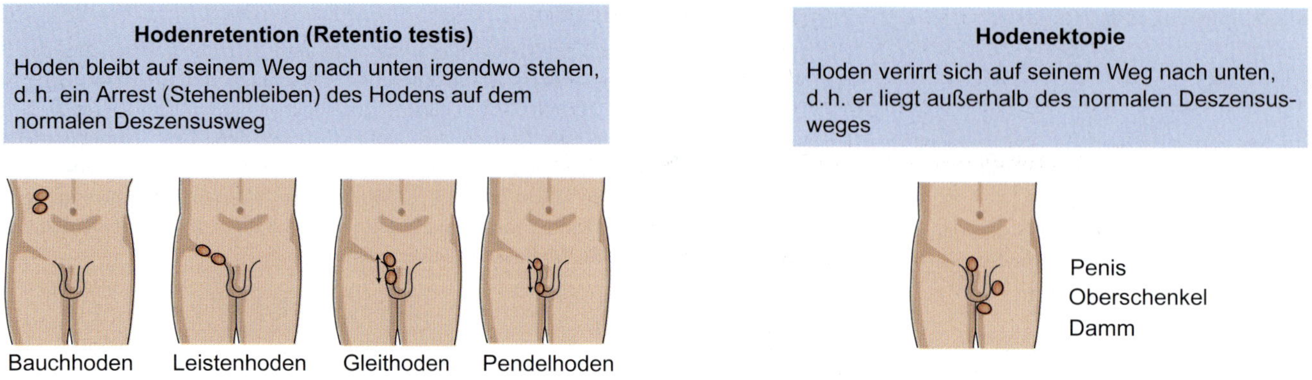

Abb. 8.22 Die verschiedenen Formen des Hodenhochstands [L157]

de Hoden im Skrotum befinden sollten. Pathologische Lagevarianten des Hodens lassen sich auf dem gesamten Weg, den der Hoden vom Bauchraum in das Skrotum zurücklegt (Descensus testis) finden. Entsprechend werden die Lagevarianten bezeichnet. Grundsätzlich sind die genannten Pathologien ein- oder auch beidseitig möglich.
Der Hodenhochstand wird **unterteilt** in (→ Abb. 8.22):

- **Hodenektopie:** Der Hoden befindet sich an einer Stelle außerhalb des normalen Deszensus-Weges. Dieses kann eine Lage im Bereich von Oberschenkel, Damm oder Penisschaft sein.
- **Hodenretention:** Der Hoden befindet sich an beliebiger Position entlang des physiologischen Deszensus. Entsprechend wird die Retentio testis wiederum unterteilt in
  - **Bauchhoden:** Der Hoden liegt intraabdominell und ist deshalb nicht palpabel.
  - **Leistenhoden:** Dieser liegt im Bereich der Leiste und kann durch Manipulation von außen nicht in das Skrotum verlagert werden.
  - **Gleithoden:** Er kommt oberhalb des Skrotums zu liegen, kann von außen in das Skrotum verlagert werden, gleitet aber aufgrund des kurzen Samenleiters wieder an den äußeren Leistenring zurück.
  - **Pendelhoden:** Dieser liegt im Hodensack oder im oberen Skrotalfach. Er kann von außen gut und spannungsfrei ins Skrotum verlagert werden. Der Pendelhoden ist normalerweise nicht behandlungsbedürftig, sollte aber jährlich kontrolliert werden.

Diagnostik

Die **klinische Untersuchung** erfolgt in Rückenlage mit warmen Händen und in entspannter Atmosphäre. Bei nicht tastbarem Hoden kann die Sonografie mit hochauflösendem Schallkopf weiterhelfen. CT, MRT oder Angiografie bringen laut den aktuellen Leitlinien der „European Association of Urology" (EAU) keinen weiteren Erkenntnisgewinn und sollten deshalb nicht mehr durchgeführt werden (EAU-Leitlinie).

Zur Hodensuche bei palpatorisch und sonografisch nicht lokalisierbarem Hoden erfolgt eine **Laparoskopie.** Sie ermöglicht eine Beurteilung der Morphologie der Gonaden und Samenstranggebilde (z. B. Hoden-Nebenhodendissoziation) und die sofortige therapeutische Intervention.

Eine endokrinologische Abklärung kann sinnvoll sein, um funktionstüchtiges Hodengewebe nachzuweisen:

- hCG-Test-Stimulationtest: nach Injektion von hCG kommt es zum Testosteron-Anstieg → Nachweis von vorhandenem Hodengewebe
- Inhibin-B-Bestimmung im Blut: Inhibin B korreliert signifikant mit der Spermienzahl.

Eltern

Eltern können angeleitet werden, auf die korrekte Lage des Hodens im Skrotum zu achten. In der Regel kann die Kontur des Hodens auf der Skrotalhaut deutlich gesehen werden. Hierzu eignen sich besonders entspannte Situationen in warmer Umgebung, z. B. ein Bad in der warmen Badewanne. Insbesondere bei einem Pendelhoden sollten Eltern angeleitet werden darauf zu achten, dass der Hoden sich die überwiegende Zeit im Skrotum befindet.

Behandlungsstrategie

Behandlungsziel beim Maldescensus testis ist immer die Funktion des Hodens bezüglich Fertilität und endokriner Funktion (Testosteronproduktion) zu erhalten, eine bösartige Entartung des Hodengewebes zu verringern und den Hoden in seine korrekte Lage zu bringen.

Bei Frühgeborenen gilt das korrigierte Alter (ab dem errechneten Geburtstermin). Der Start jeglicher Therapie sollte nach dem abgeschlossenen 6. Lebensmonat beginnen, da danach kein spontaner Deszensus des Hodens zu erwarten ist. Die Therapie sollte zwischen 9. und 2. Lebensmonat, spätestens zum 18. Lebensmonat abgeschlossen sein.

Bei der Therapie des Maldescensus testis werden zwei Therapieformen unterschieden: die konservative oder Hormontherapie und die operative Therapie. In der deutschen Leitlinie von 2018 wird die Hormontherapie noch empfohlen. Dabei werden zwei verschiedene Hormone eingesetzt: Gonadoliberin (GnRH oder LHRH) und hCG. Es wird das Gonadoliberin (Handelsname Kryptocur® oder LHRH-Ferring®) als Nasenspray mit 3× tgl. 400 µg/Tag über 4 Wochen und anschließend hCG als intramuskuläre Injektion 1×/Woche mit 500 IE/Woche) verabreicht. Außer in der deutschen Leitlinie von 2018 [20] spielt die Hormontherapie in allen anderen Leitlinien wegen der geringen Erfolgsrate von etwa 15–20 % keine Rolle mehr. Allerdings besteht bei beidseitigem Maldeszensus testis die Empfehlung, die adjuvante Therapie mit GnRH weiter anzubieten, um die Fertilität positiv zu beeinflussen.

Nach wie vor ist nicht endgültig geklärt, ob es sich beim maldeszendierten Hoden um eine kinderendokrinologische Erkrankung handelt. Wenn sich andere Auffälligkeiten bei den Kindern zeigen, wie Mikropenis, Mikrotestes, Mittelliniendefekte (z. B. Gaumenspalten, Balkenmangel), Riechstörungen oder kein eindeutig zuordenbares Genitale, dann soll immer eine kinderendokrinologische Abklärung erfolgen.

Die chirurgische Verlagerung des Hodens ins Skrotum hat eine Erfolgsrate von 92–95 % und ist heute die am häufigsten angewandte Methode der Wahl.

Bei der OP kann sich als Komplikation eine Atrophie des Hodens (5 %) entwickeln. Es kann auch zur Durchtrennung der Samenleiter (Ductus deferens) oder zu einem Rezidiv des Hodenhochstands (2 %) kommen. Ein Rezidiv sollte frühestens 6 Monate nach dem Ersteingriff operiert werden.

Pflege nach der Operation zur Fixierung des Hodens (Orchidopexie)

Wenn eine Operation zur Fixierung des Hodens im Skrotum notwendig wird, ist postoperativ darauf zu achten, dass Komplikationen vermieden werden. Daher sind neben der Kontrolle auf Entzündungszeichen und der adäquaten Schmerztherapie (→ 19) die folgenden Aspekte zu beachten: Schmerzen, Überwärmung, Rötung sowie Schwellung. Postoperativ ist auch auf eine adäquate Schmerztherapie zu achten.

Eine **Schwellung** des Hodens kann durch folgende Maßnahmen verhindert werden.

- Die Hoden nach Möglichkeit hochlagern und regelmäßig die Lagerung kontrollieren.
- Je nach Alter des Kindes kann mit unterschiedlichen Materialien (Waschlappen, Handtuch, Stoffwindel) oder ein Hodenbänkchen zur Hochlagerung genutzt werden. Hierzu das jeweilige Tuch aufrollen und so unter den Hoden platzieren, dass diese etwas höher liegen als normal.
- Zusätzlich kann das Operationsgebiet gekühlt werden. Keinesfalls gefrorene Kühlelemente benutzen, stattdessen Tücher, die für die Lagerung genutzt werden, regelmäßig mit kaltem Wasser tränken (milde Kälte).

Zudem soll sich das Kind **nach der OP** schonen, um eine Verletzung des operierten fixierten Hodens zu verhindern. Hierzu ist weitgehend Bettruhe einzuhalten und es muss für eine altersgerechte Beschäftigung gesorgt werden, damit sich das Kind nicht langweilt. Nach 1–2 Tagen kann sich das Kind wieder wie vor der Operation bewegen, sollte aber noch weiterhin zur Ruhe angehalten werden. Sportarten wie z. B. Trampolinspringen, sind für ca. 2 Wochen zu vermeiden. Kinder achten i. d. R. aber schmerzabhängig schon selbst darauf, unangenehme Belastungen (z. B. Bobbycarfahren, Fahrradfahren) müssen individuell an das jeweilige Schmerzverhalten des Kindes angepasst werden.

Die **Nachsorge** erfolgt bis zu einem Jahr postoperativ. Nach 3 und 6 Monaten erfolgt eine Lage- und Größenkontrolle (auch sonografisch). Damit soll ein Reaszensus und ein insuffizientes Wachstum postoperativ ausgeschlossen werden. Das Karzinomrisiko bei einem erwachsenen Mann mit operiertem Hodenhochstand ist um das 2,75- bis 8-fache erhöht. Das Karzinomrisiko ist höher, wenn der Hoden bis zum 11. Geburtstag noch nicht im Skrotum liegt. Jugendliche können zur Selbstuntersuchung des Hodens ab ca. 15 Jahren angeleitet werden.

Intimsphäre achten

Bei allen pflegerischen Maßnahmen unbedingt auf die Intimsphäre achten. Auch wenn die Kinder vielleicht erst im Kindergartenalter sind, haben sie schon ein Schamgefühl und empfinden es als unangenehm, von Fremden an den Genitalien behandelt zu werden. Hierbei muss immer dem Kind und den Eltern vorher genau erläutert werden, was, wie und warum untersucht wird.

SPICKZETTEL

Hodenhochstand

Krankheitsentstehung: intrauterine Hodentorsion, genetische Syndrome (z. B. Noonan-Syndrom, Kallmann-Syndrom), abdominelle Fehlbildungen, angeborene Störungen in der Hormonsynthese/Hormonwirkung (z. B. Androgenrezeptordefekt)

Symptome:

- **Hodenektopie:** Der Hoden befindet sich an einer Stelle außerhalb des normalen Deszensus-Wegs. Dieses kann eine Lage im Bereich von Oberschenkel, Damm oder Penisschaft sein.
- **Hodenretention:** Der Hoden befindet sich an beliebiger Position entlang des physiologischen Deszensus-Wegs. Entsprechend wird die Retentio testis wiederum unterteilt in Bauchhoden, Leistenhoden, Gleithoden, Pendelhoden.

Diagnostik: klinische Untersuchung, Sonografie, Laparoskopie

Behandlungsstrategie: konservativ (Hormontherapie) bei beidseitigem Hodenhochstand, sonst Orchidopexie zwischen 9. und 12. Lebensmonat, spätestens 18. Lebensmonat

Pflege: Die Pflege nach der Operation umfasst neben der Kontrolle auf Entzündungszeichen und Schmerzreduktion Maßnahmen zur Verhinderung der Schwellung des Hodens und Ruhe. Die Einschränkung der Bewegung soll ein Abreißen des fixierten Hodens vermeiden. Auf die konsequente Nachkontrolle muss hingewiesen werden. Bei der pflegerischen Versorgung wird konsequent die Intimsphäre beachtet.

8.17.2 Epididymitis und Orchitis

DEFINITION

Epididymitis: Entzündung des Nebenhodens

Orchitis: Entzündung des Hodens

Krankheitsentstehung

Die **Epididymitis** tritt im Kindesalter selten auf. Sie wird meist durch Viren hervorgerufen, bakterielle Entzündungen kommen eher bei Fehlbildungen oder Fehlfunktionen der ableitenden Harnwege vor. Es handelt sich um eine aufsteigende Infektion oder chemisch-irritative Reaktion durch Influx von viralem, bakterienbeladenem oder auch sterilem Urin in die Samenwege.

Hodenentzündungen sind häufiger hämatogenen Ursprungs. Als Viren kommen Mumps-, Röteln-, Coxsackie-, Echo,-, Ebstein-Barr Viren, Varizellen in Frage. Verantwortlich für die seltenen bakteriellen Entzündungen sind u. a. E. coli, Mykoplasmen, Brucellen (Erreger der Brucellose).

Symptome

Die Entzündung entwickelt sich schleichend. Es kommt zu einer zunehmenden, meist einseitig schmerzhaften Schwellung von Nebenhoden und/oder Hoden. Hoden und Nebenhoden lassen sich trotz Schmerz gut voneinander abgrenzen. An der Skrotalhaut kann ein Erythem und Ödem auftreten. Auch kann eine Begleithydrozele vorkommen.

Diagnostik

- Anamnese (CAKUT?)
- Klinische Untersuchung (Kremasterreflex, Prehnzeichen, → 8.17.3, Symptome)
- Sonografie (vergrößerter Nebenhoden, verdickte Skrotalwand und Begleithydrozele)
- Laborwerte mit Urinuntersuchung.

Behandlungsstrategie

Es erfolgt eine symptomatische Therapie (Ruhigstellung, Hochlagerung, Kühlung). Bei Verdacht auf eine bakterielle Infektion werden

Antibiotika verabreicht. Eine operative Freilegung erfolgt nur bei diagnostischer Unsicherheit, z. B. zur Differenzialdiagnostik Hodentorsion oder Abszess.

SPICKZETTEL

Epididymitis und Orchitis

Krankheitsentstehung: Epididymitis als aufsteigende Infektion oder chemisch-irritative Reaktion durch Influx von viralem, bakterienbeladenem oder auch sterilem Urin in die Samenwege. Orchitis als fortgeleitete Entzündung meist viral, selten bakteriell.

Symptome: einseitige schmerzhafte Schwellung von Nebenhoden und/oder Hoden, Rötung, Überwärmung

Diagnostik: Anamnese, klinische Untersuchung, Sonografie, Laborwerte

Behandlungsstrategie: Ruhigstellung, Hochlagerung, Kühlung, Schmerztherapie. Bei Verdacht auf eine bakterielle Infektion werden Antibiotika verabreicht.

8.17.3 Hodentorsion und Hydatidentorsion

DEFINITION

Hodentorsion: akute Drehung von Hoden und Samenstrang um die Längsachse mit nachfolgender Durchblutungsstörung/Ischämie des Hodens

Hydatidentorsion: Hydatiden sind embryonale Reste der Müller- bzw. Wolff-Gänge und befinden sich entweder am oberen Pol des Hodens oder im Bereich des Nebenhodens

Vorsicht!

- Die Hodentorsion ist die häufigste Ursache eines akuten Skrotums und erfordert sofortige therapeutische Maßnahmen (kinderchirurgischer Notfall).
- Innerhalb von 2–12 Std. ist mit einer hämorrhagischen Infarzierung und Nekrose des Hodens zu rechnen.

Krankheitsentstehung

Die **Veranlagung** für eine Hodentorsion ist meist **angeboren,** z. B. durch relativ weite Hodenhüllen oder durch eine abnorme Beweglichkeit des Hodens innerhalb seiner Hüllen und seiner Aufhängung. Die Hodentorsion kann in jedem Alter auftreten, wird aber gehäuft bei Jungen im Alter von 12–18 Jahren beobachtet.

Außer dem Hoden selbst können sich auch verschiedene „Anhängsel" des Hodens, die sog. **Hydatiden,** verdrehen.

Bei retinierten Hoden oder verspätet deszendierten Hoden besteht ein deutlich höheres Torsionsrisiko.

Symptome

Es treten plötzliche, **heftige Schmerzen** in einer Skrotalhälfte auf, die in den Leistenkanal und das Abdomen ausstrahlen. Zudem bestehen ein **starker lokaler Druckschmerz** und **vegetative Symptome** wie reflektorisches Erbrechen und Übelkeit, Schweißausbruch und Tachykardie. Zu beobachten ist, dass der betroffene Hoden im Skrotum höher steht und weniger mobil ist.

Es lässt sich auf der betroffenen Seite kein Kremasterreflex auslösen. Das Prehnzeichen (Schmerz beim Anheben des betroffenen Hodens) ist positiv.

Diagnostik

Neben der schnellen Diagnostik mittels Dopplersonografie (→ Abb. 8.23) rechtfertigt bereits der Verdacht auf eine Hodentorsion eine sofortige operative Hodenfreilegung und Detorquierung (Rückgängigmachen einer Verdrehung des Gefäß-/Samenstrangs durch den Operateur/die Operateurin, im Folgenden Operateurin genannt; → Abb. 8.24).

Vorsicht! Bei jeder unklaren Sonografie und/oder Klinik muss eine operative Freilegung vorgenommen werden.

Behandlungsstrategie

Bei jedem Verdacht auf eine akute Hodentorsion ist die sofortige, **notfallmäßige Hodenfreilegung** die Therapie der Wahl. Jede unklare Schwellung des Skrotalinhalts im Kindesalter ist bis zum Beweis des Gegenteils als Torsion aufzufassen. Bei Adoleszenten ist der Hoden bei offensichtlicher Nekrose zu entfernen (Infertilität), bei Säuglingen kann er nach Retorsion belassen werden.

Der torquierte (verdrehte) Hoden wird detorquiert und mittels einer Naht am Skrotum fixiert **(Orchidopexie),** um das Risiko einer erneuten Torsion zu reduzieren.

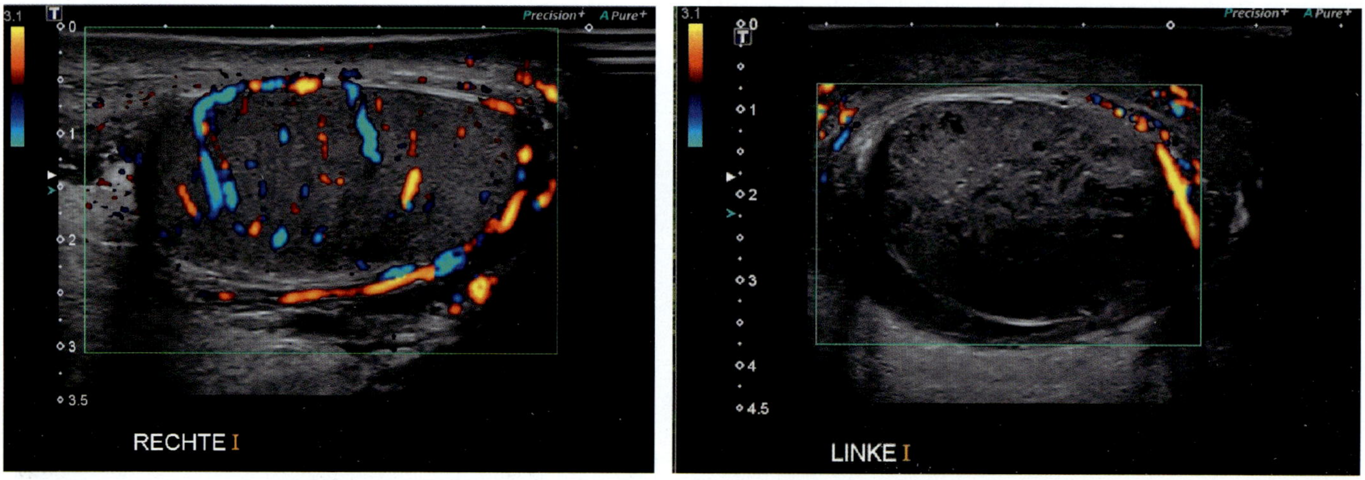

Abb. 8.23 Dopplersonografie bei einem 15-jährigen Jungen mit akutem Skrotum. Gute Perfusion im rechten Hoden, kein intratestikuläres Farbsignal linker Hoden. [P546]

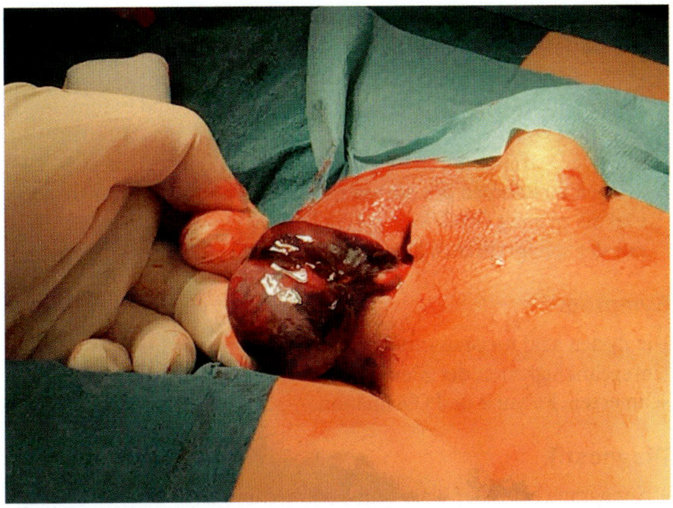

Abb. 8.24 Operativer Situs bei einem 15-jährigen Jungen mit akuter Hodentorsion vor Orchiektomie [P546]

Differenzialdiagnostisch kommt bei plötzlichem Hodenschmerz statt einer Hodentorsion auch eine **Hydatidentorsion** infrage. Bei der Diaphanoskopie (Durchleuchtung) zeigt sich ein kleiner bläulicher Punkt und bei der Untersuchung eine harte Resistenz, bei der sich Nebenhoden oder Hoden abgrenzen lässt. Handelt es sich sicher um eine Hydatidentorsion, können Kühlung und Schmerzmittel zu einer Linderung der Beschwerden führen. Bei jedem Zweifel sollte jedoch eine operative Freilegung zum Ausschluss einer Hodentorsion erfolgen.

Vorsicht! Pflegefachpersonen sollten im Blick haben, dass die Torsion vor dem Eintreffen in der Klinik oft schon eine unbestimmte Zeit vorlag. Daher muss die Ärztin unverzüglich informiert werden.

SPICKZETTEL

Hodentorsion und Hydatidentorsion

Krankheitsentstehung: angeborene Veranlagung durch relativ weite Hodenhüllen oder durch eine abnorme Beweglichkeit des Hodens

Symptome: plötzliche, heftige Schmerzen in einer Skrotalhälfte, starker lokaler Druckschmerz, vegetative Symptome wie reflektorisches Erbrechen und Übelkeit, Schweißausbruch und Tachykardie

Diagnostik: klinisch, Sonografie mit Doppler

Therapie: notfallmäßige operative Hodenfreilegung und Detorquierung

8.18 Erkrankungen des weiblichen Genitale

8.18.1 Vulvovaginitis

DEFINITION

Vulvovaginitis: Entzündungen des Scheidenvorhofs (Vulva) oder/und der Scheide (Vagina) gehören zu den häufigsten gynäkologischen Erkrankungen der Kindheit, Pubertät und Adoleszenz. Insbesondere Mädchen zwischen dem 3.–6. und 12.–14. Lebensjahr sind davon betroffen.

Krankheitsentstehung

- **Neugeborenes:** Einwirkung der mütterlichen Östrogene, die Infektionen durch verändertes Scheidenmilieu erleichtern
- **Säugling und Kleinkind:** n Folge von längerer antibiotischer Therapie oder Steroidmedikation, Würmer (Oxyuren), sekundär bei Immundefekt oder systemischen Erkrankungen
- **Präpubertär und pubertär:** verunreinigte Toiletten, unsachgemäße Hygiene, Masturbation, Tampons, Fremdkörper.

Symptome

Es bestehen **Ausfluss, Schwellung** und **Rötung** der Vulva und Hymen. Zudem kommt es zum **Brennen,** sei es nur beim Wasserlassen oder auch anhaltend, zu Juckreiz, Kratzspuren, Effloreszenzen (Superinfektion). Beobachten lassen sich auch spezifische **Hautveränderungen** (z. B. Mollusca, Condylomata).

Diagnostik

- Anamnese: Fragen nach Genitalhygiene, zu Waschzusätzen, Sitzposition bei Miktion (vaginaler Reflux), rezidivierenden HWI, analem Juckreiz, beengender Kleidung, Selbststimulation
- Klinische Untersuchung: Inspektion in Rückenlage, evtl. Knie-Ellenbogen-Position
- Abstriche (vorsichtig, wenn nötig, dann vaginal, nicht am Hymen, da sehr schmerzhaft).

Behandlungsstrategie

Die Lokaltherapie erfolgt mit **estriolhaltiger Creme** und Sitzbädern (z. B. Tannolact®, Kamillosan®, Schwarz- und Schachtelhalmtee). Selten ist eine antibakterielle Therapie notwendig, je nach Abstrichergebnis.

Zusätzlich wird eine **Hygieneschulung** (tupfen, nicht wischen, ab 4. Lebensjahr 1-mal täglich waschen) durchgeführt. Bei Sitzbädern keine Schaumbäder, keine Cremes oder Lotionen auf Vulva aufbringen.

Pflege

Bei allen Maßnahmen im Intimbereich berücksichtigen Pflegefachpersonen die bereits bestehende Autonomie des Kindes und fördern diese. Sie planen alle pflegerischen Maßnahmen zusammen mit dem Kind und den Eltern unter Berücksichtigung der Privatsphäre. Bei der Pflege ist die Hygiene zu beachten, die Eltern und Kinder sind darüber zu informieren und anzuleiten:

- Urinreste abtupfen, nicht wischen
- Reinigung des Genitalbereichs durch Wischen von vorne nach hinten
- Tägliches Reinigen des Genitalbereichs mit Wasser und neuem Waschlappen (Einmalwaschlappen)
- Täglicher Wechseln der Unterwäsche.

SPICKZETTEL

Vulvovaginitis

Krankheitsentstehung: bei Säuglingen und Kleinkindern Folge von längerer antibiotischer Therapie oder Steroidmedikation, Würmer (Oxyuren), systemische Erkrankung. Bei Jugendlichen Folge von mangelnder Hygiene.

Symptome: Ausfluss, Schwellung und Rötung der Vulva und Hymen, Brennen bei Wasserlassen

Diagnostik: Anamnese, klinische Untersuchung, Abstriche

Behandlungsstrategie: Lokaltherapie mit estriolhaltiger Creme und Sitzbädern, zusätzlich Hygieneschulung

Pflege: Privatsphäre beachten, hygienische Durchführung der pflegerischen Versorgung beachten und schulen

8.18.2 Adnexitis

DEFINITION

Adnexitis: Als Adnexe wird das Anhangsgebilde der Gebärmutter bezeichnet (Eileiter und Eierstock). Da meist Eileiter (Salpinx) und Eierstock (Ovar) entzündet sind und die Therapie gleich ist, wird die Entzündung als Adnexitis zusammengefasst.

Krankheitsentstehung

Es handelt sich um eine Infektion mit verschiedenen Erregern bei sexuell aktiven Mädchen, häufig durch Chlamydien.

Die meisten Infektionen sind aszendierende Infektionen aus der Scheide, die über die Gebärmutter bis zu den Eileitern und den Eierstöcken aufsteigen. Es gibt auch Infektionen, die sich über benachbarte Organe (Appendizitis) oder hämatogen ausbreiten.

Symptome

Eine Adnexitis zeigt sich durch plötzlich einsetzende starke **Schmerzen im Unterbauch.** Gebärmutter und Adnexen sind von außen druckempfindlich. Es besteht stark riechender, eitriger **Ausfluss** aus der Vagina. Zudem kommt es zu Übelkeit, Brechreiz, Fieber. Weitere auftretende Symptome sind Dysurie, Obstipation oder Durchfall.

Diagnostik

- Anamnese: starke Schmerzen im Unterbauch, eitriger Ausfluss aus Vagina, Übelkeit, Erbrechen, Dysurie, Verstopfung, Durchfall
- Körperliche Untersuchung mit Inspektion des Genitales auf Pubertätszeichen, Vulva und Harnröhrenmündung
- Entzündungslabor: Blutbild, CRP, Blutsenkungsgeschwindigkeit
- Sonografie: Ovarien, Uterus, retrovesikaler Raum.

Behandlungsstrategie

Es werden **Antibiotika** und **entzündungshemmende Medikamente** (NSAR wie Ibuprofen) verabreicht. Bei frühzeitiger Diagnose und entsprechender Therapie sind die Heilungschancen sehr gut. Chronische Entzündungen können zu Verklebungen des Eileiters und damit zur Verhinderung einer Schwangerschaft führen.

8.18.3 Ovarialzysten

DEFINITION

Ovarialzysten: einfache flüssigkeitsgefüllte oder auch mit Septen und echogenen Zellbestandteilen gefüllte Raumforderungen im Ovar

Ovarialzysten sind die zweithäufigsten Zysten des Urogenitalbereichs beim Feten und beim Neugeborenen mit einer Prävalenz von nahezu 30 %.

Formen

- **Fetale und neonatale Zysten:** Bei einer Größe von < 1–1,5 cm ist keine weitere Therapie erforderlich, sondern nur eine sonografische Verlaufskontrolle. Meist bilden sich die Zysten bis zum 6. Lebensmonat zurück. Sie sind Folge der maternalen und fetalen Hormonstimulation während der Schwangerschaft.
- **Kindesalter:** Bei einer Größe von < 1–1,5 cm ist keine weitere Therapie erforderlich. Funktionelle Zysten können hormonaktiv sein und zu einer prämaturen Thelarche (frühreife Brustentwicklung vor dem 8. Lebensjahr) oder prämaturen Menarche (frühzeitiger Eintritt der ersten Monatsblutung vor dem 8. Lebensjahr) führen. Ausgelöst werden sie durch eine hypothalamo-hypophysäre Stimulation.
- **Jugendalter:** Ovarialzysten sind häufig. Meistens sind es funktionelle, persistierende Follikel- oder Corpus-luteum-Zysten (bis zu 50 %), benigne Ovarialtumoren oder ganz selten Endometriosezysten. Sie können im Rahmen des normalen Menstruationszyklus auftreten und bis zu einer Größe von < 3 cm handelt es sich um Follikel, die nur der sonografischen Kontrolle bedürfen.

Symptom

Die Zysten sind meist asymptomatisch. Bei Jugendlichen kommt es zu Unregelmäßigkeiten der Menstruation. Zudem bestehen Unterbauchschmerzen, Polyurie und Obstipation.

Diagnostik

- Sonografie bei voller Blase und Volumetrie
- MRT (bei unklaren Befunden oder unklarer Dignität präoperativ).

Behandlungsstrategie

Bei kleinen fetalen und neonatalen Ovarzysten erfolgen nur sonografische Kontrollen bis zur Regression. Eine Punktion oder eine **laparoskopische Zystektomie** ist in Erwägung zu ziehen bei:
- Neugeborenen und einer Zystengröße von > 3–5 cm Durchmesser
- Kindern und einer Zystengröße von 5–6 cm Durchmesser
- Jugendlichen und einer Zystengröße von > 6 cm Durchmesser.

Vorsicht!
- Unabhängig von der Zystengröße kann sich eine Ovartorsion entwickeln.
- Auch große Ovarzysten bis zu 12 cm Durchmesser können bei Jugendlichen innerhalb von 1–3 Zyklen wieder verschwinden.
- In der Differenzialdiagnose muss auch immer an einen malignen Ovarialtumor gedacht werden (1 % aller malignen Tumoren im Kindes- und Jugendalter).

SPICKZETTEL

Ovarialzysten

Krankheitsentstehung:
- Fetale und neonatale Zysten Folge der maternalen und fetalen Hormonstimulation während der Schwangerschaft
- Kindesalter: hypothalamo-hypophysäre Stimulation
- Jugendalter: meist im Rahmen des Menstruationszyklus
- Jugendalter: Ovarialzysten sind häufig, meistens sind es funktionelle, persistierende Follikel

Symptome: asymptomatisch, bei Jugendlichen kommt es zu Unregelmäßigkeiten der Menstruation

Diagnostik: Sonografie, MRT

Behandlungsstrategie: sonografische Kontrolle bis zur Regression, evtl. Punktion oder laparoskopische Zystektomie

8.18.4 Ovartorsion

DEFINITION

Ovartorsion: komplette oder teilweise Rotation des Ovars an seinem Bandapparat mit Unterbrechung der Blutzufuhr. Bei einer Rotation des Ovars entlang der Tube (Salpinx) wird von Adnextorsion gesprochen.

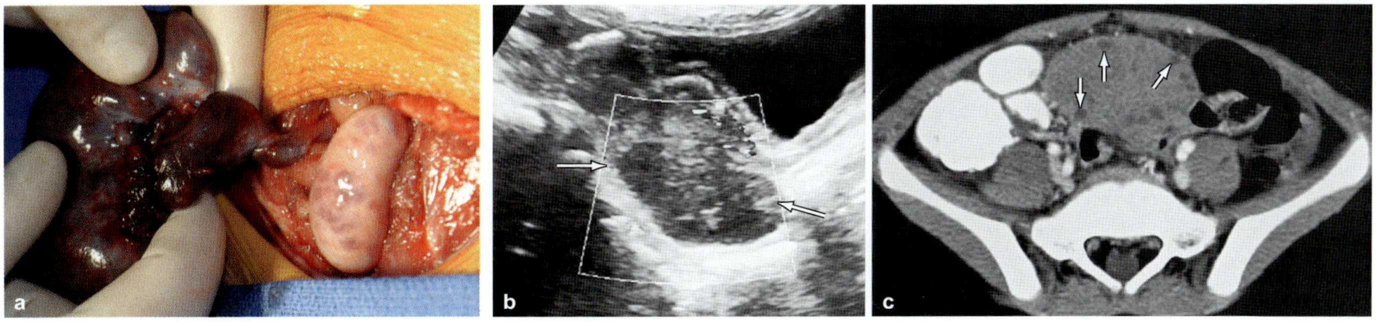

Abb. 8.25 Ovartorsion
a) Operationssitus bei einem Kind mit hämorrhagischer Infarzierung des Ovars
b) Dopplersonografie des Beckens im Longitudinalschnitt. Innerhalb des Doppler-Schallfensters findet sich eine große Raumforderung, die 4-mal so groß wie das normale Ovarvolumen bei einem 7-jährigen Kind ist.
c) Computertomografie des Beckens. Eine große Raumforderung im Beckenbereich eines Teenagers, die sich mit plötzlich einsetzenden akuten Schmerzen im kleinen Becken vorstellte. Die Lage der Zysten und der Follikel in der Peripherie des 3- bis 4-fach vergrößerten Ovars ist ein typischer klassischer Befund für eine relative akute Ovartorsion. [G550-002, G820]

Ovartorsionen (➔ Abb. 8.25) machen 3 % aller gynäkologischen akuten Unterbauchschmerzen aus. Rund 25 % der Fälle betreffen bereits Säuglinge und Kinder. In diesem Alter führt die vermehrte Mobilität durch die besondere anatomische Lage der Ovarien auch zur Verdrehung normaler Ovarien, dies überwiegend rechts. Zwei Drittel der kompletten Adnextorsionen ereignen sich rechts, die linke Adnexe ist bedingt durch das den Beckenraum ausfüllende Sigma weniger mobil. Isolierte Tubentorsionen sind extrem selten und zu zwei Drittel eher links zu finden.

Krankheitsentstehung

Ovarielle Pathologien wie Ovarialzysten (Follikelzysten, Zystadenome) und Ovarialtumoren (meist benigne Teratome oder Keimzelltumoren) sind die Grundlage, auf der sich die Ovartorsion entwickelt. Das vergrößerte Ovar tritt aus dem kleinen Becken hinaus und wird dadurch mobiler.

Im Kindesalter liegen die Ovarien noch außerhalb des kleinen Beckens, sind dadurch besonders mobil und erlauben eine Torsion in der Mesosalpinx (Bindegewebszug, der von Peritoneum bedeckt ist und um den Eileiter verläuft); auch bei nicht veränderten Ovarien. Bei über 50 % der Mädchen unter 15 Jahren sind die verdrehten Ovarien normal. Bei 11 % der jungen Mädchen kommt es zu Rezidiven der Ovartorsion.

Eine Ovartorsion entsteht vermehrt bei körperlichen Belastungen mit abrupten Wechseln des intraabdominalen Drucks, z. B. beim Trampolinspringen oder Rhönradfahren.

Im Säuglings- und frühen Kindesalter gibt es oft pränatal entstandene Ovarialzysten, besonders die mit einer Größe von > 2 cm. Diese sollen in 56 % der Fälle zu einer Torsion führen.

Symptome

Eine Ovartorsion zeigt sich durch plötzliche, meistens rechtsseitig auftretende, akute **Schmerzen im Unterbauch.** Zudem bestehen **Erbrechen** und **Übelkeit** sowie **Fieber.** Außerdem kommt es zu einer untypischen vaginalen Blutung.

Vorsicht! Präpubertäre Mädchen haben teilweise eine längere Symptomdauer, bevor sie einer Diagnose und entsprechender Therapie zugeführt werden (diffuser Bauchschmerz, Fieber, Unruhe).

Diagnostik

- Anamnese: akut einsetzende Schmerzen im kleinen Becken, Übelkeit, Erbrechen
- Körperliche Untersuchung
- Sonografie mit/ohne Farbdoppler (Länge > 4 cm, > 20 ml Volumen; randständige perlschnurartige Follikel).

Behandlungsstrategie

Laparoskopisch erfolgen eine zügige **Retorquierung** und der Organerhalt. Der Adnextumor, der die Stieldrehung verursacht hat, wird entfernt. Bei unklaren Adnextumoren muss demgegenüber eine Entfernung des Tumors immer angestrebt werden. Makroskopisch scheinbar nekrotisches Gewebe sollte in keinem Fall Kriterium für eine Ovarektomie sein!

Vorsicht! Eine Vorhersage darüber, welches Ovar noch eine Erholungschance hat, ist nicht möglich.

SPICKZETTEL

Ovartorsion

Krankheitsentstehung: Ausgangspunkt sind Ovarialzysten und Ovarialtumoren, das vergrößerte Ovar tritt aus dem kleinen Becken hinaus und wird dadurch mobiler

Symptome: akute Schmerzen im Unterbauch, Erbrechen und Übelkeit sowie Fieber

Diagnostik: Anamnese, körperliche Untersuchung, Sonografie mit/ohne Farbdoppler

Behandlungsstrategie: Retorquierung und Organerhalt, bei Entfernung des Adnextumors, der die Stieldrehung verursacht hat

9

PFLEGE BEI ENDOKRINOLOGISCHEN UND STOFFWECHSELBEDINGTEN ERKRANKUNGEN

Annika Hidding, Sandra Oesingmann, Florian Schneider (9.10)

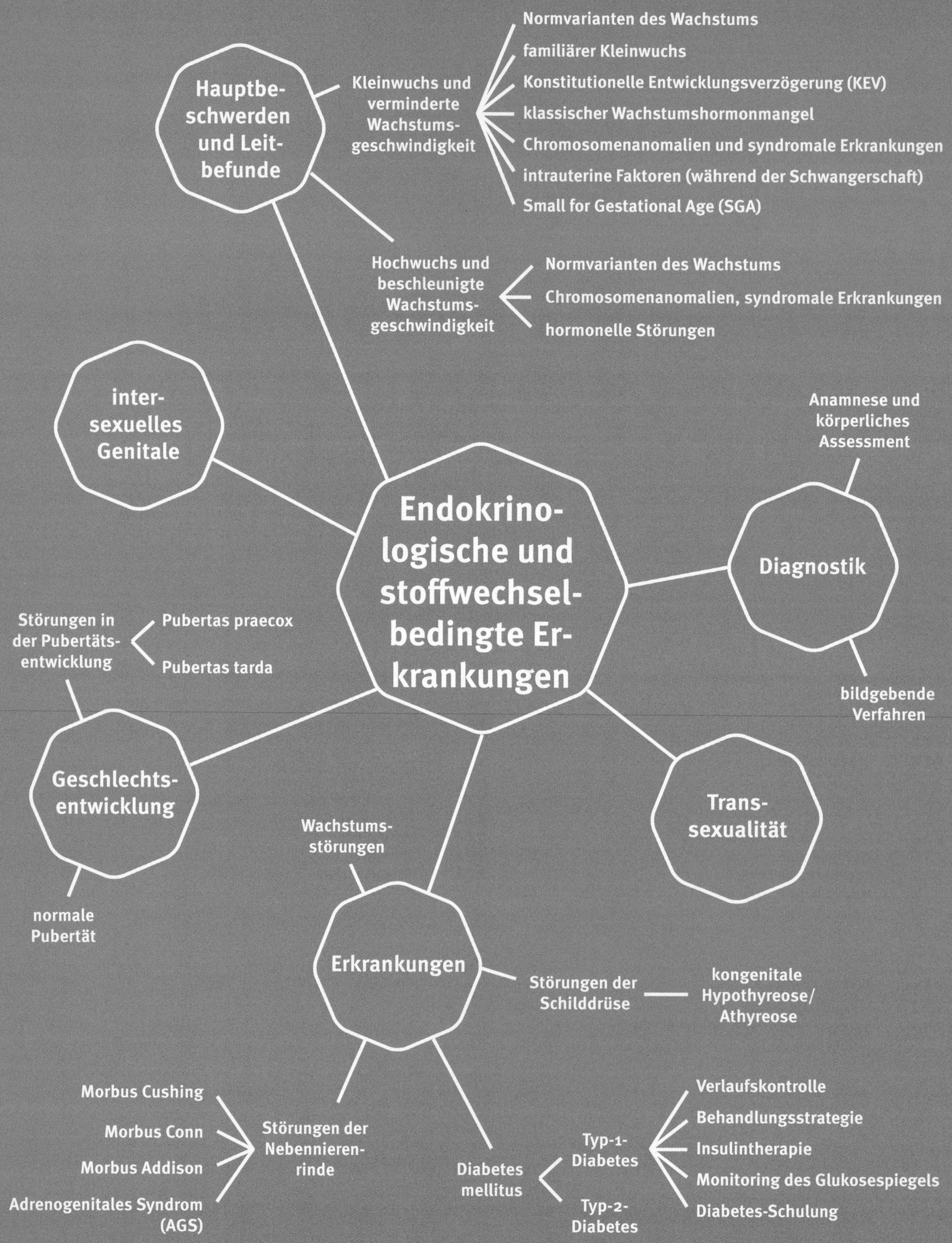

Endokrinologische und stoffwechselbedingte Erkrankungen
Hauptbeschwerden und Leitbefunde
Kleinwuchs und verminderte Wachstumsgeschwindigkeit
Normvarianten des Wachstums
familiärer Kleinwuchs
Konstitutionelle Entwicklungsverzögerung (KEV)
klassischer Wachstumshormonmangel
Chromosomenanomalien und syndromale Erkrankungen
intrauterine Faktoren (während der Schwangerschaft)
Small for Gestational Age (SGA)
Hochwuchs und beschleunigte Wachstumsgeschwindigkeit
Normvarianten des Wachstums
Chromosomenanomalien, syndromale Erkrankungen
hormonelle Störungen
intersexuelles Genitale
Diagnostik
Anamnese und körperliches Assessment
bildgebende Verfahren
Transsexualität
Geschlechtsentwicklung
Störungen in der Pubertätsentwicklung
Pubertas praecox
Pubertas tarda
normale Pubertät
Erkrankungen
Wachstumsstörungen
Störungen der Schilddrüse
kongenitale Hypothyreose/ Athyreose
Störungen der Nebennierenrinde
Morbus Cushing
Morbus Conn
Morbus Addison
Adrenogenitales Syndrom (AGS)
Diabetes mellitus
Typ-1-Diabetes
Typ-2-Diabetes
Verlaufskontrolle
Behandlungsstrategie
Insulintherapie
Monitoring des Glukosespiegels
Diabetes-Schulung

Wussten Sie schon ...

Hormone: Botenstoffe (sog. Hormone) werden von Drüsen im Körper ausgesendet und beeinflussen bestimmte Organe und Vorgänge im Körper, z.B. auch das Wachstum, den Organstoff wechsel, das innere Milieu, aber auch die Ernährung des Neugeborenen durch Milchbildung der Mutter.

Feedback-Mechanismus: Der Körper kontrolliert sich selbst, indem er Feedback-Mechanismen für Hormone hat, d.h., wenn das Hormon ausreichend ausgeschüttet wurde und die Effekte eingetreten sind, wird die Ausschüttung gedrosselt.

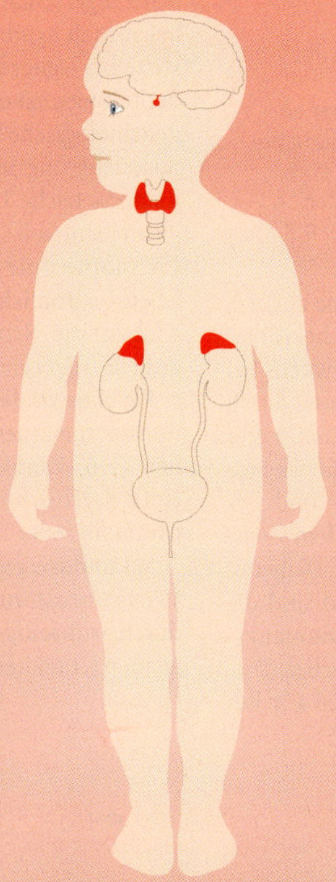

Hormone postnatal: Direkt nach der Geburt können sich noch einige mütterliche Hormone im Blut des Kinds befinden.

Anzeichen Diabetes mellitus: Bei Kindern, die viel trinken und oft/viel Urin lassen müssen, sollte man immer an den Typ-1-Diabetes denken.

Inter- und Transsexualität: Bei der Betreuung von inter- und transsexuellen Kindern ist es wichtig, einfühlsam bei der Pflege und Behandlung zu sein und respektvoll mit ihnen umzugehen.

Vorsorgeuntersuchungen: Bei den Vorsorgeuntersuchungen ist es sehr wichtig, die Größe, das Gewicht und den Kopfumfang zu messen, um Erkrankungen frühzeitig zu erkennen. So lassen sich zum Beispiel Wachstumsstörungen rasch erkennen.

Erwartete Körpergröße: Um die zu erwartende Körpergröße zu bestimmen, gilt:

Bei Mädchen

$$\frac{\text{(Körperhöhe des Vaters + Körperhöhe der Mutter − 13 cm)}}{2}$$

Bei Jungen

$$\frac{\text{(Körperhöhe des Vaters + Körperhöhe der Mutter + 13 cm)}}{2}$$

9.1 Das Kind mit endokrinologischen und stoffwechselbedingten Erkrankungen

Endokrinologische Erkrankungen werden durch eine Störung in der Produktion und/oder Steuerung von Hormonen hervorgerufen. Sie können bereits intrauterin (im Mutterleib), unmittelbar postpartal (nach der Geburt) oder auch im Laufe der Kindheit und Jugend auftreten. Die Ursache kann im Bereich der hormonsteuernden Hirnareale (Hypothalamus → Abb. 9.1), der Hirnanhangsdrüse (Hypophyse) oder auch im Endorgan (z. B. Schilddrüse, Bauchspeicheldrüse, Eierstöcke/Hoden) liegen.

Frühe Diagnosestellung

Bei behandelbaren angeborenen Stoffwechselstörungen oder endokrinologischen Erkrankungen ist eine frühe Diagnosestellung bereits intrauterin oder unmittelbar postpartal notwendig, um eine bleibende Schädigung des Feten/Neugeborenen zu vermeiden (z. B. angeborene Hypothyreose, adrenogenitales Syndrom → 9.7.4).

Endokrinologische Störungen können sich durch Symptome äußern, die direkt durch den Mangel des entsprechenden Hormons hervorgerufen werden (z. B. Hyperglykämie bei Insulinmangel, Kleinwuchs bei Wachstumshormonmangel, ausbleibende Pubertätsentwicklung durch Mangel an Geschlechtshormonen). Sie können sich im Kindesalter aber auch infolge einer anderen Grunderkrankung als sekundäre Störung äußern, hier insbesondere als Störungen der Längen- und Gewichtsentwicklung (z. B. Trinkschwäche bei Hypothyreose, Kleinwuchs und geringes Körpergewicht bei schlecht eingestelltem Typ-1-Diabetes, Gewichtszunahme bei Morbus Cushing). Aus diesem Grund sind die Perzentilen (→ Abb. 9.7) für die Längen-, Gewichts- und Kopfumfangsentwicklung ein wichtiges Instrument in der endokrinologischen Diagnostik und Verlaufskontrolle (→ 9.4). Die Messwerte werden zur Beurteilung in aktuelle populationsspezifische und geschlechtsbezogene Perzentilkurven eingetragen. Um den Entwicklungsverlauf beurteilen zu können, kann das Vorsorgeheft (→ 2.1.2) dabei wichtige zusätzliche Informationen liefern.

9.1.1 Prävention

Eine Prävention endokrinologischer Erkrankungen ist nur bedingt möglich. **Wachstumsstörungen** aufgrund intrauteriner Einflüsse können durch das Vermeiden schädigender Substanzen während der Schwangerschaft (z. B. Alkohol und Nikotin) verhindert werden. Bei bekannten syndromalen Erkrankungen und Chromosomenstörungen sollte bei weiterem Kinderwunsch eine genetische Beratung zum Wiederholungsrisiko in den betroffenen Familien erfolgen. Beruht eine endokrinologische Störung auf einer bekannten Mutation, kann zur Diagnosesicherung und zur Identifizierung weiterer Betroffener eine humangenetische Untersuchung des Patienten und seiner Familienmitglieder sinnvoll sein. Störungen der endokrinen Organe, die infolge von **Chemotherapie und Bestrahlung** auftreten, sind ein Risiko, das bei lebensbedrohlicher Erkrankung oft in Kauf genommen wird. Hier ist es wichtig, die Nebenwirkungen dieser Behandlungen durch möglichst gezielte Therapien zu minimieren.

Psychosoziale Ursachen können nur durch entsprechende Präventionsmaßnahmen und Unterstützungsangebote für gefährdete Familien (z. B. Familienhebamme, Familienhilfe) vermieden werden. Bei einer psychischen Erkrankung ist eine entsprechende psychiatrische/psychologische Therapie sinnvoll.

Sekundäre endokrinologische Störungen, hier insbesondere die Wachstumsstörungen bei anderen chronischen Erkrankungen, können durch frühzeitige Diagnose und adäquate Therapie der zugrundeliegenden Krankheit verhindert werden.

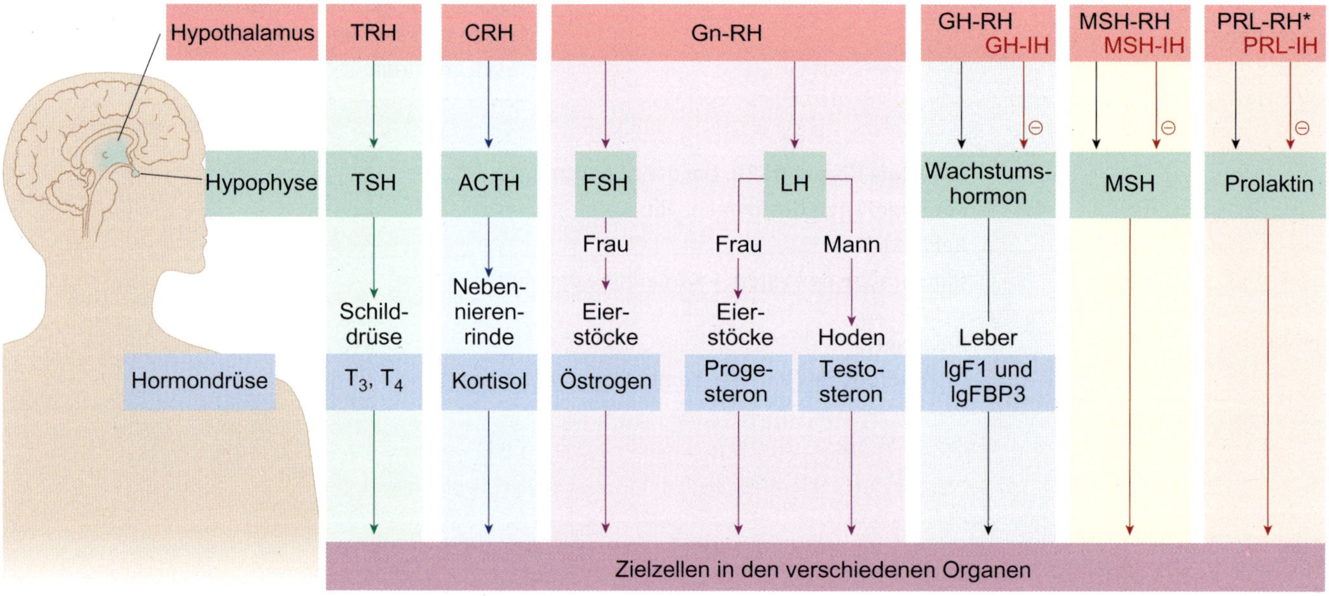

Abb. 9.1 Hormonachse. Im Hypothalamus werden die Hormone initiiert.
TSH (thyreoidea-stimulierendes Hormon) ist ein die Schilddrüse stimulierendes Hormon.
ACTH (adrenocorticotropes Hormon) stimuliert die Nebennierenrinde, z. B. zur Cortisol-Abgabe.
FSH (follikel-stimulierendes Hormon) und LH (luteinisierendes Hormon) stimulieren die Sexualorgane.
Prolaktin ist ein Hormon, das das Brustwachstum und die Milchproduktion nach Entbindung stimuliert.
MSH (melanozyten-stimulierendes Hormon) bindet an die entsprechenden Melanocortin-Rezeptoren und stimuliert die Melanin-Bildung. [L190]

Zum heutigen Zeitpunkt und Stand der Forschung ist keine Prävention bezüglich der Manifestation (= Krankheitsbeginn) eines **Typ-1-Diabetes** bekannt. Verschiedene Studien, die zur Prävention durchgeführt wurden, haben bisher keine Präventionsmöglichkeit erbracht, es gibt aber bereits Hinweise dafür, dass die Pankreasfunktion durch eine frühe Immuntherapie länger erhalten bleiben kann. Wichtig ist es, dass Pädiaterinnen und Pädiater (im Folgenden Pädiater genannt) und die Öffentlichkeit über die Krankheit durch Kampagnen informiert und für die Symptome des Typ-1-Diabetes sensibilisiert werden. Dadurch werden Diagnosen zu deutlich früheren Zeitpunkten gestellt und ein besserer Krankheitsverlauf und eine längere Erhaltung der Pankreasrestfunktion (= Remissionsphase) erreicht. Verschiedene Studien sprechen sich für eine frühe Diagnosestellung in diabetesbelasteten Familien aus. Die betroffenen Familien sollen durch die Bestimmung der diabetesspezifischen Antikörper frühzeitig identifiziert werden, lange bevor die ersten Symptome auftreten. Schulungen und eine psychologische Begleitung der Kinder, Jugendlichen und deren Eltern sollen auf die Diabetesdiagnose bereits vor Manifestation vorbereiten [1, 2].

SPICKZETTEL

Prävention

Für endokrinologische Erkrankungen gibt es nur bedingt Möglichkeiten zur Prävention. Infrage kommen je nach zugrundeliegender Störung das Meiden schädigender Substanzen, humangenetische Untersuchungen, das Minimieren von Nebenwirkungen bei Behandlungen, evtl. auch eine psychologische Therapie. Sekundäre endokrinologische Störungen, hier insbesondere die Wachstumsstörungen bei anderen chronischen Erkrankungen, können durch frühzeitige Diagnose der Grunderkrankung verhindert werden.

9.1.2 Rehabilitation

Kinder mit Wachstumsstörungen sollten regelmäßig in einer **kinderendokrinologischen Ambulanz/Praxis** betreut werden. Abhängig von der Ursache der Erkrankung kann durch die Therapie der genetische Ziellängenbereich erreicht werden. Hierzu sind regelmäßige Kontrollen von Wachstumsverlauf und Therapie und ggf. Therapieanpassungen notwendig. Bei sekundären Wachstumsstörungen muss die Grundkrankheit behandelt werden, um ein möglichst normales Wachstum zu erreichen (z. B. Therapie einer Zöliakie durch glutenfreie Diät, Reduktion des Einsatzes von Kortison bei Asthma bronchiale, Verbesserung der Stoffwechseleinstellung bei Typ-1-Diabetes).

Wachstumsstörungen können für das zu pflegende Kind und die Familie eine große Belastung sein. Kleinwüchsige Kinder werden häufig unterschätzt (v. a. in der Schule und im Sportverein), hochwüchsige Kinder werden oft überschätzt und können deshalb in eine Überforderungssituation gelangen. Zudem werden Kinder mit Wachstumsstörungen oft gehänselt, „da sie nicht in die Norm passen“. Deshalb kann eine **psychologische Begleitung** ein wichtiger Pfeiler in der Therapie sein. Außerdem werden insbesondere bei genetischen/unbehandelbaren Kleinwuchsformen Selbsthilfegruppen angeboten (z. B. Turner-Syndrom, Achondroplasie). Hierbei ist auch je nach Erkrankung eine genetische Beratung der Familie sinnvoll, um hinsichtlich eines Wiederholungsrisikos zu beraten.

In der **Pflege** von Kindern mit **Wachstumsstörungen** muss unbedingt darauf geachtet werden, die Kinder und Jugendlichen altersentsprechend anzusprechen. Dieser Aspekt wird aufgrund der Länge, die meist nicht zum Alter passt, möglicherweise vernachlässigt und führt damit zu seelischen Belastungen der Kinder und Jugendlichen. Oft erfahren sie diesen Unterschied im Alltag, da der erste optische Eindruck meist eine wichtige Grundlage für einen ersten Kontakt ist. Bevor die Pflegefachpersonen das Kind oder den Jugendlichen kennlernen, informieren sie sich über sein Alter und beraten und betreuen ihn altersangemessen. Dies ist auch bei der Übertragung von Verantwortung wichtig, damit das Kind oder der Jugendliche die Möglichkeit bekommt, selbstständig zu werden und eigenständig zu agieren. Bei bestimmten Syndromen (z. B. Prader-Willi-Syndrom) muss eine mögliche Intelligenzminderung bzw. Lernbehinderung berücksichtigt werden.

SPICKZETTEL

Rehabilitation

Bei Kindern mit Wachstumsstörungen sind regelmäßige Kontrollen des Wachstumsverlaufs und der Therapie angezeigt. Eine psychologische Begleitung kann ein wichtiger Therapiepfeiler sein.

9.2 Hauptbeschwerden und Leitbefunde

9.2.1 Kleinwuchs und verminderte Wachstumsgeschwindigkeit

DEFINITION

Kleinwuchs und verminderte Wachstumsgeschwindigkeit: Körperlänge (< 2 J. Messung im Liegen) oder Körperhöhe (Messung im Stehen) < 3. Perzentile u./o. Wachstumsgeschwindigkeit < 25. Perzentile (Normalkollektiv: Referenzkurven). DD: Gedeihstörung (2.6.2).

Häufiges Symptom ist ein abweichender Wachstumsverlauf im Vergleich zu Geschwistern oder Freunden/Klassenkameraden. Die Ursachen sind äußerst heterogen (→ Tab. 9.1), die Abklärung kann in Einzelfällen deshalb sehr schwierig sein. Eine exakte Diagnose ist aber wichtig, um zu klären, ob eine Behandlungsoption besteht.

Bei intrauterinen Störungen als Ursache für die Wachstumsstörung können bereits die Maße bei Geburt (Länge, Gewicht, Kopfumfang) bezogen auf die nach Schwangerschaftswoche korrigierte Reife auffällig sein [3, 4]. Andernfalls kann auch eine konstitutionelle Verzögerung von Wachstum und Pubertät vorliegen, die sich präpubertär als idiopathischer, nicht familiärer Kleinwuchs zeigt.

Normvarianten des Wachstums

Der genetische Ziellängenbereich wird bestimmt durch die Länge der Eltern (→ Abb. 9.2).

Familiärer Kleinwuchs

Sind bereits die Eltern kleinwüchsig, kann der Wachstumsverlauf des Kindes **unterhalb der 3. Perzentile** liegen. Hierbei verläuft die Perzentile gleichmäßig und es wird kein „Herausknicken aus der persönlichen

Tab. 9.1 Pränatale und postnatale Faktoren für Kleinwuchs

Pränatale Faktoren	Postnatale Faktoren
• Intrauterine Wachstumsstörung • Alkoholembryopathie • Chromosomenstörungen (z. B. Ullrich-Turner-Syndrom, Down-Syndrom) • Syndromale Erkrankungen (Noonan-Syndrom, Silver-Russell-Syndrom, Prader-Willi-, DiGeorge-Syndrom)	• Endokrine Erkrankungen • Chronische Erkrankungen • Stoffwechselstörungen • Mangelernährung • Psychosoziale Ursachen • Iatrogene Ursachen (Glukokortikoide, Chemotherapie, Bestrahlung)

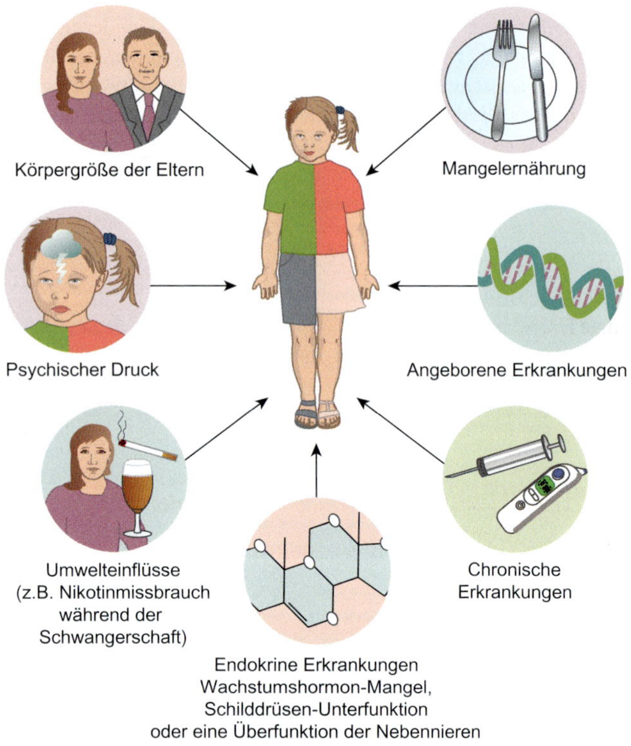

Abb. 9.2 Faktoren, die das Wachstum eines Kindes beeinflussen [L138]

Perzentile" beobachtet. Auch das im Röntgenbild der linken Hand bestimmte Knochenalter und die Pubertätsentwicklung verlaufen altersgerecht. Eine Therapie ist nicht möglich.

Konstitutionelle Verzögerung von Wachstum und Pubertät (KEV)

Bei diesen **„Spätentwicklern"** handelt es sich um eine Normvariante der normalen Längenentwicklung, von der Jungen häufiger betroffen sind als Mädchen. Hier verläuft die körperliche Reifung normal, aber verzögert. In der Anamnese findet sich oft ein Hinweis, dass auch mindestens ein Elternteil ebenfalls „Spätentwickler" war. Fragen nach der Schulzeit oder auch Fotos („war immer der Kleinste in der Klasse") können hierzu Informationen liefern. Oder auch die Frage nach dem Eintritt der Pubertät (bei Frauen Menarchealter und bei Männern z. B. erste Rasur) kann wegweisend sein.

Im Röntgenbild zeigt sich eine **verzögerte Knochenreife,** die um mehrere Jahre verzögert sein kann im Vergleich zum biologischen Alter. Bei Korrektur der Perzentile um diese Differenz ergibt sich eine normale prospektive (= erwartete) Endlänge. Allerdings ist der Wachstumsspurt in der Pubertät bei KEV oft nicht so ausgeprägt, sodass häufig nur eine Endlänge im unteren genetischen Zielbereich erreicht wird.

Klassischer Wachstumshormonmangel

Das Wachstumshormon (somatotropes Hormon = STH) wird im Hypophysenvorderlappen gebildet und stimuliert die Ausschüttung der Wachstumsfaktoren IGF1 bzw. IGFBP3 aus der Leber. Diese induzieren durch Stimulation des Wachstums von Knorpel und Knochen das Längenwachstum. Zudem werden über den Einfluss auf den Knochen- und Knorpelstoffwechsel die Zusammensetzung von Muskulatur und Gewebe sowie die Leistungsfähigkeit und der Glukosestoffwechsel positiv beeinflusst. Deshalb kann sich ein **Wachstumshormonmangel** (GHD = Growth Hormone Deficiency) auf die gesamte Physiognomie (= Erscheinungsbild) auswirken.

Gesteuert wird die Ausschüttung von STH aus der Hypophyse über ein Releasing-Hormon des Hypothalamus (GHRH). So kann auch eine Störung auf Ebene von Hypothalamus und Hypophyse zu einem Wachstumshormonmangel mit Wachstumsstörung führen. Dies können z. B. Entwicklungsstörungen des Gehirns, Tumoren oder auch der Zustand nach Meningitis, Bestrahlung, Trauma oder Hydrozephalus (= vermehrte Ansammlung von Gehirnwasser) sein.

Die häufigste Form im Kindesalter stellt der **idiopathische Wachstumshormonmangel** dar. Hier kann keine ursächliche Erkrankung für den Wachstumshormonmangel gefunden werden. In den entsprechenden Stimulationstests lässt sich ein Hormonmangel nachweisen.

Chromosomenanomalien und syndromale Erkrankungen

Störungen in den Chromosomen können mit einem pathologischen Wachstum einhergehen.

- Die häufigste Störung, die bei Mädchen mit Kleinwuchs immer ausgeschlossen werden sollte, ist das **Ullrich-Turner-Syndrom (UTS** → Abb. 9.3). Hierbei besteht ein Verlust eines Geschlechtschromosoms. Die genetische Konstellation der Geschlechtschromosomen ist XO statt XX. Die phänotypische Ausprägung kann sehr variabel sein (z. B. Turner-Mosaik = nicht alle Zellen sind betroffen). Das UTS geht oft mit einem Kleinwuchs einher und kann mit Wachstumshormon behandelt werden. Es wird dadurch zwar keine normale, aber eine verbesserte Endlänge erreicht.

Weitere Syndrome: Weitere Indikationen für die Anwendung von Wachstumshormon können Syndrome sein, die mit Kleinwuchs einhergehen, wie das Silver-Russell-Syndrom (Form des bereits intrauterinen Kleinwuchses), das Noonan-Syndrom (Gendefekt mit Kleinwuchs, typischen fazialen Dysmorphien, angeborenen Herzfehlern, Kardiomyopathie) oder die SHOX-Defizienz (Kleinwuchs aufgrund des Fehlens oder der Mutation des SHOX-Gens).

Bei Vorliegen eines Syndroms muss im Einzelfall geprüft werden, ob die Indikation für eine GH-Therapie gegeben ist. Die verwendeten Dosierungen unterscheiden sich deutlich in Abhängigkeit von der Diagnose.

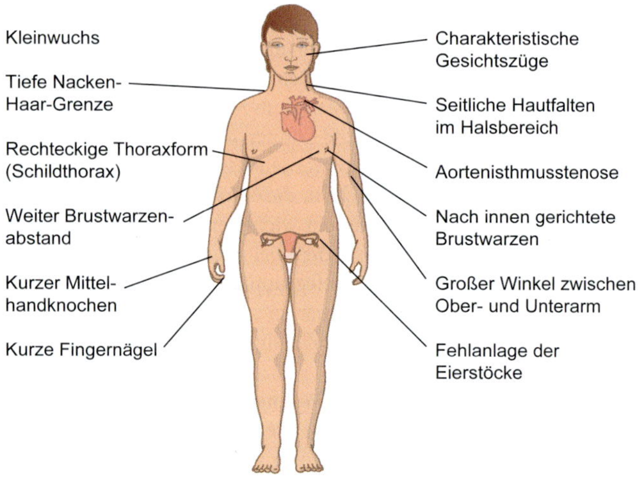

Abb. 9.3 Typische Symptome des Ullrich-Turner-Syndroms [L138]

Intrauterine Faktoren (während der Schwangerschaft)

Alle **Störungen in der Schwangerschaft** können das Wachstum des ungeborenen Kindes beeinflussen. Deshalb können Wachstumsstörungen bereits intrauterin (= im Mutterleib) bestehen. Häufige Faktoren sind Erkrankung oder Fehlernährung der Schwangeren, Funktionsstörungen der Plazenta, Nikotin, Alkohol, Drogen oder Infektionen während der Schwangerschaft (→Abb. 9.2). Manche Einflüsse sind mit der Geburt beendet, sodass die Kinder im Laufe der Zeit (meist der ersten vier Lebensjahre) das Wachstum wieder aufholen (sog. Aufholwachstum).

Small for Gestational Age (SGA)

Liegt das **Geburtsgewicht und/oder die Geburtslänge** unterhalb der 3. Perzentile bezogen auf das Gestationsalter, handelt es sich um eine **SGA-Geburt** *(small for gestational age),* d.h. die Betroffenen sind zu klein und/oder zu leicht für das Schwangerschaftsalter. Demzufolge kann sowohl ein Früh- als auch ein Reifgeborenes als SGA-Kind eingestuft werden. Die häufigste Ursache für eine SGA-Geburt liegt im Alkohol- und Nikotinkonsum während der Schwangerschaft (→Abb. 9.2). Ferner können z.B. folgende Faktoren eine Rolle spielen:

- Chronische Nierenerkrankungen
- Erkrankungen der Mutter
- Angeborene Fehlbildungen oder Stoffwechselstörungen des Ungeborenen
- Körperlänge der Eltern.

Ein Teil der Kinder mit intrauteriner Wachstumsstörung behalten ihr vermindertes Wachstum unter der 3. Perzentile auch nach dem 4. Geburtstag und zeigen kein Aufholwachstum. Hier kann eine Therapie mit Wachstumshormonen begonnen werden.

Bei SGA muss auch an kulturelle und ethnische Unterschiede gedacht werden.

SPICKZETTEL

Kleinwuchs

Kleinwuchs kann familiär bedingt sein und mit keinerlei weiterer Einschränkung einhergehen. Auch bei Spätentwicklern ist die körperliche Reifung lediglich verzögert und es wird eine normale Endlänge erreicht. Liegt ein Mangel an Wachstumshormonen zugrunde, fallen die Kinder in i.d.R. durch ein Abknicken der Perzentile auf. Durch Substitution des Wachstumshormons soll ein normaler Wachstumsverlauf erzielt werden.
Chromosomenanomalien, z.B. das Ullrich-Turner-Syndrom (UTS), können ebenfalls mit einem pathologischen Wachstum einhergehen.

9.2.2 Hochwuchs und beschleunigte Wachstumsgeschwindigkeit

i DEFINITION

Hochwuchs und beschleunigte Wachstumsgeschwindigkeit: Körperlänge oder Körperhöhe › 97. populationsspezifische Perzentile und/oder Wachstumsgeschwindigkeit › 75. populationsspezifische Perzentile (Referenzkurven)

Hochwuchs ist ein weit selteneres Problem als Kleinwuchs und stellt meist kein somatisches Problem dar, mit der Ausnahme, dass bei hochwüchsigen Menschen orthopädische Erkrankungen wie Kyphose oder Skoliose häufiger sind. Am häufigsten ist die **familiäre Form des Hochwuchses,** hierbei ist mindestens ein Elternteil ebenfalls hochwüchsig [3].

Normvarianten des Wachstums

- **Familiärer Hochwuchs:** Die Wachstumsgeschwindigkeit und das Knochenalter sind altersentsprechend, die Gewichtsperzentile ist im Vergleich zur Größenperzentile eher niedrig. Es besteht eine entsprechende Endgrößenerwartung (prospektive Endlänge), da ein oder beide Elternteile ebenfalls einen Hochwuchs zeigen.
- **Konstitutionelle Beschleunigung von Wachstum und Entwicklung:** Hier liegt eine früh-normale Pubertätsentwicklung vor, dementsprechend zeigt sich ein akzeleriertes (beschleunigtes) Knochenalter. Die Familienanamnese verweist darauf, dass die Pubertätsentwicklung der Eltern ebenfalls früh begonnen hat. Es wird eine normale Endgröße erwartet.

Chromosomenanomalien, syndromale Erkrankungen

- **Klinefelter-Syndrom:** angeborene Chromosomenstörung bei Männern. Die Betroffenen haben ein Chromosom mehr als andere Männer und so ergibt sich statt des regulären Chromosomensatzes 46, XY der Satz 47, XXY.
- **Fragiles-X-Syndrom** (Martin-Bell-Syndrom): psychomotorische Retardierung, postpubertär große Hoden
- **Sotos-Syndrom:** konnataler Hochwuchs, Makrozephalus, Progenie, große Hände und Füße, geistige Retardierung
- **Marfan-Syndrom:** Arachnodaktylie (Armspanne ↑), Skoliose, Linsenluxation, Mitralklappenprolaps
- **Wiedemann-Beckwith-Syndrom:** konnataler Hochwuchs, Makroglossie, Hypoglykämie, Nierentumoren, Exomphalos (Nabelschnurbruch)
- **Homozystinurie:** Linsenektopie, Arachnodaktylie, Skelettdeformitäten, z.B. Kyphoskoliose.

Hormonelle Störungen

Im Rahmen des frühen Pubertätsbeginns (Pubertas praecox vera, →9.8.2) kommt es durch die Einwirkung der Geschlechtshormone vorübergehend zu beschleunigtem Wachstum. Das Knochenalter ist akzeleriert. Der Epiphysenschluss erfolgt dadurch früh, weshalb nur eine geringe Endgröße erreicht wird.

Eine Hyperthyreose bedingt einen passageren Hochwuchs, der charakterisiert ist durch eine Stimulation der Wachstumshormone.

SPICKZETTEL

Hochwuchs

Ein Hochwuchs kann familiär, aber auch konstitutionell bedingt sein, oder durch Chromosomenanomalien oder hormonelle Störungen hervorgerufen werden. Die Therapie richtet sich nach der zugrundliegenden Störung und kann eine endokrinologische oder orthopädische Intervention und/oder eine psychologische Begleitung beinhalten.

9.3 Pflegerische und medizinische Diagnostik

Zur Abklärung einer **Wachstumsstörung** werden eine ausführliche Anamnese und Familienanamnese erhoben und eine körperliche Untersuchung durchgeführt. Die Labordiagnostik umfasst nicht nur die Kontrolle der Wachstumshormone (IGF1, IGFBP3) im Serum, sondern auch den Ausschluss aller chronischen Erkrankungen und chromosomalen Störungen, die sich sekundär in einer Wachstumsstörung äußern können (→Abb. 9.4).

Zur **Basisdiagnostik** bei Kleinwuchs gehören folgende Untersuchungen:

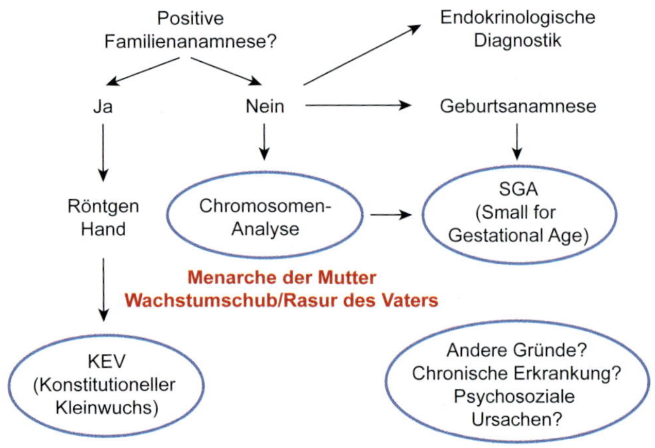

Abb. 9.4 Schema zum diagnostischen Vorgehen bei Wachstumsstörung. Zu erfragen sind auch die unter → 9.2.1 und → 9.2.2 aufgeführten Aspekte. [L143]

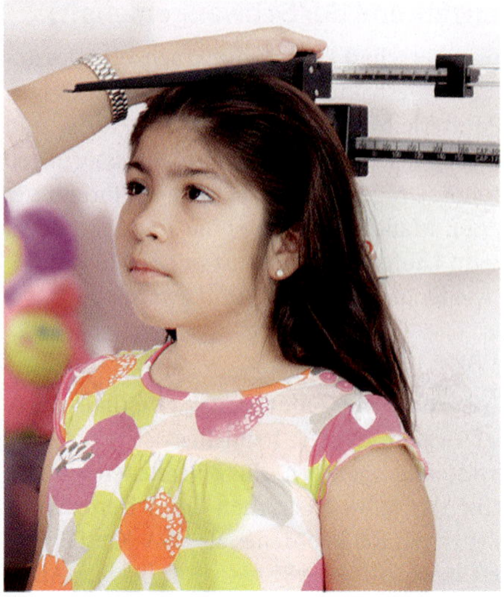

Abb. 9.5 Hier wird die Körpergröße bzw. Körperlänge eines Kindes mithilfe des Stadiometers gemessen. [J787]

- Blutbild, Leber-, Nieren- und Entzündungswerte, Kontrolle der Schilddrüsenfunktion und der Ausschluss einer glutensensitiven Enteropathie (Zöliakie)
- Bei Mädchen zum Ausschluss eines Ullrich-Turner-Syndroms (X0-Konstellation der Geschlechtschromosomen) eine Chromosomenanalyse. Für jede genetische Untersuchung ist das schriftliche Einverständnis der Eltern notwendig.
- Bei Verdacht auf einen Wachstumshormonmangel aufgrund erniedrigter Spiegel in der Basalbestimmung der Hormone stehen Stimulationstests (Arginin-Test, Clonidin-Test, Insulin-Test) zur Verfügung. Ein unzureichender Anstieg des Hormons im Test beweist einen Mangel.

Besteht der Verdacht, dass die Wachstumsstörung Ausdruck einer anderen zugrundeliegenden Erkrankung ist, wird eine **weiterführende Diagnostik** vorgenommen:

- **Bei verminderter Wachstumsgeschwindigkeit:**
  - BSG, CRP, Blutgasanalyse, Serum Eisen, Transferrin, Ferritin, Serum Kalzium und Phosphat
  - Urin: Status, spezifisches Gewicht und pH, Kalzium und Phosphat
- **Bei erhöhter Wachstumsgeschwindigkeit:** Androgene der Nebenniere, z. B. 17-OH-Progesteron; LH, FSH, Testosteron bzw. Östradiol, ggf. GnRH-Test bei Verdacht auf Pubertas praecox (→ 9.8.2).

9.3.1 Anamnese und körperliches Assessment

Die körperliche Untersuchung hat ihren Schwerpunkt auf **Hinweisen für chronische Erkrankungen** (z. B. Lungenfunktionseinschränkung bei Asthma bronchiale, Bauchschmerzen und Durchfall bei Zöliakie) und genetischen Störungen. Hier können bestimmte Stigmata (z. B. Flügelfell bei Turner-Syndrom, Adipositas und Retardierung bei Prader-Willi-Syndrom) wegweisend sein. Die Schwangerschaftsanamnese (ggf. Mutterpass einsehen) und das Vorsorgeheft können auf intrauterine Störungen verweisen. Das Vorsorgeheft (→ 2.1.2) gibt außerdem Informationen zum bisherigen Wachstumsverlauf.

Die Messung der aktuellen Körperlänge muss mit einem geeigneten Messinstrument erfolgen. Hierzu steht für **Säuglinge und Kleinkinder** bis zum Alter von 2 Jahren eine **Messschale** zur Verfügung.

- Es sollte bei der Messung darauf geachtet werden, dass sich der Kopf in einer geraden Position befindet, die Knie gestreckt und die Füße rechtwinklig angewinkelt sind.
- Hier ist ggf. eine Messung durch zwei Personen sinnvoll, eine am Kopf- und eine am Fußende des Kindes.

Ältere Kinder werden an einem geeichten und an der Wand montierten **Stadiometer** (→ Abb. 9.5) auf festem Untergrund ohne Schuhe vermessen.

- Fersen, Gesäß und Schultern berühren dabei die Wand.
- Die Füße stehen bei gestreckten Beinen komplett auf dem Boden und der Kopf ist geradeaus gerichtet.
- Eine 3-malige Messung und die Verwendung der gemittelten Werte können Messfehler reduzieren.

Das aktuelle Gewicht sollte in Unterwäsche ermittelt werden. Zur Berechnung des genetischen Zielbereichs ist die Länge der genetischen Eltern wichtig. Dies kann z. B. bei Adoptivkindern schwierig sein. Die Eltern sollten möglichst selbst gemessen werden, um Fehler bei der Berechnung des genetischen Ziellängenbereichs zu vermeiden.

9.3.2 Bildgebende Verfahren

Zur Bestimmung des Knochenalters nach Greulich und Pyle erfolgt eine **Röntgenaufnahme** der linken Hand. Anhand der Ausreifung der Knochenkerne der Handwurzelknochen und der Epiphysenfugen kann das biologische Alter bestimmt werden (→ Abb. 9.6).

Zum Ausschluss einer Störung im Bereich der Hypophyse (z. B. Hypophysentumor/-adenom) als Ursache für die Wachstumsstörung gehört eine hochauflösende **Magnetresonanztomografie** des Schädels (cMRT) zur erweiterten Basisdiagnostik.

Besteht der Verdacht, dass die Wachstumsstörung Ausdruck einer anderen zugrundeliegenden Erkrankung ist, wird die Diagnostik entsprechend erweitert.

- **Sonografie der Nebennieren** zum Ausschluss eines Nebennierenrindenadenoms oder -karzinoms
- **Gonadensonografie** zur Bestimmung der Größe des Uterus und des Ovars bzw. zur Darstellung von großen Ovarialzysten oder Tumoren.

9.3.3 Spezielle pflegerische und medizinische Maßnahmen

Wachstumshormone werden gentechnologisch hergestellt. Eine **Wachstumshormontherapie** erfolgt mit einer einmaligen subkutanen täglichen Gabe am Abend. Damit soll die normale Wachstumshormonausschüttung in der Nacht nachgeahmt werden. Abhängig vom Alter

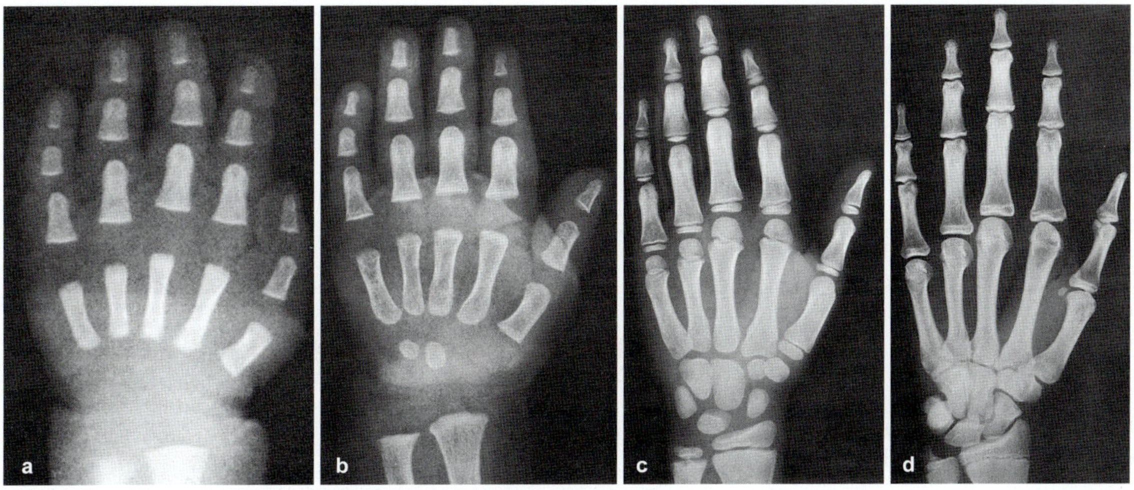

Abb. 9.6 Bestimmung des Knochenalters nach Greulich und Pyle
Röntgenaufnahme der linken Hand von einem:
a) Neugeborenen
b) 9 Monate alten, männlichen Säugling (die Handwurzelknochen Os capitatum und Os hamatum sind bereits gebildet)
c) 9 Jahre alter Junge (die weiteren Handwundwurzelknochen, die Mittelhandknochen und die Epiphysen, Ulna, Radius und die Fingerglieder sind entstanden)
d) 16 Jahre alter Junge mit fast vollständigem Verschluss der Epiphysenfugen [R232]

des Kindes eignen sich bei Kleinkindern besonders das Gesäß, bei älteren Kindern auch der vordere Oberschenkel zur Injektion. Die Spritzstelle wird nach jeder Injektion gewechselt. Vor Therapiebeginn erfolgt eine Anleitung und Schulung der Eltern.

Etwa ab dem Grundschulalter können Kinder je nach Entwicklungsstand die Injektion zumindest teilweise selbst übernehmen. Je nach Hersteller stehen unterschiedliche Hormonpräparate und Injektionshilfen (ähnlich dem Insulin-Pen) zur Verfügung. Die meisten Präparate müssen gekühlt aufbewahrt werden und gehören deshalb in den Kühlschrank bzw. bei Transport in eine Kühltasche. Da es sich um ein Eiweiß handelt, muss die Wachstumshormonampulle vor extremer Wärme und Kälte geschützt werden.

Je früher eine Therapie eingeleitet und je regelmäßiger sie durchgeführt wird, umso besser ist der Erfolg. Deshalb können zwar in Ausnahmefällen Therapiepausen erfolgen (z. B. Übernachtung im Kindergarten, Klassenfahrt), die erwartete Endlänge kann aber nur bei regelmäßiger Injektion erreicht werden. Zudem handelt es sich um eine sehr teure Therapie, die nur bei konsequenter Anwendung gerechtfertigt erscheint. Für den klassischen Wachstumshormonmangel ist ein Präparat erhältlich, das nur 1-mal/Woche injiziert werden muss.

Kontrollen und Therapieziele bei Wachstumsstörungen

- Mit Verschluss der Epiphysenfugen ist das Längenwachstum abgeschlossen. Eine Beeinflussung des Wachstumsverlaufs ist nur bis zu diesem Zeitpunkt möglich. Ein vorzeitiger Verschluss der Epiphysenfugen (z. B. durch eine frühzeitige Pubertät (Pubertas praecox)) führt deshalb immer zu einem Kleinwuchs.
- Zur Kontrolle des Wachstumsverlaufs und zur Dosisanpassung werden alle 3–6 Monate endokrinologische Kontrollen durchgeführt, mindestens 2-mal/Jahr wird Blut abgenommen, um den IgF1- und IgFBP3-Spiegel zu bestimmen und Nebenwirkungen auszuschließen.
- Ziel jeder Therapie einer Wachstumsstörung sollte das normale Erreichen des genetischen Zielbereichs sein. Deshalb sollen Diagnostik und Therapie möglichst frühzeitig erfolgen.

SPICKZETTEL

Diagnostische Maßnahmen
Bei Wachstumsstörungen erfolgt eine Basisdiagnostik, die eine Bestimmung der Wachstumshormonspiegel, eine Schilddrüsendiagnostik, den Ausschluss einer Zöliakie und ggf. eine Chromosomenanalyse einschließt. Ist die Indikation für eine Wachstumstherapie gestellt, erfolgt die Behandlung als subkutane Injektionen 1-mal abends.

9.4 Wachstumsstörungen

i DEFINITION

Wachstumsstörungen: Das individuelle Wachstum ist ein nicht linearer Prozess, der durch genetische, endokrine und exogene Faktoren wie Ernährung und psychosoziale Einflüsse bestimmt wird. Unterschieden werden proportionierte und disproportionierte Wachstumsstörungen. (Der Bereich zwischen der 3. und der 97. Perzentile wird als Normalbereich bezeichnet.)

Das **Wachstum** ist ein Gradmesser für das Wohlergehen und die Gesundheit eines Kindes. Tatsächliche oder vermutete Wachstumsstörungen bei Kindern und Jugendlichen führen oft zu einer großen Verunsicherung bei Eltern und Kindern, Kleinwuchs (→ 9.2.1) weit mehr als Hochwuchs (→ 9.2.2).

Der **normale Wachstumsverlauf** entspricht einem gleichmäßigen Wachstum entlang einer vorgegebenen geschlechtsbezogenen Perzentile. Dabei bedeutet die 3. Perzentile, dass 3 % aller gleichaltrigen Kinder kleiner sind, die 97. Perzentile, dass 3 % aller gleichaltrigen Kinder größer sind. Das normale Wachstum erfolgt dabei aufgrund der genetischen Determinierung (= Bestimmung) immer entlang des gleichen Perzentilenbereichs. Insgesamt wird eine Zunahme der Erwachsenengröße im Sinne eines säkularen Trends beobachtet (= Zunahme von Körperhöhe und Körpergewicht über die Zeit, z. B. durch bessere Ernährung und Hygiene).

Krankheitsentstehung

Wachstumsstörungen bei Kindern können durch eine **hormonelle Störung** in der Hypothalamus-Hypophysen-Wachstumshormon-Achse hervorgerufen werden. Sie können aber auch Ausdruck einer **anderen Erkrankung sein,** die sekundär auf das Wachstum wirkt (→ Tab. 9.2, → Tab. 9.3). Hier sind bei einer Wachstumsverlangsamung insbesondere chronische Erkrankungen zu nennen, z. B. eine Zöliakie oder eine Mukoviszidose. Ebenso kann sich auch die regelmäßige Einnahme von bestimmten Medikamenten, insbesondere Kortison, auf den Wachstumsverlauf auswirken. Auch psychische Faktoren wie eine psychosoziale Deprivation, eine Anorexia nervosa oder eine Depression können das Wachstum beeinflussen [3, 4].

Symptome

Das Leitsymptom einer Wachstumsstörung ist die **altersabhängig verminderte Wachstumsgeschwindigkeit.** Ihr wesentlicher Parameter ist

Tab. 9.2 Wachstumsverlangsamung als Folge chronisch-organischer Erkrankungen des Kindes- und Jugendalters. Ausgewählte Krankheitsbilder einzelner Organsysteme.

System	Erkrankung
Alimentär	• Mangelernährung, z. B. Kwashiorkor • Fehlernährung im Rahmen spezifischer Diäten
Ösophagus	• Ösophagitis, z. B. gastroösophagealer Reflux (→ 7.7.1) • Motilitätsstörungen, z. B. Dermatomyositis (→ 12.6), Sklerodermie • Achalasie (→ 7.5.3)
Gastrointestinaltrakt	• Chronische Gastritis, z. B. durch Helicobacter pylori (→ 7.7.2) • Chronisch-entzündliche Darmerkrankungen, z. B. Morbus Crohn (→ 7.10.1), Colitis ulcerosa (→ 7.10.2) • Zöliakie (→ 7.9), Kurzdarm-Syndrom, intestinale Lymphangiektasie
Leber	• Cholestase, z. B. Alagille-Syndrom (→ 7.18.2) • Z. n. Lebertransplantation
Pankreas	• Zystische Fibrose (→ 5.10) • Shwachman-Diamond-Syndrom
Respiratorisches System	• Zystische Fibrose (→ 5.10) • Asthma bronchiale (→ 5.9) • Bronchopulmonale Dysplasie
Niere und ableitende Harnwege	• Chronische Niereninsuffizienz (→ 8.15) • Primär-tubuläre Dysfunktion, z. B. renal-tubuläre Azidose (→ 8.10.3), Bartter-Syndrom (→ 8.10.2), Fanconi-Syndrom (10.6), nephrogener Diabetes insipidus (→ 8.10.1) • Zystinose, Oxalose
Kardiovaskuläres System	• Zyanotische und azyanotische Vitien (→ 6.5) • Kardiomyopathien (→ 6.6.6)
Neurologische Erkrankungen	• Zerebralparese mit Hemi-, Di- oder Quadriplegie (→ 16.9) • Meningomyelozele (→ 16.11.2) • Hydrozephalus (→ 16.7.1)
Hämatologisches System	• Hämoglobinopathien, z. B. Thalassämien, Sichelzell-Anämien (→ 10.5) • Schwere Eisenmangelanämien (→ 10.5)
Immunologisches System	• Schwerer Immunglobulinmangel • Schwere Granulozytenfunktionsstörung, z. B. Kostmann-Syndrom
Medikamente	• Chronische Kortisontherapie
Psyche	• Anorexia nervosa (→ 17.16) • Deprivationssyndrom • Furcht vor Adipositas

Tab. 9.3 Wachstumsverlangsamung als Folge einer Endokrinopathie des Kindes- und Jugendalters. Ausgewählte Krankheitsbilder.

Organ	Erkrankung	
Hypothalamus-Hypophyse	Störungen der Sekretion des Wachstumshormons	• Hypothalamisch-hypophysäre Läsionen, z. B. Hypoplasie des Hypophysenvorderlappens • Radiatio des Schädels • Gendefekte z. B. des GH I, GHRHR, PROP-1, Pit-1, HesX1, LHX-3 Gens
	Störungen der Wirkung des Wachstumshormons	• Primäre Störungen, z. B. Laron-Syndrom • Sekundäre Störungen, z. B. Malnutrition, Niereninsuffizienz (→ 8.15)
Schilddrüse	Hypothyreose (→ 9.5.1)	
Nebenniere	Cushing-Syndrom (→ 9.7.1)	
Gonade	Hypogonadismus	

nicht die einmalig und punktuell gemessene Körperlänge, sondern die aus zwei oder mehr Daten über einen Zeitraum von wenigstens 12 Monaten errechnete Wachstumsgeschwindigkeit. Auch hierfür werden Perzentilen verwendet.

Jedes Herausknicken aus der Perzentile nach oben oder unten ist verdächtig für eine primäre oder sekundäre Wachstumsstörung und sollte abgeklärt werden.

Diagnostik

Das **frühzeitige Erkennen** von Wachstumsstörungen und eine frühzeitige adäquate Therapie der zugrundeliegenden Störung sind Voraussetzung für eine erfolgreiche Therapie. Deshalb ist das korrekte Erfassen der Längen- und Gewichtsentwicklung bei jeder pädiatrischen Vorstellung unabdingbar. Zur Beurteilung des bisherigen Wachstumsverlaufs werden alle bisherigen und die aktuellen Maße in eine geschlechtsspezifische Perzentile (→ Abb. 9.7, → Abb. 9.8) eingetragen. Die Wachstumsgeschwindigkeit wird immer über den Zeitraum von 12 Monaten in cm/Jahr angegeben [5, 6].

Das Vorsorgeheft ist für Informationen eine gute Grundlage, da zu jeder Vorsorgeuntersuchung beim Pädiater die Daten zu Länge, Gewicht und Kopfumfang erhoben werden (→ 2.1.1). Für Kinder, deren Eltern nicht aus Deutschland stammen, oder auch für Kinder mit bestimmten Syndromen, stehen z. T. gesonderte Perzentilen zur Verfügung (Perzentilen für türkische Kinder, Kinder mit Ullrich-Turner-Syndrom [UTS] oder Prader-Willi-Syndrom [PWS]).

Als **Basisdiagnostik** werden durchgeführt [7]:

- Ausführliche Anamnese einschließlich der Familienanamnese im Hinblick auf mögliche chronische organische Erkrankungen, z. B. Zöliakie, Asthma bronchiale oder endokrine Erkrankungen, z. B. Hypothyreose oder Wachstumshormonmangel
- Detaillierte psychosoziale Anamnese und Berücksichtigung der bisherigen Entwicklung
- Körperliche Untersuchung
- Aktuelle Messung von Körperhöhe, Gewicht, Sitzhöhe und Armspanne bei disproportioniertem Kleinwuchs
- Dokumentation früherer Daten von Körperlänge und Gewicht
- Exakte Dokumentation der Körperlänge der Eltern und Geschwister
- Erstellen einer Wachstums- oder Wachstumsgeschwindigkeitskurve anhand der vorliegenden Parameter
- Verwendung krankheitsspezifischer Wachstumskurven, z. B. beim Ullrich-Turner-Syndrom, Noonan-Syndrom, Prader-Willi-Syndrom.

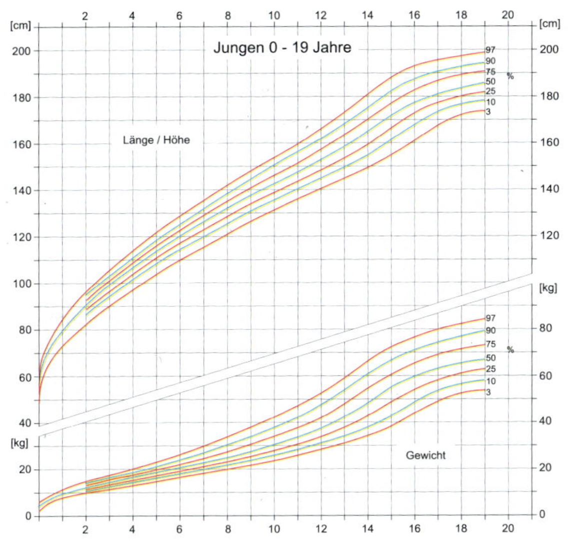

Abb. 9.7 Perzentilen für Gewicht und Wachstum von Jungen und Mädchen bis 18 Jahren [L264]

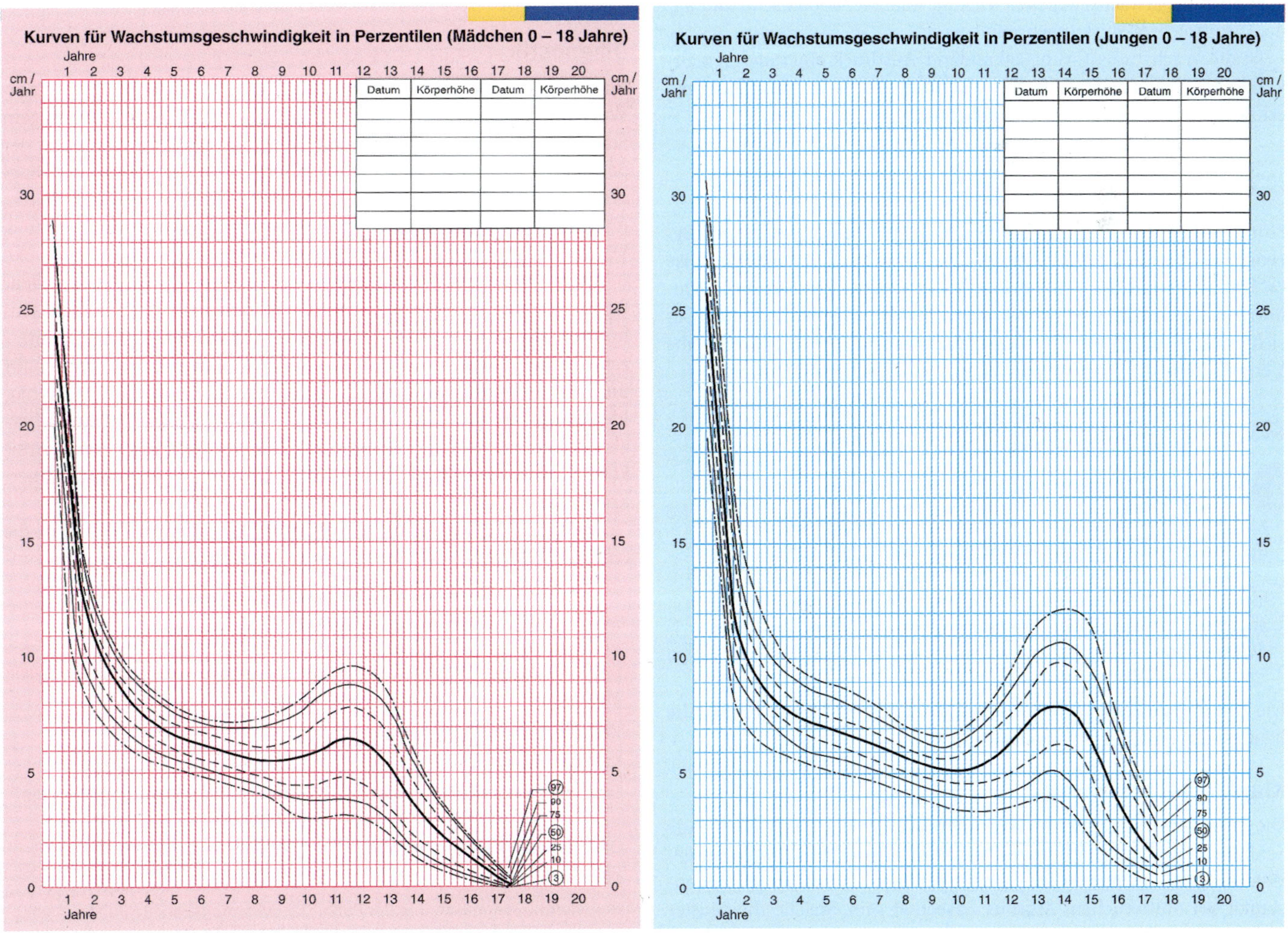

Abb. 9.8 Perzentilen für die Wachstumsgeschwindigkeit von Jungen und Mädchen bis 18 Jahren [O889]

Tab. 9.4 Berechnung der Zielgrößenbereiche nach Tanner

Zielgrößenbereich	Formel	Streubereich (zwei Standardabweichungen)
Jungen	Mittlere Körperhöhe der Eltern + 6,5 cm	± 8,5 cm
Mädchen	Mittlere Körperhöhe der Eltern – 6,5 cm	± 8,5 cm

Für die erwartete Längenentwicklung von Kindern sind in erster Linie genetische Faktoren verantwortlich. Deshalb ist es wichtig, nicht nur die aktuelle Körperlänge zu kennen, sondern auch die der Eltern, um beurteilen zu können, ob ein pathologisches Wachstum vorliegt. Damit eine genaue Berechnung möglich ist, sollten die Eltern möglichst selbst gemessen und nicht nur berichtete Werte verwendet werden. Aus der Körperlänge der Eltern lässt sich der genetische Ziellängenbereich nach Abschluss des Wachstums berechnen (→ Tab. 9.4).

Behandlungsstrategie

Die Behandlung [5, 6] ist abhängig von der zugrundeliegenden Erkrankung. Liegt ein primärer Wachstumshormonmangel vor, kann das fehlende Hormon substituiert werden. Die Wachstumshormontherapie muss in seltenen Fällen auch im Erwachsenenalter, evtl. nach erneuter Überprüfung der Diagnose, niedrigdosiert fortgeführt werden, da das Wachstumshormon im Kindes- und Jugendalter wachstumsfördernde, aber auch im Erwachsenenalter wichtige anabole, lipolytische und andere Stoffwechsel-Wirkungen zeigt.

Ist die Wachstumsstörung sekundärer Ausdruck einer anderen Erkrankung, normalisiert sich die Wachstumskurve je nach Therapieerfolg der primären Erkrankung zunehmend.

9.5 Störungen der Schilddrüsenfunktion

Störungen der Schilddrüsenfunktion können sich in einer **Hyperthyreose** (= Überfunktion der Schilddrüse) oder in einer **Hypothyreose** (= Unterfunktion der Schilddrüse) äußern. Wird kein Schilddrüsenhormon durch fehlende Anlage der Schilddrüse gebildet, handelt es sich um eine **Athyreose.** Der Begriff **Struma** (= Kropf) beschreibt eine Vergrößerung des Organs unabhängig von Ursache und Funktion.

9.5.1 Kongenitale Hypothyreose/Athyreose

DEFINITION

Kongenitale (= angeborene) Hypothyreose: Fehlanlage der Schilddrüse, die gar nicht (= Athyreose) oder hypoplastisch (= unterentwickelt) oder oft auch ektop (= an untypischer Stelle) angelegt ist. Bei 10–20 % der diagnostizierten Neugeborenen liegt keine anatomische Störung vor, sondern eine Störung in der Synthese des Hormons.

Die kongenitale Hypothyreose ist mit einer Häufigkeit von 1:3.500 die häufigste angeborene Hormonstörung.

Krankheitsentstehung

Die **transiente angeborene Hypothyreose** ist eine vorübergehende Schilddrüsen-Unterfunktion und wird durch externe Faktoren ausgelöst. Diese können mütterliche Antikörper oder Medikamente (Thyreostatika bei mütterlichem Morbus Basedow) sein, welche die Mutter eingenommen hat, oder auch eine Jodkontamination um die Geburt. Deshalb sollte in der Geburtshilfe unbedingt auf jodhaltige Desinfektionsmittel verzichtet werden. Eine sorgfältige Medikamenten- und Krankheitsanamnese vor der Entbindung kann wichtige Hinweise zur Diagnose einer transienten Form liefern [8].

Symptome

Eine **angeborene Hypothyreose** kann sich in den **ersten Lebenswochen** klinisch durch folgende Symptome äußern:

- Trinkschwäche
- Adynamie
- Trockene Haut
- Große Zunge
- Icterus prolongatus (= verlängerter Neugeborenen-Ikterus → 3.2.2)
- Muskelhypotonie
- Nabelhernie
- Offene kleine Fontanelle.

Vorsicht! Eine unbehandelte kongenitale Hypothyreose führt zu irreversibler mentaler Retardierung, da das Schilddrüsenhormon maßgeblich an der Ausreifung von Nervenzellen in den ersten Lebensmonaten beteiligt ist.

Die Symptome bei **Kindern und Jugendlichen** können unspezifisch sein und entsprechen den Symptomen im Erwachsenenalter (→ Tab. 9.5).

Eine Vergrößerung der Schilddrüse kann außerdem sichtbar sein und ein Kloßgefühl und Schluckstörungen hervorrufen.

Diagnostik

Eine **angeborene Hypothyreose** wird durch einen erhöhten **TSH-Wert** im Neugeborenen-Screening erfasst. Säuglinge mit auffälligem Screening [8] benötigen sofort eine Kontrolle des TSH-Werts und der peripheren Schilddrüsenhormone im Serum. Bei Bestätigung der Diagnose ist eine sofortige Therapie mit Ersatz des Hormons einzuleiten, um eine bleibende Schädigung beim Neugeborenen zu verhindern (s. a. Voraussetzungen für ein Neugeborenen-Screening → 3.2.2).

Ältere Kinder und Jugendliche mit einer Hypothyreose fallen ebenfalls durch eine TSH-Erhöhung auf. Außerdem kann das Schilddrüsenhormon **Thyroxin** kann im Serum gemessen werden. Es liegt in unterschiedlichen Formen vor (T3/T4/FT3/FT4). Ein weiterer Marker für die Schilddrüsenfunktion ist das Hypophysenhormon **TSH** (= Thyreoidea-Stimulierendes **H**ormon). Es kann im Serum sowohl eine Überals auch eine Unterfunktion anzeigen. Der Nachweis spezifischer Antikörper (Anti-TPO/TRAK) beweist das Vorliegen einer Autoimmunerkrankung.

Die **Klinik** wird durch die o. g. Symptome bestimmt. Deshalb ist die korrekte Erfassung von Länge, Gewicht, Puls und RR wichtig. Störun-

Tab. 9.5 Symptome bei Hypo- und Hyperthyreose

Hypothyreose	Hyperthyreose
Müdigkeit	Unruhe
Vermehrtes Schlafbedürfnis	Zittern (Tremor der Hände)
Konzentrationsschwäche	Nervosität
Trockene Haut und spröde Haare	Warme Haut/vermehrtes Schwitzen/Haarausfall
Obstipation/Gewichtszunahme	Durchfall/Gewichtsverlust
Kälteintoleranz	Wärmeintoleranz
Bradykardie (Verminderung der Pulsfrequenz)	Tachykardie (schnelle Pulsfrequenz)
Hypotonie (Blutdruck-Erniedrigung)	Hypertonie (Blutdruck-Erhöhung)

gen der Schilddrüsenfunktion können sich auch durch ein Verlassen der bisherigen Längen- und Gewichtsperzentile äußern. Es sollten auch der **Muskeltonus** und das **Trinkverhalten bzw. die Gewichtsentwicklung** beachtet werden. **Verdauungsstörungen** können ebenso auf eine Störung der Schilddrüsenfunktion hinweisen.

Zur Dokumentation der **Schilddrüsengröße** kann das Messen des Halsumfangs mit einem Maßband sinnvoll sein. Hierbei sollte an der kräftigsten Stelle gemessen und auf die korrekte Lage des Maßbands geachtet werden.

In der **Sonografie** ist die Schilddrüse aufgrund ihrer Lage direkt unter der Haut gut zu beurteilen [8]. Bei Verdacht auf eine angeborene Athyreose oder Ektopie sollte zunächst der Nachweis von Schilddrüsengewebe vor der Trachea (= Luftröhre) unterhalb des Kehlkopfs geprüft werden. Zusätzlich zur Bestimmung von Lage und Größe können die Gewebestruktur und auch die Durchblutung Hinweise auf die zugrundeliegende Erkrankung geben. Außerdem können Parenchymveränderungen wie Zysten oder Tumoren sonografisch gut dargestellt werden.

Zur **Durchführung** einer **Schilddrüsen-Sonografie** kann es sinnvoll sein, den Kopf in Rückenlage in Reklinationsstellung zu bringen. Dies kann erreicht werden, indem unter den Hals ein gerolltes Handtuch oder eine Lagerungsrolle so gelegt wird, dass der Kopf weiter nach hinten fällt. Bei unruhigen oder ängstlichen Kindern kann es auch hilfreich sein, dass ein Elternteil den Unterarm unterlegt.

Zur Unterscheidung, ob es sich bei Tumoren um hormonproduzierendes Gewebe handelt, kann in seltenen Fällen ergänzend eine **Szintigrafie** erforderlich sein. Die verwendete jodhaltige radioaktive Substanz lässt sich dabei besonders in aktivem Schilddrüsengewebe nachweisen. Deshalb unterscheidet man kalte Knoten (= hormoninaktive Knoten) und warme/heiße Knoten (= hormonaktive Knoten).

Behandlungsstrategie

Bei Vorliegen einer **Hypothyreose** wird das fehlende Hormon ersetzt. Die Einnahme von **L-Thyroxin** erfolgt 1-mal täglich morgens vor dem Frühstück. In der Regel wird L-Thyroxin in Form von Tabletten verabreicht, bei Säuglingen werden aufgrund der altersbedingt niedrigen Dosierung Tropfen verwendet. Die Einnahme sollte nüchtern 30 Min. vor dem Frühstück erfolgen. Um die Resorption nicht negativ zu beeinflussen, darf L-Thyroxin nicht zusammen mit Kaffee eingenommen werden.

Regelmäßige Bestimmungen der Schilddrüsenwerte im Blut und ggf. sonografische Verlaufskontrollen überwachen die Therapie. Bei erneutem Auftreten von Symptomen, die auf eine Schilddrüsenfunktionsstörung oder eine Vergrößerung hindeuten, sollte eine Kontrolle kurzfristig erfolgen. Die Einnahme der L-Thyroxin-Medikation sollte dabei erst nach der Blutentnahme erfolgen.

Bei einer **Hyperthyreose** werden hemmende Medikamente (= Thyreostatika) eingesetzt. Es wird dadurch eine Euthyreose (= normale Schilddrüsenfunktion) erreicht.

9.5.2 Weitere Erkrankungen und Störungen

- **Jodmangelstruma:** Jodmangel führt zu einer Unterfunktion der Schilddrüse und zur Vergrößerung des Organs (Jodmangelstruma). Durch Anreicherung von Jod in Lebensmitteln (z. B. Verwendung von jodiertem Speisesalz) kann dem entgegengewirkt werden.
- **Hashimoto-Thyreoiditis:** Durch einen Autoimmunprozess, der gehäuft auch mit anderen Autoimmunerkrankungen (z. B. Typ-1-Diabetes mellitus) auftritt, kommt es zu einer Entzündung des Schilddrüsengewebes. Diese kann sich klinisch sowohl in einer Hyperthyreose als auch in einer Hypothyreose äußern. In der Akutphase können eine Vergrößerung der Schilddrüse und eine vermehrte Durchblutung als Zeichen der Entzündungsreaktion palpatorisch und sonografisch festgestellt werden. Im Verlauf kommt es dann durch die chronische Entzündung zu einem bindegewebigen Umbau des Parenchyms mit zunehmender Hypothyreose.
- **Morbus Basedow:** Morbus Basedow ist die häufigste Ursache für eine Schilddrüsenüberfunktion und tritt v. a. in der Pubertät auf. Mädchen sind häufiger betroffen. Aktivierende Antikörper (TRAK = TSH-Rezeptor-Antikörper) binden an den TSH-Rezeptor und stimulieren die Hormonproduktion, was zu einer Hyperthyreose führt. Ein typisches Symptom im Erwachsenenalter, die *Orbitopathie* durch Verdickung des Augen-Binde- und Muskelgewebes, wird im Kindesalter eher selten beobachtet.
- **Schilddrüsentumoren:** Tumoren der Schilddrüse sind im Kindes- und Jugendalter selten, müssen aber in die Differenzialdiagnose einbezogen werden. Die häufigsten malignen Tumoren sind Schilddrüsenkarzinome. Diese können mit multiplen endokrinen Neoplasien (MEN) assoziiert sein. Bei Verdacht ist eine sofortige Diagnostik und Therapie einzuleiten. In betroffenen Familien ist eine genetische Diagnostik sinnvoll.

SPICKZETTEL

Hypothyreose
Krankheitsentstehung: mütterliche Antikörper, Medikamente, Jodkontamination
Symptome: Trinkschwäche, Adynamie, trockene Haut, Muskelhypotonie
Diagnostik: erhöhter TSH-Wert, Sonografie, Szintigrafie
Behandlungsstrategie L-Thyroxin

9.6 Diabetes mellitus

Bei Diabetes mellitus (griech. = honigsüßer Durchfluss) liegt eine Störung des Kohlenhydratstoffwechsels vor. Der Blutglukosespiegel ist erhöht, da v. a. die Metabolisierung von Kohlenhydraten, aber auch von Fetten und Eiweißen gestört ist. Es gibt verschiedene Formen des Diabetes:

- Typ-1-Diabetes (meist Kinder, Jugendliche und junge Erwachsene)
- Typ-2-Diabetes (häufigster Diabetestyp bei Erwachsenen)
- Typ-3-Diabetes (z. B. neonataler Diabetes mellitus, MODY-Typen, medikamentös induziert, nach Pankreatektomie)
- Gestationsdiabetes (Schwangerschaftsdiabetes).

Der Typ-1-Diabetes ist die häufigste Stoffwechselerkrankung bei Kindern und Jugendlichen. Aktuell leben etwa 32.000 Kinder und Jugendliche mit Typ-1-Diabetes in Deutschland. Die Inzidenz steigt um etwa 3–5 % pro Jahr, sodass in den nächsten Jahren mit einer deutlichen Zunahme gerechnet werden muss. Hierbei zeigt sich insbesondere ein Anstieg in der Gruppe der Kleinkinder.

9.6.1 Typ-1-Diabetes

DEFINITION

Typ-1-Diabetes: häufigste Stoffwechselerkrankung im Kindes- und Jugendalter infolge eines absoluten Insulinmangels. Neuerkrankungen treten i. d. R. im Kindes- und Jugendalter auf, selten im Erwachsenenalter. Spätkomplikationen sind im Wesentlichen Folge der chronischen Hyperglykämie.

Bei Typ-1-Diabetes besteht ein absoluter Insulinmangel. Insulin ist ein Hormon, das in den Beta-Zellen der Bauchspeicheldrüse (*Langerhans-Inseln*) gebildet wird. Es ist das Schlüsselhormon beim Transport von Glukose aus dem Blut in die Körperzellen. Ohne Insulin kann keine Glukose in die Körperzelle aufgenommen werden. Es hat aber auch weitere wichtige Stoffwechselfunktionen, z. B. für das Wachstum oder im Fettstoffwechsel. Alle anderen Hormone der Bauchspeicheldrüse sind bei Typ-1-Diabetes nicht betroffen.

Krankheitsentstehung

Die **Bereitschaft** zum Diabetes mellitus besteht ab der Geburt (angeborene Bereitschaft). Durch einen noch unbekannten Auslöser beginnt eine **Immunreaktion,** die zu einer zunehmenden Zerstörung der insulinbildenden Beta-Zellen des Pankreas führt. Diese Phase kann Wochen bis Monate dauern. Es gibt verschiedene Faktoren, die den **Autoimmunprozess** auslösen können, wodurch die insulinproduzierenden Beta-Zellen der Bauchspeicheldrüse zerstört werden. Diskutiert werden Virusinfekte, Umwelteinflüsse, Nahrungsbestandteile, Medikamente, Stress; wahrscheinlich handelt es sich bei der Erkrankung um ein multifaktorielles Geschehen (→ Abb. 9.9).

Als Zeichen für diesen immunologischen Prozess können **diabetesspezifische Antikörper** bereits Wochen oder sogar Monate vor Beginn der ersten Diabetes-Symptome im Blut nachgewiesen werden. Insulinbildende Zellen werden langsam zerstört und dadurch kann im Verlauf kein Insulin mehr produziert werden. Es entsteht ein **absoluter Insulinmangel.**

Es gibt eine **genetische Disposition** für Diabetes mellitus, die Erkrankung beginnt allerdings nur dann, wenn weitere Auslöser hinzukommen. Kinder und Jugendliche können in jedem Alter Typ-1-Diabetes bekommen und auch im Erwachsenenalter ist eine Manifestation noch möglich, aber seltener. Geschwister, Kinder und Eltern von Menschen mit Typ-1-Diabetes haben ein etwas höheres Risiko, ebenfalls an Diabetes zu erkranken. Durchschnittlich liegt das Risiko für erstgradige Verwandte bei 5 %. Selbst bei eineiigen Zwillingen liegt das Erkrankungsrisiko nur bei ca. 30 %. Die meisten Menschen, die an Typ-1-Diabetes erkranken, haben also keine Verwandte, die ebenfalls an einem Typ-1-Diabetes erkrankt sind.

Symptome

Erste klinische Symptome [9, 10] zeigen sich erst, wenn die Restinsulinproduktion nur noch bei etwa 20 % liegt. Zu Beginn der Insulintherapie werden zunächst höhere Mengen an Insulin benötigt, um einen normoglykämischen Wert (= Blutglukose im Normbereich) zu erreichen. Nach einigen Tagen kommt es dann zu einer relativen Erholung der verbleibenden insulinbildenden Zellen. Diese **Remissionsphase** oder auch **„Honeymoon-Phase"** beschreibt die Situation, dass weniger oder auch in manchen Fällen gar kein Insulin mehr verabreicht werden muss. Diese Phase ist vorübergehend und dauert eine unbestimmte Zeit an, bis die Insulineigenproduktion wieder abfällt und der exogene Insulinbedarf erneut steigt.

Die Symptome bei Manifestation eines Diabetes mellitus und deren Ausprägung sind abhängig von der Dauer des bestehenden Insulinmangels und der Höhe des Blutglukosespiegels (gemessen in mg/dl oder mmol/l). Wegen des bestehenden Mangels an Energie – die Glukose kann durch fehlendes Insulin nicht verstoffwechselt werden – greift der Körper auf die Fettreserven zurück. Dabei werden als Abbauprodukt **Ketone** gebildet.

Typische Symptome der Hyperglykämie sind:

- **Polydipsie** (= vermehrtes Trinken, mehrere Liter pro Tag → Abb. 9.10)
- **Polyurie** (= vermehrtes Wasserlassen), auch nachts = **Nykturie** bzw. erneut auftretendes Einnässen bei Kindern = **Enuresis**
- **Gewichtsverlust** bis zu mehreren Kilogramm je nach Alter
- Allgemeine **Schwäche** und **Krankheitsgefühl.**

Mit steigendem Blutzucker und zunehmender **Azidose** im Blut durch den Anstieg der gebildeten Ketonkörper entstehen die Symptome einer **diabetischen Ketoazidose** mit zunehmender Bewusstseinstrübung bis hin zum Koma (s. u. „Notfall"). Der ansteigende Ketonspiegel im Blut führt außerdem zu **Übelkeit, Erbrechen** und **Bauchschmerzen** bis hin zum klinischen Bild einer Peritonitis (Bauchfellentzündung). Abhängig von der Ausprägung der Azidose kann Azeton im Blut, im Urin und in der Ausatemluft gemessen bzw. gerochen werden (süßlicher Mundgeruch). Das Vollbild der diabetischen Ketoazidose ist gekennzeichnet durch die **„Kußmaul-Atmung",** eine vertiefte und beschleunigte At-

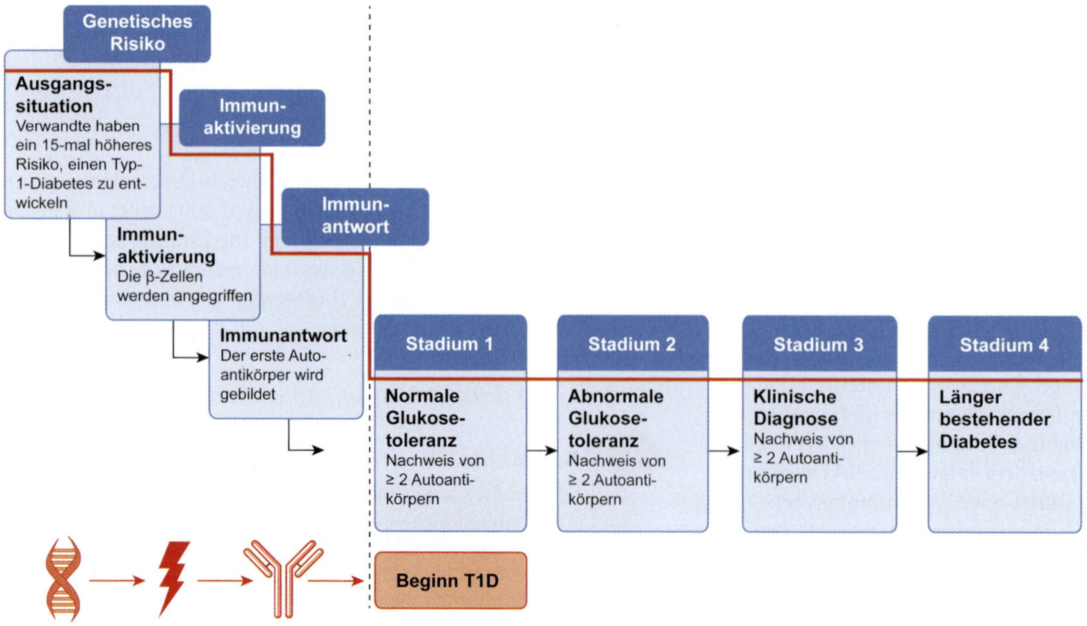

Abb. 9.9 Schema der abfallenden Insulinproduktion [L143]

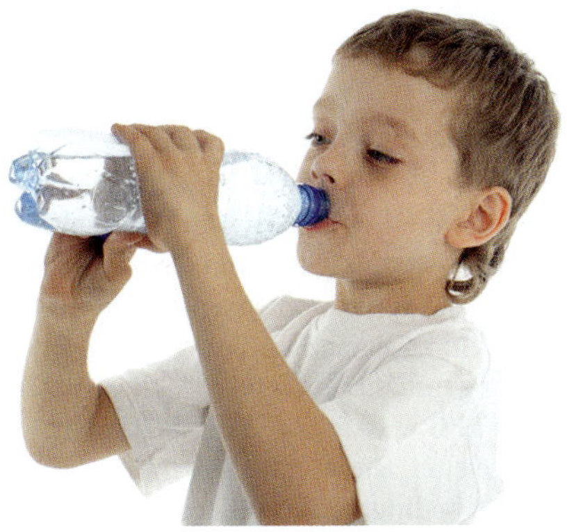

Abb. 9.10 Bei Kindern, die viel trinken und viel Wasser lassen, sollte eine Diabetes-Erkrankung ausgeschlossen werden. [J787]

mung. Diese Atmung ist zentral durch das Atemzentrum gesteuert und kann nicht willentlich beeinflusst werden. Hierdurch versucht der Körper, vermehrt anfallendes Keton abzuatmen und damit die Azidose zu mildern.

Diagnostik

Labor: Die Diagnose kann unmittelbar klinisch durch die typischen Symptome gestellt werden [9, 10].

Ergänzende Labordiagnostik:

- Eine kapilläre (s. u.) oder venöse Blutuntersuchung mit Bestimmung des Blut-, Glukose- und Keton-Werts und die Durchführung einer Blutgasanalyse zur Bestimmung der Azidose zeigen die typischen laborchemischen Veränderungen.
- Bei einer venösen Blutentnahme werden ergänzend die Diabetes-spezifischen-Antikörper (GAD, IAA, IA2, ICA, Zink-Transporter 8) und der HbA1c (glykolisiertes Hämoglobin) bestimmt. Diese Werte sind aber nicht unmittelbar zur Diagnosestellung notwendig.

Der Grad der Stoffwechselentgleisung ist wichtig für die Entscheidung, mit welcher Therapie initial begonnen wird. Je nachdem, wie stark die Azidose ist, wird zunächst mit einer i. v.-Insulingabe mittels Insulinperfusor gestartet oder, wenn nur eine Hyperglykämie ohne Ketoazidose vorliegt, direkt mit einer subkutanen Therapie mittels Insulinpen oder -pumpe.

Einteilung nach Blutketonwerten (kapillär oder venös):

- 0,0–0,5 mmol/l: normal
- 0,6–1,5 mmol/l: drohende Ketoazidose
- 1,6–8,0 mmol/l: Ketoazidose mit Stoffwechselentgleisung.

Wenn die Symptome nicht eindeutig für einen Diabetes mellitus sprechen oder lediglich ein grenzwertig erhöhter Gelegenheitsglukosewert festgestellt wurde, müssen die **Blutglukosewerte nüchtern** (vor der Mahlzeit) **und postprandial** (nach der Mahlzeit) nach standardisierter oraler Glukoseaufnahme (bei Kindern nach dem Körpergewicht berechnet) gemessen werden (**o**raler **G**lukose**t**oleranz**t**est = oGTT, → Tab. 9.6). Zur Orientierung kann auch der HbA_{1c} bestimmt werden.

Tab. 9.6 Grenzwerte des oGTT (venöse Plasmaglukose, DDG-Guidelines 2017)

	Nüchtern BZ	OGTT nach 2 Std
Normal	< 100 mg/dl	< 140 mg/dl
Gestörte Glukosetoleranz	100–125 mg/dl	140–199 mg/dl
Manifester Diabetes mellitus	≥ 126 mg/dl	≥ 200 mg/dl

Anamnese und körperliches Assessment

Für die Therapieentscheidung und die Ermittlung der richtigen Insulindosis sind folgende Parameter erforderlich: **aktuelles Gewicht, Blutzucker, Blutketon, BGA.** Um verlässliche Werte zu erhalten, ist eine korrekte Durchführung der Assessments wichtig.

- **Aktuelles Gewicht:**
  - Kind möglichst nur in Unterwäsche wiegen.
  - Während des stationären Aufenthalts immer dieselbe Waage verwenden und ungefähr zur gleichen Tageszeit wiegen, um einen aussagekräftigen Gewichtsverlauf zu erhalten.
  - Darauf achten, dass keine anderen Dinge mitgewogen werden (z. B. Kuscheltiere).
- **Korrekte kapilläre Blutzucker-/Blutketon-Messung:**
  - Hände bzw. Finger waschen, ggf. warm, um die Durchblutung zu verbessern.
  - Hände desinfizieren (nur im Krankenhaus notwendig, wenn eine Pflegefachperson die Messung übernimmt). **Wichtig:** Die Desinfektionslösung gut trocknen lassen, da sich durch die Verdünnung die Werte verfälschen können.
  - Teststreifen-Dose immer gut verschließen und dadurch vor der Luftfeuchtigkeit schützen.
  - Kapilläre Messung nur an Mittel-, Ring- und kleinem Finger seitlich an der Fingerkuppe vornehmen.
  - Jedes Mal eine neue Nadel benutzen.
  - Ersten Blutstropfen wegwischen.
  - Bei der Blutentnahme nicht quetschen, höchstens vorsichtig den Finger vom Handteller zur Fingerkuppe nach oben hin ausstreichen.
  - Teststreifen an den Blutstropfen halten (am besten senkrecht, da der Teststreifen das Blut automatisch ansaugt).
  - Der Wert erscheint nach etwa 5 Sek.

Kontrolle der Blutgasanalyse

Die **Blutgasanalyse (BGA)** liefert wichtige Informationen zum Säure-Basen- sowie zum Elektrolyt-Status und ist damit ein wichtiges Instrument zur Einschätzung des Ausmaßes der **Stoffwechselentgleisung.** Sie wird entweder bei der venösen Blutentnahme bestimmt oder kapillär zusammen mit dem BZ gemessen (technische Durchführung s. o.).

Fehlermöglichkeiten

Blutzuckermessung

- Teststreifen verunreinigt (z. B. Traubenzucker in der gleichen Tasche) oder Teststreifen abgelaufen → Blutzuckerwert (BZ) falsch hoher Wert
- Hände nicht gewaschen (Nahrungsmittelrückstände an den Fingern) → BZ falsch hoher Wert
- Hände nicht abgetrocknet (Verdünnung durch das Wasser) → BZ falsch niedriger Wert
- Der Finger wurde zu sehr gequetscht (der Tropfen enthält mehr Gewebsflüssigkeit) → BZ falsch niedriger Wert
- Bei unerklärlichen Werten immer die Messung wiederholen!

Blutgasanalyse (BGA)

- Bei einer kapillären Bestimmung können falsch hohe Kaliumwerte durch das Quetschen des Fingers hervorgerufen werden. Doch der korrekte Kaliumwert ist wichtig, da die Insulinsubstitution zu einem Kaliumabfall führen kann und dann eine zusätzliche Kalium-Substitution notwendig wird.
- Der Kaliumwert wird für die Berechnung der Kaliumsubstitution (i. v. oder oral) benötigt, im Zweifel ist eine venöse Abnahme erforderlich.

Glykohämoglobin

Das **Glykohämoglobin (HbA_{1c})** ist eine Untergruppe des menschlichen Blutfarbstoffs (Hämoglobin = Hb), an die sich Glukose abhängig von der Glukosekonzentration im Blut anlagert. Der Wert für die Konzentration wird in % oder mmol/l angegeben. Dies geschieht auch bei Stoffwechselgesunden, sodass der HbA_{1c}-Wert nie „null" betragen kann.

Der HbA_{1c}-Wert kann kapillär aus einem Blutstropfen oder im venös entnommenen EDTA-Blut bestimmt werden. Da die roten Blutkörperchen ca. 3 Monate leben, spiegelt der HbA_{1c}-Wert ungefähr den **durchschnittlichen Blutzucker** der letzten 8–12 Wochen wider (**„Glukose-Gedächtnis"**). Deshalb kann er zur Kontrolle der Stoffwechseleinstellung eingesetzt werden (→ Abb. 9.11). Das Risiko von diabetischen **Folgeerkrankungen** erhöht sich mit der Zeit, die der HbA_{1c}-Wert über dem Zielbereich liegt. Daher wird in der Diabetestherapie ein möglichst normnaher HbA_{1c}-Wert angestrebt. Häufige Unterzuckerungen sowie schwere Hypoglykämien sollten dabei allerdings vermieden werden (kein „Erschummeln" eines besseren HbA_{1c}-Ergebnisses durch Hypoglykämien).

> **Glykosyliertes Hämoglobin**
> Das HbA1c (glykosyliertes Hämoglobin) hat folgende Werte:
> - Normalwert für Stoffwechselgesunde: ~4,1–6,1 % (laborabhängig)
> - Zielwert für Kinder/Jugendliche mit Diabetes: **< 7 % *** (individuelle Zielwertbestimmung durch den Diabetologen).

Untersuchungen zur Verlaufskontrolle

Da bei Vorliegen eines Typ-1-Diabetes das Risiko für bestimmte Begleiterkrankungen leicht erhöht ist und ein schlecht eingestellter Diabetes mellitus zu Folgeerkrankungen führen kann, werden **regelmäßige Kontrolluntersuchungen** durchgeführt. Damit man für die richtige Beurteilung dieser Untersuchungen korrekte Ausgangswerte hat, erfolgt bereits im Krankenhaus bei der Diagnosestellung folgende Basisdiagnostik:

Augenärztliche Untersuchung

Der Augenhintergrund wird auf mögliche Netzhaut- und Gefäßveränderungen untersucht, da sich später eine **diabetische Retinopathie** entwickeln kann.

- Die Pupillen müssen für diese Untersuchung immer weit getropft werden.
- Bei Kleinkindern ist die Untersuchung nur eingeschränkt möglich, da eine gute Mitarbeit erforderlich ist. Bei Diagnosestellung eines Diabetes mellitus wird der augenärztliche Ausgangsbefund gestellt. Danach wird ab einem Alter von 11 Jahren oder einer Diabetesdauer von über 5 Jahren eine jährliche Kontrolle empfohlen.

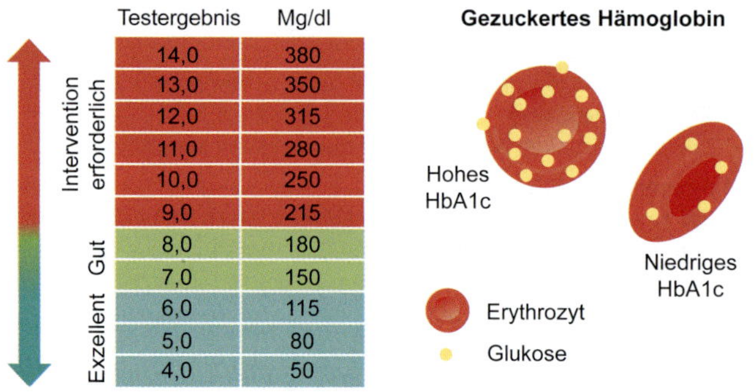

Abb. 9.11 Glykosyliertes Hämoglobin (rechts) und HbA_{1c}-Wert im Vergleich zum durchschnittlichen Glukosewert der letzten 8–12 Wochen (links). [L143]

Elektroenzephalografie (EEG)

Mithilfe eines EEGs werden Hirnströme gemessen, die Aufschluss geben über die **Gehirnaktivität.** Eine schwere Unterzuckerung kann mit einer **Bewusstlosigkeit** und einem **Krampfanfall** einhergehen, der klinisch nicht von einem epileptischen Anfall zu unterscheiden ist.

Zudem kann eine Veränderung im EEG durch eine Stoffwechselentgleisung mit ausgeprägter Exsikkose verursacht werden.

- Ein EEG wird als Ausgangsbefund im Rahmen der Manifestation abgeleitet. Dieses gibt Aufschluss darüber, ob bereits eine neurologisch bedingte Krampfbereitschaft besteht.
- Im weiteren Verlauf wird ein EEG nur noch bei neurologischen Auffälligkeiten im Rahmen einer diabetischen Ketoazidose oder einer schweren Unterzuckerung veranlasst.

Blutdruckmessung und Urinuntersuchung auf Mikroalbumin

Eine weitere mögliche Folgeerkrankung des Diabetes mellitus ist die **diabetische Nephropathie.** Erste Anzeichen, die für eine Entwicklung dieser Krankheit sprechen, sind die eingeschränkte Blutdruckregulation (die Nieren sind die Zentralstelle der Blutdruckregulation) und eine Mikroalbuminurie (Ausscheidung einer geringen Menge von Albumin = Eiweiß über den Urin).

- Im weiteren Verlauf der Diabeteserkrankung erfolgt bei jedem ambulanten Termin eine RR-Messung und einmal jährlich eine Urinuntersuchung auf Mikroalbumine, eine 24h-RR-Messung wird nur noch bei auffälligen Gelegenheitsmessungen veranlasst.
- Bei Verdacht einer diabetischen Nephropathie wird ein Ausgangsbefund durch eine 24 h-Langzeitblutdruckmessung und tägliche RR-Messungen sowie eine Urinuntersuchung auf Mikroalbumine im Morgenurin erhoben.

Sonografie der Schilddrüse und des Abdomens

Bei der Sonografie der **Schilddrüse** wird auf strukturelle Veränderungen geachtet, die für eine **Hashimoto-Thyreoiditis** (Größe, Parenchym, Durchblutung) typisch sind. Diese wird durch eine Auto-Antikörperreaktion hervorgerufen und tritt bei Menschen mit Typ-1-Diabetes leicht gehäuft auf.

Die Sonografie des **Abdomens** dient der Beurteilung des Pankreas und der Nieren. Hierbei sollen andere Ursachen eines Diabetes mellitus (z. B. chronische Pankreatitis) und vorbestehende Nierenveränderungen (z. B. Nierendysplasie) als Ursache für einen arteriellen Hypertonus ausgeschlossen werden.

- Bei Verdacht auf eine Hashimoto-Thyreoiditis oder eine arterielle Hypertonie wird ein sonografischer Ausgangsbefund erhoben.
- Im weiteren Verlauf wird eine Sonografie der Schilddrüse oder des Abdomens nur bei klinischen oder laborchemischen Auffälligkeiten durchgeführt (z. B. bei einer Erhöhung der Schilddrüsen-AK oder Hinweis auf eine Hypothyreose).

Blutuntersuchungen

Bei einer Blutuntersuchung wird nach assoziierten Autoimmunerkrankungen wie **Zöliakie** und **Hashimoto-Thyreoiditis** gesucht, da diese bei jungen Menschen mit Typ-1-Diabetes aufgrund einer Assoziation zu HLA-Merkmalen (Human Leukocyte Antigen) leicht gehäuft vorkommen. Beide Erkrankungen können ohne typische klinische Symptome (silent) bereits bestehen. Deshalb erfolgt eine Kontrolle der spezifischen Antikörper sowie der Schilddrüsenwerte im Blut.

- Bei auffälligen Zöliakie-Antikörpern erfolgt eine glutenfreie Ernährung. Eine Dünndarmbiopsie muss nicht mehr zwingend durchgeführt werden.
- Zudem werden die Blutfettwerte (Cholesterin, Triglyzeride, HDL, LDL) bestimmt, um ein zusätzliches kardiovaskuläres Risiko frühzeitig zu erkennen.
- Die Antikörper, Schilddrüsenwerte und die Blutfettwerte werden bei Manifestation und dann im weiteren Verlauf 1- bis 2-mal jährlich im Serum bestimmt.

Behandlungsstrategie und Formen der Insulintherapie

Die **Therapie** des **Diabetes mellitus** (→ Abb. 9.12) erfolgt durch den Ersatz des fehlenden Insulins [11]. Damit die passende Insulinmenge gegeben wird, sind regelmäßige Glukosemessungen und die Berechnung der Kohlenhydrate in der aufgenommenen Nahrung notwendig. Generell wird für alle Kinder und Jugendlichen mit Diabetes mellitus eine gesunde Mischkost (laut DGE-Leitlinien) empfohlen. Es müssen und sollten keine speziellen Diätprodukte, z. B. mit reduziertem Zuckeranteil oder künstlichen Süßungsmitteln, verwendet werden.

Nahrung berechnen

Der Mahlzeiten-Insulinbedarf ist abhängig von der Menge der **Kohlenhydrate**, die mit der Nahrung gegessen wird. Zur Berechnung der Kohlenhydrate nutzt man Kohlenhydrattabellen oder die Angaben direkt auf den Lebensmittelverpackungen. Die Menge wird in **Gramm Kohlenhydrate (gKH)** angegeben.

In der Vergangenheit wurden Hilfsgrößen wie BE (12 gKH) und KE (10 gKH) zur Berechnung genutzt, diese sind zunehmend nicht mehr gebräuchlich.

Fette und Proteine können auch Auswirkung auf den Blutzucker haben, müssen bei geringer Menge aber nicht berechnet werden.

Glukosemessung

Die Glukosemessung (→ Abb. 9.13) ist einfach und kann von allen Patienten bzw. den Eltern schnell erlernt werden. Sie erfolgt durch eine kapilläre Blutentnahme aus der Fingerbeere oder die Bestimmung des Gewebeglukosewerts mittels kontinuierlich liegenden Sensors im Unterhautfettgewebe (s. nächster Abschnitt). Der Glukosewert ist die Grundlage für die Bestimmung des richtigen Verhältnisses zwischen Kohlenhydraten und Insulin.

- **Zielbereiche des Glukosewerts** (Grenzen werden individuell angepasst):
  - Stoffwechselgesunde 80–120 mg/dl
  - Kinder/Jugendliche mit Diabetes 70–180 mg/dl
- **Zeitpunkte für Glukose-Messung:**
  - Nach dem Aufstehen
  - Vor den Mahlzeiten
  - Vor dem Schlafengehen

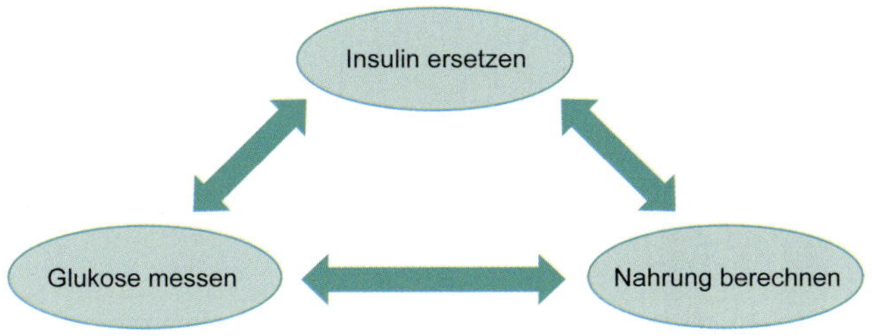

Abb. 9.12 Die drei Säulen der Diabetestherapie mit Insulin [L143]

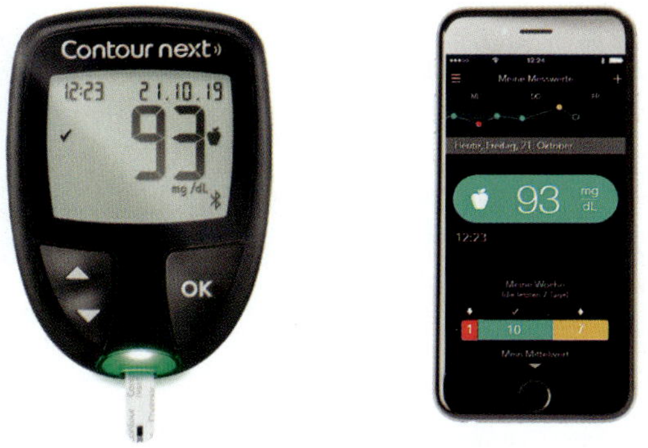

Abb. 9.13 Modernes Blutzuckermessgerät [V1024]

  - In besonderen Situationen (Hypo-Gefühle, Sport, Autofahrt etc.)
  - Krankheit.

Bei Krankheit, Urlaub, Sport und Ausflügen erfolgt die Glukosemessung häufiger als sonst!

Die Glukosemessung kann altersabhängig vom Kind/Jugendlichen selbst oder von den Eltern durchgeführt werden.

Monitoring des Gewebe-Glukosespiegels

Der **Glukosespiegel** wird mit einem dünnen Sensor im **Unterhautfettgewebe** kontinuierlich (**CGM = Continuous Glucose Monitoring**) gemessen (→ Abb. 9.14). Ein Sensor wird mithilfe einer Setzhilfe unter die Haut gelegt, der dort je nach Hersteller 7–14 Tage verbleiben kann. Der Sensor wird mit einem Pflaster auf der Haut fixiert und ein Transmitter, der auf diesem Pflaster sitzt, verarbeitet die gemessenen Werte und sendet sie an ein Empfängergerät. Das Empfängergerät zeigt kontinuierlich einen gemittelten Wert aus den gemessenen Werten sowie den zu erwartenden Trend des Glukosewerts in den kommenden 20–30 Min. mittels Pfeilen an.

Die **FGM-Systeme (FGM, Flash Glucose Monitoring)** zeigen im Gegensatz zu den CGM-Systemen nicht dauerhaft den Gewebe-Glukosewert an, sie haben auch nicht immer eine Alarmfunktion. Deshalb ist immer eine individuelle Entscheidung für das richtige System notwendig.

Die **Gewebe-Glukose-Systeme (CGM)** sind ein wichtiger Therapiebaustein. Im Rahmen einer Pentherapie können kapilläre Messungen reduziert werden und mithilfe der Alarmfunktionen eine stabilere Stoffwechseleinstellung erreicht werden. Mit einem CGM-System und der dazu passenden Insulinpumpe kann diese als sog. AID(automated insulin delivery)-System genutzt werden (s. „Insulinpumpentherapie").

Dennoch muss man bei den verschiedenen Systemen einige wichtige Dinge beachten:

- **Blutzucker- und Gewebezuckerwerte differieren:**
  - Eine Veränderung des Blutzuckers macht sich je nach Messzeitpunkt erst nach 5–15 Min. auch bei dem CGM-Wert bemerkbar. Der Weg der Glukose vom Blutgefäß bis in das Gewebe und die Verarbeitung der gemessenen Werte sowie die Übertragung an das Empfängergerät dauern einige Minuten.
  - Diese Unterschiede treten v. a. bei schnell ansteigenden oder schnell abfallenden Werten auf.
- **Kapilläre Blutglukosemessungen sind weiterhin notwendig:**
  - Wenn Unsicherheiten bestehen, ob die CGM-Werte korrekt sind, muss ein kapillärer Wert gemessen werden.
  - Kapilläre Blutglukosemessungen werden in bestimmten Situationen weiterhin durchgeführt, z. B. bei Hypoglykämien, Sport, Krankheit, Operation.

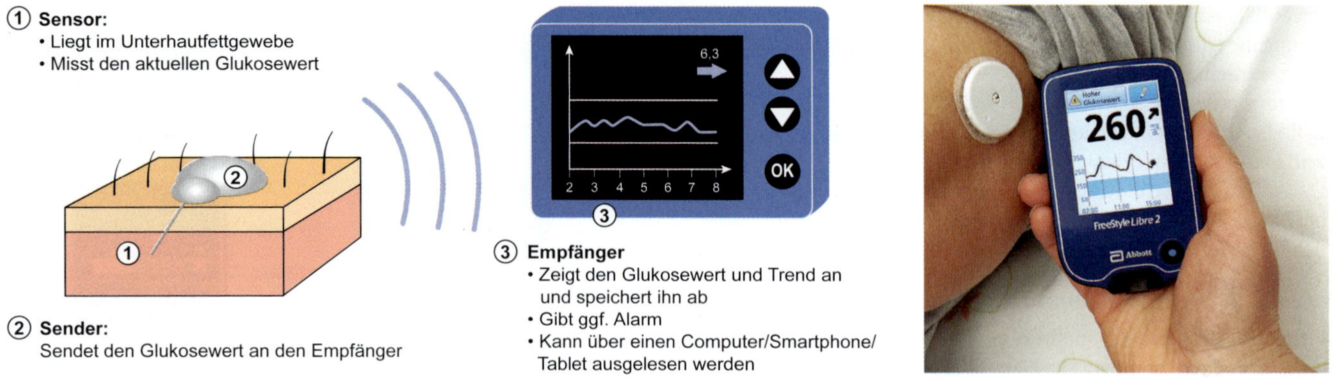

Abb. 9.14 Prinzip der kontinuierlichen Glukosemessung [L143, K115]

- **Alarme:**
  - In den Systemen können verschiedene Alarmfunktionen mit individuellen Grenzwerten programmiert werden.
  - Diese Alarme geben allen Beteiligten (Kinder, Eltern, Betreuer etc.) eine große Sicherheit und können bei richtiger Reaktion Stoffwechselentgleisungen vorbeugen.

Insulin ersetzen

Das fehlende Insulin kann zurzeit nur mit einer Insulinspritze, einem Pen oder einer Insulinpumpe subkutan (unter die Haut) gespritzt werden. Würde man Insulin oral als Tablette oder Saft verabreichen, würde es, da es ein Eiweiß ist, durch die Magensäure zerstört werden und wäre damit unwirksam. Die Insulininjektion muss mehrmals täglich, meist zu den Mahlzeiten, erfolgen. Die benötigte Insulinmenge hängt dabei von verschiedenen Faktoren (z. B. Essen, Bewegung, Tageszeit) ab und muss individuell (abhängig von Alter, Gewicht, Aktivität) berechnet werden. Die Technik der Insulingaben ist einfach zu erlernen und auch von Kindern je nach Entwicklungsstand etwa ab dem Grundschulalter selbstständig durchführbar.

Insulin-Pen

Bei der Anwendung des Insulin-Pens ist auf Folgendes zu achten:
- Die geeignete Nadellänge (→ Abb. 9.15) richtet sich nach der individuellen Stärke des Unterhautfettgewebes und der bevorzugten Injektionstechnik. Pen-Nadeln, 4 und 5 mm kurz, sind am besten geeignet für eine sichere und sanfte Injektion in das Unterhautfettgewebe, auch bei übergewichtigen Menschen. Die Diabetesberatung in der Praxis oder Klinik empfiehlt die geeignete Nadellänge.
- Vor jedem Spritzen 1 Insulineinheit (IE) herausspritzen (bis ein Tropfen sichtbar ist), um die Funktionstüchtigkeit des Pens zu überprüfen und die Pen-Nadel zu füllen.
- Senkrecht einstechen, langsam injizieren und bis 20 zählen, damit das Insulin nicht zurückläuft. Erst dann die Nadel wieder herausziehen.
- Spritzstelle regelmäßig wechseln (→ Abb. 9.16). Häufiges Spritzen in die gleichen Spritzstellen führt zu Verdickungen, zu **Lipohypertrophien** (→ Abb. 9.17).
- Der Abstand zwischen den Spritzstellen beträgt etwa 1 cm (bzw. eine Fingerbreite).
- Am Bauch wird das Insulin schneller aufgenommen → gut geeignet für Mahlzeiteninsulin.
- Am Oberschenkel wird das Insulin langsamer aufgenommen → gut geeignet für das Basalinsulin.
- Trübes Verzögerungsinsulin (NPH-Insulin) vor dem Spritzen gut durchmischen (Ampulle ca. 20-mal schwenken).

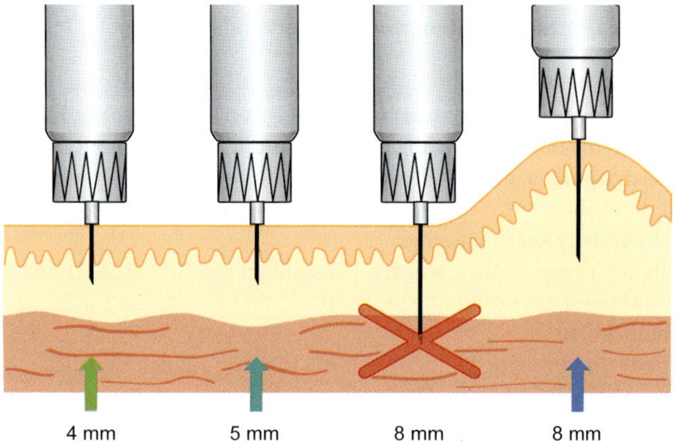

Abb. 9.15 Unterschiedliche Nadellängen [L143]

Lipodystrophien (→ Abb. 9.17):
- Veränderungen des subkutanen Fettgewebes durch die lipogenetische Wirkung des Insulins. Besonders in Form von Lipo**hyper**trophien (Verdickung des Gewebes) durch wiederholte Insulin-Injektion in die gleiche Stelle oder auch als Lipo**atro**phien (Gewebeschwund).

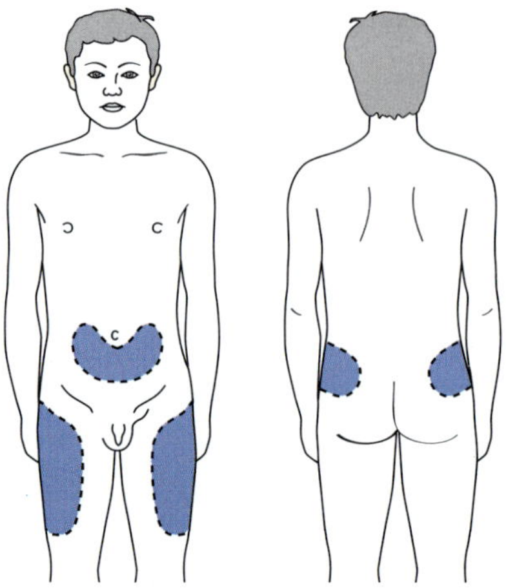

Abb. 9.16 Geeignete Stellen für s. c.-Injektion [L143]

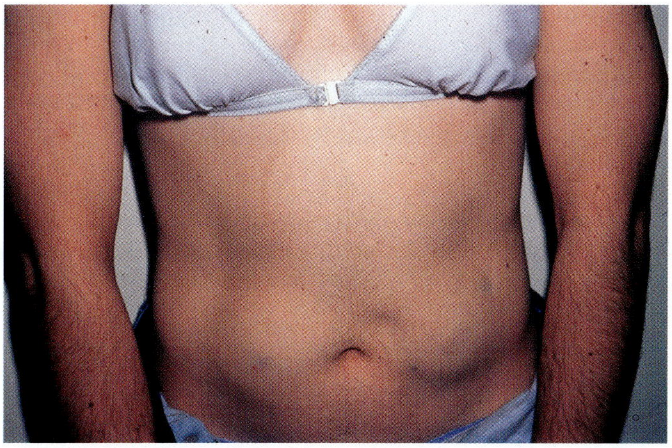

Abb. 9.17 Lipohypertrophien am Bauch [E948–003]

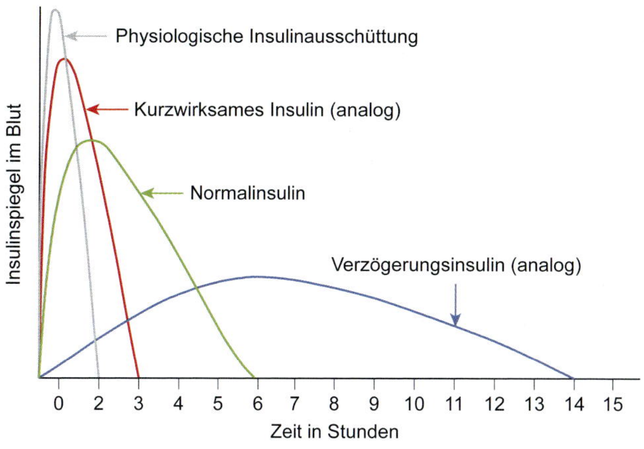

Abb. 9.18 Wirkkurven der verschiedenen Insuline im Vergleich zur physiologischen Insulinausschüttung des gesunden Menschen [L143]

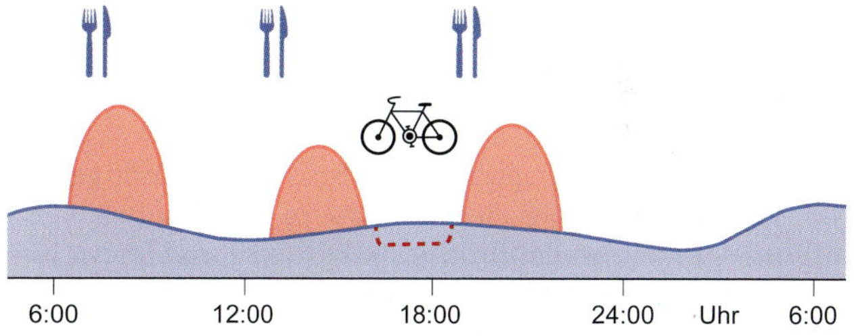

Abb. 9.19 Die physiologische Insulinsekretion. Die blaue Kurve zeigt die basale und geringe Insulinsekretion der Bauchspeicheldrüse an. Diese variiert nach Tageszeit (reduziert in der Nacht) und Aktivität (auch reduzierte Insulinsekretion, hier durch das Fahrrad dargestellt). Viel Insulin wird hingegen zu den Mahlzeiten ausgeschüttet, dargestellt durch die roten Kurven. [L143]

- Die Stoffwechseleinstellung kann darunter leiden, da die Glukosewerte durch gestörte Insulinresorption schwanken.
- Sie sehen nicht schön aus (es dauert lange, bis sie sich zurückbilden).
- Manchmal wird immer wieder in diese Stellen gespritzt, da sie weniger schmerzempfindlich sind, doch die Nachteile überwiegen.

Umgang mit Insulin

- **Haltbarkeit:**
  - Auf jeder Ampulle und Verpackung steht das Haltbarkeitsdatum.
  - Bei Zimmertemperatur ist angebrochenes Insulin 4 Wochen haltbar.
- **Lagerung:**
  - Der Insulinvorrat wird im Butter- oder Gemüsefach im Kühlschrank gelagert (optimale Temperatur 2–8 °C).
  - In Gebrauch befindliches Insulin sollte bei Zimmertemperatur aufbewahrt werden.
  - Die Injektion von kaltem Insulin kann nicht empfohlen werden, da diese schmerzhaft und die Insulinwirkung abgeschwächt ist. Deshalb sollte kaltes Insulin vor der Injektion auf Körpertemperatur gebracht werden, z. B. in der Hand oder der Hosentasche.
  - Insulin muss vor Sonne und Wärme geschützt werden (z. B. nicht im Auto auf der Rücksitzablage deponieren, nicht auf die Heizung oder Fensterbank legen, am Strand gut verpacken).
  - Insulin muss vor Frost geschützt werden (z. B. im Winterurlaub oder im Gepäckraum eines Flugzeugs). Es muss dann körpernah getragen bzw. im Handgepäck aufbewahrt werden.
  - Einmal gefrorenes oder überhitztes Insulin darf nicht mehr verwendet werden, auch wenn es noch „normal" aussieht, da die Insulinstruktur zerstört ist.
  - Ausgeflocktes Insulin sollte nicht mehr verwendet werden!
- **Insulinkonzentration:**
  - In Deutschland wird überwiegend U 100 Insulin benutzt, d. h. 1 ml = 100 IE Insulin („IE" = internationale Einheiten, entspricht „U" = Unit).
  - In seltenen Fällen bzw. bei Erwachsenen werden auch andere Konzentrationen (U 200 oder U 300) verwendet.

Durch die Verwendung unterschiedlicher Insuline (→ Tab. 9.7, → Abb. 9.18) wird versucht, die physiologische Insulinsekretion (→ Abb. 9.19) nachzuahmen. Dazu stehen die folgenden Insulinarten zur Verfügung.

Tab. 9.7 Insuline und ihre Anwendung

Parameter	Mahlzeiteninsuline (Bolusinsuline)		Basalinsuline
	Kurzwirksames Insulin (analog)	Normalinsulin (human)	Verzögerungsinsulin (human/analog)
Anwendung	• Deckt den Insulinbedarf für das Essen ab • Korrigiert hohe Glukosewerte	• Deckt den Insulinbedarf für das Essen ab • Korrigiert hohe Glukosewerte	Deckt den basalen Bedarf an Insulin ab
Wirkbeginn	Sofort bis 10 Min. nach der Injektion	Nach 15–30 Min.	Nach 1–2 Std.
Wirkmaximum	Nach 30–60 Min.	Nach 2 Std.	Nach 7–14 Std.
Wirkende	Nach 2–3 Std.	Nach 4–6 Std.	Nach 12–24 Std. (max 42 Std.)
Beispiele	Humalog®, Liprolog®, Novorapid®, Fiasp®, Lyumjev®	Actrapid®, Huminsulin Normal®	Protaphane®, Huminsulin Basal®, Levemir®, Lantus®, Tresiba®

Spritz-Ess-Abstand

Je nachdem, welches Insulin (normal oder analog) gespritzt wird und wie hoch der Glukosewert vor einer Mahlzeit ist, macht es Sinn, einen **Spritz-Ess-Abstand** (SEA) einzuhalten. Dies bedeutet, dass je nach verwendetem Insulin bereits 5–20 Min. vor Beginn der Mahlzeit Insulin gespritzt wird, damit die Wirkung des Insulins passend auf den Beginn der Mahlzeit fällt. Bei erhöhten Glukosewerten sollte der SEA erhöht werden, damit der Glukosewert sinken kann, bevor die Kohlenhydrate der Mahlzeit zu einem erneuten Glukoseanstieg führen.

Basis-Bolus-Prinzip

Das **Basis-Bolus-Prinzip** findet sowohl bei der ICT (Intensivierte Conventionelle Therapie) als auch bei der CSII (Continous Subcutaneous Insulin Injection=Insulinpumpe) Anwendung. Das Verzögerungsinsulin oder Basalinsulin deckt den Insulinbedarf über 24 Std. ab, den der Körper unabhängig von den Mahlzeiten zur Aufrechterhaltung des Glukosestoffwechsels benötigt. Deshalb teilt sich die benötigte Insulinmenge in zwei Anteile, in das

- **Bolusinsulin (Bolus),** das zu jeder kohlenhydrathaltigen Mahlzeit verabreicht und auch zur Korrektur des aktuellen Blutglukose-Wertes genutzt wird
- **Basalinsulin,** das den Grundbedarf unabhängig von Kohlenhydraten abdeckt.

Diese Form der Insulintherapie wird auch Basis-Bolus-Prinzip genannt.

Dementsprechend erfolgt die Bolus-Gabe zu jeder Mahlzeit oder zur Korrektur des aktuellen Blutzuckers. Die Basisgabe wird bei der ICT 1- bis 2-mal am Tag je nach Insulinart gespritzt und bei der CSII über eine fest einprogrammierte Basalrate oder eine automatisierte Insulinabgabe verabreicht.

Bei den meisten Kindern wird abhängig vom Alter bei der ICT die 2-malige Basalgabe bevorzugt, da sich die benötigten Mengen morgens und abends abhängig vom Alter und der körperlichen Entwicklung stark unterscheiden können und deshalb mit einem 24h-Basalinsulin schlecht abgedeckt werden können. Diese finden eher im Erwachsenenalter Verwendung.

Berechnung der Insulindosis (Bolus)

Zu den Mahlzeiten oder wenn der Glukosewert zu hoch ist, muss die entsprechende Menge Insulin gegeben werden, um den Blutzucker wieder in den Normalbereich zu korrigieren und/oder die Kohlenhydrate der Nahrung abzudecken. Um diese Insulindosis zu bestimmen, gibt es den **Korrekturfaktor** und den Kohlenhydrat-Berechnungsfaktor. Je nachdem, ob mit gKH oder KE gerechnet wird, nutzt man das **KI-Verhältnis** oder den **KE-Faktor.**

- **KI-Verhältnis:**
  - Das KI-Verhältnis beschreibt die Menge an Kohlenhydraten, die durch 1 Einheit Insulin abgedeckt werden.
  - Es kann sich im Verlauf des Diabetes und abhängig von Alter und körperlicher Entwicklung verändern und wird dann gemeinsam mit dem Diabetesteam angepasst.
  - Wenn das KI-Verhältnis niedrig ist, bedeutet dies, dass mehr Insulin für die Kohlenhydrate in der Mahlzeit benötigt wird. Andersherum, wenn das KI-Verhältnis eher hoch ist, bedeutet es, dass weniger Insulin für die Mahlzeit benötigt wird.
  - Wenn die Insulinmenge für eine Mahlzeit berechnet werden soll, muss wie folgt vorgegangen werden:

    Menge Kohlenhydrate : KI-Verhältnis = Insulinmenge
    (gKH) : (gKH/1 I. E.)= (I. E.)

  - Er wird gemeinsam mit dem Diabetesteam festgelegt. Beispiel Mahlzeiteninsulin: Abends möchtest du 40 gKH essen (KI-Verhältnis 5 gKH/IE). Wie viele Einheiten Insulin musst du jetzt (unabhängig vom Glukosewert) spritzen? Es müssen also 8 IE Insulin gespritzt werden, damit der Blutzuckeranstieg durch 40 gKH abgedeckt ist.
- **Korrekturfaktor:**
  - Gibt an, um wie viel der Glukosewert durch 1 Einheit (IE) Insulin gesenkt wird.
  - Wird individuell festgelegt und kann sich über die Zeit verändern. Wenn 1 Einheit Insulin den Glukosewert um 100 mg/dl senkt, beträgt der Korrekturfaktor 1:100.
- **Zielglukosewert:**
  - Gewünschter Glukosewert, der als Ziel für die Korrektur dient. Er liegt meist bei 100–120 mg/dl, wird aber individuell vereinbart.
  - Beispielrechnung: Der Glukosewert ist 260 mg/dl, der Korrekturfaktor beträgt 80 und der Zielwert soll bei 100 mg/dl liegen. Wie viele Einheiten Insulin müssen (unabhängig von einer Mahlzeit) zur Korrektur gespritzt werden?

    Möglichkeit 1: Für jede Einheit Insulin wird die Korrekturrate von dem aktuellen Glukosewert abgezogen.
    260–80–80 = 100.
    Es müssen 2 IE Insulin zur Korrektur gespritzt werden.
    Möglichkeit 2: Aktueller BZ – 100 (Ziel-BZ).
    Differenz ÷ 80 (Korrekturrate) = Korrekturinsulin
    260–100 =160 ÷ 80 = 2,0.
    Es müssen 2 IE Insulin zur Korrektur abgegeben werden.
  - Bei der Insulinpumpentherapie kann die Insulinmenge auch im Dezimalbereich kleinschrittig eingegeben werden. Die kleinste Einheit beim Pen entspricht 0,5 IE, deshalb muss ggf. auf- oder abgerundet werden.

Um nun die endgültige Insulinmenge zu ermitteln, müssen die errechneten Insulinmengen aus Kohlenhydrat- und Korrekturanteil addiert werden (aus dem Beispiel: Mahlzeiteninsulin + Korrekturinsulin = Gesamtinsulindosis: 8 IE + 2 IE = 10 IE).

Bolusrechner

Der **Bolusrechner** (→ Abb. 9.20) ist ein Programm, das entweder in einem Blutzuckermessgerät oder einer Insulinpumpe zur Dosis-Berechnung des Mahlzeiten- und/oder Korrekturinsulins genutzt werden kann (z. B. Bolusvorschlag, Bolus Expert oder ezCarb). Als Grundlage dienen der aktuelle Glukosewert sowie die individuellen Therapieeinstellungen (Korrekturfaktor, KI-Verhältnis bzw. KE-Faktor, Glukose-Zielbereich). Diese müssen gemeinsam mit dem Diabetesteam programmiert werden. Durch die genauere Berechnung und die Berücksichtigung des noch wirksamen Insulins nach der letzten Abgabe ist durch den Bolusrechner eine noch korrektere Therapiesteuerung möglich.

Konventionelle Insulintherapie (CT)

Bei der konventionellen Insulintherapie (CT) werden nach einem strengen Ernährungsschema **feste Mengen** an **Kohlenhydraten** berechnet und die notwendige Insulinmenge entsprechend verabreicht. Da es sich hier um ein starres Schema handelt und keine Flexibilität in der Kohlenhydratmenge vorgesehen ist, wurde dieses Therapieregime in der Pädiatrie außer in Einzelfällen verlassen.

Intensivierte konventionelle Insulintherapie (ICT)

Die **intensivierte konventionelle Insulintherapie ICT** (→ Abb. 9.21) hat sich aus der CT entwickelt [9, 10] und bietet den Patienten eine **Flexibilität** in der **Kohlenhydratmenge,** die als Grundlage für die Be-

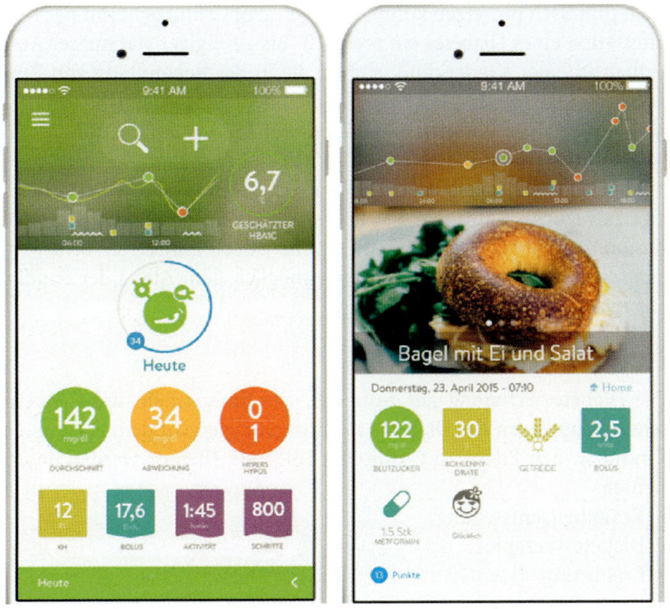

Abb. 9.20 Bolusrechner, hier integriert in eine App, die auch als Tagebuch für Diabetiker dient. [V846]

rechnung der benötigten Mahlzeiten-Insulinmenge dient. Dementsprechend wird genau diejenige Insulinmenge verabreicht, die für die gewünschte Kohlenhydratmenge benötigt wird. Dadurch handelt es sich im Gegensatz zur CT nicht mehr um ein starres Schema und es bietet die Möglichkeit, frei zu entscheiden, was gegessen wird. Bei kleinen Kindern oder wechselndem Essverhalten hat es sich bewährt, den Insulinbolus erst nach dem Essen zu verabreichen, damit die tatsächlich gegessene Kohlenhydratmenge bestimmt werden kann. Um den mahlzeitenunabhängigen Grundbedarf an Insulin abzudecken, wird 1- bis 2-mal täglich Verzögerungsinsulin gespritzt.

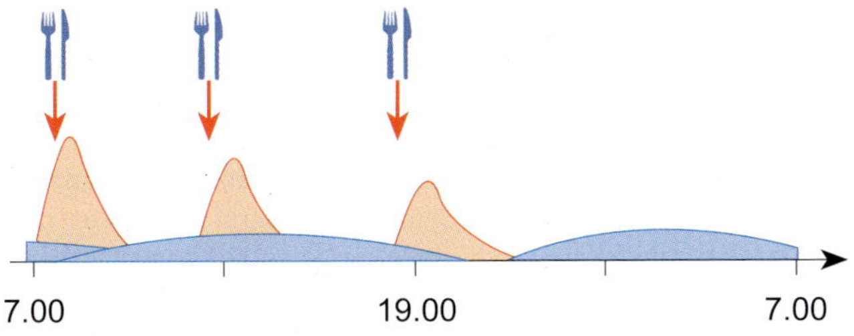

Abb. 9.21 Insulinschema bei ICT; orange: Normalinsulin, blau: Verzögerungsinsulin, Pfeile = Spritzen [L231]

Die bei erwachsenen Patienten häufig verwendeten Mischinsuline mit einem festen Verhältnis von Bolus- und Basalinsulin (z. B. 50/50 oder 70/30) werden in der Pädiatrie nur in Ausnahmefällen angewendet.

Insulinpumpentherapie

Bei der **Insulinpumpentherapie (CSII [Continuous Subcutaneous Insulin Infusion])** (→ Abb. 9.22) wird ein kurzwirksames Insulin (**Analoginsulin**) mithilfe einer elektronisch gesteuerten feinmechanischen Pumpe über ein **Infusionssystem** unter die Haut abgegeben. Dieses Infusionssystem besteht aus einem Schlauch und einem kurzen dünnen Katheter aus Stahl oder Teflon. Die Pumpe gibt kontinuierlich eine geringe Menge Insulin ab und imitiert damit die mahlzeitenunabhängige basale Insulinsekretion der Bauchspeicheldrüse (**Basalinsulin**). Hierbei gibt es zwei Möglichkeiten:

1. Die Basalinsulinmenge wird stündlich festgelegt, sodass sich bis zu 24 Basalinsulinraten pro 24 Std. ergeben (= **Basalrate**).
2. Die Insulinpumpe gibt abhängig von dem aktuellen CGM-Wert und weiteren programmierten Grundeinstellungen automatisiert Insulin ab, um den festgelegten Zielwert zu erreichen (= **AID-System**).

Beide Möglichkeiten ersetzen die Basalinsulingaben, die bei einer ICT notwendig wären [9, 10].

Zu den Mahlzeiten und zur Korrektur hoher Blutzuckerwerte gibt man dasselbe kurzwirksame Insulin mittels **Bolusgaben** über die Insulinpumpe zusätzlich ab (= „Bolen"). Deshalb enthält die Insulinpumpe nur eine statt der unter ICT verwendeten zwei Insulinarten. Da durch die Insulinpumpe eine physiologischere Insulinsubstitution erfolgt, besteht i. d. R. ein geringerer Insulinbedarf als unter ICT. Der subkutane Katheter muss je nach Art des Katheters (Stahl oder Teflon) regelmäßig alle 1–3 Tage durch Patient oder Eltern gewechselt werden. Bei Verdacht auf eine Katheterdislokation muss der Katheter **sofort** gewechselt werden.

Mögliche Indikationen für eine CSII [9, 10]:

- Alter unter 6 Jahren
- Nichterreichen des angestrebten Stoffwechselziels unter ICT
- Neigung zu schweren Hypoglykämien
- Ausgeprägtes Dawn-Phänomen (deutlich erhöhter Insulinbedarf in den frühen Morgenstunden)
- Ausgeprägte Angst vor Nadeln
- Schwangerschaft und Kinderwunsch
- Besondere Lebenssituationen (z. B. Leistungssportler) oder Einschränkung der Lebensqualität unter der bisherigen Therapie.

Für Kinder mit Diabetes mellitus ist eine Insulinpumpen-Therapie (→ Abb. 9.23) eine gute Alternative zur Insulintherapie mit mehreren Injektionen täglich. Eine CSII kann Kindern und ihren Eltern das Leben mit der Stoffwechselerkrankung erheblich erleichtern. Sie bietet den Kindern mehr Sicherheit.

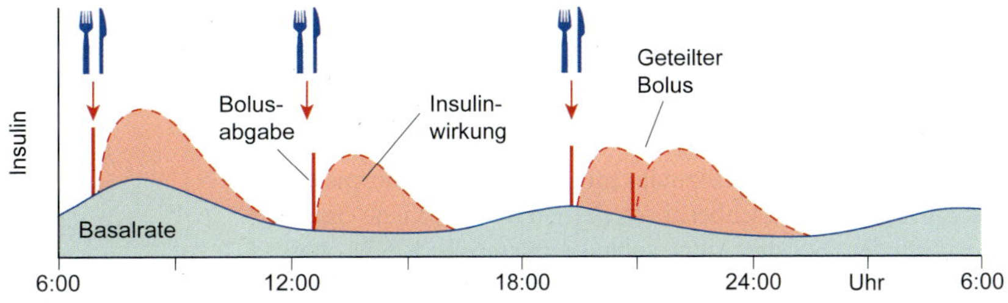

Abb. 9.22 Insulinfreisetzung bei der Insulinpumpentherapie (CSII). Die Pfeile zeigen auch hier Bolus-Gaben an. [L231]

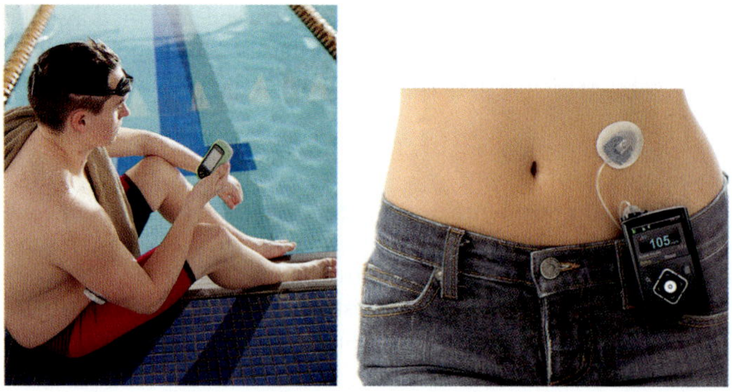

Abb. 9.23 Insulinpumpen für Kinder [V850, V170–1]

Vor- und Nachteile der Insulinpumpentherapie (CSII)

Vorteile

- Die CSII erlaubt eine bessere Anpassung der Insulingabe an die physiologische Insulinausschüttung.
- Mit einem AID-System steuert die Insulinpumpe durch automatisierte Basal- und Korrekturinsulingaben einen Großteil der benötigten Insulinmenge selbstständig.
- Die Insulinmengen lassen sich feiner dosieren.
- Die Anwendung lässt sich flexibel gestalten.
- Es lassen sich schwere Hypoglykämien und morgendlich hohe Glukosewerte (Dawn-Phänomen) besser vermeiden.
- Es müssen nicht mehrmals am Tag Injektionen vorgenommen werden, stattdessen erfolgt der Katheterwechsel alle 1–3 Tage.

Nachteile

- Gerät und Katheter müssen ständig getragen werden.
- Es besteht eine höhere Ketoazidosegefahr durch unbemerkte Unterbrechung der Insulinzufuhr (z. B. Katheterdislokation, Abknicken des Schlauches) als unter ICT.
- Der Katheterwechsel ist aufwendiger als bei der Insulininjektion mit dem Insulinpen.
- Das Verfahren ist teurer als eine ICT, weshalb vor Therapiebeginn die Genehmigung der Krankenkasse einzuholen ist.

Pflegetipps

Damit die Haut intakt bleibt und das Insulin durch das Gewebe über Jahre hinweg gut aufgenommen werden kann, sind einige Dinge zu beachten:

- Spritz- bzw. Katheterstellen regelmäßig wechseln.
- Möglichst sauber arbeiten, um Infektionen zu vermeiden: Vor einem Katheterwechsel Hände waschen und die Haut desinfizieren.
- Wenn Pflaster zur Fixierung der Katheter genutzt werden, nur luftdurchlässiges Material nutzen, da sich sonst Feuchtigkeit unter dem Pflaster sammeln und zu Infektionen führen kann (z. B. Kinesiotape ®oder Fixomull® Stretch).
- Um Pflasterreste zu entfernen, eignen sich gut Öle (z. B. Babyöl), alkoholhaltige Pflasterentferner trocknen die Haut extrem aus und sollten nur selten benutzt werden.

Pflege

Mit Typ-1-Diabetes ist es heutzutage möglich, ein ganz „normales" Leben zu führen, den Wunschberuf zu erlernen und auch eine eigene Familie zu gründen. Für den Alltag zuhause müssen die Kinder, Jugendlichen und deren Eltern und Familie die Diabetestherapie erlernen und auch praktisch umsetzen können. Aus diesem Grund geht mit der Manifestation eines Diabetes ein meist 10- bis 14-tägiger stationärer Aufenthalt in einer Kinderklinik einher, die in der Behandlung von Kindern und Jugendlichen mit Diabetes mellitus erfahren ist. Hier erfolgen alle wichtigen **Schulungen** und die **Ersteinstellung** auf die **individuelle Insulintherapie.**

Die Diagnosestellung hat Auswirkungen auf die **gesamte Familie.** Es gibt zusätzliche Aufgaben, welche die Familie fordern, aber auch den Zusammenhalt stärken können. Es sollte jedoch immer versucht werden, die Diabetestherapie so gut wie möglich dem Alltag der Familie anzupassen und nicht umgekehrt.

Diabetes-Schulung

Die Diabetes-Schulung hat zum Ziel, alle praktischen und theoretischen Grundlagen des Diabetes mellitus altersgerecht dem erkrankten Kind bzw. den Eltern zu vermitteln. Folgende Themen werden unterrichtet:

- Krankheitsentstehung
- Diabetestherapie
- Ernährung
- Hyperglykämie und diabetische Ketoazidose
- Hypoglykämie und Therapie
- Sport
- Besondere Situationen
- Stoffwechselkontrolle
- Folgeerkrankungen
- Soziales (Schwerbehinderung, Berufswahl).

Notfallsituationen: Im Alltag eines Kindes oder Jugendlichen mit Diabetes mellitus kann es durch die Insulinbehandlung trotz bestmöglicher Einstellung und Therapie zu Entgleisungen des Stoffwechsels in Form von **Über- oder Unterzuckerungen** kommen.

Notfall Hypoglykämie

Eine Hypoglykämie (= Unterzuckerung) bedeutet, dass der gemessene Glukosewert zu niedrig ist. Es gibt durchaus unterschiedliche Definitionen der medizinischen Fachgesellschaften, auch abhängig davon, welches Messsystem (kapillär oder CGM) verwendet wird oder auch davon, ob gleichzeitig Symptome auftreten. In der Patientenschulung spricht man von einer Unterzuckerung, wenn der **Glukosewert unter 70 mg/dl** liegt.

- **Pathophysiologie:** Der Körper benötigt Glukose, um wichtige Stoffwechselfunktionen aufrechtzuerhalten. Ein Glukosemangel kann sich daher durch verschiedene Symptome äußern. Die meisten davon werden durch die Ausschüttung von Stresshormonen und durch den zunehmenden Glukosemangel des Gehirns hervorgerufen und von Kindern und Jugendlichen unterschiedlich wahrgenommen. Je jünger die Kinder sind, umso weniger werden Hypoglykämie-Symptome („Hypo") wahrgenommen oder sie werden sehr wenig differenziert beschrieben („mir ist komisch", „mein Bauch kribbelt").
- **Krankheitsentstehung:** Grundsätzlich können zu viel Insulin, zu wenig Kohlenhydrate oder vermehrte Bewegung die Ursachen einer Hypoglykämie sein:
  - **Aufnahme** von zu **wenig Kohlenhydraten** durch:
    - Vergessene Mahlzeiten
    - Fehlerhafte Berechnung der Kohlenhydrate
    - Appetitlosigkeit
    - Durchfall und Erbrechen
  - **Zu viel Insulin** im Körper durch:
    - Fehlerhafte Berechnung der Insulindosis
    - Vertauschen der Insulinsorten

- **Vermehrte Bewegung:**
  - Viel Sport betrieben (v. a. ungewohnte Sportarten und Ausdauersport)
  - Auch Bewegung im Alltag (z. B. Spaziergang, bummeln gehen, putzen)
- Alkoholkonsum: Alkohol hemmt auch noch nach Stunden die Glukosefreisetzung aus der Leber und schränkt z. B. die Wahrnehmung von Hypoglykämiesymptomen ein

Glukosemangel in den Gehirnzellen

Durch den Glukosemangel in den Gehirnzellen und die Ausschüttung von Stresshormonen (Adrenalin etc.) können folgende Symptome entstehen, die individuell und altersabhängig unterschiedlich ausgeprägt seinen können:

- Blässe
- Schwitzen
- Schwäche
- Zittern
- Tachykardie
- Taubheitsgefühl
- Bauchschmerzen
- Verhaltensänderungen
- Verhaltensauffälligkeiten
- Konzentrationsschwäche
- Müdigkeit
- Wahrnehmungsstörungen
- Sprachstörungen
- Sehstörungen
- Alpträume
- Bewegungs- und Koordinationsstörungen.
- Bewusstlosigkeit
- Krampfanfälle.

- **Behandlungsstrategie:** Insulinzufuhr stoppen und unmittelbare Gabe von schnellen Kohlenhydraten (Traubenzucker, zuckerhaltige Getränke). Die Menge der Kohlenhydrate richtet sich nach dem Zustand des Patienten, dem blutig gemessenen Glukosegehalt und weiteren Faktoren (z. B. Bewegung, Sport). In der Regel werden abhängig von Alter, Blutzucker und der Ausprägung der Symptome **5–20 gKH** gegeben.
  - Schnellwirksame Kohlenhydrate essen (z. B. Traubenzucker, zuckerhaltige Getränke, Gummibärchen → Abb. 9.24)
  - **Spätestens jetzt** Glukose messen
  - Beim Kind/Jugendlichen bleiben oder Hilfe holen
  - Aktuelle Aktivität pausieren, Ruhe bewahren
  - Ggf. langwirksame Kohlenhydrate (z. B. Brot, Kekse, Milch) essen, wenn z. B. noch weitere Bewegung geplant oder noch Insulin wirksam ist
  - Nach ca. 30 Min. **Glukose-Wert** (früher nicht sinnvoll) kontrollieren
  - Bei Bewusstlosigkeit/Krampfanfall Notfallmaßnahmen durchführen.

Vorsicht! Notfallmaßnahmen bei Bewusstlosigkeit:

- Bei einer schweren Hypoglykämie mit Bewusstlosigkeit muss sofort **medizinische Hilfe** geholt werden (**Notarzt/Notärztin (im Folgenden Notärztin genannt), 112** bzw. im Krankenhaus die Notfallnummer).
- Ein zerebraler Krampfanfall kann nur durch die **Gabe von Glukose** beendet werden.
- Im Krankenhaus oder durch die Notärztin kann auch hochkonzentrierte Glukose i. v. gegeben werden.
- Wenn sofort verfügbar, kann alternativ **Glukagon** verabreicht werden. Hierfür gibt es zwei Darreichungsformen, die die zu pflegenden Kinder und Jugendlichen als Notfallmedikation verordnet bekommen. (→ Abb. 9.25). Glukagon setzt als kontrainsulinäres Hormon die Zuckerreserven des Körpers aus Leber und Muskeln frei. Die Wirkung tritt innerhalb von 5–15 Min. ein.
  - Glukagen **HypoKit** zur s. c. oder i. m. Anwendung (z. B. in den Oberschenkel)
  - **Baqsimi©** Notfall Nasenpulver zur nasalen Anwendung (Altersbeschränkung beachten)
- Seitenlagerung vornehmen, um Aspiration zu vermeiden, und den Betroffenen wegen Verletzungsgefahr besonders bei Krampfanfall nicht alleine lassen.
- Keine Nahrungsmittel bei Bewusstlosigkeit/Bewusstseinsstörungen verabreichen, denn diese können in die Luftröhre gelangen (Gefahr von Aspiration).
- Wenn der Patient wieder bei Bewusstsein ist, schnell wirksame Kohlenhydrate (z. B. Saft über einen Strohhalm) geben, um nachfolgenden Hypoglykämien vorzubeugen.
- Wenn die Situation stabil ist, sollte das Diabetesteam zur Ursachenklärung informiert werden.

Eine **Hypoglykämie** kann durch folgende Maßnahmen **vermieden** werden:

- „Notfall-Kohlenhydrate" (Traubenzucker etc.) immer dabeihaben.
- Mahlzeiten nicht reduzieren oder ausfallen lassen, wenn bereits Insulin dafür gespritzt wurde.
- Bei körperlicher Anstrengung, z. B. Sport, Fahrradtour, Insulin reduzieren oder zusätzliche Sport-Kohlenhydrate essen.
- „Nicht unter 100 ins Bett" → Kinder sollen nicht mit einem BZ < 100 mg/dl ins Bett gehen!

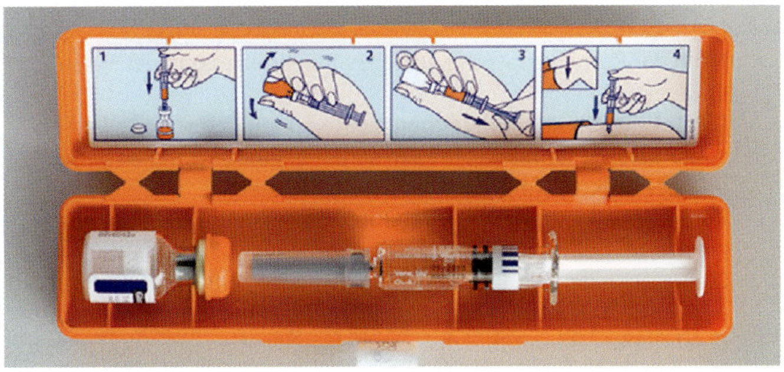

Abb. 9.25 Glukagonspritze. Zur Behandlung einer schweren Hypoglykämie mit Bewusstlosigkeit im häuslichen Umfeld werden Eltern und Bezugspersonen in der Anwendung der Glukagonspritze geschult. [K115]

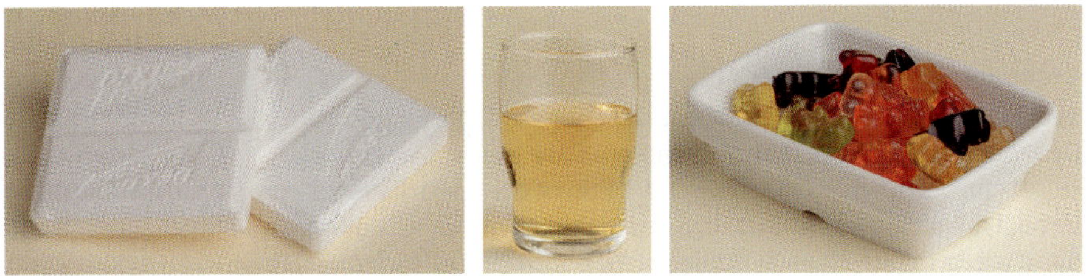

Abb. 9.24 Traubenzucker, Apfelsaft und Gummibärchen sind schnellwirksame Kohlenhydrate. [K115]

Notfall: Hyperglykämie/diabetische Ketoazidose

Eine Hyperglykämie bedeutet, dass der Glukosewert den angestrebten Normbereich (180 mg/dl) überschreitet. Einer Hyperglykämie liegt immer ein relativer Insulinmangel zugrunde. Ursachen können sein:

- Zu viele Kohlenhydrate gegessen und/oder zu wenig Insulin gespritzt
- Bewegungsmangel
- Stress
- Infekte und Fieber
- Medikamente (bes. Cortison)
- Lipodystrophien
- Katheterprobleme bei der Insulinpumpentherapie (z. B. verstopft, abgeknickt, unbemerkt herausgerutscht).

Bei einer Hyperglykämie treten die gleichen Symptome auf wie bei Manifestation des Diabetes mellitus, da ebenfalls ein Insulinmangel vorliegt, z. B.:

- Bauchschmerzen, Erbrechen, Übelkeit
- Durst, vermehrtes Wasserlassen, Kopfschmerzen
- Kußmaul-Atmung (beschleunigte und vertiefte Atmung), azetonämischer Mundgeruch (nach fauligem Apfel/Apfelessig/Nagellackentferner)
- Eingeschränktes Bewusstsein/Bewusstlosigkeit.

Wenn der Glukosewert weiter steigt und anhaltend deutlich erhöht ist (über 200 mg/dl), kann eine schwerwiegende Stoffwechselentgleisung, die **diabetische Ketoazidose,** auftreten, die mit der Bildung von Ketonen (Säuren, die bei der Energiegewinnung aus Fett entstehen) einhergeht. Dies geschieht durch den vorliegenden Insulinmangel, da den Körperzellen keine Glukose mehr zur Energiegewinnung zur Verfügung steht. Durch die gebildeten Ketonkörper findet eine **zunehmende Übersäuerung des Bluts** statt und der pH-Wert sinkt.

Nach den Leitlinien der DDG (= Deutsche Diabetes Gesellschaft) und der AGPD (Arbeitsgemeinschaft für pädiatrische Diabetologie) liegt eine Ketoazidose [8] vor, wenn:

- pH-Wert < 7,3
- Bikarbonat < 15 mmol/l
- Hyperglykämie > 200 mg/dl (bzw. > 11 mmol/l)
- Ketonurie bzw. Ketonnachweis im Blut.

Prävention einer Ketoazidose

- Nach der Korrekturrate zusätzliches Insulin spritzen, evtl. Insulindosis verdoppeln.
- Die Zufuhr von Kohlenhydraten meiden oder einen Spritz-Ess-Abstand nutzen, damit das Insulin schon beginnen kann zu wirken und der Glukosewert nicht noch weiter ansteigt.
- Körperliche Anstrengung vermeiden, da sich der Körper im Energiemangel befindet.
- Die Ursache der Hyperglykämie herausfinden, z. B. Insulinpumpe und Katheter kontrollieren, und im Zweifel einen Katheterwechsel durchführen, Überprüfen der letzten Insulingaben und Mahlzeiten.

Wenn die Glukosewerte wiederholt zu einem bestimmten Zeitpunkt erhöht sind, muss die Stoffwechseleinstellung zusammen mit dem Diabetesteam angepasst werden (KH-Verteilung, Insulin-Dosierung, Spritzstellen, Spritztechnik überprüfen etc.), um die Entwicklung einer diabetischen Ketoazidose zu vermeiden.

Besondere Situationen im Alltag

Sport: Bei Bewegung ist die Muskelzelle empfindlicher für Insulin. Deswegen ist weniger Insulin notwendig, um die gleiche Menge Glukose aufzunehmen. Aus diesem Grund kann es bei Sport häufiger zu **Hypoglykämien** kommen! Da man beim Sport häufig dieselben Symptome wie bei einer Hypoglykämie hat (z. B. Schwitzen, Tachykardie) und man schnell erschöpft und schlapp ist, können die Symptome einer Hypoglykämie nicht immer richtig eingeschätzt werden. Auch noch Stunden nach dem Sport kann es zu Hypoglykämien kommen, da die Muskelzellen nach Sport zunächst die verbrauchten Glukosereserven wieder auffüllen (= **Muskelauffülleffekt**).

Wichtige Maßnahmen vor/bei/nach dem Sport:

- Glukosemessgerät, ausreichend Zubehör und schnellwirksame Kohlenhydrate mitnehmen.
- Vor Sportbeginn Blutglukose messen und während des Sports häufiger kontrollieren!
- Sport-Kohlenhydrate einplanen (= Kohlenhydrate, die zusätzlich schon vor dem Sport gegessen werden, ohne Insulin zu spritzen).
- Vorher evtl. Insulin reduzieren, z. B. weniger Basalinsulin bei Langzeitaktivitäten oder Bolus reduzieren bei kurzer Belastung.
- Kind/Jugendlichen als Betreuungsperson (z. B. Eltern, Lehrer) beobachten.
- Auch nach dem Sport auf Hypoglykämien achten!

Operationen: Auch bei Operationen benötigt der Körper Insulin! Deshalb darf darauf nie verzichtet werden. Wenn eine Operation geplant wird, sollte das Vorgehen individuell mit dem Diabetesteam und dem Narkosearzt abgesprochen werden. Nicht jede Krankenhaus-Abteilung kennt sich mit Typ-1-Diabetes bei Kindern und Jugendlichen aus. Das Insulin sollte während einer Operation ggf. über einen Insulinperfusor verabreicht werden. In der Zeit wird die häusliche Insulintherapie (ICT, CSII) dann nicht fortgesetzt.

SPICKZETTEL

Typ-1-Diabetes

Krankheitsentstehung: genetische Disposition

Symptome: Polydipsie, Polyurie, Gewichtsverlust, Schwäche und Krankheitsgefühl

Diagnostik: BZ, OGTT, HbA1c

Behandlungsstrategie: konventionelle Insulintherapie (CT), intensivierte konventionelle Insulintherapie (ICT), Insulinpumpentherapie (CSII)

9.6.2 Typ-2-Diabetes

DEFINITION

Typ-2-Diabetes (→ Tab. 9.8): häufigster Diabetes-Typ im Erwachsenenalter. Primär nicht insulinabhängig. Kann bereits im Jugendalter manifest sein. Im Kindesalter in Deutschland selten, aber höhere Prävalenz bei Adipositas und in bestimmten Bevölkerungsgruppen.

Bei Typ-2-Diabetes besteht eine mangelnde Insulinwirkung (= **Insulinresistenz**) und/oder eine verminderte relative Insulinproduktion. Dem liegt meist eine Adipositas zugrunde, die zunehmend auch im Kindes- und Jugendalter beobachtet wird und in diesem Alter die häufigste chronische Erkrankung darstellt. Adipöse Kinder und Jugendliche haben ein hohes Risiko, auch im Erwachsenenalter an einer Adipositas zu leiden. Bei adipösen Jugendlichen tritt in etwa 1–2 % ein Typ-2-Diabetes auf, eine gestörte Glukosetoleranz in etwa 10 %.

Rosenbauer et al. hat die Prävalenz von Typ-2-Diabetes bei unter 18-Jährigen auf 12–18/100.000 Personen geschätzt.

Die Diagnose-Kriterien des kindlichen Diabetes unterscheiden sich prinzipiell nicht von denen bei Erwachsenen. Beweisend für das Vorliegen eines Typ-2-Diabetes mellitus [9, 10] sind pathologische Nüchtern-Glukosewerte bzw. ein pathologischer 2-Stunden-Wert im oGTT

Tab. 9.8 Unterscheidungskriterien Typ-1-Diabetes und Typ 2 (angelehnt an DDG-Guidelines)

	Typ-1-Diabetes	Typ-2-Diabetes
Alter bei Manifestation	Kinder und Jugendliche, selten junge Erwachsene	Selten Kinder und Jugendliche, meist mittleres und höheres Erwachsenenalter
Beginn	Akut bis subakut	Schleichend
Symptome	Gewichtsverlust, Polyurie, Polydipsie, allg. Krankheitsgefühl	Oft keine Beschwerden
Ketoazidose	Häufig	Sehr selten
Körpergewicht	Normgewicht	Übergewicht
Körpereigenes Insulin	Stark reduziert bis fehlend	Subnormal bis hoch als Zeichen der Insulinresistenz
HLA-Assoziation	Vorhanden	Nicht vorhanden
Diabetesassoziierte Antikörper (ICA, IAA, IA2, GAD, Zn-T 8) bei Manifestation	Vorhanden (in 90–95 %)	Nicht vorhanden
Therapie	Sofort Insulin	Zunächst Lifestyle, Gewichtsreduktion, orale Antidiabetika, GLP-1-Agonist, erst im letzten Schritt oder HbA1c > 9 % Insulin

sowie der fehlende Nachweis der diabetesspezifischen Antikörper bei hohen Insulin- und C-Peptidspiegeln als Zeichen der bestehenden Insulinresistenz (→ Tab. 9.6). Um mögliche Spätfolgen der Erkrankung zu vermeiden, ist eine effektive und frühe Therapie notwendig.

Vorrangige Therapiemaßnahmen sind die Gewichtsreduktion und die Steigerung der körperlichen Bewegung („Lifestyle-Intervention", → Abb. 9.26). Eine medikamentöse Therapie des Typ-2-Diabetes erfolgt erst bei Versagen dieser Maßnahmen über 3 Monate. Zur medikamentösen Therapie stehen im Kindesalter nur wenige Präparate zur Verfügung. Metformin als Monotherapie oral stellt das Mittel der ersten Wahl dar und ist ab einem Alter von 10 Jahren zugelassen. Bei unzureichender Wirkung oder Unverträglichkeit von Metformin kann ab einem Alter von 10 Jahren auch ergänzend oder alleine mit dem Glucagon-like-peptide-1 (GLP-1) -Agonist Liraglutid behandelt werden [9]. Es wird subkutan in einem Fertigpen und unabhängig von den Mahlzeiten verabreicht.

Bei einem HbA1c > 9 % oder Anzeichen eines absoluten Insulinmangels (Ketonurie, Ketoazidose) sollte sofort mit Insulin begonnen werden.

Merke: Ein OGTT zur Früherkennung von Typ-2-Diabetes sollte ab dem 10. Lebensjahr bei Übergewicht (BMI > 90. Perzentile) und Vorliegen von mindestens zwei der folgenden Risikofaktoren durchgeführt werden:

- Typ-2-Diabetes bei Verwandten 1. oder 2. Grades
- Zugehörigkeit zu einer Gruppe mit erhöhtem Risiko (z. B. Ostasiaten, Afroamerikaner, Hispanics)
- Extreme Adipositas
- Zeichen der Insulinresistenz oder mit Insulinresistenz assoziierte Veränderungen (arterieller Hypertonus, Dyslipidämie, erhöhte Transaminasen, polyzystisches Ovarsyndrom (PCO), Acanthosis nigricans).

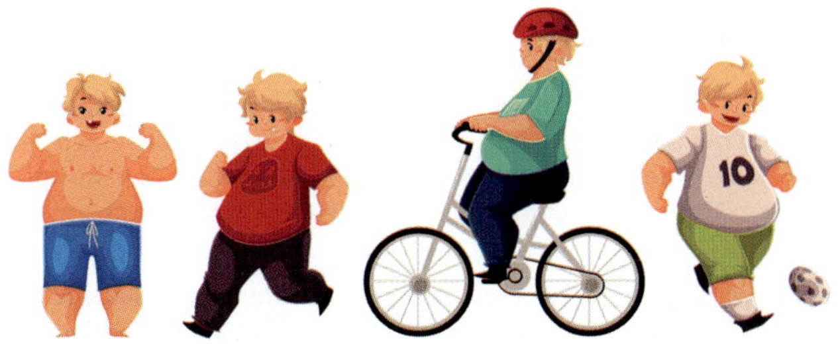

Abb. 9.26 Adipöse Kinder entwickeln möglicherweise einen Typ-2-Diabetes. Eine Gewichtsreduktion, u. a. durch eine Umstellung der Ernährung und Bewegung sind wichtig. Eine Adipositas im Kindesalter sollte so früh wie möglich behandelt werden. [J787]

9.7 Störungen der Nebennierenrinde

Die Nebennieren sitzen den Nieren kappenartig auf und teilen sich in zwei Anteile, in die Nebennierenrinde (NNR) und das Nebennierenmark (NNM). Während das Mark über keine endokrine Funktion verfügt, ist die Nebennierenrinde ein wichtiges endokrines Organ. Durch die Ausschüttung von Glukokortikoiden ist sie an der Regulation des Zucker- und Fettstoffwechsels und durch die Ausschüttung von Mineralokortikoiden an der Regulation des Wasser- und Elektrolythaushalts beteiligt. Die Ursachen für Störungen im Bereich dieser Hormone können vielfältig sein. Einer Überproduktion kann z. B. ein hormonproduzierender Tumor der NNR zugrunde liegen. Ein akuter Mangel des Hormons kann durch eine Nebennierenblutung (besonders bei Neugeborenen) oder eine Entzündung des Organs bedingt sein. Je nachdem, ob es sich um eine Über- oder Unterfunktion handelt und welches NNR-Hormon betroffen ist, werden verschiedene Krankheitsbilder unterschieden.

9.7.1 Morbus Cushing

DEFINITION

Morbus Cushing: klinische Auswirkungen einer chronischen Überproduktion von Kortisol (Hyperkortisolismus), die bedingt ist durch eine Überfunktion der NNR

9.7.2 Krankheitsentstehung

Meist ist die Überfunktion der NNR durch ein Adenom der Hypophyse bedingt oder durch eine vermehrte hypothalamische Sekretion des Corticotropin-Releasing-Hormons (CRH). Auch Tumoren der NNR können Kortisol produzieren. Eine Erhöhung des Serum-Kortisols kann auch durch kortisonhaltige Medikamente hervorgerufen werden.

Symptome

Typische Symptome sind eine Vermehrung des Fettgewebes besonders im Gesicht und am Nacken (→ Abb. 9.27):

- Vollmondgesicht
- Büffelnacken
- Stammfettsucht (→ Abb. 9.27)
- Adynamie (allgemeine Erschöpfung)
- Striae
- Kopfschmerzen
- Blutdruckerhöhung
- Hyperglykämie

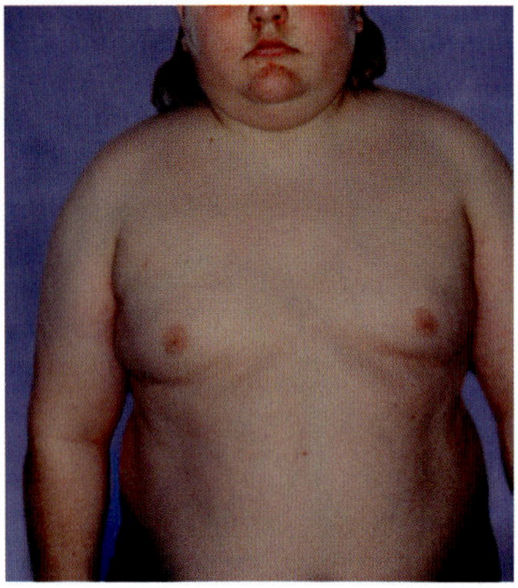

Abb. 9.27 Kind mit Cushing-Syndrom. Deutlich zu sehen sind die Stammfettsucht sowie die dunkelroten Striae. [G799]

- Kleinwuchs durch vorzeitigen Verschluss der Epiphysenfugen
- Virilisierung (= Vermännlichung) durch vermehrte Produktion von männlichen Hormonen. Diese kann sich in einer vermehrten Behaarung und einer Akne äußern.

Diagnostik

Diagnostisch erfolgt die Bestimmung von ACTH und Kortisol im Serum. Ergänzend kann auch die Bestimmung im Sammelurin und ein Speichel-Tagesprofil auf Kortisol sinnvoll sein.

Behandlungsstrategie

Bei Tumoren erfolgt eine OP. Postoperativ kann ein Steroidentzugssyndrom auftreten. Bei einem Karzinom wird abhängig vom Lokalbefund eine zytostatische Behandlung vorgenommen.

9.7.3 Morbus Conn

DEFINITION

Morbus Conn: Überfunktion der NNR mit einer Überproduktion von Aldosteron, einem Mineralokortikoid, das den Mineralhaushalt, v. a. den des Natriums und Kaliums, und das Blutvolumen reguliert. Ursache ist meist ein gutartiger Tumor der NNR.

Das Conn-Syndrom ist im Kindes- und Jugendalter eine **sehr seltene Erkrankung.** Bei Kindern und Jugendlichen ist die häufigste Ursache ein einseitiger Aldosteron-produzierender Tumor der NNR. Bei älteren Kindern kommt auch eine beidseitige Nebennieren-Hyperplasie vor.

Die vermehrte Produktion von Aldosteron geht einher mit der Ausscheidung von Kalium und der Rückresorption von Natrium und Wasser und der dadurch verursachten Hypertonie. Beschwerden sind, wenn überhaupt, nur durch die Leitsymptome der Hypertonie (z. B. Kopfschmerzen, Schwindel) und durch die Hypokaliämie (z. B. Muskelschwäche, Paresen, Polyurie) zu erwarten. Es kommt auch zu vermehrtem Durst und zur Wachstumsverlangsamung.

Neben der Erhöhung von Na^+ (↑), der Erniedrigung von K^+ (↓) und der Erhöhung von Aldosteron im Plasma (↑) liegt auch eine Alkalose vor. Zum Nachweis eines Adenoms oder Karzinoms muss eine Sonografie und ergänzend ein CT oder MRT der NNR erstellt werden. Die Blutdruckwerte zeigen eine arterielle Hypertonie.

Bei einem einseitigen Adenom der NNR wird dieses durch minimalinvasive Techniken entfernt. Bei der beidseitigen Nebennierenhyperplasie wird eine lebenslange medikamentöse Therapie mit einem Aldosteron-Antagonisten durchgeführt (Aufhebung der Aldosteron-Wirkung auf Rezeptorebene). Bei Bedarf muss mit anderen Medikamenten kombiniert behandelt werden.

9.7.4 Morbus Addison

DEFINITION

Chronische NNR-Insuffizienz (M. Addison): Unterfunktion der NNR führt zu einer verminderten Produktion von Kortisol und Aldosteron

Typische **Symptome** sind:
- Muskuläre Schwäche/Adynamie
- Konzentrationsschwäche
- Gewichtsverlust
- Hypotonie
- Hyponatriämie, Hyperkaliämie
- Hypoglykämie
- Erbrechen, Durchfall, Fieber
- Hyperpigmentierung (Handinnenflächen, Narben).

Bei Verdacht auf eine Störung der Nebennierenfunktion sollte vorrangig eine **Sonografie** durchgeführt werden. Die Nebenniere ist sonografisch insbesondere bei Säuglingen gut darstellbar. Hierdurch können Tumoren oder Blutungen ausgeschlossen werden. Ergänzend kann die Durchführung einer Magnetresonanztomografie (MRT) sinnvoll sein.

Die Laborparameter bestätigen die Verdachtsdiagnose: Na^+ ↓, Cl^- ↓, K^+ ↑, BGA (metabolische Azidose), BZ ↓, ACTH ↑ und Kortisol ↓ im Plasma (Tagesprofil). Bestimmt werden auch das Aldosteron im Plasma (↓), die Plasma-Renin-Aktivität ↑, das Kortisol im Urin ↓ und die NNR-Antikörper.

Als **Dauertherapie** werden die fehlenden Hormone medikamentös ersetzt.

SPICKZETTEL

Morbus Addison

Krankheitsentstehung: Unterfunktion der NNR

Symptome: muskuläre Schwäche, Konzentrationsschwäche, Hypotonie, Erbrechen, Durchfall, Fieber, Hyperpigmentierung

Diagnostik: Sonografie, Laborparameter (Na^+ ↓, Cl^- ↓, K^+ ↑, BGA, BZ ↓, ACTH ↑ und Kortisol ↓), Aldosteron, Plasma-Renin-Aktivität, Kortisol

Behandlungsstrategie: Hormonersatztherapie

9.7.5 Adrenogenitales Syndrom (AGS)

DEFINITION

Adrenogenitales Syndrom (AGS): autosomal rezessiv vererbte Störung der Biosynthese von Kortisol und Aldosteron, die durch einen angeborenen Enzymmangel hervorgerufen wird. Es kann auftreten mit/ohne Salzverlust oder/und mit/ohne Virilisierung.

Da unterschiedliche Enzyme betroffen sein können, unterscheiden sich Ausprägung und Art der Symptome. In 90 % der Fälle beschränkt sich der Enzymdefekt auf das Enzym 21-Hydroxylase. Ist nur die Kortisol-Synthese betroffen, handelt es sich um das klassische AGS. Ist zusätzlich die Aldosteronsynthese betroffen, spricht man vom AGS mit Salzverlust.

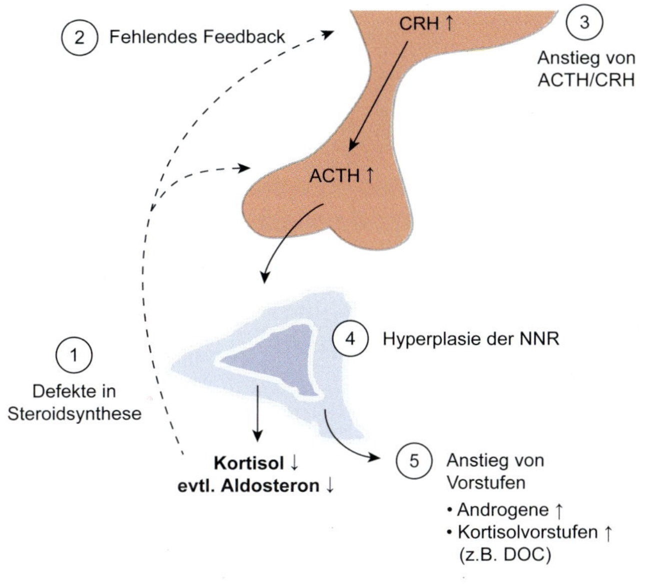

Abb. 9.28 Pathogenese des androgenitalen Syndroms (AGS) [L143]

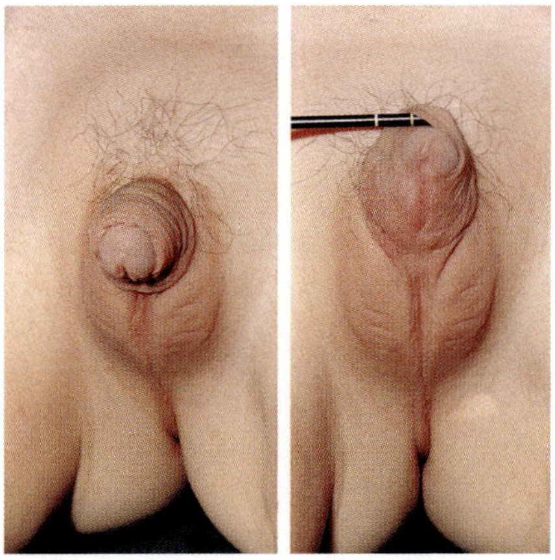

Abb. 9.29 Virilisiertes („vermännlichtes") Genitale bei einem Mädchen mit AGS: Klitorishypertrophie, Verschmelzung der Labien („Pseudopenis") und eine gemeinsame Öffnung von Vagina und Harnleiter. [O530]

Krankheitsentstehung

Durch den Enzymmangel kann Kortisol nicht gebildet werden und es kommt zu einem Anstau von Vorstufen, dem 17-Hydroxy-Progesteron (17-OHP). Dieses kann deshalb im Blut und im Urin vermehrt nachgewiesen werden. Da das 17-OHP sowohl Vorstufe für Kortisol wie aber auch für männliche Hormone ist, kommt es zu einer **Überproduktion** von **männlichen Hormonen** (→ Abb. 9.28). Da diese Hormone bereits im Mutterleib gebildet werden, fallen insbesondere die weiblichen Neugeborenen durch eine pränatale Vermännlichung des äußeren Genitales mit Klitoris-Vergrößerung bis hin zum „Pseudopenis" auf.

Symptome

- **Mädchen:** Vergrößerung der Klitoris (→ Abb. 9.29), Verschmelzung der großen Labien bis zum „Pseudopenis"
- **Jungen:** Großer Penis und großes Skrotum, Skrotum außerdem dunkel pigmentiert
- Bei **AGS mit Salzverlust** kommt es in den ersten Lebenswochen zusätzlich zum Salzverlustsyndrom mit einer lebensbedrohlichen Trinkschwäche, zu Schock, Erbrechen, Hyponatriämie, Hyperkaliämie und metabolischer Azidose.

Bei einer mild verlaufenden Form des klassischen AGS, dem sog. Late-Onset-AGS, beginnt die Vermännlichung erst im frühen Pubertätsalter. Diese Kinder fallen oft erst in der Kleinwuchssprechstunde auf. Bei jungen Mädchen kommt es zu Hirsutismus (ungewöhnlich starke Körperbehaarung) und Zyklusstörungen, z.B. Amenorrhö. Erwachsene Frauen fallen oft erst bei unerfülltem Kinderwunsch auf.

Vorsicht!
- Eine Salzverlustkrise kann zu einer lebensbedrohlichen Situation mit Blutdruckabfall und unstillbarem Erbrechen mit Schock führen.
- Ein unbehandeltes AGS führt zu einer verfrühten „Pseudopubertät". Es kommt zum vorzeitigen Verschluss der Wachstumsfugen und damit zum Kleinwuchs.

Diagnostik

Die Diagnostik eines AGS ist im **Neugeborenenscreening** (→ 3.2.2) enthalten. Bei allen Neugeborenen mit auffälligem Genitalbefund oder Verdacht auf eine Salzverlustkrise (Trinkschwäche, Gedeihstörung, Erbrechen, Apathie) sollten eine sofortige Vorstellung beim pädiatrischen Endokrinologen und eine Diagnostik durch Bestimmung des 17-OHP erfolgen.

Ist ein AGS **pränatal** bekannt, kann eine pränatale Therapie mit Dexamethason durchgeführt werden. Damit soll die Vermännlichung des äußeren Genitales der Mädchen verhindert werden.

Behandlungsstrategie

Die fehlenden Hormone müssen **medikamentös** ersetzt werden. Der Körper benötigt immer eine dem Körpergewicht angepasste Menge an Kortisol. Eine Überprüfung der Einstellung erfolgt durch endokrinologische Kontrollen etwa alle 3 Monate: Bestimmt wird der 17-OHP-Spiegel. Da insbesondere in Situationen, die Stress für den Organismus bedeuten, mehr Kortisol benötigt wird, wird bei Infekten mit Fieber, Operationen und anderen Erkrankungen eine höhere Dosis an Kortisol benötigt. Die Medikation wird deshalb im Rahmen der Stressdosis verdrei- bis verfünffacht, bis der Zustand wieder normalisiert ist. Je nach Genitalbefund müssen Kinder mit AGS einer korrigierenden OP zugeführt werden (→ 9.9).

SPICKZETTEL

Adrenogenitales Syndrom (AGS)

Krankheitsentstehung: genetische Störung der Biosynthese von Kortisol (und Aldosteron)

Symptome: vergrößerte Geschlechtsorgane (Klitoris, Penis), evtl. Salzverlustsyndrom (Trinkschwäche, Gedeihstörung, Erbrechen, Apathie)

Diagnostik: Neugeborenen-Screening, Bestimmung des 17-OHP

Behandlungsstrategie: Hormonersatztherapie

9.8 Das Kind während der Geschlechtsentwicklung

9.8.1 Normale Pubertät

Die bereits bei Geburt vorhandenen **Gonaden** (= Keimdrüsen) werden als **primäre Geschlechtsmerkmale** bezeichnet. Diese sind beim männlichen Individuum die paarig angelegten Testes (= Hoden), und beim weiblichen Individuum die paarig angelegten Ovarien (= Eierstöcke).

Im Rahmen der Pubertät reifen die Gonaden, in denen die Geschlechtszellen (Ei- oder Samenzellen) gebildet werden aus und es

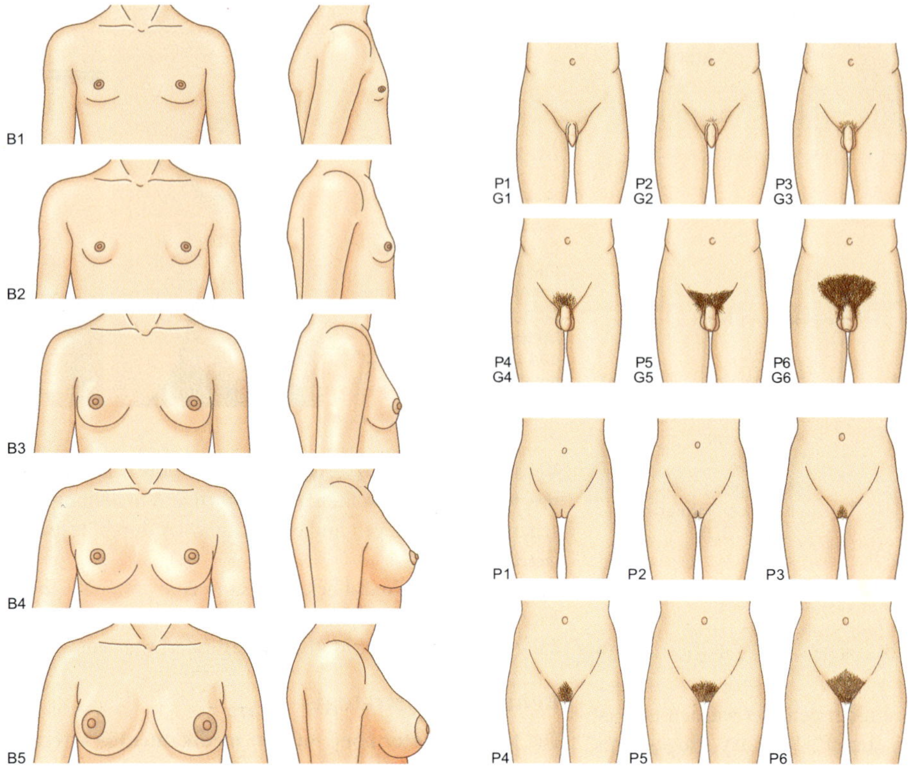

Abb. 9.30 Tanner-Stadien der Geschlechtsentwicklung Stadien der Brustentwicklung: B1 – keine palpable Drüse; B2 – Brustknospe, Warzenhof vergrößert, Drüse vorgewölbt im Bereich des Warzenhofes; B3 – Drüse größer als Warzenhof; B4 – Knospenbrust, Drüse im Warzenhofbereich hebt sich gesondert von der übrigen Drüse ab; B5 – reife Brust, Zurückweichen der Warzenhofvorwölbung in die allgemeine Brustkontur. Stadien der Schambehaarung: P1 – wenige Schamhaare; P2 – Schambehaarung ist dunkel pigmentiert, gekräuselt und breitet sich um die Symphyse aus; P3 – Schambehaarung vom adulten Typ, jedoch weniger ausgebreitet, kein Übergreifen auf die Oberschenkelinnenseite; P4 bis P6 – ausgedehnte, kräftige Behaarung nach oben horizontal begrenzt, u. U. Übergreifen auf die Oberschenkelinnenseite.
Die Stadien G1 bis G6 bezeichnen die Genitalentwicklung der Jungen. [L231]

kommt durch die Stimulation der gebildeten Sexualsteroide (= Geschlechtshormone) zu einem Ausreifen der Genitalien und zur Ausprägung der **sekundären Geschlechtsmerkmale.** Dieses sind die für ein Geschlecht typischen physischen (= äußerlichen) Merkmale, die nicht unmittelbar für die Fortpflanzung notwendig sind (Brustwachstum bei Mädchen, Vergrößerung der Genitalien, Schambehaarung, Bartwuchs und Stimmbruch bei Jungen).

Das **Auftreten** der sekundären **Geschlechtsmerkmale** folgt einer Reihenfolge und beginnt bei Mädchen physiologisch im Alter von etwa 11 Jahren und beim Jungen im Alter von etwa 13 Jahren. Verbunden damit ist auch der pubertäre Wachstumsschub. Die individuelle Streubreite sowohl für den Beginn als auch für die Dauer bis zur vollständigen Ausprägung ist dabei groß. Die Stadieneinteilung zur Beschreibung der bereits vorhandenen sekundären Geschlechtsmerkmale erfolgt nach Tanner (→ Abb. 9.30). Die Hodengröße kann dabei mit einem Orchidometer (→ Abb. 9.31) durch Größenvergleich bestimmt werden.

9.8.2 Störungen in der Pubertätsentwicklung

Abweichungen von der normalen Pubertätsentwicklung sind pathologisch und können Hinweis auf eine (endokrine) Störung sein.

- Ein zu frühes Einsetzen der Pubertätsentwicklung bezeichnet man als **Pubertas praecox.** Diese liegt bei Pubertätszeichen vor dem vollendeten 8. Lebensjahr bei Mädchen bzw. vor dem vollendeten 9. Lebensjahr bei Jungen vor.
- Ein verspätetes oder vermindertes Einsetzen der Pubertät wird als **Pubertas tarda** bezeichnet.

Pubertas praecox vera

Eine **Pubertas praecox** kann durch folgende **Erkrankungen** hervorgerufen werden:

- Bei Mädchen zu 60–70 % idiopathisch, bei Jungen meistens organische Ursachen
- Familiär genetisch bedingt
- ZNS-Tumoren (z. B. Meningeom, Astrozytom, Optikusgliome)
- Entwicklungsanomalien (Meningomyelozele, Hydrozephalus, Arachnoidalzyste, Gefäßanomalien)
- Tuberöse Sklerose, Neurofibromatose
- Postentzündliche oder posttraumatische Schäden.

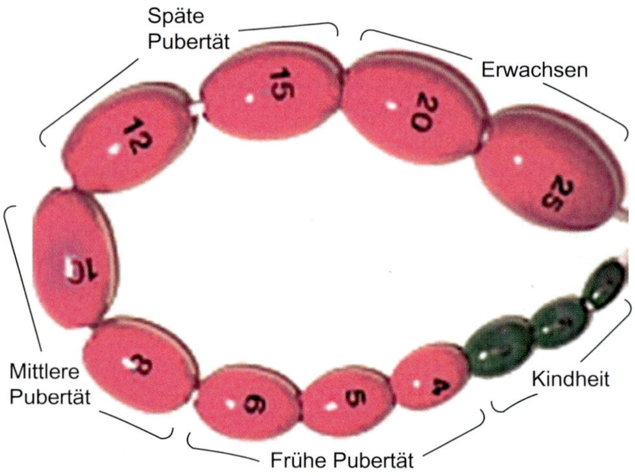

Abb. 9.31 Das Orchidometer wurde 1955 vom Endokrinologen Andrea Prader der Universität Zürich eingeführt. Es besteht aus einer Kette mit zwölf nummerierten Perlen aus Holz oder Kunststoff mit verschiedenen Volumina und zeigt die mögliche Größe der Hoden je nach Entwicklungsstadium des Jungen an. [G800]

Zusätzlich zum verfrühten Auftreten sekundärer Geschlechtsmerkmale kommt es zum beschleunigten Knochenwachstum, zum vorzeitigen Schluss der Epiphysenfugen und letztendlich zum Kleinwuchs.

Die **Diagnose** wird gesichert durch erhöhte Östrogene/Androgene, einen vergrößerten Uterus/vergrößerte Hoden, die Ovarien können Follikelzysten enthalten. Das Knochenalter (Bestimmung durch Röntgen der Hand) ist beschleunigt.

Bei idiopathischer Pubertas praecox werden **Gonadotropin-Releasing-Hormon-Analoga** (GnRH-Analoga) verabreicht.

Pubertas tarda

Die **Pubertas tarda** kann auf endokrinologischen Störungen beruhen, aber auch konstitutionell bzw. durch chronische Erkrankungen bedingt sein. Häufig wird eine Pubertas tarda im Rahmen einer konstitutionellen Entwicklungsverzögerung (→ 9.2.1) festgestellt. Eltern betroffener Kinder und Jugendlicher waren in diesem Fall häufig ebenfalls Spätentwickler. Die **verzögerte Pubertätsentwicklung** geht einher mit einer verzögerten Skelettreife (Knochenalter). Die Endlänge der Betroffenen liegt meist im unteren familiären Zielbereich.

Auch bei **chronischen Erkrankungen** kann sich eine Retardierung des Skelettalters zeigen, z. B. Mukoviszidose, Morbus Crohn und Diabetes mellitus, die wiederum eine Pubertas tarda mit sich bringen kann. Bezogen auf das Skelettalter ist die Funktion der Gonaden in diesen Fällen meistens normal. Echte endokrine Ursachen sind eher selten, sollten jedoch in der Differenzialdiagnose immer in Betracht gezogen werden, z. B. Ullrich-Turner-Syndrom, Klinefelter-Syndrom, Hypophysenadenome, Blutungen, Entzündungen und Neoplasien des ZNS.

SPICKZETTEL

Störungen der Pubertätsentwicklung

Pubertas praecox: bei Mädchen meist idiopathisch bedingt, bei Jungen meist organische Ursachen, Symptome sind beschleunigtes Knochenwachstum mit nachfolgendem Kleinwuchs

Pubertas tarda: verzögerte Pubertät meist als konstitutionelle Entwicklungsverzögerung, auch bei chronischen Erkrankungen, z. B. bei Mukoviszidose, Morbus Crohn und Diabetes mellitus

9.9 Störungen der Geschlechtsentwicklung

DEFINITION

DSD = Disorders of sex Development: Folge einer Störung der Geschlechtsdetermination oder der Geschlechtsdifferenzierung. Fehlende Übereinstimmung zwischen gonadalem und chromosomalem Geschlecht und der phänotypischen Genitalentwicklung.

Die Varianten der Geschlechtsentwicklung umfassen eine heterogene Gruppe von angeborenen Abweichungen von der normalen weiblichen bzw. männlichen Entwicklung des äußeren und inneren Genitale. Dabei stimmen chromosomales (die Chromosomen betreffend), gonadales (die Keimdrüsen betreffend) und phänotypisches (das äußere Erscheinungsbild betreffend) Geschlecht nicht überein. Insgesamt handelt es sich um seltene Varianten. In Deutschland werden etwa 150 Kinder pro Jahr mit einem nicht eindeutigen Geschlecht geboren.

Chromosomale Störungen zeigen eine veränderte Anzahl der Geschlechtschromosomen entweder in allen Zellen oder als Mosaik. Ein Mosaik liegt vor, wenn in einem Individuum genetisch unterschiedliche Zelllinien vorkommen. Dadurch zeigen sich die klinischen Merkmale dann unterschiedlich stark ausgeprägt.

Krankheitsentstehung und Differenzialdiagnosen

Störungen in der Ausbildung der äußerlichen Geschlechtsmerkmale können trotz eindeutigem chromosomalen Geschlecht auftreten. Es kann sein, dass männliche 46 XY Individuen durch mangelnde Ausbildung der Gonaden ein weibliches Genitale entwickeln oder genetisch weibliche XX-Individuen durch fehlende Gonadenentwicklung oder durch einen Androgenexzess ein äußerlich männliches Genitale zeigen. Je nach Dauer und Zeitpunkt des Einflusses ist auch die Ausbildung eines Genitales möglich, das nicht eindeutig einem Geschlecht zugeordnet werden kann. Deshalb werden drei große **DSD-Gruppen** unterschieden (→ Abb. 9.32):

- Störungen in der Anzahl der Geschlechtschromosomen (Mosaike, 45 XO [Turner-Syndrom], 47 XXY [Klinefelter-Syndrom])
- Störungen der Geschlechtsentwicklung mit chromosomal weiblichem Geschlecht (46 XX – DSD)
- Störungen der Geschlechtsentwicklung mit chromosomal männlichem Geschlecht (46 XY – DSD)

Leitsymptome

- Nicht eindeutig männliches oder weibliches Genitale
- Weiblich geprägtes Genitale mit Klitorishypertrophie und/oder Virilisierung

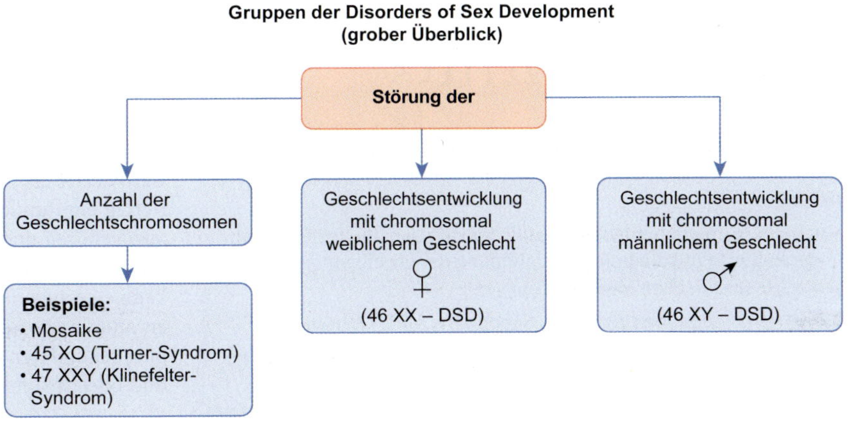

Abb. 9.32 Formen der Disorders of Sex Development = intersexuelle Genitale, gegliedert nach den zugrunde liegenden Störungen [L143]

- Männlich geprägtes Genitale mit Hodenhochstand, hypoplastischem Skrotum und Penis, isolierte Hypospadie
- In der Pubertät:
  - Bei weiblichem Phänotyp: primäre Amenorrhö und/oder Virilisierung und/oder ausbleibendes Brustwachstum
  - Bei männlichem Phänotyp: Ausbleiben/Verminderung der Virilisierung.

Diagnostik

Vorsicht! Für die Diagnostik und Therapie bei Varianten der Geschlechtsentwicklung ist immer ein erfahrenes, multidisziplinäres Team erforderlich.

In der **Anamnese** ist auf Folgendes zu achten: Indexfälle in der Familie, z. B. Fehlbildungen des Genitale, ungeklärte Fertilitätsstörungen; Einnahme hormonhaltiger Medikamente in der Schwangerschaft; mütterliche Erkrankung mit einer Hormonüberproduktion (Tumoren). Zudem erfolgen körperliche Untersuchung, Hormondiagnostik, Bildgebung zur Darstellung der inneren Geschlechtsorgane und der Nebennieren (Sono, MRT), falls notwendig ggf. auch eine Laparoskopie zur Darstellung der Gonaden bzw. eine humangenetische Untersuchung zur Bestimmung des chromosomalen Geschlechts.

Die häufigste Ursache für DSD ist mit 75 % das AGS mit Salzverlust (→ 9.7.4). Jedes Neugeborene mit auffälligem Genitalbefund ist pädiatrisch vorzustellen, da ein AGS mit Salzverlust in den ersten Lebenstagen/-wochen zu einer lebensbedrohlichen Salzverlustkrise führen kann. Aus diesem Grund wird im Neugeborenenscreening (3.2.2) das Vorliegen eines AGS getestet (→ 9.7.4).

Behandlungsstrategie

Da es sich bei Varianten der Geschlechtsentwicklung um sehr seltene Erkrankungen handelt, sollten Betroffene einem **spezialisierten Zentrum** zugeführt werden, in dem Kinder-Endokrinologinnen/-Endokrinologen zusammen mit spezialisierten Chirurginnen/Chirurgen, Psychologinnen/Psychologen und Humangenetikerinnen/Humangenetikern (im Folgenden alle in männlicher Form genannt) die gesamte Familie betreuen.

Bereits bei der Namensgebung, doch insbesondere vor der Durchführung einer genitalkorrigierenden Operation, braucht die Familie eine gute Begleitung. Ziel einer Therapie sollte nicht die Zuordnung zu einem äußerlichen Geschlecht sein, sondern die bestmögliche körperliche und seelische Entwicklung in einer stabilen Eltern-Kind-Beziehung und unter Berücksichtigung von Sexualität und Fertilität. Hierbei sollten die Betroffenen möglichst frühzeitig in die Entscheidungen einbezogen werden. Bei der Zuordnung des Geschlechtes und bei der Planung operativer Korrekturen ist die aktuelle Rechtslage zu berücksichtigen.

SPICKZETTEL

DSD

Krankheitsentstehung: Störung in der Ausbildung der äußerlichen Geschlechtsmerkmale oder Störung der Geschlechtsdifferenzierung

Symptome: nicht eindeutig männliches oder weibliches Genitale, in der Pubertät Ausbleiben der Ausbildung der jeweiligen geschlechtsspezifischen Merkmale

Diagnostik: Hormondiagnostik, Sonografie, MRT, Laparoskopie

Behandlungsstrategie: ggf. Hormonsubstitution, ggf. genitalkorrigierende Operation

9.10 Transsexualität

Florian Schneider

DEFINITION

Trans* beschreibt Menschen, die sich nicht oder nicht nur dem Geschlecht zugehörig fühlen, das ihnen bei Geburt zugewiesen wurde. Es kann der Wunsch bestehen, die äußeren Geschlechtsmerkmale mit Hilfe von körpermodifizierenden Behandlungen dem empfundenen Geschlecht anzupassen.

Transsexualität/Transsexualismus: Diese Begriffe werden von vielen Behandlungssuchenden als diskriminierend empfunden. Daher werden sie mittlerweile zurückhaltend verwendet.

Geschlechtsdysphorie beschreibt den Leidensdruck, der dadurch entsteht, dass das bei Geburt zugewiesene Geschlecht und der Körper (primäre und sekundäre Geschlechtsmerkmale) nicht dem empfundenen Geschlecht entspricht.

Geschlechtsinkongruenz beschreibt, wenn sich körperliche Geschlechtsmerkmale für die Behandlungssuchenden falsch oder unpassend anfühlen. Der ICD-11 (Diagnosekatalog) beinhaltet die Geschlechtsinkongruenz als Diagnose.

Transition: Weg vom Zuweisungsgeschlecht (das Geschlecht, das bei der Geburt festgelegt wurde) hin zum empfundenen Geschlecht. Zur Transition gehören häufig ein oder mehrere Coming-Outs (Eltern, Familie, Schule, Peer-Group), die Änderung des Vornamens und die Änderung des Personenstands.

Geschlechtsangleichende Behandlung: medizinische Maßnahmen, die den Körper mit Hilfe hormoneller oder chirurgischer Behandlungen an das empfundene Geschlecht anpassen.

Nicht-binäre Menschen verstehen sich weder als männlich noch als weiblich.

Bei Trans*Menschen entspricht das bei Geburt zugewiesene Geschlecht nicht dem gewünschten, tief empfundenen Geschlecht. Trans*Menschen, die bei Geburt dem männlichen Geschlecht zugewiesenen wurden, können sich als Mädchen/Frauen wahrnehmen. Trans*Menschen, die bei Geburt dem weiblichen Geschlecht zugewiesen wurden, können sich als Jungen/Männer wahrnehmen. Nicht-binäre Menschen verstehen sich weder als weiblich noch als männlich.

Behandlungssuchende werden nach dem empfundenen Geschlecht angesprochen (Vornamen, Pronomen). Ferner wird nicht von Patienten oder Patientinnen gesprochen, sondern von Behandlungssuchenden. Darüber hinaus wird das involvierte medizinische Personal als Behandler*innen benannt. Diese Umschreibungen sollen dazu dienen, dass Trans* nicht als Krankheit oder Pathologie empfunden wird und die Behandlungssuchenden nicht diskriminiert werden.

Der Anteil von Trans*Personen an der Allgemeinbevölkerung liegt bei 0,02–0,1 %, wenn man die Daten aus Gesundheitssystemen zu Grunde legt. Bei Umfragen liegt der Anteil bei 0,3–0,5 % bei Erwachsenen und bei 2,5–8,4 % bei Kindern und Jugendlichen.

Symptome

Das bei Geburt zugewiesene Geschlecht wird als unpassend oder nicht richtig empfunden. Es besteht der Wunsch, dem anderen Geschlecht anzugehören und auch so behandelt zu werden und die typischen Gefühle und Reaktionsweisen des anderen Geschlechts aufzuweisen. Es kann eine ausprägte Diskrepanz zwischen dem zugewiesenen und dem empfundenen Geschlecht. Das Verlangen, die eigenen primären und/oder sekundären Geschlechtsmerkmale loszuwerden und die primären und/oder sekundären Geschlechtsmerkmalen des jeweils anderen Geschlechts zu erlangen kann ausgeprägt sein. Die Symptome sind sehr individuell und können teilweise von den Kindern und Jugendlichen selbst nicht so klar formuliert werden. Daraus ergibt sich häufig ein klinisch relevantes Leiden oder eine Beeinträchtigung in sozialen, schulischen oder anderen wichtigen Funktionsbereichen.

Der Prozess der **Geschlechtsangleichung** wird Transition genannt.

Diagnostik

Psychologen, Psychotherapeuten, Pädiater und Endokrinologen können Teil des Behandlungsteams zur Diagnosefindung sein. Ziele sind dabei das Kennenlernen zwischen den Behandler*innen und den Trans*Personen, die Diagnosestellung mit Hilfe der o. g. Symptome als Basis für die Behandlungsplanung und für die Kostenübernahme der Krankenkassen bei späteren Transitionsschritten. Für die Kostenübernahme muss die Diskrepanz mind. 6 Monate bestehen. Auf Wunsch bzw. bei Bedarf kann eine therapeutische Begleitung beim Prozess in Anspruch genommen werden. Wichtig ist auch, dass zusätzliche Diagnosen exploriert und die nächsten Behandlungsschritte geplant werden.

Die aktuelle Leitlinie legt auf weitere wichtige Themen Wert, die bei der Diagnostik und Behandlung von Trans*Personen wichtig sind. Dazu gehören das Besprechen der bisherigen psychosexuellen Entwicklung, das Ansprechen und Klären der sozialen bzw. familiären Situation, das Benennen von Risiken und Ressourcen, das im Auge behalten der körperlichen und psychischen Gesundheit und das Stellen von Fragen zum bisherigen Verlauf.

Trans*Personen können neben der Geschlechtsinkongruenz auch andere begleitende psychische Störungen aufweisen, die ebenso psychotherapeutisch oder psycho-pharmokologisch behandelt werden müssen (z. B. Depression, Schulverweigerung, Suizidalität, Selbstverletzendes Verhalten, Essstörungen). Psychotische Störungen sollten erst einer adäquaten Behandlung zugeführt werden, bevor eine Geschlechtsinkongruenz diagnostiziert wird.

Behandlungsstrategie

Für die individuelle Behandlungsplanung müssen psychische, körperliche, soziale und kulturelle Aspekte erfasst werden und alle Behandlungsschritte von einem multiprofessionellen Team begleitet werden.

Die Diagnosenstellung und Behandlung gehört primär in die Hände eines auf diesem Gebiet erfahrenen Kinder- und Jugendpsychiaters. Begleitende Psychotherapie kann zur Minderung der Geschlechtsdysphorie beitragen und sollte Trans*Personen angeboten werden, aber keinesfalls als Voraussetzung für körpermodifizierende Behandlungen gesehen werden.

Alltagserfahrungen in der gewünschten/empfundenen Geschlechtsrolle können aufschlussreich für die weitere Transition und für weitere Entscheidungen sein, stellen aber keine notwendige Voraussetzung für den Beginn der Transition bzw. körpermodifizierender Behandlung dar. Allerdings sind sie zu empfehlen.

Zu den körpermodifizierenden Behandlungen können hormonelle oder chirurgische Eingriffe zählen. Eine vorübergehende medikamentöse Pubertätsblockade kann auch nach Eintritt der Pubertät ggf. Zeit für Entscheidungen verschaffen.

Geschlechtsangleichende Hormontherapie und chirurgische Geschlechtsangleichung können dabei beiden Geschlechtern angeboten werden, um das äußerliche Erscheinungsbild dem empfundenen Geschlecht anzupassen. Die hormonelle Behandlung von Trans*Personen gehört immer in die Hände eines erfahrenen Endokrinolog*In für Kinder- und Jugendliche. Die Therapie muss dabei regelmäßig überwacht werden. Trans*Personen, denen bei Geburt das weibliche Geschlecht zugewiesen wurde, können maskulisierende Hormone (z. B. Testosteronpräparate) erhalten. Bei der chirurgischen Intervention wird der Uterus (und ggf. Ovarien) entfernt und mit Muskelgewebe aus dem Unterschenkel oder dem Unterarm kann ein Neo-Penis gestaltet werden. Eine Erektion kann mit einer Penis-Pumpe oder dem Einlegen eines aufblasbaren Silikonzylinders in den Neo-Penis erreicht werden. Diese Intervention besteht aus mehreren Schritten. Trans*Personen, denen bei Geburt das männliche Geschlecht zugewiesen wurde, können feminisierende Hormone (Östrogenpräparate in unterschiedlicher Anwendung) erhalten. Zusätzlich können Medikamente eingenommen werden, die dazu führen, dass Testosteron nicht mehr produziert wird (z. B. Androcur). Chirurgisch können Penis und Hoden entfernt und eine Neo-Vagina angelegt werden.

Darüber hinaus können maskulisierende (z. B. Mastektomie, Stimmbildung) oder feminisierende (z. B. Stimmbildung, Epilation, Brustvergrößerung) Behandlungen oder Hilfsmittel angeboten bzw. besprochen werden.

Ob und welche Operationsschritte durchgeführt werden, bestimmt die/der Behandlungssuchende selbst. Auch hier ist ein erfahrenes Team notwendig, das aus plastischen Chirurgen, Urologen, Gynäkologen, HNO-Ärzten und Phoniatrikern besteht.

Maßnahmen der Reproduktionsmedizin gehören in jede Beratung einer Trans*person. Vor körperverändernden Maßnahmen muss über Möglichkeiten, Grenzen und Risiken der Reproduktionsmedizin gesprochen werden, da alle hormonellen Maßnahmen die Fertilität beeinträchtigen können. Bei Trans*Menschen, die mit einem Uterus und Ovarien geboren werden, können Eizellen oder das Ovar entnommen und eingefroren werden. Bei Trans*Menschen, die mit einem Hoden geboren wurden, können spermatogoniale Stammzellen oder Spermien eingefroren werden (= Kryokonservierung).

Falls Trans*Personen schon vor Eintritt der Pubertät den Wunsch äußern die Transition zu beginnen, können mit Pubertätsbeginn (frühestens ab Tannerstadium 2) Pubertätsblocker gegeben werden. Diese können die Pubertätsentwicklung für einen gewissen Zeitraum zum Stillstand bringen und dadurch den Kindern (und dem Umfeld) noch Bedenkzeit einräumen. In dieser Zeit kann das Kind bereits im gewünschten Geschlecht leben, mit dem neuen Namen angesprochen werden, sich entsprechend dem empfundenen Geschlecht kleiden und wird von der Umgebung als dem empfundenen Geschlecht zugehörig wahrgenommen. Um negative Einflüsse auf Wachstum und Knochengesundheit zu vermeiden, sollten unter Pubertätsblockade engmaschige endokrinologische Kontrollen des Wachstums erfolgen und diese Therapie nur zeitlich begrenzt als Monotherapie eingesetzt werden.

Pflege

Trans*Personen erleben nach wie vor nicht nur in ihrem Alltag, sondern auch im medizinischen Setting Diskriminierung. Sie fühlen sich daher im klinischen Setting eher unwohl und sind sehr sensibel gegenüber ihrer jeweiligen Geschlechtszuordnung. Es ist wichtig, dass das medizinische Personal den Umgang mit Trans*Personen vorurteils- und wertfrei ausübt. Studien schlagen Workshops und Kommunikationstrainings vor, um den Umgang zu verbessern.

10

PFLEGE BEI HÄMATOLOGISCHEN ERKRANKUNGEN

Konrad Bochennek, Ann-Katrin Verst

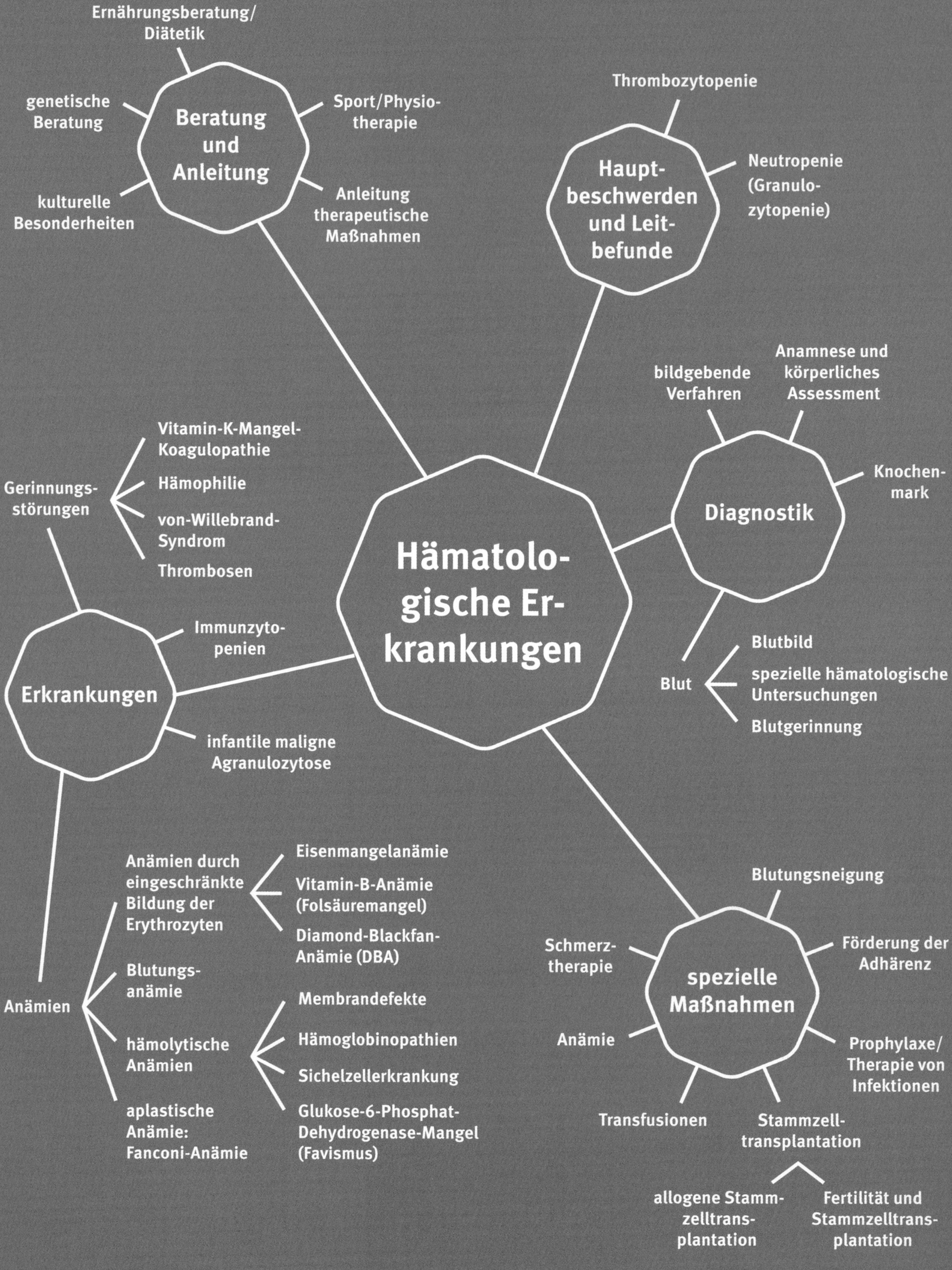

Hämatologische Erkrankungen
Beratung und Anleitung
Ernährungsberatung/Diätetik
genetische Beratung
Sport/Physiotherapie
kulturelle Besonderheiten
Anleitung therapeutische Maßnahmen
Hauptbeschwerden und Leitbefunde
Thrombozytopenie
Neutropenie (Granulozytopenie)
Diagnostik
bildgebende Verfahren
Anamnese und körperliches Assessment
Knochenmark
Blut
Blutbild
spezielle hämatologische Untersuchungen
Blutgerinnung
spezielle Maßnahmen
Blutungsneigung
Förderung der Adhärenz
Schmerztherapie
Anämie
Prophylaxe/Therapie von Infektionen
Transfusionen
Stammzelltransplantation
allogene Stammzelltransplantation
Fertilität und Stammzelltransplantation
Erkrankungen
Gerinnungsstörungen
Vitamin-K-Mangel-Koagulopathie
Hämophilie
von-Willebrand-Syndrom
Thrombosen
Immunzytopenien
infantile maligne Agranulozytose
Anämien
Anämien durch eingeschränkte Bildung der Erythrozyten
Eisenmangelanämie
Vitamin-B-Anämie (Folsäuremangel)
Diamond-Blackfan-Anämie (DBA)
Blutungsanämie
hämolytische Anämien
Membrandefekte
Hämoglobinopathien
Sichelzellerkrankung
Glukose-6-Phosphat-Dehydrogenase-Mangel (Favismus)
aplastische Anämie: Fanconi-Anämie

Wusssten Sie schon ...

Blutvolumen: Ein Kind verfügt über ca. 80 ml Blut/kg Körpergewicht, ein Jugendlicher bzw. ein junger Erwachsener über 55–65 ml Blut/kg Körpergewicht.

Bestandteile Blut: Das Blut besteht v. a. aus roten Blutkörperchen (Erythrozyten), weißen Blutkörperchen (Leukozyten), Blutplättchen (Thrombozyten) und Blutplasma.

Blutbildung beim Säugling: In den ersten Lebenswochen hat der Säugling noch Erythrozyten von der Mutter im Blut, die wie alle Erythrozyten eine Lebensdauer von 120 Tagen haben. Bis das kindliche blutbildende System in Gang kommt, kann es etwas dauern. Daher gibt es bei reifen Neugeborenen im Alter von 3 Monaten messbar niedrige Hb- und Erythrozyten-Werte.

Kindliches Hämoglobin: Dieses, auch HbF genannt, haben v. a. Feten und Neugeborene. Es bindet Sauerstoff stärker als erwachsenes Hämoglobin und erleichtert die Sauerstoffbindung in der Plazenta. Die Produktion von erwachsenem Hämoglobin beginnt v. a. nach der Geburt.

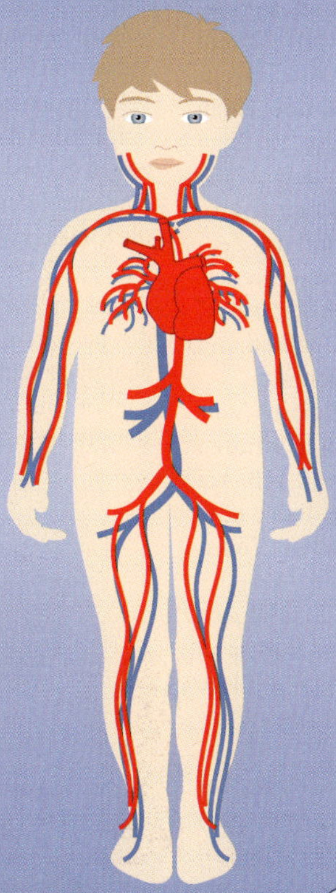

Immunsystem Säugling: Das Immunsystem wird in den ersten Lebenswochen noch durch Immunglobuline der Mutter gestärkt, bis die eigene Herstellung von Immunglobulinen in Gang kommt.

Länge Blutgefäße: Die Blutgefäße im Körper können eine Länge von bis zu 100.000 km erreichen.

Petechien/Hauteinblutungen: Wenn bei der Pflege punktförmige Blutungen (Petechien) oder großflächige Hauteinblutungen auffallen, muss das Kind sofort ärztlich untersucht werden.

Milzverletzung: Nach einem Verkehrs-, einem Fahrradunfall oder einer stumpfen Bauchverletzung muss sonografisch kontrolliert werden, ob die Milz intakt ist. Bei einer Milzverletzung verliert der Körper sehr viel Blut.

10.1 Das Kind mit hämatologischen Erkrankungen

Erkrankungen des Bluts und des blutbildenden Systems sind systemische Erkrankungen, die durch eine Vielzahl unterschiedlicher Symptome klinisch auffällig werden können. Die Art der Symptomatik hängt dabei v. a. von den betroffenen Blutzellreihen ab.

Während Kinder mit Störungen der Erythrozyten mit Schwäche und Blässe auffallen, lässt sich ein Defekt der Thrombozyten z. B. an Hämatomen und Schleimhautblutungen erkennen. So vielseitig wie die Entstehung der hämatologischen Erkrankung, so unterschiedlich ist auch der Krankheitsverlauf. Die meisten Kinder werden in spezialisierten hämatologischen Ambulanzen und Tageskliniken behandelt, in besonderen Situationen ist eine stationäre Betreuung unumgänglich.

Kinder in allen Lebensaltern, vom Frühgeborenen bis zum jungen Erwachsenen, können an **hämatologischen Erkrankungen** leiden. Ein Teil dieser Erkrankungen ist **erworben,** ein anderer Teil ist **genetisch bedingt** und deshalb z. T. auch bereits bei anderen Familienangehörigen bekannt. Im Gegensatz zu anderen Erkrankungen mit familiärer Häufung stammen viele zu pflegende Menschen mit genetisch bedingten hämatologischen Grunderkrankungen aus dem Mittelmeerraum und aus Gebieten entlang des Äquators. Dies liegt daran, dass Erkrankungen wie die **Sichelzellkrankheit** oder eine **Thalassämie** einen günstigeren Verlauf der Malaria bewirken können. Kinder mit dem entsprechenden genetischen Defekt in den jetzigen und früheren Malariagebieten erreichten somit über Jahrtausende hinweg mit einer größeren Wahrscheinlichkeit das Erwachsenenalter – und damit das Zeugungsalter – und konnten die Krankheit an ihre Nachkommen weitergeben. Bei der Thalassämie verrät der Name „Mittelmeerblutarmut" bereits diesen Verbreitungsraum, wobei auch in Pakistan, Indien und anderen asiatischen Ländern die Thalassämie gehäuft vorkommt.

Eine Reihe von Bluterkrankungen tritt aufgrund von religiösen Vorschriften und Vorstellungen mit erhöhter Häufigkeit in **bestimmten Bevölkerungsgruppen** und **Kulturkreisen** auf. Dies betrifft z. B. bestimmte genetische Blutbildungsstörungen der Ashkhenazi-Juden oder allimentäre Bluterkrankungen pakistanischer oder indischer Volksgruppen mit besonderen Ernährungsvorschriften.

Von der **Eisenmangelanämie** sind besonders Mädchen in und nach der Pubertät betroffen. Dies liegt v. a. an dem monatlichen Blut- und damit auch Eisenverlust durch die Menstruation. Außergewöhnliche Essverhalten wie einseitige Diäten sowie vegetarische oder vegane Lebensweisen können diese Situation begünstigen.

Bei einem hämatologisch erkrankten Kind hat die Erkrankung immer auch Auswirkungen auf die ganze Familie. Bei genetisch bedingten Erkrankungen müssen Beratungen und evtl. auch Untersuchungen weiterer Familienmitglieder durchgeführt werden. Bei Problemen des Verhaltens oder der Ernährung muss sich das Koch- und Essverhalten der gesamten Familie ändern. Dies ist im Rahmen der Pflege und Therapie zu berücksichtigen.

Pflegeschwerpunkte

Schwerpunkte der pflegerischen Betreuung umfassen:
- Beobachtung und Bewertung von Allgemeinzustand und Vitalfunktionen
- Unterstützung mit pflegerischen Maßnahmen bei akuten Krisen
- Maßnahmen zur Infektionsprophylaxe
- Beratung gesundheitsfördernder Lebensweisen
- Anleitung zur selbstständigen Durchführung der Therapie
- Begleitung, Unterstützung und Anleitung zur Rückführung in den familiären Alltag.

10.1.1 Spezielle Aspekte der Blutbildung bei Kindern

Krankheiten des blutbildenden Systems basieren i. d. R. auf einer krankhaft ablaufenden Blutbildung oder Ausreifung der Blutzellen, oder aber auf einem erhöhten Verbrauch der Blutbestandteile in der Peripherie.

Beim reifen **Neugeborenen** findet die **Blutbildung** (*Hämatopoese*) aller drei im Blut vorhandenen Zellreihen, also der Erythrozyten (*roten Blutkörperchen*) und **Leukozyten** (*weißen Blutkörperchen*) sowie der **Thrombozyten** (*Blutplättchen*), im Knochenmark statt (→ Abb. 10.1).

Im Laufe der vorgeburtlichen Entwicklung durchschreitet die Blutbildung jedoch mehrere Phasen. Ab der 3. Schwangerschaftswoche finden sich erste Blutinseln – Zellhaufen aus Blutzellvorläuferzellen – im Dottersack. Während der weiteren Entwicklung wird das Blut dann in der **Leber** gebildet, ehe die endgültige **Blutbildung** im **Knochenmark** beginnt. Auch die Art des roten Blutfarbstoffs Hämoglobin ändert sich im Laufe der Entwicklung. Ehe das Kind mit einem halben Jahr v. a. reifen roten Blutfarbstoff aus zwei Alpha- und zwei Beta-Eiweißen synthetisiert (Hämoglobin A, HbA), bildet es eine Reihe von Vorstufen. Im Mutterleib muss das Blut des Kindes in der Plazenta dem Blut der Mutter Sauerstoff entziehen, um sich zu versorgen. Dazu benötigt es ein effektiveres Hämoglobin, das Hämoglobin F (HbF). Erst im Verlauf der Blutmauserung oder **Trimenonreduktion** (*Dreimonatsblutarmut*) wird das Hämoglobin des Feten in den ersten Lebensmonaten durch reifes Hämoglobin A ersetzt.

Die Blutzellen selbst entwickeln sich aus **hämatopoetischen Stammzellen** *(Stammzellen des blutbildenden Systems)* in einer Reihe von aufeinander folgenden Ausreifungsstufen. Die unreifen Zellen teilen sich im Knochenmark und mit der Ausreifung verschwindet die Möglichkeit zur Zellteilung. Dafür nimmt die Spezialisierung der Blutzellen weiter zu. Die reifen Blutzellen werden dann aus dem Knochenmark in das periphere Blut ausgeschüttet. Daher zeigen Proben aus dem Knochenmark einen Ausschnitt der Blutentwicklung der zu pflegenden Kinder und Jugendlichen, während das periphere Blut nur den Ausschnitt der reifen Blutzellen beurteilbar macht.

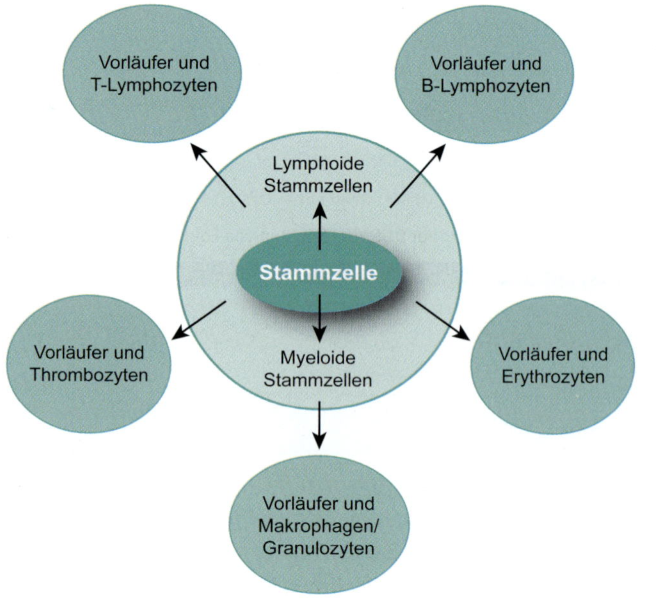

Abb. 10.1 Prinzip der Hämatopoese. Die hämatopoetische Stammzelle im Zentrum der Blutbildung ist die Ausgangszelle aller Blutzellen. Von ihr ausgehend erfolgt mit der Ausdifferenzierung der Zelle gleichzeitig eine funktionelle Spezialisierung. [L143]

10.1.2 Prävention

Da viele hämatologische Grunderkrankungen genetisch bedingt sind, ist eine **primäre Prävention** oft nicht möglich. Hier ist eine Früherkennung bereits in der Schwangerschaft (**sekundäre Prävention**) oder vor dem Auftreten von Komplikationen sinnvoll, um schwere Verläufe mindern und frühe Komplikationen verhindern zu können (**tertiäre Prävention**).

Ein Teil der erworbenen hämatologischen Erkrankungen kann durch vorbeugende Maßnahmen verhindert werden. Die Eisenmangelanämie sowie der **Vitamin B_{12}**- und **Folsäuremangel** können für die Entwicklung eines Kindes schwerwiegende Folgen haben. Insbesondere bei Folsäuremangel treten nicht nur Erkrankungen des Bluts auf, sondern auch schwere neurologische Störungen wie Neuralrohrdefekte (Spina bifida, „offener Rücken") sind möglich. Daher wird bereits in der Schwangerschaft für die werdenden Mütter eine ausreichende Versorgung mit Vitamin B_{12} und Folsäure empfohlen, die meist zugeführt werden müssen. Die Deutsche Gesellschaft für Ernährung gibt folgende Empfehlungen ab (→ Tab. 10.1).

Schädliche Einflüsse von **außen,** die zu einer Bluterkrankung im Kindesalter führen können, wie Umweltgifte, ionisierende Strahlen oder Viren gibt es entweder sehr selten oder es handelt sich um unvermeidbare Auslöser. Vergiftung durch Blei im Trinkwasser, z. B. durch alte Wasserleitungen, alte bleihaltige Blechkannen oder bleihaltige Emaille, die mit der Entwicklung von Bluterkrankungen einhergeht, spielt in der Kinderhämatologie praktisch keine Rolle mehr.

Arzneimittel können für Blutbildveränderungen ursächlich sein. Häufig bei Kindern eingesetzte Arzneimittel, für die eine Blutbildveränderung vielfach als unerwünschte Nebenwirkung beschrieben wurde, sind in → Tab. 10.2 aufgeführt.

Für einen Großteil der zugelassenen Arzneimittel sind u. a. auch mögliche Blutbildveränderungen während der Therapie beschrieben. Ob es sich dabei um zufällige Häufungen oder die wirkliche Ursache handelt, ist in vielen Fällen unklar.

Vorsicht! Für eine ganze Reihe von naturheilkundlichen Arzneimitteln, natürlichen Arzneistoffen (z. B. Nahrungsmittel, Gewürze) und Nahrungsergänzungsmitteln ist bei übermäßiger Anwendung eine Störung der Blutbildung beschrieben worden. Patientinnen und Patienten (im Folgenden Patientinnen genannt), die in guter Absicht regelmäßig und in großen Mengen Rote-Bete-Saft, Ingwer oder ähnliche Mittel einnehmen, können Blutbildungsstörungen entwickeln, die sehr schwierig zu diagnostizieren sind.

Tab. 10.1 Empfehlungen der DGE zum Konsum von Folsäure, Vitamin B_{12}, Eisen

	Folsäure [µg-Folatäquivalent/Tag]	Vitamin B_{12} [µg/Tag]	Eisen [mg/Tag]
Säuglinge	0–3 Mon.: 60 4–12 Mon.: 80	0–3 Mon.: 0,5 4–12 Mon.: 1,4	0–3 Mon.: 0,5 4–12 Mon.: 8
Kinder (1–10 J.)	1–3 J.: 120 4–6 J.: 140 7–10 J.: 180	1–3 J.: 1,5 4–6 J.: 2,0 7–10 J.: 2,5	1–6 J.: 8 4–6 J.: 8 7–10 J.: 10
Jugendliche	300	4,0	♂: 12♀:15
Erwachsene	300	4,0	♂:10 ♀: 10–15
Schwangere	550	4,5	30
Stillende	450	5,5	20
Bei Kinderwunsch mit Absetzen der Verhütungsmaßnahme	400	Keine besondere Empfehlung	

Tab. 10.2 Blutbildveränderungen durch Medikamente (Auswahl)

Beschriebene Blutbildveränderungen	Medikamente
Thrombozytopenien	Heparin, Linezolid, Vancomycin, Carbamazepin, Phenytoin, Valproat, Diazepam, Paracetamol, Diclofenac, Ibuprofen, Ranitidin, Rituximab, Ciclosporin A, Chemotherapeutika
Neutropenie oder Agranulozytose	Diclofenac, Metamizol, Ibuprofen, Ampicillin, Cefuroxim, Phenytoin, Metoclopramid, Cotrimoxazol, Chemotherapeutika
Anämie	Methotrexat, Phenobarbital, viele Arzneimittel bei Glucose-6-Phosphat-Dehydrogenase-Mangel, Chemotherapeutika

10.1.3 Rehabilitation

Die meisten Kinder mit akuten hämatologischen Erkrankungen erfahren ihre **Rehabilitation** im Rahmen der **Akutbehandlung.** Eine Entlassung in das Alltagsgeschehen ist dann in Folge schnell möglich, eine baldige Rückkehr in die Routine (Kindergarten, Schule, Ausbildung) wünschenswert.

Kinder, die an **chronischen hämatologischen Erkrankungen** leiden, können in die Situation kommen, dass nach langem Krankheitsverlauf eine Rehabilitationsmaßnahme sinnvoll wird, da die Erkrankung sowohl körperliche als auch psychische Einschränkungen mit sich bringen kann. Dann ist zu überlegen, ob auch der Rest der Familie eine Entlastung und Rehabilitation erfahren und eine familienorientierte Rehabilitationsmaßnahme durchgeführt werden sollte. Bei dieser Form der Rehabilitation werden neben den zu Pflegenden selbst die Geschwister und die Eltern in die Rehabilitationsmaßnahmen mit einbezogen. Dies bietet sich besonders dann an, wenn nach einem Krankheitsschub oder einer schweren Komplikation ein längerer Krankenhausaufhalt die Situation der Betroffenen und der Familie zusätzlich erschwert hat.

Spezielle Rehabilitationsbedürfnisse können nach hämatopoetischen Stammzelltransplantationen entstehen, wenn einzelne Organsysteme wie Lunge, Verdauungstrakt oder die Haut durch transplantationsbedingte Effekte, z. B. durch die Graft-versus-Host-Erkrankung (Abstoßungsreaktion), geschädigt worden sind.

Neben gezielten Rehabilitationsmaßnahmen werden notwendige Physiotherapie, sportliche Betätigung, soziale Anbindung und Beratungen in den Alltag der Kinder integriert. Selbsthilfegruppen sind eine weitere Möglichkeit, Krankheitsbewusstsein mit Krankheitsbewältigung und sozialer Bindung zu verknüpfen. Da viele jugendliche Patientinnen ihre Krankheit nur dann wahrnehmen, wenn eine Komplikation aufgetreten ist, ist die Compliance für solche Maßnahmen leider oft gering.

10.1.4 Beratung und Anleitung

Die Beratung hämatologisch erkrankter Kinder und Jugendlicher umfasst, abhängig von der Art der Erkrankung, viele Lebensbereiche und wird multidisziplinär durchgeführt.

Ernährungsberatung und Diätetik

Mangel- und Fehlernährung sind weltweit die wichtigsten Ursachen für Anämien. Oft werden den Eltern direkt bei der Diagnose der Erkrankung Informationen über die Notwendigkeit einer Umstellung ihrer Koch- und Ernährungsgewohnheiten gegeben. Zuvor sollte das bisherige Essverhalten des Kindes erhoben worden sein, um etwaige Abweichungen zur empfohlenen Ernährung zu erkennen und gezielt darauf einzugehen. Die Beratung wird nahe an der Alltagssituation der Familien und unter Berücksichtigung kultureller und religiöser Besonderheiten durchgeführt. Nicht nur die Wahl der richtigen Lebensmittel, sondern auch besondere Zubereitungsformen oder die richtige Kombination aus Lebensmitteln sind hierbei von entscheidender Bedeutung. So wird z. B. Eisen besser in Kombination mit Vitamin C resorbiert.

Eine **ausgewogene** und **vollwertige Ernährung** (→ Abb. 2.12) entsprechend den Empfehlungen der Deutschen Gesellschaft für Ernährung (DGE) wird empfohlen. Schriftliches oder multimediales Informationsmaterial für den Alltag unterstützt die Umsetzung zusätzlich. Junge und unerfahrene Mütter benötigen evtl. Hilfe durch eine Stillberatung und Unterstützung bei der Zubereitung und Auswahl der Beikost im 1. Lebensjahr.

Sport und Physiotherapie

Patientinnen mit **Hämophilie** (Bluterkrankheit; Erbkrankheit mit gestörter Blutgerinnung) erleiden im Laufe ihres Lebens häufig Einblutungen in die Gelenke. Der Abbau dieser Hämatome führt zu Entzündungs- und Vernarbungsprozessen und zu einer Funktionseinschränkung der betroffenen Gelenke. Eine bleibende Behinderung ist die Folge. Die davon betroffenen Kinder benötigen früh eine umfassende physiotherapeutische Betreuung und sollten auch im Hinblick auf ihre sportliche Betätigung über geeignete und zugleich gelenkschonende Sportarten beraten werden.

Durch die **Aktivitätseinschränkung** von **chronisch Erkrankten** treten multiple Folgeerkrankungen wie Übergewichtigkeit, Herz-Kreislauf-Erkrankungen und Knochenstoffwechselerkrankungen auf. Physiotherapie und Sport können dem entgegenwirken. Das Kind sollte eine sportliche Aktivität finden, durch die es gefördert, jedoch nicht überbeansprucht wird. Es wirkt motivierend und aufbauend, wenn das Kind mit anderen betroffenen Kindern diese Sportart ausübt. Moderate Sportarten wie Schwimmen (→ Abb. 10.2) oder Fahrrad fahren sind empfehlenswert.

Die Atemtherapie wirkt nachweislich schmerzlindernd bei **akuten Schmerzkrisen** bei Sichelzellpatientinnen und verhindert Komplikationen wie das sekundäre Thoraxsyndrom. Deshalb sollten Kinder, die an der Sichelzellkrankheit leiden, zur selbstständigen Durchführung von Atemübungen, z. B. der Verwendung des Mono- oder Triflows, angeleitet werden.

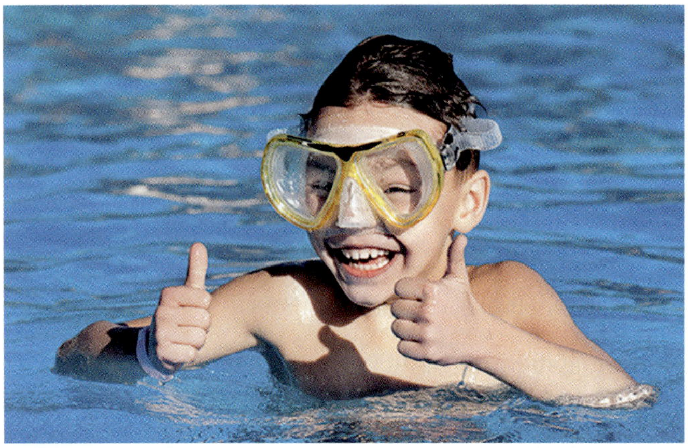

Abb. 10.2 Schwimmen ist für die meisten hämatologisch erkrankten Kinder eine empfehlenswerte Sportart, da sie nicht besonders verletzungsanfällig ist und die Gelenke schont. Abzuwägen ist hingegen die Infektionsgefahr für Patientinnen mit Defekten der Leukozyten. [J787]

> **Atemübungen**
> Bei Kindern Atemübungen spielerisch verpacken und stets variieren, z. B. mit Watte oder Strohhalmen. So macht die Übung Spaß und wird mit mehr Motivation durchgeführt.

Genetische Beratung

Bei allen Erkrankungen, denen ein genetischer Defekt zu Grunde liegt, sollten die Eltern einer **genetischen Beratung** durch eine Fachärztin/einen Facharzt (im Folgenden Fachärztin genannt) der Humangenetik zugeführt werden. Die Beratung zum Erbgang der Erkrankung, zu Risiken für andere Mitglieder der Familie oder spätere Kinder der aktuellen Patientinnen hat weitreichende Folgen für die gesamte Familie. Selbst wenn die Eltern die Krankheit ihres Kindes rational verstanden und angenommen haben, kann das Damoklesschwert der Erberkrankung über der Familienplanung zu einer schweren emotionalen Belastung werden. Auch für bereits vorhandene Geschwister stellt eine solche Diagnose eine Belastung dar. Bei den Eltern kann das Wissen, dass die Erkrankung im Erbgut angelegt ist und von einer Generation auf die nächste weitergegeben wurde, zu Schuldgefühlen, Zukunftsangst, Glaubenskrisen und familiären Zerwürfnissen führen. Deswegen werden Fragen nach der **Erkrankung anderer Familienangehöriger,** Fragen zu **abgebrochenen Schwangerschaften, totgeborenen oder verstorbenen Kindern,** Heiraten innerhalb der Familie oder anderen erblichen Erkrankungen nur in einem geschützten Rahmen und mit dem angebrachten Respekt gestellt.

Anleitung zu therapeutischen Maßnahmen

Kinder und Jugendliche und deren Familien, die aufgrund ihrer hämatologischen Grunderkrankung mit besonderen Medikamenten versorgt werden, werden in bestimmten Techniken angeleitet.

- **Subkutane** oder auch **intravenöse Injektionen** werden eingesetzt, um Immunglobuline, Gerinnungshemmer, Granulozyten-stimulierende Wachstumsfaktoren oder andere Medikamente zu verabreichen. Mitunter müssen die Familienmitglieder selbst die Injektionen vornehmen, um akute Notfälle zu vermeiden oder bereits frühzeitig zu unterbinden.
- **Sichelzellkrankheit:**
  - Eltern von Patientinnen mit **Sichelzellerkrankung** werden angeleitet, die Milzgrenzen im Bauch ihres Kindes zu ertasten.
  - Kommt es im Rahmen einer Sichelzellkrise zur **Sequesterbildung** mit Blutstau in der Milz, raschem Hämoglobinkonzentrationsabfall und Schock, können die Eltern frühzeitig die Notwendigkeit einer Notfallversorgung erkennen und diese einleiten.
- Für einen kleineren Teil der Patientinnen mit schlechten Venenverhältnissen oder häufigen Substitutionen werden **Port- oder Dauerverweilkathetersysteme** angelegt. Das hygienische Handling mit diesen Systemen, auch im täglichen Umfeld zu Hause, wird ebenfalls angeleitet.

Kulturelle Besonderheiten

Abschließend soll noch betont werden, dass Bluterkrankungen in einigen Kulturkreisen und Religionen als besonders bemerkenswert, belastend oder schwerwiegend eingeschätzt werden. Diese bis in die Frühzeit der Menschheit nachweisbare besondere Bedeutung des Bluts wird dann auch in unserem Kulturkreis wieder sehr deutlich spürbar. Aus einer besonderen „magischen" Bedeutungsbeimessung des Bluts heraus kann ein Unverständnis für die Krankheitsursache, die Schwere der Krankheit und Transfusionsmaßnahmen entstehen. Die Notwendigkeit der Untersuchung und der Mitbehandlung von Familienangehörigen kann dabei ebenfalls missverstanden werden. Dieser Besonderheit wird im Behandlungsteam Beachtung geschenkt, und Lösungsstrategien zum Umgang werden erarbeitet. Eine medizinisch gerechtfertigte Handlung läuft ins Leere, wenn die Kinder und Jugendlichen oder deren Eltern die Maßnahmen aufgrund von Konflikten zu Hause nicht weiter umsetzen können oder möchten.

10.2 Hauptbeschwerden und Leitbefunde

10.2.1 Thrombozytopenie

DEFINITION

Thrombozytopenie: Verminderung der Thrombozytenkonzentration (Blutplättchen) im peripheren Blut: normale Plättchenzahl 150.000–400.000/µl

Krankheitsentstehung

Angeborene Thrombozytopenien kommen sehr selten vor, sie können durch die verminderte Bildung von Blutplättchen verursacht werden oder durch die Bildung von fehlerhaften Blutplättchen, die im Körper wieder abgebaut werden. Bei einigen Erkrankungen bestehen zusätzlich zur Thrombozytopenie weitere Symptome, z. B. Fehlbildungen der Arme (TAR-Syndrom: Thrombozytopenie und Fehlen der Speiche an beiden Armen).

Die **Immunthrombozytopenie (ITP)** oder auch Werlhof-Krankheit, die häufigste Form der **erworbenen Thrombozytopenie,** entwickelt sich meist nach banalen Virusinfekten. Das Immunsystem wird so stark verändert, dass es die eigenen Thrombozyten nicht mehr als eigen, sondern als fremd ansieht und sie deshalb vernichtet. Die akute ITP ist die häufigste Ursache einer kindlichen Thrombozytopenie. Altersgipfel 2–6 J.

Symptome

Bei einer **Thrombozytopenie** *(Mangel an Blutplättchen)* sind Petechien (*nadelstichartige Hauteinblutungen* → Abb. 10.3) das Leitsymptom. Sie treten meist an mechanisch belasteten Stellen oder an den herabhängenden Körperpartien auf. Sie können auch nach dem Entfernen einer Blutdruckmanschette als Zeichen für eine Thrombozytopenie nach der Stauung sichtbar werden (sog. Rumpel Leede Test).

Petechien

Petechien sind nicht flächig; flächige Einblutungen sprechen meist für eine Störung der plasmatischen Blutgerinnung.

Meist liegt die Thrombozytenkonzentration unter 20.000/µl, wenn es zu klinischen Symptomen kommt. Bei schweren Verläufen treten Schleimhautblutungen auf, z. B. Mundschleimhaut- oder Magen-Darm-Blutungen (Teerstühle): Dieses Symptom gilt als Indikation zur Transfusion.

Diagnostik/Differenzialdiagnose

- Thrombozyten < 20.000/µl (in der „manuellen" mikroskopischen Thrombozyten-Zählung), Blutungszeit ↑, Leukozyten und Hb normal, bei Verbrauch in der Peripherie sind im Knochenmark Megakaryozyten normal oder ↑
- Differenzialdiagnose: Die Thrombozytopenie kann auch medikamentös bedingt sein, z. B. durch Sulfonamide, Carbamazepin und (dosisabhängig) durch Zytostatika.

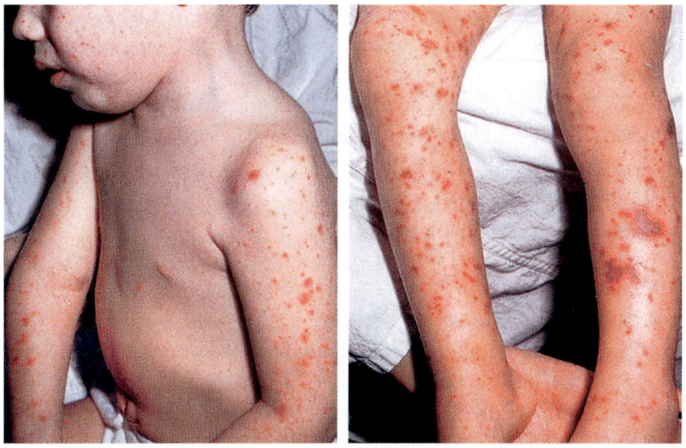

Abb. 10.3 Petechien bei einem Kind mit Meningokokken-Meningitis [G764]

Behandlungsstrategie

Die ITP hat eine sehr gute Prognose: Die Blutungen sistieren meist nach kurzer Zeit, weshalb generell ein abwartendes Verhalten empfohlen wird. Die Behandlung der niedrigen Thrombozytenzahl darf allerdings nur in der Klinik erfolgen. Bei angeborenen Thrombozytopenien, insbesondere in Kombination mit weiteren Symptomen, können schwere Verläufe auftreten. Werden keine oder nur unbrauchbare Thrombozyten produziert, muss eine Stammzelltransplantation eingeleitet werden.

SPICKZETTEL

Immunthrombopenie (ITP)

Krankheitsentstehung: meist 1–4 Wochen nach banalen Virusinfekten

Symptome: Petechien, bevorzugt an mechanisch belasteten Stellen oder an den herabhängenden Körperpartien

Diagnostik: Thrombozyten < 20.000/µl

Therapie: Blutungen sistieren meist nach kurzer Zeit, abwartendes Verhalten

Pflege: Auf (Schleimhaut-)Blutungen achten!

10.2.2 Anämien (Blutarmut)

Die Anämien werden in → 10.5 genauer besprochen.

10.2.3 Neutropenie (Granulozytopenie)

DEFINITION

Neutropenie: absolute Neutrophilenzahl < 1.500/µl. Wird aus Leukozytenzahl und der Zahl im Differenzialblutbild (Neutrophile!) berechnet.

Symptome

Fehlende Leukozyten, speziell eine **Neutropenie** oder **Granulozytopenie** (niedrige Konzentration an neutrophilen Granulozyten im Blut), stellen einen Risikofaktor für Infektionen dar. Insbesondere bakterielle Infektionen und Pilzinfektionen können bei andauernder Neutropenie über mehr als 10 Tage zu schweren, schnell auftretenden und dramatisch verlaufenden Infektionen führen. In der Regel kann kein Erreger identifiziert werden, da ein klinischer Fokus aufgrund der Neutropenie nicht erkennbar wird und Blutkulturen nur in 10–20 % der Fälle eine Diagnostik ermöglichen. Dann spricht man von einem **Fieber unklarer Genese** oder einem **FUO** *(fever of unknown origin).*

Differenzialdiagnose

- **Transiente Neutropenie:**
  - Virusinfektionen: Hepatitis A u. B, Influenza A u. B, Masern, Röteln, Varizellen
  - Vitamin-B_{12}- und Folsäuremangel
  - Infektionen: Staphylococcus aureus, Shigella sonnei, Mycobacterium tuberculosis, Sepsis v. a. bei Früh- und Neugeborenen
  - Medikamentenbedingt: Phenothiazine, halbsynthetische Penicilline, Zytostatika, Thyreostatika, Azathioprin, Sulfonamide, Thiazide, Goldpräparate, ionisierende Strahlen; Erholung der Neutrophilen einige Tage nach Absetzen des Präparats
- **Benigne chronische Neutropenie:**
  - Autoimmunneutropenie des Säuglings: Meist Zufallsbefund, häufigste Form in den ersten zwei Lebensjahren, trotz niedriger Werte der Neutrophilen meist benigner Verlauf; pyogene Hautinfektionen, Mukositis
  - Neonatale Neutropenie durch Alloimmunisierung (Bildung von Antikörpern gegen fremde Antigene)
- **Kongenitale Neutropenien:**
  - Infantile Agranulozytose (M. Kostmann): schwere Neutropenie seit Geburt mit häufigen bakteriellen Infektionen
  - Zyklische Neutropenie: Alle 18–21 Tage Reduktion der Neutrophilen mit Infektionen von Mundschleimhaut und Haut, lebensbedrohende Infektionen
  - Neutropenie mit Pankreasinsuffizienz (Shwachman-Syndrom). Glykogenose I non-a.

SPICKZETTEL

Neutropenie

Eine Neutropenie stellt einen Risikofaktor für eine Infektion dar und kann zu schnell auftretenden und dramatischen Verläufen führen. Es kann meist kein Erreger identifiziert werden.

10.3 Pflegerische und medizinische Diagnostik

10.3.1 Anamnese und körperliches Assessment

Die Anamnese, also die bisherige (Kranken-)Geschichte des zu Pflegenden, gibt oft schon die entscheidenden Hinweise, die zur Diagnose führen. Dies gilt für viele Bereiche der Krankenversorgung, sodass wir hier nur auf die speziellen Aspekte der Kinderhämatologie eingehen.

Anamnese

- **Aktuelle Anamnese:** Was führt die Eltern/das Kind oder Jugendlichen zu uns? Welche Symptome liegen vor? In welcher Abfolge sind sie aufgetreten?
- **Krankheitsanamnese:** Welche anderen Erkrankungen oder medikamentösen Behandlungen finden sich in der Vorgeschichte?
- **Schwangerschafts- und Geburtsanamnese:** Lag eine Frühgeburtlichkeit vor? Hat die Patientin unter wiederholten Infektionen, Blutarmut oder ähnlichen Problemen im Rahmen der Schwangerschaft und Geburt gelitten? Wurde sie als Kind beatmet? Lag ein pathologischer Neugeborenenikterus vor?
- **Entwicklungsanamnese:** Sind die Entwicklungsschritte der Kindheit zu regelrechten Zeitpunkten erreicht worden? Ist die Patientin von seiner körperlichen Entwicklung auf seinen Perzentilen für Körpergewicht, Körperlänge und Kopfumfang verblieben?
- **Impfanamnese:** Welche Impfungen sind zu welchem Zeitpunkt durchgeführt worden? Sind in den vergangenen Wochen Impfungen durchgeführt worden?
- **Familienanamnese:** Gibt es gesunde oder auch erkrankte Geschwister, Elternteile, Großeltern? Gibt es Fehlgeburten oder Schwangerschaftsabbrüche bei der Mutter des zu pflegenden Menschen? Sind genetische Erkrankungen in der Familie bekannt? Ist eine Blutungsneigung in der Familie bekannt?
- **Sozialanamnese:** In welchen Lebensumständen befindet sich die Familie des Kindes? Welche Personen der Familie sind in anderen Regionen der Erde geboren worden? Wie lange lebt die Familie vor Ort? Wird in der Familie eine bestimmte Diät eingehalten, gibt es besondere Essgewohnheiten?
- **Reiseanamnese:** Gibt es Auslandsaufenthalte in den vergangenen Wochen, Monaten, Jahren? Gezielt Tropenaufenthalte abfragen.

Es lohnt sich oft, den Moment der Kontaktaufnahme mit den Eltern während der Anamnese zu nutzen, um sich das Verhalten des Kindes bewusst zu machen: Wie geht das Kind mit der Situation um? Wie beschäftigt es sich, während die Eltern mit Ihnen sprechen? Wo befindet sich das Kind? Welche Bezugsperson sucht es sich?

Körperliches Assessment

Folgende Befunde können als Hinweis auf eine Erkrankung des hämatopoetischen Systems beim Patienten beschrieben werden.

Abszesse, v. a. rezidivierend auftretende, können ein Hinweis auf eine **Granulozytenfunktionsstörung** sein. Auch Granulombildung in Organen, der nicht abheilende und abfallende Nabel des Neugeborenen, Probleme beim Zahnwechsel und Infektionen mit schweren Verläufen weisen auf den Formenkreis der Granulozytenfunktionsstörungen hin. Bei der **Granulozytopenie** *(reduzierte Granulozytenkonzentration im Blut)* hingegen sind aufgrund der ausbleibenden Eiterbildung meist nicht alle fokalen Zeichen einer Entzündung wie Abszesse, Rötung oder Schmerzen zu beobachten.

Wundheilungsstörungen treten auf, wenn für die Wundheilung nicht in ausreichender Zahl Granulozyten (Granulozytopenie) oder Thrombozyten (Thrombozytopenie) zur Verfügung stehen. Im letzteren Fall kommt es zu Blutungen, im ersten zu nicht heilenden, geschwürartigen Wunden. Da für die Bildung von Eiter Granulozyten erforderlich sind, führt die gerötete, chronische Wunde ohne Eiter mitunter auf eine „falsche Fährte".

Blässe (→ Abb. 10.4) gilt als typisches Anämiezeichen, am ehesten lässt sie sich auf der Zunge, der Schleimhaut, den Skleren oder auf den Fingerendgliedern feststellen.

Ikterus *(Gelbsucht)* kann im Zusammenhang mit hämatologischen Erkrankungen zweierlei bedeuten: Zum einen, dass ein vermehrter Blutabbau zur Erhöhung des indirekten Bilirubins und damit zu einem Ikterus führt. Zum anderen, dass sich bei chronischen hämolytischen Anämien aufgrund des vermehrt auftretenden Bilirubins Gallensteine bilden, die wiederum zu einem direkten Verschlussikterus der Gallenblase oder des Gallengangs führen können (Erhöhung des direkten Bilirubins). Typische Symptome sind Übelkeit, Nahrungsunverträglichkeit und Druckschmerz im rechten Oberbauch. In beiden Fällen liegt häufig auch ein Ikterus der Skleren vor, was diese Formen vom diätbedingten Karottenikterus des Kleinkinds unterscheidet.

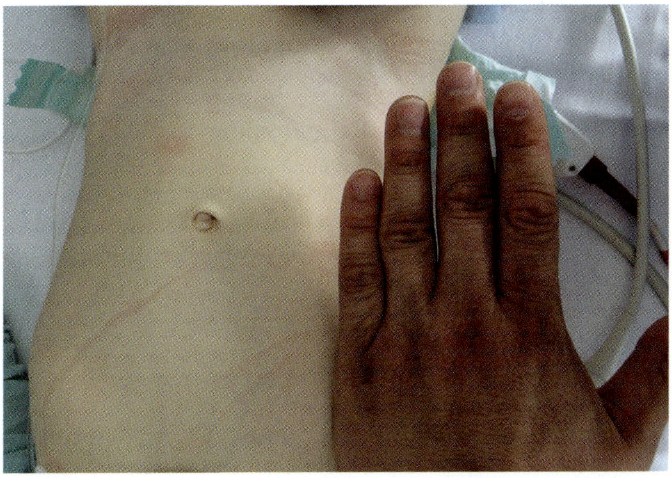

Abb. 10.4 Blässe bei Anämie. Das Kind hat eine Hämoglobinkonzentration von 5 g/dl. Die Hand gehört einer gesunden Vergleichsperson mit einer Hämoglobinkonzentration von 13 g/dl. Deren Haut ist nicht blass. [P548]

Rhagaden sind in den Mundwinkeln und an den Nagel- und Fingertaschen auftretende Irritationen der Haut, die ebenfalls auf eine Anämie verweisen. Sie wirken entzündlich gerötet.

Neurologische Befunde können bei hämatologischen Grunderkrankungen auf Mangelzustände hinweisen. Bei einem Folsäuremangel kann zusätzlich zur makrozytären Anämie (wenige, dafür übergroße rote Blutkörperchen) eine neurologische Symptomatik im Vordergrund stehen. Neuralrohrdefekte sind die typische Manifestation nach Mangelversorgung in der Schwangerschaft.

Petechien sind nadelstichartige Einblutungen, die durch nicht wegdrückbare punktförmige Rötungen auf der Haut und den Schleimhäuten bei Anämien auffallen und weisen auf eine Thrombozytopenie hin.

Eine **Splenomegalie** *(Volumenzunahme der Milz)* ist ein Zeichen für eine erhöhte Aktivität des retikuloendothelianen Systems (V. a. Fresszellen) in der Milz. Die Fresszellenaktivität steigt, das in der Milz gespeicherte Blutvolumen nimmt zu. Die Milz kann chronisch vergrößert (Hypersplenismus) sein, aber auch akut anschwellen, wie im Fall einer Milzsequestration bei der Sichelzellkrise. Eine durch eine Anämie chronisch vergrößerte Milz kann weitere hämatologische Symptome zur Folge haben, z. B. eine Thrombozytopenie. Bei diesem sog. Hypersplenismus ist meist eine Splenektomie (operative Milzentfernung) oder Teilsplenektomie angezeigt.

Multiple Infarkte und chronische Schädigungen der Milz führen auch zu einer reduzierten Körperabwehr. So kann die Fähigkeit, bekapselte Bakterien (z. B. Pneumokokken, die Erreger schwerer Lungenentzündungen, z. B. Meningokokken, Meningitiserreger) effektiv zu bekämpfen, im Verlauf einer Sichelzellerkrankung verloren gehen. Diese funktionelle Asplenie erfordert einen ausreichenden Impfschutz gegen bekapselte Erreger oder eine Infektionsprophylaxe mit Penicillin.

Zungenveränderungen können im Rahmen von Anämien vorkommen, sei es bei Eisenmangel-, Vitamin-B_{12}- oder Folsäuremangelanämie. Zungenbrennen oder eine gefelderte Zungenoberfläche sind ebenfalls häufige Befunde bei Mangelerscheinungen. Eine weißlich belegte Zunge kann Hinweis auf einen **Soor** sein, einen Pilzbefall bei Granulozytopenie.

SPICKZETTEL

Anamnese und körperliche Untersuchung

- Die **Anamnese** umfasst auch Fragen nach Frühgeburtlichkeit, nach einem Neugeborenenikterus, möglichen Problemen während der Schwangerschaft, nach durchgeführten Impfungen sowie nach Auslandsaufenthalten, v. a. in den Tropen.
- Bei der **körperlichen Untersuchung** ist auf das Vorhandensein folgender Anzeichen zu achten: Abszesse, Blässe, Ikterus, Petechien, Rhagaden, Splenomegalie, Wundheilungsstörungen und Zungenveränderungen.

10.3.2 Diagnostik verschiedener Blutparameter

Blutbild

Basisdiagnostik für die hämatologischen Erkrankungen im Kindesalter ist das kleine Blutbild. Häufig wird eine kapilläre Blutentnahme aus der Fingerbeere einer venösen Blutentnahme vorgezogen. Das kleine Blutbild gibt Aufschluss darüber, ob eine hämatologische Störung vorliegen könnte. Bei speziellen Fragen wird ein **Differenzialblutbild** erstellt. Hierbei wird auch das durchschnittliche Volumen der roten Blutkörperchen untersucht, das **mittlere korpuskuläre Volumen** oder MCV. Das Volumen gibt einen Hinweis auf die Ursache von Blutmangelerkrankungen. Während rote Blutkörperchen bei einem Eisenmangel im Vergleich sehr klein und blass sind *(mikrozytär und hypochrom)*, sind sie bei einem Mangel an Vitamin B_{12} übergroß und mit Hämoglobin voll beladen *(makrozytär und hyperchrom)*.

Weitere wichtige Parameter zur Beurteilung des Blutbilds (→ Tab. 10.3) sind das MCH (Hämoglobingehalt des Erythrozyten) und das MCHC (Hämoglobinkonzentration des Hämatokrits), die bei der Differenzialdiagnose der Anämien eine Rolle spielen. Spezielle hämatologische Blutuntersuchungen

Blutbildungsstörung oder erhöhter Verbrauch

Wenn unterschieden werden soll, ob eine Blutbildungsstörung oder ein erhöhter Verbrauch der roten Blutkörperchen vorliegt, werden die **Retikulozyten** im Blut bestimmt. Die Retikulozyten sind die letzte unreife Vorstufe der Erythrozyten. Sie haben noch ein feines Netz (aus dem Lateinischen: Retikulum = kleines Netz) aus Kernmaterial in sich, das mit einer Spezialfärbung sichtbar gemacht wird.

- Ist die Konzentration der Retikulozyten im peripheren Blut **erhöht,** scheint das Knochenmark ausreichend rote Blutkörperchen zu produzieren. Dann ist ein Verbrauch der Blutkörperchen (Hämolyse) wahrscheinlich, im Besonderen bei einer Erhöhung der LDH.
- Ist die Konzentration **vermindert,** spricht dies für eine Blutbildungsstörung und eine Knochenmarkpunktion ist indiziert. Mögliche Ursachen sind angeborene und erworbene Knochenmarkerkrankungen, sog. Aplastische Anämien.

Zerstörung und Abbau der Erythrozyten (Hämolyse)

Wenn der Verdacht besteht, dass rote Blutkörperchen im Körper vermehrt zerstört und abgebaut werden, kann ein Defekt in der Zellmembran der Zellen, eine Überaktivierung des Immunsystems oder eine Hämolyse durch Antikörper vorliegen. Eine häufige Erkrankung der Zellmembran ist die Kugelzellanämie, auch **Sphärozytose** genannt. Dies lässt sich testen, indem man das Blut der zu pflegenden Kinder in unterschiedlich konzentrierte Kochsalzlösungen (NaCl) einbringt. Die roten Blutkörperchen mit Membrandefekten reagieren hier empfindlicher auf Veränderungen des Kochsalzgehalts und platzen früher als die von gesunden Vergleichspersonen, sie haben eine verminderte **osmoti-**

sche Resistenz (Toleranzbereich einer Zelle für den Einstrom von Wasser). Ein modernerer Test auf das Vorliegen eines Membrandefekts ist die Durchflusszytometrie, die kranke Zellen immunologisch nachweisen kann.

Bei einer Überaktivierung des Immunsystems können Fresszellen in Milz, Knochenmark und Gewebe vermehrt Erythroztyen zerstören. Dieser Prozess wird **Hämophagozytose** genannt und kann genetisch bedingt oder erworben sein.

Antikörper gegen Erythrozyten können an die Oberflächen der Erythrozyten binden, die Blutzellen markieren und dann über das Komplementsystem oder Fresszellen zu einer Hämolyse führen. Dies ist ein autoimmunologischer Prozess, der z. B. in Folge von Infekten auftreten kann. Je nachdem, ob solche Antikörper bei Körpertemperatur oder bei Kälte wirken, werden sie Wärme- bzw. Kälteagglutinine genannt. Siehe auch Immunzytopenien → 10.9

Blutverlust beim Kind

Kommt es unter der Geburt zu einem Blutverlust beim Kind, ist möglicherweise Blut vom Kind durch die sich lösende und einreißende Plazenta in den Kreislauf der Mutter übergetreten. Es handelt sich um eine **feto-maternale Transfusion,** also eine ungewollte Blutübertragung vom Kind auf die Mutter. Um den Übertritt des kindlichen Bluts und das Ausmaß des Blutverlusts zu erfassen, kann im mütterlichen Blut nach kindlichen roten Blutkörperchen gefahndet werden (**Kleihauer-Betke-Test** → Abb. 10.5). Dazu werden die empfindlicheren roten Blutkörperchen der Mutter durch Zugabe von Säure zerstört und anschließend die kindlichen roten Blutkörperchen angefärbt und ausgezählt. Aus dem Verhältnis von mütterlichen und kindlichen Erythrozyten kann so der Blutverlust berechnet werden.

Defekte in Genen des Hämoglobins

Einige der häufigsten angeborenen Blutbildungsstörungen beruhen auf einem Defekt in den Genen des Hämoglobins. Diese Hämoglobinopathien werden mithilfe einer **Hämoglobinelektrophorese** diagnostiziert. Dazu wird Blut auf ein Gel aufgetragen, das in ein elektrisches Spannungsfeld eingebracht wird. Unterschiedliche Arten von Hämoglobin wandern in diesem Gel in einer bestimmten Zeit unterschiedlich weit. So kann man die verschiedenen Arten von Hämoglobin im Blut voneinander trennen und auch ihr Zahlenverhältnis zueinander bestimmen. Das Hämoglobin von Patientinnen mit Sichelzellerkrankung und Thalassämien lässt sich so diagnostizieren.

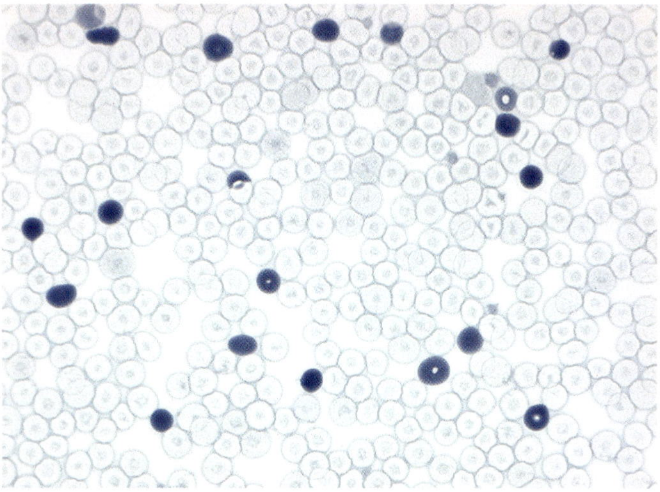

Abb. 10.5 Kleihauer-Betke-Test. Nach einer feto-maternalen Transfusion zeigen sich im Blut der Mutter nach Behandlung mit Säure die kindlichen Erythrozyten gefärbt (dunkelblau), die mütterlichen ungefärbt (durchscheinend hell). [P548]

Blutuntersuchungen zur Blutgerinnung

Basisuntersuchungen zur Blutgerinnung betreffen die Thrombozytenzahl, den Quick-Wert sowie die aktivierte partielle Thromboplastinzeit (aPTT). So können generelle Gerinnungsstörungen, Vitamin-K-Mangel und Probleme bei der Einstellung mit bestimmten Gerinnungspräparaten gescreent werden.

Weitere Laborparameter

Zur weiterführenden Diagnostik kann es sinnvoll sein, spezielle Laborparameter untersuchen zu lassen:

- Ein **erniedrigtes Serum-Ferritin** in Kombination mit einer erhöhten Transferrinkonzentration zeigt leere Eisenspeicher und damit einen Eisenmangel an.
- Ein **erhöhtes Serum-Ferritin** spricht für Entzündungen oder bestimmte Thalassämieformen.

Ferritin ist ein Speichereiweißkomplex, der in Form des Serum-Ferritins ein Maß für den Gesamteisenspeicher des Körpers darstellt. Beim Transferrin handelt es sich um einen Eisentransporter im Blut.

Bei Verdacht auf einen Vitamin-B_{12}-Mangel oder einen Folsäuremangel ist die Konzentration dieser beiden Werte im Serum sinnvoll zu kontrollieren.

Zudem ist die Messung bestimmter Stoffwechselprodukte im Serum und im Urin angezeigt. Eine Untersuchung von **Haptoglobin** (Transportprotein für Hämoglobin) und **Lactatdehydrogenase** (LDH, Enzym, das diagnostisch eine Hämolyse anzeigt) im Serum kann zur Unterscheidung zwischen hämolytischen und aplastischen Anämien durchgeführt werden.

SPICKZETTEL

Blutbild

Das kleine Blutbild gibt Aufschluss darüber, ob eine hämatologische Störung vorliegt. Sind im Rahmen eines Differenzialblutbilds die Retikulozyten vermindert, kann es sich um eine Blutbildungsstörung handeln. Bestimmt werden auch das Serum-Ferritin, das Haptoglobin und die Lactatdehydrogenase (LDH).

10.3.3 Knochenmarkdiagnostik

Die Blutbildung erfolgt im Knochenmark der meisten großen Knochen des Kindes. Sind im peripheren Blutausstrich die Zahlenverhältnisse der drei Zellreihen verschoben, kann mitunter eine **Biopsie aus dem Knochenmark** Aufschluss über die Krankheit des Patienten erbringen. Insbesondere Krankheiten der Blutbildung sowie Leukämien werden i. d. R. mithilfe einer Knochenmarkpunktion (oft als KMP abgekürzt) diagnostiziert.

Die Knochenmarkpunktion beim Kind erfolgt i. d. R. in Sedierung am Beckenkamm mithilfe einer Knochenmarkbiopsienadel. Wenn die Knochenmarkpunktion der Diagnostik oder dem Ausschluss einer Leukämie dient, genügt meist die Aspiration des flüssigen Knochenmarks. Bei anderen Fragestellungen, z. B. der nach einer angeborenen oder erworbenen aplastischen Blutarmut (aplastische Anämie), muss ein Stanzzylinder aus dem Knochenmark gebohrt werden, damit nicht nur die Zellzahl und das Zellaussehen, sondern auch die Lagebeziehung der Zellen im Knochenmark zueinander beurteilt werden können. Während die Beurteilung des flüssigen Knochenmarks in Form von Ausstrichen wie bei den Blutausstrichen durch einen Hämatologen erfolgt, muss eine Knochenstanze in der Pathologie über mehrere Tage entkalkt, geschnitten und vom Pathologen/von der Pathologin (im Folgenden Pathologin genannt) begutachtet werden.

Tipps für die Knochenmarkpunktion

- Die Knochenmarkpunktion (→Abb. 10.6) erfolgt beim Kind in Sedierung. Daher ist vor einer Untersuchung auf die eingehaltene Nüchternzeit zu achten.
- Vor Beginn der Untersuchung werden der Punktionsort, die Art der Biopsie (Aspiration oder Stanzbiopsat) und die Anzahl der Proben besprochen. So kann der zu pflegende Mensch entsprechend gelagert und das notwendige Material durch die Pflegefachperson vorbereitet werden.
- Während bei älteren Patientinnen eine Knochenmarkpunktion meist am vorderen oder hinteren Beckenkamm erfolgt, ist bei Säuglingen auch eine Knochenmarkpunktion der Tibia (→Abb. 10.7) möglich. Während der Punktion der Tibia liegt das Kind auf dem Rücken, die Tibia wird mittels Lagerungstüchern gestützt und unterpolstert.

10.3.4 Bildgebende Verfahren

Die **Sonografie des Abdomens** ist eine wichtige bildgebende Untersuchung bei der Abklärung von hämatologischen Erkrankungen. Durch eine Oberbauchsonografie kann eine Vergrößerung der Milz oder der Leber als Zeichen vermehrten Blutabbaus oder einer Blutproduktion außerhalb des Knochenmarks festgestellt werden. Freie Flüssigkeit im Bauch kann Hinweis auf einen Blutverlust sein.

Bei den zu Pflegenden mit Blutungsneigungen kann eine **sonografische** oder **radiologische** Darstellung der Gelenke notwendig sein, um akute Einblutungen in die Gelenkräume zu erkennen oder chronische Gelenkschäden rechtzeitig zu behandeln.

Die Röntgenuntersuchung z. B. der Schädelknochen zur Darstellung von Veränderungen bei chronischen Blutbildungsstörungen wird heute kaum mehr durchgeführt.

SPICKZETTEL

Bildgebende Verfahren

Die Sonografie des Oberbauchs kann eine Vergrößerung der Milz oder der Leber als Zeichen vermehrten Blutabbaus oder einer Blutproduktion außerhalb des Knochenmarks anzeigen. Ob Einblutungen in die Gelenke vorliegen, wird sonografisch oder radiologisch bestimmt.

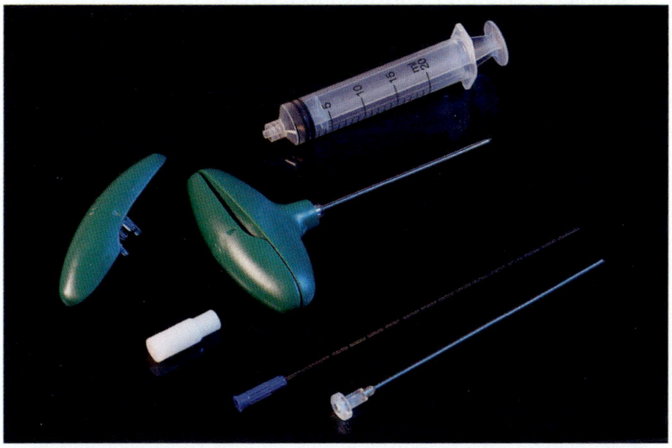

Abb. 10.6 Nadelset zur Knochenmarkbiopsie [V847]

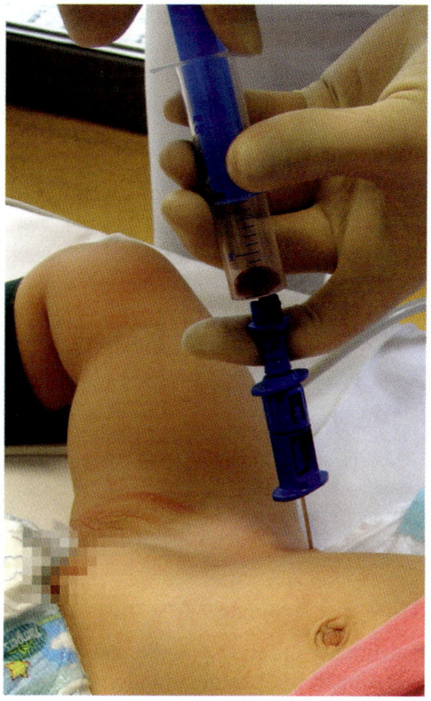

Abb. 10.7 Die korrekte Lagerung eines Kindes während einer Knochenmarkpunktion am Beckenknochen vorne rechts [P548]

10.4 Spezielle pflegerische und medizinische Maßnahmen

10.4.1 Pflege bei Blutungsneigung

Das zentrale Pflegeziel bei Kindern mit Gerinnungsstörungen oder Thrombozytopenie ist die **Vermeidung und das frühzeitige Erkennen von Blutungen.** Dies betrifft viele Aktivitäten des Alltags. Die Beobachtung der Haut auf Veränderungen, z. B. Petechien oder Hämatome und deren ausführliche Dokumentation, sind hierbei besonders wichtig, um eine Vermehrung oder ein Nachlassen der Effloreszenzen beurteilen zu können. Zudem wird die Urin- und Stuhlausscheidung auf Blutbeimengungen untersucht.

- Zur **Zahnpflege** sollte eine weiche Zahnbürste benutzt werden. Bei einer Thrombozytenanzahl von kleiner als 20.000/µl ist das Zähneputzen mittels Zahnbürste zu unterlassen. Zahn- und Mundhygiene werden trotzdem beibehalten. Dies ist z. B. mit einer Kompresse möglich, die, um den Finger gewickelt, die Zahnbürste ersetzt.
- Zur **Vermeidung** von **Verletzungen** der Schleimhaut im Magen-Darm-Trakt sind weiche Nahrungsmittel zu empfehlen. Bei Kindern mit Blutungsneigung ist von invasiven Maßnahmen wie dem Verabreichen von Suppositorien oder intramuskulären Injektionen abzusehen. Daher werden die Impfungen (nach STIKO) bei Kindern mit Hämophilie subkutan verabreicht.
- Bereits **alltägliche pflegerische Maßnahmen,** wie exemplarisch die Blutdruckmessung, können bei diesen Kindern zu Petechien an der betroffenen Extremität führen.
- **Kleinkinder:**
  - Das Bett wird abgesichert und abgepolstert. Je nach Schwere der Blutungsgefahr ist zeitweise auch Bettruhe nötig. Dabei ist für eine ausreichende Beschäftigung des Kindes zu sorgen.
  - Kinder, die gerade das Laufen erlernen, sind besonders sturzgefährdet. Erkrankte Kinder in diesem Entwicklungsschritt können zum Schutz vor Verletzungen einen Helm, Knie- und Ellenbogenschoner tragen.

- Im Besonderen bei **chronischen Erkrankungen,** z. B. der Hämophilie, müssen die Eltern zur Beobachtung der Haut, dem Erkennen von Blutungen und für das zeitnahe Handeln sensibilisiert und angeleitet werden. Somit können spätere Schäden möglichst geringgehalten werden.

Vorsicht! Bei schweren Verletzungen bzw. starken Blutungen ist die hinzukommende Ärztin sofort über die Grunderkrankung zu informieren. Insbesondere Blutungen der Mund- und Nasenschleimhaut sind Zeichen für einen Blutungsnotfall bei Thrombozytopenie. Patientinnen mit einer chronischen Gerinnungsstörung sollten aus diesem Grund ihren Bluterausweis immer bei sich tragen.

SPICKZETTEL

Blutungen

Das Vermeiden und das frühzeitige Erkennen von Blutungen ist eine zentrale Maßnahme bei der Neigung zu Blutungen und umfasst folgende Bereiche: Haut-, Schleimhaut- und Zahnpflege inkl. Beobachtung von Haut und Schleimhäuten, das Vermeiden von Verletzungen und Stürzen.

10.4.2 Pflege bei Anämie

Patientinnen mit einer **Anämie,** gleichgültig welcher Ursache, fallen mit Symptomen wie Leistungsminderung, Schwäche, Schwindel und/oder Blässe auf. Dies ist zurückzuführen auf das mangelnde oder fehlerhafte Hämoglobin, das für den Sauerstofftransport im Körper verantwortlich ist. Bei akuten Anämien, z. B. durch Blutungen oder Hämolyse hervorgerufen, ist der Volumenmangel zusätzlich kreislaufbelastend.

- Aus diesem Grund ist auf eine regelmäßige **Überwachung der Vitalparameter** (Blutdruck, Puls, Sauerstoffsättigung) zu achten.
- Sowohl **körperliche** als auch **psychische Anstrengungen** werden der Belastbarkeit des Patienten angepasst. Pflegerische Maßnahmen sind gebündelt durchzuführen, um den Kindern und Jugendlichen Ruhezeiten einzuräumen. Auch die Prioritätensetzung der pflegerischen und medizinischen Maßnahmen, die den Patienten anstrengen, ist zu bedenken.
- Bedingt durch Schwindel und Schwäche sind anämische Kinder vermehrt **sturzgefährdet.** Das Kind soll deshalb nicht allein aufstehen, zur Mobilisation ist immer eine Pflegende anwesend.
- Bei immobilen Patienten ist auf eine **regelmäßige Lagerung** zu achten. Denn die Kombination aus Anämie und zusätzlicher Minderdurchblutung der gleichbleibend aufliegenden Körperstellen stellt ein erhöhtes Risiko für einen Dekubitus dar.
- Des Weiteren besteht eine Hauptaufgabe der Pflegefachpersonen in der Betreuung und Überwachung vor, während und nach **Bluttransfusionen** (s. Überwachung bei Transfusionen → 10.4.6).

10.4.3 Prophylaxe und Therapie von Infektionen

Die Prinzipien der Infektionsprophylaxe bestehen zum einen in der Reduktion der Keime, die den Patienten umgeben. Dazu zählt, neben der Einhaltung von bestimmten Ernährungsrichtlinien, auch Kontakt zu Menschen mit Infektzeichen (z. B. Husten, Ausschlag, Fieber, Herpes) zu meiden. Zum anderen sind körpereigene Keime, wie die der Mundschleimhaut, zu vermindern und Infektionen frühzeitig zu erkennen und zu behandeln.

Kinder mit einer Neutropenie fallen v. a. mit Mundulzera, Gingivitis und Stomatitis auf.

- Aus diesem Grund sind Kinder dazu angehalten, eine **regelmäßige Mundpflege** in Form von Zähneputzen (→ Abb. 10.8) und Mundspülungen durchzuführen.

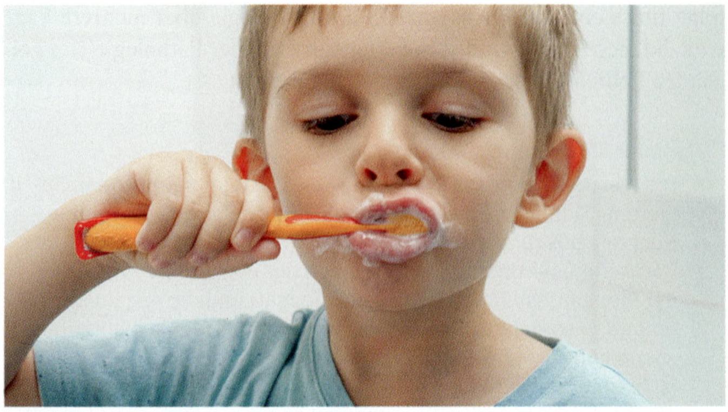

Abb. 10.8 Zur Infektionsprophylaxe gehört auch, dass sich die Kinder regelmäßig die Zähne putzen. Bei vorliegenden Schleimhautentzündungen sollte die Mundpflege jedoch nur durch Spülen erfolgen, um Verletzungen der Schleimhaut zu vermeiden. [J787]

- Im Rahmen der Körperpflege ist auf eine **intakte Haut** zu achten, um somit Eintrittspforten für Keime zu verringern. Zur Hautpflege zählt neben dem täglichen Waschen auch das Eincremen mit pH-neutraler Körperlotion zur Aufrechterhaltung des natürlichen Schutzmechanismus der Haut.
- Gerade bei Säuglingen und Kleinkindern ist die Haut im **Windelbereich** gut zu pflegen. Dazu zählen die Reinigung mit klarem Wasser und das regelmäßige Wechseln der Windeln, um eine möglichst geringe Kontaktzeit mit der Haut und dem nassen Milieu sicherzustellen (→ 14.4.1).
- Eltern werden sensibilisiert, sich bei **Auffälligkeiten** der **Haut** und **Schleimhaut** umgehend an eine Pflegefachperson zu wenden. Somit kann schnell interveniert werden, z. B. mit desinfizierenden Tinkturen oder Sitzbädern.

Beobachten des Kindes

Die Aufgaben der Pflegefachpersonen bestehen in der Beobachtung des Kindes bezüglich systemischer Infektionszeichen (Fieber, Schüttelfrost, Verschlechterung des Allgemeinzustands) und lokaler Entzündungsherde oder Hautirritationen, v. a. an Eintrittsstellen von Zugängen und Schleimhäuten.

- **Medikamente:**
  - Kinder mit einer hohen Infektionsgefahr erhalten **antibiotische** und ggf. auch **antimykotische** Prophylaxen.
  - Bei einer Sichelzellerkrankung und einhergehenden Asplenie wird **Penicillin** zur Vermeidung von Infektionen durch bekapselte Bakterien verabreicht.
  - Besteht bei den betroffenen Kindern eine akute Infektion, sind je nach Schweregrad der Neutropenie eine intravenöse Therapie mit Breitbandantibiotika und strenge Überwachung der Vitalparameter und des Allgemeinzustands angebracht. Dies macht eine stationäre Aufnahme unumgänglich. Zusätzlich ist die Gabe von *G-CSF (Granulocyte-Colony Stimulating Factor)* möglich, um das Immunsystem zu unterstützen.

SPICKZETTEL

Infektionen

Die Infektionsprophylaxe besteht darin, sowohl die den Patienten umgebenden Keime zu reduzieren, als auch die körpereigenen Keime, z. B. der Mundschleimhaut, zu vermindern.

10.4.4 Schmerztherapie

Pädiatrische Patienten mit **Sichelzellerkrankung** leiden rezidivierend an Schmerzkrisen, bedingt durch die Schädigung von Gefäßwänden und den Verschluss einzelner Gefäße. Dies ist der häufigste Grund für einen stationären Aufenthalt. Obwohl alle Gewebe von einer Schädigung und damit verbundenen Schmerzattacken betroffen sein können, sind die Schmerzen insbesondere in den Röhrenknochen und am Skelett des Stamms lokalisiert. Zusätzlich zu den Schmerzen bestehen lokale Schwellungen, Fieber und ansteigende Entzündungswerte.

Wichtigste Voraussetzung zur richtig durchgeführten Schmerztherapie (→ 19.4, → 19.5) ist das Wahrnehmen und Einordnen der Schmerzstärke durch den zu Pflegenden. Jugendliche mit bereits mehrfach überstandenen Schmerzkrisen haben ihre eigenen Bewältigungsstrategien entwickelt. Werden die Schmerzen von Ärztinnen und Pflegefachpersonen nicht richtig wahrgenommen, bagatellisiert oder unzureichend behandelt, begünstigt dies hingegen die Entstehung chronischer Schmerzsyndrome (→ 19.5.2).

Das Erfassen des Schmerzes erfolgt über ein der **Altersgruppe entsprechendes Assessment.**

- Bei Kindern ab dem 4. Lebensjahr ist eine Eigeneinschätzung mittels visueller Analog- oder numerischer Ratingskala angebracht.
- Bei jüngeren Kindern eignet sich eine Fremdeinschätzung anhand verschiedener Verhaltensweisen und Parameter, z. B. die KUS-Skala.

Ist eine stationäre Aufnahme erforderlich, hat sich die **Therapie mit Opiaten,** angelehnt an das WHO-Stufenschema, als Goldstandard herausgestellt. Die Einnahme von nicht opioidhaltigen Analgetika zuhause ist oft nicht ausreichend. Morphin als Dauerinfusion, angepasst an das Patientengewicht, kann von der Dosis langsam gesteigert werden, bis eine Schmerzfreiheit besteht. Während der Therapie mit Morphin sollte eine kontinuierliche Überwachung der Sauerstoffsättigung erfolgen. Durch mögliche kardiale oder pulmonale Beeinträchtigungen aufgrund der Grundkrankheit kann speziell bei Kindern und Jugendlichen mit Sichelzellkrankheit auch bei geringeren Morphindosen ein verminderter Atemantrieb zu einer Verschlechterung der Situation bis hin zu tödlichen Komplikationen auftreten. Zusätzlich zur Schmerztherapie hat sich eine **ausreichende Hydrierung** der Patienten per os oder intravenös als nützlich erwiesen. Zusätzlich kann eine nicht medikamentöse Therapie wie physikalische Maßnahmen und Entspannungstechniken angewandt werden.

Vorsicht! Obstipation ist eine der Hauptnebenwirkungen von Opiaten. Daher sollte parallel zur Therapie mit Opiaten die regelmäßige Gabe von Laxanzien erfolgen!

SPICKZETTEL

Schmerztherapie

Bei einer Sichelzellkrankheit müssen Schmerzen durch ein der Altersgruppe entsprechendes Assessment erfasst werden, um die Entstehung chronischer Schmerzsyndrome zu vermeiden.

10.4.5 Förderung der Adhärenz

Kinder mit hämatologischen Erkrankungen müssen mitunter zuverlässig und regelmäßig Medikamente einnehmen, um Spätfolgen der Erkrankung zu minimieren. Auch andere regelmäßige therapeutische Maßnahmen müssen von den Kindern und Jugendlichen selbst oder deren Eltern eigenständig durchgeführt werden. Folgende Maßnahmen sind bei entsprechenden Erkrankungen zuhause regelmäßig durchzuführen:

- Orale Gabe eisenbindender Medikamente bei Eisenüberladung des Körpers infolge häufiger Transfusionen, z. B. bei Thalassämie-Patienten
- Orale Gabe von Hydroxyurea bei Sichelzellerkrankung; schützt vor klinischen Folgen und Komplikationen der Erkrankung
- Antibiotika- und Antimykotika-Prophylaxe bei Panzytopenie
- Subkutane Injektion von Gerinnungsfaktoren bei Faktormangel
- Subkutane Injektion von G-CSF (*Granulocyte-Colony Stimulating Factor*) bei Agranulozytose
- Physiotherapie, Atemtherapie.

Adhärenz

Die Adhärenz beschreibt die Therapiemotivation, also die Übereinstimmung der therapeutischen Empfehlungen der Ärztin oder der Pflegefachperson mit dem Verhalten des Patienten. Die betroffenen Kinder und Jugendlichen sind mit der Behandlungsmethode einverstanden und **arbeiten aktiv mit,** z. B. durch eine **regelmäßige Medikamenteneinnahme.** Die Therapiemotivation ist bei einfacher Handhabung höher im Vergleich zu komplizierten Applikationsformen. Wiederum sinkt die Adhärenz der zu Pflegenden bei mehreren gleichzeitig einzunehmenden Medikamenten oder vielen einschränkenden Nebenwirkungen. Zudem ist zu beobachten, dass Menschen ihre Medikamente weniger regelmäßig einnehmen, wenn keine Symptome der Grunderkrankung vorhanden sind, z. B. bei Medikamenten, die zur Vermeidung von Spätfolgen eingenommen werden müssen. Außerdem wirkt sich ein guter Wissensstand des Patienten über die Therapie positiv auf die Adhärenz aus.

- Bei Kindern ab dem 4. Lebensjahr spielt die Einstellung der Eltern auf die Therapie eine große Rolle. Wird ihnen durch ihre Angehörigen vermittelt, dass die regelmäßige und richtige Einnahme wichtig ist, werden die Kinder dies später auch gewissenhafter durchführen.
- In der Pubertät widersetzen sich Jugendliche öfter den vorgeschriebenen Dingen. Daher ist in diesem Lebensabschnitt die Motivation zu regelmäßigen Arztbesuchen oder zur Tabletteneinnahme häufig geringer.

In Bezug auf die Adhärenz ist es **Aufgabe der Pflegefachperson,** den Kindern und Jugendlichen **mögliche Hilfen** zur Einnahme der Medikamente aufzuweisen und gemeinsam eine Art Routine dabei zu entwickeln. **Visuelle Darstellungen oder Merkblätter** können Eltern und Kindern dabei hilfreich sein. Auch das Verbinden mit täglichen Ritualen, z. B. immer vor der Gutenachtgeschichte, sorgt für eine Regelmäßigkeit. Bei Säuglingen und Kleinkindern, die auf eine kontinuierliche Verabreichung von Medikamenten angewiesen sind, müssen **geeignete Darreichungsformen** gefunden werden, um den Kindern die Einnahme so einfach und angenehm wie möglich zu gestalten. Aspekte wie flüssige vor fester Darreichungsform oder Minimierung des Eigengeschmacks des Medikaments spielen dabei eine Rolle.

SPICKZETTEL

Adhärenz

Die Adhärenz der Kinder kann durch verschiedene Maßnahmen gefördert werden, z. B. wenn die Medikamenteneinnahme mit bestimmten Ritualen verknüpft ist. Es ist auch auf die altersentsprechende Darreichungsform zu achten.

10.4.6 Transfusionen

Die Durchführung der Transfusionen ist laut Bundesärztekammer eine **ärztliche Tätigkeit** und ist nicht an pflegerisches Personal delegierbar. Im Rahmen von hämatologischen und onkologischen Erkrankungen müssen häufig Blutprodukte verabreicht werden, da die Eigenproduktion der Blutzellen im Knochenmark durch die Krankheit oder deren Therapie gestört wird.

Aufgaben der Pflegefachperson sind:

- Transfusion vorbereiten, d. h. Transfusion und Transfusionsbesteck und ggf. Bedside-Test der Ärztin bereitlegen
- Der Ärztin assistieren, während Transfusion angehängt wird
- Patientinnen während und nach der Transfusion überwachen hinsichtlich aller Vitalparameter, Wohlbefinden und Ausscheidung
- Leere Transfusionsbeutel sachgemäß vom Zugang diskonnektieren und Zugang spülen
- Blutkonserve 24 Std. nach Gabe im Kühlschrank aufbewahren, falls spätere Komplikationen auftreten
- Das Kind auch nach der Transfusion auf mögliche Zwischenfälle oder Unverträglichkeiten beobachten
- Bei klinischen Auffälligkeiten sofort Erstmaßnahmen einleiten und das ärztliche Team informieren.

Voraussetzung für den Erhalt eines Blutpräparats vom Blutspendedienst ist die Bestimmung der Blutgruppe und die Testung auf Kompatibilität mit der Blutkonserve. Hierzu wird zunächst eine Blutgruppenbestimmung (**Kreuzprobe**) vorgenommen und es wird die Bestellung des Präparats an den Blutspendedienst versendet. Die Ärztin muss sichergehen, dass die Eltern über die Maßnahme aufgeklärt wurden und mit ihrer Unterschrift eingewilligt haben. Vor dem Anhängen der Transfusion ist ein weiterer Bluttest am Bett notwendig, der **„Bedside-Test"** (→ Abb. 10.9). Unmittelbar abgenommenes Blut wird mithilfe eines Antikörpertests auf einer Plastikkarte geprüft, ob Spender- und Empfängerblutgruppe zusammenpassen. Verklumpungen auf der Kreuzkarte zeigen die Blutgruppe aus dem AB0-System an.

Das Anhängen der Transfusion erfolgt soweit möglich nach dem Vier-Augen-Prinzip, sprich die Ärztin, welche die Transfusion verabreicht, und die betreuende Pflegefachkraft. Zudem stellt das aktive Erfragen der Identität des Kindes und der Vergleich mit dem zu tragendem Patientinnenarmband einen zusätzlichen Kontrollpunkt dar. Des Weiteren wird die Charge des Blutprodukts mit der Charge auf dem Laufzettel mit dem Namen der Patientin verglichen.

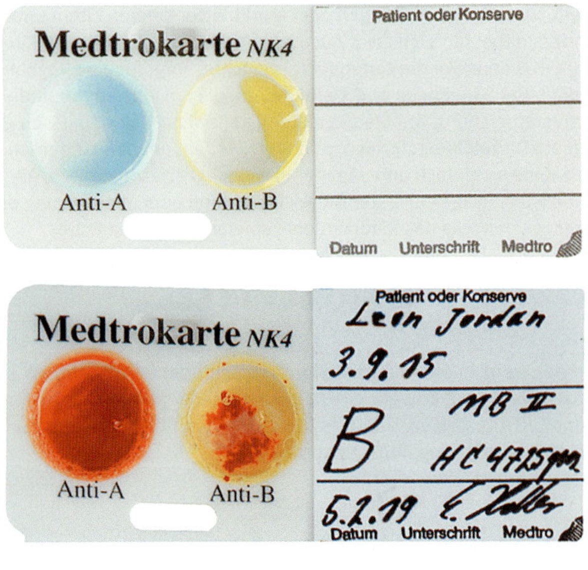

Abb. 10.9 Bedside-Test. Die Prüfkärtchen enthalten in den Näpfchen Anti-A und Anti-B (oben). Nach dem Einbringen eines Tropfens Blut ist es hier zu einer Agglutination bei Anti-B, nicht aber bei Anti-A gekommen; der Patient hat also Blutgruppe B. [R264]

Die Einlaufzeit einer Transfusion liegt je nach Alter des Kindes und Art der Transfusion bei 2–6 Std. Granulozyten- und Thrombozytenkonzentrate laufen eher schneller ein, Erythrozytenkonzentrate eher langsam. Die Transfusionsmenge sollte ca. 10–20 ml/kg Körpergewicht betragen. Es muss genau dokumentiert werden, wann die Transfusion begann und wann sie beendet wurde. Falls Zwischenfälle auftreten, muss die Konserve für weitere Untersuchungen asserviert werden.

Die Transfusion von Granulozytenkonzentraten ist eine Ausnahmesituation. Solche Patienten sind meist schwerkrank. Die Gabe der Granulozyten führt zu Entzündungsreaktionen, sodass sich der Allgemeinzustand hierunter auch schnell verschlechtern kann.

Tipps und Tricks beim Umgang mit Transfusionen

- Das Vier-Augen-Prinzip am Patientenbett dient der Sicherheit zur Vermeidung von Fehltransfusionen.
- Thrombozytenkonzentrate müssen bis zur Transfusion auf einem entsprechenden Rüttler gelagert werden. Erythrozyten- und Granulozytenkonzentrate werden nicht schüttelnd gelagert und angehängt.
- Je kürzer die Infusionsleitung vom Erythrozytenkonzentrat zum Kind oder Jugendlichen ist, desto weniger Erythrozyten werden durch Scherkräfte zerstört.
- Thrombozytenkonzentrate werden bei Kindern mit klinischer Symptomatik (Schleimhautblutungen) baldmöglichst transfundiert und bei schwer kranken Kindern mit weniger als 20.000–30.000/µl Thrombozyten.
- Die Erythrozyten-Transfusionsgrenze für Kinder jenseits des Säuglingsalters beträgt in den meisten Kliniken 7–8 g/dl Hb. Bei Säuglingen, Kindern mit einer Sepsis oder Kindern mit anderen Risikofaktoren, instabilem Kreislauf oder Atemunterstützung kann diese Grenze heraufgesetzt werden.
- Wenn das Kind symptomatisch wird (Tachykardie, Tachypnoe, ausgeprägte Müdigkeit, Kopfschmerzen), kann dies ein Grund sein, auch unabhängig von für den Bereich festgelegten Grenzen zu transfundieren.
- Blut mit der Blutgruppe 0 Rhesus-negativ kann im Notfall universell jedem Patienten transfundiert werden.

SPICKZETTEL

Transfusionen

Die Gabe von Transfusionen erfordert besondere Sorgfalt und Umsicht, sowohl bei der Vorbereitung als auch während der Überwachung bei und nach der Transfusion.

10.4.7 Stammzelltransplantation

In den vergangenen Jahren hat sich die Übertragung von Blutstammzellen als probates Therapieverfahren in der Kinderhämatologie etabliert. Unterschieden werden zwei Vorgehensweisen:

- Bei der **autologen** (Eigenspende) **Stammzelltransplantation** werden patienteneigene Stammzellen gesammelt, eingefroren und nach einer Hochdosis-Chemotherapie wieder verabreicht. Eine autologe Stammzelltransplantation ist nur bei Erkrankungen möglich, bei denen das Knochenmark gesund ist, z. B. bei Neuroblastomen oder Ewing-Sarkomen. Diese hat zum Zweck das durch eine Hochdosis-Chemotherapie zerstörte Knochenmark zu ersetzen. Somit ist durch eine autologe Stammzelltransplantation eine höhere und intensivere Gabe an Chemotherapie möglich.

- Bei der **allogenen (Fremdspende) Stammzelltransplantation,** einer echten Organtransplantation, werden hämatopoetische Stammzellen vom Spender auf den Empfänger übertragen.

Für die hämatologischen Erkrankungen im Kindesalter spielt nur die allogene Transplantation eine Rolle.

Die gutartigen oder nicht malignen hämatologischen Erkrankungen des Kindesalters verlaufen trotz der Bezeichnung als gutartige Erkrankungen oftmals nicht weniger dramatisch als bösartige Erkrankungen. Kinder mit einer Sichelzellkrankheit oder einer Thalassaemia major leiden an schweren Organfehlfunktionen bis hin zu tödlichen Komplikationen. Für die meisten ist in jungen Jahren eine Stammzelltransplantation in der Risikoabwägung angezeigt, sofern passende Spender, z. B. Geschwisterspender, vorhanden sind. Gut gesichert ist die Rolle der Transplantation bei schweren aplastischen Anämien. Bei manchen angeborenen Stoffwechseldefekten ist ebenfalls eine Heilung möglich.

Allogene Stammzelltransplantation

Das allogene Stammzelltransplantat dient dem Aufbau eines neuen Knochenmarks bei zuvor erkranktem Knochenmark. Die Zellen des Spenders, die das gesunde Blut bilden, ersetzen die kranken Zellen des Empfängers (z. B. bei schwerer aplastischer Anämie, Thalassämia major, Sichelzellanämie). Parallel zum Heranwachsen einer neuen Erythrozytenpopulation wächst jedoch auch ein neues Immunsystem heran.

Das **Immunsystem,** das ebenfalls mit übertragen wird, kann bei Kindern und Jugendlichen mit Immundefekten zur Heilung beitragen, indem es nicht funktionierende Immunzellen ersetzt. Bei Leukämien kann es sogar Leukämiezellen im Rahmen des **Graft-versus-Leukemia-Effekts** angreifen und vernichten. Es kann jedoch auch zu einem akuten oder chronischen Störfaktor werden, der mitunter tödliche Effekte nach sich zieht, wenn es den Körper des Empfängers ungezielt angreift und dessen Organe schädigt (**Graft-versus-Host Disease**). Daher birgt die Transplantation von Blutstammzellen von einem gesunden Menschen in einen mit einer gut- oder bösartigen Erkrankung von Knochenmark und Blut Chancen und Risiken.

Das Knochenmark des Empfängers muss auf das neue Spenderknochenmark vorbereitet werden. Dies geschieht mit einer Immuntherapie, einer Chemotherapie, einer Bestrahlung oder einer Kombinationstherapie. Eine Unterdrückung des Immunsystems, die in der Akutphase schwere Infektionen mit sich bringen kann und die auch nach Entlassung aus der Transplantationseinheit medikamentös fortgesetzt werden muss, ist die Folge.

Bei der allogenen Transplantation (→ Abb. 10.10) ist der Vergleich von Spender und Empfänger in den **HLA-Merkmalen** (Human Leukocyte Antigen) entscheidend. Die HLA-Merkmale dienen dem Körper u. a. zur Unterscheidung eigener und fremder Körperzellen. Prinzipiell ist es daher am besten, einen in den für die Transplantation wichtigen HLA-Merkmalen gleichen Spender auszuwählen. Genetisch gleich sind jedoch nur eineiige Zwillingsgeschwister. Eine allogene Stammzelltransplantation kann mit gutem Erfolg auch mit Stammzellen von einem HLA-identischen Geschwisterkind (Nicht-Zwilling) durchgeführt werden. Da nur ca. 25 % der zu Pflegenden ein passendes, genotyp-identisches Geschwister haben, muss oft auf Fremdspender aus Spenderdatenbanken zurückgegriffen werden. Auf diese Art und Weise ist heute für fast jeden Patienten innerhalb von wenigen Monaten ein passender Spender zu ermitteln.

Neben der klassischen Knochenmarktransplantation stehen auch Nabelschnurblut und die aus dem peripheren Blut gewonnenen Stammzellen als Transplantat zur Verfügung. Die Wahl des Transplantats hängt von der Erkrankung, dem geplanten Vorgehen und nicht zuletzt vom Spender ab. Übertragen werden v. a. „adulte" Stammzellen, aus denen sich Zellen der Hämatopoese und des Immunsystems entwickeln können.

Fertilität und Stammzelltransplantation

Die Behandlung mit allogenen Stammzellen setzt eine Knochenmarkbehandlung mit oft keimzellschädigenden Methoden (Chemotherapie, Bestrahlung) auch bei eigentlich nicht an malignen Erkrankungen leidenden Kinder voraus. Daher ist es wichtig und notwendig, den überlebenden Patienten eine möglichst normale Lebensqualität auch im Erwachsenenalter zu ermöglichen. Dazu gehört auch die Möglichkeit, eine eigene Familie zu gründen und Nachkommen zu haben. Das Risiko der späteren Beeinträchtigung der Fertilität hängt dabei ab von der Erkrankung, dem Alter bei Diagnosestellung, den Komorbiditäten und insbesondere der Art und Dosierung der Chemotherapie und der Notwendigkeit einer Bestrahlung.

Aktuell bestehen verschiedene Möglichkeiten, die Fertilität bei geplanter Chemo- oder Radiotherapie bzw. Stammzelltransplantation zu schützen und zu erhalten (Fertilitätsprotektion, kurz: Fertiprotektion).

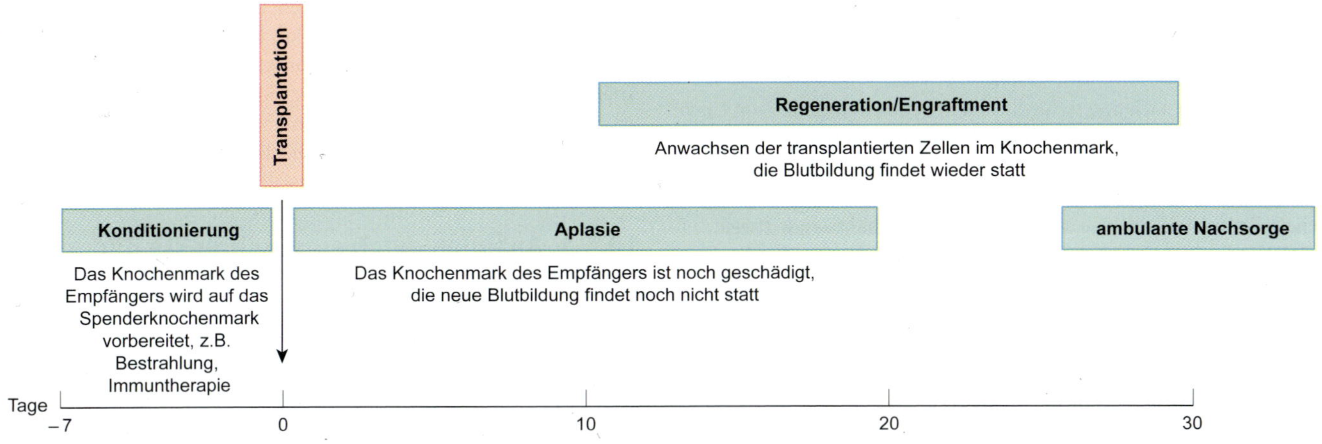

Abb. 10.10 Ablauf der allogenen Stammzelltransplantation [L143]

Diese sind teilweise über viele Jahrzehnte erprobt und etabliert, teilweise noch im experimentellen Stadium.

- Zu den fertilitätserhaltenden Maßnahmen gehört für postpubertäre Jungen und Männer die Möglichkeit der Kryokonservierung von Sperma. Für präpubertäre Jungen gibt es aktuell nur die Möglichkeit, präpubertäres Hodengewebe zu kryokonservieren. Diese Maßnahme ist bisher rein experimentell.
- Für Mädchen besteht die Möglichkeit, einen Teil des Ovargewebes zu kryokonservieren. Diese Maßnahme ist bei erwachsenen Frauen etabliert und erfolgreich praktiziert, ebenso die Kryokonservierung von Eizellen.

Bei der Kryokonservierung ist immer die Gefahr der Kontamination des Gewebes durch maligne Zellen zu bedenken. Eine einfühlsame und individuell auf den Patienten abgestimmte Beratung zum Thema der Fertilität (*oncofertility counseling*) ist ein wichtiger Baustein in der Betreuung von Patienten mit onkologischen Erkrankungen bzw. vor Stammzelltransplantation geworden.

Aktuell wird die Fertilitätsprotektion im Rahmen von Studien durchgeführt. Das Fertiprotect-Netzwerk bietet hierfür eine internationale Plattform im deutschsprachigen Raum für Mädchen/junge Frauen, die Androprotect-Studie eine Möglichkeit der Fertilitätserhaltung bei Jungen und Männern und begleitet dies wissenschaftlich.

SPICKZETTEL

Stammzelltransplantation

Bei hämatologischen Erkrankungen der Kinder spielt nur die allogene Stammzelltransplantation eine Rolle. Es entwickeln sich ein neues Blut- und Immunsystem. Allerdings kann Letzteres im Rahmen einer Graft-versus-Host Disease (Abstoßungsreaktion) schädlich auf den Organismus des Empfängers wirken.

10.5 Anämien

DEFINITION

Anämie: Verminderung der roten Blutkörperchen mit verschiedenen Ursachen: verminderte Bildung der Erythrozyten, vermehrter Verlust der Erythrozyten (Blutung), frühzeitiger Untergang von Erythrozyten (Hämolyse). Typische Anämiesymptome sind: Blässe der Haut und Schleimhäute. Die Skleren erscheinen besonders weiß, das Lippenrot verblasst. Gelb gefärbte Skleren können Zeichen einer hämolytischen Anämie sein. Müdigkeit, Erschöpfung auch bei kleinen Anstrengungen, Abgeschlagenheit, Leistungsknick in der Schule.

Krankheitsentstehung und Einteilung

Anämien werden nach unterschiedlichen Kriterien unterteilt. Zum einen in erworbene und angeborene Formen. Bei den angeborenen Formen liegen krankhafte Veränderungen von Genen vor, die bei der Blutbildung eine wichtige Rolle spielen. Derartige genetische Defekte treten bei der Sichelzellkrankheit auf, eine der häufigsten Erbkrankheiten weltweit.

Bei Kindern überwiegen Anämien (→ Tab. 10.3), die durch einen Substratmangel bedingt sind, und sekundäre Anämien, während erbliche Formen seltener sind. Die weltweit häufigste erworbene Anämie bei Kindern und Jugendlichen ist die Eisenmangelanämie.

Es werden mikro-, normo- und makrozytäre Anämien unterschieden.

- **Mikrozytäre Anämien** (MCV ↓, MCH ↓):
  - Eisenmangelanämie: Fe i. S. ↓, Ferritin ↓, Transferrin ↑; zu erfragen sind Ernährungsgewohnheiten, v. a. vegetarische Ernährung, liegt eine Malabsorption vor?

Tab. 10.3 Die häufigsten Anämieformen

Altergruppe	Anämieformen
Neugeborene	Prä- oder peripartale Blutverluste (vorzeitige Plazentalösung, Vitamin-K-Mangelblutungen), hämolytische Anämien durch maternale Antikörper oder (seltener) angeborene Enzymdefekte
Kleinkinder	Eisenmangelanämien, Infektanämien
Schulkinder	Eisenmangel- und chronische Blutungsanämien (v. a. bei menstruierenden Mädchen); abhängig von ethnischer Herkunft an Thalassaemia minor denken!

  - Infekt- und Tumoranämie: Fe normal oder ↓, Ferritin oft ↑ oder normal, Transferrin normal oder ↑, Infekthäufigkeit erfragen
  - Frühgeborenen- und „Trimenon"-Anämie: Fe normal oder ↓
  - Sideroachrestische Anämie (sehr selten)
  - Thalassämie: Herkunftsland, Familienanamnese, Splenomegalie
- **Normozytäre Anämien:**
  - Akute Blutungsanämie: Symptome variieren und sind abhängig von der Höhe und Geschwindigkeit des Verlusts. Bei 15–20 % oder mehr RR ↓, Tachykardie, Atemnot, Ohnmacht, Schock (je nach Ausmaß des Blutverlusts)
  - Hämolytische Anämien: Indir. Bili ↑, Reti ↑, LDH ↑, freies Hb i. S. ↑, freies Hb im Urin erst nach Sättigung von Haptoglobin, Haptoglobin i. S. ↓
  - Hämatologische Systemerkrankungen
- **Makrozytäre, megaloblastäre Anämien** (MCV ↑, MCH ↑, MCHC ↑):
  - Folsäure- und/oder Vitamin-B_{12}-Mangel: durch gestörte Resorption, verbunden mit Infektionen, Malabsorption (Zöliakie), Zytostatika oder Antikonvulsivatherapie, bei gestillten Kindern vegetarisch ernährter Mütter
  - Auf Veränderungen der Granulo- und Thrombopoese achten!
  - Makrozytäre Anämien ohne megaloblastäre Veränderungen im Knochenmark: Aplastische Anämie, Diamond-Blackfan-Anämie, dyserythropoetische Anämie, Lebererkrankungen.

Symptome

Allgemeine Symptome treten erst bei stärkerer **Anämie** (einem Mangel an roten Blutkörperchen) auf. Leitsymptome (→ Abb. 10.11) sind Blässe, Abgeschlagenheit, Müdigkeit, Schwindel und Kopfschmerzen. Schlafstörungen, Konzentrationsstörungen, ein Leistungsknick in der Schule und Appetitlosigkeit kommen bei älteren Kindern hinzu. Die Schleimhäute (Mund, Zunge) wirken blass, die Sklerengefäße sind nicht als blutgefüllt erkennbar. Der Puls kann schneller und flacher getastet werden, die Herzfrequenz ist mitunter erhöht. Bei hämolytischen Anämien kann eine Gelbfärbung der Skleren, später der Haut auftreten. Im Falle von mangel- und fehlernährungsbedingter Anämie kommen Symptome wie Mund- und Handrhagaden, Zungenatrophie, Nagelwachstumsstörungen und Haarausfall hinzu.

10.5.1 Anämien durch eingeschränkte Bildung der Erythrozyten

Eisenmangelanämie

Eisen ist ein wichtiger Baustein für funktionsfähiges Hämoglobin. Hämoglobin wiederum ist der wichtigste Sauerstofftransporter im Körper und damit überlebenswichtig. Wird nicht ausreichend Hämoglobin produziert, sinkt die Produktion der roten Blutkörperchen, sie haben ein vermindertes Volumen (MVC erniedrigt) und eine geringere Bela-

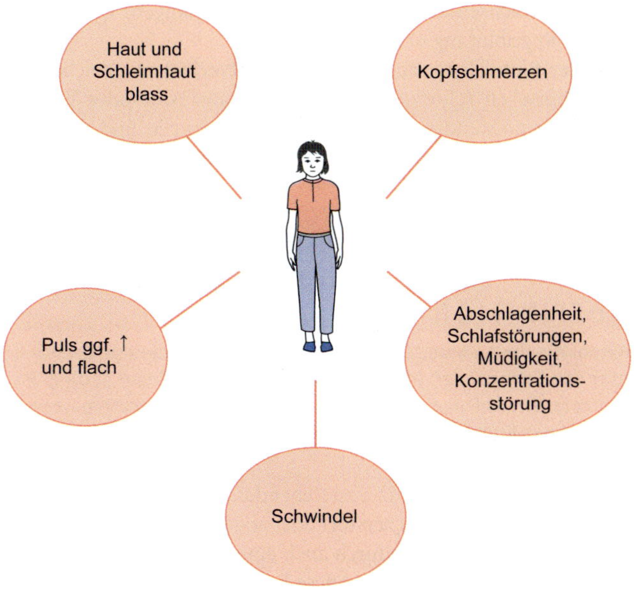

Abb. 10.11 Allgemeine Leitsymptome einer Anämie [L143]

dung mit rotem Blutfarbstoff. Etwa jede zweite Anämie weltweit ist auf Eisenmangel zurückzuführen.

Reife Neugeborene leiden aufgrund ihrer hohen intrauterinen Hämoglobinkonzentration in ihrem Blut nicht an Eisenmangel. Erst nach der Blutmauserung im 3. Lebensmonat (Trimenonreduktion) und dem Wechsel vom fetalen auf das reife Hämoglobin kann Eisenmangel auftreten. Frühgeborene hingegen können bereits einen Eisenmangel aufweisen, für sie besteht ein höherer Substitutionsbedarf.

Krankheitsentstehung

Häufige Ursachen sind **Mangel- oder Fehlernährung,** verminderte Eisenaufnahme durch spezielle Diäten, verminderte Eisenaufnahme durch chronische Darmerkrankungen, erhöhter Bedarf an Eisen oder chronischer Blutverlust.

Symptome

Neben den Symptomen, die alle Anämien gemeinsam haben, sind **Veränderungen** der **Haut** und **Schleimhaut** typisch für schwere Eisenmangelanämien. In den Mundwinkeln und an den Händen können Rhagaden (→ Abb. 10.12) auffallen, die Zunge ist atrophiert. Besteht ein Eisenmangel vom frühen Kindesalter an über Jahre, kann es auch zu psychomotorischen Störungen der Entwicklung kommen.

Ein indirektes Zeichen, das auf einen Eisenmangel beim kleinen Kind hinweisen kann, ist das **Pica-Syndrom.** Dabei verzehren Kinder mit Eisenmangel v. a. Papier oder Erde. Der Grund für diese spezielle Vorliebe ist nicht bekannt.

Diagnostik

Die Werte des Hämoglobins und Hämatokrits sind zu niedrig, MCH und MCV sind vermindert (hypochrome mikrozytäre Anämie). Bestätigt wird die Eisenmangelanämie durch die Bestimmung von Eisen und Ferritin im Serum, beide sind erniedrigt, das Transferrin ist erhöht, die Transferrinsättigung, die die Beladung dieses Moleküls mit Eisen anzeigt, ist jedoch erniedrigt.

Behandlungsstrategie

Die Therapie des Eisenmangels besteht in der Behandlung der auslösenden Grundkrankheit und in der Verabreichung von Eisen in ausreichender Dosis. Bei der **Substitution mit Eisen** ist zu beachten, dass die meist über mehrere Monate angelegte Therapie oft nicht wie angeordnet durchgeführt wird. Grund sind die bei entsprechender Dosierung auftretenden unangenehmen Nebenwirkungen: Verstopfungen und Schwarzfärbung des Stuhls und Verfärbungen der Zähne sind häufige Gründe für einen Therapieabbruch. Liegt eine Mangel- oder Fehlernährung als Ursache vor, sollte gleichzeitig mit dem Ansetzen einer Eisentherapie auch eine Ernährungsberatung und Ernährungsumstellung erfolgen.

Ist eine verlängerte oder verstärkte Monatsblutung die Ursache für den Eisenmangel, sollte das Mädchen eine Gynäkologin aufsuchen und ggf. eine hormonelle Medikation einnehmen, zudem sollten gynäkologische Blutgerinnungsstörungen ausgeschlossen werden.

Vorsicht! Eisen aus der Muttermilch oder aus fleischhaltiger Nahrung wird über den Darm deutlich effektiver aufgenommen als aus pflanzlicher Nahrung.

SPICKZETTEL

Eisenmangelanämie

Krankheitsentstehung: Mangel oder Fehlernährung

Symptome: Rhagaden, atrophierte Zunge, Pica-Syndrom, Blässe, Reduktion des Allgemeinzustands

Diagnostik: Hb, Hkt. ↓, MCH und MCV ↓, Eisen und Ferritin im Serum ↓, Transferrin ↑

Behandlungsstrategie: Substitution von Eisen, Ernährungsumstellung

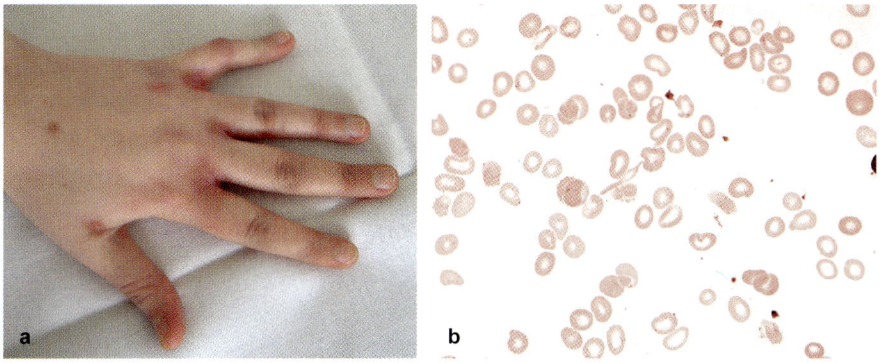

Abb. 10.12 Rhagaden bei Eisenmangel und bei Eisenmangelanämie
a) Rhagaden als Hautzeichen bei Eisenmangelanämie
b) Im peripheren Blut des Patienten findet man blasse (hypochrome) Erythrozyten, die fast wie Ringe wirken (Anulozyten). Das Zellvolumen ist reduziert (Mikrozytose), die Form der Zellen unregelmäßig (Poikilozytose). [P548]

Vitamin-B_{12}-Anämie

Vitamin B_{12} ist ein wichtiger Cofaktor von Stoffwechselprozessen im Körper. Folsäure ist ein **lebenswichtiges Vitamin.** Werden einer oder beide Stoffe nicht in ausreichendem Maß zugeführt, treten Entwicklungsstörungen und Mangelerscheinungen auf, u. a. eine Anämie.

Häufigste Ursache des Vitamin-B_{12}-Mangels ist die **mangelnde Zufuhr und Verwertung** von **Vitamin B_{12}.** Nur selten bestehen krankhafte Veränderungen des Magen-Darm-Trakts, genetische Veränderungen oder Stoffwechselerkrankungen als Ursachen. Häufiger sind Diäten die Ursache des Folsäuremangels. Folsäuremangel ist meist medikamentenbedingt. Beispielsweise ist Methotrexat, ein Zytostatikum zur Behandlung von rheumatischen oder onkologischen Erkrankungen, ein direkter Folsäuregegenspieler.

Therapie ist die zusätzliche Gabe von B_{12} und/oder Folsäure.

Vorsicht! Beim Embryo kann ein Folsäuremangel zu einem Verschlussdefekt des Neuralrohrs führen, was in einer **Spina bifida** („offener Rücken") resultieren kann.

Diamond-Blackfan-Anämie (DBA)

Diese angeborene Erkrankung wird auch als **kongenitale hypoplastische Anämie** bezeichnet. Der Erkrankung liegt eine gestörte Bildung der Erythrozyten zugrunde. Die Schwere der gestörten Erythropoese bringt es mit sich, dass sich die Erkrankung bereits im Säuglings- und Kleinkindalter manifestiert.

Die DBA beruht auf einem Gendefekt der Genabschnitte, die für die Kodierung der Ribosomen zuständig sind. Ribosomen übersetzen in der Zelle den Code von Ribonukleinsäure in Aminosäureketten und damit in Eiweißmoleküle.

Auch bei der DBA treten gehäuft angeborene **Fehlbildungen** auf, insbesondere werden eine Stupsnase, eine verdickte Unterlippe, ein weiter Augenabstand, Gaumenanomalien und Daumen-/Radius-Anomalien in ca. 50 % der Fälle beschrieben. Die Kinder und Jugendlichen weisen immer eine **aplastische makrozytäre normochrome Anämie** auf. Mitunter finden sich Wachstumsretardierung und angeborene Herzfehler. DBA-Patienten haben ein erhöhtes Risiko, an Malignomen zu erkranken, insbesondere am Myelodysplastischen Syndrom, an AML, am Osteosarkom und an urogenitalen Krebsformen.

Die **Diagnose** der DBA ist oft schwierig.

Therapeutisch kann eine **Kombinationstherapie** aus Transfusionen und Steroiden verabreicht werden. Oft kommt es hierunter jedoch bei dauerhafter Anwendung zu ausgeprägten Nebenwirkungen oder einer Eisenüberladung der Leber. Daher kann für Viele eine allogene Stammzelltransplantation eine Option sein. Da bei 20 % der Betroffenen die Symptomatik nach unbestimmter Zeit sistiert, ist diese Entscheidung am individuellen Verlauf zu diskutieren.

10.5.2 Blutungsanämie

Der vermehrte Verlust von Erythrozyten wird durch eine akute oder chronische Blutung hervorgerufen. Daher wird diese Form der Anämie auch als Blutungsanämie bezeichnet.

Ursachen für Blutungsanämien sind:

- Bei **Neugeborenen** wird eine Blutungsanämie durch eine fetomaternale Transfusion, die Übertragung von Blut des Ungeborenen in den Blutkreislauf der Mutter durch Verletzungen der Plazenta, oder durch Vitamin-K-Mangel verursacht.
- Bei **älteren Kindern** ist eine Blutungsanämie meist durch einen Ulkus oder ein Meckel-Divertikel bedingt. Diese Blutungen können mittels eines positiven Hämoccult-Tests bestätigt werden.
- Bei heranwachsenden Mädchen kann eine verlängerte oder verstärkte Regelblutung ursächlich sein.

Neben der Blutstillung ist bei **akutem Blutverlust** mit Zeichen eines hypovolämischen Schocks eine sofortige Transfusion oder Volumensubstitution notwendig. Bei chronischen Blutungen und dem damit verbundenen Verlust von Eisen ist bei Kindern eine Eisentherapie angezeigt.

10.5.3 Hämolytische Anämien

DEFINITION

Hämolytische Anämie: Anämie, die durch die vorzeitige Zerstörung von Erythrozyten (normale Lebensdauer 120 Tage) bedingt ist (Hämolyse). Als Folge der verkürzten Lebenszeit der Erythrozyten steigert das Knochenmark kompensatorisch seine Aktivität.

Wenn rote Blutzellen zwar in ausreichender Zahl gebildet, dann jedoch in der Peripherie vermehrt zerstört oder abgebaut werden, spricht man von **Hämolyse.** Entsteht dadurch auch eine Blutarmut, handelt es sich um eine hämolytische Anämie. Diese Erkrankungen können aufgrund eines genetischen Defekts angeboren oder auch z. B. in Folge einer Infektion erworben sein.

Durch die ständige Hämolyse fällt viel **Bilirubin** an, sodass diese Patientengruppe bereits in der Kindheit **Gallensteine** mit allen bekannten Komplikationen entwickeln kann. Die akute Entzündung der Gallenblase verläuft schmerzhaft mit Druckschmerz im rechten Oberbauch und ist begleitet von Sklerenikterus (→ Abb. 10.13), weißlich-hellem Stuhlgang und Appetitlosigkeit.

Membrandefekte

Eine Scheibe mit beidseitiger Eindellung ist die Idealform des roten Blutkörperchens. Es kann sich mit dem Blutstrom durch kleinste Kapillaren zwängen, da es sehr elastisch verformbar ist. Diese Eigenschaften sind in dem besonderen Aufbau der Zellmembran des Erythrozyten begründet.

In dieser schwimmen Eiweißmoleküle, die viele der Zelleigenschaften des Erythrozyten bestimmen, u. a. seine Blutgruppenzugehörigkeit. Auf der Innenseite der Zellmembran wird die Form des Erythrozyten durch das Molekül **Spektrin** gehalten. Defekte im Spektrin führen zu einer herabgesetzten Elastizität oder Stabilität. Damit ändert sich die Form des Erythrozyten.

- Ein häufig vorkommender Defekt führt zu einer veränderten Aufhängung des Membranskeletts an der Fettmembran und damit zu einer **Kugelform** des Erythrozyten, der Kugelzelle (**Sphärozytose**).

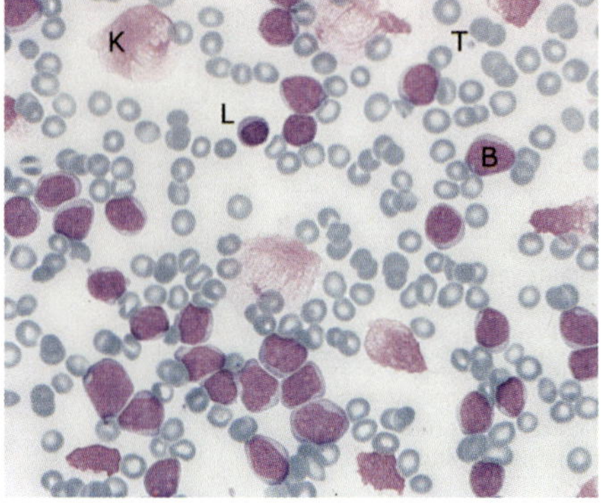

Abb. 10.13 Kind mit Sphärozytose und Sklerenikterus [R232]

- Defekte der **Längsaufhängung** des Membranskeletts können zu Ellipsenform (**Elliptozytose**) führen. Erythrozyten verlieren an Stabilität, sie sind weniger resistent gegen Osmose, Temperaturschwankungen, Scherkräfte und Elektrolytschwankungen.

Die häufigste Form ist die **hereditäre Sphärozytose.** Jeder 5.000. Mensch in Deutschland ist davon betroffen. Die Patienten zeigen im Blutausstrich Kugelzellen, die Resistenz gegen Osmose ist vermindert und meist besteht durch den erhöhten Umsatz an Erythrozyten eine Milzvergrößerung (Splenomegalie → Abb. 10.14). Die Ausprägung der Erkrankung reicht von leicht bis sehr schwer, dann besteht regelmäßiger Transfusionsbedarf.

Patienten mit diesen Erkrankungen haben mitunter direkt nach der Geburt eine hämolytische Krise. Später im Leben kommt es v. a. bei der Erstinfektion mit Ringelröteln (Parvo-B19-Virus) zu schweren hämolytischen Krisen.

SPICKZETTEL

Sphärozytose

Bei der hereditären Sphärozytose handelt sich um einen Membranwanddefekt der Erythrozyten, der sich u. a. in einer Milzvergrößerung (Splenomegalie) manifestiert. Die Ausprägung der Erkrankung reicht von leicht bis sehr schwer, es besteht regelmäßiger Transfusionsbedarf.

Hämoglobinopathien

DEFINITION

Hämoglobinopathien: Sammelbegriff für genetisch bedingte Erkrankungen durch Hämoglobinanomalien infolge einer Störung der Globinsynthese sowie durch Veränderungen in den Globin-Ketten des Hämoglobins. Angeborene Hämoglobinopathien sind die häufigsten genetischen Erkrankungen des Menschen.

Der rote Blutfarbstoff der Erythrozyten, das **Hämoglobin,** besteht aus vier Eiweißketten. Mit einem Eisenkern in der Mitte kann das Hämoglobin Sauerstoff binden und in den Erythrozyten durch den Körper transportieren. Die vier Eiweißketten, je zwei gleiche, bestimmen die Eigenschaft des Hämoglobins. Während der Entwicklung vom Embryo zum Säugling produzieren wir unterschiedliche Eiweißketten, aus denen dann das Hämoglobin zusammengesetzt wird. Daher hat das rote Blut des Feten andere Eigenschaften als das der Mutter in Bezug auf den Sauerstofftransport.

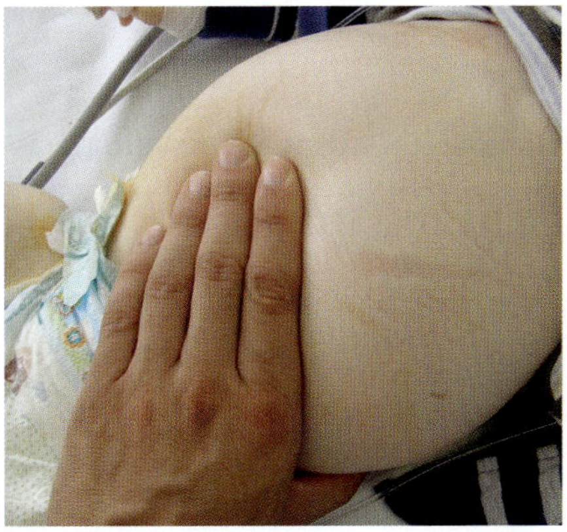

Abb. 10.14 Tastbefund bei einem Kind mit Milzvergrößerung (Splenomegalie) aufgrund einer Kugelzellanämie [P548]

Nur in der frühsten Entwicklungsstufe der Blutbildung gibt es Hämoglobin, das keine Alphaketten benötigt (Hämoglobin Gower 1 und Portland). Schon parallel und in den folgenden Entwicklungsstufen braucht jedes Hämoglobin mindestens zwei Alpha-Eiweißketten. Diese werden dann mit Gamma-Eiweißketten zu Hämoglobin F, dem fetalen Hämoglobin, kombiniert. Nach der Geburt produzieren wir Hämoglobin A aus zwei Alpha- und zwei Beta-Eiweißketten.

Schleichen sich **Mutationen** in die Gene der **Alpha-Ketten** ein, kann schon der Fetus kein gesundes Hämoglobin mehr bilden.

- Bei schweren Ausfällen ist das Neugeborene nicht lebensfähig.
- Bei leichteren Defekten kann man ein Leben lang asymptomatisch bleiben.

Die Ausprägung der Mutationen in den Hämoglobingenen ist also verantwortlich für die Schwere der Erkrankung.

- Bei Mutationen in den vier in einer Zelle vorhandenen Genen der **Alpha-Eiweißkette** des Hämoglobins nennt man die daraus resultierende Erkrankung **Alpha-Thalassaemia minima,** Alpha-Thalassaemia minor, Alpha-Thalassaemia intermedia (HbH Krankheit) oder Alpha-Thalassaemia major.
- Kommt es zu Mutationen in einem der beiden Gene für die **Beta-Eiweißkette,** kann eine **Beta-Thalassaemia minor** oder Beta-Thalassaemia major daraus resultieren.

Patienten mit mittelschweren und schweren Thalassämiesyndromen sind auf regelmäßige Eryhtrozytenkonzentrat-Transfusionen angewiesen. Dies führt über die Jahre zu einer Überladung des Organismus mit Eisen, unter dem zunächst die Leber, im Verlauf zunehmend der Herzmuskel geschädigt wird. Daher ist eine Ausleitung des Eisens aus dem Körper durch Medikamente, sog. Chelatbildner, lebenslang notwendig. Durch die Möglichkeit einer Stammzelltransplantation kann heute eine Thalassämie auch kausal behandelt und somit geheilt werden.

SPICKZETTEL

Thalassämie

Die Thalassämie ist eine genetisch bedingte Blutarmut. Ein Fehler im Eiweiß Hämoglobin stört den Sauerstofftransport im Körper. Kinder und Jugendliche mit mittelschweren und schweren Thalassämiesyndromen sind auf regelmäßige Transfusionen angewiesen. Die kausale Behandlung erfolgt durch eine Stammzelltransplantation.

Sichelzellerkrankung

DEFINITION

Sichelzellerkrankung (früher: Sichelzellanämie): zeichnet sich durch die Bildung eines qualitativ veränderten Hämoglobins (**HbS**) aus. Zugrunde liegt eine Punktmutation im β-Globin-Gen, die zum Aminosäureaustausch in Position 6 der Beta-Kette führt (Valin statt Glutaminsäure).

HbS führt zu einer verminderten Wasserlöslichkeit des Hämoglobins. Das Hämoglobin rutscht im Erythrozyten zusammen, bildet Klumpen und der Erythrozyt verformt sich zu einer Zelle, deren Form der einer Sichel entspricht. Diese Erythrozyten werden schnell von den Fresszellen der Milz eliminiert, durch diese Hämolyse fällt Bilirubin an. Zudem schädigen die Sichelzellen die kleinen und mittelkleinen Gefäßwände, was über Jahre zu Gefäßverschlüssen führen kann.

In Deutschland leben ca. 600–1.000 Sichelzell-Patientinnen, v. a. Migranten aus Ländern des östlichen Mittelmeerraums (Türkei, Süditalien, Griechenland, Mittlerer Osten, Nordafrika), Zentral- und Westafrika, Asien (Indien, Afghanistan) und Amerika.

Krankheitsentstehung

Infolge der Punktmutation auf dem Gen der Beta-Eiweißkette des Hämoglobins entsteht statt Hämoglobin A **Hämoglobin S** (kurz: **HbS**).

- **Heterozygote Menschen** mit nur einem betroffenen Gen zeigen **keine Krankheitszeichen.** Ihre Lebenserwartung ist normal hoch.
- Bei der **homozygoten Form** sind beide Hämoglobin-B-Gene betroffen, die Krankheit zeigt die **volle Ausprägung.**

Auch Kombinationen aus Sichelzellerkrankung und Thalassämien können zur Ausprägung des Krankheitsbilds führen.

Symptome

Die Sichelzellerkrankung kann frühstens nach der Blutmauserung auftreten, wenn Beta-Ketten für den Hämoglobinaufbau benötigt werden, aber nur mutierte Sichelzelleiweiße zur Verfügung stehen. Das beginnt ab dem 3. Lebensmonat und ist mit etwa einem ½ Jahr vollendet.

Die Schwere der Erkrankung hängt von genetischen sowie äußeren Faktoren und therapeutischen Einflüssen ab. Die hämolytische Anämie ist meist konstant bei den Betroffenen nachzuweisen. Andere Komplikationen kommen in bestimmten Lebensaltern oder Lebenssituationen gehäuft und krisenhaft vor.

Sehr junge Kinder zeigen häufiger akute **Milzschwellungen** mit einem Blutstau in der Milz, was zu dramatischen Abfällen in der Hämoglobinkonzentration bis hin zu **Milzrupturen** (Einrissen der Milz) führen kann. Meist verliert die Milz durch zahlreiche Infarkte und narbige Veränderungen im Lauf der Kindheit ihre Funktion, eine funktionelle **Asplenie** ist die Folge. Das bedeutet, dass die Kinder gegen bekapselte Bakterienstämme wie Pneumokokken eine reduzierte Abwehrfunktion besitzen. Diese Kinder sollten dann mit einer Penicillinprophylaxe bedacht werden.

Auch Hand-Fuß-Syndrome mit Verschlüssen der Endstrombahn in den Händen und Füßen führen bei kleinen Kindern zu **schmerzhaften Schwellungen** und **Rötungen.** In jedem Lebensalter können schmerzhafte **Verschlüsse des Gefäßsystems** im Skelett auftreten.

Bei älteren Kindern manifestiert sich die Krankheit oft mit schwersten Schmerzkrisen. Diese sind auf Durchblutungsstörungen und Gefäßverschlüsse infolge entzündlicher Prozesse in der Endstrombahn zurückzuführen. Betroffen ist v. a. das Skelettsystem, die Symptomatik ähnelt der einer schweren Osteomyelitis mit Knochenschmerzen und Schwellungen, die auch die wichtigste Differenzialdiagnose ist. Meist können die Schmerzzustände nur mit Morphingaben unterbrochen werden.

Schwerwiegende Komplikationen, die oft erst nach Jahren der Erkrankung, aber eben doch im Kindesalter auftreten und lebensbedrohlich sein können, sind **Hirn-, Herz- und Lungeninfarkte,** Verschlüsse des Darmgefäßbetts und Priapismus (pathologische Dauererektion).

Diagnostik

Während der krisenhaften Schmerzzustände, die als Hauptsymptom der Sichelzellkrankheit auftreten, sind **Sichelzellen** häufig im **Blutausstrich** (→ Abb. 10.15) nachweisbar. Man kann HbS auch mittels Hämoglobin-Elektrophorese nachweisen. Einen immer größeren Stellenwert in der Diagnostik nimmt die Genetik ein. Unterschiedliche Mutationen führen zu unterschiedlichen Krankheitsausprägungen, und Kombinationserkrankungen mit Thalassämien können so schnell aufgeklärt werden.

Behandlungsstrategie

Die Therapie in einer akuten Krise zielt v. a. auf die **Symptombekämpfung** und die Vermeidung von Komplikationen ab. Eine frühe und ausreichend dosierte Schmerztherapie mit Opioiden unter Überwachung der Sauerstoffsättigung im Blut ist im Fall eines akuten Schmerzsyndroms indiziert. Wichtig ist eine intensive atemtherapeutische Begleitung: Kommt es zu Minderbelüftungen der Lungen, z. B. durch das schmerzbedingte Vermeiden tiefer Atmung, verstärkt dies die Symptomatik und kann zu einer lebensbedrohlichen Lungenfunktionsstörung (sog. Thoraxsyndrom) führen.

Eine **kausale Therapie** bietet nur die allogene Stammzelltransplantation.

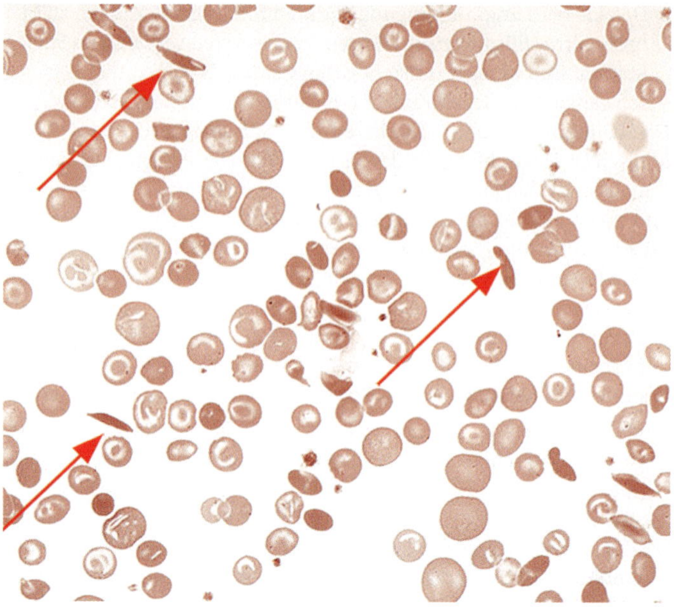

Abb. 10.15 Peripherer Blutausstrich bei Sichelzellkrankheit. Neben normalen Erythrozyten fallen die sichelförmigen Zellen (Pfeile) im Blutausstrich auf. Das in ihnen enthaltene Hämoglobin S führt zu einer Verklumpung des Hämoglobins und damit zur Verformung der Zelle. [P548]

SPICKZETTEL

Sichelzellerkrankung

Krankheitsentstehung: es wird verändertes Hämoglobin (HBS) gebildet, die Erythrozyten verformen sich zu Sicheln und werden schnell von den Fresszellen der Milz eliminiert

Symptome: durch Entzündungsreaktion in den Gefäßen akute Milzschwellung mit Blutstau in der Milz, evtl. Milzruptur, stärkste Schmerzen v. a. im Skelettsystem, Durchblutungsstörungen in Lunge, Darm oder Hirn

Diagnostik: Sichelzellen im Blutausstrich

Behandlungsstrategie: Schmerztherapie, allogene Stammzelltransplantation

Glukose-6-Phosphat-Dehydrogenase-Mangel (Favismus)

DEFINITION

G6PD-Mangel (Favismus): weltweit eine der häufigsten Erbkrankheiten, die Millionen Menschen betrifft. Aufgrund des G6-PD-Mangels fehlt reduziertes Glutathion, das den Erythrozyten vor Oxidationsschäden schützt. Dadurch provozierter erhöhter oxidativer Stress, z. B. im Rahmen einer Entzündung, kann hämolytische Krisen hervorrufen.

Weltweit leiden mehr als 400 Millionen Menschen an einem Mangel dieses Enzyms. Der Defekt wird X-chromosomal-rezessiv vererbt. Das bedeutet, dass Jungen durch das von der Mutter weitergegebene G6PD defekte X-Chromosom erkranken, Mädchen nur, wenn Vater und Mutter ein defektes X-Chromosom weitergeben. Frauen mit nur einem betroffenen X-Chromosom zeigen keine Symptome. Sie können das defekte Gen jedoch an ihre Kinder weitergeben. Wie bei einer Reihe anderer Bluterkrankungen kommt die Krankheit v. a. im Malariagürtel entlang des Äquators vor, da sie anscheinend schlechtere Bedingungen für ein Überleben der Malariaerreger im Blut mit sich bringt.

Die roten Blutkörperchen können ihre Funktion mithilfe einer Reihe von Enzymen aufrechterhalten. Enzyme sind Eiweißmoleküle, die den Ablauf chemischer Reaktionen beschleunigen können. Sie funktionieren wie winzige Maschinen, die auf eine einzige Tätigkeit spezialisiert sind. Eins dieser Enzyme ist die **Glukose-6-Dehydrogenase (G6PD).** Der Erythrozyt schützt sich mit diesem Enzym vor oxidativem Stress. Liegt das Enzym nicht in ausreichender Menge im Erythrozyten vor, oxidieren entscheidende Eiweiße in der Zelle, die Zellmembran zeigt Defekte und das Blutkörperchen wird zerstört.

Oxidative Reize, z. B. in Form von Medikamenten, bestimmten chemischen Substanzen sowie Infektionen rufen eine Hämolyse, eine Auflösung der roten Blutkörperchen hervor. Auch der Genuss bestimmter Bohnen, der sog. Fava-Bohnen, führt zu einer starken Hämolyse. Daher wird die Erkrankung auch **Favismus** genannt.

Die Diagnose wird über die Messung der Enzymaktivität im Blut gestellt. Eine ursächliche Therapie gibt es nicht, lediglich können Krisen durch Vermeidung der entsprechenden Auslöser vermieden werden. Die Splenektomie ist meist nutzlos. Bluttransfusionen können im Akutfall lebensrettend sein.

SPICKZETTEL

Favismus

Bei einer plötzlich auftretenden hämolytischen Anämie im Kindesalter kann ein G6PD-Mangel als Ursache v. a. nach Einnahme von Medikamenten oder zuvor nicht erprobten Nahrungsmitteln die Ursache sein.

10.6 Aplastische Anämie: Fanconi-Anämie

i DEFINITION

Fanconi-Anämie: äußerst seltene Anämie, die Kinder und Erwachsene jeder ethnischen Herkunft betreffen kann. Sie geht einher mit einer verringerten Synthese von roten und weißen Blutkörperchen und mit einem übermäßigen Abbau dieser Zellen. Ihren Namen erhielt diese Krankheit nach dem Schweizer Kinderarzt Guido Fanconi.

Man spricht bei einer aplastischen Anämie auch von Knochenmarkversagen, da der Grund für die aplastische Anämie eine unzureichende Blutzellbildung im Knochenmark ist. Die Auslöser sind in den meisten Fällen unbekannt. Bei vielen Erkrankungen dieser Art sind genetische Veränderungen im Erbgut der hämatopoetischen Vorläufer- oder Stammzellen nachweisbar. Angeborene Syndrome mit Knochenmarkversagen sind selten, neigen aber zu schweren Verläufen. Ihre Diagnose gestaltet sich oft schwierig, da viele Differenzialdiagnosen häufiger vorkommen und mit ähnlichen klinischen Zeichen aufwarten. Exemplarisch dafür sind anbei zwei komplexe Syndrome aufgeführt.

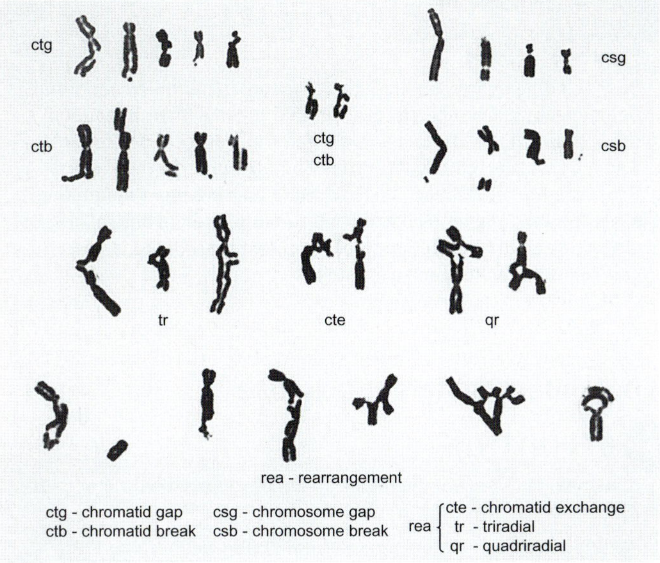

Abb. 10.16 Fanconi-Anämie. Dieser liegt ein Gendefekt zugrunde, bei dem die Chromosomen „zerbrechen". Auch andere Anomalien sind hier erkennbar. [G801]

Die Fanconi-Anämie (→ Abb. 10.16) wird durch eine erhöhte **Brüchigkeit der Chromosomen hervorgerufen,** die auf gestörten Reparaturmechanismen der DNA beruht. Sie wird autosomal-rezessiv, noch seltener X-chromosomal vererbt. Dabei wird die Bezeichnung „Anämie" dem Syndromkomplex nicht gerecht, zeichnet er sich doch durch eine Vielzahl möglicher syndromaler Veränderungen aus.

Neben einer **Zytopenie** (reduzierte Zellzahl) einer oder mehrerer Zellreihen in Blut und Knochenmark kommt es häufig zu folgenden Fehlbildungen:

- **Hypoplastische Daumen** oder Radii
- **Syndactylien** (nicht getrennte Finger oder Zehen)
- Spina bifida (Verschlussdefekt des Spinalkanals)
- Rippenanomalien
- **Café-au-lait-Flecken, Mikrozephalie** (verringerter Kopfumfang)
- Nierenfehlbildungen
- Ein auffälliges, vogelartig konfiguriertes Gesicht
- Kleine Augen.

Viele klinische Zeichen überschneiden sich mit denen von Menschen mit VACTERL-H-Anomalien. **VACTERL-H** steht (→ 7.5.1) als Akronym für Wirbelanomalien (**V**ertebral anomalies), Analatresie (angeborene Nicht-Anlage des Anus), kardiale Anomalien (**C**ardiac abnormalities), **T**racheal-/Ösophagealfisteln, Ösophageal- oder Duodenalatresien (**E**sophageal atresia), Nierenfehlbildungen (**R**enal structural anomalies), Extremitätenanomalien (**L**imb abnormalities) und **H**ydrocephalus (Druckerhöhung im Liquorsystem).

Kinder mit Fanconi-Anämie haben aufgrund des ursächlichen Gendefekts ein erhöhtes Risiko, an bösartigen Tumorerkrankungen zu erkranken.

Obwohl es sich bei der Fanconi Anämie um eine angeborene Erkrankung handelt, muss diese nicht bereits beim Neugeborenen im Vollbild klinisch auffällig werden. Mit Ausbruch der Erkrankung ist ein multidisziplinäres Management notwendig, das sowohl ein chirurgisches Management der Fehlbildungen als auch eine hämatologische und gastroenterologische Betreuung umfasst. Im Hinblick auf die hämatologische Teilerkrankung kann die Transplantation hämatopoetischer Stammzellen bzw. von Knochenmark notwendig werden.

SPICKZETTEL

Fanconi-Anämie

Die nach dem Schweizer Kinderarzt Fanconi benannte angeborene Anämie geht mit verschiedenen Fehlbildungen einher: hypoplastischer Daumen, Syndactylien (nicht getrennte Finger oder Zehen), Spina bifida (Verschlussdefekt des Spinalkanals), Rippenanomalien, Café-au-lait-Flecken, Mikrozephalie (verringerter Kopfumfang), Nierenfehlbildungen. Menschen mit Fanconi-Anämie haben aufgrund des ursächlichen Gendefekts ein erhöhtes Risiko, an bösartigen Tumorerkrankungen zu erkranken.

10.7 Infantile Agranulozytose

DEFINITION

Neutropenie: Anzahl der neutrophilen Granulozyten unterhalb der Altersnorm; schwere Neutropenien: < 1.000/µl.

Agranulozytose: Anzahl der neutrophilen Granulozyten < 500/µl. Bei Agranulozytose besteht eine hochgradig erhöhte Infektgefährdung, v. a. durch Bakterien und Pilze.

Die infantile **Agranulozytose,** auch als **Morbus Kostmann** bezeichnet, manifestiert sich im Neugeborenen- oder Säuglingsalter mit einer Neutropenie von **weniger als 500/µl neutrophilen Granulozyten** im peripheren Blut. Die anderen Zellreihen sind nicht betroffen.

Ursache der Erkrankung ist die unterbrochene Ausreifung der Vorläuferzellen der Granulozyten im Knochenmark. Die für die Abwehr von Bakterien und Pilzen essenziellen Zellen werden zwar gebildet, erreichen jedoch nicht das Stadium der Funktionstüchtigkeit.

Ein klinischer Hinweis auf die Erkrankung sind nicht abheilende **Abszesse,** ein nicht abfallender, schmieriger oder **nässender Nabel,** rezidivierende schwere bakterielle **Infektionen** oder Pilzinfektionen.

Mithilfe des Granulozyten-stimulierenden Wachstumsfaktors **G-CSF** *(Granulocyte-Colony Stimulating Factor)* kann bei einigen Patientinnen zeitweise eine effektive Abwehr aufgebaut werden, eine Heilung findet nur nach allogener Stammzelltransplantation statt.

SPICKZETTEL

Infantile Agranulozytose

Es kommt bereits im frühen Säuglingsalter zu schweren, oft lebensbedrohlichen Infektionen. Die einzige kurative Therapieoption ist die Knochenmarks- oder Stammzelltransplantation.

10.8 Gerinnungsstörungen

Auch beim gesunden Kind kommt es durchgehend zur Bildung von Blutgerinnseln und ihrem Abbau. Zwei Systeme – die plasmatische Gerinnung und die Thrombolyse – arbeiten hierbei parallel in einem Gleichgewicht (→ Abb. 10.17). Während die Thrombolyse keine Behinderungen des Blutflusses auftreten lässt, sorgt die plasmatische Gerin-

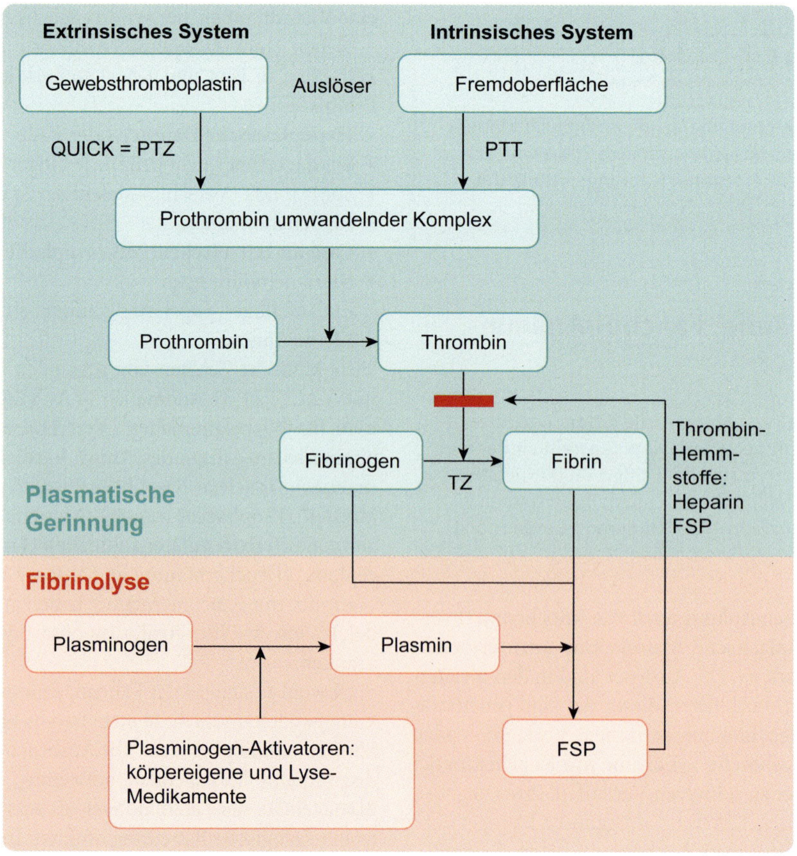

Abb. 10.17 Schematischer Ablauf der plasmatischen Gerinnung (oben) und der Fibrinolyse (unten) [L143]

nung im Falle einer Verletzung sofort für einen Verschluss der Blutungsquelle. Gewinnt eins der beiden Systeme dauerhaft die Oberhand, hat dies schwerwiegende körperweite Folgen. Blutungsneigung oder entsprechend Thromboseneigung sind die Folge.

An der Blutstillung sind Blutplättchen, Gerinnungsfaktoren und das Gefäßendothel beteiligt. Entsprechend kommen als Ursachen einer Blutungsneigung folgende Mechanismen infrage:

- **Thrombozytäre Störung** (in 60–80 %): typischerweise petechiale (flohstichartige) Blutungen sowie Haut- und Schleimhautblutungen
- **Koagulopathie:** Blutungsneigung, die durch den Mangel an Gerinnungsfaktoren hervorgerufen wird; typisch sind Ekchymosen (kleinflächige Hautblutungen), Hämatome oder Gelenkeinblutungen (v. a. bei Hämophilie)
- **Vasopathie:** Blutungsneigung infolge einer pathologisch veränderten Gefäßstruktur mit folgenden Symptomen: petechiale Blutungen in hydrostatisch belasteten Körperteilen (z. B. Knöchel) bzw. nach Blutstauung (Rumpel-Leede-Test)
- Kombinierte Störungen der Blutgerinnung.

Unterschieden werden **angeborene** (z. B. Hämophilie) und **erworbene Störungen** (z. B. Morbus Werlhof). Darüber hinaus ist eine Einteilung in **Bildungsstörungen** (z. B. Thrombozytopenie nach Zytostatikatherapie) oder **Umsatzstörungen** (z. B. Verbrauchskoagulopathie) sinnvoll.

10.8.1 Vitamin-K-Mangel-Koagulopathie

DEFINITION

Vitamin-K-Mangel-Koagulopathie: Vitamin K ist für die Synthese des Prothrombinkomplexes (F II, VII, IX, X) notwendig. Gerinnungssteigerung mit Bildung disseminierter Mikrothromben. Durch den hierbei stattfindenden Verbrauch an Gerinnungsfaktoren und Thrombozyten kann es zur hämorrhagischen Diathese kommen.

Im Früh- und Neugeborenenalter sind die plasmatischen **Gerinnungsfaktoren,** ebenso wie deren Gegenspieler, vermindert. Dies schafft eine weit weniger stabile Blutgerinnung als im späteren Leben. Ursache hierfür sind Entwicklungsprozesse, v. a. eine noch nicht abgeschlossene Leberreifung.

Krankheitsentstehung

Durch die ungenügend ausgereifte Leber von Früh- und Neugeborenen ist die **Herstellung der Gerinnungsfaktoren VII, IX, X und II** eingeschränkt. Diese wichtigen Gerinnungsfaktoren werden mithilfe des Kofaktors Vitamin K produziert. Vitamin K ist ein fettlösliches Vitamin und wird im Regelfall in ausreichender Menge über die Nahrung aufgenommen. Beim Früh- und Neugeborenen herrscht ein Vitamin-K-Mangel. Vitamin K wird kaum über die Plazenta transportiert und nur ungenügend in der unreifen Leber gespeichert. Zudem ist die Muttermilch-Trinkmenge des Säuglings in den ersten Lebenstagen zu gering, um damit die nötigen Ressourcen auszugleichen.

Symptome

Sehr selten kommt es bereits am **1. Lebenstag** zu schweren **Blutungen,** die auch im Schädel und Gehirn stattfinden können. Viel häufiger, etwa bei jedem 1.000. Kind, das keine Vitamin-K-Prophylaxe erhält, kommt es innerhalb des **1. Lebensmonats** zu Schleimhautblutungen, Nabelblutungen, Nachblutungen nach venöser Blutentnahme und Hämatomneigung. Bei Blutungen zwischen dem 2. und 7. Lebenstag spricht man von der klassischen Form (**Morbus haemorrhagicus neonatorum**).

Diagnostik

Warnzeichen für einen Mangelzustand sind der erniedrigte Quickwert und eine verlängerte aPPT.

Behandlungsstrategie

- Das **kranke Neugeborene** wird mit 1 mg Vitamin K intramuskulär substituiert.
- **Reife Frühgeborene** mit enteraler Ernährung werden wie gesunde Neugeborene dreimalig oral substituiert.
- **Kranke Frühgeborene,** Kinder unter 1.500 g Geburtsgewicht oder Kinder mit Blutungsrisiko, erhalten nach der Geburt 200 µg/kg Körpergewicht Vitamin K intramuskulär oder intravenös, darauffolgend wöchentlich eine enterale oder parenterale Substitution.
- Auch später im Leben, im Rahmen eines **Kurzdarmsyndroms,** chronisch-entzündlicher Darmerkrankungen oder totaler parenteraler Ernährung, kann es zu einem Vitamin-K-Mangel kommen. Daher ist bei diesen Patienten immer auf eine ausreichende Substitution zu achten.

Prophylaxe

Die Vitamin-K-Blutung kann durch eine einfache und effektive Maßnahme verhindert werden: durch die **Substitution von Vitamin K.** Damit normalisiert sich innerhalb von 2 Std. bei intravenöser Gabe der Quickwert. In der Zeit vor der Einführung der Prophylaxe wird beschrieben, dass mehr als eins von 500 Neugeborenen eine schwere Blutung erlitt und von diesen weniger als die Hälfte überlebte. Bei Kindern treten nach prophylaktischer Vitamin-K-Substitution praktisch keine Blutungen mehr auf.

Entsprechend den Empfehlungen der Fachgesellschaft erfolgt die **Prophylaxe** mit jeweils 2 mg Vitamin K beim gesunden Neugeborenen per os unmittelbar nach der Geburt sowie im Rahmen der U2- und U3-Vorsorgeuntersuchung. Alternativ kann auch einmalig 1 mg intramuskulär direkt nach der Geburt, bzw. 0,2 mg/kg i. v. bei kranken Kindern verabreicht werden. Letzte Lösung bietet sich v. a. dann an, wenn Mütter Bedenken haben, dass das Kind den Geschmack der Vitaminlösung kurz vor dem ersten Anlegen an die Brust mit dem Trinken assoziiert.

SPICKZETTEL

Vitamin-K-Mangel-Koagulopathie

Krankheitsentstehung: unzureichende Bildung von Gerinnungsfaktoren VII, IX, X und II

Symptome: Schleimhautblutungen, Nabelblutungen, Nachblutungen nach venöser Blutentnahme und Hämatomneigung, Morbus haemorrhagicus neonatorum

Diagnostik: erniedrigter Quickwert (Plasmathrombinzeit ↓) bei verlängerter aPTT

Therapie: Vitamin-K-Substitution

10.8.2 Hämophilie

DEFINITION

Hämophilie: x-chromosomal vererbter Mangel an Gerinnungsfaktoren (→ Abb. 10.18). Bei der Hämophilie A fehlt der **Faktor VIII** *(Eselsbrücke: „A wie Acht“),* bei der Hämophilie B Faktor IX.

Aufgrund des Erbgangs bricht die Erkrankung nur bei Jungen aus, Mädchen können jedoch Überträger an die nächste Generation sein.

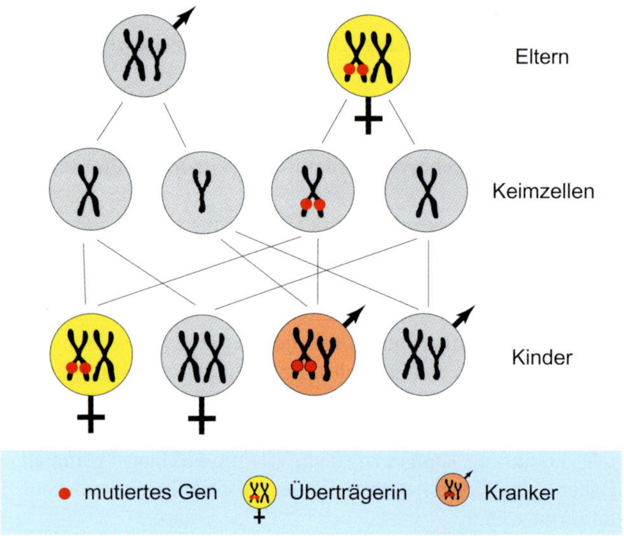

Abb. 10.18 X-chromosomal rezessive Vererbung der Hämophilie [L112]

Die Mutationen, denen der Faktormangel jeweils zu Grunde liegt, treten in unterschiedlichen Varianten auf. Daraus ergibt sich ein Krankheitsbild mit unterschiedlich starker Ausprägung.

Krankheitsentstehung

Die Blutgerinnung läuft ab wie eine Kette oder Kaskade aus fallenden Dominosteinen: Ein Faktor aktiviert den nächsten, bis die Gerinnung stattgefunden hat. Gleichzeitig vollziehen sich in gleicher Weise Prozesse zur **Auflösung** von **Thromben,** damit die Gerinnung nicht überschießt. Während bei den Hämophilie-Patienten die primäre Blutgerinnung, also das Verklumpen der Thrombozyten und die Thrombusbildung, funktioniert, versagt die weitere Gerinnungskaskade, bei welcher der Faktor VIII mit Faktor IXa den Faktor X aktiviert. Kommt es zu Traumata – bereits kleinere Verletzungen reichen aus –, kommt eine entstandene Blutung nicht mehr zum Stehen.

Symptome

Die **Blutungen** treten bevorzugt in den **großen Gelenken** auf (Ellenbogen, Knie, Sprunggelenk). Durch Heilungs-, Vernarbungs- und Umbauprozesse kommt es zu einer Versteifung, Arthrose und einer Pannusbildung. Dieser Pannus ist ein vernarbendes, aber gleichzeitig schnell blutendes Gewebe, sodass häufig immer dieselben Gelenke betroffen sind und sich der Effekt einer einmalig aufgetretenen Blutung immer wieder unterhält und verstärkt.

Diagnostik

Die betroffenen Jungen werden ab dem Neugeborenenalter bis zum ca. 2. Lebensjahr symptomatisch. Insbesondere die Patienten- und Familienanamnese kann Hinweise auf Gerinnungsstörungen geben. Zu den **diagnostisch wegweisenden Parametern** gehören Plasmathrombinzeit, aPTT, Fibrinogen, Gerinnungsfaktoren-Einzelanalyse, von-Willebrand-Diagnostik, Lupus-Antikoagulans, Leber- und Nierenfunktionsparameter. Während die meisten Gerinnungsparameter im Normbereich liegen, ist die PTT verlängert und die Aktivität der Faktoren erniedrigt. Bei 1–5 % der Aktivität des Faktors spricht man von einer mittelschweren Form, bei <1 % Aktivität des Faktors von einer schweren Form.

Behandlungsstrategie

Die **Therapie** zieht v. a. auf die Vermeidung und schnelle Blutstillung ab. Wichtig ist es, Traumata wahrzunehmen und auf Blutergüsse sowie Schmerzen in den großen Gelenken zu achten und zeitnah eine Therapie einzuleiten. Dazu wird ein gereinigter oder synthetisch gewonnener Faktor verabreicht. Zusätzlich ist bei einer Gelenks- oder Muskelblutung eine ausreichende Analgesie angebracht.

Vorsicht! Zur Analgesie bei einer bestehenden schmerzhaften Blutung auf Thrombozytenfunktionshemmer (NSAR oder ASS) verzichten. Paracetamol oder Opiate sind zweckdienlich.

Seitdem in den 1980er-Jahren des letzten Jahrhunderts über die aus Blutspenden gewonnenen Faktorpräparate das HI-Virus übertragen wurde, sind die Faktorpräparate heute weitgehend sicher. Ein Problem stellt jedoch die immunologische Antwort des Körpers auf die Präparate dar: Das Immunsystem kann Antikörper – sog. **Hemmkörper** – gegen die Präparate bilden, so dass die Faktorpräparate im Verlauf an Wirkung verlieren können.

SPICKZETTEL

Gerinnungsstörungen

Krankheitsentstehung: fehlende Gerinnungsfaktoren, bei Hämophilie A fehlt der Faktor VIII, bei der Hämophilie B Faktor IX

Symptome: Blutungen in den großen Gelenken (Ellenbogen, Knie, Sprunggelenk), Versteifung, Arthrose und Pannusbildung sind die Folge der Heilungs-, Vernarbungs- und Umbauprozesse

Diagnostik: Plasmathrombinzeit, aPTT, Fibrinogen, Gerinnungsfaktoren-Einzelanalyse

Therapie: schnelle Blutstillung

10.8.3 Von-Willebrand-Syndrom

DEFINITION

Von-Willebrand-Syndrom (VWS): Störung der Thrombozytenaggregation durch einen meist autosomal-dominant vererbten, selten erworbenen Defekt des „Von-Willebrand-Teils" im Faktor-VIII-Molekül. Es handelt sich um die häufigste angeborene Koagulopathie, etwa einer von 100 Menschen (Mädchen und Jungen) leidet darunter.

Krankheitsentstehung

Der von-Willebrand-Faktor ist ein Eiweißmolekül, das in Massen wie ein Anker das Anlagern der Thrombozyten an das **Endothel** *(Innenauskleidungszellen der Gefäße)* ermöglicht. Zusätzlich beschützt der vWF den Faktor VIII im Blut vor Abbauprozessen. Im Gegensatz zur Hämophilie ist hierbei bereits die primäre Blutstillung beeinträchtigt.

Symptome

Im Kindes- und Jugendalter fallen die betroffenen Kinder meist mit **Schleimhautblutungen** (Nasenbluten, Zahnfleischblutung, verstärkte Menstruationsblutung) auf. Kleine Verletzungen bluten dabei deutlich länger. Jedoch ist die Symptomatik je nach Schweregrad des vWF-Mangels variabel. Insgesamt sind 5 Typen definiert. Eine Rolle spielen folgende Typen:

- Der Typ IIN entspricht klinisch einer schweren Hämophilie, da der vWF ja auch Cofaktor für den Faktor VIII ist.
- Der Typ III ist ein Mischbild aus von-Willebrand-Syndrom und Hämophilie.

Diagnostik

Diagnostisch lassen sich eine Verminderung der Blutplättchen, eine verlängerte Blutungszeit und aktivierte partielle Thromboplastinzeit sowie ein verminderter vWF nachweisen.

Behandlungsstrategie

Verabreicht werden **Medikamente,** die den vWF ersetzen. Zudem gilt die Therapie dem **Vorbeugen von Blutungen,** sowohl medikamentös als auch nicht medikamentös, z. B. mit Antikonzeptiva und Vermeiden gefährlicher Sportarten als Therapie. Außerdem ist je nach Schweregrad des Mangels die medikamentöse Therapie mit dem Antidiuretikum Desmopressin sinnvoll. Dieses erhöht den von-Willebrand-Faktor im Blut. Es greift in den Wasserhaushalt des Körpers ein. Dadurch bedingte Elektrolytverschiebungen können bei Kleinkindern Krampfanfälle auslösen, weshalb für Kinder unter 4 Jahren Desmopressin nicht geeignet ist.

SPICKZETTEL

Von-Willebrand-Syndrom

Krankheitsentstehung: Defekt des „Von-Willebrand-Teils" vWF im Faktor-VIII-Molekül, wodurch die primäre Blutstillung beeinträchtigt ist

Symptome: Schleimhautblutungen, kleine Wunden bluten sehr stark

Diagnostik: Verminderung der Blutplättchen, verlängerte Blutungszeit; aktivierte partielle Thromboplastinzeit, verminderter vWF

Therapie: Medikamente, die den vWF ersetzen, Vorbeugen von Blutungen

10.8.4 Thrombosen

DEFINITION

Thrombosen: entstehen v. a. im Zusammenhang mit veränderten Abläufen in der Kaskade thrombolytischer Prozesse. Sie sind im Kindesalter mit 1 : 20.000 Kindern pro Jahr ein nicht seltenes Ereignis, wobei v. a. Neugeborene und postpubertäre Kinder betroffen sind.

Insbesondere wenn andere Erkrankungen zu einer Immobilisierung führen, steigt das Risiko für ein thrombotisches Ereignis.

Krankheitsentstehung

Der **Faktor V** ist ein Bluteiweiß, das die Umwandlung von Prothrombin in Thrombin fördert und dadurch die Entstehung von Thromben reduziert. Der Faktor V wird durch **Protein C** und **Protein S** daran gehindert. Wenn es an Protein C und S mangelt oder wenn der Faktor V dadurch nicht angegriffen werden kann, entwickeln sich Thrombosen. Insbesondere wenn weitere Risikofaktoren wie zentrale Venenkatheter, hormonelle Antikonzeption, Steroid-Therapie, Immobilisierung usw. hinzukommen, steigt das Risiko für eine Thrombose deutlich an.

Symptome

Bei Thrombosen treten **Schwellungen, Schmerzen** und **Hautverfärbung** auf. Besonders schwerwiegend sind Sinusvenenthrombosen des Gehirns, die durch Kopfschmerzen, Erbrechen, Nackensteifigkeit, Lichtscheu, Kopfschmerzen und Krampfanfälle auffallen.

Diagnostik

Thrombosen können mittels **Duplex-Sonografie** oder einer MRT mit Kontrastmittel nachgewiesen werden.

Behandlungsstrategie

Bei einer Thrombose wird eine **Lysetherapie** mit Heparin eingeleitet. Diese kann als Heparin-Dauerinfusion oder als niedermolekulares Heparin subkutan erfolgen. Bei einer Heparin-Dauerinfusion muss auf Petechien oder andere Zeichen für eine Thrombozytopenie geachtet werden: Denn Heparin kann eine Thrombozytopenie verursachen, eine sog. **HIT** *(Heparin-induzierte Thrombozytopenie),* die im Verbund mit der durch das Heparin verursachten verminderten Gerinnungsfähigkeit des Bluts verheerende Blutungen unterhalten kann.

! Vorsicht! Die Thromboseprophylaxe postoperativ oder bei Immobilisation erfolgt i. d. R. erst ab dem 10. Lebensjahr mit Beginn der Pubertät. Liegt bei kleineren Kindern jedoch eine Thrombophilie oder ein vergangenes Thromboseereignis zurück, erhalten auch diese eine entsprechende Prophylaxe.

SPICKZETTEL

Thrombosen

Krankheitsentstehung: Mangel an Protein C und S

Symptome: Schwellung, Schmerzen, Hautverfärbung; Sinusvenenthrombose als schweres Krankheitsbild mit Kopfschmerzen, Erbrechen, Nackensteifigkeit, Lichtscheu und Krampfanfällen

Diagnostik: Sonografie, MRT

Behandlungsstrategie: Lysetherapie, Heparinisierung

10.9 Immunzytopenien

DEFINITION

Immunzytopenie: Das eigene Immunsystem greift die Blutzellen oder deren Vorläufer an und vernichtet sie. Ursache sind i. d. R. eigene oder von der Mutter auf das Kind übertragene Antikörper. Häufigste Form bei Kindern ist die Immunthrombozytopenie (ITP).

Die erste Phase der Diagnostik dient dem Ausschluss anderer schwerwiegender oder bösartiger Erkrankungen. Anschließend wird nach immunologischen Mechanismen gefahndet, die für die Zytopenie verantwortlich sind. Autoantikörper können über direkte Suchtests oder über den **Coombstest** nachgewiesen werden, einen unspezifischen Nachweis von gebundenen Antikörpern auf den Erythrozyten (*direkter Coombstest*) oder frei im Serum schwimmenden Antikörpern (*indirekter Coombstest*). Mitunter muss eine Knochenmarkpunktion durchgeführt werden, um auszuschließen, dass es sich nicht um eine Produktionsstörung der Blutzellen handelt.

Die häufigste Form der Immunzytopenie im Kindesalter betrifft nur die Thrombozyten: Bei der **Immunthrombozytopenie** *(ITP)* bildet das Immunsystem im Nachgang eines banalen Infekts Antikörper, die sich zufälligerweise auch an die Thrombozyten binden können. Die **Makrophagen** *(Fresszellen)* des Abwehrsystems in der Milz und in anderen Organen fressen die so markierten Thrombozyten, es kommt zur Thrombozytopenie mit Petechien und Blutungsneigung.

Differenzialdiagnose: Blutungen

- Ausgeprägte **Thrombozyotopenien** führen i. d. R. zu Petechien. Besteht eine Vaskulitis, kommen flächigere Blutungen hinzu.
- Spontane **Petechien** oder Blutungen der Mundschleimhaut sind ein Warnzeichen, dass auch die Hirnhäute eine gleiche Einblutungssymptomatik zeigen können. Einblutungen in die Schleimhaut erfordern daher zügiges Handeln.

Andere Formen der Zytopenie betreffen die neutrophilen Granulozyten oder die Erythrozyten. Insbesondere in der Neonatologie kommen diese beiden Formen bei Übertragung von Antikörpern durch die Mutter auf das Kind vor. Aber auch später im Leben können, ausgelöst durch Infektionen, autoimmunologische Prozesse angestoßen werden.

Der größere Teil dieser Prozesse verläuft unproblematisch und kann im Verlauf bis zur Besserung abgewartet werden. Wahrscheinlich gibt es eine hohe Dunkelziffer asymptomatischer und damit unbehandelter Patienten. Bei komplizierten Verläufen ist eine immunsuppressive Therapie unumgänglich. Neben Kortison stehen Immunglobuline oder auch niedrig dosierte Chemotherapeutika zur Verfügung.

SPICKZETTEL

Immunthrombozytopenien

Die Immunthrombozytopenie (ITP) oder auch Werlhof-Krankheit ist die häufigste erworbene Ursache für eine Blutungsneigung bei Kindern und Jugendlichen. Sie wird durch einen Mangel an Blutplättchen (Thrombozyten) verursacht. Typische Symptome sind häufige blaue Flecken, kleine punktförmige Blutungen in der Haut (Petechien), Schleimhautblutungen oder bei Frauen eine verstärkte Periode. Bereits kleine chirurgische Eingriffe können zu starken Blutungen führen. Besonders gefährlich sind Gehirnblutungen.

Die Hälfte aller Menschen mit Immunthrombozytopenie sind Kinder. Bei den meisten von ihnen heilt die Autoimmunerkrankung innerhalb eines halben Jahrs wieder ab. Bei Erwachsenen hingegen dauert die Krankheit oft deutlich länger.

11

PFLEGE BEI ONKOLOGISCHEN ERKRANKUNGEN

Konrad Bochennek, Ann-Katrin Verst

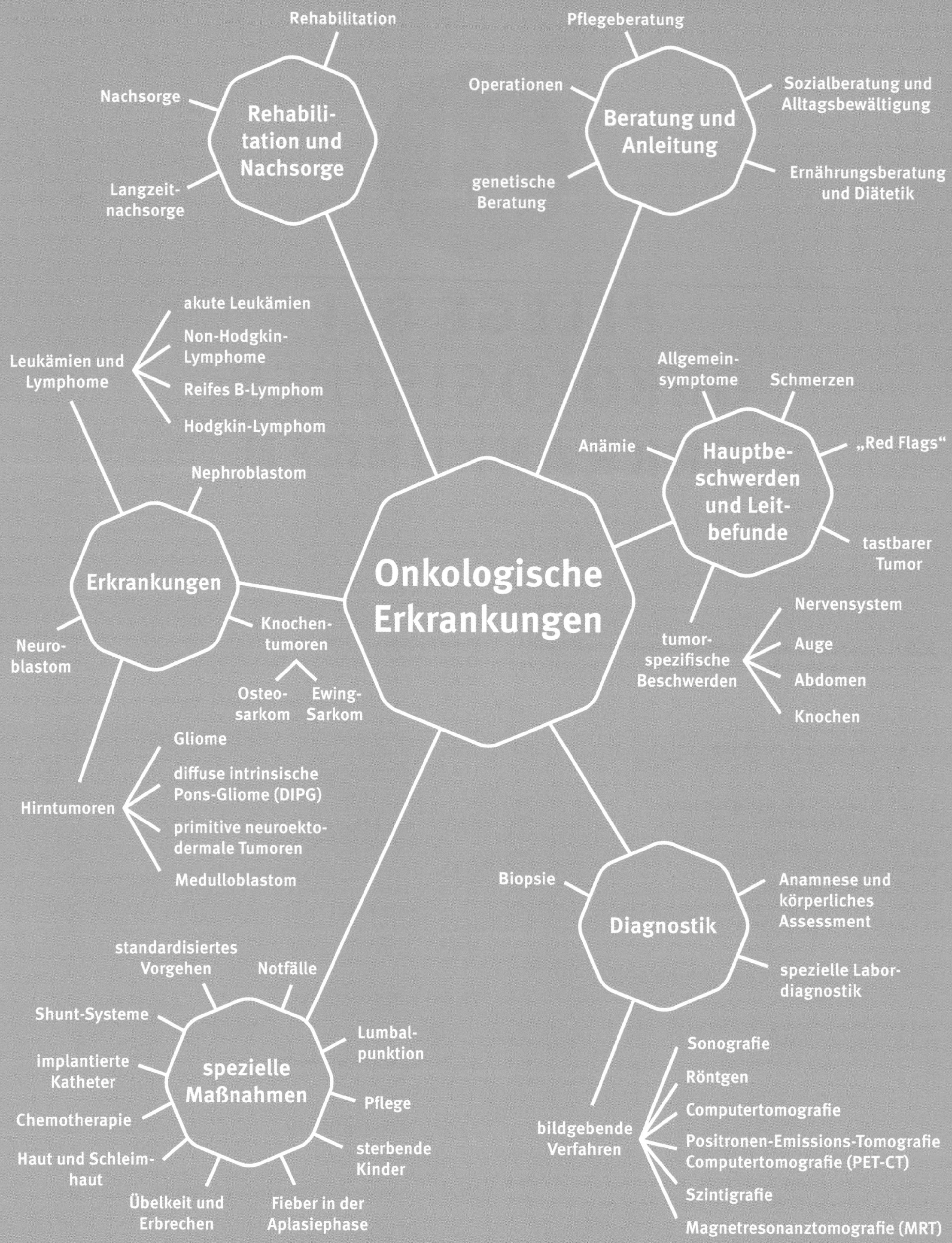
Onkologische Erkrankungen
Rehabilitation und Nachsorge
Rehabilitation
Nachsorge
Langzeitnachsorge
Beratung und Anleitung
Pflegeberatung
Operationen
Sozialberatung und Alltagsbewältigung
genetische Beratung
Ernährungsberatung und Diätetik
Hauptbeschwerden und Leitbefunde
Allgemeinsymptome
Schmerzen
Anämie
„Red Flags“
tastbarer Tumor
tumorspezifische Beschwerden
Nervensystem
Auge
Abdomen
Knochen
Erkrankungen
Leukämien und Lymphome
akute Leukämien
Non-Hodgkin-Lymphome
Reifes B-Lymphom
Hodgkin-Lymphom
Nephroblastom
Neuroblastom
Knochentumoren
Osteosarkom
Ewing-Sarkom
Hirntumoren
Gliome
diffuse intrinsische Pons-Gliome (DIPG)
primitive neuroektodermale Tumoren
Medulloblastom
Diagnostik
Biopsie
Anamnese und körperliches Assessment
spezielle Labordiagnostik
bildgebende Verfahren
Sonografie
Röntgen
Computertomografie
Positronen-Emissions-Tomografie Computertomografie (PET-CT)
Szintigrafie
Magnetresonanztomografie (MRT)
spezielle Maßnahmen
standardisiertes Vorgehen
Notfälle
Shunt-Systeme
implantierte Katheter
Chemotherapie
Haut und Schleimhaut
Übelkeit und Erbrechen
Fieber in der Aplasiephase
sterbende Kinder
Pflege
Lumbalpunktion

Wussten Sie schon ...

Ursachen kindliche Tumoren: Tumoren im Erwachsenenalter sind oft Ursache äußerer Einflüsse. Kindliche Tumoren sind meist embryonalen Ursprungs, d. h. sie entstehen durch Gewebeunreife, durch Wachstumreize und durch genetische Veränderungen.

Besonderheiten lymphatisches System: Kinder haben im Vergleich zu Erwachsenen ein höchst sensibles bzw. reaktives lymphatisches System. Falls in den Blutuntersuchungen Lymphozyten zu sehen sind, die verändert aussehen, ist das oft Ausdruck einer Entzündungsreaktion und nicht einer onkologischen Erkrankung.

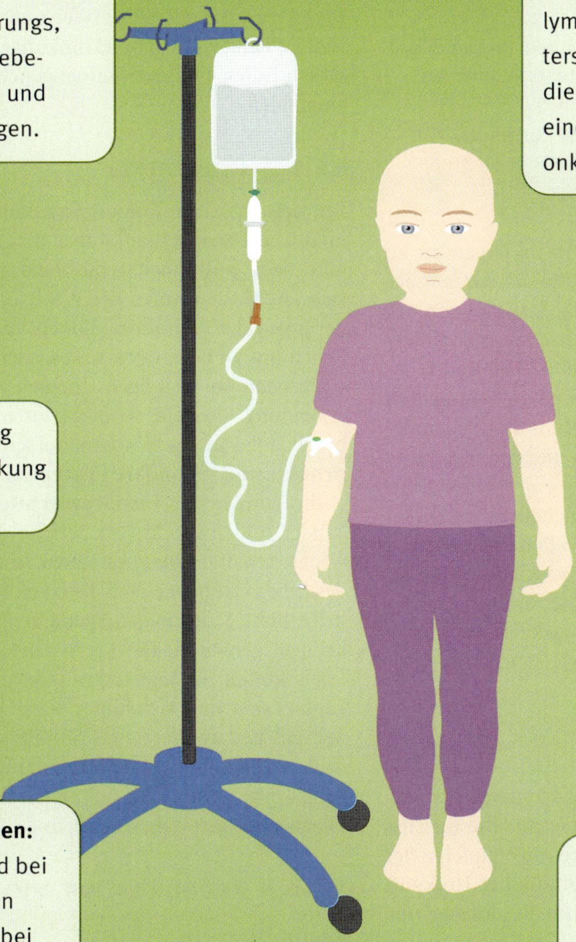

Leukämie: Die akute lymphatische Leukämie (ALL) ist die häufigste Form der Leukämie im Kindes- und Jugendalter.

Hirntumoren: Diese sind zahlmäßig die häufigste onkologische Erkrankung im Kindesalter.

Alarmzeichen: Onkologische Erkrankungen fallen oft durch einen reduzierten Allgemeinzustand, Nachtschweiß und Müdigkeit auf. Meist sind es nur kleine Symptome, auf die bei der Anamnese, der Pflege oder bei körperlichen Untersuchungen geachtet werden muss.

Besonderheiten Blutkörperchen: Leukozyten/Lymphozyten sind bei Säuglingen und Neugeborenen vielgestaltiger und größer als bei Erwachsenen. Die Lymphozytenzahl ist 12 h nach der Geburt physiologisch am höchsten und 72 h nach der Geburt am niedrigsten.

Prävention und Früherkennung: Krebsprävention und Krebsfrüherkennung (z.B. Darmkrebsscreening, Prostatakrebs screening, Mamma-CA-Screening) wie bei Erwachsenen spielen in der Kinder- und Jugendheilkunde eher eine untergeordnete Rolle.

Geschwollene Lymphknoten: Eine schmerzlose Lymphknotenschwellung mit harten Lymphknoten sollte zeitnah abgeklärt werden. Schmerzhafte, verschiebliche Lymphknoten sprechen eher für ein entzündliches Geschehen.

11.1 Das Kind mit onkologischen Erkrankungen

DEFINITION

Onkologie: Lehre von Tumoren, deren Entstehung, Vorsorge, Diagnostik und Therapie. Während in der Inneren Medizin der Erwachsenen die einzelnen bösartigen Erkrankungen oft in den jeweiligen Fachgebieten behandelt werden (Tumoren des Magen-Darm-Trakts im Rahmen der Gastroenterologie, Tumoren der Brust in der Gynäkologie), werden alle kindlichen Tumoren, unabhängig von ihrem Ursprung, auch und v. a. in den Abteilungen der Kinderonkologie behandelt.

Tumor (lat. Schwellung, Geschwulst): ganz allgemein ist damit jede Form der Raumforderung gemeint, z. B. ein Bluterguss, eine gutartige ebenso wie eine bösartige Gewebsveränderung

Karzinogen (auch: Kanzerogen): äußerer Einfluss (Substanz, Strahlung, Organismus) auf eine Zelle, der die Entartung zur Krebszelle auslösen oder fördern kann

Onkologische Erkrankungen kommen bei Kindern im Gegensatz zu Erwachsenen sehr selten vor. In Deutschland erkranken daran jedes Jahr ca. 2.100 Kinder unter 18 Jahren. Das bedeutet, dass eins von 410 Neugeborenen im Laufe seiner ersten 15 Lebensjahre an einer Krebserkrankung erkranken wird. Die akuten Leukämien (33 %) und Lymphome (12 %) sind die häufigsten Erkrankungen. Zudem kommen im Kindesalter Hirntumoren (20 %), Tumoren der Nieren- und Nebennierenregion (15 %) sowie Sarkome des Stützapparats und der Weichteile relativ häufig vor.

Obwohl die Heilungsaussichten bei einer kindlichen Krebserkrankung mit ca. 82 % Überlebensrate über mindestens 5 Jahre sehr hoch zu sein scheinen, bergen onkologische Erkrankungen bei Kindern eine besondere Art des Schreckens und der Belastung für die Familien und das Behandlungsteam. Die Überlebensrate bedeutet umgekehrt auch: Etwa jedes fünfte Kind, das Sie in der Kinderonkologie betreuen, wird an seiner Erkrankung oder deren Folgen sterben.

11.1.1 Betroffene Kinder

Krebs kann im Kindesalter jedes Kind betreffen, ganz gleich aus welchem sozialen oder kulturellen Hintergrund es stammt. Die meisten Erkrankungen dieser Art zeigen einen oder mehrere Altersgipfel in der Kindheit, einige kommen nach Geschlecht oder ethnischer Herkunft häufiger vor. Die häufigste maligne Erkrankung im Kindesalter, die akute lymphoblastische Leukämie, betrifft insbesondere Kinder um das 3. Lebensjahr, während z. B. Knochentumoren vorwiegend in der Skelettwachstumsphase der Pubertät auftreten.

Die **Krebsformen im Kindesalter** unterscheiden sich stark von denen im Erwachsenenalter. Dies liegt auch daran, dass eine Krebserkrankung bei Kindern auf andere Weise entsteht als bei Erwachsenen:

- Die meisten **Tumoren des Erwachsenenalters** entwickeln sich u. a. durch die Einwirkung äußerer Einflüsse auf spezialisierte Zellen: Das Lungenkarzinom wird meistens durch Rauchen ausgelöst, für Darmkrebs ist ein Zusammenhang mit der Ernährung beschrieben, Gebärmutterhalskrebs wird v. a. durch das humane Papillomavirus (HPV) hervorgerufen. Die Karzinome der Erwachsenen entwickeln sich aus Zellen des Deckgewebes der Körperoberflächen, z. B. der Haut oder Schleimhäute.
- **Kindliche Tumoren** hingegen sind meist embryonalen Ursprungs, nur 1,5 % sind Karzinome. Embryonale Tumoren entstehen aufgrund von Gewebsunreife und Wachstumsreizen sowie genetischen Veränderungen, die sich erst in der Entwicklung des Kindes auswirken. Erste genetische Veränderungen sind z. T. bereits beim Fetus im Mutterleib nachweisbar. Obgleich für einzelne bösartige Erkrankungen im Kindesalter auch Risikofaktoren beschrieben wurden, entsteht der Großteil der Krebserkrankungen bei Kindern spontan und ohne benennbare äußere Auslöser.

Im Kindesalter kann eine Prädisposition für Tumorerkrankungen, also für genetische Veränderungen in der Erbinformation der Zellen bestehen, welche die Entwicklung einer Krebserkrankung begünstigt. Diese Prädisposition fällt allerdings nur auf, wenn ein Kind eine zweite Krebserkrankung erleidet oder wenn sich im Stammbaum der Familie weitere Fälle von Krebserkrankungen in den jungen Jahren finden. In diesen Fällen sind eine humangenetische Beratung und Abklärung zu empfehlen.

11.1.2 Prävention

Im Gegensatz zu Tumorerkrankungen bei Erwachsenen entstehen kindliche Tumorerkrankungen nicht durch äußere Einflüsse, Umweltgifte oder gesundheitsgefährdendes Verhalten. Vielmehr handelt es sich um Mechanismen des Wachstums, der Entwicklung oder Veränderungen der Zellinformationen, die zu einer Veränderung einzelner Zellen hin zu bösartigen Krebszellen führen. Daher haben die bei Erwachsenen so wichtigen Themen wie Krebsprävention, Krebsfrüherkennung, exogene Risikofaktoren, Karzinogene und gesunder Lebenswandel in der Kinderonkologie keinen großen Stellenwert. Eine **primäre und sekundäre Prävention** ist daher nur selten möglich.

Im Rahmen der **Tertiärprävention** ist das Thema für die geheilten Kinder und Jugendlichen, welche die Nachbeobachtungszeit ins Erwachsenenalter hinein verlassen, umso wichtiger. Das Risiko, im Laufe des Lebens früh an einem erneuten Krebsleiden zu erkranken, ist deutlich erhöht. Zum einen bergen Chemo- und Strahlentherapien das Risiko, neue genetische Defekte in den Körperzellen auszulösen, die in späteren Jahren zu Krebserkrankungen führen können. Zum anderen kann es sein, dass sich hinter der ersten Krebserkrankung der Betroffenen ein neu aufgetretenes familiäres Tumorsyndrom verbirgt. Dann sind in den kommenden Jahren aufgrund einer genetischen Veränderung weitere Tumorerkrankungen beim Betroffenen oder seinen Familienangehörigen wahrscheinlich.

11.1.3 Rehabilitation und Nachsorge

Rehabilitation

Eine Krebserkrankung und ihre Therapie hinterlassen Spuren an Geist und Körper. Rehabilitation ist der therapeutische Ansatz, um derart erlangte Funktionsstörungen und Schädigungen zu minimieren und das Auftreten daraus folgender Sekundärerkrankungen so weit wie möglich zu verhindern.

Die Rehabilitation kann in unterschiedlicher Form und Organisation durchgeführt werden:

- Bei **jungen Kindern** und langer, kontinuierlicher Behandlung, wie es z. B. bei den akuten Leukämieformen der Fall ist, bietet sich eine **familienorientierte Rehabilitation** mit Einbeziehung der Geschwister und Eltern an.
- Bei **Jugendlichen** mit orthopädischen oder neurologischen Problemen nach einer ZNS- oder Skeletttumorerkrankung kann eine **kleingruppenorientierte Rehabilitation** sinnvoller sein.
- Auch eine **neurologische Frührehabilitation** nach ZNS-Tumor-Operation parallel zur weiteren onkologischen Behandlung

oder eine ambulante Rehabilitation nach kurzen, monomodalen Therapien kann in Frage kommen.

Im Rahmen der Rehabilitation erfolgt zunächst eine Diagnosestellung der Funktionseinschränkungen und Schädigungen. Anschließend wird ein Rehabilitationsplan erstellt. In einigen Fällen müssen auch die onkologischen Erkrankungen während der Rehabilitation weiter behandelt werden, z. B. im Rahmen einer Dauer- oder Erhaltungstherapie. Der körperliche Funktionsaufbau erfolgt im Zusammenspiel zwischen medikamentöser Therapie, Physiotherapie, Ergotherapie, Anleitung zu einer gesundheitsfördernden Lebensweise, Diätetik und Verhaltensmodifikation. Die Wiedereingliederung in das Leben nach der Erkrankung geht einher mit folgenden Maßnahmen: Anleitung zur Selbstkontrolle und zu eigenverantwortlichem Handeln, Vermittlung von Wissen zur Erkrankung und zur Förderung der Gesundheit im Alltag, Schulunterricht zur Vorbereitung auf den Wiedereintritt ins Schulleben und durch Planung der Folgezeit. Ein Rehabilitationsbericht ergeht abschließend an die behandelnden Einrichtungen.

Das Rehabilitationsteam kann diese Berufsgruppen umfassen: Pädiaterinnen/Pädiater, Orthopädinnen/Orthopäden, Internistinnen/Internisten, Psychologinnen/Psychologen, Sozialarbeiterinnen/-arbeiter, Sozialpädagoginnen/-pädagogen, Kinderkrankenpflegende, Physiotherapeutinnen/-therapeuten, Sporttherapeutinnen/-therapeuten, medizinische Bademeister(-innen)/Masseurinnen und Masseure, Ergotherapeutinnen/-therapeuten, Logopädinnen/Logopäden, Heilpädagoginnen/-pädagogen, Kunst- und Musiktherapeutinnen und -therapeuten, Lehrerinnen/Lehrer, Erzieherinnen/Erzieher, Diätassistentinnen/-assistenten (im Folgenden alle in männlicher Form genannt). Auch andere Berufsgruppen können integriert sein.

Nachsorge

Die **Nachsorge** nach einer pädiatrischen Tumorerkrankung soll sowohl **Rezidive** (Wiederauftreten der behandelten Erkrankung) als auch krankheits- oder therapiebedingte Spätfolgen frühzeitig aufdecken. Dabei unterscheidet man in der Praxis die Nachsorge von der Langzeitnachsorge. Die Nachsorge beginnt unmittelbar nach Ende der Chemotherapie. Sie wird fünf Jahre lang durchgeführt, bis der Patient als geheilt gilt. Die Nachsorge legt ein Augenmerk auf unmittelbare Therapiefolgen, v. a. aber auf die Früherkennung von Rezidiven. Eine regelmäßige Aktualisierung der Krankengeschichte, ärztliche körperliche Untersuchungen (→ Abb. 11.1) und standardisierte Nachsorgeverfahren wie bildgebende Verfahren oder Laborkontrollen bilden hierfür die Grundlage.

Die Nachsorge ist im Rahmen der Therapieoptimierungsstudien im Sinne eines Nachsorgeplans geregelt. Auch die Register der Tumorerkrankungen geben Empfehlungen zu Art und Häufigkeit von Nachsorgeterminen. Die Nachsorge beginnt i. d. R. mit einem engmaschigen Netz aus Untersuchungen direkt nach Abschluss der eigentlichen Behandlung. Im Laufe der Jahre können die zeitlichen Abstände zwischen den Untersuchungsterminen vergrößert werden. Die Nachsorge erfolgt möglichst ganzheitlich, umfasst alle funktionellen Systeme des Körpers und beinhaltet auch entwicklungspsychologische und sozialmedizinische Aspekte.

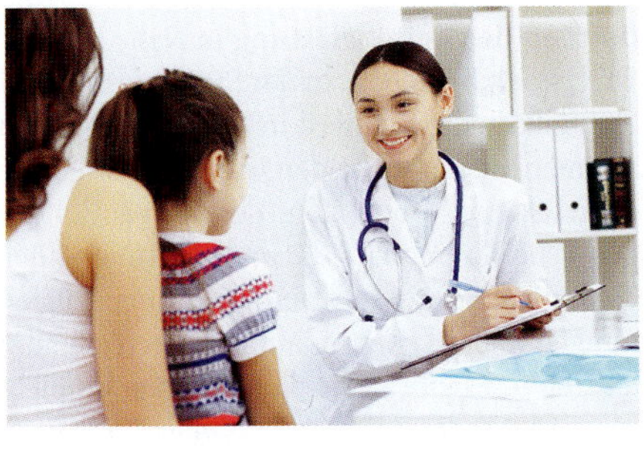

Abb. 11.1 Nach einer pädiatrischen Tumorerkrankung werden Kinder regelmäßig auf Rezidive und auf Spätfolgen untersucht. [J787]

Langzeitnachsorge

Die **Langzeitnachsorge** – die ärztliche und psychologische Betreuung nach Beendigung der Therapie durch die behandelnde Klinik, Ambulanz oder niedergelassene Ärzte – beginnt, wenn die unmittelbare Nachbeobachtung durch die Therapieoptimierungsstudien endet oder wenn der übliche Nachbeobachtungszeitraum von z. B. fünf Jahren nach Ende der Therapie abschlossen wurde. Sie hat in der Kinderheilkunde einen besonderen Stellenwert. Die Langzeitnachsorge erfasst über viele Jahrzehnte Therapie- und Erkrankungsfolgen, die beim erwachsenen Tumorpatientinnen und -patienten (im Folgenden Patienten genannt) aufgrund des höheren Lebensalters i. d. R. nicht in Erscheinung treten. Spätfolgen, therapie- oder krankheitsbedingte Komplikationen oder Veränderungen, die nach Abschluss der eigentlichen Behandlung auftreten oder darüber hinaus bestehen bleiben, müssen zunächst erkannt und benannt werden. Dies erfolgt im Rahmen der Langzeitnachbeobachtung. Aus den gesammelten Daten können Therapiekonzepte zugunsten reduzierter Spätfolgen geändert werden, solange dies die Prognose der Krankheit selbst nicht verschlechtert. Das Spektrum der Probleme ist weit und reicht von orthopädischen Problemen über Strahlentherapiefolgen und durch die onkologische Behandlung verursachte Sekundärmalignome bis hin zu internistischen Spätfolgen nach Chemotherapie. Es gibt einen Forschungszweig, „*Survivorship*" genannt, der sich mit den Folgen von Krebserkrankungen für die überlebenden Patienten im weiteren Leben beschäftigt. Dieser schließt auch die Geschwister und Familien, den späteren Lebenslauf und andere Erkrankungen des ehemaligen Patienten ein.

11.1.4 Beratung und Anleitung

Beratung und Anleitung gehören immer schon zu den ureigensten Tätigkeiten der medizinischen und pflegenden Berufe. Die Beratung der Eltern und Betroffenen ist umso bedeutender, da die Konfrontation mit einer lebensbedrohlichen Erkrankung des eigenen Kindes – oder als betroffener Jugendlicher des eigenen Körpers – mit einem Ohnmachtsgefühl und einer emotionalen Schockstarre einhergehen kann.

Die Beratung umfasst nicht nur einen Sachinhalt, sie gibt auch zu verstehen: „Du bist nicht allein." Sie verweist auf vorhandene Strukturen, in die sich die Probleme des Kindes einordnen und so einfach und effizienter lösen lassen. Jeder Einzelne im multidisziplinären Team der Kinderonkologie führt Beratungen zu unterschiedlichen Themen und Schwerpunkten durch.

Pflegeberatung

Pflegerische Beratung in der onkologischen Pädiatrie gehört zum Alltag und befasst sich mit vielen unterschiedlichen Themen. Zu Beginn der Behandlung und im Hinblick auf die erste Entlassung nach Hause nach dem ersten Chemotherapieblock fühlen sich die Eltern meist unsicher. Solche und unzählige andere Anlässe bedürfen einer pflegerischen Beratung. Ein Großteil der Beratungen findet **ad hoc** statt, d. h. ohne große Vorbereitungszeit durch die Pflegefachperson und situationsbedingt bei akuten Fragestellungen. Im Hinblick auf die erste anstehende Entlassung ist eine Beratung allerdings fest einzuplanen (**geplante Beratung**).

Eine Pflegeberatung versteht sich als **Hilfe zur Selbsthilfe** und dient der **Förderung der Kompetenz der Kinder und Jugendlichen** sowie deren Eltern. Pflegerische Beratungen in der pädiatrischen Onkologie betreffen oft alle Lebensaktivitäten und Alltagssituationen. Beratungen durch Pflegefachpersonen betreffen beispielsweise:

- Ernährungsverhalten, z. B. bei Neutropenie, Übelkeit und Erbrechen, Gewichtsverlust
- Hygienische Verhaltensregeln im Rahmen der Therapie
- Verhalten im Alltag während der Therapie (soziale Kontakte, sportliche Aktivitäten)
- Umgang mit implantierten Kathetern
- Haut- und Mundpflege
- Beobachtung von Auffälligkeiten, z. B. Fieber.

Eltern haben hierzu konkrete Fragen, auf die es mitunter schwerfällt, praxisnah und zugleich verantwortungsvoll zu antworten. Um zu vermeiden, dass hier jeder Beratende seine persönliche Ansicht vertritt, ist eine klinikinterne Regelung festzulegen.

Zudem werden die Eltern in Maßnahmen angeleitet, die zu Hause durchgeführt werden müssen, z. B. **subkutane Injektionen** zur Verabreichung von **niedermolekularem Heparin, Insulin** oder **Granulozyten-stimulierenden Wachstumsfaktoren,** um die Zeit der Immununterdrückung zu verkürzen. Somit können akute Notfälle vermieden oder bereits frühzeitig unterbunden werden. Auch die Einnahme **oraler Chemotherapeutika** wird mit Eltern und Kind eingeübt, bis sichergestellt ist, dass Compliance- und Adhärenzprobleme nicht in mangelnder Anleitung ihre Ursache finden.

Die **Schulung zur Selbstmedikation** bei Schmerzen, Übelkeit und Erbrechen und anderen Nebenwirkungen verbessert die Lebenssituation des Kindes zu Hause. Von Infektionen in der Immunsuppression geht mitunter Lebensgefahr für das Kind aus. Daher werden Eltern onkologisch erkrankter Kinder auch im **Erkennen solcher Gefahren** für das Kind sensibilisiert.

Sozialberatung und Alltagsbewältigung

Die **sozialrechtlichen und praktischen Fragen** zur Bewältigung der neuen, die Integrität des Alltags bedrohenden Situation, treffen alle Familien krebskranker Kinder auf die eine oder andere Weise. Daher gibt es standardisierte Hilfestellungen für den Kontakt zu Ämtern, Krankenkassen, dem Arbeitgeber und den Schulen. Zur Bewältigung der familiären Versorgungssituation in der Klinik und im häuslichen Umfeld und zur Vermeidung sozialer Notlagen und familiärer Überbelastung erhält jede Familie eine **Sozialberatung.** Diese umfasst folgende Punkte:

- Sozialrechtliche Basisberatung bezüglich des Schwerbehindertenausweises (SGB IX → Abb. 11.2)
- Pflegebedürftigkeit, Beantragung von Pflegegeld (SGB XI)
- Zuzahlungsbefreiung/Belastungsgrenze
- Erstattung von Fahrtkosten im Zusammenhang mit medizinisch notwendigen Leistungen (§60 SGB V)

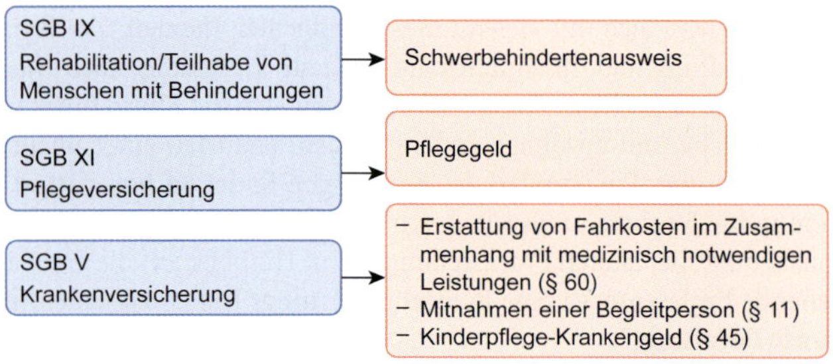

Abb. 11.2 Bestandteile der Sozialberatung und ihre Verankerung im Sozialen Gesetzbuch (SGB) [L143]

- Mitaufnahme einer Begleitperson (§11 SGB V)
- Anspruch auf Arbeitsfreistellung und Krankengeldzahlung wegen Krankheit eines Kindes (Kinderpflege-Krankengeld § 45 SGB V)
- Haushaltshilfen (§ 38 SGB V)
- Sozialmedizinische Nachsorgeleistungen/Familienorientierte Rehabilitation bzw. Jugendrehabilitation (§43 Abs. 2 SGB V).

Sozialarbeiter unterstützen bei der Antragstellung der o. g. Leistungen. Außerdem sind diese den Familien bei der Organisation stationärer und ambulanter Klinikaufenthalte und bei der Reorganisation des Alltags und der Vermittlung weiterführender, externer Betreuungsangebote behilflich.

Ernährungsberatung und Diätetik

Gewichtsverlust

Tumorerkrankungen zählen zu den **konsumierenden Erkrankungen,** sie erhöhen den Bedarf an Energie für den Körper. Wird dieser Bedarf nicht gedeckt, kommt es zu kontinuierlichem Gewichtsverlust und in der Folge zu einer Auszehrung des Körpers, der **Tumorkachexie.** Es ist besonders paradox, dass einerseits die Erkrankung den Energiebedarf der Betroffenen erhöht und andererseits die dagegen eingesetzte Therapie eine normale Energieaufnahme behindert. Appetitlosigkeit, Übelkeit und Erbrechen gehören zu den häufigsten Nebenwirkungen von Chemotherapeutika. Operationen im Bauchbereich, im zentralen Nervensystem (ZNS) oder auch an der Lunge können für lange Zeit eine reguläre orale Ernährung einschränken.

- **Mukositis** *(Entzündung der Schleimhäute)* als Folge aggressiver Chemotherapie oder einer Stammzelltransplantation verhindert ebenfalls eine geregelte Kalorienaufnahme mit ausgewogener Nahrungszusammensetzung.
- Eine **Graft-versus-Host-Erkrankung** *(GvH)* des Magen-Darm-Trakts kann über Jahre zu Mangel- und Fehlernährung beitragen. Bei der GvH greift nach einer Fremdspender-Stammzelltransplantation das neue Immunsystem körpereigene Systeme wie die Darmschleimhaut an. Die Aufnahme von Nährstoffen kann so verändert oder verhindert werden. Eine Ernährungsberatung kann daher allen Menschen mit konsumierenden Tumorerkrankungen empfohlen werden.

Gewichtszunahme

Therapien, die mit hochdosierten **Steroiden** durchgeführt werden, führen zum gegenteiligen Problem: Gewichtszunahme, Umverteilung der Körperfettmasse hin zur Stammfettsucht und Wassereinlagerung im Gewebe. Ein therapiebedingter Diabetes mellitus erschwert die Therapiesteuerung. Auch bei Patienten mit gestörter kortikoider Hormonachse bei ZNS-Tumoren im Bereich der **Hypophyse** *(Hirnanhangdrüse)* kommt es zu Gewichtszunahme mit allen Folgeerscheinungen. Auch diese Patienten erhalten eine Ernährungsberatung zur Kontrolle der Kalorienzufuhr.

Neutropene Diät

Eine Immunsuppression erfordert eine **Anpassung der Diät zur Reduktion der Keimbelastung** in Nahrungsmitteln. Die sog. neutropene Diät, spielt heute v. a. in der Stammzelltransplantation noch eine Rolle: Hier gilt es, die Keimlast in den Nahrungsmitteln zu reduzieren, um zu vermeiden, dass über den Gastrointestinaltrakt Keime in die Blutbahn eingeschleppt werden. In der konventionellen Kinderonkologie belegen neue Daten, dass die meisten Infektionen durch eine Diät (→ Abb. 11.3) nicht verhindert werden können, zugleich aber starke Einschränkungen in der Lebensqualität der betroffenen Kinder und Jugendlichen auftreten. Es gibt keine einheitlichen Empfehlungen zu Zusammensetzung, Art und Zubereitungsweise einzelner Nahrungsmittel, sodass

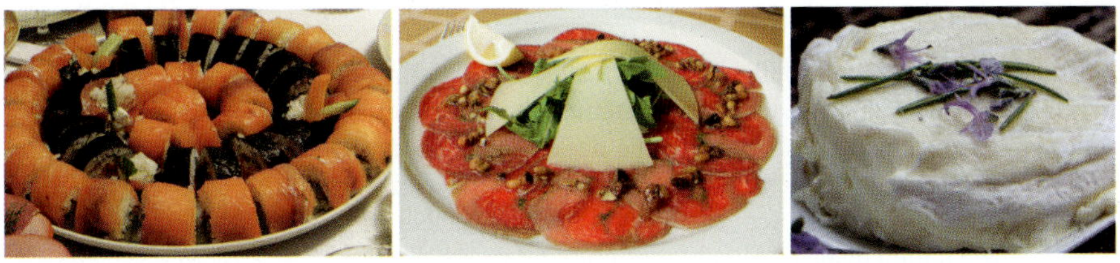

Abb. 11.3 Viele Infektionen können nicht durch eine spezielle Diät verhindert werden. Die meisten Empfehlungen raten aber von dem Verzehr von rohem Fisch, rohem Fleisch und Rohmilchprodukten ab. [J787]

hier v. a. zentrumsgebundene, wenig evidenzbasierte Empfehlungen den Alltag bestimmen. Einigkeit besteht am ehesten in Empfehlungen gegen Lebensmittel, in die bei der Zubereitung Krankheitserreger gelangen können wie roher Fisch, rohes Fleisch oder Rohmilchprodukte. In jedem Fall sollten Eltern und Patienten vor der ersten Entlassung aus dem stationären Bereich über die zentrumspezifischen Vorgaben ausführlich aufgeklärt werden.

Umgang mit Ernährungsmythen

Die Ernährungsberatung bei Tumorerkrankungen im Kindesalter umfasst auch die Information darüber, welche **Diät-Maßnahmen abzulehnen** sind. Krebs und Ernährung ist ein Themenkreis, der Raum für Spekulationen, Theorien und moderne Mythen lässt. Aus der Ratgeberliteratur der Erwachsenenonkologie, der Tradition der althergebrachten Hausmittel, der Humoralpathologie (*Viersäftelehre*) und der Komplementärmedizin werden nicht empirisch belegbare Ernährungsempfehlungen oder Verbote an die Eltern herangetragen. Für die Eltern bieten solche Regeln oftmals die Möglichkeit, in der empfundenen Ohnmacht und Angst „selbst etwas für das Kind tun zu können". Durch die Fülle an zugänglichen Informationen ist es für Patienten und Eltern immer schwieriger geworden, evidenzbasierte Empfehlungen von subjektiven Meinungen und ideologischen Vorstellungen zu unterscheiden. Diäten, z. B. der Verzicht auf Zucker, das übermäßige zu sich nehmen bestimmter angeblich Krebs bekämpfender oder das Immunsystem stärkender Nahrungsmittel (z. B. Kurkuma, Rote Bete, Vitamine) kann zu lebensgefährlichen Zuständen führen. Um den Eltern eine Hilfestellung zur mündigen Entscheidung bezüglich Nahrungsmitteln oder Nahrungsergänzungsmitteln zu geben, erfolgt eine offensive, evidenzbasierte Beratung im Hinblick auf sinnvolle bzw. nicht sinnvolle und schädliche diätetische Maßnahmen.

Sport und Physiotherapie

Patienten mit soliden Tumoren entwickeln oft **orthopädische Probleme.** Operationen an sich können unterschiedlich stark einschränkend sein. Operationsnarben nahe dem Achsenskelett führen im Verlauf der Vernarbung zu **Fehlhaltungen** und **Fehlbelastungen.** Vermeidungsverhalten und Schonhaltung ziehen bald Sehnenverkürzungen und in der Folge Gelenkschäden nach sich. Diese Patienten benötigen früh eine umfassende physiotherapeutische Betreuung und sollten auch vor der Planung sportlicher Aktivitäten beraten werden.

Bei achsenskelettnahen Tumoren wie dem Neuro- oder Nephroblastom, die operiert und mitunter bestrahlt werden, können auch Jahrzehnte nach Therapieende einseitige Narbenstränge und Bestrahlungsfelder zu **Skoliosen** (*Wirbelsäulenverkrümmung*) führen. Dieser Entwicklung wird durch orthopädische und physiotherapeutische Maßnahmen vorgebeugt und entgegengewirkt.

Patienten mit Tumoren des zentralen Nervensystems zeigen Nerven- und Hirnnervenausfälle, Schluckstörungen, Sprech- und Sprachstörungen, Koordinationsstörungen, **Ataxien** (Störungen der Bewegungskoordination) oder Gangstörungen. Physiotherapie in Verbindung mit **Logopädie, Ergotherapie,** motologischer Förderung und Sport helfen auch auf lange Sicht, eine Verbesserung der körperlichen Leistung und damit der Lebensqualität zu erreichen.

Durch die Aktivitätseinschränkung von chronisch Erkrankten kommt es zu multiplen Folgeerkrankungen wie Übergewichtigkeit. Physiotherapie und Sport können dem entgegenwirken. In der akuten Infektionssituation ist **Atemtherapie** zur Vermeidung von sekundären Infektionen der Atemwege und der Lunge angezeigt.

Genetische Beratung

Patienten mit **genetischen Tumorprädispositionen** (erblich bedingte Anfälligkeit für einen Tumor) oder **familiären Tumorsyndromen** wird eine genetische **Beratung durch eine Fachärztin/einen Facharzt (im Folgenden Facharzt genannt) der Humangenetik** empfohlen.

Die Patienten werden in Screeningprogramme aufgenommen. Die Nachsorge und Langzeitnachsorge werden intensiver gestaltet als bei Patienten ohne genetisches Risiko. Die Beratung zum Erbgang, zu Risiken für andere Familienmitglieder oder spätere Kinder der aktuellen Patienten hat weitreichende Folgen für die gesamte Familie. Die Angst um Geschwisterkinder, eine Änderung in der Familienplanung oder Schuldgefühle dem betroffenen Kind gegenüber sind außerordentlich belastend für die Patienten und ihre Eltern.

SPICKZETTEL

Tumoren bei Kindern

Kindliche Tumoren sind im Gegensatz zu Tumoren bei Erwachsenen meist embryonalen Ursprungs, nur 1,5 % sind Karzinome. Bei der Krebsentstehung handelt es sich um Mechanismen des Wachstums, der Entwicklung oder Veränderungen der Zellinformationen, die zu einer Veränderung einzelner Zellen hin zu bösartigen Krebszellen führen. Die bei Erwachsenen so wichtigen Themen wie Krebsprävention, Krebsfrüherkennung, exogene Risikofaktoren, Karzinogene und gesunder Lebenswandel haben in der Kinderonkologie keinen großen Stellenwert.

Die Rehabilitationsmaßnahmen orientieren sich am Alter: Bei jungen Kindern ist die familienorientierte Rehabilitation angezeigt, bei Jugendlichen eine kleingruppenorientierte Rehabilitation, bei ZNS-Tumoren ist eine neurologische Frührehabilitation zu empfehlen.

Im Rahmen der Nachsorge werden sowohl Rezidive als auch krankheits- oder therapiebedingte Spätfolgen frühzeitig aufgedeckt. Die Langzeitnachsorge hat in der Kinderheilkunde einen besonderen Stellenwert.

11.2 Hauptbeschwerden und Leitbefunde

Einem Kind sind auch schwere Krebserkrankungen nicht zwingend anzusehen. Je nach Art der Erkrankung, Beschwerdebild und Dauer werden die Patienten unterschiedlich schwer beeinträchtigt vorgestellt. Es kann auch vorkommen, dass sich die Krebserkrankung in sehr unauffälligen Symptomen zeigt, z. B. als blauer Fleck, als Fieber, als Kopfschmerz.

11.2.1 Allgemeinsymptome

Viele Tumorerkrankungen fallen durch sehr allgemeine Symptome wie Schmerzen, Fieber oder Gedeihstörungen auf. Sie entwickeln sich im Rahmen der allgemeinen Abwehrleistung des Körpers, die auf Hochtouren läuft und entsprechend viel Energie und Kraft verbraucht, die sich nach und nach erschöpfen. Häufig sind die Kinder aber in gutem Allgemeinzustand. Lokale Kardinalsymptome sind zu beachten.

Ein typisches Tumorfieber wird beim Hodgkin-Lymphom gesehen. Der Fieberverlauf zeigt einen Wechsel aus 3–10 Tagen mit erhöhter Temperatur und etwa zeitgleich langen fieberfreien Phasen. Die Ursache des sog. **Pel-Ebstein-Fieber** ist unklar. Der Morbus Hodgkin kann mit **Gewichtsverlust** und **Nachtschweiß** auch die klassischen Zeichen einer B-Symptomatik zeigen. Zudem tritt **Juckreiz** als Allgemeinsymptom auf.

Folgende Allgemeinsymptome können als Frühsymptome auf einige Tumorerkrankungen verweisen, insbesondere auf Lymphdrüsenkrebs und Leukämien.

B-Symptomatik (Begleitsymptome)
- Gewichtsverlust > 10 % in den vergangenen 6 Monaten (unbeabsichtigt)
- Wiederkehrende Fieberschübe
- Nachtschweiß (der zum Wechsel der Nachtkleidung führt).

11.2.2 Schmerzen

Schmerzen sind ein sehr häufiger Vorstellungsgrund beim Pädiater. Die Art, Lokalisation und Intensität von Schmerzen können von den Kindern und Jugendlichen in entsprechend jungem Alter oft nicht ausreichend gut beschrieben werden oder stehen so im Vordergrund, dass eine Schmerzanamnese nicht möglich ist. Akute Schmerzzustände haben meist eine akute Ursache. Schmerzen, die in mehr oder weniger regelmäßigen Abständen erneut auftreten, und deutlich lokalisierte Schmerzen bedürfen einer gründlichen Abklärung bis zum Sistieren der Symptome oder zur Diagnosefindung.

Schmerzen, die unabhängig von der Tageszeit auftreten, zu regelmäßigem Schmerzmittelgebrauch führen, gut lokalisiert sind und – trotz veränderlicher Intensität – nicht sistieren (aufhören), können ein Hinweis auf ein Tumorgeschehen sein.

Auf unspezifische Schmerzen, die gerne als „Wachstumsschmerzen" beschrieben werden, obgleich ein Zusammenhang mit dem Wachstum nicht erwiesen ist, trifft dies meist nicht zu. Hier ergibt sich der Handlungsbedarf aus Vorlaufzeit, Symptomstärke und Lokalisation.

Rezidivierende starke Schmerzen als isoliertes Symptom an den Extremitäten oder im Verlauf der **Wirbelsäule** treten v. a. bei **Tumoren des Skelettsystems** auf. Das Osteosarkom und das Ewing-Sarkom sind hier die wichtigsten malignen Differenzialdiagnosen. Andere nicht maligne Erkrankungen wie eine akute oder chronische Osteomyelitis und Entzündungen des Gelenksystems können differenzialdiagnostisch abgegrenzt werden, bedürfen aber ebenso einer baldigen Behandlung.

Starke, immer wieder auftretende **Kopfschmerzen** sind das häufigste Begleitsymptom bei **Hirntumoren.** Umgekehrt sind Kopfschmerzen an sich ein häufiges Symptom, und fast nie verbirgt sich dahinter die Diagnose eines Hirntumors. Daher muss im Rahmen einer genauen Schmerzanamnese mithilfe eines Schmerztagebuchs geklärt werden, ob eine schwerwiegende Differenzialdiagnose in Betracht gezogen werden muss. Kommen neurologische Symptome wie Nüchternerbrechen, Hirnnervenausfälle, Visusverlust oder Ähnliches hinzu, ist eine schnelle Abklärung erforderlich, um einen Hirntumor und Differenzialdiagnosen wie Meningitis oder Enzephalitis auszuschließen. Eine Lumbalpunktion zur weiteren Abklärung sollte erst nach Sicherstellen regelrechter Druckverhältnisse im Schädel durchgeführt werden, z. B. durch die Untersuchung des Augenhintergrunds.

Kommt zu den Schmerzen auch eine tastbare Schwellung hinzu, liegt entweder eine schwerwiegende entzündliche Veränderung vor oder ein malignes Geschehen, das umgehend durch eine Bildgebung und ggf. Biopsie abgeklärt werden muss.

11.2.3 Tastbarer Tumor

Ein **tastbarer Tumor** ohne anamnestische Erklärung muss immer mit einer Verdachtsdiagnose benannt und eine maligne Erkrankung ausgeschlossen werden. Insbesondere an den Extremitäten finden sich – meist in Verbindung mit Schmerzen und Funktionseinschränkungen – Ewing-Sarkome, Osteosarkome und Weichteilsarkome. Mitunter sind diese Tumoren auch nur indirekt wahrnehmbar, indem sie zur Verschiebung der regelrechten Anatomie führen. So kann ein einseitiger **Exophthalmus** (Vorwölben des Augapfels aus der Augenhöhle) Hinweis auf eine dahinter wachsende Raumforderung sein.

Die häufigsten tastbaren Schwellungen im Kindesalter sind **Lymphknotenschwellungen.** Bei etwa der Hälfte aller als gesund erachteten Kinder bei den U-Vorsorge-Untersuchungen ist mindestens ein tastbarer Lymphknoten nachweisbar. Bösartige tastbare Lymphknoten sind sehr selten, dann aber meist sehr prominent: Sie sind holz- bis steinhart, meist mit anderen Lymphknoten verbacken, nicht druckdolen, nicht verschieblich und meist bei der Inspektion des Patienten sichtbar. Entlang der Lymphabflusswege und Lymphknoten sowie der lymphatischen Organe sind Lymphome der Hodgkin- oder Non-Hodgkin-Gruppe eine mögliche Ursache für geschwollene Lymphknoten. Lymphknotenmetastasen anderer Tumoren sind im Kindesalter sehr selten. Besonders alarmierend sind Lymphknoten zu bewerten, die direkt oberhalb des Schlüsselbeinansatzes seitlich der Drosselgrube zu tasten sind (supraklavikuläre Lymphknoten → Abb. 11.4). Hierbei kann es sich um aus dem Thorax herauswachsende Lymphknoten handeln, die auf eine lebensgefährliche Raumforderung im Bereich des Mediastinums hinweisen.

Tastbare Tumoren im Bereich der **Wirbelsäule,** der **Rippen** und der Hüftknochen können Hinweis auf ein Ewing-Sarkom, im Bereich der langen Röhrenknochen eher auf ein Osteosarkom sein. Schädelbasisnahe Tumoren kommen gehäuft aus der Gruppe der Weichteilsarkome.

Tastbare Tumoren im **Bauchbereich** sind oft bereits sehr groß. Dies liegt v. a. daran, dass sie wenig Symptomatik machen, durch die Physiognomie der Kinder kaum zu sehen sind und der Bauch eines Kindes während des Schreiens nichts sensitiv genug untersucht werden kann. Am häufigsten finden sich hier Neuroblastome, Nephroblastome sowie Lymphome, Weichteil- und Keimzelltumoren.

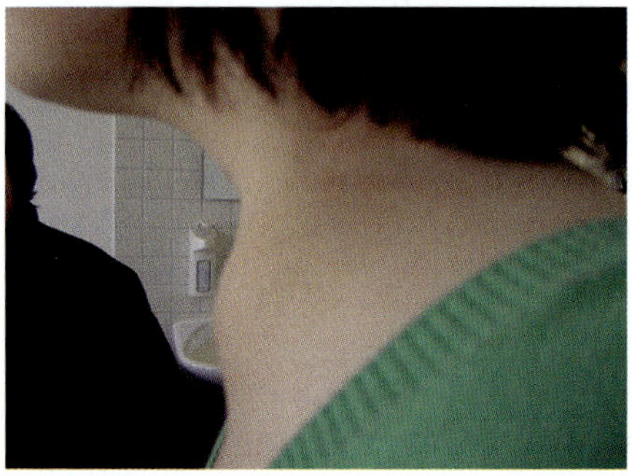

Abb. 11.4 Supraklavikulärer Lymphknoten bei einem 15 Jahre alten Mädchen mit Morbus Hodgkin. Die Schwellung besteht seit 2 Wochen, der Lymphknoten ist hart wie hartes Holz, mit anderen Lymphknoten zu einem Paket verbacken, kaum verschieblich und schmerzlos. [P548]

11.2.4 Veränderungen des Blutbilds

Wird das gesunde Knochenmark durch eine akute Leukämie oder durch Infiltration eines metastasierten soliden Tumors wie dem Neuroblastom verdrängt, kommt es in beliebiger Kombination zu Anämie, Thrombozytopenie und Leukopenie, in der maximalen Ausprägung zur Panzytopenie mit der damit zusammenhängenden Symptomatik (→ 10.5).

11.2.5 Tumorspezifische Beschwerden

Tumoren des Nervensystems

Kopfschmerzen sind das häufigste Symptom bei **Hirntumoren** (intrakranielle Tumoren). Kommt es zu einem Aufstau von **Liquor** (Gehirnwasser) durch eine Verlegung der ableitenden Liquorwege, entwickelt sich eine Druckerhöhung in den Bereichen oberhalb der Verlegung. Der intrakranielle Druck steigt, und morgendliches **Nüchternerbrechen** sowie **Hirnnervenausfälle** kommen hinzu.

Bei Tumoren im Bereich der **Hirnanhangsdrüse** oder des Chiasma opticum sowie im Verlauf des Tractus opticus bestehen **Sehfeldausfälle, zerebrale Krampfanfälle, Hormonachsenausfälle. Gangunsicherheit** und **Ataxie** können, abhängig vom Sitz des Tumors, ebenfalls bei ZNS-Tumoren auftreten.

Neuroblastome lösen aufgrund ihrer Fähigkeit, stoffwechselaktive transmitterartige Substanzen auszuschütten, mitunter **paraneoplastische Symptome** aus. Starkes **Schwitzen, halbseitige Durchblutungsdysregulation** *(Harlekin-Phänomen),* gastrointestinale Beschwerden mit **Durchfällen** und **Gedeihstörungen** sind beschrieben worden. Auch Leukämien und andere Tumoren können paraneoplastische Symptome auslösen, z. B. **Thrombosen.**

Vermutlich immunologisch kann das Neuroblastom ein **Opsoklonus-Myoklonus-Syndrom** auslösen, das mit schnellen, **ungerichteten Augenbewegungen** (nicht im Sinne eines Nystagmus!) und **peripheren Muskelmyoklonien** auffällt.

Ein neu aufgetretenes **Brillenhämatom** ohne Hinweis auf ein vorausgegangenes Trauma kann durch Metastasen eines Neuroblastoms in das peri- und retroorbitale Weichteilgewebe entstehen.

Schlaffe Lähmungserscheinungen können bei Raumforderungen im Bereich des Rückenmarks, der Wirbelsäule und der entsprechenden peripheren Nerven auftreten. Auch **Blasen-Mastdarm-Entleerungsstörungen** werden bei Prozessen des Rückenmarks beschrieben.

Tumoren des Auges

Tumoren der Retina, wie das Retinoblastom, können durch eine **Leukokorie** *(katzenaugenartiger Reflex bei Blitzlichtbeleuchtung)* auffallen.

Ein **Horner-Syndrom** mit **Anisokorie** *(unterschiedliche Öffnungsweite der Pupille),* **Ptosis** *(herabhängendes Augenlid)* und **Enophthalmus** *(Zurückfallen des Augapfels in die Augenhöhle)* treten häufig bei Neuroblastomen entlang des Grenzstrangs auf. Auch Zwerchfellhochstand und Heiserkeit können durch Einwachsen des Neuroblastoms in Nervenstränge des Thorax auftreten, ein **Rowland-Payne-Syndrom** tritt auf.

Tumoren im Abdomen

Gastrointestinale Symptome wie Durchfall, Bauchschmerzen, v. a. eine vergrößerte **tastbare Leber, eine tastbare Milz oder ein tast- oder sichtbarer Tumor** können auf ein Malignom im Bereich des Abdomens hinweisen, ebenso auf Infiltrationen durch Metastasen.

Bauchtumoren werden oft zufällig durch die Eltern aufgrund einer Vorwölbung der Bauchdecke (→ Abb. 11.5) entdeckt. Bauchschmerzen treten meist erst spät auf und sind durch die Tumorgröße mechanisch bedingt.

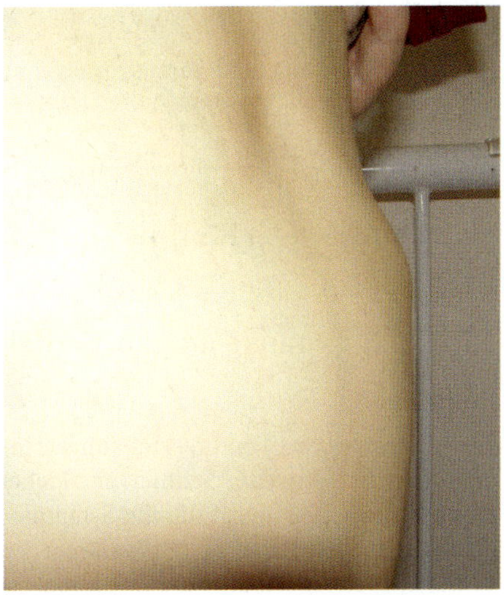

Abb. 11.5 Raumforderung im linken Oberbauch eines 3-Jährigen. Die Differenzialdiagnosen sind gutartige Fehlbildungen (Rippe, Thorax), nicht maligne Raumforderungen des Oberbauchs (Colon-Schlinge, Milzvergrößerung) bis hin zu bösartigen Tumoren (Neuroblastom, Nephroblastom). [P548]

- Wilms-Tumor: Bauchtumor, RR ↑, Spätsymptom: Hämaturie
- Non-Hodgkin-Lymphom: oft in der Ileozökalregion gelegen; Bauchtumor mit Schmerzen, Erbrechen, Invagination, Aszites, GIT-Blutungen
- Neuroblastom: meist abdominal gelegen, aber auch entlang des gesamten Grenzstranges möglich; mitunter paraneoplastische Phänomene wie Durchfälle, Schwitzen, Gefäßdysregulation
- Hepatoblastom: Ikterus, tastbare oder sichtbare Lebervergrößerung.

Knochentumoren

Knochentumoren fallen v. a. durch eine tastbare **Schwellung** mit oder ohne **Schmerzsymptomatik** auf. Eine neu aufgetretene Schwellung am Skelettsystem, die im Verlauf nicht wieder rückläufig ist, muss dringend radiologisch oder bioptisch abgeklärt werden. Häufig finden sich Knochentumoren im Bereich der großen Gelenke und der daran angrenzenden Knochen des Humerus und des Femur. Wird der Tumor von Schmerzen begleitet, sind diese meist einseitig, dumpf und schwer mit Schmerzmitteln zu kontrollieren. Laborchemisch findet sich mitunter eine erhöhte Konzentration der alkalischen Phosphatase im Serum, mitunter auch erhöhte Entzündungsparameter.

„Red Flags" der Kinderonkologie

Ausdrücklich warnen möchten wir vor Äußerungen zur Symptomatik, die diese als „typisch" oder als ein Zeichen für eine fortgeschrittene Erkrankung beschreiben. Die Assoziation, die Krankheit sei möglicherweise früher auffindbar gewesen, kann bei Eltern zu Schuldgefühlen oder Schuldzuweisungen führen. Dabei ist für einen Großteil der Krebserkrankungen im Kindesalter nicht nachgewiesen, welche Symptomatik oder welches Zeitintervall vor Diagnosestellung die Prognose verändert. „Typisch" ist kein Malignom für das Kindesalter.

„Red Flags" der Kinderonkologie

Bei dieser Symptomatik ist auch an eine maligne Erkrankung zu denken:

- Lokalisierter tastbarer Tumor der Extremitäten
- Einseitiger Exophthalmus (*Vorwölbung/Hervortreten des Augapfels*)
- Gleichzeitiges Auftreten von Petechien und Anämiezeichen
- Neu aufgetretene Splenomegalie (*vergrößerte Milz*)
- Neue neurologische Symptomatik wie aufgetretene schlaffe Lähmungen, Horner-Symptomatik, Opsoklonus-Myoklonus-Syndrom, Lähmung des N. abducens

- B-Symptomatik
- Brillenhämatom ohne vorausgegangenes Trauma
- Supraklavikuläres Lymphknotenpaket.

11.3 Pflegerische und medizinische Diagnostik

11.3.1 Anamnese und körperliches Assessment

Anamnese

Die Anamnese von Tumorerkrankungen im Kindesalter enthält viele unspezifische Hinweise. **Schmerzen, Fieber, Gedeihstörungen** sind typische, aber sehr unspezifische Symptome, die oft erst im Zusammenhang mit der Diagnose retrospektiv erkannt und beschrieben werden. Untersuchungen über die vordiagnostische Phase von Leukämien zeigen, dass die Zahl der Arztbesuche von Kindern mit unspezifischer Symptomatik viele Wochen, z. T. bereits viele Monate vor Diagnose der Erkrankung ansteigt. Selbst bei einer ausgeprägten Symptomatik sind nicht maligne Erkrankungen wahrscheinlicher.

Folgende Aspekte der Anamnese – initial oder retrospektiv bei bekannter Diagnose – haben einen besonderen Stellenwert, da sie für die Initiierung weiterer Diagnostik wichtig sind:

- **Lokalisierte Schmerzen** oder neurologische Einschränkungen dienen als Hinweis auf Metastasierung und beeinflussen die Wahl der Bildgebung.
- Fieber, Gewichtsverlust und Nachtschweiß, die sog. **B-Symptomatik** (s. o.), müssen explizit und sehr genau erfragt werden, da sie für Patienten mit Morbus Hodgkin einen Risikofaktor darstellen und mit über die Therapiestufe entscheiden. Bei anderen bösartigen Erkrankungen im Kindesalter ist die B-Symptomatik keins der häufigen Symptome.
- Eine genaue Familienanamnese mit Stammbaum ermöglicht das Erkennen evtl. familiärer Tumorsyndrome und begründet die Initiierung einer genetischen Untersuchung. Angeborene Fehlbildungen können Hinweis auf eine zugrundeliegende syndromale Erkrankung sein, ebenso wie Hautveränderungen (z. B. Café-au-lait-Flecken).
- Eine anamnestisch beschriebene Blutungs- oder Thromboseneigung kann Hinweis auf angeborene Erkrankungen des Gerinnungssystems sein und ist im Rahmen der Prophylaxe und Therapie zu berücksichtigen.

Die Anamnese der kindlichen Tumorerkrankungen birgt auch die Gefahr der retrospektiven Symptomverknüpfung: Patienten und Eltern erinnern sich unter dem Eindruck der neuen, schweren Diagnose an Symptome aus der Vergangenheit und verknüpfen diese mit den neuen Erkenntnissen zur aktuellen Erkrankung. Neben den Belastungen, die dadurch für die Familie entstehen, ist auch der objektive Blick auf die Krankheit zu wahren, um Fehlschlüsse über Art oder Ursache der Erkrankung zu vermeiden.

SPICKZETTEL

Anamnese

Dem Erfragen unspezifischer Symptome (Schmerzen, Fieber, Gedeihstörungen) und evtl. B-Symptome gilt besondere Aufmerksamkeit. Eine anamnestisch beschriebene Blutungs- oder Thromboseneigung kann Hinweis auf angeborene Erkrankungen des Gerinnungssystems sein.

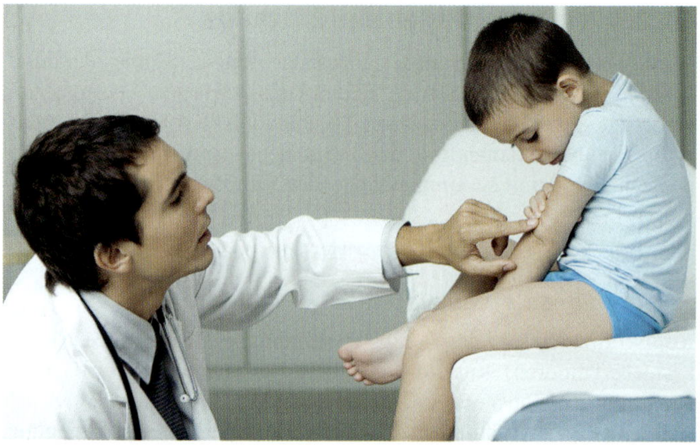

Abb. 11.6 Eine ausführliche körperliche Untersuchung wird besonders in der Onkologie regelmäßig durchgeführt, z. B. wird die Haut des Kindes gut beobachtet. [J787]

Körperliche Untersuchung

Als Hauptbeschwerden können o. g. Symptome auftreten (→ 11.2). Daher gehört eine ausführliche körperliche Untersuchung (→ Abb. 11.6) an den Beginn jeder onkologischen Therapie. Nicht nur zur **Sicherung des Status quo** vor eingreifenden operativen und chemotherapeutischen Maßnahmen, sondern auch zur Stadienbestimmung (Staging) werden die wichtigsten Hinweise aus der körperlichen Untersuchung gewonnen.

Bei hämatologischen malignen Systemerkrankungen wie Leukämien, Lymphomen und dem Myelodysplastischen Syndrom wird ein besonderes Augenmerk auf den weiteren (neben der Knochenmarkmanifestation) **Organbefall** gelegt. Das Tasten von **Leber, Milz, Lymphknoten, Hautinfiltraten und Hoden** sind therapierelevante Ausgangsuntersuchungen, die unbedingt dokumentiert werden müssen. Die Befunde geben Auskunft über das Stadium der Erkrankung und die Therapieintensität. Bereits nach einer einzigen Gabe Kortison zu Beginn der Therapie können diese Befunde rückläufig sein. Daher ist die zeitnahe, ausführliche und ungestörte Untersuchung notwendig.

Bei Hirntumoren und Tumoren mit möglicher Manifestation im zentralen Nervensystem ist die **systematische neurologische Untersuchung und Testung** mit Koordinations- und Kraftprüfung der Innervierungsgebiete, Testung der Hirnnerven und Ausschluss neuroendokriner Störungen angezeigt.

Solide Tumoren werden durch **Sicht- und Tastbefunde** in ihrer **Größe und Konsistenz** erfasst und ihre Beziehung zu angrenzenden Organsystemen wird beurteilt. Ausfälle oder Funktionseinschränkungen angrenzender Organsysteme ziehen dann ggf. sofortigen Handlungsbedarf nach sich.

SPICKZETTEL

Untersuchung

Insbesondere Leber, Milz, Lymphknoten, Hautinfiltrate und Hoden müssen körperlich untersucht werden. Die Befunde geben Auskunft über das Stadium der Erkrankung und die Therapieintensität. Hirntumoren erfordern eine systematische neurologische Untersuchung und Testung.

11.3.2 Spezielle Labordiagnostik

Das **Blutbild** bei systemischen Erkrankungen, die auch das Knochenmark betreffen, ist meist durch eine **Zytopenie** geprägt. Leukämie- oder Tumorzellen verdrängen die reguläre Blutbildung im Knochenmark. Nur in seltenen Fällen ist eine **Leukozytose** ein klarer Marker für eine Leukämie. **Laktatdehydrogenase (LDH)** und **Harnsäure** zeigen indirekt einen hohen Zellumsatz an. **Kreatinin, Kalium, Phosphat und Harnstoff** können auf eine Nierenbeteiligung der Erkrankung oder ein Tumorlysesyndrom hinweisen.

Tumormarker sind im Kindesalter weniger etabliert als im Erwachsenenalter. Die **neuronenspezifische Enolase (NSE)** ist in 80–90 % bei Patienten mit Neuroblastom erhöht, kann aber auch bei anderen Tumoren wie Nephroblastomen oberhalb der Norm liegen. Das Neuroblastom kann auch zu erhöhten Katecholaminderivaten im Spontanurin führen, wie der **Vanillinmandelsäure oder Homonvanillinsäure. Alpha-Fetoprotein (AFP) und/oder Beta-hCG** sind bei einer Reihe von Keimzelltumoren diagnostisch hinweisend.

SPICKZETTEL

Labor

Das Blutbild bei systemischen Erkrankungen, die auch das Knochenmark betreffen, ist meist durch eine Zytopenie geprägt.

11.3.3 Bildgebende Verfahren

Sonografie

Die **Sonografie** *(Ultraschalluntersuchung)* hat einen hohen Stellenwert in der Kinderonkologie, da sie vom behandelnden Arzt selbst durchgeführt werden kann, keine Strahlenbelastung mit sich bringt und keine Narkose erfordert. Es ist eine dynamische Untersuchung: Bewegungen können dargestellt und mit dem Schallkopf durchgeführt werden. Die meisten Stellen im kindlichen Körper sind mit hoher Genauigkeit darstellbar. Kontrastmittelgestützte Sonografien ermöglichen noch exaktere Diagnostik. Eine Sonografie erweist sich nützlich bei soliden Tumoren, auffälligen Lymphknoten, Ausschlüssen von Ergüssen in Körperhöhlen (Ausschluss Aszites, Pleuraerguss, Herzbeutelerguss).

Röntgen

Die **Röntgenuntersuchung** von Lunge und Knochen lässt sich zur Übersichtsuntersuchung auch durch moderne Verfahren nicht ersetzen. **Lungenherde und knöcherne Defekte** durch Skeletttumoren oder Metastasen sind oft gut erkennbar und können dann, nach einem Screening mittels Röntgen, mit einer spezielleren Untersuchung genauer betrachtet werden.

Computertomografie

Die **Computertomografie** ist eine mit Röntgenstrahlen durchgeführte Schnittbildgebung, die eine deutliche Strahlenbelastung mit sich bringt. Bei Patienten mit Tumordisposition, z. B. mit **Ataxia teleangiectasia** *(Louis-Bar-Syndrom)*, sind solche Untersuchungen zu unterlassen oder nur im Notfall anzuwenden. Die Auflösung der Untersuchung ist hoch, sie zeigt sensibel Verkalkungsprozesse in Tumoren an, und auch sehr kleine Lungenmetastasen können so erfasst werden.

Positronen-Emissions-Tomografie/Computertomografie (PET-CT)

Eine Aussage über funktionelle Abläufe in Geweben bietet die **Positronen-Emissions-Tomografie Computertomografie (PET-CT),** bei der radioaktiv markierte Substanzen verabreicht werden. Diese sammeln sich im Tumorgewebe, werden dort umgesetzt und in ihrer Aktivität gemessen. Das zeitgleich durchgeführte Computertomogramm ermöglicht die räumliche Zuordnung der Aktivität zu anatomischen Strukturen wie Lymphknoten oder Tumormetastasen.

Szintigrafie

Ebenfalls mit **radioaktiven Substanzen markierte Stoffe (Tracer)** werden bei Szintigrafien eingesetzt. Diese Stoffe können stoffwechselaktives Gewebe markieren, was dann über eine Gammakamera aufgenommen werden kann. Mit **Metaiodbenzylguanidin (MIBG),** einer dem Noradrenalin verwandten Substanz, können Neuroblastome sichtbar gemacht werden. Bei Skelettszintigrafien mit Diphosphonaten als Tracer werden Skelettmetastasen sichtbar gemacht.

Magnetresonanztomografie (MRT)

Für die Weichteildarstellung ganzer Organsysteme eignet sich die **Magnetresonanztomografie (MRT).** Sie verursacht keine Strahlenbelastung, dauert aber lange, sodass v. a. kleine Kinder eine Sedierung für die Untersuchung benötigen. Die Röhren der Geräte sind eng, machen Angst, die Kinder sind darin schwierig zu überwachen. Insbesondere für die großen Organe, für solide Tumoren und zur Beurteilung des ZNS ist eine MRT oft unumgänglich.

SPICKZETTEL

Bildgebende Verfahren

Die meisten Stellen im kindlichen Körper lassen sich mit hoher Genauigkeit durch eine Sonografie darstellen. Die Röntgenuntersuchung ist nach wie vor zur Untersuchung von Knochen und Lunge die Maßnahme der Wahl. Zur Anwendung kommen auch die Computertomografie, die Positronen-Emissions-Tomografie/Computertomografie (PET-CT), die Szintigrafie und die Magnetresonanztomografie (MRT).

11.3.4 Biopsie

Während die Bildgebung nur eine Annäherung an eine Diagnose zulässt, wird die tatsächliche Krankheitsentität nur durch eine Biopsie geklärt. Gewebe wird dem Tumor entnommen, histopathologisch mit unterschiedlichen Methoden untersucht und eine Diagnose gestellt. Eine Referenzierung erfolgt meist in spezialisierten pathologischen Zentren.

Die Entnahme der Biopsie kann als **Feinnadelbiopsie** (Saugbiopsie), als **Stanzbiopsie** (→ Abb. 11.7) oder als endoskopische bzw. **offene operative Biopsie** durchgeführt werden. Abhängig von Lage und vermuteter Tumorentität wird eine Methode gewählt, die möglichst geringe Beeinträchtigungen für den Patienten mit sich bringt, eine Verschleppung von Tumorzellen vermeidet und zugleich eine sichere Diagnosestellung erlaubt. Unterschiedliche Tumoranteile, zystenartige Veränderungen im Tumor, die Lage in der Nähe empfindlicher Organstrukturen und der Allgemeinzustand des Patienten können auch sein Risiko bei einer Biopsie erhöhen. Daher gibt es Tumorentitäten, die man – unter Inkaufnahme einer möglichen Fehldiagnose – zunächst mit Chemotherapie beginnt zu therapieren, und erst später eine Biopsie oder den gesamten Tumor entnimmt. Beim Wilms-Tumor/Nephroblastom wird zunächst nur eine radiologische Diagnose gestellt und

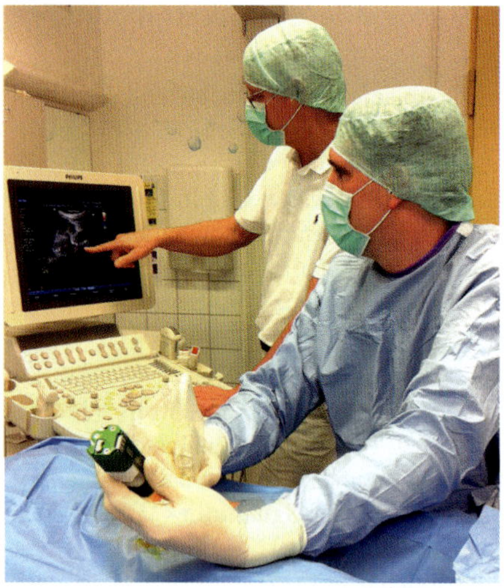

Abb. 11.7 Durchführung einer ultraschallgesteuerten Stanzbiopsie aus einer Raumforderung im rechten Oberbauch einer Patientin mit der Verdachtsdiagnose Neuroblastom [P548]

erst nach einer Vortherapie der Tumor entfernt. Bei sezernierenden Keimzelltumoren des zentralen Nervensystems wird bei radiologisch typischer Lage völlig auf eine histologische Sicherung der Diagnose verzichtet, wenn die typischen Tumormarker **AFP** *(Alpha-Fetoprotein)* und/oder **beta-hCG** *(humanes Choriongonadotropin)* im Serum bzw. Liquor in erhöhter Konzentration nachweisbar sind.

Abhängig von der Infrastruktur der Klinik werden solche Biopsien auch durch die jeweilige Kinderonkologie in Sedierung durchgeführt.

SPICKZETTEL

Biopsie

Die Biopsie dient letztendlich der Diagnosesicherung. Das dem Tumor entnommene Gewebe wird histopathologisch mit unterschiedlichen Methoden meist in spezialisierten Zentren untersucht.

11.4 Spezielle pflegerische und medizinische Maßnahmen

11.4.1 Standardisiertes Vorgehen

Die Kliniken, die in Deutschland kindliche Tumoren behandeln, haben sich zu einem Netzwerk zusammengeschlossen, das unter der Koordination der **Gesellschaft für pädiatrische Onkologie und Hämatologie (GPOH)** zusammenarbeitet. Sie behandeln nach einem einheitlich geregelten Standard. Die Patienten werden hierzu in Registern oder Therapiestudien eingeschlossen.

In **Registern** werden alle Patienten mit einer bestimmen Krebserkrankung im Kindesalter erfasst. Sie werden – nach schriftlichem Einverständnis der Eltern und ggf. des Patienten – registriert, ihre Therapie wird dokumentiert, ebenso wie das Ergebnis der Therapie. Meist wird durch die Kliniken, welche das Register führen, auch eine Therapieempfehlung ausgesprochen. Diese stützt sich auf Daten früherer Register oder Studien und entspricht dem aktuellen Standard für Therapien dieser Krankheit.

In **Therapieoptimierungsstudien** geht man noch einen Schritt weiter: Dort werden nicht nur die Daten und Verläufe der Patienten erfasst, sondern auch neue Therapieschritte erprobt und eingeführt. Ein Expertenteam gibt dabei eine Therapie vor, die dem aktuellen Wissensstand entspricht, aber auch experimentelle Fragen zur Verbesserung der Therapie beinhalten kann.

Die Therapie kann auf zwei Arten verbessert werden:

- Neue verabreichte Medikamente können möglicherweise die Überlebensraten erhöhen, die Rückfallraten möglicherweise senken.
- Die Gefährlichkeit und Giftigkeit der Therapie (Toxizität) könnte vermindert werden.

Die Behandlung der Patienten kann durch **Stratifizierung** und **Randomisierung** verbessert werden.

- Bei der **Stratifizierung** wird der Zustand eines Patienten bzw. seiner Krankheit entsprechend der Schwere beurteilt und einem Therapiezweig zugeführt. Das kann z. B. bedeuten, dass Kinder mit ausgeprägteren Krankheiten eine stärkere Therapie erhalten oder auch, dass die toxische Belastung einer Therapie bei Kindern mit einer guten Prognose verringert wird. Hinter einer Stratifizierung stehen also stets eine Bewertung der Krankheitsausprägung und eine davon abhängige Zuordnung zu einer Therapie.
- Eine **Randomisierung** wird immer dann durchgeführt, wenn nicht bekannt ist, welche von zwei oder mehreren Therapien die geeignetste ist. Weil niemand in diesem Fall entscheiden kann und darf, welche Therapie die wirksamste oder am wenigsten gefährliche ist, lässt man den Zufall entscheiden. Mittels eines Zufallsgenerators wird der Patient einer Therapie zugeordnet.

Wichtig ist, dass die Patienten und ihre Eltern die Teilnahme an Registern, Studien, Randomisierungen und Therapieoptimierungsstudien jederzeit ohne Begründung und ohne weitere Nachfrage ablehnen dürfen. In diesen Fällen wird nach dem aktuellen Therapiestandard behandelt. Das ist meist die letzte etablierte Therapie vor der aktuellen. Sollte ein Kind mit seiner Erkrankung nicht im Rahmen einer der etablierten Register oder Studien behandelt werden, ist eine individuelle Therapie mit Beratung durch die entsprechenden Studienleitungen oder Experten vorgesehen.

SPICKZETTEL

Standardisiertes Vorgehen

Die Behandlung von Patienten mit onkologischen Grunderkrankungen erfolgt im Rahmen von Studienprotokollen oder Registern. Nur so können bei den seltenen Erkrankungen Erkenntnisse über die richtigen Therapieoptionen, über Nebenwirkungen und Spätfolgen gewonnen werden.

11.4.2 Grundlagen der Chemotherapie

DEFINITION

Zytostatika/Chemotherapeutika: Medikamente unterschiedlicher Herkunft (z. B. Antibiotika-Derivate, Antimetaboliten, Mitosespindelgifte, Pflanzenalkaloide), die in den Zellzyklus eingreifen und das Zellwachstum, insbesondere die Zellteilung, verhindern oder verzögern. Sie werden einzeln eingesetzt als Monochemotherapie oder in Kombination als Polychemotherapie (Nutzung synergistischer Effekte, erhöhte Toxizität).

Chemotherapie: Einsatz von Medikamenten zur Wachstumshemmung oder Zerstörung von Tumorzellen im Organismus. Begriff heute gleichbedeutend mit Zytostatikatherapie.

Ein Hauptpfeiler in der Behandlung onkologischer Erkrankungen ist die Therapie mit Zytostatika. Wie aus der Definition ersichtlich, verwendet man die Begrifflichkeiten Zytostatikatherapie und Chemotherapie im klinischen Alltag oft synonym.

Bei der Behandlung solider Tumoren wird zwischen adjuvanter und neoadjuvanter Therapie unterschieden.

- Die **adjuvante** Therapie beschreibt die Gabe von Zytostatika nach der Entfernung des Tumors mittels einer Operation. Dieser Ansatz hat zum Ziel, die noch vorhandenen Tumorzellen zu vernichten.
- Der **neoadjuvante** Therapieansatz strebt eine Verkleinerung des Tumors vor einer Operation an und somit eine bessere Operabilität. Zudem sollen das Tumorwachstum und die Bildung zusätzlicher Metastasen in der postoperativen Erholungszeit reduziert werden.

Die Strahlentherapie (Radiatio) und die chirurgische Entfernung des Tumors spielen v. a. bei soliden Tumoren eine entscheidende Rolle. Bei Leukämien, Lymphomen und anderen systemisch ausgebreiteten Erkrankungen ist die Chemotherapie der wichtigste, mitunter einzige Therapiepfeiler. Zudem ist eine Bestrahlungstherapie, v. a. im Kopfbereich, bei Kleinkindern bis zum 3. Lebensjahr ausgeschlossen, da das sich noch entwickelnde Gehirn irreversible Schädigungen davontragen würde.

Des Weiteren wird im Hinblick auf die Heilungschancen zwischen einem **kurativen** und einem **palliativen Behandlungsansatz** unterschieden. Während der kurative Ansatz die Heilung des Patienten anstrebt, steht bei der palliativen Zielsetzung das Lindern von Beschwerden im Vordergrund. Eine Heilung ist in diesem Fall nicht mehr möglich.

Ziele der Therapie

Ziel der Zytostatikatherapie ist es, die **Zellteilung der Tumorzellen** zu unterbinden. Jedoch wirken Zytostatika nicht nur spezifisch auf maligne Zellen, sondern hindern auch die Teilung und Vermehrung gesunder Zellen (→Nebenwirkungen). Durch die Störung der Zellteilung sprechen schnell teilende Zellen besser auf Zytostatika an. Da sich Tumorzellen schnell und unkontrolliert vermehren, reagieren diese sensibler auf die Gabe von zytotoxischen Substanzen als gesunde Zellen.

Zytostatika wirken nur auf **Zellen, die sich in der Zellteilung befinden.** In der Ruhephase sind Zytostatika an der Zelle wirkungslos. Allerdings wirken neue Substanzen wie Antikörper oder **Kinaseinhibitoren** (Hemmstoffe verschiedener Enzyme bei DNA-Zusammensetzung), die nicht zu den klassischen Zytostatika zählen, auch an der sog. ruhenden Zelle. Diese **zielgerichteten Therapien** (→Abb. 11.8, targeted therapies) zielen auf bestimmte Oberflächenmerkmale und Steuerungsvorgänge innerhalb der Tumorzelle ab. Ansatzpunkte von zielgerichteten Therapien sind:

- Wachstumshemmung durch Antikörper
- Programmierter Zelltod (Apoptose)
- Hemmung der Gefäßbildung des Tumors
- Immuntherapie
- Gentherapie.

Sie sind somit individuell auf die Eigenschaften des Tumors eingestellt. Da zielgerichtete Therapien an der Tumorzelle anders als „klassische" Zytostatika wirken, bringen diese auch veränderte Nebenwirkungen wie Akne mit sich.

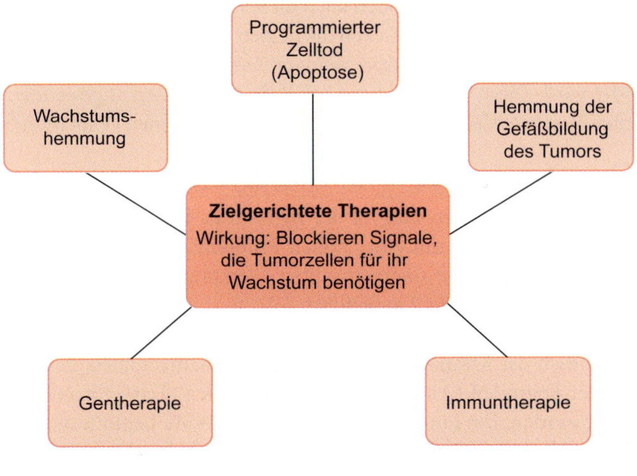

Abb. 11.8 Ansatzpunkte verschiedener zielgerichteter Therapien [L143]

Einteilung der Zytostatika

Zytostatika (→Tab. 11.1) werden aus natürlichen oder chemischen Substanzen hergestellt. Je nach Wirkungsweise und Entstehung/Herstellung werden die Medikamente verschieden eingruppiert. Während einige Zytostatika die Zellteilung durch die Störung des Auf- bzw. Abbaus des Spindelapparats hemmen (z. B. Vinca-Alkaloide), gehen andere wiederum eine chemische Reaktion mit der DNA ein, sodass diese eine irreversible Schädigung davonträgt und eine weitere Zellteilung nicht mehr möglich ist (z. B. Platin-Derivate).

Applikationsarten

Wie auch bei anderen Medikamenten gibt es bei Zytostatika unterschiedliche Applikationsarten. Dabei ist zu unterscheiden, ob die Therapie lokal oder systemisch wirken soll.

Systemische Therapie

Für die **systemische Behandlung** mit Zytostatika steht sowohl die intravenöse als auch die orale Verabreichung zur Verfügung. Welche der beiden Darreichungsformen genutzt wird, ist von verschiedenen Faktoren abhängig. So spielen beispielsweise die chemische Zusammensetzung des Medikaments und die Resorbierbarkeit im Darm eine Rolle. Die Vorteile einer oralen Applikation bestehen in der einfachen Einnahme und in der ambulanten Versorgung. Es sind keine engmaschigen Krankenhaus- und Arztbesuche nötig.

Bei Darreichungsformen, die vom Patienten eigenständig durchgeführt werden können/sollen, z. B. das regelmäßige Einnehmen von Tabletten, ist eine ausreichende Compliance/Adhärenz der Kinder und Jugendlichen erforderlich. Dies setzt eine altersentsprechende Beratung von Patient und Angehörigen voraus. Dabei sollte die Wichtigkeit einer regelmäßigen Medikamenteneinnahme begründet werden. In dem Gespräch werden gemeinsam Möglichkeiten entwickelt, wie die Einnahme zuverlässig erfolgen kann. Es muss zudem gewährleistet sein, dass die Wirkstoffe über die Magen-Darm-Schleimhaut aufgenommen werden, d. h., Durchfall oder Erbrechen müssen entsprechend behandelt werden.

Lokale Verabreichung

Bei der **lokalen/regionalen Verabreichung von Zytostatika** gibt es eine Vielzahl an Möglichkeiten. Davon ist in der pädiatrischen Onkologie, bedingt durch die Krankheitsbilder, nur ein Teil in der Praxis gängig.

Intrathekale Therapie

Aufgrund aktiver und passiver Transportmechanismen unterscheidet sich die Konzentration eines Medikaments nach intravenöser Applikation im Liquor eines Patienten von der im Blut. Der meist erschwerte Übertritt vom Blut- in den Hirnwasserraum wird als **Blut-Hirn-Schranke** beschrieben. Diese schützt das Gehirn vor gefährdenden Substanzen. Zugleich verhindert sie eine ausreichende Chemotherapiewirkung bei Tumorzellen im zentralen Nervensystem. Um dennoch eine ausreichend hohe und damit wirksame Konzentration im Liquor zu erzeugen, werden Chemotherapeutika (Zytostatika) mitunter direkt in den **Liquor cerebralis** injiziert, insbesondere bei einem **Tumorbefall der Hirn-**

Tab. 11.1 Einteilung der Zytostatika.

Gruppe	Wirkstoff	Wichtiger Wirkmechanismus	Wichtige Nebenwirkung
Anthrazykline	• Doxorubicin (DOX) • Daunorubicin (DNR) • Idarubicin (IDA)	Interkalierung in die DNA → Hemmung der Topoisomerase II → DNA-Replikation ↓	Kardiotoxizität (Herzschäden)
Topoisomerase-II-Hemmer	Etoposid (ETP)	Hemmung der Topoisomerase II → definitive Doppelstrangbrüche der DNA → DNA-Replikation ↓	Myelotoxizität (Knochenmarkschäden)
Oxazaphosphorine	• Cyclophosphamid (CPM) • Ifosfamid (IFO)	Alkylierung von DNA/RNA → Vernetzung und Strangbrüche → DNA-Synthese gestört	Hämorrhagische Zystitis (Blasenentzündung) → prophylaktische Gabe von Mesna (2-Mercaptoethansulfonat-Natrium) und Flüssigkeit Myelosuppression
N-Lost-Derivate	• Busulfan (BSN) • Melphalan (MLP)	Alkylierung von DNA/RNA → Vernetzung und Strangbrüche → DNA-Synthese gestört	Selten Lungenfibrose
Platinhaltige Substanzen	• Cisplatin (DDP) • Carboplatin (CBP) • Oxaliplatin (OXR)	Cross-Links zwischen beiden DNA-Strängen → DNA-Replikation ↓	• Emetogen (Übelkeit) • Nephrotoxisch (Nierenschäden) • Ototoxisch (Hörschäden) • Neurotoxisch (Nervenschäden) mit zentralen und peripheren Neuropathien
Vinca-Alkaloide	Vincristin (VCR), Vinblastin (VBL)	Bindung und Zerstörung von Tubulin der Mikrotubuli → Stillstand der Mitose in der Metaphase	Neurotoxizität (v. a. Vincristin führt zur [peripheren] Neuropathie)
Folsäure-Antagonisten	Methotrexat (MTX)	Hemmung der Dihydrofolatreduktase u. a. durch Verdrängung der Dihydrofolsäure → Bildung von Purinnukleotiden ↓	• Myelotoxizität (Knochenmarkschäden) • Hepatotoxizität (Leberschäden) • Mukositis (Schleimhautschäden) mit Stomatitis, Ösophagitis, Enteritis • Gegenmaßnahme: Folsäure-Rescue (Gabe von Folsäure innerhalb der ersten 24 Std.)
Pyrimidin-Antagonisten	Cytarabin (ARAC)	U. a. Einbau einer falschen Base → DNA-Replikation ↓	• Fieber • Muskelschmerzen, Exantheme (Ausschlag) • Konjunktivitis (Bindehautentzündung) Cave: Lichtempfindlichkeit! • Mukositis • Myelotoxizität
Purin-Antagonisten	• Azathioprin • 6-Mercaptopurin (6-MP)	U. a. Einbau einer falschen Base → DNA-Replikation ↓	Wechselwirkung mit Allopurinol
Antibiotika	• Bleomycin (BLM) • Actinomycin D (ACT-D)	Interkalierung und Alkylierung der DNA → Behinderung des Ableseprozesses → RNA-Synthese ↓	• Lungenfibrose • Exantheme, Pruritus (Juckreiz) • Cave: keine zeitgleiche Bestrahlung
Enzyme	L-Asparaginase (ASP)	Spaltung der Aminosäure L-Asparagin, die z. B. für ALL-Zellpopulationen essenziell ist	• Allergische Reaktionen • Pankreatitis (Bauchspeicheldrüsenentzündung) • Gerinnungsstörungen

und Rückenmarkshäute. Auch prophylaktisch sind intrathekale Zytostatikagaben vorgesehen, z. B. bei Leukämien. Je nach Indikation und Häufigkeit der Zytostatikagaben erhalten die Kinder eine Lumbalpunktion (→ Diagnostische Maßnahmen) mit intrathekalen Zytostatikagaben oder ein Ommaya-Reservoir, bei dem die Zytostatika mittels Kathetersystem direkt in einen Seitenventrikel verabreicht werden.

Vorsicht! Bestimmte Zytostatika (**Vincristin/Vindesin**) dürfen keinesfalls intrathekal verabreicht werden, da diese eine degenerative Schädigung des Gehirns verursachen und binnen Wochen zum Tod führen.
Aus diesem Grund entwickelte die WHO (World Health Organization) eine Empfehlung, die o. g. Medikamente nur noch als Kurzinfusion, sprich in Infusionsbeuteln oder Perfusorspritzen zu verabreichen, um eine Verwechslung der Applikationsarten von intravenös und intrathekal zu vermeiden. Die modernen Therapieoptimierungsstudien vermeiden die parallele Therapie von intrathekalen Medikamenten und Vincristin am selben Behandlungstag.

Intrapleurale/peritoneale Therapie

Bei **Metastasierung** in die **Pleura** *(Rippenfell)* oder in das **Peritoneum** *(Bauchfell)* kann die Chemotherapie auch direkt in die jeweiligen Höhlen verabreicht werden. Dies geschieht unter sterilen Bedingungen über eine zuvor gelegte **Drainage.** Zunächst wird eine dort evtl. vorhandene Flüssigkeit abgelassen, dann das Chemotherapeutikum appliziert und nach einigen Stunden auch dieses wieder abgelassen.

Infolge der Therapie verkleben die beiden Blätter von Pleura oder Peritoneum miteinander, sodass weniger Aszites bzw. Pleuraerguss gebildet wird. Diese Therapie wird i. d. R. in Situationen angewendet, in denen Beschwerden nur noch gelindert werden können (Palliation).

Nebenwirkungen der Chemotherapie

Durch den ungezielten Eingriff der Zytostatika in die Zellteilung sind auch gesunde Zellen mit einer hohen Proliferationsrate von der Wirkung betroffen. Diese unerwünschten Wirkungen an den gesunden Zellen sind in → Tab. 11.2 aufgeführt.

Vor Beginn einer Chemotherapie muss der zu pflegende Mensch hinsichtlich der Kryokonservierung von spermatogonialen Stammzellen oder Spermien (Androprotect) oder Eizellen (Fertiprotect) unterrichtet werden. Die Entnahme sollte gemäß AWMF Leitlinie, anhängig von den klinischen Begebenheiten, möglichst vor dem Beginn der Chemotherapie erfolgen, ohne jedoch den Beginn der Chemotherapie zu verzögern.

Tab. 11.2 Nebenwirkungen der Zytostatikatherapie

Zellen mit hoher Proliferationsrate	Auswirkungen durch Zytostatika
Haarfollikel	Haarausfall (Alopezie)
Magen- und Darmschleimhaut	Schleimhautschäden (Mukositis)
Blutbildung	Funktionseingeschränktes Knochenmark
Keimzellen der Hoden	Unfruchtbarkeit

Dazu kommen weitere Nebenwirkungen, die nicht im Zusammenhang mit der Störung der Zellteilung stehen, z. B. **Appetitlosigkeit, Übelkeit und Erbrechen.**

Zubereitung und Verabreichung von Zytostatika

„Die Zubereitung und die Verabreichung von Zytostatika dürfen grundsätzlich nur durch unterwiesenes und entsprechend seiner Aufgabe geschultes Fachpersonal [...] durchgeführt werden." [1] Der Umgang und die Verabreichung mit/von Zytostatika bedarf großer Sorgfalt und Hintergrundwissens, um sowohl sich als auch die Kinder nicht zu gefährden. Die Applikation von Zytostatika ist seit einigen Jahren eine vom Arzt **delegierbare Aufgabe.** Die Pflegefachperson benötigt zur Durchführung Kenntnisse über die Zytostatika, deren Wirkungen und Nebenwirkungen und Wissen über rechtliche Aspekte. Zudem ist ein sicherer Umgang mit Zytostatika zu beherrschen. Dies ist beispielsweise in einer **Fortbildung/Schulung** zu erlernen. Für das genaue Vorgehen innerhalb einer Klinik ist eine Arbeitsanweisung (→ Abb. 11.9) mit Auflistung der personellen und materiellen Voraussetzungen und Zuständigkeiten obligatorisch. Die Konferenz onkologischer Kranken- und Kinderkrankenpflege (KOK) hat hierzu auch **Handlungsleitlinien zur Applikation von Zytostatika durch Pflegefachpersonen** verfasst.

Paravasate

Der Austritt von Zytostatika bei intravenöser Applikation in das umliegende Gewebe wird als Paravasation (→ Tab. 11.3) bezeichnet. Einige Zytostatika, die in das umliegende Gewebe austreten, verursachen Nekrosen und Funktionseinschränkungen des betroffenen Körperteils (**vesikant**). Andere Zytostatika wiederum wirken bei Paravasation gewebereizend (**irritant**) oder haben keine Auswirkungen auf das umgebende Gewebe. Um ein Paravasat zu vermeiden, ist bei den in → Tab. 11.3 genannten Risikofaktoren besondere Vorsicht geboten.

Besonders bei Säuglingen und Kleinkindern ist aufgrund des natürlichen Bewegungsdrangs auf eine **sichere Fixierung des peripheren Zugangs** zu achten. Aufgrund dessen und bedingt durch das Nekrosepotenzial vieler Chemotherapeutika in der pädiatrischen Onkologie, erhalten die meisten erkrankten Kinder einen sicheren Zugang in Form eines zentralen Venenkatheters oder eines Hickman-Katheters.

Trotz aller Vorsichtsmaßnahmen ist eine Paravasation nie ganz auszuschließen. Daher verfügt jede Station, die Zytostatika verabreicht, über ein Paravasate-Notfallset. In diesem sind alle nötigen Utensilien, Antidote, Dokumentationsbögen und Beschreibungen zum richtigen Vorgehen enthalten.

SPICKZETTEL

Zytostatikatherapie

Zytostatika sind die Hauptpfeiler bei der Behandlung onkologischer Erkrankungen. Die systemische Behandlung erfolgt sowohl als intravenöse als auch als orale Verabreichung. Eine lokale/regionale Verabreichung ist bei Tumorbefall der Hirn- und Rückenmarkshäute (intrathekale Chemotherapie) und bei Metastasierung in die Pleura oder in das Peritoneum (intrapleurale/peritoneale Chemotherapie) angezeigt.
Der Umgang und die Verabreichung mit/von Zytostatika bedürfen großer Sorgfalt und Hintergrundwissens, damit sich sowohl die Pflegefachperson als auch der Patient nicht gefährden. Bei einer Fehlapplikation von Zytostatika können Paravasate (Austritt in das umliegende Gewebe) entstehen. Deshalb ist insbesondere bei Säuglingen und Kleinkindern aufgrund des natürlichen Bewegungsdrangs auf eine sichere Fixierung des peripheren Zugangs zu achten.

11.4.3 Lumbalpunktion

Grundlagen der Lumbalpunktion → 16.3.1

Zur Durchführung der Lumbalpunktion sollte der Patient sitzen oder sich in Seitenlage befinden. Wichtig ist bei beiden Lagerungen allerdings, dass die zu pflegenden Kinder und Jugendlichen achsengerecht und mit Rundrücken gelagert werden, um somit gut zwischen die Wirbelkörper zu gelangen.

Komplikationen einer Lumbalpunktion können Infektionen, Paraplegie, Einklemmung des Hirnstamms und ein postpunktionelles Syndrom sein. Beim **postpunktionellen Syndrom** handelt es sich um einen Symptomkomplex bestehend aus Kopfschmerzen, Rückenschmerzen und Erbrechen bedingt durch entnahmebedingten Unterdruck im Liquorsystem. Entgegen älteren Vorstellungen beugt langes Liegen nach der Lumbalpunktion einem postpunktionellen Syndrom nicht vor. Vielmehr kommt es durch die erzwungene Haltung vermehrt zu Rückenschmerzen. Da in der pädiatrischen Onkologie während der Punktion jedoch häufig chemotherapeutisch wirksame Substanzen intrathekal verabreicht werden, sollte der Patient dennoch nach der Punktion liegend gelagert werden. So kann sich die injizierte Substanz im kompletten Liquorraum – also auch im Rückfluss bis hinauf in die Hirnwasserräume – verteilen und dort wirken.

Tab. 11.3 Risikofaktoren einer Paravasation

Patientenabhängige Faktoren	Technische und pharmakologische Faktoren
• Schlecht zu punktierende, leicht zerstörbare oder dünne Venen • Obere Einflussstauung • Dehydrierte Patienten • Kreislaufinstabile Patienten • Adipositas • Kleinkinder, die ihre Schmerzen nicht präzisieren können	• Zeitdruck • Fehlende Übung und technisches Können • Mehrfachpunktionen • Ungeeignete Punktionsstelle • Unzureichendes Fixieren des Zugangs • Unzureichende Überwachung vor, während und nach der Applikation • Weglassen der Aspiration vor der Applikation von Zytostatika • Weglassen des Vorspülens mit Trägerlösung vor Applikation des Zytostatikums • Unzureichende Beachtung von Äußerungen des Patienten bezüglich Schmerzen oder Ähnlichem an der Punktionsstelle • Mangelnde Aufklärung des Patienten und seiner Angehörigen

Betriebsanweisung Nr.: ..... gem. § 14 GefStoffV	Arbeitsbereich:

Geltungsbereich und Tätigkeit
Vorbereitung und Verabreichung von Zytostatika

Gefahren für Mensch und Umwelt

Gefahr

Zytostatika sind hochpotente Arzneistoffe und stellen eine potenzielle Gefahr für alle Personen, die mit ihnen arbeiten, dar. Viele Zytostatika haben krebserzeugende, keimzellmutagene oder reproduktionstoxische Wirkungen. Unmittelbar können sie bei Haut- beziehungsweise Schleimhautkontakt reizend, ätzend sowie sensibilisierend wirken.

Zytostatika schädigen bei therapeutischen Dosen besonders Zellen mit hoher Zellteilungsrate wie Knochenmark, Darmschleimhaut, Haarfollikelzellen und Keimdrüsen sowie die körpereigene Abwehr.

Zytostatika sind in der Regel nicht biologisch abbaubar und gefährden die Umwelt.

Schutzmaßnahmen und Verhaltensregeln

Berührung mit der Haut und Schleimhaut, Augenkontakt sowie das Einatmen und Verschlucken von Zytostatika sind zu vermeiden.

Flaschen, Ampullen, Spritzen, Infusionsbeutel, -pumpen etc. nicht mit bloßen Händen berühren.

Persönliche Schutzausrüstung benutzen (Schutzhandschuhe, Kittel).

Applikationsfertige Infusionssysteme sollen mit Trägerflüssigkeit befüllt sein; Entlüften mit zytostatikahaltigen Lösungen vermeiden.

Zum Nachschalten anderer Infusionslösungen bzw. zum Nachspülen mit Trägerlösung verzweigte Leitungssysteme verwenden.

Infusionsbeutel bzw. -flaschen nach Verabreichung nicht diskonnektieren, sondern komplett entsorgen.

Verhalten im Gefahrenfall

Zur Entsorgung verschütteter zytostatikahaltiger Arzneistoffe sowie zur Reinigung verunreinigter Flächen sind die zur Verfügung gestellten Notfall-Sets („Spill-Kit") einschließlich der Schutzkleidung zu benutzen.

Ruhe bewahren, im Notfall-Set enthaltene Anleitung befolgen (PSA anlegen, Unfallstelle absperren und kennzeichnen, Reinigung durchführen etc.).

Umgehend Stationsleitung, Pflegeleitung beziehungsweise Reinigungsdienst informieren!

Standort des Notfall-Sets: ....

Im Brandfall sind keine besonderen gefahrstoffspezifischen Maßnahmen erforderlich. Bereich geordnet verlassen.

Erste Hilfe

Bei jeder Erste-Hilfe-Maßnahme: Selbstschutz beachten und ggf. eine Ärztin oder einen Arzt konsultieren! Verunreinigte Kleidung sofort ablegen, Vorgesetzte informieren.

Nach Hautkontakt: Die Haut sofort gründlich mit reichlich (kaltem) Wasser reinigen (ca. 5–10 Min.), ggf. Betriebsärztin/-arzt aufsuchen.

Nach Augenkontakt: Bei geöffnetem Lidspalt mindestens 10 Min. unter fließendem Wasser ausspülen. Augenärztin/-arzt konsultieren.

Zuständige Ärztin/ Zuständiger Arzt: .... Tel.: .... Unfall im Verbandbuch dokumentieren!

Sachgerechte Entsorgung

Reste (>20 ml) sowie stark mit Zytostatika verunreinigte Abfälle in entsprechend gekennzeichneten Tonnen (Aufschrift „Zytotoxische und zytostatische Arzneimittel") unter der Abfallschlüsselnummer „AS 18 01 08*" entsorgen.

Schwach verunreinigte Zytostatikaabfälle (entleerte Behältnisse, Einmalkittel, Handschuhe, Wischtücher, Tupfer etc.) in reißfesten, feuchtigkeitsbeständigen, dichten Plastikbeuteln sammeln und verschließen; unter der Abfallschlüsselnummer „AS 18 01 04" in den bereitgestellten Tonnen sammeln. Spitze und scharfe Gegenstände (Nadeln, Kanülen etc.) in durchstoßfesten Behältnissen sammeln.

Bei Rückfragen Abfallbeauftrage/-n kontaktieren: (Name .... Tel.: ....)

Datum:	Name:

Abb. 11.9 Arbeitsanweisung der Berufsgenossenschaft für Gesundheitsdienst und Wohlfahrtspflege (BGW) zum Umgang mit Zytostatika [W221]

Aufgaben der Pflegefachpersonen bei einer Lumbalpunktion

- Materialien vorbereiten und herrichten
- Zu pflegenden Menschen (Monitoring, Entkleiden etc.) vorbereiten
- Ihn altersgerecht informieren
- Vor, während und nach der Punktion die Kinder und Jugendlichen fachgerecht lagern
- Materialien steril anreichen
- Patienten und Vitalparameter während und nach der Punktion beobachten
- Verband/Pflaster auf Liquoraustritt, Blutaustritt und sonstige Hautirritationen hin kontrollieren
- Zu Pflegenden bei der Einhaltung der Flachlagerung unterstützen.

SPICKZETTEL

Nicht alle chemotherapeutischen Substanzen dürfen bei einer Lumbalpunktion in den Liquorkanal verabreicht werden. Typische Substanzen zur Instillation sind Methotrexat, Cytarabin und Steroide. Niemals intrathekal instilliert werden dürfen z. B. Vincristin und andere Vinca-Alkaloide.

11.4.4 Shunt-Systeme als besondere Maßnahmen

Hirntumoren blockieren mitunter die Abflusswege des Liquor cerebralis. Auch eine Überproduktion von Liquor kann beobachtet werden. Dann kommt es zu einer **Erweiterung der Hirnwasserräume** mit **Liquordiapedese** *(Eindringen von Hirnwasser ins umliegende Hirngewebe)*, Funktionsausfällen, Hirnnervenausfällen, Kopfschmerzen, Erbrechen. Bei weiter ansteigendem Hirndruck oder tief stehenden Kleinhirntonsillen kann eine Einklemmung des Hirnstamms in den Spinalkanal zu schweren Schädigungen bis hin zum Tod führen. In dieser Situation wird ein Neurochirurg für Entlastung sorgen und entweder eine externe **Ventrikeldrainage** anlegen oder direkt ein Schlauchsystem, das den Liquor aus dem Ventrikelsystem zur Schädeloberfläche leitet und von dort unter der Haut den Hals hinab durch das Mediastinum bis in den Bauchraum. Dort kann der Liquor frei hineinlaufen und dann resorbiert werden. Diese Anordnung des Shuntverlaufs wird als **VP-Shunt** *(ventrikulo-peritoneal)* bezeichnet.

Die Systeme sind i. d. R. mit einem Ventil ausgestattet, das magnetisch oder per Induktion durch die Haut auf einen Druck eingestellt werden kann, ab dem es den Liquor ableitet. Dabei erfolgt zudem eine Anpassung auf die Druckänderung im Liegen bzw. Stehen durch eine Gravitationseinheit. Soll auch eine intraventrikuläre Therapie erfolgen, kommt ein Reservoir zum Anstechen hinzu, ähnlich einem venösen Portsystem. Diese Einheiten und Schlauchsysteme kann man unter der Haut der Kopfschwarte ertasten.

11.4.5 Fieber im Zelltief

Im Rahmen der Chemotherapie gelangen die Patienten ca. 7–10 Tage nach Applikation in das **Zelltief** oder in die **Aplasiephase.** Dabei handelt es sich um eine eingeschränkte Bildung aller drei Blutzellreihen.

Der Mangel an Erythrozyten und Thrombozyten wird durch die Gabe von Transfusionen behandelt, bei einer Leukozytopenie wird eine Transfusion nur selten verabreicht. Bedingt durch den Mangel an neutrophilen Granulozyten ist das Immunsystem in der Abwehr bakterieller Infektionen und Pilzinfektionen eingeschränkt.

Die Pflege bei **Anämie, Thrombozytopenie** (→ 10.2.1) und **Neutropenie** (→ 10.2.2) entspricht der Hämatologie.

In der Aplasiephase sind die zu pflegenden Kinder und Jugendlichen sehr anfällig für **Infektionen.** Diese fallen durch Fieber ohne speziellen Fokus auf, sog. **Fever of unknown origin** (*FUO*). Lokale Infektionszeichen, z. B. Eiterbildung, sind nur bedingt vorhanden, da die Bildung von Eiter das Vorhandensein von Granulozyten voraussetzt.

Vorsicht! Fieber, das während der Phase der Granulozytopenie auftritt, stellt in der pädiatrischen Onkologie einen **medizinischen Notfall** dar. Denn bedingt durch das eingeschränkte Immunsystem kann die Infektion fulminant verlaufen und mit einer Sepsis einhergehen. Daher ist schnelles Handeln bei Eintreffen der Patienten nötig.

Die Eltern werden dazu angehalten, auch zu Hause regelmäßig, mindestens 3-mal täglich, sublingual, axillär oder aurikulär die Körpertemperatur zu messen. Eine regelmäßige rektale Temperaturkontrolle wird wegen der Gefahr von Schleimhautschäden nicht empfohlen.

Bei einmaliger Körpertemperatur über 38,5 °C oder einer wiederholten Messung innerhalb einer Stunde zwischen 38,0 °C und 38,5 °C kommen die Eltern unverzüglich in die Klinik. Eine zeitnahe klinische Untersuchung und **empirische, antibiotische Therapie** werden gestartet, um das Ausmaß der Infektion richtig zu erkennen und schnell behandeln zu können. Die antibiotische Therapie soll durch das Abwarten der Laborergebnisse nicht verzögert werden und innerhalb von 60 Min. nach Eintreffen des Patienten begonnen werden. Auch die Pflegefachpersonen haben in dieser Zeit ein besonderes Augenmerk auf diese zu Pflegenden zu legen.

Pflegeschwerpunkte bei Fieber in der Aplasiephase

- Vitalfunktionen überwachen
- Allgemeinzustand und Vigilanz beurteilen und überwachen
- Pflege bei Fieber
- Ausscheidung beobachten
- Überwachung während Transfusionen
- Antibiotika verabreichen
- Haut und Schleimhäute im Hinblick auf Kolorit, Blutungs- und Infektionszeichen beobachten
- Infusionstherapie durchführen
- Patienten bei der Nahrungsaufnahme unterstützen.

11.4.6 Behandlung von Übelkeit und Erbrechen

In der pädiatrischen Onkologie treten **Übelkeit und Erbrechen** in vielen Fällen als Nebenwirkung von Zytostatika auf. Dies wird als **CINE** *(Chemotherapie induzierte Nausea und Emesis)* bezeichnet (→ Tab. 11.4). Durch das Erbrechen – es ist eine Art Schutzmechanismus – werden schädliche Substanzen noch vor der Resorption im Magen-Darm-Trakt aus dem Körper transportiert. Reize im Magen-Darm-Trakt und in bestimmten Hirnarealen, wie der Chemorezeptoren-Triggerzone oder dem Brechzentrum, lösen das Erbrechen aus.

Zur Prophylaxe und Therapie werden **Antiemetika als Monotherapie oder in Kombination** verwendet. Dies ist davon abhängig, welch starke brechreizauslösende Wirkung die Chemotherapie hat.

Zytostatika werden in minimal, gering, moderat oder hoch emetogene Substanzen eingeteilt. Dementsprechend wird die Therapie mit Antiemetika ausgewählt. Leitlinien für die antiemetische Behandlung werden z. B. durch die **MASCC** *(Multinational Association of Supportive Care in Cancer)* beschrieben. Die Wirksamkeit der durchgeführten antiemetischen Therapie wird täglich eruiert, um dies dem individuellen Bedarf anzupassen. Zudem unterscheidet man die Übelkeit im zeitlichen Zusammenhang zur Verabreichung der Chemotherapie.

Sowohl die akute als auch die verzögerte Form von Übelkeit und Erbrechen sind gut medikamentös zu behandeln. Zur Verfügung stehen neben **Serotininrezeptorantagonisten** (Granisetron oder Ondansetron) auch **Dexamethason** und **Aprepitant.**

Tab. 11.4 Formen von Chemotherapie induzierte Nausea und Emesis (CINE)

Formen	Beschreibung
Akute Übelkeit und Erbrechen	Auftreten ca. 2–5 Std. nach Verabreichung von Zytostatika; teilweise auch erst nach 12 Std. möglich
Verzögerte Übelkeit und Erbrechen	Auftreten nach 2–5 Tagen; kann mehrere Wochen anhalten; verminderte Flüssigkeits- und Nährstoffzufuhr des Patienten möglich
Antizipatorische Übelkeit und Erbrechen	Konditionierter Reflex, angeegnet durch das Erleben von vorherigen schlechten Erfahrungen; z. B. starke Übelkeit bei erster Chemotherapie; Auslöser können Situationen oder Gerüche sein

- Antiemetika sollten primär vor der Gabe der Chemotherapie **prophylaktisch** verabreicht werden, um den Patienten die Therapie so angenehm wie möglich zu gestalten.
- Bei antizipatorischem Erbrechen verspricht eine Kombination aus psychologischen Behandlungspunkten und Benzodiazepinen die beste Linderung. Die beste Maßnahme, um antizipatorische Übelkeit zu verhindern, ist eine ausreichende und gute Antiemese im ersten Chemotherapiezyklus.

Übelkeit und Erbrechen können auch im Rahmen einer **Radiotherapie** auftreten. Ebenso sind Veränderungen der physiologischen Körperfunktion, z. B. **Hirnmetastasen** oder **Ileus,** als Auslöser in Betracht zu ziehen. Diese Ursachen müssen abgeklärt und einer medikamentösen oder invasiven Behandlung zugeführt werden. Bei der CINE sind auch nicht medikamentöse Maßnahmen obligatorisch. Dazu zählen:

- Gespräche führen, die Sicherheit vermitteln durch Information und Beratung vor und während der Therapie
- Auslösende Gerüche beseitigen, z. B. Geruch von Essen, Parfüm
- Kaugummi oder Bonbon anbieten bei Geschmacksveränderungen
- Ablenkung durch Besuch oder Spiele
- Bequeme Lagerung.

Da einige Therapien ambulant zur Anwendung kommen bzw. die Übelkeit erst verzögert auftritt, d. h. zu Hause, ist eine gute Informationsvermittlung bezüglich Einnahmehinweisen der Antiemetika und Handlungsweisen nötig.

Übelkeit bei Säuglingen und Kleinkindern

Übelkeit bei Kindern bis zum 3. Lebensjahr ist nur bedingt zu erkennen. Sie kann sich im Rahmen einer Chemotherapie als Unruhephase oder Nahrungsverweigerung zeigen. Um einer weiteren Nahrungsverweigerung und ggf. Dehydrierung entgegenzuwirken, ist eine ausreichende Therapie mit Antiemetika notwendig.

11.4.7 Pflege der Haut und Schleimhaut

DEFINITION

Mukositis: Entzündung der Schleimhaut

Stomatitis/orale Mukositis: Entzündung der Mundschleimhaut

Veränderungen von Haut und Schleimhaut

Veränderungen von Haut und Schleimhaut kommen bei onkologischen Patienten im Rahmen einer Chemo- oder Radiotherapie häufig vor. Sie gehen mit Einschränkungen in verschiedenen Lebensbereichen einher, wie Schmerzen und unzureichende Nahrungsaufnahme. Insbesondere Schleimhautzellen sind durch ihre **schnelle Zellteilung** anfällig für Zytostatika. Zudem sind Schädigungen der Haut durch die onkologische Erkrankung selbst oder Komplikationen der Therapie möglich. Diese können sich als Hautausschläge, Infiltrate oder Infektionen darstellen.

Während Auffälligkeiten der Haut und Mundschleimhaut gut zu erkennen und im Verlauf gut zu beurteilen sind, lassen sich Veränderungen der Magen-Darm-Schleimhaut lediglich durch Schmerzen oder verändertes Ausscheidungsverhalten beobachten.

Die Wahrnehmungen und geäußerten Empfindungen des Patienten sollten stets ernst genommen und die Beschwerden behandelt werden. Täglich werden die Haut der Kinder und ihre Ausscheidungen auf Blutungs- und Infektionszeichen oder sonstige Auffälligkeiten inspiziert. Das Erscheinungsbild der Haut- und Schleimhautveränderungen ist sehr variabel (→ Abb. 11.10).

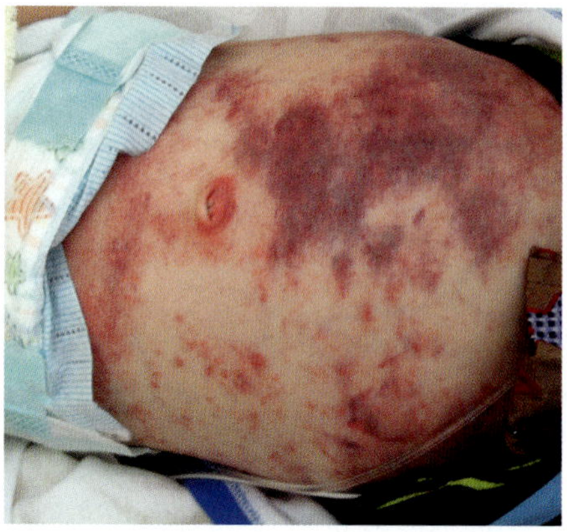

Abb. 11.10 Hautveränderungen durch Toxizität der Chemotherapie. Toxische Hautreaktion bei einem 2 Jahre alten Jungen mit Neuroblastom Stadium IV und intensiver initialer Chemotherapie mit Etoposid. [P548]

Tab. 11.5 5 Phasen der Stomatitis

Phasen	Beschreibung
Phase 1: Initiierung	Intakte Schleimhaut; Zellen sind durch Chemo-/Radiotherapie geschädigt
Phase 2: Signalübertragung	Freisetzung von Enzymen und Botenstoffen; Einwanderung von Entzündungszellen; Erweiterung der Blutgefäße
Phase 3: Amplifikation	Epithel der Schleimhaut ist zerstört; Schleimhaut ist gerötet; beginnende Schmerzen
Phase 4: Ulzeration	Schmerzhafte Ulzerationen und Infektionen durch Bakterien und Pilze
Phase 5: Heilung	Infektionen und Ulzerationen heilen ab; Epithel erneuert sich

Stomatitis

Durch Irritationen (Chemo-/Radiotherapie) reagiert die Mundschleimhaut mit einer **Entzündung** (Stomatitis). Die Pathophysiologie entspricht den in → Tab. 11.5 aufgeführten Phasen (→ Abb. 11.11).

Neben **direkten Ursachen** wie Zytostatika oder Radiotherapie sind auch **patientenbezogene Faktoren** ausschlaggebend für das Ausmaß einer oralen Mukositis. Dazu zählen der Mundstatus vor Therapiebeginn, bestehende Entzündungen der Schleimhaut, die Qualität der Mundhygiene und das Alter der Kinder und Jugendlichen.

Zeichen einer oralen Mukositis sind **Mundgeruch, Ulzerationen, Schwellungen** und **Rötungen, Beläge auf der Zunge, spröde Lippen** und **Schmerzen bei der Nahrungsaufnahme.** Das Ausmaß einer Stomatitis (→ Tab. 11.6) ist unterschiedlich und lässt sich mithilfe von Assessments gut einteilen. Eine regelmäßige Mundinspektion und deren standardisierte Dokumentation sind nötig, um den Verlauf der Stomatitis beurteilen zu können.

Bei einer Stomatitis ist eine Nahrungsaufnahme nur eingeschränkt möglich und es besteht die Gefahr eines Flüssigkeits- und Nährstoffverlusts. Es ist auch möglich, dass dadurch die nächste Chemotherapie verschoben werden muss.

Oft lässt sich die Entwicklung einer Stomatitis nicht vermeiden. Eine **gewissenhafte Prophylaxe** lässt das Ausmaß jedoch mindern. Als Prophylaxe wird, neben einer regelmäßigen Zahnpflege durch Zähneputzen, das Mundspülen 4-mal täglich empfohlen, um die Mundschleimhaut stets feucht zu halten. Die Mundspülung sollte bei Kleinkindern mit einem Getränk erfolgen, das ihnen bekannt ist oder sie gerne zu sich nehmen. Von alkoholischen Mundspüllösungen und austrocknenden Tees, z. B. Chlorhexidin oder Kamillentee, wird abgeraten. Zur eigenständigen Kontrolle der Mundhöhle und zu prophylaktischen Maßnahmen werden die Patienten bzw. deren Eltern beraten und an-

Tab. 11.6 Einteilung einer Stomatitis nach WHO

Grad 0	Grad 1	Grad 2	Grad 3	Grad 4
Keine Veränderungen	Mundschleimhaut ist geschwollen und gerötet	Mundschleimhaut weist Rötungen und kleine Erosionen auf	Leicht blutende Ulzerationen, Blasen, flächige Erosionen	Blutende Ulzerationen, Nekrosen
	Unangenehmes Gefühl im Mund; Überempfindlichkeit bei scharfen und heißen Speisen	Schmerzen beim Schlucken; weiche Nahrungsmittel sind meist noch möglich	Schlucken ist kaum mehr möglich; nur noch flüssige Nahrungsmittel sind möglich	Keine Nahrungsaufnahme mehr möglich

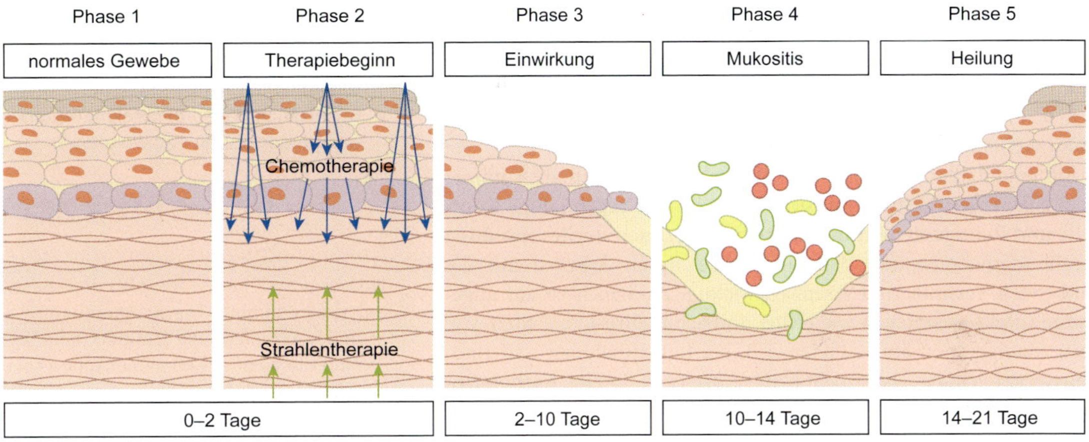

Abb. 11.11 Phasen der Stomatitis [L138]

geleitet. Bei bestimmten Chemotherapien ist eine lokale Kryotherapie (Kühlung) hilfreich, z. B. das Lutschen von Eiswürfeln, um eine Stomatitis zu verhindern bzw. das Ausmaß zu mindern.

Bei einer oralen Mukositis sind die Maßnahmen der Mundpflege bestmöglich weiterzuführen, d. h. das Zähneputzen sollte in diesem Zeitraum nicht unterlassen werden.

Zudem spielt die **Schmerztherapie** eine entscheidende Rolle. Eine Stomatitis ist des Öfteren mit einem Ausmaß an Schmerzen verbunden, das weder zu Hause handhabbar ist, noch eine normale Nahrungs- und Flüssigkeitsaufnahme zulässt. Dann ist ein stationärer Aufenthalt nötig, um eine ausreichende Analgesie sowie Flüssigkeits- und Nährstoffzufuhr zu gewährleisten.

Zur Schmerzbekämpfung hat sich, angelehnt an den WHO-Stufenplan, eine kontinuierliche Gabe von Morphin in Kombination mit einem nicht opioidhaltigen Analgetikum bewährt. Zusätzlich zu den **systemischen Analgetika** stellen sich auch **topische Anwendungen** mit Lokalanästhetika wie Dynexan-Mundgel als hilfreich dar. Auch eine parenterale Ernährung ist während der Dauer einer oralen Mukositis oft notwendig.

11.4.8 Umgang mit einem implantierten Katheter

Im Rahmen einer intensiven Chemotherapie erhalten möglichst alle Kinder einen **implantierten Katheter.** Es besteht die Möglichkeit, wie häufig in der Erwachsenenheilkunde praktiziert, die Therapie über Venenverweilzugänge und vor jedem Therapieblock angelegte zentrale Venenkatheter (ZVK) durchzuführen. Bewährt haben sich jedoch Port- oder Dauerverweilkathetersysteme (in Deutschland häufig Produkte der Hersteller Broviac oder Hickman).

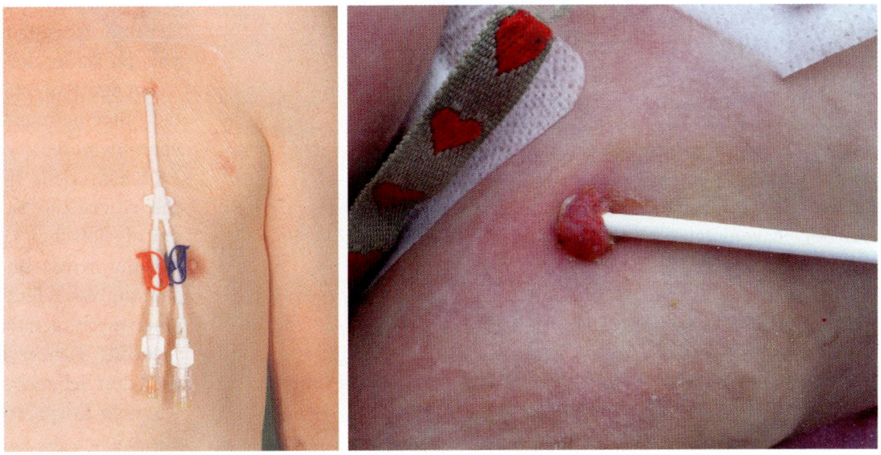

Abb. 11.12 Reizloser Hickman-Katheter im Vergleich zu infiziertem, stark gerötetem und verkrustetem Hickman-Katheter [K115, P548]

Umgang mit Kathetern

Die Kathetersysteme haben unterschiedliche Anwendungsvorteile, die Kinder und Jugendlichen sowie deren Familien müssen in bestimmten Techniken angeleitet werden, um mit dem System umgehen zu können. Ebenso werden Pflegefachpersonen und ärztliche Mitarbeiter vor dem ersten Umgang mit den Systemen geschult.

Je nach Intensität der Therapie ist ein **Port** oder ein **Hickman-/Broviac-Katheter** (→ Abb. 11.12) einzusetzen. Während man bei einem Port nur ein Lumen – einen Hohlraum– zur Verfügung hat, werden Hickman-Katheter mit bis zu drei Lumen implantiert. Dies bietet die Möglichkeit, bei Therapien, die kontinuierlich über mehrere Tage verabreicht werden, ein weiteres Lumen zur Supportivtherapie mit Blutprodukten, Antibiotika, parenteraler Ernährung zur Verfügung zu haben. Zudem bringt ein Hickman-/Broviac-Katheter den Vorteil mit sich, den Kindern eine Vielzahl an peripheren Blutentnahmen und den damit verbundenen Stress zu ersparen.

Ein dauerhafter implantierter Katheter bringt jedoch auch immer das Risiko einer Infektion mit sich. Daher ist eine **regelmäßige Kontrolle und Reinigung der Eintrittsstelle** nötig. Auch **steriles Handling** bei Blutentnahmen und Verbandswechsel durch Arbeiten mit der **Non-touch-Technik** sind essenziell wichtig. Zusätzlich ist auf **allgemeine Infektionszeichen** wie Fieber und Schüttelfrost zu achten, v. a. nach Manipulation am Katheter, z. B. bei Blutentnahmen und Infusionsverabreichung. Dies ist ein klares Anzeichen für eine **Katheterinfektion.** Dabei werden Keime, die sich am Katheter festgesetzt haben, in die Blutbahn geschwemmt. Bestätigt sich der Verdacht einer Katheterinfektion aufgrund von Keimnachweisen in der Blutkultur oder anhaltendem Fieber, ist eine Explantation des Katheters unumgänglich.

Sowohl zum Umgang mit dem zentralen Dauerverweilkatheter im Alltag als auch zum aseptischen Verbandswechsel werden die Patienten und deren Eltern zum Zeitpunkt der Anlage beraten und angeleitet.

Vor- und Nachteile eines implantierten Katheters

Port und Katheter
- Vorteile:
  - Sicherer Gefäßzugang zur Vermeidung von Paravasaten
  - Schnelle Verteilung der Chemotherapie = lokale Gefäßverträglichkeit
  - Blutentnahme ohne Schmerzen möglich
- Nachteile:
  - Erhöhte Infektionsgefahr
  - Erhöhtes Thromboserisiko.

Hickman-/Broviac-Katheter
- Vorteile: bis zu drei Lumen = Parallelinfusionen miteinander unverträglicher Medikamente möglich
- Nachteile:
  - Als Fremdkörper wahrnehmbar
  - Kein Wasserkontakt möglich (Schwimmen und Baden nicht möglich, Duschen nur bedingt und mit Vorsicht bei entsprechenden Schutzmaßnahmen des Katheters)
  - Häufiges Spülen notwendig (1-mal/Woche)
  - Kann sich durch Zug am Katheterschlauch zufällig verschieben, wodurch die Gefahr der Luftembolie oder des Blutverlusts besteht.

Portsystem
- Vorteile: Wasserkontakt möglich (Schutz durch Haut)
- Nachteile:
  - Haut muss vor jeder Inbetriebnahme durchstochen werden
  - Meist gibt es nur ein Lumen.

Handlungsweisen beim Hickman-Katheter
- Keinen Zug auf den Hickman-Katheter ausüben; um dies in Alltagssituationen zu vermeiden, kann der Katheter in einem Stoffbeutel (Hickman-Beutel) zur Verstauung der Schenkel an einem Band um den Hals hängend getragen werden
- Klemmen des Hickman-Katheters sind außerhalb der Benutzungsphase immer am verdickten Teil des Katheters geschlossen zu halten
- Abgestöpselte Hickman-Katheter müssen alle 7 Tage gespült/geblockt werden
- Verbandswechsel erfolgt alle drei Tage, bei Auffälligkeiten ggf. täglich; dies kann je nach Wahl des verwendeten Pflasters variieren
- Duschen ist nach Heilung der Operationsnaht möglich, unmittelbar nach dem Duschen sollte ein Verbandswechsel erfolgen
- Baden ist nur bis zur Höhe des Bauchnabels möglich
- Bei Auffälligkeiten am Hickman-Katheter zeitnah an eine Pflegefachperson/einen Arzt wenden.

SPICKZETTEL

Nebenwirkung der Chemotherapie

Während der Chemotherapie treten bestimmte Nebenwirkungen auf, die bestimmte Therapiemaßnahmen erfordern:
- In der Aplasiephase (Zelltief), eine Woche nach der Applikation, sind die zu pflegenden Menschen sehr anfällig für Infektionen. Da Fieber in dieser Phase einen fulminanten Verlauf nehmen kann, sind regelmäßiges Fiebermessen (3-mal täglich) und bei Fieber eine sofortige Kontaktaufnahme mit der betreuenden Klinik notwendig.
- Übelkeit und Erbrechen sind Nebenwirkungen der Zytostatika und erfordern die Gabe von Antiemetika.
- Die Entzündung der Mundschleimhaut ist eine häufige Nebenwirkung der Chemo- oder Radiotherapie, eine gewissenhafte Prophylaxe (Mundspülungen) mindert die Nebenwirkungen. In manchen Fällen müssen wegen der Schmerzen Analgetika gegeben werden.
- Bei implantierten Kathetern ist eine regelmäßige Kontrolle und Reinigung der Eintrittsstelle nötig, ebenso ist auf steriles Handling bei Blutentnahmen und Verbandswechsel sowie auf allgemeine Infektionszeichen zu achten.

11.4.9 Notfälle

Aufgrund der Schwere und der oft systemischen Auswirkungen onkologischer Erkrankungen im Kindesalter kommt es zu Behandlungsbeginn oder im Verlauf der Therapie nicht selten zu Notfallsituationen. Art und Ausprägung hängen von der Grunderkrankung und mitunter von der Dauer der Erkrankung vor der eigentlichen Diagnose ab.

Bei den Patienten mit **Leukämien** und **Lymphomen** kann aufgrund der Knochenmarkunterdrückung durch die Erkrankung bereits Wochen bis Monate vor der Diagnosestellung eine Neutropenie bestehen. Eine bakterielle Infektion kann deshalb innerhalb von kürzester Zeit mit einem septischen Schock einhergehen. Bestimmte Unterformen der myeloischen Leukämien können zu schweren Blutungen oder auch disseminierter intravasaler Gerinnung führen, hohe Zellzahlen zur Verstopfung kleinster Blutgefäße mit Infarkten und Einblutungen in lebenswichtigen Organen.

Solide Tumoren können durch ihre raumfordernde Wirkung immer dort lebensbedrohliche Komplikationen hervorrufen, wo andere wichtige Körperstrukturen nicht ausweichen können: Dadurch kann ein Aufstau des Liquors im Hirn oder Druck auf lebenswichtige Hirnareale hervorgerufen werden, es kann auch die Verdrängung großer Gefäße im Thorax hervorgerufen werden oder zur Einengung der Atemwege oder des Spinalkanals kommen.

Auch die **Tumortherapie** führt durch ihre Nebenwirkungen zu Notfallsituationen wie Nierenversagen im Tumorlysesyndrom (s. u.), Neutropenie, Veränderungen der Blutgerinnung und direkten Nebenwirkungen an einzelnen Organen (Lebertoxizität, Neurotoxizität).

- **Große Lymphome** im Bereich der herznahen Gefäße können den Rückstrom des Bluts zum Herzen verhindern. Ein plötzlicher Herztod kann die Folge sein. Ebenfalls kann es zu einer Einengung der Trachea mit Atemnot und Hypoxie kommen.
- **Ergüsse** der Pleura können die Atmung behindern.
- Große **Bauchlymphome** können zu einer teilweisen oder vollständigen Blockade der Darmpassage führen (**Subileus bzw. Ileus,** → 7.11). Auch ein Ineinander-Stülpen von Darmteilen kann auftreten (Invagination, → 7.11.2), ebenso kann ein Absterben von so abgedrückten Darmteilen die Folge sein.
- Wenn unter der ersten Therapie viele Tumorzellen auf einmal zerfallen, kann die schnell anfallende Harnsäure zu einer Kristallbildung in der Niere und einer **Nierenschädigung** bis hin zum Nierenversagen führen. Dieser Zustand wird als **Tumorlysesyndrom** bezeichnet. Zudem kann das durch die absterbenden Tumorzellen anfallende Kalium Herzrhythmusstörungen hervorrufen.
- **Einblutungen in den Tumor** oder **Arrosionen** (Zerstörung von Gefäßwänden) von Gefäßen gehen mit einem inneren Blutverlust einher, der bis hin zum Schock führen kann. Gewebe, die jenseits der Blutung liegen, werden nicht mehr mit Sauerstoff versorgt und sterben ab. Insbesondere bei Hirntumoren können solche Einblutungen zu raschen Verschlechterungen bis hin zum Versterben führen. Mit derselben Konsequenz können Tumoren durch Druck auf die entsprechenden Arterien und evtl. Embolisation die Blutzufuhr der Organe oder Organbereiche beeinträchtigen.
- **Schleimhautblutungen** in Form von Nasenbluten, Blutungen aus der Mundschleimhaut oder Einblutungen in die Skleren sind Zeichen eines ausgeprägten Mangels an Thrombozyten. Weil davon auszugehen ist, dass die inneren Schleimhäute eines Patienten mit solchen Symptomen ebenfalls Einblutungen aufweisen müssen, ist hier zügig der Ersatz der fehlenden Blutplättchen angezeigt. Noch alarmierender sind großflächigere Blutungen wie Ekchymosen, die auf eine gleichzeitige Störung des plasmatischen Blutgerinnungssystems hinweisen.
- **Hirntumoren** können zu **Krampfanfällen, Hirndrucksteigerung** mit Mangelversorgung sowie **Einklemmungssymptomatik** des Stammhirns führen. Bei Druck auf den Tractus opticus, das Chiasma opticum oder den Hirnstamm kann es direkt zu Ausfallerscheinungen der Hirnnerven oder lebenswichtiger Hirnareale kommen.

11.4.10 Sterbende Patienten

Wenngleich onkologische Erkrankungen im Kindesalter sehr selten sind, sind sie die **häufigste Todesursache im Kindesalter** jenseits des Neugeborenenalters. Wenn wir also von einer insgesamt guten Prognose maligner Erkrankungen im Kindesalter mit 70–80 % Gesamtüberleben sprechen, bedeutet das im Umkehrschluss, dass jeder fünfte Patient im Verlauf seiner Behandlung verstirbt.

Während der onkologischen Therapie vermittelt das System der Therapiestudien den Eltern eine ausgesprochene Handlungssicherheit, denn für nahezu jede maligne Erkrankung im Kindesalter liegt ein Therapieprotokoll oder eine Therapieempfehlung vor. Wenn eine Therapiestrategie versagt, wird auf einen anderen Therapiezweig umgeschwenkt; auf ein Standardprotokoll folgt ggf. ein Rezidivprotokoll. Neue Forschungsprojekte verheißen neue Therapeutika oder Therapieoptionen aus der Erwachsenenmedizin, erlauben eine Verzögerung des Voranschreitens der Erkrankung. Dies macht es für die Eltern sehr schwierig zu erkennen, wann eine Heilung nicht mehr als rationale Option angesehen werden kann, wann also der Patient von einer palliativen Versorgung profitiert.

Um eine **angemessene Palliativversorgung** zum richtigen Zeitpunkt zu beginnen, ist es also angezeigt, offen und ehrlich mit den Eltern und Patienten zu besprechen, welche Therapieoptionen bestehen und welche Einschränkungen diese mit sich bringen.

Dabei ist gerade in der pädiatrischen Onkologie keine absolute Entscheidung zwischen palliativer und kurativer Behandlung notwendig. Denn die Definition verantwortungsbewusster Palliativmedizin umfasst bereits Bereiche der Behandlung, die durchaus einen kurativen Ansatz beinhalten können. Ein Kind mit einem Hirntumor, bei dem das Gesamtüberleben mit 10 % angegeben ist, kann genau das eine Kind von 10 Patienten sein, das geheilt werden wird. Gleichzeitig ist es gerechtfertigt, eine palliative Versorgung für den Patienten je nach Beschwerdestärke, Symptomatik und Familiensituation zu initiieren.

Es ist auch nicht notwendig, und auch gar nicht möglich, bei infauster Prognose Eltern und Patienten ihre Hoffnungen und Wünsche zu nehmen. Eine **realistische Einschätzung** und ein **empathischer und professioneller Umgang** mit der Situation sind Aufgabe des Stationsteams. Eine **Formulierung des Therapieziels** gemeinsam mit Eltern und Patienten ist hierbei hilfreich und zielführend.

Die Palliativbegleitung von sterbenden onkologischen Patienten folgt den **Leitlinien der pädiatrischen Palliativmedizin** (→ 20).

11.5 Wichtige kinderonkologische Krankheitsbilder

11.5.1 Leukämien und Lymphome: Grundlagen

Leukämien oder Lymphome sind für viele Eltern wie Pflegefachpersonen und Ärzte ein kaum greifbares Thema. Die Krankheitsgruppe fasst eine Reihe von sehr unterschiedlichen Erkrankungen mit sehr ähnlich klingenden Namen zusammen.

Es ist daher von großer Wichtigkeit, die Leukämieform und ihren Ursprung richtig zu erkennen und zu benennen, denn davon hängt die Art der Therapie und die Prognose für den Patienten ab. Ein erster Verdacht kann klinisch geäußert werden, denn z. B. Lymphome des Mediastinums mit oberer Einflussstauung der großen Venen kommen fast ausschließlich bei T-Zell-Leukämien und NHL vor.

Leukämien und Lymphome entstehen durch genetische Mutationen, die zu einer bösartigen Entartung der Immunzellen führen. Die Zellen, deren Aufgabe eigentlich in der Verteidigung des Organismus liegt, verlieren die hierfür notwendigen Fähigkeiten. Stattdessen läuft in ihnen ein **andauerndes Programm,** eine Art Endlosschleife, zur **Zellteilung** ab. Die Zellen vermehren sich und verdrängen mit zunehmender Dynamik die gesunde Blutbildung im Knochenmark. In Lymphknoten zerstören sie den geordneten Aufbau und lassen sie bis zur tastbaren Größe wachsen. In der Niere, der Milz und der Leber können die sich ausbreitenden Leukämiezellen zu Einschränkungen in der Funktion der Organe führen. In den feinen Blutgefäßen von Lunge und Gehirn können die Massen an weißen Blutkörperchen zu Gefäßverschlüssen führen. So kann eine einzige, sich stets vermehrende und über den Körper ausbreitende Zellart zu einem **Multiorganversagen** führen.

Im Kindesalter kann man den Erkrankungskreis zu vier wichtigen Gruppen zusammenfassen:

- **Akute lymphoblastische Leukämie (ALL)**
- **Myeloische Leukämien/myeloproliferative Syndrome (AML)**
- **Hodgkin Lymphom**
- Andere (**Non-Hodgkin-Lymphome**):
  - Lymphoblastische Leukämien und Lymphome
  - Reife B-Leukämien und Lymphome mit dem Burkitt-Lymphom als typischem Vertreter
  - Großzellige anaplastische Lymphome (anaplastic large cell lymphome, ALCL).

11.5.2 Akute Leukämien und Non-Hodgkin-Lymphome

DEFINITION

Leukämie, akute: Entartung eines Blutzellklons, die mit einer ungehemmten „malignen" Proliferation des Leukozytenklons im Knochenmark einhergeht. Zudem werden unreife pathologische Zellen v. a. in das Blut und in die blutbildenden Organe gestreut und normale Blutzellen der weißen oder anderen Blutreihen verdrängt.

Non-Hodgkin-Lymphom (NHL): 60 % der malignen Lymphome des Kinds sind Non-Hodgkin-Lymphome mit der Tendenz zur Leukämisierung. Die NHL des Kindesalters sind gewöhnlich hochmaligne.

Leukämien definieren sich über den vermehrten Nachweis unreifer, als **Blasten** bezeichneter Zellen im Knochenmark. Der Übergang vom Lymphom mit Knochenmarkbefall zur Leukämie ist mitunter fließend. Die häufigste Leukämieform im Kindesalter ist die **akute lymphoblastische Leukämie.** Diese lässt sich in Leukämien der B- und der T-Zell-Reihe einteilen, entsprechend ihrem Ursprung aus B- oder T-Zell-Vorläuferzellen.

Krankheitsentstehung

Die häufigsten **Lymphome und lymphoblastischen Leukämien des Kindesalters** (→ Abb. 11.13) haben ihren Ursprung in den Zellen des lymphatischen Systems. Lymphome dieser Art werden als Non-Hodgkin-Lymphome bezeichnet. Hodgkin-Lymphome wiederum sind eine sehr spezielle Krankheitsentität, die eine eigene Krankheitsentstehung, Therapie und Prognose mit sich bringt.

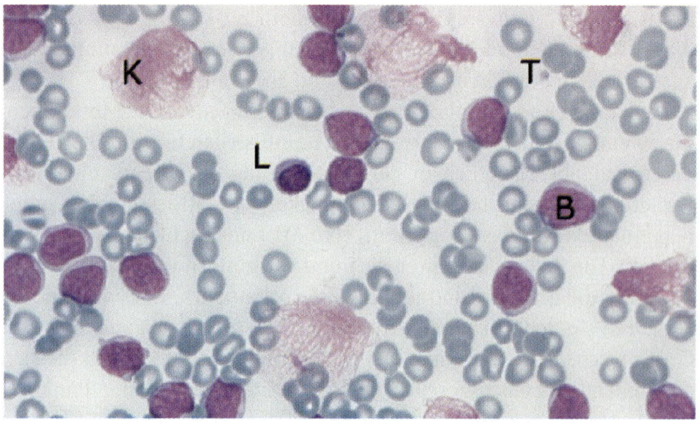

Abb. 11.13 Peripherer Blutausstrich (Pappenheimfärbung) eines Säuglings mit akuter lymphoblastischer Leukämie. Das Bild wird von Blasten (große Zellen mit unreifen Kernen) dominiert, dazwischen zerstörte Zellen (Kernschatten) und Erythrozyten. Es sind keine Granulozyten und nur sehr wenig Thrombozyten zu sehen. L = normaler Lymphozyt (nur 1 auf dem Bild), T= Thrombozyt, K = zerstörte Zelle („Kernschatten"), B = Blast, bösartige Leukämiezelle. [P548]

Myeloische Leukämien entstehen aus den Vorläuferzellen der Erythrozyten, Thrombozyten, Granulozyten und Makrophagen. Sie bergen ein besonderes Gefahrenpotenzial für den Patienten, da ihre klinisch relevante systemische Wirkung oft über eine Verdrängung des Knochenmarks hinausgeht. Aktivierende und deaktivierende Faktoren des Blutgerinnungssystems werden durch die Leukämiezellen aus dem Gleichgewicht gebracht und können zu lebensgefährlichen Blutungen führen. Besonders ausgeprägte Hyperleukozytosen (Vermehrung der Leukozyten im peripheren Blut auf mehr als 100.000 Zellen je Mikroliter) führen zu Verstopfungen der feinen Kapillaren und damit zur Unterversorgung der Gewebe mit Infarkten und Ischämien. Eine bereits lange im Vorhinein auftretende Immunsuppression kann gleich zu Beginn der Krankheit oder im Verlauf schwere infektiologische Probleme mit sich bringen.

Eine Sonderform der Leukämie bei Kindern mit einer Trisomie 21 (Down-Syndrom) ist das **Transitorische Myeloproliferative Syndrom** *(TMD).* Dabei werden beim Neugeborenen leukämieblastenartige Zellen im Blut und Knochenmark gefunden, die meist wieder spontan verschwinden. Eine Therapie erfolgt nur dann sofort, wenn sich durch die Zellen schwerwiegende klinische Symptome zeigen, wenn z. B. die Leberfunktion oder die Blutbildung beeinträchtigt sind, oder wenn Gefäßverschlüsse vorliegen. Bei einem Teil der Patienten mit TMD entsteht später im Leben eine akute myeloische Leukämie.

Symptome

Die Symptome der **akuten Leukämien** sind v. a. Ausdruck der Verdrängung der normalen Blutbildung. Wird die Blutbildung im Knochenmark durch sich schnell teilende Leukämiezellen verhindert, kommt es zur Verminderung der Konzentration von Erythrozyten, Thrombozyten und Leukozyten im peripheren Blut. Dies führt zu einer Anämie durch das Fehlen der roten Blutkörperchen mit den bekannten Zeichen der **Blässe, Schleimhautblässe, Müdigkeit, Abgeschlagenheit, Kopfschmerz und Schwindel.** Der Mangel an Blutplättchen zeigt sich durch sehr kleine, ca. 1–2 mm durchmessende Einblutungen in Haut und Schleimhaut, die als **Petechien** bezeichnet werden. Sie sind oft an den herabhängenden Körperpartien zuerst sichtbar. Auch Hämatome an den Unterschenkeln werden bei Erstvorstellung eines Kindes mit Leukämie häufig beschrieben.

Häufig gehören **Knochenschmerzen** zu den Zeichen einer Leukämie beim Kind. Viele Eltern berichten, ihre Kinder hätten das Laufen eingestellt und ließen sich nur noch tragen. Dies ist Ausdruck der Verdrängung des Knochenmarks in den langen Röhrenknochen der Beine durch die Leukämiezellen. Bei den myeloischen Leukämien können schwere Komplikationen wie Blutungen, Gefäßverschlüsse oder Infektionen hinzukommen.

Behandlungsstrategie

Die Therapie der akuten Lymphome besteht aus einer **Polychemotherapie** mit kombinierter Supportivbehandlung.

- Die akute lymphoblastische Leukämie erfolgt mit einer ca. 8 Monate dauernden mäßig intensiven Dauerchemotherapie mit wechselnden Therapeutika.
- Hochrisikoleukämien und AML werden in intensiven Blöcken behandelt. Bei schwierigen Verläufen, höchstem Risiko, bestimmten genetischen Konstellationen in den Tumorzellen und bei Therapieversagen kann eine allogene Stammzelltransplantation an das Ende der Therapie gestellt werden.

Insgesamt sind die **Heilungschancen** bei den **akuten Leukämien gut.** Die lymphoblastischen Leukämien sind dabei oft besonders günstig in ihrem Verlauf, während die **myeloischen Leukämien,** bedingt durch hohe Komplikationsraten und **therapiebedingte Todesfälle** *(Therapy related mortality, TRM),* eine schlechtere Prognose haben.

Pflege

Durch die Verdrängung der normalen Blutbildung fallen die Kinder bereits zum Zeitpunkt der Diagnosefindung mit Zeichen der **Thrombozytopenie, Anämie** und **Neutropenie** auf. Sie leiden oft an einem Infekt und Fieber, der mit Antibiotika und bei langanhaltender Neutropenie auch mit Antimykotika behandelt werden muss. In dieser Phase entsprechen die **Pflegeschwerpunkte** denen der Hämatologie und denen der „**Fieber in Zelltief-Phase**“ (→ 11.4.5). Zudem ist bei Schmerzen, z. B. oft in den Röhrenknochen beschrieben, eine entsprechende Analgesie nötig (→ 19).

Zu Beginn der Therapie zerfallen viele Tumorzellen, durch die eine Vielzahl an laborchemischen Veränderungen eintritt. Beispielsweise fallen durch den beschriebenen Zerfall vermehrt Kalium und Harnsäure an. Übersteigen die freigesetzten Bestandteile die Ausscheidungskapazität der Niere, kommt es zum **Tumorlysesyndrom.** Dabei kommt es zum Nierenversagen mit Entgleisungen der Elektrolyte und Erhöhung metabolischer Parameter im Blut. Um ein Tumorlysesyndrom zu umgehen und frühestmöglich zu erkennen, ist die **Überwachung einer ausgeglichenen Ein- und Ausfuhr** (Bilanzierung) und **Kontrolle der Blutparameter** durchzuführen. Durch eine Wässerung und medikamentöse Therapie zur Senkung der Harnsäure wird das Risiko eines Tumorlysesyndroms verringert.

Lymphome weisen je nach Lokalisation noch zusätzlich Symptome und Beeinträchtigungen auf, welche im Verlauf stets beobachtet werden müssen. Patienten mit **gastrointestinalen Beschwerden** wie Obstipation, Diarrhö, Übelkeit oder Bauchschmerzen bei Lymphomen im Bauchraum bedürfen einer Unterstützung bei der Ausscheidung und der symptomatischen Behandlung. Lymphome in der Nähe der Atemwege und Lunge erschweren den Kindern oftmals die Atmung, welche sich durch **Atemgeräusche** oder angegebenes Gefühl der **Atemnot** manifestiert. Die Überwachung und Förderung der Atmung beispielsweise durch Atemübungen oder Sauerstofftherapie ist hier zusätzlich pflegerische Aufgabe.

Behandlungsstrategie und Prognose

Die **Behandlungsstrategie** sieht eine Polychemotherapie, z. T. mit anschließender Dauertherapie vor.

Die **Prognose** der ALL und der Non-Hodgkin- sowie Hodgkin-Lymphome ist bei regelrechter Therapie und Stratifizierung günstig und liegt bei über 80 % Gesamtüberleben. Einige Untergruppen, insbesondere Säuglinge oder Jugendliche, haben schlechtere Prognosen. Für die myeloischen Leukämien sind die Prognosen schlechter. Gründe hierfür finden sich in der Biologie der Erkrankung, aber auch in der Toxizität der Chemotherapie.

SPICKZETTEL

Akute Leukämien und Non-Hodgkin-Lymphom

Krankheitsentstehung: ungehemmte Vermehrung hämatologischer Vorläuferzellen mit Verdrängung der normalen Hämatopoese, Mangel an gesunden roten und weißen Blutkörperchen und Blutplättchen

Symptome: Anämie mit Blässe, Schleimhautblässe, Müdigkeit, Abgeschlagenheit, Kopfschmerz und Schwindel, Petechien, Knochenschmerzen, rezidivierende Infekte

Diagnostik: typische Trias mit Anämie, Thrombopenie, Granulozytopenie. Leukozyten oft normal oder leicht erhöht (bei 20 % > 50.000/µl); im Ausstrich zahlreiche oder auch nur wenige Lymphoblasten

Behandlungsstrategie: Polychemotherapie

11.5.3 Reifes B-Lymphom

DEFINITION

B-Zell-Lymphom: häufigste maligne Neubildung des lymphatischen Systems, gehört zu den Non-Hodgkin-Lymphomen. Die Heilungsrate ist relativ hoch.

Das **reife B-Zell-Lymphom** ist das häufigste Non-Hodgkin-Lymphom (50 % der NHL). Es findet sich meist im Bauchraum und fällt durch einen tastbaren Tumor oder Invagination in untypischem Alter auf. Diese Tumoren bezeichnet man als **Burkitt-Lymphome.**

Symptome

Die Kinder haben **kolikartige Bauchschmerzen, Obstipation** oder leiden an **Diarrhö, Ileus** und **Erbrechen.** Bei einer Invagination kann die Symptomatik auch einer Appendizitis ähneln. Komplizierend kommt hinzu, dass oft im Rahmen der Diagnostik nicht nur eine Biopsie aus dem betroffenen Lymphom genommen wird, sondern aufgrund von Nekrosen ein Teil des Darms entfernt wird. Dadurch ist eine große Bauchoperation erfolgt. Wenn das Pathologieergebnis ein reifes B-Lymphom ergibt, sollte die Therapie möglichst schnell beginnen. Diese kann jedoch nicht durchgeführt werden, weil die Heilung des Bauchs noch nicht weit genug vorangeschritten ist.

Diagnostik

Die Diagnose stützt sich auf die Biopsie von Lymphknoten oder Gewebe aus anderen suspekten Krankheitslokalisationen. In seltenen Fällen kann eine Laparotomie sowohl in der Diagnose als auch in der Behandlung eingesetzt werden.

Behandlungsstrategie

Die Therapie besteht aus einer intensiven **Polychemotherapie,** die in Blöcken mit anschließenden Erholungsphasen und unter Inkaufnahme von ausgeprägten unerwünschten Nebenwirkungen durchgeführt wird. Es werden Steroide mit Vincristin, Methotrexat, Ifosfamid bzw. Cyclophosphamid kombiniert. Mitunter wird noch ein immunologisches Medikament, **Rituximab,** hinzugenommen: Es handelt sich um einen **CD20-Antikörper,** der an das CD20-Antigen auf den reifen B-Lymphomzellen bindet und damit deren Zerstörung einleiten kann. Die Therapie der reifen B-Lymphome ist herausfordernd, und eine intensive Pflege v. a. wegen der ausgeprägten Schleimhaut- und Knochenmarktoxizität ist notwendig. Viele Patienten in den höheren Risikogruppen zeigen eine Mukositis III bis IV, können weder Nahrung noch ausreichend Flüssigkeit zu sich nehmen, oftmals kaum sprechen. Spülungen, Lippen- und Wundpflege müssen durchgeführt, die Patienten und Eltern angeleitet werden. Die Schmerzen werden mit Morphin als Dauerinfusion behandelt. Dabei sollte für eine weiche Stuhlkonsistenz gesorgt werden, da auch die Analschleimhaut betroffen sein und es durch harten Stuhlgang zu Rhagaden kommen kann.

Prognose

Das reife B-Lymphom ist eine Krebserkrankung mit einer besonders hohen Zellvermehrungrate, sodass eine schnelle und effektive Therapie notwendig ist. Wird es effektiv und ohne lange Therapiepausen bekämpft, sind 70–90 % der Patienten Langzeitüberlebende. Ein Rezidiv, das meist innerhalb des ersten Jahrs nach Therapie auftritt, ist meist nicht mehr kurativ zu behandeln.

SPICKZETTEL

Reifes-B-Lymphom

Krankheitsentstehung: häufigste Neubildung des lymphatischen Systems, auch Burkitt-Lymphom genannt

Symptome: tastbarer Tumor, kolikartige Bauchschmerzen, Obstipation oder Diarrhö, Ileus-Symptomatik

Diagnostik: Biopsie von Lymphknoten oder Gewebe aus anderen Krankheitslokalisationen, evtl. Laparotomie

Behandlungsstrategie: Polychemotherapie

11.5.4 Hodgkin-Lymphom

DEFINITION

Hodgkin-Lymphom: von den Lymphknoten ausgehende maligne Erkrankung, die unbehandelt progredient und tödlich verläuft. Persistierende oder progrediente Lymphknotenvergrößerung mit oder ohne B-Symptomatik.

Während die Ätiologie des **Morbus Hodgkin** (→ Abb. 11.14) unbekannt ist, gibt es viele Hinweise auf genetische Faktoren als Ursache bzw. Auslöser. Auch sind Hodgkin-Unterformen bekannt, die mit einer Epstein-Barr-Virus-Infektion und einem Immundefekt gegen dieses Virus assoziiert sind. Eine Besonderheit des Hodgkin-Lymphoms ist, dass die meisten Zellen im Tumor keine Tumorzellen sind, sondern sog. Bystanderzellen. Nur 1 % der Zellen sind Tumorzellen, sog. Hodgkin- und Reed-Sternberg-Zellen.

Die Patienten fallen typischerweise mit vergrößerten, harten Lymphknoten auf, meist zervikal, supraklavikulär oder mediastinal. Obere Einflussstauung, Husten, Juckreiz, Hepatosplenomegalie und B-Symptomatik sind häufig.

Die Therapie des Hodgkin umfasst eine Polychemotherapie sowie meist eine Radiotherapie. Die Prognose ist günstig.

11.6 Hirntumoren

Obgleich auch **Hirntumoren** zu den seltenen Erkrankungen gehören, sind sie – alle unterschiedlichen Arten zusammengenommen – die häufigsten soliden Tumoren im Kindes- und Jugendalter. Aufgrund der Tatsache, dass die Schwere der Erkrankung bei Hirntumoren nicht nur von der Art des Tumors, sondern auch von der Lage und Operabilität abhängt, werden die Hirntumoren bei Kindern alle als Malignome bezeichnet.

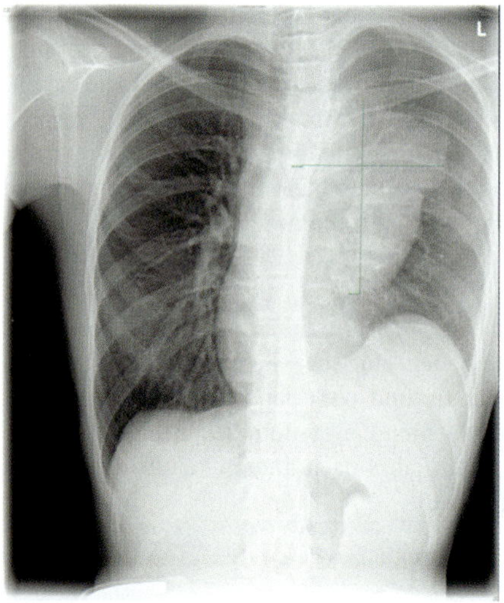

Abb. 11.14 Röntgen-Thorax-Aufnahme eines jugendlichen Patienten mit Morbus Hodgkin. Der linke Lungenhilus (im Bild rechts) zeigt eine deutliche Raumforderung, der linke Lungenflügel ist schlechter belüftet, das linke Zwerchfell steht hoch. [P548]

Bei Kindern sind Verhaltensstörungen (Änderung des Spielverhaltens, sozialer Rückzug) häufig ein Erstsymptom. Hirndruckzeichen entwickeln sich spät, dann aber akut mit starken Kopfschmerzen und Erbrechen (Verschlusshydrozephalus). Grund: Kindliche Hirntumoren sind oft infratentoriell lokalisiert, d. h. sie betreffen das Kleinhirn.

Einteilung und Krankheitsentstehung

Hirntumoren (→ Abb. 11.15) werden wie folgt unterteilt in:
- Niedriggradige Gliome
- Hochgradige Gliome
- Diffuse intrinsische Pons-Gliome (DIPG)
- Primitive neuroektodermale Tumoren und Medulloblastom.

Gliome

Hoch- und niedriggradige Gliome sind Tumoren mit extrem unterschiedlichem Verlauf, unterschiedlicher Behandlung und unterschiedlicher Prognose.

- **Niedriggradige Gliome** (Low grade glioma; LGG): Es handelt sich nach traditioneller Benennung um gutartige Tumoren (**WHO-Grad I und II**). Die Bezeichnung gutartige Tumoren ist im höchsten Maße irreführend, da sie suggeriert, dass der Verlauf ebenfalls gutartig sei. Da diese Tumoren jedoch in jedem Teil des Zentralnervensystems auftreten können, ist die Prognose v. a. von der Lokalisation, der Operabilität und der Wachstumsgeschwindigkeit abhängig.
  - Etwa ¼ aller Hirntumoren im Kindesalter sind niedriggradige Gliome, wobei die Diagnose oft ohne Biopsie, allein aus der Bildgebung gestellt werden muss, denn bei ungünstiger Lage würde die Biopsie mehr Schaden verursachen als der Tumor zu diesem Zeitpunkt.
  - Eine Reihe der niedriggradigen Gliome tritt als Symptom eines umfassenderen Krankheitsbilds auf, z. B. der **Neurofibromatose I** *(Typ: von Recklinghausen).* Bei dieser neurologischen Grunderkrankung treten im Laufe des Lebens an vielen Stellen des Körpers histologisch gutartige Tumoren auf, die je nach Lokalisation aber schwere Symptomatiken auslösen können. Häufig sind z. B. Gliome des Tractus opticus. Diese zur Erblindung führenden Tumoren können weder operiert noch bestrahlt werden, da eine Schädigung des bestehenden Sehvermögens am betroffenen Auge auftreten kann. Gleichzeitig sprechen sie nur mäßig gut auf Chemotherapie an und können nach Ende einer Therapiephase erneut wachsen.
- **Hochgradige Gliome** (High grade glioma, HGG) verhalten sich aggressiv und schnell wachsend. Sie wachsen infiltrativ im Zentralnervensystem, anfangs wenig, im Verlauf zunehmend raumfordernd mit Umgebungsödem. HGG machen etwa 10 % der pädiatrischen Hirntumoren aus. Ihre Prognose ist nahezu infaust. Die Symptome sind anfangs unspezifisch: Kopfschmerzen, Übelkeit, Persönlichkeitsveränderung. Abhängig von den Lokalisationen kommen für die betroffene Hirnregion typische Veränderungen hinzu.

Diffuse intrinsische Pons-Gliome (DIPG)

Diffuse intrinsische Pons-Gliome (DIPG) sind niedrig- oder hochgradige Gliome, die in der Mittellinie des Hirnstamms und des Mittelhirns wachsen. Diese speziellen Gliome fallen v. a. über Hirnnervenausfälle auf, deren Kerngebiete hirnstammnah lokalisiert sind.

Hochgradige Gliome können nochmals anhand ihrer Genetik, ihrer **DNA-Methylisierung** und spezifischer Mutationen in Untergruppen eingeteilt werden. Dies hat v. a. prognostische Bedeutung und ist damit von Wichtigkeit für die Kinder und ihre Familien. Wenn eine Biopsie möglich ist und in der Analyse des Tumorgewebes eine IDH1-Mutation gefunden wird, ist die Prognose eher günstiger. Wird MCYN oder EGFR gefunden, gilt die Prognose als schlechter.

Da aggressive Chemotherapien in der Vergangenheit bei diesen Tumoren v. a. Nebenwirkungen, aber wenig Wirkung auf den Tumor gezeigt haben, stützt sich die Therapie auf eine intensive Strahlentherapie in Kombination mit einer oralen Chemotherapie. Lebensqualität ist ein entscheidender Faktor bei der Festlegung der therapeutischen Optionen.

Primitive neuroektodermale Tumoren und Medulloblastom

Etwa ¼ der kindlichen Hirntumoren sind **primitive neuroektodermale Tumoren** *(PNET)*. Meist treten sie im Kleinhirn auf und werden dann als Medulloblastome bezeichnet. Wie bei allen Hirntumoren wird die Symptomatik v. a. durch den Ort des Auftretens bestimmt. Bei einer Verlegung des Aquädukts kommt es zum Aufstau von Hirnwasser und damit zum Hirndruck. Bei Druck oder Einwachsen in den Hirnstamm stehen Hirnnervenausfälle und **vegetative Symptomatik** im Vordergrund, bei Kleinhirndestruktion können **Ataxie** (Störung der Bewegungskoordination) und **Apraxie** (Unfähigkeit, bestimmte Bewegungen auszuführen) hinzukommen.

Symptome

Die Zeichen, mit denen sich Hirntumoren präsentieren, variieren stark in Abhängigkeit vom Ort des Auftretens.

- Tumoren der **hinteren Schädelgrube** verursachen häufig einen **Aufstau des Liquors** (Hirnwasser). Dadurch kommt es zu einer **intrakraniellen Drucksymptomatik** (erhöhter Hirndruck) mit typischen Zeichen wie Lähmungen der Augenmuskeln v. a. in Form einer Parese des M. abducens (Abduzensparese) mit Doppelbildern, Übelkeit und Nüchternerbrechen.
- Tumoren in **besonderen Bereichen des Gehirns** können auch spezifischere Symptome auslösen wie Persönlichkeitsveränderungen im Frontalhirn, Sprachstörungen in Bereichen der Sprachverarbeitung, Sehstörungen im Verlauf des Tractus opticus und der Sehbahn. Tumoren an der Hirnoberfläche können zerebrale Krampfanfälle auslösen.

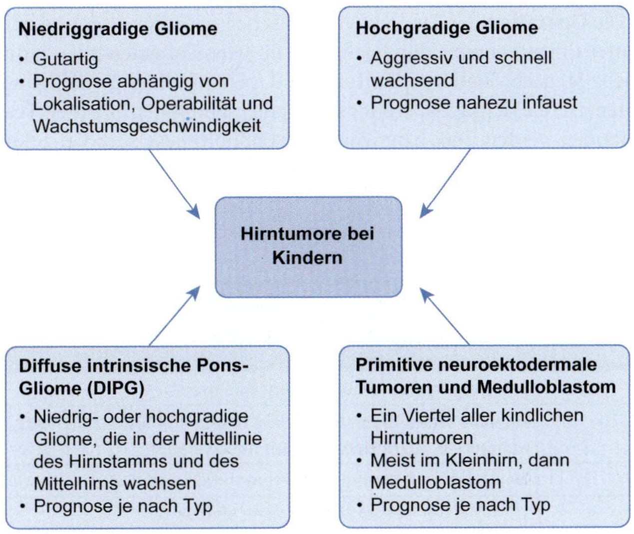

Abb. 11.15 Übersicht über die verschiedenen Hirntumoren im Kindesalter [L143]

Diagnostik

Die Diagnostik erfolgt klinisch und v. a. magnetresonanztomografisch. Aufgrund der Lage, des Kontrastmittelverhaltens und spektroskopischer Daten des Tumors kann eine erste Einschätzung der Entität erfolgen. Sicherheit über die Art des Tumors erbringt allein die Biopsie, die aufgrund des Tumorsitzes jedoch nicht immer möglich ist.

Behandlungsstrategie

Zur Erstversorgung eines Kindes mit neu diagnostiziertem Hirntumor gehört daher die **Überwachung** in unbeobachteten Momenten bei Gefahr von **Krampfanfällen, Einklemmung des Hirnstamms oder erhöhtem Hirndruck.** Abschwellende Maßnahmen wie Azetazolamid oder Kortikosteroide werden begonnen. Eine mechanische Druckentlastung mittels externer Liquordrainage ist z. T. ebenfalls nötig.

Die Therapie umfasst Chemotherapie, Radiotherapie und neurochirurgische Resektion, soweit dies entsprechend der Lage des Tumors möglich ist.

Pflege

Primär ist es Aufgabe der Pflegefachpersonen, den Patienten auf Hirndruckzeichen und Veränderungen des Bewusstseinszustands zu beobachten. Im Therapieverlauf und bei ggf. implantiertem Shunt-System verändern sich die Druckverhältnisse im Hirn. Dadurch ist es jederzeit möglich, dass die Shunteinstellung angepasst werden muss.

Patienten nach neurochirurgischen Operationen zur Entfernung des Tumors sind danach in ihren Entwicklungen oft weit zurückgefallen und müssen ggf. das Sprechen und Laufen erst wieder erlernen. Dies erschwert allen Beteiligten die Kommunikation und bedarf einer guten Beobachtungsgabe und Einfühlungsvermögen der Pflegefachpersonen, um den Bedürfnissen und Problemen von Kind und Eltern gerecht zu werden.

SPICKZETTEL

Hirntumoren

Krankheitsentstehung:

- Niedriggradige Gliome (Low grade glioma, LGG) als Symptom eines umfassenderen Krankheitsbilds, z. B. der Neurofibromatose
- Hochgradige Gliome (High grade glioma, HGG) verhalten sich aggressiv und schnell wachsend
- Diffuse intrinsische Pons-Gliome (DIPG) am Hirnstamm
- Primitive neuroektodermale Tumoren (PNET) am Kleinhirn.

Symptome: nach Lokalisation folgende Symptome: Lähmungen der Augenmuskeln v. a. in Form einer Abduzensparese mit Doppelbildern, Übelkeit und Nüchternerbrechen infolge des erhöhten Hirndrucks. Tumoren an der Hirnoberfläche können zerebrale Krampfanfälle auslösen. Ist das Frontalhirn betroffen, kommt es zu Persönlichkeitsveränderungen. Bei DIPG v. a. Hirnnervenausfälle, bei PNET vegetative Symptome, bei Kleinhirndestruktion Ataxie und Apraxie.

Diagnostik: MRT, evtl. Biopsie

Behandlungsstrategie: Chemotherapie, Radiotherapie und neurochirurgische Resektion

11.7 Knochentumoren

Von den Tumoren des Skelettsystems stellen die **Osteosarkome** und die **Ewing-Sarkome** die größte Gruppe dar. Etwa 6 % aller Tumoren im Kindesalter haben ihren Ursprung im Skelettsystem.

Osteosarkom

DEFINITION

Osteosarkom: seltener Tumor des Kindes- und Adoleszentenalters, im Alter des stärksten Wachstums. Es handelt sich um einen hochmalignen Spindelzelltumor, eine frühe Metastasierung ist charakteristisch.

Das **Osteosarkom** kommt ein wenig häufiger bei Jungen als bei Mädchen vor (1,5 : 1) und tritt im zweiten Lebensjahrzehnt gehäuft auf. Oft ist es an den langen Knochen der Extremitäten lokalisiert (Femur, Tibia, Humerus), nur selten im Stammskelett. Dabei finden sich Osteosarkome v. a. im Bereich der Kniegelenke gelenknah am Ober- oder Unterschenkelknochen. In der Mehrzahl der Fälle ist die Krankheit zunächst auf den Tumor begrenzt – weniger als die Hälfte der Patienten hat Metastasen, die dann v. a. in der Lunge und im Skelettsystem nachweisbar sind.

Krankheitsentstehung

Äußere Auslöser für Osteosarkome beim Kind sind für einen Großteil der Patienten nicht nachweisbar. Oft erinnern sich die Patienten an ein Trauma oder ein aus ihrer Sicht auslösendes Ereignis, diese stehen jedoch nicht im Zusammenhang mit der Tumorentstehung.

Bei einer kleinen Anzahl der Kinder und Jugendlichen liegt der Tumorentstehung ein familiäres Tumorsyndrom, z. B. das **Li-Fraumeni-Syndrom,** zugrunde. Die Tumorzellen selbst zeigen häufig genetische und chromosomale Veränderungen. Bei Kindern, die bereits mit **Radiotherapie oder Alkylanzien** wegen eines anderen Malignoms behandelt worden sind, treten Osteosarkome auch als **Sekundärmalignome** auf.

Symptome

Die Tumoren fallen v. a. durch eine **Schwellung,** eine **Überwärmung** und **Schmerzen** auf, wobei der Beginn der Symptomatik einer Diagnose schon Monate vorausgehen kann. Die Schmerzen treten meistens nur lokalisiert und unabhängig von Belastung auf. Oft werden bereits seit Wochen schmerzstillende Medikamente eingesetzt. Nur selten sind Gewichtsabnahme, Fieber und Appetitverlust auffällige Symptome. Es kann jedoch im Verlauf zu **Frakturen** kommen, wenn der Knochen durch das Eindringen von Tumorgewebe in die harte Knochensubstanz seine Stabilität verliert.

Die Laborparameter zeigen meist keine Veränderungen, es tritt allenfalls eine **Laktatdehydrogenase**-(LDH) oder **Alkalische Phosphatase-Erhöhung** (AP) auf.

Diagnostik

Radiologisch kann man meist bereits auf einer **Röntgenaufnahme** (→ Abb. 11.16) Zeichen für einen bösartigen Knochentumor erkennen. Die reguläre Knochenstruktur ist aufgehoben, **Sklerosierungen** *(Verhärtungen)* und **Verkalkungen** finden sich neben Zonen hoher Transparenz. Die scharfe Begrenzung des Knochens durch die Corticalis ist unterbrochen, und **Kalkspritzer** oder **Stacheln** *(Spikes)* reichen vom Knochen aus ins umgebende Weichteilgewebe *(Sunburst-Phämomen).* Der Tumor kann die Knochenhaut vom Knochen abheben, was sich im Röntgenbild als **Codman-Dreieck** manifestiert.

Mithilfe eines MRT können das Ausmaß der Weichteilinfiltration und die Beteiligung von Nerven, Gefäßen und Gelenken beurteilt werden. Eine Skelettszintigrafie kann verborgene Knochenmetastasen sichtbar machen, Röntgenbild und CT der Lunge zeigen **Lungenmetastasen.**

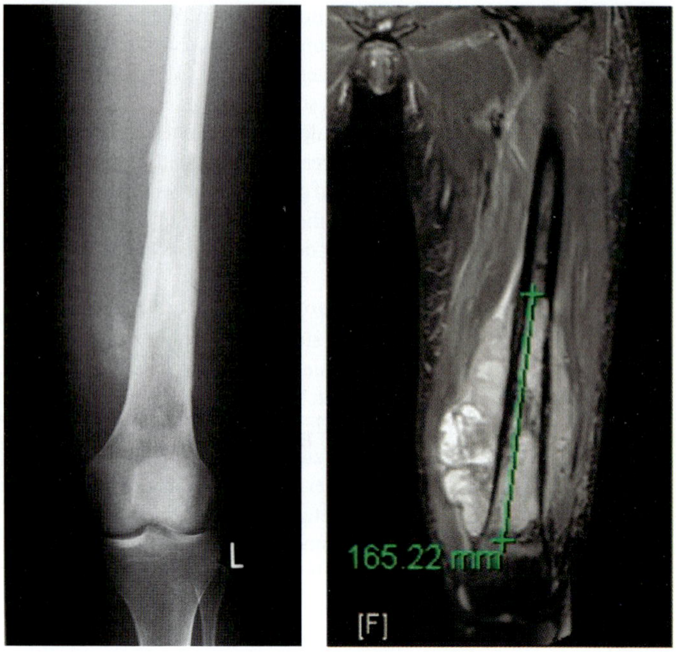

Abb. 11.16 Osteosarkom im linken Femur einer 16-jährigen Patientin. Im Röntgenbild fallen die osteolytischen und sklerosierenden Knochenveränderungen auf sowie die Verkalkungen im Weichteilgewebe und ein Codman-Dreieck. Erst das MRT zeigt das volle Ausmaß des Weichteilanteils. [P548]

Die eigentliche Diagnostik erfolgt beim Osteosarkom mittels einer **Biopsie.** Dabei können allerdings Tumorzellen in gesundes Gewebe verschleppt werden, sodass die Operateurin/der Operateur (im Folgenden Operateur genannt) bereits bei der Biopsie die spätere operative Lösung mit Entfernung des Biopsiekanals in seine Planung einbeziehen muss.

Behandlungsstrategie

Die Therapie des Osteosarkoms besteht in einer **Kombinationstherapie** aus **Chemotherapie** und **Operation,** wobei der OP ein höherer Stellenwert zukommt. Die Chemotherapie erfolgt v. a. mit Methotrexat, Adriamycin und Cisplatin.

Die **Operation** des Tumors wird zwischen neoadjuvanter und adjuvanter Chemotherapie durchgeführt. Für jeden Patienten muss individuell, je nach Tumorausbreitung und persönlichem Bewältigungspotenzial, die richtige Operationsmethode im multidisziplinären Team gefunden werden. Dies kann von einer Endoprothese oder Versteifungen über Umkehrplastiken bis hin zur Amputation reichen.

Tab. 11.7 Beurteilung des Tumoransprechens nach Salzer-Kuntschik. [F1171-001]

Regressionsgrad	Beschreibung
1	Keine vitalen Tumorzellen mehr nachweisbar
2	Einzelne vitale Tumorzellen oder Inseln aus Tumorzellen von weniger als 5 mm Durchmesser nachweisbar
3	Weniger als 10 % der Gesamttumormasse sind vital
4	10–40 % der Gesamttumormasse sind vital
5	› 50 % der Gesamttumormasse sind vital
6	Kein Ansprechen auf Chemotherapie nachweisbar

Nach der Operation des Tumors wird das Gewebe auf den Zerstörungsgrad durch die Chemotherapie hin untersucht. Wenn weniger als 10 % der Tumorzellen im Tumor vital sind, wird dies als gutes Ansprechen der Therapie gewertet (→ Tab. 11.7). Dies entspricht der Einteilung nach Salzer-Kuntschik, die insgesamt 6 Grade umfasst, einem Grad 3 oder weniger. Ein gutes Ansprechen geht meist auch mit einer besseren Prognose einher.

SPICKZETTEL

Osteosarkom

Krankheitsentstehung: hochmaligner Spindelzelltumor, evtl. besteht ein familiäres Tumorsyndrom

Symptome: Schwellung, Überwärmung und Schmerzen, evtl. Frakturen

Diagnostik: Erhöhung von LDH oder AP, Röntgen (evtl. Codman-Dreieck), MRT, Biopsie

Behandlungsstrategie: Kombinationstherapie aus Chemotherapie und Operation

Ewing-Sarkom

DEFINITION

Ewing-Sarkom: Tumor des Skelettsystems und zweithäufigster primärer Knochentumor des Kindesalters. Kann auch in Weichgeweben vorkommen. Etwa 70 % der Betroffenen sind jünger als 20 Jahre. Klein- und rundzellige Knochentumoren, die wahrscheinlich vom bindegewebigen Grundgerüst des Knochenmarks ausgehen.

Typische genetische Veränderungen wie die Fusion aus dem **EWS-Gen und FLI1-Gen** charakterisieren Tumoren dieser Gruppe, zu denen auch die Askin-Tumoren der Thoraxwand gehören. Bevorzugter Sitz des Primärtumors sind die Diaphysen der langen Röhrenknochen, aber auch flache Knochen, die Metastasierung erfolgt in die Lungen und in das Skelettsystem (20–30 %).

Symptome

Auch beim Ewing-Sarkom bestimmen **Schmerzen, Schwellung** und **Überwärmung** die Symptomatik. Da das Ewing-Sarkom jedoch auch mit Fieber, erhöhten Entzündungsparametern und anderen inflammatorischen Zeichen auffällt, kann es mit einer Osteomyelitis verwechselt werden. Die Laborparameter sind unspezifisch, ein typischer Tumormarker ist nicht bekannt.

Die Lokalisation kann wie beim Osteosarkom die langen Röhrenknochen betreffen, häufiger kommt es aber beckennah am Os ilium vor. Je nach Lage des Tumors können so auch Nerven- und Muskelgruppen in ihrer Funktion beeinträchtigt sein.

Obwohl in den meisten Fällen keine Metastasierung nachweisbar ist, scheinen bei einem großen Teil der Patienten Mikrometastasen vorhanden zu sein. Das Ewing-Sarkom wird daher oft auch als eine systemische Tumorerkrankung bezeichnet. Sind jedoch **Metastasen** nachweisbar, findet man sie insbesondere in **Lunge** und **Knochenmark.**

Diagnostik

Die radiologische Beurteilung basiert v. a. auf dem nativen Röntgenbild und der MRT, ergänzt durch CT, Sonogramm und Skelettszintigrafie. Auch hier stellen sich die o. g. typischen Zeichen für einen malignen Knochentumor dar.

Nur eine **Biopsie** sichert daher die Diagnose.

Behandlungsstrategie

Im Gegensatz zum Osteosarkom ist das Ewing-Sarkom meist sensibel für eine Radio- und Chemotherapie. Das operative Vorgehen ist also nur eine Therapieoption.

Aufgrund der Immobilisierung und lokaler Tumorerscheinungen (Paraneoplasien) besteht ein erhöhtes Risiko für **Thrombosen.** Eine Versorgung mit niedermolekularem Heparin kann notwendig werden.

Je nach operativer Versorgung sollte für **Physiotherapie** auch schon vor der eigentlichen Tumoroperation, erst recht aber nach der operativen Versorgung gesorgt sein.

Die Tumoren des Skelettsystems bringen besondere Belastungen für die Patienten mit sich, derer man sich in der Begleitung bewusst sein sollte.

Aufgrund der oft monatelangen Vorgeschichte mit Schwellung und Schmerzen empfinden die Patienten und Eltern mitunter eine Mitschuld an der Schwere der Erkrankung. Zudem können Vorwürfe gegenüber den behandelnden Ärzten bestehen, welche die Krankheit aus Sicht des Patienten nicht erkannt haben.

Die Phase der Operationsmethodenfindung ist eine für die Kinder und Jugendlichen sowie deren Familien hoch belastende Zeit. Jede der Methoden führt akut zu deutlichen Einschränkungen der Beweglichkeit und Lebensqualität, und mitunter müssen drastisch verstümmelnde Operationen in Kauf genommen werden, um Leben zu retten („*Life before Limb*" heißt das beim Osteosarkom). Anschließend muss bei Lungenmetastasen auch der Thorax vernarbend operiert werden, lange Aufenthalte im chirurgischen Bereich wechseln sich mit Aufenthalten zu Chemotherapie ab.

Pflege

Durch die **Bewegungseinschränkungen,** bedingt durch den Tumor selbst oder im späteren Verlauf durch die Folgen der Operation, haben die meist pubertären zu Pflegenden ein **erhöhtes Thromboserisiko.** Deshalb muss niedermolekulares Heparin für einen längeren Zeitraum, auch zu Hause, appliziert werden. Daher ist eine Anleitung von Kindern und Eltern wichtig.

Vorsicht! Besonders aufmerksame und kompromisslos hygienische Pflege von Dauerkathetersystemen ist bei den Patienten erforderlich, die im Rahmen ihrer operativen Therapie mit einer Endoprothese versorgt werden. Das Keimspektrum, das als Haut- und Kathetherkeim über die zentralen Venenkatheter in den Körper eingebracht werden und im Mikrofilm des Katheters erhalten bleiben kann, kann zu jedem Zeitpunkt der Therapie auch die Endoprothese befallen. So können Kinder, die am Ort der Erkrankung heilend operiert worden sind, ihre Extremität auch noch deshalb verlieren, weil eine sekundär infizierte Endoprothese entfernt werden muss.

Bei einem Knochentumor ist im Laufe der Therapie eine Operation der betroffenen Extremität mit Entfernung des Tumors nötig. Dies kann eine **Amputation** oder **Umkehrplastik** zur Folge haben. Durch dieses einschneidende Erlebnis und die sichtbare Veränderung ist mit **Körperbildstörungen** und **sozialem Rückzug** zu rechnen. Um dieser Entwicklung entgegenzuwirken, ist eine intensive Vorbereitung in Form von Gesprächen durch den psychosozialen Dienst sinnvoll. Auch ein Zusammenführen mit einem ehemaligen Patienten, der nach der Erkrankung wieder mitten im Leben steht und im Alltag integriert ist, stärkt die zu pflegenden Kinder und Jugendlichen für den weiteren Therapieverlauf.

SPICKZETTEL

Ewing-Sarkom

Krankheitsentstehung genetische Veränderungen (Fusion aus dem EWS-Gen und FLI1-Gen)

Symptome: Schmerzen, Schwellung und Überwärmung mit Fieber (DD: Osteomyelitis), evtl. Mikrometastasen

Diagnostik: Röntgen, MRT, Biopsie

Behandlungsstrategie: Radio- und Chemotherapie, OP

11.8 Neuroblastom

DEFINITION

Neuroblastom: häufigster solider bösartiger Tumor des Kindesalters außerhalb des Schädels. Es umfasst etwa 10 % aller kindlichen Krebserkrankungen, wobei Jungen etwas häufiger betroffen sind als Mädchen (1,1 : 1). Die Metastasierung erfolgt in Knochenmark und Knochen, seltener in Lymphknoten, Leber, ZNS und Haut.

Das **Neuroblastom** entsteht aus embryonalen Zellen, die eigentlich zu Nervenzellen im sympathischen Nervensystem heranreifen sollen. Daher tritt es v. a. im Nebennierenmark und seitlich entlang der Wirbelsäule im Grenzstrang auf. Etwa 40 % der Neuroblastome werden vor Ende des 1. Lebensjahrs diagnostiziert, 90 % vor dem Ende des 6. Lebensjahrs. Ungefähr die Hälfte aller Tumoren hat bei Diagnosestellung bereits metastasiert.

Mitunter ist es schwierig, das Neuroblastom aufgrund seiner Lage im Bauchraum vom **Nephroblastom** (Wilms-Tumor → 11.9) zu unterscheiden. Auch für Eltern und Patienten klingen Nieren- und Nebennierentumor sehr ähnlich. Darum ist es wichtig, diese beiden Tumorarten klar voneinander abzugrenzen.

Einteilung

Es gibt zwei unterschiedliche Formen des Neuroblastoms.

- Das **Neuroblastom des Säuglings** ist eine Erkrankung, die zwar bösartig ist, aber nur in seltenen Fällen einen tödlichen Verlauf nimmt. Der Tumor kann metastasieren (in ca. 15 % der Fälle → Abb. 11.17), er kann sich aber im Verlauf von Monaten wieder vollständig zurückbilden, auch ohne eine Therapie. Die Metastasen können ebenfalls wieder völlig verschwinden. Einen solchen Tumor bezeichnet man als „Stadium 4S" oder „Stadium MS". Diese Tumoren behandelt man primär nur, wenn klinische Probleme eine Therapie unvermeidbar machen. In allen anderen Fällen beobachtet man ihren Verlauf. Bilden sie sich zurück, bleibt es bei Kontrollen. Im Falle eines Tumorwachstums erfolgt eine Chemotherapie.
- Beim **Hochrisiko-Neuroblastom** liegt eine Reihe von genetischen Veränderungen im Erbgut der Tumorzellen vor und das Neuroblastom zeigt einen sehr schweren Verlauf. Dieses sind z. B. Verlust von Genmaterial auf dem kurzen Arm des Chromosom 1 oder eine Vervielfachung des Myc-n-Gens. Liegen diese Veränderungen in den Tumorzellen vor, dann ist von einem hochaggressiven Verlauf auszugehen und eine schwere Chemotherapie mit anschließender Hochdosis-Chemotherapie und Gabe autologer Stammzellen ist angezeigt.

Die zwei unterschiedlichen Vertreter der Neuroblastomfamilie machen es für die Eltern oft schwer, die Krankheit in ihrer Dimension zu erfassen und die erhaltenen Informationen richtig einzuordnen. Denn während das Gesamtüberleben bei Neuroblastom-Patienten 73 % beträgt,

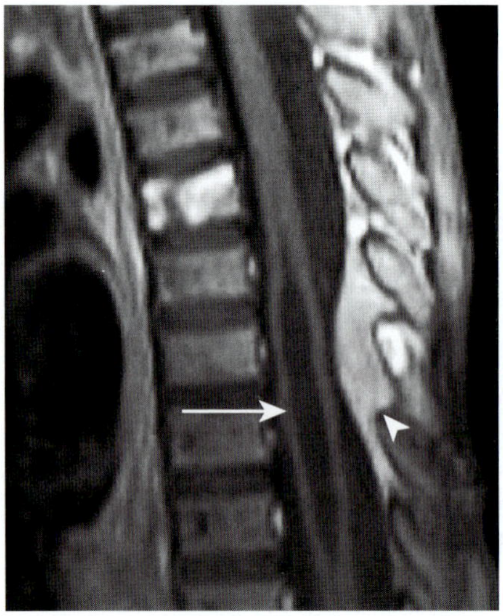

Abb. 11.17 Seltene Manifestation einer Neuroblastom-Metastase [E510–002]

liegt es in der Gruppe mit niedrigem Stadium oder Säuglingsneuroblastom bei weit über 90 %, während Patienten mit Stadium 4 ein Gesamtüberleben unter 40 % zeigen.

Symptome

Es kommt zu uncharakteristischen Beschwerden wie Müdigkeit, Schwäche, Inappetenz, Gewichtsverlust, Erbrechen, Fieber, evtl. Knochen- oder Muskelschmerzen. Spezielle Symptome sind abhängig vom Sitz des Tumors: Bei großer abdomineller Raumforderung bestehen Obstipation oder Durchfälle, evtl. Ikterus und eine Hypertonie.

Bei Grenzstrangtumoren können Paresen durch intraspinale Ausbreitung auftreten, bei Sitz des Tumors im oberen Thorax entwickelt sich ein Horner-Syndrom.

Diagnostik

Die Blutuntersuchungen können eine Erhöhung der LDH, des Ferritins und der **neuronenspezifischen Enolasekonzentration** (NSE) im peripheren Blut zeigen. Die NSE ist eine der wenigen Tumormarker, die uns in der Kinderheilkunde zur Verfügung stehen. Sie ist nicht spezifisch für das Neuroblastom, aber eine deutliche Erhöhung kann ein Hinweis auf den Tumor sein und auch als Verlaufsparameter in der Nachsorge verwendet werden. Weitere Markersubstanzen sind die **Vanillinmandelsäure** und die **Homovanillinsäure** im Urin des Patienten. Mithilfe dieser im Urin nachweisbaren Metaboliten hat man versucht, Screeningprogramme bei Neugeborenen und Kleinkindern zu etablieren. Diese haben sich jedoch nicht bewährt und nicht zu einem besseren Gesamtüberleben der betroffenen Patienten beigetragen.

Die Bildgebung umfasst die Sonografie, die CT oder MRT der Tumorregion sowie Szintigramme. Die Metaiodbenzylguanidin-Szintigrafie (MIBG) ist ein bildgebendes Verfahren, bei dem Neuroblastomgewebe den eingesetzten radioaktiv markierten Stoff relativ spezifisch anreichert und somit darstellbar macht.

Zum Auffinden von Knochenmetastasen wird zudem eine Knochenszintigrafie durchgeführt. Um Knochenmarkmetastasen zu finden, muss eine ausgedehnte Suche durch Knochenmarkspunktion und Biopsie durchgeführt werden. Mitunter führt eine Knochenmarkpunktion alleine schon zur Diagnose, da die Tumorzellen bei Metastasierung hier typische rosettenförmige Formationen, sog. Tumorzellnester bilden.

Behandlungsstrategie

Die Therapie erfolgt im Rahmen einer Therapiestudie oder eines Patientenregisters. Die Intensität der Therapie ist abhängig von der Risikostratifizierung der Erkrankung.

- Bei **Säuglingsneuroblastomen** (Stadium 4S bzw. MS) wird auf eine Therapie verzichtet, solange keine lebensbedrohlichen Situationen auftreten oder der Tumor ein deutliches Wachstum zeigt. In diesem Fall wird nach Bedarf eine relativ untoxische Chemotherapie verabreicht und erneut abgewartet.
- Bei zu Pflegenden in **höherem Stadium,** aber ohne genetische Risikofaktoren (Myc-n negativ) erfolgt eine Polychemotherapie und ggf. eine Operation des Primärtumors.
- Im Falle einer **Hochrisikoerkrankung** – wenn also eine Metastasierung jenseits des 1. Lebensjahrs oder das Myc-n-Gen vermehrt in den Tumorzellen vorliegt – werden alle Therapieoptionen genutzt: eine adjuvante Polychemotherapie, Operation des Primärtumors, Bestrahlung, Hochdosis-Chemotherapie mit anschließender autologer Stammzelltransplantation und eine abschließende Dauertherapie.

Typische **Chemotherapeutika** der Neuroblastomtherapie sind Vincristin, Cisplatin und Ifosfamid.

Rezidive des Neuroblastoms haben eine sehr schlechte, nahezu infauste Prognose. Im Rahmen von Studien werden Antikörpertherapien, neuartige Immun- und Chemotherapien erprobt, eine deutliche Steigerung des Gesamtüberlebens wurde bislang nicht erreicht.

Pflege

Kinder mit Neuroblastom fallen je nach Lokalisation mit **vergrößertem Bauch** oder mit **verringerter Diurese** oder **Atembeschwerden** auf. Handelt es sich um ein abdominelles Neuroblastom ist zur Verlaufskontrolle die Messung des Bauchumfangs sinnvoll. Eine Beobachtung der Ausscheidung dient dem frühzeitigen Erkennen einer Abflussstörung oder eines Harnstaus. Eine individuell abgestimmte Supportivtherapie durch z. B. Analgesie oder Diuretika ist angemessen.

SPICKZETTEL

Neuroblastom

Krankheitsentstehung: entsteht aus embryonalen Zellen, v. a. an der Wirbelsäule und im Nebennierenmark lokalisiert; als Neuroblastom des Säuglings oder als Hochrisiko-Neuroblastom

Symptome: Müdigkeit, Schwäche, Inappetenz, Gewichtsverlust, Erbrechen, Fieber, evtl. Knochen- oder Muskelschmerzen; je nach Sitz und Größe des Tumors Obstipation oder Durchfälle, evtl. Ikterus, Hypertonie, Paresen, Horner-Syndrom

Diagnostik: Sonografie, CT oder MRT, Szintigramme

Behandlungsstrategie: untoxische Chemotherapie bei Säuglingsneuroblastom, andernfalls Polychemotherapie, ggf. OP; bei Hochrisikoerkrankung Polychemotherapie, OP, Bestrahlung, Hochdosis-Chemotherapie mit anschließender autologer Stammzelltransplantation und einer abschließenden Dauertherapie

11.9 Nephroblastom (Wilms-Tumor)

DEFINITION

Nephroblastom: gelegentlich nach dem Chirurgen Max Wilms auch Wilms-Tumor genannt, ist der häufigste bösartige Nierentumor des Kindesalters. Mit sieben Neuerkrankungen pro 1 Mio. Kinder und Jugendlicher treten pro Jahr ca. 100 Neuerkrankungen in Deutschland auf.

Das Nephroblastom gehört zu den Tumoren, die häufiger als andere bei syndromalen Erkrankungen und familiären Tumorsyndromen gefunden werden. Die Abklärung dieses Tumors erfordert daher auch immer eine umfassende Familienanamnese und die Suche nach weiteren syndromalen Stigmata am Kind.

Krankheitsentstehung

Das Nephroblastom wächst innerhalb der Nierenkapsel zu einem Tumor heran, kann die Nierenkapsel durchbrechen, als Tumorzapfen in die abführenden venösen Gefäße bis in die Vena cava einwachsen und auch in das harnableitende System einbrechen.

Die Erkrankung ist meist assoziiert mit dem Beckwith-Wiedemann-Syndrom, dem Hemihypertrophiesyndrom und mit Augenfehlbildungen.

Symptome

Wichtigstes klinisches Zeichen ist eine **asymptomatische sicht- und tastbare Vergrößerung** im Ober- bis Mittelbauch, die häufig schon von den Eltern beobachtet oder im Rahmen der U-Vorsorgeuntersuchungen zufällig entdeckt wird. Es können als Erstsymptome auch Bauchschmerzen, Obstipation, Erbrechen, Fieber auftreten.

Eine **arterielle Hypertonie** (bei 60 % der Kinder und Jugendlichen) kann aufgrund von Verbackungen des Tumors mit den umliegenden Gefäßen oder Tumorzapfen, die in die Gefäße hineinreichen, auftreten. Während das Labor keine spezifischen Hinweise zeigt, kann eine **Mikro- oder Makrohämaturie** auf ein Einwachsen des Tumors in das ableitende Harnsystem hinweisen.

Die **Prognose** des Nephroblastoms hängt v. a. von der lokalen Ausbreitung des Tumors ab, der histologischen Untergruppe, dem Ansprechen auf die Chemotherapie und dem Alter (günstige Prognose bei Kindern < 2 Jahren).

Diagnostik

Sobald die Verdachtsdiagnose gestellt wurde, ist eine Bildgebung mittels **Sonografie** und **MRT-Untersuchung** angezeigt. Hier kann der Radiologe meist schon zwischen dem Nephroblastom und seiner wichtigsten Differenzialdiagnose, dem Neuroblastom, unterscheiden. Ist dies nicht der Fall, wird eine **MIBG-Szintigrafie,** ein spezifisches Verfahren zur Erkennung von Neuroblastom-Gewebe, zum Ausschluss eines Nephroblastoms durchgeführt. Mit einer Biopsie des Tumors bei eindeutiger Bildgebung ist man derzeit noch zurückhaltend: Durch ein Platzen des Tumors mit Aussaat von Tumorzellen in das Peritoneum kann das Tumorstadium durch den diagnostischen Eingriff erhöht werden. Nur in Zweifelsfällen wird daher eine Biopsie durchgeführt.

Bei **angeborenen Nephroblastomen** und bei Jugendlichen mit Verdacht auf Nephroblastom wird zudem direkt zu einer kompletten Entfernung des Tumors geraten, weil hier oftmals dann doch kein Nephroblastom vorliegt, sondern ein gutartiges mesoblastisches Nephrom oder ein Nierenzellkarzinom oder Klarzellsarkom, bei denen die Operation als Ganzes einen wichtigen Therapieschritt darstellt.

Die Stadieneinteilung reicht vom Lokalbefund innerhalb der Nierenkapsel (Stadium I) bis zum metastasierten Tumor (Stadium IV). Als Besonderheit kann das Nephroblastom auch in beiden Nieren zeitgleich auftreten (Stadium V) oder als eine Art Vorstufe der Tumorentwicklung als Nephroblastomatose erscheinen.

Metastasen des Nephroblastoms sind am häufigsten in der Lunge zu finden. Daher gehört ein Röntgenbild des Thorax zu einer der ersten diagnostischen Maßnahmen beim Verdacht auf diesen Tumor.

Behandlungsstrategie

Die **Behandlungsstrategie** umfasst eine Operation, eine Polychemotherapie und eine Strahlentherapie.

Mittels einer präoperativen Chemotherapie wird ein „Downstaging" erreicht (niedrigeres Stadium bei Operation) und eine Tumorruptur durch Verkleinerung und Verfestigung des Tumors weitgehend verhindert. Die Operation selbst besteht meist aus einer Nephrektomie mit Tumorentfernung. Bei beidseitigen Tumoren (Stadium V) oder Nephroblastomatosen wird ein besonderes Augenmerk auf den Erhalt von Restgewebe der Nieren gelegt.

Postoperativ wird dann meist mit Actinomycin D, Cyclophosphamid und Vincristin behandelt. Eine Strahlentherapie ist v. a. bei nichtregredienten Lungenmetastasen und Nephroblastomen hoher Malignität indiziert.

SPICKZETTEL

Nephroblastom

Krankheitsentstehung: Tumor der Niere, der die Nierenkapsel durchbricht und in das harnableitende System einbrechen kann

Symptome: asymptomatische sicht- und tastbare Vergrößerung im Ober- bis Mittelbauch, evtl. als Erstsymptome auch Bauchschmerzen, Obstipation, Erbrechen, Fieber; in manchen Fällen arterielle Hypertonie, Mikro- oder Makrohämaturie

Diagnostik: Sonografie, MRT und MIBG-Szintigrafie (DD: Neuroblastom)

Behandlungsstrategie: Operation, Polychemotherapie und Strahlentherapie

12

PFLEGE BEI CHRONISCH-ENTZÜNDLICHEN SYSTEM-ERKRANKUNGEN

Manuela Krumrey-Langkammerer, Ines Leitenbauer

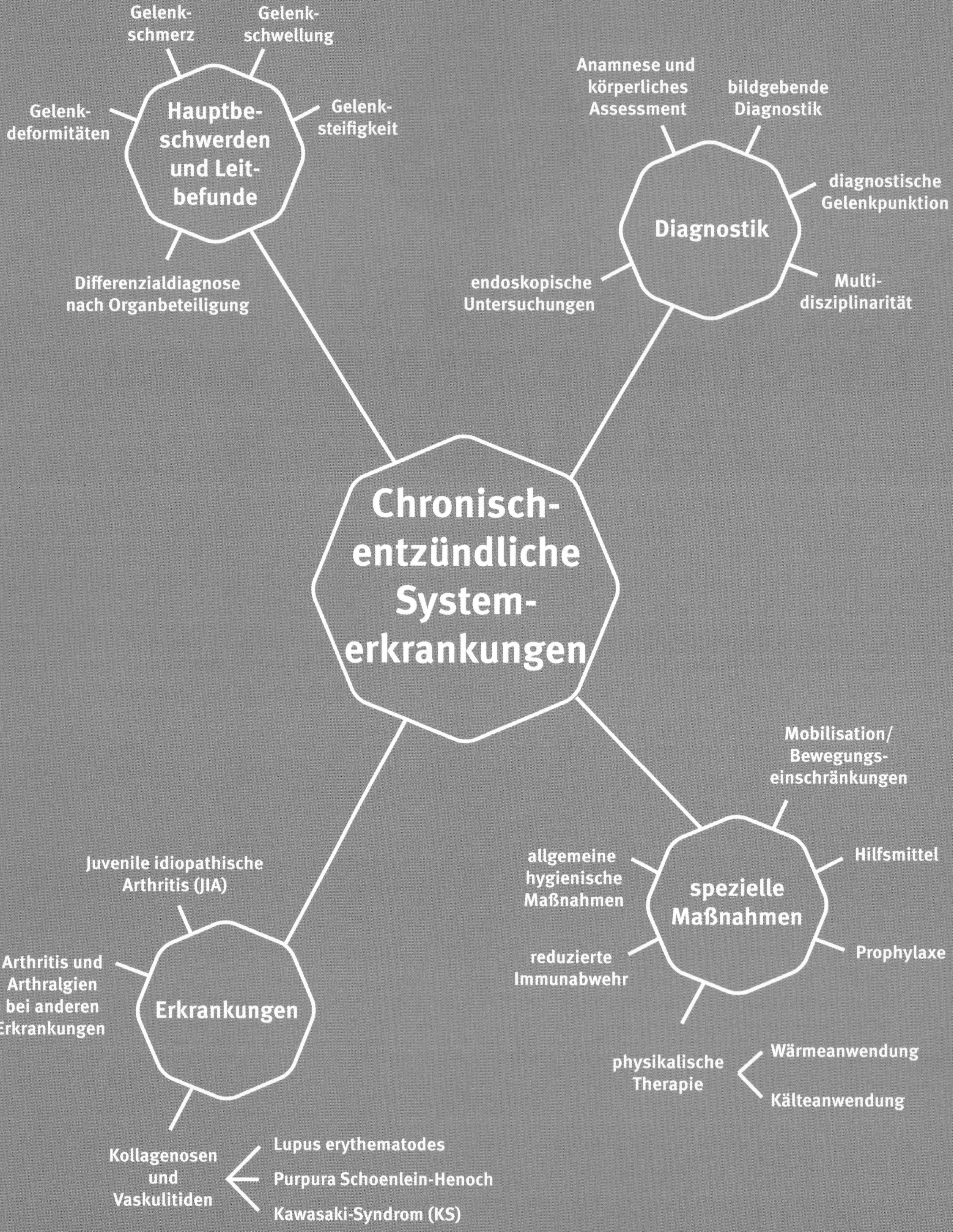
Chronisch-entzündliche Systemerkrankungen
Hauptbeschwerden und Leitbefunde
Gelenkschmerz
Gelenkschwellung
Gelenksteifigkeit
Gelenkdeformitäten
Differenzialdiagnose nach Organbeteiligung
Diagnostik
Anamnese und körperliches Assessment
bildgebende Diagnostik
diagnostische Gelenkpunktion
Multidisziplinarität
endoskopische Untersuchungen
spezielle Maßnahmen
Mobilisation/Bewegungseinschränkungen
Hilfsmittel
Prophylaxe
allgemeine hygienische Maßnahmen
reduzierte Immunabwehr
physikalische Therapie
Wärmeanwendung
Kälteanwendung
Erkrankungen
Juvenile idiopathische Arthritis (JIA)
Arthritis und Arthralgien bei anderen Erkrankungen
Kollagenosen und Vaskulitiden
Lupus erythematodes
Purpura Schoenlein-Henoch
Kawasaki-Syndrom (KS)

Wussten Sie schon ...

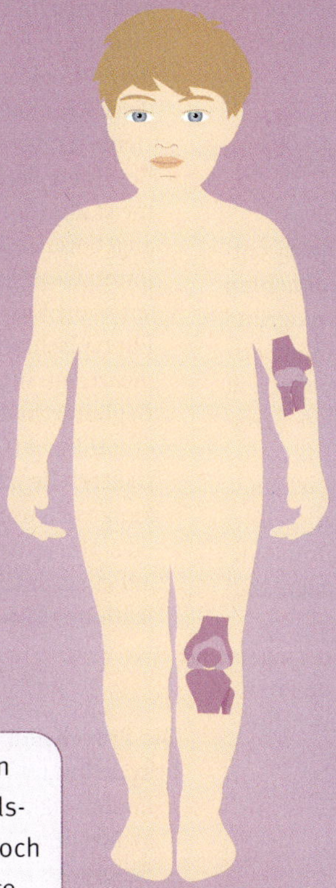

Gelenkbeschwerden: Diese können im Kindes- und Jugendalter infektiöse, rheumatische oder orthopädische Ursachen haben.

Erkrankungen: Bei der Einteilung von Arthriden gibt es alters- und geschlechtsspezifische Merkmale der unterschiedlichen rheumatologischen Erkrankungen. In verschiedenen Altersstufen kommen bestimmte rheumatische Erkrankungen häufiger vor.

Kawasaki-Syndrom: Kinder, die am Kawasaki-Syndrom erkranken, sind zu 75 % unter 5 Jahre alt. Hauptsymptom ist andauerndes, therapieresistentes Fieber.

Weitere Symptome: Rheumatische Erkrankungen können nicht nur die Gelenke betreffen. Beispielsweise zeichnet sich die Purpura-Schoenlein Henoch durch massive Hauterscheinungen (punktförmige Einblutung im Bereich der Unterschenkel) und Schleimhautschwellungen aus. Der Lupus erythematodes kann z. B. durch ein Schmetterlingserythem im Gesicht in Erscheinung treten.

Rheumatisches Fieber: Dies ist eine gefürchtete Spätfolge einer Streptokokken-Infektion. Meist nach einer Halsentzündung treten v. a. Herz- und Gelenkbeschwerden auf. Rheumatisches Fieber kommt v. a. im Kindes- und Jugendalter vor.

Therapie: Die anti-entzündliche, die immunologische und die Schmerztherapie sind wichtige Bestandteile der Behandlung von chronisch-entzündlichen Systemerkrankungen.

In diesem Kapitel geht es v. a. um Erkrankungen des **entzündlichen rheumatischen Formenkreises,** z. B. um Entzündungen der Gelenke, Muskeln und Knochen, um entzündliche Veränderungen der Haut, der inneren Organe wie Darm oder Nieren oder auch der Augen. Chronisch sind Entzündungen, die permanent über 6 Wochen anhalten oder chronisch rekurrierend (also schubweise) immer wiederkehren. Im pflegerischen Kontext sind diese Patientinnen/Patienten (im Folgenden Patientinnen genannt) in allen Krankheitsstadien anzutreffen. So können z. B. Kinder noch ohne eindeutige Diagnose in den ersten Wochen mit den akuten Symptomen Fieber, akute Schmerzen, schlechter Allgemeinzustand auffallen. Auch immer wiederkehrende, bereits bekannte Symptome wie Schmerzen, Schwellungen oder Ausschläge können auf chronisch-entzündliche Erkrankungen verweisen.

12.1 Das Kind mit chronisch-entzündlichen Systemerkrankungen

Die **Pflege** von Kindern und Jugendlichen mit einer chronisch-entzündlichen Systemerkrankung erfordert das sorgfältige **Beobachten möglicher Komplikationen** an verschiedenen Organen, da aufgrund der medikamentösen Therapie die Immunabwehr oftmals herabgesetzt ist und Komplikationen frühzeitig erkannt werden müssen. Zudem gilt es, die normalen Gelenkfunktionen und altersentsprechenden Bewegungsabläufe zu kennen.

Der chronische, an einer entzündlichen Systemerkrankung leidende Patient ist in seinem Alltag **vielfältigen Einschränkungen** ausgesetzt [1, 2]. Diese können nach Krankheit, Krankheitsstadium und subjektivem Empfinden variieren. Die folgenden Maßnahmen nehmen Einfluss auf die Lebensaktivitäten:

- Tägliche Medikamenteneinnahme mit möglichen Nebenwirkungen
- Physikalische Anwendungen, die täglich durchgeführt werden müssen und deshalb das Kind in seiner Freizeitgestaltung beeinträchtigen
- Regelmäßige Therapietermine, Arztbesuche und Krankenhausaufenthalte
- Schulausfallzeiten mit der nicht seltenen Folge des schulischen Leistungsabfalls
- Schmerzen und Bewegungseinschränkungen, die dazu führen, dass sportliche Aktivitäten aufgegeben werden müssen bzw. das Kind mit gesunden Altersgenossen nicht mithalten kann
- Einschränkung der Berufswahl, da nicht selten Wunschvorstellungen bzw. der „Traumberuf" nicht realisiert werden können
- Äußere Auffälligkeiten, z. B. Hauterscheinungen, Deformitäten, körperliche Einschränkungen und benötigte Hilfsmittel, unter denen die Betroffenen leiden; so werden z. B. Handschienen von Betroffenen nicht immer akzeptiert, besonders Jugendliche fürchten soziale Ablehnung
- Betroffenheit des gesamten familiären Umfelds, wie Bedürfnisse der Eltern und der gesunden Geschwister
- Mit zunehmendem Alter spielen die Auseinandersetzung mit existenziellen Fragen, Themen wie Partnerschaft, Sexualität und Familienplanung eine Rolle.

Das Immunsystem lässt sich in ein „angeborenes" Teil-System (auch „unspezifisch") und in ein „erlerntes" Teil-System (auch „spezifisch") unterteilen. Das Zusammenspiel beider ist wichtig, um unseren Körper stets gegen Infektionen, Verletzungen, „entartete Zellen" zu schützen und „fremd" von „uns eigen" zu unterscheiden. Entwickelt das Immunsystem plötzlich z. B. eine Intoleranz gegen körpereigenes Gewebe und greift es versehentlich (als feindlich) an, wird von der Entstehung einer **Autoimmunerkrankung** gesprochen.

In Deutschland sind aktuell ca. 20.000 Kinder von chronischen entzündlichen Erkrankungen betroffen.

Chronisch-entzündliche Erkrankungen mit Beschwerden am Bewegungsapparat [1, 4] sind:

- Die **juvenile idiopathische Arthritis (JIA),** bei der es sich um eine „idiopathische" Erkrankung, d. h. um eine Erkrankung ohne bekannte Ursache handelt. Diese Tatsache ist für die Betroffenen häufig schwer zu verstehen, da sich kein Grund oder Lebensumstand als Auslöser benennen lässt.
- Systemische **Autoimmunerkrankungen** wie **Kollagenosen** oder **systemische Vaskulitiden** (z. B. systemischer Lupus erythematodes, juvenile Dermatomyositis, Sjögren-Syndrom, Granulomatosen wie die Sarkoidose, Takayascu-Arteriitis, Morbus Behçet). Typisch für diese Krankheitsbilder sind im Kindesalter die Purpura Schoenlein-Henoch oder das Kawasaki-Syndrom.
- Bei einem **Autoinflammationssyndrom** handelt es sich um seltene, meist angeborene Erkrankungen, die mit einer Dysregulation des angeborenen Immunsystems einhergehen (im Gegensatz zur Autoimmunreaktion des erlernten Immunsystems [s. o.]) und akute, spontane Entzündungen an verschiedenen Organen hervorrufen. Ein typisches Beispiel ist das familiäre Mittelmeerfieber (im Mittelmeerraum mit einer Prävalenz von 1–4/1.000).
- **Begleitarthritiden,** z. B. bei einer chronisch-entzündlichen Darmerkrankung (Colitis ulcerosa, Morbus Crohn).
- **Bakterielle** oder **virale Infektionen,** die eine rheumatische Erkrankung vortäuschen können (z. B. durch eine Mykoplasmeninfektion oder Hepatitis) oder auch als überschießende Antwort des Körpers auf einen Infekt auftreten (z. B. rheumatisches Fieber). Einzelne Infektionen können selbst chronisch werden, z. B. die Borreliose.

12.1.1 Prävention

Die **Prävention** umfasst in der Hauptsache den Bereich der **Tertiärprävention** und beinhaltet folgende Aspekte:

- Linderung der Beschwerden
- Frühzeitiges Erkennen von Medikamentennebenwirkungen
- Schutz der noch vorhandenen Organ-/Gelenkfunktion
- Vermeidung von Komplikationen aufgrund der immunsuppressiven medikamentösen Therapie.

In diesem Zusammenhang ist die Schulung des Kindes und seiner Angehörigen ein wichtiger Baustein, um den Umgang mit der chronischen Erkrankung zu erleichtern (→ 12.1.3).

12.1.2 Rehabilitation

Der **Rehabilitationsbedarf** eines an einer chronisch-entzündlichen Systemerkrankung leidenden Kindes ist umfangreich und beinhaltet folgende Bereiche (→ Abb. 12.1):

- **Hilfsmittelversorgung** zur Unterstützung bei Bewegungseinschränkungen, z. B. Therapieroller, Funktionsschienen, Lagerungsschienen. Geeignete Hilfsmittel können außerdem der Entstehung von Gelenkkontraktionen vorbeugen.
- **Unterstützung** der altersgemäßen **psychomotorischen Entwicklung.** Die chronische Erkrankung kann das Wachstum und die allgemeine Entwicklung des Kindes beeinträchtigen. Durch eine adäquate medizinische Therapie wird angestrebt, dass das Kind Entwicklungsrückstände möglichst vollständig aufholt.
- Maßnahmen zur **Verbesserung** des **schulischen Leistungsvermögens** durch die Verbesserung des Allgemeinzustands und der Belastbarkeit. Während der häufigen, manchmal langwierigen Klinik-

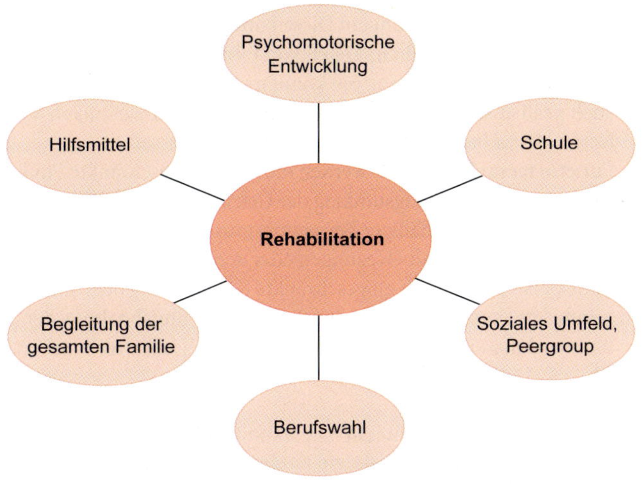

Abb. 12.1 Kernpunkte der Rehabilitation bei Kindern mit entzündlichen Systemerkrankungen [L143]

aufenthalte sollte das Kind beschult oder zumindest mit Lernaufgaben durch seine Heimatlehrer versorgt werden.

- **Teilhabe** am **sozialen Leben** durch die Erfahrung, trotz Einschränkungen und Handicaps akzeptiert zu werden. Hier kann auch sportliche Betätigung helfen, dem Kind Selbstvertrauen zu vermitteln.
- **Unterstützung** bei der **Berufswahl,** auch z. B. durch das Aufzeigen von Alternativen. Diese Aufgabe obliegt vorrangig dem Sozialdienst.
- **Sozialpädagogische Begleitung** der gesamten Familie, um den Eltern und Geschwistern des chronisch kranken Kindes Hilfestellung zu geben.

12.1.3 Beratung und Anleitung von Eltern

Eltern, die im **täglichen Umgang** mit ihrem chronisch kranken Kind **geschult** sind und selbstständig zu Hause die notwendigen Therapiemaßnahmen durchführen können, erleichtern sich und dem Kind den Alltag wesentlich. Die sorgfältige, einfühlsame und fachlich korrekte Beratung und Anleitung betroffener Kinder, Jugendlicher und ihrer Eltern sind deshalb ein weiterer wichtiger Aufgabenbereich der Pflegefachpersonen.

In **Schulungen,** die in speziellen Fachabteilungen oder -kliniken angeboten werden und nach einem schematisierten Programm ablaufen, erhalten die betroffenen Kinder in unterschiedlichen Altersgruppen und ihre Eltern in eigenen Schulungen Wissen über Basisthemen der Kinderrheumatologie, z. B.:

- Medizinische Grundlagen zur Autoimmunität und zu Entzündungsvorgängen im Körper, Diagnostik, Therapie, Medikamenten und Komplikationen
- Physiotherapie, soziale Themen (z. B. Nachteilausgleich, Behindertenausweis), Schulbesuch bei chronischen Erkrankungen und psychologische Betreuung der Patientinnen und Angehörigen.

Zunächst werden die Eltern umfassend angeleitet und übernehmen die Versorgung der Kinder. Mit zunehmender Entwicklung kann das Kind viele Maßnahmen entsprechend seinen Fähigkeiten allmählich selbst erlernen und übernehmen. Dies bietet ihm die Möglichkeit zur Unabhängigkeit von Eltern, Pflegefachpersonal und Ärztinnen/Ärzten (im Folgenden Ärztinnen genannt).

Folgende Bereiche werden fokussiert:

- Beurteilen der Gelenksituation, um eine Verschlechterung frühzeitig zu erkennen
- Anleitung und Beratung der Eltern, Gelenke, Mobilität und Allgemeinbefinden des Kindes zu beurteilen
- Maßnahmen der physikalischen Therapie, um z. B. Kälte- und Wärmeanwendungen auswählen und korrekt durchführen zu können
- Information der Eltern und des Kindes, dass Bewegungsübungen durch Physiotherapeutinnen/Physiotherapeuten (im Folgenden Physiotherapeutinnen) vorgenommen werden und sie intensiv darin geschult werden
- Anleitung zur korrekten Anwendung verordneter Hilfsmittel
- Aufklärung über mögliche Symptome einer Beteiligung anderer Organe
- Unterstützung und Beratung der Eltern bei Problemen der Medikamenteneinnahme. Insbesondere Kleinkinder verstehen die Notwendigkeit täglicher Medikamenteneinnahmen naturgemäß noch nicht und verweigern häufig die Kooperation
- Schulung zur eigenständigen Vorbereitung und Durchführung von subkutanen Injektionen, evtl. zur Verwendung eines Injektionspens
- Beratung der Eltern durch den Sozialdienst, um die Familie umfänglich in der Bewältigung des Alltags zu unterstützen.

12.1.4 Beobachten, Beurteilen, Intervenieren

Zur täglichen **Beobachtung und Beurteilung** durch die Pflegefachpersonen gehören:

- Altersentsprechendes Schmerzassessment (→ 19.3.2)
- Bewegungsmöglichkeiten des Kindes bei seinen alltäglichen Handlungen, insbesondere auf Schonhaltungen achten
- Betroffene Gelenke im Hinblick auf lokale Entzündungszeichen wie Rötung, Schwellung, Schmerz, Überwärmung und Funktionseinschränkung
- Mobilität des Kindes
- Allgemeinzustand des Kindes, das Spielverhalten, den Appetit, das Essverhalten beobachten sowie das Schlafverhalten
- mögliche Nebenwirkungen der medikamentösen Therapie, z. B. Bauchschmerzen bei nichtsteroidalen Antirheumatika (NSAR)
- möglicher Organbefall, z. B. Einschränkung der Nierenfunktion beim systemischen Lupus erythematodes
- Krankheitsspezifische Komplikationen, z. B. Geschwürbildung mit Blutungsrisiko im Darm im Rahmen einer Dermatomyositis (systemische Erkrankung mit Muskelentzündung, zum Formenkreis der Kollagenosen zählend).

SPICKZETTEL

Tertiärprävention, Rehabilitation

Erkrankungen des klassischen, entzündlich-rheumatischen Formenkreises betreffen vorrangig den Bewegungsapparat. Die Prävention umfasst v. a. die Tertiärprävention und somit auch Schulungsmaßnahmen für die betroffenen Kinder und Jugendlichen sowie deren Eltern zum Umgang mit der Erkrankung. Rehabilitation meint nicht nur die Hilfsmittelversorgung und die Unterstützung der altersgemäßen psychomotorischen Entwicklung, sondern auch die sozialpädagogische Begleitung der Familie.

Die Eltern müssen intensiv auf den Umgang mit der Erkrankung im Alltag geschult werden. Ebenso auf die Beurteilung des Kindes bezüglich Schmerzen, Gelenksituation und Bewegung bzw. Mobilität.

12.2 Hauptbeschwerden und Leitbefunde

Bei chronisch-entzündlichen Krankheiten des rheumatischen Formenkreises sind je nach beteiligtem Organsystem entsprechende Leitsymptome führend (→ Abb. 12.2):

- **Allgemeinsymptome:** z. B. Schwäche, Blässe, Müdigkeit (Fatigue, → 2.11), Schwitzen, Gewichtsverlust, Antriebslosigkeit, Rückzugsverhalten
- **Systemische Zeichen:** wie Fieber, Exanthem, spezifische Organsymptome (z. B. Husten), Lymphknotenschwellung (Lymphadenopathie)
- **Spezielle Entzündungen** an verschiedenen Systemen mit den folgenden typischen fünf Faktoren:
  - **Rubor (Rötung):**
    - Von Gelenken, Muskeln, aber auch einzelne Hautstellen, Mundschleimhaut oder Augen
    - Wichtig ist eine genaue Dokumentation über Größe, Ausmaß, Stärke, Dauer und Verlauf der Rötung
  - **Calor (Überwärmung):** Festzustellen im Seitenvergleich. Dabei kann mit den Händen oft ein Unterschied der Hauttemperatur über einzelnen Gelenken oder auch den Fingern und Zehen festgestellt werden. Wichtig ist, wie lange die Überwärmung wahrgenommen wird.
  - **Dolor (Schmerz):** Es ist wichtig zu beachten, dass das Schmerzempfinden zwischen Patientinnen variiert und subjektiv ist. Die zu pflegenden Kindern und Jugendlichen müssen nach ihren subjektiven Schmerzen in Ruhe und bei Bewegung gefragt werden. Individuelle Bewegungsmuster, der Gesichtsausdruck und auch das Vermeiden von einzelnen Bewegungen sind sehr wichtige ergänzende Beobachtungskriterien.
  - **Tumor (Schwellung):** Chronisch-entzündliche Vorgänge zeigen immer wieder Schwellungen. Diese können sich an Gelenken, über ganze Finger, Zehen, Teilen von Extremitäten oder auch Hautstellen manifestieren. Sie können unregelmäßig, klein oder auch prall aussehen. Auch im Gesicht können Schwellungen auftreten, die unbedingt dokumentiert werden müssen.
    Functio laesa: Beobachtet werden muss die eingeschränkte Funktion bzw. der Bewegungsumfang der Gelenke. Dies geschieht durch die Beobachtung auffälliger Bewegungsmuster an Extremitäten, das Vermeiden von Handbewegungen oder von Kauen harter Lebensmittel, aber auch durch eingeschränkte Kopfdrehung oder mangelnde Streckung des Ellenbogens z. B. bei der Blutabnahme, der Blutdruckmessung oder an Schwierigkeiten beim Aufrechtstehen.

Verhaltensweisen

Kinder mit chronisch-entzündlichen Erkrankungen zeigen individuell unterschiedliche Beschwerden. Kinder, die sich aufgrund ihres Alters noch nicht oder nicht ausreichend artikulieren können, verhalten sich auffällig, was sich häufig auf folgende Weise zeigt:

- Unruhiger Schlaf mit nächtlichem Weinen oder Schreien
- „Schlechte Laune" tagsüber mit geringer Belastbarkeit und Ungeduld
- Rückzug vom Spielen, Lustlosigkeit
- Weniger Bewegungsfreude
- Schonung einzelner Extremitäten
- Auffälliges Bewegungsmuster, z. B. Trippeln, Hinken, Nachziehen eines Fußes
- Blasses, fahles Hautkolorit.

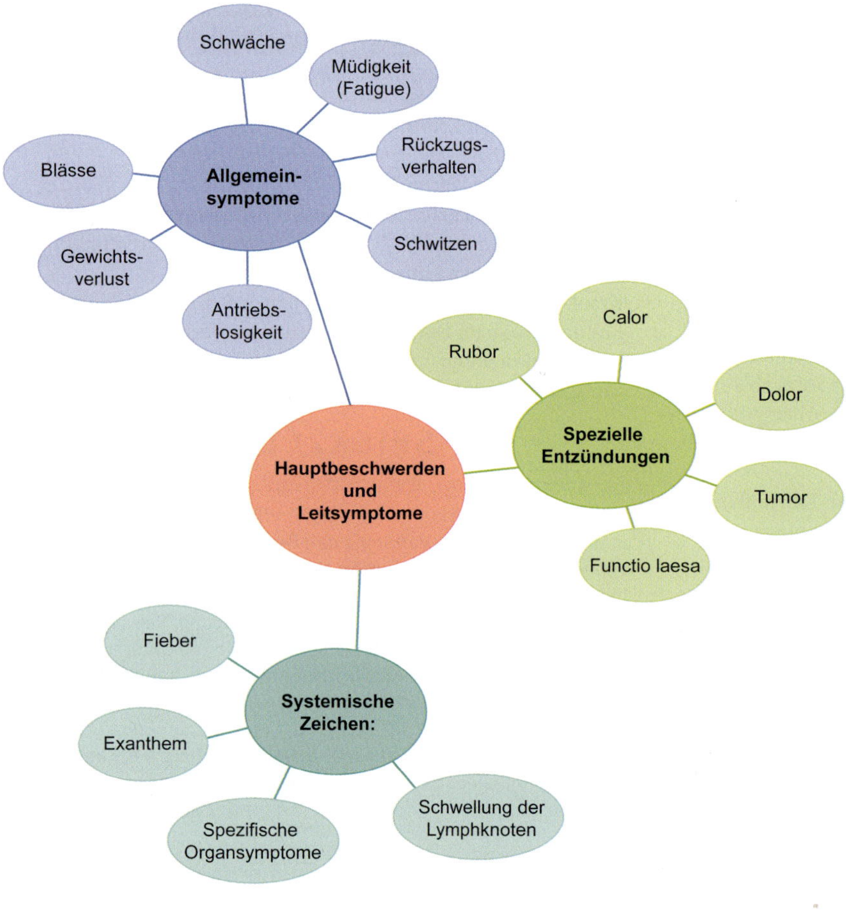

Abb. 12.2 Hauptbeschwerden und Leitsymptome von chronisch-entzündlichen Systemerkrankungen im Überblick [L143]

SPICKZETTEL

Systemische Erkrankungen

Die Symptome bei systemischen Erkrankungen können wie folgt unterteilt werden:

- Allgemeinsymptome: Schwäche, Blässe, Müdigkeit (Fatigue ➔ 2.11), Schwitzen, Gewichtsverlust, Antriebslosigkeit, Rückzugsverhalten
- Systemische Zeichen: Fieber, Exanthem, spezifische Organsymptome (z. B. Husten), Schwellung der Lymphknoten (Lymphadenopathie)
- Spezielle Entzündungszeichen: Rubor (Rötung), Calor (Überwärmung), Dolor (Schmerz), Tumor (Schwellung), Functio laesa (Funktionseinschränkung)
- Ergänzend sind auffällige Verhaltensweisen: veränderte oder reduzierte Bewegungsmuster, veränderte Verhaltensweisen und Schlaf.

12.2.1 Gelenkschmerzen und -schwellungen

DEFINITION

Gelenkschmerzen (Arthralgien): Schmerzen, die durch degenerative oder entzündliche Gelenkprozesse ausgelöst werden. Sie können bereits in Ruhe bestehen oder aber erst bei Belastung auftreten.

Gelenkschwellung: Formveränderungen der Gelenkumrisse als „Verstreichen" (Ausstreichen) der Gelenkkontur, kann an einem oder mehreren Gelenken, ein- oder beidseitig, mit Überwärmung, Rötung und Funktionseinschränkung auftreten; meist als Folge eines Gelenkergusses (Flüssigkeit im Gelenkinneren).

Gelenkschmerz

Der Gelenkschmerz kann **monoartikulär** (ein Gelenk), **oligoartikulär** (zwei bis vier Gelenke) oder **polyartikulär** (mehr als vier Gelenke) auftreten.

Bei **degenerativen Prozessen** (Arthrose) werden die Schmerzen durch Bewegen und Belasten meist verschlimmert (Anlauf- und Belastungsschmerz), die Schmerzen nehmen im Tagesverlauf deshalb häufig zu. Bei **entzündlichen Gelenkschmerzen** dagegen führt Bewegen zu Erleichterung (➔ Tab. 12.1). Der entzündliche Gelenkschmerz ist meist morgens am schlimmsten und oft mit Steifigkeit – der sog. Morgensteifigkeit – verbunden. Er nimmt im Gegensatz zum degenerativen Schmerz während des Tages ab.

Das tägliche Schmerzassessment mit geeigneten altersentsprechenden Messinstrumenten, z. B. visuelle Analogskala oder nummerische Schmerzskala von 1–10 (➔ 19.3.2) ist wichtig, um den Therapieerfolg und -verlauf beurteilen zu können. Hierbei ist zu beachten, dass das Kind mit juveniler idiopathischer Arthritis oft nicht adäquat Schmerzen angeben kann, weil es entweder an die Gelenkschmerzen gewöhnt ist oder nicht darüber sprechen möchte. Einfühlungsvermögen und Vertrauen sind deshalb notwendig, um mit den Kindern über ihre Schmerzen sprechen zu können. Das Beobachten der Bewegungsmuster bei alltäglichen Verrichtungen kann ebenfalls Rückschlüsse auf die mögliche Schmerzsituation zulassen. Die Pflegefachpersonen gehen hier kindgerecht und kreativ vor:

- Benutzt das Kleinkind z. B. beim Greifen nach einem Spielzeug, das ihm gereicht wird, seine Finger-, Hand-, Ellenbogen- und Schultergelenke uneingeschränkt, oder werden bestimmte Körperteile geschont?
- Vermeidet ein Kind bei der Nahrungsaufnahme harte Speisen, kann dies auf eine Entzündung eines oder beider Kiefergelenke hinweisen.
- Das Kind mit entzündlich veränderten, schmerzhaften Hand- oder Fingergelenken kann evtl. keine Tasse mit Flüssigkeit halten oder Speisen nicht mit dem Messer schneiden.
- Das Kleinkind mit Schmerzen im Knie- oder Sprunggelenk möchte getragen werden, Treppensteigen wird verweigert.

Gelenkschwellung

Ein **geschwollenes Gelenk** (➔ Abb. 12.3) erkennen Pflegefachpersonen oft auf den ersten Blick, manchmal trotz Kleidung. Beim Kleinkind mit „Babyspeck" ist es mit einem Blickbefund häufig schwierig. Zeigt das Kind z. B. Unruhe, kann der Tastbefund und der Vergleich mit der gegenüberliegenden Extremität helfen. Bei tiefer liegenden Gelenken wie der Hüfte oder versteckten Gelenken wie den Kiefergelenken oder

Tab. 12.1 Differenzialdiagnose entzündlicher und degenerativer Gelenkbeschwerden

Symptom	Entzündlich, rheumatisch	Degenerativ
Gelenkschwellung	Weich-fluktuierend, synovial, kapsulär	Derb
Gelenkerguss	Bei akuten und chronischen Arthritiden	Nur bei aktivierter Arthrose
Schmerz	Morgensteifigkeit über 30 Min., Ruhe- und Spontanschmerz	Bewegungs-, Belastungs- und Anlaufschmerz
Überwärmung u. Verfärbung	Meistens	Nur bei aktivierter Arthrose
Lokalisation	Oft kleine Gelenke, v. a. Hände	Meist große Gelenke (Knie, Hüfte), seltener kleine Gelenke (Heberden-Arthrose)
Funktionseinschränkung	Schmerzhemmung	Oft weniger empfindlich, mechanische Bewegungseinschränkung
Organbeteiligung	Möglich, z. B. Augen, Haut, Milz	Nein
Fieber	Gelegentlich	Nein
Labor	Meist BSG, evtl. auch α_2- und γ-Globuline ↑, Leukozytose, Rheumafaktor (RF) oft pos., evtl. Fe ↓	Normal
Röntgen	Subchondrale Erosion, Usuren, Pseudozysten, Demineralisation, Gelenkspaltverschmälerung, Osteophyten nur bei sekundärer Degeneration, Subluxation	Subchondrale Sklerosierung, Gelenkspaltverschmälerung, Osteophyten, Deformierung, Geröllzysten
Synovialflüssigkeit	Zellzahl 5.000–50.000/mm³, Leuko-Anteil 50–75 %, evtl. Rhagozyten, verfärbt, klar oder trüb, dünnflüssig (niedrige Viskosität), eiweißreich (> 35 g/dl)	Zellzahl ≤ 1.000/mm³, Leuko-Anteil 10–20 %, bernsteinfarben, klar, zähflüssig

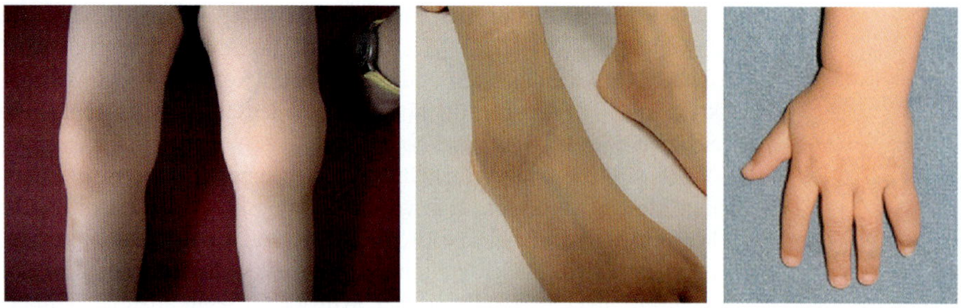

Abb. 12.3 Schwellung bei Gonarthritis (links), Schwellung des rechten Sprunggelenks (Mitte) und eine entzündliche Schwellung des gesamten kleinen Fingers (rechts). Hier ist besonders gut zu erkennen, dass bei Kleinkindern der Vergleich zu den anderen Fingern gezogen werden sollte, um die Schwellung überhaupt als solche zu erkennen. [T1044]

den kleinen Wirbelgelenken lässt sich keine Schwellung sichtbar erfassen. Hinweise geben Kopfschmerzen, Muskelhartspann (umschriebene Verhärtung der Muskulatur), „Knirschen" (Crepitatio) oder Funktionsschmerzen z. B. beim Kauen oder Gehen. Das Messen des Gelenkumfangs kann bei der Beurteilung hilfreich sein.

Die maximale Gelenkbeweglichkeit kann mit Gradzahlen benannt und gemessen werden. Aber auch Schwellungen und Schmerzen des gelenkumgebenden Gewebes führen zu Funktionsverminderung. Hierzu zählen Entzündung der Sehnen (Tendinitis), Sehnenansätze (Enthesitis), Muskelgewebe (Myositis) und umgebende Bandstrukturen.

- Die **Tendinitis** kann z. B. an Fingersehnen oder den großen Sehnen im Bereich der Sprunggelenke gut beobachtet werden.
- Die **Enthesitis** zeigen häufig Kinder mit Enthesitis-assoziierter Arthritis (EAA), betroffen sind in diesem Fall Ansätze der Achillessehne oder die Vorderseite der Tibia unterhalb des Knies.

SPICKZETTEL

Gelenkschmerzen

Kindliches Gelenkrheuma wird je nach Anzahl der betroffenen Gelenke eingeteilt. Ein deutliches Merkmal ist die Morgensteife.
Die Arthritis wird definiert durch den Nachweis eines Gelenkergusses oder zwei der folgenden Symptome: eingeschränkter Bewegungsumfang, Druckschmerz über dem Gelenk, schmerzhafte Gelenkbewegung.
Kinder geben ihre Schmerzen nicht immer an. Hier gilt es, durch gezieltes Beobachten der Bewegungsmuster und des allgemeinen Verhaltens des Kindes Hinweise auf eine Schmerzhaftigkeit zu erhalten.

12.2.2 Gelenksteifigkeit und Gelenkdeformitäten

DEFINITION

Gelenksteifigkeit und -deformitäten: Der entzündliche Erguss enthält knorpelschädigende Substanzen, die langfristig zuerst den Knochen abbauen und später die gelenkbildenden Knochenflächen zerstören. Knorpel- und Knochendestruktion verursachen ihrerseits Fehlstellungen des Gelenks mit Lockerung des Bandapparats, was den zu pflegenden Kindern und Jugendlichen zusätzliche Schmerzen bereitet und im weiteren Verlauf zur völligen Gelenkversteifung führen kann.

Die Pflegefachperson beobachtet v. a. die **Bewegungsmöglichkeit** des Kindes **morgens,** direkt nach dem Aufstehen.

- Eine Morgensteifigkeit äußert sich durch morgendliche „Anlaufschwierigkeiten". Das Kind kann sich z. B. kaum aus dem Bett erheben, seine Hausschuhe anziehen und zum Frühstückstisch gehen.
- Relevant ist die Dauer dieser Beschwerden, die von einigen Minuten bis zu mehreren Stunden reichen kann.

Gelenkdeformitäten beeinträchtigen die Bewegungsfunktionen und beeinflussen unterschiedliche Lebensaktivitäten. Kinder brauchen dann **Unterstützung** z. B. bei der **Körperpflege** sowie beim **Ankleiden.**

Ist die Entzündung so stark, dass normale Bewegungen nicht möglich sind, werden die Bewegungen in **Schon- und Fehlhaltung** durchgeführt. Das kann Spätschäden (→ Abb. 12.4), z. B. bleibende Gelenkdeformitäten zur Folge haben. Obwohl das wachsende Skelett der Kinder und Jugendlichen sehr formbar und flexibel ist, können diese Fehlhaltungen nicht mehr ausgeglichen werden. Sie bleiben im Erwachsenenalter bestehen.

SPICKZETTEL

Gelenksteifigkeit und -deformität

Bleibende Fehlhaltungen entstehen bei einer lang bestehenden und unbehandelten Gelenkentzündung, obwohl das wachsende Skelett der Kinder und Jugendlichen sehr formbar und flexibel ist. Es kann vorkommen, dass Kinder/Jugendliche bei ihren Lebensaktivitäten Unterstützung brauchen. Die Fehlhaltungen bleiben im Erwachsenenalter bestehen und können zu Früharthrose führen.

12.2.3 Differenzialdiagnose nach Organbeteiligung

Alle entzündlich-rheumatischen Erkrankungen können auch andere Organe, z. B. Augen, Haut und innere Organe betreffen (→ Tab. 12.2), nicht nur die Gelenke (artikulär). Die **Beteiligung einzelner Organe**

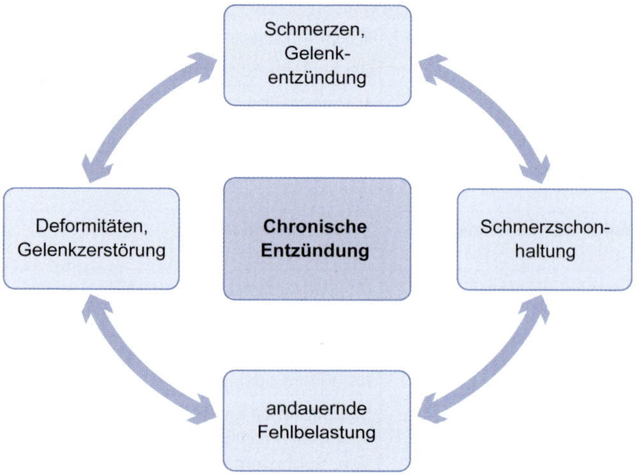

Abb. 12.4 Die Folgen von chronischen Entzündungen in den Gelenken, die Symptome bedingen einander. [L143]

Tab. 12.2 Organbeteiligungen bei entzündlich-rheumatischen Erkrankungen

Organe	Zeichen
Muskeln	Muskelschwäche, Muskelzucken, generalisierte oder lokalisierte Muskelatrophie (am häufigsten Ober-, Unterschenkel)
Haut, Schleimhäute	Ausschläge, Quaddeln, Schleimhautrötung oder Aphthen (schmerzhaft und schmerzlos!), Karies, Beläge an Mundschleimhaut, Durchblutungsstörungen, Akrozyanose, Petechien, Nagelbettauffälligkeiten, Verhornungsstörungen der Nägel, Haarausfall
Auge	Uveitis (Entzündung der Regenbogenhaut), gerötete, tränende, Iridozyklitis (schmerzende Augen mit Photophobie), gerötete Augen, Konjunktivitis, trockene Augen, schlechter Visus (Sehschärfe), Hornhauttrübung, Entzündung des Sehnervs
Gastrointestinale Organe	Speicheldrüsenschwellung im Gesicht, Schluckstörungen, Gewichtsverlust, Bauchschmerzen, Durchfälle, Blutbeimengungen
Urogenitale Organe	Rezidivierende Harnwegsinfektionen, genitale Schleimhaut mit Bläschen/Aphthen, Hodenschwellung oder -schmerzen
Hals-Nasen-Ohren-Bereich (HNO)	Blutiger Schnupfen, Tachypnoe, chronischer Husten, Auswurf, Dyspnoe
Neurologie	Kopfschmerzen, Konzentrationsstörungen, Verhaltensauffälligkeiten, Lähmungen, Missempfindungen, Kraftlosigkeit, Müdigkeit, Krampfanfälle

kann bei den Kollagenosen und den Vaskulitiden so weit gehen, dass die artikulären Erscheinungen klinisch in den Hintergrund treten. Zudem kann das Allgemeinbefinden beeinträchtigt sein.

Pflegefachpersonen achten in diesem Zusammenhang auf folgende Gegebenheiten:

- **Allgemeinsymptome und Verhalten:**
  - Verändertes Schlafverhalten, z. B. unruhiger Schlaf und häufiges Erwachen, können auf Schmerzen hindeuten.
  - Akut beeinträchtigte Kinder wirken oft zurückgezogen, ängstlich und zeigen wenig Freude an körperbetonten Spielen.
  - Fiebernde Kinder sind oft matt, weinerlich und appetitlos.
  - Unerwünschte Medikamentennebenwirkungen können zu Übelkeit, Bauchschmerzen und Erbrechen führen.
- Zeichen eines **systemischen Befalls** sind **organabhängig** und werden von den Pflegefachpersonen bei der Versorgung des Kindes berücksichtigt.
  - **Hauterscheinungen** können in Form eines charakteristischen Exanthems eine Verdachtsdiagnose untermauern. So kann z. B. bei einer systemischen juvenilen idiopathischen Arthritis (SJIA) in der Phase des Fieberanstiegs ein diskretes Exanthem auftreten. Bei manchen Kindern zeigen sich nur wenige rote Flecken, die nach einigen Minuten wieder verschwinden. Das Symptom muss gezielt gesucht werden, da dieser Hautausschlag die Diagnose erhärten kann.
  - Schmerzhafte Affektionen der **Mundschleimhaut** im Rahmen einer Behandlung mit Methotrexat® deuten oft auf eine Medikamentennebenwirkung hin.
  - Eine Mitbeteiligung des **Herzens** kann sich durch eine Veränderung des Pulsrhythmus äußern. Sorgfältige Vitalzeichenüberwachung und v. a. das manuelle Auszählen des Pulses über 1 Min. können Hinweise darauf geben.
  - Die Überwachung der Nierenfunktion erfolgt auf ärztliche Anordnung und beinhaltet Urinuntersuchungen, z. B. die Gewinnung von Sammelurin.
  - Der Mitbefall der **Augen** kann sich durch Rötung der Konjunktiven, Fremdkörpergefühl oder Brennen äußern. **Immunologische Entzündungen der Augen,** z. B. eine Uveitis (Regenbogenhautentzündung), können unerkannt zu Verminderung der Sehschärfe, im schlimmsten Fall zur Erblindung führen. Ein Grund sind Verklebungen der Iris im vorderen Augenabschnitt. In seltenen Fällen kommt es zu subjektiven Symptomen wie geröteten Konjunktiven, Fremdkörpergefühl, unscharfem Sehen oder Schmerzen am Auge.

Vorsicht! Auch Patientinnen ohne jegliche Augenbeschwerden müssen – je nach Erkrankung – prophylaktisch zum Augenarzt/zur Augenärztin (im Folgenden Ärztin genannt) zur Spaltlampenuntersuchung, um eine ophthalmologische Beteiligung ausschließen zu lassen. Diese tritt besonders häufig bei den Entzündungsformen auf, bei denen nur wenige Gelenke betroffen sind (Oligoarthritis).

Beobachten und Überwachen

Aufgabe der Pflegefachpersonen im Hinblick auf einen systemischen Befall ist die Beobachtung und Überwachung folgender Parameter und Gegebenheiten:

- **Kardiologische Überwachung:**
  - Engmaschige Vitalzeichenkontrollen und Bewertung
  - Auszählen des Pulses über eine Minute, um Rhythmusveränderungen zu erfassen
- **Überwachen der Nierenfunktion:**
  - Kontrolle und Bewertung der Urinausscheidung
  - Achten auf Ödeme
- **Abdominale Veränderungen:**
  - Bauchschmerzen
  - Übelkeit, Erbrechen
  - Durchfall, Blutbeimengung im Stuhl
  - Leber- und Milzvergrößerung (Hepatosplenomegalie → Abb. 12.5)
- **Haut- und Schleimhautveränderungen:**
  - Exantheme unterschiedlicher Ausprägung an Stamm oder Extremitäten, Gesicht
  - Enantheme
  - Konjunktividen
- **Beteiligung des zentralen Nervensystems (ZNS):**
  - Bewertung der Bewusstseinslage
  - Kopfschmerzen
  - Krampfanfälle
- Bewertung der **pulmonalen Situation,** um Hinweise auf eine Pneumonie oder Lungenfibrosen (erhöhte Steifigkeit der Lunge) zu erkennen
- **Zudem zu beobachten:**
  - Schlechter Allgemeinzustand, andauernde Müdigkeit (Fatigue → 2.11), Kopfschmerzen
  - Regelmäßig oder unregelmäßig wiederkehrende Fieberschübe
  - Unklare Lymphknotenschwellungen in Halsbereich (zervikal), unterhalb des Unterkiefers (submandibulär), im Leistenbereich (inguinal), in den Achselhöhlen (axillär)
  - Gewichtsverlust, Appetitverlust.

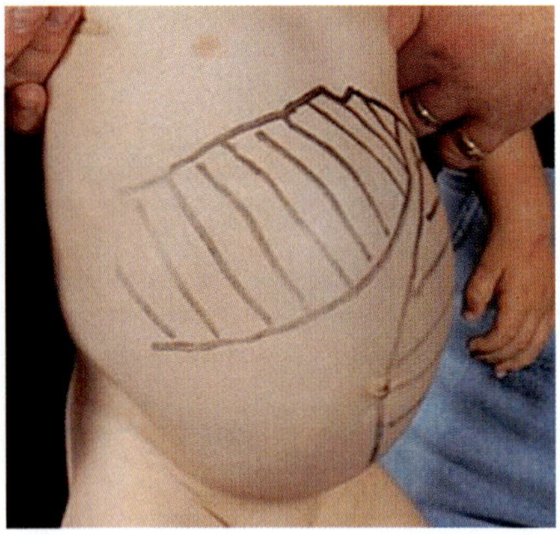

Abb. 12.5 Die Leber- und Milzvergrößerung (Hepatosplenomegalie) auf dem Bauch eines Kindes eingezeichnet, um sie zu verdeutlichen. [G802]

SPICKZETTEL

Organspezifische Symptome

Da entzündlich-rheumatische Erkrankungen nahezu sämtliche Organe betreffen können, sind das Wissen um organspezifische, charakteristische Symptome und die gezielte Beobachtung darauf von großer Wichtigkeit. Auch Symptome, die auf den ersten Blick nichts mit dem Immunsystem zu tun haben, können Hinweise auf Autoimmunerkrankungen geben. Oft sind sie unspezifisch, wie Bauchschmerzen, Ausschlag, Infekte oder Beteiligung der Augen.

12.3 Pflegerische und medizinische Diagnostik

Das chronisch erkrankte Kind hat meist bereits mehrere Krankenhausaufenthalte und schmerzhafte, unangenehme medizinische Interventionen hinter sich und tritt den Pflegefachpersonen oft vorsichtig oder sogar ängstlich gegenüber.

Bevor Pflegefachpersonen die Situation des Kindes erfassen, müssen sie zunächst das Vertrauen des Kindes gewinnen. Auch die Eltern chronisch kranker Kinder achten sehr darauf, wie mit ihrem Kind umgegangen wird.

Vorsicht! Diffuse Knochenschmerzen mit anderen Krankheitszeichen wie Fieber, Petechien, Nachtschweiß erfordern sofort den Ausschluss einer onkologischen Erkrankung wie Leukämie oder Sarkom.

12.3.1 Anamnese und körperliches Assessment

Bei chronischen, also über mehrere Monate bestehenden entzündlichen Krankheiten sind alle Bereiche des täglichen Lebens in der **Anamnese** wichtig.

- **Allgemeine Fragen** nach Belastbarkeit, Müdigkeit, Bewegungsmustern, Vermeiden von Tätigkeiten, Infektanfälligkeit, Beobachtung bzw. Äußerungen über ungewöhnliches Frieren oder Schwitzen, Ess- und Schlafgewohnheiten müssen bei allen Patientinnen gestellt werden.
- **Besondere Fragen** beziehen sich auf systemische Zeichen (wie Fieberschübe, s. o.), Angabe von Schmerzen, Einschränkungen im Alltag, notwendige Hilfsmittel. Die Nutzung von Unterstützung beim Anziehen, Aufstehen, Körperpflege, Essen, Zurücklegen von Strecken/Gehen zeigt funktionelle Einschränkungen an.

Die **Gelenkbeweglichkeit** wird mit der Neutral-Null-Methode (→ Abb. 12.6) gemessen. Damit lässt sich jedes Gelenk in verschiedenen Bewegungsebenen messen (Beugung/Streckung wie hier am Beispiel des Knies). Die Beweglichkeit wird in den -Winkeln dokumentiert, die das Gelenk aus einer natürlichen Position (0 Grad) heraus in allen Richtungen annehmen kann. Bei Kindern und Jugendlichen ist jedoch auch eine Streckung nur bis zur 0-Grad-Linie oder auch deutlich mehr noch normal. Daher sind Beobachtungen wie Seitendifferenzen oder Schmerzen bei der Bewegung in bestimmte Richtungen wichtig.

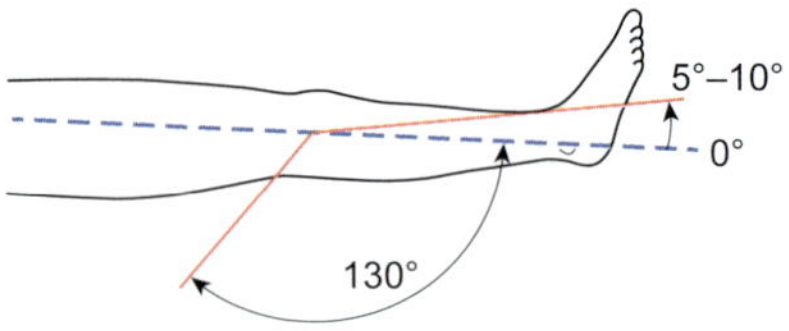

Abb. 12.6 Die Gelenkbeweglichkeit des Kniegelenks wird mithilfe der Neutral-Null-Methode gemessen. [L143]

Eine Fixierung in einer bestimmten Ebene beim Knie mit z. B. einer festen Beugehaltung wird **Kontraktur** genannt. Diese entsteht durch das Muskelungleichgewicht bei anhaltenden Entzündungen. Der Körper reagiert hier mit einer schmerzärmeren Schonhaltung, die irgendwann fixiert ist und nicht mehr ausgeglichen werden kann. Die Gelenke müssen dann in der (für die Patientin) angenehmsten Stellung gelagert werden. Ein Dehnen oder Ziehen ist zu vermeiden. Es ist Aufgabe der Therapeuten, das entzündungsfreie Gelenk wieder zu mobilisieren.

Jugendliche und Kinder können mit **eingeschränkten Bewegungsmöglichkeiten** immer besser umgehen als Erwachsene. Häufig finden sie z. B. einen nicht streckbaren Ellenbogen (→ Abb. 12.7) normal. Es kommt auch vor, dass Kleinkinder häufig trotz Schwellungen und Schmerzen des Kniegelenks mit den Altersgenossen mitrennen, auch wenn ihr Laufen für Beobachter asymmetrisch und humpelnd aussieht.

Wichtig ist, den Kindern Bewegung zu erlauben, die jedoch das Dominieren der Beugemuskulatur nicht weiter fördert. Hierzu sind auch Anweisungen der Physiotherapeutinnen und -therapeuten (im Folgenden Physiotherapeutinnen genannt) zu beachten. Die Kinder „wachsen" mit den Funktionseinschränkungen auf und finden sich oft völlig unauffällig. Beim Erwachsenen hingegen fällt der Verlust an Beweglichkeit eher auf und wird auch so von den Patientinnen empfunden. Daher ist in der Kinderrheumatologie die Beobachtung der Patientinnen häufig aussagekräftiger und ein wichtiger diagnostischer Bestandteil.

Die **Laborwerte** (→ Tab. 12.3) werden bestimmt, um andere Erkrankungen, v. a. Malignome, auszuschließen, die entzündliche Aktivität nachzuweisen und deren Ausmaß zu bestimmen. Außerdem fungieren sie als Klassifikations- und Prognoseparameter. Je nach Diagnose sind nur einige wenige labordiagnostische Verfahren nötig, die Indikation ist von der klinischen Situation abhängig.

All diese Werte sollten je nach Krankheitsverlauf regelmäßig kontrolliert werden. Auch zur Kontrolle der medikamentösen Therapie sind diese Standardwerte mindestens alle 3 Monate nötig.

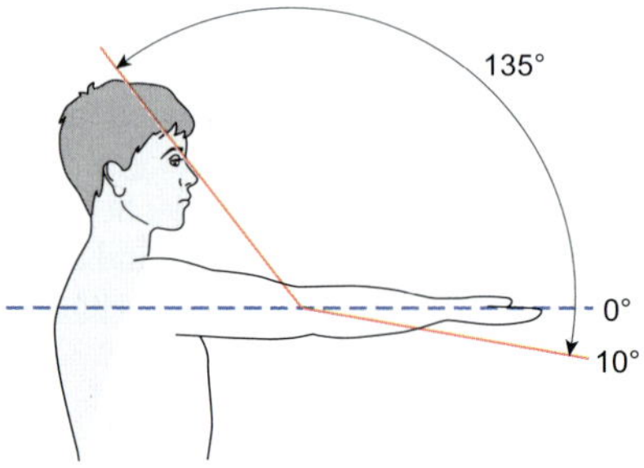

Abb. 12.7 Auch beim Ellenbogen kann mittels einer Nullachse die Beweglichkeit und Streckbarkeit gemessen und dokumentiert werden. [L143]

Tab. 12.3 Laborparameter

Parameter	Aussage
Blutbild, C-reaktives Protein (CRP), Blutsenkungsgeschwindigkeit (BSG)	Zur Diagnosestellung, zu Beginn oder in der akuten Phase oder als Zeichen chronischer Entzündung
Transaminasen, Harnstoff, Serumkreatinin, Harnsäure, Elektrolyte, Gesamteiweiß, Eiweißelektrophorese, Laktat-Dehydrogenase (LDH), Kreatinkinase	Auskunft über Zellzerfall oder Beteiligung von Organsystemen
Immunglobuline, Eisenstoffwechsel, Serumamyloid	Spezifische Werte: für Veränderungen im Rahmen chronischer Entzündungen
Spezifische Autoantikörper: antinukleäre Antikörper (ANA), Antiphospholipid-Antikörper, Doppelstrang-DNA-Antikörper, Antineutrophilenantikörper (ANCA), Rheumafaktor (IgM gegen IgG)	Zur Einordnung der Diagnose, v. a. bei Kollagenosen, Vaskulitis

Genetische Faktoren wie das Humane Leukozytenantigen-System (HLA, z. B. HLA-B 27) können Auskunft über die Klassifizierung des Krankheitsbilds geben. Außerdem können sie bei Verdacht auf eine genetische Erkrankung (Mutation) bestimmt werden, typisches Beispiel hierfür ist das Familiäre Mittelmeerfieber.

Pflegeassessment

Das pflegerische Aufnahmeverfahren umfasst die Pflegeinformationssammlung im Rahmen eines persönlichen Gesprächs mit dem Kind und seinen Angehörigen. Im Vordergrund stehen neben der aktuellen Zustandseinschätzung die Erkennung von Risiken. Dazu gehören das Risiko für Sturz, Dekubitus, Mobilitätseinschränkungen und ggf. Hautschädigungen. Dieses wird ergänzt durch das Erfassen somatischer Befunde und das Beobachten des kindlichen Allgemeinzustands, seiner Bewegungsfähigkeit, möglicher Schmerzsignale und seines Verhaltens.

Der **Urinstatus** sollte regelmäßig erhoben werden, um eine Infektion der Blase, eine übermäßige Ausscheidung von Eiweiß (Proteinurie) oder das Vorhandensein roter Blutkörperchen (Erythrozyturie) im Urin auszuschließen, insbesondere bei dauerhafter Medikamenteneinnahme.

Vorsicht! Nicht alle Erkrankungen des rheumatischen Formenkreises zeigen auffällige Laborwertveränderungen. Die Entzündungen können schleichend, aber andauernd verlaufen, ohne dass im Blutbild Veränderungen zu sehen sind. Zur Diagnostik und Verlaufskontrolle sind jedoch regelmäßige Blutabnahmen sinnvoll.

12.3.2 Bildgebende Diagnostik

Neben der körperlichen Untersuchung (z. B. Gelenke betasten, Haut/Schleimhäute untersuchen) gehören auch bildgebende Verfahren zur Basisdiagnostik. Sehr gut geeignet ist die **Sonografie** (Ultraschall von Gelenken [→Abb. 12.8], Muskeln, inneren Organen), da sie keine Schmerzen verursacht, zügig durchgeführt ist und keine Narkose erfordert. Sie ist von den Patientinnen gut akzeptiert.

Auch **Röntgenbilder** lassen sich zügig und schmerzlos erstellen. Aufgrund der Strahlenbelastung werden diese bei Kindern und Jugendlichen sehr zurückhaltend erstellt. Bei Auffälligkeiten mit Schmerzen und/oder Schwellungen an nur einem einzigen Gelenk (zum Ausschluss eines Knochen-Tumors) oder bei sehr akuten Beschwerden, z. B. nach einem Sturz zum Ausschluss einer Fraktur, ist das Röntgenbild eine schnelle diagnostische Möglichkeit.

Die Diagnostik mittels **Magnetresonanztomografie (MRT)** wird zunehmend beliebter, da über alle Gewebestrukturen am und im Gelenk Aussagen gemacht werden können. Es können Verletzungen, Entzündungen, Knorpel-, Muskel- oder direkte Knochenschäden diagnostiziert werden. Allerdings sind MRT-Untersuchungen teuer und zeitaufwändig. Die Kooperation der Kinder, z. B. ruhiges Liegen während der Untersuchung, ist dafür unumgänglich. Bei Kleinkindern ist oft eine Narkose, mit dem damit verbundenen Risiko, nötig.

12.3.3 Diagnostische Gelenkpunktion

Gelenkpunktion: Es besteht die Möglichkeit, direkt in den Gelenkraum zu punktieren, um Gelenkflüssigkeit zu gewinnen. Hierzu wird das Kind meist in eine Kurznarkose versetzt oder sediert. Die Punktion ist auch an kleinen Gelenken wie Fingergelenken möglich, allerdings ist hier die Wahrscheinlichkeit, Punktat (Erguss, Flüssigkeit) zu gewinnen, sehr viel geringer als an großen Gelenken wie Knie, Schulter, Hüfte, Ellenbogen oder Sprunggelenken. Das Punktat ist meist bernsteinfarben und klar.

Die Synovia (Gelenkflüssigkeit) wird im Labor untersucht. Der Gehalt z. B. der Leukozyten zeigt an, ob es sich um eine bakterielle (septische) Arthritis handelt oder nicht. Weitere Untersuchungen, z. B. die Isolierung von Bakterien, der Blutgehalt (bei blutigem Punktat) oder auch eine Borreliendiagnostik sind auch möglich und helfen bei der Diagnostik.

Die **Aufgaben** der **Pflegefachperson** umfassen die Vorbereitung und Begleitung des Kindes während des Eingriffs sowie die sorgfältige Überwachung danach. Außerdem ist die Pflegefachperson verantwortlich, dass das Kind die angeordnete Bettruhe einhält und sich am besten altersgerecht beschäftigt. Die Einstichstelle wird auf Nachbluten und lokale Entzündungszeichen beobachtet. Das punktierte Gelenk wird gekühlt und für einige Tage nicht belastet.

12.3.4 Endoskopische Untersuchungen

Endoskopische Untersuchungen sind bei Verdacht auf chronisch-entzündliche Darmerkrankungen, aber auch im Hinblick auf Medikamentennebenwirkungen am Gastrointestinaltrakt erforderlich.

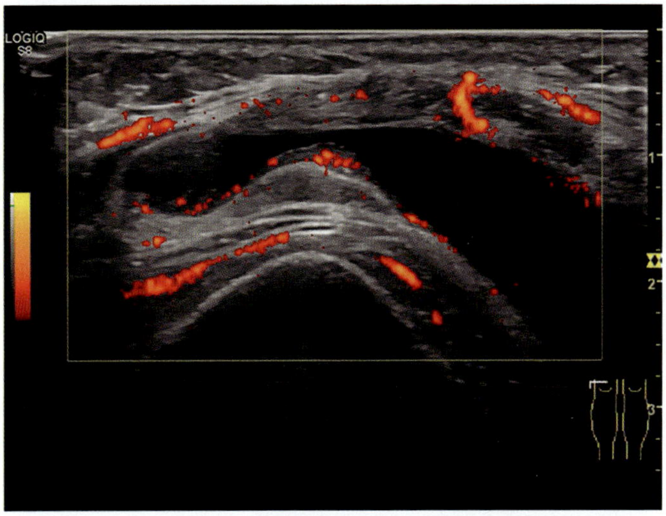

Abb. 12.8 Sonografie eines Kniegelenksergusses, quer erfasst [T1044]

Gelenkspiegelungen (Arthroskopien) des entzündeten Gelenks werden nicht empfohlen und sollten nur bei sehr speziellen Fragestellungen vorgenommen werden, z. B. bei notwendiger Synovektomie (Entfernung der Gelenksinnenhaut), bei blutigem Erguss im Knie oder zur Beurteilung des Knorpelüberzugs.

Aufgabe der **Pflegefachperson** ist die Vorbereitung des Kindes sowie die jeweils erforderliche Nachbetreuung.

12.3.5 Multidisziplinarität mit anderen Fachrichtungen

Neben Rheumatologinnen/Rheumatologen, Augenärztinnen, Orthopädinnen/Orthopäden, Hautärztinnen/-ärzten, Kieferorthopädinnen/-orthopäden und Radiologinnen/Radiologen ist die **Pädiaterin/der Pädiater** (im Folgenden immer in weiblicher Form genannt) bei rheumatischen Erkrankungen des Kindes die **zentrale Bezugsperson.** Über lange Jahre stationärer Aufenthalte bauen viele zu pflegende Menschen auch ein besonderes Vertrauensverhältnis zum Pflegefachteam auf.

Wichtig ist eine Zusammenarbeit des **interdisziplinären Teams** bestehend aus Pädiaterinnen, Pflegefachpersonen, Physiotherapeutinnen/Ergotherapeutinnen, dem psychologischen Dienst und Sozialdienst. Aufgrund der langen Krankheitsgeschichten, der vielen Erfahrungen mit schmerzhaften Schüben, vielen Eingriffen oder Untersuchungen sowie der Einschränkungen und Hindernisse im Alltag ist eine psychologische Betreuung häufig nötig. Die Patientinnen, Geschwister und Eltern müssen Kompetenzen und Strategien für ihren ganz individuellen Alltag erarbeiten und erlernen. Auch die Krankheitsbewältigung, die jahrelange Medikamenteneinnahme und Therapien sind wichtige Themen.

SPICKZETTEL

Diagnostik

In der Anamnese werden neben den Fragen nach den Allgemeinsymptomen mögliche systemische Zeichen (z. B. Fieberschübe) erfragt. Die Gelenkbeweglichkeit wird mit der Neutral-Null-Methode gemessen. Die Laborwerte werden bestimmt, um andere Erkrankungen, v. a. Malignome, auszuschließen und die entzündliche Aktivität nachzuweisen. Genetische Faktoren wie HLA (z. B. HLA-B 27) können Auskunft über die Klassifizierung des Krankheitsbilds geben. Bildgebende Verfahren gehören ebenfalls zur Basisdiagnostik (Sonografie, Röntgen, MRT).

12.4 Spezielle pflegerische und medizinische Maßnahmen

Bei betroffenen Kindern sind alle **pflegerischen** und **diagnostischen Maßnahmen** behutsam und mit viel Einfühlungsvermögen durchzuführen. Mehr noch als beim akut erkrankten Kind, das in absehbarer Zeit wieder als geheilt entlassen werden kann, gilt es für Pflegefachpersonen und Ärztinnen, eine Vertrauensbasis für eine meist langjährige Zusammenarbeit zu schaffen. Das chronisch kranke Kind wird sich in regelmäßigen Abständen zahlreichen unangenehmen und schmerzhaften Untersuchungen unterziehen müssen, z. B. regelmäßigen Blutkontrollen. Hier ist es wichtig, dass das Kind und das Therapeutinnenteam vertrauensvoll miteinander umgehen, um die Situation erträglicher zu machen.

12.4.1 Mobilisation/Bewegungseinschränkungen

Das Kind benötigt symptom- und situationsabhängig **Unterstützung** bei zahlreichen **Lebensaktivitäten:**

- Bei der Mobilisation aus dem Bett heraus.
- Bei der Körperpflege und dem Ankleiden, z. B. beim Waschen des Rückens, Kämmen der Haare oder dem Anziehen von Strümpfen und Schuhen.
- Die Zahnpastatube kann evtl. auch nicht selbstständig aufgedreht werden.
- Beim Einsatz von Hilfsmitteln ist auf deren korrekte Anwendung zu achten, z. B. beim Anlegen von Handschienen.
- Bei Gelenkbefall der Hand- und Fingergelenke fällt das Schneiden der Speisen schwer, das Brot kann nicht selbstständig geschmiert und die Tasse nicht gehalten werden.
- Bei Beteiligung des Kiefergelenks sind weiche Speisen in mundgerechten Portionen anzubieten.
- Beim Verrichten der Ausscheidungen besteht u. U. ebenfalls Unterstützungsbedarf.
- Beim Positionswechsel, besonders in der Nacht, ist ggf. ebenfalls Hilfe nötig.

Häufig ist durch **Ablenkung** oder **spielerisches Vorgehen** eine Annäherung an die kleinen Patientinnen möglich. Bei Bewegungsstörungen oder stark entzündeten Gelenken kann das Gehen schmerzhaft sein. Mit einem Dreirad oder Münsterpferd (Abb. 13.18) wird versucht, die unteren Extremitäten zu entlasten, wenn diese schmerzhaft sind. Für Kinder ist altersentsprechende Bewegung von großer Bedeutung. Der Einsatz von therapeutischen Fortbewegungsmittel ermöglicht dem Kind eine schmerzfreie und gelenkschonende Bewegung. Insbesondere die Nutzung von Laufrädern und Rollern (→ Abb. 12.9) ermöglicht den Kindern Aktivität, Teilhabe am Leben und Spaß.

Bei **starken Schmerzen** sind zunächst nur assistive (unterstützende) Bewegungen sinnvoll. Dabei führen und unterstützen die Pflegefachpersonen die Bewegungen. Kniegelenke und Sprunggelenke werden evtl. mit weichen Unterlagen abgestützt.

Fachgerechte Unterstützung

- Für den zu pflegenden Mensch ist das großflächige Fassen mit der ganzen Hand um das Gelenk angenehmer als das punktuelle Greifen.
- Das Bewegen oder eine Hilfestellung entfernt vom betroffenen Gelenk erzeugt eine ungünstige Hebelwirkung, die das entzündete Gelenk stresst.
- Schnelle Bewegungen sind oft schmerzhaft.

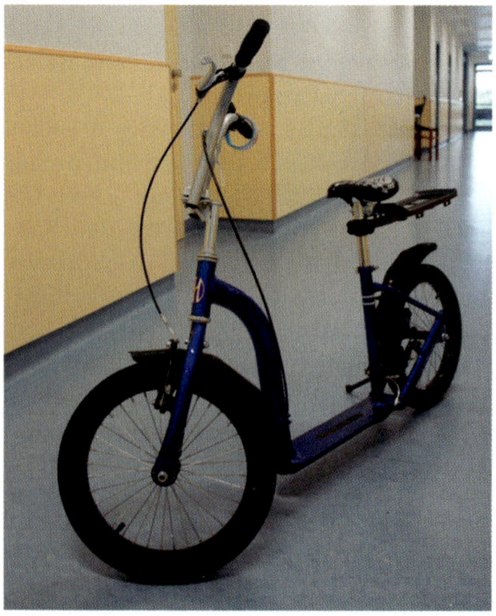

Abb. 12.9 Ein Therapieroller hilft, sich möglichst schmerzfrei zu bewegen. [T1044]

SPICKZETTEL

Mobilisation

Wichtig ist die symptom- und situationsabhängige Unterstützung in zahlreichen Lebensaktivitäten, z. B. bei der Körperpflege, beim Einsatz von Hilfsmitteln, evtl. bei der Nahrungsaufnahme, beim Verrichten der Ausscheidungen.

12.4.2 Maßnahmen der physikalischen Therapie

Maßnahmen der physikalischen Therapie erzielen oftmals eine **Linderung** der **Schmerzen** und **Bewegungseinschränkungen.** Sie können versuchsweise in akuten Situationen eingesetzt werden, um auf eine Analgetika-Gabe verzichten zu können. Die Maßnahmen werden zunächst von den Pflegefachpersonen durchgeführt und können nach fachgerechter Anleitung von den Eltern und dem älteren Kind selbstständig auch zu Hause angewendet werden.

Es ist wichtig, auf die **Bedürfnisse des Kindes** einzugehen und die Maßnahmen nicht mit Zwang durchzuführen.

- Bei sehr schmerzhaften Entzündungen kann auch eine für das Kind angenehme Lagerung hilfreich sein (z. B. unter dem Knie oder Polsterung beim Sitzen).
- Eine Fixierung mit Schienen, Gipsen oder Orthesen ist zu vermeiden, da dadurch die Entstehung von Kontrakturen begünstigt wird.
- Klagt das Kind über Missempfindungen, müssen diese jederzeit ernst genommen werden.

Kleine Kinder müssen mit Geduld und spielerisch an die jeweiligen Maßnahmen herangeführt werden. Ein Ablenken durch das gemeinsame Anschauen eines Bilderbuchs kann die Gewöhnung an die Maßnahme erleichtern. Zu Beginn der Anwendung steht die Gewöhnung daran und die angst- und stressfreie Durchführung der effektiven Maßnahme im Vordergrund. Das Erreichen der erforderlichen Anwendungsdauer ist zunächst zweitrangig.

Vorsicht! Der kindliche Körper reagiert empfindlich auf Temperaturreize, d. h. er kühlt schneller aus und überwärmt auch rasch. Dieser Sachverhalt muss beachtet werden.

Das akut entzündete, geschwollene und **überwärmte Gelenk** wird ausschließlich mit Kälte behandelt, während das nicht akute, bewegungseingeschränkte Gelenk Wärme braucht (→ Abb. 12.10, → Abb. 12.11, → Abb. 12.12, → Abb. 12.13). Um den Kreislauf nicht zu belasten, sollten zwischen Wärme- und Kälteanwendung mindestens 30 Min. Abstand eingehalten werden.

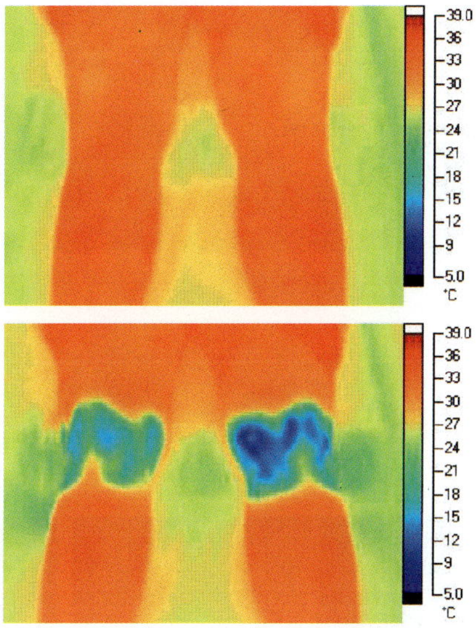

Abb. 12.10 Wärmebildkamera vor und direkt nach einer lokalen Kälteanwendung [T1044]

Wärmeanwendung

Eine Wärmeanwendung (→ Tab. 12.4) wird optimalerweise vor einer Bewegungstherapie angewendet [5].

Kälteanwendung

Kälte (→ Tab. 12.5) wird am besten nach einer Bewegungstherapie angewendet [4].

Umschläge mit Retterspitz®

- Bei kurzer Anwendungsdauer wirkt Retterspitz® kühlend.
- Wird ein Retterspitz®-Umschlag länger als 20 Min. am Körper belassen, werden durch die Körperwärme die ätherischen Inhaltsstoffe (Thymol, Rosmarinöl, Zitronenöl, Bergamottöl, Orangenblütenöl und Arnikatinktur) freigesetzt und entfalten ihre spezifische Wirkung. Der Hersteller empfiehlt für diesen Langzeiteffekt eine Einwirkzeit von mindestens 1 Std., optimal werden die Wickel/Umschläge über Nacht belassen. Somit wirkt Retterspitz® in zweifacher Weise.
- Zu beachten ist, dass es zu Überempfindlichkeit gegenüber den Inhaltsstoffen kommen kann. Das Präparat enthält Hühnerei und kann bei entsprechender Empfindlichkeit oder Allergie zu entsprechenden Reaktionen führen.

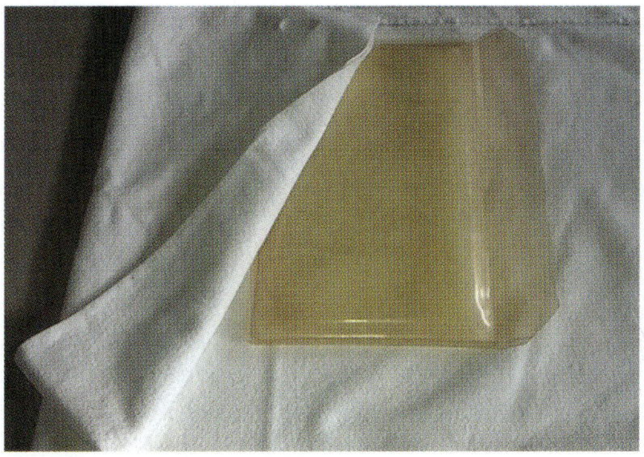

Abb. 12.11 Gelpackung bzw. Wärmeplatte zur lokalen Wärmeanwendung. Diese wird immer vor der Anwendung in ein Tuch geschlagen. [P552]

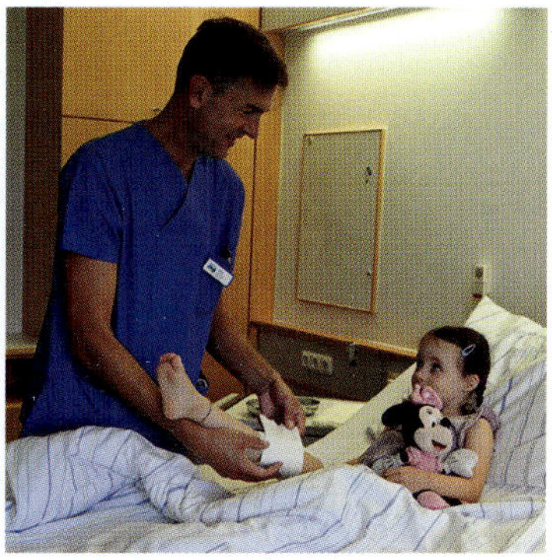

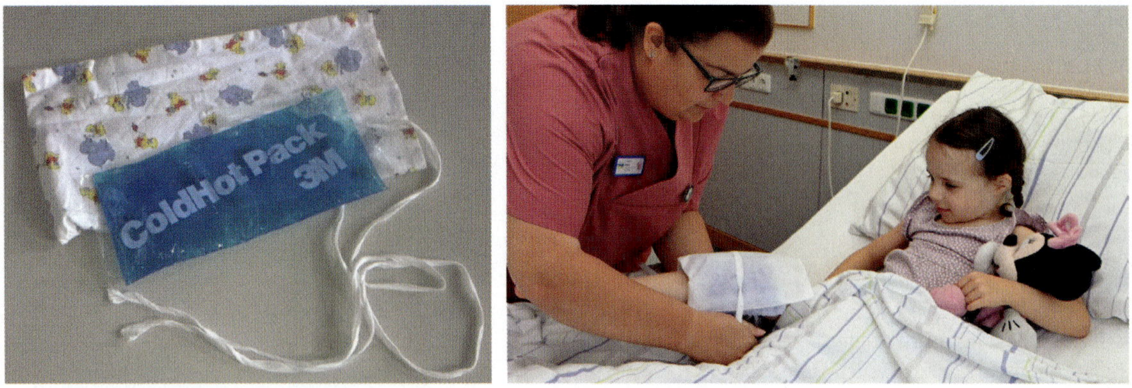

Abb. 12.12 Kältekompresse mit zugehöriger Stoffhülle und angewendet auf der Haut [P552]

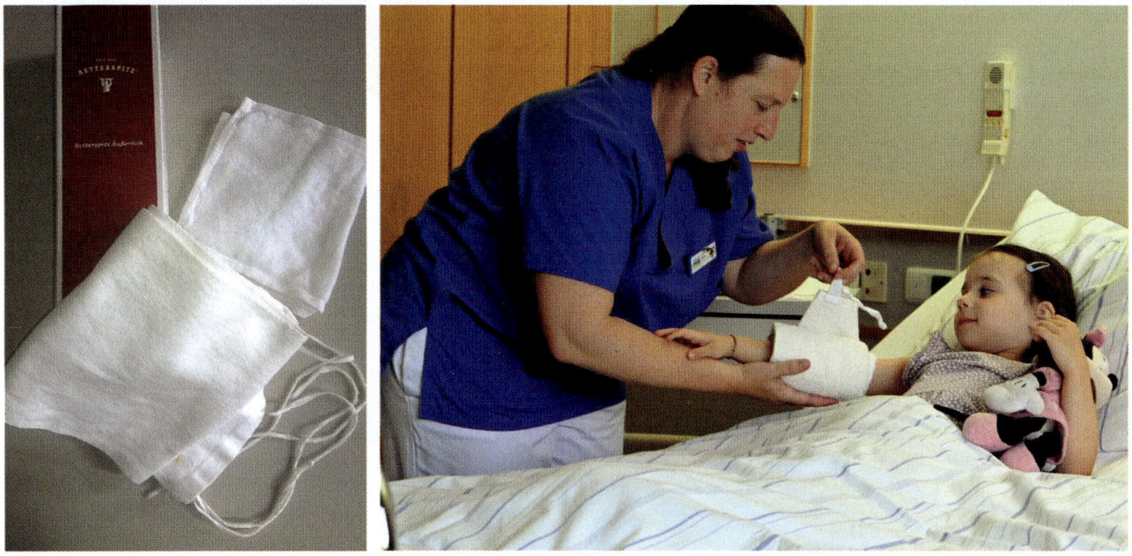

Abb. 12.13 Retterspitz® ist ein Mittel zur äußerlichen Anwendung. Eine Kompresse wird mit der verdünnten Lösung getränkt. Diese wird um das schmerzende Gelenk gewickelt und mit einem Außentuch (unten) am Verrutschen und Austrocknen gehindert. [P552]

Tab. 12.4 Wärmeanwendung an den Gelenken

Wirkung	• Durchblutungsfördernd • Schmerzlindernd • Muskelentspannend • Beweglichkeitsfördernd
Indikationen	• Verspannte Muskulatur • Muskelkontrakturen • Schmerzen bei nicht entzündlichen Prozessen • Bewegungseinschränkungen
Durchführung	• Eine lokale Wärmeanwendung kann in Form von Fangopackungen, Gelpackungen (→Abb. 12.1) oder heißen Rollen vorgenommen werden. • Zum Schutz der Haut vor Verbrennung Wärmeelement nicht unmittelbar auf die Haut aufbringen, sondern Kleidung oder ein Tuch sollten zwischen Wärmeelement und Haut sein. – Temperatur: 55 °C – Anwendungsdauer: 20 Min. • Das Kind während der Anwendung vor Zugluft schützen. • Das Kind soll nach der Wärmeanwendung einige Minuten ruhen. • Bei starkem Schwitzen betreffende Körperstelle nach der Anwendung waschen und abtrocknen, evtl. durchnässte Bettwäsche erneuern.

SPICKZETTEL

Physikalische Therapie

Maßnahmen der physikalischen Therapie erzielen oftmals eine außerordentliche Linderung der Schmerzen und Bewegungseinschränkungen. Das akut entzündete, geschwollene und überwärmte Gelenk wird ausschließlich mit Kälte behandelt, während das nicht akute, bewegungseingeschränkte Gelenk gut auf Wärme anspricht. Je nach Alter des Kindes und Rücksicht nehmend auf seine individuellen Abneigungen/Vorlieben stehen verschiedene Materialien zur Verfügung.

12.4.3 Hilfsmittel

Aufgabe der Pflegefachpersonen ist es, das Kind zur **Benutzung** seiner **Hilfsmittel** (→Abb. 12.14) zu motivieren. Die Einweisung in die korrekte Handhabung der Hilfsmittel erfolgt durch die Ergo- bzw. Physiotherapeutinnen. Die Pflegefachperson überwacht die Anwendung und korrigiert das Kind bei Bedarf. Vermeidet oder verweigert das Kind seine Funktionsschienen, muss das Vorhandensein möglicher Druckstellen bedacht werden, die dem Kind evtl. Schmerzen bereiten. Heranwachsende/Jugendliche vermeiden Hilfsmittel gelegentlich aus Scham. Sie müssen mit Einfühlungsvermögen von der Notwendigkeit überzeugt werden.

Tab. 12.5 Kälteanwendung an den Gelenken

Wirkung	• Schmerzlindernd • Entzündungshemmend • Abschwellend
Indikationen	• Überwärmte, geschwollene, schmerzhafte Gelenke und Sehnen
Kontraindikationen	• Überempfindlichkeit gegenüber Inhaltsstoffen Retterspitz® • Kälteunverträglichkeit • Durchblutungsstörungen • Kollagenosen (ärztliche Rücksprache nötig)
Durchführung	• Eine lokale Kälteanwendung kann in Form von Gelpackungen (→Abb. 12.1), Eisbeuteln, Alkoholwickeln, Quarkwickeln oder Umschlägen mit Retterspitz® (→Abb. 12.1) vorgenommen werden. • Alkoholwickel trocknen die Haut stark aus und sind auch wegen des Geruchs/der Dämpfe des verdunstenden Alkohols für Kinder weniger geeignet. • Retterspitz® wird von kälteempfindlichen Kindern besser toleriert als Eisbeutel und stellt eine milde Form der Kälteanwendung dar. Wickel mit Retterspitz® lassen sich gut, z. B. an einzelnen Fingern oder Zehen, anmodulieren und kommen außerdem bei Sehnenansatzschmerzen zum Einsatz. • Zum Schutz der Haut vor Kälteschäden Eisbeutel nicht unmittelbar auf die Haut aufbringen, sondern in eine Schutzhülle einschlagen und auf eine leichte Stoffschicht (z. B. Kleidungschicht oder untergelegter Frotteewaschlappen) auflegen und fixieren. • Der Eisbeutel darf nicht zu kalt sein, muss sich weich anfühlen: – Anwendungsdauer: 10–15 Min. – Nicht mehr als 6 Eisbeutel gleichzeitig anlegen, bei einem Kleinkind eher weniger • Klagt das Kind über ein starkes Kältegefühl oder friert es sichtbar, muss die Anwendung sofort abgebrochen werden. • Nach der Anwendung von Retterspitz®, Alkohol oder Quark Hautstelle mit klarem Wasser waschen und bei Bedarf mit einem Hautpflegemittel eincremen.

12.4.4 Prophylaxe

Gabriele Fley

Je nach Erkrankung und Situation kommen entsprechende Prophylaxen in Frage:

- **Dekubitus- und Kontrakturenprophylaxe** bei Gelenkbefall
- **Thromboseprophylaxe** bei Immobilität
- **Pneumonieprophylaxe** bei Immobilität und forcierter Immunsuppression

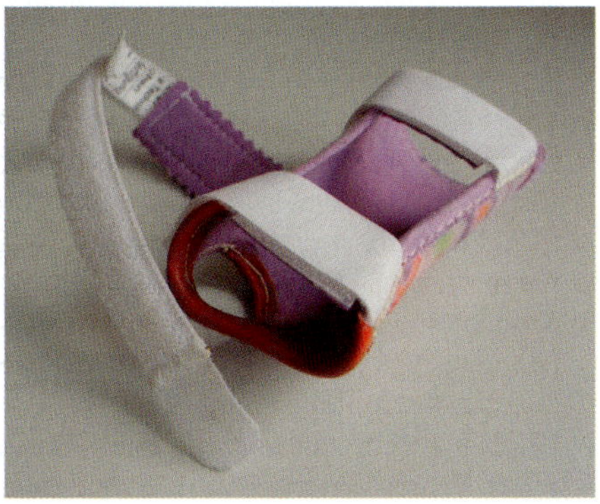

Abb. 12.14 Eine Funktionsschiene für die Hand. Mit dieser wird das Gelenk des Kindes geschont. [T1044]

- **Soorprophylaxe** bei der Einnahme immunsuppressiv wirkender Medikamente
- **Sturzprophylaxe.**

Aufgaben der Pflegefachpersonen sind die individuelle Risikoeinschätzung und die Auswahl und Durchführung geeigneter prophylaktischer Pflegemaßnahmen.

Sturzprophylaxe

Maßnahmen der Unfallvermeidung →18.1.3, *allgemeine Verletzungsprävention* →2.6.4

DEFINITION

Sturz: Ereignis, bei dem der Betroffene unabsichtlich auf dem Boden oder auf einer anderen tieferen Ebene aufkommt (in Anlehnung an die WHO-Definition, s. Expertenstandard Sturzprophylaxe in der Pflege).

Stürze sind mit 59 % die häufigste Unfallursache bei Kindern, auch Eltern schätzen sie mit 48 % als größte Unfallgefahr ein [6]. Sturzunfälle bei Kindern bzw. Sturzprävention ist auf der Kinderstation und in der häuslichen pflegerischen Versorgung, wie allgemein in der pflegerischen Versorgung, ein häufig unterschätztes Thema. Aufgrund des physiologischen Bewegungsdrangs, der Neugier und des fehlenden Vermögens der Kinder, Gefahren einzuschätzen, sind diese besonders sturzgefährdet. Dabei spielt gerade auch das Alter des Kindes eine große Rolle, je jünger, desto größer ist die Gefahr.

Besonderheiten bei Kindern

Die Vermeidung von Unfällen im Kindesalter umfasst auch die Vermeidung von Stürzen. Die WHO hat Stürze als die Hauptursache von traumatischen Kopfverletzungen bei Kindern identifiziert [7]. Es zeigt sich, dass sturzbedingte Verletzungen und ihre gesundheitsökonomischen Folgen nicht zu vernachlässigen sind, auch wenn Stürze insbesondere im Kleinkindalter häufig als entwicklungsbedingte Begleiterscheinungen der motorischen Entwicklung und einer eingeschränkten Fähigkeit zur Risikoeinschätzung in der weiteren Kindheit zugeschrieben werden [8]. Auf Grund dieser Zuordnung wird eine strukturierte Einschätzung des Sturzrisikos bei Kindern i. d. R. nur selten vorgenommen. Während eines Krankenhausaufenthalts liegt die Patientinnensicherheit in der Verantwortung des Gesundheitswesens und Stürze von Kindern stellen ein vermeidbares Risiko dar.

Es gibt international pädiatrische Instrumente zur Einschätzung, z. B. die *Humpty Dumpty Falls Scale* (HDFS), *General risk assessment for pediatric inpatient falls* (GRAF-PIF), *CHAMPS* oder *Pediatric Fall Risk Assessment* (PFRA), und Präventionsprogramme wie das *Humpty Dumpty Falls Prevention Program™*. Deren Genauigkeit und Wirksamkeit erweisen sich in der Praxis jedoch häufig noch als gering [9]. Daher ist es wichtig, wie auch im Expertenstandard Sturzprophylaxe in der Pflege allgemein empfohlen, in jedem Setting, in dem kranke Kinder betreut werden (häusliche Pflege, Krankenhaus oder auch chronisch kranke Kinder in der Schule/Kindergarten), die Risikofaktoren für einen Sturz des Kindes individuell zu ermitteln. Denn mit der genauen Risikobewertung beginnt Sturzprävention. Eine gute Vorlage für diese multifaktorielle Risikoeinschätzung bietet hierbei die **NANDA-I Pflegediagnose 00306 Risiko eines Sturzes bei Kindern** [10]. Hier werden die Merkmale des zu pflegenden Kindes selbst über die physiologischen Faktoren wie Muskelkraft, Balance, Grunderkrankungen und die Risikopopulation durch Alter, vorrangegangene Stürze oder Aufnahme ins Krankenhaus erfasst. Weitere Risikofaktoren sind in der Pflegefachperson zu sehen, da sich die Mehrzahl der Stürze bei Kindern in Anwesenheit der Eltern ereigneten [11]. Faktoren wie unzureichendes Wissen, Ablenkung oder Erschöpfung der Eltern sowie unzureichende Sicherungsmaßnahmen spielen eine Rolle. Da jeder Sturz zu einer Verletzung führen kann, stellen umweltbezogene Faktoren, welche sich auf die geschaffene Umgebung beziehen, einen weiteren Risikofaktor dar. Hierbei geht es u. a. um das Fehlen von Handläufen, unzureichende Sicherungsmaßnahmen bei Möbeln und Treppen, Hindernisse und Bodenbeschaffenheit, die Beleuchtung, aber auch angemessene Bekleidung und Schuhwerk.

Es ist wichtig, in jedem Setting, in dem kranke Kinder betreut werden (häusliche Pflege, Krankenhaus oder auch chronisch kranke Kinder in der Schule/Kindergarten), die Risikofaktoren des Kindes individuell zu ermitteln. Einige Risikofaktoren bei Kindern am Beispiel entzündlicher Erkrankungen der Gelenke, Muskeln und Knochen:

- Allgemeine Schwäche (u. a. Muskelschwäche)
- Gang- und Balanceunsicherheit
- Schonhaltung, Kontrakturen
- Sensibilitätsstörungen der unteren Extremität/en
- Körperbildstörungen
- Einschränkung der Sehfähigkeit
- Sturzangst
- Stürze in der Vorgeschichte
- Einnahme von Medikamenten, die Stürze begünstigen (z. B. Sedativa, Antidepressiva)
- Zustand nach Sedierung
- Einschränkung bei der Durchführung der Lebensaktivitäten
- Änderungen des Untergrunds
- Hilfsmittelbenutzung, besonders Unterarmgehstützen und Rollstuhl.

Maßnahmen der Sturzprävention

Interventionen und Maßnahmen der Sturzprävention [8]:

Auf den zu pflegenden Menschen bezogen:

- Mobilisierung und körperliches Training mit physiotherapeutischer Unterstützung durchführen, Gehhilfen und ähnliche Hilfsmittel individuell anpassen
- Kind in die Nutzung der Hilfsmittel einweisen und den Umgang mit dem Rollstuhl (z. B. Aufstehen, Feststellbremse, Fußstützen) üben
- Feste Schuhe, Anti-Rutschsocken anziehen
- Nach Narkose oder Sedierung Kinder nicht allein aufstehen lassen
- Medikamente überprüfen, ob sie das Sturzrisiko erhöhen
- Orientierung in neuer Umgebung ermöglichen, Rufanlagen und persönliche Gegenstände in Reichweite.

Organisatorisch:

- Systematische Erfassung des Sturzrisikos (→ Tab. 12.6), systematische Maßnahmenplanung, systematische Erfassung aller Stürze und Auswertung der erhobenen Daten sowie Schulung des multidisziplinären Versorgungsteams
- Kontinuierliche Beratung, Schulung, Information der Eltern und Kinder über Sturzgefahren, z. B. Klettergerüst, Möbel, Wickeltisch und vorbeugende Maßnahmen, angepasst an den Wissensstand

Tab. 12.6 Zweistufige systematische Risikoeinschätzung

Sreening	• Beginn des Pflegeprozesses • Wiederholung bei Menschen ohne Sturz-Verdacht bei wesentlichen Veränderungen des Zustands • Vier Risikofaktoren: Sturz- und Frakturvorgeschichte, Sturzangst, Mobilität, kognitive Beeinträchtigungen
Assessment	• Identifikation individuell vorliegender Risikofaktoren • Beurteilung differenziert auf Ausprägung, Schweregrad, Ursachen und Konsequenzen für das Sturzrisiko

- Beseitigung von Stolperfallen, z. B. Schuhe, Spielsachen oder anderes auf dem Boden wie Kleidung, Rucksack, im Krankhaus auch Infusionsständer, Drainagen
- Absicherung von Treppen und Stufen
- Änderung des Bodenbelags, wenn dieser zu glatt ist
- Haltegriffe anbringen, rutschfestes Material besonders im Sanitärbereich
- Ausreichende Beleuchtung wie Nachtlicht, Bewegungslicht

12.4.5 Maßnahmen bei reduzierter Immunabwehr

Bei den chronisch-entzündlichen Systemerkrankungen werden häufig **Medikamente** eingesetzt, welche die **Immunabwehr herabsetzen.** Daher ist eine Anzahl von Maßnahmen zu beachten:

- Kind zu gewissenhafter persönlicher Hygiene anleiten, z. B. zum Händewaschen vor den Mahlzeiten und zum gründlichen Abtrocknen von Hautfalten.
- Das Kind über die Notwendigkeit witterungsangepasster Bekleidung informieren, z. B. zum Schutz vor Erkältung in der kalten Jahreszeit eine Auskühlung vermeiden.
- Sorge tragen vor Zugluft.
- Pflegefachpersonen und andere Kontaktpersonen müssen infektfrei sein.
- Menschenansammlungen während erhöhter Ansteckungsgefahr, z. B. bei Erkältungswellen, meiden.
- Bewegung an der frischen Luft, vitaminhaltige Ernährung und ausreichende Schlaf- und Ruhezeiten unterstützen die Infektabwehr.
- Umsichtige Nagelpflege schützt vor Panaritien. Bei vorhandenem Panaritium das betroffene Nagelbett mit antiseptischen Bädern und lokalen Antiseptika behandeln.
- Bagatellverletzungen werden gut beobachtet und beim ersten Hinweis auf einen entzündlichen Prozess entsprechend behandelt.

12.4.6 Allgemeine pflegerische Maßnahmen

Die Pflege von Kindern und Jugendlichen mit einer chronisch-entzündlichen Gelenkerkrankung erfordert eine sehr sorgfältige Beobachtung auf der Grundlage von Kenntnissen über normale Gelenkfunktionen und altersentsprechende Bewegungsabläufe. Erhält das Kind eine immunsuppressive medikamentöse Therapie, achten die Pflegefachpersonen auf konsequentes Hygienemanagement und mögliche unerwünschte Nebenwirkungen.

Die Pflege, Anleitung und Beratung des Kindes umfassen:

- Gelenksituation beurteilen, um eine Verschlechterung frühzeitig zu erkennen.
- Eltern dazu anleiten, wie sie Mobilität und Allgemeinbefinden ihres Kindes beobachten und beurteilen können.
- Maßnahmen der physikalischen Therapie, z. B. Kälte- und Wärmeanwendungen, auswählen und durchführen.
- Bewegungsübungen durchführen.
- Kinder und Eltern in der korrekten Anwendung verordneter Hilfsmittel anleiten.
- Eltern bei Problemen der Medikamenteneinnahme unterstützen und beraten. Besonders bei Kleinkindern, welche die Notwendigkeit täglicher Medikamenteneinnahmen nicht verstehen und die Einnahme verweigern.
- Kinder und Eltern darin schulen, dass sie die Gabe subkutaner Injektionen, ggf. mittels eines Injektionspens, eigenständig vorbereiten und durchführen können.
- Bei Iridozyklitis angeordnete, lokale Augentropfen einbringen und Eltern darin anleiten.

- Kind beobachten, ob Medikamentennebenwirkungen auftreten, insbesondere bei Zytostatika wie Methotrexat® (Aphthen der Mundschleimhaut, Bauchschmerzen, Übelkeit, Müdigkeit).
- Beschwerdelindernde Maßnahmen bei schmerzenden Aphthen (Mundpinselungen mit Tetracain-Lösung [Herviros®], Kamistad® Gel oder InfectoGingi® Mundgel) vornehmen.
- Maßnahmen bei Übelkeit und Appetitlosigkeit:
  - Mit dem Kind gemeinsam lindernde Maßnahmen finden, die es auch zu Hause anwenden kann.
  - Wunschkost anbieten, aufgeteilt auf kleine Portionen über den Tag verteilt.
  - Mahlzeiten und Getränke kindgerecht und appetitlich anrichten.
  - Kräutertees können lindernd wirken (z. B. Kamille, Fenchel, Schafgarbe, Pfefferminz).
- Bei medikamenteninduzierter Übelkeit im Zusammenhang mit Methotrexat® wirkt oft das Anbringen eines Sea-Bands© (Akupressurband bei Übelkeit durch Reisen, Migräne, Schwangerschaft und Chemotherapie) präventiv und ist in jedem Fall einen Versuch wert [12]. Das Kind erlernt bei Schulungen, sich durch individuelle Beschäftigungen abzulenken (z. B. Musik hören, angenehmes Bad nehmen, kreative Tätigkeiten wie Malen ausführen → Abb. 12.15).
- Lokale Wärmeapplikation, z. B. das Auflegen von Wärmeplatten, Kirschkernkissen, warmen Bauchwickeln, können hilfreich sein. Bei unklaren Bauchbeschwerden dürfen keine Wärmeanwendungen aufgebracht werden (→ 12.4.2).

SPICKZETTEL

Pflegerische Maßnahmen

Zu beachten sind Maßnahmen zur Sturzprävention sowie zur Stärkung der körpereigenen Immunabwehr. Weitere pflegerische Maßnahmen umfassen, neben der Unterstützung bei eingeschränkter Selbstversorgung, die Beobachtung der Gelenkfunktionen und der Bewegungsabläufe.
Weitere Aufgaben sind die Anleitung und Beratung der Eltern und Kinder über die Auswirkungen der Erkrankung auf das tägliche Leben.

12.4.7 Allgemeine hygienische Maßnahmen

Die immunmodulierenden Medikamente in der Rheumatologie setzen die Abwehrfähigkeit herab. Deshalb werden die zu pflegenden Kinder anfälliger v. a. für Infektionen durch Herpesviren, Varizellen, Zytomegalieviren, aber auch für bakterielle Infektionen, z. B. durch Staphylokokken, Pseudomonas. Es können auch Infekte der oberen Luftwege oder Gastroenteritis-Erkrankungen deutlich schwerer verlaufen als bei anderen Kindern.

Nur in seltenen Fällen ist eine Isolation nötig, allerdings muss eine Übertragung innerhalb der Station möglichst vermieden werden. Die Hände des Personals sind dabei der häufigste Übertragungsweg. Bei Betreten und Verlassen des Zimmers eines zu Pflegenden ist eine Händedesinfektion unverzichtbar. Auf eine ausreichende Einwirkzeit muss unbedingt geachtet werden.

Zu beachtende Maßnahmen:

- Anleitung des Kindes zur persönlichen Hygiene, z. B. gründliches Händewaschen vor den Mahlzeiten.
- Das Kind und seine Angehörigen auf die Risiken im Alltag aufmerksam machen und über geeignete hygienische Schutzmaßnahmen informieren.
- Auf sorgfältiges Abtrocknen der Füße, v. a. der Zehenzwischenräume achten, um einer Mykose vorzubeugen.
- Patientenumfeld durch regelmäßiges Wechseln von Handtüchern, Kleidung des Kindes, Bettwäsche keimarm halten.

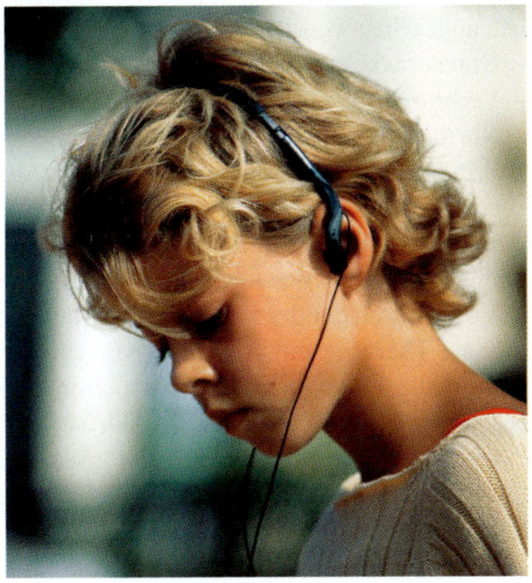

Abb. 12.15 Das Kind erlernt bei Schulungen, sich durch individuelle Beschäftigungen abzulenken. [J787]

SPICKZETTEL

Hygienische Maßnahmen

Auf die Einhaltung hygienischer Maßnahmen ist besonders bei Patienten zu achten, die das Immunsystem beeinflussende Medikamente nehmen.

12.5 Juvenile idiopathische Arthritis (JIA)

DEFINITION

Juvenile idiopathische Arthritis (JIA): mindestens 6 Wochen anhaltende Arthritis (mit Schwellung/Schmerz/Funktionseinschränkung am Gelenk) unbekannter Ursache, die vor dem 16. Geburtstag beginnt (ILAR-Klassifikation). Andere Erkrankungen müssen ausgeschlossen sein.

Krankheitsentstehung

Bei den typischen Formen der JIA handelt es sich um ein multifaktoriell entstehendes Krankheitsbild, das v. a. durch **T-Lymphozyten** ausgelöst wird. Die genaue Ätiologie (Ursache) ist noch unbekannt, wobei eine genetische Disposition (angeborene Veranlagung) und bestimmte Triggerfaktoren wie Infekte, Hormone, Stress vorliegen müssen. Die Reaktion des Immunsystems ist überschießend und führt zum Verlust der peripheren Immuntoleranz (→ 12.4.5). Körpereigene Antigene stimulieren Lymphozyten (T-Zellen) und setzen Botenstoffe (Zytokine/Interleukine) frei, welche die Entzündung weiter verstärken. So werden im Weiteren auch B-Lymphozyten aktiviert, die wiederum Autoantikörper produzieren.

Infolge der Entzündung kommt es zu einer **Aktivierung** von Zellen wie **Fibroblasten** und **Osteoklasten,** die dann über Enzymreaktionen Schäden an Knochen und Gelenken verursachen.

Symptome

Eine **Arthritis** ist definiert als **Schwellung** *(tumor)* oder **Bewegungseinschränkung** *(functio laesa)* mit **Schmerzen** *(dolor)* oder **Überwärmung** *(calor)* eines Gelenks. Neben den klassischen Entzündungsfaktoren ist bei der JIA die „Morgensteife" der Gelenke ein klassisches Symptom. Auch abends nach Belastung kann der Schmerz oder die Schwellung besonders ausgeprägt sein.

	Oligoarthritis	Seronegative Polyarthritis	Seropositive Polyarthritis	Systemische JIA (Still-Syndrom)	Enthesitis-assoziierte Arthritis (juvenile Spondylarthropathie)	Psoriasisarthritis
Kennzeichen/ bevorzugt befallene Gelenke	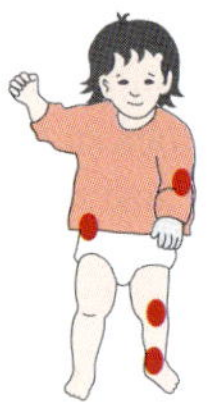	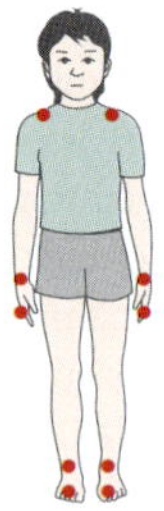	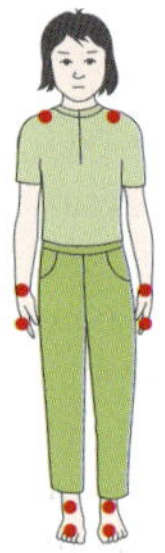	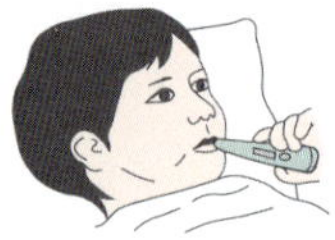	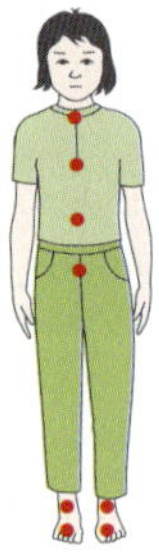	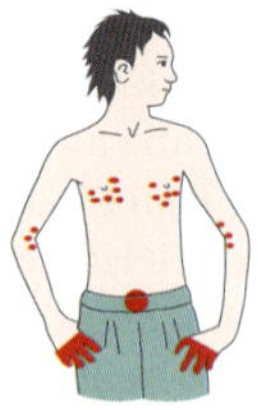
Häufigkeit	40–60%	Ca. 20%	Ca. 5%	5–20%	10–20%	5–10%
Altersgipfel	< 6 J.	Keiner	> 10 J.	< 6 J.	> 10 J.	Keiner
Geschlecht*	W > M	W > M	W > M	W = M	M > W	W > M
ANA, HLA B27, RF**	ANA 70% +	ANA 25% +	RF 100%	Alle -	HLA B27 75%	ANA 50% HLA B27 35%

* W = weiblich, M = männlich
**ANA = Antinukleäre Antikörper, RF = Rheumafaktor, HLA B27 = HLA B27-Antigen

Abb. 12.16 Überblick über die Untergruppen der juvenilen idiopathischen Arthritis [L157]

Die JIA wird in [13, 14] folgende Untergruppen (→ Abb. 12.16) unterteilt:

- Die häufigste Untergruppe nach ILAR bei Kindern ist die **Oligoarthritis.** Sie beginnt meist im Kleinkindalter (betrifft mehr Mädchen als Jungen) und manifestiert sich bei der über ein ½ Jahr persistierenden (bestehenden) Form an nicht mehr als vier Gelenken. Bei der extended, d. h. der ausgeweiteten Oligoarthritis, sind im Verlauf mehr als vier Gelenke betroffen. Hier ist das Risiko für eine Iridozyklitis/Uveitis am höchsten. 75 % der Kinder haben einen positiven Nachweis von antinukleären Antikörpern (ANA).
- Die **Rheumafaktor-negative Polyarthritis** betrifft meist größere Schulkinder und mehr Mädchen als Jungen. Sie zeigt sich durch Entzündungen von mehr als vier arthritischen Gelenken. Der Rheumafaktor ist nicht nachweisbar. Im Jugendalter ist sie die typische Form der Polyarthritis.
- Die **Rheumafaktor-positive Polyarthritis** betrifft meist größere Schulkinder (betrifft mehr Mädchen als Knaben). Sie entspricht der rheumatoiden Arthritis der Erwachsenen und hat einen positiven Nachweis des Rheumafaktors. Im Kindesalter selten, allerdings ist hier das Risiko anhaltender Gelenkentzündung und -schäden im Verlauf höher als bei den vorgenannten Formen.
- Die **Psoriasisarthritis** hat typische Kennzeichen wie Daktylitis (Strahlbefall), kutane Psoriasis, Tüpfelnägel oder Verwandte 1. Grades mit Psoriasis. Sie betrifft alle Altersklassen und kann einzelne, aber auch viele Gelenke betreffen.
- **Enthesitis-assoziierte Arthritis (EAA)** ist bei Jungen häufiger als bei Mädchen. Sie betrifft v. a. die untere Extremität oder auch Sehnenansätze und Sehnen selbst. Auch die Wirbelsäule und das Sakroiliakalgelenk sind hier entzündet.
- Die **systemische juvenile idiopathische Arthritis (SJIA)** geht mit Symptomen einher , die in → 12.2.3 beschrieben sind. Als obligatorischer Faktor gilt: tägliches Fieber über mind. 14 Tage und Arthritis. Der Erkrankungsbeginn zeigt sich sehr früh, oft sind Kleinkinder betroffen, Jungen und Mädchen gleich häufig. Die Kinder sind schwer krank und zeigen Allgemeinsymptome mit sehr hohen laborchemischen Entzündungszeichen. Bei Perikarderguss und Aszites können die Kinder auch vital bedroht sein.

Behandlungsstrategie

Eine kausale Therapie [13, 14] gibt es nicht. Die Ziele der Therapie gemäß den Leitlinien sind die rasche und effektive **Entzündungsbehandlung mit** entsprechender **Schmerzbekämpfung,** die Kontrolle der Grunderkrankung und ggf. die Remissionsinduktion, die Vermeidung von körperlicher Behinderung durch Gelenkkontrakturen, Gelenkdestruktion, Wachstumsstörung in den betroffenen Gelenken mit der Folge von Fehlstellungen, Erhalt der Sehkraft, Vermeidung der Schädigung innerer Organe, Unterstützung bei psychosozialer Belastung des Patienten und der Familie, Gewährleistung einer weitgehend störungsfreien somatischen und psychosozialen Entwicklung der Kinder und Jugendlichen. [13]

Als **Ziele der Therapie** chronisch-entzündlicher Erkrankungen können angegeben werden:

- Unterdrückung/Kontrolle der Entzündung
- Verhinderung von Folgeschäden am Gelenk und inneren Organen
- Normales Wachstum und normgerechte Entwicklung
- Ermöglichen eines möglichst normalen Alltags für die Betroffenen mit geringen Medikamentennebenwirkungen.

Zur Entzündungshemmung und Schmerzbekämpfung sowie zur Langzeitbehandlung werden folgende Medikamente (→ Tab. 12.7) verabreicht:

Von entscheidender Bedeutung für den Therapieerfolg ist die **multimodale Therapie** mit Ärztinnen verschiedener Fachrichtungen (z. B. Orthopädie, Rheumatologie, Allgemeinmedizin) und Gesundheitsfachberufen (z. B. Pflegefachpersonen, Physio-, Ergotherapeutinnen) sowie Psychologen/Psychologinnen und Sozialpädagogen/-pädagoginnen (im Folgenden immer in weiblicher Form genannt). Hierbei ist die konsequente Physiotherapie ausschlaggebend für die passive Mobilisation und für den Erhalt der Gelenkbeweglichkeit und -achsen.

Tab. 12.7 Medikamentöse Therapie

Medikamentengruppe	Wirkstoffe
Nichtsteroidale Antirheumatika	Ibuprofen, Naproxen, Indometacin, Celecoxib
Steroide	Glukokortikoide • Lokal: intraartikulär (ins Gelenk), am Auge in Tropfenform • Systemisch: Pulstherapie (als kurze Intervallgabe), Langzeittherapie mit möglichst niedriger Dosis
Basismedikamente, Langzeittherapie	Methotrexat (MTX), Sulfasalazin, Azathioprin, Cyclosporin, Leflunomid
Biologika	Etanercept, Adalimumab, Tocilizumab, Infliximab, Abatacept

Komplikationen

- Unerwünschte Medikamentennebenwirkungen in der Langzeitbehandlung wie Veränderungen der Laborwerte (Erhöhung von Leber-, Nierenwerten, Leukopenien) oder schwer verlaufende Infektionen (Pneumonien, Sepsis, Abszesse)
- Septische Gelenkentzündungen (selten)
- Systemische chronische Entzündungsfolgen wie die Amyloidose (Proteineinlagerung in Darm, Nieren, Haut)
- Muskeldysbalance (Muskelungleichgewicht) mit Kontrakturen an Gelenken und Wachstumsstörungen an betroffenen Skelettanteilen
- Gelenkdestruktion (Zerstörung des Gelenks) mit Knorpelschäden und bleibende Gelenkschäden
- Selten unkontrollierte, überschießende Aktivierung des Immunsystems (v. a. bei SJIA). Das Makrophagenaktivierungssyndrom ist eine unkontrollierte Aktivierung von einzelnen Zellen des Immunsystems mit Verdrängung der anderen Zellarten. Gekennzeichnet ist dieses Syndrom durch ausgeprägte systemische Entzündung (Zytokinsturm), Fieber, Zytopenie, Koagulopathie sowie Funktionsstörung von Leber und zentralem Nervensystem (ZNS). [15] Diese Situation stellt einen der wenigen Notfälle in der Kinderrheumatologie dar, weil Gerinnungsstörungen und ein Multiorganversagen mit tödlichem Schockereignis auftreten können.

Deshalb müssen Pflegefachpersonen durch sorgfältige Beobachtung des Kindes frühzeitig erkennen und eine Therapie (ggf. auch Intensivtherapie) muss begonnen werden.

Transition oder Beratung

Für den jungen Erwachsenen mit einer juvenilen idiopathischen Arthritis ist es oft nicht leicht, den Wechsel der langjährigen Betreuung durch die Pädiaterin bzw. die Kinderklinik in die Versorgung als Erwachsener zu schaffen. Durch die lange Krankheitsgeschichte, oft schon seit der Kleinkindzeit, hat sich ein tiefes Vertrauensverhältnis aufgebaut, das der erwachsene Rheumatiker nicht missen möchte. Trotzdem ist irgendwann der Zeitpunkt der Transition (→ 2.8) gekommen, die dem jungen zu pflegenden Menschen einen weiteren Schritt in ein selbstständiges, eigenverantwortliches Leben ermöglicht.

SPICKZETTEL

Juvenile idiopathische Arthritis (JIA)

Krankheitsentstehung: multifaktoriell; genetische Disposition, die durch bestimmte Triggerfaktoren (z. B. Infekte, Hormone, Stress) aktiviert wird; genauen Mechanismen sind noch nicht geklärt

Symptome: Schwellung/Schmerz/Funktionseinschränkung am Gelenk, Morgensteifigkeit, Überwärmung

Diagnostik: Einordnung in Subgruppen wie Oligo- oder Polyarthritis

Behandlungsstrategie: NSAR, Glukokortikoide, Biologika. Physio- und physikalische Therapie

12.6 Kollagenosen und Vaskulitiden

Kollagenosen sind entzündlich-rheumatische Erkrankungen, die nicht nur die Gelenke, sondern auch Haut, Schleimhaut, innere Organe und die Muskulatur betreffen können. Zu den Kollagenosen gehören der systemische Lupus erythematodes, die Dermatomyositis, die Sklerodermie, die Mischkollagenosen und die undifferenzierten Kollagenosen. Die Kollagenosen sind im Kindes- und Jugendalter viel seltener als die juvenile idiopathische Arthritis.

Bei **Vaskulitiden** handelt es sich um immunreaktiv ausgelöste Gefäßentzündungen, die durch Immunkomplexe ausgelöst werden und Organe schädigen. Das Spektrum klinischer Symptome hängt ab vom Ausmaß und von der Lokalisation der betroffenen Gefäße und Organe.

12.6.1 Lupus erythematodes

DEFINITION

Lupus erythematodes: Der systemische Lupus erythematodes (SLE) ist die bekannteste und häufigste Kollagenose. Typisch ist eine Rötung im Wangen- und Nasenbereich, das sog. Schmetterlingserythem. Hautausschläge können aber auch in anderen Bereichen auftreten, an der Mundschleimhaut kann es zu Aphthenbildung kommen. Wichtig für die Prognose sind zudem die mögliche Beteiligung der Nieren und des Gehirns.

Hautausschläge können aber auch in anderen Bereichen auftreten, an der Mundschleimhaut kann es zur Aphthenbildung kommen. Wichtig für die Prognose ist die mögliche Beteiligung der Nieren und des Gehirns.

Krankheitsentstehung

Der SLE ist eine schubweise verlaufende **Autoimmunerkrankung.** Diese entsteht hauptsächlich durch Autoantikörper (z. B. Anti-Doppelstrang-DNA-Ak), die gegen Bestandteile der eigenen Zellen gerichtet sind und diese damit zerstören können. Auch zirkulierende Immunkomplexe sind nicht nur an Zellschädigung nach Komplementaktivierung beteiligt, sondern auch an der Auslösung einer Vaskulitis (Entzündung der Gefäße). Diese kann zu Schädigung in nahezu allen Organen führen [16].

Warum zelleigene Bestandteile plötzlich zu Antigenen werden, die eine Antikörperbildung verursachen und damit einen versehentlichen „Zelltod" erzeugen, ist sehr komplex. Neben einer genetischen Komponente spielen der Toleranzverlust bei B-Zellen, die Aktivierung spezifischer zytotoxischer T-Zellen, hormonelle Faktoren (Östrogene) und Infekte als mögliche Trigger eine Rolle.

Symptome und Diagnostik

Bei der **Klassifikation** müssen mindestens vier von elf Kriterien zur Diagnose SLE erfüllt sein:

- Schmetterlingserythem (roter Ausschlag über Nase und Wangen → Abb. 12.17)
- Diskoide Hautveränderungen (scheibenartige, runde Form)
- Fotosensibilität

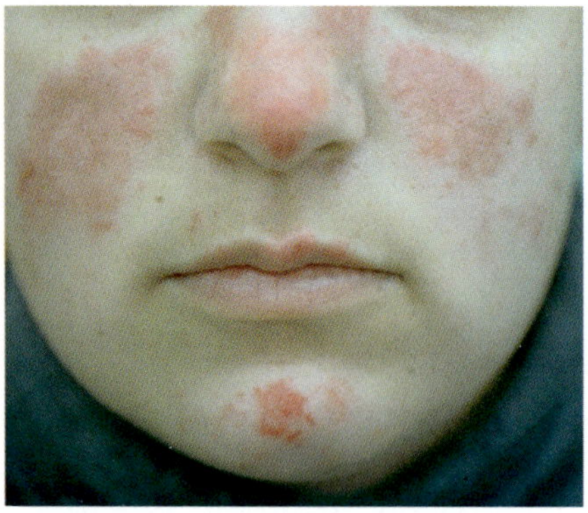

Abb. 12.17 Der für Lupus erythematodes typische schmetterlingsförmige Ausschlag über Nase und Wangen kann auch bei Kindern auftreten. [T568]

- Orale Ulzerationen
- Arthritis
- Serositis (Entzündung der serösen Haut, wie Pleura oder Perikard)
- Nierenbeteiligung (Glomerulonephritis, klassischerweise mit Proteinurie)
- Neurologische Beteiligung (Krampfanfälle, Psychosen, Kopfschmerzen)
- Hämatologische Manifestation (Thrombozytopenie, Leukopenie, hämolytische Anämie)
- Spezifische Autoantikörper (z. B. Doppelstrang-DNS-Antikörper, Antiphospholipid-Antikörper)
- ANA-Positivität (antinukleäre Antikörper).

Behandlungsstrategie

Die Behandlung bei SLE besteht neben der Aufklärung über die Erkrankung und ihre Auswirkungen v. a. aus **medikamentöser Therapie.** Wie auch bei den anderen rheumatischen Krankheitsbildern besteht die Langzeittherapie aus einer jeweils dem Kind bzw. Jugendlichen und der Aktivität der Erkrankung angepassten Kombination aus Glukokortikosteroiden, Basismedikamenten (Azathioprin, Mycophenolatmofetil [MMF], Methotrexat, Cyclosporin), ggf. auch Zytostatika wie Cyclophosphamid. Hierzu existieren verschiedene Therapieprotokolle. Ein Hauptziel der Therapie ist die Kontrolle der Glomerulonephritis (Lupusnephritis), da von der Funktion der Niere die Prognose entscheidend abhängt.

Zur **Standardtherapie** bei SLE gehört das Hydroxychloroquin, da es den Gesamtverlauf stabilisiert, auch als Langzeitgabe gut vertragen wird und bei Schwangerschaft weiter eingenommen werden kann.

Komplikationen

15–20 % der SLE-Fälle werden vor dem 16. Lebensjahr diagnostiziert. Bei Kindern und Jugendlichen besteht im Gegensatz zu erwachsenen Betroffenen ein höheres Risiko für:

- eine aktive Nierenentzündung
- einen schweren Erkrankungsverlauf
- Langzeitschäden an den Organen durch SLS und Therapie.

Patienten mit SLE versterben am ehesten an schweren Infektionen, kardiovaskulären Folgen wie Infarkten, Nierenversagen oder den Folgen der ZNS-Erkrankung.

Pflege

Die Pflegefachperson erkennt die Symptome frühzeitig und weiß um die möglichen Komplikationen durch **sorgfältige Überwachung** des Kindes:

- Haut beobachten, ob sich Exantheme entwickeln.
- Überwachen der Urinausscheidung, auf mögliche Ödeme achten.
- Darauf achten, ob Magenschmerzen, Übelkeit, Erbrechen auftreten.
- Überwachen der Stuhlausscheidung, auf evtl. Blutbeimengung achten.
- Vitalzeichen überwachen im Hinblick auf kardiologische Komplikationen, Auszählen des Pulses über 1 Min. kann Herzrhythmusstörungen identifizieren.
- Atemfunktion beobachten und bewerten, um eine beginnende Pleuritis, Pneumonitis und Lungenblutung frühzeitig zu erkennen. Husten, Thoraxschmerzen, Dyspnoe sind relevant und erfordern eine rasche Information des behandelnden Arztes!
- Auf neurologische Auffälligkeiten achten (Beobachten der Bewusstseinslage, mögliche Krampfanfälle), ebenso auf Verhaltensauffälligkeiten wie Stimmungsschwankungen, Depressionen. Achten auf Kopfschmerzen (Hinweis auf eine Vaskulitis des ZNS).
- Unerwünschte Medikamentennebenwirkungen erkennen.

Weitere sinnvolle **Pflegemaßnahmen** in Abhängigkeit der Symptome sind:

- Gelenkschmerzen durch geeignete Lagerungsmaßnahmen und Anwendungen lindern.
- Maßnahmen zur Fiebersenkung bei stark erhöhter Körpertemperatur durchführen.
- Geeignete präventive Maßnahmen in Bezug auf die mögliche Infektanfälligkeit.
- Schonung und Ermöglichung von Ruhephasen bei Müdigkeit, Leistungsabfall und allgemein reduziertem Allgemeinzustand (bei Anämie).

Grundsätzlich muss das betroffene Kind bzw. der Jugendliche Sonnenlicht meiden, da UV-Licht Krankheitsschübe auslösen kann.

Transition oder Beratung

80 % der SLE-Patienten sind Frauen im gebärfähigen Alter. Auch die Kinder und Jugendlichen sind daher im **Erwachsenenalter** konsequent von Rheumatologinnen, Nephrologinnen/Nephrologen, Dermatologinnen/Dermatologen, Gynäkologinnen/Gynäkologen (im Folgenden alle in weiblicher Form genannt) zu betreuen. Die medikamentöse Therapie ist nicht nur in den einzelnen Krankheitsphasen, sondern auch in der Schwangerschaft bzw. Stillzeit konsequent zu überwachen. Rauchen ist absolut zu vermeiden. Zudem ist wegen der Schwangerschaftsverhütung eine besondere Beratung nötig.

Die Prognose des SLE hängt entscheidend von der Nierenbeteiligung (Glomerulonephritis) und der Ausprägung der Vaskulitis ab. Um Komplikationen (wie schwerwiegende Infektionen) selbst zu erkennen, benötigen die Kinder und ihre Angehörigen eine ausgiebige Schulung. Die Langzeitprognose ist abhängig von der Schwere der Nephritis, i. d. R. ist die Prognose beim nephrotischen Syndrom kritischer. Bei etwa 1–3 % der betroffenen Menschen besteht die Gefahr eines endgradigen Nierenversagens.

SPICKZETTEL

Lupus erythematodes

Krankheitsentstehung: zelleigene Bestandteile, die plötzlich zu Antigenen werden, verursachen Antikörperbildung und rufen einen versehentlichen „Zelltod" hervor, zudem entwickeln sich an verschiedenen Gefäßen Entzündungen (Vaskulitis)

Symptome: Schmetterlingserythem, diskoide Hautveränderungen, Arthritis, Nierenbeteiligung (Glomerulonephritis, klassischerweise mit Proteinurie), hämatologische Manifestation (Thrombozytopenie, Leukopenie, hämolytische Anämie)

Diagnostik: spezifische Autoantikörper, ANA-Positivität

Behandlungsstrategie: Kombination aus Glukokortikosteroiden, Basismedikamenten und ggf. Zytostatika

Pflege: Beobachtung der Haut, Urin- und Stuhlausscheidung, Vitalzeichen und neurologische Auffälligkeiten, sowie je nach Symptom.

12.6.2 Vaskulitis, Purpura Schönlein-Henoch (IgA-Vaskulitis), Kawasaki-Syndrom, SARS-CoV-2-assoziierte Multisystemerkrankung

DEFINITION

Vaskulitis: Entzündungen der kleinen und mittleren Gefäße (Arterien, Venen, Kapillaren), die v. a. die Gefäßwände der Arterien, Venen oder Kapillaren betreffen. Es kommt zu Durchblutungsstörungen mit Haut- und Schleimhautausschlägen, neurologischen Störungen bis hin zu Krampfanfällen, Organfunktionsstörungen (Niere, Lunge), Finger-, Zehennekrosen und hohen, systemischen Entzündungszeichen.

Das Kawasaki-Syndrom und die Purpura Schönlein-Henoch zählen zu den systemischen Vaskulitiden und sind eine Gefäßentzündung der kleinen und mittleren Gefäße wie Arterien, Venen und Kapillaren. Sie entstehen durch eine immunologische Reaktion (manchmal auch auf oder nach einer Infektion), sind aber selbst nicht ansteckend.

Purpura Schönlein-Henoch (PSH), IgA-Vaskulitis

DEFINITION

Purpura Schönlein-Henoch (PSH): Leukozytoklastische Vaskulitis mit überwiegendem Befall der kleinen Gefäße der Haut, der Gelenke, des Gastrointestinaltrakts und der Nieren. Bei Kindern ‹ 2 Jahren selten, hier ist das als PSH-Variante auftretende akute hämorrhagische Säuglingsödem abzugrenzen.

Die Purpura Schönlein-Henoch ist die häufigste Vaskulitis im Kindes- und Jugendalter. Sie kann in jedem Alter auftreten, allerdings sind die Kleinkinder am gefährdetsten. Sie folgt häufig einer Atemwegsinfektion. Diese ist i. d. R. eine selbstlimitierende Erkrankung, die nach etwa 4 Wochen vorüber ist.

Symptome

Die **Hauptkriterien** sind hier:

- Tastbare Purpura oder Petechien (→ Abb. 12.18) mit Bevorzugung der unteren Extremität (Rückseiten der Oberschenkel und das Gesäß).
- Zusätzlich mindestens eins der folgenden Symptome:
  - Kolikartige, diffuse Bauchschmerzen mit akutem Beginn (Vorsicht: Gefahr einer Invagination des Darms), selten auch Darmblutung
  - Arthritis oder Gelenkschmerzen mit akutem Beginn
  - Nierenbeteiligung mit Hämaturie, Proteinurie, hohem Blutdruck
  - Hautbiopsie mit dem Nachweis einer leukozytoklastischen Vaskulitis und dem Immunglobulin IgA.

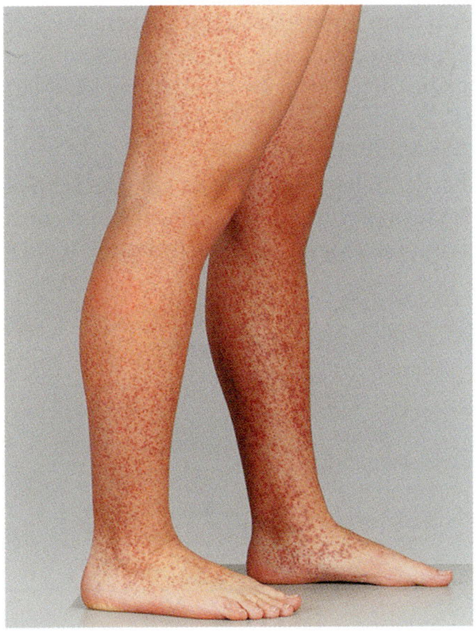

Abb. 12.18 Bei der Purpura Schönlein-Henoch sind die stecknadelkopfgroßen Einblutungen v. a. an den Unterschenkeln zu finden. [G803]

Diagnostik

Diagnostisch gibt es keine klassisch veränderten Blutwerte, zudem ist die Hautbiopsie als diagnostisches Kriterium überlegen. Im stationären Bereich steht die Beobachtung der Hauteffloreszenzen im Vordergrund, auch die Beobachtung von Ödemen an Hand- oder Fußrücken ist von großer Bedeutung. Zur Kontrolle, ob eine gastrointestinale Beteiligung vorliegt, sollte der Stuhl auf Blutbeimengungen untersucht werden. Dies kann mittels 3-maligem Hämoccult-Test erfolgen. Die tägliche Urinkontrolle mittels Urinstix und auch Urinstatus sind wichtig. Eine langfristige Kontrolle des Urinstatus ist auch zu Hause notwendig, um auch nach der akuten Phase eine Proteinurie oder Hämaturie zu erkennen.

Behandlungsstrategie

Die **Behandlung** erfolgt symptomatisch bei Gelenk- und Bauchschmerzen. Möglich ist die Gabe von Kortison, die allerdings nur bei gastrointestinaler Beteiligung diskutiert werden sollte. Bei schwerer Nephritis sind neben Kortisonstößen auch immunsuppressive Medikamente wie Azathioprin oder Mycophenolatmofetil (MMF) möglich.

Pflege

- **Erkennen von Blutungen:**
  - Tägliche Inspektion der gesamten Haut auf neu entstandene Effloreszenzen
  - Beobachten des Urins auf Makrohämaturie und Mikrohämaturie
  - Auf sichtbare Blutbeimengung im Stuhl achten (ggf. mittels Hämoccult-Test)
- **Vermeiden weiterer Blutungen:**
  - Körperliche Schonung, eingeschränkte Bettruhe
  - Altersentsprechende Beschäftigung (ruhige Aktivitäten wie Malen, Musik hören)
  - Einschneidende Kleidung vermeiden
  - Zahnpflege mit weicher Zahnbürste, schonend durchgeführt am besten vom Kind selbst
  - Auf Maßnahmen wie rektale Anwendungen (z. B. Kontrolle der Körpertemperatur, Einläufe), routinemäßiges Blutdruckmessen, intramuskuläre Injektionen verzichten, Alternativen eruieren
  - Wärmeanwendungen sind kontraindiziert (z. B. keine warmen Bäder)
- **Lindernde Pflegemaßnahmen bei Bauchschmerzen:**
  - Entlastende Lagerung
  - Feuchte, kühlende Bauchwickel mit einer Temperatur von ca. 18 °C
  - Schonkost, dabei Vorlieben des Kindes berücksichtigen
- **Maßnahmen bei Gelenkschmerzen und -schwellungen:**
  - Angenehme Lagerung nach den Wünschen des Kindes
  - Kälteanwendung (Eisbeutel)
  - Auf Einhaltung der Bettruhe achten
- **Frühzeitiges Erkennen von Komplikationen (v. a. Symptome einer Glomerulonephritis):**
  - Überwachung der Urinausscheidung auf Menge und Farbe
  - Beobachtung auf Ödembildung (besonders an Hand- und Fußrücken, Augenlider).

SPICKZETTEL

Purpura Schoenlein-Henoch

Krankheitsentstehung: Entzündung der kleinen Gefäße der Haut, der Gelenke, des Gastrointestinaltrakts und der Niere

Symptome: tastbare Purpura oder Petechien, bevorzugt an den unteren Extremitäten, Bauchschmerzen, Arthritis, Nierenbeschwerden

Diagnostik: Urin, Blutwerte, Hautbiopsie

Behandlungsstrategie: selbstlimitierende Erkrankung, die nach 4 Wochen vorüber ist; rezidivierende Verläufe oder eine chronische Nierenbeteiligung sind aber möglich

Pflege: Erkennung und Vermeidung von Blutungen, Maßnahmen bei Bauchschmerzen und Gelenkentzündungen, Beobachtung auf Komplikationen

Kawasaki-Syndrom (KS) und SARS-CoV-2-assoziierte Multisystemerkrankung

DEFINITION

Kawasaki-Syndrom (KS): nekrotisierende Vaskulitis der kleinen und mittleren Arterien, die multiple Organe befallen kann, bedeutsam ist mögliche Beteiligung der Koronararterien. Klinisch ist das KS durch eine akute systemische fieberhafte Erkrankung gekennzeichnet; der Altersgipfel liegt zwischen dem 1. und 2. Lebensjahr.

Das **Kawasaki-Syndrom** ist eine Autoimmunerkrankung ohne bekannte Ursachen und tritt am häufigsten bei Kleinkindern unter 5 Jahren auf. Meist sind mehr Jungen als Mädchen betroffen. Es kann weltweit vorkommen, am häufigsten zeigt sich das Kawasaki-Syndrom bei asiatischen Kindern aus Japan und Korea.

Krankheitsentstehung

Beim Kawasaki-Syndrom führt die systemische Aktivierung des Immunsystems zur Ansammlung von Entzündungszellen in der Gefäßwand und anschließend zur Zerstörung der Gefäßwandschichten und ggf. zur Ausweitung der betroffenen Gefäße. Es können alle Organe betroffen sein.

Symptome

Das **klinische Bild** ist durch folgende **Hauptsymptome** (% = Häufigkeit) gekennzeichnet, die gleichzeitig die diagnostischen Kriterien sind [17]:

- Fieber über mind. 5 Tage (100 %)
- Nachweis von vier der folgenden fünf Veränderungen (diese treten oft nacheinander auf):
  - Beidseitige konjunktivale Infektion ohne eitriges Exsudat (88 %)
  - Schleimhautveränderungen der Lippen und Mundhöhle: hochrot, rissig, Erdbeerzunge (90 %)
  - Extremitäten (distal): Rötung/Schwellung an Handteller und Fußsohlen (Palmar- und Plantarerythem), ab 2.–3. Krankheitswoche Schuppung Fingerspitzen, Zehen (94 %)
  - Exanthem am Körperstamm (92 %)
  - Akute, nicht purulente Schwellung der Halslymphknoten (75 %)
  - Ausschluss anderer Ursachen.

Folgende **Nebensymptome** und **Komplikationen** sind beschrieben:

- Frühphase Myokarditis/Pankarditis und Mitral- oder Aortenklappeninsuffizienz, Koronararterienveränderungen bei 20–25 % der unbehandelten Patientinnen ab Tag 7
- Bauchschmerzen, Diarrhö, Erbrechen, paralytischer Ileus; Perforation, Gallenblasenhydrops (Sonografie)
- Husten und Rhinitis mit radiologisch sichtbaren pulmonalen Infiltraten
- Irritabilität mit laborchemischen Zeichen der aseptischen Meningitis
- Proteinurie und Leukozyturie
- Arthralgien/Arthritiden weisen auf den polytopen Organbefall hin.

Die **akute Phase mit therapieresistentem Fieber** dauert etwa 10–11 Tage an. Die Dauer der subakuten Phase beträgt etwa ca. 2–4 Wochen: Das Fieber geht zurück und es tritt klassischerweise eine Schuppung der Fingerspitzen auf. Die Kinder sind häufig noch leistungsschwach. Wegen der Lymphknotenschwellung wird die Erkrankung auch *mukokutanes Lymphknotensyndrom* genannt. Systemische Symptome können auch an anderen Organen (Niere, ZNS, Gelenke) wie bei jeder Vaskulitis auftreten (→ Abb. 12.19).

Vorsicht! Besonders wichtig sind ein schneller Therapiebeginn und die kardiologische Kontrolle der Kinder mit Kawasaki-Syndrom, da Aneurysmen der Herzkranzgefäße auftreten können. Diese sind bei den Kindern ein häufiger Grund für eine erworbene Herzerkrankung.

Diagnostik

Es gibt **typische Kriterien** (Hauptsymptome) des Krankheitsbilds, die zeitlich versetzt auftreten. Anhaltendes Fieber über 5 Tage muss mit vier der anderen Symptome kombiniert sein.

Es gibt keine beweisenden Laboruntersuchungen. Bei Vorliegen der klassischen Symptome kann die Diagnose auch bei weniger als 5 Tage bestehendem Fieber gestellt werden. Die Diagnosestellung ist auch möglich, wenn weniger als vier der fünf o. g. Veränderungen aufgetreten sind („atypisches KS". **Cave:** Säugling). Die Diagnostik bezieht sich auf den Ausschluss infektiöser Ursachen wie Paramyxoviren (Masern), Rubellaviren (Röteln), Adenoviren, Parvoviren, Zytomegalieviren, Epstein-Barr-Viren und Streptokokken. Auch Staphylokokken können ein ähnliches Krankheitsbild verursachen. Die systemische juvenile idiopathische Arthritis (→ 12.5) ist eine Differenzialdiagnose.

Behandlungsstrategie

Bei der Behandlung geht es um eine **schnelle Therapieeinleitung** mit intravenöser Immunglobulingabe und einer hochdosierten Azetylsalizylsäuretherapie. Auch Kortisongaben sind danach möglich.

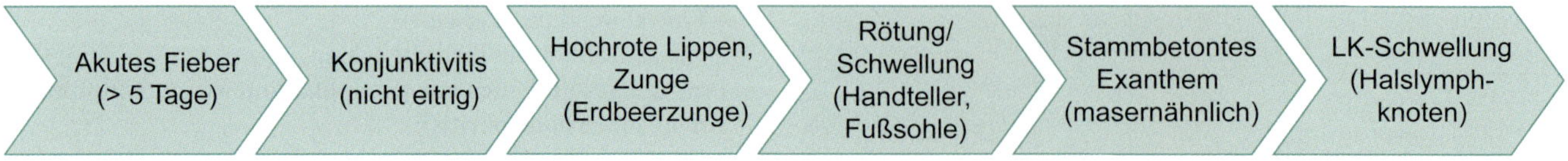

Abb. 12.19 Typischer Krankheitsverlauf bei einem Kawasaki-Syndrom. LK = Lymphknoten [L143]

Komplikationen

Da als **Komplikation** Aneurysmen der Herzkranzgefäße auftreten können, sind ein schneller Therapiebeginn und die kardiologische Kontrolle der Kinder mit Kawasaki-Syndrom wichtig. Diese sind bei den Kindern ein häufiger Grund für eine erworbene Herzerkrankung. Wenn keine Koronaraneurysmen entstehen, ist die Prognose gut.

Pflege

Pflegerische Schwerpunkte sind Kenntnisse über mögliche Komplikationen und das frühzeitige Erkennen ihrer Symptome durch die sorgfältige Überwachung des Kindes. Aufgrund der Hauptgefahr der **kardiologischen Komplikationen** liegt das Hauptaugenmerk der Pflegefachpersonen auf folgenden Aufgaben:

- Herzfunktion wegen möglicher Komplikationen durch kontinuierliches Monitoring überwachen, ebenfalls den Blutdruck
- Puls über 1 Min. auszählen, um Herzrhythmusstörungen zu erkennen
- Schmerzangaben des Kindes ernst nehmen, v. a. Schmerzen im Brustbereich
- Beobachten, ob sich Nebensymptome entwickeln, z. B. Magenschmerzen, Übelkeit, Erbrechen, Durchfall
- Typischen Exantheme und Enantheme (Erdbeerzunge, stammbetonter Ausschlag, Schälen der Fingerkuppen) erkennen
- Frühzeitiges Erkennen von unerwünschten Medikamentennebenwirkungen.

Weitere Pflegemaßnahmen in Abhängigkeit der Symptome:

- Linderung der Gelenkschmerzen durch geeignete Lagerungsmaßnahmen und physikalisch-therapeutische Anwendungen
- Fiebersenkende Maßnahmen
- Gewährleistung einer absoluten Schonung bei deutlich reduziertem Allgemeinzustand, Maßnahmen bündeln (*Optimal Handling*)
- Medikamente verabreichen
- Schmerzhafte Lymphknotenschwellungen am Hals mit lokalen antiphlogistisch wirkenden Wickeln lindern (Enelbin®, Retterspitz® äußerlich, Quarkwickel).

SPICKZETTEL

Kawasaki-Syndrom

Krankheitsentstehung: akute systemische fieberhafte Erkrankung mit Entzündung der Gefäßwand und Zerstörung der Gefäßwandschichten und ggf. Ausweitung der betroffenen Gefäße

Symptome: Fieber über mehrere Tage (5d), Schleimhautveränderung der Lippen und Mundhöhle, Exanthem am Körperstamm, Lymphknotenschwellung

Diagnostik: Hauptsymptome, Laborwerte, kardiologische Untersuchung

Behandlungsstrategie: Immunglobuline (intravenös), ASS

Pflege: Beobachtung auf kardiologische Komplikationen und pflegerische Maßnahmen zur Linderung der Symptome.

SARS-CoV-2 Pandemie, Pediatric Inflammatory Multisystem Syndrome (PIMS)

Inzwischen wurde über einige hundert Fälle publiziert, die an einem COVID-19 assoziierten PIMS (*Pediatric Inflammatory Multisystem Syndrome*), bei Erwachsenen multisystemischen inflammatorischen Syndrom (MIS-C) leiden [18] (→ 18.8.5).

Symptome

Kennzeichnend sind mehrtägiges Fieber (> 5 Tage), konjunktivale Injektionen, Beteiligung der oralen Mukosa, Exanthem und Schuppungen im Bereich der Akren. Eine Lymphadenopathie wird seltener beobachtet. Neben einer Herzbeteiligung mit Perimyokarditis und z. T. Aneurysmenbildung werden gastrointestinale Symptome, hämatologische Symptome, Lungenbeteiligung und gelegentlich neurologische Symptome beschrieben. In einer großen Fallserie (n = 187, [18]) benötigten 80 % der Patientinnen Intensivpflege, 20 % mechanische Beatmung, und 4 % eine extrakorporale Membranoxigenierung (ECMO). Die Sterblichkeit lag bei über 2 %. Die betroffenen Menschen wurden fast alle mit Intravenöse Immunglobulinen (IVIG), und in 50 % der Fälle mit systemischen Steroiden behandelt. [19]

12.7 Arthritis und Arthralgien bei anderen Erkrankungen

Sowohl bei infektiösen Erkrankungen, chronischen, nicht infektiösen Erkrankungen als auch bei anderen entzündlichen Systemerkrankungen können muskuloskelettale Schmerzen, Schwellungen und Auffälligkeiten auftreten.

Dabei kommt es zu Gelenkentzündungen und -schmerzen als direktem Begleitphänomen oder im Rahmen einer überschießenden Immunreaktion infolge einer Erkrankung. Auch nichtentzündliche Gelenkveränderungen z. B. bei Stoffwechseldefekten (Mukopolysaccharidosen, andere Speicherkrankheiten) können zu Schmerzen und Fehlhaltungen führen.

Krankheitsentstehung

- **Entzündlich, akut:**
  - Bakterielle/septische Arthritis oder Osteomyelitis, oft durch Staphylokokken ausgelöst und über den Blutweg ans Gelenk oder den Knochen transportiert.
  - Tuberkuloseinfektion im Rahmen einer Ausbreitung der Tuberkulosebakterien an den Knochen oder ein Gelenk.
  - Infektassoziiert (durch Parvoviren, Varizella-Zoster-Virus, Epstein-Barr-Virus, Zytomegalievirus, Rötelnvirus, Hepatitisvirus, Adenoviren, Mykoplasmen) akut bei der entsprechenden Infektion als direktes Symptom.
  - Reaktive Arthritis (nach Salmonellen, Yersinien, Campylobacter, Shigellen, Salmonellen, Chlamydien) zeitverzögert als überschießende Immunantwort ca. 1–4 Wochen nach der Infektion. Diese Arthritis ist nicht septisch.
  - Lymearthritis (Borreliose): Monate nach einem Zeckenstich kann der Befall mit Borrelien (Spirochäten) als Symptom der Bakterienausbreitung eine Arthritis verursachen.
  - Rheumatisches Fieber tritt 3–6 Wochen nach nicht ausreichend behandeltem Streptokokken-Infekt auf. Typische Kriterien hierfür sind Arthritis, Karditis, Sydenham-Chorea, Erythema marginatum und subkutane Knötchen
  - Die chronisch nichtbakterielle Osteomyelitis (CNO) ist eine nicht bakterielle, autoimmune, eher „höhlenbildende" Entzündung in den Knochen selbst.
  - Arthritis bei chronisch-entzündlichen Darmerkrankungen wie Morbus Crohn und Colitis ulcerosa als Begleitarthritis.
- **Nicht entzündliche Gelenkbeschwerden:** .
  - Sie tritt auf nach Trauma, Apophysitis (Fersenschmerz), Hypermobilität der Gelenke, Marfan- oder Ehlers-Danlos-Syndrom (Bindegewebsschwäche), aseptischen Knochennekrosen (Durchblutungsstörungen), gutartigen/bösartigen Knochentumoren, akuten Leukämien, Skelettdysplasien, Stoffwechselerkrankungen (Mukopolysaccharidosen), Gefäßmalformationen im Gelenk oder Hämophilie („Bluterknie").

- Dazu kommen Strukturveränderungen der gelenkbildenden Knochen bei Zöliakie oder zystischer Fibrose (Mukoviszidose).

Symptome

Dies **Symptome** sind vielfältig und reichen von reinen Schmerzen bei Gelenkbelastung über Muskel- und Knochenschmerzen bis hin zu geschwollenen, vergröberten Gelenken. Streckdefizite in Fingern können auf Stoffwechseldefekte hinweisen, während ein sehr dickes Knie häufig bei der Borreliose auftritt.

Diagnostik

Infektsuche, Bestimmung der Gelenkbefallsmuster, Laborparameter (Blut, Urin), Bildgebung (MRT, Röntgen).

Behandlungsstrategie

Diese richtet sich konsequent nach der **Grunderkrankung** und kann sich von der mehrmonatigen Antibiotikatherapie bei Tuberkulose, über Chemotherapie bei Leukämien und Tumoren bis zu einer abwartenden Haltung z. B. bei infektassoziierten Gelenkbeschwerden hin ausdehnen. Physiotherapeutische Unterstützung ist fast in jedem Fall zur Gelenk- und Schmerzentlastung sinnvoll.

Pflege

Die Kinder sind je nach Hauptsymptom und betroffenen Organen (Lunge bei der Tuberkulose, Darm bei Colitis ulcerosa) ganz unterschiedlich stark beeinträchtigt und bedürfen unterschiedlicher **symptombezogener Pflege.**

SPICKZETTEL

Arthritis und Arthralgien

Krankheitsentstehung: entzündlich akute Arthritis, nicht entzündliche Gelenkbeschwerden nach Trauma, bei aseptischen Knochennekrosen, Stoffwechselerkrankungen (Zöliakie)

Symptome: Gelenkschmerzen, Gelenkschwellung, Streckdefizite (Stoffwechseldefekte), Knie (Borreliose)

Diagnostik: Infektsuche, Gelenkbefallsmuster, Laborparameter (Blut, Urin), MRT, Röntgen

Behandlungsstrategie: nichtsteroidale Antirheumatika (NSAR), Antibiotika

Pflege: Symptombezogen

13

PFLEGE BEI ORTHO-PÄDISCHEN UND TRAUMATOLOGISCHEN ERKRANKUNGEN

Bärbel Huesmann, Robert Welp

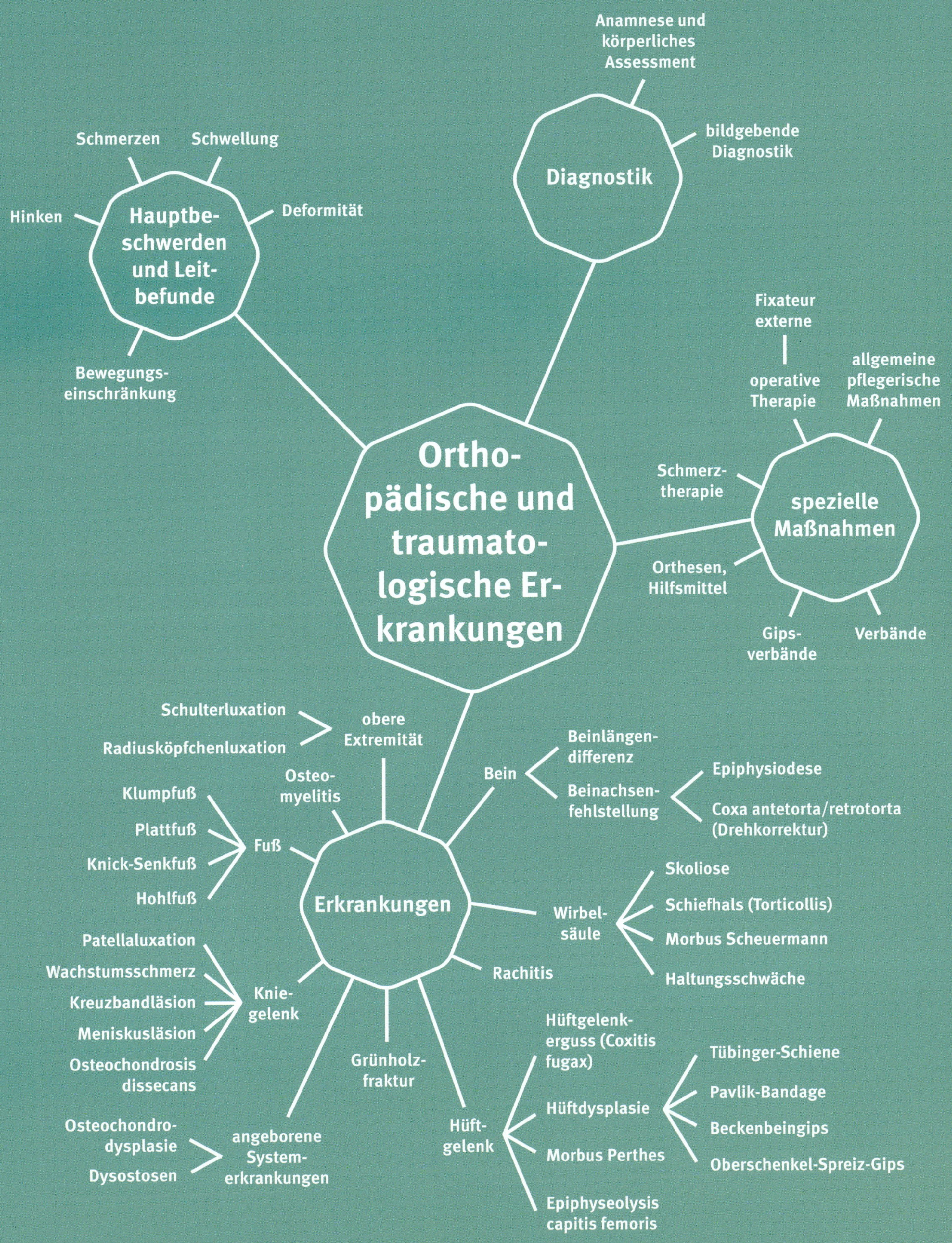
Orthopädische und traumatologische Erkrankungen
Hauptbeschwerden und Leitbefunde
Schmerzen
Schwellung
Deformität
Hinken
Bewegungseinschränkung
Diagnostik
Anamnese und körperliches Assessment
bildgebende Diagnostik
spezielle Maßnahmen
Fixateur externe
operative Therapie
allgemeine pflegerische Maßnahmen
Schmerztherapie
Orthesen, Hilfsmittel
Gipsverbände
Verbände
Erkrankungen
obere Extremität
Schulterluxation
Radiusköpfchenluxation
Osteomyelitis
Bein
Beinlängendifferenz
Beinachsenfehlstellung
Epiphysiodese
Coxa antetorta/retrotorta (Drehkorrektur)
Fuß
Klumpfuß
Plattfuß
Knick-Senkfuß
Hohlfuß
Wirbelsäule
Skoliose
Schiefhals (Torticollis)
Morbus Scheuermann
Haltungsschwäche
Rachitis
Kniegelenk
Patellaluxation
Wachstumsschmerz
Kreuzbandläsion
Meniskusläsion
Osteochondrosis dissecans
Grünholzfraktur
Hüftgelenk
Hüftgelenkerguss (Coxitis fugax)
Hüftdysplasie
Tübinger-Schiene
Pavlik-Bandage
Beckenbeingips
Oberschenkel-Spreiz-Gips
Morbus Perthes
Epiphyseolysis capitis femoris
angeborene Systemerkrankungen
Osteochondrodysplasie
Dysostosen

Wussten Sie schon ...

Frakturen: Bei Säuglingen sind Knochen noch sehr weich. Dies schützt die Säuglinge v.a. bei Stürzen und ungewöhnlichen Belastungen vor Frakturen. Falls doch Frakturen auftreten, kann es sich um Grünholzfrakturen handeln, die oft nur konservativ behandelt werden müssen.

Epiphysenspalt: Der menschliche Knochen wird in drei Teile unterteilt: Epiphyse, Metaphyse und Diaphyse. Zwischen Metaphyse und Epiphyse befindet sich bei Kindern der Epiphysenspalt, der sich im Lauf des Heranwachsens verschließt. Sobald dieser verschlossen ist, ist das Längenwachstum abgeschlossen.

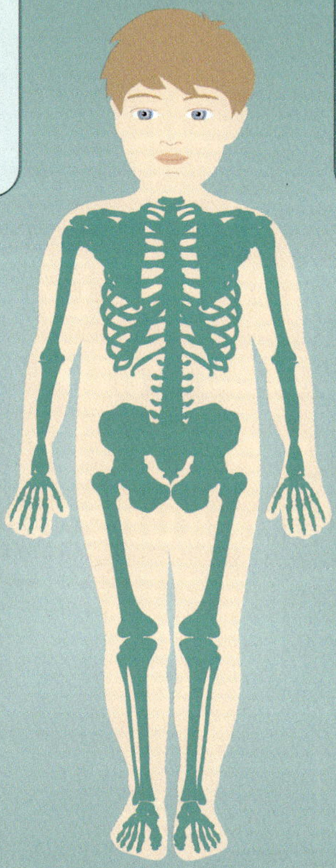

Knochenzahl: Bei Geburt hat ein Säugling über 300 Knochen. Ein Erwachsener hat im Durchschnitt nur noch 206. Durch das Zusammenwachsen einiger Knochen verringert sich die Anzahl.

Vitamin D: Eltern wird empfohlen, ihren Kindern in den ersten Lebensmonaten Vitamin D zu verabreichen. Vitamin D ist fettlöslich und wird mit Hilfe von Sonnenlicht in der Haut gebildet. Es hilft, das für den Knochenstoffwechsel wichtige Kalzium und Phosphat aus der Nahrung aufzunehmen.

Knochenalter: Um Rückschlüsse auf das Alter des Kindes zu ziehen, kann die linke Hand geröntgt werden. Nach verschiedenen anatomischen Einteilungen kann so auf das Alter des Kindes bzw. des Jugendlichen geschlossen werden.

Hüfterguss: Nach einer infektiösen Erkrankung kann es zu einem schmerzhaften Hüfterguss kommen, der sonografisch nachweisbar ist. Die Therapie ist Schonen und anti-entzündliche Medikamente.

13.1 Das Kind mit orthopädischen und traumatologischen Erkrankungen

Für Kinder und Jugendliche liegt das Risiko für ein Problem des Bewegungsapparats bei etwa 90 %. Ungefähr 50 % der Kinder benötigen eine konservative Behandlung, am häufigsten eine Gipsanlage nach Fraktur. Weniger als 10 % müssen operativ behandelt werden, die Hälfte davon ebenfalls wegen einer Fraktur. [1]

13.1.1 Prävention

Verletzungen im Kindesalter können nicht immer vermieden werden. Die meisten „unkomplizierten" Frakturen passieren beim Spielen und führen bei korrekter Therapie zu keiner Beeinträchtigung der weiteren Entwicklung. Die Zahl schwerer Verletzungen, z. B. bei **Verkehrsunfällen,** aber auch aufgrund von **Kindesmisshandlungen,** kann durch präventive Maßnahmen (→ 2.9) gesenkt werden (weitere Informationen: www.kindersicherheit.de der Bundesarbeitsgemeinschaft Mehr Sicherheit für Kinder e. V.).

Bei neuroorthopädischen Erkrankungen, d. h. bei Nerven- und Muskelerkrankungen wie infantiler Zerebralparese, Spina bifida oder kongenitalen Muskelerkrankungen, wird regelmäßig **Physiotherapie** empfohlen, um die Muskellängenverhältnisse aufrechtzuerhalten und Kontrakturen zu vermeiden. Zusätzlich können frühzeitig eingesetzte **Orthesen** (→ 13.4.4) z. B. eine Fuß- oder Wirbelsäulendeformität verhindern.

13.1.2 Rehabilitation

Eine stationäre Rehabilitation ist bei Kindern erfreulicherweise selten erforderlich. Auch eine generelle Verordnung von Physiotherapie nach Frakturbehandlung ist nicht notwendig. Die Bewegungsfreude der Kinder ergibt einen autonomen, natürlichen Rehabilitationsprozess. [1]

Bei schweren Schädelhirntraumata und/oder mehrfachverletzten (polytraumatisierten) Kindern sollte die Frührehabilitation bereits während des primären stationären Aufenthalts beginnen. Durch eine frühzeitig beginnende Rehabilitation und kontinuierliche Anforderungssteigerung soll ein bestmögliches Resultat erreicht werden, um zusätzlichen Funktionsverlust und immobilisationsbedingte Schäden zu vermeiden. Insbesondere Schädelhirn- oder Wirbelsäulentraumata können eine langwierige neuroorthopädische Rehabilitation nach sich ziehen.

13.1.3 Beratung und Anleitung

Die Beratung und Anleitung von Kindern und Eltern wird je nach Erkrankungsursache sehr unterschiedlich sein. Handelt es sich um eine **geplante kinderorthopädische Vorstellung,** können die Probleme und die Therapieoptionen ohne wesentlichen Zeitdruck ausführlich erläutert und diskutiert werden. Das ist nach einem **Trauma mit dringlichem Handlungsbedarf** nicht gegeben. Eltern und Kinder können durch den Unfall emotional sehr belastet sein und sich mit ihrer Angst den Medizinern ausgeliefert fühlen. Eine sensible Kommunikation ist hier von entscheidender Bedeutung. Dabei sollte insbesondere auf Folgendes geachtet werden:

- Betroffene Kinder und Eltern als Partner wahr- und ernst nehmen
- Eine offene, kompetente Aufklärung ist die Grundlage der gemeinsamen Strategie
- Ruhe und Besonnenheit bewahren, auch unter Zeitdruck
- Schriftliche Einwilligungserklärungen zur Dokumentation des gemeinsam mit den Eltern festgelegten Vorgehens einholen
- Anfragen der Eltern beantworten, auch telefonische
- Den eigenen emotionalen Stress wahrnehmen und (an-)erkennen.

Ist eine Operation erforderlich, benötigen die zu pflegenden Kinder und ihre Eltern ausführliche Informationen über die Nachbehandlung.

13.2 Hauptbeschwerden und Leitbefunde

Bei orthopädischen und unfallchirurgischen Erkrankungen können folgende Leitsymptome einzeln oder, je nach Erkrankung oder Verletzung, in verschiedenen Kombinationen vorliegen: Schmerz (→ 19.1 bis → 19.6), Schwellung, Bewegungseinschränkung, Deformität, Hinken, neurologische Symptome.

13.2.1 Schmerzen

Zu *Schmerzen, Schmerztherapie* → 19.1 bis → 19.6.

Nahezu alle orthopädischen und traumatologischen Erkrankungen verursachen Schmerzen. Die Besonderheiten (→ Abb. 13.1) der Schmer-

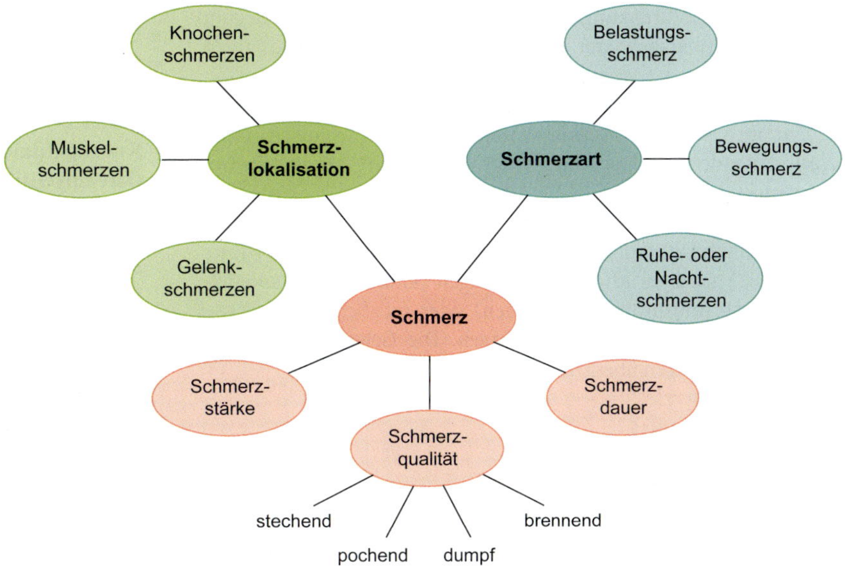

Abb. 13.1 Besonderheiten der Schmerzen in der Orthopädie [L143]

zen bei orthopädischen und traumatologischen Erkrankungen betreffen:

- **Lokalisation der Schmerzen**
- **Schmerzart** (belastungsabhängig, bewegungsabhängig, Nacht- und Ruheschmerz)
- **Schmerzstärke**
- **Beschwerdedauer.**

Schmerzcharakter und Schmerzlokalisation

Schmerzen treten im Regelfall direkt über der betroffenen Extremität auf. Die zugrundeliegende Gewebeläsion kann über Nozizeptoren (freie sensorische Nervenendigungen) der Haut, der Muskeln und Gelenke zur entsprechenden Schmerzempfindung führen.

> **Projizierte Schmerzen**
> In seltenen Fällen treten die Schmerzen nicht am Ort der Gewebeschädigung auf. Diese werden projizierte Schmerzen genannt und können zu Fehldiagnosen führen. Ein typisches Beispiel sind Knieschmerzen bei Hüfterkrankungen im Kindes- und Jugendalter.

Gelenkschmerzen

Gelenkschmerzen *(Arthralgien)* sind (→ 12.2, → 12.3, → 12.5) durch traumatische, degenerative oder entzündliche Gelenkprozesse ausgelöste Schmerzen, die bereits in Ruhe bestehen können oder aber erst bei Belastung auftreten. Wichtig ist v. a. die Differenzierung zwischen traumatisch-degenerativem und entzündlich-rheumatischem Gelenkschmerz. Zusätzlich kann zur Differenzierung einer rheumatischen Erkrankung das Befallsmuster bei Gelenkschmerzen wichtige Hinweise geben.

- Wie viele Gelenke sind betroffen? Nur eins, wenige (2–3) oder viele (> 3)?
- Sind große (Knie, Hüfte, Schulter) oder kleine Gelenke (Finger, Handgelenke, Zehen) befallen?
- Ist der Befall symmetrisch (z. B. beide Knie) oder asymmetrisch?
- Welche Fingergelenke sind betroffen? Während z. B. bei der rheumatoiden Arthritis die Grund- und Mittelgelenke meist mehrerer Finger betroffen sind, ist für die Psoriasis-Arthritis der **Strahlbefall** typisch, d. h. der Befall aller Gelenke eines Fingers.

Muskelschmerzen

Muskelschmerzen können sowohl harmlos sein als auch das Symptom schwerwiegender Erkrankungen. Anamnestisch wird nach dem Beginn der Schmerzen (plötzlich oder allmählich) und nach evtl. auslösenden Faktoren (Trauma, extreme körperliche Belastungen, sportliche Aktivitäten) gefragt. Kleine Kinder äußern so gut wie nie Muskelschmerzen. Um auch seltenere Muskelerkrankungen auszuschließen, muss nach begleitenden Beschwerden gefragt werden, z. B. Müdigkeit, Gewichtsverlust und Fieber.

Bei der körperlichen Untersuchung wird auf eine abnorme Haltung oder Lage einer Extremität sowie auf **Muskelatrophien** *(verringerte Muskelmasse)* geachtet. Muskelverhärtungen (knötchen- bis spindelförmige Verhärtungen bei **Myogelosen**) oder mögliche Muskelrisse (tastbare Lücke) können palpiert werden. Die Gelenkbeweglichkeit wird in alle Richtungen überprüft:

- Dehnungsschmerz?
- Widerstandsschmerz?
- Muskeltonus?
- Eingeschränkte Beweglichkeit?

Die weitere Diagnostik richtet sich nach der Verdachtsdiagnose: bei Fehlhaltungen evtl. röntgenologische Abklärung, bei Muskelkrämpfen Laboruntersuchungen (Elektrolyte) oder bei Trauma (Muskelriss) Sonografie.

Muskelschmerzen können durch viele Erkrankungen oder Ursachen hervorgerufen werden.

- **Myogelosen:** reaktive muskuläre Verhärtungen durch Stoffwechselentgleisung in vorwiegend statisch beanspruchten Muskeln, sehr häufig auftretend (v. a. im Wirbelsäulen- und Schultergürtelbereich als „Trapeziuswulst“ links und rechts)
- **Muskelkater:** muskuläres Schmerzsyndrom als Folge einer Mikrotraumatisierung durch kleinste Risse in den Muskelfibrillen, 1–2 Tage nach grenzwertiger sportlicher Belastung auftretend, verschwindet i. d. R. spontan nach wenigen Tagen
- **Muskelkrämpfe:** oft in Ruhe und nachts auftretend, v. a. bei Kalzium- und Magnesiummangel
- **Trauma:** Muskelprellung, -quetschung, -zerrung, -faserriss, -riss
- **Muskelschmerzen:** können vor, während oder bei Infektionskrankheiten auftreten
- Seltene Erkrankungen, z. B. Polymyalgia rheumatica oder Polymyositis
- Fibromyalgiesyndrom.

Nach Abklärung organischer Ursachen sind psychosomatische in Betracht zu ziehen.

> **Vorsicht!** Muskelschmerzen, die gleichzeitig mit unklaren Allgemeinsymptomen auftreten, müssen von der Fachärztin/vom Facharzt (im Folgenden Arzt genannt)weiter abgeklärt werden!

Knochenschmerzen

Knochenschmerzen sind im Knochengewebe lokalisierte Schmerzen, die vom Kind oder Jugendlichen häufig als dumpf charakterisiert werden. Erfragt werden auch hier der Beginn und mögliche Ursachen der Beschwerden. Chronische Knochenschmerzen sind manchmal schwierig zu lokalisieren und nicht immer sicher von Muskelschmerzen zu differenzieren. Die **Fraktur** (Knochenbruch) ist sicherlich die häufigste Ursache für Knochenschmerzen und wird mittels Röntgendiagnostik weiter abgeklärt. Auch bei länger anhaltenden Beschwerden sollte der betroffene Knochen geröntgt werden. Abhängig vom Röntgenbild und der Verdachtsdiagnose wird ggf. eine weiterführende CT- und/oder MRT-Diagnostik erforderlich.

Knochenschmerzen können akut als Folge eines Knochenbruchs oder auch im Rahmen anderer Knochenerkrankungen auftreten. Im Folgenden werden einige Beispiele genannt:

- **Fraktur:** durch Trauma bedingter Knochenbruch
- **Ermüdungsbruch:** z. B. nach übermäßiger körperlicher Belastung
- **Kontusion:** Knochenprellung
- **Osteoidosteom:** gutartiger Knochentumor mit Altersgipfel beim Jugendlichen mit typischer nächtlicher Schmerzsymptomatik
- **Knochentumoren** (→ 11.7)
- **Osteomyelitis:** Entzündung im Knochen (→ 13.13)
- **Knochennekrose:** Untergang (Infarkt) von Knochengewebe, z. B. posttraumatisch oder begünstigt durch Grunderkrankungen wie Sichelzellanämie und Morbus Gaucher (erblich bedingte lysosomale Speicherkrankheit).

Schmerzart

Angaben zur Schmerzart können darauf hinweisen, ob es sich um eine mechanische Überlastung oder ein entzündliches Geschehen handelt. Der Schweregrad der Schmerzen kann wie folgt eingeteilt werden:

- **Belastungsschmerzen:** Schmerzen des Stütz- und Bewegungsapparats, die nur unter stärkerer Belastung auftreten und damit im Regelfall mechanisch bedingt sind.

- **Bewegungsschmerzen:** Ein durch entzündliche Begleitreaktionen mitbedingter aktiver Bewegungsschmerz deutet auf schmerzhafte Prozesse an Muskeln und Sehnen hin, ein passiver Bewegungsschmerz dagegen ist charakteristisch für einen schmerzhaften Prozess innerhalb des Gelenks oder an dessen Kapsel [2].
- **Ruhe- oder Nachtschmerzen:** Diese sind typisch für entzündliche und tumoröse Prozesse. Bei Nachtschmerzen auch an gutartiges Osteoidosteom denken.

Schmerzdauer

Im Besonderen bei jüngeren Kindern führt die routinemäßige Frage „Wie lange hast du die Beschwerden schon?" häufig nicht zum Ziel. Manchmal ist es besser zu fragen, ob bei zurückliegenden Ereignissen, z. B. Ostern, Geburtstag, die Schmerzen bereits vorhanden waren.

Neben der Dauer der Beschwerdesymptomatik sollten auch tageszeitliche Schwankungen in der Intensität der Beschwerden erfragt werden. So führen mechanisch bedingte Beschwerden häufig zu Beginn einer Belastung zu Schmerzen (Einlaufschmerz). Nächtliche Schmerzen deuten auf entzündliche Prozesse hin.

Schmerzstärke und Schmerzqualität

Die **Schmerzstärke** insbesondere länger andauernder Beschwerden kann über verschiedene Schmerzskalen erfasst werden. Für Kinder gibt es spezielle Schmerzskalen mit lachenden und weinenden Smileys je nach Schmerzintensität.

Die **Qualität der Schmerzen** kann als **stechend, pochend, dumpf, brennend** o. Ä. beschrieben werden. Den Schmerzcharakter können Kinder und Jugendliche jedoch meistens nicht gut beschreiben (→ 19.3.3).

13.2.2 Schwellung

Schwellungen können auftreten durch entzündliche Prozesse, pathologische Flüssigkeitsansammlungen im Gewebe, Gewebeneubildungen (Exostose, Neoplasie) und chronisch deformierende Skelettveränderungen (z. B. Rippenbuckel bei Skoliose).

- **Ödem:** Schwellung nach Einlagerung von Wasser aus dem Gefäßsystem in das betroffene Gewebe sowohl nach Traumata als auch bei entzündlichen Veränderungen
- **Hämatom:** Blutungsereignis, meist durch Gewalteinwirkung von außen verursacht, das mit einer deutlichen Schwellung, zunächst roter bis rotblauer Hautverfärbung innerhalb der ersten 24 Std. und Schmerzen einhergehen kann
- **Abszess:** Schwellung; durch entzündliche Gewebseinschmelzung entstandene Eiteransammlung
- **Tumor:** Volumenzunahme von Gewebe **unabhängig von der Ursache**
- Eine **Gelenkschwellung** zeigt sich durch „Verstreichen" der Gelenkkonturen (Ausgleichen der Konturen bei Schwellungen) und kann an einem oder mehreren Gelenken ein- oder beidseitig, mit Überwärmung, Rötung und Funktionseinschränkung auftreten; meist als Folge eines Gelenkergusses (Flüssigkeit im Gelenkinneren).

Bei der körperlichen Untersuchung ist besonders auf akute Entzündungszeichen wie Rötung und Erwärmung sowie auf eine Ergussbildung (z. B. bei der Untersuchung des Kniegelenks auf eine „tanzende Patella") zu achten. Die Beweglichkeit des betroffenen Gelenks ist eingeschränkt.

Die häufigste **Ursache** für eine Gelenkschwellung im Kindesalter ist ein reaktiver Erguss nach einem viralen Allgemeininfekt. Weitere Ursachen können z. B. sein:

- Akute bakterielle Arthritis; meist mit akutem Beginn, gestörtem Allgemeinbefinden, eitrigem Erguss
- Aseptische Knochennekrosen (M. Perthes)
- Epiphyseolysis capitis femoris (Hüftkopfabrutsch)
- Juvenile idiopathische Arthritis
- Trauma mit Hämarthros (*blutiger Erguss,* z. B. bei knöchernem Kreuzbandausriss)
- Hämorrhagische Diathese (*Blutungsneigung*); blutiger Erguss v. a. bei Hämophilie
- Weichteilprozesse in Gelenknähe, z. B. Bursitis (*Schleimbeutelentzündung*)
- Rheumatisches Fieber (→ 6.6.4); nach Streptokokkeninfekt.

13.2.3 Bewegungseinschränkung

DEFINITION

Bewegungseinschränkung: akut oder chronisch verminderte Beweglichkeit durch Einschränkung des aktiven und/oder passiven Bewegungssystems aufgrund von Verletzung, Entzündung, Tumor, anhaltender Schonhaltung, fixierendem Verband oder falscher Lagerungstechnik.

Es werden **funktionelle** (durch Fehlfunktion des Nervensystems auftretende abnormale Bewegung oder Haltung von Körperteilen) von **strukturellen** (auch nach Schmerzausschaltung noch vorhandene) Bewegungsstörungen unterschieden. Anhaltende Bewegungseinschränkungen werden als **Kontrakturen** bezeichnet. Diese wiederum können durch eine verminderte Gelenkbeweglichkeit selbst oder durch die Schrumpfung der gelenkumgebenden Weichteile (z. B. Kapsel- oder Muskelkontrakturen) bedingt sein. Das Ausmaß einer Kontraktur kann von leichten Funktionseinschränkungen bis zur vollständigen Versteifung eines Gelenks reichen.

Bei jeder orthopädischen Untersuchung wird die Beweglichkeit der Gelenke getestet (→ Kap. 12.3.1, Neutral-Null-Methode). Je nach Gelenk sind verschiedene Bewegungsmöglichkeiten zu überprüfen:

- **Flexion/Extension** (Beugen/Strecken)
- **Abduktion/Adduktion** (Ab-/Anspreizung)
- **Innenrotation/Außenrotation** (Innen-/Außendrehung).

13.2.4 Deformität

DEFINITION

Skelettdeformität: angeborene oder erworbene Abweichung von der Normalform des Stütz- und Bewegungsapparats

Deformitäten können als akute Verletzungsfolge, aber auch als Folge von entzündlichen Prozessen, degenerativen Veränderungen und Tumoren auftreten. Auch Skoliosen sowie X- und O-Beine werden zu den Skelettdeformitäten gezählt. Diese treten häufig idiopathisch auf, d. h., die Ursache ist nicht sicher geklärt.

Die angeborenen Skelettfehlbildungen sind u. a.:

- Hüftdysplasie/Hüftluxation (→ 13.7.2)
- Klumpfuß (→ 13.9.1)
- Longitudinale Reduktionsdefekte (Verkürzung oder Fehlen von Extremitäten)
- Spina bifida (Neuralrohrfehlbildung → 16.11.2)
- Syn-/Polydaktylie (Verwachsungen benachbarter und/oder überzählige Finger oder Zehen).

Darüber hinaus können angeborene Systemerkrankungen (→ 12.1 bis → 12.6) mit verschiedenen Skelettfehlbildungen einhergehen.

13.2.5 Hinken

Eine Beschwerdesymptomatik der unteren Extremitäten äußert sich meist mit einer **Laufverweigerung** oder einem **hinkenden Gangbild.** Es werden verschiedene Arten des Hinkens unterschieden. In Zusammenschau mit der Anamnese und der klinischen Untersuchung können erste Verdachtsdiagnosen weiter abgeklärt werden (Beispiele sind in Klammern angegeben):

- **Verkürzungshinken** (Beinverkürzung)
- **Versteifungshinken** (Kontrakturen von Hüft- oder Kniegelenk, Kniebinnenläsionen)
- **Schonhinken** (Schmerzen, M. Perthes, Epiphyseolysis capitis fermoris)
- **Lähmungshinken** (Zerebralparese, Hemiparese, Myopathie)
- **Duchenne-Hinken** (→ Abb. 13.2) mit Neigung des Oberkörpers zur betroffenen Seite (postoperative Insuffizienz der Glutealmuskulatur).

13.2.6 Neurologische Symptome

Auch neurologische Symptome können auf orthopädische Probleme hinweisen oder durch diese hervorgerufen werden:

- **Sensible Ausfälle** (Gefühlsstörungen) können sowohl durch traumatische Nervenverletzungen als auch durch Druck auf einen Nerv bzw. eine Nervenwurzel auftreten (z. B. Kompartment-Syndrom oder Bandscheibenvorfall).
- **Lähmungen** liegt der gleiche Pathomechanismus wie den sensiblen Ausfällen zugrunde. Besteht nur ein geringes funktionelles Defizit, kann dieses zunächst gar nicht auffallen (z. B. Großzehenheberschwäche bei Bandscheibenvorfall).
- **Pseudoparalyse** (Lähmung ohne Nervenläsion) wird eine schmerzbedingte vollständige Bewegungseinschränkung einer Extremität genannt. Sie kann eine Nervenläsion vortäuschen. Bekanntestes Beispiel beim Kind ist die Radiusköpfchen-Subluxation (**Chassaignac-Lähmung** → 13.5.2).
- **Motorische Entwicklungsstörungen** bei Kleinkindern wie Haltungsschwäche und Ungeschicklichkeit können einen Hinweis auf eine infantile Zerebralparese geben.
- **Spastik** (erhöhte Eigenspannung der Skelettmuskulatur, → 16.2.4) zeigt sich durch einen erhöhten Muskeltonus während der Bewegungsprüfung und pathologische Reflexe wie das Babinski-Zeichen (→ 16.3.1). Ursache der Spastizität ist eine Schädigung von Gehirn oder Rückenmark.
- **Ataxie** (Störung der Bewegungskoordination, → 16.2.4) kann auftreten bei Schädigungen des Kleinhirns oder des Rückenmarks. Es können sowohl Zielbewegungen als auch der Gang betroffen sein. Eine Gangataxie zeigt sich durch ein unsicheres breitbeiniges Gangbild.

Die Orthopädin/der Orthopäde (im Folgenden Orthopäde genannt) sollte die begleitenden neurologischen Symptome kennen und ggf. gezielt danach fragen bzw. den Patient entsprechend untersuchen.

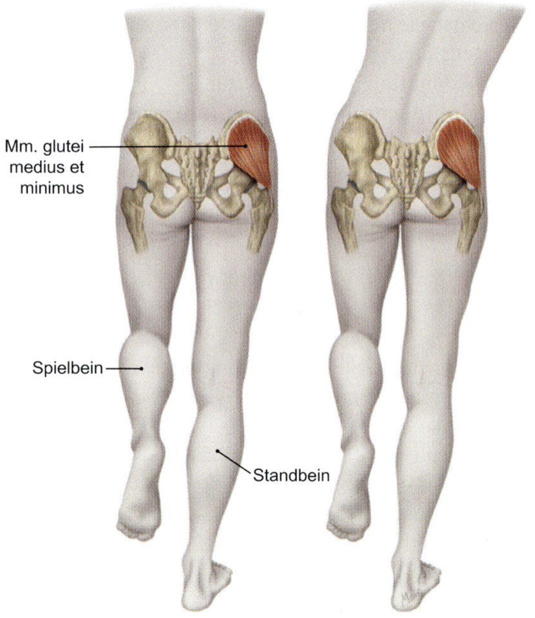

Abb. 13.2 Normales „Gehen" und Duchenne-Hinken
Links: Die Gluteus-Muskeln können das gleichseitige Bein abduzieren, wenn das Körpergewicht auf dem anderen Bein ruht. Beim Einbeinstand auf der gleichen Seite des Muskels dienen die Muskeln der Stabilisierung des Beckens und verhindern ein Absinken des Beckens zur Gegenseite (Spielbeinseite).
Rechts: Das Becken der gesunden Seite wird beim Laufen durch Verlagerung des Oberkörpers auf die kranke Seite angehoben (Duchenne-Hinken). [L127]

13.3 Pflegerische und medizinische Diagnostik

13.3.1 Anamnese und körperliches Assessment

In der Orthopädie und Traumatologie beinhaltet eine ausführliche **Anamnese** die Fragen nach:

- den aktuellen Beschwerden, z. B. Schmerzen (→ 19.3)
- dem zeitlichen Verlauf des Auftretens der Beschwerden (seit wann, Tageszeiten [nachts, morgens nach dem Aufstehen, nach/während Sport])
- der Freizeitanamnese (Ursache vieler Beschwerden ist z. B. eine sportliche Überbelastung)
- der Familienanamnese (familiär vererbliche Erkrankungen).

Bei Kindern müssen die Eltern und Bezugspersonen in die Anamnese mit einbezogen werden (Fremdanamnese). Es ist z. B. häufig schwierig, den Grund für eine Laufverweigerung eines Kleinkinds herauszufinden.

Im Anschluss folgt eine **ausführliche Untersuchung** des Kindes mit **Inspektion, Palpation** und Erhebung eines **kinderorthopädischen Untersuchungsstatus.** Der **kinderorthopädische Untersuchungsstatus** beinhaltet:

- Körpergröße, Körpergewicht
- Gang mit Schuhen, Barfuß-, Fersen- oder Zehengang
- Stand (Beckenstand, Beinachse, Einbeinstand, Trendelenburg-Zeichen: Es gilt als positiv, wenn das Becken, aufgrund einer Schwäche oder Lähmung der Gesäßmuskulatur, beim Einbeinstand nicht in der Waage gehalten werden kann.)
- Wirbelsäule (→ Abb. 13.3, Schulterstand, Vorneigen, Rippenbuckel, Lendenwulst, seitliches Profil)
- Obere Extremitäten (Beweglichkeit)
- Hüfte (Beweglichkeit)
- Knie (Beweglichkeit, Bandstabilität, Meniskuszeichen [→ 13.8.4], Erguss)
- Füße (Rückfuß, Vorfuß, Längs- und Querwölbung, Beweglichkeit)
- Muskelverkürzungen: ischiokrurale Muskulatur (Muskelgruppe der rückseitigen Oberschenkelmuskulatur), Iliopsoas (funktionelle Einheit aus großem Lendenmuskel [M. psoas major] und dem Darmbeinmuskel [M. iliacus]), M. gastrocnemius
- Reflexe, Sensibilität, Muskelkraft (neurologische Untersuchung).

Liegt ein Unfall mit Frakturverdacht vor, zu erkennen an einer schmerzhaften Schwellung oder sogar Fehlstellung, wird bei der Unter-

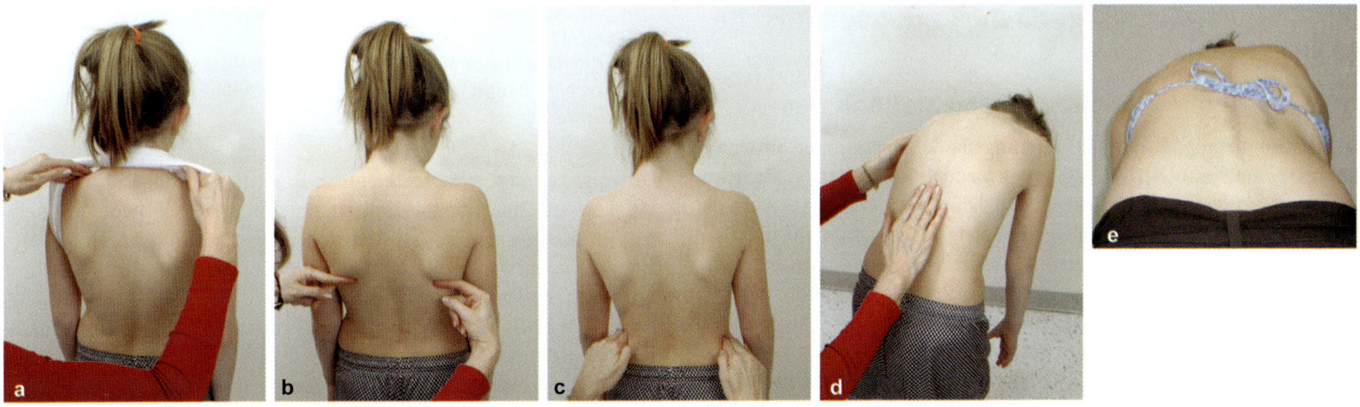

Abb. 13.3 Untersuchung der Wirbelsäule
Begutachtet werden: a) Schultersymmetrie (Schulterhochstand); b) Symmetrie der Schulterblätter; c) Symmetrie der Taillendreiecke; d) Beginnender Vorbeugetest; e) Rippenbuckel [G804]

suchung der Frakturbereich in den Fokus genommen. Eine **schmerzprovozierende Palpation** bringt **keine zusätzlichen Informationen.** Bei jüngeren Kindern lässt sich die Fraktur, z. B. bei einer Laufverweigerung, manchmal schwer ausmachen. Hier können die beobachtete Spontanmotorik und das Wissen über die alterstypischen Frakturen weitere Rückschlüsse auf die genaue Lokalisation geben.

Die Kinder werden bei Untersuchung und Besprechung der Befunde in das Gespräch mit einbezogen.

Liegen mehrere Verletzungen unterschiedlichen Alters auch an verschiedenen und ungewöhnlichen Lokalisationen vor oder lassen sich bestimmte Verletzungen oder Frakturen durch die Anamnese nicht ausreichend erklären, muss immer auch an eine **Kindesmisshandlung** (→ 2.9) gedacht werden.

13.3.2 Bildgebende Diagnostik

(Konventionelle) Röntgenaufnahmen: Die Aufnahmen erfolgen in zwei Ebenen und sollen bei Verletzungen der Röhrenknochen die benachbarten Gelenke möglichst miteinschließen. Zur Beurteilung von Fußfehlstellungen (ausgenommen bei frischen Verletzungen) werden die Röntgenaufnahmen im Stand unter Belastung durchgeführt. Mit der Röntgendiagnostik lassen sich viele orthopädisch-traumatologische Diagnosen, wie Frakturen (→ Abb. 13.4), Luxationen (*Ver-/Ausrenkungen*) und Wachstumsstörungen, zuverlässig stellen und beurteilen. Darüber hinaus können konservative oder operative Maßnahmen, z. B. die Stellung der Wirbelsäule im Korsett oder die verbesserte Überdachung des Hüftgelenks nach Beckenosteotomie, kontrolliert werden.

Sonografie *(Ultraschall):* Insbesondere Gelenkkapseln, Sehnen, Bänder und Muskulatur, aber auch die Knochenoberfläche können mit diesem bildgebenden Verfahren beurteilt werden. Sonografisch lässt sich z. B. ein Gelenkerguss von einer Kapselschwellung unterscheiden. Eine große Bedeutung in der Kinderorthopädie hat die Sonografie bei der **Untersuchung der Säuglingshüfte** in den ersten Lebenswochen (→ 3.2.1, → Abb. 13.4). Beim stumpfen Bauchtrauma werden die inneren Organe sonografisch untersucht. Freie Flüssigkeit im Abdomen ist beweisend für eine Blutung oder Darmperforation.

Computertomografie (CT): Bei speziellen Fragestellungen (→ Abb. 13.4), z. B. zur Beurteilung von Tumoren, komplizierten Frakturen oder Wirbelsäulenfehlbildungen, ist zur weiteren Abklärung die CT-Diagnostik erforderlich.

Magnetresonanztomografie (MRT): Über unterschiedliche Gewichtungen der MRT-Aufnahmen können die verschiedenen Gewebetypen (Fett, Muskel, Nerven, Knorpel, Sehnen etc.) und Flüssigkeitsansammlungen (Knochenödem, Synovialflüssigkeit des Gelenks etc.) gut beurteilt werden.

SPICKZETTEL

Anamnese und Diagnostik

Die Anamnese beinhaltet die Frage nach den aktuellen Beschwerden, ebenso nach den Bedingungen, welche die Schmerzen bessern oder verschlechtern. Zudem ist eine körperliche Untersuchung notwendig. Als bildgebende Verfahren kommen insbesondere das Röntgen, die Sonografie, die Computertomografie (CT) und die Magnetresonanztomografie (MRT) infrage.

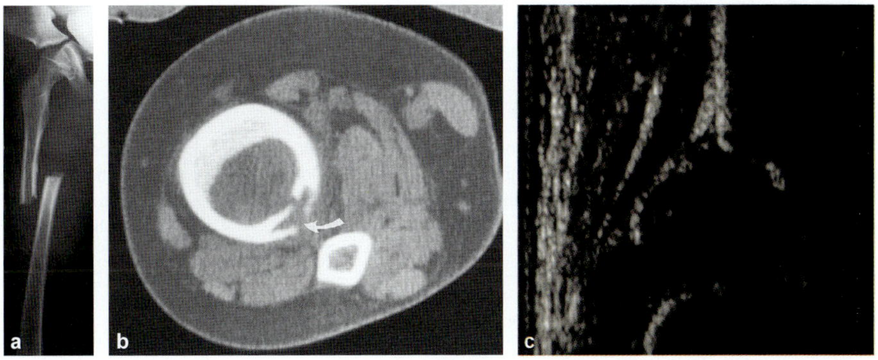

Abb. 13.4 Verschiedene bildgebende Verfahren in der Orthopädie
a) konventionelles Röntgen einer Fraktur
b) CT eines nicht ossifizierenden Fibroms
c) Sonografie der Hüfte [M502, G805, T1045]

13.4 Spezielle pflegerische und medizinische Maßnahmen

13.4.1 Allgemeine pflegerische Maßnahmen

Kinder mit orthopädischen Erkrankungen oder Operationen am Bewegungsapparat brauchen bei den verschiedenen täglichen Verrichtungen Unterstützung. Bei Schmerzen stellen Kinder i. d. R. die Aktivität und Mobilität in ihrem Alltag ein. Sie spielen z. B. nicht mehr so häufig wie gewohnt draußen oder beteiligen sich weniger im Sportunterricht. Kleinkinder, die Schmerzen nicht sprachlich äußern können, nehmen eine Schonhaltung ein und weinen beim Wickeln oder Tragen. Nach der Operation muss die betreffende Extremität meist ruhig oder hoch gelagert werden. Dafür werden spezielle Lagerungshilfen eingesetzt, wie Kissen oder Schienen. Unterschieden werden die Beinhoch- bzw. die Beinflachlagerungsschiene, der Armlagerungskeil und die Motorschiene (→ Tab. 13.1).

Es sollte so früh wie möglich mit der Mobilisation begonnen werden, um evtl. Kontrakturen, Pneumonien oder Dekubiti vorzubeugen. Häufig ist ein Gehwagen oder Rollstuhl nach Anleitung zur fachgerechten Handhabung hilfreich. Beim Einsatz von Gehhilfen ist es wichtig, passende Schuhe mit Fersenhalt zu wählen, damit ein sicherer Gang möglich ist.

Kleinkinder benötigen i. d. R. postoperativ keine weiterführende Physiotherapie, da ihr natürlicher Bewegungsdrang die Rehabilitation fördert.

Bedarfsanalgesie

Vor den Mobilisationseinheiten kann nach Rücksprache mit den Ärzten eine Bedarfsanalgesie (Schmerzmittel bei Bedarf) verabreicht werden.

Die Applikation der Medikamente, z. B. Schmerzmittel und/oder Antibiotika, wird frühzeitig mit Kindern und Eltern besprochen, um zu klären, ob diese in fester (Tabletten) oder flüssiger (Saft/Tropfen) Form eingenommen werden können. Über die evtl. notwendige Einnahme im Liegen wird aufgeklärt.

Nach Wirbelsäulen- oder Beckenoperationen (z. B. Skolioseoperation, Tripleosteotomie) wird anfangs leichte Kost angeboten, um die Magen-Darm-Aktivität zu unterstützen.

Durch mangelnde Kraft und Mobilität nach Operationen an der Hüfte, der Wirbelsäule oder bei angeordneter Bettruhe braucht das Kind Unterstützung bei den Ausscheidungen. Als Hilfsmittel werden Urinflasche, Steckbecken und Toilettenstuhl eingesetzt. Soll das „tiefe Sitzen" vermieden werden, ist der Einsatz einer Toilettensitzerhöhung angezeigt.

Jugendliche in der Pubertät haben i. d. R. ein höheres Schamgefühl. Daher ist es wichtig, rechtzeitig im Aufnahmegespräch vor der Operation auf die zu erwartenden vorübergehenden Einschränkungen einzugehen und zu informieren. Der Wahrung der Intimsphäre kommt besondere Bedeutung zu.

Bewegungseinschränkungen und Nebenwirkungen von Analgetika können eine Obstipation hervorrufen. Notwendig sind ggf. abführende Maßnahmen, z. B. die Anwendung von Mikroklistieren.

Tab. 13.1 Verschiedene Lagerungshilfsmittel für Kinder und Jugendliche in der Traumatologie und Orthopädie [V459, U108]

Schiene	Indikation	Vorteile	Nachteile
Beinhochlagerungsschiene nach Braun (aus Schaumstoff) 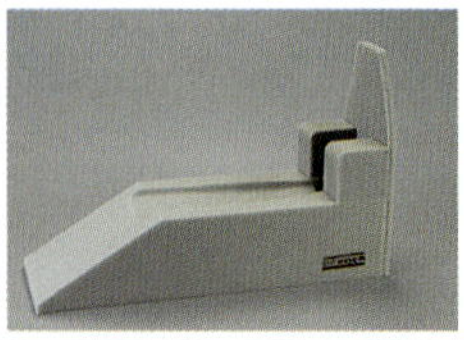	Ruhigstellung/Abschwellung von distalem Oberschenkel, Unterschenkel und Fuß nach Verletzungen einschl. Frakturen, Osteosynthese	• Einfache Handhabung • Vielseitige Einsetzbarkeit • Keine völlige Bewegungseinschränkung • Einfache Reinigung	• Keine individuelle Einstellbarkeit • Zu starke Bewegung/Herabnehmen des Beins durch unruhige/unkooperative Patienten leicht möglich
Beinflachlagerungsschiene (*U-Schiene;* aus Schaumstoff) 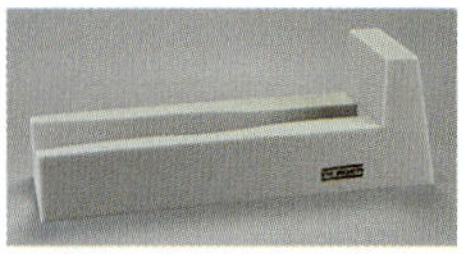	Ruhigstellung/Abschwellung von Hüfte und proximalem Oberschenkel nach Verletzungen einschl. Frakturen, Osteosynthese	• Relativ stabile Ruhigstellung • Keine ungewünschte Beinrotation durch U-Form • Einfache Handhabung • Einfache Reinigung	• Keine individuelle Einstellbarkeit • Im Sommer starkes Schwitzen in der Schiene
Armlagerungskeil 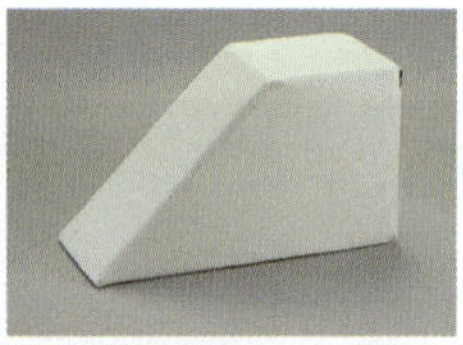	Armhochlagerung im Bett/im Sitzen	Einfache Handhabung	Keine individuelle Einstellbarkeit/Standardgröße
Motorschiene *(passive Bewegungsschiene)* 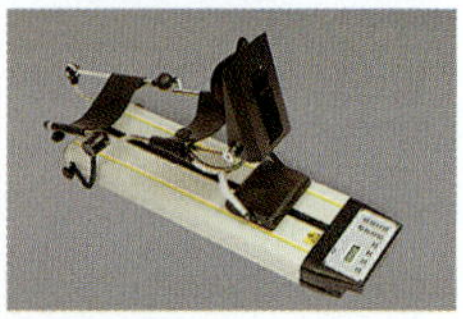	Kontrollierte, passive Bewegung zur Mobilisation/Rehabilitation u. a. nach Hüft-, Knie- und Sprunggelenkfrakturen	• Individuelle Einstellbarkeit • Einstellbarkeit der freigegebenen Extension/Flexion, Bewegungsgeschwindigkeit und Pausen	• Notwendigkeit einer genauen Einweisung • Motorgeräusch • Gefahr von Druckstellen durch Metallteile

Kinder brauchen auch im Krankenhaus Beschäftigung, insbesondere wenn sie ihrem natürlichen Bedürfnis nach Bewegung vorübergehend nicht nachkommen können, wie dies bei konservativen Behandlungen der Fall ist, z. B. Gipsverband oder Orthesen, aber auch durch das Einhalten von Bettruhe. Eine abwechslungsreiche Beschäftigung mit altersgerechten Spielen, Büchern, Filmen und Hörspielen kann helfen, den Tag zu gestalten, genau wie der Besuch des Klinikclowns oder bei langfristigen Krankenhausaufenthalten der Besuch der Klinikschule.

13.4.2 Verbände

Bei der Anlage von Verbänden (z. B. Wund-, Salben- oder Druckverbände, ruhigstellende Verbände, spezielle Verbände [Rucksack-Verband, Blount-Schlinge]) gelten die gleichen Grundsätze wie bei Erwachsenen. Die Verbände müssen den entsprechenden Größenverhältnissen angepasst werden.

Während des Verbandwechsels können kleinere Kinder mit Musik o. Ä. abgelenkt werden; alle Kinder sollten in den Verbandwechsel miteinbezogen werden.

13.4.3 Gipsverbände

Die **Indikationen** zum Anlegen eines Gipsverbands sind im Kindesalter die gleichen wie die beim erwachsenen Patienten.

- Ruhigstellung von Gliedmaßen und Gelenken, z. B. bei Frakturen oder entzündlichen Knochen- und Gelenkprozessen. Hier werden i. d. R. geschlossene oder gespaltene Gipse angelegt.
- Korrekturen von Fehlstellungen mithilfe von korrigierenden, aufrichtenden (redressierenden) Quengel- oder Etappengipsen (s. u.).

Die Dauer der Gipsbehandlung bei der Frakturbehandlung von Kindern ist abhängig vom Alter des Kindes oder Jugendlichen, vom betroffenen Knochen sowie vom Frakturtyp.

Formen

Im Kindesalter kommen neben den klassischen Ober- und Unterschenkel-, sowie Ober- und Unterarmgipsen bevorzugt folgende **Gipsformen** zur Anwendung:

- **Etappengips:** geschlossener Gips, der nach einigen Tagen entfernt und nach erfolgter manueller Redression (Einrenkung, Korrektur) neu angelegt wird (z. B. Oberschenkelredressionsgips bei der Klumpfußbehandlung). Diese Therapie wird über mehrere Wochen durchgeführt.
- **Oberschenkelspreizgips:** beidseits angelegter, geschlossener Oberschenkelgips, der oberhalb der Sprunggelenke mit einem Stab (Holz) verbunden ist. Diese Maßnahme bewirkt, dass das Hüftgelenk in Abspreizung und ruhig gehalten wird.
- **Beckenbeingips:** beidseits angelegter, geschlossener Oberschenkelgips mit Beckeneinschluss und Öffnung im Genital- und Analbereich (z. B. nach geschlossener oder offener Reposition der Hüftluxation beim Säugling → Abb. 13.5).

Bei der **Anlage des Gipsverbands** ist Folgendes zu berücksichtigen:

- Kurz vor oder noch besser während der Anlage der Oberschenkelredressionsgipse zur Behandlung von Fußfehlstellungen dem Säugling Nahrung verabreichen. Die Gipse sind dann leichter und genauer anzulegen, da der Säugling ruhiger liegen bleibt und deutlich zufriedener ist.
- Beckenbeingipse werden bei Säuglingen und Kleinkindern in Sedierung oder direkt postoperativ in Narkose angelegt.
- Wie bei Erwachsenen werden die druckexponierten Stellen (z. B. Ferse, Patella) gesondert gepolstert.

Vorsicht! Beklagen die Kinder und Jugendlichen Schmerzen im Bereich des Gipsverbands, muss über eine Gipsfensterung die betroffene Stelle kontrolliert werden. Die Pflegenden informieren den behandelnden Arzt. Durch Aussägen eines Gipsfensters kann die betroffene Stelle begutachtet werden. Anschließend wird die Öffnung wieder verschlossen, um Gewebeschwellungen zu vermeiden. Kinder mit Schmerangaben im Gipsverband haben immer Recht! Besonders bei denjenigen, die sich nicht selbst äußern können, muss deshalb auf eine gute und ausreichende Polsterung im Gips geachtet werden.

Weißgips

Ist eine Vollmobilisation im Gips erwünscht, werden der besser zu modellierende Weißgips mit einer Lage Castverband (Kunststoffgips) verstärkt und Gipsschuhe rezeptiert.

Pflegemaßnahmen bei Gipsverbänden

Kinder bis zum Schulkindalter tolerieren die Gipsbehandlung zunächst meist nicht. Bei Operationen erfolgt die Anlage des Gipses in Narkose. Die Kinder fühlen sich nach der Gipsanlage in ihrer Mobilisation stark eingeschränkt. Die **Akzeptanz des Gipsverbands** kann spielerisch gefördert werden, indem die Pflegefachperson, Angehörige und Kind den Verband mit Farbstiften oder bunten Klebebildern gestalten. Nach der Eingewöhnung stellt der Gips i. d. R. kein Problem mehr dar.

Bei der Gipsbehandlung im Kindesalter kommt der **Beobachtung** des zu Pflegenden eine vorrangige Bedeutung zu. Das gilt besonders, wenn die Kinder Schmerzen oder Missempfindungen (Parästhesien), die im Gipsverband bestehen, nicht äußern können.

- Die Durchblutung, Mobilisation und Sensibilität (DMS) der betroffenen Extremität müssen mehrmals täglich kontrolliert werden, ebenso der Gipsrand auf Druckstellen.

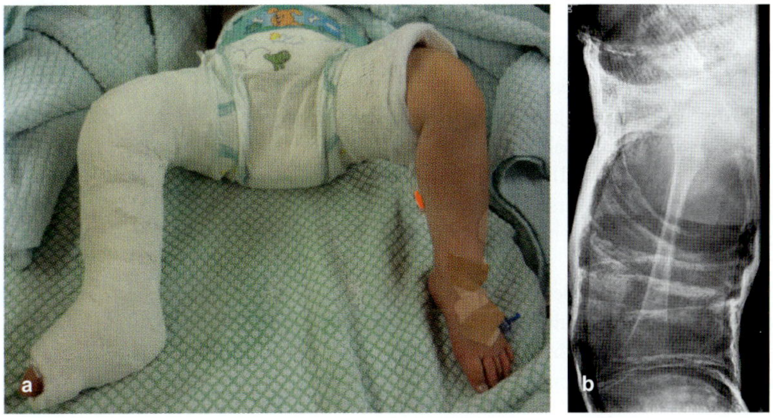

Abb. 13.5 Beispiel eines Gipses bei Kindern, hier ein 18 Monate altes Kleinkind mit angelegtem Becken-Bein-Gips nach Femurfraktur. [M801, M802]

- Auf allergische Reaktionen durch das Verbandmaterial (z. B. Juckreiz oder Rötung der Haut) achten.
- Freilagerung der Ferse zur Dekubitusprophylaxe.

Angehörige können in die **Versorgung** des Kindes einbezogen werden. Dazu muss ihnen gezeigt werden, wie die Kleidung angelegt werden kann/sollte. Folgende Tipps helfen:

- Die Extremität im Gips wird zuerst an- und zuletzt ausgezogen.
- Ist ein Beckenbein- oder Oberschenkelgips mit Spreizstab angelegt, können Hosen an den Seitennähten aufgetrennt oder mit Bändern bzw. (Druck-)Knöpfen versehen werden.
- Maßnahmen beim bzw. nach dem **Entfernen des Gipsverbands:**
  - Kann beim Kleinkind und jungen Schulkind der Gipsverband nicht mit der Gipsschere entfernt werden, muss eine Gipssäge eingesetzt werden. Hierüber ist das Kind altersgerecht zu informieren, der Einsatz ist auch entsprechend zu demonstrieren. Hilfreich ist außerdem der Einsatz eines Gehörschutzes.
  - Nach Entfernung des Gipsverbands wird die Haut gereinigt und mit einer feuchtigkeitsspendenden Lotion gepflegt. Die Hautpflege sollte in den nächsten Tagen je nach Hautzustand wiederholt werden. Nach Rücksprache mit dem Arzt kann auch ein Vollbad genommen werden.
  - Angehörige werden darauf aufmerksam gemacht, dass die Sensibilität der Haut (Parästhesien) bei Berührungen verändert sein kann.

Cave: Bei der kompletten Immobilisation muss ab der Pubertät auch an eine Thromboseprophylaxe (Heparinisierung) gedacht werden!

SPICKZETTEL

Pflegemaßnahmen bei Gipsverbänden:

Während der Gipsbehandlung Akzeptanz fördern, Beobachtung des Kindes, ernst nehmen jeglicher Empfindungen, die das Kind in Bezug auf den Gipsverband äußert.

Nach Entfernung des Gipsverbandes: intensive Hautpflege, auf Sensibilitätsstörungen hinweisen, angepasste Mobilisation der Extremität.

13.4.4 Orthesen, Hilfsmittel

DEFINITION

Orthesen: Stützen, die von außen zur Formkorrektur oder Kontrolle der auf den Bewegungsapparat einwirkenden Kräfte angebracht werden [1].

Hilfsmittel: Körperersatzstücke, orthopädische oder andere Geräte zum Ausgleich oder zur Vorbeugung einer Behinderung oder zur Sicherung einer Heilbehandlung (Definition der gesetzlichen Sozialversicherung).

Es gibt eine Vielzahl von Orthesen (→ Abb. 13.6), die unterschiedliche Funktionen übernehmen können, z. B.:

- Stützende Schuheinlage bei Knick-Senkfuß (→ 13.9.3)
- Redressierende Fußabduktionsschiene (wachstumslenkend, fehlstellungsumlenkend) bei kongenitalem Klumpfuß (→ 13.9.1)
- Redressierendes Korsett bei Skoliose (→ 13.6.1)
- Stabilisierende Unterschenkelorthese nach operativem Sehnentransfer
- Entlastende Kniegelenkorthese nach Kreuzbandersatzplastik
- Ruhigstellende Schulterorthese nach Schulterluxation (→ 13.5.1)
- Längenausgleichende Schuherhöhung
- Mobilisierende Peroneusfeder bei Nervenläsion.

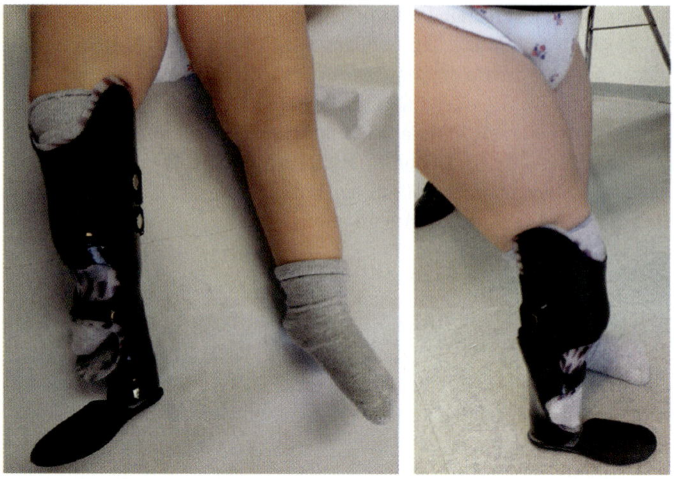

Abb. 13.6 Ein Beispiel für Orthesen für Kinder, hier ein 3-jähriges Mädchen mit Reduktionsdefekt des rechten Unterschenkels im Liegen (links) und im Stehen. [V852]

In der postoperativen Rehabilitationsphase kommen zur Entlastung der unteren Extremität vorübergehend **Gehwagen** und/oder **Unterarmgehstützen** zum Einsatz. Die Beweglichkeit eines Gelenks kann mit einer **Motorschiene** (→ Tab. 13.1) trainiert werden.

Bei neuroorthopädisch erkrankten Kindern ist, abhängig von der körperlichen Einschränkung, die Anpassung eines geeigneten **Rollstuhls,** die Versorgung mit einem **Steh- oder Gehtrainer** oder die Anpassung eines **Nachtlagerungssystems** (→ Abb. 13.7) erforderlich.

Ist aufgrund eines Tumors oder eines Unfalls eine Gliedmaßenamputation notwendig, kann durch den Orthopädietechniker eine **Prothese** angefertigt werden.

Die Pflegefachpersonen leiten die Kinder und Angehörigen in der Handhabung und im **Umgang mit den Orthesen** an.

- Die Haut, auf welche die Orthese aufgebracht wird, muss gereinigt und trocken sein.
- Es empfiehlt sich, dünne, unelastische Textilien (vorzugsweise aus Baumwolle) unter die Orthese zu ziehen.

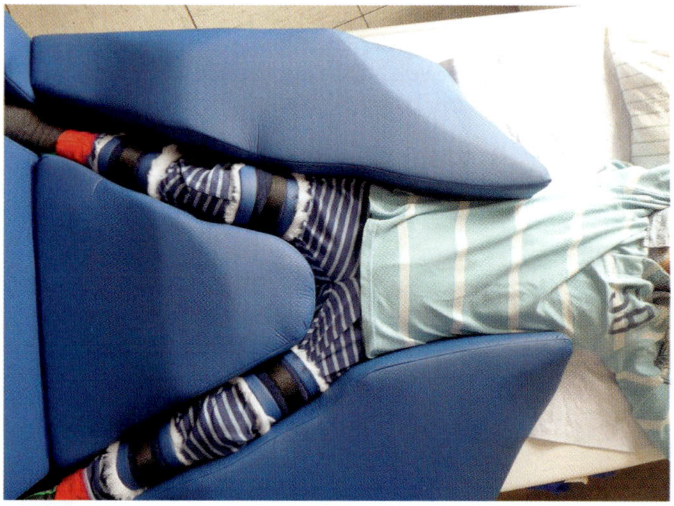

Abb. 13.7 Ein Nachtlagerungssystem wird eingesetzt, um Muskelkontraktionen und ein Dezentrieren der Hüftgelenke zu vermeiden. [V851]

- Zu achten ist auf den korrekten Sitz der Orthese. Druck oder Verklebungen auf/mit der Haut oder Operationswunde durch den Kunststoff sollten vermieden werden.
- Sind Pflegemaßnahmen schmerzhaft, z. B. das An- und Ausziehen, ist es sinnvoll, den Ablauf mit zwei Personen durchzuführen und vorab auf eine adäquate Analgesie zu achten.
- Eine regelmäßige Befragung und Beobachtung auf Schmerzäußerungen und Hautreaktionen, besonders auf Druckstellen, ist während der gesamten Behandlung erforderlich. Nötige Korrekturen müssen vom Orthopädiemechaniker vorgenommen werden.

Hautreaktionen beobachten

Beobachtet werden soll, ob Hautreaktionen auf Allergien/Druck auftreten und es zur Schwellung aufgrund einer lymphatischen oder venösen Stauung kommt.

Reinigung der Orthese: Orthesen bestehen heute aus thermoplastischen Kunst- und Verbundwerkstoffen und lassen sich mit handwarmem Wasser und milden Reinigungsmitteln abwaschen. Sie können an der Luft trocknen. Da sie keine Hitze vertragen, dürfen sie nicht auf dem Heizkörper getrocknet werden.

13.4.5 Operative Therapie

Bei der operativen Therapie des Bewegungsapparats werden Eingriffe an Knochen, Gelenken, Muskeln, Bändern und Sehnen unterschieden. Dabei kommen unterschiedliche Operationsverfahren zum Einsatz.

DEFINITION

Osteosynthese (griech.: *ostéon* „Knochen"; *synthesis* „Zusammensetzung"): operative Verbindung von Knochenfragmenten, um ein Zusammenwachsen zu ermöglichen.

Um eine Frakturosteosynthese erfolgreich durchführen zu können, sind Kenntnisse in Osteosynthesetechniken und -materialien, die dem kindlichen Alter angepasst sind, unabdingbar.

Nach ggf. erforderlicher **geschlossener** (von außen manuell durchgeführter) oder **offener** (operativer) **Reposition** einer Fraktur muss diese stabilisiert werden. Dies erfolgt, abhängig von der Fraktur, konservativ z. B. mit einer Gipsruhigstellung (→ 13.4.3) oder operativ über die folgenden **Osteosyntheseverfahren:**

- Spickdrahtosteosynthese
- Schraubenosteosynthese
- Plattenosteosynthese
- Zuggurtungsosteosynthese
- Marknagelung ESIN (*elastisch-stabile intramedulläre Nagelung*)
- Fixateur externe (→ Abb. 13.8), eine äußere Haltevorrichtung zur Ruhigstellung von Knochenbrüchen, um den Knochen oder das Gelenk in einer exakt definierten Stellung zu fixieren. Der Fixateur externe ist immer außerhalb des Körpers angebracht und wird mit Pins und Schrauben durch die Haut am Knochen befestigt. Er wird für eine begrenzte Zeit eingesetzt.

Pflege des Fixateur externe

- Die Extremität ist i. d. R. unmittelbar nach der OP auf einer Schaumstoffschiene oder auf einem Kissen gelagert (übliche Lagerungspunkte beachten).
- In den ersten Tagen bis Wochen ist um die Nägel, die durch die Haut eintreten, ein Wundverband angebracht. Dieser Verband wird i. d. R. von einem Arzt gewechselt.

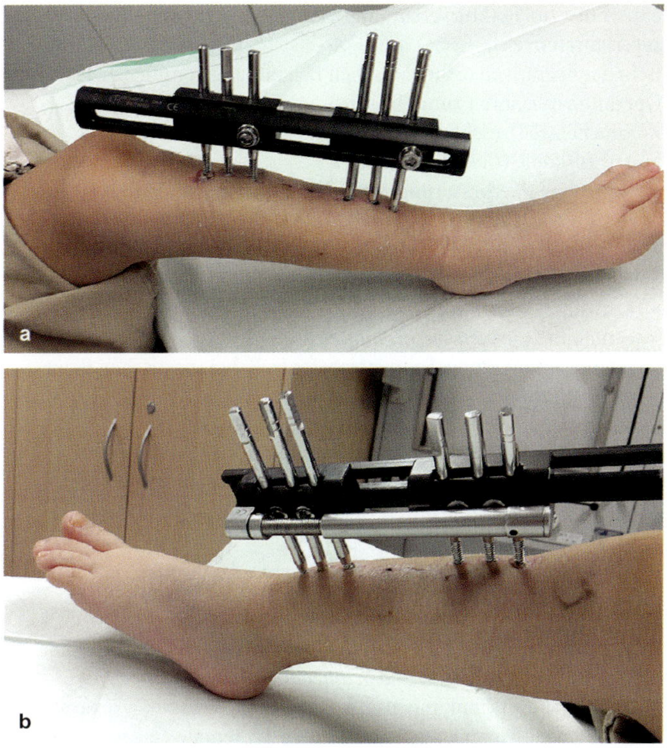

Abb. 13.8 Distraktions-Fixateur, der zur Verlängerung des Unterschenkels eingesetzt wird. Das Kind hat einen Reduktionsdefekt der unteren Extremität und daher u. a. auch nur vier Zehen. [P551]

- Nach Arztanordnung und mithilfe der Physiotherapeutinnen/-therapeuten (im Folgenden Physiotherapeuten genannt) dürfen die Kinder auch bei Beinfrakturen mithilfe von Unterarmgehstützen gehen, ohne dass sie das betroffene Bein belasten.
- **Wichtig:** Bei Lageveränderungen Extremität am Fixateur anheben und bewegen!
- Nach neuen Erkenntnissen ist keine routinemäßige tägliche Pinpflege erforderlich [3].
- Bei komplikationslosem Verlauf erster postoperativer Verbandswechsel nach 7 Tagen.
- Die Pinstellen können mit sauberem Wasser während der Körperpflege abgeduscht werden.
- Anlage von Gazeverbänden mit leichter Kompression zum Schutz vor Staub und Fremdkörpern.
- Schulung der zu Pflegenden sowie der Familie über regelmäßige Inspektion der Pinstellen sowie Zeichen und Symptome einer möglichen Infektion.

Weiteres Vorgehen

Nach **Abheilen der Fraktur** werden die eingebrachten Osteosynthesematerialien entfernt. Gründe dafür sind:

- Knöcherne Überbauung von Schrauben und Platten
- Zugspannungen, die durch eine Osteosynthese auftreten können
- Korrosion mit zunehmendem Metallabrieb
- Reaktive Bildung von Granulationsgewebe nach Metallabrieb
- Gefahr des Spätinfekts bei einliegendem Fremdmaterial.

Nach einer Osteotomie, der operativen Durchtrennung eines Knochens mit dem Ziel einer Korrektur von Knochenfehlstellungen, werden die Knochenfragmente in der gewünschten korrigierten Stellung mit einem der zur Frakturversorgung bereits beschriebenen Osteosyntheseverfahren fixiert.

In der operativen orthopädischen Behandlung kommen viele weitere Operationsverfahren zum Einsatz:

- Knochen(teil)resektion (z. B. bei Exostosen)
- Arthroskopie (*Gelenkspiegelung*)
- Arthrolyse (Verbesserung der Gelenkbeweglichkeit durch Lösung von Verwachsungen)
- Arthrorise (z. B. Stabilisation im Sinus tarsi mit Schraube oder Kochenspan bei Knick-Senkfuß → Abb. 13.9, → 13.9.3)
- Arthrodese (*Gelenkversteifung*)
- Tenotomie (*Sehnendurchtrennung*)
- Sehnenverlängerung, Sehnentransfer (z. B. bei spastischen Bewegungsstörungen)
- Bandplastik (z. B. Kreuzbandersatzplastik, → 13.8.3)
- Spondylodese (*Wirbelkörperverblockung*)
- Epiphyseodese (*Wachstumsblockierung* an langen Röhrenkochen oder der Wirbelsäule durch Überbrückung oder Zerstörung der Wachstumsfuge)
- Amputation (*lat.: amputatio,* von *amputare,* „absetzen").

13.4.6 Schmerztherapie

Zu *Schmerzen, Diagnostik und Schmerztherapie* → 19.1 bis → 19.6

Da fast alle Erkrankungen des Stütz- und Bewegungsapparats mit Schmerzen einhergehen, spielt die Schmerztherapie eine wichtige Rolle. Dabei kommen im ambulanten Bereich verschiedene peripher wirksame **Analgetika** (Schmerzmittel) und **Antiphlogistika** (Entzündungshemmer) zum Einsatz.

Je nach Größe des operativen Eingriffs und erfasster Schmerzstärke wird vom Arzt eine dem Alter und Gewicht des Kindes angepasste **Basismedikation** und eine **Bedarfsmedikation** verordnet (→ 19.5). Direkt postoperativ erfolgt die Schmerztherapie im Regelfall über eine **intravenöse Gabe** der Analgetika. Bei älteren Kindern ist auch der Einsatz der Schmerzpumpe zu erwägen (→ 19.5). Die Schmerztherapie kann durch periphere Nervenblockaden und/oder einen Periduralkatheter (*PDK*) ergänzt werden.

Bei Kindern mit spastischen Bewegungsstörungen, insbesondere bei postoperativer Gipsruhigstellung, können zusätzlich muskelrelaxierende Medikamente (z. B. Diazepam) verabreicht werden.

Zur **Prävention und Behandlung** von postoperativen Schmerzen erfolgt eine:

- angepasste, stabile Lagerung (ggf. Lagerungsschienen, Hochlagerung etc.)
- regelmäßige Kühlung
- achsengerechte Mobilisation (z. B. Drehen im Bett zur Körperpflege) der Kinder.

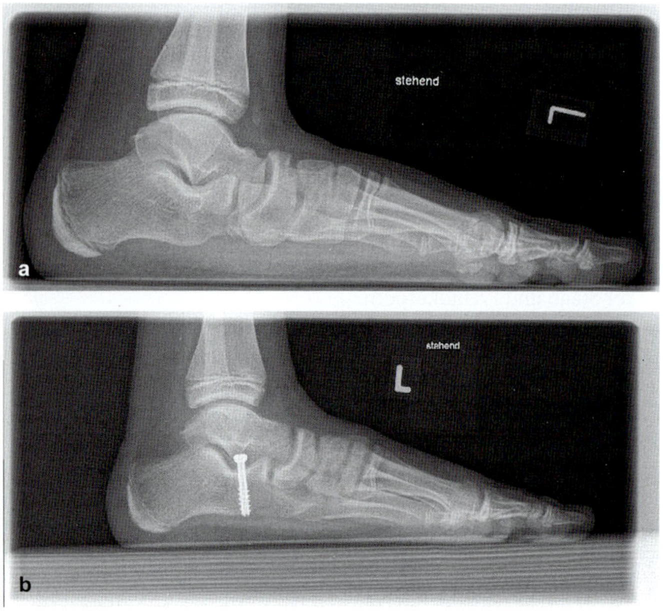

Abb. 13.9 Arthrorise prä- und postoperativ. Durch diesen operativen Eingriff wird die Beweglichkeit eines Gelenks eingeschränkt, indem außerhalb der Gelenkkapsel ein Hindernis erzeugt wird, ohne dass das Gelenk eröffnet wird. Die Hindernisse können eine Schraube oder ein Knochenspan sein. Die Arthrorise kommt bevorzugt zur Behandlung eines flexiblen Knickfußes zur Anwendung, blockiert wird das untere Sprunggelenk. [T1038]

SPICKZETTEL

Medizinische Maßnahmen

Bei Traumata und orthopädischen Erkrankungen sind Verbände (Wund-, Salben- sowie Druckverbände), aber auch Gipsverbände probate Mittel. Hilfreich sind auch verschiedene Orthesen, Gehwagen und/oder Unterarmgehstützen, Motorschiene. Es kann auch eine operative Therapie (Osteosynthese) notwendig sein und/oder eine medikamentöse Therapie mit schmerzlindernd wirkenden Medikamenten.

13.5 Obere Extremität

13.5.1 Schulterluxation

DEFINITION

Schulterluxation: Dislokation (Ausrenkung) des Oberarmkopfes (*Humeruskopf*) aus der Gelenkpfanne (*Glenoid*).

Krankheitsentstehung

Die Unterscheidung zwischen **traumatischen** und **habituellen** (bei physiologischen Bewegungen ohne zusätzlichen Gewaltaufwand auftretenden) Schulterluxationen ist schwierig. Häufig treten sie bei sportlichen Jugendlichen mit schwachen Bändern auf.

Bei traumatischen Schulterluxationen spielen anlagebedingte prädisponierende Faktoren eine Rolle:

- Fehlbildungen der Gelenkpfanne
- Drehfehler des Oberarmkopfes
- Geringe Spannung der Bänder und der Gelenkkapsel (z. B. bei systemischen Bindegewebserkrankungen wie Ehlers-Danlos- oder Marfan-Syndrom).

Symptome und Diagnostik

Eine akute Luxation ist aufgrund der Schmerzen und der veränderten Kontur des Schultergelenks meist gut zu diagnostizieren. Durchblutung, Sensibilität und Motorik müssen vor und nach der Reposition getestet werden. Es werden vordere und hintere Schulterluxationen unterschieden:

- **Vordere Luxation:** Der Arm steht meist in Abduktion und Außenrotation und wird mit dem gesunden Arm gehalten.
- **Hintere Luxation:** Der Arm befindet sich in Innenrotation und Adduktion, diese Form kommt wesentlich seltener vor.

Die **Röntgendiagnostik** des Schultergelenks in zwei Ebenen zeigt die Dislokation und kann eine Fraktur ausschließen.

Häufig kommt es zu Begleitverletzungen, welche gerade bei Jugendlichen eine Reluxation und vordere Schulterinstabilität begünstigen:
- **Bankart-Läsion:** kleine schalenförmige Abrisse am vorderen Pfannenrand oder große Abscherfragmente
- **Hill-Sachs-Läsion:** Impressionen am Rand des Humeruskopfs durch den Pfannenrand im luxierten Zustand
- **Labrum-Läsion:** Abrisse des vorderen unteren Kapsel-Labrum-Komplexes (Labrum: Knorpellippe, wulstige Umrandung der Gelenkpfanne).

Die angegebenen Begleitverletzungen können mittels **CT** oder **MRT** des Schultergelenks diagnostiziert werden.

Behandlungsstrategie

Vorsicht! Notfallmaßnahmen [4]:
- Möglichst schmerzfreie Lagerung des Arms unterstützen
- Schmerzmittel nach Anordnung geben
- Repositionsversuch in Abhängigkeit von der individuellen Situation (rezidivierende Luxation, Erfahrung des Helfers, neurologische Symptome) durchführen.

Die Zurückhaltung bei der notfallmäßigen Reposition begründet sich aus der Schwierigkeit, am Unfallort eine Fraktur auszuschließen!

Die Reposition des Schultergelenks erfolgt meist in kurzer Narkose. Zur Ruhigstellung wird ein Schulterarmverband (Gilchrist-Verband bei vorderer Luxation) angelegt.
- **Konservative Therapie:** konsequentes Muskeltraining und Vermeidung von Sportarten mit Armbewegungen über Kopfhöhe (z. B. Tennis, Handball, Basketball, Volleyball)
- **Operative Therapie** bei wiederholter Luxation oder den typischen Begleitverletzungen wie:
  - Labrumschaden: arthroskopische Refixation
  - Lockerung oder Zerreißen des Kapselapparats: offene oder arthroskopische Kapseldopplung
  - Bankartfragment: offene oder arthroskopische Refixation des knöchernen Fragments.

SPICKZETTEL

Schulterluxation

Krankheitsentstehung: Trauma (z. B. Sturz), angeborene Gelenkfehlanlage (zu flache Gelenkpfanne), andere Grunderkrankung, z. B. Bindegewebserkrankungen

Symptome: Schmerzen, Schonhaltung, evtl. leere Gelenkpfanne

Diagnostik: Sonografie, Röntgen

Behandlungsstrategie: Reposition

13.5.2 Radiusköpfchenluxation

DEFINITION

Radiusköpfchenluxation: angeborene oder traumatische (*Monteggia-Läsion*) Ausrenkung des Radiusköpfchens aus dem Humeroradialgelenk (*Ellenbogengelenk*) nach vorne, hinten oder seitlich; unfallbedingt fast immer mit Begleitfraktur der Ulna (*Elle*).

Krankheitsentstehung

Die kongenitale Radiusköpfchenluxation ist die häufigste angeborene Fehlbildung des Ellenbogengelenks. Sie tritt gehäuft bei Kindern mit Systemerkrankungen auf, z. B. Arthrogryposis multiplex congenita oder Dysostosen (→ 13.11.2). Die Ursache ist nicht genau geklärt.

Die traumatische Radiusköpfchenluxation ist meist Folge eines Unfalls mit hoher Energie, z. B. eines Verkehrsunfalls oder eines Sturzes auf den im Ellenbogen gestreckten Arm in Pronationsstellung. Sie ist selten und kommt hauptsächlich in der Altersgruppe der 7- bis 10-Jährigen vor [1].

Symptome und Diagnostik

- Kaum Beschwerden bei der angeborenen Form der Radiusköpfchenluxation (ggf. Einschränkung der Unterarm-Umwendbeweglichkeit, manchmal X-Stellung des Ellenbogens = *Cubitus valgus*)
- Schmerzhafte Bewegungseinschränkung des Arms, welcher meist gebeugt gehalten wird
- Druckschmerz über dem prominenten fehlgestellten Radiusköpfchen
- Röntgen des Unterarms mit angrenzenden Gelenken: Das Radiusköpfchen muss in beiden Ebenen auf das Capitulum (*lat. Köpfchen*) humeri zielen, ansonsten liegt eine Luxation vor.

Behandlungsstrategie

Die angeborene schmerzfreie Radiusköpfchenluxation bedarf keiner Behandlung. Operative Eingriffe sind manchmal bei deutlicher Längendifferenz der Unterarmknochen mit entsprechender Fehlstellung erforderlich.

Die **Beseitigung der Ulnafehlstellung** (z. B. mit einem intramedullären flexiblen Nagel) in allen Ebenen ist das Wesentliche der Therapie der traumatischen Ausrenkung. Dadurch wird im Regelfall das Radiusköpfchen zuverlässig reponiert.

Übersehene Radiusköpfchenluxationen heilen meist in Fehlstellung aus, wobei eine Bewegungseinschränkung des Ellenbogengelenks verbleibt. Die Therapie ist dann deutlich aufwendiger und die Prognose abhängig vom Alter des Kindes und der Dauer der Luxationsstellung.

Vorsicht! Abzugrenzen von der Radiusköpfchenluxation ist die **Subluxation** (→ Abb. 13.10, *Chassaignac-Lähmung* oder *Pronatio dolorosa*), die durch plötzlichen starken Zug am gestreckten, pronierten (innenrotierten) Unterarm entsteht. Diese Art der Verletzung tritt häufig bei **Kleinkindern** im Alter von 1–4 Jahren auf. Die Kinder halten den Arm in gebeugter, innenrotierter Schonhaltung.

Die Reposition erfolgt ohne Narkose unter Streckung und Außenrotation (Supination) des Arms. Die Kinder sind zum Erstaunen der Eltern unmittelbar danach beschwerdefrei. Eine Ruhigstellung oder Kontrolle ist nicht erforderlich.

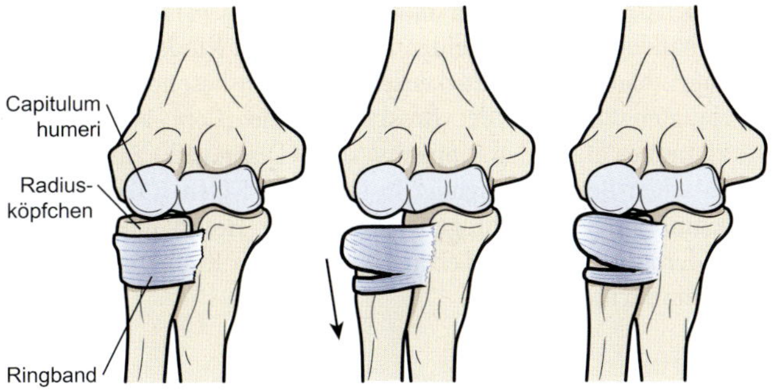

Abb. 13.10 Subluxation des Radiusköpfchens. Links der physiologische Zustand, in den anderen beiden Bilder ist der Prozess der Subluxation zu sehen. [G679-002]

SPICKZETTEL

Radiusköpfchenluxation

Krankheitsentstehung: angeboren oder Trauma, z. B. Verkehrsunfall, Sturz

Symptome: Bewegungseinschränkung des Arms

Diagnostik: Röntgen

Behandlungsstrategie: operative Reposition bei traumatischen Luxationen

13.6 Wirbelsäule

13.6.1 Skoliose

DEFINITION

Skoliose: dreidimensionale Wirbelsäulendeformität, die mit einer seitlichen Verbiegung der Wirbelsäule von mehr als 10° und einer Fehlrotation einhergeht

Die Häufigkeit von Skoliosen in der Bevölkerung (Prävalenz) liegt weltweit bei 1,1 %. Bei schweren idiopathischen (ohne bekannte Ursache) Skoliosen sind Mädchen deutlich häufiger betroffen als Jungen.

Krankheitsentstehung

- **Early-onset-Skoliose (EOS):** Frühkindliche Skoliose mit Wirbelsäulenverkrümmung jeglicher Ätiologie (unterschiedlicher Ursache), die vor dem 10. Lebensjahr auftritt. Dazu zählen auch **neurogene** oder **kongenitale** Skoliosen (z. B. angeborene Halb- oder Blockwirbel), sowie Fehlbildungsskoliosen bei Spina bifida (→ 16.11.2) oder Skelettdysplasie. Für die Kinder besteht bei zunehmender Fehlstellung ein hohes Risiko restriktive Lungenfunktionsstörungen zu entwickeln. Die Therapie stellt die Behandler aufgrund der Komplexität und hohen Morbidität der Erkrankung vor große Herausforderungen.
- **Adoleszente idiopathische (ohne bekannte Ursache) Skoliose** (ab dem 11. Lebensjahr): meist thorakal, fast ausnahmslos rechtskonvex, in 10 % s-förmige Stellung der Wirbelsäule. Es besteht immer eine Rotation der Wirbelkörper, welche den **Rippenbuckel** und **Lendenwulst** (→ Diagnostik) mitbedingen. Sie entstehen wahrscheinlich durch ein Missverhältnis zwischen dem Wachstum der ventralen (vorderen) Wirbelkörperanteile und den dorsalen (hinteren) Elementen (Rückenmarkkanal). Mädchen sind 3,5-mal häufiger betroffen als Jungen.

Symptome

Anfänglich bestehen bei einer Skoliose (→ Abb. 13.11) kaum Beschwerden, es handelt sich oft um einen Zufallsbefund. Kinder und Jugendliche klagen häufiger über Rückenschmerzen. Insbesondere bei stärker ausgeprägten Skoliosen der Brustwirbelsäule (Cobb-Winkel größer 40°) kommt es durch den Rippenbuckel (→ Diagnostik) zur deutlichen kosmetischen Beeinträchtigung. In schweren Fällen (Cobb-Winkel > 80°) kann eine meist neurogene Skoliose die Herz-Lungen-Funktion vermindern und damit die Lebenserwartung der Kinder und Jugendlichen beeinträchtigen.

Diagnostik

Die wichtigste **klinische Untersuchung** ist der Vorneigetest.

- Der Untersucher sitzt hinter dem Patienten und kann die krümmungsbedingte einseitige Vorwölbung des Rippenthorax („Rippenbuckel") und der Lendenwirbelsäule („Lendenwulst") erkennen.
- Ein klinisch relevanter **Rippenbuckel** oder **Lendenwulst** besteht ab einem Winkel von 5°. Gemessen wird der Winkel mit einem Inklinometer. Zusätzlich werden die Taillendreiecke und das seitliche Wirbelsäulenprofil begutachtet.

Zur weiteren Beurteilung ist ein **Röntgenbild** der gesamten Wirbelsäule im Stehen in zwei Ebenen erforderlich. Das Krümmungsausmaß in der Frontalebene wird mit dem **Cobb-Winkel** bestimmt. Die Einteilung erfolgt nach der **Lenke-Klassifikation,** die sechs Krümmungstypen umfasst.

Cobb-Winkel

Der nach John Robert Cobb benannte Winkel dient der Bestimmung des Krümmungsausmaßes der Wirbelsäule. Es wird eine Linie durch die am stärksten gegeneinander verkippten Deck- bzw. Grundplatten (Endwirbel) gezogen. Der Winkel zwischen diesen beiden Linien (bzw. ihrer Senkrechten) entspricht dem Skoliosewinkel.

Eine **MRT-Untersuchung** ist erforderlich, wenn neurologische Symptome auftreten oder zur Vorbereitung einer Operation, um intraspinale Probleme (Anomalien, Tumoren) auszuschließen.

Behandlungsstrategie

Nur für die **Korsett-Therapie** (→ Abb. 13.11) und die **operative Behandlung** ist die Wirksamkeit wissenschaftlich eindeutig belegt. Bei frühkindlichen Skoliosen wird versucht, mit konservativen Maßnahmen das Ausmaß der Verkrümmung bis mindestens zum 10. Lebensjahr in einem tolerablen Rahmen zu halten [1]. Schreitet die Bildung bereits in den ersten Lebensjahren stark fort, kann ein spezielles operatives Verfahren (VEPTR → Operative Therapie) angewendet werden.

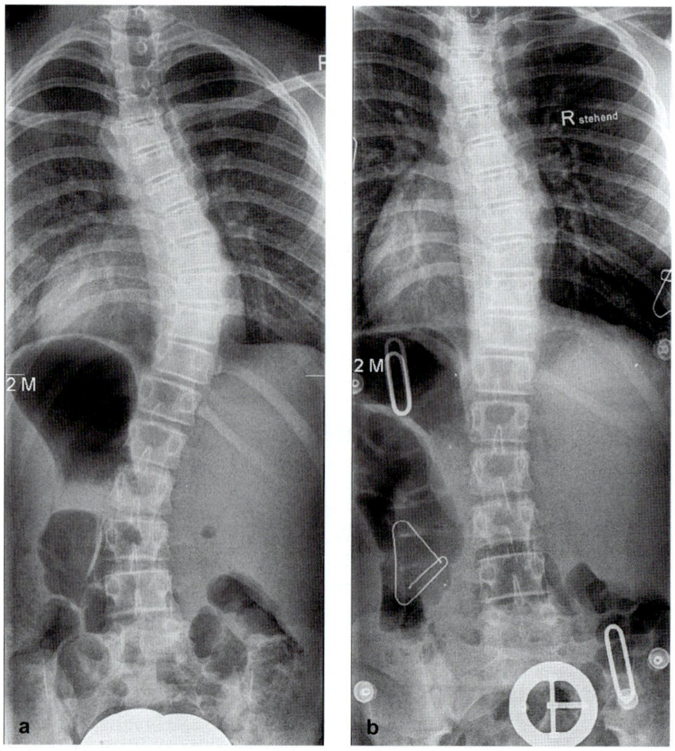

Abb. 13.11 Röntgenbild einer unbehandelten Skoliose (links) und desselben Kindes nach Anlegen eines Korsetts. Die Skoliose ist deutlich begradigt. [T1038]

Konservative Therapie

- Korsett-Therapie: Neben der optimalen Passform des Korsetts mit maximal möglicher Krümmungskorrektur hängt der Erfolg im Wesentlichen von der Tragezeit ab (mindestens 22 Std./Tag).
- Physiotherapie
- Atemtherapie.

Korsettbehandlung

Eine Korsettbehandlung erfolgt bei:

- einem Cobb-Winkel › 20°
- einer Verschlechterung der Skoliose
- noch vorhandener Wachstumspotenz.

Operative Therapie

Die Indikation zur operativen Therapie besteht ab einem Cobb-Winkel von 40°, da in diesem Fall auch nach Wachstumsabschluss mit einer weiteren Verschlechterung (Progredienz) zu rechnen ist. Ziel der Operation ist die Korrektur des Cobb-Winkels, die Einstellung der korrekten Kypho-/Lordosierung sowie die Verbesserung der Rotationsstellung. Es gibt, abhängig vom Skoliosetyp, unterschiedliche operative Verfahren.

- Der operierte Wirbelsäulenabschnitt wird in der Korrekturstellung mit einem **Schrauben-Stab-System** von dorsal oder ventral versteift. Bei thorakalen Skoliosen kann ggf. gleichzeitig eine **Rippenbuckelresektion** durchgeführt werden.
- Wächst die Wirbelsäule noch, kann über eine Thorakostomie (*Eröffnung des Brustkorbs*) ein spezielles Instrumentarium (*VEPTR: Vertikal Expandierbare Titan-Rippenprothese*) zwischen die Rippen eingebracht werden. Über die Aufrichtung des Brustkorbs kommt es zur indirekten Korrektur der Wirbelsäulenfehlstellung. Abhängig vom Wachstum sind regelmäßige Verlängerungen des Instrumentariums über einen kleinen Zugang erforderlich.
- Bei sehr ausgeprägten Skoliosen ist manchmal im Vorfeld einer operativen Behandlung eine Extensionsbehandlung (Streckbehandlung) der Wirbelsäule über einen **Halo-Fixateur** erforderlich. Ein Halo-Fixateur (*Halo griech.: Ring*) ist ein Fixateur externe (→ Kap. 13.4.5), der als Kopfring angebracht wird und an dem über ein Seilzugsystem ein kontinuierlicher Zug zur Streckung der Wirbelsäule aufgebaut wird.

Bei Skoliose-Operationen mit Einschluss vieler Wirbelkörper und evtl. vermehrtem Blutverlust ist ggf. eine Eigenblutspende von Vorteil, um den Heilungsverlauf zu fördern.

Pflege

Präoperativ

- Die präoperative Rasur erfolgt nach allgemeinen pflegerischen Richtlinien. Bei Eingriffen im Bereich der Hals- und Brustwirbelsäule ist es notwendig, den Haaransatz bis zur Hälfte am Hinterkopf zu entfernen. Dies ist besonders für Jugendliche in der Pubertät belastend.
- Einen Tag vor dem Eingriff wird zur Darmvorbereitung abgeführt (z. B. Kombination aus Lecicarbon® und Dulcolax® Supp.) und bei Jugendlichen ab der Pubertät mit der medikamentösen Thromboseprophylaxe (Heparinisierung) begonnen.
- Für die Kinder und Jugendlichen ist es hilfreich, das „rückengerechte Bewegen" bereits präoperativ zu erlernen. Pflegefachpersonen leiten die Kinder im achsengerechten Positionswechsel (en bloc) im Liegen an, ebenso im Aufstehen und Hinlegen. Hilfsmittel wie Gehwagen und Toilettensitzerhöhung werden gezeigt und deren Gebrauch geübt.

Pflege bei präoperativer Extensionsbehandlung über Halo Fixateur:

- Die Extensionsbehandlung erfolgt kontinuierlich im Liegen und Sitzen und darf nicht unterbrochen werden. Dabei wird am Patientenbett eine Lochstabkonstruktion und am Rollstuhl eine Aufhängevorrichtung angebracht, um dem Kind auch außerhalb des Patientenzimmers eine Mobilisation zu ermöglichen.
- Das Patientenbett wird in Kopfhochlage eingestellt, um dem Zug auf den Körper entgegenzuwirken (ggf. Knierolle). Engmaschige Lagerungskontrollen und/oder -korrekturen sind notwendig (das Gewicht muss kontinuierlich frei schweben). Ebenso Dekubitus-, Pneumonie- und Kontrakturenprophylaxe.
- Mahlzeiten werden bevorzugt im Rollstuhl eingenommen.
- Zum Transfer in und aus dem Rollstuhl sind zwei (besser drei) Pflegefachpersonen erforderlich, um den kontinuierlichen Zug der Extension zu gewährleisten.
- Die Pinpflege entspricht dem allgemeinen Standard der Fixateurpflege.
- Eine besondere Bedeutung kommt der Haarpflege zu. Da keine Haarwäsche erfolgen kann, achten Pflegende auf regelmäßiges Kämmen/Bürsten.
- Geeignete Kleidung sind Jacken oder trägerfreie Oberteile.

Zur Durchführung der Abläufe sind zwei Pflegende sinnvoll, ebenso eine vorherige Bedarfsanalgesie (Schmerzmittel).

Postoperativ

- In den ersten Stunden wird das Kind auf dem Rücken gelagert, um das körpereigene Gewicht als Druckverband zu nutzen.
- Die achsengerechte Mobilisation in den Stand erfolgt i. d. R. am Folgetag. Bei verordnetem Mieder oder Korsett erfolgt die Mobilisation ohne dieses nur nach ärztlicher Anordnung.
- Als Hilfsmittel dient in den ersten Tagen ein Gehwagen mit Unterarmauflagen, damit die Kinder Gangunsicherheiten ausgleichen können.
- Durch den Wundschmerz und die anfängliche Immobilität in den ersten Tagen kann die Lungenbelüftung eingeschränkt sein. Pflegende achten auf eine angemessene Pneumonieprophylaxe.
- Besonders nach Operationen bei Kindern mit Inkontinenz (altersbedingt oder durch geistige und/oder körperliche Defizite) sind regelmäßige Verbandkontrollen notwendig, um eine regelrechte Wundheilung zu fördern und Wundinfektionen durch Urin- und Stuhlkontamination zu vermeiden. Wabenverbände (z. B. Opsite postop visible®) sind wasserdicht, durchsichtig und sorgen mit einer Polsterung für eine Druckentlastung der Wunde.
- Der Umgang mit Wunddrainagen oder Ableitungen (z. B. Blasenkatheter) erfolgt nach allgemein pflegerischen Richtlinien.
- Bei liegendem Periduralkatheter (PDK) zur Analgesie unterstützen und beraten die Pflegefachpersonen über die Möglichkeiten und die Handhabung der Bolusgaben.
- Die Schmerztherapie erfolgt i. d. R. in den ersten Tagen auch mit Opiaten. Der damit einhergehenden Appetitlosigkeit wird mit „Wunschkost" entgegengewirkt. Nach anfänglicher Nahrungsaufnahme im Liegen kann der Oberkörper bis auf 30° erhöht werden (nach ärztlicher Absprache). Unterstützend wirkt auch eine leichte Vertikalisierung des Pflegebetts, um den Körper aufzurichten.

Wie auch bei abdominellen Eingriffen kann es als Folge einer reflektorischen Magen-Darm-Atonie zur Obstipation kommen.

Bis zur Normalisierung der Verdauung achten die Pflegefachpersonen darauf, dass die Kinder regelmäßig abführen, z. B. mithilfe von oraler oder rektaler Medikamentengabe. Es ist kein tägliches Abführen notwendig. Das mehrmals tägliche Kauen von sorbithaltigen, zuckerfreien Kaugummis unterstützt durch ihre abführende Wirkung die Darmtätigkeit.

SPICKZETTEL

Skoliose

Krankheitsentstehung: idiopathische Skoliose (90 %), neurogene und kongenitale Skoliosen

Symptome: meist bestehen keine Beschwerden

Diagnostik: Vorneigetest, Röntgen, MRT bei neurologischen Symptomen

Behandlungsstrategie: Korsett-Therapie, operative Therapie

Pflege: Präoperativ Erlernen der "rückengerechten" Bewegung und Umgang mit Hilfsmitteln. Postoperativ Beachtung der Positionierung und achsengerechten Mobilisation, Vermeidung von und Beobachtung auf Sekundärproblemen (Pneumonie, Inkontinenz, Obstipation, Wundinfektion, Schmerz)

13.6.2 Schiefhals (Torticollis)

DEFINITION

Torticollis *(muskulärer Schiefhals):* angeborene, einseitige Verkürzung des M. sternocleidomastoideus (Muskel zwischen Mastoid (Warzenfortsatz hinter dem Ohr) und Brust-/Schlüsselbein) mit Seitneigung des Kopfes zur betroffenen Seite und Kopfdrehung zur Gegenseite.

Bei etwa 0,3–2,0 % aller Neugeborenen liegt ein Schiefhals vor, Mädchen sind häufiger betroffen als Jungen. Erste Anzeichen werden meist kurz nach der Geburt, spätestens während des 1. Lebensmonats bemerkt. Dabei fällt auf, dass die betroffene Halsseite geschwollen ist und das Kind den Kopf schief hält.

Krankheitsentstehung

Als mögliche Ursache kommt eine **intrauterine Fehllage** des Fötus in Frage. Der muskuläre Schiefhals tritt gehäuft bei Steißlage auf und geht einher mit anderen kongenitalen Anomalien (z. B. Hüftdysplasie, Klumpfuß).

Symptome

Die Verkürzung des M. sternocleidomastoideus führt zur Neigung zur kranken und Drehung des Kopfs zur gesunden Seite. Es kommt zur vermehrten Fibrose der **Muskulatur mit Verkürzung.** Im späteren Verlauf kann sich eine **Gesichtsasymmetrie** entwickeln.

Diagnostik und Differenzialdiagnose

Die **Diagnose** wird klinisch gestellt. Das Bewegungsausmaß der Halswirbelsäule wird ermittelt und eine evtl. vorliegende Gesichtsasymmetrie mitbeurteilt. Häufig ist eine Verdickung/ein Knoten im Muskel tastbar und sonografisch darstellbar.

Wichtige Differenzialdiagnosen:

- Nicht fixierte Schiefhalshaltung
- Knöcherne Fehlbildungen, z. B. Klippel-Feil-Syndrom (bei Verdacht Röntgenaufnahme: HWS in zwei Ebenen)
- Akuter Schiefhals (aufgrund einer Blockierung)
- Grisel-Syndrom (Subluxation der HWS aufgrund einer schmerzbedingten Schonhaltung auf Grundlage einer Entzündung im Hals-Nasen-Rachen-Bereich)
- Okulärer Schiefhals (augenärztliche Abklärung)
- Störungen des Gleichgewichtsorgans im Innenohr.

Behandlungsstrategie

Eine 3- bis 6-monatige **physiotherapeutische Behandlung** im Säuglingsalter kann in den meisten Fällen die Fehlhaltung beheben. Je früher die physikalische Behandlung beginnt, desto wirksamer ist sie.

Je älter die Kinder werden, desto schlechter ist die Prognose für eine erfolgreiche konservative Therapie. Um eine Zunahme der Fehlhaltung und Gesichtsasymmetrie zu verhindern, wird **operativ** der distale Muskelansatz am Schlüsselbein und/oder am Sternum gelöst. Nach der Operation wird für 3–6 Monate eine Schiefhalsorthese (→ Abb. 13.12) angepasst und erneut eine intensive Physiotherapie verordnet.

Pflege

Bei einer konservativen Physiotherapie im Säuglingsalter wird das Kind im Bett so gelagert, dass der Blick in Richtung der betroffenen Seite gelenkt wird und die Pflegefachpersonen von dieser Seite agieren.

Wird eine **Schiefhalsorthese** angepasst, so muss auf mögliche Druckstellen engmaschig kontrolliert werden. Die Anpassung und potenzielle Korrekturen der Orthese erfordern eine enge Zusammenarbeit der Pflegefachpersonen mit dem ausführenden Orthopädietechniker (→ 13.4.4). Die Pflegefachpersonen unterstützen die Kinder und Angehörigen in der Handhabung und Kontrolle auf korrekten Sitz, Veränderung der Hautverhältnisse, Schwellung, Parästhesien, z. B. Abnahme und Anlegen vor und nach dem Duschen/Kleiden.

Die **Korrektur der Fehlstellung** durch die Operation verändert das Körpergefühl. Das Kind muss sich erst an die neue Situation gewöhnen.

Erstmobilisation

Bei der Erstmobilisation nach einem operativen Eingriff kann durch die veränderte Kopfhaltung Schwindel auftreten, das Sturzrisiko ist erhöht.

SPICKZETTEL

Schiefhals (Torticollis)

Krankheitsentstehung: Fehllage des Fötus (Steißlage)

Symptome: Schiefhaltung des Kopfes mit Neigung zur betroffenen und Drehung zur gesunden Seite, Verdickung im Muskel

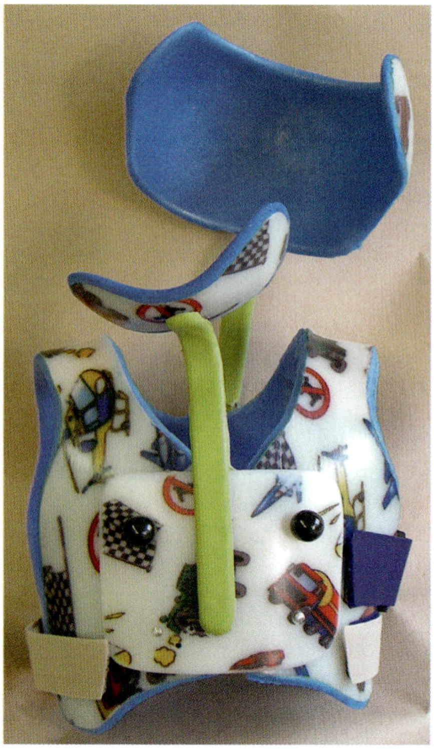

Abb. 13.12 Schiefhalsorthese für Kinder. Die Pflegefachpersonen kontrollieren nach der Anpassung die Haut des Kindes auf mögliche Druckstellen. [P551]

Diagnostik: klinische Untersuchung, Sonografie

Behandlungsstrategie: physiotherapeutische Behandlung, bei Persistenz Operation und Schiefhalsorthese

Pflege: Beachtung von Veränderung des Körpergefühls des Kindes

13.6.3 Morbus Scheuermann

DEFINITION

Morbus Scheuermann: Deformierende Rückenerkrankung, bei der es zu einer wachstumsbedingten, vermehrten Rundrückenbildung der Brust- und/oder Lendenwirbelsäule mit **Keilwirbelbildung** und verstärkter **Kyphose** kommt.

Beim Morbus Scheuermann handelt es sich um eine **Schwächung der knorpeligen Ringapophysen (Wachstumszonen) der Grund- und Deckplatten der Wirbelkörper.** Dabei kann es zum Durchbrechen von Bandscheibengewebe durch die knorpelige Apophyse in die Wirbelkörper kommen. Der Morbus Scheuermann tritt in der Pubertät auf und stabilisiert sich zum Wachstumsabschluss.

Krankheitsentstehung

Die genaue **Krankheitsursache** ist nicht bekannt. Als mögliche Auslöser werden die folgenden Faktoren diskutiert:

- Genetische Faktoren (autosomal-dominante Prädisposition) mit familiärer Häufung
- Mechanische Faktoren bei groß gewachsenen Jugendlichen und Leistungssportlern
- Körperhaltung: im Gegensatz zur Skoliose spielt die Haltung bei der Entstehung des Morbus Scheuermann durch den erhöhten Druck auf die vorderen Wirbelkörperanteile eine Rolle
- Psychische Faktoren
- Osteoporose, Vitaminmangel.

Symptome

Viele der betroffenen Jugendlichen sind trotz der Wirbelsäulenveränderungen beschwerdefrei, andere klagen über Rückenschmerzen. Durch die typischen Wirbelkörperveränderungen kommt es zur vermehrten Kyphose des betroffenen Wirbelsäulenabschnitts. Ist die Brustwirbelsäule betroffen, verstärkt sich die Kyphose als Rundrücken deutlich. Betrifft der Morbus Scheuermann die Lendenwirbelsäule oder den thorakolumbalen Übergang, reduziert sich die Lendenlordose und es entsteht ein Flachrücken.

Morbus Scheuermann

Beim Morbus Scheuermann kommt es zu typischen Wirbelkörperveränderungen (→Abb. 13.13):

- **Schmorl-Knötchen:** Bandscheibengewebe im spongiösen Wirbelkörper
- **Randleistenhernien:** Durchbrechen von Bandscheibengewebe am Wirbelkörperrand
- **Keilwirbelbildung**
- **Bandscheibenverschmälerungen.**

Diagnostik

Die typischen Wirbelkörperveränderungen sind auf dem **seitlichen Röntgenbild** der Wirbelsäule gut zu erkennen (→Abb. 13.13). Der Kyphosegrad kann ausgemessen werden. Solange die Kyphose flexibel ist und keine Veränderungen im Röntgenbild vorliegen, handelt es sich nicht um einen Morbus Scheuermann. Bei isolierten Grund- und Deckplattenunregelmäßigkeiten ist Zurückhaltung bei der Diagnosestellung angezeigt.

Behandlungsstrategie

- **Physiotherapie:** Aktive aufrichtende Physiotherapie und sportliche Betätigung sind empfehlenswert. Geeignet sind Sportarten, welche die Rückenmuskulatur stärken, z. B. Schwimmen (besonders Rückenschwimmen), Walken, Wandern und Radfahren mit hohem Lenker. Ungeeignet sind Sportarten, bei denen viele Sprünge vollzogen werden und belastende Stöße auf die Wirbelsäule einwirken, z. B. Trampolinspringen, Joggen, Ball- oder Kampfsportarten, ebenso Sportarten, die eine dauerhaft gebeugte Körperhaltung erfordern, wie Rudern, Rennradfahren, weil diese die Kyphosierung verstärken.
- **Korsettbehandlung:** Bei Krümmungen ab 50° und noch wachsendem Skelett wird eine reklinierende Korsetttherapie empfohlen. Bei guter Compliance (ganz regelmäßiges Tragen) kann die Progression der Kyphose aufgehalten und ggf. sogar eine Aufrichtung durch vermehrtes Wachstum der vorderen Wirbelkörperanteile erreicht werden.

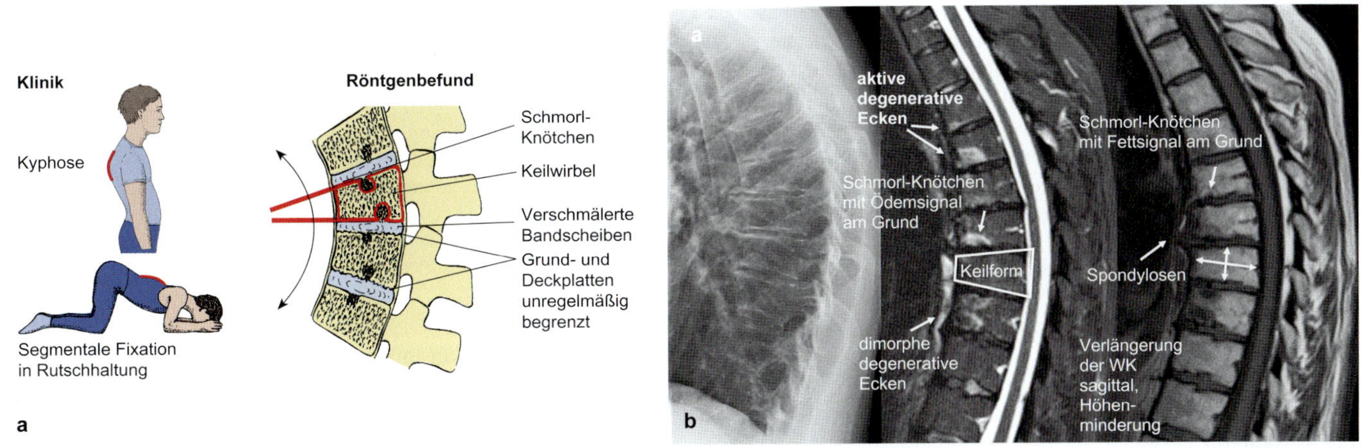

Abb. 13.13 Klinische Zeichen bei Morbus Scheuermann
a) Schematisch dargestellt
b) Im Röntgenbild [L190, P482]

- **Operative Therapie:** Eine Operation ist selten erforderlich. Ist die Kyphose stärker als 70°, kann es im Erwachsenenalter zu einer weiteren Verstärkung kommen, sodass eine operative Therapie indiziert ist. Es gibt aufrichtende Verfahren von ventral und dorsal mit entsprechenden Schrauben-Stab-Systemen.

Pflege

Zu den postoperativen Pflegemaßnahmen Skoliose → 13.6.1.

- Beim Anlegen eines Korsetts leiten Pflegefachpersonen die Jugendlichen und Angehörigen in der Handhabung an.
- Die Pflegefachpersonen informieren über die notwendige Hautpflege und geeignete Kleidung ohne störende Knöpfe oder Nähte.
- Nur ein gutsitzendes Korsett gewährleistet ein kontinuierliches Tragen!
- Die Jugendlichen und ihre Eltern müssen über ergonomisches Sitzen, wechselnde Positionen von Sitzen, Stehen und aktivem Bewegen informiert werden. Ergonomische Schreibtischstühle und höhenverstellbare Schreibtische sind wertvolle Hilfsmittel.
- Nach Schulabschluss ist ein Berufsziel mit schwerer körperlicher Arbeit oder überwiegend sitzender Tätigkeit ungeeignet. Jugendliche sollten sich rechtzeitig mit der zuständigen Kranken- oder Rentenversicherung oder mit einem Berufsberater in Verbindung setzen.

SPICKZETTEL

Morbus Scheuermann

Krankheitsentstehung: multifaktoriell; mechanische Faktoren, Körperhaltung, genetische Faktoren (familiäre Häufung)

Symptome: Rückenschmerzen oder asymptomatisch

Diagnostik: Röntgen

Behandlungsstrategie: Physiotherapie, Korsettbehandlung, operative Therapie

13.6.4 Haltungsschwäche

DEFINITION

Haltungsschwäche: nicht physiologische Haltung und ausgleichbare Abweichung der Wirbelsäule von der normalen Haltung. Oft durch ein schlaffes Bindegewebe und mangelnden Muskelaufbau hervorgerufen. Hat keine pathologische Bedeutung.

Krankheitsentstehung

Die Frage, ob eine schlechte Körperhaltung Krankheitswert hat, ist äußerst umstritten. Während die Entwicklung einer Skoliose nichts mit der Haltung zu tun hat, kann eine dauerhafte kyphotische Haltung (Rundrücken) die Entstehung eines Morbus Scheuermann auslösen (→ 13.6.3).

Die Ausrichtung der Wirbelsäule wird durch ganz unterschiedliche Komponenten beeinflusst:

- Form des knöchernen Skeletts, insbesondere der Beckenkippung
- Bandapparat
- Muskulatur (gewisse Muskelschwäche im Wachstum physiologisch)
- Psyche.

Symptome und Diagnostik

Jeder Mensch kann verschiedene Haltungen einnehmen, sodass es sich bei der Beurteilung um eine Momentaufnahme handelt. Der **Zustand der Muskulatur** hat einen wesentlichen Einfluss auf die Haltung von Kindern und Jugendlichen. Bei einer vermehrten Beckenkippung kommt es zur Verstärkung der lumbalen Lordose und thorakalen Kyphose.

Behandlungsstrategie

Von den oben aufgelisteten Komponenten können der **muskuläre Status** und die **Psyche** beeinflusst werden.

Die Ausübung von Sport kann helfen die Muskulatur zu kräftigen. Hierbei ist die Motivation des Kindes, aber auch der Eltern wichtig. Das positive Vorbild der Eltern kann die Freude an Bewegung und Sport fördern. Physiotherapie ist nicht angezeigt, eine unmotiviert durchgeführte Physiotherapie kann sogar kontraproduktiv sein.

In bestimmten Fällen kann eine psychologische Beratung die Motivation zum Sport und das Körperbewusstsein positiv beeinflussen.

13.7 Hüftgelenk

13.7.1 Hüftgelenkerguss (Coxitis fugax)

DEFINITION

Coxitis fugax: vorübergehender **Hüftgelenkerguss** meist im Kleinkindalter im Rahmen einer anderen Krankheit (z. B. virale Infekte der oberen Luftwege oder des Gastrointestinaltrakts)

Krankheitsentstehung

Die Coxitis fugax ist keine eigene Krankheit, sondern ein **Symptom.** Es handelt sich um die häufigste Hüftaffektion im Wachstumsalter mit einem Häufigkeitsgipfel um das 5.–6. Lebensjahr und hohem Rezidivrisiko.

Symptome

Der Gelenkerguss verursacht:

- Schmerzen (bevorzugt Knieschmerzen)
- Bewegungseinschränkung des betroffenen Hüftgelenks
- Hinken, ggf. bis zur Gehunfähigkeit.

Die Symptomatik ist **reversibel** (1–2 Wochen) und schränkt das Allgemeinbefinden der Kinder kaum ein.

Diagnostik

Zur Diagnostik des Ergusses eignet sich die **Ultraschalluntersuchung** des Hüftgelenks am besten. Eine Unterscheidung, ob der Erguss serös oder eitrig ist, ist sonografisch nicht möglich. Zum Ausschluss einer eitrigen Coxitis sind Entzündungsparameter (Leukozytenzahl, C-reaktives Protein [CRP]) zu bestimmen.

Vorsicht! Die wichtigste Differenzialdiagnose der Coxitis fugax ist eine bakterielle Infektion des Hüftgelenks, die unbehandelt zu einem Dauerschaden des Gelenks führt. Kinder mit einer eitrigen Coxitis haben:

- Hohes Fieber und fühlen sich richtig krank
- Häufig eine schmerzbedingte Gehunfähigkeit
- Erhöhte Entzündungsparameter (Leukozytenzahl, C-reaktives Protein [CRP]).

Die Punktion muss vor der Antibiotikabehandlung durchgeführt werden, da sonst eine Keimbestimmung deutlich erschwert ist.

Behandlungsstrategie

Kleinkinder schonen instinktiv das betroffene Gelenk, ältere Kinder sollten zur Schonung vorübergehend **Unterarmgehstützen** benutzen.

Eine symptomatische Schmerztherapie mit **Analgetika/Antiphlogistika,** z. B. Ibuprofen führt zur Verkürzung des Krankheitsverlaufs. Bei Kindern ohne Infektverdacht erfolgt eine Gelenk**punktion** nur bei massivem Erguss mit deutlicher Bewegungseinschränkung, da dafür eine Narkose erforderlich ist.

Bei Verdacht auf eine **Gelenkinfektion** (s. obigen Vorsicht-Kasten) besteht die Indikation zu einer Punktion in kurzer Narkose und der bakteriologischen Untersuchung des Punktats. Bestätigt sich der Verdacht, wird das Gelenk gespült und eine intravenöse Antibiotikatherapie eingeleitet. Die häufigsten Erreger sind Staphylococcus aureus (ca. 50 %) und koagulasenegative Streptokokken (ca. 10 %). Abhängig vom Antibiogramm (*Labortest zur Bestimmung der Empfindlichkeit bzw. Resistenz von Erregern gegenüber Antibiotika*), muss die eingeleitete antibiotische Therapie ggf. auf ein an die Erreger angepasstes Antibiotikum umgestellt werden.

Pflege

Bei stationärer Behandlung achten Pflegefachpersonen auf die Einhaltung der angeordneten Bettruhe. Eine Beschäftigung der Kinder ist dann besonders wichtig. Kinder ab 6 Jahren können zum Gehen mit Gehstützen angeleitet werden. Jüngere Kinder können in den Kinderwagen, ältere Kinder in den Rollstuhl gesetzt werden und so die Umgebung kennenlernen.

SPICKZETTEL

Coxitis fugax

Krankheitsentstehung: Hüftgelenkerguss im Rahmen einer anderen Infektion (Virusinfekte, Infekte des Verdauungstrakts)

Symptome: Schmerzen, Bewegungseinschränkung, Hinken

Diagnostik: Ultraschall, C-reaktives Protein (CRP), Leukozyten

Behandlungsstrategie: Unterarmgehstützen, Analgetika, Antiphlogistika, Bettruhe

13.7.2 Hüftdysplasie

DEFINITION

Hüftdysplasie: Hüftreifungsstörung (Störung der Verknöcherung des Pfannenkerns) mit multifaktorieller genetischer Disposition und familiärer Häufung, mit ca. 4 % häufigste angeborene Skelettfehlbildung, bei Mädchen 6-mal häufiger, in 40 % beidseitig

Hüftluxation: aus initialer Dysplasie wird Hüftluxation, Dezentrierung des Gelenks aus der dysplastischen Pfanne

Die Hüftdysplasie ist die häufigste angeborene Skelettfehlentwicklung. In Mitteleuropa sind 2–4 % der Neugeborenen betroffen.

Bei der Hüftdysplasie handelt es sich um eine Fehlstellung des Hüftkopfs in der Hüftgelenkspfanne. Da die Hüftgelenkspfanne zu flach ausgebildet ist, findet der Gelenkkopf des Oberschenkels keinen stabilen Halt in der Gelenkpfanne. Von einer Hüftgelenksluxation spricht man, wenn der Gelenkkopf aus der Gelenkpfanne herausgerutscht ist. Hüftgelenksdysplasie (→ Abb. 13.14) und Hüftgelenksluxation können ein- oder beidseitig auftreten. Bei der Geburt ist i. d. R. nur die Dysplasie der Hüftpfanne vorhanden. Die Hüftpfanne ist zu flach und zu steil, der Hüftkopf aber noch nicht luxiert. Erst nach der Geburt kommt es durch die fehlende Zentrierung des Hüftkopfs in der Gelenkpfanne unter Einfluss von Muskelzug und (später) statischer Belastung zu einer weitergehenden Deformierung der Gelenkpfanne und einer zunehmenden (Teil-)Luxation (Verrenkung).

Krankheitsentstehung

Die Hüftdysplasie ist höchstwahrscheinlich multifaktoriell bedingt, d. h. auf eine Kombination mehrerer Faktoren (→ Tab. 13.2) zurückzuführen.

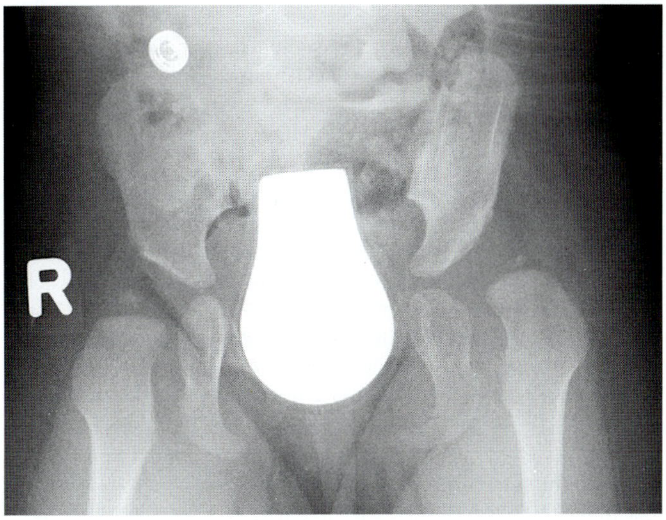

Abb. 13.14 Beckenübersichtsaufnahme eines 1-jährigen Kindes im Liegen. Es liegt beidseits eine schwere Hüftdysplasie vor. Das linke Hüftgelenk ist vollständig luxiert. Die Kopfkerne sind im Altersvergleich linksbetont verkleinert. Am rechten Pfannenrand ist eine Verknöcherungsverzögerung zu erkennen. [P183]

Tab. 13.2 Begünstigende Faktoren einer Hüftdysplasie

Endogene Faktoren	Exogene Faktoren
• Positive Familienanamnese • Weibliches Geschlecht • Ethnische Häufungen • Erkrankungen mit generalisierter Gelenkkapsel-Bänder-Laxizität (z. B. Morbus Down)	• Beckenendlage, erste Hinterhauptslage • Erstgeburt • Fruchtwassermangel (Oligohydramnion) • Abnormale Plazentalage

Symptome

Leichte Formen der Hüftdysplasie sind durch eine klinische Untersuchung nicht erkennbar. Folgende Zeichen können Hinweise auf ein instabiles bzw. luxiertes Hüftgelenk durch Hüftdysplasie sein:

- **Asymmetrie der Hautfalten** des Gesäßes beim Liegen (nicht sehr aussagefähig und oft überbewertet, da Hautfalten beim Säugling fast nie völlig symmetrisch sind)
- **Abspreizbehinderung** bei gebeugter Hüfte, oft erst ab dem 3. Lebensmonat feststellbar
- **Beinlängendifferenzen** (Galeazzi-Zeichen positiv).

Zusätzlich kann der Arzt bei der manuellen Untersuchung die Stabilität der Hüfte überprüfen.

Die Hüftdysplasie verursacht keine Beschwerden. Zusätzlich zu den klinischen Zeichen fällt mit Beginn des Laufens ein hinkender bzw. bei beidseitiger Hüftdysplasie ein watschelnder Gang auf.

Verdacht auf Hüftdysplasie

Folgende Zeichen gelten als klinische Verdachtsmomente einer Hüftdysplasie:

- **Positives Galeazzi-Zeichen:** Unterschied der Kniehöhe, wenn das Kind mit gebeugten Hüft- und Kniegelenken und aufgesetzten Füßen auf dem Untersuchungstisch liegt.
- **Ortolani-Zeichen:** spür- und hörbares Schnappen beim Zurückspringen der (sub)luxierten Hüfte ins Pfannenzentrum bei passiver Beugung und Abduktion des Hüftgelenks.

Diagnostik

Die **Hüftgelenksonografie** ist Bestandteil der kindlichen Vorsorgeuntersuchungen in Deutschland. Die Ultraschalluntersuchung erfolgt im Rahmen der U3 zwischen der 4. und 6. Lebenswoche sowie bei Risikofaktoren bzw. auffälliger klinischer Untersuchung innerhalb der ersten Lebenswoche (U2).

Wichtig für die Auswertung des Sonogramms ist die korrekte Lagerung des Säuglings (Lagerungsschale) und die Brauchbarkeitsprüfung des erstellten Bilds. Zur Beurteilung werden der α-Winkel (zwischen Pfannendachlinie und Grundlinie) und β-Winkel (zwischen Ausstelllinie und Grundlinie) bestimmt.

Je nach Zentrierung des Hüftkopfs, Ausreifung des knöchernen Erkers, Steilheit der Pfanne und Alter des Patienten werden unterschiedliche Hüfttypen definiert, die unterschiedliche Therapiestrategien erfordern.

Behandlungsstrategie

Die Therapie der Hüftdysplasie ist primär konservativ (→ Tab. 13.3).

- **Hüfttyp I und IIa** bedürfen keiner Behandlung.
- Bei einer **Hüftreifungsverzögerung Typ II a(–) oder II g** ist der Hüftkopf nicht disloziert, eine Ausreifungsbehandlung in der **Tübinger-Schiene** (→ Abb. 13.15) mit regelmäßigen sonografischen Verlaufskontrollen ist ausreichend.

Tab. 13.3 Sonografisch ermittelte Hüfttypen, Therapie (www.kinderhueftdysplasie.de)

Hüfttyp	Beschreibung	Therapie
Ia, Ib	• Ausgereiftes Hüftgelenk • α-Winkel > 60°	Keine
II a (+)	• Physiologische Verknöcherungsverzögerung • α-Winkel 50–59°	Keine, aber Kontrolle
II a (–)	• Physiologische Verknöcherungsverzögerung mit Reifungsdefizit • α-Winkel 50–59°	Abspreizbehandlung (Spreizhose oder Spreizschiene)
II b	• Ab 3. Lebensmonat • „Echte" Verknöcherungsverzögerung • α-Winkel 50–59°	
II g	• Gefährdete Hüfte • α-Winkel 43–49°, β-Winkel < 77°	
D	• Hüfte am Dezentrieren • α-Winkel 43–49°, β-Winkel > 77°	Sichere Fixierung (Pavlik-Bandage)
III a, IIIb	• Dezentriertes Gelenk • α-Winkel <43°, β-Winkel > 77°	Repositionsbandage (Pavlik-Bandage), ggf. Beckenbeingips
IV	• Luxiertes Gelenk	

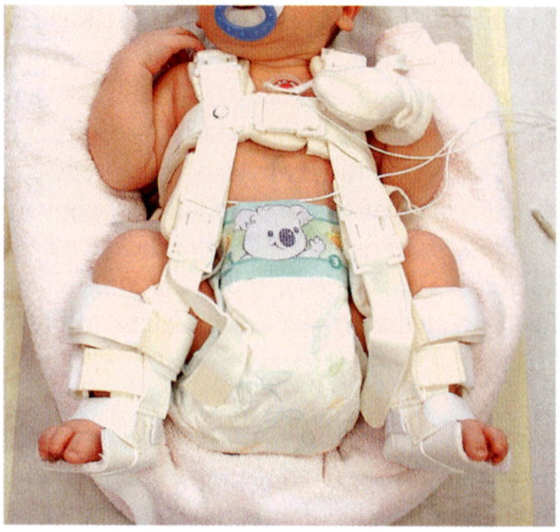

Abb. 13.16 Angelegte Pavlik-Bandage. Hier ist die Gefahr groß, dass die Haut besonders in der Leistengegend gereizt bzw. sogar geschädigt ist. [P551]

- Ein **dezentriertes** oder **luxiertes Gelenk (Typ III oder IV)** bedarf einer Repositionsbehandlung, wie der **Riemenbandage nach Pavlik** (→ Abb. 13.16). Gelingt hiermit keine sichere Reposition, z. B. aufgrund eines Interponats in der Gelenkpfanne, wird das Hüftgelenk arthrografisch (*Darstellung des Gelenks mit Kontrastmittel im Röntgenbildwandler*) kontrolliert, geschlossen eingestellt und mittels **Beckenbeingips** fixiert.
- In ganz seltenen Fällen ist eine **operative offene Einstellung** des Hüftgelenks mit nachfolgender Retentionsbehandlung im Beckenbeingips erforderlich.
- Wird eine Hüftdysplasie später diagnostiziert, erfolgt die Behandlung operativ. Bis zum Verschluss der Wachstumsfugen kann eine **Beckenosteotomie nach Salter** zur Verbesserung der Hüftkopfüberdachung durchgeführt werden. Bei älteren Kindern, > 10 Jahre, wird dann eine **Dreifach-Osteotomie** *(Tripleosteotomie)* des Beckens erforderlich. Unabhängig vom Alter kann ggf. über eine **intertrochantäre** (zwischen den Rollhügeln am Oberschenkel) **Derotations-Varisations-Osteotomie** die Zentrierung der Hüftköpfe deutlich verbessert werden.

Die Hüftgelenke der betroffenen Kinder werden sonografisch und ggf. radiologisch regelmäßig nachuntersucht.

Pflege

Je nach Art der Versorgung des Kindes unterscheiden sich die speziellen Aufgaben.

Tübinger-Schiene

Mithilfe der **Schiene** (→ Abb. 13.15) wird das Kind in eine „Hockstellung" gebracht, damit über die bessere Zentrierung des Hüftkopfs die Gelenkpfanne „nachreifen" kann. Wichtig ist, dass außer beim Baden und Wickeln die Schiene immer angelegt ist. Eine Hüftbeugung von über 90° und eine leichte Abspreizung der Beine muss beachtet werden. Die Schiene kann bequem über der Kleidung getragen werden. Dadurch, dass die Schiene mit Schultergurten am Körper fixiert ist, können sich aktivere Babys uneingeschränkt bewegen. Das Material der Schiene ist abwaschbar.

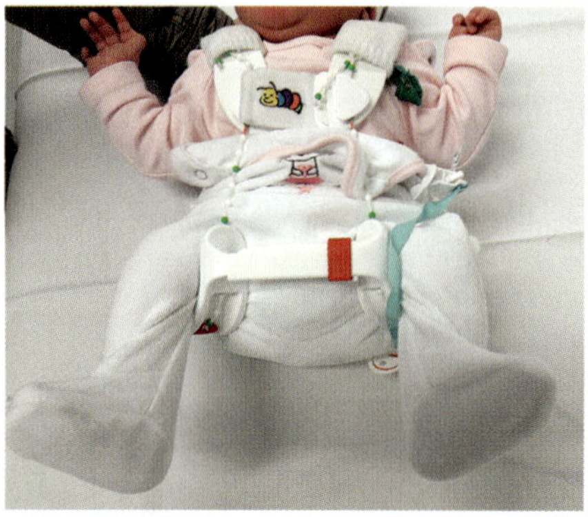

Abb. 13.15 Tübinger Hüftbeugungsschiene, das Kind wird in die „Hockstellung" gebracht, damit die Gelenkpfanne nachreifen kann. [P551]

Pavlik-Bandage

Bei Anlage einer **Pavlik-Bandage** (→ Abb. 13.16) gelten die standardisierten Schemata der Orthesenbehandlung (→ 13.4.4). Die Pflegefachpersonen achten auf mögliche Hautreizungen oder -defekte, besonders in der Leistengegend. Zur Prophylaxe werden Mullkompressen in die Leisten gelegt. Pflegefachpersonen leiten Eltern in der Kontrolle auf korrekten Sitz, Veränderung der Hautverhältnisse im Bereich der Riemen und der Hautfalten, Schwellung und Parästhesien an. Generell sind Hautlotionen und Puder zu vermeiden, weil sie Klümpchen bilden und die Haut irritieren können. Die Eltern fühlen sich unsicher im Umgang mit dem Kind und äußern z. B., dass sie Schwierigkeiten haben, den Gurt wieder anzulegen, das Kind zu tragen. Sie haben Angst davor, dass Hautfaltenirritationen auftreten oder dass die Füße aus der Bandage schlüpfen, und sie haben Schwierigkeiten damit, wie sie das Kind bekleiden sollen.

Zu Beginn sind die Kinder durch die ungewöhnliche Haltung und Spreizung etwas weinerlich. Sollte dieser Zustand anhalten, muss eine Überprüfung des Bandagensitzes durch den Arzt erfolgen.

- Da die Pavlik-Bandage im Regelfall zur Reposition eingesetzt wird, darf sie auch zum Waschen und Umziehen in keinem Fall von den Eltern abgenommen werden.
- Die Kleidung sollte flexibel und weich sein und sie darf keine Nähte haben. Geeignet sind insbesondere Leggings, wenn sie längere Beine haben. Hosen mit Taillenbund sind ungeeignet, da der Bund auf die Bänder drückt.
- Auch Socken aus Baumwolle können unter der Bandage hilfreich sein, da sie die Haut schützen.
- Beim Schlafen ist auf einen breiten Schlafsack zu achten, in dem genügend Platz ist, dass die Knie nach außen fallen können. Schlafsäcke, die eine Nummer größer sind, eignen sich nicht, da die Gefahr besteht, dass das Kind in den Schlafsack rutscht.
- Unruhige Kinder können nur bedingt gepuckt (eingewickelt) werden, da dies nur an den Armen möglich ist.
- Die Kinder passen meistens in den Kinderwagen oder Buggy. Es ist darauf zu achten, dass genügend Platz im Bereich der Beine ist, damit die Knie nach außen fallen können.
- Sollte die Pavlik-Bandage schmutzig werden, kann versucht werden, diese mit einem feuchten Tuch mit Waschmittel zu reinigen.

Beckenbeingips

- Ein Gipsverband kann nicht mit Wasser gesäubert werden, er verliert bei Feuchtigkeitsaufnahme (Urin) seine Stabilität und behindert das Behandlungsergebnis. Gegebenenfalls muss eine Neuanlage erfolgen.
- Die Kontrolle der Schutzhose (Windel) wird in kurzen Abständen durchgeführt. Da die Schutzhose im Gips nicht geschlossen werden kann, besteht die Möglichkeit der Urin- und/oder Stuhlkontamination und somit von Hautirritationen.
- **Cave:** Nach operativen Eingriffen besteht die Gefahr der Wundinfektion!

Oberschenkel-Spreiz-Gips

Diese Gipsbehandlung erfolgt häufig bei Vorschulkindern z. B. nach einer Salter-Beckenosteotomie. Sie sichert eine **abgespreizte Hüftlagerung** und Ruhigstellung des betroffenen Gelenks.

- Die Kinder dürfen über den gesamten Behandlungszeitraum nicht sitzen (Fremdknocheneinlage).
- Ist der Gips vollständig abgetrocknet und stabil, ist eine Seitlagerung möglich.
- Anfangs finden pflegerische Maßnahmen und Lagerungskorrekturen mit zwei Pflegenden statt. Eltern werden im Handling angeleitet, da die Behandlung über mehrere Wochen zu Hause weitergeführt wird.
- Pflegefachpersonen führen häufige Kontrollen des Wundverbands durch und achten dabei auf eine trockene und vollständige Abdeckung der Wunde.

Weitere pflegerische Aufgaben

Zusätzlich haben die Pflegefachpersonen **weitere Aufgaben:**

- **Kontrolle und Dokumentation:** Beobachtung der zu pflegenden Kinder und Dokumentation von Vitalzeichen, Durchblutung, Mobilisation, Sensibilität, Wundverhältnissen, Blasenfunktion und Darmtätigkeit.
- **Lagerung:** Bei einer **Oberschenkel-Spreizgipsanlage** erfolgt die Lagerung wie folgt:
  - Die Beine des Patienten mit Kissen hochlagern. Die Bettruhe beträgt i. d. R. 6 Wochen.
  - Ab dem 1. postoperativen Tag ist die Seitenlage zur Rücken- und Gesäßpflege möglich.
  - Angehörige werden im Handling beim Lagerungswechsel angeleitet (in den ersten Tagen zu zweit).
  - Die Drehung erfolgt auf die **gesunde** Seite, dabei kann das Kind den Oberkörper selbst wenden. Die Pflegefachperson fasst das operierte Bein in Höhe des Beckens und unter der Wade und dreht das Kind auf die Seite.
  - Die zweite Pflegefachperson führt die Körperpflege durch. Die Mobilisation auf die Seite mit einem Pflegenden wird immer zum Pflegenden ausgeführt.

> **Vertrauensfördernde Arbeitsweise**
> Die Erstmobilisation in Seitenlage ist bei Kindern i. d. R. von der Angst vor Schmerzen geprägt oder durch die Angst vor dem Sturz bestimmt. Daher sollte vorab eine Bedarfsanalgesie verabreicht, der Patient über die Maßnahme altersentsprechend informiert und vorbereitet werden. Die Arbeitsweise ist ruhig und vertrauensfördernd. Bei Abwehrhaltung wird die Pflegemaßnahme unterbrochen, ggf. sogar abgebrochen. Durch negative Erfahrungen wird die Bereitschaft zur zukünftigen Mitarbeit gemindert.

- **Postoperative Maßnahmen:**
  - Bei einer Triple-Osteotomie kann auf der operierten Seite zur Vermeidung einer Sitzbeinpseudarthrose (*Pseudarthrose* = ausbleibende Heilung eines Knochenbruchs oder einer Osteotomie) nur eingeschränkt gesessen werden, deshalb sollen ein Arthrodesekissen und eine Toilettensitzerhöhung verwendet werden. Das operierte Bein wird i. d. R. 12 Wochen durch den Einsatz von Unterarmgehstützen entlastet.
  - Die Lagerung erfolgt in den ersten Tagen in einer Flachlagerungsschiene. Die Beine dürfen nicht gekreuzt, die Innenrotation sollte vermieden werden. Die Mobilisation beginnt, falls vom Operateur nicht anders festgelegt, am 2. postoperativen Tag.
  - Das Aufstehen erfolgt möglichst über die gesunde Seite. Hier gelten die Richtlinien der Mobilisation nach Totalendoprothese (TEP).

SPICKZETTEL

Hüftdysplasie

Krankheitsentstehung: angeborene Skelettfehlentwicklung, multifaktorielle Genese (Beckenendlage, familiäre Disposition, Bänder-Laxizität)

Symptome: Asymmetrie der Hautfalten, Abspreizbehinderung bei gebeugter Hüfte, Beinlängendifferenz, mit Beginn des Gehens hinkender bzw. watschelnder Gang

Diagnostik: Sonografie

Behandlungsstrategie: Ausreifungsbehandlung mit Tübinger Schiene; Reposition (Riemenbandage nach Pavlik oder Beckenbeingips); operative offene Hüfteinstellung (selten erforderlich); Beckenosteotomie

Pflege: Je nach Art der Versorgung des Kindes unterscheiden sich die speziellen Aufgaben. Es gibt Versorgungen, die nicht bei pflegerischen Maßnahmen entfernt werden können oder dürfen. Die Beobachtung der Haut, die Möglichkeiten der Lagerung und Mobilisation des Kindes können eine Herausforderung für die Pflegefachpersonen und die Eltern werden.

13.7.3 Morbus Perthes

DEFINITION

Morbus Perthes (*Morbus Legg-Calvé-Perthes,* **juvenile Hüftkopfnekrose**)**:** Durchblutungsstörung des kindlichen Hüftkopfs unklarer Genese, erworbene aseptische Nekrose des Hüftkopfs, meist bei Jungen von 3–10 Jahren; häufigste aseptische Knochennekrose überhaupt

Krankheitsentstehung

Die genaue Ursache des Morbus Perthes ist bisher unbekannt. **Verschiedene Faktoren** spielen bei der Krankheitsentstehung eine Rolle:

- Mangelnde Gefäßversorgung (häufig fehlt A. circumflexa media)
- Geringeres Körperwachstum (die betroffenen Kinder sind kleiner als ihre Altersgenossen)
- Mögliche wiederholte Knocheninfarkte
- Genetische Faktoren
- Männliches Geschlecht (m : w 4 : 1).

Die betroffenen Kinder sind meistens zwischen 3 und 6 Jahre alt. Ein späterer Krankheitsbeginn ist prognostisch ungünstig.

Stadien bei Morbus Perthes

Nach Waldenström ergibt sich folgender stadienhafter Verlauf des Morbus Perthes:

- **Initialstadium:** Ödembildung im Knochen
- **Kondensationsstadium:** Hüftkopf röntgendichter und etwas abgeflacht
- **Fragmentationsstadium:** schollige Auflösung des Hüftkopfs
- **Reparationsstadium:** Wiederaufbau des Hüftkopfs
- **Endstadium:** Endzustand mit oder ohne Defektheilung, z. B. abgeflachter oder verbreiterter unrunder Hüftkopf.

Symptome

Gründe, welche die Eltern veranlassen, das Kind beim Arzt vorzustellen:

- Hinkendes Gangbild
- Knie- und Hüftschmerzen
- Schnelle Ermüdbarkeit.

Bei der Bewegungsprüfung des Hüftgelenks sind insbesondere die **Abduktion** und **Innenrotation** eingeschränkt.

Diagnostik

- Sonografie
- Röntgen (Beckenübersicht, axiale Aufnahme).

Behandlungsstrategie

Ziel der Behandlung der oft über mehrere Jahre verlaufenden Erkrankung ist der Erhalt oder Wiedergewinn:

- Der Beweglichkeit des Hüftgelenks
- Der Schmerzfreiheit
- Der Mobilität
- Des kongruenten (Gelenkflächen passen gut zueinander), zentrierten Gelenks.

Es ist eine regelmäßige **physiotherapeutische Behandlung** erforderlich. Eine Entlastung der Hüfte ist nur in Zeiten starker Schmerzen sinnvoll und sollte aufgrund der Stigmatisierung der Kinder nicht dauerhaft durchgeführt werden.

Von Bedeutung sind **regelmäßige klinische** und **sonografische** (alle 3 Monate) und **radiologische Kontrollen** (alle 6 Monate). Zeigt sich **eine** *Dezentrierung nach außen* (**Lateralisation**) des Hüftkopfs, besteht die Indikation zur **operativen Zentrierungsbehandlung** (*Containmentverbesserung*) mittels intertrochantärer Varisationsosteotomie (→ Abb. 13.17) und/oder Beckenosteotomie.

Pflege

- Eltern/Angehörige sind über die Besonderheiten der Pflege bei postoperativer Gipsbehandlung zu unterrichten, z. B. Hosen mit offener Seitennaht verwenden (→ 13.4).
- Entlassung vorbereiten, damit alle Hilfsmittel zu Hause zur Verfügung stehen: Urinflasche, Steckbecken, ggf. Pflegebett (in Zusammenarbeit mit dem Sozialdienst).
- Für die Entlassung Liegendtransport organisieren.
- Nach Abschluss der Gipsbehandlung kann eine stationäre Wiederaufnahme für 2–3 Tage zur Gipsentfernung und Mobilisation mithilfe des „Münsterpferds" (→ Abb. 13.18) erfolgen.
- Das Münsterpferd kann im Haus oder in der Wohnung genutzt werden, ist aber für draußen nicht geeignet. Sobald das Kind den Umgang beherrscht und die Eltern in der Funktion und Handhabung geschult sind, kann die erneute Entlassung erfolgen.
- Ab dem Schulkindalter können die Kinder i. d. R. in der Mobilisation mit Gehstützen angeleitet werden. Das operierte Bein wird mit Bodenkontakt entlastet (Dreipunktgang). Um den Kindern die Belastungsgrenze zu verdeutlichen, ist das Arbeiten mit einer bildhaften Sprache zu empfehlen. So darf z. B. ein flacher Keks unter der Schuhsohle des operierten Beins nicht zerbrechen.

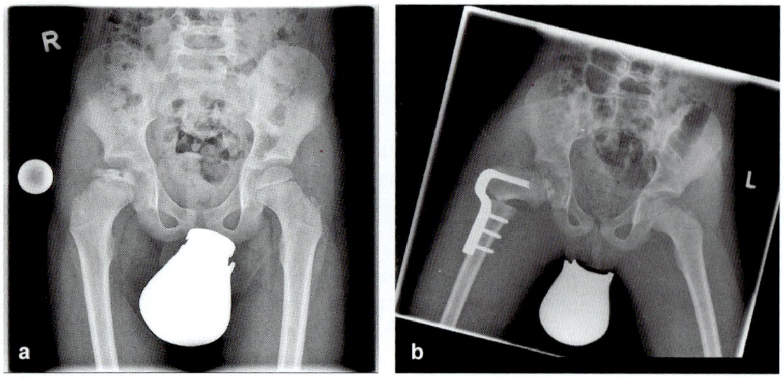

Abb. 13.17 Morbus Perthes a) prä- und b) postoperativ im Röntgenbild dargestellt [T1038]

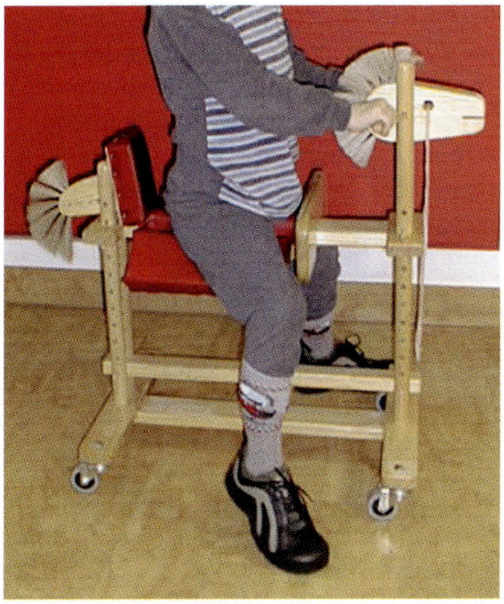

Abb. 13.18 Auf einem Münsterpferd kann sich das Kind unproblematisch im Haus bewegen, für draußen ist es leider nicht geeignet. [P551]

SPICKZETTEL

Morbus Perthes

Krankheitsentstehung: multifaktorielle Genese, z. B. mangelnde Gefäßversorgung, geringes Körperwachstum, genetische Faktoren

Symptome: hinkendes Gangbild, Knie- und Hüftschmerzen, schnelle Ermüdbarkeit

Diagnostik: Röntgen, Ultraschall

Behandlungsstrategie: Physiotherapie, ggf. operative Zentrierungsbehandlung

Pflege: richtet sich nach dem Zeitpunkt der Erkrankung und betrifft überwiegend die Anleitung und Beratung der Eltern im Umgang mit dem Kind zu Hause.

13.7.4 Epiphyseolysis capitis femoris

DEFINITION

Epiphyseolysis capitis femoris (Hüftkopfabrutsch): nicht traumatische Epiphysenlösung (Ablösung an der Wachstumsfuge) des Hüftgelenks nach dorsal-kaudal im pubertären Wachstumsschub.

Krankheitsentstehung

Die Ursache für das Auftreten einer Epiphyseolysis capitis femoris ist multifaktoriell. Die Festigkeit der Epiphysenfugen ist während des pubertären Wachstumsschubs durch **hormonelle Einflüsse** vermindert. Die proximale Femurepiphyse ist aufgrund der anatomischen Situation starken Scherkräften ausgesetzt. Kommt es zur chronischen Überlastung, wie bei übergewichtigen oder sportlich sehr aktiven Jugendlichen, kann es zur Ablösung der Epiphyse kommen.

Das typische Erkrankungsalter liegt bei 10–15 Jahren. Jungen sind häufiger betroffen als Mädchen.

Je nach Beschwerdedauer wird zwischen einer **Acuta**-Form (Erkrankungsverlauf < 2 Wochen) und einer **Lenta**-Form (Erkrankungsverlauf > 2 Wochen) unterschieden.

Symptome

Die Jugendlichen klagen häufig über **ins Knie projizierte Schmerzen.** Bei der akuten Form kann es zu einem hinkenden Gangbild bis hin zur Gehunfähigkeit kommen.

Vorsicht! Bei Schmerzen im Kniegelenk muss immer auch das Hüftgelenk untersucht und ggf. eine Röntgenuntersuchung der Hüfte durchgeführt werden.

Die **Femurkopfnekrose** ist eine Durchblutungsstörung des Hüftkopfs und gilt als schwere Komplikation der Epiphyseolysis capitis femoris, da sie zur frühen Arthrose des Gelenks führt.

Diagnostik

Die **Untersuchung** ergibt eine eingeschränkte, häufig auch schmerzhafte Innenrotation des Hüftgelenks. Das **Drehmann-Zeichen** (90°-Beugung im Hüftgelenk nur bei Abduktion und Außenrotation des Beins möglich) ist positiv.

Sonografisch kann von vorne ein Abgleiten durch Darstellung einer epi-/metaphysären Stufe gut nachgewiesen werden.

Die **Röntgenuntersuchung** in zwei Ebenen (→ Abb. 13.19):

- Hüfte anterior-posterior (a. p.): Verbreitung der Epiphysenfuge und ggf. scheinbare Verschmälerung der Epiphyse sichtbar
- Hüfte axial nach Lauenstein: Berechnung des Abgleitwinkels möglich.

Behandlungsstrategie

Die Therapie der Epiphysenlösung ist **immer operativ,** um ein weiteres Abgleiten des Hüftkopfs zu verhindern. In Narkose kann vorsichtig versucht werden, den Hüftkopf zu reponieren. Dann erfolgt eine Fixierung mit Kirschnerdrähten oder Lochschrauben. Die Lochschrauben können minimalinvasiv eingebracht werden. Sie lassen bei einem Überstand von 1 cm ein weiteres Wachstum des Schenkelhalses zu. Da es in bis zu ⅔ der Fälle auf der Gegenseite ebenfalls zur Epiphysenlösung kommen kann, wird im deutschsprachigen Raum die prophylaktische Verschraubung der zweiten Seite empfohlen.

Verbleibt eine Deformität mit **Impingement** *(engl. „Zusammenstoß")* des Schenkelhalses am vorderen Pfannenrand, kann über eine intertrochantäre Flexions-Valgisations-Rotationsosteotomie nach Weber-Imhäuser eine gute Korrektur erreicht werden.

Handelt es sich um einen stärkeren Hüftkopfabrutsch mit Gleitwinkel über 60°, muss primär eine **offene Hüftkopfreposition** oder eine Aufrichtung mittels **keilförmiger Osteotomie** im subkapitalen Schenkelhalsbereich durchgeführt werden.

Postoperativ schließt sich eine **12-wöchige Entlastungsphase mit Unterarmgehstützen** an.

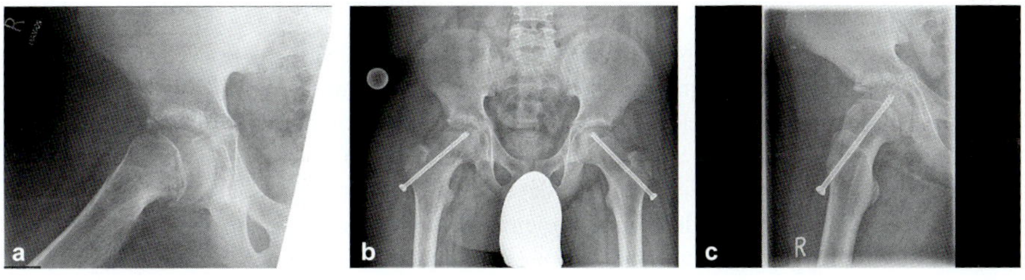

Abb. 13.19 Epiphyseolysis capitis femoris
a) Vor der Operation
b) Nach der Operation (b, c) [T1038]

Pflege

Zur Pflege vor und nach orthopädischen Operationen → 13.4.5

Der **akute Hüftkopfabrutsch** bedeutet für die Kinder und Eltern häufig eine unvorbereitete stationäre Aufnahme, da er zu den orthopädischen Notfällen gehört. Pflegefachpersonen handeln mit Verständnis und stellen durch altersgerechte und wahrheitsgetreue Informationen eine vertrauensvolle Atmosphäre her. Einem Elternteil sollte auf Wunsch die Möglichkeit gegeben werden, mit aufgenommen zu werden.

Ist eine postoperative Thromboseprophylaxe (Heparinisierung) für die Dauer der Entlastungsphase ärztlich angeordnet, leiten Pflegefachpersonen die Jugendlichen und Angehörigen in der Durchführung der s. c.-Injektion an.

SPICKZETTEL

Epiphyseolysis capitis femoris

Krankheitsentstehung: multifaktorielle Genese, z. B. hormonelle Einflüsse, chronische Überlastung

Symptome: Knieschmerzen, hinkendes Gangbild

Diagnostik: körperliche Untersuchung (Drehmann-Zeichen), Sonografie, Röntgen

Behandlungsstrategie: operative Therapie

13.8 Kniegelenk

13.8.1 Patellaluxation

DEFINITION

Patellaluxation: Dislokation der Patella (Kniescheibe) aus dem Gleitlager zur Seite (nach lateral)

Krankheitsentstehung

Für eine **akute traumatische Patellaluxation** (selten) ist ein Trauma ausschlaggebend. Die Verletzung entsteht meist bei einem belasteten gebeugten Knie mit Außenrotation des Unterschenkels.

Akute dispositionelle Patellaluxationen treten wesentlich häufiger auf und können bereits durch unspektakuläre Ereignisse ausgelöst werden. In vielen Fällen kommt es im Verlauf zu **rezidivierenden Patellaluxationen.** Mögliche auslösende Faktoren sind:

- Allgemeine Bandlaxizität (gelockerte Gelenkbänder)
- Muskelungleichgewicht mit unvollständiger Ausrenkung (Subluxation) der Patella
- Dysplasie der Oberschenkelkondylen
- Veränderung des Halteapparats (z. B. Ruptur des innenseitigen Retinakulums [Halteband der Kniescheibe] bei der primären Luxation)
- Patelladeformitäten, Patellahochstand
- Achsen- und Rotationsfehlstellungen des Beins (X-Bein, vermehrte Tibiaaußentorsion).

Patellaluxationen treten überwiegend bei älteren Jugendlichen auf. Der genaue Verletzungsvorgang ist häufig nicht rekonstruierbar.

Symptome und Diagnostik

Die lateral luxierte Patella bei gebeugtem Knie ist klinisch eindeutig zu erkennen. Bei einem Erstereignis bestehen starke Schmerzen und eine Bewegungsunfähigkeit des Gelenks. Es erfolgt eine **Reposition** unter Führung der Kniescheibe und Streckung des Kniegelenks. Das Knie ist nach der Reposition geschwollen und es bildet sich ein blutiger Erguss.

Handelt es sich um ein Wiederholungsereignis, ist das Knie nach Reposition nur mäßig geschwollen.

Diagnostik

Im Anschluss müssen **Röntgenbilder** des Kniegelenks und der Patella angefertigt werden, um evtl. abgesprengte **osteochondrale** *(Knorpel-Knochen-)***Fragmente** auszuschließen. Häufig kommt es im Rahmen der Luxation zu einem blutigen Erguss des Kniegelenks (**Hämarthros**). Zur weiteren Beurteilung von typischen Begleitverletzungen, wie der Ruptur des medialen Retinakulums, wird eine **MRT-Untersuchung** des Kniegelenks empfohlen.

Behandlungsstrategie

Nach erfolgter Reposition, die manchmal auch spontan geschieht, hängt die weitere Behandlung von den Begleitverletzungen ab (→ Tab. 13.4).

Pflege

- Pflegefachpersonen geben fachgerechte Anleitungen im Umgang und in der Anwendung einer stabilisierenden Knieschiene, z. B. Mecronschiene.
- In der Nachbehandlung achten Pflegefachpersonen auf eine maximale Beugung des betroffenen Knies von 60° in einer flachen Schienenlagerung.
- In den ersten postoperativen Tagen führen die Jugendlichen nur isometrische Quadrizepsübungen durch. Die Mobilisation erfolgt unter Bodenkontaktentlastung an Unterarmgehstützen.

SPICKZETTEL

Patellaluxation

Krankheitsentstehung: Trauma (selten), meist rezidivierendes Geschehen mit folgenden auslösenden Faktoren: Bandlaxizität, Dysplasie des Oberschenkelknochens, Achsen- und Rotationsfehlstellungen des Beins

Symptome: starke Knieschmerzen und Bewegungsunfähigkeit des Gelenks

Diagnostik: Röntgen, evtl. MRT

Behandlungsstrategie: Reposition, Quadrizepstraining, Behandlung der Begleitverletzung, Operation

13.8.2 Wachstumsschmerz

DEFINITION

Wachstumsschmerz: bei Kindern meist nächtlich auftretender, kurz anhaltender Schmerz, vorwiegend im Bereich der Kniegelenke.

Tab. 13.4 Therapieschema Patellaluxationen

Ereignis/Begleitverletzungen	Therapie
Erstereignis ohne wesentliche Begleitverletzungen	Konservativ: Mecronschiene für 6 Wochen, isometrisches Quadrizepstraining
Luxation mit osteochondralem Fragment	Operativ: Refixation bei ausreichender Fragmentgröße, ansonsten arthroskopische Entfernung des freien Gelenkkörpers
Rezidivierende Luxationen bei offenen Wachstumsfugen	Eingriffe am Retinakulum, mediale Kapseldopplung → **hohe Rezidivgefahr**
Rezidivierende Luxationen bei geschlossenen Wachstumsfugen	Knöcherne Medialisierung/Distalisierung der Tuberositas tibiae nach Roux/Elmslie
Rezidivierende Luxationen bei X-Bein oder Rotationsfehlstellungen	Möglichst zunächst Korrektur der Fehlstellung

Die Ursache für die beklagten Schmerzen ist ungeklärt, da normales Wachstum schmerzfrei verläuft. Das Alter der betroffenen Kinder liegt zwischen 3 und 8 Jahren.

Treten die Beschwerden bei unauffälliger Untersuchung der Kniegelenke (→ Abb. 13.20) und wechselseitig im o. g. Alter auf, ist eine weitere Diagnostik nicht erforderlich.

Vorsicht! Wichtigste Differenzialdiagnose zu den nächtlich auftretenden Wachstumsschmerzen sind Tumoren und Entzündungen. Wenn das Kind insbesondere immer wieder die gleiche Seite angibt, sollte eine weitere Abklärung (Sonografie, Röntgen, MRT) erfolgen.

Bei nächtlichem Erwachen ist die Zuwendung durch die Eltern besonders wichtig. Massage, Wärme oder schmerzstillende Salben können die Symptomatik verbessern.

SPICKZETTEL

Wachstumsschmerz

Krankheitsentstehung: ungeklärt

Symptome: meist nächtliche Knieschmerzen

Diagnostik: Ausschluss anderer relevanter Differenzialdiagnosen (Entzündung, Tumoren)

Behandlungsstrategie: Massage, Wärme, Schmerzmedikation

13.8.3 Kreuzbandläsion

DEFINITION

Kreuzbandläsion: intraligamentäre Ruptur des vorderen Kreuzbands, Ausriss der Eminentia intercondylaris (knorpeliger/knöcherner Ausriss des Kreuzbandansatzes), Ruptur des hinteren Kreuzbands

Krankheitsentstehung

Bei einem adäquaten Trauma mit nachfolgendem Kniegelenkerguss muss eine Binnenläsion des Knies in Erwägung gezogen werden. Rupturen des hinteren Kreuzbands sind im Wachstumsalter selten.

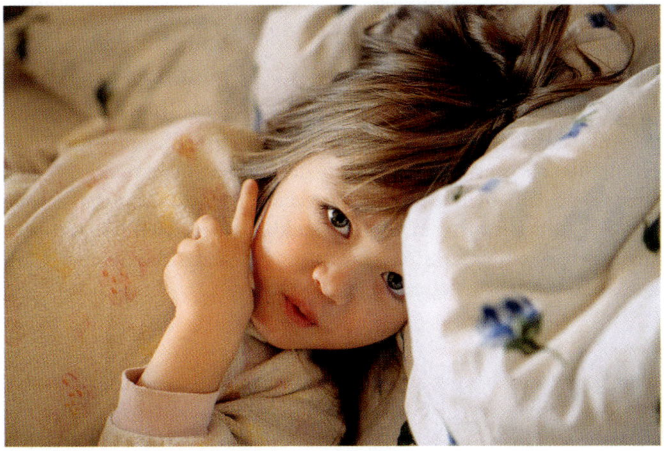

Abb. 13.20 Wachstumsschmerzen treten bei Kindern zwischen 3–8 Jahren meistens nachts auf, vorwiegend im Bereich der Knie. [J787]

Unhappy Triad

Die Ruptur des vorderen Kreuzbands mit Riss von Innenband und Innenmeniskus wird *Unhappy Triad* genannt. Ursache ist ein Außenrotations-Flexions-Valgisationstrauma des Kniegelenks, welches z. B. bei schnellen Richtungswechseln häufig auch mit Fremdeinwirkung als Sportverletzung auftreten kann. Dabei wird der Unterschenkel einer massiven Außenrotation in Kombination mit einer kurzzeitigen X-Bein-Fehlstellung ausgesetzt. Der gleiche Mechanismus kann auch zur Patellaluxation (→ 13.8.1) führen. Es handelt sich um eine seltene Verletzung bei Kindern.

Symptome

- Schmerzen
- Schwellung und Kniegelenkerguss
- Instabilitätsgefühl.

Diagnostik

Der Arzt untersucht, ob aufgrund der Kreuzbandruptur eine sog. Schubladensymptomatik vorliegt:

- Der Schienbeinkopf rutscht im Verhältnis zur Oberschenkelrolle nach vorne (= **vorderes Schubladenphänomen** bei der vorderen Kreuzbandruptur).
- Der Schienbeinkopf rutscht im Verhältnis zur Oberschenkelrolle nach hinten (= **hinteres Schubladenphänomen** bei der hinteren Kreuzbandruptur).

Eine knöcherne Begleitverletzung wird mit einer **Röntgenuntersuchung** ausgeschlossen. Der Riss des Kreuzbands kann im **MRT** sicher diagnostiziert werden.

Behandlungsstrategie

Der knöcherne/knorpelige Ausriss der Eminentia intercondylaris (Kreuzbandansatz) wird in den meisten Fällen **konservativ** behandelt. Das Fragment reponiert sich in Überstreckung des Kniegelenks. In dieser Stellung wird dann für 6 Wochen ein Gips angelegt. Die inkomplette Kreuzbandruptur hat Potenzial zur Regeneration, sodass ebenfalls eine konservative Behandlung möglich ist [5].

Bei Jungen unter 13 und Mädchen unter 11½ Jahren werden aufgrund der noch offenen Wachstumsfugen spezielle Operationstechniken für eine **Kreuzbandersatzplastik** verwendet.

Das Risiko einer krankhaften Vermehrung von Bindegewebe im Gelenk (**Arthrofibrose**) ist bei Operationen in den ersten 14 Tagen aufgrund der akuten Traumareaktion deutlich erhöht. Das bedeutet, dass die operative Versorgung möglichst erst nach Schonung und abschwellenden Maßnahmen durchgeführt werden soll.

Bei einer **Unhappy Triad** werden die Kreuzbandruptur und die Meniskusläsion operativ versorgt. Das mediale Seitenband heilt dann ohne zusätzliche Operation aus.

Pflege

Es erfolgt die übliche postoperative Pflege.

SPICKZETTEL

Kreuzbandläsion

Krankheitsentstehung: Trauma

Symptome: Schmerzen, Schwellung, Kniegelenkerguss

Diagnostik: Schubladenphänomen, Röntgen, MRT

Behandlungsstrategie: Kreuzbandersatzplastik, OP

13.8.4 Meniskusläsion

DEFINITION

Meniskusläsion: Riss des Innen- oder Außenmeniskus

Scheibenmeniskus: angeborener, im Vergleich zur normalen C-Form scheibenartiger Meniskus, fast immer an der Knieaußenseite

Krankheitsentstehung

Meniskusläsionen kommen bei Kindern und Jugendlichen selten vor. Sie können durch ein Verdrehtrauma, z. B. beim Sport, entstehen. Im Unterschied zu Läsionen bei (älteren) Erwachsenen treten nicht Lappeneinrisse des Meniskushinterhorns auf, sondern randständige Läsionen oder Korbhenkelrisse. Außenmeniskusläsionen kommen fast ausschließlich in Zusammenhang mit einem **Scheibenmeniskus** vor.

Symptome

Meniskusläsionen führen wie beim Erwachsenen auch bei Jugendlichen zur schmerzhaften Bewegungseinschränkung des Kniegelenks, ggf. mit Einklemmungserscheinungen.

Der Scheibenmeniskus fällt häufig im Alter von 6–8 Jahren auf. Berichtet wird über ein **„Schnappen"** beim Treppensteigen oder Gehen. Es kann auch zu **Gelenkblockaden** mit Streckdefizit des Kniegelenks und **belastungsabhängigen Schmerzen** kommen.

Diagnostik

Im Rahmen der klinischen Untersuchung können Druck- oder Scherkräfte auf den betroffenen Meniskus zu Schmerzen führen. Es gibt verschiedene klinische Tests zur Untersuchung des Kniegelenks auf Meniskusschäden, die zusammenfassend als Meniskuszeichen beschrieben werden.

Diagnostikum der Wahl ist die **MRT-Untersuchung** des Kniegelenks. Damit können die Meniskusform (→ Abb. 13.21) und evtl. vorliegende Einrisse erkannt werden.

Behandlungsstrategie

Bei einer Meniskusläsion mit Beschwerden sollte bei einem randständigen Riss versucht werden, den Meniskus zu nähen. Beim Scheibenmeniskus wird der innere Teil des Meniskus arthroskopisch entfernt, der äußere Teil muss belassen werden (→ Abb. 13.21).

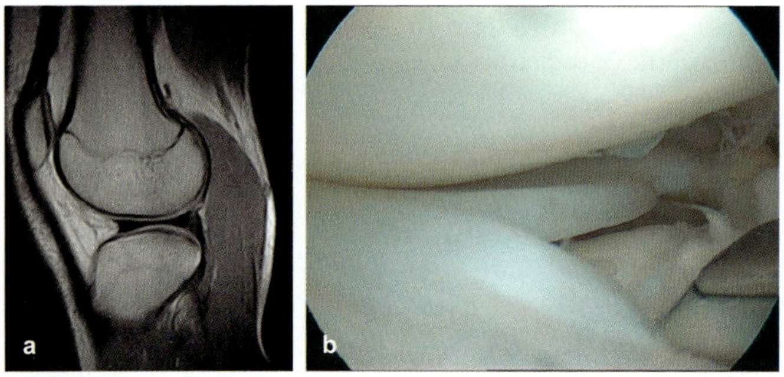

Abb. 13.21 Meniskusläsion
a) Sagittales MR-Bild des symptomatischen Scheibenmeniskus eines 15-jährigen Mädchens vor dem arthroskopischen Trimming
b) Arthroskopisches Bild desselben Meniskus vor dem Trimming [P183]

SPICKZETTEL

Meniskusläsion

Krankheitsentstehung: Verdrehtrauma

Symptome: schmerzhafte Bewegungseinschränkung, Schnappen beim Treppensteigen oder Gehen

Diagnostik: klinische Untersuchung, MRT

Behandlungsstrategie: OP, Arthroskopie

13.8.5 Osteochondrosis dissecans

DEFINITION

Osteochondrosis dissecans: herdförmige Erkrankung des unter dem Knorpel gelegenen (subchondralen) Knochens, die sich ablösen und als freies Dissekat (Gelenkmaus) im Gelenk verbleiben kann.

Krankheitsentstehung

Die genaue Krankheitsursache ist ungeklärt. Neben genetischen Faktoren führen wahrscheinlich wiederholte Mikrotraumen zur Stressfraktur des Knochens, sodass sportlich aktive Jugendliche häufiger betroffen sind.

Typischerweise ist die Oberschenkelrolle (**mediale Femurkondyle**) im Kniegelenk betroffen. Außerdem kommt die Osteochondrosis dissecans in absteigender Häufigkeit auch im **Sprunggelenk,** im **Ellenbogengelenk** und am **Femurkopf** vor.

Symptome

Die Symptome sind unspezifisch:

- Belastungsabhängige Schmerzen
- Pseudoblockaden
- Erguss und Blockade bei freien Gelenkkörpern.

Diagnostik

Die Diagnose wird mit einem **Röntgenbild** gestellt. Zur besseren Darstellung des Osteochondroseherds kann eine spezielle Röntgenaufnahme des 45° gebeugten Kniegelenks durchgeführt werden (Tunnelaufnahme nach Frick).

Zeigt die **MRT-Untersuchung** eine signalintese (helle) Linie (Flüssigkeit) zwischen Osteochondrosefragment und subchondralem Knochen, verschlechtert sich die Prognose.

Behandlungsstrategie

Bei intaktem Knorpel erfolgt eine **konservative Therapie,** die einhergeht mit der Reduzierung der sportlichen Aktivität, Entlastung und Physiotherapie. Bei Anzeichen einer drohenden Dissektion kann eine **retrograde Anbohrung** mit Durchbrechen der typischen Sklerosezone die Abheilung begünstigen. **Freie Gelenkkörper müssen refixiert** oder aus dem Gelenk entfernt werden, ansonsten steigt die durch die Erkrankung vermehrte Arthrosegefahr deutlich an.

SPICKZETTEL

Osteochondrosis dissecans

Krankheitsentstehung: genetische Faktoren sowie wiederholte Mikrotraumen

Symptome: belastungsabhängige Schmerzen, evtl. Erguss

Diagnostik: Röntgen, MRT

Behandlungsstrategie: konservative oder operative Therapie

13.9 Fuß

13.9.1 Klumpfuß

DEFINITION

Kongenitaler Klumpfuß (Pes equinovarus): angeborene, nicht ausgleichbare, komplexe Fehlstellung des Fußes, die aus folgenden Einzelfehlstellungen zusammengesetzt ist: **Spitzfuß** und **Rückfußvarus (Verkippung des Rückfußes)** sowie **Vorfußadduktion (Sichelfuß)** und **Hohlfuß.**

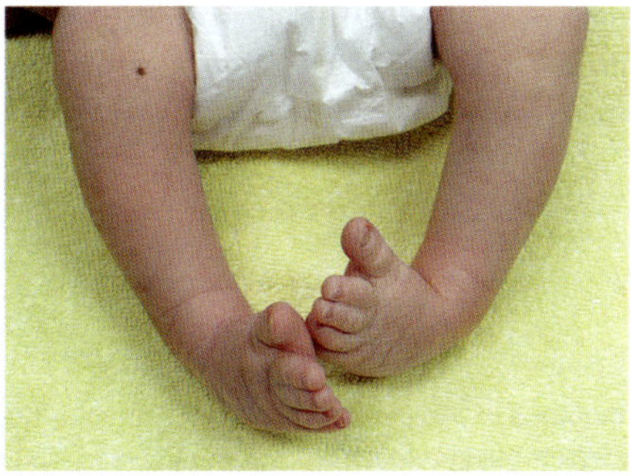

Abb. 13.22 Klumpfuß [P551]

Krankheitsentstehung

Der **Klumpfuß** gehört zu den häufigsten angeborenen Deformitäten. In Mitteleuropa sind 1–2 von 1.000 Kindern betroffen. In der Hälfte der Fälle sind beide Füße betroffen. Die genaue Krankheitsursache ist bis heute nicht geklärt. Am wahrscheinlichsten ist **eine multifaktorielle Genese** mit äußeren und inneren Faktoren (→ Tab. 13.5).

Der Klumpfuß (→ Abb. 13.22) ist eine komplexe Fehlstellung des ganzen Fußes und des Unterschenkels mit Beteiligung von Muskeln, Sehnen und Knochen. Es liegt eine Fehlrotation aller gelenkigen Verbindungen des Sprungbeins vor (subtalarer Gelenkkomplex).
Weitere Formen sind:

- der seltenere, **sekundäre Klumpfuß** bei vorliegenden Grunderkrankungen (z. B. neuromuskuläre Systemerkrankungen, Stoffwechselerkrankungen)
- **neurogene Klumpfüße,** die nach Kompartment-Syndrom, Peroneusläsion oder spastischer Lähmung nach Hirnschaden auch im Verlauf des Lebens entstehen.

Tab. 13.5 Innere und äußere Faktoren der Krankheitsentstehung bei einem Klumpfuß

Endogene Faktoren	Exogene Faktoren
Genetische Faktoren	Umwelteinflüsse (z. B. Temperatur, Ernährung)
Pathologische Zusammensetzung des Kollagens	Rauchen
Veränderungen der zur Fußwurzel gehörenden (tarsalen) Knochenentwicklung	Fruchtwasseruntersuchung (Amniozentese) in der 11.–12. Schwangerschaftswoche
Neuromuskuläres Ungleichgewicht	(Oligohydraminon: *Fruchtwassermangel*)

Symptome

Bei rechtzeitiger und intensiver Therapie des Klumpfußes verursacht dieser i. d. R. keine Beschwerden. Der Fuß ist häufig ein bisschen kürzer und die Wadenmuskulatur bleibt lebenslang schlanker.

Der unbehandelte Klumpfuß oder ein Rezidiv kann dazu führen, dass der Fuß vom Kind nur noch über den Fußaußenrand oder sogar den Fußrücken belastet werden kann. Das führt zu Schmerzen, Problemen mit der Schuhversorgung und einer deutlich eingeschränkten Gehstrecke.

Diagnostik

In vielen Fällen werden Klumpfüße bereits während einer **pränatalen** *(vorgeburtlichen)* **Sonografie** diagnostiziert, sodass sich die Eltern bereits vor der Geburt über die Behandlung informieren können.

Nach der Geburt ist die Diagnose klinisch sicher zu stellen. Röntgenbilder können erst später zur Verlaufsbeurteilung erforderlich werden. Die vom angeborenen Klumpfuß abzugrenzende **Klumpfußhaltung** zeigt keine Achillessehnenverkürzung und somit keinen Spitzfuß und ist vollständig redressierbar (in die physiologische Ausgangsstellung bringen).

Behandlungsstrategie

Die Behandlung des Klumpfußes erfolgt mit der **Ponseti-Gipstechnik.** Die Fußstellung wird bis auf die Spitzfußkomponente in kleinen Schritten korrigiert und mit Redressionsgipsen gehalten. Nach 6–10 Wochen mit regelmäßigen Gipswechseln durchtrennt der Operateur vorsichtig die verkürzte Achillessehne mit der Skalpellspitze (**perkutane Achillotenotomie** → Abb. 13.23).

Postoperativ wird für 3 Wochen ein Gips mit nun möglicher Dorsalextension im oberen Sprunggelenk angelegt. Die weitere Behandlung erfolgt mit einer **Fuß-Abduktionsschiene,** die für 3 Monate kontinuierlich und dann bis zum 4. Lebensjahr nur nachts zu tragen ist.

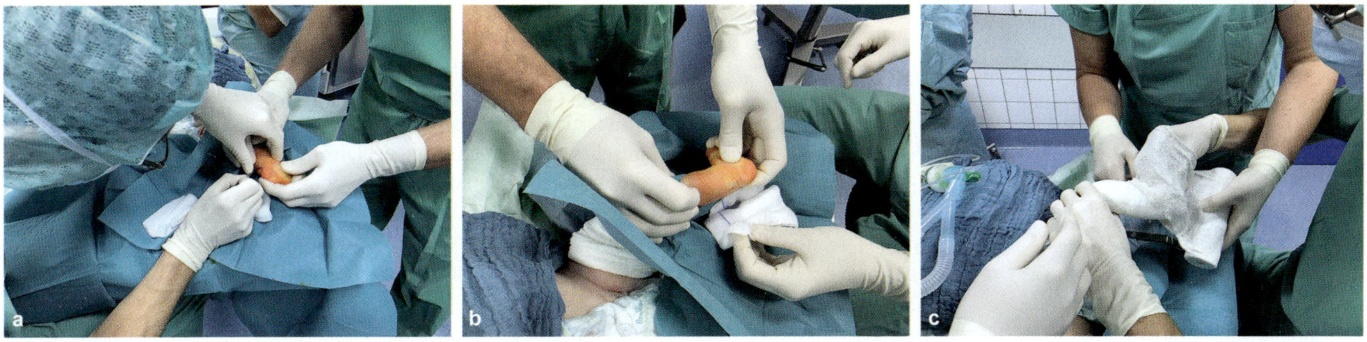

Abb. 13.23 Durch eine perkutane Achillotenotomie wird die verkürzte Achillessehne verlängert. Die Sehne wird mittels Skalpellspitze operativ durchtrennt (a), der Schnitt mit einem Pflasterverband bedeckt (b) und das Kind erhält für ca. 3 Wochen postoperativ einen Gips (c), sein Fuß ist in Korrekturstellung. In dieser Zeit heilt die Sehne in Verlängerung wieder zusammen. [P551]

Regelmäßige Kontrollen während des Körperwachstums sind erforderlich, um mögliche Rezidive und späte Fehlstellungen zu erkennen. Je nach Situation sind dann ggf. operative Maßnahmen erforderlich:

- Weichteilkorrekturen
- Sehnenverlängerungen
- Sehnenverlagerungen
- Osteotomien (knöcherne Korrekturen).

Pflege

Bei konservativer Therapie mit Gipsbehandlung erfolgen die standardisierten pflegerischen Maßnahmen (→ 13.4.3).

Nagelknipser

Das Nagelkürzen im Gips mit Schere oder Knipser ist zu vermeiden, da Nagelteile in den Gips fallen und Verletzungen oder Druckstellen verursachen können.

Die operative Behandlung erfordert fast immer eine Oberschenkel-Gipsanlage, die nach Ausprägung der Deformität und Umfang des operativen Eingriffs in Streck- oder Beugestellung des Kniegelenks erfolgt.

- Beim Streckgips wird das betroffene Bein auf einem Kissen hochgelagert. Der Einsatz einer Beinlagerungsschiene ist aufgrund der geringen Körpergröße der Kinder ungeeignet. Zur bequemen Lagerung kann auch das gesunde Bein auf dem Kissen gelagert werden.
- Der Beugegips wird mithilfe einer Lochstabkonstruktion (Hüft- und Kniebeugung 90°) zur Hochlagerung aufgehängt. Dabei wird ein Kissen als Unterpolsterung verwendet.

Aktive Kinder werden mit dieser Lagerung in der Mobilisation sehr eingeschränkt. Sie drehen sich bei Lagewechseln in die Aufhängevorrichtung ein. Eine Seiten- oder Bauchlage wird zeitnah korrigiert.

SPICKZETTEL

Klumpfuß

Krankheitsentstehung: angeborene Fehlbildung, multifaktorielle Genese, z. B. genetische Faktoren, exogene Faktoren, Veränderungen der tarsalen Knochenentwicklung

Symptome: bei gut behandeltem Klumpfuß wenig bis keine Beschwerden, Längendifferenz der Füße, Hypotrophie (unterdurchschnittliche Größenentwicklung eines Gewebes) der Wadenmuskulatur

Diagnostik: pränatale Ultraschalluntersuchung, klinische Beurteilung, Röntgen

Behandlungsstrategie: Ponseti-Gipstechnik, Redressionsgipse, Achillotenotomie, Abduktionsschiene, Operation bei Rezidiv

Pflege: bei konservativer Therapie Pflege bei Gipsverband (→ 13.4.3), bei operativer Therapie achten auf Positionierung und Positionswechsel

13.9.2 Plattfuß

DEFINITION

Kongenitaler Plattfuß (Talus verticalis, Tintenlöscherfuß): seltene, angeborene Fehlstellung des Fußes mit vertikal stehendem Sprungbein und (Sub-)Luxation des Os naviculare nach kranial.

Der **angeborene Plattfuß** kommt allein oder im Zusammenhang mit neurologischen Erkrankungen (v. a. bei Myelomeningozele, einer Spaltbildung der Wirbelsäule mit Heraustreten von Teilen des Rückenmarks, → 16.11.2) oder anderen Systemerkrankungen vor. Störungen in der Schwangerschaft und genetische Faktoren sind mögliche Ursachen für die Entstehung.

Die klinische Untersuchung zeigt eine konvexe Fußsohle (nach unten durchgedrücktes Längsgewölbe des Fußes). Statt des medialen Fußgewölbes tastet man das prominente Sprungbein (*Talus*). Der Vorfuß ist abduziert und dorsal extendiert.

Wie beim Klumpfuß wird der Fuß primär **über regelmäßige Gipse** in die physiologische Ausgangsstellung gebracht (**redressiert,** „reversed Ponseti-Technik“). Im Anschluss erfolgen die Reposition des Talonaviculargelenks mit vorübergehender Kirschnerdraht-Stabilisierung und eine Verlängerung der Achillessehne.

SPICKZETTEL

Plattfuß (Talus verticalis)

Krankheitsentstehung: angeborene Fehlstellung

Symptome: nach unten durchgedrücktes Längsgewölbe des Fußes

Diagnostik: klinische Untersuchung

Behandlungsstrategie: Redressionsgips, operative Therapie

13.9.3 Knick-Senkfuß

DEFINITION

Knick-Senkfuß: vermehrte Valgusstellung der Ferse, Vorfußabduktion und Abflachung des Fußlängsgewölbes

Knick-Plattfuß: dekompensierte Form des Knick-Senkfußes

Krankheitsentstehung

Der Knick-Senkfuß ist im Kindesalter **häufig** und als **physiologisch** zu bewerten, solange er korrigierbar bleibt.

Ausschlaggebende Ursachen für das Entstehen eines Knick-Plattfußes sind Bandlaxizität, genetische Faktoren oder Phasen der raschen Längen- und Gewichtszunahme. Auch eine verkürzte Wadenmuskulatur kann zum Ausweichen des Fußes in eine entsprechende Fehlstellung führen.

Entwicklung des kindlichen Fußes

Die Entwicklung des kindlichen Fußes zeigt den Wandel vom initialen physiologischen Knick-Senkfuß zu Laufbeginn über den zunehmenden Aufbau des Längsgewölbes bis zur normalen Fußform des Erwachsenen. Daraus ergeben sich Schwierigkeiten, den noch normalen vom pathologischen Knick-Senkfuß abzugrenzen.

Symptome

Die meisten Kinder mit flexiblem Knick-Plattfuß haben keine Schmerzen. Im Verlauf kann es zu Beschwielungen des medialen Fußrands bis hin zu Druckstellen über dem medial vorstehenden Talus kommen.
Klinischer Befund beim Knick-Plattfuß:

- Aufgehobene mediale Fußlängswölbung
- Valgusfehlstellung des Rückfußes
- Eingeschränkte Dorsalextension durch verkürzte Achillessehne
- Abduktion des Vorfußes.

Diagnostik

Das Belastungsprofil des Fußes lässt sich gut auf einem **Podometer** mithilfe der gespiegelten Glasplatte beurteilen. Bei speziellen Fragestellungen kann eine Untersuchung im Ganglabor sinnvoll sein.

Röntgenbilder müssen im Stand unter Belastung angefertigt werden und zeigen einen vergrößerten talokalkanearen Winkel.

Behandlungsstrategie

Der physiologische Knick-Senkfuß des Kleinkinds ist nicht behandlungsbedürftig. Die Kinder sollen viel barfuß laufen. Der Übergang zum dekompensierten Knick-Plattfuß ist fließend. Neben fußgymnastischen Übungen erfolgt eine **Einlagenversorgung,** bei schweren Fällen auch **Orthesenversorgung** des Fußes (→ Abb. 13.24).

Ein ausgeprägter Knick-Plattfuß wird abhängig vom Beschwerdegrad **operativ** behandelt:

- Verlängerung der Wadenmuskulatur
- Subtalare Arthrorise (Schraube/Dübel im Bereich des Sinus tarsi)
- Subtalare Arthrodese nach Grice (Knochenspan in den Sinus tarsi)
- Verlängerungs-/Verschiebeosteotomie Kalkaneus (*Fersenbein*).

Pflege

Nach einer Wadenmuskelverlängerung mit subtalarer Arthrorise erfolgt die Behandlung im Ober- oder Unterschenkelgips für 3 Wochen. Für 48 Std. halten die Kinder Bettruhe ein, um die Gefahr der Weichteilschwellung und Wundheilungsstörung zu mindern. Eine anschließende Castverstärkung (Verstärkung des Gipses mit einer Lage Castverband [Kunststoffgips]) gibt die notwendige Stabilität für die Mobilisation unter Vollbelastung. Gehstützen dienen der zusätzlichen Sicherheit beim Laufen, da das Kniegelenk im Oberschenkelgips unbeweglich ist.

Fehlt Koordinationsfähigkeit oder Gleichgewicht (z. B. altersbedingt, geistige/körperliche Defizite), Kinder ggf. an der Hand führen.

Für längere Strecken wird ein Rollstuhl mit hochgelagerter Beinstütze eingesetzt.

Sind eine subtalare Arthodese oder eine Fersenbein-Osteotomie erforderlich, ist eine Vollbelastung im Gips nicht möglich und die Dauer der Gipsbehandlung ist abhängig vom Alter der Patienten, den nachfolgenden Röntgenkontrollen und der jeweiligen OP-Technik.

SPICKZETTEL

Knick-Senkfuß

Krankheitsentstehung: Bandlaxizität, genetische Faktoren oder Phasen der raschen Längen- und Gewichtszunahme, Verkürzung der Wadenmuskulatur

Symptome: aufgehobene mediale Fußlängswölbung, Valgusfehlstellung des Rückfußes

Diagnostik: Podometer, Röntgen

Behandlungsstrategie: Einlagen, Orthesen, operativ

13.9.4 Hohlfuß

DEFINITION

Hohlfuß *(Pes cavus)*: angeborene oder erworbene Überhöhung der Fußlängswölbung

Krankheitsentstehung

Der Hohlfuß kann genetisch bedingt familiär gehäuft auftreten oder sich aufgrund neurologischer Erkrankungen (z. B. **hereditäre motorisch-sensible Neuropathie**) im Schulalter entwickeln. Die muskulären Dysbalancen betreffen häufig die kurze Fußmuskulatur und den M. peroneus brevis.

Symptome

Der **hohe Fußspann** führt zu **Problemen im Schuh.** Beim Gehen ist ein Abfedern nicht mehr richtig möglich, der Fuß wird zunehmend steif (rigide). Später kommt es zur Überlastung des Vorfußes und der Ferse mit vermehrter Beschwielung und Schmerzen. Die Zehen stehen meist gekrümmt.

Diagnostik

Das Ausmaß der Deformität kann über **Röntgenbilder** des Fußes im Stand bestimmt werden.

Behandlungsstrategie

Zunächst sollte auf eine **Einlagenversorgung** verzichtet werden, damit der Fuß sich beim Laufen aufdehnen kann und die Beweglichkeit erhalten bleibt. Bei Druckproblemen werden weichbettende Einlagen angepasst.

Operativ kann über die **Spaltung der Plantarfaszie** eine vermehrte Flexibilität des Fußes mit Reduktion der Fußlängswölbung erreicht werden.

Beim fixierten Hohlfuß sind abhängig von der Deformität verschiedene Eingriffe am Knochen zur Verbesserung der Fußstellung erforderlich.

Pflege

Ähnlich wie bei Knick-Senkfuß → 13.9.3

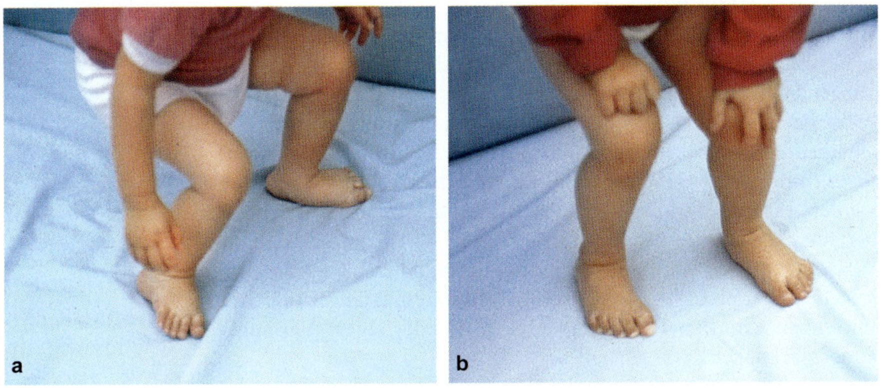

Abb. 13.24 Knick-Senkfuß: Ansicht in der Hocke a) vor der Behandlung und b) nach 17 Monaten Therapie. Es wurde 2-mal täglich jedes Bein 2-mal 5 Min. in der Seitenlage aufgestellt. Beide Füße wurden zusätzlich gegen den Knick-Senkfuß funktionell bandagiert. [R237]

SPICKZETTEL

Hohlfuß

Krankheitsentstehung: familiäre Häufung oder infolge neurologischer Erkrankung

Symptome: hoher Fußspann, steifer Fuß, Schwielen und Schmerzen, gekrümmte Zehen

Diagnostik: Röntgen

Behandlungsstrategie: zunächst keine Einlagen, evtl. Weichbettung, operative Korrektur durch Plantarfaszienspaltung, knöcherne Korrektureingriffe

13.10 Bein

13.10.1 Beinlängendifferenz

DEFINITION

Beinlängendifferenz: angeborener oder erworbener Längenunterschied der Beine von ≥ 1 cm

Krankheitsentstehung

Eine **Beinlängendifferenz** kann viele verschiedene Ursachen haben. Es kommen sowohl wachstumsbremsende als auch -stimulierende Faktoren in Frage. Diese können angeboren sein oder durch Infektionen, Lähmungen, Tumoren und Traumen ausgelöst werden. Frakturen von Oberschenkel und Schienbein können mit einer Wachstumsstimulation und entsprechender Beinverlängerung einhergehen. Verletzungen der Epiphysenfuge führen primär meist zu Achsabweichungen und erst sekundär zur Verkürzung.

Symptome und Diagnostik

Beim Gehen kann ein **Verkürzungshinken** erkennbar sein. Die indirekte Beinlängenmessung erfolgt über die Beurteilung des Beckenkamms. Zu unterscheiden sind folgende Formen:

- **Funktionelle** (scheinbare) **Beinlängendifferenz** (→ Abb. 13.25) durch Kontrakturen von Hüftbeuger, Kniebeuger oder durch eine Spitzfußstellung, die als Beckenschiefstand in Erscheinung tritt
- **Reelle Beinlängendifferenz** (→ Abb. 13.25) mit Verkürzung oder Verlängerung von Ober- oder Unterschenkel.

In einer **Röntgenaufnahme** (Becken-Bein-Ganzaufnahme) kann die Beinlänge exakt bestimmt werden. Wirbelsäulen- und Hüftbeschwerden infolge der abnormen Statik können im Erwachsenenalter auftreten.

Behandlungsstrategie

Um einen Beckenschiefstand mit möglicher Entwicklung einer Skoliose zu verhindern, kann über **Einlegesohlen** und **Schuherhöhungen** die Längendifferenz ausgeglichen werden.

Bei noch offenen Wachstumsfugen kann das Längenwachstum des längeren Beins vorübergehend oder permanent mit einer **Epiphyseodese** *(chirurgisches Verfahren zur Blockierung des Wachstums)* gestoppt werden. Dieser Eingriff soll kurz vor Wachstumsabschluss in der Pubertät erfolgen.

Handelt es sich um eine ausgeprägte Längendifferenz, gibt es verschiedene Verfahren zur operativen **Extremitätenverlängerung**, z. B. mit einem **externen Fixateur** (→ Abb. 13.8) oder einem **Verlängerungsmarknagel.**

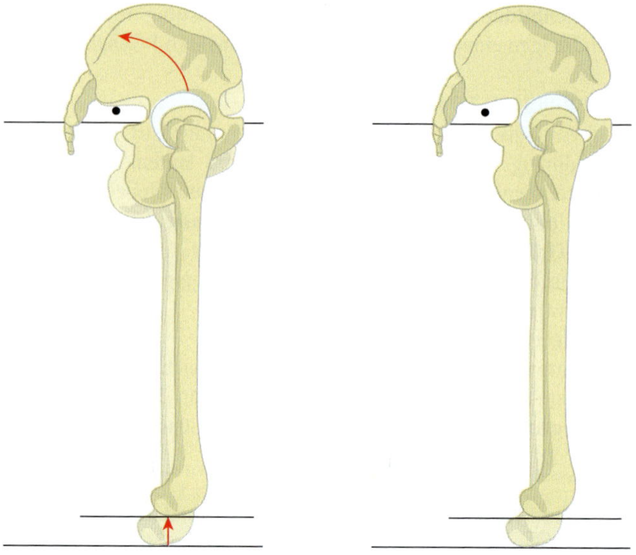

Abb. 13.25 Unterschied zwischen funktioneller und reeller Beinlängendifferenz [L138]

Pflege

Epiphyseodese → 13.10.2, Fixateur externe → 13.4.5

SPICKZETTEL

Beinlängendifferenz

Krankheitsentstehung: wachstumsbremsende wie auch wachstumsstimulierende Faktoren

Symptome: Verkürzungshinken, Wirbelsäulen- und Hüftbeschwerden

Diagnostik: klinische Untersuchung, Röntgen

Behandlungsstrategie: Einlagen, Epiphyseodese, Extremitätenverlängerung

13.10.2 Beinachsenfehlstellung

DEFINITION

Genu valgum: X-Bein, in leichter Ausprägung im 2.–5. Lebensjahr physiologisch (→ Abb. 13.26)

Genu varum: O-Bein, in leichter Ausprägung bei Säuglingen physiologisch (→ Abb. 13.26)

Coxa antetorta *(vermehrte Schenkelhalsantetorsion):* Drehung der Oberschenkelhalsachse nach vorne über das physiologische Maß hinaus

Coxa retrotorta *(Retrotorsion des Schenkelhalses):* pathologische Drehung der Schenkelhalsachse nach hinten

Krankheitsentstehung

Zur Beurteilung der Beinachsen bzw. Rotationsverhältnisse ist die Kenntnis der normalen Entwicklung vom Säugling bis zum Erwachsenen wichtig.

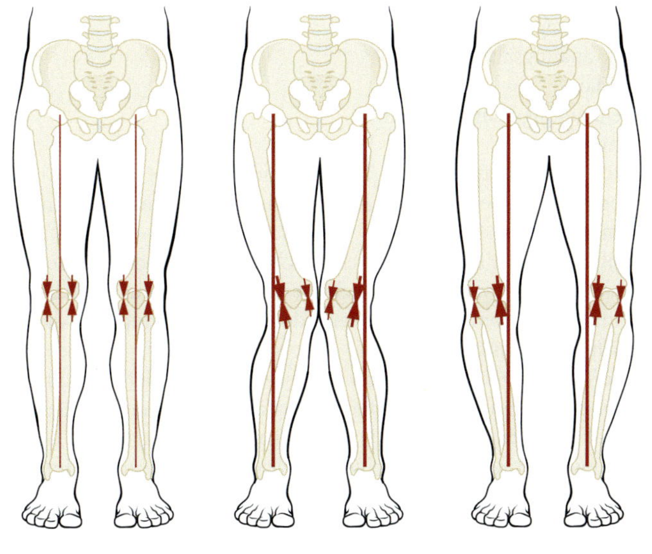

Abb. 13.26 Verschiedene Beinachsenfehlstellungen ohne Verdrehung der Beinachse im Vergleich zum normalen Bein [L126]

Entwicklung der Knieachse und der Schenkelhalsdrehung

- Physiologische Entwicklung der Knieachse:
  - Bei Geburt leichte **Varusachse** des Beins (*O-Bein*)
  - Bei Gehbeginn Neutralstellung
  - Beim Kleinkind im Verlauf **leichte Valgusstellung *(X-Beine)***
  - Ab dem 10. Lebensjahr gerade Beinachse
- Physiologische Entwicklung der Schenkelhalsdrehung:
  - Bei Geburt vermehrte Antetorsion (Drehung der Oberschenkelhalsachse nach vorne)
  - Bis zum Abschluss des Wachstums Reduktion auf etwa 15°.

Die Gründe für die **Beinachsenfehlstellung** sind häufig nicht bekannt. **Übergewicht** scheint das anhaltende Auftreten der X-Beine über das 10. Lebensjahr hinaus zu begünstigen. Kinder mit einer Zerebralparese (→ 16.9) haben meistens eine Coxa antetorta (Fehlstellung des Oberschenkelhalses, der gegenüber dem Oberschenkelknochen zu weit nach vorne gedreht ist), wobei die nicht gehfähigen Kinder deutlich stärker betroffen sind. Bei ihnen sind regelmäßige Kontrolluntersuchungen der Hüftgelenke erforderlich.

Ausgeprägte Beinachsenfehlstellungen können **posttraumatisch,** beim **Morbus Blount** (Deformation des Unterschenkelknochens infolge einer Wachstumsstörung der medialen Wachstumsfuge) oder der **Rachitis** (→ 13.12) auftreten.

Symptome

Das Gangbild wird sorgfältig begutachtet, dabei sind Achsfehlstellungen und Rotationsfehler mit geübtem Blick gut zu diagnostizieren:

- Beinachse: X-Bein? O-Bein?
- Einwärtsgang oder Nachinnendrehen der Patellen bei erhöhter Schenkelhalsantetorsion (nach vorne abgewinkelte Stellung des Oberschenkelhalsknochens)
- Auswärtsgang oder Nachaußendrehen der Patellen bei Coxa retrotorta (Drehung des Oberschenkelhalses nach hinten)
- Bewegungsausmaß der Gelenke: verminderte Hüftbeugung bei Coxa retrotorta.

Zusätzlich zu den angegebenen Rotationsauffälligkeiten der Schenkelhälse muss die Unterschenkeldrehung mitbeurteilt werden.

Diagnostik

Mit einer Becken-Bein-Ganzaufnahme wird **radiologisch** der Verlauf der Beintragachse genau ermittelt. Die klinische Untersuchung kann die Schenkelhalsantetorsion nur ungefähr abschätzen. Zur genauen Beurteilung wird diese im Röntgenbild (Bildwandler) exakt eingestellt oder im **Rotations-MRT** bzw. -CT bestimmt.

Behandlungsstrategie

Die physiologischen Abweichungen der Beinachse im Wachstum bedürfen keiner Therapie. Zeigt sich zum Beginn der Pubertät eine varische oder valgische Beinachse (O-Beine oder X-Beine), kann über eine **operative Wachstumslenkung** die Epiphysenfuge der Knieinnen- oder -außenseite permanent oder vorübergehend blockiert werden **(Epiphyseodese).**

Eine **Coxa retrotorta** kann aufgrund der verminderten Beugefähigkeit des Hüftgelenks mit regelmäßigem Anschlagen des Schenkelhalses am Pfannenrand frühzeitig zu einer Präarthrose (*Vorstufe des Gelenkverschleißes*) führen. Es besteht die Indikation zur **operativen Drehkorrektur,** welche i. d. R. intertrochantär durchgeführt wird.

Bei deutlich überhöhter Schenkelhalsantetorsion (50° und mehr) besteht ebenfalls eine Korrekturindikation. Diese führt insbesondere bei Kindern mit einer Zerebralparese zur deutlich verbesserten Hüftkopfzentrierung.

Pflege

Allgemeine perioperative Pflege → 13.4.1, → 2.9.1

Besonderheiten der Pflege nach Epiphyseodese

- Das betroffene Bein wird in einer Flachlagerungsschiene in leichter Abduktion (Abspreizung) gelagert. Ab dem 1. postoperativen Tag werden isometrische Übungen durchgeführt und die Kinder aufgefordert, bei Pflegemaßnahmen das betroffene Bein gestreckt zur Stärkung der Quadrizepsmuskulatur anzuheben.
- Die Mobilisation erfolgt frühzeitig am 1. oder 2. postoperativen Tag. Erreicht werden soll eine 90°-Beugung im Kniegelenk. Hierzu üben Kinder das freie Sitzen (ohne Abstützen) auf der Bettkante oder einem Stuhl. Schaukelbewegungen des Beins bei erhöht eingestelltem Bett erleichtern die Mobilisation.
- Sind beide Beine betroffen, geht das Kind mit Gehstützen im Vierpunktgang (Kreuzgang) bei Vollbelastung der Beine. Die Gehstützen dienen der Sicherheit.
- Pflegende achten darauf, dass geeignetes Schuhwerk mit Fersenriemen getragen wird und die Gehstützen fachgerecht eingesetzt werden. Außerdem unterstützen sie die Kinder bei den Beugeübungen, indem sie dafür sorgen, dass die Mahlzeiten im Sitzen auf der Bettkante oder einem Stuhl eingenommen werden können.

Pflege nach operativer Therapie bei Coxa antetorta/retrotorta (Drehkorrektur)

- Postoperativ wird das betroffene Bein in einer Flachlagerungsschiene gelagert und isometrische Übungen durchgeführt. Die Mobilisation erfolgt frühzeitig am 2. oder 3. Tag, wenn es der Allgemeinzustand der Kinder erlaubt, um die Beweglichkeit des Gelenks zu erhalten.
- Die Kinder laufen im Dreipunktgang (Bodenkontakt) an Unterarmgehstützen.
- Bei beidseitigem operativem Eingriff wird i. d. R. für 6 Wochen Bettruhe eingehalten.

- Pflegefachpersonen kennen folgende **Risiken und Nebenwirkungen:**
  - Lockerung des Materials im Knochen
  - Durchblutungsstörungen des Hüftkopfs (Hüftkopfnekrose)
  - Infektionen des Knochens oder der Knochenhaut
  - Sehnenverklebungen, Verkümmerung von Muskeln und Nerven
  - Gelenkversteifung
  - Pseudarthrose (unzureichende Abheilung des Knochens).

SPICKZETTEL

Beinachsenfehlstellung

Krankheitsentstehung: unklar, Übergewicht, posttraumatisch

Symptome: meist als Jugendliche keine Beschwerden, ggf. Gangauffälligkeiten (Einwärts-/Auswärtsgang)

Diagnostik: Röntgen (Becken-Bein-Ganzaufnahme)

Behandlungsstrategie: operative Wachstumslenkung, Rotationskorrektur

13.11 Angeborene Systemerkrankungen

13.11.1 Osteochondrodysplasie

DEFINITION

Osteochondrodysplasie (Skelettdysplasie): angeborene Störung des Knochen- und Knorpelgewebes

Es handelt sich um eine Gruppe verschiedener, **angeborener** Erkrankungen mit Veränderungen der Körperform, des Körperwachstums (Kleinwuchs) und mit krankhaften Knochenveränderungen. Dazu gehören u. a.:

- **Achondroplasie** (häufigste Form genetisch bedingten Kleinwuchses)
- **Mukopolysaccaridosen** (Enzymdefekte mit unterschiedlichen klinischen Merkmalen)
- **Osteogenesis imperfecta** (umgangssprachlich: „Glasknochenkrankheit“)
- Multiple **Osteochondrome** (auch „kartilaginäre Exostosen“ genannt, → Abb. 13.27).

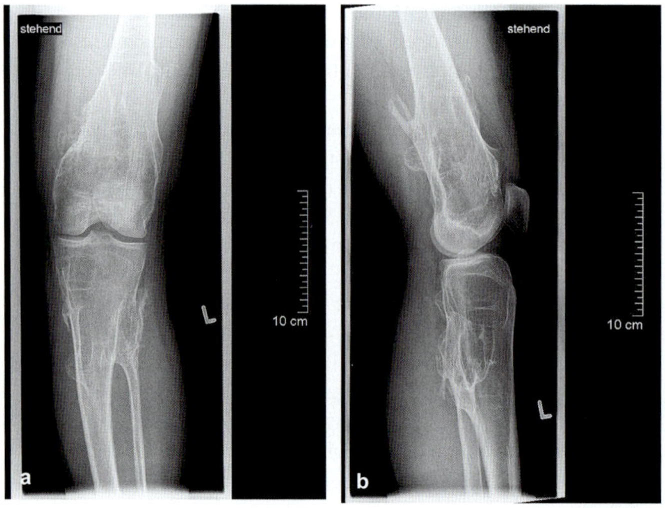

Abb. 13.27 Multiple Osteochondrome. Dies sind gutartige knöcherne Ausziehungen bzw. Tumoren. [T1038]

Die Störungen unterscheiden sich durch:

- Vererbungsmuster
- Erkrankungsalter
- Verlauf
- Behandlungsmöglichkeiten
- Prognose.

Je nach Erkrankung **stirbt** ein Teil der Kinder noch vor der Geburt oder in den ersten Lebenswochen. Andere haben keine Einschränkung der Lebenserwartung.

Aufgrund der Vielzahl unterschiedlicher Erkrankungen können hier keine einzelnen Symptome aufgelistet werden. Liegt ein zunächst unbekanntes Syndrom vor, so können jedoch einzelne Symptome die Diagnosefindung ermöglichen.

Die Therapie ist abhängig von der jeweiligen Grunderkrankung und gehört in die Hände **spezialisierter Fachärzte.** Für eine gute Behandlung ist die Zusammenarbeit von Pädiatern/Pädiaterinnen, Genetikern/Genetikerinnen, Endokrinologen/Endokrinologinnen (Hormonspezialisten), Psychologen/Psychologinnen, Kinderorthopäden/-orthopädinnen und Physiotherapeuten (alle im Folgenden in männlicher Form genannt) erforderlich.

SPICKZETTEL

Osteochondrodysplasie

Krankheitsentstehung: angeborene Erkrankungen mit Veränderungen der Körperform, des Körperwachstums (Kleinwuchs) und mit krankhaften Knochenveränderungen

Symptome: entsprechend den Grunderkrankungen (Achondroplasie, Mukopolysaccaridosen, Osteogenesis imperfecta, multiple Osteochondrome)

Diagnostik: Facharzt

Behandlungsstrategie: abhängig von der jeweiligen Grunderkrankung

13.11.2 Dysostosen

DEFINITION

Dysostosen: lokalisierte angeborene Skelettfehlbildungen

Apert-Syndrom: gehört zur Gruppe der kraniofazialen Dysostosen, seltene angeborene Krankheit mit Synostosen (knöcherne Verbindung) an Schädelsuturen und Händen sowie Füßen, Gelenkkontrakturen, ophthalmologischen (das Auge betreffenden) Problemen, Segmentationsstörungen der Halswirbelsäule und Schlafapnoe

Im Gegensatz zur Osteochondrodysplasie (→ 13.11.1) sind bei einer Dysostose nicht ein ganzes Gewebesystem, sondern **einzelne Körperregionen betroffen.** Die größte orthopädische Relevanz hat das Apert-Syndrom.

Beim Apert-Syndrom handelt es sich um einen genetischen Defekt im embryonalen Bindegewebe mit mangelhafter Isolierung der Verknöcherungszentren.

Es werden folgende Dysostosen unterschieden:

- Vorwiegende Beteiligung des Schädels und des Gesichts
- Vorwiegende Beteiligung der Wirbelsäule
- Vorwiegende Beteiligung der Extremitäten.

Kinder mit einem Apert-Syndrom haben einen **breiten Kopf** mit großem **Augenabstand.** Die Synostosen beeinträchtigen das Schädelwachstum und führen zu einem erhöhten Schädelinnendruck mit möglichem psychomotorischen Entwicklungsrückstand. Finger und Mittelhandknochen sowie Zehen und Mittelfußknochen sind in unterschiedlicher Ausprägung miteinander verbunden (**Syndaktylien**).

Die Behandlung ist abhängig von der jeweils vorliegenden Dysostose. Die Trennung der Schädelsynostosen ist frühzeitig notwendig, um ein normales Gehirnwachstum zu ermöglichen. Im Alter von 1–2 Jahren sollten knöcherne Verbindungen der Mittelhandknochen und Finger getrennt werden. Gelenkkontrakturen werden zur Verbesserung der Beweglichkeit regelmäßig physiotherapeutisch behandelt.

SPICKZETTEL

Dysostosen
Krankheitsentstehung: angeborene Fehlbildung
Symptome: Fehlbildungen an Schädel, Gesicht, Wirbelsäule und Extremitäten
Diagnostik: klinische Symptome
Behandlungsstrategie: Trennung der jeweiligen Dysostosen

13.12 Rachitis

DEFINITION

Rachitis (Osteomalazie): Erweichung des Knochens durch unzureichende Mineralisation

Krankheitsentstehung

Bei **Vitamin-D-Mangel** (→ 3.2.1) ist die Kalziumresorption im Dünndarm ungenügend. Dies führt im Verlauf zu erniedrigten Phosphatspiegeln mit der Folge einer unzureichenden Mineralisation der Knochenmatrix.

Die Ursache können eine eingeschränkte Vitamin-D-Zufuhr (in Entwicklungsländern auch heute noch eine häufige Erkrankung), Malabsorptionssyndrome mit fehlender Aufnahme im Darm oder die Vitamin-D-resistente Rachitis (vererbte Stoffwechselerkrankung) sein.

Symptome

Die Kinder leiden an **Muskelschwäche** und einer **motorischen Entwicklungsverzögerung.** Es kommt zu **Achsabweichungen** der Beine (meist in Varusrichtung), Vorwölbungen der knöchernen/knorpeligen Rippenansätze (**rachitischer Rosenkranz**), **Kyphose** und **Skoliose** (→ Abb. 13.28).

Diagnostik

Im **Röntgenbild** sind die Wachstumsfugen erweitert und die Metaphysen becherförmig aufgetrieben.

Behandlungsstrategie

Als kausale Therapie ist die **Gabe von Vitamin D und Kalzium** angezeigt. Zusätzlich sollte auf eine ausreichende **Sonnenexposition** geachtet werden, um die Bildung des biologisch aktiven Vitamin D_3 zu ermöglichen.

Vorsicht! Zur **Prophylaxe** einer Vitamin-D-Mangelrachitis wird bei Säuglingen die Gabe von 500 IE Vitamin D im 1. Lebensjahr empfohlen. Eine Überdosierung ist zu vermeiden, da eine Vitamin-D-Hypervitaminose gefährlich ist.

Die Vitamin-D-resistente Rachitis ist durch eine Vitamin-D-Gabe nicht zu beheben. Hier sind eine zusätzliche Phosphatsubstitution und die Behandlung durch einen Kinderendokrinologen erforderlich.

Pflege

- **Pflegende beobachten:**
  - Unruhe, Missmut und Reizbarkeit; Säuglinge sind oft weinerlich
  - Schreckhaftigkeit
  - Starkes Schwitzen, v. a. am Kopf
  - Haarausfall, Nagelrillen
  - Bewegungsarmut, körperliche Schwäche bei fortgeschrittener Erkrankung
  - Schlaffe, ausladende Bauchdecke (Froschbauch)
  - Infektanfälligkeit
  - Ammoniakgeruch des Urins
  - Tetanie als Besonderheit (z. B. durch Absinken der Kalziumkonzentration). Es kommt zu tonischen Krämpfen, verkrampften Händen (Pfötchenstellung), Spitzfußstellung, Opisthotonushaltung. Bei leichtem Verlauf ist nur ein „krähendes" Schreien zu beobachten.
  - Laryngospasmus als Komplikation
- **Aufgaben der Pflege:**
  - Sorgfältige Ermittlung der Vitalzeichen (bes. nach Kalzium-Gaben) und der Atmung
  - Angepasste Körperpflege, bei starkem Schwitzen regelmäßiger Wäschewechsel
  - Sanfte Haarpflege mit einer weichen Bürste
  - Bequeme Lagerung bei Deformierungen des Skelettsystems
  - Durchführung und Anleitung der Angehörigen zur korrekten Medikamentengabe.

SPICKZETTEL

Rachitis
Krankheitsentstehung: Vitamin-D-Mangel
Symptome: Muskelschwäche, motorische Entwicklungsverzögerung, Kyphose, Skoliose
Diagnostik: Labor, Röntgen
Behandlungsstrategie: Gabe von Vitamin D und Kalzium
Pflege: Beobachtung auf Unruhe und Schreckhaftigkeit, Schwitzen (am Kopf), Bewegungsarmut, Ammoniakgeruch des Urins, Tetanie; Körperpflege beim Schwitzen und bei der Positionierung

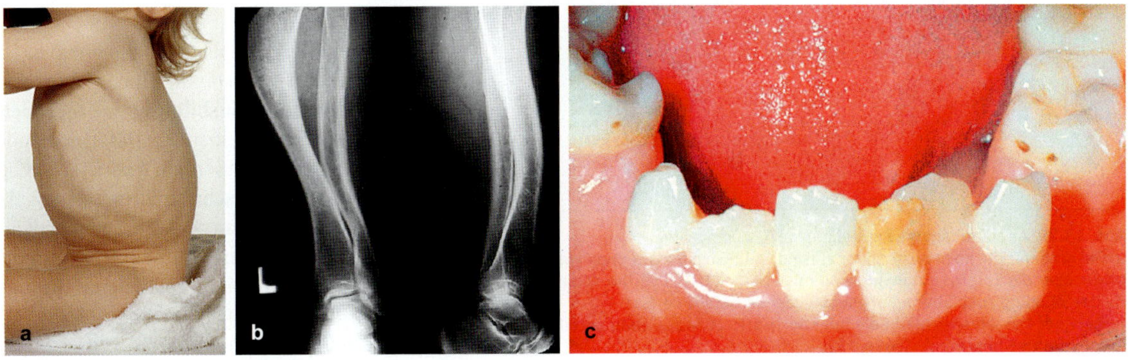

Abb. 13.28 Zeichen einer Rachitis
a) Rachitischer Rosenkranz
b) Persistierende Deformitäten der Tibia
c) Zahnschmelzdefekte
[F380, E284, E660]

13.13 Osteomyelitis

DEFINITION

Osteomyelitis: Infektion des Knochens und des Knochenmarks (→ Abb. 13.29) durch Bakterien, bei Kindern und Jugendlichen meist hämatogen (über den Blutweg), seltener bei offenen Frakturen und nach operativer Frakturbehandlung (Osteosynthese)

Spondylodiszitis: bakterielle Entzündung des Wirbelkörpers und der Bandscheibe

Krankheitsentstehung

Keime können hämatogen (über den Blutweg) in den Knochen gelangen. Betroffen ist meist die gut durchblutete Metaphyse. Der häufigste Erreger ist **Staphylococcus aureus** (75–80 % der Fälle). Abhängig vom Alter können verschiedene weitere Keime ursächlich sein.

Symptome und Diagnostik

Bei Jugendlichen sind typische Entzündungszeichen:
- Fieber, Krankheitsgefühl
- Rötung
- Schwellung
- Überwärmung
- Druckschmerz.

Neugeborene und Säuglinge zeigen häufig eine viel mildere Symptomatik. Manchmal liegt primär nur eine Bewegungsarmut der betroffenen Extremität (**Pseudoparalyse**) vor.

Die **Spondylodiszitis** tritt meist im Bereich der Lendenwirbelsäule auf und kann bei Kleinkindern zur Laufverweigerung und verstärkten Lendenlordose (Krümmung der Lendenwirbelsäule nach vorne) führen. Jugendliche beklagen zunehmende Rückenschmerzen.

Vorsicht! Jede von Fieber begleitete lokale Schwellung, Rötung und schmerzhafte Bewegungseinschränkung am Bewegungsapparat erweckt die Verdachtsdiagnose einer hämatogenen Osteomyelitis. Diese Verdachtsdiagnose muss so lange aufrechterhalten werden, bis sie bestätigt oder ausgeschlossen ist. [1]

Neben der klinischen Untersuchung wird folgende Diagnostik erforderlich:
- Abnahme von Blutkulturen
- Labordiagnostik: Differenzialblutbild, Blutsenkungsgeschwindigkeit, C-reaktives Protein (CRP)

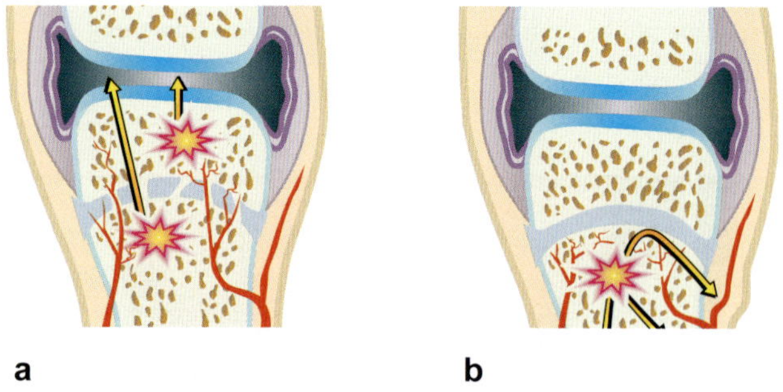

Abb. 13.29 Altersabhängige Entstehung der Osteomyelitis
a) Bei Kindern, die noch nicht 1 Jahr alt sind, kann sich die Infektion von der Metaphyse über die Epiphyse zum angrenzenden Gelenk (z. B. Pyarthros) ausbreiten, da der Säugling noch über epiphysenkreuzende Gefäße verfügt
b) Bei über 1½-Jährigen bleibt die Infektion i. d. R. auf das Gebiet unterhalb der Epiphysenfuge beschränkt [F654-002]

- Sonografie: subperiostaler (unter der Knochenhaut) Abszess, bakterielle Arthritis (Gelenkerguss)
- Röntgenaufnahme
- MRT-Untersuchung (Methode der Wahl zur Frühdiagnostik der Osteomyelitis).

Behandlungsstrategie

Ein Abszess oder eine Gelenkinfektion wird punktiert und bakteriologisch untersucht, um möglichst die verursachenden Keime zu identifizieren. Es schließt sich eine gezielte **intravenöse Antibiotikabehandlung über 3 Wochen** an.

Wird eine effektive Therapie innerhalb von 2–3 Tagen nach Krankheitsbeginn eingeleitet, bewirkt dies bei den meisten Kindern eine Heilung der Osteomyelitis ausschließlich durch eine antibiotische Therapie. Werden frühzeitige Diagnose und adäquate Therapie hingegen verzögert, besteht die Gefahr des Übergangs in eine sekundär chronische Osteomyelitis. [6]

Liegen Abszesse, Knochensequester (aus dem Zusammenhang gelöste Knochennekrose) oder Fisteln vor, muss eine **chirurgische Behandlung mit Ausräumung und Spülung des osteomyelitischen Herds** erfolgen. Bei einer eitrigen Gelenkinfektion wird das betroffene Gelenk arthroskopisch (bei Kleinkindern mit einer Braunüle) so lange gespült, bis kein Eiter mehr abfließt.

SPICKZETTEL

Osteomyelitis
Krankheitsentstehung: überwiegend hämatogene Infektion mit Staphylococcus aureus
Symptome: Fieber, Rötung, Schwellung, Druckschmerz
Diagnostik: Labor, Röntgen, Sonografie, MRT
Behandlungsstrategie: antibiotische Therapie, chirurgische Ausräumung

13.14 Grünholzfraktur

DEFINITION

Grünholzfraktur: Biegungsbruch eines Knochens mit teilweise erhaltendem Periost (Knochenhaut) und Bruch ausschließlich der konvexseitigen Kortikalis

Diese Bruchform (→ Abb. 13.30) kommt **im Wachstumsalter** v. a. bei den langen Röhrenknochen vor. Am häufigsten ist der **Unterarmschaft** betroffen. Da es sich um einen Biegungsbruch handelt, ist immer eine mehr oder weniger ausgeprägte **Achsabweichung** des Knochens vorhanden.

Bei Schmerzen der betroffenen Extremität und eingenommener Schonhaltung wird die Diagnose anhand einer **Röntgenaufnahme** in zwei Ebenen gestellt.

Da die eine Kortikalis nur angebrochen ist, während die Kortikalis der Konvexseite vollständig durchgebrochen ist, kann es durch eine **asymmetrische Kallusbildung** (neugebildetes Knochengewebe nach Fraktur) zu einer bleibenden Deformität oder Verstärkung der Fehlstellung kommen. Außerdem besteht das Risiko einer **Refraktur.**

Bei der Unterarmschaftfraktur werden Achsabweichungen größer als 10° **operativ** versorgt. Die Gegenkortikalis wird überbrochen und die Fraktur mit einem intramedullären (in den Markraum eingebrachten) Draht fixiert. Die anschließende Ruhigstellung erfolgt im Oberarmgips für 4 Wochen.

Pflege bei Gipsverband → 13.4.3

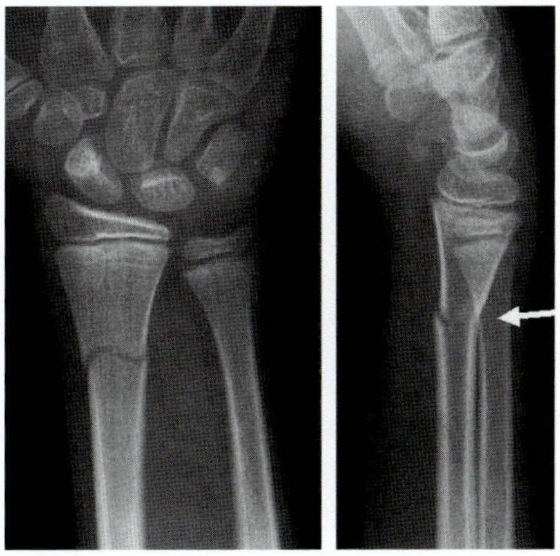

Abb. 13.30 Eine Grünholzfraktur im Röntgenbild [O644]

Vorsicht! Kindesmisshandlung (→ 2.9): Bei körperlicher Misshandlung von Säuglingen und Kleinkindern sind **Hämatome, Quetschungen** und **Verbrennungen** am häufigsten. An zweiter Stelle folgen **Knochenbrüche.** Verdächtig sind mehrere Frakturen unterschiedlichen Alters.

Typische Frakturen sind:

- Metaphysäre Läsionen
- Rippenbrüche
- Frakturen der kurzen Knochen an Händen und Füßen
- Femurschaftfrakturen vor Gehbeginn.

Besteht der Verdacht einer Kindesmisshandlung, ist eine ausführliche multidisziplinäre Untersuchung des Kindes (auch zum Ausschluss innerer Verletzungen) mit entsprechender Dokumentation (ggf. mit Fotos) erforderlich. Am besten erfolgt die Vorstellung des Kindes (wenn es sein muss auch gegen den Willen der Eltern) schnellstmöglich in einer Kinderschutzambulanz.

SPICKZETTEL

Grünholzfraktur

Krankheitsentstehung: Trauma

Symptome: Schmerzen, Schonhaltung

Diagnostik: Röntgen

Behandlungsstrategie: Gipsverband, Operation

14

PFLEGE BEI HAUTERKRANKUNGEN UND ALLERGIE

Gabriele Fley, Florian Schneider

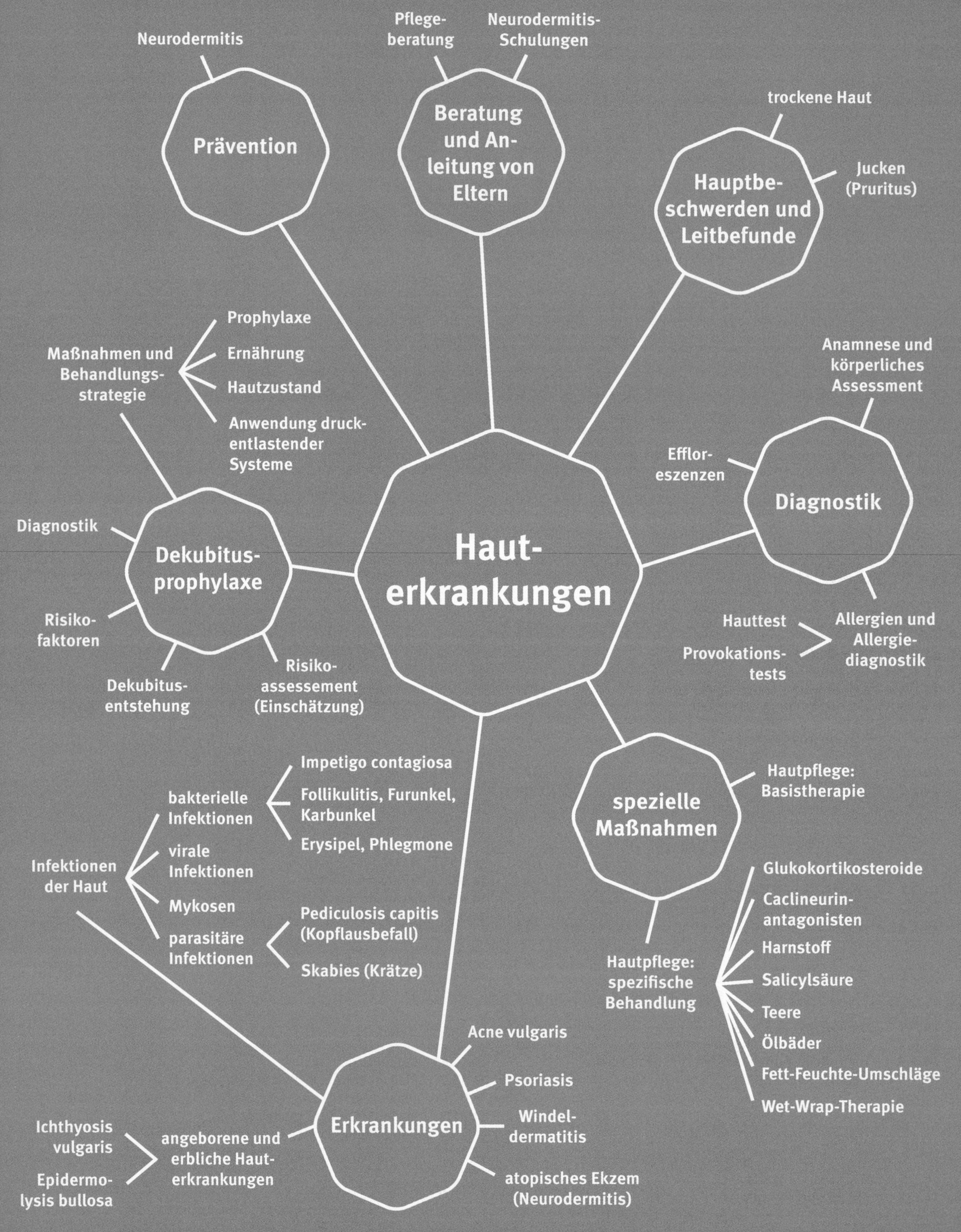
Haut-
erkrankungen
Prävention
Neurodermitis
Beratung
und An-
leitung von
Eltern
Pflege-
beratung
Neurodermitis-
Schulungen
Hauptbe-
schwerden und
Leitbefunde
trockene Haut
Jucken
(Pruritus)
Diagnostik
Anamnese und
körperliches
Assessment
Efflor-
eszenzen
Allergien und
Allergie-
diagnostik
Hauttest
Provokations-
tests
spezielle
Maßnahmen
Hautpflege:
Basistherapie
Hautpflege:
spezifische
Behandlung
Glukokortikosteroide
Caclineurin-
antagonisten
Harnstoff
Salicylsäure
Teere
Ölbäder
Fett-Feuchte-Umschläge
Wet-Wrap-Therapie
Erkrankungen
Acne vulgaris
Psoriasis
Windel-
dermatitis
atopisches Ekzem
(Neurodermitis)
angeborene und
erbliche Haut-
erkrankungen
Ichthyosis
vulgaris
Epidermo-
lysis bullosa
Infektionen
der Haut
bakterielle
Infektionen
Impetigo contagiosa
Follikulitis, Furunkel,
Karbunkel
Erysipel, Phlegmone
virale
Infektionen
Mykosen
parasitäre
Infektionen
Pediculosis capitis
(Kopflausbefall)
Skabies (Krätze)
Dekubitus-
prophylaxe
Diagnostik
Risiko-
faktoren
Dekubitus-
entstehung
Risiko-
assessement
(Einschätzung)
Maßnahmen und
Behandlungs-
strategie
Prophylaxe
Ernährung
Hautzustand
Anwendung druck-
entlastender
Systeme

Wussten Sie schon ...

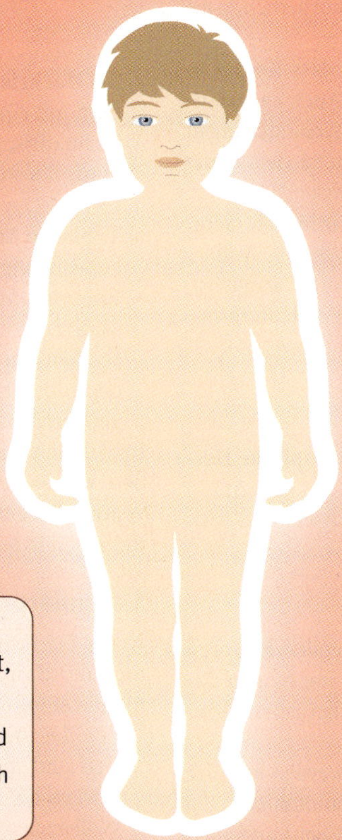

Käseschmiere: In den Wochen vor der Geburt ist der Körper des Ungeborenen mit Käseschmiere (Vernix caseosa) umhüllt. Diese schützt den Körper vor dem Austrocknen, dient als Gleitmittel für die Geburt und sorgt dafür, dass Säuglinge nach der Geburt nicht so schnell auskühlen.

Hautdicke im Vergleich: Bei Kindern unter 5 Jahren ist die Haut ca. 0,5 mm dick. Bei Erwachsenen hingegen ist sie fünfmal so dick, nämlich ca. 2,5 mm.

Hautoberfläche im Vergleich:
Die Körperoberfläche ist die äußere Oberfläche, die von Haut bedeckt ist. Sie ist bei Kindern pro Kilo 2,5-mal so groß wie bei Erwachsenen.

Braunes Fettgewebe: Säuglinge haben ein großen Anteil braunen Fettgewebes (ca. 2–5 %), das ihnen hilft, die Körpertemperatur aufrecht zu erhalten. Mit zunehmendem Gewicht nimmt das braune Fettgewebe ab und das weiße Fettgewebe zu. Ein Erwachsener hat nur noch wenig Anteile an braunem Fettgewebe.

Ekzeme bei Säuglingen: Viele Säuglinge werden mit Kopfgneis (seborrhoisches Ekzem) geboren, der im Alter von 3 Lebensmonaten bei guter Körperpflege verschwindet.
Fällt ein Ekzem auf der behaarten Kopfhaut nach dem 3. Lebensmonat auf, spricht das meist für die Erstmanifestation eines atopischen Ekzems.

Anamnese: Bei der körperlichen Untersuchung ist die Beurteilung der gesamten Haut wichtig. Auffälligkeiten können mittels Fotodokumentation festgehalten werden.

14.1 Das Kind bei Hauterkrankungen

Die Haut ist das größte Sinnesorgan des Menschen und spielt über die gesamte Lebensspanne hinweg eine wichtige Rolle, z. B. im Kontakt mit anderen Menschen. Auch in der Entwicklung der Beziehung zwischen dem Neugeborenen und seinen Eltern kommt dem Haut- und Körperkontakt eine große Bedeutung zu. Dazu ist eine intakte Haut unumgänglich. Insbesondere beim Kind, bei dem das Verhältnis der Körperoberfläche (Haut) zur Körpermasse im Vergleich zum Erwachsenen viel größer ist, ist diese Sinneserfahrung über die Haut sehr intensiv.

Störungen und Beeinträchtigungen der Haut wie Jucken, Schmerzen oder auch nicht intakte Haut, können die Kommunikation beeinträchtigen. Die Auswirkungen können sich sowohl im körperlichen als auch im psychischen Bereich zeigen.

Hauterkrankungen sind zu 10–20 % Anlass dafür, dass Kinder in der pädiatrischen Notfallambulanz vorgestellt werden. Auch im sonstigen dermatologischen Alltag spielen plötzliche Hautveränderungen eine große Rolle. Es ist wichtig, zuverlässige Diagnosen zu stellen, die Therapie zügig zu beginnen und konsequent durchzuführen [1].

Hauterkrankungen können vorübergehender Natur sein, z. B. Soor, aber auch angeboren und lebenslang bestehen, z. B. Ichthyosis. Andere Hauterkrankungen werden durch verschiedene Faktoren ausgelöst, z. B. die Atopische Dermatitis, die häufigste chronische Hauterkrankung im Kindesalter.

14.1.1 Prävention

Die **Prävention** bei Hauterkrankungen betrifft v. a. die **Atopische Dermatitis,** wenn sie zum atopischen Formenkreis gehört. Zur Prävention der Windeldermatitis werden u. a. häufiges Windelwechseln und windelfreie Intervalle beschrieben. (→ 14.10)

Primärprävention der Atopischen Dermatitis

Bei einer Allergie-Prädisposition sollten die entsprechenden Faktoren gemieden werden (→ 3.1.1). Es gibt Belege dafür, dass Impfungen das Allergierisiko nicht erhöhen, und Hinweise, dass das Allergierisiko gesenkt werden kann [2].

Zur **Primärprävention** der Atopischen Dermatitis werden laut der Leitlinie Allergieprävention [3] folgende Maßnahmen empfohlen:

- Stillen über 4–6 Monate (nach Möglichkeit ausschließlich) und auch mit Einführung der Beikost
- Vermeidung der Zufütterung von kuhmilchbasierter Formulanahrung in den ersten Lebenstagen bei Stillwunsch der Mutter
- Positive Empfehlung für hydrolysierte Säuglingsnahrung bei nicht gestillten Risikokindern reicht aktuell nicht mehr aus
- Prävention der Hühnereiallergie: Empfehlung durcherhitztes (z. B. verbackenes oder hartgekochtes), aber nicht „rohes" Hühnerei (auch kein Rührei) mit der Beikost einführen und regelmäßig weitergeben
- Zurückhaltung bei Verabreichung von Erdnuss in der Beikost
- Beikost ab dem 5. Monat einschließlich Fisch verabreichen
- Kein erkennbar erhöhtes Allergierisiko in der Familie: keine generelle Einschränkung der Haustierhaltung mit Katzen oder Hunden bei erhöhtem Allergierisiko in der Familie, Katze nicht neu anschaffen, kein Einschränken der Hundehaltung (→ Abb. 14.1)
- Meiden von Tabakrauchexposition (schon bereits während der Schwangerschaft)
- Die von der Ständigen Impfkommission (STIKO) empfohlenen Impfungen vornehmen lassen.

Ergänzend dazu veröffentlichten Heratizadeh und Werfel [4] in ihrer Zusammenfassung der Studien zur Prävention noch folgende Aspekte:

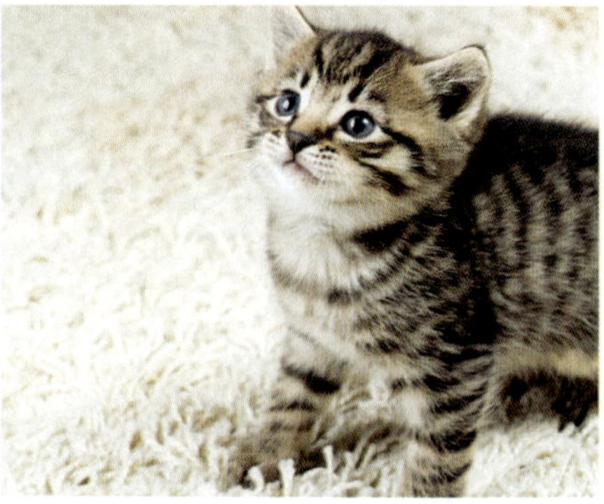

Abb. 14.1 Bei einer Allergie-Prädisposition sollte im Säuglingsalter auf mögliche Allergene, z. B. Katzen, verzichtet werden. [J787]

- Bei **Hochrisikokindern** für atopische Erkrankungen, d. h. bei Kindern mit einem Elternteil oder Geschwisterkind mit Atopischer Dermatitis, Asthma bronchiale oder allergischer Rhinitis, verweisen kontrollierte Studien darauf, dass eine frühe, tägliche Basistherapie (→ 14.4.1) wichtig ist als Maßnahme der Primärprävention.
- **Topische Arzneimittel** zur äußeren Anwendung (Externa) dürfen keine häufigen Kontaktallergene enthalten.
- **Encasing-Maßnahmen,** also Maßnahmen, bei denen z. B. die ganze Matratze mit einem Überzug eingehüllt wird, wirken laut aktueller Studienlage nicht präventiv. Besteht allerdings Sensibilisierung gegenüber Hausstaubmilben, kann ein Encasing in Erwägung gezogen werden.

Inzwischen ist auch bekannt, dass Krankheitserscheinungen ausbleiben, verzögert oder abgeschwächt werden, wenn im Rahmen der Prävention bei genetischer Disposition der Kontakt mit auslösenden Faktoren gemieden wird [5].

Sekundärprävention der Atopischen Dermatitis

In der Leitlinie „Atopische Dermatitis" [5] werden folgende Maßnahmen der Basistherapie zur **Sekundärprävention** bei Atopischer Dermatitis empfohlen:

- Emollienzien (→ 14.4.1) als Basistherapeutika einsetzen. Emollienzien sind „topische Zubereitungen mit Vehikel-Substanzen ohne Wirkstoffe" [5]. Diese sollen keine häufigen Kontaktallergene, z. B. Wollwachsalkohole, Konservierungs- oder Duftstoffe enthalten.
- Eine dem Hautzustand angepasste Hautpflege durchführen, bei Atopischer Dermatitis auch bei fehlenden Entzündungszeichen.
- Wahl der Emollienzien unter Beachtung der Vorlieben der Kinder und Jugendlichen und der Jahreszeiten, d. h. hydrophile Substanzen im Sommer, lipophile im Winter, aber auch entsprechend der Körperstellen z. B. fette Salbengrundlagen auf trockene Haut oder hydratisierende Öl-in-Wasser-Emulsionen auf weniger trockene Haut aufbringen.
- Die Basistherapie umfasst auch eine angemessene Hautreinigung einschließlich der Durchführung von Bädern. Selbst tägliches Baden oder Duschen geht nicht zwingend mit einer Zunahme der Krankheitsschwere einher [6]. Die Bäder oder Duschen sollten von kurzer Dauer mit mäßiger Wassertemperatur und ohne alkalische Seifen erfolgen.
- Nach dem Trockentupfen der Haut sollten unmittelbar Emollienzien aufgebracht werden.
- Der Zusatz von Harnstoff (nicht bei Säuglingen) und Glycerin kann empfohlen werden. Bei entzündeter Haut bzw. bei Kleinkindern ist wegen möglicher Irritationen eine vorherige Prüfung der Verträglichkeit anzuraten.

SPICKZETTEL

Prävention

Bei Hochrisikokindern ist eine **Primärprävention** sehr wichtig. Medikamente zur äußeren Anwendung dürfen keine Kontaktallergene enthalten. Encasing-Maßnahmen (Überzug für Matratzen) sind nicht sehr wirksam und nur bei einer nachgewiesenen Hausstauballergie in Betracht zu ziehen. Bei genetischer Disposition ist es hilfreich, wenn der Kontakt mit auslösenden Faktoren gemieden wird.

Zur **Sekundärprävention** werden eine angemessene Hautreinigung und das gezielte Aufbringen von Emollienzien empfohlen.

14.1.2 Rehabilitation

Ungefähr 9,3 % der Rehabilitationsmaßnahmen bei Kindern und Jugendlichen [7] entfallen auf Kinder mit chronischen Hauterkrankungen. Insbesondere bei Atopischer Dermatitis, Psoriasis, Epidermolysis bullosa und Ichthyosen werden Rehabilitationsmaßnahmen durchgeführt. Denn diese Erkrankungen gehen einher mit **Einschränkungen** bei **Aktivitäten** und bei der **Teilhabe am Leben,** durch z. B. [8]:

- Juckreiz
- Störung der Nahrungsaufnahme
- Zeitaufwendige Behandlung
- Störungen der körperlichen Aktivitäten
- Entwicklungsverzögerung
- Stigmatisierung
- Psychische Belastungen.

Daher ist es Aufgabe der Rehabilitation, das Krankheitsmanagement zu fördern und dadurch die Lebensqualität zu verbessern, insbesondere bei Jugendlichen, um ihnen einen uneingeschränkten Übergang ins Erwachsenenleben und eine Erwerbstätigkeit zu ermöglichen [8].

14.1.3 Beratung und Anleitung der Eltern

Voraussetzung für eine erfolgreiche Behandlung der Kinder ist die Beratung und Unterstützung der Eltern. Denn nur informierte und geschulte Eltern können die Kinder im Umgang mit ihrer Erkrankung unterstützen. Weit verbreitet sind Neurodermitis-Schulungen.

Neurodermitis-Schulungen

Nachdem die ersten Schulungsprogramme in der pädiatrischen Diabetologie entstanden sind, etablierten sich Programme für Asthma bronchiale und für weitere atopische Erkrankungen, z. B. Atopischen Dermatitis. Inzwischen werden **Neurodermitis-Schulungen** in den Leitlinien sowohl für Bezugspersonen als auch für Kinder und Jugendliche empfohlen. Die Schulungsprograme sollen strukturiert, interdisziplinär und nach dem Curriculum der Arbeitsgemeinschaft Neurodermitis-Schulung (AGNES) e. V. durchgeführt werden [9].

Ziele der Schulungen sind nach der Arbeitsgemeinschaft Neurodermitis Schulung e. V. (AGNES e. V.):

- Positive Beeinflussung des Ekzemverlaufs
- Verbesserung von Bewältigungsstrategien und Lebensqualität
- Senkung psychischer Belastungen in der Familie
- Reduzierung von Arzt- und Therapiewechsel.

In den Schulungen wird u. a. über das Krankheitsbild, dessen Auslöser, über die Diagnostik und die Behandlungsmaßnahmen informiert. Zudem wird die Durchführung der Behandlung in den unterschiedlichen Stadien der Erkrankung geschult und es werden Entspannungsverfahren und Strategien zum Umgang mit den Belastungen eingeübt. Das Schulungsteam besteht u. a. aus Ärztinnen/Ärzten, Psychologinnen/Psychologen, Pflegefachpersonen und Diätassistentinnen/-assistenten (im Folgenden alle in weiblicher Form genannt).

Pflegeberatung

Zusätzlich zur Schulung besteht die Möglichkeit der **individuellen Neurodermitis-Pflegeberatung.** Hier zeigen Pflegefachpersonen den Kindern, Jugendlichen und ihren Bezugspersonen, wie sie die Haut versorgen sollen und geben ihnen Tipps zum Eincremen, zu Verbänden und Umschlägen und zum Umgang mit Juckreiz.

SPICKZETTEL

Rehabilitation

Bei Kindern mit Neurodermitis, Psoriasis, Epidermolysis bullosa und Ichthyosen sind Rehabilitationsmaßnahmen angezeigt. Die Teilnahme der Eltern und Kinder an Neurodermitis-Schulungen und Pflegeberatung wird dringend empfohlen und erhöht den Behandlungserfolg.

14.2 Hauptbeschwerden und Leitbefunde

Bei Kindern mit Hauterkrankungen sind die häufigsten Beschwerden **Juckreiz** und **trockene Haut.**

14.2.1 Jucken (Pruritus)

DEFINITION

Jucken (Pruritus): ist ein Gefühl in der Haut, das den Wunsch auslöst, sich zu kratzen. Juckreiz kann akut oder chronisch sein (ab 6 Wochen Dauer). [10]

Akuter Juckreiz ist immer ein Warnsignal des Körpers. Durch das Kratzen werden Fremdkörper auf der Haut wie Insekten oder Pflanzenbestandteile, schnell entfernt. Danach ist der Juckreiz verschwunden.

Chronischer Juckreiz: Jucken, das über 6 Wochen anhält.

Jucken ist ein häufiges Symptom und tritt bei unterschiedlichen Erkrankungen auf. Auch bei Hauterkrankungen stellt das Jucken eine große Herausforderung dar.

Jucken bewirkt Kratzen, Scheuern, Rubbeln, Reiben, Drücken oder Kneten der Haut (zusammengefasst werden diese Reaktionen im Begriff Kratzen). Kinder, die unter Jucken leiden, berichten, dass Kratzen angenehm ist und die Intensität des Juckens reduziert [11]. Das **exzessive Kratzen** führt zum Nachlassen des Juckreizes, weil dieser in dem Moment vom hervorgerufenen Schmerz gehemmt bzw. überdeckt wird. Kurzfristig erweist sich das Kratzen damit zwar als juckreiz- und spannungsmindernd. Es wird damit lerntheoretisch verstärkt, führt jedoch längerfristig zu Hautschädigungen [5], die Sekundärinfektionen (Eintrittspforte für Viren und Bakterien) nach sich ziehen können, und zur Erniedrigung der Juckreizschwelle führen. Die ständige Wiederholung von Juckreiz und anschließendem Kratzen mündet schließlich in einen Teufelskreis, den **Juckreiz-Kratz-Zirkel** (→ Abb. 14.2), der zur Chronifizierung der Erkrankung beitragen kann.

Krankheitsentstehung

Juckreiz tritt bei Allgemeinerkrankungen eher generalisiert und bei Hauterkrankungen bevorzugt lokalisiert auf. Die folgenden Allgemein- und Hauterkrankungen bzw. Medikamente können mit Juckreiz einhergehen:

- **Dermatologische Erkrankungen,** z. B. Atopische Dermatitis, Psoriasis
- **Systemische Erkrankungen,** z. B. Leber-, Nierenerkrankungen

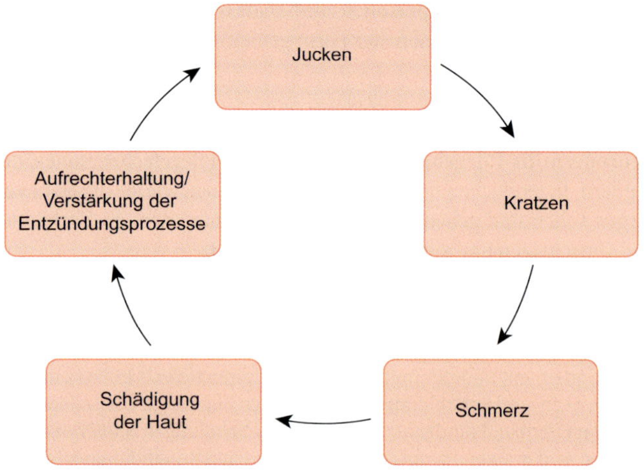

Abb. 14.2 Juckreiz-Kratz-Zirkel, ein Teufelskreis, der auch zur Chronifizierung der Erkrankung führen kann [L143]

- **Neurologische Erkrankungen,** z. B. Tumoren im zentralen Nervensystem
- **Psychiatrische oder psychosomatische Erkrankungen,** z. B. Angst, Stress
- **Medikamente,** z. B. Opioide, Antidepressiva
- **Allergische Erkrankungen.**

Jucken kann auch multifaktoriell bedingt sein oder durch unklare Ursachen hervorgerufen werden [12].

Ständiger Juckreiz ist für die Betroffenen äußerst belastend und oft schwer zu behandeln. In etwa der Hälfte der Fälle von chronischem Juckreiz kann der Arzt keine eindeutige Ursache finden. Daher ist die Therapie schwierig. Oft werden verschiedene medizinische Disziplinen hinzugezogen, um die geeignete Therapie für den Patienten zu finden. [10]

Da die Empfindung des Juckens subjektiv ist, gibt es keine objektiven Kriterien und Messungen. Für die **Einschätzungen des Juckens** bei Kindern und Jugendlichen gibt es unterschiedliche Möglichkeiten. Die folgenden werden zur Verlaufsbeurteilung empfohlen [5]:

- Der **SCORAD-Index** *(Severity Scoring of Atopic Dermatitis),* ein international akzeptierter Berichtsbogen zur standardisierten Beurteilung von Hautzustand und Ausprägungsgrad der Neurodermitis, erfasst das Jucken mithilfe einer numerischen Analogskala zu einem bestimmten Zeitpunkt (→ 14.3.1, → Abb. 14.4).
- Der **Juckreiz-Kognitions-Fragebogen** (JKF) misst die sich günstig auswirkenden Gedanken (Bewältigung) und ebenso Gedanken, die einer Verarbeitung im Wege stehen. Dieser Fragebogen steht auch für Kinder (*Juckreiz-Kognitions-Fragebogen für Kinder, JUCKKI*) und Jugendliche (*Juckreiz-Kognitions-Fragebogen für Jugendliche, JUCKJU*) mit Neurodermitis zur Verfügung.

Für die Befragung der Eltern gibt es z. B. den Fragebogen für Eltern von Kindern mit Neurodermitis (FEN). Dieser erfasst Problembereiche wie die Aggression bzw. Hilflosigkeit im Umgang mit dem Kratzen des Kindes, die Kontrolle des Kratzens sowie die Überbehütung und Entmutigung bei der Behandlung.

Behandlungsstrategie

Die Behandlung des Juckreizes umfasst verschiedene Maßnahmen [5]:

- **Hautpflege** zur Stabilisierung der Hautbarriere (Basistherapie → 14.4.1)
- **Klären und Meiden der auslösenden Faktoren** (Trigger), die sehr individuell sein können, z. B. Stress, Allergene, Schwitzen, kratzende Kleidung
- **Entzündungshemmende Therapie:** Entzündungshemmende Medikamente, u. a. topische Glukokorticoide oder topische Calcineurin-Inhibitoren, bewirken eine Verringerung
- **Antipruriginöse Therapie:** Substanzen zur kurzfristigen Juckreizlinderung wie Menthol werden nicht explizit empfohlen, topische Antihistaminika sollen nicht eingesetzt werden und systemische Antihistaminika eignen sich nicht zur Langzeitbehandlung gegen Juckreiz.

Begleitend können bei Schlafstörungen sedierende Antihistaminika eingesetzt werden. Außerdem kann eine psychosomatische Betreuung oder Verhaltenstherapie angezeigt sein. In der Neurodermitis-Schulung werden verhaltenstherapeutische Methoden zur Reduktion des Juckens angeboten und Kratzalternativen angesprochen. Um eine Superinfektion zu vermeiden, sind desinfizierende Substanzen auf die geschädigte Haut aufzubringen.

Es gibt kein allgemeingültiges, einheitliches Therapiekonzept. Es muss oft ausprobiert werden, welche Maßnahmen den Kindern helfen. Ablenkung und Entspannung sowie das Meiden der auslösenden Faktoren, aber auch Kratzumleitung („Einsatz von Kratzklötzchen") können verwendet werden. Viele Kinder und Jugendliche empfinden die Behandlung mit kühlem Wasser und den Aufenthalt in kühler Umgebung als angenehm.

Bei erfolgloser Therapie ist der Einsatz von Substanzen in Erwägung zu ziehen, die teilweise für andere Indikationen zugelassen sind, aber zusätzlich über juckreizstillende Eigenschaften verfügen, z. B. Ciclosporin.

Juckreiz-Kratz-Zirkel

Es ist wichtig, den Juckreiz-Kratz-Zirkel zu unterbrechen. Alle Kontaktpersonen sollen geduldig und ruhig auf das Kratzen reagieren. Verbote sind wenig hilfreich.

SPICKZETTEL

Juckreiz

Der Juckreiz löst das unstillbare Verlangen des Kratzens oder einer ähnlichen mechanischen Reizbeantwortung aus. Kann das Kratzen nicht unter Kontrolle gebracht werden, wird die Haut nachhaltig geschädigt. Juckreiz tritt bei Allgemeinerkrankungen eher generalisiert, bei Hauterkrankungen eher lokalisiert auf. Einzusetzen sind juckreizlindernde Medikamente sowie hautpflegende Maßnahmen zur Stabilisierung der Hautbarriere.

Maßnahmen der Ablenkung und Entspannung sowie der Kratzumleitung und eine kühle Umgebung werden als angenehm empfunden.

14.2.2 Trockene Haut

DEFINITION

Trockene Haut (Xerosis cutis, Sebostase, Synonym): Austrocknung der Haut, die gekennzeichnet ist durch Rötung (Erythem), Schuppung und Rissbildung (→ Abb. 14.3). Die Haut fühlt sich rau und trocken an. Sie verursacht Jucken und kann zur Chronifizierung des Juckens führen (Juckreiz-Kratz-Zirkel [→ 14.2.1]).

Hauterkrankungen wie Atopische Dermatitis, Ichthyosis oder Psoriasis, werden im Kindesalter mit trockener Haut in Verbindung gebracht. Trockene Haut kann aber auch andere exogene und endogene Ursachen haben und unabhängig von einer Hauterkrankung auftreten. Exogene Ursachen sind z. B. geringe Luftfeuchtigkeit in der Heizperiode, heißes Baden oder Duschen, austrocknende Inhaltsstoffe in Seifen und

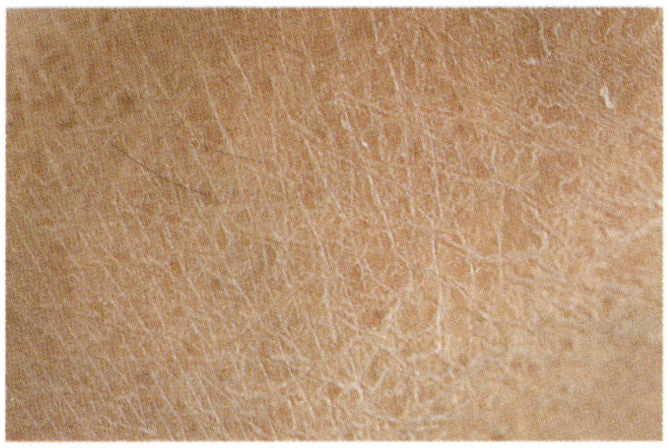

Abb. 14.3 Trockene Haut ist oft matt bis stumpf und spannt leicht, v. a. nach dem Waschen. Oft schuppt sie und wirkt spröde, fahl und müde. [J787]

Badezusätzen, Schwimmbadwasser mit Chlor oder Sonnenbestrahlung. Endogene Ursachen sind z. B. das Alter oder Nebenwirkungen von Medikamenten.

Behandlung und Pflege der Xerositis cutis richten sich nach der Ausprägung und dem Erscheinungsbild (→ 14.4.1).

Cave: Trockene Haut bei Hauterkrankungen darf nicht mit reduziertem Hautturgor bei Exsikkose verwechselt werden!

14.3 Pflegerische und medizinische Diagnostik

Die pflegerische und medizinische Diagnostik ist abhängig von der vermuteten Erkrankung, dem Schweregrad der Erkrankung und der Mitwirkung der Kinder.

14.3.1 Anamnese und körperliches Assessment

Die Einschätzung der Haut (→ Tab. 14.1) ist ein wichtiges Merkmal beruflicher Pflege und die Voraussetzung für eine individuelle Haut- und Körperpflege. Die Unterstützung ist vielfältig und reicht von der Beratung, z. B. im Bereich der pflegerischen Versorgung von Neugeborenen und Säuglingen, über die Unterstützung bis zur kompletten Übernahme der Versorgung. Die Einschätzung der Hautintegrität, d. h. die Einschätzung der unversehrten Haut sowohl in Struktur als auch in Funktion, erfolgt im Rahmen des Assessments systematisch und kompetent. Dazu wird laut Expertenstandard „Erhaltung und Förderung der Hautintegrität in der Pflege" (2023) in zwei Schritten vorgegangen [13]:

1. **Screening,** d. h. Eruieren der Kinder, bei denen ein Risiko für eine beeinträchtigte Hautintegrität besteht bzw. die bereits Probleme mit der Haut haben.
2. **Vertiefte Einschätzung** bei erkannten oder nicht auszuschließenden Risiken oder Hautproblemen.

Bei den im Rahmen des **Screenings** möglichen Risiken geht es um Erkrankungen und/oder Therapien, die die Hautsituation beeinflussen können. Beispiele für Erkrankungen und Therapien sind Diabetes Mellitus, dialysepflichtige Niereninsuffizienz, Adipositas oder systemische oder lokale Kortisontherapie, Diuretika, Chemotherapie. Außerdem gibt es Risikogruppen, denen die Kinder zugeordnet werden können, z. B. unter 1 Jahr, mit Inkontinenz oder eingeschränkter Mobilität. Auch allgemeine Aspekte wie aktuelle oder frühere Hautprobleme, Veränderungen der Haut in der letzten Zeit, Unverträglichkeiten oder Reaktionen bei Kontakt mit bestimmten Reizen, Neigung zu trockener und/oder schuppiger Haut bzw. zu Verletzungen können wertvolle Hinweise geben. [13}

Die **vertiefte Einschätzung** umfasst eine ausführliche Befragung, eine weitergehende und vertiefte Einschätzung der Hautprobleme bzw. deren Ursachen. Außerdem ist eine Hautinspektion des gesamten Körpers, die sich sowohl auf klinische Zeichen als auch auf hautbezogene Symptome bezieht, unumgänglich. [13]

Neben der Hautinspektion sollten einzelne Risikogruppen bei der vertieften Einschätzung beachtet werden [13]:

- Neugeborene (→ 3.4.5)
- Säuglingen und Kleinkindern Haut im Windelbereich (Windeldermatitis → 14.10)
- Kinder mit Risiko von Skin Tears, wie Neugeborene, besonders Frühgeborene (→ 2.7.1, → 4.2.6), chronisch kranke Kinder, Kinder mit bestimmten Medikamenten wie einer Kortisontherapie
- Kinder mit Xerosis cutis (→ 14.2.2).

Die **Anamnese** umfasst die Familien- und die Eigenanamnese, z. B. im Hinblick auf Atopiebelastung, Allergien oder Allergieverdacht, angeborene oder erworbene Erkrankungen. Außerdem erfassen die Pflegefachpersonen, ob in der Familie ähnliche Erkrankungen vorkommen oder es in letzter Zeit Veränderungen im Umfeld des Kindes gegeben hat, z. B. Ortswechsel, und ob danach eine Verschlechterung des Hautbilds aufgetreten ist.

Bei der **körperlichen Untersuchung** werden die objektiv sichtbaren Befunde erhoben und dokumentiert. Wichtig ist die richtige Fotodokumentation. Dabei wird die Hauterscheinung fotografiert und es wird ein Lineal an die Wunde gehalten, das sowohl zum Messen geeignet ist, als auch eine Farbtafel enthält, um die Farben auf dem Bildschirm besser zu sehen. Außerdem werden die subjektiven Beschwerden des Kindes erfasst bzw. von den Eltern erfragt, z. B. Jucken und Schmerzen, aber auch mögliche Beeinträchtigungen im Alltag, z. B. beim Kindergarten- und Schulbesuch, soziale Einschränkungen. Objektive und subjektive Erscheinungen können mithilfe des **SCORAD-Index** (*SCORing Atopic Dermatitis* → Abb. 14.4) standardisiert dokumentiert werden (→ 14.2.1).

14.3.2 Allergien und Allergiediagnostik

Wenn der Verdacht besteht, dass die Erkrankung durch eine Allergie hervorgerufen wird, ist eine Allergiediagnostik [14] zwingend notwendig.

i DEFINITION

Allergie: angeborene oder erworbene krankhaft überschießende Immunreaktion und Immunreaktionsfähigkeit gegenüber körperfremden, eigentlich unschädlichen und zuvor tolerierten Substanzen, die als Allergen erkannt werden

Atopie: Zustand hereditärer (erblicher) Überempfindlichkeit von Haut und Schleimhäuten auf natürlich vorkommende Umweltstoffe, manifestiert sich als allergisches Asthma bronchiale, Rhinokonjunktivitis, atopische Dermatitis

Das Auftreten von Heuschnupfen, Atopischer Dermatitis und Asthma bronchiale tritt bei jedem sechsten Kind bzw. Jugendlichen auf (16,1 %; KiGGS-Erhebung). Die 12-Monats Prävalenz (jemals und in den letzten 12 Monaten betroffen) für Heuschnupfen liegt bei 8,8 %, für Atopischer Dermatitis bei 7,0 % und für Asthma bronchiale bei 3,5 %. 37,1 % der Kinder und Jugendlichen zwischen 3–17 Jahren sind sensibilisiert gegen häufige inhalative Allergene. [15]

Tab. 14.1 Hautinspektion (Kriterien) [13]

Klinische Zeichen	Hautbezogenen Symptome
Hautfarbe	Schmerzen
Hautfeuchtigkeit	Juckreiz (Pruritus, → 14.2.1)
Hauttemperatur	Brennen
Hautbeschaffenheit	Spannungsgefühl
Hautturgor (Spannungszustand)	
Läsionen	

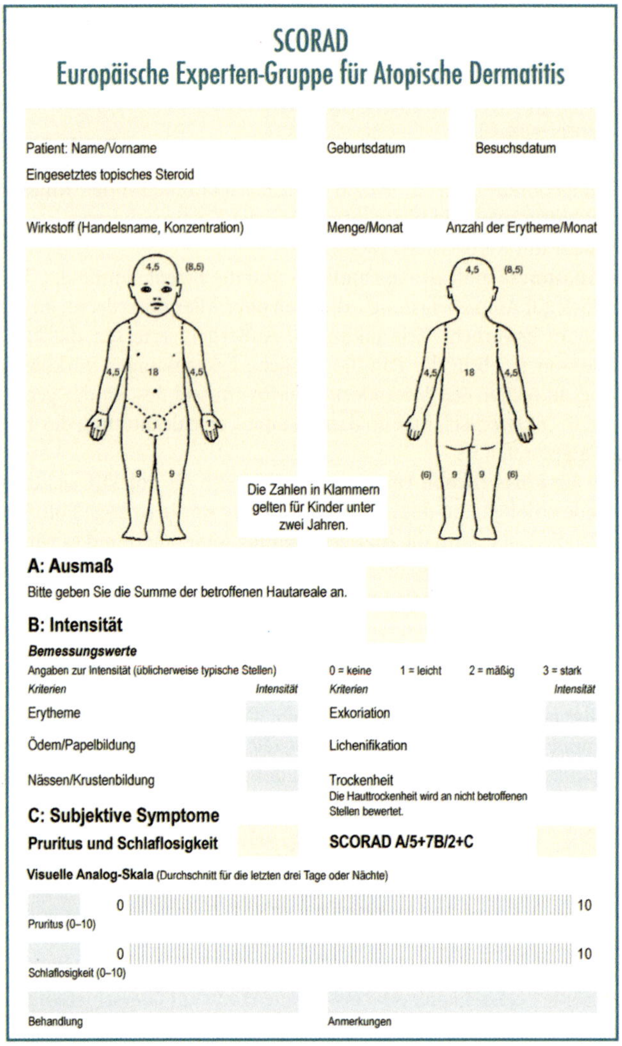
SCORAD
Europäische Experten-Gruppe für Atopische Dermatitis

Patient: Name/Vorname | Geburtsdatum | Besuchsdatum
Eingesetztes topisches Steroid
Wirkstoff (Handelsname, Konzentration) | Menge/Monat | Anzahl der Erytheme/Monat

4,5 (8,5) 4,5 18 4,5 1 1 9 9
4,5 (8,5) 4,5 18 4,5 (6) 9 9 (6)
Die Zahlen in Klammern gelten für Kinder unter zwei Jahren.

A: Ausmaß
Bitte geben Sie die Summe der betroffenen Hautareale an.

B: Intensität
Bemessungswerte
Angaben zur Intensität (üblicherweise typische Stellen) 0 = keine 1 = leicht 2 = mäßig 3 = stark

Kriterien	*Intensität*	*Kriterien*	*Intensität*
Erytheme		Exkoriation	
Ödem/Papelbildung		Lichenifikation	
Nässen/Krustenbildung		Trockenheit (Die Hauttrockenheit wird an nicht betroffenen Stellen bewertet.)	

C: Subjektive Symptome
Pruritus und Schlaflosigkeit | **SCORAD A/5+7B/2+C**

Visuelle Analog-Skala (Durchschnitt für die letzten drei Tage oder Nächte)
Pruritus (0–10) 0 … 10
Schlaflosigkeit (0–10) 0 … 10

Behandlung | Anmerkungen

Abb. 14.4 Der SCORAD-Index berücksichtigt die Anamnese und Hautbeobachtung der letzten 3 Tage. Unter 25 Punkten ist die Neurodermitis als leicht zu bezeichnen. Zwischen 25 und 60 Punkten gilt sie als mittelschwer und über 60 als schwer. Die maximale Punktzahl ist 103. [W1058]

Einteilung und Ursachen

Eine Disposition für allergische Erkrankungen, d. h. die Neigung zur Produktion von IgE-Antikörpern gegen bestimmte Allergene, kann vererbt werden.

Allergene

Allergene sind Proteine, die eine immunologische Reaktion im Sinne einer Allergie auslösen können. Bei IgE-vermittelten Reaktionen ist eine Aufnahme der Allergene inhalativ, oral oder parenteral möglich. Die wichtigsten Allergene im Kindesalter sind:

- **Inhalative Allergene:** Hausstaubmilbenallergen, Gras-, Kräuter- und Baumpollen, Epithelien und Haare von felltragenden Tieren, Schimmelpilzsporen
- **Nutritive Allergene:** Kuhmilcheiweiß, Hühnereiweiß, Nüsse, Erdnuss, Fisch
- **Parenterale Allergene:** Insektengifte von Biene und Wespe
- **Metalle** (v. a. Nickel) spielen bei Typ-4-Reaktionen eine wesentliche Rolle („Jeansknopfekzem", zählt zu den Kontaktallergenen)
- **Medikamente:** z. B. Antibiotika, Schmerzmittel, Narkosemittel
- **Kontaktallergene:** z. B. Latex, Kosmetika, Waschmittelinhaltsstoffe

Die Einteilung der Überempfindlichkeitsreaktionen geht auf die Klassifikation von Coombs und Gell zurück. [16] Es werden vier Typen unterschieden: Die Typ-1-Reaktion beschreibt die häufigsten allergischen Phänomene und wird durch IgE-Antikörper vermittelt. Typ-1-Reaktionen werden auch als atopische Reaktionen bezeichnet.

- **Typ I – Soforttyp (anaphylaktischer Typ):**
  - **Pathomechanismus:** Die Substanz (Antigen/Allergen) dringt in die Haut/Schleimhaut, darauf folgt ein allergenspezifischer Umbau der Lymphozyten. Sobald die Substanz den Körper erneut durchdringt, reagieren diese T-Lymphozyten und schütten als Botenstoffe v. a. Histamin und das Immunglobulin IgE aus. Diese wiederum rufen die typischen Symptome hervor: Juckreiz, Atemwegsobstruktion, Rötung der Haut, Ödeme und Weitung der Gefäße (Erythem), Koliken. Die Reaktion kann sofort bzw. auch nach ca. 6–12 Std. auftreten.
  - **Auslöser:** Inhalative Allergene (Pollen, Aromata), Nahrungsmittel, Medikamente, Insektengifte
  - **Erkrankungen:** Rhinitis (laufende Nase), Konjunktivitis (rote, juckende Augen), Asthma bronchiale (Verengung der Atemwege), Urtikaria (Nesselsucht), anaphylaktische Reaktion mit Schock
- **Typ II – zytotoxischer Typ:**
  - **Pathomechanismus:** direkte Aktivierung des Immunsystems durch die direkte Bindung des Allergens/Antigens an die Immunzellen mit nachfolgender Zerstörung der Zielzelle. Es können nicht nur die Symptome der Erkrankung selbst auftreten, sondern auch schwerwiegende allergische Reaktionen.
  - **Auslöser:** Bluttransfusionen, Autoimmunerkrankungen
  - **Erkrankungen:** Transfusionsreaktion, medikamenteninduzierte Thrombozytopenie (Verminderung der Thrombozyten) oder durch Metamizol ausgelöste Agranulozytose (Verminderung der Granulozyten, Teil der weißen Blutkörperchen)
- **Typ III – Immunkomplex-Typ:**
  - **Pathomechanismus:** im Blut vorhandene Immunkomplexe aktivieren Botenstoffe, die sich in den Gefäßen anlagern und die Entzündungsreaktion mit den bekannten Symptomen hervorrufen
  - **Auslöser:** Infekte, Infektionserkrankungen, Autoimmunerkrankungen, Gabe von Immuntherapien
  - **Erkrankungen:** Allergische Vaskulitiden (Gefäßerkrankungen)
- **Typ IV – Spättyp:**
  - **Pathomechanismus:** Beim ersten Allergenkontakt nehmen bestimmte Immunzellen (Langerhanszellen) das Antigen auf und trainieren Lymphozyten (weiße Blutkörperchen). Bei erneutem Allergenkontakt schütten die Lymphozyten Botenstoffe aus, welche die Entzündungsreaktion im Gewebe auslösen, dabei kommt es v. a. zu Hauterscheinungen (Rötung, Bläschen). Diese Spätreaktion zeigt sich etwa nach 12–48 Std.
  - **Auslöser:** Metalle (Nickel), Kosmetika, Duftstoffe
  - **Erkrankungen:** allergisches Kontaktekzem, Arzneimittelexanthem, Transplantationsabstoßung, Tuberkulin-Hauttest.

Zu den Leitsymptomen bei einer allergischen Reaktion zählen:

- Pulmonale Symptome: Luftnot, Asthma bronchiale und Rhinitis
- Opthalmologische Symptome: Konjunktivitis
- Dermatologische Symptome: Urtikaria und Juckreiz (Pruritus, → 14.2.1)
- Gastroenterologische Symptome: Durchfall, Erbrechen, Bauchschmerzen

- Quincke-Ödem (Angioödem): Schwellungen an Haut und Schleimhäuten
- Anaphylaxie (**Cave:** Lebensbedrohlich!).

Der Juckreiz ist nicht nur quälend für die Kinder und Jugendlichen, sondern kann durch ausgeprägtes Kratzen auch eine Eintrittspforte für Bakterien darstellen (→ 14.2.1). [17]

Diagnostik

Neben Blutuntersuchungen auf spezifische IgE-Antikörper (RAST: Radioallergosorbent-Test) stehen unterschiedliche Haut- und Provokationstests zur Verfügung. Diese sollen unter ärztlicher oder pflegerischer Beobachtung durchgeführt werden, falls schwerwiegende allergische Reaktionen bis hin zum anaphylaktischen Schock auftreten. Zudem dürfen zur Zeit der Testung keine Medikamente eingenommen werden, die das Immunsystem unterdrücken (z. B. Antihistaminika, Kortisonpräparate). 5–7 Tage vor der Testdurchführung sollen Medikamente nicht mehr eingenommen werden, die eine allergische Reaktion unterdrücken (z. B. Antihistaminika, Kortisonpräparate).

Hauttest

Für einen Hauttest muss die Haut in einem intakten Zustand sein und die Kinder bzw. Jugendlichen müssen bereit sein, die Tests durchführen zu lassen (infektfrei!). Die Eltern bzw. Kinder müssen über mögliche Nebenwirkungen aufgeklärt werden.

Der **Pricktest** (→ Abb. 14.5) ist ein Nachweis einer **allergischen Sofortreaktion.** Es werden mit dem oberflächlichen Stich einer Lanzette standardisierte Allergenlösungen an der Innenseite des Unterarms in die obere Hautschicht eingebracht. Es muss für jedes Allergen eine eigene Lanzette verwendet werden. Innerhalb einer Viertelstunde können Hautreaktionen wie Rötung, Juckreiz und Quaddeln auftreten, die mit der Reaktion auf die Kontrollsubstanzen Histamin und NaCl verglichen werden. Die Ergebnisse sind in den Zusammenhang mit den Informationen aus der Anamnese zu stellen.

Vorsicht! Bei der Testdurchführung müssen die Kinder auf Nebenwirkungen wie Schwindel, Dyspnoe oder Erbrechen beobachtet werden. Diese Reaktionen treten selten auf, können aber bis zum anaphylaktischen Schock gehen. Da die Sofortreaktion einen anaphylaktischen Schock auslösen kann, sollte man immer auf einen Notfall vorbereitet sein!

Der **Intrakutan-Test** zeigt empfindlichere Reaktionen auf **schwache Allergene,** z. B. Hausstaubmilben, und ergänzt die allergologische Diagnostik. In die Haut werden mit einer feinen Kanüle Testallergene eingebracht und somit Quaddeln erzeugt. Ein positives Testergebnis liegt vor, wenn nach 20 Min. eine Rötung und Juckreiz beobachtet wird.

Kontaktallergien werden mit dem **Epikutantest (Patch-Test)** ermittelt. Dieser Test lässt Spätallergien erkennen. Dazu werden Pflaster mit den zu testenden Allergenen für 24–48 Std. z. B. auf dem Rücken angebracht. Danach erfolgt ein erstes Ablesen und 72–96 Std. später ein zweites. Während der Testzeit darf die Haut nicht abgewaschen werden.

Karenz- und Provokationstests

Eine weitere Möglichkeit der Testung ist die **Provokation nach einer Karenzzeit.** Nach einer gewissen Karenzzeit (Verzicht auf potenzielle Allergieauslöser) wird das in Verdacht stehende Allergen verabreicht. Dies kann oral (z. B. Kuhmilch), nasal, konjunktival und inhalativ (z. B. Pollen) passieren. Diese Möglichkeit wird selten und nur sehr überlegt durchgeführt, da Provokationen immer eine Belastung für das Kind bedeuten und Angst auslösen können.

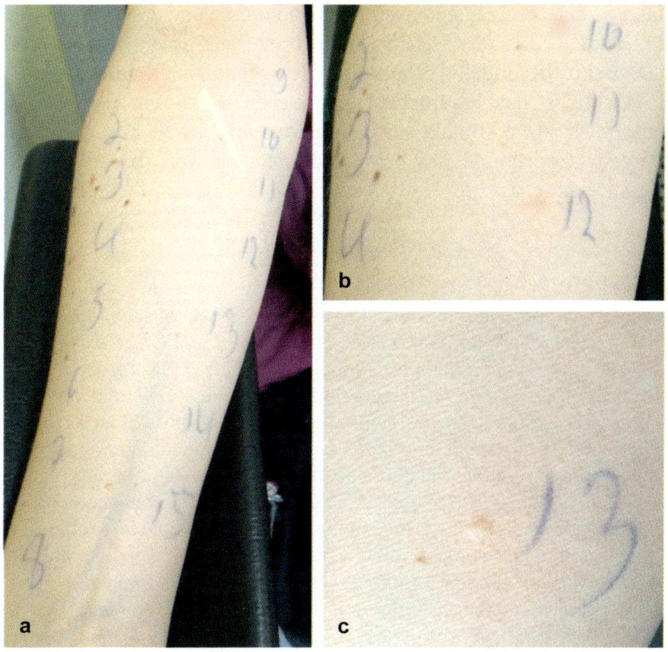

Abb. 14.5 Pricktest. Auf dem linken Bild ist direkt nach Einbringen des Allergens kaum eine Wirkung zu sehen. Später sind Rötungen (oben) und Pusteln (unten) zu erkennen. [U242]

Behandlungsstrategie

Der sinnvollste Ansatz zur Vermeidung allergischer Erkrankungen sind primäre Präventionsmaßnahmen. Nur wenn auch nach strikter Allergenkarenz kein befriedigender Rückgang der Symptome zu verzeichnen ist, sind medikamentöse Maßnahmen indiziert. Vor allem bei Nahrungsmittelallergien muss darauf geachtet werden, dass aufgrund der Vermeidung von bestimmten Nahrungsmitteln keine Fehl- oder Mangelernährung entsteht. Mit den Eltern und Ernährungsberatern muss ein Diätplan erstellt werden, um eine adäquate Ernährung sicher zu stellen.

Es werden im Besonderen Medikamente eingesetzt, welche die Ausschüttung von Histamin (Antihistaminika) eindämmen. Diese können lokal (Nasenspray, Augentropfen, inhalativ) angewendet oder als Tablette/Tropfen eingenommen werden. Arzneimittel, die den Juckreiz hemmen (z. B. Fenistil©) werden v. a. bei Urtikaria eingesetzt.

Die Gefahr einer anaphylaktischen Reaktion muss bedacht werden, daher müssen Glukokortikoide (oral, intravenös) und Adrenalin (inhalativ, intramuskulär, intravenös) bereitgehalten werden. Es ist wichtig, dass Familien bei nachgewiesenen Allergien zu Hause ein Notfallset mit einem Adrenalin-Pen, Glukokortikoide und Antihistaminika besitzen. Darüber hinaus muss eine Notfallsituation mit den Familien besprochen und ggf. trainiert werden.

Bei systemischen Reaktionen (Schwellung der Schleimhäute, gastroenterologische Symptome, Luftnot) sind der Ruf des Rettungsdiensts und eine stationäre Überwachung indiziert. Evtl. muss eine intensivmedizinische Betreuung mit EKG und Sauerstoffmonitoring in Erwägung gezogen werden.

Bei der **Hyposensibilisierung** wird das Kind immer wieder mit der Substanz konfrontiert (z. B. subkutan, inhalativ, Tropfen, Tabletten), auf die es allergisch reagiert. Die Dosis wird langsam gesteigert in der Hoffnung, dass es nicht zu einer Ausstoßung von Immunglobulin IgG statt IgE an den Immunzellen kommt. Stattdessen soll sich der Körper an die Substanz gewöhnen. Die Hyposensibilisierung soll die Symptome lindern, den Medikamentenverbrauch reduzieren und das Risiko für die Entstehung eines allergischen Asthma bronchiale senken, das bei rund 40 % der nicht sorgfältig behandelten Heuschnupfenfälle vorliegt.

Wichtig ist, dass bei einer nachgewiesenen Allergie ein Allergie-Pass ausgestellt sowie Kontakt zu Kindergarten und Schule bzw. Vereinen hergestellt wird und das betreuende Personal von der Allergie in Kenntnis gesetzt wird.

SPICKZETTEL

Allergien und Allergiediagnostik

Unterschieden werden verschiedene Typen der allergischen Reaktion: Typ I – Soforttyp (anaphylaktischer Typ), Typ II – zytotoxischer Typ, Typ III – Immunkomplex-Typ, Typ IV – Spättyp. Bei Verdacht auf eine Allergie ist eine Allergiediagnostik zwingend notwendig. Der Pricktest gilt als Nachweis einer allergischen Sofortreaktion, der Intrakutan-Test reagiert empfindlicher auf schwache Allergene. Kontaktallergien werden mit dem Epikutantest (Patch-Test) ermittelt. Die Behandlung besteht aus verschiedenen Anti-Histaminika, Glukokortikoide und physikalische Maßnahmen. Beim anaphylaktischen Schock wird Kortison p. o. oder i. v. und Adrenalin i. m. verabreicht. Bei schwerwiegenden Symptomen ist eine stationäre und ggf. eine intensivmedizinische Überwachung notwendig.

14.3.3 Effloreszenzen

Bei der Beschreibung der Veränderungen der Haut werden verschiedene **Effloreszenzen** (Hautblüten) unterschieden. Je nach Auftreten der Veränderungen unterscheidet man **primäre** und **sekundäre** Effloreszenzen (→ Tab. 14.2, → Tab. 14.3).

Tab. 14.2 Primäre Effloreszenzen [L190, L138]

Effloreszenz	Beschreibung	Schema
Fleck (Macula)	Umschriebene Farbveränderungen im Hautniveau	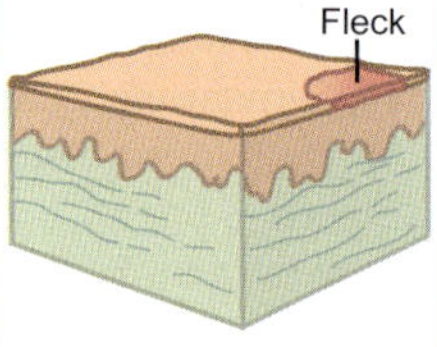
Papel (Papula)	Umschriebene, über dem Hautniveau liegende Gewebeverdickung	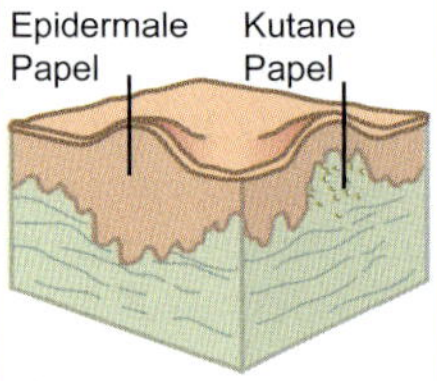
Quaddel (Urtica)	Umschriebenes Ödem in der Lederhaut	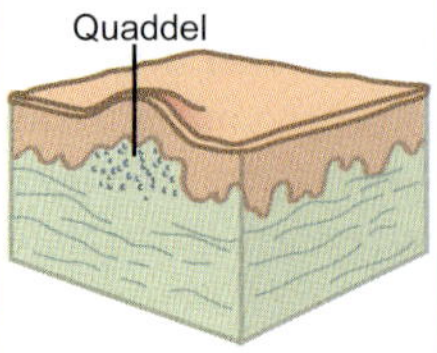
Bläschen (Vesicula) **Blase** (Bulla)	Mit Flüssigkeit gefüllter Hohlraum	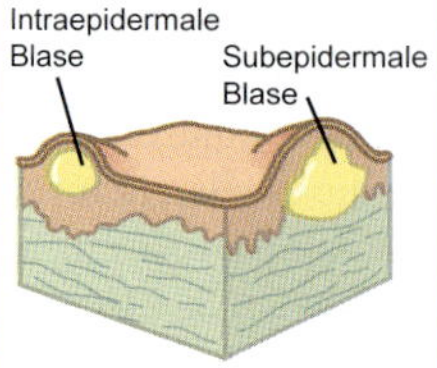

Tab. 14.3 Sekundäre Effloreszenzen [L190, L138]

Effloreszenz	Beschreibung	Schema
Zyste (Cystis)	Epithelumkleideter Hohlraum, der mit Flüssigkeit gefüllt ist	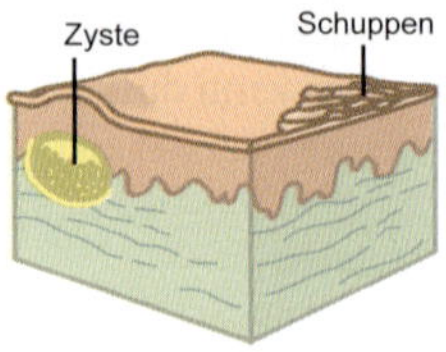
Schuppe (Squama)	Hautabschilferung	
Erosion	Oberflächlicher Defekt, der ohne Narbenbildung heilt	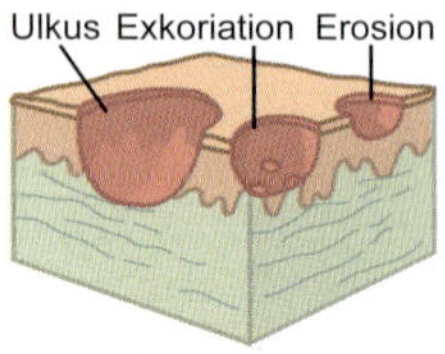
Ulkus (Ulcus)	Tiefer, bis in die Lederhaut gehender Defekt, der schlecht heilt und eine Narbe hinterlässt	
Kruste (Crusta)	Eingetrocknetes Sekret	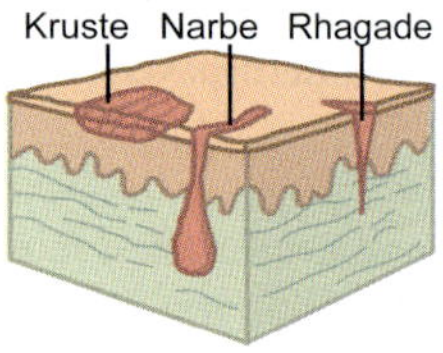
Narbe (Cicatrix)	Ersatzgewebe, das bei der Wundheilung entsteht und wenig dehnbar ist	
Rhagade	Glatter Hautriss, der bis in die Lederhaut reicht	
Atrophie (Gewebeschwund)	Gewebeschwund mit dünner werdender Haut (Epidermis, Lederhaut) und Hautanhangsgebilde, vorher kein Hautdefekt	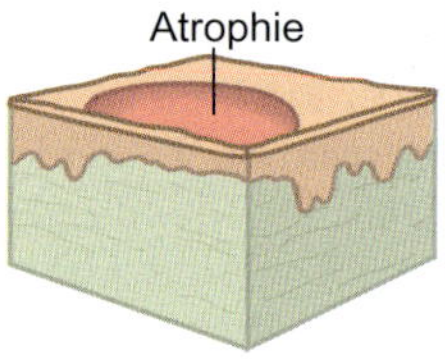
Lichenifikation	Verdickung und Vergröberung der Haut	

- **Primäre Effloreszenzen** entstehen unmittelbar durch die Hauterkrankung.
- **Sekundäre Effloreszenzen** entwickeln sich auf dem Boden primärer Effloreszenzen, z. B. durch Entzündungen oder äußere Manipulationen wie Kratzen.

Cave: Die Effloreszenzen müssen von einer erfahrenen Fachperson eingeschätzt werden, damit schnell Notfälle (z. B. Anaphylaxie, Waterhouse-Friederichsen-Syndrom) erkannt und die richtigen Behandlungsschritte rasch eingeleitet werden können!

Cave: Bei Hämatomen, v. a. Hämatome, die unterschiedlich alt sind und sich an verschiedenen ggf. untypischen Stellen am Körper befinden, sollte immer auch an Kindeswohlgefährdung gedacht werden.

14.4 Spezielle pflegerische und medizinische Maßnahmen

14.4.1 Hautpflege

Nach der Einschätzung des Hautzustands ist die Planung der pflegerischen Maßnahmen zur Erhaltung und Förderung der Hautintegrität wesentlicher Bestandteil der pflegerischen Versorgung von Kindern aller Altersstufen. Diese setzt pflegefachliches Wissen voraus und orientiert sich an der individuellen Hautbeschaffenheit, den hautbezogenen Risiken und den vorhandenen Problemen des Kindes. Es werden sowohl die Aspekte der Prävention als auch der Behandlung beachtet.

Die **allgemeine Hautreinigung und Hautpflege** bei Neugeborenen und Säuglingen wird in → 2.7.1 und → 4.2.6 beschrieben. Für Kinder nach dem Säuglingsalter gibt es keine besonderen Empfehlungen. Die Haut von Kindern ab dem 12. Lebensjahr entspricht der von Erwachsenen. Bei Menschen, bei denen ein Risiko für Probleme der Haut festgestellt wurde, sollten folgende vorbeugende Maßnahmen beachtet werden [13]:

- Verzicht auf bzw. zeitliche Limitierung von Vollbädern mit nicht zu heißem Wasser
- Lauwarmes Duschen
- Einsatz von ph-hautneutralen bis sauren Hautpflegemitteln zur Hauteinigung.

Besondere Maßnahmen bei Xerosis cutis [13]

Die pflegerischen Maßnahmen richten sich nach der Ausprägung der Trockenheit:

- **Leichte Xerosis cutis:** ausschließliche Reinigung mit Wasser bzw. mit rückfettenden Hautmitteln
- **Mittlere Xerosis cutis:** bestimmte Bereiche (z. B. Achseln, Hautfalten, Genitalbereich) mit Wasser waschen, andere Hautbereiche aussparen
- **Schwere Xerosis cutis:** keine Verwendung von Wasser, sondern Feuchttücher mit Hautmittel zum Verbleib auf der Haut, sehr trockene Bereiche aussparen.

Bei trockener Haut wird empfohlen Reinigungsmittel sparsam einzusetzen. Bevorzugt sollten „rückfettende" Produkte eingesetzt werden oder solche, die nach der Reinigung auf der Haut bleiben und nicht abgespült werden (No Rinse-Präparate). Auch lipophile (‚fettliebende') Produkte werden empfohlen. Das gilt ausdrücklich für die Haut im Bereich der Füße und besonders bei Kindern, die unter Diabetes mellitus leiden.

14.4.2 Hautpflege: topische Basistherapie

Eine konsequente Hautpflege auch im erscheinungsfreien Intervall ist für die Kinder mit atopischen Erkrankungen ermüdend. Außerdem verstehen sie oft den Sinn noch nicht. Daher ist eine kontinuierliche Unterstützung durch vertraute Personen und die Umwelt wichtig.

DEFINITION

Basistherapie: therapeutische Maßnahmen zur Reduktion der Provokationsfaktoren, z. B. der Allergene, und Hautirritationen sowie die stadienabhängige Behandlung der Haut mit Basistherapeutika und Ölbäder

Die **Basistherapie** ist nicht nur die Stufe 1 der Behandlung der Atopischen Dermatitis, sie ist auch die Grundlage der Therapie verschiedener anderer Hauterkrankungen. Die Hautpflege muss an das Stadium der Erkrankung, das Alter des Kindes, die Lokalisation der Hauterscheinungen und die Jahreszeit angepasst sein. (Sekundärprävention → 14.1.1) [5]

Die Basistherapie ist wichtig, da:

- dadurch die Hautbarriere stabilisiert werden kann
- die trockene Haut ein Hauptproblem ist
- die trockene Haut eine Ursache für das Jucken ist
- nur die stadiengerechte Behandlung der Haut die Symptome der trockenen Haut reduzieren kann.

Grundlage für eine erfolgreiche Therapie ist das Zuführen von **Feuchtigkeit und Fett.** Dies geschieht mit Lösungen, Lotionen, Cremes, Salben und Fettsalben (→ Abb. 14.6) sowie geeigneten Reinigungsmaßnahmen. Zudem beeinflusst eine konsequente Hautpflege die Barrierefunktion der Haut und hilft, Medikamente wie z. B. Kortison einzusparen.

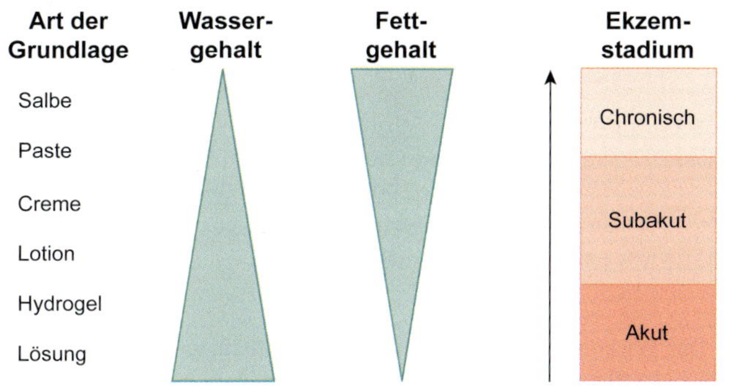

Abb. 14.6 Wasser- und Fettgehalt der unterschiedlichen Applikationsformen von verschiedenen Basistherapeutika [L143]

Angepasst an den Hautzustand

Der Einsatz von Basistherapeutika sollte dem Hautzustand angepasst sein, das bedeutet:

- Fettende Salben werden auf trockene Haut aufgebracht
- Feuchtigkeitsspendende Öl-in-Wasser-Emulsionen kommen bei weniger trockener Haut zur Anwendung.

Produkte der Basistherapie fallen rechtlich in den Bereich der Kosmetika. Es handelt sich teilweise um wirkstofffreie Salbengrundlagen, z. B. Basiscreme DAC, denen auch **Harnstoff** und **Glycerin** beigefügt werden können. Bei Säuglingen wird statt Harnstoff Glycerin verwendet, da es wie Harnstoff wasserbindend ist und Harnstoff als Zusatz bei Säuglingen nicht empfohlen wird. [5]

Zur **Reinigung der Haut** werden lauwarme Bäder mit dem Zusatz von Öl, Duschen mit rückfettenden hautschonenden Mitteln (z. B. Syndets) durchgeführt. Neben dem Befeuchten der Haut entfernt das Baden oder Duschen die Salbenrückstände, Krusten, Schuppen, Allergene und wirkt sich positiv auf die mikrobielle Besiedlung der Haut aus. [5]

SPICKZETTEL

Basistherapie

Der Einsatz von Basistherapeutika ist nicht nur die Stufe 1 der Behandlung der Atopischen Dermatitis, sie ist auch die Grundlagen-Therapie verschiedener anderer Hauterkrankungen. Die Basistherapeutika sind dem Hautzustand anzupassen: fettende Salben auf trockene Haut, feuchtigkeitsspendende Öl-in-Wasser-Emulsionen bei weniger trockener Haut. Die Reinigung der Haut wirkt sich positiv aus die mikrobielle Besiedlung und die Feuchtigkeit der Haut aus.

14.4.3 Hautpflege mit Wirkstoffen zur spezifischen Hautbehandlung

Glukokortikosteroide

Glukokortikosteroide (→ Tab. 14.4) werden auf **akuten, subakuten** und **chronisch ekzematösen Arealen** angewendet. Sie wirken entzündungshemmend und unterdrücken immunologische Prozesse. Damit sorgen sie für eine Unterbrechung des akuten Schubs. Eine Kurztherapie mit oralen Glukokortikosteroiden wird im Kindes- und Jugendalter nur in Ausnahmefällen empfohlen. [18] Glukokortikosteroide stehen in vier Wirkungsstärken zur Verfügung. Von einer dauerhaften Behandlung wird abgeraten [19].

Tab. 14.4 Glukokortikosteroide werden i. d. R. 1-mal täglich über wenige Tage aufgetragen. Von einer dauerhaften Behandlung wird abgeraten. [19]

Klassen	Beispiele für Wirkstoffe
Klasse I = schwach wirksam	Hydrocortison, Dexamethason, Prednisolon
Klasse II = mittelstark wirksam	Clobetasonbutyrat, Fluprednidenacetat, Hydrocortisonbutyrat
Klasse III = stark wirksam	Betamethasonvalerat, Fluocinonid
Klasse IV = sehr stark wirksam	Diflucortolonvalerat, Clobetasolpropionat

Die Wirkung der Glukokortikoide ist abhängig vom Derivat, der Konzentration, der Trägersubstanz, der Applikationsart und dem -ort. Glukokortikoide sollten nicht bei virusbedingten Hauterscheinungen eingesetzt werden. Zu Nebenwirkungen kommt es meist dann, wenn zu viel Wirkstoff aufgetragen wird. Zu den **lokalen Nebenwirkungen** gehören u. a.:

- Atrophie der Haut (Gewebeschwund im subkutanen Hautbereich)
- Teleangiektasien (erweitertes kleines Blutgefäß unter der Hautoberfläche)
- Striae (Dehnungsstreifen)
- Steroidakne (Akne, die durch Kortison hervorgerufen wird)
- Superinfektionen.

Zu den **systemischen Nebenwirkungen** zählen Hyperglykämie, arterielle Hypertonie und Unruhe.

Aufgrund der oft bei den Eltern bestehenden Angst vor der Anwendung von kortisonhaltigen Salben ist eine intensive Begleitung der Eltern nötig.

Finger-Tip-Unit

Da die richtige Dosierung der kortisonhaltigen Salben oder Cremes nicht einfach ist, hat sich seit vielen Jahren die „Finger-Tip-Unit" etabliert. Dies ist die Menge Creme oder Salbe, die zwischen Fingerkuppenspitze und erster Fingerbeuge aufgetragen werden kann (→Abb. 14.7).

Diese Angabe ist leicht zu verstehen und kann gut umgesetzt werden. Für Erwachsene und Kinder gibt es je nach Alter Tabellen oder Grafiken, die zeigen, wie viel „Finger-Tip-Units" auf die unterschiedlichen Bereiche des Körpers aufgebracht werden [18, 20].

Calcineurinantagonisten

Seit einigen Jahren stehen lokale **Calcineurinantagonisten** zur Verfügung. Diese immunsuppressiven Substanzen, z. B. Ciclosporin und Tacrolimus, wirken ebenfalls antientzündlich wie (lokale) Glukokortikoide. Sie kommen zur Anwendung, wenn lokale Glukokortikoide nicht eingesetzt werden können, zu unerwünschten Wirkungen führen oder deren Anwendung problematisch ist, z. B. im Gesicht, weil Glukokortikoide die Haut durchlässig für äußere Einflüsse wie UV-Strahlen machen.

Vorsicht! Calcineurinantagonisten sind für Kinder unter 2 Jahren nicht zugelassen. Bei der Anwendung ist ein Sonnenschutz empfohlen. Zu Beginn der Behandlung können Wärmegefühl, Rötungen und leichtes Brennen auftreten. Diese Beschwerden sind nur kurzzeitiger und vorübergehender Natur.

Harnstoff

Harnstoff (Urea) gehört wie auch **Salicylsäure** zu den keratolytischen (Hornschicht auflösenden) Substanzen. Er hat wasserbindende und juckreizstillende Wirkung und ist für Kinder toxikologisch unbedenklich, kann jedoch in höheren Konzentrationen die Haut irritieren.

Vorsicht! Säuglinge sollen nicht mit Harnstoff behandelt werden. Die empfindliche Haut der Säuglinge reagiert darauf häufig mit Brennen und Juckreiz. Bei Kleinkindern mit niedrigeren Harnstoffkonzentrationen als Erwachsene behandeln. Glycerin wird besser toleriert. [5]

Salicylsäure

Salicylsäure wird in der Dermatologie ebenfalls häufig zur Auflösung der Hornhaut eingesetzt. Es wird mit unterschiedlichen Konzentrationen gearbeitet. Niedrige Konzentrationen sind oft in kosmetischen Produkten zu finden. Höhere Konzentrationen (über 2 %) haben schuppenlösende Wirkung.

Salicylsäure wird vom Körper aufgenommen und wirkt in höheren Konzentrationen toxisch auf das zentrale Nervensystem und die Niere. Es ist zu beachten, dass hohe Konzentrationen oder eine Anwendung auf größeren Hautflächen besonders bei Kindern schnell zu toxischen Symptomen wie Übelkeit, Erbrechen oder Bewusstseinsveränderungen führen können.

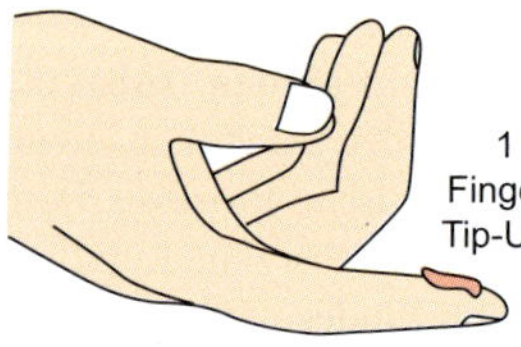

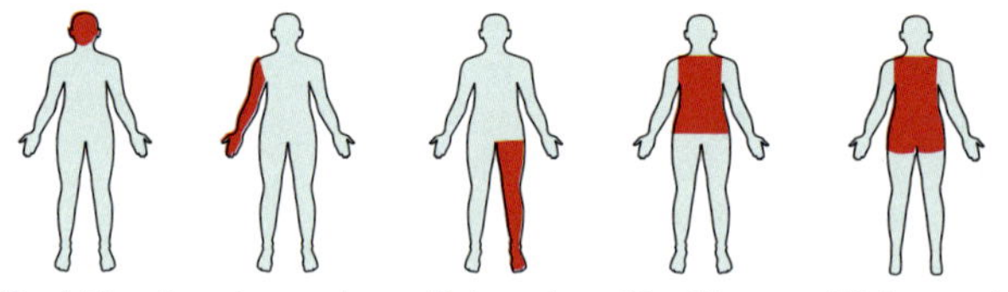

Alter	Gesicht und Nacken	Arm und Hand	Bein und Fuß	Oberkörper (vorne)	Rücken und Gesäß
			F.T.U.		
3–6 Monate	1	1	1,5	1	1,5
1–2 Jahre	1,5	1,5	2	2	3
3–5 Jahre	1,5	2	3	3	3,5
6–10 Jahre	2	2,5	4,5	3,5	5

Abb. 14.7 Die sog. „Finger-Tip-Unit" (FTU) bei Kindern. Die angegebene Menge an FTU der Creme reicht aus, damit das Medikament, je nach Alter und Applikationsort, wirken kann. [T1040, L143]

Teere

Teere gibt es als Schieferöl (Bituminosulfonate) und als steinkohleteerhaltige Präparate.

- Schieferöle sollen z. T. antientzündliche Wirkung haben und kommen bei Furunkeln und Karbunkeln zur Anwendung. Sie haben eine gute Verträglichkeit und werden aufgrund der klinischen Erfahrung eingesetzt.
- Vom Einsatz steinkohleteerhaltiger Produkte wird abgeraten.

! Vorsicht! Zu beachten ist, dass Teere nicht auf gerötete Läsionen aufgebracht werden. Teer erhöht die Lichtempfindlichkeit der Haut. Als Nebenwirkung wird Teerakne angegeben.

Weitere

- **Aciclovir** kann bei **viralen Erkrankungen,** z. B. Varizellen, Herpes zoster, Herpes simplex, die Effloreszenzen reduzieren und damit den Krankheitsverlauf verkürzen und das Jucken positiv beeinflussen. Nebenwirkungen sind Nierenfunktionsstörungen, reversible neurologische und gastrointestinale Beeinträchtigungen.
- **Antiseptische Lokaltherapeutika** werden bei bakteriellen Superinfektionen eingesetzt. Geeignete Substanzen sind Eosinlösung 0,5–2,0 %, Polihexanid-Lösung oder Gel und Kaliumpermanganat-Lösung als Bad.
- **Antihistaminika** blockieren die Histaminrezeptoren. Die klassischen Antihistaminika haben sedierende Eigenschaften, z. B. Dimetinden (Fenistil®) und Promethazin (Atosil®). Antihistaminika der 2. Generation, wie Cetirizin und Loratadin, wirken nicht mehr sedierend und werden bei Urtikaria und Jucken eingesetzt.
- Mikropigmentcremes enthalten Zinkoxid und Titandioxid und schützen Kinder und Jugendliche vor UV-Strahlen. Es sollte der Lichtschutzfaktor 30 verwendet werden und die Creme mind. 2-mal täglich aufgetragen werden. Im 1. Lebensjahr gilt das Vermeiden von direkter Sonne. [21]

Ölbäder

Es stehen unterschiedliche medizinische **Badeöle** zur Verfügung, u. a. auf Basis von Sojaöl, Erdnussöl, Mandelöl, Paraffinöl.

Badeöle sollten keine allergenen Eiweiße enthalten. Zubereitungen auf Erdnuss- oder Kokosnussöl-Basis können die Sensibilisierung auf die Substanzen erhöhen. [5]

Unterschieden werden Ölbäder vom Emulsionstyp und vom Spreitungstyp (→ Abb. 14.8).

- Ölbäder vom **Emulsionstyp** verteilen sich im Badewasser.
- Ölbäder vom **Spreitungstyp** bilden einen feinen Ölfilm auf der Wasseroberfläche, der sich beim Verlassen des Bades sanft auf die Haut legt. Bevorzugt einzusetzen sind z. B. Balmandol®, EXCIPIAL® Mandelöl-Bad, falls keine Kreuzallergien bestehen.

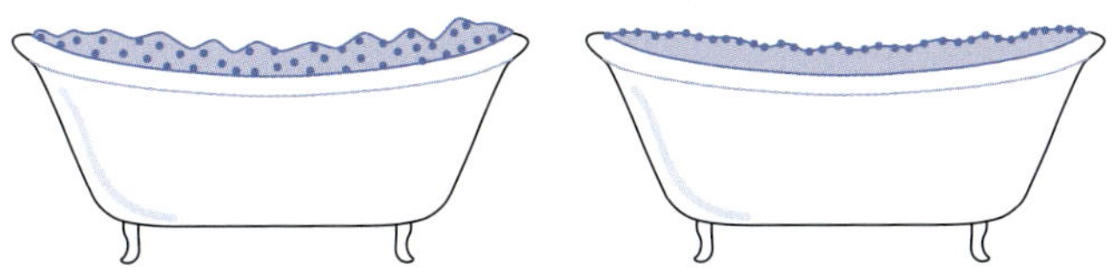

Abb. 14.8 Das unterschiedliche Prinzip der Emulsions- und der Spreitungsbäder [L143]

Ölbäder

Bei der Anwendung von Ölbädern achten die Pflegefachpersonen auf:

- Wahl der richtigen Wassertemperatur (nicht zu heiß, d. h. nicht über 37 °C). Eine Badedauer von maximal 10 Min. ist ausreichend.
- Keine anderen Seifen oder Waschzusätze verwenden, denn diese heben die Wirkung des Bades auf.
- Nicht zu oft baden.
- Nicht mit dem Waschlappen oder Handtuch die Haut abrubbeln, trocken tupfen.

Fett-Feuchte-Umschläge

Fett-Feuchte-Umschläge (→ Abb. 14.9) können zur Kühlung und zum Spenden von Fett angebracht werden und finden besonders **nachts** Anwendung. Die Haut wird mit einer fetthaltigen Salbe eingecremt und ein Schlauchverband angebracht, der mit physiologischer Kochsalzlösung oder mit schwarzem Tee angefeuchtet wird. Darüber wird noch ein trockener Verband angelegt. Dieser Umschlag wird mindestens 1 Std. belassen, er kann aber auch die ganze Nacht über getragen werden.

Wet-Wrap-Therapie

Mithilfe der **Wet-Wrap-Therapie** (→ Abb. 14.10) kann schwere Atopische Dermatitis beim Abheilen unterstützt werden. Hierzu wird nach dem Bad eine stark verdünnte topische Kortikosteroidsalbe großflächig aufgetragen. Danach werden erst feuchte, dann trockene Schlauchverbände angezogen. Diese Anwendung (semi-okklusiv) verbessert die Aufnahme des Kortikosteroids, sie führt der Haut Feuchtigkeit zu und behindert das Kratzen durch die Schlauchverbände. Die Anwendung ist zeitlich begrenzt auf 5–7 Tage.

SPICKZETTEL

Zur Behandlung kommen Wirkstoffe wie Glukokortikosteroide, Calcineurinantagonisten, Harnstoff (nicht bei Säuglingen), Salicylsäure, Teere, Aciclovir, antiseptische Lokaltherapeutika und Antihistaminika zum Einsatz. Auch Ölbäder und Fett-Feuchte Umschläge sind angezeigt.

14.5 Angeborene und erbliche Hauterkrankungen

Gendermatosen sind angeborene und erbliche Hauterkrankungen, die durch Genmutationen hervorgerufen werden. Sie werden symptomatisch behandelt.

14.5.1 Ichthyosis vulgaris

i DEFINITION

Ichthyosis vulgaris: autosomal-dominant vererbte Verhornungsstörung mit hellgrauen Schuppen auf den Streckseiten der Extremitäten und des Rumpfs (→ Abb. 14.11)

Es gibt verschiedene Verhornungsstörungen, die zur Gruppe der Ichthyosis gehören. Die häufigste ist die Ichthyosis vulgaris, die bevorzugt bei Atopikern vorkommt.

Die Ichthyosis vulgaris tritt bei Kindern nach dem 3. Lebensmonat auf. Sie ist gekennzeichnet durch symmetrisch auftretende, unterschiedlich stark ausgeprägte trockene und schuppige Haut (→ Abb.

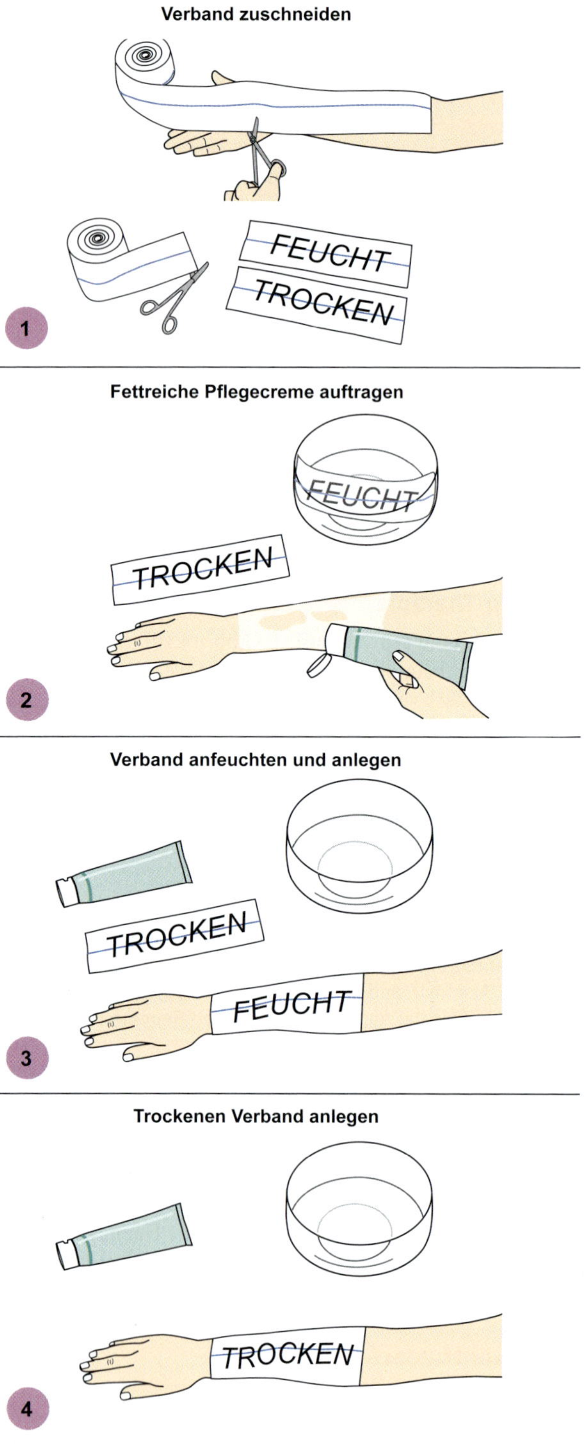

Abb. 14.9 Die Zubereitung eines Fett-Feuchte-Umschlags
1) Schlauchverband 2-mal für die entsprechende Körperpartie passend zuschneiden: Einen der beiden Verbände anfeuchten, der zweite bleibt trocken.
2) Fettreiche Pflegecreme auftragen.
3) Den ersten Verband im handwarmen Wasser anfeuchten und kräftig ausdrücken, sodass er leicht feucht ist. Anschließend den angefeuchteten Verband über die eingecremte Haut ziehen.
4) Abschließend den zweiten, trockenen Schlauchverband über den feuchten Verband ziehen. Dieser dient zum Schutz des feuchten Verbands und verhindert das Auskühlen. [L143]

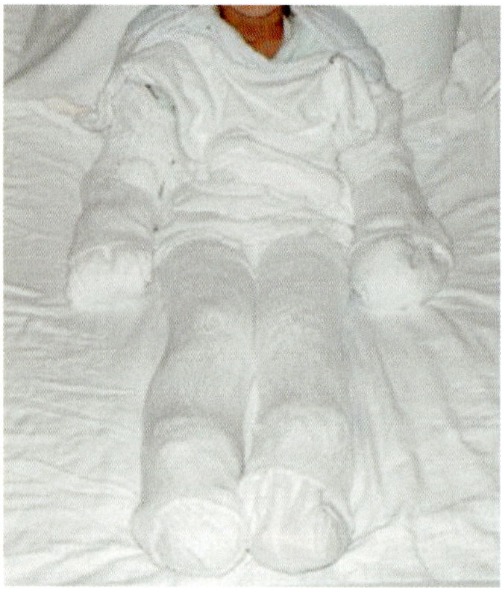

Abb. 14.10 Wet-Wrap-Therapie: Dieses 7-jährige Mädchen mit Atopischer Dermatitis ist an den Extremitäten und am Körperstamm in nasse Tücher gehüllt. [F111–004]

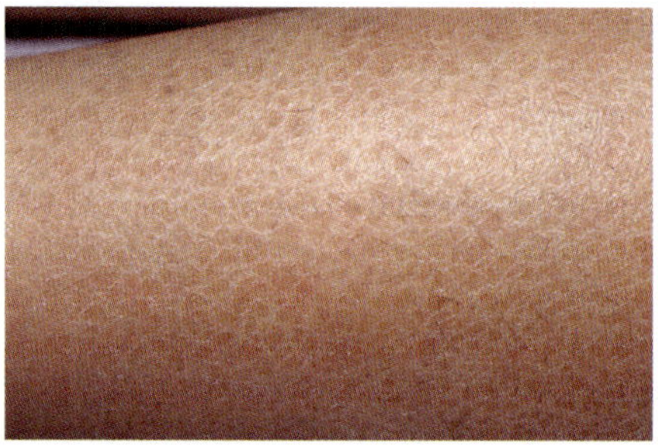

Abb. 14.11 Ichthyosis vulgaris. Es fällt auf, dass die Haut trocken und rau wird und zunehmend von kleinen bis mittelgroßen, weißen bis schmutzig grauen Schuppen bedeckt wird. Bei stärkerer Ausprägung sind die Schuppen größer, dicker und dunkler. [G764]

14.11). Die Streckseiten der Extremitäten sind am stärksten betroffen, weniger das Gesicht und der Rumpf. Auffallend ist das Aussparen der großen Beugefalten (Ellenbeugen, Kniekehlen) und die verdickte Haut an Handinnenflächen und Fußsohlen.

Die Behandlung besteht aus konsequenter Pflege der Haut unter Anwendung von harnstoffhaltigen und rückfettenden Salben.

14.5.2 Epidermolysis bullosa

DEFINITION

Epidermolysis bullosa: angeborene, noch nicht heilbare Neigung zu Blasenbildung schon bei geringen mechanischen Belastungen infolge einer ererbten Hautbrüchigkeit. Es werden vier wichtige Untertypen [22] unterschieden: Epidermolysis bullosa simplex (EBS), Junctional epidermolysis bullosa (JEB), Dystrophic epidermolysis bullosa (DEB), Kindler-Syndrome.

Je nach Form der Epidermolysis bullosa kommt es zur Blasenbildung (→ Abb. 14.12) an Händen und Füßen, z. B. beim Laufen. Die Blasen können aber auch am ganzen Körper einschließlich der Schleimhäute bei mechanischer Beanspruchung auftreten. Oft wird die Krankheit durch Schmerzen begleitet. Die Erkrankung ist nicht ansteckend. Die Kinder sind in ihrer Lebensführung mehr oder weniger schwer behindert.

Als Folge können Verwachsungen an Fingern und Zehen auftreten. Es können sich Bewegungsbehinderungen durch Gelenkkontrakturen

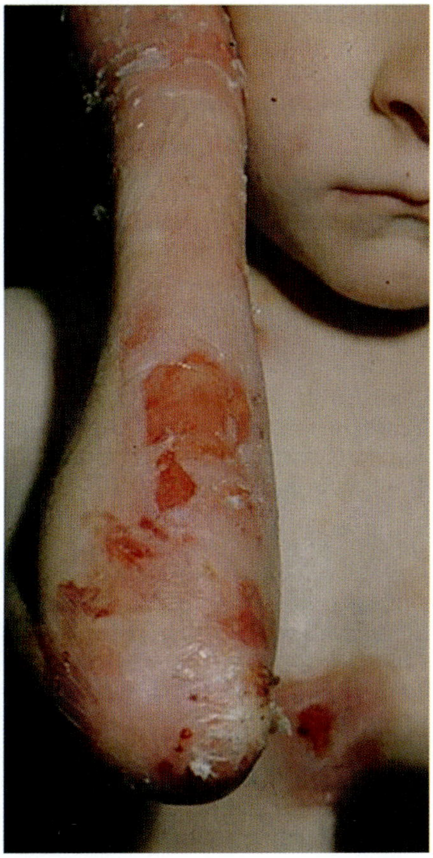

Abb. 14.12 Rückläufige Blasenbildung bei einem Jungen mit Epidermolysis bullosa [G763–002]

entwickeln. Bei Schleimhautbefall kann es zu Unterernährung und Minderwuchs kommen, da die Kinder das Essen verweigern. Des Weiteren besteht Hautkrebsgefahr.

Pflege

Die Pflegefachpersonen achten bei der Versorgung der Kinder auf ein äußerst vorsichtiges „Handling", das betrifft sowohl die Hautpflege als auch die Wundversorgung. Belastete Stellen werden gut gepolstert. Es wird darauf geachtet, dass die Kinder z. B. weiche Schuhe (Hausschuhe) tragen. Weiter muss für ein ausreichendes Schmerzmanagement und eine juckreizlindernde Behandlung gesorgt werden, ebenso für eine ausreichende Ernährung, um Mangelernährung und Gedeihstörungen zu verhindern. Gegebenenfalls ist Sondenkost nötig.

! Vorsicht! Zur Vermeidung von Infektionen an den Hautläsionen muss neben der regelmäßigen Wundversorgung auch auf hygienisches Arbeiten geachtet werden.

Tipps für die Praxis [23, 24]:

- Da die Wund- und Hautversorgung der Kinder mit Epidermolysis bullosa eine besondere Herausforderung bedeutet, sollte der Verbandswechsel gut gestaltet werden. Material, d. h. Materialeinschätzung, -anwendung und Bedürfnisse des Kindes müssen aufeinander abgestimmt werden.
- Eine kontinuierliche Begleitung durch eine Pflegefachperson, z. B. eine Familiengesundheitsschwester für den häuslichen Bereich, unterstützt die Familien.
- Die Eltern entwickeln eine spezifische Expertise, die v. a. auch von anderen betroffenen Familien genutzt werden kann.

14.6 Atopische Dermatitis (AD/Neurodermitis)

i DEFINITION

Atopische Dermatitis (Neurodermitis, atopisches Ekzem): chronische Hauterkrankung, die nicht ansteckend und oft von starkem Juckreiz begleitet ist. Erkrankung aus dem atopischen Formenkreis, die zu 80 % im Kleinkindalter auftritt. Das Erscheinungsbild und die Lokalisation sind je nach Alter unterschiedlich ausgeprägt.

Die **atopische Dermatitis (Neurodermitis)** – im allgemeinen Sprachgebrauch oft Neurodermitis genannt, laut AWMF-Leitlinie „Atopische Dermatitis" [5] Einigung auf den Begriff Atopische Dermatitis – ist die häufigste Hauterkrankung bei Kindern. Sie macht, leichtere Fälle eingeschlossen, bis zu 10 % aller Erkrankungen bei Kindern aus [5].

In Deutschland leiden ca. 13 % aller Kinder, wenn auch oft vorübergehend, unter Atopischer Dermatitis. Der Krankheit kann unterschiedlich verlaufen, wobei es bei schweren Verläufen zu einer deutlichen Einschränkung der Lebensqualität kommen kann, insbesondere wenn Infektionen auftreten. Diese können bakteriell, z. B. Impetigo contagiosa, viral, z. B. Herpes simplex, oder fungizid bedingt sein [5].

Krankheitsentstehung

Bei der Entstehung der Atopischen Dermatitis ist eine genetisch bedingte Störung der Barrierefunktion der Oberhaut (Epidermis) ausschlaggebend. Die Störung steht in Verbindung mit einer Atopieneigung (allergisches Asthma bronchiale, Rhinitis allergica) und einer erhöhten Infektanfälligkeit z. B. mit Herpesviren.

Mögliche Auslösefaktoren (→ Tab. 14.5), die nicht die Ursache der Atopischen Dermatitis sind, tragen zu einer Verschlechterung des Hautzustands bei. Das Meiden dieser Faktoren kann das Hautbild verbessern.

Tab. 14.5 Mögliche Auslöser der Atopischen Dermatitis (Triggerfaktoren)

Auslöser	Beispiele
Bakterien	Streptokokken, Staphylokokken
Viren	Herpesviren
Hefepilze	Pityrosporum ovale
Allergien	Pollen, Hausstaubmilbe, Nahrungsmittel
Stress	Aufregung
Andere Irritationen	Reizungen durch Kleidung, z. B. Wolle
Klima	Wärme, Schwitzen, Austrocknung der Haut, Heizungsluft

Die Veranlagung zur Atopischen Dermatitis bleibt lebenslang bestehen. Die Prognose der Erkrankung ist gut.

Symptome

Die Symptome der Atopischen Dermatitis unterscheiden sich nach Lebensalter.

- Beim **Säugling** und **Kleinkind** – deren Haut ist wasserreich – zeigen sich die Hauterscheinungen oft flächenhaft im Bereich des Gesichts und Kopfs sowie am Körperstamm und auf den Streckseiten der Extremitäten (→ Abb. 14.13). Die Haut nässt, schuppt und ist gerötet. Es bilden sich Krusten und das Kind leidet an starkem Juckreiz.
- Im **späten Kindesalter** sind überwiegend die großen Beugen (Knie- und Ellenbeuge, auch Fuß- und Handgelenke) befallen (→ Abb. 14.14), aber auch andere Bereiche können betroffen sein. Die Haut ist gerötet, trocken und rissig.

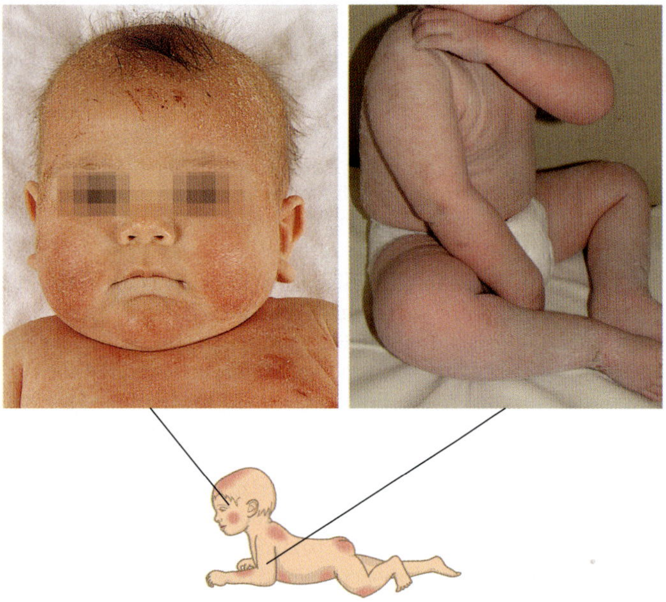

Abb. 14.13 Prädilektionsstellen der Atopischen Dermatitis beim Säugling [L138, G806, E527–002]

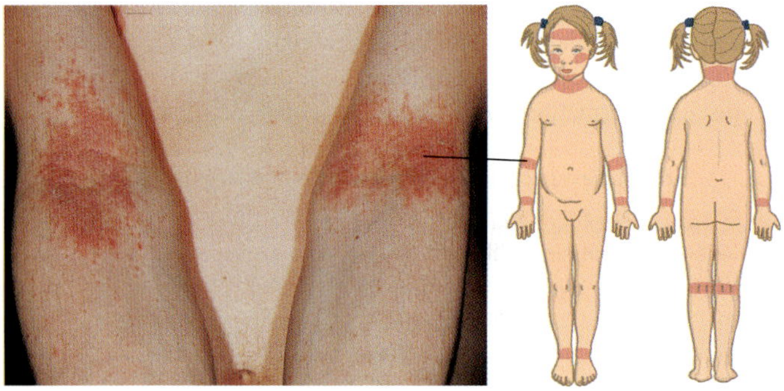

Abb. 14.14 Prädilektionsstellen der Atopischen Dermatitis beim Kleinkind [L138, E722–002]

Beobachten lassen sich zudem **weitere klinische Zeichen (Stigmata)**, die allerdings keinen Krankheitswert haben.

- Rhagaden besonders an den Ohrläppchen und in den Mundwinkeln
- Gedoppelte Lidfalte (Unterlid)
- Seitlich weggescheuerte Augenbrauen (Hertoghe-Zeichen)
- Halonierte Augen
- Glanznägel
- Pelzkappenartiger Haaransatz
- Weißer Dermographismus (Hautschrift)
- Mamillenekzem
- Schuppende Rötung und Einrisse im Bereich der Finger- und/oder Zehenkuppen (Pulpitis sicca)
- Trockene Haut (Xerosis cutis, Sebostase)
- Trockene Kopfhaut
- Verdickung und Vergröberung der Haut (Lichenifikationen)
- Trocken schuppende, juckende Füße im Winter („atopic winterfeet").

Es treten immer wieder Krankheitsschübe von unterschiedlicher Dauer und Schwere auf. Darüber sollten die betroffenen Kinder und ihre Eltern informiert werden.

Komplikationen sind sekundäre bakterielle (z. B. Staphylokokken) oder virale Infektionen, z. B. mit Herpes-simplex-Viren (Ekzema herpeticatum). Auch mykotische Infektionen sind möglich, z. B. Tinea. Kinder und Eltern müssen über die möglichen Komplikationen informiert sein.

Diagnostik

Die **Diagnostik** [25] der Atopischen Dermatitis erfolgt anhand der klinischen Erscheinungen und der Anamnese. Außerdem sollten auslösende Faktoren wie Nahrungsmittelallergien ermittelt werden. Typischerweise besteht oft ein Zusammenhang mit anderen atopischen Erkrankungen, wie Asthma bronchiale und allergischer Rhinokonjunktivitis. Bei einer Atopie treten meist die o. g. Zeichen ohne Krankheitswert (Stigmata) auf.

Ergänzt werden kann die Diagnostik durch Blutuntersuchungen, durch die Bestimmung spezifischer Antikörper (IgE) und Bestimmung der Allergien durch z. B. Pricktest.

Behandlungsstrategie

Wichtig sind eine **stadien- und lokalisationsgerechte Therapie** [25] mit angepasster Pflege und das Vermeiden möglicher Trigger- und Auslösefaktoren. Da es sich um eine chronische Erkrankung handelt, sind Eltern und Kind kompetent und ausführlich zu beraten. Das Ziel der Behandlung ist die Symptomfreiheit und das Vermeiden neuer Schübe.

Die AWMF-Leitlinie „Atopische Dermatitis" [5] empfiehlt eine Stufentherapie (→ Abb. 14.15) mit aufeinander aufbauenden Maßnahmen. Die Stufentherapie ist nur als Anhaltspunkt gedacht und muss je nach Alter, Verlauf, Lokalisation und Leidensdruck der Patienten angepasst werden.

- **Stufe 1 – trockene Haut:** topische Basistherapie, um der Haut Feuchtigkeit und Geschmeidigkeit zu geben, meiden auslösender Triggerfaktoren
- **Stufe 2 – leichte-moderate Ekzeme:** Behandlung aus Stufe 1, zusätzlich topische Therapie i. d. R. topische Glukokortikosteroide, nur bei Unverträglichkeit oder Nichtwirksamkeit und an bestimmten Körperstellen (z. B. Gesicht, intertriginöse Hautareale, Anogenitalbereich) topische Calcineurininhibitoren, eine zusätzliche äußere Anwendung von antiseptischen und juckreizmindernden Wirkstoffen kann erwogen werden.
- **Stufe 3 – schwere Ekzeme:** Behandlung aus Stufen 1 und 2, zusätzlich Systemtherapie

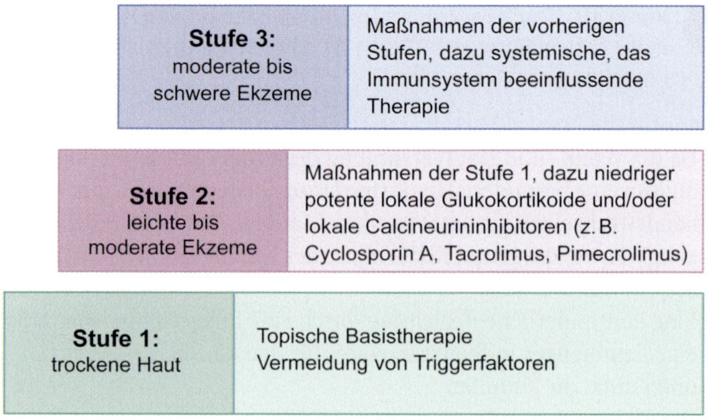

Abb. 14.15 Stufentherapie der Atopischen Dermatitis [W1078, L143] [5]

Systemische Therapie

Eine systemische Therapie wird dann notwendig, wenn die Atopische Dermatitis nicht mehr mit äußerlicher Behandlung beherrscht werden kann. Die Behandlung muss in standardisierter Form erfasst und dokumentiert werden. Dazu gehören sowohl Erfassung der Indikation als auch das Ansprechen der Kinder und Jugendlichen auf die topische und systemische Behandlung. Eine Checkliste für die Indikationsstellung einer Systemtherapie für Kinder und Jugendliche findet sich im Anhang der Leitlinie „Atopische Dermatitis". [5]

Antihistaminika, Glukokortikosteroide und Cyclosporin A können auch systemisch angewendet werden. Inzwischen wurde der Wirkstoff Dupilumab für die atopische Dermatitis in der aktualisierten „Systemtherapie bei Neurodermitis" S2k-Leitlinie Neurodermitis aufgenommen. Dupilumab ist seit 2017 auf dem deutschen Markt. Das subkutan verabreichte Biologikum greift in den Pathomechanismus der atopischen Dermatitis ein. Es ist für Jugendliche ab 12 Jahren und Erwachsene mit moderater bis schwerer Neurodermitis zugelassen, wenn die Erscheinungen nicht mit topischen Medikamenten wirksam behandelt werden können. Inzwischen gibt es auch eine Expertenempfehlung für die Dosierung im Kindesalter. [18]

Zu den Wirkstoffen der Hautpflege → 14.4.1, → 14.4.2.

Die **Basistherapie** kann durch das Tragen spezieller Textilien (z. B. Derma Silk®, ein antimikrobiell veredeltes Seidentextil oder Silbertextilien) ergänzt werden. Diese führen zu einem zusätzlichen Hautschutz und Verminderung der Mikroorganismen auf der Haut. Sie werden als Schlafanzug oder Unterwäsche getragen. Zu bevorzugen ist auch atmungsaktive Kleidung aus z. B. Baumwolle. Neben der Vermeidung des Wärmestaus führt Baumwolle nicht zu Hautirritationen, wie z. B. Wolle.

Pflege

Die konsequente Basistherapie sowohl zur Primär- als auch zur Sekundärprävention ist die wichtigste pflegerische Grundlage. Die Hautpflege von Kindern mit Atopischer Dermatitis hat **folgende Ziele:**

- Hautreinigung (Duschen oder Bad)
- Hautpflege mit nicht wirkstoffhaltigen Therapeutika
- Hautbehandlung mit wirkstoffhaltigen Produkten
- Feuchtigkeit und Elastizität erhalten.

Zu meiden ist unbedingt mechanische Reizung (z. B. Abrubbeln nach dem Baden oder Duschen).

Auch **Ölbäder, Wet-Wrap-Therapie** und **Fett-Feuchte Umschläge** gehören in der Dermatologie zu den pflegerischen Aufgaben (→ 14.4.1).

Gesundheitsförderliche Pflege

Das *„Meeting on Best Practice Healthy Infant Skin Care"* (Treffen des europäischen runden Tischs für bewährte Verfahren zur gesundheitsförderlichen Pflege der kindlichen Haut) gibt folgende Empfehlungen [26]:

- Bad (mindestens 2- bis 3-mal wöchentlich) mit Wasser oder Syndet (Schaum erzeugende Reinigungsmittel, die als Alternative zur Seife eingesetzt werden können)
- Emollienzien – Hautpflegemittel, die der Haut Feuchtigkeit und Fettsubstanzen zuführen (mindestens 2-mal wöchentlich und nach dem Bad)
- Windelbereich pflegen (→ 14.10)
- Das Eincremen erfolgt unmittelbar nach dem Baden oder Duschen nach dem Finger-Tip-Unit-Schema (→ 14.4.2).

SPICKZETTEL

Atopische Dermatitis

Krankheitsentstehung: Erkrankung aus dem atopischen Formenkreis, aufgrund genetisch bedingter Störung der Oberhaut

Symptome: Haut nässt, schuppt und ist gerötet – im Gesicht, am Kopf und Körperstamm (bei Säuglingen), in den großen Beugen (im späteren Kindesalter). Als Stigmata bestehen u. a. Rhagaden, gedoppelte Lidfalte, Hertoghe-Zeichen.

Diagnostik: Anamnese und klinische Symptome

Behandlungsstrategie: Stufentherapie (Stufe 1–4), angepasst an die Beschwerden

Die Behandlungsstrategien für Ekzeme sollten sowohl aktive Behandlungen (Kortikosteroide), die auf die entzündlichen Läsionen abzielen, als auch begleitende Therapien (Feuchtigkeitsspender) umfassen, um die Hautbarrierefunktion zu optimieren und ein Aufflammen zu verhindern. [27]
Tacrolimus und Pimecrolimus können für die langfristige Anwendung in empfindlichen Hautbereichen in Betracht gezogen werden. [27]

Pflege: Die konsequente Durchführung der Basistherapie ist die wichtigste pflegerische Grundlage. Die Begleitung und Unterstützung der Kinder und Eltern bei allen pflegerischen Maßnahmen im Rahmen der Stufentherapie steht bei der pflegerischen Versorgung im Vordergrund.

14.7 Psoriasis

i DEFINITION

Psoriasis vulgaris *(Schuppenflechte):* multifaktorielle, entzündliche, immunvermittelte Systemerkrankung mit vorrangiger Manifestation am Hautorgan. Zu erkennen an scharf begrenzten rötlichen Flecken, die mit matt-silbrigen Schuppen bedeckt sind. Es besteht eine genetische Disposition mit erstmaligem Auftreten insbesondere nach Infekt, Trauma oder Operation. Der Verlauf ist schubweise.

Die Psoriasis ist eine vererbte Erkrankung und tritt bei Kindern bis zum 18. Lebensjahr in Deutschland mit einer Prävalenz von 0,45–0,71 % aller Kinder auf. Bei der Beobachtung der Altersgruppen fällt auf, dass die Prävalenz linear ansteigt von 0,12 % bei Säuglingen auf 1,25 % bei Jugendlichen von 18 Jahren [28].

Die Beeinträchtigung der Lebensqualität ist ausreichend belegt. Dazu wurde am häufigsten der Children's Dermatology Life Quality Index (CDLQI) eingesetzt. Kinder mit sichtbaren Hautveränderungen müssen Hänseleien der anderen über sich ergehen lassen. Während Jugendliche mit Psoriasis an vermindertem Selbstwertgefühl, Stigmatisierungen und sozialen Spannungen leiden. [29] Die Kinder meiden physische und gemeinschaftliche Aktivitäten, was eine Gewichtszunahme begünstigt. Sie werden oft gemieden. Auch die Eltern sind oft belastet und benennen als starke Beeinträchtigungen Mehrkosten, erhöhten Zeitaufwand für die Versorgung des Kindes und emotionales Leiden. [30]

Krankheitsentstehung

Die Psoriasis ist polygen, d. h. sie kommt durch das Zusammenwirken verschiedener Gene zustande. Manifestation und Ausprägung werden durch äußere Faktoren wie Streptokokkeninfektionen, aber auch Stress und Passivrauchen beeinflusst. Zudem ist der Einfluss von Begleiterkrankungen auf die Psoriasis in den letzten Jahren deutlich geworden.

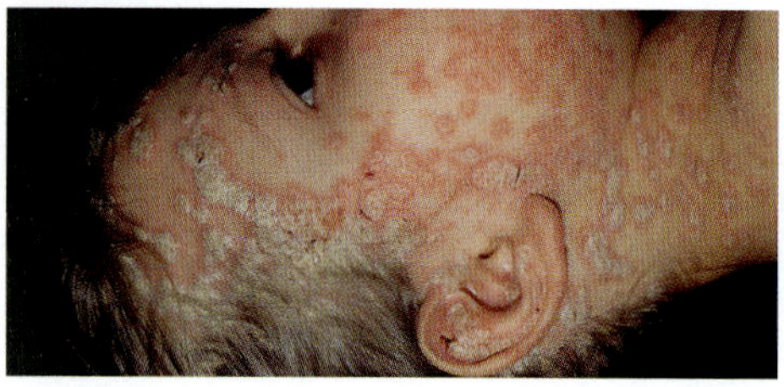

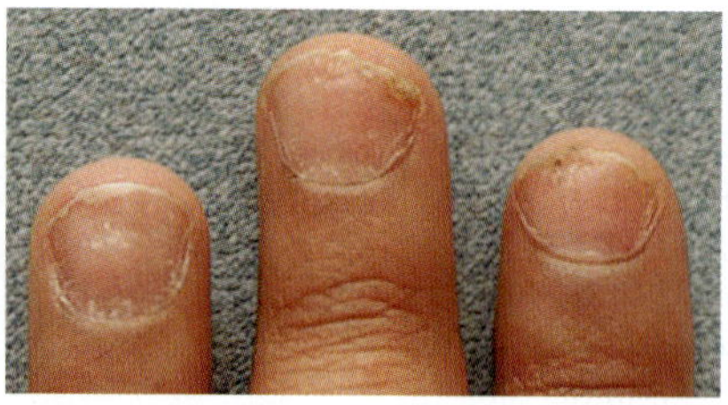

Abb. 14.16 Haut- und Nagelerscheinungen bei Psoriasis
a) Dicke silbrige Schuppen und rote Beläge bei einem Kind mit Psoriasis
b) Stark vergilbte, zerbröckelte und deformierte Nägel bei Psoriasis [G811, R399]

> **Mehrere Faktoren**
> Die drei Bereiche Genetik, Einflussfaktoren (Triggerfaktoren) und Begleiterkrankungen (Komorbidität) bilden den Ursprung der Erkrankungen [31].

Symptome

Bei der **Psoriasis vulgaris** kommt es an den Streckseiten der Extremitäten, der Kopfhaut, aber auch im Gesicht und in Körperfalten (→ Abb. 14.16) zu scharf begrenzten gerötet, schuppenden Belägen (Plaques).

Insbesondere bei Kindern besteht Juckreiz. Durch Kratzen, aber auch durch andere mechanische Reize, wie Reiben und Scheuern, können neue Herde entstehen. Bei Säuglingen und Kleinkindern entwickelt sich die Erkrankung bevorzugt im Windelbereich (DD: Windeldermatitis).

Im Kindesalter tritt häufig die **Psoriasis guttata** auf, die charakterisiert ist durch das rasch fortschreitende Auftreten von tropfenförmigen Läsionen aus Papeln und Plaques. Diese entwickeln sich typischerweise im Zusammenhang mit Streptokokkeninfektionen. Auch die **Finger- und Fußnägel** können durch Defekte der Nagelplatte und Gelbfärbung betroffen sein.

Zur Bestimmung der Ausdehnung und Schwere der Psoriasis hat sich der *„Psoriasis Area and Severity Index“* (PASI-Score → Abb. 14.17) bewährt.

PASI (Psoriasis Area and Severity Index)

Dermatologischer Status: PASI

Bitte erheben Sie beim Patienten nun den PASI (Psoriasis Area and Severity Index).
*Sie brauchen nur die **fett eingerahmten** Felder auszufüllen. Die Berechnungen der Summen und Produkte erfolgen bei der statistischen Auswertung automatisch.*

Psoriasis Area and Severity Index – PASI

1) Schweregrad der psoriatischen Läsionen
Bitte kreisen Sie eine Zahl für jede der nachstehenden Effloreszenzen und Lokalisationen ein.

Ausprägungen der Effloreszenzen: 0 = keine 1 = gering 2 = mittel 3 = stark 4 = sehr stark

		Kopf	Rumpf	Arme	Beine
1	**Erythem**	0 1 2 3 4	0 1 2 3 4	0 1 2 3 4	0 1 2 3 4
2	**Infiltration**	0 1 2 3 4	0 1 2 3 4	0 1 2 3 4	0 1 2 3 4
3	**Schuppung**	0 1 2 3 4	0 1 2 3 4	0 1 2 3 4	0 1 2 3 4
4	**Summe**				

2) Befall der Körperoberfläche
Bitte vermerken Sie in Zeile 6 die befallene Fläche für die jeweiligen Lokalisationen. Kreisen Sie die jeweiligen Zahlen vor den Prozentangaben ein.

5		Kopf	Rumpf	Arme	Beine
6	**Befallene Fläche**	0 = Keine 1 = < 10% 2 = 10–29% 3 = 30–49% 4 = 50–69% 5 = 70–89% 6 = 90–100%	0 = Keine 1 = < 10% 2 = 10–29% 3 = 30–49% 4 = 50–69% 5 = 70–89% 6 = 90–100%	0 = Keine 1 = < 10% 2 = 10–29% 3 = 30–49% 4 = 50–69% 5 = 70–89% 6 = 90–100%	0 = Keine 1 = < 10% 2 = 10–29% 3 = 30–49% 4 = 50–69% 5 = 70–89% 6 = 90–100%
7	Produkt aus Zeile 4 + 6	|_|_|	|_|_|	|_|_|	|_|_|
8		x 0,10	x 0,30	x 0,20	x 0,40
9	Produkt aus Zeile 7 + 8	|_|_|, |_|	|_|_|, |_|	|_|_|, |_|	|_|_|, |_|

Abb. 14.17 Psoriasis Area and Severity Index (PASI-Score) zur Bestimmung und Schwere der Psoriaris [H098]

Diagnostik

Die Diagnosestellung erfolgt aufgrund des typischen Hautbefunds und der Auslösbarkeit der folgenden Psoriasisphänomene:

- Kerzen(wachs)phänomen: bei vorsichtigem Kratzen lösen sich silbrige Schüppchen, die aussehen, als habe man sie von einer Kerze abgeschabt
- Phänomen des letzten Häutchens: kratzt man weiter, erscheint ein glänzendes Häutchen
- Ausspitz-Phänomen: entfernt man das Häutchen, so treten punktförmige Blutungen auf.

Behandlungsstrategie

Eine frühzeitige, effektive Therapie ist aufgrund des Leidensdrucks und der systemischen Folgeschäden unumgänglich. Demgegenüber steht die große Bedeutung der Sicherheit, da für die Therapie im Kindesalter nicht ausreichend risikoarme Therapeutika zur Verfügung stehen. Die S2k AWMF-Leitlinie „Therapie der Psoriasis bei Kindern und Jugendlichen" (2022) berücksichtigt in ihrem aktuellen Update neuste Entwicklungen. [32, 33]

Die **topische Therapie** der Plaquepsoriasis umfasst Kortikosteroide und Vitamin-D3-Analoga. Von den Vitamin-D3-Analoga ist nur Calcipotriol-Salbe für Kinder ab 6 Jahren zugelassen. Bei der Anwendung muss die Flächen -und Mengenbeschränkung beachtet werden. Topische Kortikosteroide mit hohem therapeutischem Index (≥2) sollten bei Kindern bevorzugt angewendet werden. Kortikosteroide und Vitamin-D3-Analoga lassen sich zum Vorteil des Kindes kombinieren, eine längerfristige Therapie mit Kortikosteroiden muss vermieden werden. Für die Kombination der Präparate hat sich ein sog. Wochenschema bewährt. Da für die Haut im Gesicht und intertriginöse Bereiche beide Substanzen nicht geeignet sind, können Calcineurininhibitoren effektiv und nahezu nebenwirkungsfrei verwendet werden. Dieser Wirkstoff hat bisher nur eine Zulassung für das atopische Ekzem. Das bewährte Lokaltherapeutikum Dithranol (Anthralin) wird aufgrund der neuen Möglichkeiten kaum mehr verwendet. Die Wirksamkeit der Schmalspektrum-UV-B-Therapie ist zwar gut belegt, hat aber beim Einsatz eine untergeordnete Bedeutung. Der Einsatz aller Lokaltherapeutika bedeutet eine Symptombehandlung und hat den Nachteil, dass die systemische Bedeutung der Erkrankung nicht beeinflusst werden kann. Eine ausschließlich topische Behandlung ist nur bei leichten Formen der Psoriasis und kleinflächigem Befall angezeigt. [32, 33]

Bei Kindern und Jugendlichen, bei denen die topische Behandlung nicht anspricht oder Kindern mit mittelschwerer und schwerer Psoriasis, besteht eine klare Indikation zur **Systemtherapie.** Es wird geschätzt, dass ca. 20 % der Kinder und Jugendlichen eine systemische Therapie erhalten sollten, wobei Umfragen zeigen, dass der tatsächliche Prozentsatz niedriger ist. Das bedeutet, dass viele Kinder und Jugendliche mit Psoriasis keine adäquat ausreichende Behandlung erhalten. [32, 33]

- **Konventionelle Systemtherapie:** Methotrexat, das trotz der fehlenden Zulassung und wirksamerer Alternativen jahrelang das erste Mittel der Wahl bei Plaquepsoriasis für Kinder ab 4 Jahren war, ist nicht mehr Systemtherapeutikum der ersten Wahl. [32, 33]
- **Systemtherapie mit Biologika:** Für die Psoriasistherapie sind für Kinder und Jugendliche ab 6 Jahren (Ausnahme: Adalimumab ab 4 Jahren) Stand März 2023 fünf Biologika zugelassen, wobei eine Ausweitung des Spektrums in naher Zukunft zu erwarten ist. Drei der Biologika (Adalimumab, Ixekizumab, Secukinumab) sind zur systemischen Erstbehandlung aufgeführt. Zurzeit ist Adalimumab trotz geringerer Wirksamkeit aufgrund der besseren Langzeitdaten und zur Sicherheit (noch) als Biologikum der ersten Wahl bei Kindern und Jugendlichen eingestuft worden. Der Einsatz von Biologika hat das Ziel der vollständigen oder weitgehenden Erscheinungsfreiheit in erreichbare Nähe gebracht. [32, 33]

Pflege

Eine konsequente Hautpflege trägt zum Wohlbefinden und zur Linderung bei. Auch die psychische Belastung ist nicht zu unterschätzen. Daher ist eine Unterstützung der Kinder auch bei der Hautpflege eine entscheidende Maßnahme.

Es ist wichtig, dass die Kinder sozial integriert bleiben und werden, dass Außenstehende aufgeklärt und Ängste und Unwissenheit abgebaut werden.

Die systemische Therapie mit Biologika bedeutet für die Kinder und Jugendlichen einen mehr oder weniger bedeutenden Einschnitt in ihr Leben. Wenig ist bekannt darüber, wie Kinder und Jugendliche die Bedeutung der Therapie aufnehmen.

SPICKZETTEL

Psoriasis

Krankheitsentstehung: genetisch bedingte, chronisch-rezidivierende, entzündliche Hauterkrankung, die durch bestimmte Triggerfaktoren begünstigt wird

Symptome: scharf begrenzte gerötete, schuppende Beläge an den Streckseiten der Extremitäten, der Kopfhaut, aber auch im Gesicht und in Körperfalten

Diagnostik: typische Hautbefunde und Auslösbarkeit von Psoriasisphänomenen. Einschätzung der Ausdehnung und Schwere der Psoriasis: Psoriasis Area and Severity Index (PASI-Score)

Behandlungsstrategie: lokale Therapie der Hauterscheinungen mit Kortikosteroiden und Vitamin-D3-Analoga, bei der Behandlung des Krankheitsbilds setzen sich systemische Therapien mit Biologika durch

Pflege: konsequente Hautpflege zur Symptombehandlung, Begleitung und Unterstützung der Kinder bei den psychischen Belastungen durch Hautbefunde und Therapien

14.8 Acne vulgaris

DEFINITION

Acne vulgaris (Akne): Erkrankung der Talgdrüsen, die mit Verhornungsstörung (Hyperkeratose) und fettiger Haut (Seborrhoe) einhergeht. Tritt bei fast allen Jugendlichen in unterschiedlicher Ausprägung auf.

Akne stellt ein häufiges Problem im Jugendalter dar, wobei Mädchen wie Jungen gleichermaßen betroffen sind. Die Störung entwickelt sich zwischen dem 10.–14. Lebensjahr und bildet sich in den meisten Fällen im Alter von 20–25 Jahren zurück [34].

Krankheitsentstehung

Es handelt sich um eine **multifaktorielle Erkrankung,** bei der verschiedene Faktoren zum Tragen kommen:

- Genetische Prädisposition
- Hormonveränderung (Androgene)
- Talgüberproduktion (Seborrhoe)
- Follikuläre Hyperkeratose
- Mikrobielle Hyperkolonisation
- Entzündung
- Immunreaktion.

Durch die Seborrhoe, die Verhornungsstörung und die Einengung der Follikelausführungsgänge kommt es zur Bildung von „Mitessern" (Komedonen), Pusteln und Papeln.

Symptome

Es entwickeln sich **Knötchen, Eiterbläschen** und **Mitesser** auf allgemein fettiger Haut, bevorzugt in Bereichen mit einer großen Dichte an Talgdrüsen – im Gesicht und von dort ausgehend an Hals (→ Abb. 14.18) und Dekolleté. Als Folgephänomen kommt es zu zwanghaftem Kratzen, Knibbeln und Drücken an betroffenen Stellen. Die typischen Hauterscheinungen können auch mit Bakterien besiedelt sein und somit Entzündungen provozieren.

Diagnostik

Angaben zum Zeitpunkt des ersten Auftretens der Beschwerden, zu deren Entwicklung sowie zur bisherigen Behandlung werden in der Anamnese erfragt. Für die Behandlung sind mögliche Allergien auch auf frei erhältliche Kosmetika oder die Frage nach der Medikamenteneinnahme von Bedeutung. Auch eine familiäre Häufung der Akne sowie von anderen Hauterkrankungen kann erfragt werden.

Behandlungsstrategie

Die **Behandlung** orientiert sich am Schweregrad der Erkrankung. Je nach Stadium wird die Verhornungsstörung mit Schälmitteln (Benzoylperoxid) oder lokalen Retinoiden (Vitamin-A-Säure-Präparate) behandelt.

Das Systematic Review und Meta-Analyse von Mavranezouli et al. (2022) empfiehlt [35, 36]:

- Bei **leichter bis moderater Akne** als die wirksamsten Behandlungen chemische Anwendungen auf der Haut mit Salicyl- oder Mandelsäure; photochemische Therapien, die blaues und rotes Licht kombinieren und topische Kombinationen wie Retinoid mit Benzozylperoxid empfehlen. Topische Therapien mit Monosubstanzen wie Retinoide, Benzozylperoxid oder Makrolide sind weniger wirksam als kombinierte topische Behandlungen.
- Bei **moderater bis schwerer Akne** waren die wirksamsten Möglichkeiten oral verabreichtes Isotretinoin in einer kumulativen Gesamtdosis von ≥ 120 mg/kg/Zyklus; topische Kombinationen wie Retinoid mit einem Lincosamid; eine Kombination aus Benzozylperoxid, topischem Retinoid und oralem Tetracyclin sowie eine photodynamische Therapie, bei der die Behandlung mit Licht durch eine photosensibilisierende Substanz verstärkt wird. Insgesamt schnitten orale Monotherapien mit Tetracyclin oder topische Monobehandlungen schlechter ab als Kombinationen. [35, 36]
- Bei entzündlichen Veränderungen der moderaten bis schweren Akne werden lokal oder systemisch Antibiotika eingesetzt. Bei Mädchen führt die Einnahme hormoneller Kontrazeptiva zu einer Reduktion der Talgproduktion.

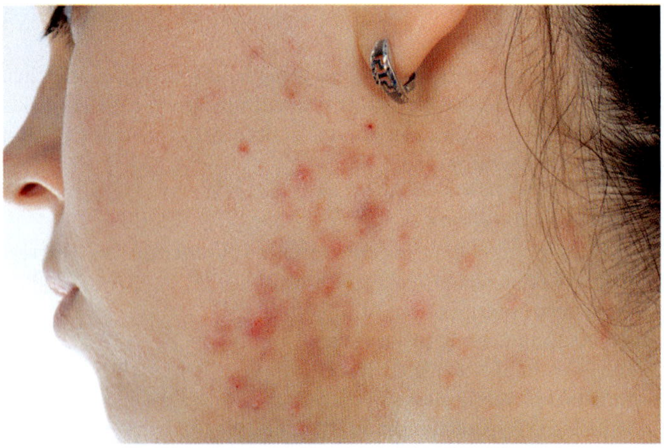

Abb. 14.18 Akne bei Jugendlichen [J787]

Pflege

Eine **schonende Reinigung** der **Haut** mit milden pH-neutralen Reinigungsmitteln, 1- bis 2-mal pro Tag, reicht normalerweise aus. Die Jugendlichen müssen dazu angehalten werden, nicht an den Hauterscheinungen zu manipulieren. Auf ausgewogene Ernährung, geregelten Stuhlgang, ausreichend Schlaf und wenig emotionalen Stress sollte geachtet werden. Chlorwasser, z. B. in Schwimmbädern, ist zu meiden. Natürliche Sonnenbestrahlung kann dosiert eingesetzt werden.

Eine psychische Unterstützung ist sinnvoll. Die Veränderung des Körperbilds gerade im Jugendalter beeinflusst das Selbstbewusstsein negativ.

SPICKZETTEL

Acne vulgaris

Krankheitsentstehung: Erkrankung der Talgdrüsen, die mit Verhornungsstörung (Hyperkeratose) und fettiger Haut (Seborrhoe) einhergeht

Symptome: „Mitesser" (Komedonen), Pusteln und Papeln

Diagnostik: Anamnese

Behandlungsstrategie: bei leichter bis moderater Akne u. a. chemische Peelings, bei moderater bis schwerer Akne u. a. orale Therapien, kombinierte Behandlungen sind erfolgreicher als Monotherapien

Pflege: eine schonende Hautreinigung und keine Manipulationen sind angezeigt. Auf eine geregelte Lebensführung zur Unterstützung sollte hingewirkt werden.

14.9 Infektionen der Haut

14.9.1 Bakterielle Infektionen

Impetigo contagiosa

DEFINITION

Impetigo vulgaris, Grindblasen, Grindflechte: oberflächliche Infektion der Haut durch Streptokokken der Gruppe A oder Staphylokokken (Inkubationszeit: 24 h bis wenige Tage). Kinder sind wesentlich häufiger betroffen als Erwachsene. Aufgrund der hohen Kontagiosität kommt es zu Epidemien v. a. in Kindergärten und Schulen.

Impetigo contagiosa ist eine häufige lokale bakterielle Hauterkrankung (→ Abb. 14.19) bei Kindern. Es werden zwei Formen unterschieden:

- Die **bullöse Form** wird durch Staphylococcus aureus hervorgerufen. Das vom Bakterium ausgeschiedene Exotoxin bewirkt eine Blasenbildung. Da die Blase schnell platzt, sind meist nur noch die Blasenreste am Rand zu erkennen.
- Die **nicht bullöse Form** ist gekennzeichnet durch „honiggelbe" Krusten auf gerötetem Untergrund.

Die Erreger können durch kleine Verletzungen, Erosionen durch Kratzen oder bei Neugeborenen durch den Nabel eindringen. Komplikationen sind tiefe Weichteilentzündungen, eine Generalisierung oder eine Poststreptokokken-Glomerulonephritis.

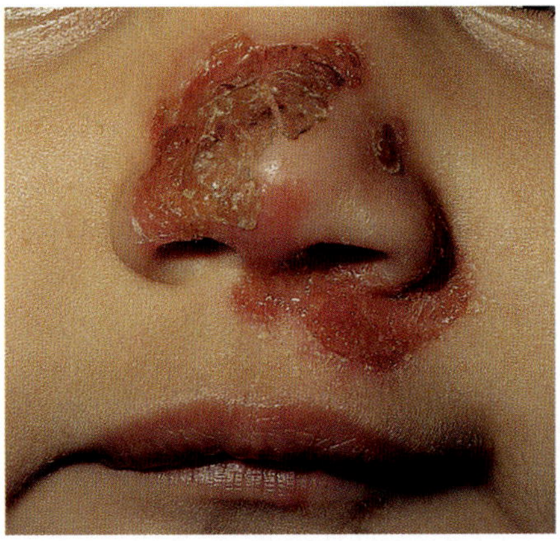

Abb. 14.19 Impetigo contagiosa: Blasenreste und „honiggelbe" Krusten [F654–002]

Ein kleinflächiger Befall kann mit lokalen Antiseptika behandelt werden. Neugeborene und Kinder mit ausgedehntem Befall sollten systemisch antibiotisch behandelt werden.

Follikulitis, Furunkel, Karbunkel

Es gibt unterschiedliche bakterielle Entzündungen der Haut, die am Haarbalg entstehen können. Dazu gehören:

- **Follikulitis:** eine Infektion der Haarfollikel meistens durch Staphylococcus aureus. Die stecknadelkopfgroßen Pusteln sind von einer Rötung umgeben. Wenn das umgebende Gewebe sich entzündet und einschmelzt, entstehen Furunkel.
- **Furunkel:** Die akut eitrige Entzündung eines Haarbalgs und/oder seiner Talgdrüse zeigt sich in Form von einem schmerzhaften bis walnussgroßen Knoten mit zentralem Eiterpfropf, Überwärmung, Fluktuation. Sie treten bevorzugt am Nacken, Gesäß, an der Oberschenkelinnenseite und an der Oberlippe auf.
- Mehrere Furunkel können zu einem **Karbunkel** zusammenfließen.

Faktoren, die das Auftreten von wiederholten Furunkeln begünstigen können, sind überwiegend Hygienefehler. Seltener treten wiederholte Furunkel bei Diabetes mellitus oder Immundefekten auf.

Die **Behandlung** erfolgt nach dem Schweregrad der Entzündung. Die **Follikulitis** braucht meist nicht behandelt zu werden. Bei **Furunkeln** wird oft zunächst Zugsalbe (Wirkstoff Ichthyol) eingesetzt, um diese zur „Reifung" zu bringen. Das Furunkel entleert sich von selbst, heilt ab oder muss vom Arzt eröffnet werden. Das Aufschneiden (Inzision) und Ableiten (Drainage) von Eiter und Wundflüssigkeit nach außen gehören zur Standardbehandlung von insbesondere größeren Furunkeln bzw. Karbunkeln.

Antibiotika müssen bei **Komplikationen** oder bei einem Furunkel im Gesicht, besonders im Nasen- und Oberlippenbereich, eingesetzt werden. Ebenso, wenn mehrere Furunkel bestehen (Furunkulose), oder bei einem Karbunkel, wenn sich die Entzündung über die Lymphwege oder über das Blut weiter ausbreitet: zu erkennen an Symptomen wie Fieber, erhöhtem Puls, niedrigem Blutdruck und schneller Atmung.

Erysipel, Phlegmone

DEFINITION

Erysipel: fächenhaft fortschreitende eitrige Entzündung des Bindegewebes (subkutan, intramuskulär oder subfaszial). Erreger sind meist Streptokokken, aber auch Staphylokokken oder Mischflora. Oft dienen Bagatellverletzungen als Eintrittspforte.

Phlegmone: Infektion der tiefen Dermis durch Staphylococcus pyogenes oder Staphylococcus aureus.

Das **Erysipel** *(Wundrose)* ist zu erkennen an einem scharf begrenzten Erythem, das sich schnell ausbreitet. Behandelt wird antibiotisch (Penicilline), meist parenteral beginnend.

Die **Phlegmone** ist gekennzeichnet durch eine unscharf begrenzte Rötung, Überwärmung und Schwellung. Der Bereich ist druckschmerzhaft. Allgemeine Symptome wie Fieber und Abgeschlagenheit gehören dazu. Die Behandlung erfolgt parenteral mit Antibiotika.

Vorsicht! Bei **bakteriellen Entzündungen im Gesichtsbereich,** z. B. Erysipel, Phlegmone, Furunkel (Nasenfurunkel), aber auch Nasennebenhöhlenentzündungen kann es durch eine Sinus-cavernosus-Thrombose zu einer lebensbedrohlichen Situation kommen. Derartige Phlegmonen sollen stationär überwacht und die Therapie eingeleitet werden.

14.9.2 Virale Infektionen

Herpes-simplex-Infektion → Abb. 14.20, → 15.6.1.

DEFINITION

Herpes zoster *(Gürtelrose)***:** (lokale) Zweiterkrankung mit dem Varicella-Zoster-Virus mit meist nur geringen Allgemeinerscheinungen und einem typischen Hautausschlag, der aus vielen kleinen Bläschen besteht

Herpes zoster wird durch denselben Erreger (Varizella-Zoster-Virus) wie die Windpocken (Varizellen) hervorgerufen. Die Erstinfektion mit dem Virus zeigt sich immer als Windpocken (→ 15.6.2). Beim Herpes zoster handelt es sich um eine erneute Infektion mit dem Varizellen-Virus.

Im Kindesalter tritt der Zoster seltener auf. Gefährdet sind eher Kinder mit Immuntherapie oder Kinder mit Atopischer Dermatitis. Entlang eines Hautareals, das von einem Spinalnerv versorgt wird, zeigen sich bläschenförmige Effloreszenzen an den Brust- und Bauchsegmenten, immer auf einer Körperseite. Begleitet wird der Ausschlag von Nervenschmerzen (Neuralgien). Die Bläschen trocknen normalerweise nach 1–2 Wochen ab und nach weiteren 2–3 Wochen fallen auch die gelbbraunen Borken unter Narbenbildung ab. Die Nervenschmerzen bleiben oft noch lange bestehen.

Die Behandlung erfolgt wie bei Varizellen. Bei schweren Infektionen wird Aciclovir intravenös verabreicht.

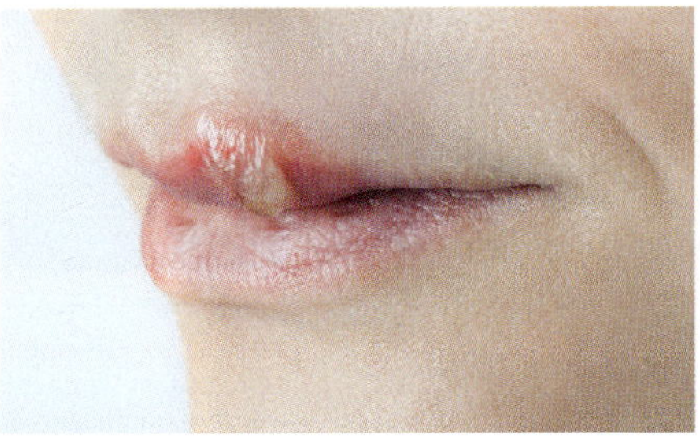

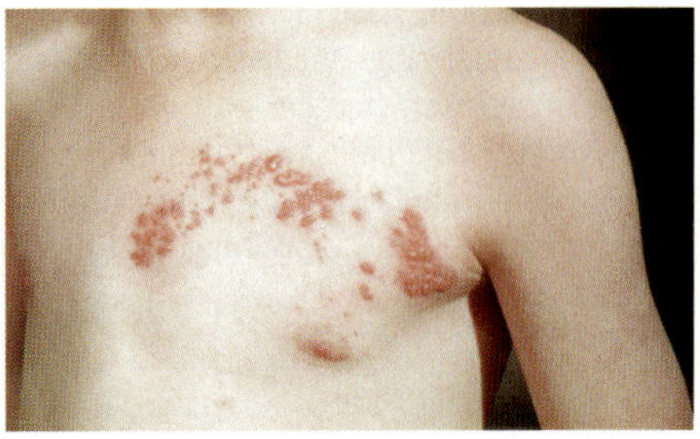

Abb. 14.20 Herpes simplex und Herpes zoster
Links Herpes simplex: typisch sind die in Gruppen stehenden Bläschen, die mit seröser Flüssigkeit gefüllt sind. Vor Auftreten der Bläschen besteht in diesem Bereich oft ein starker Juckreiz oder ein Kribbeln.
Rechts Patientin mit Herpes zoster in den Thorakalsegmenten. Die gürtelförmige Ausbreitung der Bläschen gab der Erkrankung den Namen „Gürtelrose". [J787, G811]

Tab. 14.6 Unterschiedliche Infektionen mit Dermatophyten

Erkrankung	Erreger	Klinik
Tinea capitis	• Microsporum canis • Trichophyton mentagrophytes • Trichophyton verrucosum	• Oberflächliche Form: scharf begrenzte haarlose Flächen mit hellgrauer Schuppung • Tiefe Form: juckende Bläschen und Pusteln mit eitriger Einschmelzung der Haarfollikel
Tinea corporis	Trichophyton rubrum und interdigitale	Runde, scharf begrenzte, mit Rötung einhergehende, am Rand schuppende Beläge
Tinea pedis/manuum	Trichophyton rubrum und metagrophytes	Ausgehend von den Zwischenräumen auf den Fuß bzw. die Hand sich ausbreitend
Tinea unguium (bei Kindern selten, ab Pubertät)	Trichophyton rubrum	• Verdickte, brüchige, trübe oder gelbliche Nägel • Meist sind nicht alle Nägel befallen

14.9.3 Mykosen

Infektionen mit Dermatophyten *(Fadenpilze)* werden auch als „Tinea" (→ Tab. 14.6) bezeichnet.

Die lokalen Infektionen werden mit lokaler antimykotischer Therapie behandelt. Ausgedehnte Infektionen bedürfen einer systemischen Behandlung. Bei Befall der Nägel sollte neben der lokalen Therapie das infizierte Nagelmaterial durch Auftragen von Harnstoffsalben entfernt werden.

Candidosen *(Infektionen durch Hefen)* sind Infektionen mit Candida albicans. Hefen befinden sich normalerweise im Magen-Darm-Trakt, aber nicht auf der gesunden Haut. Hier können sie auftreten bei nicht ausgereiftem Immunsystem, z. B. bei Früh- und Neugeborenen mit schweren Erkrankungen, bei Kindern mit antibiotischer Therapie, Immundefekten, Diabetes mellitus u. a. Es können die Haut, die Schleimhaut oder die Nägel betroffen sein.

Die **orale Candidose** *(Mundsoor)* ist gekennzeichnet durch weißliche, fest anhaftende Beläge auf der Mundschleimhaut und der Zunge. Auch im Bereich der Windel kommt es häufig zu einer Candidainfektion. Der orale Befall mit Candida wird mit verschiedenen anti-mykotischen Präparaten wie nystatin- oder miconazolhaltigen Mundgels behandelt. Bei Befall der Haut und des Windel- bzw. Genitalbereichs wird imidazol- oder nystatinhaltige Zinkpaste aufgetragen. [37]

14.9.4 Parasitäre Infektionen

Pediculosis capitis (Kopflausbefall)

Durch engen Körperkontakt kann es zu **Pediculosis capitis** *(Kopflausbefall)* kommen. Besonders häufig betroffen sind Kinder im Kindergarten- und Grundschulalter. Die Kopflaus legt ihre Eier an den Haarschaft und nach 8–10 Tagen schlüpft die Larve. Kopfläuse können stechen und saugen. Bei der mehrmals täglichen Blutaufnahme bringen sie Speicheldrüsensekrete in die Wunde ein, die Papeln und **Juckreiz** hervorrufen und zum Kratzen führen. Die Bereiche können sich superinfizieren, besonders im Bereich hinter den Ohren, am Hinterkopf und im Nacken. Die Behandlung besteht in der Kombination chemischer, mechanischer und physikalischer Wirkprinzipien. Arzneimittel mit den Wirkstoffen Allethrin, Permethrin und Pyrethrum werden eingesetzt. Eine gültige Liste der geprüften Mittel und Verfahren gibt es beim Robert-Koch-Institut. Da Kopflausmittel nicht zuverlässig alle Eier abtöten und Larven nach der Erstbehandlung nachschlüpfen können, muss unbedingt eine Wiederholungsbehandlung mit dem Kopflausmittel durchgeführt werden.

Bei Kopflausbefall muss die Schule oder der Kindergarten informiert werden, damit die Leitung der Einrichtung alles Nötige unternehmen kann, um die weitere Verbreitung der Kopfläuse in der Einrichtung zu verhindern.

Vorsicht! Als Fehler bei der Behandlung gelten eine zu kurze Einwirkzeit, ein zu sparsames Ausbringen, eine ungleichmäßige Verteilung sowie eine zu starke Verdünnung des Mittels in triefend nassem Haar und das Unterlassen der Wiederholungsbehandlung bzw. des sorgfältigen Auskämmens. [38]

Zur Behandlung wird „nasses" Auskämmen (→ Abb. 14.21) mit Haarpflegespülung und Läusekamm am 1., 5., 9. und 13. Tag empfohlen. Am 17. Tag sollte der Behandlungserfolg überprüft werden.

Die kombinierte Behandlung aus topischer Behandlung mit pedikuloziden Substanzen und „nassem" Auskämmen ist zwar zeitintensiv, aber sichert einen hohen Erfolg (→ Tab. 14.7).

Weitere Maßnahmen sind [38]:

- Kämme, Haarbürsten, Haarspangen und -gummis in heißer Seifenlösung reinigen
- Schlafanzüge und Bettwäsche, Handtücher und Kleidung wechseln
- Kopfbedeckungen, Schals und weitere Gegenstände, auf die Kopfläuse gelangt sein könnten, für 3 Tage in einer Plastiktüte verpackt aufbewahren.

Tab. 14.7 Behandlungsschema bei Kombination der Verfahren [38]

Tag	Behandlung
1	Mit Insektizid behandeln, anschließend nass auskämmen
5	Nass auszukämmen (um früh nachgeschlüpfte Larven zu entfernen, bevor sie mobil sind)
8,9 oder 10	Erneut mit dem Insektizid behandeln (um spät geschlüpfte Larven abzutöten)
13	Kontrolluntersuchung durch nasses Auskämmen
17	Evtl. letzte Kontrolle durch nasses Auskämmen

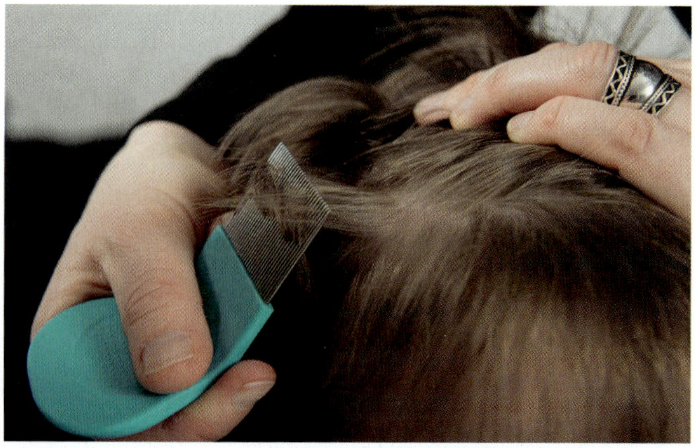

Abb. 14.21 Oft sind Läuse nicht mit dem bloßen Auge erkennbar. Deshalb müssen auch im Verdachtsfall die Haare mit einem feinzinkigen Läusekamm gekämmt werden, um Nissen oder Tiere überhaupt zu entdecken. [J787]

Die Bekämpfung des Läusebefalls ist nicht einfach. Ein Grund könnte der verstärkte Einsatz von Arzneimitteln und die dadurch bedingte Bildung von Resistenzen sein. Eine andere Sicht auf die Dinge sagt, dass es mit der nicht fachgerechten Durchführung der Behandlung zusammenhängt, da meist nicht alle Wiederholungen durchgeführt werden.

Skabies (Krätze)

Skabies *(Krätze)* [39] wird durch die Krätzmilbe (Sarcoptes scabiei variatio hominis) verursacht, die zu den Spinnentieren gehört. Das Weibchen gräbt lange Gänge in die Hornschicht, in die sie ihre Eier und Kotballen ablegt. Die Krätze wird durch direkten Kontakt (Körperkontakt) übertragen. Außerhalb des Wirts kann die Milbe 36 Std. bei Raumtemperatur überleben, im Nymphenstadium sogar bis zu 5 Tage. Ansteckung über Wäsche oder Gegenstände ist unwahrscheinlich.

Gekennzeichnet ist der Befall durch starken Juckreiz. Die Haut ist ekzematös verändert. Charakteristisch sind auch leicht schuppende Knötchen mit Rötung. Als Komplikation ist eine bakterielle Superinfektion möglich. Skabiesmilben, Larven und Eier lassen sich durch lokale Antiscabiosa (Permethrin, Benzylbenzoat, Crotamiton) abtöten. Kontaktpersonen sollten zeitgleich behandelt werden. Symptome wie Entzündungen und Jucken werden symptomatisch behandelt. Nach erfolgreicher Behandlung müssen die ekzematösen Veränderungen der Haut oft noch mehrere Wochen mit z. B. kortisonhaltigen Salben behandelt werden.

Nach der AWMF S1-Leitlinie „Diagnostik und Therapie der Skabies" – Kurzfassung und des RKI-Ratgebers „Skabies" sollten zusätzliche Maßnahmen die Umgebung des Erkrankten betreffen [39, 40, 41]:

- Benutzte Kleidung, Bettwäsche und Handtücher bei mindestens 50 °C waschen
- Nicht waschbare Gegenstände 3–4 Tage in verschlossenen Plastiksäcken bei mindestens 21 °C lagern
- Teppiche und Polstermöbel gründlich saugen.

Von einer **„gepflegten Skabies"** spricht man bei geringfügigen ekzematösen Veränderungen der Haut im Bereich der Prädilektionsstellen. Der Verdacht kommt auf bei plötzlichem Juckreiz und Hautveränderungen unter Kontaktpersonen. Die Diagnose wird durch Anamnese und genaue Inspektion gestellt. Verursacht wird diese Form durch besonders intensive Körperhygiene.

Vorsicht! Krätzebefall ist eine häufige Erkrankung mit Juckreiz die eine hohe Prävalenz in bestimmten pädiatrischen Populationen hat. [42]
Ein Krätzebefall wird durch den Nachweis von Milben, Eiern oder Kot bestätigt. [42]
Im Vergleich zu Erwachsenen zeigen Säuglinge mit Krätze eher Reizbarkeit, Nahrungsverweigerung und Unruhe als Kratzen. Bei Säuglingen und Kindern kann bei Krätzebefall auch der Kopf betroffen sein. [42]
Die Behandlung eines Krätzebefalls besteht in einer gleichzeitigen Entwesung und der Verabreichung von Medikamenten wie dem zugelassenen topischen Permethrin.[42]

Bei immer wieder auftretender Skabies oder Lausbefall können auch stationäre Einweisungen und Behandlung der Familien angezeigt sein.

SPICKZETTEL

Parasitäre Infektionen

Die Übertragung parasitärer Infektionen wird v. a. durch engen Körperkontakt begünstigt. Sowohl der Kopflausbefall **(Pediculosis capitis)** als auch die Krätze **(Skabies)** äußern sich durch starken Juckreiz.

Krätzebefall ist eine häufige Erkrankung, die auch Kinder betreffen kann, und sollte bei Patienten mit Juckreiz in Betracht gezogen werden.
Um eine verzögerte Diagnose zu vermeiden, sollte das medizinische Personal die unterschiedlichen Erscheinungsformen und Behandlungsmöglichkeiten bei Säuglingen und Kindern im Vergleich zu Erwachsenen kennen.

14.10 Windeldermatitis

DEFINITION

Windeldermatitis: akute entzündliche Reizung der Haut in der Windelregion durch irritierende Substanzen, z. B. Stuhl, Urin, Seife, Salbe, Reinigungsmittel oder Reibung im Windelbereich; kommt bei fast allen Säuglingen und Kleinkindern ein- oder mehrmals vor.

Die Windeldermatitis ist bei Kindern verbreitet und tritt am häufigsten zwischen dem 9.–12. Lebensmonat auf. Sie kann Sekundärinfektionen mit Bakterien oder Pilzen zur Folge haben. Die Schädigung der Haut, verursacht durch den wiederholten und länger andauernden Kontakt mit Urin und/oder Stuhl, kann bei Patienten aller Altersstufen auftreten. Bei Erwachsenen und Jugendlichen wird in diesem Zusammenhang der Begriff der **inkontinenzassoziierten Dermatitis (IAD)** verwendet.

Krankheitsentstehung

Das Zusammenwirken mehrerer Faktoren wie feuchter Haut, Stuhl, Infektionen mit Bakterien oder Pilzen, oder chemische oder mechanische Irritationen führen zur Entstehung der Hautveränderungen. Durch die Windel entsteht eine feuchte Kammer und es kommt zu Mazerationen (Aufweichung) des Gewebes. Die so veränderte Haut wird anfällig für die Irritationen. Die beschädigte epidermale Barriere im Bereich der Windel ist besonders bei Neugeborenen anfälliger für das Eindringen und Infektionen durch Mikroorganismen, im Besonderen Candida albicans. [43]

Symptome

Der Hautausschlag der Windeldermatitis zeigt sich im Bereich der Windel (Genital- und Analbereich), besonders in den Hautfalten (➔ Abb. 14.22). Charakteristisch sind die intensive Rötung, die feuchte und aufgeweichte Haut und die Bläschen. Sie kann begleitet werden von Brennen, Jucken und/oder Schmerzen.

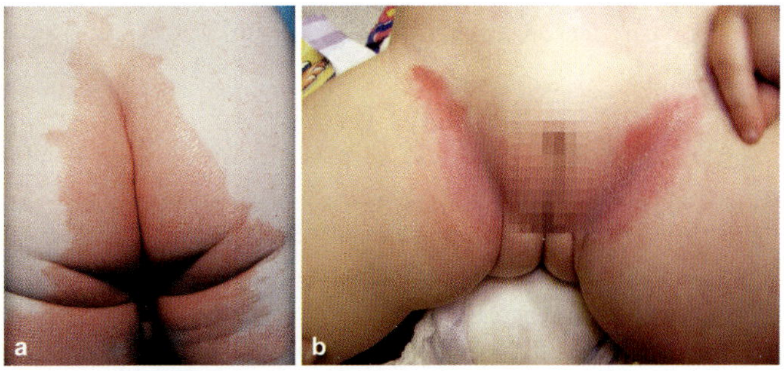

Abb. 14.22 Die Windeldermatitis zeigt sich durch ein flächiges Erythem, am Rand des Windelausschlags können kleine Eiterbläschen (Pusteln, Wimmerl) oder Hautknötchen (Papeln) auftreten. Manchmal breiten sich die Bläschen auf die Oberschenkelinnenseiten und den unteren Rücken- oder Bauchbereich aus. Die Windeldermatitis kann auch mit einer Psoriasis verwechselt werden. [G550–002]

Diagnostik

Das Erscheinungsbild der Haut – Rötung, Mazeration, Papeln, Erosionen und ekzematöse Hautveränderungen – sichert die Diagnose.

Einige Differenzialdiagnosen können teilweise auch gleichzeitig mit einer Windeldermatitis auftreten und müssen entsprechend behandelt werden. Dazu gehören Dekubitus, Kontaktdermatitis und Intertrigo.

Behandlungsstrategie

Die beste Behandlung ist das Vermeiden einer Windeldermatitis. Die Entzündungen müssen je nach Ursachen mit Antibiotika oder lokalen Antimykotika behandelt werden. Der Einsatz von Steroiden erfolgt, wenn überhaupt, nur in geringer Dosierung. Die Behandlung, Prävention und pflegerische Versorgung unterscheidet sich nicht zwischen Windeldermatitis und inkontinenzassoziierter Dermatitis (IAD).

Pflege

Bei der pflegerischen Versorgung der Kinder mit Windeldermatitis sollten die drei Faktoren Feuchtigkeit, pH-Wert-Veränderungen und Irritationen der Haut durch Stuhl und Urin beachtet und die Pflege an deren Gegebenheiten ausgerichtet werden [13, 44, 45, 46, 47].

Keine einzelne Hautpflegemaßnahme steht hier im Vordergrund. Es wird empfohlen, Eltern und andere an der Versorgung der Kinder beteiligte Personen über eine gute Windelhygiene und Hautpflege zu informieren. [48]

Pflege und Prävention bei Windeldermatitis [13]

- **Haut trocken halten:**
  - Hochabsorbierende Einmalwindeln verwenden
  - Windel häufig wechseln (spätestens nach 3–4 Std.), für windelfreie Phasen sorgen, Luft an die Haut lassen, nicht trockenfönen
  - Windel wechseln, sobald Stuhl oder Urin entleert wurde
- **Hautschutzcreme,** wie Zinkoxid und Vaseline, **verwenden,** wenn die Haut sehr gerötet ist oder nässt:
  - Hautschutzsalbe nicht bei jedem Windelwechsel entfernen
  - Salbenreste vor dem Auftragen erneuter Hautschutzsalbe entfernen
  - Zur vollständigen Entfernung der Hautschutzsalbe, insbesondere von Zinksalbe, bevorzugt pflanzliches Öl einsetzen, z. B. Mandel- oder Olivenöl; nicht kräftig rubbeln
- Das **Abwaschen** der Haut besonders mit parfümierter Seife oder Feuchttüchern, welche die Haut irritieren können, vermeiden:
  - Feucht- oder Reinigungstücher ohne Alkohol und Duftstoffe verwenden, um die Urinrückstände zu entfernen
  - Stuhl vorsichtig mit einem weichen Waschlappen und warmem Wasser von der Haut entfernen
  - Keinen Puder benutzen.

SPICKZETTEL

Windeldermatitis, bei Jugendlichen/Erwachsenen IAD

Krankheitsentstehung: Reizung der Haut in der Windelregion durch irritierende Substanzen, besonders Stuhl, Urin

Symptome: Erytheme, Erosionen, Exkoriationen, Schmerzen

Diagnostik: klinische Symptome

Pflege und Prävention: häufiges Wechseln der Windel, Verwendung von besonders saugfähigen Windeln, sanfte Reinigung mit Wasser und einem weichen Tuch, Luft an den Windelbereich lassen, ggf. sparsames Auftragen von Barrierecremes

14.11 Dekubitus

DEFINITION

Dekubitus: lokal begrenzte Schädigung (ischämische Nekrose) der Haut und/oder des darunterliegenden Gewebes, typischerweise über knöchernen Vorsprüngen, infolge von Druck oder Druck in Verbindung mit Scherkräften

Ein Dekubitus kann sich in jedem Alter entwickeln – auch bei Neugeborenen, Säuglingen und Kindern. Für Deutschland liegen keine Zahlen vor. In der Schweiz ergab die im Jahr 2016 durchgeführte „Prävalenzmessung Dekubitus Akutsomatik Kinder“ einen Wert von 9,9 % Gesamtprävalenz der im Krankenhaus erworbenen Dekubiti [49]. Die Gesamtprävalenzrate ist auf den Intensivstationen, neonatologischen und kinderchirurgischen Stationen am höchsten. Bei der Altersverteilung fällt auf, dass die Altersgruppe der Kinder bis zu 1 Jahr am gefährdetsten ist [50].

14.11.1 Dekubitusentstehung

Ein Dekubitus entsteht bei länger andauernder Verformung durch Druck und Scherkräfte von weichem Gewebe zwischen festen Strukturen im Körper wie Knochen, Sehnen oder Bändern und festen Körpern außerhalb des Körpers wie Sitz- und Auflageflächen oder anderen Gegenständen wie Monitorelektroden oder Sauerstoffbrille, die auf die Haut und darunterliegende Gewebe von außen einwirken. Der Prozess des Einwirkens muss mehrere Minuten bis Stunden andauern, damit ein Dekubitus entsteht. Der Begriff „länger andauernd“ ist nicht genau definiert.

Bei Kindern stehen andere Risikofaktoren im Hinblick auf die Entwicklung von Dekubiti im Vordergrund wie bei Erwachsenen: So liegt z. B. bei Neugeborenen eine physiologische Unreife der Haut vor, zudem können Säuglinge und Kinder den Druck nicht als solchen lokal wahrnehmen und äußern. Außerdem sind im Kindesalter v. a. medizinische Hilfsmittel oder Geräte (z. B. Elektroden, Sonden, Kanülen) ein großes Risiko für die Dekubitusentstehung. Vor allem, wenn Kinder und Jugendliche für eine lange Zeit auf Intensivstationen liegen, muss ein Dekubitus vermieden werden (z. B. postoperativ, diabetische Ketoazidose, Schockgeschehen, Asphyxie).

Die zweite Aktualisierung des Expertenstandards von 2017 hat Kinder als Zielgruppe der Dekubitusprophylaxe in der Pflege explizit aufgenommen [51].

14.11.2 Risikofaktoren, Risikoassessment und Diagnostik

Risikofaktoren

Die **Risikofaktoren** (→ Tab. 14.8) zur Entstehung eines Dekubitus unterscheiden sich nicht grundsätzlich von denen bei Erwachsenen. Sie können aber bei Kindern eine andere Relevanz haben. Folgende Faktoren werden in Leitlinien für Kinder hervorgehoben.

Die genannten Risikofaktoren sind als Orientierung anzusehen. Meist resultiert die Entstehung des Dekubitus aus dem Zusammenspiel verschiedener Faktoren.

Es ist wichtig, bei jedem Kind das individuelle Risiko bzw. die Risikofaktoren frühzeitig, strukturiert und sicher zu erfassen. Daher sollte man wie auch bei Erwachsenen stufenweise vorgehen und zunächst ein Screening veranlassen und dann eine differenzierte Risikoeinschätzung vornehmen. Besonders zu beachten sind Kinder mit höherem Risiko wie Neugeborene und Kinder mit intensivpflegerischer Versorgung, bei denen direkt eine differenzierte Risikoeinschätzung vorgenommen werden sollte.

Tab. 14.8 Risikofaktoren zur Entstehung eines Dekubitus nach Expertenstandard *Dekubitusprophylaxe in der Pflege* [51]

Wirkmechanismus	Risikofaktor
Verlängerte und/oder verstärkte Einwirkung von Druck- und Scherkräften	• Herabgesetzte Eigenmobilität (besonders bei Neugeborenen und Säuglingen) • Neurologische Erkrankung/Störung • Intensität und Dauer von Druck auf bestimmte Körperareale • Reibung und Scherkräfte • Einsatz von medizinischen Geräten/Zu- bzw. Ableitungen
Beeinträchtigung der Gewebetoleranz	• Mangelernährung/ernährungsbezogene Faktoren • Durchblutung und Sauerstoffversorgung der Haut • Hautfeuchtigkeit • Hauttoleranz und Auflagefläche (bezogen auf Hauttoleranz und Hautreife)

Patienten mit hohem Risiko nach Schlüer [52]:

- Frühgeborene und Neugeborene bis zum Alter von 4 Wochen
- Kinder jünger als 5 Jahre
- Kinder mit Ödemen an einzelnen Körperteilen oder generell im Bereich der betroffenen Körperstellen
- Kinder mit verminderter oder ohne spontane Aktivität
- Verminderte Bewegungs- und Mobilisationsmöglichkeiten (ECMO – extrakorporale Membranoxygenierung, HFO – Hochfrequenzoszillation), kritisch kranke und kreislaufinstabile Kinder
- Kinder auf pädiatrischen Intensivstationen (z. B. postoperativ, mit diabetischer Ketoazidose, Schockgeschehen, Asphyxie)
- Kinder mit einer Paraplegie
- Mental eingeschränkte Kinder
- Kinder in einem ungenügenden Ernährungszustand inkl. Kindern mit sehr limitierenden Diäten, z. B. bei schweren Stoffwechselerkrankungen
- Kinder mit verminderter peripherer Durchblutung, inkl. Kindern mit kardiologischen Erkrankungen
- Kinder mit medizinischen Hilfsmitteln, die Druck auf das Gewebe erzeugen (Schienen, Fixationen, Sensoren, Kabel etc.).

Risikoassessement (Einschätzung)

Bei Säuglingen und Kindern soll ein umfassendes **Risikoassessement** direkt bei der Aufnahme bis spätestens 6 Std. danach erfolgen, bei Kindern täglich, ebenso bei Veränderungen des Gesundheitszustands, bei Verlegung und Entlassung.

Folgende Aspekte sind dabei zu beachten (lt. Expertenstandard) [51]:

- Vorgeschichte über langanhaltenden Druck auf Körperareale
- Beobachtung des Hinterhauptbereichs
- Einschätzung des Aktivität- bzw. Mobilitätsgrads
- Reife der Haut besonders bei Neugeborenen, Hautzustand
- Durchblutung und Sauerstoffversorgung der Haut
- Luftfeuchtigkeit und Raumtemperatur
- Einfluss durch Medikamente
- Externe Geräte und Hilfsmittel
- Dauer des Krankenhausaufenthalts.

Diagnostik

Ein Dekubitus ist mit bloßem Auge erkennbar. Deshalb sollten bei gefährdeten Menschen, die für einen Dekubitus besonders anfälligen Körperbereiche regelmäßig auf Verfärbungen und Hautschäden inspiziert werden. Zudem sind die Stellen auf Veränderungen im Gewebe (weicher, härter, wärmer, Schmerz) abzutasten.

Erscheinungsbild des Dekubitus

Der Expertenstandard Dekubitusprophylaxe in der Pflege (2017) empfiehlt die **Klassifikation nach EPUAP** *(European Pressure Ulcer Advisory Panel* [53]), welche die Schweregrade des Dekubitus (→ Abb. 14.23) wie folgt unterteilt:

- **Kategorie I:** intakte Haut mit **nicht wegdrückbarer Rötung** eines lokalen Bereichs, gewöhnlich über einem knöchernen Vorsprung
- **Kategorie II:** Teilzerstörung der Haut (bis in die Dermis/Lederhaut), die als flaches, **offenes Ulcus mit einem roten bis rosafarbenen Wundbett ohne Beläge** in Erscheinung tritt; kann sich auch als intakte oder offene/rupturierte serumgefüllte **Blase** darstellen.
- **Kategorie III: vollständiger Hautverlust:** subkutanes Fett kann sichtbar sein, aber Knochen, Sehne oder Muskel liegen nicht offen;

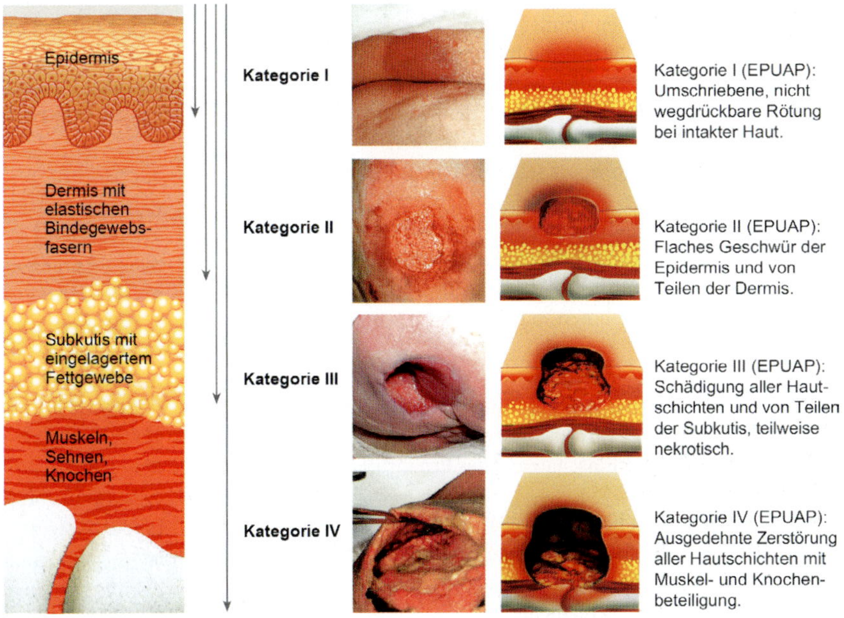

Abb. 14.23 Schweregrade des Dekubitus nach EPUAP [V220, M291]

Beläge können vorhanden sein, die aber nicht die Tiefe des Gewebeverlusts verdecken
- **Kategorie IV:** vollständiger Gewebeverlust mit freiliegenden Knochen, Sehnen oder Muskeln; Beläge oder Schorf können an einigen Teilen des Wundbetts vorhanden sein
- **Keiner Kategorie zuordenbar – Tiefe unbekannt nach EPUAP:** ein vollständiger Gewebeverlust, bei dem die Basis des Ulcus von Belägen und/oder Schorf im Wundbett verdeckt ist
- **Vermutete tiefe Gewebeschädigung – Tiefe unbekannt nach EPUAP:** livider oder rötlich brauner, lokalisierter Bereich von verfärbter, intakter Haut oder blutgefüllte Blase aufgrund einer Schädigung des darunterliegenden Weichgewebes durch Druck und/oder Scherkräfte.

14.11.3 Maßnahmen der Prophylaxe und Behandlungsstrategie

Um einem Dekubitus vorzubeugen, werden die gefährdeten Bezirke entlastet und gepolstert. Zudem erfolgt ein häufiges Umlagern.

Anwendung druckentlastender Systeme

Die Anwendung **druckentlastender Systeme** gewährleistet eine kontinuierliche Überwachung von Säuglingen, die insbesondere wegen der Gefahr des Sudden Infant Death Syndrom (SIDS) erfolgen sollte.
Druckreduzierende Auflagen:
- Spezielle Schaumstoffmatratzen für Kinder
- Badetücher oder Stoffwindeln zur Positionsunterstützung
- Wassermatratzen
- Wechseldruckmatratzen speziell für Neugeborene oder Kinder (Angaben zum Körpergewicht beachten).

Bei Kindern sollen zusätzlich zu den üblichen Präventionsmaßnahmen therapiebedingte Einwirkungen von Druck und Scherkräften durch Zu- und Ableitungen von medizinischen Geräten und anderen Hilfsmitteln reduziert werden. Der Effekt von „Polsterung" ist begrenzt. Die Expertengruppe empfiehlt deshalb, die Zu- und Ableitungen druckreduzierend und hautschützend zu versorgen. Außerdem soll die Lage der Vorrichtungen mindestens alle 2–4 Std. kontrolliert werden. Der Reifezustand der Haut des Kindes, besonders der Haut des Frühgeborenen, ist zu beachten.

Obwohl Konzepte, wie z. B. Optimal Handling, sanfte Betreuung, NIDCAP® und andere, einer häufigen Bewegung und einem Wechsel der Positionen widersprechen können, sollen diese bei der Erstellung der individuellen Planung Beachtung finden. Wenn dies aufgrund des Zustands des Kindes nicht möglich ist, sollten die Risiken, die mit dem Nichteinhalten der Positionswechsel bzw. dem Konzept einer sanften Betreuung einhergehen, gemeinsam gegeneinander abgewogen werden. Es wird empfohlen, Konzepte wie Kinästhetik (Infant-Handling) zu berücksichtigen.

Säuglinge und Kinder sind in einer 30°- bzw. 40°-Seitenwechsellagerung zu positionieren. Wenn größere Veränderungen der Körperposition nicht toleriert werden, sollten häufige kleinere Lageänderungen (Mikrolagerungen) vorgenommen werden.

Ernährung

Auf ein erhöhtes **Risiko bei mangel- oder unterernährten Kindern wurde hingewiesen.** Daher wird empfohlen:
- eine altersentsprechende Einschätzung des Ernährungszustands vorzunehmen
- evtl. einen individuellen Ernährungsplan zu erstellen
- Flüssigkeitsmenge und Ernährungsmenge zu dokumentieren
- eine altersentsprechende Nahrungsergänzung (nur bei unzureichender Nahrungszufuhr) einzuleiten.

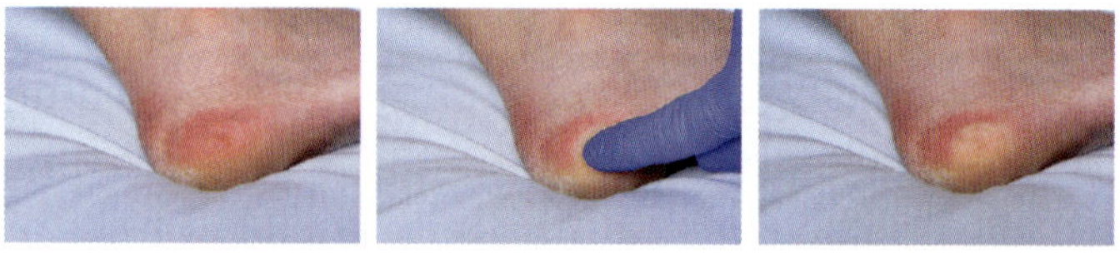

Abb. 14.24 Fingertest
a) Hautrötung an der Ferse
b) Finger drückt für etwa 2 Sek. auf gerötete Haut
c) Haut verfärbt sich weiß [K115]

Hautzustand

Der **Hautzustand** von Säuglingen und Kindern mit einem Dekubitusrisiko ist direkt nach der Aufnahme und bei jedem Wechsel der Position auf Veränderungen, die auf Druck hinweisen könnten, zu beobachten (→ Abb. 14.24). Veränderungen sind:
- Blässe des Hautareals
- Lokale Wärme
- Ödeme
- Läsionen, besonders an Knochenvorsprüngen wie Fersen, Ellenbogen und bei Säuglingen am Hinterkopf.

Auch die Haut unter und um medizinische Geräte und Hilfsmittel, wie Katheter, Trachealkanülen, Infusionsschläuche, Elektroden und weitere, sollte mindestens 2-mal pro Tag beachtet werden. Die Haut von frühgeborenen Kindern (vor Vollendung der 37. Schwangerschaftswoche), von Neugeborenen bis zu 4 Wochen nach der Geburt und von Kindern bis zum 5. Lebensjahr weist je nach Altersstufe physiologische und anatomische Besonderheiten auf. Die Haut- und Gewebetoleranz liegt deutlich unter der der reifen Haut. Daher kann erhöhter Druck auf das Gewebe schon nach kurzer Zeit eine Gewebeschädigung zeigen, insbesondere je jünger das Kind ist. Kinder ab dem 12. Lebensjahr haben zunehmend die gleichen Hauteigenschaften wie Erwachsene. Zu bedenken ist ebenfalls, dass eine gezielte verbale Schmerzäußerung erst ab dem 4. bis 5. Lebensjahr möglich ist.

Um beurteilen zu können, ob es sich bei einer Hautrötung bereits um einen Dekubitus Grad 1 handelt, wird wie auch bei Erwachsenen der Fingerdrucktest durchgeführt. Die rote Stelle wird für 3 Sek. mit einem Finger gedrückt, dann Finger wegnehmen. Wird die Stelle weiß, liegt kein Dekubitus vor.

Wird ein Dekubitus nicht rechtzeitig behandelt, stirbt das Gewebe immer weiter ab, bis sich ein tiefes Geschwür (Ulkus) bildet. Wenn das Ulkus sich infiziert, und die Bakterien sich in den umgebenden Weichteilen ausbreiten, besteht sogar Lebensgefahr.

SPICKZETTEL

Dekubitus

Krankheitsentstehung: Schädigung der Haut, meist über knöchernen Vorsprüngen, infolge von Druck oder Druck mit Scherkräften, bei Kindern unter 12 Jahren auch durch Unreife der Haut bedingt

Symptome: je nach Schweregrad – intakte Haut mit nicht wegdrückbarer Rötung (Kategorie I), offenes Ulcus mit einem roten bis rosafarbenen Wundbett (Kategorie II), vollständiger Hautverlust (Kategorie III), vollständiger Gewebeverlust mit freiliegenden Knochen, Sehnen oder Muskel (Kategorie IV)

Diagnostik: Verfärbungen, Hautschäden

Prävention und Behandlungsstrategie: Anwendung druckentlastender Systeme

Wichtig! Beobachtung des Hautzustands besonders an den altersentsprechenden Prädilektionsstellen, um Veränderungen frühzeitig zu erkennen

14.12 Hämangiom

Die Ursache von infantilen Hämangiomen (umgangssprachlich Blutschwämmchen) ist noch ungeklärt. Diskutiert wird eine lokale oder eine regionale Gewebehypoxie (Unterversorgung des Gewebes mit Sauerstoff).

Infantile Hämangiome sind überwiegend an einer Stelle lokalisiert, scharf begrenzt und gehen meist von einem zentralen Fokus aus. Die klassischen Hämangiome im Neugeborenenalter imponieren zum Zeitpunkt der Geburt nie als Tumor und werden typischerweise erst in den ersten Tagen oder Wochen nach der Geburt sichtbar und verkleinern sich auch ohne Therapie. Wichtig ist die Abgrenzung zu anderen Gewebsanomalien.

Während der Proliferationsphase wächst das infantile Hämangiom unterschiedlich rasch mit Flächenausbreitung, im Einzelfall kann auch ein subkutanes Wachstum auftreten. Nach einer Übergangsphase schließt sich eine Involutionsphase an, in denen sich viele Hämangiome ohne Rückstände (Residuen, z. B. Narben, Hypopigmentierung) zurückbilden.

Falls eine funktionelle Beeinträchtigung (z. B. eingeschränkter Lidschluss), eine Ulzeration (Gewebsdestruktion), assoziierte Fehlbildungen, langfristige ästhetische Beeinträchtigungen oder andere Komplikationen wie Hypothyreose (Schilddrüsenunterfunktion) oder extrakutane Manifestationen auftreten, spricht man von komplizierten Hämangiomen, in denen eine weiterführende Diagnostik, eine engmaschige Beobachtung und eine rasche Einleitung der Therapie empfohlen wird.

Diagnostik: Die Diagnose wird klinisch von erfahrenen Ärztinnen gestellt. Klinische Hinweise für Hämangiome sind: Beginn der Proliferation nach Geburt, Größenzunahme in den ersten Lebensmonaten und eine obligate Regression. Zur Beurteilung der Tiefe wird eine Sonografie (Ultraschalluntersuchung) durchgeführt.

Therapie: Zu den Therapiezielen gehören ein frühzeitiger Wachstumsstopp, eine beschleunigte Rückbildung, eine Prävention funktionell und ästhetisch beeinträchtigender Komplikationen und eine beschleunigte Abheilung einer Ulzeration.

- Propronalol-Therapie: Dabei wird der Beta-Blocker Propranolol systemisch angewendet. Dies führt v. a. zur Vasokonstruktion (Verengung der Gefäße) und zur Verminderung der Ausschüttung von Wachstumsfaktoren. Vor der Einleitung der Therapie sollte ein EKG und bei Auffälligkeiten eine Echokardiografie durchgeführt werden. Die Einleitung der Therapie sollte unter stationären Bedingungen stattfinden (Monitoring von Herzfrequenz und des Blutzuckers). Propranolol sollte zu oder kurz nach den Mahlzeiten gegeben werden. Die Medikation wird einschleichend mit 1 mg/kg KG/d begonnen und es wird bis 2–3 mg/kg KG/d gesteigert. Die Dauer sollte 6 Monate betragen.
  Cave: Topischen Beta-Blockern fehlt die Zulassung zur Therapie bei Hämangiomen. Zudem ist die Wirksamkeit nicht gesichert. Sie wird jedoch oft von Pädiaterinnen in der Praxis verwendet. Andere selektive Beta-Blocker wie Nadolol und Atenolol fehlt derzeit die Zulassung, wird aber ebenfalls in der Praxis verwendet.
- Operative Therapie: In seltenen Fällen werden die Hämangiome operativ entfernt. Als günstigster Zeitpunkt hat sich das 4.–5. Lebensjahr herausgestellt, da die spontane Regression weitgehend abgeschlossen ist.
- Weitere Behandlungsmethoden: Embolisationstherapie, Laser-Therapie, Blitzlampen-Therapie, Kryotherapie, Kortikosteroid-Therapie. Die Kortikosteroid-Therapie hat sich in Kombination mit Propranolol als wirksam herausgestellt. Durch die Erfolge der Propronalol-Therapie sind die anderen Therapien in den Hintergrund geraten und werden nur noch in speziellen Fällen verwendet.

Falls Residuen, z. B. Narben oder atrophische Hautbereiche auftreten (v. a. kosmetische Rückstände), sind diese bis zum Eintritt in die Schule zu beseitigen.

SPICKZETTEL

Hämangiom

Krankheitsentstehung: lokale oder regionale Gewebshypoxie, Ausbreitung/Wachsen in den Tagen und Wochen nach der Geburt.

Symptome: scharf begrenzte Gefäßanomalien, die an Größe zunehmen und auch in die Tiefe (subkutanes Gewebe) wachsen können; Ulzerationen können auftreten und zu Blutungen führen.

Diagnostik: klinisch von erfahrenen Ärztinnen

Behandlungsstrategie: systemische Propronalol-Therapie; Eindosierung im stationärem Setting unter Kontrolle der Herzfrequenz und des Blutdrucks, operative Korrektur, Laser-Therapie, Kryotherapie.

15

PFLEGE BEI INFEKTIONS-KRANKHEITEN

Gabriele Fley, Birgit Gwuzdz (15.13.1, 15.13.2), Florian Schneider, Peter Schonhoff (15.13.1, 15.13.2)

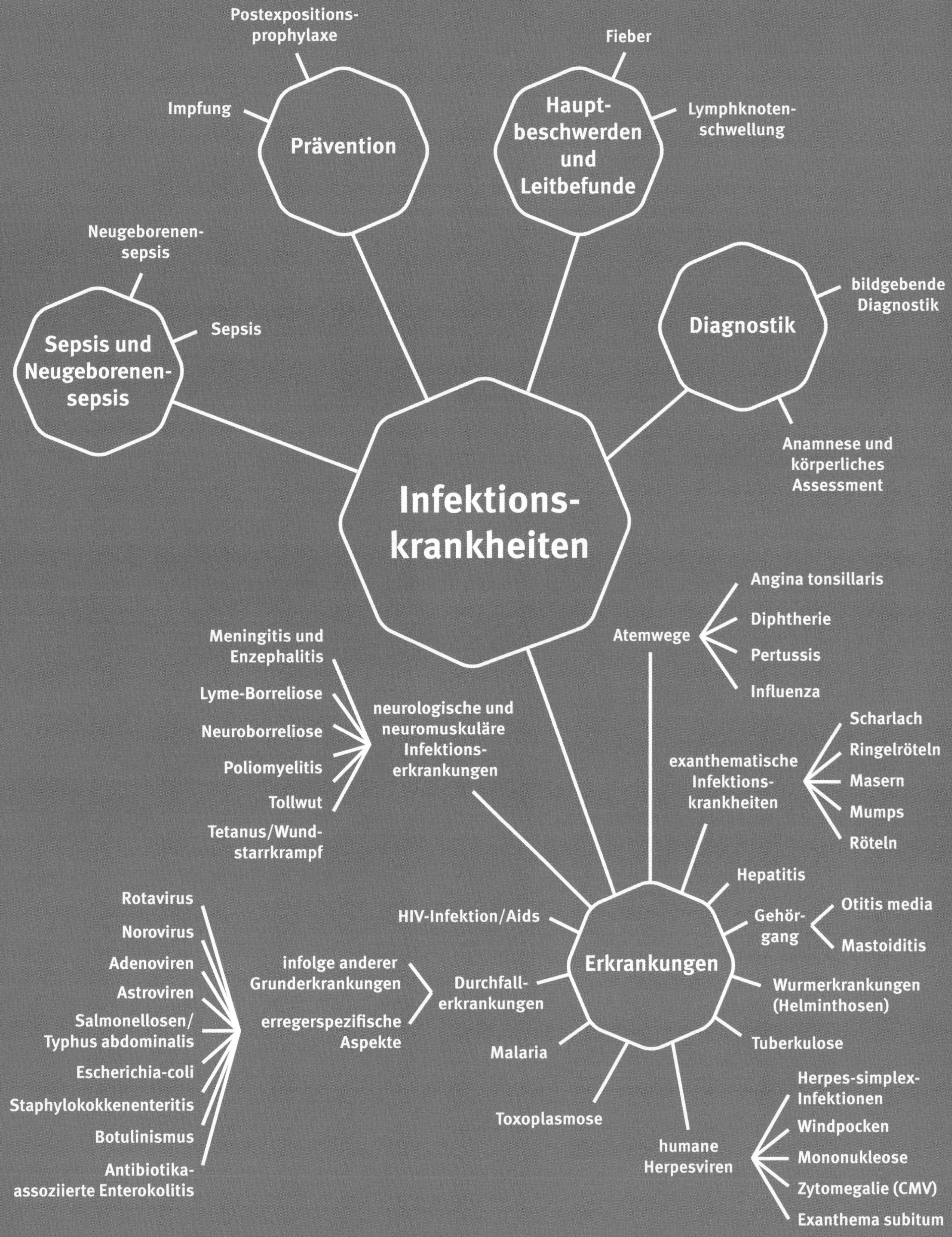

Infektions-krankheiten
Prävention
Postexpositions-prophylaxe
Impfung
Hauptbeschwerden und Leitbefunde
Fieber
Lymphknoten-schwellung
Sepsis und Neugeborenen-sepsis
Neugeborenen-sepsis
Sepsis
Diagnostik
bildgebende Diagnostik
Anamnese und körperliches Assessment
Erkrankungen
Atemwege
Angina tonsillaris
Diphtherie
Pertussis
Influenza
neurologische und neuromuskuläre Infektions-erkrankungen
Meningitis und Enzephalitis
Lyme-Borreliose
Neuroborreliose
Poliomyelitis
Tollwut
Tetanus/Wund-starrkrampf
exanthematische Infektions-krankheiten
Scharlach
Ringelröteln
Masern
Mumps
Röteln
Hepatitis
Gehör-gang
Otitis media
Mastoiditis
Wurmerkrankungen (Helminthosen)
Tuberkulose
humane Herpesviren
Herpes-simplex-Infektionen
Windpocken
Mononukleose
Zytomegalie (CMV)
Exanthema subitum
Toxoplasmose
Malaria
Durchfall-erkrankungen
infolge anderer Grunderkrankungen
erregerspezifische Aspekte
Rotavirus
Norovirus
Adenoviren
Astroviren
Salmonellosen/ Typhus abdominalis
Escherichia-coli
Staphylokokkenenteritis
Botulinismus
Antibiotika-assoziierte Enterokolitis
HIV-Infektion/Aids

Wusssten Sie schon ...

Prä- und postnatales Immunsystem: Das Immunsystem ist das natürliche Abwehrsystem des Körpers, es schützt vor Infektionen. Zur Zeit der Geburt ist es noch nicht voll entwickelt, obwohl bereits der Fetus mit der Produktion von Antikörpern beginnt. Diese reichen aber nicht aus, um ihn in den ersten Lebenstagen vor Infektionen zu schützen. Deshalb erhält der Fetus – je nach Immunkompetenz der Mutter – einige Antikörper über die Plazenta Nestschutz).

Antikörper durch Stillen: Nach der Geburt bekommt der Säugling u. a. über die Muttermilch Antikörper von der Mutter. Diese dienen der Infektionsabwehr.

Impfungen: Die wichtigste Präventionsmaßnahme im Kindes- und Jugendalter sind Impfungen, die bereits im Alter von wenigen Wochen begonnen werden. Der Impfkalender der STIKO gibt entsprechende Empfehlungen. Diese Impfungen sind für Kinder und Jugendliche kostenlos.

Beginn Produktion Antikörper: Ab ca. 2,5–3 Monaten beginnt der kindliche Organismus mit der Produktion eigener Antikörper. Stimuliert wird diese durch den Kontakt mit Erregern. Dies ist wichtig für das Immunsystem. Deshalb sollten Säuglinge und Kinder nicht in einer „sterilen“ Umgebung groß werden: Der Kontakt mit Bakterien, Viren und Pilzen ist wichtig, damit sich das kindliche Immunsystem entwickeln kann.

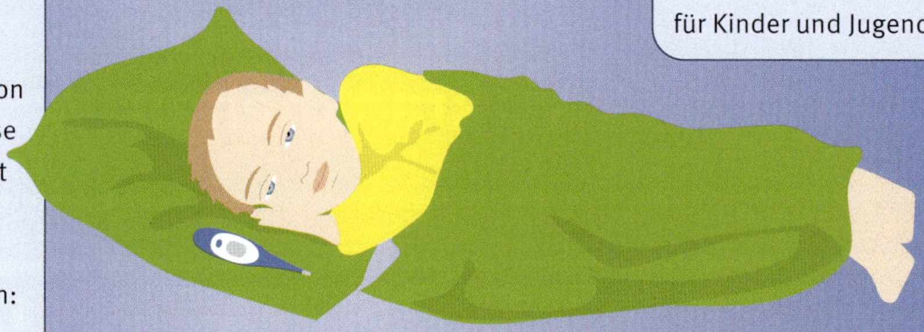

Infektionen durch die Geburt: Während der Geburt können Keime auf das Kind übergehen. Dies passiert v. a. bei der spontanen/vaginalen Geburt. Wichtigste Erreger sind Streptokokken B, die zu schweren Erkrankungen (v. a. Meningitiden) im Säuglingsalter führen können.

Antibiotikaresistenz: Um Antibiotikaresistenzen zu vermeiden, sollten Antibiotika streng indiziert verabreicht werden. Bei Kindern, die lange im Krankenhaus sind, werden regelmäßig mikrobiologische Untersuchungen (meist durch Abstriche) durchgeführt, um Infektionen und mögliche Antibiotikaresistenzen zu erkennen. Besondere Maßnahmen gelten bei Kindern, die von multiresistenten Erregern besiedelt sind.

Wurmerkrankung: Bei einer Wurmerkrankung muss häufig die gesamte Familie behandelt werden.

15.1 Das Kind mit Infektionskrankheiten

Infektionskrankheiten spielen nach wie vor eine große Rolle in der Pädiatrie. Durch die hohe Mobilität (z. B. Auslandsreisen) und Migration (z. B. Flucht aus tropischen Ländern) der Familien treten zudem viele nicht heimische Infektionserkrankungen auch in Deutschland auf. Einige Infektionskrankheiten gehen mit einer hohen Mortalität und Morbidität einher, andere heilen folgenlos ab.

Infektionen können durch Viren (z. B. Herpesviren), Bakterien (z. B. Staphylo- oder Streptokokken), Pilze (z. B. Candida), Parasiten (z. B. Läuse, Flöhe) und Protozoen (Einzeller, z. B. Toxoplasmose) hervorgerufen werden. Ob aus der Infektion eine **Infektionskrankheit** wird, hängt von der **Pathogenität** des Mikroorganismus, seiner **Virulenz** („Aggressivität" eines Erregerstamms) sowie der Abwehrlage des Infizierten ab.

- **Pathogenität:** die Fähigkeit eines Mikroorganismus, krankhafte Zustände bei Mensch, Tier und Pflanze hervorzurufen. Ein Erreger kann für ein Lebewesen pathogen sein, für ein anderes aber nicht. Ein Beispiel hierfür sind Typhusbakterien, die für Menschen **pathogen** (krankmachend) sind, für Rinder hingegen nicht.
- **Virulenz:** das Ausmaß der Pathogenität eines Erregers, das sich in unterschiedlicher Toxizität (Giftigkeit) und Invasionskraft (Kraft, mit der der Erreger in den Körper eindringt) äußert; z. B. hat der Diphtherieerreger sehr schwach bis sehr stark virulente Stämme.

Infektionen können wie folgt unterschieden werden:

- Von **opportunistischen Infektionen** spricht man, wenn Keime der physiologischen Flora durch eine geschwächte Abwehrlage zu Infektionen des Trägers führen (z. B. Staphylokokken oder E. coli).
- **Nosokomiale Infektionen** sind Infektionen, die im Krankenhaus erworben werden.
- Das Wort **Endemien** bezeichnet ein ständiges Vorkommen einer Krankheit in einer Region, **Epidemien** sind Erkrankungen von hoher Anzahl, die örtlich und zeitlich begrenzt vorkommen, und **Pandemien** sind Epidemien, die sich über Ländergrenzen hinweg fortsetzen.
- Man unterscheidet zudem eine vertikale von einer horizontalen Infektion.
  - Bei einer **vertikalen Infektion** wird die Erkrankung auf die nächste Generation übertragen.
  - Bei einer **horizontalen Übertragung** verbleibt die Übertragung in der Wirtspopulation. [1, 2]

15.1.1 Prävention

Impfung

In Deutschland besteht keine gesetzliche Impfpflicht. Die Ständige Impfkommission (STIKO) am Robert Koch-Institut gibt allerdings in regelmäßigen Abständen die Empfehlungen für die derzeitig geläufigen Impfungen heraus (→ Abb. 15.1).

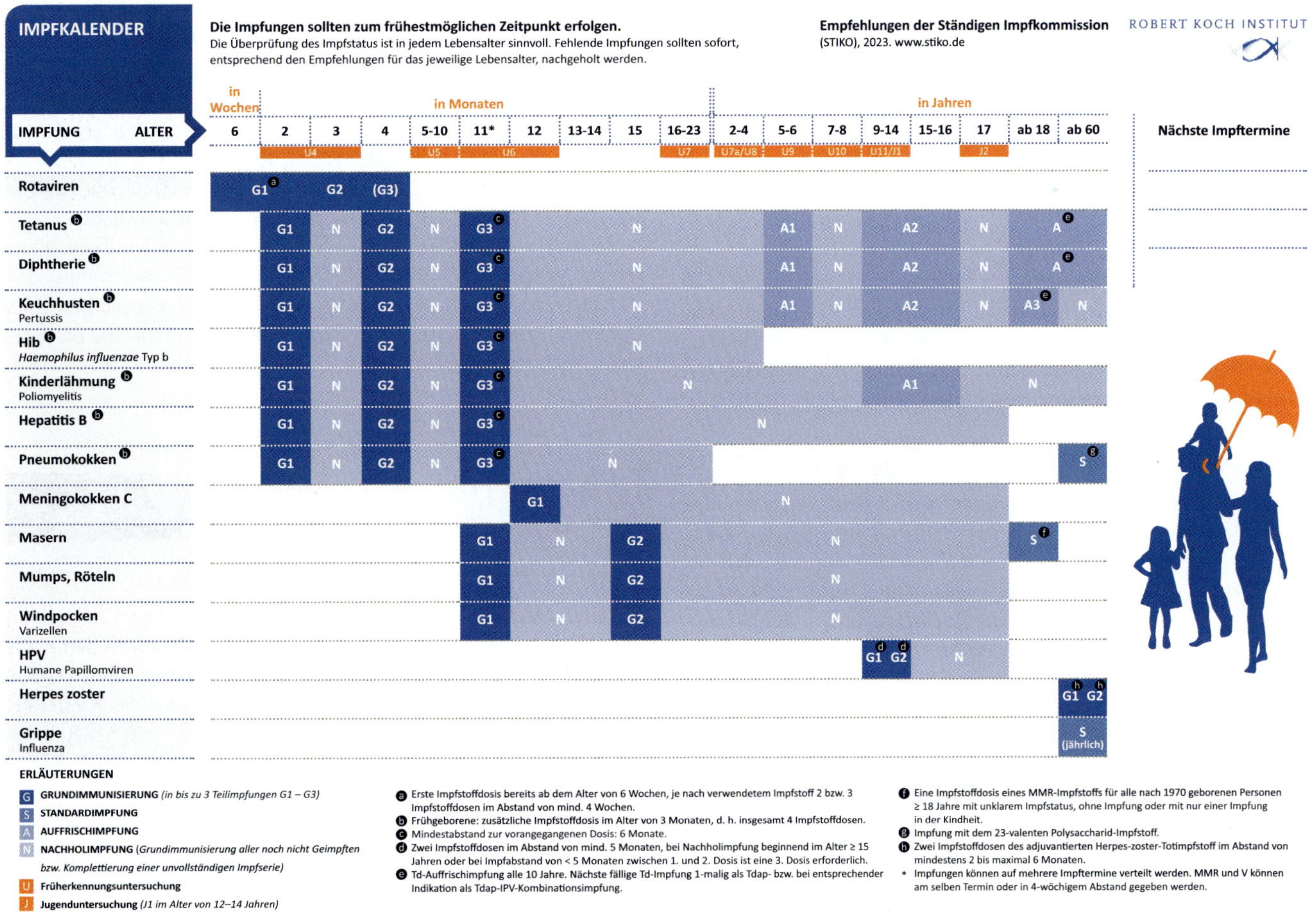

Abb. 15.1 Aktueller Impfplan der STIKO, der Ständigen Impfkommission [X221]

Aufklärungsgespräch

Vor jeder Impfung erfolgt eine ausführliche Aufklärung beider Eltern, zudem müssen diese eine Einverständniserklärung unterschreiben. Gegenstand des Aufklärungsgesprächs sind auch die unerwünschten Nebenwirkungen wie Fieber, Unruhe, lokale Entzündungsreaktion oder allergische Reaktion.

- Die **Grundimmunisierung** sollte bereits zur U3 im Alter von 6–8 Lebenswochen beginnen. Es erfolgte eine Impfung gegen Tetanus, Diphtherie, Haemophilus influenzae, Polio, Pertussis und Hepatitis-B als 6-fach-Impfstoff in Kombination mit einer Impfung gegen Pneumokokken. Es wird empfohlen, dass beide bis zum 1. Lebensjahr durchgeführt bzw. komplementiert werden.
- Die **Schluckimpfung** gegen **Rotaviren** kann bereits ab der 6. Lebenswoche gegeben werden und soll je nach Wirkstoff 2- oder 3-mal vor der 24./32. Lebenswoche durchgeführt werden.
- Die Impfung gegen **Mumps, Masern, Röteln** und **Varizellen** beginnt ca. ab dem 1. Lebensjahr und sollte vor dem 2. Lebensjahr wiederholt werden.
- Die Impfung gegen das **humane Papillomvirus HPV** erfolgt bei Mädchen und Jungen ab dem 9. Lebensjahr und 2-mal im Abstand von 6 Monaten.

Der Impfpass sollte bei jedem Arztbesuch und bei jeder Aufnahme im Krankenhaus mitgebracht werden. In der Anamnese bei Aufnahme muss der Impfstatus abgefragt werden. Zum Beispiel ist es wichtig bei einer tiefen/schmutzigen Verletzung ggf. den Tetanusschutz zu erneuern. Zum anderen ist es bei den Vorsorgeuntersuchungen im Jugendalter wichtig, Impfungen aufzufrischen.

Grundlegend kommt es bei einer **aktiven Immunisierung** zur Auseinandersetzung des Körpers direkt mit dem Antigen und er baut eine Immunität auf (z. B. Gelbfieberimpfung). Bei einer **passiven Immunisierung** werden aufbereitete Antikörper gegen das Antigen verabreicht (z. B. bei Tetanus). [1, 2]

Postexpositionsprophylaxe

Eine Postexpositionsprophylaxe kann bei einigen Erkrankungen (z. B. Hepatitis, HIV) nach einer möglichen Infektion im klinischen Alltag verabreicht werden. So muss sich z. B. nach einer Nadelstichverletzung der Betroffene in der Arbeitsmedizin der Einrichtung melden. Dort wird über das weitere Vorgehen entschieden.

15.1.2 Rehabilitation

Die Rehabilitation nach einer durchstandenen Infektionserkrankung ist besonders wichtig, damit sich das Immunsystem erholen kann. Sportliche Aktivitäten sollten nur sehr vorsichtig ausgeübt und am Sportunterricht erst nach und nach teilgenommen werden. Zu achten ist auf eine gesunde und ausgewogene Ernährung und in den Wintermonaten auf ausreichend Bewegung an der frischen Luft.

Nach manchen Infektionserkrankungen (z. B. COVID-19 oder Influenza) kann eine lange Phase von Müdigkeit (→2.1), Antriebslosigkeit und Erschöpfung eintreten (auch postvirale Fatigue). In solchen Fällen kommen auch spezielle Rehabilitationskliniken und Therapieprogramme in Frage, um die Kraft wiederherzustellen.

15.1.3 Beratung und Anleitung

Wichtig ist es, die Patienten ausführlich über das Krankheitsbild zu informieren, die Medikation (Einnahme der Medikamente) zu erklären und darüber aufzuklären, wie die Umgebung geschützt werden kann.

Meldepflichtige Infektionskrankheiten

Laut Infektionsschutzgesetz müssen bestimmte Infektionskrankheiten dem Gesundheitsamt gemeldet werden, damit zum einen bei Ausbrüchen adäquat reagiert und die nötigen Hilfsmittel bereitgestellt werden können. Und damit zum anderen die einzelnen Personen bei der Krankheitsbewältigung unterstützt werden. Es gibt namentlich (z. B. Masern) und nicht namentlich meldepflichtige (z. B. HIV) Erkrankungen. In §6 und §7 des Infektionsschutzgesetzes sind die Erkrankungen aufgeführt, welche durch Ärzte/Ärztinnen (im Folgenden Ärzte genannt) oder durch das Labor gemeldet werden müssen.
Bei hochansteckenden Erkrankungen (z. B. Windpocken) kann ein Kindergarten- oder Schulbesuch untersagt sein.

SPICKZETTEL

Infektionen

Nicht jegliches Eindringen von pathogenen Keimen führt zum Ausbruch einer Erkrankung. Dies hängt ab von der Pathogenität des Mikroorganismus, seiner Virulenz sowie der Abwehrlage des Infizierten. Die Prävention von Infektionskrankheiten besteht in der Impfung – hier sind die Empfehlungen der Ständigen Impfkommission (STIKO) am Robert Koch-Institut zu beachten.
Damit sich der Patient/die Patientin (im Folgenden Patient genannt) nach einer Infektionskrankheit gut erholen kann, sollten Belastungen wie z. B. Sport nur sehr moderat ausgeführt werden.

15.2 Hauptbeschwerden und Leitbefunde

In der Pädiatrie ist es den Ärzten und den Pflegefachpersonen oft eine große Herausforderung, die Symptome richtig zu interpretieren. Zu den allgemeinen Symptomen einer Infektionskrankheit gehören **Fieber** (bereits ab 38,0 °C rektal →8.2.2), **Kopf- und Gliederschmerzen, Müdigkeit, abdominelle Symptome** (Bauchschmerzen [→7.2.1], Übelkeit [→7.2.2], Erbrechen [→7.2.2]) und **Trinkschwäche.**

Bei lokalen Infektionen stehen die klassischen Entzündungssymptome im Vordergrund: Rubor (Rötung), Calor (Überwärmung), Dolor (Schmerzen), Tumor (Schwellung) und Functio laesa (eingeschränkte Funktion). Zudem bestehen die Symptome, die typisch sind für die spezielle Infektionskrankheit. [2]

15.2.1 Lymphknotenschwellung

DEFINITION

Lymphknotenschwellung (Lymphknotenvergrößerung, Lymphadenopathie): Vergrößerung eines oder mehrerer Lymphknoten.

Bei einer Infektion kommt es zu einer Vermehrung und Ansammlung von Akteuren (z. B. Makrophagen oder Lymphozyten) in den Lymphknoten. Dadurch tritt eine Vergrößerung der Lymphknoten auf. Geschwollene und schmerzhafte Lymphknoten kommen bei Kindern sehr häufig vor, v. a. bei oder nach viralen Infekten. Sie sind i. d. R. Zeichen einer gutartigen Erkrankung bzw. eines funktionierenden Immunsystems. Bei viralen Infektionen sind die Lymphknoten vergrößert, schmerzhaft, verschieblich und es liegen gleichzeitig verschiedene Symptome (z. B. Rhinitis, Husten, Fieber) vor. Die Lymphknoten können auch an mehreren Körperstellen vergrößert sein. Von einer generalisierten Lymphadenopathie spricht man, wenn mehr als zwei Lymphknoten geschwollen sind. Örtlich geschwollene Lymphknoten, z. B. am Hals oder in der Achselhöhle, entwickeln sich bevorzugt aufgrund lokaler, akuter oder chronischer Entzündungen, z. B. infolge entzündeter Mandeln oder einer entzündeten Wunde.

In sehr seltenen Fällen können geschwollene Lymphknoten durch maligne Krankheiten hervorgerufen werden. Insbesondere, wenn die Lymphknotenschwellung lange andauert, an Größe zunimmt, bei Palpation nicht schmerzhaft ist und die Lymphknoten nicht verschieblich sind, sollte dies zeitnah abgeklärt werden.

Häufigste Ursachen

Örtlich geschwollene Lymphknoten

Ursache ist i. d. R. eine lokale Infektion, z. B. im Rachen oder auf der Haut.

- **Rachenentzündung (Pharyngitis):** Die Lymphknoten im Hals sind geschwollen. Das Kind ist erkältet, kann unruhig sein und mit Trinkverweigerung auffallen, zeigt aber keine anderen Krankheitssymptome.
- **Halsinfektion:** Die Lymphknoten oft derselben Seite oder beider Seiten sind geschwollen. Das Kind ist krank und hat hohes Fieber sowie Schluckbeschwerden.
- **Entzündete Wunde:** Es kommt in den benachbarten Lymphknoten (entlang der Lymphbahnen) zu Schwellungen und Entzündungsreaktionen.
- **Hautinfektionen,** z. B.:
  - Wundrose (Erysipel): betrifft einen bestimmten Hautbereich, der deutlich gerötet und geschwollen ist
  - Borkenflechte (Impetigo contagiosa): ähnelt eitrigen Pickeln, lokale Lymphknoten sind meist erheblich geschwollen
- **Hautausschlag (Exanthem):** Die Lymphknoten können bei bakterieller oder viraler Genese vergrößert sein.
- **Impfung allgemein:** Die Lymphknoten in der Achselhöhle können nach der Impfung anschwellen.

Allgemeine Schwellung der Lymphknoten

- **Röteln:** Es kommt häufig zu vergrößerten und schmerzempfindlichen Lymphknoten hinter den Ohren.
- **Pfeiffer-Drüsenfieber (Mononukleose):** Die Erkrankung ähnelt einer langwierigen Mandelentzündung mit dicken Belägen auf den Mandeln, die mit Antibiotika nicht besser wird. Es tritt oft eine dicke Lymphknotenschwellung beidseits am Hals auf.
- **PFAPA**-Syndrom (periodisches Fieber, Aphthen, Stomatitis, Pharyngitis, zervikale Lymphadenitis).

Seltene Ursachen

- **Rheumatische Erkrankungen:** Bei Kindern können geschwollene Lymphknoten vorliegen.
- **Leukämie:**
  - Die Lymphknoten können vergrößert sein.
  - Der Hämoglobin-Wert ist häufig niedrig (das Kind ist blass), das Blut enthält wenig weiße Blutkörperchen (das Kind erkrankt häufiger an Infektionen) und Blutplättchen (Thrombozyten, das Kind bekommt schnell blaue Flecke und Hautblutungen). Es treten häufig Knochenschmerzen auf.
- **Bösartige Lymphknotenschwellung:**
  - Häufigstes Symptom sind vergrößerte, schmerzfreie und nicht verschiebliche Lymphknoten, meist im Bereich von Hals oder Achselhöhlen.
  - Bei 5 % der Patienten kommt es zusätzlich zu Fieber, Gewichtsverlust, Nachtschweiß, Juckreiz und Abgeschlagenheit.
- **Bösartige Tumoren:** Bösartige Tumoren in Hoden, Muskulatur oder Knochen (Sarkom) führen zu einer anfänglichen Lymphknotenschwellung in der Nähe des Tumors.
- Seltene Speichererkrankungen, die mit einer Vergrößerung der Lymphknoten einhergehen (z. B. Morbus Gaucher). [3, 4]

15.2.2 Fieber

DEFINITION

Fieber: rektale Körpertemperatur über 38 °C bzw. 38,5 °C. Fieber entsteht durch die Erhöhung des Sollwerts der Körpertemperatur im Hypothalamus [1, 2].

Fieber unklarer Genese (FUG): rektal gemessene Körpertemperatur höher als 38,5 °C mit einer Dauer von mehr als 8 Tagen ohne ersichtliche Ursache. [5]

Fieber ist ein Begleitsymptom vieler Erkrankungen, insbesondere der Infektionskrankheiten. Eine erhöhte Körpertemperatur veranlasst die Eltern meist dazu, ihr Kind dem Pädiater/der Pädiaterin (im Folgenden Pädiater) vorzustellen. Sie ist oft auch Anlass, um bereits frühzeitig fiebersenkende Medikamente einzusetzen. Dieser Einsatz kann unangemessen sein [6], denn Fieber übernimmt wichtige Funktionen bei der Unterstützung des Immunsystems und der Schwächung der Infektionserreger [7].

Es ist wichtig, die Auslöser für das Verhalten der Eltern, z. B. Unsicherheit, Angst zu kennen, um sie verstehen zu können. Das elterliche Verhalten beim Fiebermanagement ihres Kindes ist von vielen Faktoren abhängig ist. Dazu gehört auch ein Mangel an Wissen über das Phänomen Fieber. Daher besteht bei den Eltern der Bedarf über den Nutzen von Fieber für ihr Kind und den richtigen Umgang in fieberhaften Episoden informiert zu werden. Es ist dazu wichtig, einheitliche und allgemeingültige Definitionen und ein standardisiertes Vorgehen bei Fieber durch Ärzte und Pflegefachpersonen zu vermitteln. Dadurch werden Verwirrungen und Unsicherheiten der Eltern reduziert. Medizinisches Personal muss ein Bewusstsein für und Wissen über die Missverständnisse über Fieber haben, um die Eltern gezielt auf ihre Sorgen und Befürchtungen ansprechen zu können. [8]

Fieberursachen

Die häufigste Ursache für Fieber sind **Infektionen.** Weitere mögliche Ursachen von Fieber (→ Abb. 15.2) können sein [9]:

- **Nichtinfektiöse Krankheiten,** z. B.:
  - Rheumatisches Fieber
  - Autoimmunerkrankungen, z. B. juvenile idiopathische Arthritis
  - Chronische Darmerkrankungen
  - Vaskulitiden
  - Maligne Erkrankungen
- Medikamente (medikamentenbedingtes Fieber, *„drug-fever"*)
- Vergiftungen
- Maligne Hyperthermie, genetisch bedingte Überempfindlichkeit gegenüber Anästhetika.

Eine **Hyperthermie** kann auch durch Sport, durch externe Wärmezufuhr (z. B. Sonneneinstrahlung) oder behinderte Wärmeabgabe (z. B. zu warme Kleidung) entstehen. Daher empfiehlt es sich, die Kontrolle der Körpertemperatur bei V. a. Fieber immer wieder zu wiederholen.

Anamnese

In der Anamnese empfiehlt sich eine Struktur. Hilfestellung bieten da die wichtigen Punkte der professionellen Fieberanamnese (→ Tab. 15.1).

Kontrolle der Körpertemperatur

Die Körpertemperatur kann beim Kind auf verschiedene Arten gemessen werden (→ Tab. 15.2).

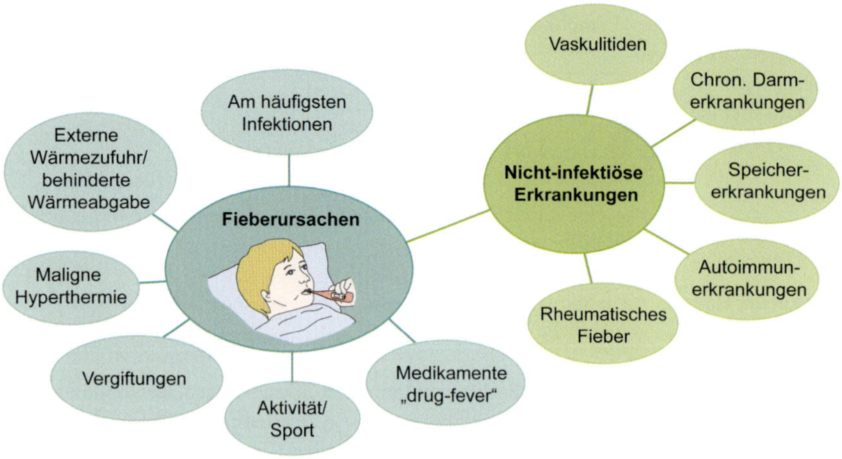

Abb. 15.2 Die häufigsten Fieberursachen von Kindern [L143]

Tab. 15.1 Wichtige Punkte zur professionellen Fieberanamnese nach Illing [10]

Fragen	Ursachen/Fehlerquellen/Bemerkungen
Fiebercharakteristika, mögliche Ursachen	
Fieber wie hoch?	Im Zweifel nachmessen, Pulsbeschleunigung?
Seit wann? Erstmals? Verlauf?	Kontakte: Familie, Kindergarten, Schule? (Ansteckungsmöglichkeit)
Ursachenvermutung (Eltern)?	Oft hinweisend! Ängste der Eltern? Immer mit bedenken.
Welche Selbstbehandlung?	Oft hinweisend (nicht abwerten). Medikamente? Antibiotika, Antikonvulsiva (Arzneimittelfieber)?
Bekleidung, Bettdecke	Zu warm? (kommt häufig vor)
Trinkverhalten, Appetit, Ernährung, Stühle	Wichtige Parameter für Allgemeinzustand, „Durstfieber" (überwiegende Breiernährung)?
Impfung?	Impfreaktion?
Besondere Vorkommnisse in der jüngsten Vergangenheit	
Zeckenstich?	Lyme-Borreliose? FSME (Endemiegebiet)?
Fernreise?	Tropenerkrankung (Malaria, Amöbeninfektion)?
Vorerkrankungen? Vitium?	Endokarditis?
Mögliche Begleitsymptome	
Schnupfen, Halsschmerzen, Husten, Auswurf (klar/gelb)?	Infektion der oberen Luftwege (häufig)? Pharyngitis, Tonsillitis?
Stridor? Giemen: Inspiratorisch? Exspiratorisch?	Atemwege: Krupp-Syndrom, Obstruktive Atemwegserkrankung?
Atembeschleunigung, Nasenflügeln?	Pneumonie?
Ohrenschmerzen?	Otitis media/externa? Mastoiditis?
Kopfschmerzen?	Rhinosinusitis? Meningitis? Enzephalitis?
Spezifisches Exanthem?	Infektiöse „Kinderkrankheit"?
Bauchschmerzen, Brechreiz, Erbrechen?	Gastroenteritis? HWI? Appendizitis? Hepatitis? Otitis? Meningitis/Enzephalitis?
Durchfall? Blutig?	Enteritis? Bakteriell?
Schmerzhafte Miktion? Aussehen Urin trüb, blutig?	Harnwegsinfekt (Reflux)? Pyelonephritis (Urosepsis)?
Lymphknotenschwellung?	Lymphadenitis? Mononukleose? Leukämie?
Gelenkbeschwerden?	Infektarthritis? Hepatitis, Lyme-Borreliose?
Lässt sich das Fieber senken? Wenn ja, durch welche Medikamente? In welcher Dosierung?	Verabreichen die Eltern die Medikamente richtig bzw. in richtiger Dosierung?

Behandlungsstrategie

Fiebersenkende Medikamente (Antipyretika →8.2.2) sind u. a. Paracetamol, Ibuprofen und Metamizol. Der Einsatz von Antipyretika sollte kritisch hinterfragt werden (z. B. bei Nieren- oder Lebererkrankungen), da sie neben dem Fiebersenken Nebenwirkungen haben können (z. B. gastrointestinale Blutungen). Es ist wichtig, dass die Medikamente nach entsprechender Anordnung und in der richtigen Dosierung verabreicht werden. Den Eltern sollte man am besten empfehlen, einen Medikamentenplan zu führen (Wann wurde welches Medikament in welcher Dosierung verabreicht?). In Phasen, in denen sich das Fieber nur begrenzt oder keine fiebersenkenden Wirkstoffe zeigt, gibt es auch die Möglichkeit unterschiedliche Wirkstoffe im Wechsel zu verabreichen. Dies sollte aber immer in Absprache mit dem Pädiater geschehen.

Tab. 15.2 Vor- und Nachteile von unterschiedlichen Messarten der Körpertemperatur bei Kindern, nach Hockenberry et al. [11] und Salvisberg et al. [12]

Messart	Wichtiges	Vorteile	Nachteile
Rektale Methode (im Enddarm) Ggf. mit rektaler Temperatursonde	Normaltemperatur: 37,0–37,5 °C	• Präzise Messung der Körperkerntemperatur (Goldstandard) • Mit der rektalen Temperatursonde lässt sich der Fieberverlauf gut darstellen und das Kind muss nicht immer zur Kontrolle der Körpertemperatur gestört werden.	• Evtl. Belastung für das Kind • Eindringen in die Intimsphäre • Langsame Anpassung an Änderungen der Körpertemperatur • Zeitaufwendig • Ungeeignet nach rektalen Operationen, Durchfall, bei Chemotherapie
Axilläre Methode (in der Achselhöhle)	Kann als Screening-Methode eingesetzt werden	Empfohlen bei Neugeborenen mit Digitalthermometer	Ungenau
Aurikuläre Methode (im Ohr)	Zur Begradigung des Gehörgangs beim Kind bis 1 Jahr Ohrmuschel gerade nach hinten ziehen, bei Kindern über 1 Jahr Ohrmuschel schräg nach hinten oben ziehen	• Angenehm • Schnell	Bei Frühgeborenen ist die Anwendung nicht möglich
Temporalarterielle Methode (auf der Stirn)	Nur zum Screening empfohlen bei > 38 °C	Sehr geringe Beeinträchtigung des Kindes	Ungeeignet zur Bestimmung der Körpertemperatur
Sublinguale (orale) Messung		Änderungen der Körpertemperatur werden schnell angezeigt	Nicht geeignet bei Kindern mit Bewusstseinsveränderungen, Sauerstoffgabe, Mundatmung, Verletzungen des Mundes, unter 5 Jahren

Zur Therapie der Hyperthermie wird das peripher wirkende Muskelrelaxans **Dantrolen** eingesetzt.

Physikalische Maßnahmen wie kühlende Umschläge oder Kühlmatten eignen sich zur Unterstützung der Fieberkontrolle. Dabei ist darauf zu achten, dass die Kälte keine Schäden an der Haut zurücklässt. In Situationen, wo Kinder/Jugendliche fiebern, sind sie zentralisiert, d. h., dass die Körperperipherie nicht gut durchblutet ist. Daher können Schäden schneller auftreten.

Antipyretika

Antipyretika werden eingesetzt, wenn das Kind:
- Stark im Allgemeinzustand beeinträchtigt ist
- Hohes Fieber hat
- Sehr wenig Flüssigkeit trinkt
- In speziellen Situationen (Schock, chronische Herz- und Lungenerkrankungen, Bronchiolitis).

Antipyretika werden **nach Gewicht** dosiert und nicht nach dem Alter [7].

Pflege

Kinder mit Fieber fühlen sich unwohl, u. a. aufgrund des Krankheitsgefühls, der trockenen Mundschleimhaut und durch die Hitze- und/oder Kälteschauer. Ziel in der Pflege von Kindern mit Fieber ist es, die Körpertemperatur zu senken und das Wohlbefinden zu gewährleisten bzw. zu steigern (→ Tab. 15.3). Beim Einsatz von physikalischen Maßnahmen ist die Beobachtung des Kreislaufzustands wichtig.

Tab. 15.3 Maßnahmen, die zum Wohlbefinden bei Fieber beitragen

Maßnahmen	Bemerkungen
Flüssigkeit anbieten, z. B. Wasser, verdünnte Saftschorlen	• Ausgleich des Flüssigkeitsmangels • Anfeuchten der Mundschleimhaut • Senken der Körpertemperatur • Saftschorle wird als erfrischend empfunden. Der Fruchtzucker dient zum einen als Motivation und zum anderen für die Verbesserung des Blutzuckerhaushalts.
Leichte lockere Bekleidung, kühle Zimmertemperatur, besonders in Phasen der Hitzeschauer	• Fest anliegende Kleidung wird besonders beim Anstieg der Körpertemperatur als beengend erlebt • Hält den Körper kühler • Warme Raumtemperatur verstärkt das Krankheitsgefühl
Warme Bekleidung, zudecken, Wärmezufuhr bei Kälteschauern/-zittern oder Kältegefühl	• Zudecken und Wärmezufuhr unterstützen den Körper von außen beim Erwärmen, sodass das für das Kind unangenehme Zittern nachlässt • Zittern der Muskeln dient der Erwärmung des Körpers, damit der im Hypothalamus geänderte Sollwert erreicht wird
Frische Luft ohne Zugluft	• Wird vom Kind als angenehm und erfrischend empfunden
Lauwarme Waschungen, kaltes Wasser oder Eis benutzen	• Fiebersenkend • Erfrischend, Gefühl der Sauberkeit z. B. nach dem Abfall der Körpertemperatur, besonders wenn das Kind geschwitzt hat
Bettruhe	• Erholung und physische Schonung für das Kind • Reduktion des Krankheitsgefühls
Individuelles Ruhe- und Schlafbedürfnis tolerieren	• Rücksicht auf das erhöhte Ruhe- und Schlafbedürfnis • Individualisierte Routineversorgung des Kindes

SPICKZETTEL

Fieber

Fieber ist eine natürliche Reaktion des Immunsystems und tritt v. a. bei Infektionskrankheiten auf, aber auch nicht infektiöse Erkrankungen können mit Fieber einhergehen. Der Einsatz von Antipyretika und physikalische Maßnahmen können zur Linderung beitragen. Der Einsatz von Antipyretika muss kritisch hinterfragt werden und soll in Rücksprache mit medizinischem Personal geschehen.
Pflege: Maßnahmen der pflegerischen Versorgung umfassen die Zufuhr von Flüssigkeit, Schaffung einer kühlen Umgebung, aber auch Ruhe und Schonung.

15.3 Pflegerische und medizinische Diagnostik

15.3.1 Anamnese und körperliches Assessment

Die Anamnese ist in der Infektiologie besonders wichtig, da es so viele auslösende Faktoren geben kann, welche die Erkrankung verursacht haben. Bei Durchfall sind z. B. die Konsistenz, Frequenz und das Aussehen des Stuhls besonders wichtig. Beim Hautausschlag soll z. B. festgehalten werden, wie dieser aussah, wie er sich verändert hat, ob er juckt und wo er am Körper zuerst zu sehen war. Ggf. können die Eltern die Symptome mit einem Smartphone fotografieren.

Fotodokumentation

Beim Erstkontakt mit einem Kind legen die Pflegefachpersonen ggf. eine Fotodokumentation an, damit die weitere Entwicklung der Symptome beobachtet und verglichen werden kann.

Wichtige Fragen bei der Anamnese

- Symptomanamnese: Wie lange sind welche Symptome aufgetreten?
- Umgebungsanamnese: Ist im Kindergarten/in der Schule/in der Spielgruppe/in der Familie jemand erkrankt? Wenn ja, welche Symptome sind aufgetreten?
- Urlaubsanamnese: Waren Sie in den letzten Wochen/Monaten im Ausland (v. a. nicht-europäisch)?
- Tieranamnese: Hat Ihr Kind Kontakt zu Tieren (z. B. Hunde, Katzen, Schlangen)?
- Mahlzeitenanamnese: Was hat Ihr Kind in den letzten 24 Std. zu sich genommen?
- Vorerkrankungen: Immunschwäche? Onkologische Erkrankungen? Auto-Immunerkrankungen?
- Medikation: Nimmt Ihr Kind Medikamente, die das Immunsystem beeinträchtigen?

15.3.2 Bildgebende Diagnostik

Bei Atemwegserkrankungen lassen sich Röntgenbilder, bei deren Ungenauigkeit, ein Computertomogramm (CT) oder Kernspintomogramm (MRT) anfertigen. In seltenen Fällen wird auch eine Bronchoskopie durchgeführt. Jedes Röntgenbild muss kritisch hinterfragt werden. Das CT wird in der Kinderheilkunde zurückhaltend verwendet. Im Notfall kann auch mit der radiologischen Abteilung beratschlagt werden, welche Bildgebung am besten durchgeführt werden kann.

Bei Durchfallerkrankungen kann die Sonografie wegweisende Befunde liefern. In der Ausschlussdiagnostik spielen auch die Endoskopie, das CT und das MRT eine wichtige Rolle.

SPICKZETTEL

Diagnostik

In der Anamnese müssen viele auslösende Faktoren einer Infektionskrankheit erfragt werden. Zur weiteren Diagnostik kommen Röntgen, bei Ungenauigkeit CT oder MRT zum Einsatz, um die Verdachtsdiagnose zu sichern. Bei Durchfallerkrankungen kann die Sonografie wegweisende Befunde liefern.

15.4 Pflegerische und medizinische Maßnahmen

Multiresistente Keime treten meist bei Patienten nach vielen Krankenhausaufenthalten bzw. vielen chirurgischen Eingriffen auf oder bei Menschen, die mit mehreren Antibiotika gleichzeitig behandelt wurden. Deshalb sollen bei jeder Infektion die Erreger durch ein Antibiogramm (Resistogramm) nachgewiesen werden, damit der Erreger gezielt mit dem richtigen Antibiotikum behandelt wird. Eine kalkulierte (breite) antibiotische Therapie kann dann auch de-eskaliert werden.

Das Antibiogramm wird durch einen Abstrich der befallenen Regionen angelegt, z. B. aus Mund oder Nase. Auch Urin bzw. Blut kann im mikrobiologischen Labor untersucht werden. Falls Viren in den mikrobiologischen Abstrichen nachgewiesen werden, muss eine antibiotische Therapie kritisch hinterfragt und ggf. beendet werden. Bei viralen Erkrankungen reicht oft die symptomatische Therapie.

Auf neonatologischen Intensivstationen werden 1-mal in der Woche (nach KRINKO, Kommission für Krankenhaushygiene und Infektionsprävention des RKI) Abstriche von Nase, Rachen, Analregion und künstlichen Ausgängen (z. B. Anus praeter) der Patienten entnommen, um multiresistente Erreger frühzeitig zu erfassen und so schnell wie möglich zu reagieren bzw. die Kinder und ihre Familien zu isolieren.

Nach dem Nachweis einer Besiedlung mit multiresistenten Keimen (→ Tab. 15.4) müssen Patienten isoliert werden. In jeder Klinik gibt es Hygienebeauftragte, die klinikinterne Empfehlungen herausgeben. Die Pflegefachpersonen setzen die Hygiene-Standards um und klären die Angehörigen auf über Sinn, Ausmaß und Regelungen der Standards. Das gesamte Team ist verpflichtet, die Hygiene-Standards einzuhalten, um sich selbst und die anderen Patienten zu schützen!

15.5 Exanthematische Infektionskrankheiten

Viele Infektionskrankheiten im Kindes- wie im Erwachsenenalter gehen mit Hautausschlägen einher. Manche Exantheme sind dabei so typisch, dass sie Leitsymptome der Erkrankung sind. Dazu gehören:

- Erythem
- Exanthem (→ 15.5, → 15.6.5)

Tab. 15.4 Übersicht über die wichtigsten multiresistenten Erreger [13]

Abkürzung	Erreger
MRSA	Methicillin-resistenter Staphylococcus aureus
ESBL	Extended-Spectrum-Beta-Lactamase-bildende E. coli
VRE	Vancomycin-resistente Enterokokken
MRGN (z. B. E. coli, Klebsiella spp.)	Multiresistente gramnegative Erreger
Penicillin-resistente Pneumokokken	
Carbapenem-resistenter Pseudomonas aeruginosa	
Multiresistente Acinetobacter baumannii	

- Enanthem (Rötung der Mundschleimhaut → 15.5.3, → 15.5.5)
- Phlegmone (→ 14.9.1)
- Erysipel (→ 14.9.1)
- Lymphangitis (Infektion der Lymphbahnen durch verschiedene Erreger).

Deshalb muss bei jeder Inspektion eines Kindes oder Jugendlichen die Haut am ganzen Körper betrachtet werden, um keine Hauterscheinungen zu übersehen. Vor allem bei einer stationären Aufnahme in das Krankenhaus sind eine Fotodokumentation (mit Lineal und Patientennamen) und eine Einverständniserklärung (für die Speicherung) dafür erforderlich.

Vorsicht! Bei diesen Erkrankungen, die mit Hautausschlägen einhergehen, ist sofortiges Handeln erforderlich. Die Pflegefachpersonen informieren umgehend den behandelnden Arzt.

- **Waterhouse-Friderichsen-Syndrom:** multiple petechiale Einblutungen durch Infektion mit Meningokokken oder Haemophilus influenzae bei Kleinkindern, meistens fulminanter Verlauf (blitzartig auftretend, schnell und heftig verlaufend) mit hohem Fieber und Verbrauchskoagulopathie
- **Stevens-Johnson-Syndrom:** infekt- oder arzneimittelallergisch (z. B. Aspirin) bedingte Erkrankung mit der Trias: hohes Fieber, erosive Konjunktivitis (Augenbindehautentzündung) und Erythema exsudativum multiforme an Haut und Schleimhäuten, bis hin zu toxischer epidermaler Nekrolyse (großflächige Ablösung der Haut)
- **Kawasaki-Syndrom:** systemische Vaskulitis unklarer Ursache mit Exanthem am Stamm, Erythem von Hand- und Fußflächen, Himbeerzunge, gerötetem Rachen, Konjunktivitis, behandlungsresistentem Fieber über 5 Tage, zervikaler Lymphknotenschwellung, Schuppung der Finger- und Zehenkuppen nach 1–2 Wochen

15.5.1 Scharlach

DEFINITION

Scharlach: systemisches Krankheitsbild ausgelöst durch Streptokokken mit Fieber, feinfleckiges Exanthem, Enanthem, Himbeerzunge und Tonsillopharyngitis. Sonderform der Streptokokkenangina. Erreger sind β-hämolysierende Streptokokken der Gruppe A (Streptokokkus pyogenes). Ansteckungsfähigkeit mindestens bis zum Abklingen der Symptome, nach Antibiotikagabe: 1–2 Tage, Inkubationszeit: 2–5 Tage, abhängig von Menge und Virulenz der Erreger.

Krankheitsentstehung

Scharlach wird durch Streptococcus pyogenes (Streptokokken der Gruppa A) ausgelöst. Die Infektion erfolgt durch Tröpfcheninfektion. Die Streptokokken führen zu einer Ausschüttung von Exotoxinen (Giftstoffen) im Körper, welche die Symptome verursachen. Jeder 5.–10. Mensch ist Träger der Scharlach-Erreger ohne selbst zu erkranken. [14]

Symptome

Initial leiden die Kinder an **unspezifischen Allgemeinsymptomen,** z. B. hohem Fieber, Schluckbeschwerden, geschwollenen bzw. druckschmerzhaften Halslymphknoten. Im weiteren Verlauf entwickeln sich die Symptome (→ Abb. 15.3) einer Angina tonsillaris mit der hochroten **Himbeerzunge** (Prodromalstadium). Nach 1–2 Tagen tritt ein **kleinfleckiges Exanthem** zunächst in den Leisten und dann am Körperstamm mit perioraler Aussparung **(periorale Blässe)** auf. Ab dem 7. Tag erfolgt die Hautschuppung (Exanthemstadium). [14]

In den meisten Fällen heilt Scharlach komplikationslos aus. Als Komplikationen können eine Infektion des Bindegewebes, Otitis media, Lymphadenitis, Sinusitis, Sepsis mit Myokarditis, Glomerulonephritis und Rheuma auftreten. Im Winter 2022/2023 traten vermehrt invasive Streptokokken-Infektionen auf, die mit einer hohen Letalität einhergingen.

Diagnostik

Der Nachweis kann durch einen Streptokokken-Abstrich (Schnelltest) erfolgen. Bei langwierigen Infektionen sollte ein Antibiogramm mittels mikrobiologischer Kultur erfolgen.

Behandlungsstrategie

Die Therapie erfolgt symptomatisch und antibiotisch (Penicillin) für 10 Tage.

Pflege

- Während der febrilen Phase soll sich das Kind ausruhen. Auch danach sind ruhige Beschäftigungen zu bevorzugen.
- Die Pflegefachperson beobachtet, ob das Kind Schmerzen hat, ob sich Schwellungen entwickeln, auch an den Gelenken. Zu erfassen ist auch, ob der Blutdruck ansteigt, sich die Urinausscheidung ändert und sich Ödeme entwickeln.
- Die Eltern informieren, dass sie umgehend einen Arzt aufsuchen sollen, wenn das Fieber trotz Antibiotikagabe nicht zurückgeht bzw. die Körpertemperatur erneut steigt. Dadurch wird zum einen vermieden, dass die Eltern das fiebersenkende Medikament überdosieren, und zum anderen können schwerwiegende Erkrankungen (Autoimmunreaktionen, bösartige Erkrankungen) ausgeschlossen werden.

SPICKZETTEL

Scharlach

Krankheitsentstehung/Erreger: β-hämolysierende Streptokokken der Gruppe A (Streptokokkus pyogenes)

Symptome: Himbeerzunge (Prodromalstadium), kleinfleckiges Exanthem, zunächst in den Leisten und dann am Körperstamm mit perioraler Aussparung (periorale Blässe)

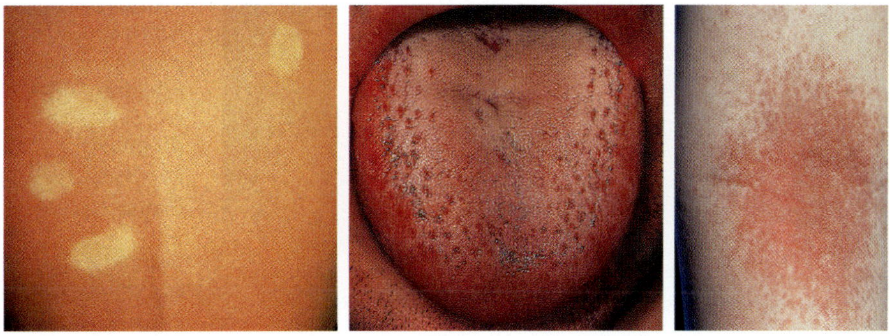

Abb. 15.3 Die typischen Symptome bei Scharlach. Der charakteristische Ausschlag, der sich bei Druck weiß färbt, die rot gefärbte „Himbeerzunge" und das kleinfleckige Exanthem. [E499–002]

Diagnostik: Streptokokken-Abstrich oder mikrobiologische Kultur
Behandlungsstrategie: antibiotische Therapie (z. B. mittels Penicillin)
Pflege: Kontrolle der Schmerzen und der Körpertemperatur

15.5.2 Ringelröteln

DEFINITION

Ringelröteln: Virusinfektion mit geringen Allgemeinerscheinungen und typischem Hautausschlag. Erreger ist der Parvovirus B19. Übertragung durch Tröpfchen- und Schmierinfektion, Ansteckungsfähigkeit etwa bis zum Ausbruch des Exanthems.

Krankheitsentstehung

Die Übertragung des Parvovirus B19 erfolgt durch Tröpfcheninfektion oder diaplazentar. Die Inkubationszeit beträgt ca. 7–14 Tage. Das Virus betrifft v. a. die Erythrozyten-Vorläuferzellen, wodurch eine Anämie hervorgerufen werden kann. [15]

Symptome

Unspezifische Syndrome wie Müdigkeit, Abgeschlagenheit, Kopf- und Gliederschmerzen können auftreten. Das Exanthem entwickelt sich zunächst als **schmetterlingförmiges Erythem im Gesicht** (➔ Abb. 15.4) mit perioraler Aussparung, später treten **ring-/girlandenförmige rote Flecken an den Streckseiten der Extremitäten** auf und danach an den Beugeseiten und am Stamm. Die Infektiosität endet mit dem Auftreten des Exanthems. [15]

Diagnostik

Der Nachweis erfolgt serologisch im Blut. Es werden IgG- und IgM-Antikörper getestet. IgM-Antikörper sprechen eher für eine akute Infektion und IgG-Antikörper für eine durchgemachte Immunität bzw. für eine Leih-Immunität z. B. bei Neugeborenen. Darüber hinaus kann der direkte Virusnachweis mittels einer Blutprobe durch eine PCR (Polymerase Kettenreaktion) durchgeführt werden. [15]

Behandlungsstrategie

Die Behandlung erfolgt symptomorientiert, eine spezielle medikamentöse Behandlung ist nicht erforderlich.

Eine Infektion in der Schwangerschaft v. a. in der SSW 9–16 birgt das größte Risiko. Es kann ein Hydrops fetalis (➔ 3.7.3) entstehen. Daher sollen Schwangere keinen Kontakt mit Kindern/Jugendlichen mit einer Parvovirus B19-Infektion haben.

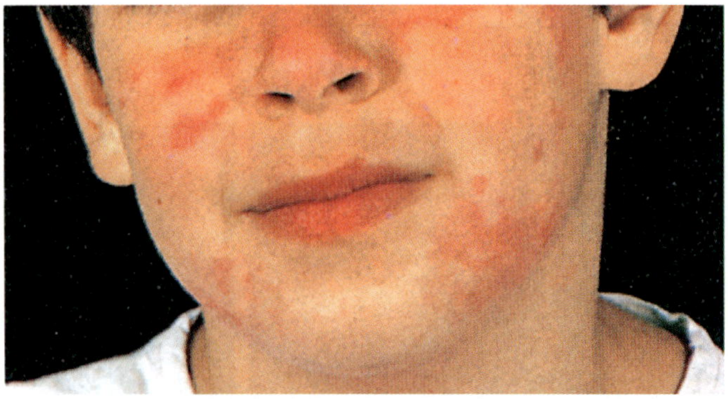

Abb. 15.4 Schmetterlingsförmiges Erythem bei einem Jungen mit Ringelröteln [R132]

SPICKZETTEL

Ringelröteln
Krankheitsentstehung/Erreger: Parvovirus B19
Symptome: schmetterlingsförmiges Erythem im Gesicht mit perioraler Aussparung, später ring-/girlandenförmige rote Flecken an den Extremitäten
Diagnostik: serologisch im Blut
Behandlungsstrategie: symptomatisch
Pflege: symptomatische Pflege mit Schmerz- und Körpertemperaturkontrolle

15.5.3 Masern

DEFINITION

Masern: akute Virusinfektion (Masernvirus) mit typischen Vorläufersymptomen und charakteristischem Hautausschlag. Übertragung durch Tröpfcheninfektion. Die Ansteckungsgefahr ist extrem hoch. Die Inkubationszeit beträgt im Mittel 10–14 Tage. Ansteckungsfähigkeit beginnt 4 Tage vor dem Exanthem und hält 4 Tage bis nach dem Auftreten des Exanthems an. Die Erkrankung ist namentlich meldepflichtig.

Krankheitsentstehung

Die Übertragung des Morbillivirus (Masernvirus) erfolgt direkt von Erkrankten/Infizierten durch Tröpfcheninfektion. In Deutschland ist seit Januar 2020 eine 2-malige Impfung für die nach 1970 geborenen Personen in folgenden beruflichen Tätigkeitsbereichen indiziert (umgangssprachlich: Impfpflicht): Medizinische Einrichtungen, Tätigkeit mit Kontakt zu potenziell infektiösem Material, Einrichtungen der Pflege, Gemeinschaftseinrichtungen, Einrichtungen zur gemeinschaftlichen Unterbringung von Asylbewerbern und Fach-, Berufs- und Hochschulen. Besonders durch Menschen, die nicht geimpft sind, kommt es in Deutschland immer wieder zu Neu-Ansteckungen. [16]

Symptome

- Im Prodromalstadium können hohes Fieber, Konjunktivitis, Lichtscheu, Schnupfen, bellender Husten und weißliche, **kalkspritzartige Koplik-Flecken** (➔ Abb. 15.5) an der Wangenschleimhaut auftreten.
- Im Exanthemstadium entsteht ein **Enanthem** am Gaumen und ein im **Gesicht (v. a. hinter den Ohren) beginnendes und sich dann nach kaudal ausbreitendes, zusammenfließendes makulopapulöses Exanthem** (➔ Abb. 15.5).

Nach dem Exanthem findet eine **kleieförmige Hautschuppung** statt. Man spricht im Rahmen von Masern oft von einem **zweigipfligen Fieberverlauf.** Die Fieberspitzen treten während des Prodromal- und während des Exanthemstadiums auf. Dazwischen sind Patienten oft fieberfrei. [16]

Diagnostik

Der Nachweis kann serologisch im Blut, im Rachenabstrich oder im Urin erfolgen.

Behandlungsstrategie

Die Therapie erfolgt symptomorientiert mit strenger Bettruhe. Es gibt keine antivirale Therapie.

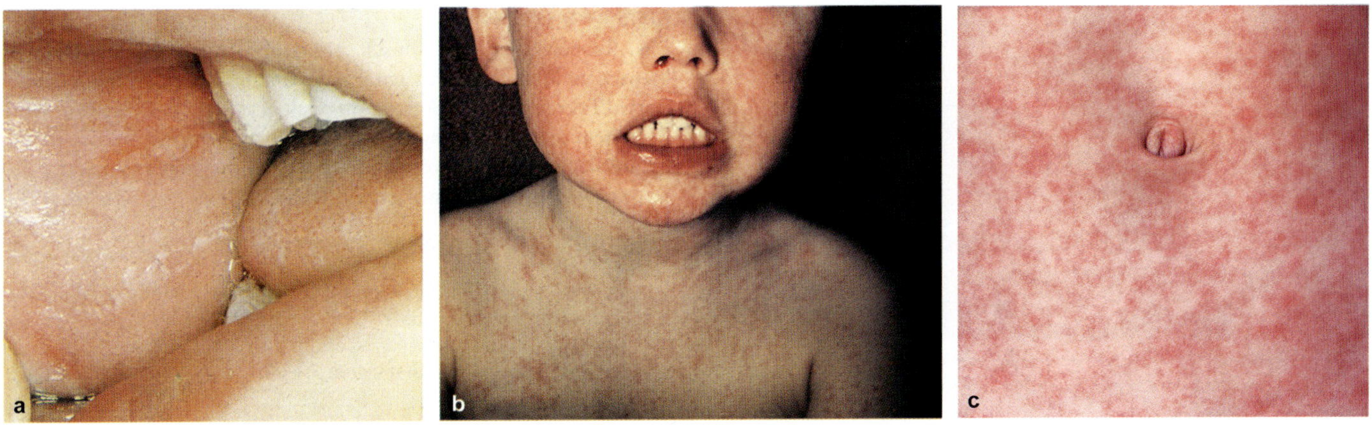

Abb. 15.5 Typische Symptome bei Masern
a) Koplik-Flecken sind ein Enanthem mit kalkspritzartigen Belägen gegenüber den Molaren
b) Schwerkranker Junge mit Rhinitis und einem Exanthem aus makulopapulösen, lividen, teilweise konfluierenden Effloreszenzen
c) Masernexanthem: hochrote, konfluierende, makulopapulöse Effloreszenzen [O530]

Komplikationen

Vorsicht! Größte Gefahr bei einer Maserninfektion sind Superinfektionen, die noch mehrere Monate nach Erkrankung auftreten können.

Eine mögliche Komplikation einer Maserninfektion kann eine **postinfektiöse Enzephalitis** sein, die autoimmun verursacht wird. Symptome sind hohes Fieber, Krampfanfälle und Vigilanzstörungen bis hin zum Koma. Ein Therapieversuch mit einem Kortisonpräparat ist möglich.

Besteht ein Immundefekt, kann das Masernvirus eine subakut und progredient verlaufende Enzephalitis mit nachfolgender schwerer Hirnschädigung hervorrufen (**progressive infektiöse Masernenzephalitis**). Symptome sind Krampfanfälle, Demenz, eine Hemiparese und Koma.

Schließlich treten selten Monate bis Jahre nach einer Maserninfektion Fälle einer **subakuten sklerosierenden Panenzephalitis (SSPE)** auf. Diese progrediente Erkrankung führt zum Untergang von Hirngewebe. Die Symptome sind sehr variabel, meist beginnt die Erkrankung mit Verhaltensänderungen, im Verlauf kommt es zu stereotypen Myoklonien, typischen EEG-Auffälligkeiten, schweren Bewegungsstörungen und letztlich zum Koma. Eine Therapie gibt es nicht. [16]

Pflege

- Die Pflege erfolgt symptomatisch entsprechend den Symptomen des Krankheitsstadiums. Bei Lichtscheu sollte das Zimmer abgedunkelt werden und die Umgebung reizarm sein.
- Schnupfen und Husten erfordern Inhalationen, Frischluft, Flüssigkeit und Oberkörperhochlagerung.
- Eine spezielle Hautpflege ist nicht notwendig.

Vorsicht! Schul- und Kindergartenbesuche können 5 Tage nach Abklingen des Exanthems wieder zugelassen werden.

SPICKZETTEL

Masern

Krankheitsentstehung/Erreger: Masernvirus (Morbillivirus), hochkontagiös (fast 100 %), meldepflichtige Erkrankung

Symptome: im Prodromalstadium hohes Fieber, Konjunktivitis, weißliche, kalkspritzartige Koplik-Flecken an der Wangenschleimhaut. Im Exanthemstadium Bildung eines Enanthems am Gaumen und eines Exanthems im Gesicht. Nach dem Exanthem findet eine Hautschuppung statt. Es besteht ein zweigipfliger Fieberverlauf, d. h. zwischen den beiden Fieberspitzen (Prodromal- und Exanthemstadium) sind Patienten fieberfrei.

Diagnostik: serologisch im Blut oder mittels PCR im Rachenabstrich oder im Urin

Behandlungsstrategie: symptomatisch

Pflege: symptomatische Kontrolle des Fiebers und der Schmerzen, ggf. Inhalationen, bei Lichtempfindlichkeit abdunkeln und reizarme Umgebung

15.5.4 Mumps

DEFINITION

Mumps (Parotitis epidemica): akute, viral bedingte Allgemeinerkrankung mit Schwellung der Ohrspeicheldrüse. Erreger ist das Mumpsvirus. Es besteht eine Infektiosität 7 Tage vor bis 9 Tage nach der Drüsenschwellung, am größten ist sie 2 Tage vor und 4 Tage nach Erkrankungsbeginn. Inkubationszeit 12–25 Wochen. [17]

Krankheitsentstehung

Das RNA-Virus aus der Familie der Paramyxoviridae wird per Tröpfchen- oder Schmierinfektion übertragen. In mehr als der Hälfte der Fälle verläuft eine Erkrankung stumm. [17]

Symptome

Das Kardinalsymptom ist die schmerzhafte **Entzündung der Speicheldrüsen** (→ Abb. 15.6), besonders der Ohrspeicheldrüse, die zuerst einseitig besteht und nach 1–2 Tagen beidseitig auftritt („Hamsterbacken"). Es kann sein, dass infolge der Entzündung die Ohren abstehen. Zudem entwickeln sich **unspezifische Symptome,** z. B. Fieber, Kopf- und Gliederschmerzen. Selten können weitere große und kleine Drüsen im ganzen Körper betroffen sein. [17]

Diagnostik

Der Nachweis kann serologisch im Blut erfolgen. Es werden IgG- und IgM-Antikörper getestet. IgM-Antikörper sprechen eher für eine akute Infektion und IgG-Antikörper für eine durchgemachte Immunität bzw.

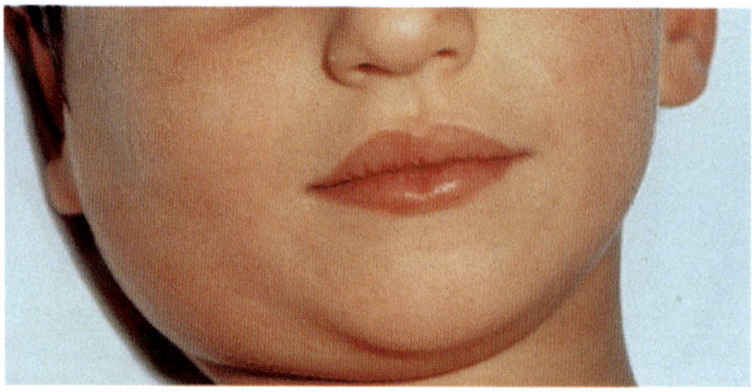

Abb. 15.6 Schwellung der Ohrspeicheldrüsen bei Mumps [E355]

für eine Leih-Immunität z. B. bei Neugeborenen. Darüber hinaus kann der direkte Virusnachweis mittels einer Blutprobe durch eine PCR durchgeführt werden. [17]

Behandlungsstrategie

Die Therapie erfolgt symptomatisch mit Schmerz- und fiebersenkenden Mitteln. Zudem wird empfohlen, saure Bonbons zu essen, um den Speichelfluss (v. a. aus den Ohrspeicheldrüsen) anzuregen und die Speicheldrüsen zu entlasten.

Komplikationen

Zu den gefürchteten Komplikationen zählen bei Jungen die Orchitis und bei den Mädchen die Mastitis. Zudem können bei einer Beteiligung der Meningen nach Abheilung eine Akustikus-Neuritis, eine Labyrinthitis und eine Innenohrschwerhörigkeit auftreten.

Pflege

Da die Speicheldrüsen betroffen sind, treten oft Schwierigkeiten beim Essen auf. Flüssigkeiten und weiches Essen sind zu bevorzugen. Das Ernährungsverhalten und der Flüssigkeitshaushalt sind gut zu beobachten, insbesondere, wenn das Kind fiebert. Warme oder kühle Umschläge, je nach Bedürfnis des Kindes, werden als angenehm empfunden.

SPICKZETTEL

Mumps
Krankheitsentstehung/Erreger: Mumpsvirus
Symptome: Entzündung der Speicheldrüsen, zuerst einseitig, dann beidseitig, Fieber, Kopf- und Gliederschmerzen, „Hamsterbacken"
Diagnostik: serologisch im Blut
Behandlungsstrategie: schmerz- und fiebersenkende Mittel
Pflege: Kontrolle der Schmerzen und des Fiebers, kühlende Umschläge auf Speicheldrüsen, weiches Nahrungsmittel

15.5.5 Röteln

DEFINITION

Röteln: Erreger ist das Rubeolavirus. Übertragung durch Tröpfcheninfektion, Ansteckungsfähigkeit 1 Woche vor bis 7–10 Tage nach Exanthemausbruch. Inkubationszeit: 14–21 Tage. In der Regel harmlose Virusinfektion, jedoch Gefahr einer schwerwiegenden Röteln-Embryopathie bei Erkrankung einer Schwangeren im ersten Schwangerschaftsdrittel. [18]

Krankheitsentstehung

Das Rubeolavirus wird durch aerogene Tröpfcheninfektion von Mensch zu Mensch übertragen. Die Übertragung erfolgt nur von Infizierten/Erkrankten. Die Ansteckungsgefahr besteht 2–7 Tage vor dem Exanthem und bis 10 Tagen nach dem Exanthem. Gefürchtet ist die konnatale Röteln-Embryopathie. In der Phase hoher Viruslast bei Schwangeren kann es zur diaplazentaren Übertragung kommen. [18]

Röteln-Embryopathie

Symptome der konnatalen Röteln-Embryopathie manifestieren sich:
- An den Augen (Katarakt)
- Am Herz (Ductus arteriosus apertus)
- An den Ohren (Innenohrschwerhörigkeit).

Symptome

- Im Prodromalstadium ähneln die Symptome denen eines Atemwegsinfekts, zusätzlich treten **Lymphknotenschwellungen im Nacken und hinter den Ohren** auf und es besteht eine leicht erhöhte Temperatur.
- Im Exanthemstadium entsteht ein **im Gesicht beginnendes und auf den Rumpf übergehendes kleinfleckiges, wenig erhabenes und nicht zusammenfließendes Exanthem** (→ Abb. 15.7), im Rachen ebenfalls klein- bis mittelfleckiges Enanthem. [18]

Diagnostik

Der Nachweis kann serologisch (IgM und IgG) im Blut oder der direkte Erregernachweis mittels PCR im Rachenabstrich und Urin erfolgen.

Behandlungsstrategie

Bei Kindern und Jugendlichen erfolgt die Therapie v. a. symptomorientiert. Bei infizierten Schwangeren im 1.–3. Schwangerschaftsmonat und abzusehenden Fehlbildungen kann ein Schwangerschaftsabbruch in Erwägung gezogen werden. Wichtig sind eine Anbindung an ein Pränatalzentrum und regelmäßige gynäkologische Untersuchungen.

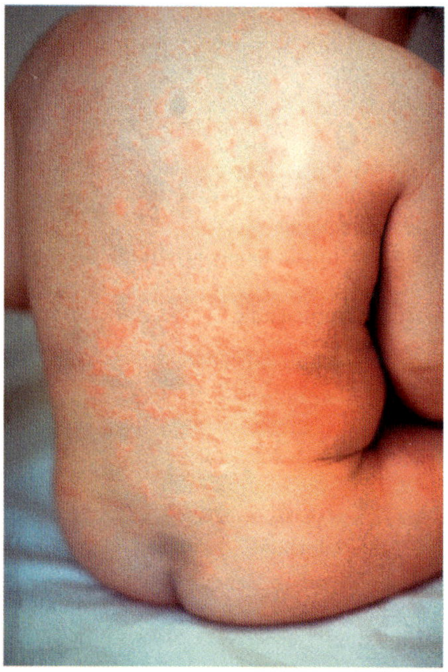

Abb. 15.7 Rötelnexanthem mit kleinen, nicht konfluierenden Flecken am Rücken eines erkrankten Kindes [E606]

SPICKZETTEL

Röteln

Krankheitsentstehung/Erreger: Röteln-Virus

Symptome: im Prodromalstadium Lymphknotenschwellung im Nacken und leichtes Fieber. Im Exanthemstadium im Gesicht und am Rumpf kleinfleckiges, nicht zusammenfließendes Exanthem (DD: Masern). Bei Schwangeren besteht die Gefahr einer schwerwiegenden Röteln-Embryopathie.

Diagnostik: Bestimmung spezifischer IgM- und IgG-Antikörper. Direkter Virusnachweis im Urin und im Rachenabstrich.

Behandlungsstrategie: symptomatisch

15.6 Humane Herpesviren

Die humanen Herpesviren lassen sich in acht Gruppen unterteilen (→ Tab. 15.5).

15.6.1 Herpes-simplex-Infektionen

Die Übertragung einer Herpes-simplex-Infektion erfolgt durch Schmierinfektionen aus Viren von Herpesläsionen in Speichel, Urin und Stuhl.

90 % aller Erwachsenen sind infiziert, entwickeln jedoch keine Symptome und bleiben meist inapparent, 15 % scheiden Viren aus. Die Viren persistieren in sensiblen Ganglienzellen. Charakteristisch für die Herpes-Infektionen sind endogene Rezidive, hervorgerufen durch Irritation latent infizierter Neurone infolge von Fieber (Herpes febrilis), UV-Bestrahlung (Herpes solaris), Menstruation, Stress oder weiteren Infektionen auch ohne Fieber (z. B. Bronchitis).

Symptome

Herpes-simplex-Infektion

Allgemeine Symptome einer Herpes-simplex-Infektion [19] sind:

- Juckreiz und Spannungsgefühl
- Kleine schmerzhafte Bläschen mit wasserklarem Inhalt
- Schmerzhafte Hautdefekte (Ulzerationen) mit rötlichem Randsaum.

- Bei **Herpes labialis (HSV 1)** entwickeln sich v. a. Bläschen am Lippenrand (→ Abb. 15.8), die sich mit Bakterien superinfizieren können; daraus kann eine Mundfäule (Gingivostomatitis, Stomatitis aphthosa) entstehen, was oft zu Trinkunlust führt.

Tab. 15.5 Die humanen Herpesviren lassen sich in acht Gruppen unterteilen [19].

Abkürzung	Herpesvirus	Erkrankung
HHV-1	Herpex-simplex-Virus 1 (HSV-1)	Herpes labialis
HHV-2	Herpes-simplex-Virus 2 (HSV-2)	Herpes genitalis
HHV-3	Varizella-Zoster-Virus (VZV)	Windpocken
HHV-4	Epstein-Barr-Virus (EBV)	Mononukleose
HHV-5	Zytomegalievirus (CMV)	Zytomegalie-Infektion
HHV-6	Beta-Herpesviren	Exanthema subitum (Dreitagefieber)
HHV-7		
HHV-8	Kaposi-Sarkom-Virus (KSHV)	Kaposi-Sarkom

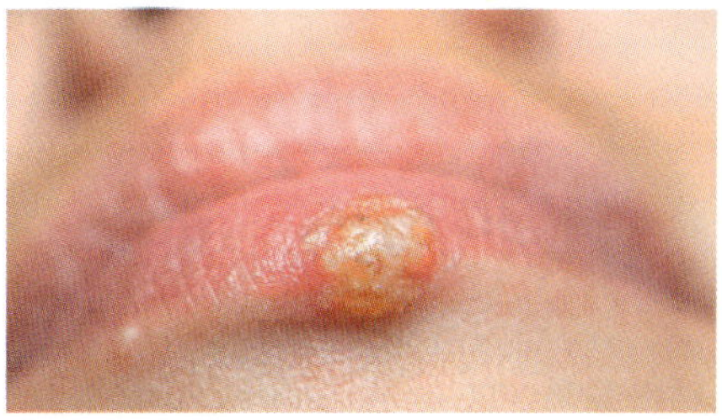

Abb. 15.8 Typischer Lippenbefall bei Herpes labialis [J787]

- Bei **Herpes genitalis (HSV 2)** treten multiple, gruppiert angeordnete Bläschen in der Genitalregion vor. Je nach Sexualkontakt können sie auch in der Mundschleimhaut oder in der Analregion vorkommen. Symptome sind Rötungen, Schwellungen, Brennen, Ausfluss und inguinale Lymphknotenschwellung, z. T. mit Fieber. Treten solche Symptome im Säuglings- und Kindesalter auf, muss auch an sexuelle Übergriffe gedacht werden.

Diagnostik

Es können serologisch IgM- und IgG-Antikörper nachgewiesen werden. Die Herpesviren lassen sich mittels Polymerase-Kettenreaktion (*engl. polymerase chain reaction,* PCR) im Blut, im Abstrich (am Bläschen) und im Liquor nachweisen. Vor der Liquoruntersuchung sollte ausgeschlossen werden, dass der Hirndruck erhöht ist und Einklemmungsgefahr v. a. des Kleinhirns besteht.

Bei einer HSV-Enzephalitis tritt im **EEG** und im **MRT** eine Verlangsamung auf. In der Kernspintomografie zeigt sich bereits frühzeitig ein Ödem, typischerweise in den Temporallappen.

Behandlungsstrategie

Bei **Herpes labialis** werden Schmerzmittel und lokalanästhetische Mundgele verabreicht. Auch das Trinken von Kamillentee scheint förderlich.

Eine **Herpesenzephalitis** muss mit **Aciclovir** intravenös über (14–)21 Tage behandelt werden [20]. Treten Krampfanfälle auf, erfordern diese ein Antikonvulsivum. Die symptomatische Verordnung sieht die Gabe von Analgetika und Antipyretika vor. Wird eine Herpesenzephalitis nicht rasch erkannt und behandelt, können neurologische Folgeschäden entstehen. Dazu gehören eine geistige Retardierung, eine Temporallappenepilepsie oder Sprachstörungen bei Schädigungen in der entsprechenden Hirnregion am Temporallappen. Die Mortalitätsrate ist mit ca. 25 % auch bei mit Aciclovir behandelten Patienten sehr hoch [20].

Komplikationen

Eine mögliche Komplikation einer HSV-Infektion ist die Enzephalitis. Sie verläuft hämorrhagisch-nekrotisierend, d. h., in den betroffenen Hirnregionen kommt es zu Einblutungen und zum Untergang von Nervenzellen. Bei älteren Kindern ist typischerweise die Temporalregion betroffen, bei Neugeborenen jede Hirnregion.

Pflege

Pflegerische Maßnahmen betreffen die symptomatische Behandlung und das Beobachten der Hauterscheinungen auf Veränderungen und Superinfektionen. Schmerzmittel oder lokalanästhetische Mundgele sind vor der Nahrungsaufnahme zu verabreichen. Mit desinfizierenden und/oder adstringierenden Sitzbädern, z. B. mit Kaliumpermanganat, kann die Vulvovaginitis gelindert werden.

SPICKZETTEL

Herpes-simplex-Infektionen

Krankheitsentstehung/Erreger: HSV 1 (Herpes labialis), HSV 2 (Herpes genitalis)

Symptome: Juckreiz und Spannungsgefühl, kleine schmerzhafte Bläschen mit wasserklarem Inhalt an Lippen (Herpes labialis) oder Genitalregion (Herpes genitalis); Mundfäule (Gingivostomatitis, Stomatitis aphthosa); bei Herpes genitalis Rötungen, Schwellungen, Brennen, Ausfluss und inguinale Lymphknotenschwellung

Diagnostik: Virennachweis durch PCR (Polymerasekettenreaktion) im Liquor, im Abstrich oder im Blut; IgM- und IgG-Antikörper im Serum; EEG (Verlangsamung) und Hinweise im MRT

Behandlungsstrategie: Aciclovir intravenös oder lokal, Schmerztherapie und lokale Kühlung

Pflege: symptomatische Behandlung und ggf. lokalanästhetische Mundgele

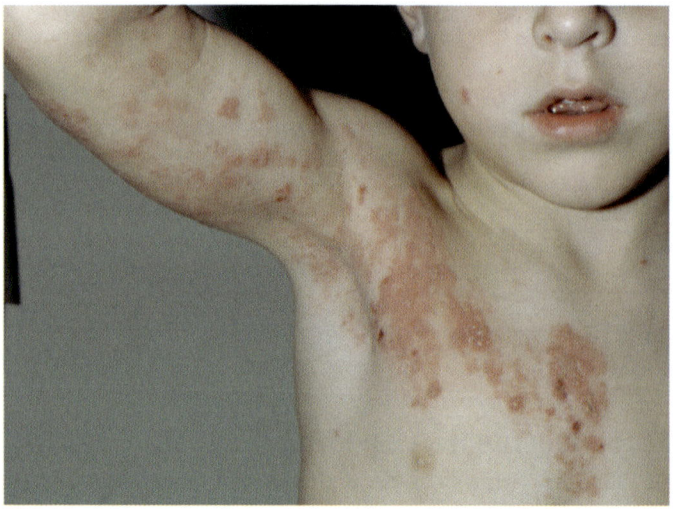

Abb. 15.10 Herpes-zoster-Befall bei einem Kind. Betroffen ist das Dermatom des Th2, das sich über den Brustkorb und den inneren Arm erstreckt. [E939–002]

15.6.2 Windpocken

DEFINITION

Windpocken: hochansteckende, virusbedingte (Varicella-Zoster-Virus) Allgemeinerkrankung, die v. a. bei Kleinkindern und Säuglingen auftritt, zunehmend auch bei Jugendlichen und Erwachsenen mit dann möglichem schwerem Verlauf. Die Inkubationszeit beträgt 8–28 Tage. Wiederauftreten als Herpes zoster (Gürtelrose, → 14.9.2) nach jahrelanger Latenz möglich. [21]

Krankheitsentstehung

Die Übertragung des Varizella-Zoster Virus erfolgt v. a. über Tröpfchen- und Schmierinfektion, aber auch diaplazentar. Der Virus ist hochansteckend. Eine Erstinfektion bis zur 24. SSW kann ein fetales/konnatales Varizellen-Syndrom zur Folge haben. Bei einer Infektion bis 5 Tage vor der Geburt und bis 2 Tage nach der Geburt kann eine neonatale Varizellen-Infektion auftreten. [21]

Vorsicht!

- Die Kinder sind 1–2 Tage vor dem Auftreten des Exanthems und 1 Woche nach Exanthembeginn ansteckend und sollten die Schule bzw. den Kindergarten nicht besuchen.
- Ein kritischer Verlauf kann bei Kindern auftreten, die Kortison, Zytostatika oder Immunsuppressiva erhalten, an einer Neurodermitis leiden oder eine immunsupprimierende Erkrankung haben.

Symptome

Symptome sind Fieber und ein reduzierter Allgemeinzustand (Prodromalstadium) und das **typische Sternenhimmel-Exanthem (Exanthemstadium):** Es liegen gleichzeitig viele Entwicklungsstufen der Effloreszenzen vor (Papeln, Bläschen, Schorf). Das Exanthem tritt zuerst am Stamm und im Gesicht (→ Abb. 15.9), danach auch an den Schleimhäuten und in behaarten Bereichen auf.

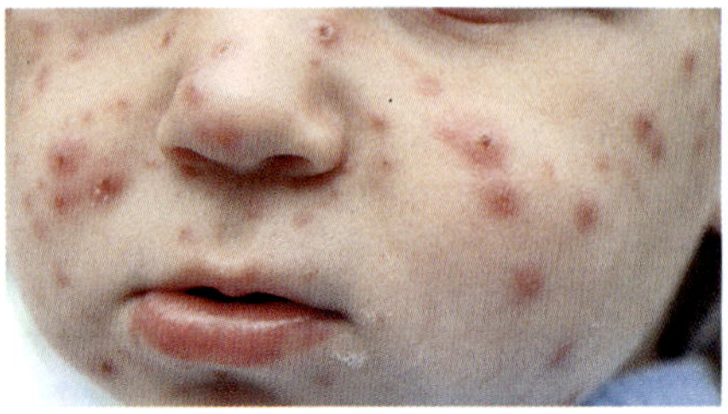

Abb. 15.9 2-jähriger Junge mit Windpocken [E564]

Nach Abheilung können Varizellen-Viren in den Spinalganglien persistieren und bei Immunschwäche oder im Alter als Herpes Zoster (Gürtelrose) wieder auftreten. Dabei treten die gleichen Effloreszenzen in abgegrenzten Dermatomen am Körper auf (→ Abb. 15.10), was sehr schmerzhaft sein kann.

Diagnostik

Der Nachweis kann serologisch im Blut erfolgen (IgA-, IgM- und IgG-Antikörper). Es kann auch mittels PCR der direkte Virusnachweis aus Bläschenflüssigkeit, aus Liquor oder Lavage gelingen. [21]

Behandlungsstrategie

Die Behandlung ist v. a. symptomorientiert. Bei Herpes zoster stehen v. a. die Schmerz- und die antivirale Therapie (Aciclovir) im Vordergrund (→ 15.12.1).

Komplikationen

Zu schwerwiegenden Komplikationen zählen alle Superinfektionen (z. B. Pneumonie, Otitis media, Enzephalitis).

Pflege

Das größte Problem bei Varizellen ist der Juckreiz (→ 14.2.1). Auf die Bläschen kann Schüttelmixtur aufgebracht werden, um sie auszutrocknen und den Juckreiz zu reduzieren. Die Umgebung des Kindes sollte kühl sein, auf leichte Bekleidung aus Baumwolle ist zu achten. Bäder mit adstringierenden Substanzen, z. B. Eichenrinde, können hilfreich sein. Die Wassertemperatur sollte kühl sein.

Das Kind sollte zur Ablenkung beschäftigt werden (→ 15.3.1). Es ist wichtig, das Kind vom Kratzen abzuhalten, um Superinfektionen und Narbenbildung zu verhindern. Im Säuglingsalter sind hierbei Baumwollhandschuhe hilfreich. Durch regelmäßiges Baden und sorgfältige Hautpflege (ggf. topische Verbände) können Superinfektionen vermieden werden. [21]

SPICKZETTEL

Windpocken

Krankheitsentstehung/Erreger: Varicella-Zoster-Virus

Symptome: zweiphasiger Verlauf, während der ersten Phase treten Allgemeinsymptome auf, während der zweiten Phase bildet sich ein Exanthem (Sternenhimmel) am Körperstamm und im Gesicht, auch behaarte Körperbereiche beachten

Diagnostik: serologisch im Blut; direkter Virusnachweis in Abstrichen, in Lavage oder im Blut bzw. Liquor

Behandlungsstrategie: symptomatisch – Juckreizbekämpfung, Schmerztherapie, antivirale Therapie bei Herpes zoster (→ 14.9.2)

Pflege: leichte Kleidung, Maßnahmen gegen Juckreiz

15.6.3 Mononukleose

DEFINITION

Pfeiffer-Drüsenfieber: Die durch Speichel übertragene Erkrankung tritt v. a. bei Jugendlichen, bevorzugt im Frühjahr, auf. In 60 % der Fälle entwickeln sich keine Symptome. Die meisten Menschen machen eine Infektion durch. Die Inkubationszeit schwankt zwischen 10 und 50 Tagen. Die Ansteckung besteht, solange der Virus im Speichen ausgeschieden wird. [22]

Krankheitsentstehung

Mononukleose wird durch das Epstein-Barr-Virus übertragen. Die Übertragung erfolgt durch Tröpfchen- oder Kontaktinfektion (auch „**Kissing disease**" genannt), daher betrifft es v. a. Jugendliche und junge Erwachsene.

Symptome

Die meisten Menschen durchlaufen in ihrem Leben eine Infektion. Die Erkrankung kann entweder asymptomatisch verlaufen oder sehr starke Symptome hervorrufen:

- Hohes Fieber
- Extreme Müdigkeit
- Kopf- und Gliederschmerzen
- Lymphknotenschwellung (v. a. am Hals)
- Leber- und Milzvergrößerung
- Tonsillitis und damit verbundene Nahrungsverweigerung
- Kurzzeitiges kleinfleckiges Exanthem
- Pseudomembranöse Beläge der Tonsillen (→ Abb. 15.11, Angina lacunaris).

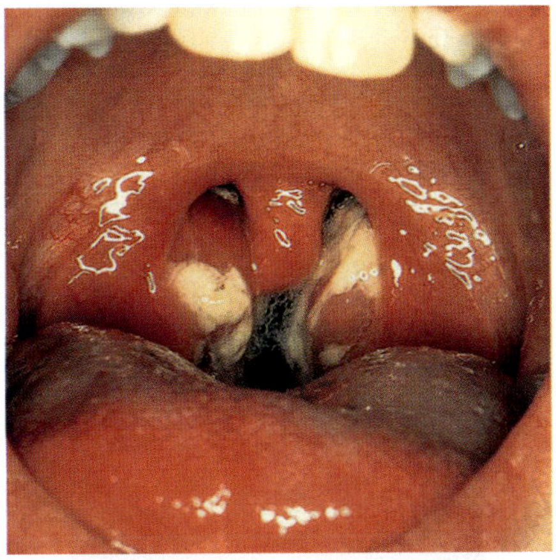

Abb. 15.11 Vergrößerte Mandeln mit pseudomembranösen Belägen beim Pfeiffer-Drüsenfieber [G824]

Die Erkrankung kann mehrere Wochen andauern und zu **schweren Folgeerkrankungen** (z. B. Myokarditis, Milzruptur, Enzephalitis) führen. Es tritt ein starkes Exanthem (Jarisch-Herxheimer Reaktion) bei zusätzlicher Ampicillingabe auf.

Diagnostik

Der Nachweis kann serologisch im Blut erfolgen (Anti-VCA-IgM, Anti-VCA-IgG, Anti-EA-IgG, Anti-EBNA1-IgG). Dabei spricht ein positiver Nachweis Anti-VCA-IgM, Anti-VCA-IgG, Anti-EA-IgG für eine frische Infektion. Es kann auch der direkte EBV-Nachweis im Blut über PCR-Verfahren erfolgen. [22]

Behandlungsstrategie

Die Therapie erfolgt symptomorientiert und mit **strenger Bettruhe.**

Pflege

Die Betroffenen bevorzugen Flüssigkeiten und vermeiden feste Nahrung. Deshalb sollten flüssige, breiige Nahrung angeboten und analgetische Medikamente nach Anordnung des Arztes vor dem Essen verabreicht werden. Auch warme oder kühlende Halswickel können angenehm sein. Bei einer Beteiligung der Leber sind Leberwickel angezeigt.

SPICKZETTEL

Mononukleose

Krankheitsentstehung/Erreger: Epstein-Barr-Virus

Symptome: hohes Fieber, extreme Müdigkeit, Kopf- und Gliederschmerzen, Lymphknotenschwellung, Leber- und Milzvergrößerung, Tonsillitis, kurzzeitiges kleinfleckiges Exanthem

Diagnostik: serologisch im Blut oder direkter Virusnachweis im Blut

Behandlungsstrategie: symptomorientiert

Pflege: symptomatische Behandlung, kühlende Umschläge, Trinkprotokoll, bei Tonsillitis flüssige bis breiige Nahrung

15.6.4 Zytomegalie (CMV)

DEFINITION

Zytomegalie: sehr häufige Infektion mit sehr unterschiedlichem Krankheitsbild, verläuft bei gesunden Erwachsenen meist völlig unbemerkt, verursacht bei Abwehrgeschwächten oder pränataler Infektion oft schwere Krankheitsbilder. Sofern klinische Symptome auftreten, liegt die Inkubationszeit bei 4–6 Wochen. Die Ansteckung ist prinzipiell lebenslang möglich. [23]

Krankheitsentstehung

Das humane Zytomegalievirus (CMV) zählt zu den häufigsten Erregern von Infektionserkrankungen in der Neugeborenenphase. Die Infektionsquellen sind virushaltige Körperflüssigkeiten wie Speichel, Urin oder Genitalsekret, die horizontal übertragen werden. Allerdings kommt auch eine vertikale Übertragung von der Mutter auf das Neugeborene vor, die prä- (Reaktivierung, Neuinfektion), peri- (Zervikalschleim) und postpartal (Muttermilch) stattfinden kann. Die Transmissionsrate bei einer Neuinfektion ist bedeutend höher als bei einer Reaktivierung während der Schwangerschaft.

Symptome

Bei immunkompetenten Personen kann es bei einer Erstinfektion zu grippeähnlichen Symptomen kommen (respiratorische Symptome, Fieber, Husten). Nach der Infektion bilden sich Riesenzellen im Zellkern und Einschlusskörperchen (Eulenaugenzellen) im Plasma [23].

Konnatale Infektion

Bei einer konnatalen Zytomegalie-Infektion besteht folgende Symptomtrias:

- Verkalkungen im Gehirn (intrazerebrale Verkalkungen)
- Verminderte Kopfgröße (Mikrozephalie)
- Entzündung der Netz- und der Aderhaut im Auge (Chorioretinitis).

Weitere mögliche Symptome sind: Petechien (sog. *blueberry muffin spots*), neurologische Symptome, z. B. eine Neigung zu Krämpfen, Lähmungen, Hepatosplenomegalie, Transaminasenerhöhung, Innenohrschwerhörigkeit, Mikrozephalie und Hypothrophie/Frühgeburt.

Viele Kinder entwickeln während oder nach dem 1. Lebensjahr Symptome. Mehr als die Hälfte der Infizierten weisen schwere, langfristige, neurologische und sensorische Beeinträchtigungen auf.

Diagnostik

Die Diagnostik der konnatalen Infektion besteht aus dem direkten Virusnachweis aus Urin oder Speichel, dem Nachweis von CMV-IgM im Serum oder der Zytologie von Urin, Speichel, Gewebe.

Behandlungsstrategie

Immunkompetente Personen werden symptomatisch therapiert.

Als antivirale Therapeutika werden Ganciclovir oder Valganciclovir verabreicht.

Präventive Maßnahmen sind das Bestimmen der Antikörper während der Schwangerschaft und nach der Geburt das Abkochen (Pasteurisieren) der Muttermilch für Frühgeborene (< 32. SSW) oder zu leicht Geborene (< 1.500 g).

SPICKZETTEL

Zytomegalie

Krankheitsentstehung/Erreger: humanes Zytomegalievirus (CMV)

Symptome: Petechien, Krampfneigung, Lähmungen, Hepatosplenomegalie, Transaminasenerhöhung, Innenohrschwerhörigkeit, Mikrozephalie und Hypothrophie/Frühgeburt; bei konnataler Infektion intrazerebrale Verkalkungen, Mikrozephalie, Chorioretinitis, respiratorische Symptome

Diagnostik: direkter Virusnachweis im Serum, im Urin oder im Speichel; Antikörpernachweise (IgG und IgM) im Serum

Behandlungsstrategie: symptomatisch und ggf. antivirale Therapie im Neugeborenenalter

15.6.5 Exanthema subitum

Vom **Dreitagefieber** – es wird durch humane Herpesviren (HHV-6, HHV-7) per Tröpfcheninfektion übertragen – sind v. a. Säuglinge und Kleinkinder im Alter von 6–24 Monaten betroffen. Die Inkubationszeit beträgt 3–14 Tage und verläuft meistens klinisch stumm. [24]

Symptome sind plötzlich eintretendes hohes Fieber für 3–4 Tage, auf das nach dem Fieberrückgang ein flüchtiges, kleinfleckiges, engstehendes Exanthem insbesondere am Stamm folgt. Es verschwindet meistens nach 24–48 Std. wieder.

Die Therapie erfolgt mit fiebersenkenden Mitteln und Wadenwickeln.

15.7 Erkrankungen des Gehörgangs

Man unterscheidet die Erkrankung des Mittelohrs (Otitis media) und die Erkrankung des äußeren Gehörgangs (Otitis externa).

15.7.1 Otitis media und Otitis externa

Krankheitsentstehung

- **Otitis externa:** tritt v. a. als Schwimmbadotitis oder Fremdkörperotitis auf
- **Otitis media:** Erreger sind Bakterien (z. B. Haemophilus influenzae, Streptokokken, Staphylokokken), die aus dem Nasopharynxraum in das Mittelohr über die Tuba auditiva einwandern, oder Viren (z. B. RSV), die sich über den Blutweg im Mittelohr ansiedeln [25].

Symptome

Bei der **Otitis externa** ist der Tragus (Knorpel vor dem Gehörgang) druckschmerzhaft. Zudem lassen sich eine diffuse oder umschriebene Rötung und Schwellung im Gehörgang beobachten. Evtl. Schwerhörigkeit bei Verlegung des Gehörgangslumens.

Bei der **Otitis media** stehen unspezifische Allgemeinsymptome im Vordergrund: Fieber, Unruhe, Schreien, Übelkeit, Erbrechen, Säuglinge fassen sich oft an das betreffende Ohr. Bei Trommelfellperforationen können Blut- und Eiterabgang beobachtet werden. Bei Säuglingen treten oft nur uncharakteristische Zeichen wie Trinkschwäche, Unruhe, Meningitis auf.

! Vorsicht! Chronische Entzündungen des Mittelohrs können zur Hörminderung und nachfolgend zu Sprachentwicklungsstörungen führen. Ebenso muss (umgekehrt) bei Sprachentwicklungsstörungen immer an Hörminderungen aufgrund von chronischen Entzündungen gedacht werden.

Diagnostik

Bei der Otitis externa können Abstriche genommen und mikrobiologisch getestet werden. Die Otitis media ist oft eine klinische Diagnose (Paukenerguss, Ohrenschmerzen, rotes Trommelfell → Abb. 15.12). Bei Anlage von Paukenröhrchen können ggf. Abstriche entnommen werden.

Behandlungsstrategie

Die Behandlung der Otitis media erfolgt mit Schmerzmitteln und abschwellenden Nasentropfen, um die Belüftung der Nasennebenhöhlen zu gewährleisten. Bei ausgeprägter bzw. beidseitiger Otitis media wird eine antibiotische Therapie in Erwägung gezogen (z. B. Amoxicillin, Cefuroxim). Mittlerweile werden schmerzstillend oder antibiotisch wirkende Ohrentropfen bei einer Otitis media aufgrund der geringen Wirksamkeit äußerst zurückhaltend verordnet. Bei einer Otitis externa sind sie indiziert.

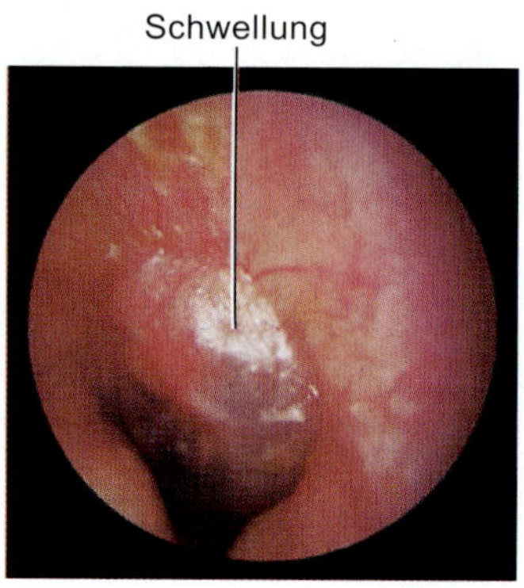

Abb. 15.12 Akute Otitis media. Das Trommelfell ist rot und geschwollen. [G771-002]

Reinigung der Ohren

In den ersten Lebensmonaten ist den Eltern nur eine oberflächliche Reinigung zu empfehlen. In HNO-Praxen können Gehörgangsreinigungen und ggf. Entfernen von Fremdkörpern durchgeführt werden.

Bei immer wiederkehrenden Entzündungen des Mittelohrs ist eine frühzeitige Überweisung in die HNO-Abteilung empfehlenswert, um eine Parenzentese (Eröffnung des Trommelfells) oder eine Anlage von Paukenröhrchen in Erwägung zu ziehen. Dadurch kann der Eiter bzw. Sekret abfließen und es wird eine regelrechte Belüftung gewährleistet. Hören ist für die Sprach- und Sprechentwicklung essenziell. Die Paukenröhrchen können sich mobilisieren und sind ggf. im äußeren Gehörgang aufzufinden. Sie können problemlos entfernt werden.

Komplikationen

Als Komplikationen können eine Mastoiditis (→ 15.7.2), eine Meningitis oder bei Druck auf die umliegenden Nerven (v. a. Nervus facialis) Nervenlähmungen auftreten. Die Beschwerden können als weitere Komplikation auch chronisch werden.

Pflege

Die Behandlung der Otitis kann unterstützt werden durch Wärmeanwendungen, z. B. Zwiebelwickel. Die Wärme lindert die Schmerzen. Zur Unterstützung der Belüftung des Ohrs kann bei älteren Kindern und Jugendlichen das Kauen z. B. von Kaugummi eingesetzt werden, bei Säuglingen hilft auch das Saugen z. B. am Schnuller oder beim Stillen.

SPICKZETTEL

Otitis media/externa

Krankheitsentstehung/Erreger: bei Otitis externa Bakterien, Viren; bei Otitis media Sekundärinfektion bei Nasenracheninfekt, aufsteigend über die Tuba Eustachii bzw. als Folge einer Belüftungsstörung

Symptome:

- Otitis externa: Tragusdruckschmerz, Rötung und Schwellung im Gehörgang
- Otitis media: klopfende oder stechende Ohrenschmerzen, Fieber, Kopfschmerzen, Lymphknotenschwellung

Diagnostik: Otoskopie, Abstrich zur mikrobiologischen Diagnostik bei Ausfluss

Behandlungsstrategie: bei Otitis media Antibiotika; bei Otitis externa: sorgfältige Reinigung des Gehörgangs, evtl. Spülung mit körperwarmem Wasser durch HNO-Arzt

Pflege: symptomatische Therapie, lokale Wärmeanwendungen

15.7.2 Mastoiditis

Von einer **Mastoiditis** spricht man, wenn sich der Mastoidknochen entzündet. Dabei handelt es sich um eine Osteitis (Knochenentzündung) des Felsenbeins hinter dem Ohr. Oft kommt es dabei zu einer Knocheneinschmelzung. Eine Mastoiditis entwickelt sich häufig als Komplikation einer Otitis media.

Es treten **Schmerzen** hinter dem Ohr auf. Zudem kann es zu **Schwellung** und **Rötung** kommen (→ Abb. 15.13). Im Blutbild sind die Entzündungswerte erhöht (Leukozyten, CRP und Blutsenkungsgeschwindigkeit). Es wird das Mittelohrsekret oder das Punktat mikrobiologisch untersucht, um den Erreger nachzuweisen und die antibiotische Therapie anzupassen.

Als **Therapie** werden Antibiotika intravenös verabreicht und ggf. der Knochen reseziert. Dabei können die Erreger nachgewiesen werden. Es ist schnelles Handeln gefordert, da es sonst zu intrakraniellen Komplikationen (z. B. Meningitis, Sinusvenenthrombose, Hirnabszess) kommen kann. Die intravenöse antibiotische Behandlung kann bis zu 14–21 Tage dauern. [25]

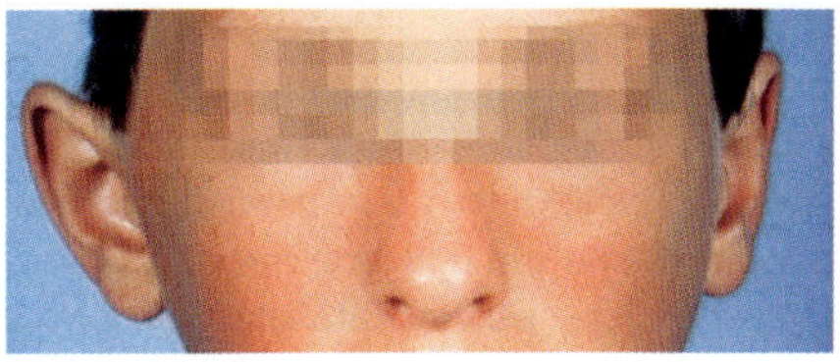

Abb. 15.13 Abstehende Ohrmuschel rechts bei akuter Mastoiditis [M117]

15.8 Erkrankungen der Atemwege

Atemwegserkrankungen zählen weltweit zu den häufigsten Todesursachen im Kinder- und Jugendalter. Sie können von unzähligen Erregern ausgelöst werden. Die häufigsten Erreger (→ Tab. 15.6) sind Viren [26].

Je nach Keim oder Verlauf können die oberen Luftwege (OLWI), der Pharynx (Pharyngitis), der Larynx (Laryngitis), die Trachea (Tracheitis), die Bronchien (Bronchitis) oder das Lungengewebe (Pneumonie) infiziert sein. Mischformen können jederzeit auftreten.

Eine Bronchitis (Infektion der Bronchien) wird meist viral ausgelöst (RS-, Rhino-, Adeno-, Parainfluenza-, Influenza-, HMP-Viren und COVID-19), durch Bakterien (Mykoplasma pneumoniae, Chlamydia pneumoniae, Haemophilus influenzae) hervorgerufen oder sie entwickelt sich nach bakterieller Superinfektion. Je nach Alter sind es unterschiedliche Mikroorganismen (→ Tab. 15.7), welche die Infektion des Lungengewebes bei einer Pneumonie verursachen [26].

Die antibiotische Therapie sollte möglichst nach dem Keimnachweis erfolgen. Bei viralen Erregern wird eine antibiotische Therapie kritisch hinterfragt. Prinzipiell ist für eine gute Sauerstoffversorgung, CO_2-Aus-

Tab. 15.6 Viren bei Atemwegsinfekten

Virengruppe	Virus
Myxoviren	Rhinoviren, Influenza, Parainfluenza, RSV, humanes Metapneumovirus (HMPV), Adenoviren, Reoviren
Parvoviren	Bocavirus
Coronaviren	HcoV, SARS-Coronavirus
Enteroviren	Echo-Viren, Coxsackie-A-Virus

Tab. 15.7 Erreger bei Pneumonien bei Kindern

Alter	Mikroorganismen
Pränatal	Zytomegalie, Enteroviren, Herpesviren, Röteln, Listerien, Treponema pallidum, Toxoplasmosa gondii, Mycobacterium tuberculosis
Neugeborene	Streptokokken der Gruppe B, Escherichia coli, Listerien, Enterokokken, Herpesviren, Mykoplasmen, Chlamydien, Ureaplasmen
Postnatal	E. coli, Staphylococcus areus, Klebsiella, Enterobacter, Serratia, Proteus, Haemophilus influenzae, Pneumocystis jiroveci, Candida-Species
Säuglinge und Kleinkinder	Haemophilus influenzae, Pneumokokken, Staphylokokken, RS-Virus, Parainfluenza, Influenza
Schulkinder	Mykoplasmen, Pneumokokken, Haemophilus influenzae
Immunsuppression	Pneumocystis jiroveci, Zytomegalie, Mykobakterien, Legionellen, Candida, Aspergillus, Kryptokokken
Nosokomial	Pseudomonas aeruginosa, Klebsiellen, MRSA, ESBL, VRE

waschung, Antipyrese, Flüssigkeitssubstitution, Blutdruck im Normbereich Sorge zu tragen. Säuglinge und Kinder werden daher immer mit Pulsoxymetrie und EKG überwacht. Bei ansteigendem Sauerstoffbedarf bzw. bei mangelnder CO_2-Auswaschung erfolgt eine Verlegung auf die Intensivstation mit Anlegen einer High-Flow- bzw. CPAP-Atemunterstützung oder sogar eine Intubation bei fortschreitendem Atemversagen.

Bei Kindern im Alter von 2–6 Jahren mit neurologischen, neuromuskulären oder anderen Erkrankungen, die mit einer Infektanfälligkeit einhergehen (z. B. Asthma bronchiale, COPD, Mukoviszidose, chronische Herz-, Leber-, Nierenerkrankung, Diabetes mellitus) kann eine jährliche Grippeimpfung vorgenommen werden. Derzeit gibt es eine generelle Empfehlung hinsichtlich der COVID-19 Schutzimpfung. Zum Schutz vor dem Respiratorischen Synzytial-Virus (RSV) kann in den Monaten Oktober bis März 1-mal monatlich passiv immunisiert werden. Indikationen sind hämodynamisch relevante Herzfehler, bronchopulmonale Dysplasie, extreme Frühgeburtlichkeit, neurologische oder genetische Grunderkrankungen, und Geschwisterkinder, die eine Kindergrippe oder einen Kindergarten besuchen [26, 27].

15.8.1 Angina tonsillaris

DEFINITION

Angina tonsillaris *(Tonsillitis,* Mandelentzündung): akute Entzündung der Gaumenmandeln *(Tonsillen);* meist durch Streptokokken, seltener durch Pneumokokken oder Staphylokokken verursacht

Krankheitsentstehung

Die Infektion erfolgt v. a. durch B-Streptokokken, die durch Tröpfcheninfektion übertragen werden.

Symptome

Die Kinder zeigen v. a. **hochrote, geschwollene Mandeln im hochroten Rachenraum,** die mit Stippchen belegt sein können (→ Abb. 15.14). Es bestehen zudem Schluckbeschwerden und z. T. starker Mundgeruch. Die Kinder wirken krank und leiden außerdem an unspezifischen Allgemeinsymptomen (Fieber, Kopf- und Halsschmerzen). Eventuell können geschwollene Lymphknoten palpiert werden. Im Kleinkindalter sind oft die Trinkschwäche bzw. die Nahrungsverweigerung führende Hinweise. [28]

Als Komplikationen können sich insbesondere ein Peritonsillarabszess, rheumatisches Fieber oder eine Poststreptokokkennephritis entwickeln. Bei Verdacht auf einen Peritonsillarabszess muss eine chirurgische Intervention mit Hilfe der HNO-ärztlichen Kollegen erfolgen. [28]

Diagnostik

Der auslösende Keim kann mit Hilfe eines Rachen- oder Wundabstrichs (intraoperativ) nachgewiesen werden.

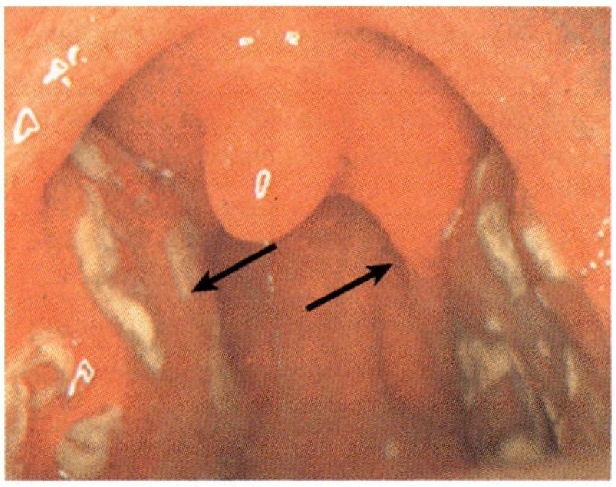

Abb. 15.14 Angina tonsillaris: stark geschwollene Tonsillen mit gelbweißlichen Stippchen und Pfropfen (Pfeile) [E437]

Behandlungsstrategie

Es werden Antibiotika (z. B. Penicillin) verabreicht. Es muss ggf. eine Anpassung der Antibiotika nach Antibiogramm erfolgen. Bei Kleinkindern stehen v. a. die antipyretische Therapie und die Schmerztherapie im Vordergrund, sodass das Trink- und Essverhalten nicht gestört wird. Bei fortschreitender Trink- oder Nahrungsverweigerung erfolgt die Flüssigkeitssubstitution mit Hilfe einer Glukose-Elektrolyt-Lösung.

SPICKZETTEL

Angina tonsillaris

Krankheitsentstehung/Erreger: Streptococcus pyogenes, Pneumokokken, Staphylokokken

Symptome: hochrote, geschwollene Mandeln im hochroten Rachenraum, Schluckbeschwerden, starker Mundgeruch, Nahrungs- und Trinkverweigerung

Diagnostik: Rachenabstrich und Erregernachweis

Behandlungsstrategie: Antibiotika, Antipyretika, Flüssigkeitstherapie

Pflege: symptomatische Therapie, kühlende Maßnahmen, Trinkprotokoll

15.8.2 Diphtherie

DEFINITION

Diphtherie (Halsbräune, griech. diphthera = Fell, Leder): gefährliche Infektionskrankheit mit Geschwür- und Pseudomembranbildung (fibrinöse Schleimhautauflagerung) im Mund-Rachen-Raum und ernsten systemischen Komplikationen wie Herz- und Nervenschädigungen. Die Inkubationszeit beträgt 2–5 Tage. Unbehandelt ist die Diphterie 2–4 Wochen ansteckend. Die Erregerausscheidung endet 48–96 Std. nach Beginn der antibiotischen Therapie. [29]

Krankheitsentstehung

Der echte Krupp wird durch das Corynebacterium diphtheriae per Tröpfcheninfektion übertragen. Es werden Pseudomembranen aus nekrotischem Gewebe, aus Fibrinbelägen und aus Korynebakterien auf dem Epithel des Respirationstrakts gebildet. Die Diphtherietoxine werden über den Blutweg im Körper verbreitet (hämatogene Streuung). [29]

Symptome

Bei der Rachendiphtherie findet man **grauweiße dicke Beläge im Rachen** (→ Abb. 15.15) **mit faulig-süßlichem Mundgeruch.** Gefürchtet ist die Kehlkopfdiphtherie, die mit Heiserkeit und dem namensgebenden **bellenden Krupphusten mit inspiratorischem Stridor** einhergeht, der zu Erstickungsanfällen führen kann. [29]

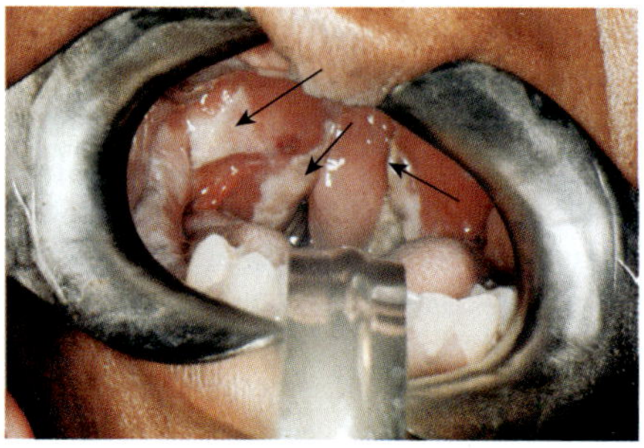

Abb. 15.15 Rachendiphtherie. Die Pseudomembranen sind durch Pfeile gekennzeichnet und können mit dem Spatel abgestreift werden, dabei kommt es zu Blutungen. Der Atem des Patienten ist fad-süßlich. [G166-002]

Diagnostik

Der Nachweis erfolgt per Rachen-, Nasen- oder Wundabstrich. Mit Hilfe von PCR-Verfahren kann der auslösende Keim nachgewiesen werden. Zudem kann eine mikrobiologische Diagnostik (durch Anzüchtung in speziellen Kulturmedien) erfolgen.

Behandlungsstrategie

Es erfolgt eine sofortige stationäre Überwachung mit Gabe von Antiserum und antibiotischer Therapie (Erythromycin/Penicillin) [16]. Patienten werden intensivmedizinisch überwacht.

Im Unterschied zum Krupp bei der Diphterie lässt sich der Pseudokrupp (➔ 5.5) hingegen leicht mit kortisonhaltigen Zäpfchen und Inhalationstherapie mit Adrenalin und Salbutamol behandeln, die zum Abschwellen der oberen Atemwege führen. Dabei ist es wichtig, dass die Eltern eine Aufklärungsbroschüre und ein Suppositorium mit einem kortisonhaltigen Inhaltsstoff für zu Hause bekommen, um beim nächsten Mal adäquat und schnell reagieren zu können. [29]

SPICKZETTEL

Diphtherie

Krankheitsentstehung/Erreger: Corynebacterium diphtheriae

Symptome: grauweiße dicke Beläge im Rachen mit faulig-süßlichem Mundgeruch, Krupphusten, inspiratorischer Stridor

Diagnostik: Rachenabstrich, mikrobiologisch oder im Serum

Behandlungsstrategie: Erythromycin/Penicillin

15.8.3 Pertussis

DEFINITION

Pertussis (Keuchhusten): bakterielle Infektion durch Einatmen keimhaltiger Hustentröpfchen symptomatischer Patienten. Es besteht eine hohe Kontagiosität (> 80 %), die größte Infektiosität zu Beginn bis ca. 3 Wochen nach Erkrankungsausbruch. Gefährdet sind v. a. Säuglinge und Kleinkinder, da passive Immunität durch Mutter (Nestschutz) fehlt und die Gefahr des Atemstillstands besteht. Ansteckungsfähigkeit besteht bis zu 3 Wochen nach Beginn des Stadium convulsivum. [30]

Krankheitsentstehung

Keuchhusten wird durch das Bakterium Bordetella pertussis ausgelöst. Es wird per Tröpfcheninfektion mit hoher Ansteckungsgefahr übertragen. Das Bakterium produziert verschiedene Toxine, die das Epithel in den Luftwegen reizen.

Symptome

Die Erkrankung wird in drei Stadien eingeteilt.

- Im **Stadium catarrhale** entwickeln sich Schnupfen, Husten, Fieber und Konjunktivitis.
- Im **Stadium convulsivum** zeigen sich neben den spezifischen **stakkatoartigen Hustenattacken** oft das Abhusten von zähem, klarem Schleim, Erbrechen und subkonjunktivale Blutungen. Beobachtet werden kann auch das Hervorstrecken der Zunge beim Husten.
- Im **Stadium decrementi,** der Rekonvaleszenzphase, besteht nur noch Reizhusten.

Bei Säuglingen können Apnoen auch ein Hinweis auf eine Infektion sein. Die Apnoen sind im Neugeborenen- und Kleinkindalter z. T. lebensbedrohlich. [30]

Diagnostik

Der Erregernachweis erfolgt mithilfe eines Nasen-/Rachenabstrichs oder aus Sekreten, das beim Absaugen (z. B. bei intubierten) Patienten gewonnen wird. Zudem kann eine serologische Diagnostik erfolgen.

Behandlungsstrategie

Die Erkrankung wird antibiotisch mit Erythromycin behandelt. Säuglinge müssen stationär überwacht werden, bis mindestens 3 Tage keine Apnoe beobachtet wurde.

Die Standard-Impfung (➔ Abb. 15.16) wird entsprechend dem Impfkalender durchgeführt. Nach Impfung und nach überstandener Krankheit besteht Immunität, die innerhalb von Jahrzehnten nachlässt.

Im Neugeborenen- und Kleinkindalter müssen die Patienten stationär überwacht werden, da lebensbedrohend Apnoen auftreten können.

Gemeinsam mit dem behandelnden Pädiater müssen ggf. Geschwisterkinder und/oder Familienmitglieder untersucht, therapiert und geimpft werden. [30]

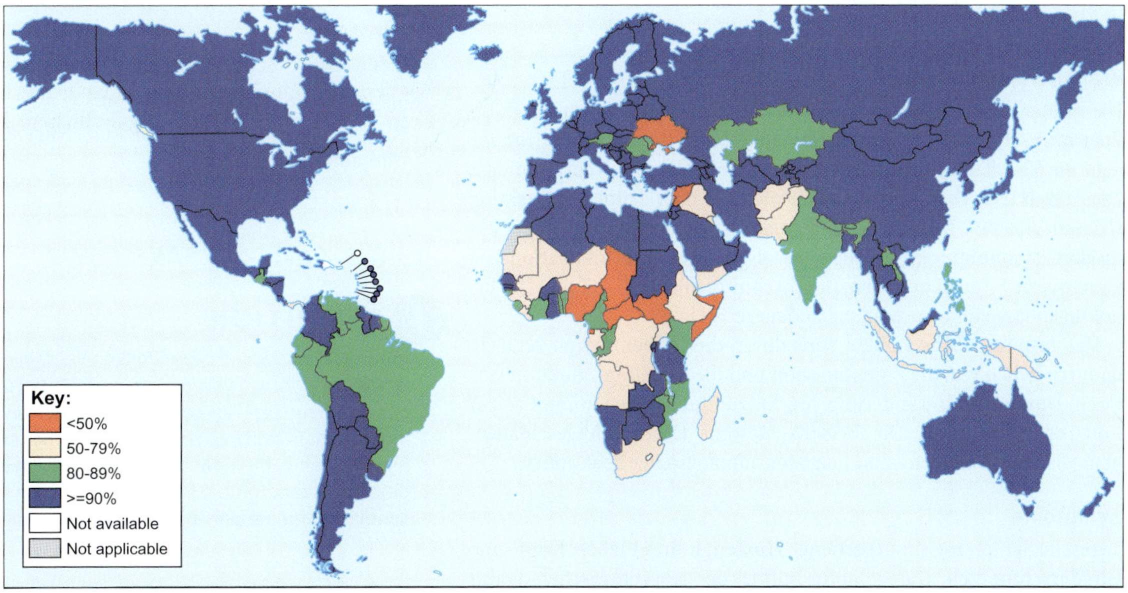

Abb. 15.16 Status des Impfschutzes gegen Diphtherie, Keuchhusten und Tetanus bei Säuglingen im Jahr 2016. Die Dreifachimpfung (DTP) wird weltweit zu 86 % erreicht. [E327–002]

Pflege

Die Charakteristika des Hustens wie Häufigkeit, Zeitpunkt, Schweregrad der Hustenanfälle sowie Begleitsymptome (Sekretauswurf und Erbrechen) werden dokumentiert. Hauptaufgabe der Pflegefachpersonen ist es, die Kinder während der Hustenanfälle zu beruhigen: Die Kinder empfinden es als angenehm, wenn sie aufrecht sitzen oder in Oberkörperhochlage liegen und eine Umgebung mit kühler Frischluft haben. Nach ärztlicher Anordnung wird Sauerstoff verabreicht. Durch das häufige Erbrechen kann es zu Gewichtsverlust kommen. Diesem kann durch häufige, kleine Mahlzeiten begegnet werden. Speisen, die nicht krümelig sind, werden besser toleriert und vermeiden das Auslösen von Hustenanfällen.

SPICKZETTEL

Pertussis

Krankheitsentstehung/Erreger: Bordetella pertussis

Symptome: Schnupfen, Husten, Fieber und Konjunktivitis (Stadium catarrhale); stakkatoartige Hustenattacken, zäher, klarer Schleim, Erbrechen und subkonjunktivale Blutungen (Stadium convulsivum); Reizhusten (Stadium decrementi), zudem können Apnoen auftreten

Diagnostik: Nasen-Rachen-Abstrich und Serum

Behandlungsstrategie: Antibiotika und stationäre Überwachung

Pflege: symptomatische Therapie, Beruhigen des Kindes, Monitoring und ggf. Oberkörperhochlagerung und Sauerstofftherapie, bei der Ernährung kleine, nicht krümelige Mahlzeiten bevorzugen

15.8.4 Influenza

DEFINITION

Influenza: akute Infektionskrankheit des Respirationstrakts, verursacht durch das Influenzavirus (Influenza A/B/C). Tritt gehäuft im Herbst und Winter auf. Es besteht eine erhöhte Gefährdung für ältere Personen und Säuglinge. Eine jährlich durchzuführende und in ihrer Zusammensetzung den jeweiligen zirkulierenden Virusstämmen angepasste Impfung ist als Indikationsimpfung für entsprechende Risikogruppen verfügbar. Die Inkubationszeit beträgt 1–2 Tage. Die Ansteckungsfähigkeit beträgt im Mittel 4–5 Tage nach dem Auftreten der ersten Symptome. [31]

Krankheitsentstehung

Die Influenzaviren gehören zu den Orthomyxoviren und werden in Influenza A, B und C unterteilt. Namensgebend für die Untergruppen sind die Oberflächenmoleküle Hämagglutinin (H) und Neuraminidase (N), z. B. H1N1. Die Übertragung erfolgt v. a. über Tröpfcheninfektion (Niesen, Husten). Die Ansteckungsgefahr ist vor dem Ausbruch der klinischen Symptome am größten (ca. 4–5 Tage). Die Inkubationszeit kann bis zu 7 Tagen betragen, durchschnittlich aber 1–2 Tage. Die Erholungsphase kann wochenlang andauern [31].

Das respiratorische Epithel wird durch die Influenzaviren zersetzt, dadurch gehen v. a. die Zilienfunktion und die Schleimproduktion verloren. Durch die Einwanderung von Entzündungszellen kommt es zur Entzündungsreaktion. Die Begleitsymptome (Fieber, Abgeschlagenheit, Gliederschmerzen) sind Folge immunologischer Reaktionen.

Symptome

Typische Symptome sind **trockener Husten, hohes Fieber, Kopf-** und **Gliederschmerzen.** Das gesamte Epithel des respiratorischen Trakts kann, muss aber nicht betroffen sein. Komplikationen sind Lungen-, Herzmuskel-, Muskelentzündungen, Enzephalopathie und eine Meningitis.

Vor allem bei Muskelschmerzen und Gehverweigerung muss an eine Influenza gedacht werden und es empfiehlt sich eine stationäre Aufnahme. Eine Myositis (Muskelentzündung) kann rasch progredient sein.

Diagnostik

Diverse Tests (Abstriche aus Mund- und Nasenschleimhaut) stehen zur Diagnosesicherung zur Verfügung, zum einen mit Hilfe in Form von Schnelltests als auch mit Hilfe von PCR-basierten Verfahren.

Behandlungsstrategie

Therapeutisch gibt es einige zugelassene **Virustatika** (v. a. Neuraminidaseinhibitoren), die bei ausgeprägten Fällen eingesetzt werden. Grundsätzlich sollte früh eine Diagnose gestellt werden, um schnell eine (symptomatische) Therapie einzuleiten und einen hohen Therapieeffekt zu erzielen. Prophylaktisch kann (laut Empfehlung der WHO) jedes Jahr vor den Monaten Dezember bis April mit einem quadrivalenten (4-fach) Impfstoff gegen Influenza geimpft werden. Vor allem Kinder und Jugendliche, die eine immunsupprimierende Erkrankung (z. B. Mukoviszdiose, Diabetes mellitus Typ I) haben, sollten geimpft werden. Besonderes Augenmerk liegt dabei auf der Impfung der Angestellten im Gesundheitssystem. Dabei ist nicht nur die eigene Unversehrtheit zu bedenken, sondern auch die Gefahr der Ansteckung anderer Patienten während des Diensts. [31]

Differenzialdiagnostisch muss ebenfalls an Parainfluenzaviren, an das humane Metapneumovirus (HMPV), an das humane Bocavirus (hBoV) und das humane Coronavirus (HCoV) gedacht werden.

Pflege

Die Eltern müssen darauf hingewiesen werden, dass die Kinder noch längere Zeit nicht wie gewohnt belastbar sind. Ansonsten erfolgt die Pflege symptomatisch mit Bettruhe und Flüssigkeitsüberwachung.

SPICKZETTEL

Influenza

Krankheitsentstehung/Erreger: Influenzavirus

Symptome: trockener Husten, hohes Fieber, Kopf- und Gliederschmerzen

Diagnostik: Schnelltests und PCR-basierte Verfahren

Behandlungsstrategie: Virustatika

Pflege: symptomatische Therapie, Flüssigkeitstherapie bzw. Trinkprotokoll, Bettruhe

15.8.5 Covid-19/SARS-CoV-2

DEFINITION

Anfang 2020 trat mit dem SARS-CoV-2 (*severe acute respiratory syndrome coronvirus type 2*) ein neues Beta-Coronavirus zu Tage. Bis zum heutigen Tag gibt es einige nachgewiesene Virusvarianten mit unterschiedlicher Virulenz und Pathogenität. Zu den häufigsten Symptomen zählen Husten, Schnupfen, Fieber und Kopf- und Gliederschmerzen. SARS-CoV-2 kann auch den Geruchs- und/oder Geschmackssinn negativ beeinflussen.

Krankheitsentstehung

SARS-CoV-2 zählt zu den Beta-Coronaviren. Die Übertragung erfolgt über respiratorische Partikel und ist in geschlossenen Räumen ohne adäquate Frischluftzufuhr am größten. Auch eine horizontale Übertragung von der Mutter auf das ungeborene Kind sind möglich.

Die Inkubationszeit beträgt im Mittel 5,8 Tage. Die Ansteckungsfähigkeit scheint kurz vor und nach dem Symptombeginn am größten. [32]

Symptome

Zu den Symptomen zählen v. a. Husten, Fieber, Schnupfen, Störung des Geruchs- und/oder Geschmackssinns. Zu weiteren Symptomen zählen allgemeine Symptome der Atemwegsinfektionen wie Halsschmerzen, Atemnot, Kopf- und Gliederschmerzen, Appetitlosigkeit, Gewichtsverlust, Übelkeit, Bauchschmerzen, Erbrechen, Durchfall, Konjunktivitis, Hautausschlag, Lymphknotenschwellung, Apathie bis hin zur Somnolenz. [32]

In seltenen Fällen entwickeln Kinder und Jugendliche ein PIMS (**p***aediatric* **i***nflammatory* **m***ultisystem* **s***yndrome*) in Kombination mit einem TSS (**t***oxic* **s***hock* **s***yndrome*). Dies weist klinische Ähnlichkeit mit einem Kawasaki-Syndrom auf. Erkrankte Kinder und Jugendliche müssen intensivmedizinisch überwacht werden und erfahren eine ähnliche Behandlung wie Kinder und Jugendliche mit einem Kawasaki-Syndrom.

Es gibt sowohl milde als auch tödliche Verläufe. Besondere Erwähnung soll das Long-Covid-Syndrom finden, bei dem Erkrankte noch lange nach der Erkrankung an chronischer Erschöpfung leiden.

Nach einer Corona-Erkrankung kann eine Immunität aufgebaut werden.

Diagnostik

Die Diagnose erfolgt klinisch. Es können Schnelltests mit Hilfe eines Nasen- bzw. Rachenabstrichs verwendet werden. Sensitiver sind Verfahren mit Hilfe der PCR aus Nasen- bzw. Rachenabstrich. Mit Hilfe des PCR-Verfahrens kann der ct-Wert bestimmt werden, der helfen kann, die Ansteckungsfähigkeit anzugeben.

Behandlungsstrategie

Die Behandlung erfolgt in erster Linie symptomorientiert. Bei Fieber erfolgen fiebersenkende Maßnahmen. Bei Husten und Schnupfen können Inhalationstherapie und Mukosekretolyse hilfreich sein. Bei schweren Verläufen können monoklonale Antikörper oder neu entwickelte spezifische antivirale Arzneimittel verwendet werden.

Bei Long-Covid kommt der Rehabilitation eine große Bedeutung zu.

Derzeit besteht eine generelle Impfempfehlung gegen COVID-19. Es sind verschiedene Impfstoffe auf dem Markt, die nach unterschiedlichen Empfehlungen aufgefrischt werden müssen. [32]

Pflege

Eltern und Kinder müssen isoliert werden. In der Pflege kommt v. a. dem Eigenschutz mit Maske und regelmäßiger Händedesinfektion eine große Bedeutung zu. Kinder mit einer COVID-19 Infektion müssen mit einem Pulsoximeter überwacht werden. Zudem empfiehlt sich eine regelmäßige Kontrolle der Körpertemperatur und ein Trinkprotokoll. Bei Nahrungs- bzw. Trinkverweigerung muss eine Infusionstherapie mit Hilfe einer Glukose-Elektrolytlösung erfolgen. [32]

SPICKZETTEL

COVID-19/Sars-CoV-2

Krankheitsentstehung/Erreger: Beta-Coronavirus

Symptome: Husten, Schnupfen, Fieber, Halsschmerzen und Störung des Geruchs- bzw. Geschmackssinns

Diagnostik: Schnelltests und PCR-basierte Verfahren

Behandlungsstrategie: Inhalationstherapie, symptomatische Therapie, Virustatika

Pflege: Bettruhe, symptomatische Therapie, kardiorespiratorisches Monitoring, Inhalationstherapie, ggf. Sauerstoff-Therapie

15.9 Konjunktivitis

Krankheitsentstehung

Bakterien oder Viren werden durch Schmierinfektion in die Augen gebracht und lösen dort eine lokale Entzündungsreaktion aus. Auch Allergien oder mechanische Reize (z. B. Staub, Pollen) können eine Konjunktivitis auslösen.

Symptome

Auffallend sind juckende, geschwollene Augen mit eitrigem Ausfluss, gerötete Konjunktiven, Lidschwellung und vermehrte Tränensekretion. Die Symptome können ein- oder beidseitig sein.

Erreger

Zu den Erregern bei Kindern und Jugendlichen zählen Staphylokokken, Streptokokken, Pneumokokken, Neisserien, Haemophilus influenzae. Übertragungsweg sind Schmierinfektionen, besonders durch die Hände oder belastende Gegenstände (z. B. Spielzeug) übertragen. Gonokken und Chlamydien, Herpes simplex, Candida zählen zu den Erregern in der Neugeborenenphase. Die Übertragung erfolgt beim Geburtsvorgang. Inkubationszeit beträgt 5 Tage bis 2 Wochen nach der Geburt. Adenoviren sind die Erreger der Conjunctivitis epidemica. Inkubationszeit sind 2 Tage bis 2 Wochen. Die Ansteckung kann solange erfolgen, bis die Erreger in den Sekreten nachgewiesen werden. Dies kann von Tagen bis zu Wochen dauern. [33]

Diagnose

Die Diagnose wird klinisch gestellt. Bei eitriger Konjunktivitis wird ein mikrobiologischer Abstrich entnommen. Die Antibiotikatherapie kann nach Resistogramm umgestellt werden. Bei beginnender Orbitalphlegmone erfolgt eine konsiliarische ophthalmologische Vorstellung.

Behandlung

In der Regel erfolgt keine Antibiotika-Therapie. Die Augen werden mit kühlenden und feuchten Kompressen (von außen nach innen) gereinigt. Bei zunehmender eitriger Sekretion und Konjunktivitis erfolgt eine lokale antibiotische Therapie mit Kanamycin- oder Gentamicin-Augentropfen bzw. Flucloxacillin-Augentropfen. Es können auch Augensalben verwendet werden. Eine topische Behandlung führt zu einer kürzeren Erkrankungsdauer. Bei Orbitalphlegmone muss eine stationäre Aufnahme erfolgen, die konsiliarische ophathalmologische Vorstellung und eine intravenöse antibiotische Therapie (z. B. Ampicillin und Flucloxacillin). Bei Adenoviren-Infektionen kann auf eine antibiotische Therapie verzichtet werden. Steht der Juckreiz im Vordergrund, können Medikamente (z. B. Fenistil®, Cetirizin®) dagegen verabreicht werden. [33, 34]

Vorsicht! Indikation für augenfachärztliche Vorstellung:
- Hornhautentzündung: starke Schmerzen, Photophobie, Visusminderung
- intraokuläre Infektion: Visusminderung, „schwimmende Trübung"
- orbitale Infektion: Bewegungsschmerz, Visusminderung, Überwärmung
- Dakryozystitis: Druckschmerz über Tränensack, Rötung, Schwellung
- Therapieversagen: ausbleibende Besserung nach 2 Tagen richtig durchgeführter Therapie. [35]

Pflege

Beim stationären Aufenthalt müssen die Eltern zur konsequenten Durchführung der Augenpflege angeleitet werden. Dazu zählt auch das Verabreichen der antibiotischen Augentropfen in beide Augen, auch wenn nur eins betroffen ist. Darüber hinaus muss viel Wert auf Hygiene gelegt werden. Dazu zählt Händedesinfektion oder Desinfektion von Gegenständen, Türklinken oder Spielzeug.

15.10 Durchfallerkrankungen

DEFINITION

Durchfall: Erhöhung der Stuhlfrequenz und/oder Verminderung der Stuhlkonsistenz bzw. Erhöhung der Gesamtstuhlmenge (normal bei Kindern: 5–10 g/kg KG/Tag; bei Erwachsenen: 100–200 g/Tag). Laut WHO mehr als 3 nicht geformte bis wässrige Stühle innerhalb von 24 Std. oder täglich. [36]

Durchfallerkrankungen gehören zu den häufigsten Infektionserkrankungen in Deutschland und weltweit. Infektionen können durch Bakterien, Viren, Protozoen und Pilze ausgelöst werden (→ Tab. 15.8), wobei bakterielle und virale Erkrankungen zu den häufigsten gehören [37]. In Deutschland verursachen vier Erreger 90 % der infektiösen Diarrhöen: Norovirus, Rotavirus, Campylobacter, Salmonellen.

Krankheitsentstehung

Die **Erreger** rufen eine Entzündung an unterschiedlichen Orten der Darmschleimhaut hervor, was zu Verlust von Elektrolyten und Wasser führt.

Symptome

- Bauchschmerzen
- Nahrungs- und Trinkverweigerung
- Durchfälle (wässrig, schleimig, blutig)
- Übelkeit und Erbrechen
- Allgemeine Symptome wie erhöhte Körpertemperatur, Kopf- und Gliederschmerzen, Unruhe, Unzufriedenheit, Trinkunlust, Lethargie, Somnolenz, Elektrolytverschiebungen
- Lymphknotenvergrößerung intraabdominell
- Zeichen der Dehydratation (→ Abb. 15.17).

Tab. 15.8 Mögliche Erreger von Durchfallerkrankungen [37]

Erregergruppe	Erreger
Bakterien	Salmonellen, Clostridium difficile, Campylobacter enteritis, Escherichia coli, Staphylokokken, Yersinien, Shigellen, Vibrio cholerae
Viren	Rotavirus, Norovirus, Enterovirus, Adenovirus
Protozoen	Lambliasis, Amöbiasis
Pilze	Candida albicans, Aspergillose

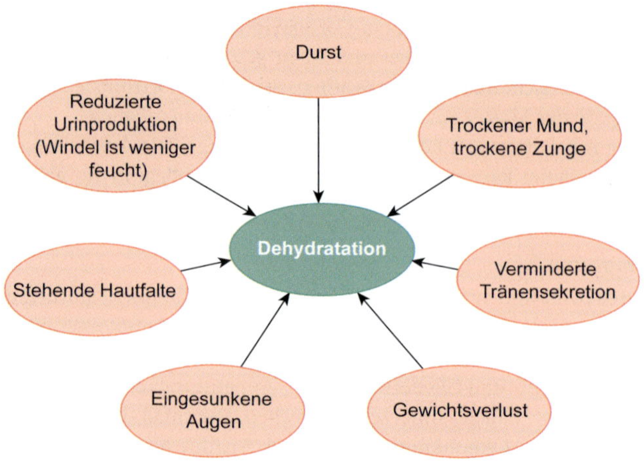

Abb. 15.17 Zeichen der Dehydratation [L143]

Falls der Körper extrem viel Flüssigkeit verliert, was zu einer Störung der Elektrolyt-Balance im Körper führt, spricht man von einer Dehydratation.

Symptome der Dehydratation
- Durst
- Trockener Mund, trockene Zunge
- Verminderte Tränensekretion
- Eingesunkene Augen
- Stehende Hautfalten (→ Abb. 15.18)
- Reduzierte Urinproduktion (Windel ist weniger feucht)
- Gewichtsverlust.

Vorsicht! Postenteritisches Syndrom: Nachdem die akute Gastroenteritis abgeklungen ist, kann es zu anhaltenden schleimig-wässrigen Durchfällen kommen, die mehrere Wochen andauern und zur Gedeihstörung führen können.

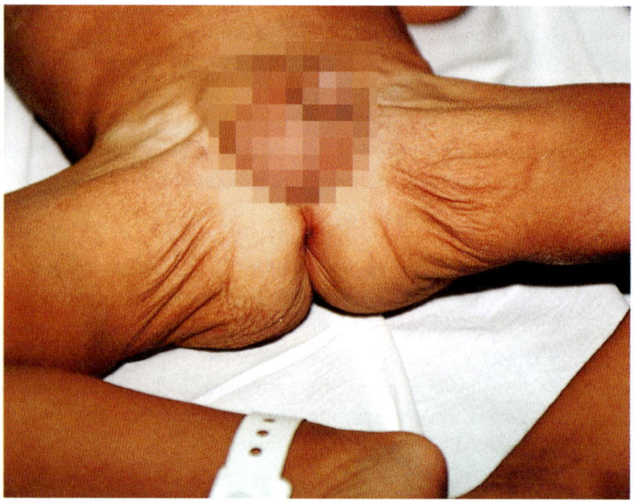

Abb. 15.18 Stehende Hautfalten bei einem dehydrierten Jungen [F654–002]

Diagnostik

Die Diagnostik erfolgt über die Stuhluntersuchung auf pathogene Keime wie Noro-, Rota- oder Adenoviren. Es können auch mikrobiologische Kulturen angelegt werden.

Behandlungsstrategie

Die Therapie orientiert sich sehr stark an den Symptomen. So ist es z. B. bei gutem Trinkverhalten und leichten Symptomen ausreichend, **orale Rehydratationslösungen** mit Flüssigkeit oder Stillen in häuslicher Umgebung zu kombinieren [38]. Bei schwerer Dehydratation hingegen ist eine **stationäre Aufnahme** erforderlich, in der die Flüssigkeitsaufnahme per Sonde oder parenteral mit Hilfe einer Glukose-Elektrolyt-Lösung erfolgen muss. Nach Abklingen der Übelkeit kann mit vorsichtiger oraler Flüssigkeitsaufnahme und Schonkost begonnen werden.

Die meisten Durchfallerkrankungen sind selbstlimitierend und klingen unter dieser Therapie ab. Ein guter Indikator ist der Gewichtsverlauf, daher ist es unverzichtbar bei stationärer Aufnahme, das Ausgangsgewicht zu dokumentieren.

Bei systemischen Reaktionen bzw. wenn eine Reduktion des Allgemeinzustands vorliegt (z. B. Fieber, Trinkschwäche, Gliederschmerzen, Kopfschmerzen, erhöhte Entzündungswerte), kann eine systemische Behandlung bei Yersenien mit z. B. Ciprofloxacin oder Cotrimoxacol und bei Salmonellen mit z. B. Cotrimoxazol, Ampicillin erfolgen.

Die Indikation zur medikamentösen Therapie wird mittlerweile zurückhaltend gestellt. Eine antibiotische Therapie sollte nur bei Keimnachweis und mit Resistogramm begonnen werden. Gegen Übelkeit kann Dimenhydrinat bzw. Diphenhydramin, Ondensatron und gegen Durchfall Loperamid gegeben werden. In der Kinderheilkunde ist man aufgrund der Nebenwirkungen sehr zurückhaltend geworden und greift nur im Notfall darauf zurück. Ab einem Alter von 6 Jahren ist auch das Medikament Buscopan gegen Bauchkrämpfe zugelassen. Bei Schmerzen kann Paracetamol verabreicht werden. Ibuprofen wird wegen der verringerten Flüssigkeitsaufnahme, der Gefahr von Magenschleimhautschädigungen und damit verbundenen zusätzlichen Magenschmerzen eher zurückhaltend eingesetzt. [39]

Vorsicht!

- Patienten mit dem Verdacht auf Magen- und Darmerkrankungen müssen bei Aufnahme isoliert werden. Kinder aus der gleichen Familie können zusammen isoliert werden, ebenso Kinder und Jugendliche mit gleichem Erreger nach Nachweis (Kohortenisolation). Kinder und Jugendliche mit Durchfallerkrankungen sollten Gemeinschaftseinrichtungen fernbleiben. Es sollten 2 Tage nach Abklingen der Symptome vergehen, um eine Ansteckung zu vermeiden.
- Meldepflichtig sind Infektionen (laut Infektionsschutzgesetz, IfSG) mit Rotavirus, Norovirus, Salmonellen, Yersinien, Campylobacter, Giardia lamblia, Kryptosporidien und Durchfallerkrankungen mit epidemischen Verläufen.

Pflege

Bei Kindern aller Altersstufen ist auf eine ausreichende Versorgung mit Flüssigkeit zu achten, um eine Dehydratation zu vermeiden. Mit der frühzeitigen oralen Flüssigkeitszufuhr kann schon zu Hause begonnen werden.

- Zu **meiden** sind zuckerhaltige und kohlensäurehaltige Getränke wie reine (nicht verdünnte) Fruchtsäfte oder Limonade.
- Verabreicht werden sollten **orale Rehydratationslösungen.** Diese Trinklösungen ersetzen Wasser und Elektrolyte. Sie werden zur Prophylaxe und Therapie des Flüssigkeitsverlusts eingesetzt [18]. Die Verabreichung oraler Rehydratationslösungen sollte innerhalb von 3–4 Std. nach Symptomausbruch beginnen. [38]
- Kinder, die gestillt oder mit **Formulanahrungen** ernährt werden, erhalten diese weiterhin. Ein Verdünnen der Säuglingsmilchnahrungen ist nicht angezeigt. Die American Academy of Pediatrics empfiehlt das Fortsetzen der normalen, altersentsprechenden Ernährung. Die sog. BRAT Ernährung (Bananen, Reis, Apfelmus und Toasts) wird nicht befürwortet [39].
- Die **trockene Mundschleimhaut** wird mit Flüssigkeiten wie Tee oder Wasser feucht gehalten.

Ein häufiges Problem von Kindern, besonders mit Windeln, ist das Wundwerden im Gesäßbereich. Zur präventiven Versorgung der Haut und zur Behandlung des Intertrigo (Wundseins) → 14.4.1.

Kinder und Jugendliche

Bei Kindern und Jugendlichen sollten beobachtet werden:

- der Hautturgor
- die Vitalzeichen und das Bewusstsein
- die Körpertemperatur
- der Stuhl (Konsistenz, Farbe, Häufigkeit der Entleerung)
- der Urin (Farbe, Menge)
- das Gewicht
- Appetit, Übelkeit und Erbrechen
- Bauchschmerzen.

SPICKZETTEL

Durchfallerkrankungen

Krankheitsentstehung/Erreger: Norovirus, Rotavirus, Campylobacter, Salmonellen als Erreger von 90 % der Durchfallerkrankungen in Deutschland

Symptome: Bauchschmerzen, Durchfall, Trink- und Nahrungsverweigerung, Übelkeit und Erbrechen, evtl. Zeichen der Dehydratation

Diagnostik: mikrobiologische Untersuchung von Stuhlproben

Behandlungsstrategie: oft selbstlimitierender Verlauf, ansonsten orale Rehydratationslösung bzw. intravenöse Flüssigkeitstherapie, sonst weitere symptomatische Therapie wie Fiebersenkung oder Schmerztherapie

Pflege: frühzeitiger Beginn der Verabreichung oraler Rehydratationslösungen, Trinkprotokoll bzw. Überwachung der Flüssigkeitszufuhr, an die Situation des Kindes angepasste Nahrung

15.10.1 Durchfallerkrankungen infolge anderer Grunderkrankungen

Es darf nicht außer Acht gelassen werden, dass Durchfall und Erbrechen auch durch andere Erkrankungen ausgelöst werden können (→ Tab. 15.9).

15.10.2 Durchfallerkrankungen: erregerspezifische Aspekte

Rotavirus

Rotaviren zählen zu den häufigsten Durchfallerregern (→ Abb. 15.19) weltweit. Sie sind äußerst widerstandsfähig und **hochansteckend** (10 Viren reichen für eine Infektion aus). Sie werden hauptsächlich fäkal-oral übertragen. Die Inkubationszeit beträgt nur 24–72 Std. und sie werden 1–2 Wochen ausgeschieden.

Es kommt zu heftigem Erbrechen (1–2 Tage), das innerhalb von 24 Std. von stark übelriechendem Durchfall gefolgt wird, der 4–6 Tage andauern kann. Zusätzlich werden die Kinder von heftigen Bauchschmerzen und unspezifischen Symptomen wie Fieber oder Gliederschmerzen geplagt.

Tab. 15.9 Grunderkrankungen, die mit Durchfall einhergehen [13]

Ursachen	Beispiele
Entzündliche Darmerkrankungen	Colitis ulcerosa, Morbus Crohn, pseudomembranöse Enterokolitis (durch Antibiotika und Chlostridium difficile ausgelöst)
Malabsorptionssyndrome	Kurzdarmsyndrom, Malabsorption, Strahlenenteritis
Enzymdefekte	Laktasemangel, Laktoseintoleranz
Immunologische Ursachen	Nahrungsmittelallergie, Zöliakie, Kuhmilchallergie, IgA-Mangel, kombinierter Immundefekt, Agammaglobulinämie
Anatomische Ursachen	Fistelung, Malrotation, Duplikaturen, intestinale Lymphangiektasie
Pankreas	Pankreasinsuffizienz, Mukoviszidose, Pankreatitis
Leber, Gallenblase	Hepatitis, Leberzirrhose, Gallensäureverlustsyndrom
Endokrine Ursachen	Hyperthyreose, Hyperparathyreoidismus, Karzinoid, Gastrinom, VIPom
Medikamente	Antibiotika, Chemotherapie, Laxanzienabusus
Andere Ursachen	Intoxikationen, psychischer Stress, Reizdarmsyndrom

Eine Schluckimpfung ist verfügbar und kann bereits ab der 4.–6. Lebenswoche verabreicht werden. [41]

Norovirus

Noroviren sind **sehr umweltstabil** und **extrem infektiös.** Auch hier sind bereits 10 Viren ausreichend für eine Ansteckung (→ Abb. 15.19). Die Übertragung erfolgt fäkal-oral und per aerogener Tröpfcheninfektion. Die Inkubationszeit beträgt 6–50 Std. Die Ansteckungsfähigkeit ist während der Symptome und 48 Std. nach dem Sistieren der Symptome am höchsten.

Vorsicht! Isolationsmaßnahmen zum Schutz der Angestellten und zum Schutz der anderen Kinder und Jugendlichen sind extrem wichtig. Infektionswellen treten v. a. in Gemeinschaftseinrichtungen wie Kindergärten und Schulen auf. Die Inkubationszeit ist sehr kurz.

Die Erkrankung beginnt mit **schwallartigem Erbrechen** und wässrigen Durchfällen. Zudem empfindet man ein starkes Krankheitsgefühl mit verschiedenen unspezifischen Symptomen (Kopf- und Gliederschmerzen, Myalgien etc.).

Die Behandlung erfolgt symptomorientiert. [42]

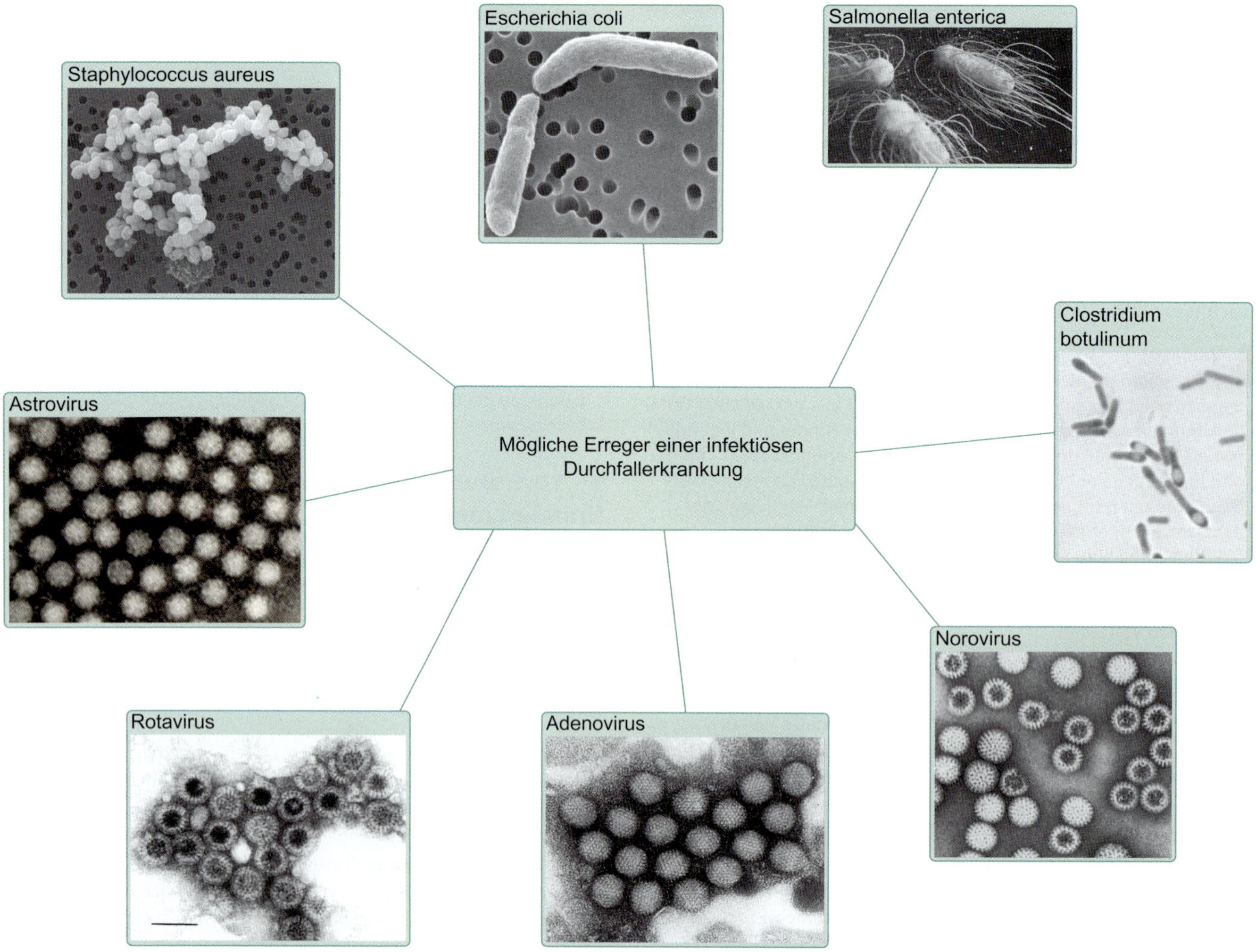

Abb. 15.19 Mögliche Erreger einer infektiösen Durchfallerkrankung [L143; G189-002; G810; G815; G825; J787; T1031]

Adenoviren

Adenoviren (→ Abb. 15.19) rufen insbesondere Erkrankungen der Luftwege hervor. Aber auch 15 % der Gastroenteritiden werden von Adenoviren Typ 40 und 41 im Kindes- und Jugendalter ausgelöst. Die Inkubationszeit liegt zwischen 2–14 Tagen. Die Ansteckung erfolgt durch Tröpfcheninfektion oder direkten Kontakt. Meist bestehen zusätzlich zum Durchfall Symptome eines Infekts der oberen Atemwege. [37]

Astroviren

Eine weitere häufige Durchfallerkrankung, die zu ähnlichen Symptomen wie eine Rotaviren-Infektion führen kann, aber einen bedeutend milderen Verlauf hat, wird durch Astroviren (→ Abb. 15.19) hervorgerufen.

Namensgebend ist die Struktur des Virus, die unter dem Elektronenmikroskop zentral-sternförmig aussieht. [37]

Salmonellosen/Typhus abdominalis

Die gramnegativen Stäbchenbakterien Salmonella enterica sind Auslöser der Salmonellosen:

- Salmonella enterica Serotyp Typhi löst Typhus abdominalis aus
- Salmonella enterica Serotyp Paratyphi A, B + C löst Paratyphus aus
- Salmonellenenteritis wird von Salmonella enteritidis und typhimurium ausgelöst.

Die Salmonellenenteritis wird v. a. durch Tiere und infizierte Eier übertragen. Die Übertragung erfolgt durch kontaminierte Lebensmittel oder durch Dauerausscheider (Patienten, die Salmonellen mehr als 10 Wochen ausscheiden). Sie können mit Cephalosporinen für 3 Wochen oder mit Cotrimoxazol für 3 Monate behandelt werden. Die Kontrolle erfolgt durch das örtliche Gesundheitsamt.

Bei den Salmonella paratyphi/typhi dienen Menschen als Erregerreservoir. Sie scheiden den Keim mit dem Stuhl oder Urin aus. Über kontaminierte Nahrungsmittel und Wasser gelangt der Erreger in den nächsten Wirt. Auch Schmierinfektionen sind möglich.

Die **Salmonellenenteritis** ist eine akute Gastroenteritis mit Übelkeit, Erbrechen, Durchfall (wässrig bis blutig) mit einer schnell eintretenden Dehydrierung. Die Therapie erfolgt symptomorientiert v. a. mit Flüssigkeits- und Elektrolytausgleich.

Typhus abdominalis und **Paratyphus** haben einen schleichenden Krankheitsverlauf mit unspezifischen Allgemeinsymptomen (durchgehendes Fieber über mehrere Tage, Müdigkeit, Kopf- und Gliederschmerzen), Hepatosplenomegalie, enzephalitische Bewusstseinsstörungen, geschwollene, weißlich belegte Zunge mit rötlichem Rand und nach initialer Obstipation mit blutigen Durchfällen. Es wird eine antibiotische Therapie mit Amoxicillin, Cefotaxim oder Cotrimoxacol verabreicht [43].

Escherichia-coli-assoziierte Durchfallerkrankungen

Darmpathogene Escherichia-coli-Gruppen (ETEC, EPEC, EIEC, EaggEC, EHEC/STEC) rufen v. a. die EHEC-Infektionen mit wässrigen Durchfällen hervor. Die Übertragung findet fäkal-oral durch kontaminierte Lebensmittel statt. Die Erkrankung kann Stunden bis Tage nach Infektion auftreten. Die EHEC-Infektionen sind meldepflichtig. [44]

! Vorsicht! Eine lebensbedrohliche Komplikation ist das hämolytisch-urämische Syndrom (HUS, Gasser-Syndrom), ausgelöst durch Shigatoxine des EHEC (enterohämorrhagische Escherichia coli). Nach Infektion kommt es zu hämorrhagischen Durchfällen mit zunehmender Schwäche. Nach 5–10 Tagen kann es zu einer Verringerung der Urinproduktion bis hin zum akuten Nierenversagen mit Anurie kommen. Zusätzlich entwickeln sich eine hämolytische Anämie und eine Thrombozytopenie. Eventuell endet die Krankheit nach einem Multiorganversagen tödlich. Die Therapie erfolgt mit Diuretika, Flüssigkeitssubstitution und Dialyse in dafür spezialisierten Zentren.

Staphylokokkenenteritis

Staphylococcus-aureus-Infektionen (umgangssprachlich Lebensmittelvergiftung) sind Folge einer Kontamination von Lebensmitteln. Bei guten Lebensbedingungen können sie sich schnell vermehren und Toxine in hoher Anzahl produzieren.

Symptome treten bereits nach 2–8 Std. auf. Es kommt zu schweren Durchfällen und heftigem Erbrechen. Eine Dehydration und ein hypovolämischer Schock können die Folge sein. [45]

Botulismus

Ausgelöst von Clostridium botulinum werden Neurotoxine und Sporen gebildet, die die Erregungsübertragung an den motorischen Endplatten hemmen. Die Toxine werden v. a. auf Lebensmitteln (im anaeroben Milieu, z. B. verschlossene Lebensmittel [Konservendosen]) gebildet. Die Inkubationszeit beträgt 12–48 Std.

Es folgen gastrointestinale Beschwerden, neurologische Ausfallerscheinungen (Lähmungen), vegetative Symptome (Harnverhalt, verminderter Speichelfluss) und Atemschwäche.

Eine intensivmedizinische Überwachung ist erforderlich und bei positivem Erregernachweis wird Botulinum-Antitoxin verabreicht. Die Letalität ist trotz Intensivmedizin sehr hoch. [46]

SPICKZETTEL

Durchfallerkrankungen

Rota- und Noroviren sind die häufigsten Erreger bei Durchfallerkrankungen. Bei Durchfallerkrankung und Exsikkose bzw. Anurie immer auch an EHEC denken!

Antibiotika-assoziierte Enterokolitis

Erfolgt eine antibiotische Therapie bei einer Infektion mit Clostridium difficile, können sich Toxine entwickeln, die zum einen die Sekretion von Elektrolyten ins Darmlumen fördern (Enterotoxin) und zum anderen eine Kolonepithelschädigung (Zytotoxin) verursachen können. Ausgelöst durch die Toxine kann es zur Plaquebildung kommen, die sich im Rahmen einer Koloskopie nachweisen lässt. Sonst kann die Diagnose leicht durch die Anamnese und durch den Toxinnachweis gestellt werden. [47]

15.11 Hepatitis

Die Hepatitiden A/B/C sind am häufigsten in der Praxis zu sehen. Pflegerische Probleme, die bei Hepatitis auftreten können, sind der Juckreiz (→ 14.2.1) und die trockene Haut (→ 14.2.2), außerdem bestehen Schwierigkeiten bei der Nahrungsaufnahme durch Übelkeit, Erbrechen und Appetitlosigkeit. Die Nahrungsmittelaufnahme kann unterstützt werden, indem häufige Mahlzeiten mit geringer Menge angeboten werden und eine ausgewogene Wunschkost favorisiert wird. Auf eine adäquate Flüssigkeitszufuhr ist zu achten.

15.11.1 Hepatitis A

Krankheitsentstehung

Das **Hepatitis-A-Virus** gehört zu den Picornaviridae und wird fäkal-oral übertragen. Die Erkrankung tritt v. a. in tropischen und subtropischen Ländern mit schlechter Hygiene und mit vielen Menschen auf engem Raum auf. Die Aufnahme erfolgt über den Darm. Über den Pfortaderkreislauf kommt das Virus in die Leber, wo es sich vermehrt und wieder in den Darm ausgeschieden wird. Die Inkubationszeit beträgt im Durchschnitt 28–30 Tage. Die Ansteckungsfähigkeit ist in den 1–2 Wochen vor sowie in den ersten Tagen nach Auftreten des Ikterus oder der Transaminasenerhöhung am höchsten. [48]

Symptome

Die Hepatitis ist eine zeitlich limitierte Krankheit und tritt bei Kindern v. a. durch **gastroenteritische Symptome** (Übelkeit, Erbrechen, Durchfall) in Erscheinung. Mit fortschreitendem Altern treten allgemeine Symptome auf, die mit einem **Ikterus** (→ 3.4.6) mit erhöhten Bilirubin- und Leberwerten (Transaminasen, z. B. GPT, GOT und y-GT) im Blut einhergehen. Bei einigen Patienten kommt es zum zweigipfligen Verlauf – zuerst treten die gastroenteritischen Symptome auf, nach einer kurzen Besserung entwickelt sich der Ikterus mit den Transaminasen –, bei anderen tritt ein Exanthem auf.

Diagnostik

Anti-HAV-IgM-Antikörper können 5–6 Wochen nach der Infektion nachgewiesen werden. Der Nachweis von Anti-HAV-IgG ohne Anti-HAV-IgM spricht für eine Immunität bzw. für eine durchgemachte Infektion. Darüber hinaus kann das Virus direkt aus dem Stuhl mit PCR-Methoden nachgewiesen werden.

Behandlungsstrategie

Die Therapie erfolgt symptomorientiert. Eine Impfung ist im STIKO-Impfkalender vorgeschrieben [20].

15.11.2 Hepatitis B

Krankheitsentstehung

Das **Hepatitis-B-Virus** gehört zur Gruppe der Hepadnaviridae. Das Core-Antigen (HBc-Ag) umgibt das Virus. Das Envelope-Antigen (HBe-Ag) kann im Serum Infizierter nachgewiesen werden, was für eine aktive Virusvermehrung spricht. Die 2. Hülle des Virus besteht aus dem Surface-Antigen (HBs-Ag). Die Neutralisierung des Virus erfolgt über die Antikörperbildung gegen das HBs-Ag. Risikofaktoren sind HBs-Ag positive Mütter, Kinder aus Endemiegebieten, Drogenabusus oder Kinder/Jugendliche, die in engem Kontakt mit Infizierten leben. Kinder von Hepatitis-B positiven Mütter werden direkt nach Geburt (noch vor dem ersten Anlegen/Stillen) aktiv und passiv immunisiert [21].

Die Inkubationszeit beträgt im Durchschnitt 60–120 Tage. Die Ansteckungsfähigkeit ist sehr individuell und hängt vom Ausmaß der Virämie (Anzahl des Virus im Blut) und der Art des Kontakts ab. [49]

Symptome

Die Infektion beginnt mit **unspezifischen Symptomen,** v. a. Übelkeit und Erbrechen. Extrahepatische Manifestationen wie Kryoglobulinämie, Vaskulitis oder membranöse Nephropathie können noch vor der ikterischen Phase auftreten. Die **ikterische Phase** ist v. a. gekennzeichnet durch den Anstieg von Transaminasen und des Serumbilirubins sowie durch Gerinnungsstörungen. Es können außerdem Juckreiz und ein Kapselschmerz der Leber auftreten [49].

Über 90 % der Hepatitis-B-Infektionen werden chronisch. Es ist auch möglich, dass sich ein hepatozelluläres Karzinom (HCC) entwickelt.

Diagnostik

Im Blut können verschiedene Antigene und Antikörperkomplexe nachgewiesen werden. Dies hilft bei der Einstufung der Erkrankung. Bei einer akuten Hepatitis B ist das Antigen gegen Hepatitis B (HBs-Ag) positiv. Nach 4–6 Wochen kann man das Antigen HBe-Ag nachweisen. Danach kommt es zur Entstehung des Anti-HBc-IgM Komplexes (Antikörper). Bei einer chronischen Hepatitis kann ein Fortbestehen des Antigens HBs-Ag und der Antikörper Anti-HBc-IgG auftreten. Bei dem Auftreten von Anti-HBe ist ein Rückzug des Virus zu erwarten.

Behandlungsstrategie

Bei der Behandlung kann man mittlerweile auf verschiedene Virustatika und eine Interferon-Therapie zurückgreifen. Die Hepatitis-B-Impfung ist Teil des STIKO-Impfkalenders.

15.11.3 Hepatitis C

Krankheitsentstehung

Das **Hepatitis-C-Virus** gehört zu den Flaviviridae. Es können sechs Genotypen mit verschiedenen Untergruppen diagnostiziert werden. Es wird vertikal und durch Blutkontakt übertragen (Blutspende, Blutprodukte, Drogenabusus). Diagnostisch lässt sich Anti-HCV (PCR) 7–8 Wochen nach der Infektion nachweisen. Bereits wenige Tage nach der Infektion lassen sich HCV-RNA nachweisen. Eine Bestätigung wird durch eine spezielle Untersuchungsmethode (Western Blot) durchgeführt.

Symptome

Die Infektion verläuft **sehr schleichend mit unspezifischen Allgemeinsymptomen** und transienter Transaminasenerhöhung. Bei vielen Patienten verläuft die Infektion symptomlos. Im Kindesalter kommt es selten zu extrahepatischen Manifestationen, wie Polyarteriitis nodosa, Kryoglobulinämie und Autoimmunthyreoditis. Ein Übergang zur chronischen Infektion tritt bei über der Hälfte der Patienten auf.

Behandlungsstrategie

Zur Therapie stehen die Interferontherapie und Virustatika zur Verfügung. Eine Impfung gibt es derzeit noch nicht [9].

15.11.4 Hepatitis D und E

Hepatitis D: Bei einer akuten oder chronischen Hepatitis B kann es zu einer gleichzeitigen Infektion mit einem Hepatitis D-Virus kommen. Das Hepatitis D-Virus kann nur Viruspartikel bilden, wenn in der Leberzelle eine Hepatitis B-Infektion abläuft. Hepatitis D tritt somit stets zusammen mit Hepatitis B auf und führt z. T. zu schweren chronischen Verläufen. [50]

Hepatitis E: Das Hepatitis E-Virus gehört zu den Hepeviridae und ist ein einzelsträngiges RNA-Virus. Die Übertragung erfolgt meist durch Haus- oder Wildschweine oder von Mensch zu Mensch. Die Übertragung kann von Tier zu Mensch, parenteral (z. B. Blutprodukte) oder durch Schmierinfektion (Reise) erfolgen. Die Inkubationszeit beträgt 15–64 Tage. Zu den Symptomen zählen v. a. reduzierter Allgemeinzustand und gastrointestinale Symptome. Zudem können Ikterus, Entfärbung des Stuhls, Fieber, Oberbauchbeschwerden, Müdigkeit und Appetitverlust auftreten. Die Hepatitis E verläuft oft symptomlos und heilt folgenlos aus. [51]

15.12 Wurmerkrankungen (Helminthosen)

Würmer sind vielzellige, z. T. sehr differenziert strukturierte Lebewesen. Sie vermehren sich im Gegensatz zu den Bakterien im Allgemeinen nicht durch Querteilung, sondern durch sexuelle Fortpflanzung. Einige Arten sind getrennt geschlechtlich, andere zwittrig.

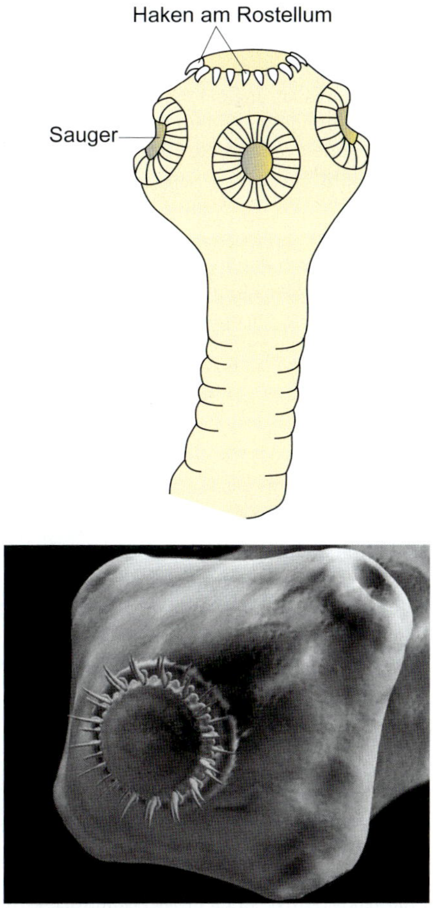

Abb. 15.20 Bandwurm mit Hacken- und Saugvorrichtung, schematisch und im Rasterelektronenmikroskop [L143, G826]

Wurmerkrankungen *(Helminthosen)* sind auf der ganzen Welt verbreitet und können nicht nur den Darm, sondern alle Organe des Körpers in Mitleidenschaft ziehen. Bei den menschenpathogenen Würmern werden unterschieden:

- **Bandwürmer** *(Zestoden* → Abb. 15.20), z. B. der Schweine- und Rinderbandwurm
- **Saugwürmer** *(Trematoden),* z. B. der Pärchenegel
- **Fadenwürmer** *(Nematoden),* z. B. Maden- und Spulwürmer.

Der Schweine-, Rind- und Fischbandwurm (Zestoden) wird über rohes Fleisch, der Hunde- bzw. Fuchsbandwurm (Echinokokkosen) über Hunde- bzw. Fuchskot, der Madenwurm (Oxyuriasis) fäkal-oral und der Spulwurm (Askariasis) durch verunreinigtes Trinkwasser **übertragen.**

Wurmerkrankungen fallen am ehesten durch unbestimmte Beschwerden im Bauchraum auf, z. B. durch Völlegefühl, Übelkeit, Erbrechen, Bauchschmerzen, Obstipation und Durchfall. Es kann auch ein perianaler Juckreiz, in manchen Fällen auch eine Bronchitis bestehen. Der Juckreiz tritt v. a. abends oder nachts auf. Im Blutbild können eine Eosinophilie und ein erhöhtes IgE auf die Erkrankung hinweisen, diagnostisch beweisend sind meist Stuhluntersuchungen. Viele Eltern oder die Kinder bzw. Jugendliche selbst entdecken die Würmer beim bzw. im Stuhlgang.

Bei chronischen Bauchschmerzen oder Obstipation lohnt es sich immer Stuhl auf Würmer zu untersuchen.

Impfungen gegen Wurmerkrankungen gibt es nicht. Deshalb ist die Vorbeugung entscheidend. In der schulmedizinischen Behandlung werden Wurmmittel (**Anthelminthika**) gegeben, um die Parasiten abzutöten. Bei Echinokokken können nicht selten Zysten v. a. in der Leber und im Gehirn auftreten. Mebendazol ist die Behandlung der Wahl bei Oxyuriasis und bei Askariasis. Bandwürmer werden mit Praziquantel und Echinokokken mit Albendazol behandelt. Zu den seltenen (tropischen) Wurmerkrankungen zählen Lambliasis und Amöbiasis, die v. a. mit Durchfall imponieren.

Es ist sinnvoll, die Fingernägel kurz zu halten, die Toiletten zu Hause gründlich zu desinfizieren, ggf. die Eltern und Geschwisterkinder zu behandeln. Außerdem sollte die Bettwäsche gewechselt und gewaschen werden. [52]

SPICKZETTEL

Wurmerkrankungen

Krankheitsentstehung/Erreger: Bandwürmer, Fadenwürmer, Saugwürmer

Symptome: Völlegefühl, Übelkeit, Erbrechen, Bauchschmerzen und Durchfall. Es kann auch ein perianaler Juckreiz auftreten.

Diagnostik: erhöhtes IgE, Stuhluntersuchung

Behandlungsstrategie: Anthelminthika

Pflege: hygienisches Handeln, Desinfektion und Toilettenhygiene, ggf. Kürzen der Fingernägel

15.13 Neurologische und neuromuskuläre Infektionserkrankungen

15.13.1 Meningitis und Enzephalitis

Peter Schonhoff, Birgit Gwuzdz

DEFINITION

Meningitis: Entzündung der weichen Hirnhäute (Arachnoidea und Pia mater). Man unterscheidet eine eitrige (= septische) Meningitis und eine seröse (= aseptische) Meningitis, je nach Zahl der Entzündungszellen und Erregernachweis im Liquor.

Enzephalitis: Entzündung des Gehirns selbst (s. u.). Fast immer liegt eine Mischform vor (Meningoenzephalitis).

Die Ursachen beider Erkrankungen lassen sich wie folgt unterscheiden:

- Infektiöse Ursachen mit Nachweis eines Erregers im Liquor; eine Infektion kann durch hämatogene Streuung, durch eine fortgeleitete Infektion, durch ein offenes Schädel-Hirn-Trauma oder durch eine aufsteigende Infektion durch einen Liquor-Shunt bedingt sein.
- Parainfektiöse Ursachen, die zwar im zeitlichen Zusammenhang zu einer Infektion stehen, für die jedoch weder ein Erregernachweis noch Entzündungszeichen im Liquor vorliegen.
- Postinfektiöse Ursachen mit durch das Immunsystem vermittelter und überschießender Entzündungsreaktion nach der eigentlichen Infektion.

Neben den mit einer Infektion im Zusammenhang stehenden Ursachen können auch Autoimmun- oder Tumorerkrankungen eine Meningoenzephalitis hervorrufen.

Vorsicht! Eine Meningoenzephalitis sollte grundsätzlich bei jedem Auftreten neurologischer Symptome als Ursache in Betracht gezogen werden. Die Kombination von Fieber, erhöhten Endzündungswerten und neurologischen Symptomen ist ein Alarmzeichen!

Akute bakterielle, septische Meningitis

DEFINITION

Septische Meningitis: Akute, durch Bakterien verursachte Hirnhautentzündung, potenziell lebensbedrohliche Erkrankung. Es drohen Hirnödem, Hirnabszess, Sepsis (immer bei Neugeborenen) und als Spätkomplikation Hydrozephalus.

Die akute, durch Bakterien verursachte Hirnhautentzündung muss schnell diagnostiziert und behandelt werden. Je nach Erreger und Alter beträgt die Mortalität bis über 10 % [53].

Krankheitsentstehung

Das Spektrum der Erreger ändert sich mit dem Alter des Kindes:

- Bei **Neugeborenen** verursachen **Streptokokken der Gruppe B, Escherichia coli** und **Listeria monocytogenes** typischerweise eine Meningitis – diese Bakterien sind Teil der Flora im Geburtskanal.
- Ab dem Alter von **3 Monaten** ist der häufigste Erreger Neisseria meningitidis (**Meningokokken**), gefolgt von Streptococcus pneumoniae (**Pneumokokken**) und Haemophilus influenzae Typ B. Seit Einführung der Impfung gegen Haemophilus influenzae im Alter von 2 Monaten sind Hirnhautentzündungen durch dieses Bakterium selten geworden. Auch andere Bakterien wie Staphylococcus aureus, Pseudomonas aeruginosa oder Listeria monocytogenes können Ursache einer Meningitis sein.

Die Bakterien gelangen meist über die Schleimhäute des Atmungstrakts in den Körper. Nach Überwinden der Blut-Hirn-Schranke infizieren sie die weichen Hirnhäute. Die dadurch in Gang gesetzte Entzündungsreaktion kann zur Entstehung eines Hirnödems mit Verminderung der Hirndurchblutung führen.

Vorsicht! Jedes Kind mit dem Verdacht auf eine bakterielle Meningitis soll vor jeder weiteren Untersuchung isoliert werden. Es gelten für das medizinische Personal Schutzmaßnahmen. Dazu gehören die Isolation des Patienten bei Beginn der Therapie, Verwendung von Schutzhandschuhen, das Tragen eines Schutzkittels, und das Tragen eines medizinischen Mund-Nasen-Schutzes (MNS) für das Personal. [54]

Symptome

Das Beschwerdebild der Kinder ist stark altersabhängig.

- Bei **Neugeborenen** fehlen oft die typischen Meningitiszeichen, wie etwa der Meningismus. Vielmehr fällt bei ihnen ein schlechter Allgemeinzustand mit Zeichen einer systemischen Infektion sowie eine vorgewölbte Fontanelle auf.
- **Ältere Kinder** mit bakterieller Meningitis zeigen öfter die typischen Meningitiszeichen (Meningismus, Kernig-, Brudzinski- und Lasègue-Zeichen, Kniekuss- und Dreifuß-Zeichen). Zusätzlich treten folgende Symptome auf: Hohes Fieber, Kopfschmerzen, schrilles Schreien, grau-blass marmoriertes Hautkolorit, Trinkunlust, Erbrechen, Licht- und Geräuschempfindlichkeit bis hin zu Vigilanzstörungen und Krampfanfällen.

Meningokokken führen häufig zu einem sehr rasanten Krankheitsverlauf und können eine Sepsis hervorrufen. Oft entsteht ein typischer Hautausschlag mit kleinen und größeren Hauteinblutungen (*Petechien und Purpura*), der durch ein Versagen der Blutgerinnung als Folge der Infektion hervorgerufen wird. Dieses Krankheitsbild wird **Waterhouse-Friderichsen-Syndrom** genannt.

Waterhouse-Friderichsen-Syndrom

Hierbei handelt es sich um eine seltene, aber lebensbedrohliche Komplikation der Meningokokken-Meningitis, bei der es zu einer Gerinnungsstörung mit massiven Einblutungen in Haut, Organe (v. a. Nebennierenrinden) und zum septischen Schock kommt. Nicht selten verläuft die Erkrankung trotz intensivmedizinischer Behandlung letal.

Tuberkulöse Meningitis

Die tuberkulöse Meningitis ist eine Sonderform der bakteriellen Meningitiden, die durch Tuberkulosebakterien (Mycobacterium tuberculosis) ausgelöst wird und v. a. Kinder im Bereich der basalen Hirnhäute (basale Meningitis) im Rahmen einer Tuberkulose-Infektion befällt (→ 15.13.3).

Diagnostik

Bei jedem Verdacht auf eine Meningitis muss eine notfallmäßige Liquoruntersuchung vorgenommen werden. Der Liquor muss auf Entzündungszellen untersucht und eine Erregergewinnung mittels Liquorkultur veranlasst werden: Bei einer bakteriellen Infektion ist der Liquor trüb und es kommen v. a. Granulozyten im Liquor vor, die Glukose ist erniedrigt, Eiweiß und Laktat sind erhöht. Bei viralen Infektionen ist der Liquor klar, es liegen v. a. Lymphozyten vor, die Glukose im Liquor ist normwertig bis erhöht und das Laktat im Normbereich [53]. Bei Verdacht auf eine Sepsis müssen auch Laborparameter bestimmt werden, v. a. C-reaktives Protein (CRP), Procalcitonin, Interleukin-6, großes Blutbild, Blutkultur.

Behandlungsstrategien

Eine bakteriell verursachte Meningitis (→ Abb. 15.21) muss mit einem Antibiotikum intravenös behandelt werden. Dabei wird die Therapie bei dringendem Verdacht im Zweifelsfall auch vor endgültiger Diagnosestellung durch die Liquoruntersuchung begonnen.

Neugeborene erhalten **Gentamicin** und **Ampicillin** und ggf. zusätzlich noch **Cefotaxim,** Kinder aller anderen Altersgruppen **Cefotaxim** (ggf. in erhöhter Dosierung) oder **Ceftriaxon.** Nach Vorliegen des Antibiogramms muss der Arzt die Therapie ggf. an die Resistenzlage anpassen. Die Therapiedauer beträgt bei Meningokokken mindestens 4–7 Tage, bei Haemophilus influenzae mindestens 7–10 Tage und bei Pneumokokken 10–14 Tage. Nach 3 Tagen kann der Behandlungserfolg durch eine erneute Liquoruntersuchung überprüft werden, hier dürfen dann keine Bakterien mehr nachgewiesen werden.

Komplikationen

Die Mortalität einer bakteriellen Meningitis beträgt bis zu 10 %. Ebenso kann sie zu einer Reihe neurologischer Folgeschäden führen, u. a. zur Entwicklung eines postmeningitischen Hydrozephalus.

Infektionen durch Pneumokokken führen in ca. 10 % zu einem Hörverlust [53]. Daher erfolgt bei Entlassung und nach ca. 2 Monaten eine Hörprüfung.

Pflege

Zu den wichtigsten pflegerischen Aspekten bei Kindern mit Meningitis gehören die Überwachung der Vitalparameter, die neurologischen Kontrollen mithilfe der Glasgow Coma Scale sowie das engmaschige Kontrollieren der Körpertemperatur. Außerdem muss ein besonders

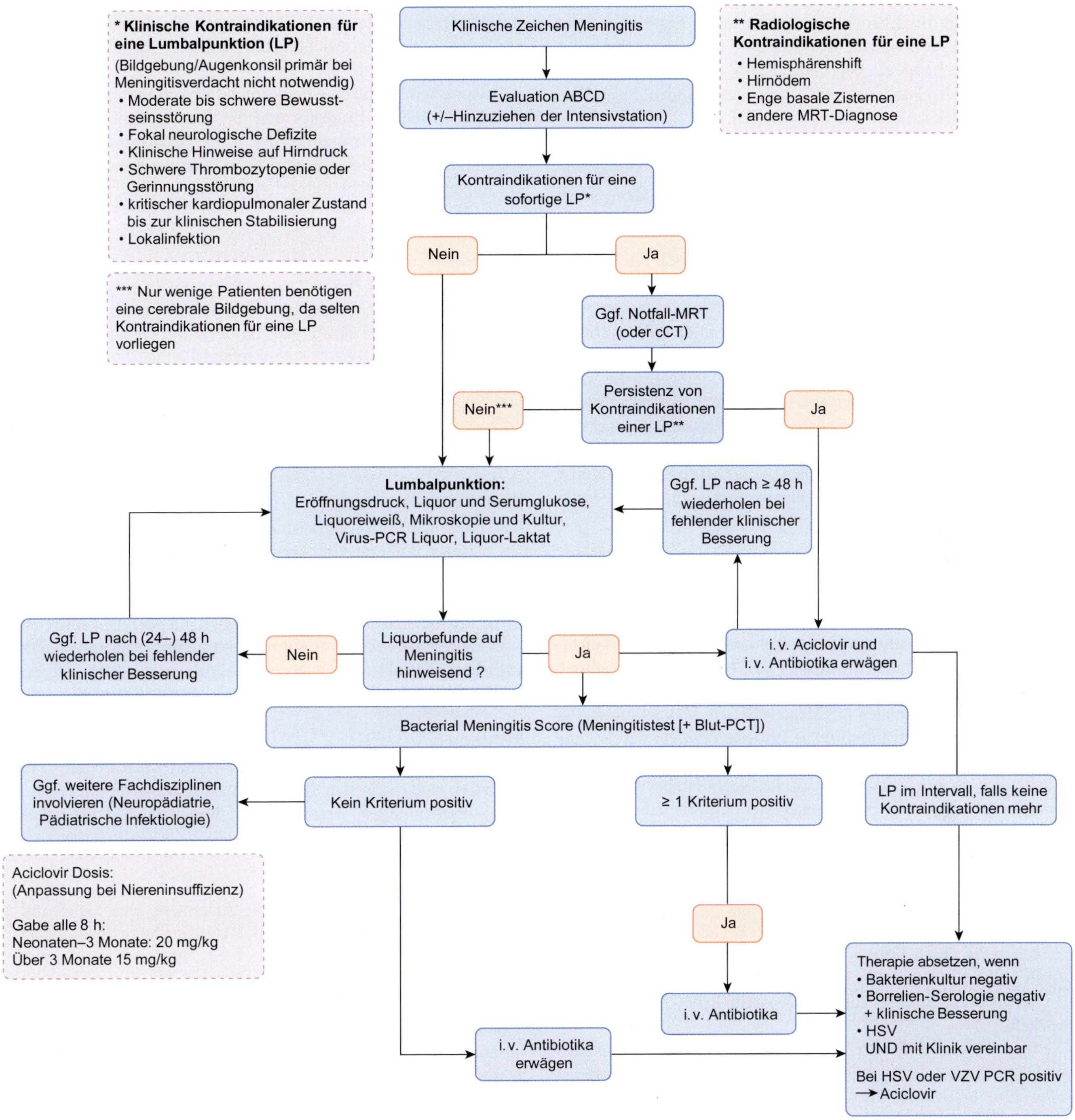

Abb. 15.21 Vorgehen bei Verdacht auf bakterielle Meningitis nach der DGN-Leitlinie [W1074, L143]

großes Augenmerk auf die Beobachtung der Haut gelegt werden. Sind Petechien sichtbar, muss der Arzt umgehend informiert und alle nötigen Maßnahmen müssen eingeleitet werden.

Leiden die Kinder unter starken Kopfschmerzen, muss für eine ausreichende Analgesie gesorgt werden. Ein kühlender Waschlappen auf der Stirn und ein abgedunkelter Raum können unterstützend wirken. Da die Kinder häufig berührungsempfindlich sind, sollten sich die pflegerischen Maßnahmen auf ein Minimum (*Optimal Handling*) beschränken und besonders behutsam sein. Eine körperumgrenzende Lagerung kann das Wohlbefinden der Kinder fördern.

Eine Meningitis stellt eine hochinfektiöse Erkrankung dar, sodass die Kinder in jedem Fall isoliert werden müssen. Eine Mitaufnahme einer Bezugsperson ist aber möglich und auch sinnvoll, damit sich die Kinder nicht allein gelassen fühlen und vereinsamen.

Falls Erreger nachgewiesen werden, muss mit dem Betriebsarzt eine Prophylaxe für das medizinische Personal besprochen werden.

Prävention

Zur Prävention von Hörschäden wird vor der ersten Antibiotika-Gabe Dexamethason i. v. verabreicht, was über 2–4 Tage fortgeführt wird. Die Datenlage, die diese Gabe begründet, ist uneinheitlich, eine Reduktion von Hörschäden konnte zumindest für Meningitiden durch Haemophilus influenzae nachgewiesen werden [55].

Um eine Weitergabe der Infektion zu verhindern, erhalten Kontaktpersonen von Patienten mit einer Meningitis, die durch Meningokokken oder Haemophilus influenzae verursacht wurde, eine **postexpositionelle Umgebungsprophylaxe.** Diese besteht in der einmaligen Einnahme von Rifampicin oder Ciprofloxacin.

Die **Impfung** gegen Pneumokokken ist Teil der durch die Ständige Impfkommission empfohlenen Regelimpfungen und wird erstmals mit 2 Monaten verabreicht [56]. Ebenso ist die Impfung gegen Meningokokken Teil der Impfempfehlungen, diese wird ab dem Alter von 12 Monaten verabreicht. Diese Impfung ist allerdings nur gegen Meningokokken der Serogruppe C wirksam. Für eine Impfung gegen die häufigeren Meningokokken der Serogruppe B fehlen nach Einschätzung der Ständigen Impfkommission noch ausreichende Wirksamkeitsnachweise, sodass diese Impfung nur bei besonderen Risiken empfohlen wird. Gegen die sehr seltenen Meningokokken der Serogruppen A, W und Y kann ebenfalls geimpft werden. Auch hier empfiehlt die Ständige Impfkommission die Impfung, aber nur bei besonderem Risiko [56].

Aseptische Meningitis

Eine **aseptische Meningitis** kommt deutlich häufiger vor als eine eitrige Meningitis. Es treten ca. 10–30 Fälle auf 100.000 Kinder über dem Neugeborenenalter pro Jahr auf [53]. Sowohl infektiöse als auch nichtinfektiöse Ursachen kommen in Betracht. Ca. ⅔ der Fälle werden durch Infektionen mit Enteroviren, Mumpsviren und Borrelien verursacht [53]. Seltener sind Infektionen mit Mykobakterien, Mykoplasmen, Pilzen oder Parasiten. Auch autoimmune Prozesse oder ein durch einen Tumor verursachtes Geschehen kommen in Betracht.

Wie bei der eitrigen Meningitis wird die Diagnose über die Liquoruntersuchung und ggf. eine Bildgebung gestellt. Die Therapie orientiert sich an der Ursache.

Meningitis durch Enteroviren bzw. Rhinoviren

Enteroviren bzw. Rhinoviren werden fäkal-oral übertragen und treten epidemisch im Sommer und Herbst auf [53]. Bei älteren Kindern führt eine Meningitis durch Entero- bzw. Rhinoviren zu Kopfschmerzen, Übelkeit und Erbrechen, teilweise auch zu Fieber, häufig zu Meningismus. Neugeborene können auch ein sepsisähnliches Krankheitsbild entwickeln.

Die Viren können mittels Polymerase-Kettenreaktion (*engl. polymerase chain reaction,* PCR) im Nervenwasser (Liquor) nachgewiesen werden. Eine ursächliche Therapie gibt es nicht, die Behandlung ist symptomatisch mit Analgetika, Antibiotika, Antipyrese und Flüssigkeitszufuhr. Die Erkrankung hat eine gute Prognose, zu neurologischen Folgeschäden kommt es nur sehr selten.

Hirnabszess

Ein **Abszess** (Ansammlung von Eiter in einer nicht vorgegebenen Körperhöhle) im **Hirngewebe** kommt insgesamt selten vor. Die Eiteransammlung bildet sich, wenn es Bakterien, v. a. Staphylokokken oder Streptokokken, gelingt, aus infiziertem Gewebe am Schädel, also z. B. im Bereich der Nasennebenhöhlen, in das Gehirn einzuwandern.

Bei Kindern treten Hirnabszesse bevorzugt im Kleinkind- und frühem Schulalter auf. Die Kinder klagen über Kopfschmerzen und Erbrechen, Fieber tritt nicht regelhaft auf. Der Abszess kann neurologische Ausfälle je nach Lokalisation verursachen. Bei Größenzunahme und dadurch verursachtem erhöhtem Hirndruck kommt eine getrübte Vigilanz (Wachheit) hinzu.

Entsprechend sollte eine Liquorpunktion erst durchgeführt werden, wenn ein erhöhter Hirndruck und die damit verbundene Gefahr der Einklemmung des Hirnstamms durch eine Bildgebung ausgeschlossen wurden. Der Liquorbefund selbst kann durchaus unauffällig sein, falls der Abszess keine Verbindung zum Nervenwasser aufweist.

Enzephalitis

> **DEFINITION**
>
> **Enzephalitis:** Entzündung des Hirnparenchyms, die meist als sporadisch auftretende Enzephalitis durch Herpes-simplex-Virus 1 vorkommt. Eine frühe Diagnose entscheidet über die Prognose. Neben HSV-1 kommen Bakterien (z. B. Treponema pallidum, Borrelien, Listerien), Prionen (Creutzfeldt-Jakob-Erkrankung), das Varicella-Zoster-Virus und Parasiten (z. B. Zystizerkose) in Betracht. Oft besteht gleichzeitig eine Meningitis oder Neuritis.

Krankheitsentstehung

Eine Enzephalitis im Kindes- und Jugendalter kann durch Viren (Herpes simplex, Poliomyelitis anterior, CMV, ECHO, Coxsackie-Viren etc.), durch Parainfektionen durch immunologische Reaktionen, autoimmunologisch (Anti-NMDA-Rezeptor-Enzephalitis), paraneoplastisch, postvakzinal oder bei einer Infektion mit Borrelien auftreten.

Es kann sowohl die graue Substanz im Gehirn (Polioenzephalitis) als auch die weiße Substanz (Leukoenzephalitis) betroffen sein. Falls das Rückenmark mitbetroffen ist, handelt es sich um eine Enzephalomyelitis.

Symptome

Die Erkrankung tritt **plötzlich** auf, sie schreitet rasch voran (**Progredienz**), es entwickeln sich diverse neurologische Symptome, z. B. Lähmungserscheinungen, Krampfanfälle, Verwirrtheit, Schläfrigkeit bis hin zum Koma.

Diagnostik

Diagnostisch sind eine ausführliche Anamnese, eine Liquoruntersuchung, ein EEG und ein CT/eine MRT-Untersuchung unabdingbar.

Behandlungsstrategie

Die Therapie erfolgt bei bakterieller bzw. viraler Infektion durch adäquate antibiotische bzw. antivirale Therapie. Insbesondere bei autoimmunologischen Vorgängen werden zusätzlich Kortisonpräparate verabreicht. Eine intensivmedizinische Überwachung ist indiziert. Vor jeder Lumbalpunktion ist eine Hirndrucksymptomatik durch ein bildgebendes Verfahren auszuschließen (Sonografie, CT, MRT).

Die Letalität ist trotz guter Behandlungsmethoden hoch, auch die Wahrscheinlichkeit, an neurologischen Folgeerscheinungen zu erkranken.

Pflege

Die pflegerische Versorgung entspricht der Versorgung von Kindern mit Meningitis. Die neurologischen Auffälligkeiten wie Lähmungen und Krampfanfälle (→ 16.2.2) müssen beobachtet und für die Sicherheit des Kindes muss gesorgt werden.

Sollte es zu Bewusstseinsstörungen und dadurch zu Schwierigkeiten in der Verständigung kommen, sind eine altersentsprechende Ansprache und Beschäftigung und basale Stimulation angezeigt.

SPICKZETTEL

Meningitis, Enzephalitis

Krankheitsentstehung/Erreger: Viren (Herpes simplex, Poliomyelitis anterior, CMV, ECHO, Coxsackie-Viren)

Symptome: Lähmungserscheinungen, Krampfanfälle, Verwirrtheit, Schläfrigkeit bis hin zum Koma

Diagnostik: EEG, CT/MRT

Behandlungsstrategie: Antibiotika, Virustatika

Pflege: Überwachung der Vitalparameter, neurologische Kontrollen, engmaschige Kontrolle der Körpertemperatur, auf Schmerz; Beobachtung der Haut auf Petechien (umgehende Information des Arztes); pflegerische Versorgung umsichtig besonders bei Berührungsempfindlichkeit, Kind nicht alleine lassen

Frühsommer-Meningoenzephalitis (FSME)

Die **Frühsommer-Meningoenzephalitis** wird durch das FSME-Virus hervorgerufen und durch Zeckenbiss übertragen; die Zecken bilden das Reservoir für das FSME-Virus. Übertragungsrisiko 1 : 500 bis 1 : 100.000 in Endemiegebieten (→ Abb. 15.22). In Deutschland sind in Endemiegebieten, d. h. Waldgebieten ungefähr südlich der Mainlinie, 1–5 % aller Zecken mit dem FSME-Virus infiziert. Nach einem Zeckenstich in einem Endemiegebiet beträgt das Risiko zu erkranken 1 : 600–1 : 2.000 [22].

Die Infektion kann ein grippeähnliches Bild hervorrufen. Nach einem symptomfreien Intervall von 1 Woche können dann Kopfschmerzen, Erbrechen, Meningismus und seltener auch andere neurologische Symptome auftreten. Eine ursächliche Therapie gibt es nicht, die Behandlung erfolgt also symptomatisch. Der Verlauf ist in aller Regel gutartig und die Kinder werden wieder vollständig gesund. In bedrohten Gebieten kann gegen FSME geimpft werden.

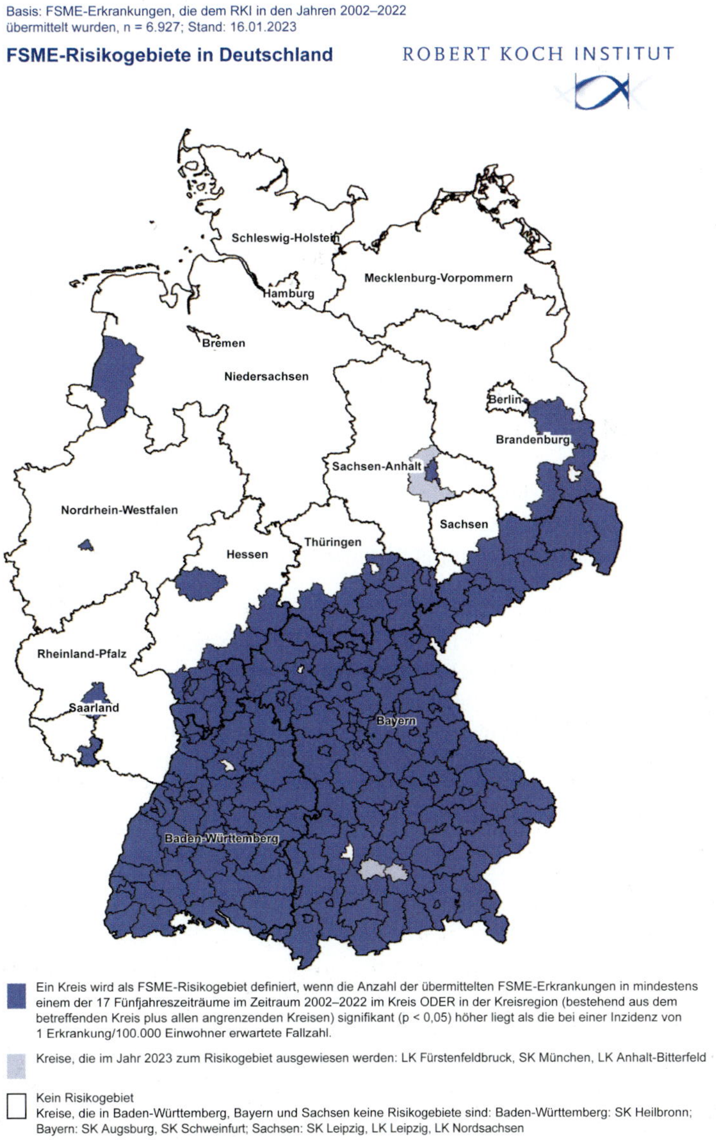

Abb. 15.22 Risikogebiete der FSME in Deutschland [X221-048]

Herpes-simplex-Enzephalitis

DEFINITION

Herpes-simplex-Enzephalitis: Herdförmige Enzephalitis mit bevorzugtem Befall von Temporal- und Frontallappen durch Herpes-simplex-Virus Typ 1, sehr selten Typ 2. Klinisch zeigen sich Fieber, Kopfschmerzen, Aphasie, Hemiparese und epileptische Anfälle. Unbehandelt verläuft die Erkrankung meist letal.

Eine wichtige Differenzialdiagnose bei klinischem Verdacht auf eine bakterielle Meningitis ist immer auch eine virale Enzephalitis. Häufigster Erreger ist hier das Herpesvirus (HSV-1 und HSV-2). Neben der Herpes-Enzephalitis gibt es noch andere virale Enzephalitiden (CMV, EBV, Masern, FSME etc.) sowie Enzephalitiden durch Prionen (z. B. Creutzfeldt-Jakob-Erkrankung), die der Vollständigkeit halber erwähnt sein sollten, auf die hier aber nicht näher eingegangen wird.

HSV-2 infiziert die Genitalregion und verursacht im Säuglingsalter eine Enzephalitis. Im späteren Alter ist HSV-1 als Verursacher des Lippenherpes häufiger. Die Enzephalitis verläuft in beiden Fällen hämorrhagisch-nekrotisierend, das bedeutet, in den betroffenen Hirnregionen kommt es zu Einblutungen und zum Untergang von Nervenzellen. Bei älteren Kindern ist typischerweise die Temporalregion betroffen, bei Neugeborenen jede Hirnregion.

Symptome

Ebenso wie bei der bakteriellen Meningitis präsentieren sich die Kinder in der Notaufnahme meist mit Fieber, Kopfschmerzen sowie mit Bewusstseins- und Gedächtnisstörungen, z. B. Vigilanzstörungen. Es können auch fokale Krampfanfälle auftreten. Zusätzlich kann es bei Herpes-Enzephalitiden zu Sprachstörungen (z. B. Aphasie), Ausfallerscheinungen (z. B. Paresen) und epileptischen Anfällen kommen.

Diagnostik

Diagnostisch steht auch hier eine Liquorpunktion an erster Stelle. Dabei können die Herpes simplex Viren mittels einer PCR direkt nachgewiesen werden. Im EEG können die epilepsietypischen Entladungen über den betroffenen Hirnarealen gesehen werden [21]. Vor Durchführung einer Liquoruntersuchung wird ausgeschlossen, dass ein erhöhter Hirndruck mit Einklemmungsgefahr besteht. Im MRT finden sich zudem typische Veränderungen in entsprechenden Hirnregionen.

Behandlungsstrategie

Auch bei der Herpes-Enzephalitis ist ein frühzeitiger Beginn einer antiviralen Therapie (meist mit Aciclovir intravenös) prognoseentscheidend [57]. Da vom klinischen Bild initial meist noch nicht zwischen Meningitis und Enzephalitis unterschieden werden kann, erfolgt häufig eine kombinierte antibiotische und antivirale Therapie, die dann im Verlauf nach Liquorpunktion und serologischen Befunden angepasst wird. Nach Erhalt einer negativen Liquoruntersuchung hinsichtlich HSV-1/HSV-2 kann das Aciclovir wieder abgesetzt werden.

Treten Krampfanfälle auf, können diese mit einem Antikonvulsivum behandelt werden. Symptomatisch erfolgen Analgesie und Antipyrese.

Komplikationen

Wird eine Herpes-Enzephalitis nicht rasch erkannt und behandelt, können neurologische Folgeschäden entstehen. Dazu gehören eine geistige Retardierung, eine Temporallappenepilepsie oder Sprachstörungen bei Schädigungen in der entsprechenden Hirnregion am Temporallappen. Auch die Mortalitätsrate ist mit ca. 25 % auch bei mit Aciclovir behandelten Patienten sehr hoch [20].

Pflege

Die pflegerischen Maßnahmen sind wie oben aufgeführt bei Kindern mit einer Meningitis oder Enzephalitis. Im Besonderen der Hinweis auf den eigenen Schutz vor möglichen Übertragungen.

Enzephalitiden durch Masernviren

Eine Infektion mit Masernviren kann in verschiedenen Stadien verlaufen. Zunächst kann es 7–10 Tage nach dem typischen Masernausschlag zu einer **postinfektiösen Enzephalitis** kommen, die autoimmun verursacht wird. Symptome sind hohes Fieber, Krampfanfälle und Vigilanzstörungen bis hin zum Koma. Ein Therapieversuch mit einem Kortisonpräparat ist möglich.

Besteht ein Immundefekt, kann das Masernvirus eine subakut und progredient verlaufende Enzephalitis mit nachfolgender schwerer Hirnschädigung hervorrufen (**progressive infektiöse Masernenzephalitis**). Symptome sind Krampfanfälle, Demenz, eine Hemiparese und Koma.

In seltenen Fällen tritt Monate bis Jahre nach einer Maserninfektion eine **subakute sklerosierende Panenzephalitis (SSPE)** auf. Dies ist eine progrediente Erkrankung, die zum Untergang von Hirngewebe führt. Die Klinik ist sehr variabel, meist beginnen die Symptome mit Verhaltensänderungen, im Verlauf kommt es zu stereotypen Myoklonien, typischen EEG-Auffälligkeiten, schweren Bewegungsstörungen und letztlich zum Koma. Eine Therapie existiert nicht.

Alle Erkrankungen treten unabhängig voneinander auf. Eine **Impfung** gegen Masern schützt vor dem Auftreten dieser Erkrankungen.

SPICKZETTEL

Meningitis, Enzephalitis

Krankheitsentstehung: Infektionen, Parainfektionen (ohne Entzündungszeichen), postinfektiöse Ursachen, Autoimmunerkrankungen, Tumorerkrankungen; akute bakterielle, septische Meningitis, aseptische Meningitis, Meningitis durch Enterokokken, Neuroborreliose, FSME, Hirnabszess, Herpesvirus-Enzephalitis, Enzephalitiden durch Masernviren

Symptome: Kopfschmerzen, deutliches Krankheitsgefühl, hohes Fieber und typischerweise Meningismus

Diagnostik: notfallmäßige Liquoruntersuchung (nach Abklärung Hirndruck)

Behandlungsstrategie: nach Erreger Antibiotikum, antivirale Therapie (meist mit Aciclovir intravenös)

15.13.2 Neuroborreliose

Peter Schonhoff, Birgit Gwuzdz

DEFINITION

Neuroborreliose: durch Bakterien der Gattung Borrelia verursachte Infektion des zentralen Nervensystems, die mit einer aseptischen Meningitis einhergehen kann. Die Neuroborreliose ist eine Komplikation der Lyme-Borreliose.

Zur Krankheitsentstehung und Diagnostik → 15.2.2

80 % der von einer Neuroborreliose [53] betroffenen Kinder entwickeln eine einseitige Lähmung des VII. Hirnnerven, des N. facialis (**periphere Fazialisparese**). Bei 25 % der Kinder tritt eine Meningitis ohne Hirnnervenlähmung auf. Seltener sind andere Hirnnervenausfälle, ein Pseudotumor cerebri oder eine Entzündung von Kleinhirn oder Rückenmark.

Die Fazialisparese äußert sich durch eine Lähmung der Gesichtsmuskulatur auf der betroffenen Seite. Die Kinder können das Auge nicht mehr schließen, der Mundwinkel hängt herab und die Stirn kann nicht gerunzelt werden.

Die Meningitis zeigt sich häufig durch Kopfschmerzen und leichtes Krankheitsgefühl, hinzu kommt seltener auch Meningismus. Fieber tritt ebenfalls nur selten auf.

Eine Neuroborreliose wird antibiotisch behandelt. Die Leitlinie für Erwachsene empfiehlt entweder Doxycyclin oral oder ein Cephalosporin der dritten Generation (Cefotaxim oder Ceftriaxon) intravenös über 14 Tage [58].

Kinder unter 9 Jahren sollten in jedem Fall mit einem Cephalosporin intravenös behandelt werden, da Doxycyclin für diese Altersgruppe nicht zugelassen ist. Bei Kindern ab 9 Jahren kann Doxycyclin angewandt werden [59]. Die Fazialisparese kann durch physiotherapeutische Übungen beeinflusst werden.

15.13.3 Poliomyelitis

DEFINITION

Poliomyelitis: Infektionen durch Polioviren verlaufen i. d. R. bei 90–95 % der Fälle asymptomatisch. Ältere Patienten und Schwangere sind häufiger von paralytischen Erscheinungen betroffen als Kinder. Eine diaplazentare Übertragung wurde beschrieben.

Krankheitsentstehung

Poliomyelitis kommt weltweit vor, in Deutschland nur noch als Erkrankung von Migranten. Eine Erkrankung kann mit einer aktiven Immunisierung zu 100 % verhindert werden. Das Poliovirus zählt zu den Enteroviren und zur Familie der Picorna-Viren und besteht aus drei Subtypen, wobei Typ I am aggressivsten ist. Die Übertragung erfolgt fäkal-oral. Die Inkubationszeit beträgt durchschnittlich 3–6 Tage. Die Inkubationszeit für die nicht-paralytische Form beträgt 7–14 Tage, im Falle der paralytischen Form beträgt die Inkubationszeit 3–35 Tage. [60]

Symptome

In den meisten Fällen verläuft die Infektion asymptomatisch. In wenigen Fällen kommt es zur gemilderten Poliomyelitis mit Fieber, Abgeschlagenheit, Halsschmerzen und gastrointestinalen Symptomen. Nach einem **Prodromalstadium** mit o. g. Symptomen kann es bei etwa 5–10 % dieser Patienten zum **meningitischen Stadium** übergehen. Dabei kann es zu einer nichtparalytischen Poliomyelitis in Form einer aseptischen Meningitis oder einer paralytischen Poliomyelitis (permanente Muskelschwäche und Lähmungen) kommen. Erstere heilt ohne Folgeschäden ab. Letztere hat bei ca. 50 % der Patienten Folgeschäden. Je später die Infektion auftritt, desto schwerer sind die Folgeschäden [60].

Diagnostik

Zum Nachweis eignen sich am besten Stuhlproben, die in Rücksprache mit dem Nationalen Referenzzentrum für Poliomyelitis und Enteroviren erfolgt. Auch Rachenabstriche und Liquor können auf den Polio-Erreger untersucht werden.

Behandlungsstrategie

Zur Anwendung kommen symptomorientierte unterstützende Maßnahmen. Dazu zählen auch die physiotherapeutischen und orthopädischen Nachbehandlungen.

SPICKZETTEL

Poliomyelitis

Krankheitsentstehung/Erreger: Polioviren

Symptome: Fieber, Abgeschlagenheit, Halsschmerzen und gastrointestinale Symptome

Diagnostik: Untersuchung von Stuhl, Liquor oder Rachenabstrichen

Behandlungsstrategie: symptomatische und unterstützende Maßnahmen

Pflege: symptomatisch

15.13.4 Tollwut

DEFINITION

Tollwut (Rabies): Erreger Tollwutvirus (TWV). Infektion durch Inokulation von virushaltigem Speichel infizierter Tiere in Hautläsionen durch Biss oder Belecken. Inkubationszeit 10 Tage bis 3 Monate, am kürzesten bei Verletzungen im Gesicht. Verdacht, Erkrankung und Tod sind meldepflichtig.

Krankheitsentstehung

Tollwut (→ Abb. 15.23) wird durch Lyssaviren übertragen und gilt als Zoonose. Nach einem Biss (Fledermäuse, Füchse, Hunde, Katzen) kommt es zur Anreicherung der Viren und nach ca. 10 Tagen zur Folgeerkrankung. Die Inkubationszeit kann von 5 Tagen bis zu mehreren Tagen betragen. Die Übertragbarkeitsperiode beträgt zwischen 10 und 14 Tagen. [61]

Symptome

Es wird das Prodromalstadium mit unspezifischen Symptomen von der akuten neurologischen Phase mit folgenden Symptomen unterschieden:

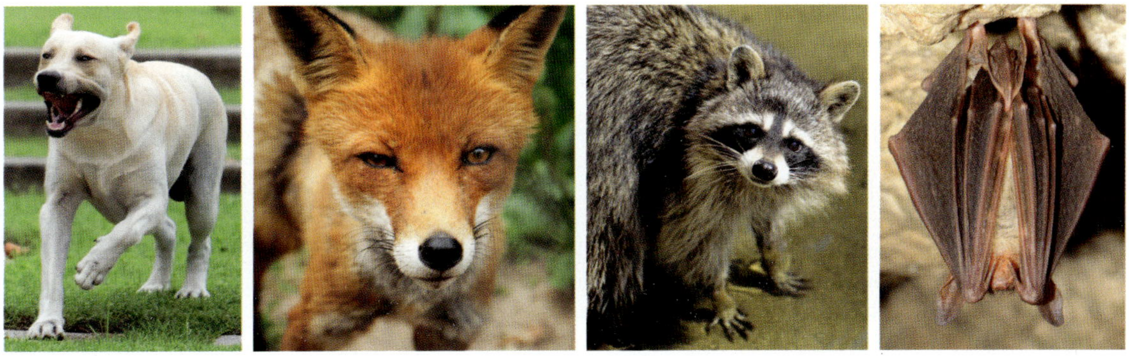

Abb. 15.23 Die Tollwut wird meistens von Hunden auf den Menschen übertragen, aber auch Füchse, Waschbären und Fledermäuse können das Virus in sich tragen. Die Ansteckungsgefahr in Europa ist sehr gering. [J787]

- Überproduktion von Speichel (Hypersalivation)
- Wasserscheu, Luftscheu (Hydro- und Aerophobie)
- Lichtscheu (Photophobie)
- Erhöhte Reiz- und Erregbarkeit.

Als drittes Stadium tritt das Koma ein. Dabei kommt es zur Atemlähmung und zur Lähmung der Herzmuskulatur.

Deutschland gilt seit mehreren Jahren laut Robert Koch-Institut als tollwutfrei. Bei einem Biss sollte das Tier aufgesucht und veterinärmedizinisch untersucht bzw. bis zu 10 Tage überwacht werden. Bei einem Biss eines tollwutverdächtigen Tiers sollte gleichzeitig aktiv und passiv immunisiert werden. [61]

Diagnostik

Es können tollwutspezifische bindende oder neutralisierende Antikörper nachgewiesen werden. Die verdächtigen Tiere können tierärztlich untersucht werden.

Behandlungsstrategie

Es erfolgt die symptomatische Therapie. Vor allem der Prävention mit Hilfe von Impfungen für Mensch und Tier kommt eine große Bedeutung zu.

SPICKZETTEL

Tollwut

Krankheitsentstehung/Erreger: Tollwutvirus

Symptome: übermäßige Speichelbildung (Hypersalivation), Hydrophobie aggressive Beißbewegungen

Diagnostik: serologisch im Blut

Behandlungsstrategie: symptomorientiert

Pflege: symptomatisch, reizreduzierend

15.13.5 Tetanus/Wundstarrkrampf

DEFINITION

Tetanus (Wundstarrkrampf): schwere, oft tödliche Erkrankung mit Muskelkrämpfen; Ursache der Infektion sind in über 50 % aller Tetanuserkrankungen Bagatellverletzungen.

Krankheitsentstehung

Ursache der Erkrankung ist eine Infektion durch Clostridium tetani nach Kontamination einer Wunde (z. B. Schnittwunden) oder bei Durchtrennen der Nabelschnur mit infizierten Gegenständen. Die Inkubationszeit beträgt 3 Tage bis 3 Wochen. Eine direkte Ansteckung von Mensch zu Mensch erfolgt nicht. [62]

Das Bakterium produziert das Exotoxin Tetanospasmin, das die motorischen Impulse an die Motoneuronen hemmt. Dadurch wird die reflektorische Erregbarkeit erhöht.

Symptome

- Kieferklemme (Trismus)
- Schluckstörung (Dysphagie)
- Schwere tonische Muskelkrämpfe (Muskelspasmen)
- Paroxysmale Kontraktionen.

Äußere Stimuli, z. B. Geräusche, Bewegung, Licht, verschlechtern die Symptomatik. Bei Neugeborenen können Schwierigkeiten beim Saugen und Schlucken auftreten, ebenso anhaltendes Schreien, tonische Starre und Spasmen der Muskulatur. [62]

Diagnostik

Die Diagnose wird aufgrund des typisch klinischen Bilds gestellt. Zur Absicherung der Diagnose kann ein Toxinnachweis mittels Neutralisationstest im Tierversuch durchgeführt werden.

Behandlungsstrategie

Es liegt ein effektiver Impfstoff gegen Tetanus vor (Auffrischung alle 10 Jahre). Bei tiefen frischen Schnittverletzungen oder Unfällen muss der aktuelle Tetanusschutz immer durch das medizinische Personal erfragt werden. Bei unzureichender Immunisierung oder nicht Vorliegen des Impfpasses muss unverzüglich nachgeimpft werden. Zur genauen Empfehlung bei Schnitt- oder Bagatellverletzungen verweisen wir auf die Empfehlungen des Robert-Koch-Instituts. Die Behandlung erfolgte mit Tetanus-Hyperimmunglobulin und mit antibiotischer Therapie (Metronidazol, Penicillin). Die Letalität ist sehr hoch. [62]

Pflege

Falls sich Kinder offene Wunden zugezogen haben, muss diese gründlich gesäubert und ggf. chirurgisch versorgt werden (z. B. Kleben oder Nähen). Es muss der Tetanus-Impfstatus geklärt werden und ggf. eine Immunisierung noch in der Notfallsituation erfolgen. Bei der Pflege von Tetanus-Erkrankten ist v. a. ein ruhiges Umfeld wichtig.

SPICKZETTEL

Tetanus

Krankheitsentstehung/Erreger: Clostridium tetani

Symptome: Trismus, Dysphagie, Muskelspasmen, Kontraktionen

Diagnostik: klinisch

Behandlungsstrategie: Immuntherapie mit spezifischen Immunglobulinen und antibiotische Therapie

Pflege: Wundversorgung, ruhiges Umfeld

15.14 Weitere Infektionserkrankungen

15.14.1 HIV-Infektion/AIDS

DEFINITION

AIDS (acquired immune deficiency syndrome, erworbenes Immundefektsyndrom): Erstmals 1981 beschriebenes Krankheitsbild, das durch eine ausgeprägte zelluläre Immunschwäche mit rezidivierenden Infektionskrankheiten (Infektion mit opportunistischen Erregern und Parasiten) sowie spezifische Malignome wie Kaposi-Sarkom und Lymphome gekennzeichnet ist.

Je früher die HIV-Infektion erfolgt, desto länger ist die Lebenszeit, mit der man mit der Infektion leben muss. Deshalb sollte frühzeitig ein guter Umgang mit der Krankheit erlernt und eingeübt werden, d. h., es ist auf die richtige Medikamenteneinnahme zu achten, ebenso auf die Unterstützung des Immunsystems und darauf, bei Erkrankung frühzeitig ärztliche Hilfe aufzusuchen. Bei der späteren Partnerwahl oder der Familiengründung sollte mit der Krankheit offen umgegangen und frühzeitig offen darüber gesprochen werden. Je länger die Erkrankung besteht und damit die Therapie andauert, desto häufiger können Reaktionen und Nebenwirkungen auf Medikamente auftreten.

Krankheitsentstehung

Das HI-Virus gehört zu den Retroviren und kann AIDS (*Acquired Immuno Deficiency Syndrome*) auslösen. Das HIV-1 kommt v. a. in Europa und Nordamerika vor, das HIV-2 v. a. in Afrika.

Eine **horizontale Übertragung** mit HIV (*Humanes Immundefizienz-Virus*) erfolgt (innerhalb einer Generation) durch ungeschützten Geschlechtsverkehr mit einer infizierten Person (v. a. mit hoher Viruslast), durch gemeinsame Nadelbenutzung (v. a. bei Drogenabhängigen) oder durch kontaminierte Blutprodukte. Die **vertikale Übertragung** (auf die nächste Generation, also von Mutter zu Kind) kann durch den Geburtsvorgang oder (selten) auch durch das Stillen erfolgen [63]. Bei der Verhinderung der vertikalen Übertragung des HI-Virus von der infizierten Mutter auf ihr Kind und der Behandlung von Kindern mit HIV-Infektion hat es in den letzten 30 Jahren große Fortschritte gegeben. Bei Kenntnis einer HIV-Infektion der Mutter und Verordnung einer korrekten Anti-HIV-Therapie kann heute die Übertragung des Virus auf das Kind fast immer vermieden bzw. reduziert werden.

Vorsicht! Falls auf der neonatologischen Station Muttermilch verwechselt wird und ein HIV-negatives Kind versehentlich die Milch einer HIV-positiven Frau zu trinken bekommt, kann es zu einer Übertragung kommen. Es müssen sofort beide Mütter auf HIV getestet werden. Dabei ist auch die Schweigepflicht zu beachten!

Die Inkubationszeit beträgt bei horizontaler Ansteckung ca. 8–10 Jahre, bei vertikaler Übertragung ca. 2–3 Jahre [63].

Das Virus benutzt ein bestimmtes Protein, um sich über den CD4-Rezeptor Zugang zu den Zielzellen (v. a. T-Zellen, Zellen des Immunsystems) zu verschaffen. Dort reproduziert sich das Virus. Durch diesen Vorgang gehen die Zielzellen unter. Daher kommt es zu einer Schwächung des Immunsystems und in der Folge zu opportunistischen Erkrankungen.

Symptome

Das humane Immundefizienz-Virus (HIV: *Human Immunodeficiency Virus*) verursacht eine **chronische Infektion,** die durch einen zunehmenden Immundefekt gekennzeichnet ist. Die klinische Symptomatik ist abhängig vom Ausmaß des Immundefekts. Sie wird entsprechend den Kriterien der Centers for Disease Control and Prevention (CDC) als milde, mäßig und schwer klassifiziert (→ Tab. 15.10).

Tab. 15.10 Klinische Stadien nach der Klassifikation der HIV-Infektion im Kindes- und Jugendalter der Centers for Disease Control and Prevention (CDC). [64] [J794]

Stadien	Erkrankungen
Stadium N: keine Symptomatik	Kinder, die keine Symptome oder klinischen Zeichen einer HIV-Infektion aufweisen
Stadium A: Frühsymptome [28]	Kinder mit zwei oder mehr der folgenden Symptome, aber ohne die in Stadium B und C aufgeführten Symptome • Lymphadenopathie, Hepatomegalie, Splenomegalie • Dermatitis • Parotitis • Rezidivierende Infekte der oberen Atemwege, Sinusitiden oder Otitiden
Stadium B: mäßig schwere Symptome [28]	Kinder, die andere als die in Stadium A und C aufgeführten Symptome haben. Beispiele für Symptome des Stadiums B sind: • Anämie (Hb < 80 g/l), Neutropenie (< 1 G/l), Thrombozytopenie (< 100 G/l) über > 30 Tage • Bakterielle Meningitis, Pneumonie, Sepsis (eine Episode) • Oropharyngeale Candidiasis, > 2 Monate persistierend bei Kindern > 6 Monaten • Kardiomyopathie • CMV-Infektion mit Beginn im 1. Lebensmonat • Durchfälle, rezidivierend oder chronisch • Hepatitis • Herpes-simplex-Virus-(HSV-)Stomatitis, mehr als zwei Episoden pro Jahr • HSV-Bronchitis, -Pneumonitis oder -Ösophagitis im 1. Lebensmonat • Herpes zoster (> 2 Episoden an > 1 Dermatom), disseminierte Varizellen • Leiomyosarkom • Lymphoide interstitielle Pneumonie (LIP) oder pulmonale lymphoide Hyperplasie (PLH) • Nephropathie • Persistierendes Fieber > 1 Monat Dauer • Toxoplasmose im 1. Lebensmonat; Nokardiose
Stadium C: schwere Symptome, AIDS	mehr als eine schwere, kulturell nachgewiesene Infektion mit gewöhnlichen Bakterien innerhalb von 2 Jahren • HIV-Enzephalopathie • Wasting-Syndrom, Kachexie • Pneumocystis-jiroveci-Pneumonie (vormals Pneumocystis-carinii-Pneumonie, PCP) • Zerebrale Toxoplasmose bei Kindern im Alter > 1 Monat • Kryptosporidiose mit Durchfällen > 1 Monat Dauer • Isosporidiasis mit Durchfällen > 1 Monat Dauer • Verschiedene Lymphome inkl. ZNS-Lymphome • Kaposi-Sarkom • Progressive multifokale Leukenzephalopathie • HSV-bedingte mukokutane Ulzera (Dauer > 1 Monat) oder Bronchitis, Pneumonie, Ösophagitis durch HSV bei Kindern im Alter > 1 Monat • Lymphoide interstitielle Pneumonie durch EBV • CMV: u. a. Retinitis, Ösophagitis, Kolitis bei Kindern im Alter > 1 Monat • Candidiasis des Ösophagus oder des Tracheobronchialsystems • Extrapulmonale Kryptokokkose • Disseminierte oder extrapulmonale Histoplasmose • Tuberkulose, atypische Mykobakteriosen

Zu den **AIDS-definierenden Erkrankungen** (Kategorie C der CDC-Klassifikation) zählen bakterielle Infektionen (z. B. Tuberkulose), Pilzinfektionen (v. a. Candidose), Virusinfektionen (z. B. Herpes-simplex-Virus), parasitäre Infektionen (z. B. Toxoplasmose) und maligne Tumoren (z. B. dermale Kaposi-Sarkome ➔ Abb. 15.24).

Das **Endstadium AIDS** tritt unter einer erfolgreichen hochaktiven antiretroviralen Therapie (ART) nicht mehr auf. Die Symptome sind nur zu erwarten, wenn beim Kind die HIV-Infektion noch nicht bekannt war und diese nicht behandelt wurde. Dennoch sind diese Manifestationen von Bedeutung, um rechtzeitig auf eine zugrundeliegende HIV-Infektion aufmerksam zu werden und diese zu erkennen.

Bei Kindern, die sich bereits **vor der Geburt infiziert** haben, treten während der ersten Lebensmonate keine Symptome auf, selbst wenn keine ART begonnen wurde. Obwohl das mittlere Alter bei Beginn der Symptomatik bei 3 Jahren liegt, bleibt eine große Anzahl der Kinder über das Alter von 5 Jahren hinweg asymptomatisch. Mit einer adäquaten ART überleben sie bis in das Erwachsenenalter. Vor der Ära vor ART wiesen 10–15 % der Kinder eine rasche Progression der Krankheit auf. Die ersten Symptome traten während des 1. Lebensjahrs auf und führten mit 18–36 Monaten zum Tod. Man vermutet, dass diese Kinder schon im Uterus mit HIV infiziert waren. Die meisten Kinder stecken sich aber kurz vor oder bei der Geburt an und haben einen langsameren Krankheitsverlauf (ein Überleben über 5 Jahre gab es auch schon vor der ART).

Der Krankheitsverlauf lässt sich mit der direkten Viruslast, mit der Zahl der CD4-positiven T-Zellen und mit dem evtl. Auftreten opportunistischer Erkrankungen kontrollieren. [63]

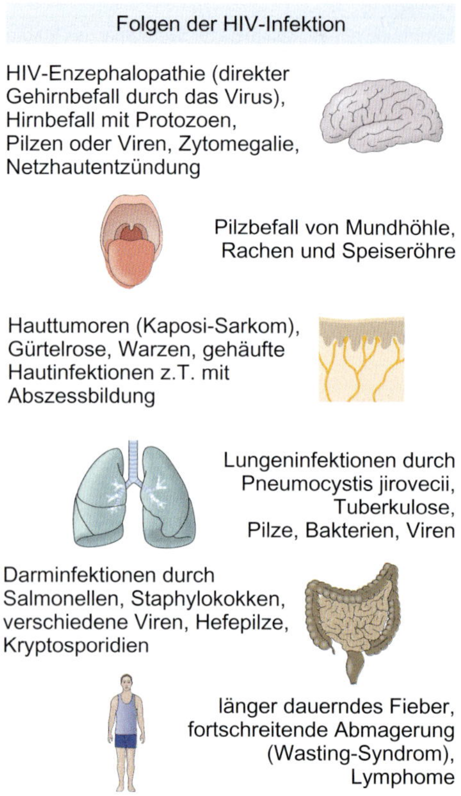

Abb. 15.24 Übersicht über die häufigsten Manifestationen von AIDS [L190]

Diagnostik

Es kann sowohl das **Virus** direkt (PCR) nachgewiesen werden als auch die **Antikörper** (ELISA, Immunoblot). Wichtig zu beachten ist, dass die maternalen Antikörper nach der Geburt im Blut des Kindes vorhanden sein können, ohne dass das Kind infiziert ist. Nach der Geburt gelingt der Nachweis einer HIV-Infektion mit Hilfe des direkten Virusnachweises (PCR). Erst mit dem Nachweis des HIV-Antikörpers nach dem 18. Lebensmonat ist eine Erkrankung gesichert. [63]

Behandlungsstrategie

Die Behandlung erfolgt aus einer **Kombination von verschiedenen Virustatika** (gegen die Retroviren): Nukleosidische Reverse-Transkriptase-Hemmer (NRTI), nichtnukleosidische Reverse-Transkriptase-Hemmer (NNR-TI), Proteasehemmer, Fusionsinhibitoren, Integraseinhibitoren und Entryinibitoren [63]. Eine Kontaktaufnahme und Anbindung der Infizierten an spezialisierte Zentren ist zu empfehlen. Die Medikamente müssen regelmäßig eingenommen werden. Um die Übertragung beim Sexualverkehr zu minimieren, sind Barriereschutzmaßnahmen sinnvoll (z. B. Kondome).

Um die Ansteckungsgefahr bei der Geburt so gering wie möglich zu halten, sollte die Viruslast der Mutter gering sein. Daher sollte die Mutter **antiretrovirale Medikamente** erhalten. Es sollte eine elektive Sectio erfolgen, um die Gefahr von Geburtsverletzungen so gering wie möglich zu halten. Postpartal erhält das Kind ebenfalls eine retrovirale Therapie. Aktuelle Leitlinien dazu veröffentlicht das Robert Koch Institut in regelmäßigen Abständen.

Vorsicht! Bei der Betreuung ist auf Folgendes zu achten:
- Es besteht absolute Schweigepflicht!
- Es sind keine getrennten Isolationsmaßnahmen notwendig, es sei denn, der Patient ist an einer ansteckenden Sekundärerkrankung erkrankt.
- Es müssen Handschuhe getragen werden.
- Wenn Husten besteht oder abgesaugt wird, sollte ein Augenschutz und mehrlagiger Mund-Nasen-Schutz getragen werden.
- Bei Nadelstichverletzungen oder Blutspritzern (v. a. ins Auge) sind die in den Leitlinien der Klinik aufgeführten Maßnahmen einzuhalten. Es muss eine zeitnahe Vorstellung erfolgen!

Pflege

Bei der Betreuung von Patienten mit HIV oder AIDS ist die Schweigepflicht das oberste Gebot. Darüber hinaus empfiehlt sich ein vorurteilfreies Handeln. Bei Umgang mit Blutproben müssen die regelrechten Hygienerichtlinien beachtet werden. Ansonsten erfolgt die pflegerische Behandlung symptomatisch und patientenorientiert.

SPICKZETTEL

AIDS

Krankheitsentstehung/Erreger: HI-Virus

Symptome: als Frühsymptome Lymphadenopathie, Hepatosplenomegalie, Dermatitis, Parotisschwellung; als Spätsymptome Fieber, Mundsoor, Infektionen

Diagnostik: Nachweis des Virus, Antikörper

Behandlungsstrategie: Virustatika

Pflege: vorurteilfreies Handeln und Schweigepflicht, symptomatische pflegerische Versorgung

15.14.2 Toxoplasmose

DEFINITION

Toxoplasmose: Infektion durch Toxoplasma gondii. Weltweite Verbreitung; hohe Durchseuchung (50–70 %); Hauptwirt: Katze; Mensch als Fehl- bzw. Zwischenwirt. Übertragung durch Verzehr zystenhaltigen Fleisches sowie durch Katzenkot, kontaminierten Erdboden, aber auch durch Verzehr von ungewaschenem Salat und Gemüse.

Krankheitsentstehung

Das Protozoon Toxoplasma gondii wird durch Oozysten im Katzenkot übertragen. Diese Oozysten siedeln sich im Darm der Kinder und Jugendlichen an und können zu Zysten im ganzen Körper führen. Die Infektionsrate bei Erwachsenen ist sehr hoch und hängt vom Kontakt zu Katzen ab. Die Inkubationszeit beträgt meist 2–3 Wochen. Eine Übertragung von Mensch zu Mensch ist i. d. R. auszuschließen. Eine Übertragung über Muttermilch ist bislang nicht belegt. [65]

Symptome

Die Symptome ähneln der Mononukleose (Lymphknotenschwellung, Kopf- und Gliederschmerzen, Fieber, Abgeschlagenheit, Hepatosplenomegalie). Die Erkrankung kann reaktiviert werden, wenn das Kind/der Jugendliche später immunsupprimierenden Therapiemaßnahmen ausgesetzt ist (z. B. HIV-Infektion, onkologische Erkrankung). [65]

Diagnostik

Der Nachweis kann serologisch im Blut erfolgen. Es kann ein Antikörpernachweis (IgM, IgA, IgG) erfolgen. Darüber hinaus kann die IgG-Avidität bestimmt werden. Eine hohe Avidität schließt eine frische Infektion aus. Eine niedrige Avidität ist aber auch kein Beweis für eine Infektion. [65]

Behandlungsstrategie

Die Behandlung erfolgt mit einer Kombination von Pyrimethamin und Sulfadiazin und zusätzlicher Folinsäure. Eine Prophylaxe kann mit Cotrimoxazol eingeleitet werden. Darüber hinaus spielt die konnatale Toxoplasmose eine Rolle (ca. 20 Fälle pro Jahr). Die Ansteckung kann während der gesamten Schwangerschaft erfolgen. [65]

Symptomentrias

Die klassische Trias bei konnataler Toxoplasmose [11] besteht aus folgenden Symptomen und Befunden:
- Hydrozephalus
- Intrazerebrale Verkalkungen
- Entzündung der Netz- und der Aderhaut im Auge (Chorioretinitis).

SPICKZETTEL

Toxoplasmose

Krankheitsentstehung/Erreger: Toxoplasma gondi

Symptome: Lymphknotenschwellung, Kopf- und Gliederschmerzen, Fieber, Abgeschlagenheit, Hepatosplenomegalie

Diagnostik: serologisch im Blut

Behandlungsstrategie: Antibiotika (Pyrimethamin, Sulfadiazin)

15.14.3 Tuberkulose

DEFINITION

Tuberkulose (Tb, Tbc, Schwindsucht): weltweit verbreitete, bakterielle Infektionskrankheit mit chronischem Verlauf; meist in den Atmungsorganen lokalisiert, jedoch grundsätzlich Befall aller Organe möglich. Erreger ist das Mycobacterium tuberculosis, das durch Tröpfcheninfektion übertragen wird. Besonders gefährdet sind ältere Menschen, Alkoholkranke, sozial schlecht gestellte Immigranten und Abwehrgeschwächte (z. B. HIV-Infizierte).

Krankheitsentstehung

Viele Menschen sind mit dem **Mycobacterium tuberculosis** infiziert, doch es muss ein geschwächtes Immunsystem (HIV-Infektion, Nikotin- und Alkoholabusus, Malignome, zytostatische Therapie, Unterernährung, chronische Erkrankungen) vorliegen, damit sich die Tuberkulose als Erkrankung manifestiert. Die Übertragung erfolgt durch Tröpfcheninfektion, v. a. bei Aufenthalt in geschlossenen Räumen ohne Frischluftzufuhr mit infizierten Personen. Es kommt zudem auf die Menge und Virulenz der Erreger an. Zudem hängt es auch mit der Suszeptibilität (Empfänglichkeit) der exponierten Person zusammen. Die Zeit zwischen Infektion und einer messbaren Immunantwort beträgt im Durchschnitt 6–8 Wochen. Unter einer wirksamen Tuberkulosetherapie ist der an Lungentuberkulose Erkrankte i. d. R. innerhalb von 2–3 Wochen nicht mehr ansteckungsfähig. [66]

Symptome

Als **Primärkomplex** bezeichnet man das Auftreten von einem Lungenrundherd, Lymphknotenvergrößerung im Lungenhilus und Lymphangitis. Eine Infektion der Lunge wird **Miliartuberkulose** genannt, dabei treten ulzerokavernöse Parenchymdestruktionen und Tuberkulombildungen mit zentraler Nekrose („Verkäsung") auf. Zusätzlich kann durch hämatogene Streuung die **Organtuberkulose** entstehen. Das Auftreten ist in Deutschland eher gering. Patienten mit Migrationshintergrund sind öfter betroffen. Der Patient muss sich lange in engem, nicht belüftetem Raum mit Infizierten aufhalten, um sich anzustecken. Daher sind Isolationsmaßnahmen sehr wichtig [66].

Unspezifische Tuberkulosesymptome
- Leistungsminderung
- Nachtschweiß
- Verzögerte Entwicklung.

Die Lungentuberkulose tritt v. a. mit Atemnot, Brustschmerzen und blutigem Husten auf. Bei einer tuberkulösen Meningitis treten die allgemeinen Meningitis-Symptome auf. Bei der Urogenital-/Nierentuberkulose tritt v. a. eine Dysurie, Pollikasurie und sterile Leukozyturie auf [66].

Diagnostik

Die **Diagnose** erfolgt durch eine ausführliche Anamnese (Familie, Umgebung, Reise), durch den direkten Nachweis der Mykobakterien (→ Abb. 15.25) mithilfe der Ziehl-Neelsen-Färbung sowie durch eine Röntgen-Thorax-Aufnahme in zwei Ebenen (→ Abb. 15.26). Zusätzlich stehen die Tuberkulinprobe (Synonym: Mendel-Mantoux) und der IGRA (Interferon-Gamma-Release-Assay) zur Verfügung.

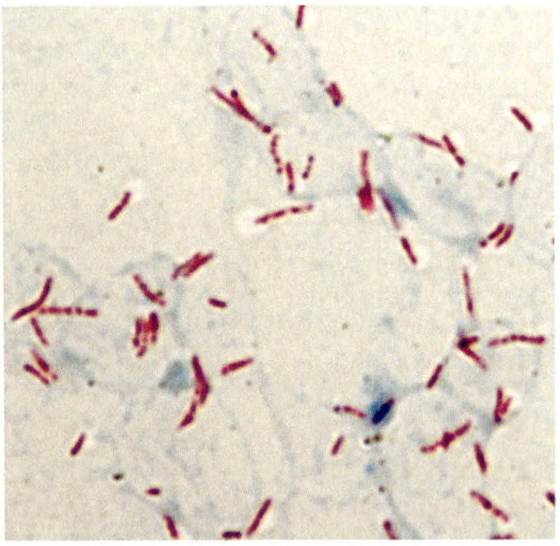

Abb. 15.25 Mykobakterien im Sputum eines Patienten mit Tuberkulose. Die Stäbchenbakterien wurden mit einer speziellen Technik (Ziehl-Neelsen-Färbung) rot angefärbt. Solange der Patient die Bakterien abhustet, ist Ansteckungsgefahr gegeben. [E677]

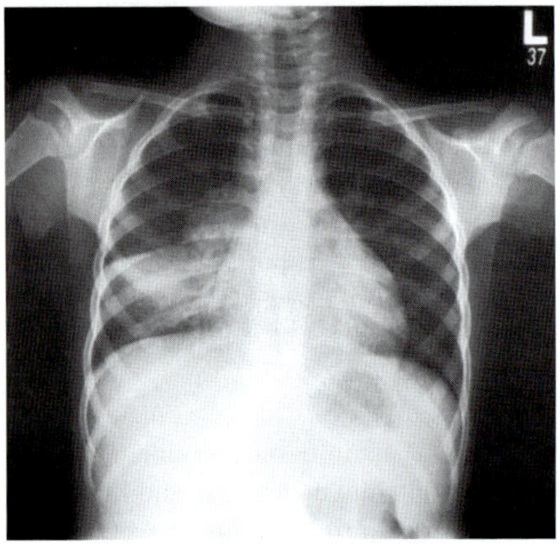

Abb. 15.26 Röntgen-Thorax-Aufnahme eines Kinds mit Lungentuberkulose [G809]

Behandlungsstrategie

Die **Behandlung** der Tuberkulose erfolgt meistens in einer 3- bis 4-fach-Kombination von Medikamenten, die über 6–12 Monate eingenommen werden. Zu den wichtigsten Medikamenten zählen Isoniazid, Rifampicin, Pyrazinamid und Ethambutol. Die Medikamente müssen jeden Tag eingenommen werden, um Resistenzen zu vermeiden [66].

Symptomatisch können fiebersenkende und Schmerzmedikamente verabreicht werden. Bei Luftnot können Mukosekretolyse und Inhalationstherapie unterstützend eingesetzt werden. Bei ausgeprägter Luftnot erfolgt eine Sauerstoff-Therapie unter kardiorespiratorischem Monitoring.

> **Vorsicht!** Ein großes Problem bei der Behandlung von Tuberkulose sind die multidrug resistente Tuberkulose (MDR-TB) und die multiresistente Tuberkulose (XDR-TB).

Zusätzlich ist bei der Behandlung wichtig, die immunschwächende Grunderkrankung zu therapieren, um das Immunsystem zu stärken.

Damit eine adäquate Anleitung der Medikamenteneinnahme erfolgt, werden viele Familien mit einer neu diagnostizierten Tuberkulose stationär behandelt.

Eine BCG-Impfung wird derzeit vom RKI nicht mehr empfohlen.

Pflege

Bei der Pflege von akut Tuberkulose-Erkrankten muss v. a. auf ausreichende Schutzmaßnahmen (Mundschutz!) geachtet werden. Dies erfolgt in enger Absprache mit der Hygiene-Abteilung des Krankenhauses. Die pflegerische Versorgung erfolgt symptomatisch. Wichtig ist die begleitende Information der Eltern und Kinder über die Lebensführung, die eng an das jeweils aktuelle Befinden des Kindes gebunden ist. Liegen Leistungsminderung, schnelle Ermüdbarkeit oder eingeschränkte Belastbarkeit vor, sollte darauf Rücksicht genommen werden. Auch die zu Hause über einen langen Zeitraum weiterzuführende Medikamenten-Einnahme muss eingeübt und begleitet werden.

> **SPICKZETTEL**
>
> **Tuberkulose**
>
> **Krankheitsentstehung/Erreger:** Mycobacterium tuberculosis
>
> **Symptome:** Leistungsminderung, Nachtschweiß, verzögerte Entwicklung
>
> **Diagnostik:** Thorax-Röntgen
>
> **Behandlungsstrategie:** Antituberkulostatika (Isoniazid, Rifampicin, Pyrazinamid, Ethambutol), ggf. symptomatische Therapie und Inhalationstherapie
>
> **Pflege:** Hygiene, Adhärenz bei der Tabletteneinnahme, auf Nebenwirkungen der Therapie achten, ggf. Inhalationstherapie, Sauerstoff-Therapie, Analgesie

15.14.4 Malaria

> **DEFINITION**
>
> **Malaria (ital. malaria: schlechte Luft):** Infektionen durch Protozoen der Gattung Plasmodium. Übertragung durch die Stechmückenart Anopheles. Formen: Malaria tertiana, Malaria quartana und Malaria tropica. Letztere ist die gefährlichste und verläuft oft tödlich. Vorkommen weltweit in den Tropen und Subtropen mit feucht-warmem Klima (v. a. Afrika und Südostasien).

Krankheitsentstehung

Malaria ist eine der häufigsten Infektionserkrankungen der Welt, sie tritt v. a. in Afrika, Süd- und Zentralamerika und Asien auf. In Deutschland tritt Malaria nur auf, wenn Familien in die Tropen (Urlaubsreisen, Familienbesuche) reisen und sich dort mit Malaria infizieren. Daher ist es wichtig, bei Aufnahme des Patienten eine Reiseanamnese zu erheben. Sie wird durch die Anopheles-Mücke übertragen. Es gibt vier Erreger: Plasmodium falciparum (Malaria tropica), Plasmodium vivax und Plasmodium ovale (Malaria tertiana) und Plasmodium malariae (Malaria quartana).

- **Symptome einer leichten Malaria [30]:** Fieberschübe, Kopf- und Gliederschmerzen, abdominelle Beschwerden
- **Symptome einer schweren Malaria [30]:** Blässe, Fieber, generalisierte Krampfanfälle, Bewusstseinstrübung, azidotische Atmung, Lungenödem, Einblutungen, Gelbsucht, Organversagen.

Die Inkubationszeit hängt vom Malaria-Erreger ab und beträgt zwischen 7–40 Tage. Eine direkte Ansteckung von Mensch zu Mensch ist nicht möglich. [67]

Diagnostik

Die **Diagnose** einer Malaria erfolgt mikroskopisch im nach Giemsa gefärbten dicken oder dünnen Blutausstrich durch den Nachweis der Plasmodien. Der Dicke Tropfen ist eine Anreicherungsmethode mit einer 6- bis 10-fach höheren Empfindlichkeit im Vergleich zum üblichen panoptisch gefärbten Blutausstrich. Die kommerziell erhältlichen Malaria-Schnelltests zum Antigennachweis von *P. falciparum* oder *P. vivax* sind eine zusätzliche Hilfestellung, dürfen aber die Standarddiagnostik nicht ersetzen. [67]

Behandlungsstrategie

Bei der **Therapie** ist v. a. auf mögliche Resistenzbildung und stetige Kontrolle der Erreger zu achten. Die Therapie besteht aus Fiebersenkung, Schmerztherapie, Infusionstherapie, Anti-Malaria-Medikation (Artemisin-Derivate in unterschiedlicher Zusammensetzung [Amodiaquin, Lumefantrin, Sulfadoxin, Pyrimethamin, Clindamycin, Atovaquon + Proganil = Malarone®, Chloroquin]), Diazepam bei Krampfanfällen, intensivmedizinischer Überwachung, Anämiebehandlung. [67]

SPICKZETTEL

Malaria

Krankheitsentstehung/Erreger: Plasmodien. Plasmodium falciparum (Malaria tropica), Plasmodium vivax und Plasmodium ovale (Malaria tertiana) und Plasmodium malariae (Malaria quartana)

Symptome: Fieberschübe, Kopf- und Gliederschmerzen; bei schwerer Malaria Blässe, Fieber, Krampfanfälle, azidotische Atmung

Diagnostik: Giemsa-Färbung des dicken Blutstropfen oder kommerzielle Schnelltests

Behandlungsstrategie: Anti-Malaria-Medikamente, Diazepam bei Krampfanfällen, intensivmedizinische Überwachung, Anämiebehandlung

Pflege: symptomatische Therapie besonders bei hoher Körpertemperatur und Fieberschüben

15.15 Sepsis und Neugeborenensepsis

15.15.1 Sepsis

DEFINITION

Sepsis: lebensbedrohliche Organdysfunktion aufgrund einer Fehlregulation des Immunsystems, welche vermutlich durch eine Infektion mit einem Erreger bedingt ist. Systemische Erkrankung, die umgangssprachlich oft als „Blutvergiftung" bezeichnet wird.

Septischer Schock: Sepsis mit erforderlicher Katecholamintherapie bei einem mittleren arteriellen Blutdruck < 65 mmHg trotz adäquater Volumengabe **und** einem Serum-Lactat > 2 mmol/l.

SIRS (Systemic Inflammatory Response Syndrome): systemische Entzündungsreaktion des Körpers, die mit Veränderung von Körpertemperatur, Herz- und Atemfrequenz sowie Leukozytenzahl einhergeht und sowohl durch infektiöse als auch durch nichtinfektiöse Ursachen ausgelöst werden kann.

Krankheitsentstehung

Bei der **Sepsis** handelt es sich um eine systemische Einschwemmung von pathogenen (Bakterien, Pilze, Viren, Protozoen) oder von mikrobiellen Produkten (Endo- und Exotoxinen) aus einem oder mehreren Herden. Dadurch werden eine Vielzahl körpereigener Mediatorsysteme (zirkulierend und ortsständig, humoral und zellulär) aktiviert, wodurch die Gewebedurchblutung beeinträchtigt und diffuse inflammatorische Prozesse in großen Bereichen der Mikrozirkulation in Gang gesetzt werden. Typisch sind Perfusionsfehlverteilung, Mikrothrombosierung und „capillary leakage" mit Flüssigkeitsextravasation in diesen Arealen. Es resultiert, trotz aufrechterhaltener Makrozirkulation aufgrund lokaler ischämischer Verhältnisse, eine Sauerstoffschuld der abhängigen organtypischen Zellen. Das Endstadium stellt das septische Multiorganversagen dar.

Symptome

Allgemeinsymptome: Somnolenz, rascher körperlicher Verfall, Schüttelfrost, Synkopen. Das Fieber ist häufig sehr hoch, bei Säuglingen tritt manchmal gar kein Fieber auf. Zudem kann es zu Erbrechen, Durchfall, uncharakteristischen **Exanthemen** und **Blutungen** (petechial oder großflächig) kommen, ggf. besteht eine Hepatosplenomegalie.

Diagnostik

Im Jahr 2017 wurde die Sepsis-Definition grundlegend überarbeitet. In der neuen S3-Leitlinie wird die Organdysfunktion durch den **SOFA-Score** (**S**equential **O**rgan **F**ailure **A**ssessment) beschrieben. In diesen fließen die Funktionen der einzelnen Organsysteme ein. Ein Anstieg ≥ 2 Punkte spricht für eine Organdysfunktion im Rahmen einer Sepsis. [68]

SOFA-Score

Organe und Messparameter zur Berechnung des **S**equential **O**rgan **F**ailure **A**ssessment Scores:
- Lungenfunktion P_aO_2/FiO_2
- Nierenfunktion (Kreatinin mg/dl)
- Leberfunktion (Bilirubin mg/dl)
- Kreislauffunktion (mittlerer arterieller Druck +/– Katecholamine)
- Blutbildung (Thrombozyten 1.000/mm³)
- ZNS (Glasgow Coma Scale).

Aufgrund der Komplexität dieses Scores wird in der Akutsituation zur Einschätzung des Patienten auf den einfacheren quick-SOFA-Score (qSOFA) zurückgegriffen, wobei das Vorliegen von mindestens zwei Kriterien für das Vorliegen einer Sepsis spricht.

quick-SOFA-Score
- Atemfrequenz > 22/min
- Systolischer Blutdruck < 100 mmHg
- Vigilanzminderung.

Die früher zur Sepsis-Diagnose herangezogenen SIRS-Kriterien (mind. 2 positiv = SIRS) können heute weiterhin bestimmt werden. Sie geben Aufschluss über eine systemische Entzündungsreaktion. Sie werden aber nicht mehr zur Diagnose einer Sepsis herangezogen, da sie unspezifisch sind und auch durch nichtinfektiöse Ursachen (wie Polytraumata, Operationen, nichtinfektiöse Erkrankungen) bedingt sein können [69].

SIRS-Kriterien

Kriterien des **S**ystemic **I**nflammatory **R**esponse **S**yndrome (SIRS) sind:
- Körpertemperatur ≥ 38 °C oder ≤ 36 °C
- Herzfrequenz ≥ 90/min
- Atemfrequenz ≥ 20/min oder Hyperventilation (pCO_2 in BGA ≤ 33 mmHg)
- Leukozyten > 12.000/µl oder < 4.000/µl oder > 10 % unreife neutrophile Granulozyten.

Bei Kindern und Jugendlichen folgt man den Empfehlungen der International Consensus Conference on Pediatric Sepsis:
1. Hyperthermie > 38,5°, Hypothermie < 36,0 °C
2. Tachykardie (Herzfrequenz > zwei Standardabweichungen über Norm) oder Bradykardie (Herzfrequenz < 10. Perzentile) ohne Erklärung
3. Tachypnoe (Atemfrequenz > 2 SD über Norm)

4. Leukozytose oder Leukozytopenie oder Linksverschiebung (> 10 % unreife Neutrophilie)
5. Nachweis oder Verdacht auf eine Infektion. [70]

Behandlungsstrategie

Bei Verdacht auf eine Sepsis sollte die **antibiotische Therapie** frühzeitig, innerhalb der ersten Stunde nach der Diagnosestellung, erfolgen. Falls möglich, sollten zuvor Blutkulturen abgenommen worden sein (mindestens an zwei verschiedenen Körperstellen). Falls sich hierbei bereits innerhalb kurzer Zeit ein Infektfokus herauskristallisiert, sollte die antibiotische Therapie auf diesen abgestimmt sein. Bei fehlendem oder unklarem Infektfokus sollte ein Breitbandantibiotikum verabreicht werden, das dann im Verlauf an den Fokus, an den Erreger und das Antibiogramm gezielt angepasst werden kann.

Zur **Kreislaufunterstützung** wird frühzeitig eine Volumengabe verabreicht. Einer Hypotonie wird mit ausreichend Volumen (mind. 10 ml/kg/KG) oder sogar einer Katecholamintherapie (z. B. Noradrenalin) entgegengewirkt. Bei Ateminsuffizienz kann eine invasive oder nicht-invasive Beatmung erfolgen. Unterstützend können Heparin bzw. die Substitution von Gerinnungsfaktoren eingesetzt werden. Hydrokortison und Insulin sowie Protonenpumpenhemmer zur Prophylaxe eines Stressulkus können individuell verabreicht werden.

Pflege

Nachdem das Kind stabilisiert und alle Maßnahmen zur Fokussuche eingeleitet wurden, überwachen die Pflegefachpersonen die Herz-Kreislauf-Situation und die Atmung.

- **Vitalparameter:** über das Monitoring von EKG, Herz- und Atemfrequenz, Sauerstoffsättigung sowie Blutdruck
- **Atmung:** Frequenz und Qualität.

Ein hohes Sauerstoffangebot kann aufgrund des hohen Sauerstoffverbrauchs der inneren Organe notwendig sein. Liegt eine Ateminsuffizienz vor, kann mit einer nicht-invasiven oder invasiven Beatmung entgegengewirkt werden.

Folgende Aspekte sollten zur Beurteilung der Herz-Kreislauf-Situation berücksichtigt werden:

- Die Rekapillarisierungszeit sollte unter < 3 Sek. liegen.
- Es sollte keine Differenz zwischen der zentral und der peripher gemessenen Körpertemperatur bestehen.
- Als wichtiger Parameter könnte die zentralvenös gemessene Sättigung herangezogen werden, die größer als 70 % sein sollte.

Die Pflegefachpersonen beobachten die Hautfarbe (blass-grau marmoriertes Hautkolorit) und den Hautturgor (Ödeme). Werden Petechien beobachtet, muss immer an ein Waterhouse-Friderichsen-Syndrom (→ Abb. 15.27) gedacht und der Arzt umgehend informiert werden.

Aufgrund des beeinträchtigten Herz-Kreislauf-Systems kann es aufgrund der Minderdurchblutung der Nieren zur **Oligo-** bzw. **Anurie** mit Ödembildung kommen, deshalb wird die Ein- und Ausfuhr des Kindes von der Pflegefachperson mittels Bilanzierung genau protokolliert. Hierfür ist das Legen eines Blasendauerkatheters sinnvoll. Ebenso werden tägliche Gewichtskontrollen, sofern es der Zustand des Kindes zulässt, durchgeführt.

Da auch der Magen-Darm-Trakt durch die verminderte Durchblutung beeinträchtigt sein kann, werden das **Abdomen** und der Stuhl beobachtet: Bei einem ausladenden, verhärteten Abdomen, Übelkeit und Erbrechen sollte anfänglich eine parenterale Ernährung erfolgen. Ansonsten kann zunächst eine leichtverdauliche Kost angeboten werden.

Zur Beurteilung der **neurologischen Situation** bietet sich die Glasgow Coma Scale an. Diese gibt Aufschluss darüber, wie stark die Vigilanz der Patienten beeinträchtigt ist. Bei einer schweren Sepsis bzw. beim septischen Schock können komatöse Zustände auftreten.

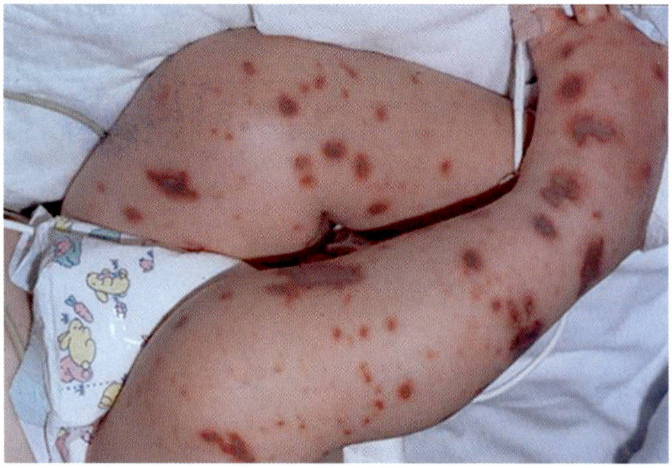

Abb. 15.27 Hautblutungen einer Purpura fulminans an den Beinen eines Kindes nach Meningokokken-Sepsis [G808]

Wurde z. B. der **Infektfokus** in den Zu- und Ableitungssystemen oder in der OP-Naht identifiziert, wird eine Herdsanierung vorgenommen. Infizierte Katheter oder Drainagen werden entfernt, Abszesse und infizierte Ergüsse evtl. drainiert.

Da es infolge der Sepsis zu einer Gerinnungsstörung kommen kann, muss an eine Thromboseprophylaxe bzw. eine Stabilisierung der Gerinnung mit Gerinnungsfaktoren gedacht werden.

Bei einer Anämie oder Thrombozytopenie kann es zur Transfusion von Blutprodukten kommen.

Eine besondere Lagerung der Kinder muss nicht erfolgen. Allerdings muss in der Akutphase das Kind gut einsehbar sein, sodass auf unnötige Lagerungshilfsmittel verzichtet werden sollte. Zur Atemerleichterung kann eine 30°-Oberkörperhochlagerung angenehm sein.

15.15.2 Neugeborenensepsis

DEFINITION

Neugeborenensepsis: Prä-, sub- oder postnatal erworbene generalisierte bakterielle Infektion des gesamten Organismus des Neugeborenen. Diese kann durch hämatogene Streuung entstehen oder sich als aufsteigende Infektion aus den mütterlichen Geburtswegen v. a. bei vorzeitiger Wehentätigkeit, protrahiertem Geburtsverlauf und vorzeitigem Blasensprung entwickeln. Eine EOS *(Early Onset Sepsis)* entsteht in den ersten 72 Lebensstunden. Eine LOS *(Late Onset Sepsis)* später.

Krankheitsentstehung

Die Infektion erfolgt v. a. durch B-Streptokokken (Streptococcus agalactiae) im Geburtskanal. Bei vorzeitigem Blasensprung (> 18 Std.) ist auch eine aufsteigende Infektion möglich.

Der B-Streptokokken-Abstrich wird, falls durchgeführt, im Mutterpass dokumentiert. Als Early-Onset-Sepsis bezeichnet man eine Infektion während der ersten 72 Std. Mit Late-Onset-Sepsis ist die Infektion, die später als 72 Std. bzw. 7 Tagen eintritt. [71]

Vorsicht! Falls kurz vor oder während der Geburtsphase erhöhte Körpertemperaturen bei der Mutter gemessen werden, ein vorzeitiger Blasensprung vorliegt oder die Infektwerte bei der Mutter erhöht sind, ist eine antibiotische Therapie der Mutter präpartal indiziert.

Symptome

- Erhöhte Körpertemperatur, Hyperthermie, aber auch Hypothermie
- Auffälliges Atemmuster, z. B. anstoßende Atmung, schnelle oder langsame Atmung, Stöhnen, Knorksen
- Petechien
- Übererregbarkeit des zentralen Nervensystems (Hyperexzitabilität)
- Krampfanfälle
- Trinkschwäche. [71]

Diagnostik

Beim Säugling können nicht nur die Symptome, sondern auch die Laborwerte (großes Blutbild, CrP, Interleukin-6, Procalcitonin und Blutkultur) richtungsweisend sein. Eine Blutgasanalyse kann eine metabolische Azidose mit hohem Laktat zeigen. Ein Erregernachweis mittels Blutkultur bringt Klarheit. Bei schweren Verläufen mit Verdacht auf zerebrale Beteiligung oder bei Fieber ohne Infektanamnese in der Umgebung oder ohne Fokus ist ebenfalls eine Lumbalpunktion in Erwägung zu ziehen. [71]

Behandlungsstrategie

Postpartal wird eine antibiotische Therapie begonnen und symptomatisch therapiert. Die Blutentnahme erfolgt idealerweise vor Beginn der antibiotischen Therapie. Beim Neugeborenen verweisen die Leitlinien auf Ampicillin und Gentamycin oder Piperacillin. Bei multiresistenten Keimen oder bei Therapieversagen werden u. a. auch Vancomycin und Meropenem eingesetzt. Berücksichtigt werden muss auch, ob Katheter (ZVK, Blasenkather) gelegt und ggf. schon wieder entfernt wurden. [71]

Pflege

Die Pflege ist ähnlich wie bei Kindern und Jugendlichen mit einer Sepsis. Wichtige Eckpunkte sind die Beobachtung der Vitalwerte (Temperatur, Herzfrequenz, Blutdruck, Atemfrequenz), Diurese, Ausscheidung und Nahrungsverträglichkeit.

In Zusammenarbeit mit den Ärzten muss jeder Katheter (z. B. PVK, ZVK, Blasenkatheter) kritisch überdacht und ggf. entfernt werden, da dies immer wieder Eintrittspforten von Erregern sein können.

SPICKZETTEL

Neugeborenensepsis

Krankheitsentstehung/Erreger: am ehesten B-Streptokokken im Geburtskanal

Symptome: erhöhte Körpertemperatur, auffälliges Atemmuster, Petechien, Krampfanfälle, Trinkschwäche

Diagnostik: großes Blutbild, CrP, Il-6, direkter Keimnachweis mit Hilfe von Blutkulturen

Behandlungsstrategie: antibiotische und symptomatische Therapie

Pflege: symptomatische Therapie, Monitoring der Vitalwerte und Ein- und Ausfuhr

16

PFLEGE BEI NEUROLOGISCHEN ERKRANKUNGEN

Birgit Gwuzdz, Peter Schonhoff

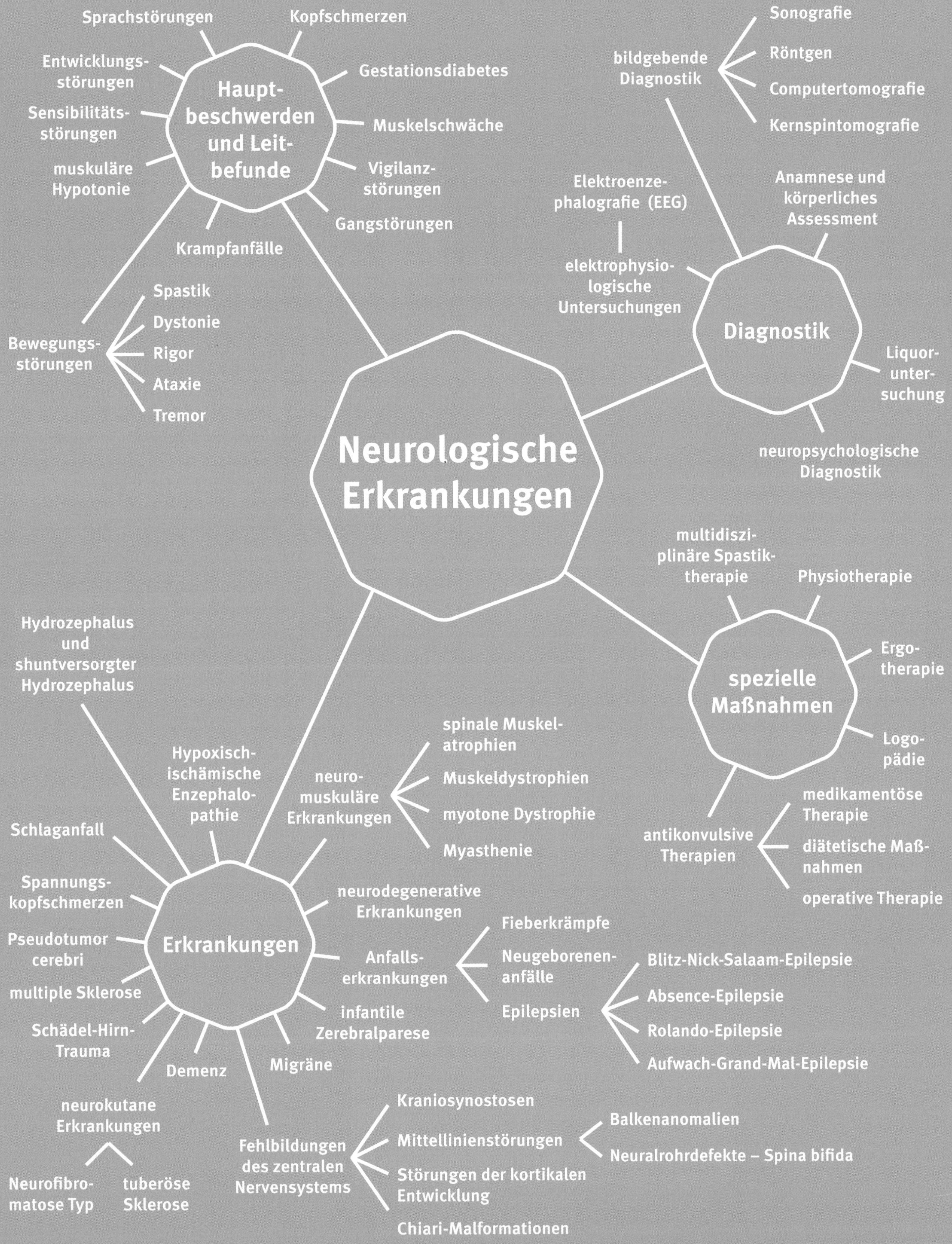
Neurologische Erkrankungen
Hauptbeschwerden und Leitbefunde
Sprachstörungen
Kopfschmerzen
Entwicklungsstörungen
Gestationsdiabetes
Sensibilitätsstörungen
Muskelschwäche
muskuläre Hypotonie
Vigilanzstörungen
Gangstörungen
Krampfanfälle
Bewegungsstörungen
Spastik
Dystonie
Rigor
Ataxie
Tremor
Diagnostik
bildgebende Diagnostik
Sonografie
Röntgen
Computertomografie
Kernspintomografie
Elektroenzephalografie (EEG)
elektrophysiologische Untersuchungen
Anamnese und körperliches Assessment
Liquoruntersuchung
neuropsychologische Diagnostik
spezielle Maßnahmen
multidisziplinäre Spastiktherapie
Physiotherapie
Ergotherapie
Logopädie
antikonvulsive Therapien
medikamentöse Therapie
diätetische Maßnahmen
operative Therapie
Erkrankungen
Hydrozephalus und shuntversorgter Hydrozephalus
Hypoxisch-ischämische Enzephalopathie
neuromuskuläre Erkrankungen
spinale Muskelatrophien
Muskeldystrophien
myotone Dystrophie
Myasthenie
Schlaganfall
Spannungskopfschmerzen
neurodegenerative Erkrankungen
Pseudotumor cerebri
Anfallserkrankungen
Fieberkrämpfe
Neugeborenenanfälle
Epilepsien
Blitz-Nick-Salaam-Epilepsie
Absence-Epilepsie
Rolando-Epilepsie
Aufwach-Grand-Mal-Epilepsie
multiple Sklerose
infantile Zerebralparese
Schädel-Hirn-Trauma
Demenz
Migräne
neurokutane Erkrankungen
Neurofibromatose Typ
tuberöse Sklerose
Fehlbildungen des zentralen Nervensystems
Kraniosynostosen
Mittellinienstörungen
Balkenanomalien
Neuralrohrdefekte – Spina bifida
Störungen der kortikalen Entwicklung
Chiari-Malformationen

Wusstensie schon ...

Nervensystem Säuglinge: Beim Säugling dient das Nervensystem dazu, mittels Reflexen auf die Umwelt zu reagieren und so seine grundlegenden Bedürfnisse und Empfindungen, wie z.B. Hunger und Unwohlsein, zu vermitteln.

Körperkontrolle Säuglinge:
Erst nach ca. 6 Monaten beginnen Säuglinge, ihren eigenen Körper zu kontrollieren, z.B. gezielt fassen, den Oberkörper aufrecht halten oder den Kopf in Bauchlage nach oben halten.

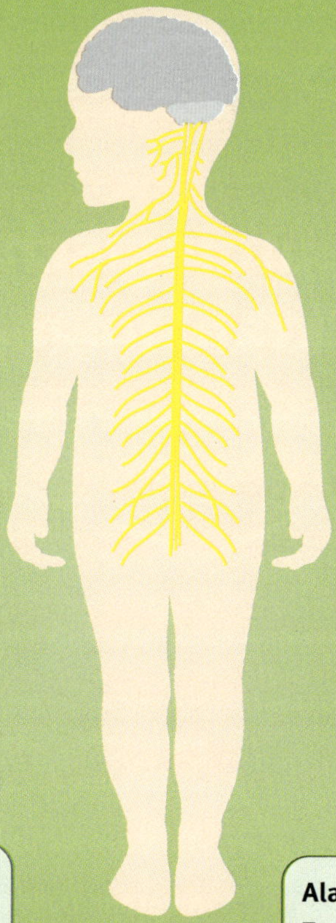

Reflexe im Kindesalter: Bei Säuglingen und Kindern können noch Reflexe (z.B. Greifreflex, Mororeflex) ausgelöst werden, die im Lauf der Zeit verschwinden bzw. nicht mehr auslösbar sind.

Synapsen im Kindesalter: In den ersten 3 Lebensjahren nimmt die Anzahl der Nervenzellenverbindungen, die Synapsen, rasant zu. Mit 2 Jahren haben Kleinkinder so viele Synapsen wie Erwachsene und mit 3 Jahren sogar doppelt so viele. Dann bleibt die Synapsenzahl konstant und verringert sich ab ca. dem 10. Lebensjahr wieder.

Schlafmyoklonie: Diese Zuckungen beim Einschlafen kommen im Säuglingsalter sehr häufig vor. Sie haben keinen neurologischen Erkrankungswert.

Blut-Hirn-Schranke: Im Liquor befinden sich keine Zellen. Infektionen wie eine Meningitis können dazu führen, dass die Blut-Hirn-Schranke nicht mehr funktioniert und Zellen in den Liquor übertreten.

Alarmsymptome SHT: Symptome eines Schädel-Hirn-Traumas (SHT) können Übelkeit, Desorientiertheit, Kopfschmerzen, Bewusstlosigkeit oder Krampfanfälle sein. Umso jünger die Kinder sind, desto schneller sollten sie von einem Arzt untersucht werden.

Größe/Wachstum Gehirn und Nerven: Bei Geburt wiegt das Gehirn eines Säuglings bereits ein Viertel eines Erwachsenengehirns. Die weitere Gewichts- und Größenzunahme entsteht durch eine Zunahme der Nervenzellenverbindungen. Auch wird ein Teil der Nervenfasern dicker, da diese ummantelt werden. Dadurch können sie Nervensignale mit hoher Geschwindigkeit fortleiten und Informationen schnell aufnehmen und auf diese reagieren.

16.1 Das Kind bei neuropädiatrischen Erkrankungen

Die medizinisch-pflegerische Fachrichtung, die sich mit neurologischen Erkrankungen von Kindern und Jugendlichen beschäftigt, wird **Neuropädiatrie** genannt. Der Begriff „neurologisch" umfasst Erkrankungen, die das zentrale und periphere Nervensystem betreffen, wobei auch die Signalübertragung an die Muskulatur eingeschlossen ist. Kinder aller Altersstufen können von diesen Erkrankungen betroffen sein, ein großer Anteil der Krankheitsbilder ist dabei angeboren (konnatal). Die Krankheitsbilder reichen von konnatalen Störungen über Infektionen bis hin zu fortschreitenden, degenerativen Krankheiten.

Neuropädiatrische Erkrankungen machen ca. 20 % aller Erkrankungen von Kindern und Jugendlichen aus [1], von denen viele chronisch verlaufen.

Im Jahr 2009 verursachten Erkrankungen des Nervensystems bei 0- bis 5-jährigen Kindern 9,5 **Todesfälle** auf 100.000 Kinder und bei 5- bis 15-jährigen Kindern 1,2 Todesfälle [1]. Die häufigsten Todesursachen waren dabei bösartige Hirntumoren, Schädelverletzungen und Epilepsien [1].

Während viele Erkrankungen, z. B. Migräne, auch im Erwachsenenalter vorkommen, bilden die **Entwicklungsstörungen** ein typisches neuropädiatrisches Gebiet. Die Unreife des Nervensystems bedingt auch dessen Sensibilität gegenüber **zerebralen Anfällen,** die umso häufiger auftreten, je jünger die Kinder sind.

Kinder mit Entwicklungsstörungen und körperlichen oder geistigen Behinderungen benötigen besondere Aufmerksamkeit bei der Pflege und Betreuung. Über die rein medizinischen Maßnahmen hinaus sind die Kinder meist in besonderer Weise von ihren Bezugspersonen abhängig.

16.1.1 Prävention

Viele neuropädiatrische Erkrankungen entziehen sich **präventiven Maßnahmen,** weil sie genetisch determiniert sind oder aufgrund struktureller Fehlbildungen des Nervensystems entstehen.

Allerdings stellen die Impfungen ein Beispiel für eine effektive **Primärprävention** dar. Zu den infektiös verursachten neurologischen Erkrankungen zählen u. a. die Frühsommer-Meningoenzephalitis und die subakute sklerosierende Panenzephalitis (SSPE) als Folge einer Maserninfektion. Impfungen können diese Krankheiten und deren Folgeschäden verhindern. Ein anderes Beispiel ist die Vitamin-K-Gabe (→ 3.1.1) bei Neugeborenen zur Prophylaxe einer spontanen Hirnblutung.

Ein Beispiel für eine **Sekundärprävention** ist die Durchführung des Neugeborenenscreenings, mit dem eine Reihe von Stoffwechselerkrankungen noch vor ihrer klinischen Manifestation erkannt werden können (→ 3.2.2).

Tertiärprävention erfolgt beispielsweise in der optimalen Versorgung eines Kindes mit Schädel-Hirn-Trauma oder bei Epilepsieschulungen.

Epilepsieschulungen sind eine Möglichkeit, um Kinder und Eltern gründlich und nachhaltig an die Erkrankung heranzuführen. In diesen Schulungen werden die Grundlagen der Erkrankung vermittelt und Verhaltensstrategien im Umgang mit der Krankheit erarbeitet, teilweise werden die Inhalte für Kinder und Eltern getrennt aufbereitet. Beispiele für solche Schulungen sind „**famoses**" (modulares Schulungsprogramm Epilepsie für Familien) oder das Programm „**Flip & Flap**". Die Wirksamkeit derartiger Schulungsprogramme konnte in Studien nachgewiesen werden [2].

16.1.2 Rehabilitation

Eltern können für ihre Kinder mit neurologischen Erkrankungen eine **Rehabilitationsmaßnahme** beantragen. Die Kosten trägt i. d. R. die Rentenversicherung, in seltenen Fällen auch die Krankenkasse oder, falls die Erkrankung Folge eines Unfalls ist, die Unfallversicherung. Für eine neuropädiatrische Rehabilitation gibt es spezialisierte Kliniken. Hier steht das gesamte Spektrum an Therapiemöglichkeiten zur Verfügung: Physiotherapie, Ergotherapie, Logopädie, Spieltherapie, Psychotherapie, pädagogische Betreuung. Da neuropädiatrische Rehabilitationsmaßnahmen häufig Wochen bis Monate dauern, stehen auch Lehrkräfte zur Verfügung, um Schulunterricht zu ermöglichen.

Gerade nach schweren Schädel-Hirn-Traumen sind die Kinder nur sehr begrenzt belastbar, sodass ein Rehabilitationsprogramm individuell an die Fähigkeiten und Bedürfnisse der Kinder angepasst werden muss. Auch die Ziele der Rehabilitation werden für jedes Kind speziell festgelegt. Stets geht es aber darum, verlorene Fähigkeiten wiederzugewinnen oder ihre Funktionen zu ersetzen, um die Kompetenzen in der Alltagsbewältigung zu stärken.

Die **neuropädiatrische Frührehabilitation** bildet eine Besonderheit innerhalb der Rehabilitationsmedizin: Sie überbrückt die Phase zwischen Intensivmedizin und Anschlussrehabilitation (*Rehabilitationsphase B*). Die Frührehabilitation ist gemäß dem Sozialgesetzbuch eine Krankenhausbehandlung, daher muss für die Durchführung kein Kostenantrag gestellt werden. Kostenträger ist die Krankenversicherung. Um den Anspruch eines Kindes auf eine Frührehabilitation zu prüfen, wird ein modifizierter Barthel-Index verwendet. Für diesen **Frühreha-Barthel-Index** werden Pluspunkte für Fähigkeiten des Patienten, z. B. beim Essen, bei der Körperpflege und der Mobilität, und Minuspunkte für Einschränkungen, z. B. für die Versorgung mit einem Tracheostoma oder bei Schluckstörungen, vergeben [3].

So können minimal –225 Punkte erreicht werden. Die Punktzahl eines Frühreha-Patienten darf +30 Punkte nicht übersteigen.

16.1.3 Beratung und Anleitung von Eltern

Viele neurologische Erkrankungen verlaufen chronisch, die Kinder sind auf die Unterstützung ihrer Eltern lebenslang angewiesen. Daher ist eine gute Beratung und Anleitung der Eltern sehr wichtig. Die Beratung sollte informieren über:

- Ursache und Entstehung der Krankheit
- Prognose und weiterer Verlauf
- Umsetzung der therapeutischen Maßnahmen, insbesondere Einhalten des Medikamentenplans
- Mögliche Nebenwirkungen der Medikamente
- Ggf. präventive Maßnahmen, z. B. Impfungen, regelmäßige Physiotherapie
- Möglichkeiten der sozialrechtlichen Beratung und Unterstützung, Selbsthilfegruppen.

Gleichzeitig kann eine psychologische Unterstützung für die Eltern wichtig sein. Einerseits können Schuldgefühle bezüglich der Situation vorliegen. Andererseits ist die kontinuierliche Pflege eines chronisch kranken Kindes belastend. Hilfen zur Akzeptanz und Verarbeitung der Erkrankung werden von den Pflegefachpersonen angeboten und initiiert.

SPICKZETTEL

Prävention, Rehabilitation

Neuropädiatrische Krankheitsbilder machen ca. 20 % aller Erkrankungen von Kindern und Jugendlichen aus. Da die meisten Erkrankungen angeboren sind oder aufgrund struktureller Fehlbildungen des Nervensystems entstehen, sind präventive Maßnahmen häufig nicht hilfreich – es sei denn, es handelt sich um Impfungen (Primärprävention), Neugeborenenscreenings (Sekundärprävention) oder um die optimale Versorgung bei Kindern mit SHT.

Bei neurologischen Erkrankungen können Rehabilitationsmaßnahmen, aber auch eine neuropädiatrische Frührehabilitation durchgeführt werden.

16.2 Hauptbeschwerden und Leitbefunde

Kinder mit neurologischen Erkrankungen können grundsätzlich dieselben Beschwerden wie neurologisch erkrankte Erwachsene entwickeln. Dabei sind **Kopfschmerzen** und **Krampfanfälle** die häufigsten Symptome.

16.2.1 Kopfschmerzen

Kopfschmerzen (→ 16.5) kommen im Kindesalter sehr häufig vor (→ Abb. 16.1). Etwa ⅓ aller Kinder im Vorschulalter klagen über Kopfschmerzen, im Pubertätsalter sind es bereits >80 % aller Jugendlichen, die schon mal Kopfschmerzen erlebt haben [4]. Eine aktuelle Studie beschreibt eine 3-Monats-Prävalenz von wiederholten Kopfschmerzen von 20,1 % bei 3- bis 10-jährigen Mädchen und 16,4 % bei Jungen desselben Alters. Bei den 11- bis 17-jährigen Mädchen sind es bereits 45,2 %, bei den Jungen 28,7 %. [5]. Die Häufigkeit hat in den letzten Jahren zugenommen.

Kopfschmerzen bei Kindern und Jugendlichen führen häufig zu hohem Leidensdruck, verbunden mit sozialem Rückzug, Schulfehlzeiten und einer Belastung der Familien [5]. Entsprechend häufig stellen Eltern ihre Kinder aufgrund von Kopfschmerzen beim Pädiater/bei der Pädiaterin (im Folgenden Pädiaterin genannt) vor.

Kinder leiden häufig unter **Kopfschmerzen,** bevorzugt an **episodischen bzw. chronischen Spannungskopfschmerzen,** dann folgen **Migräneerkrankungen.** Lokalisiert werden die Schmerzen an verschiedenen Orten, am häufigsten über der Stirn. Viele Kinder haben allerdings Schwierigkeiten, den **Schmerzcharakter,** z. B. drückend, ziehend oder pulsierend, näher zu definieren.

Um das Ausmaß der Beschwerden und das zeitliche Auftreten strukturiert erfassen zu können, bieten sich **Kopfschmerzkalender** oder **Kopfschmerztagebücher** an, welche die Kinder und Jugendlichen selbst oder die Eltern ausfüllen können, z. B. das Kopfschmerztagebuch des Deutschen Kinderschmerzzentrums, das als Download zur Verfügung steht [6]. In diesen Notizen werden erfasst:

- Schmerzstärke und -lokalisation
- Begleitsymptome
- Besondere Belastungen, z. B. in der Schule, oder Erlebnisse
- Therapeutische Maßnahmen.

Die Schmerzstärke wird meist als Zahl zwischen 0 und 10 angegeben. Um auch jüngeren Kindern diese Angabe zu ermöglichen, wird eine **visuelle Analogskala** (→ 19.3.2) verwendet, mit der die Kinder ihre Schmerzen einem lachenden oder weinenden Gesicht zuordnen können. Auf der Rückseite lässt sich dann eine Zahl zwischen 1 und 10 ablesen.

Zu Ursachen und Behandlung von Kopfschmerzen → 16.5.

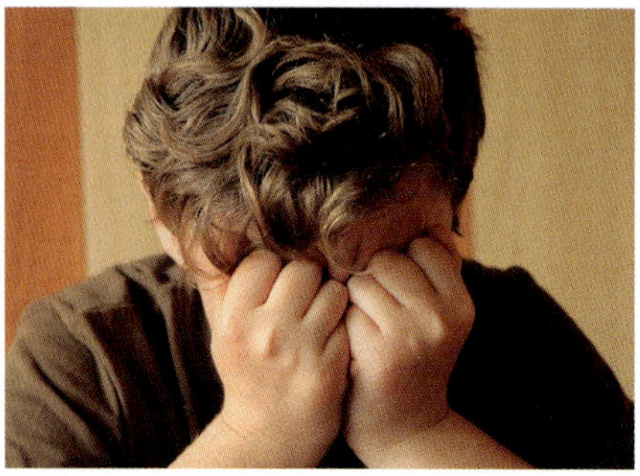

Abb. 16.1 Kopfschmerzen sind bereits im Kindesalter ein weit verbreitetes Symptom [J787]

16.2.2 Krampfanfälle

DEFINITION

Krampfanfall: anfallartiges Ereignis, verursacht durch eine gleichzeitige, überschießende Erregung vieler Nervenzellen im zentralen Nervensystem, äußert sich klinisch durch motorische, sensible und/oder autonome, unwillkürliche Symptome, häufig mit Bewusstseinsverlust

Krampfanfälle (auch **zerebrale Anfälle** genannt) treten bei Kindern häufig auf: 5 % aller Kinder erleiden mindestens einen Krampfanfall in ihrer Kindheit. Je jünger das Kind, desto größer ist die Wahrscheinlichkeit für einen Krampfanfall. Grundsätzlich kann jeder Mensch einen zerebralen Anfall erleiden. Jedes Gehirn besitzt eine **Anfallsschwelle.** Wenn diese z. B. durch eine Infektion oder eine Vergiftung gesenkt wird, können klinisch Anfälle auftreten. Diese Anfallsschwelle ist u. a. abhängig vom Reifegrad des Gehirns, daher sind jüngere Kinder dafür empfänglicher.

Krampfanfälle können ihre Ursache in den verschiedensten Schädigungen des Gehirns haben. Dazu zählen angeborene Erkrankungen, z. B. Entwicklungsstörungen der Hirnrinde, ebenso wie Infektionen, z. B. eine Herpes-Enzephalitis, oder eine Vergiftung, z. B. mit Alkohol. Bei einem Anfall depolarisieren viele Neurone synchron. Je nach Lokalisation und Ausdehnung der betroffenen Neuronengruppen äußert sich ein solcher Anfall klinisch.

- Gelingt es, die Ausbreitung der Depolarisation einzudämmen, handelt es sich um einen **fokalen Anfall,** der auf eine bestimmte Hirn- und Körperregion begrenzt ist. Dabei bleibt das Bewusstsein häufig erhalten.
- Gelingt die Hemmung der Ausbreitung nicht, entsteht ein **generalisierter Anfall,** der die gesamte Großhirnrinde umfasst und immer mit einem Bewusstseinsverlust einhergeht.

Anfallssemiologie

Anfallssemiologie (*griech. semeion = Zeichen, logos = Wort*): beschreibt die klinische Erscheinung eines Anfalls:

- Aus welcher Situation heraus begann der Anfall?
- Welche Körperregionen sind beteiligt?
- Was geschieht mit den beteiligten Körperregionen?
- Ist das Bewusstsein erhalten?
- Tritt ein Atemstillstand mit Zyanose ein?
- Wie lange dauert der Anfall?
- Ist die Gabe eines Notfallmedikaments zur Unterbrechung nötig?

Anfälle können grundsätzlich das Bewusstsein, das motorische und sensorische System betreffen, sich also neben Muskelkontraktionen auch im Verlust einer Körper- oder einer Fehlwahrnehmung äußern. Nicht selten sind Einnässen und ein Zungenbiss Teil von generalisierten Anfällen.

Vorsicht! Ein zerebraler Anfall ist ein Notfall, dessen Verlauf sich ohne Gabe von Medikamenten kaum beeinflussen lässt. Dabei sollten folgende Maßnahmen beachtet werden:

- Kind in eine Position bringen, in der Verletzungen nicht möglich sind. Gegenstände müssen aus der unmittelbaren Umgebung entfernt werden und es sollte ggf. aus dem Bett heraus und auf den Boden gelegt werden.
- Anwesende sollen sich die Uhrzeit zu Beginn des Anfalls merken, damit später die Dauer des Anfalls abgeschätzt werden kann.
- Pflegefachpersonen benachrichtigen den Arzt/die Ärztin (im Folgenden Ärztin genannt) und beruhigen die Angehörigen.
- Patient/Patientin (im Folgenden Patientin genannt) und Angehörige werden während des Anfalls nicht alleine gelassen.
- Im Anfall werden Sauerstoffsättigung und Herzfrequenz falls möglich mittels Monitor überwacht. Bei Abfallen der Sauerstoffsättigung muss Sauerstoff verabreicht werden.
- Die Ärztin muss über die Gabe einer Notfallmedikation entscheiden. Diese ist abhängig von der Dauer des Anfalls und davon, ob die Patientin stabile Vitalparameter im Anfall aufweist. Meist wird eine Dauer von 3–5 Min. toleriert. Sollte der Anfall in dieser Zeit nicht spontan aufhören, wird meist ein Notfallmedikament (→Tab. 16.1) verabreicht.
- Sollen die Notfallmedikamente venös verabreicht werden, muss die Ärztin ggf. einen venösen Zugang legen.
- Das Kind muss evtl. nach Abklingen des Krampfanfalls „frisch" gemacht werden, falls es zum Einkoten, Einnässen oder zum Erbrechen gekommen ist. Eine Monitorüberwachung ist angezeigt.
- Nach Ende des Anfalls legen die Pflegefachpersonen das Kind ins Bett, damit es sich ausruhen und schlafen kann.

Betreuung der Eltern

Beim **ersten Auftreten eines Krampfanfalls** müssen die Eltern besonders betreut werden. Es ist erschreckend, das eigene Kind im Anfall zu erleben, noch dazu, wenn die Ursache noch nicht ermittelt wurde und ein erneutes Auftreten nicht abzusehen ist. Die Eltern bzw. Familie benötigen daher Zeit, um das Geschehen zu verarbeiten. Zusätzlich bedarf es von ärztlicher Seite eines einfühlsamen und informativen Aufklärungsgesprächs. Die Pflegefachpersonen signalisieren auch Gesprächsbereitschaft und vermitteln so Eltern die Sicherheit, dass sie mit der Situation nicht allein gelassen werden.

SPICKZETTEL

Krampfanfälle

Bei Krampfanfällen handelt es sich um zerebrale Anfälle, die nur im Zusammenhang mit außergewöhnlichen Belastungen des Gehirns auftreten (z. B. Entwicklungsstörungen der Hirnrinde, ebenso Infektionen oder eine Vergiftung). Bei einem fokalen Anfall bleibt das Bewusstsein meist erhalten, bei einem generalisierten Anfall nicht.

16.2.3 Vigilanzstörungen

DEFINITION

Vigilanz (*lat. vigilantia = „Wachheit"*): Zustand der Wachheit bzw. Aufmerksamkeit. Bei Vigilanzstörungen ist die Daueraufmerksamkeit (Vigilanz) beeinträchtigt. Sie äußern sich durch reduzierte Wachheit sowie verminderte Aufmerksamkeit und Reaktionsbereitschaft.

Im Fall einer pathologischen Vigilanzstörung werden unterschieden:

- **Somnolenz:** abnorme Schläfrigkeit – das Kind ist für kurze Zeit erweckbar und gerade noch orientiert, vermag aber nur noch einfache Fragen zu beantworten
- **Sopor:** schlafähnlicher Zustand – es ist durch Ansprache nicht mehr erweckbar, reagiert aber auf Schmerzreize gezielt und mit kurzzeitigen Orientierungsversuchen
- **Koma:** Kind ist nicht mehr erweckbar.

Die Vigilanz wird zunächst durch Ansprache des Kindes überprüft. Bei Säuglingen wird darauf geachtet, ob das Kind Blickkontakt aufnimmt, Interesse zeigt und mit Lächeln, Weinen oder Abwehr reagiert. Ältere Kinder können Fragen beantworten und die Reaktion des Kindes wird beurteilt. Sinnvoll ist es, ältere Kinder nach dem Namen, dem Wochentag, der Tageszeit und dem Aufenthaltsort zu fragen.

Tab. 16.1 Notfallmedikamente zur Unterbrechung eines Krampfanfalls

Darreichungsform	Wirkstoff (Handelsname)	Dosis
Rektal	Diazepam	‹ 15 kg KG: 5 mg › 15 kg KG: 10 mg
Bukkal (über die Wange)	Midazolam (Buccolam®)	• 6 Monate bis ‹ 1 Jahr: 2,5 mg • 1 Jahr bis ‹ 5 Jahre: 5 mg • 5 Jahre bis ‹ 10 Jahre: 7,5 mg • 10 Jahre bis ‹ 18 Jahre: 10 mg
Intravenös	Midazolam (Dormicum®)	0,15 mg/kg KG ED
	Diazepam	0,2–0,5 mg/kg KG ED
	Phenobarbital (Luminal®)	5–20 mg/kg KG ED
	Valproat (Orfiril®)	10–20 mg/kg KG in 5–10 Minuten, dann DTI mit bis zu 6 mg/kg KG/h

Tab. 16.2 Glasgow Coma Scale für Kinder [H290-001]

	› 24 Monate	‹ 24 Monate
Verbale Antwort		
5	Spricht verständlich, ist orientiert	Fixiert, verfolgt, erkennt, lacht
4	Spricht unzusammenhängend, ist desorientiert, beantwortet aber Fragen	Fixiert und verfolgt inkonstant, erkennt nicht sicher, lacht nicht situationsbedingt
3	Antwortet inadäquat	Nur zeitweise erweckbar, trinkt und isst nicht
2	Unverständliche Laute	Ist motorisch unruhig, jedoch nicht erweckbar
1	Keine verbale Äußerung	Kein Kontakt zur Umwelt, keine Beantwortung visuell, akustisch oder sensorisch ausgelöster Reize
Motorische Antwort		
6	Befolgt motorische Aufforderungen prompt	
5	Gezielte Abwehr auf Schmerzreize	
4	Ungezielte Beugebewegungen auf Schmerzreize	
3	Abnormale Beugebewegungen auf Schmerzreize, Strecktendenz an den Beinen	
2	Streckbewegungen auf Schmerzreize	
1	Keine Antwort auf Schmerzreize	
Öffnen der Augen		
4	Spontan	
3	Auf Ansprache	
2	Auf Schmerzreiz	
1	Kein Augenöffnen	

Mittels **Glasgow Coma Scale** kann die Vigilanz einfach und schnell auf einer Skala von 3 bis 15 beurteilt werden. Für Kinder wurde eine angepasste Form (→ Tab. 16.2) entwickelt.

Wird mittels dieser Skala ein Wert von 8 oder darunter erhoben, muss dringend überprüft werden, ob noch ausreichend Schutzreflexe vorhanden sind, um eine Aspiration zu verhindern. In der Regel erfolgt dann eine Schutzintubation, d. h. das Kind wird intubiert und beatmet, um eine Aspiration und damit eine schwere Lungenschädigung zu verhindern.

Vigilanzstörungen können verschiedenste Ursachen haben: Sie reichen von zerebralen Anfällen über Infektionen des Gehirns oder Vergiftungen bis hin zu einem Schädel-Hirn-Trauma.

SPICKZETTEL

Vigilanzstörungen

Bei Vigilanzstörungen ist der Zustand der Wachheit bzw. Aufmerksamkeit beeinträchtigt. Unterschieden werden die Somnolenz (abnorme Schläfrigkeit), der Sopor (schlafähnlicher Zustand) und das Koma, bei dem das Kind/der Jugendliche nicht mehr erweckbar ist. Mit der Glasgow Coma Scale kann die Vigilanz einfach und schnell auf einer Skala von 3–15 beurteilt werden.

16.2.4 Bewegungsstörungen

DEFINITION

Bewegungsstörungen: entstehen durch Schädigung von Nervenzellen, Muskeln oder Knochen. Unterschieden werden angeborene und erworbene Bewegungsstörungen. Viele neurologische Leiden gehen mit Bewegungsstörungen einher, z. B. Hirnschläge, Multiple Sklerose, Morbus Parkinson, angeborene Hirnschäden.

Eine weitere, bei Kindern häufig auftretende Symptomgruppe bilden die **Bewegungsstörungen.** Unter diesen tritt die **Spastik** am häufigsten auf. Der Vollständigkeit halber und um die Unterschiede deutlich zu machen, werden aber auch die wesentlich selteneren Phänomene **Rigor** und **Dystonie** erläutert. Die Unterschiede zwischen den Bewegungsstörungen zu kennen, ist für die Ärztin wichtig, um aus dem Symptom auf den Ort der Schädigung schließen zu können.

Spastik

DEFINITION

Spastik: Widerstand der Muskulatur bei passiver Bewegung, der bei schneller Bewegung zunimmt. Führt zu einem deutlich erhöhten Muskeltonus. Deutet klinisch auf eine Schädigung des oberen Motoneurons hin. Sehr häufig vorkommende Bewegungsstörung bei Kindern mit Zerebralparese, kann vielfältige Ursachen haben.

Eine **Spastik** (→ Abb. 16.2) hat je nach Schweregrad ein breites klinisches Spektrum:

- Kinder mit einer milden Spastik fallen teils nur mit Ungeschicklichkeiten bei Tätigkeiten der Hände oder beim schnellen Laufen auf.
- Kinder mit einer schweren Spastik halten den Arm in Ellenbogen- und Handgelenk gebeugt, auch die Fingergelenke werden gebeugt. Die Beine werden im Knie- und Sprunggelenk gestreckt. Durch die erhöhte Spannung in den Adduktorenmuskeln werden die Beine oft wie eine Schere übereinander gehalten.

Die Bestimmung des Ausmaßes einer Spastik ist abhängig von der untersuchenden Person. Zudem wird das Ausmaß wesentlich vom Entspannungszustand des Patienten beeinflusst. Schwere Spastiken können bei Ruhe oder im Schlaf nahezu vollständig verschwinden. Es erfordert viel Übung, eine Spastik richtig einschätzen zu können und die betroffenen Muskeln zu identifizieren. Ärztinnen und Physiotherapeutinnen/-therapeuten (im Folgenden Physiotherapeutinnen genannt) können versuchen, die Stärke einer Spastik mithilfe der **Ashworth-Skala** (→ Tab. 16.3) objektiv zu bestimmen und in 6 Schweregrade einzuordnen [7].

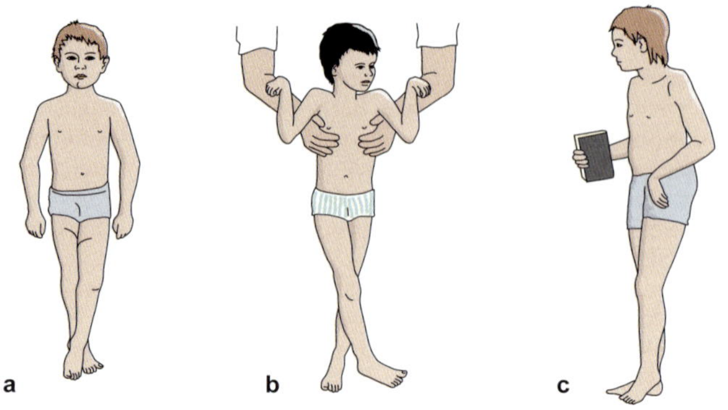

Abb. 16.2 Verschiedene Formen der infantilen Zerebralparese (ICP), einer Bewegungsstörung, deren Ursache in einer frühkindlichen Hirnschädigung liegt
a) Spastische Diparese
b) Spastische Tetraparese
c) Spastische Hemiparese links [L157]

Dystonie

DEFINITION

Dystonie: bezeichnet ebenfalls einen erhöhten Muskeltonus, verbunden mit abnormen Haltungen und Bewegungen. Kommt bei einem kleinen Teil der Patienten mit Zerebralparese vor. Die ursächliche Schädigung liegt außerhalb der Pyramidenbahn.

Kinder mit einer Dystonie nehmen im Unterschied zu Spastik keine typische Haltung ein. Beide Phänomene überschneiden sich im Alltag aber häufig und die Trennung ist oft theoretisch. Während die Spastik v. a. eine Körperhaltung bezeichnet, spielt bei einer Dystonie die Bewegung eine größere Rolle. Dystone Bewegungen sind unwillkürlich, nicht zielgerichtet und oft stereotyp.

Tab. 16.3 Modifizierte Ashworth-Skala ([7], Übersetzung durch Autor) [F906-004]

Grad	Beschreibung
0	Kein gesteigerter Muskeltonus
1	Leicht gesteigerter Muskeltonus, zeigt sich durch plötzlich erhöhten und sofort wieder nachlassenden Widerstand bei passiver Bewegung („*catch and release*“) oder durch minimalen Widerstand am Ende der Bewegungsspanne bei passiver Flexion oder Extension
1+	Leicht gesteigerter Muskeltonus, zeigt sich durch plötzlich erhöhten Widerstand („*catch*“), gefolgt von minimalem Widerstand in weniger als der Hälfte der übrigen Bewegungsspanne
2	Deutlicher gesteigerter Muskeltonus während des überwiegenden Teils der Bewegungsspanne, die betroffenen Körperteile lassen sich aber leicht bewegen
3	Erheblich gesteigerter Muskeltonus, passive Bewegung schwierig
4	Betroffene Extremitäten steif bei Flexion oder Extension

Rigor

DEFINITION

Rigor: Form eines erhöhten Muskeltonus, bildet hier aber im Gegensatz zur Spastik einen Widerstand bei passiver Bewegung, der durch schnelles Bewegen nicht zunimmt. Vielmehr gibt der Widerstand ruckartig nach (Zahnradphänomen). Rigor deutet auf eine Störung außerhalb der Pyramidenbahn hin, z. B. in den Basalganglien. Typisches Symptom einer Parkinson-Erkrankung, bei Kindern sehr selten.

Kinder, die einen Rigor aufweisen, bewegen sich auffallend langsam, steif und scheinbar zäh. Evtl. lässt sich das **Zahnradphänomen** auslösen: Die Muskeln, besonders im Hand- und Ellenbogengelenk, geben ruckartig („wie ein Zahnrad") beim passiven Durchbewegen nach. **Kopffalltest:** Wenn der Kopf der liegenden Patientin von der Unterlage gehoben und schnell losgelassen wird, sinkt er nur langsam zurück oder bleibt wie „eingefroren" oben. **Kipp-Versuch:** Wenn das Kind auf einen Stuhl gesetzt und der Stuhl dann ruckartig nach hinten gekippt wird, bleibt eine ausgleichende Bewegung des Rumpfs nach vorne sowie die Beugung der Knie aus.

Ataxie

DEFINITION

Ataxie *(griech. ataxis = Unordnung):* Fallneigung oder Schwanken. Diese kann verursacht werden durch eine gestörte Tiefensensibilität, d. h. Signale, welche die Lage von Körperteilen im Raum anzeigen, werden auf Rückenmarksebene nicht weitergegeben (**spinale Ataxie**) oder durch eine gestörte Kleinhirnfunktion (**zerebelläre Ataxie**).

Neben einer erhöhten Muskelspannung können die Bewegungen von Kindern auch durch **Koordinationsstörungen** (spinale Ataxie, zerebelläre Ataxie) beeinträchtigt sein.

Kinder, die unter einer Ataxie leiden, weisen ein schwankendes und unsicheres Gangbild auf. Kleinkinder, die das Laufen erst vor kurzer Zeit erlernt haben, haben ein Gangbild, das dem ataktischen ähnelt. Zur Untersuchung lässt die Ärztin Kleinkinder gehen und spielen und beobachtet, ob sie Unsicherheiten aufweisen, auffallend schwanken oder gegen Hindernisse laufen. Ältere Kinder sollen mit geschlossenen Augen ruhig stehen und auch durch Anschubsen nicht umfallen. Neigen sie zum Schwanken und Fallen, können sie dieses im Falle einer spinalen Ataxie durch Öffnen der Augen kompensieren. Neben dem Gang- und Standbild können auch die oberen Extremitäten von einer Ataxie betroffen sein. Liegt eine Ataxie vor, wird eine Kernspintomografie von Rückenmark und Schädel benötigt, um die Ursache eingrenzen zu können.

Tremor

DEFINITION

Tremor: bezeichnet ein unwillkürliches, rhythmisches Zittern von Extremitäten, i. d. R. der Hände. Kann als **feinschlägig** (8–13/Sek.) oder **grobschlägig** (4–7/Sek.) beschrieben werden. Kann in Ruhe, bei bestimmten Haltungen oder bei Zielbewegungen (**Intentionstremor**) auftreten.

Ein Tremor kann als **physiologischer Tremor** bei gesunden Menschen auftreten, er ist dann feinschlägig und wird verstärkt durch Vorhalten von Armen und Händen. Ein **essenzieller Tremor** ist ebenfalls feinschlägig, tritt nur beim Halten auf und wird verstärkt durch Müdigkeit oder Anstrengung. Typischerweise tritt ein essenzieller Tremor in Familien gehäuft auf. Ein Tremor kann auch ein Hinweis auf eine Kleinhirnschädigung sein, wenn er als Intentionstremor erscheint.

SPICKZETTEL

Bewegungsstörungen

Bewegungsstörungen können angeboren oder erworben sein und bei folgenden Krankheiten auftreten: z. B. Schlaganfall, Multiple Sklerose, Parkinson, angeborene Hirnschäden. Bewegungsstörungen gehen mit folgenden Symptomen einher: Spastik (erhöhter Muskeltonus), Dystonie (erhöhter Muskeltonus mit abnormen Haltungen und Bewegungen), Rigor (erhöhter Muskeltonus mit Widerstand bei passiver Bewegung). Neben einer erhöhten Muskelspannung können die Bewegungen von Kindern auch durch Koordinationsstörungen (spinale Ataxie, zerebelläre Ataxie) sowie durch einen Tremor (Zittern) auffallen.

16.2.5 Gangstörungen

DEFINITION

Gangstörungen: Veränderung des harmonischen Gangbilds durch Funktionsstörungen von Nerven, Muskeln, Knochen, Bändern, Gelenken oder Durchblutung.

Gangstörungen bei Kindern sind ein häufiges Symptom. Besonders bei Kleinkindern, die das Laufen gerade erst erlernt haben, ist es oft schwierig, eine Gangstörung von physiologischen Unsicherheiten zu unterscheiden. Physiologisch laufen Kleinkinder nach dem Lernen des Laufens noch breitbasig, sie setzen die Füße in großem Abstand auf. Zudem rollen sie die Füße noch nicht vollständig ab. Auch häufiges Hinfallen und Stolpern ist in dieser Phase normal.

! Vorsicht! Fällt eine Gangstörung auf, muss die Ärztin durch die neurologische Untersuchung versuchen, die wahrscheinlichste Ursache herauszufinden. Eine akut aufgetretene Gangstörung sollte baldmöglichst diagnostisch abgeklärt werden.

Im Wesentlichen müssen folgende Hauptkategorien unterschieden werden: Erkrankungen des Bewegungsapparats, neurologische Erkrankungen oder psychogen bedingte Störungen.

Am Beispiel des **Zehenspitzengangs** lässt sich die Rolle der neurologischen Untersuchung anschaulich beschreiben: Bis zu ⅓ aller Kinder laufen immer wieder oder auch andauernd auf den Zehenspitzen [8]. Mögliche Ursachen sind eine Spastik, eine Nervenschädigung oder ein habitueller Zehenspitzengang. Eine **Spastik** lässt sich in der neurologischen Untersuchung gut feststellen, außerdem wird der Zehenspitzengang durch schnelles Laufen verstärkt. Liegt eine **Schädigung eines sensiblen Nervs** vor, kann der Fuß kein Signal über seine Position und den Kontakt der Fußsohle mit dem Boden weitergeben. In diesem Fall sind häufig auch die Reflexe gestört, die Untersuchung einer Nervenleitgeschwindigkeit gibt zusätzlich Auskunft über das korrekte Funktionieren des Nervs. Die häufigste Ursache des Zehenspitzengangs im Kindesalter ist ein **habitueller Zehenspitzengang.** Die Kinder sind in der neurologischen Untersuchung komplett unauffällig. Sie haben sich das Gehen auf den Zehenspitzen angewöhnt. Durch Aufforderung kann ein solches Kind jederzeit normal gehen.

SPICKZETTEL

Gangstörungen

Funktionsstörungen von Nerven, Muskeln, Knochen, Bändern, Gelenken oder Durchblutung können Gangstörungen zur Folge haben. Eine akut aufgetretene Gangstörung sollte baldmöglichst diagnostisch abgeklärt werden.

16.2.6 Muskelschwäche

DEFINITION

Muskelschwäche: Verminderung der Muskelkraft bei Prüfung der maximalen Muskelkontraktion. Muskelermüdbarkeit bzw. belastungsabhängige Muskelschwäche ist das Unvermögen, eine willkürliche Muskelkontraktion aufrechtzuerhalten.

Eine Muskelschwäche wird auch **Parese** *(Lähmung)* genannt. Sie kann verschiedene Ausmaße annehmen, von einer leichten Schwäche bis hin zur vollständigen Bewegungsunfähigkeit. Nach den betroffenen Körperteilen werden die Erkrankungen bezeichnet: Es kann eine **Paraparese** (beide Beine sind betroffen), eine **Hemiparese** (Arm und Bein einer Körperhälfte sind betroffen) und eine **Tetraparese** (alle vier Extremitäten sind betroffen) vorliegen.

Tab. 16.4 Kraftgrade

Kraftgrad	Beweglichkeit
5	Normale Kraft
4	Bewegung gegen leichten Widerstand möglich
3	Bewegung gegen die Schwerkraft möglich
2	Muskelbewegung nur unter Aufhebung der Schwerkraft möglich
1	Sichtbare Muskelanspannung, aber keine Bewegung
0	Keine Muskelanspannung oder -bewegung sichtbar

Die Muskelkraft wird nach der folgenden **Skala** gemessen (→ Tab. 16.4).

Besteht über längere Zeit eine Muskellähmung, so entsteht eine Muskelatrophie, d. h. der Muskel verringert seine Größe.

Ursächlich für eine Muskelschwäche können Schädigungen auf allen Ebenen der Motorik sein, aber auch längere Immobilisation, z. B. nach einer Fraktur.

SPICKZETTEL

Muskelschwäche (Parese)

Muskelschwächen können ihre Ursache auf allen Ebenen des motorischen Systems haben. Sie lassen sich nach der betroffenen Körperregion in Para-, Hemi- und Tetraparesen einteilen.

16.2.7 Muskuläre Hypotonie

DEFINITION

Muskeltonus: Grundspannung eines Muskels, untersucht am wachen und entspannten Patienten (→ Abb. 16.3). Darf nicht verwechselt werden mit der Muskelkraft. Ist schwierig zu untersuchen, da die Untersuchung sehr subjektiv ist.

Muskuläre Hypotonie: verminderte Muskelspannung mit reduziertem Widerstand bei passiver Gelenkbewegung. Unterscheidung: zentrale (zerebrale, spinale) und periphere (neurogene, muskuläre) Muskelhypotonie.

Bei Kindern fällt eine muskuläre Hypotonie meist im Neugeborenenalter oder in der zweiten Hälfte des 1. Lebensjahrs auf. Diese Kinder werden auch als **„floppy infant“** bezeichnet.

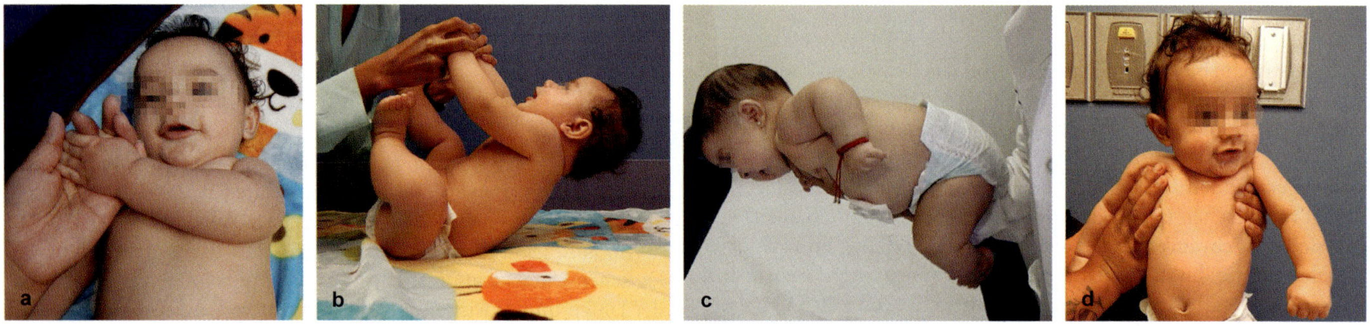

Abb. 16.3 Untersuchung des Muskeltonus eines gesunden Säuglings [G807]

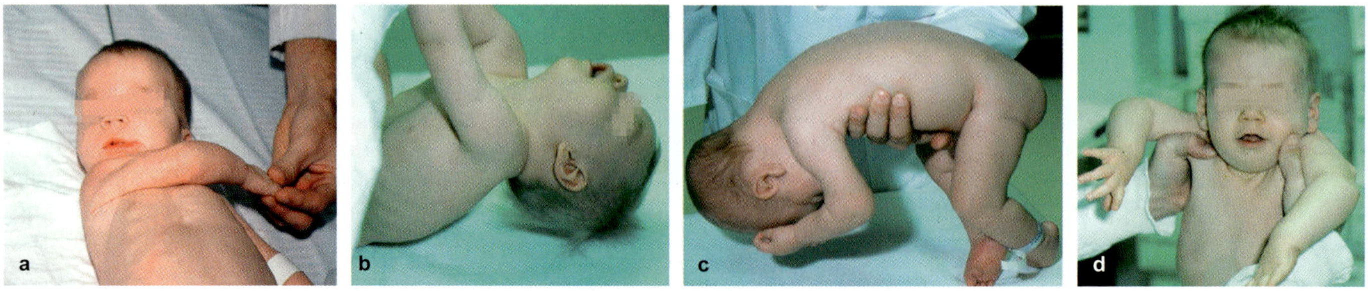

Abb. 16.4 Untersuchung des Muskeltonus bei einem Säugling mit Muskelhypotonie [F242]

Als **Symptome** treten auf: Hypersalivation, offener Mund, Kinder „rutschen" beim Hochnehmen und Halten unter den Achseln nach unten „durch", schlechte Kopfkontrolle beim Traktionsversuch.

Einer muskulären Hypotonie (→ Abb. 16.4) kann eine **Schädigung** auf zwei Ebenen zugrunde liegen:

- **Zentral,** d. h. in einer fehlerhaften Steuerung des Muskeltonus auf Ebene des zentralen Nervensystems durch:
  - Genetische Syndrome, z. B. bei Prader-Willi-Syndrom, Angelman-Syndrom
  - Fehlbildungen, z. B. Lissenzephalie (fehlende Gyrierung), Kleinhirnaplasie
  - Metabolisch, z. B. mitochondriale oder peroxisomale Störung
  - Infektiös, z. B. Meningitis/Enzephalitis, Sepsis
  - Toxisch-medikamentös, z. B. Sedativa, Antikonvulsiva
  - Hypoxisch-ischämisch, z. B. hypoxischer Hirnschaden, infantile Zerebralparese
  - Traumatisch, Contusio, Blutung
- **Peripher,** d. h. die Ursache liegt in den Nerven, welche die Muskeln versorgen, oder den Muskeln selbst, z. B. bei spinaler Muskelatrophie.

SPICKZETTEL

Muskuläre Hypotonie

Eine verminderte Muskelspannung kann durch eine zentrale (zerebrale, spinale) oder periphere Schädigung (neurogene, muskuläre) hervorgerufen werden. Die Kinder „rutschen" beim Hochnehmen und Halten unter den Achseln nach unten „durch" und haben eine schlechte Kopfkontrolle.

16.2.8 Sensibilitätsstörungen

DEFINITION

Sensibilitätsstörungen (Empfindungsstörungen, sensible Lähmung): Störung der Reizwahrnehmung infolge einer Schädigung der Sinnesrezeptoren, einer behinderten Weiterleitung der Erregungen zum Gehirn oder einer beeinträchtigten Verarbeitung der Reize im Gehirn

Diese lassen sich in folgende Gruppen einordnen:

- **Hypästhesie:** verminderte Wahrnehmung von Druck und Berührung
- **Dysästhesie:** Wahrnehmung von Druck oder Berührung als eine andere, z. B. als Schmerz oder Wärme
- **Parästhesie:** spontane Missempfindung, z. B. Kribbeln oder Brennen.

Wahrnehmungen sind grundsätzlich subjektiv und lassen sich kaum objektivieren. Dies macht die Einordnung oft schwierig. Sensibilitätsstörungen können Hinweise auf eine neurologische Erkrankung sein, z. B. treten Parästhesien häufig als erstes Symptom einer Multiplen Sklerose auf. Andererseits beschreiben viele Jugendliche Parästhesien, ohne dass diese objektivierbar wären.

Bei der Untersuchung kann hilfreich sein, ob die Sensibilitätsstörungen einem bestimmten **Dermatom,** also einem durch eine **Nervenwurzel versorgten Hautareal,** zugeordnet werden können.

Auch die Wahrnehmung von Schmerzen kann gestört sein.

- **Hyperalgesie** bezeichnet die verstärkte Wahrnehmung von Schmerz
- **Hypalgesie** bezeichnet die verminderte Wahrnehmung von Schmerz
- **Analgesie** bezeichnet eine vollständig fehlende Schmerzwahrnehmung.

→ Tab. 16.5 fasst die wichtigsten Differenzialdiagnosen einer verminderten Sensibilität zusammen.

SPICKZETTEL

Sensibilitätsstörungen

Bei Sensibilitätsstörungen kann es sich um eine Hypästhesie, Dysästhesie oder Parästhesie (Missempfindung) handeln, auch die Schmerzwahrnehmung kann betroffen sein.

16.2.9 Entwicklungsstörungen

Entwicklung des gesunden Kindes → 2.1

Tab. 16.5 Differenzialdiagnose bei verminderter Sensibilität

Lokalisation der Störung	Befund	Ursache
Großhirnrinde	Kontrolaterale Hypästhesie, keine Schmerzen, häufig feinmotorische Störungen	Schlaganfall, Hirntumoren
Hirnstamm	Kontralaterale (auf der gegenüberliegenden Seite befindliche) Empfindungsstörung, meist kombiniert mit Hirnnervenausfällen, Schwindel oder Ataxie	Hirnstamminfarkt, Hirnstammtumor
Komplettes Rückenmark	Kompletter Verlust der Sensibilität unterhalb der Schädigung	Querschnittssyndrom
Vorderer Anteil des Rückenmarks (Tractus spinothalamicus)	Kontralaterale dissoziierte Empfindungsstörung, d. h. gestörte Schmerz- und Temperaturempfindung bei erhaltenem Lagesinn und Vibrationsempfinden	Querschnittssyndrom
Hinterwurzel	Segmentale Empfindungsstörung entsprechend den Dermatomen	Bandscheibenvorfall, degenerative Wirbelsäulen-Erkrankungen, Tumoren im Bereich der Hinterwurzeln
Hinterstränge	Vibrationsempfinden oft zuerst gestört, Hypästhesie, verminderte Zwei-Punkt-Diskrimination, zusätzlich Ataxie	Perniziöse Anämie, Syphilis
Einzelner peripherer Nerv	Ausbreitung entsprechend dem jeweiligen Versorgungsgebiet: Innervationsbezirke der einzelnen Rückenmarkwurzeln auf der Haut und Versorgungsgebiete der peripheren Nerven, meist kombiniert mit Reizsymptomen wie z. B. Schmerzen und motorischen Ausfällen	Kompressionssyndrome (z. B. Karpaltunnelsyndrom), nach Verletzungen, evtl. auch Polyneuropathie
Mehrere periphere Nerven	Typischerweise strumpf- oder handschuhförmige Hypästhesie, meist mit motorischen Ausfällen (Reflexabschwächung oder -verlust); Ausbreitung weder Dermatomen noch peripheren Nerven zuzuordnen	Polyneuropathie im Rahmen von Diabetes mellitus, genetisch verursacht

DEFINITION

Entwicklungsstörungen: Störungen bei der Reifung des Gehirns ab der (frühen) Kindheit, sodass der Entwicklungsstand dieser Kinder nicht dem von durchschnittlichen Kindern entspricht

Die physiologische Entwicklung von Kindern durchläuft bestimmte Stadien, die einer gewissen Individualität unterliegt, dennoch innerhalb definierter Grenzen (→ 2.1) erfolgen sollte.

Entwicklungsstörungen verlaufen i. d. R. kontinuierlich und unterliegen keinen variablen Phasen, wie viele andere psychische Störungen. Üblicherweise geht dabei keine Periode normaler Reifung der betroffenen Funktion voraus, sondern die Entwicklung ist von Anfang an beeinträchtigt. Eine Entwicklungsstörung besteht, wenn sich eine Abweichung von der Norm ergibt, die definitionsgemäß mehr als 1,5 Standardabweichungen überschreitet.

Davon muss eine **Entwicklungsverzögerung** (*Entwicklungsretardierung*) unterschieden werden, bei der davon ausgegangen wird, dass das Kind den Rückstand aufholen wird.

Einteilung und Symptome

Die Entwicklungsstörungen werden unterteilt in globale und umschriebene Entwicklungsstörungen.

Eine **globale Entwicklungsstörung** (*mentale Retardierung*) bezeichnet eine Einschränkung von Intelligenz und Anpassungsfähigkeit [9]. Je nach IQ werden dabei verschiedene Schweregrade unterschieden (→ Tab. 16.6). Ist eine IQ-Testung nicht möglich, lautet die Diagnose geistige Behinderung mit unspezifiziertem Schweregrad.

Globale Entwicklungsstörungen betreffen 2–3 % aller Kinder [9]. Dabei sind die leichten Formen bei weitem am häufigsten. Eine schwere mentale Retardierung betrifft ca. 3 von 1.000 Kindern [1]. Dabei kommen verschiedenste Ursachen in Betracht:

- Genetisch: Chromosomenaberrationen (z. B. Trisomie 21, DiGeorge-Syndrom), Mikrodeletionssyndrome (z. B. Williams-Beuren-Syndrom)
- Strukturelle Fehlbildungen des Nervensystems
- Stoffwechselstörungen
- Vor der Geburt verursachte Schädigungen des Nervensystems, z. B. durch Infektionen oder einen Schlaganfall
- Frühgeburtlichkeit
- Schädel-Hirn-Trauma
- Infektionen
- Schwere Unterernährung
- Deprivation
- Mütterlicher Alkoholkonsum in der Schwangerschaft.

Die **umschriebenen Entwicklungsstörungen** werden unterteilt in:

- Störungen des Sprechens
- Störungen schulischer Fertigkeiten (Lesen, Schreiben und/oder Rechnen unter der Altersnorm)
- Störungen motorischer Fertigkeiten (Fein-, Grobmotorik)
- Kombinierte Entwicklungsstörungen

Tab. 16.6 Schweregrade der mentalen Retardierung [9]

Schweregrad	IQ
Leichte Intelligenzminderung	69–50
Mittelschwere Intelligenzminderung	49–35
Schwere Intelligenzminderung	34–20
Schwerste Intelligenzminderung	‹ 20
Unspezifizierter Schweregrad	Falls IQ-Testung nicht möglich

- Tiefgreifende Entwicklungsstörungen mit Beeinträchtigungen von Kommunikation und sozialen Fähigkeiten.

Umschriebene Entwicklungsstörungen kommen häufiger vor als globale, die Inzidenz beträgt zwischen 7 und 15 % [9]. Die motorische Entwicklung ist bei 10–15 % aller Kinder verzögert, die Sprache ist in 6–8 % der Fälle betroffen [9].

Die Ursachen sind bei beiden Entwicklungsstörungen ähnlich vielfältig. Das diagnostische Vorgehen unterscheidet sich nicht wesentlich, allerdings wird die Ärztin bei milder Symptomatik und voraussichtlich guter Prognose zurückhaltend bei der Durchführung belastender diagnostischer Maßnahmen sein.

Diagnostik

Mithilfe einer ausführlichen Anamnese und klinischen Untersuchung wird versucht, die möglichen Ursachen einzugrenzen. Die **Basisdiagnostik** umfasst:

- Hör- und Sehtestung
- EEG, ggf. auch Schlafentzugs-EEG
- MRT des Schädels
- Labordiagnostik mit Kreatinkinase (CK, Muskelenzym), Schilddrüsenwerten, Ammoniak und Laktat (Stoffwechselparameter), Transglutaminase-Antikörper (Ausschluss einer Zöliakie)
- Ggf. auch erste genetische Untersuchungen mit Chromosomenanalyse, Untersuchung auf Fragiles-X-Syndrom und Mikrodeletion 22q11
- Bestimmung von organischen Säuren im Urin und Aminosäuren im Plasma.

Bei der Ursachensuche werden insbesondere weitere Symptome wie zerebrale Anfälle, ein zu großer oder zu kleiner Kopf (**Wichtig:** Perzentilenbestimmung) oder eine muskuläre Hypotonie berücksichtigt.

Behandlungsstrategien

Die Behandlung richtet sich nach der Diagnose. Viele der o. g. möglichen Ursachen einer mentalen Retardierung sind ursächlich nicht behandelbar. Entsprechend wird **symptomorientiert** vorgegangen: Das Kind erhält eine umfassende Förderung mit Physiotherapie, Ergotherapie und ggf. auch Logopädie und psychologischer Betreuung. Die Entwicklung wird regelmäßig beurteilt.

Pflege

Die Pflege erfolgt symptomatisch, je nach Erfordernissen des Krankheitsbilds und der auftretenden Symptome. Beispielsweise können bei einer Trisomie 21 Hörschäden mit einer Wahrscheinlichkeit von 78 % auftreten. Herzfehler zeigen sich in 50 % der Fälle [10]. Diese zusätzlichen Schwerpunkte müssen von pflegerischer Seite individuell beurteilt und berücksichtigt werden. Die Beratung und Begleitung der Familien stehen bei diesen Erkrankungen im Mittelpunkt. Um die Autonomie der Familien und Betroffenen zu stärken, ist ein Kontakt zu passenden Selbsthilfeorganisationen hilfreich.

Vorsicht! Entwicklungsrückschritte sind ein Alarmsignal. Fällt den Eltern auf, dass ihr Kind bereits gelernte Fähigkeiten wieder verlernt oder neu aufgetretene Unsicherheiten zeigt, muss eine rasche diagnostische Abklärung eingeleitet werden.

SPICKZETTEL

Entwicklungsstörungen

Bei Entwicklungsstörungen handelt es sich um Auffälligkeiten bei der Reifung des Gehirns ab der (frühen) Kindheit. Es gibt globale Entwicklungsstörungen, bei denen die Intelligenz und Anpassungsfähigkeit eingeschränkt sind, und umschriebene Entwicklungsstörungen, die nur Teilbereiche umfassen.

16.2.10 Sprachstörungen

DEFINITION

Der Begriff der Sprachstörungen umfasst die Sprechstörungen, die Artikulationsstörungen und die Aphasien.

Sprechstörungen: Störungen der Fähigkeit zum flüssigen Aussprechen

Artikulationsstörungen: Störungen der Fähigkeit zur korrekten Lautbildung

Aphasien: Sprachfähigkeit ist aufgrund eines neurologischen Schadens gestört

Auffälligkeiten bei der Sprachentwicklung gehören zu den häufigsten kindlichen Entwicklungsstörungen. Sie treten bei 6–12 % aller Kinder auf [11]. Unterteilt werden sie in **rezeptive Störungen,** d. h. in Störungen des Sprachverständnisses, und **expressive Störungen,** in Störungen des Sprachausdrucks.

Die Entwicklung der Sprachfähigkeit ist ein komplexer Vorgang. Er wird beeinflusst von der genetischen Grundlage, der Reifung des zentralen Nervensystems, der Funktionsfähigkeit der Sinnesorgane, der Fähigkeit zur kognitiven Verarbeitung und der Kommunikation mit der Umwelt [11]. Die sensible Phase der Sprachentwicklung besteht vom 9. Lebensmonat bis zum Alter von 4 Jahren.

Ab dem Alter von 3 Jahren kann unterschieden werden, auf welcher Sprachebene eine Störung besteht:

- Auf der Ebene der Aussprache von Wörtern (**Phonologie**)
- Beim Erwerb einzelner Wörter und deren Bedeutung (**Semantik**)
- Bei der Anordnung und Beziehung von Wörtern in Sätzen (**Grammatik**)
- Bei der Fähigkeit zur Kommunikation und zum Erzählen (**Pragmatik**). [12]

→ Tab. 16.7 zeigt die häufigsten Ursachen und Differenzialdiagnosen einer Sprachentwicklungsstörung auf.

Fällt eine verzögerte Sprachentwicklung auf, muss zunächst überprüft werden, ob das Gehör ohne Einschränkungen funktioniert. Das Kind sollte neurologisch gründlich auf evtl. weitere Auffälligkeiten untersucht werden. Häufig wird auch ein Schlaf-EEG durchgeführt zum Ausschluss eines **Landau-Kleffner-Syndroms,** einer seltenen Form der Epilepsie, bei der die Sprachentwicklung gestört ist. Durch einen Psychologen/eine Psychologin (im Folgenden Psychologin genannt) muss untersucht werden, ob kognitive Einschränkungen oder psychologische Auffälligkeiten bestehen. Die Sprachentwicklung selbst kann mithilfe standardisierter Testverfahren getestet werden. Ein betroffenes Kind erhält therapeutisch **Logopädie.** Ziel ist, dass ein Kind mit Schuleintritt eine altersgemäße Sprachfähigkeit aufweist [11].

Tab. 16.7 Ursachen einer Sprachentwicklungsstörung

Ursachen	Ätiologie bzw. Ausprägung
Erbliche Faktoren	„Familiärer Sprachschwächetypus"
Frühkindliche Hirnschädigungen • Pränatal • Perinatal • Postnatal	• Infektion (z. B. Röteln, CMV, Toxoplasmose), Rh-/AB0-Inkompatibilität, endokrine Störungen (Diabetes mellitus, SD), mechanische Faktoren • Frühgeburt, Geburtsstillstand (Asphyxie), Kernikterus • Meningitis, Enzephalitis, Hirntrauma
Geistige Entwicklungsstörungen	Intelligenzminderung, z. B. bei chromosomalen Syndromen (z. B. Down-Syndrom), Stoffwechselerkrankung (Hypothyreose, Phenylketonurie)
Allgemeine Entwicklungsstörungen	Konstitutionell, lange frühkindliche Krankheitsphasen
Periphere Hörstörungen	Beidseits ständiger oder rezidivierender Hörverlust von 30–40 dB bei 500–4.000 Hz
Defekte periphere Sprechorgane	Spaltbildungen, schwere Kiefer- und Zahnfehlstellungen, Makroglossie
Milieueinflüsse	Mangelndes sprachliches Vorbild, Überforderung, Mehrsprachigkeit/Migration
Psychische Faktoren	Gestörte Eltern-Kind-Beziehung, kindlicher Mutismus, Autismus

SPICKZETTEL

Sprachstörungen

Auffälligkeiten der Sprachentwicklung gehören zu den häufigsten kindlichen Entwicklungsstörungen. Der Begriff der Sprachstörungen umfasst die Sprech-, die Artikulationsstörungen und die Aphasien. Bei einer verzögerten Sprachentwicklung muss zunächst überprüft werden, ob das Gehör ohne Einschränkungen funktioniert. Häufig wird auch ein Schlaf-EEG zum Ausschluss eines Landau-Kleffner-Syndroms durchgeführt.

16.3 Pflegerische und medizinische Diagnostik

Die Diagnostik bei neurologischen Erkrankungen umfasst die Untersuchung von Nervenwasser, die Bildgebung mittels Sonografie, Computertomografie (CT) und Magnetresonanztomografie (MRT) sowie die funktionelle Diagnostik mit den Methoden der Elektrophysiologie (→ 16.3.4).

16.3.1 Anamnese und körperliches Assessment

Anamnese

Eine ausführliche Anamnese ist bei **Entwicklungsstörungen** wichtig, da die Kinder häufig in der Untersuchungssituation Fähigkeiten, die sie eigentlich beherrschen, nicht oder nur unzureichend zeigen. Hier sind die Angaben der Eltern wichtig.

Auch bei **zerebralen Anfällen** ist die Ärztin oft auf eine gute Anamnese angewiesen, da ein Kind nur selten in einer Untersuchungssituation auch tatsächlich einen Anfall erleidet. Die Anamnese muss sehr detailliert sein, um z. B. einen zerebralen Anfall von einer Synkope trennen zu können. Wenn das verdächtige Ereignis durch die Eltern nicht beobachtet wurde, sollte die Ärztin versuchen, zu den Personen, die das Ereignis beobachtet haben, Kontakt aufzunehmen. Dies können z. B. die Erzieher/Erzieherinnen im Kindergarten oder eine Lehrerin/ein Lehrer sein.

Besonders wichtig ist bei vielen kinderneurologischen Symptomen eine ausführliche **Familienanamnese,** da einige Krankheitsbilder eine erbliche Komponente aufweisen. Dies gilt z. B. für verschiedene Epilepsiesyndrome und Muskelerkrankungen. Hier kann die Diagnosestellung durch Kenntnis der Familienanamnese erleichtert werden.

Körperliche Untersuchung

Die körperliche Untersuchung umfasst das **motorische und sensible System** sowie die Funktion der **Hirnnerven.** Da jüngere Kinder häufig noch nicht in der Lage sind, Aufforderungen gezielt zu befolgen, müssen viele Funktionen spielerisch beurteilt werden. Beispielsweise kann die Ärztin das Kind beim Spielen mit Bauklötzen beobachten und beurteilen, ob beide Hände adäquat benutzt werden. Auch die Sensibilität

Tab. 16.8 Neugeborenenreflexe.

Name	Ereignis	Besteht bis
Steigreflex	Berühren des Fußrückens mit Kante führt zum Heben des Fußes über diese Kante	2. Lebensmonat
Oraler Einstellreflex	Berührung um den Mund erzeugt Kopfdrehung und Suchbewegungen	3. Lebensmonat
Schreitreflex	Andrücken einer Fußsohle führt zum Anziehen dieses Beins und Beugung des anderen Beins	3. Lebensmonat
Palmarer Greifreflex	Berühren der Handflächen führt zu fester Beugung der Finger	4. Lebensmonat
Moro-Reflex	Ruckartige Bewegung des Oberkörpers erzeugt Heben der Arme und Schreien	4. Lebensmonat
Saugreflex	–	Höchstens 6. Lebensmonat
Galant-Reflex	Streichen neben der Wirbelsäule in hängender Bauchlage erzeugt Krümmung der Wirbelsäule in Richtung der bestrichenen Seite und Strecken von Arm und Bein auf der bestrichenen Seite	6. Lebensmonat
Asymmetrisch-tonischer Nackenreflex	Passive Kopfdrehung führt zur Streckung der drehseitigen Extremitäten und Beugung der Gegenseite	6. Lebensmonat
Symmetrisch-tonischer Nackenreflex	Kopfbeugung nach hinten führt zur Streckung der unteren und Beugung der oberen Extremitäten. Kopfbeugung nach vorne führt zum umgekehrten Ereignis.	6. Lebensmonat
Plantarer Greifreflex	Berühren der Fußsohle führt zu Zehenbeugung	Ende 1. Lebensjahr

Tab. 16.9 Säuglingsreflexe.

Name	Ereignis	Besteht
Landau-Reflex	In Bauchhängelage Streckung von Rumpf, Extremitäten, Anheben des Kopfs	5.–18. Lebensmonat
Sprungbereitschaft	Halten in Bauchlage und Kippen nach vorne führt zu Streckung der Arme nach vorne	Ab 5./6. Lebensmonat
Stützreaktion	Passives Kippen zur Seite im Sitzen führt zur Streckung des Arms und Abstützen mit der Hand	Ab 7. Lebensmonat
Babinski-Reflex	Bestreichen des lateralen Fußrands führt zur Streckung aller Zehen	Bis Ende 2. Lebensjahr

kann bei Säuglingen und Kleinkindern nur durch unwillkürliche Reaktion auf Reize eingeschätzt werden.

Neben den Muskeleigenreflexen, die bei Gesunden in jedem Lebensalter auslösbar sind, gibt es Neugeborenen- und Säuglingsreflexe. **Neugeborenenreflexe** (→ Tab. 16.8) bestehen physiologisch ab Geburt und sistieren bis zum Ende des 1. Lebenshalbjahrs. **Säuglingsreflexe** (→ Tab. 16.9) entstehen um den 6. Lebensmonat und sistieren ebenfalls wieder nach einigen Monaten. Fehlen diese Reflexe vollständig oder bestehen sie über die genannten Zeiträume hinaus, deutet dies auf eine Hirnschädigung hin.

Besteht der Verdacht auf eine Entzündung der Hirnhäute, eine Meningitis, überprüft die Ärztin, ob ein **Meningismus** vorliegt – eine schmerzbedingte Nackensteifigkeit durch Reizung der Hirnhäute (*Meningen*).

Die folgenden Zeichen deuten auf einen Meningismus hin (*Nervendehnungszeichen*):

- Bei **passiver Beugung des Kopfs** in Rückenlage spannt das Kind aufgrund von Schmerzen dagegen.
- Das **Lasègue-Zeichen** ist positiv, wenn eine Beugung im Hüftgelenk < 70° bei gestrecktem Kniegelenk Schmerzen im Bereich der Lendenwirbelsäule auslöst.
- Das **Brudzinski-Zeichen** ist positiv, wenn das Kind bei passiver Beugung des Kopfs in Rückenlage reflektorisch in Hüft- und Kniegelenk beugt.
- Das **Kernig-Zeichen** ist positiv, wenn das Kind schmerzbedingt das Bein im Kniegelenk beugen muss, wenn die Ärztin das gestreckte Bein im Hüftgelenk beugt.

Liegen Hinweise auf einen Meningismus vor, wird eine Liquorpunktion und -untersuchung durchgeführt (→ 16.3.2).

SPICKZETTEL

Anamnese und Untersuchung

Besonders wichtig ist bei vielen kinderneurologischen Symptomen eine ausführliche Familienanamnese, da einige Krankheitsbilder eine erbliche Komponente aufweisen. Die körperliche Untersuchung umfasst auch die Prüfung der Reflexe – neben den Muskeleigenreflexen, die bei Gesunden in jedem Lebensalter auslösbar sind, gibt es Neugeborenen- und Säuglingsreflexe. Zu prüfen sind bei Verdacht auf eine Hirnhautentzündung auch die Meningismuszeichen.

16.3.2 Liquoruntersuchung

Die Untersuchung des **Liquors** (*Nervenwasser*) bringt Informationen über eine Entzündung der Hirnhäute, über einen erhöhten Hirndruck und über Stoffwechselstörungen. Zusätzlich können mögliche Erreger einer Hirnhautentzündung nachgewiesen werden. Der entnommene Liquor wird im Labor auf Auffälligkeiten (→ Tab. 16.10) untersucht.

Der Vergleich des Albuminwerts (ein im Blut in großer Menge vorkommendes Eiweiß) und des IgG (Antikörper) in Blut und Liquor kann einen Hinweis geben, ob die Blut-Hirn-Schranke intakt ist. Sie trennt beim Gesunden das Blut vom Liquor und erlaubt nur ausgewählten Stoffen den Übertritt.

Tab. 16.10 Liquorbefund nach Erreger (mod. nach Thomas [13])

Parameter	Normalbefund	Bakterien	Viren
Farbe	Klar	Trüb	Klar
Zellen/mm^3	‹ 5	‹ 0,5–1,5	› 2,2
Glukose (mmol/l)	3,3–4,7 (unter 50 % des Serumwerts)	100–› 50.000	0–1.000
Glukose (g/dl)	40–70 (⅔ des aktuellen Blutzuckerwerts)	20 (erniedrigt)	40–70 (normal)
Protein (mg/dl)	‹ 50	50–200	50–150
Laktat (mmol/l)	‹ 2,1	› 3,5	‹ 2,1

Punktionsorte sind je nach Alter unterschiedlich, wobei die Lumbalpunktion am unteren Rücken am häufigsten angewandt wird. Weitere Stellen sind:

- Ventrikelpunktion beim Neugeborenen und Säugling mit offener Fontanelle
- Subokzipitalpunktion am Nacken, Punktion der Cisterna cerebellomedullaris
- Bei einem shuntversorgten Hydrozephalus oder einem angelegten Rickham-Reservoir können diese auch direkt punktiert werden.

In mikrobiologischen Untersuchungen können Erreger im Liquor direkt angezüchtet werden, z. B. Meningokokken, oder mittels Polymerase-Kettenreaktion (PCR – DNS-Untersuchung) nachgewiesen werden, z. B. Herpesviren.

Vor Durchführung einer **Liquorpunktion** sollte mithilfe einer Bildgebung ausgeschlossen werden, dass die Entnahme von Nervenwasser nicht zu einer Einklemmung des Hirnstamms im Foramen magnum führen kann. Alternativ kann auch durch eine augenärztliche Untersuchung ein gestauter Sehnerv (**Stauungspapille**) ausgeschlossen werden. Muss die Punktion notfallmäßig durchgeführt werden, entfallen Bildgebung oder augenärztliche Untersuchung.

Die Liquorpunktion ist schmerzhaft, daher wird sie gerade bei jüngeren Kindern bevorzugt in **Analgosedierung** durchgeführt.

Risiken einer Liquorpunktion sind neben der Einklemmung des Hirnstamms:

- Verletzung von Nerven
- Austritt von Nervenwasser in das Gewebe am Rücken, führt zu lokalem Druckgefühl oder Schmerzen
- Infektion der Hirnhäute
- Bluterguss an der Punktionsstelle
- Kopfschmerzen und Erbrechen für Stunden bis Tage nach der Punktion (**postpunktionelles Syndrom**).

Durchführung einer Liquorpunktion

- Im Kindesalter wird eine Liquorpunktion i. d. R. (außer im Notfall) in Analgosedierung durchgeführt, um eine Traumatisierung des Kindes zu vermeiden und optimale Untersuchungsbedingungen zu gewährleisten.
- Die Eltern und bei älteren Kindern auch die Patientin selbst werden durch die Ärztin über die Untersuchung und die Analgosedierung aufgeklärt.
- Es muss eine von den Eltern unterschriebene schriftliche Einverständniserklärung vorliegen.
- Kinder werden von der Pflegefachperson im Sitzen so gehalten, dass der gebeugte Rücken einen (Katzen-)Buckel bildet. Im Liegen wird eine Embryonalhaltung eingenommen. Mit beiden Positionen (→Abb. 16.5) wird erreicht, dass die Dornfortsätze der Wirbelkörper möglichst weit auseinanderklaffen.
- Ggf. wird eine Lokalanästhesie am Punktionsort gesetzt.
- Vor Entnahme des Liquors kann nun der Liquoreröffnungsdruck mithilfe eines Steigrohrs und eines Maßbands bestimmt werden. Normal ist ein Liquoreröffnungsdruck unter 28 cmH_2O.
- Die Entnahme des Liquors erfolgt mit sterilen Untersuchungsröhrchen, die mit ca. 10–15 Tropfen pro Röhrchen tropfenweise befüllt werden. Je nach Fragestellung werden 2–4 Röhrchen gefüllt. (**Cave:** kein Aspirieren mit einer Spritze!)
- Mit mehreren Pflasterstreifen wird der sterile Tupfer fest am Rücken befestigt (**Dachziegelverband**).
- Eine Bettruhe von mind. 6 Std. soll das Entstehen eines Postpunktionssyndroms (Kopfschmerzen, Übelkeit und Erbrechen) verhindern.

Pflege

Bei einer Liquorpunktion liegen die pflegerischen Aufgaben bei der Betreuung der Kinder und Jugendlichen, bei der Fixierung und Assistenz während der Intervention. Diese sind im Rahmen der Durchführung schon beschrieben worden. Die Nachsorge beinhaltet folgende Aufgaben:

- Überwachung der Vitalzeichen, Überprüfen der Sensibilität und des Verhaltens des Kindes, um mögliche Komplikationen frühzeitig zu bemerken.
- Für das Einhalten der Bettruhe Sorge tragen, um dem Postpunktionssyndrom entgegenzuwirken.
- Druckverband auf Nachblutung untersuchen, Liquoraustritt bzw. Bildung eines Liquorkissens im umliegenden Gewebe der Einstichstelle.
- Orale Flüssigkeitszufuhr kontrollieren, da so die Liquornachbildung unterstützt und Kopfschmerzen verhindert werden.
- Für das Einhalten einer Nahrungskarenz Sorge tragen, falls eine Kurznarkose beim Kind notwendig war.

SPICKZETTEL

Liquoruntersuchung

Ob eine Entzündung der Hirnhäute, ein erhöhter Hirndruck oder Stoffwechselstörungen vorliegen, kann mithilfe der Untersuchung des Liquors nachgewiesen werden. Da die Liquorpunktion schmerzhaft ist, wird sie gerade bei jüngeren Kindern bevorzugt in Analgosedierung durchgeführt. Zu beachten sind die Risiken.

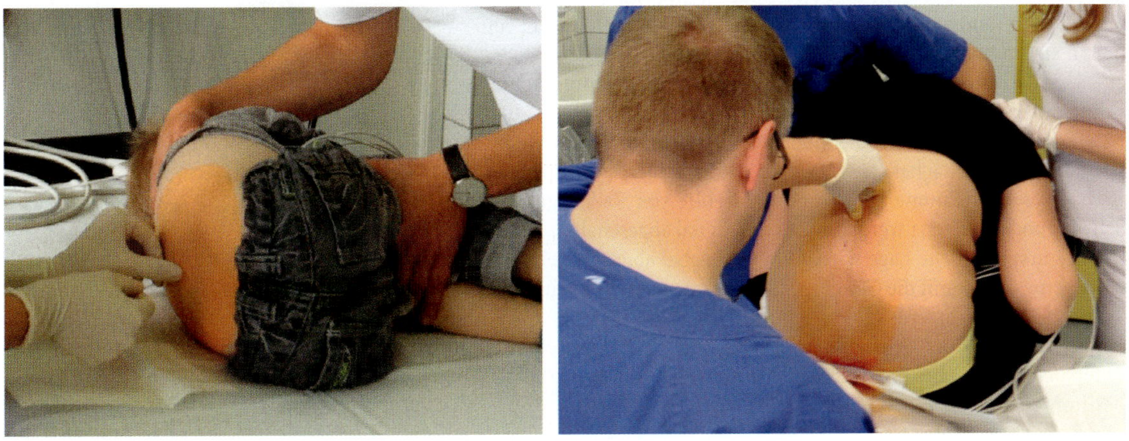

Abb. 16.5 Lagerung und Fixierung zur Liquorpunktion. Links in der Embryonalhaltung, rechts im Sitzen, im Katzenbuckel. [P548]

16.3.3 Bildgebende Diagnostik

Sonografie

Solange die vordere Fontanelle ausreichend geöffnet ist, kann die Ärztin mittels **Ultraschall** (*Sonografie*) das Innere des Schädels einsehen. Die Untersuchung geht schnell, sie ist nicht schmerzhaft und erfordert daher keine Analgosedierung. Das Kind muss in der passenden Position leicht fixiert werden, wenn es nicht selbst den Kopf stillhält oder schläft.

Die Sonografie hat nur eine begrenzte Eindringtiefe, d. h., Strukturen, die weiter als ca. 10 cm von der Schädeloberfläche entfernt sind, können nur noch undeutlich eingesehen werden. Außerdem ist das Ergebnis der Untersuchung sehr vom Können des Untersuchers abhängig. Dennoch können gerade bei Früh- und Neugeborenen sehr gute Aussagen über die Struktur des Gehirns gemacht werden. Hirnblutungen oder Fehlbildungen können somit recht sicher ausgeschlossen werden. Mithilfe einer **Doppleruntersuchung** ist es möglich, eine Aussage über die Durchblutung des Gehirns zu erhalten. Beim unreifen Gehirn sollte zurückhaltend mit der Doppleruntersuchung umgegangen werden.

Das Rückenmark lässt sich im Säuglingsalter gut einsehen. Hier wird der Schallkopf über der Wirbelsäule aufgesetzt. Eventuelle Fehlanlagen in den Hirnhäuten oder knöchernen Strukturen können so erkannt werden.

Röntgen

Röntgenuntersuchungen des Schädels oder der Wirbelsäule geben Aufschluss über die knöchernen Strukturen. Im Fall des Schädelknochens sind diese allerdings sehr ungenau, da der Schädel als dreidimensionales Objekt auf eine zweidimensionale Abbildung projiziert wird. Es bestehen nur noch wenige Indikationen für eine solche konventionelle Röntgenuntersuchung des Schädels. Dazu gehören die Überprüfung der Einstellung eines Shuntventils und des Shuntverlaufs.

Computertomografie

Bei der **Computertomografie** (CT) werden mittels Röntgenstrahlen Schnittbilder von Kopf oder Wirbelsäule angefertigt. Aufgrund der Strahlenbelastung wird eine CT heute, wenn möglich, vermieden. Sie kann allerdings sehr schnell durchgeführt werden (< 5 Min.) und ist auch an vielen kleinen Krankenhäusern jederzeit verfügbar. Daher ist sie als Notfalluntersuchung noch weit verbreitet. Die Computertomografie liefert gute Aussagen über den Zustand der knöchernen Strukturen, ist in der Darstellung des Gehirns und des Rückenmarks selbst dem MRT unterlegen.

Kernspintomografie

Die **Kernspintomografie/Magnetresonanztomografie** (**MRT**) arbeitet nicht mit Röntgenstrahlen, sondern misst das Verhalten von Protonen in einem Magnetfeld.

Die Wasserstoffatome/Protonen im menschlichen Körper ähneln kleinen Magneten. Sie richten sich im Kernspintomografiegerät auf die Magnetpole aus, die durch das Gerät erzeugt werden. Dieses Magnetfeld ist um ein Vielfaches stärker als das der Erde.

Die Wasserstoffatome können nun mit Hilfe von Radiosignalen in Schwingungen versetzt werden. Wird das Signal abgeschaltet, nehmen sie ihre ursprüngliche Lage wieder ein. Die dabei abgegebene Energie kann gemessen, somit die Gewebszusammensetzung bestimmt und ein Schnittbild erzeugt werden.

Das Verhalten der Protonen ist je nach Art und Eigenschaft des untersuchten Gewebes unterschiedlich. Verschiedene Arten können so bestimmt werden.

Die Technik ermöglicht sehr hochauflösende Darstellungen, mit denen auch kleine Strukturen im Millimeterbereich dargestellt werden. Durch die Gabe von Kontrastmittel kann die Darstellung weiter verbessert werden. Eine Strahlenbelastung besteht nicht. Das Magnetfeld erzeugt nach derzeitigem Kenntnisstand keine Nebenwirkungen. Einige Kinder klagen allerdings über Kopfschmerzen oder Übelkeit während oder nach einer Kernspintomografie. Die Untersuchung dauert deutlich länger als eine Computertomografie – zwischen 30 Min. und 2 Std. Entsprechend benötigen jüngere Kinder eine Sedierung, da sie während der Untersuchung in einer engen Röhre ruhig liegen müssen.

SPICKZETTEL

Bildgebende Verfahren

Mittels Sonografie des Schädels können nur Strukturen sichtbar gemacht werden, die bis zu 10 cm von der Schädeloberfläche entfernt sind. Dennoch können gerade bei Früh- und Neugeborenen sehr gute Aussagen über die Struktur des Gehirns gemacht werden. Röntgenaufnahmen werden selten (Anlage eines Shuntventils) angefertigt, ebenso eine Computertomografie. Zur Anwendung kommt auch eine Kernspintomografie (MRT).

16.3.4 Elektrophysiologische Untersuchungen

Die **elektrophysiologischen Untersuchungen** überprüfen die elektrischen Funktionen des Nervensystems. Da die Signalweiterleitung in Nerven Spannungsdifferenzen verändert, lässt sich diese elektrisch messen.

Elektroenzephalografie

Die im Kindesalter am häufigsten durchgeführte elektrophysiologische Untersuchung ist die **Elektroenzephalografie (EEG** → Abb. 16.6). Mit dieser werden Spannungsdifferenzen gemessen, die Gruppen von Neuronen an der Oberfläche der Hirnrinde erzeugen. Diese Differenzen werden über Elektroden gemessen, die auf (mittels EEG-Hauben) oder in (mittels Nadelelektroden) der Kopfhaut an festgelegten Orten platziert werden. Die Spannungsdifferenzen werden dann in einer EEG-Kurve aufgezeichnet. Je nach Lebensalter und damit Reife des Gehirns können diese Kurven sehr unterschiedlich ausfallen. Allerdings ist es möglich, in jedem Lebensalter ein normales EEG zu definieren. Drei Arten von Pathologien sind besonders wichtig:

- **Epilepsietypische Veränderungen,** auch als **Anfallsbereitschaft** bezeichnet, sind typische Wellenmuster, die auf das Vorliegen einer

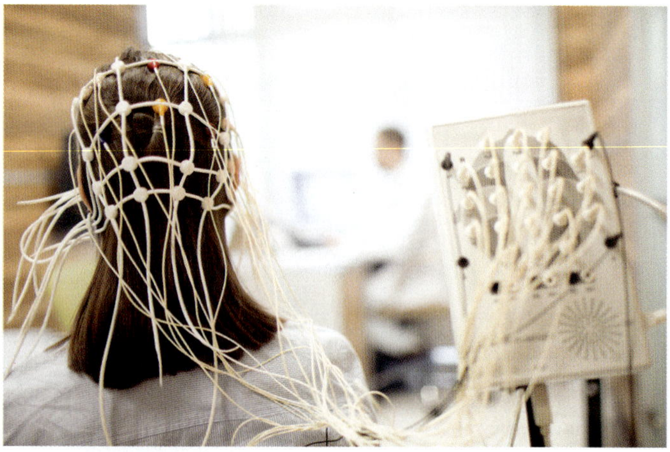

Abb. 16.6 Mädchen mit angelegtem EEG, während der Messung [J787]

Neigung zu Krampfanfällen hindeuten können (→ Abb. 16.7). Dabei muss berücksichtigt werden, dass auch viele Menschen, die nie einen Krampfanfall erleiden, solche Veränderungen aufweisen.

- **Iktale Veränderungen** (*lat. ictus = Schlag*) kommen während eines Krampfanfalls vor und beweisen diesen. Sie sind Ausdruck der pathologischen synchronen Aktivität einer Gruppe von Neuronen.
- **Herdbefunde** oder **Verlangsamungen** sind ungewöhnlich langsame Wellen in einer Hirnregion, die auf einen Schaden in der Struktur der Neuronen an dieser Stelle hindeuten. Das kann z. B. eine Entzündung oder ein Tumor sein.

Das EEG kann also eine Aussage über die Funktion des Gehirns liefern und zugleich den Ort einer Funktionsstörung eingrenzen. Die oben beschriebenen Veränderungen können provoziert werden. Dazu soll das Kind während des EEG hyperventilieren, zudem wird über einige Minuten ein Blitzlicht vor den Augen des Kindes platziert. Auch Schlaf kann EEG-Veränderungen verstärken, sodass die Durchführung eines Schlaf-EEGs, teils nach Schlafentzug, sinnvoll ist. In modernen EEG-Laboren wird die Patientin während der Ableitung gefilmt, um evtl. Anfälle zu sehen und Bewegungen, die das EEG stören könnten, besser beurteilen zu können.

Weitere Untersuchungen

Neben dem EEG gibt es weitere elektrophysiologische Untersuchungen, die im Kindesalter allerdings deutlich seltener angewandt werden. Dies liegt zum einen daran, dass die Untersuchungen unangenehm oder sogar schmerzhaft sein können und jüngere Kinder daher eine Sedierung benötigen. Zum anderen gibt es für das Kindesalter teilweise nur ungenaue Normwerte.

- Mithilfe von **somatosensibel evozierten Potenzialen (SEP)** kann das Funktionieren einer sensorischen Leitungsbahn überprüft werden. Dabei wird ein Nerv, z. B. der N. tibialis, elektrisch gereizt und das dadurch erzeugte Signal mittels Elektroden über der Hirnrinde abgeleitet. Es wird erfasst, ob das Signal in ausreichender Stärke und ausreichend schnell weitergegeben wurde.
- Ganz ähnlich funktionieren auch **visuell evozierte Potenziale (VEP),** bei denen mithilfe eines blinkenden Schachbrettmusters vor den Augen an der Netzhaut ein Signal erzeugt wird, und **akustisch evozierte Potentiale (AEP),** bei denen das Innenohr durch Klicklaute gereizt wird.
- Die **Nervenleitgeschwindigkeit (NLG)** kann durch Reiz- und Ableitelektroden erfasst werden, die jeweils über dem zu untersuchenden Nerv platziert werden. Eine Störung der Myelinisierung eines Nervs verursacht eine verlangsamte Leitgeschwindigkeit.
- Auch die Aktivität von Muskeln kann mit Elektroden in einer **Elektromyografie (EMG)** erfasst werden. Hier müssen Nadelelektroden in einem Muskel platziert werden, damit Muskelkontraktionen erfasst werden können, die für das Auge nicht sichtbar sind.

16.3.5 Neuropsychologische Diagnostik

Neben den beschriebenen neurologischen Ausfällen (→ 16.2) bestehen bei Kindern mit neurologischen Erkrankungen häufig **Störungen von Kognition oder Verhalten.** Diese können mit neuropsychologischen Testverfahren objektiviert werden. Es stehen einfache Screeningverfahren bzw. aufwendigere und detaillierte Testverfahren zur Verfügung. Problematisch ist dabei, dass die Durchführung dieser Methoden immer von evtl. Verhaltensauffälligkeiten, anderen neurologischen Ausfällen (z. B. Hörschäden oder Sprechstörungen) oder mangelnder Motivation beeinflusst werden. Viele Testverfahren bestehen aus sog. Testbatterien, einer Sammlung von Aufgaben und Fragen mit vom Untersucher unabhängiger Auswertungsanleitung. Dabei sollten immer regelmäßige Verlaufskontrollen der Ergebnisse erfolgen [1].

SPICKZETTEL

Elektrophysiologische Untersuchungen

Die elektrischen Funktionen des Nervensystems können mithilfe elektrophysiologischer Untersuchungen überprüft werden. Diese sind v. a. angezeigt bei zerebralen Anfällen oder vermuteten Nervenschädigungen. Neuropsychologische Testverfahren kommen zur Anwendung bei Verhaltensstörungen sowie bei Störungen der Kognition.

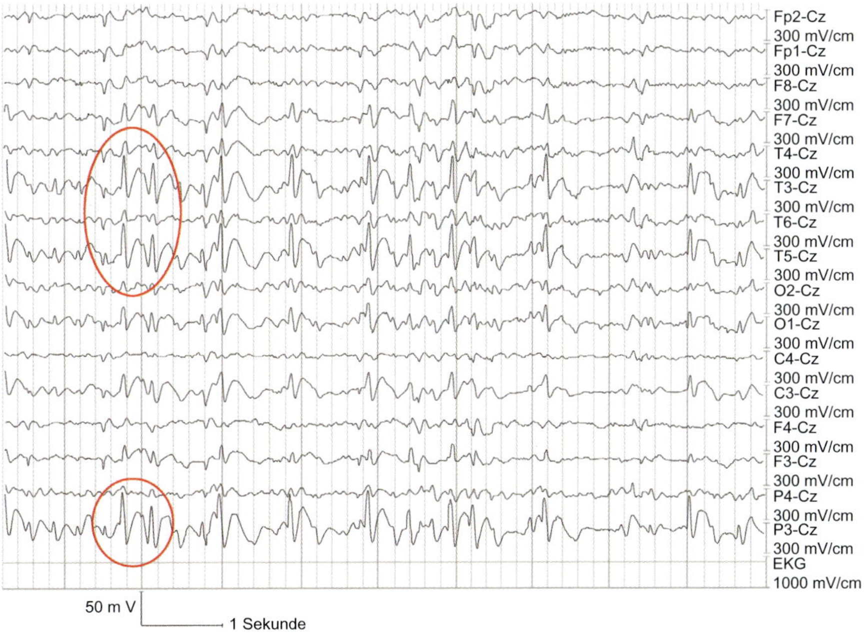

Abb. 16.7 EEG eines Patienten mit Rolando-Fokus [R232]

16.3.6 Genetische Diagnostik

In den vergangenen Jahren hat der Stellenwert der genetischen Diagnostik in der Kinderneurologie stetig zugenommen. Neben den lange bekannten, gezielten genetischen Untersuchungen wie Chromosomenanalyse oder Einzelgenuntersuchungen bei Verdacht auf bestimmte Krankheitsbilder oder Syndrome – z. B. Chromosomenanalyse bei Verdacht auf eine Trisomie 21 – werden zunehmend neuere Methoden angewandt, mit denen sich längere Genabschnitte oder auch das gesamte Genom untersuchen lassen. Diese Methoden werden auch als *„next generation sequencing"* bezeichnet. Sie können bei der ursächlichen Abklärung unspezifischer Symptome sehr hilfreich sein. Ohne diese Methoden können viele seltene Erkrankungen nicht molekulargenetisch eingeordnet werden [14]. Beispielsweise kann bei einem Kind mit einer Entwicklungsstörung die Untersuchung aller exprimierenden Genabschnitte (*„whole exome sequencing"*) erfolgen. Dabei kann möglicherweise eine Mutation in einem Gen gefunden werden, die die vorliegende Symptomatik erklärt. Derartige Untersuchungen stehen aber immer wieder in der Kritik, da der Nachweis von Mutationen teils keine therapeutischen Optionen mit sich bringt und außerdem viele Mutationen gefunden werden, deren ursächliche Relevanz (noch) unklar ist [14]. Eine gute Beratung der Eltern von Fachpersonal vor und nach einer solchen Untersuchung ist daher sehr wichtig.

16.4 Spezielle pflegerische und medizinische Maßnahmen

In die Therapie neurologischer Erkrankungen im Kindesalter sollen immer Berufsgruppen unterschiedlicher Fachrichtungen einbezogen sein: Neben Ärztinnen und Pflegefachpersonen sind Physio- und Ergotherapeutinnen, Logopädinnen, Kinderorthopädinnen und Psychologinnen von entscheidender Bedeutung. Denn die meisten neuropädiatrischen Erkrankungen betreffen nicht nur ein bestimmtes Organsystem. Ein ganzheitlicher Ansatz mit engen Absprachen zwischen den Fachrichtungen ist daher wichtig.

16.4.1 Antikonvulsive Therapien

DEFINITION

Antikonvulsiva *(griech. anti = gegen, lat. convellere = losreißen)* sind Medikamente, die das Auftreten von Krampfanfällen verhindern bzw. deren Anzahl oder Schwere verringern sollen. Ein anderer Begriff ist **Antiepileptika,** allerdings ist dieser Begriff ungenau, da die Medikamente eine Epilepsie nicht ursächlich behandeln, sondern nur die Anfälle als klinische Äußerung eine Epilepsie beeinflussen können.

Medikamentöse Therapie

Die Behandlung von zerebralen Anfällen erfolgt hauptsächlich durch Medikamente, die als **Antikonvulsiva** bezeichnet werden. In Deutschland stehen mehr als 20 verschiedene Medikamente zur Verfügung. Die Präparate haben unterschiedliche Wirkansätze, neue befinden sich in ständiger Entwicklung. Die Ärztin muss versuchen, aufgrund der klinischen Erscheinungen und des EEG-Befunds das Krankheitsbild des Kindes oder Jugendlichen einzuordnen. Daran orientiert sich die Auswahl des Antikonvulsivums. Gelingt die Einordnung nicht eindeutig, sollte die Ärztin zumindest sicher sein, ob es sich um eine generalisierte oder fokale Epilepsie handelt [15].

Eine Therapie wird zunächst als **Monotherapie** begonnen. Bei ca. ⅔ aller Kinder mit einer neu aufgetretenen Epilepsie ist eine solche Monotherapie erfolgreich, die Kinder werden anfallsfrei [15, 16]. Bei den übrigen Kindern wird die Monotherapie bei Therapieversagen im Verlauf um ein weiteres Präparat ergänzt oder komplett auf ein anderes Präparat umgestellt. Die Therapie wird in regelmäßigen **Verlaufskontrollen** alle 3–6 Monate klinisch und mit EEG-Kontrollen überprüft.

Die meisten Antikonvulsiva stehen als **Tabletten** oder **Saft** zur Verfügung. Einige gibt es in retardierter Form, z. B. Valproat, was die Gabe nur 1- oder 2-mal täglich erlaubt. Einige Antikonvulsiva können auch **intravenös** verabreicht werden, z. B. Phenobarbital. Das vereinfacht die Gabe im Notfall oder wenn das Kind enteral nichts zu sich nehmen kann oder darf.

Einige der Antikonvulsiva können zu schweren **Nebenwirkungen** (→ Tab. 16.11) führen. Die Ärztin muss daher eine sorgfältige Beratung und **Aufklärung** vornehmen. Bei einigen Präparaten, z. B. Valproat, werden Blutwerte, z. B. Leberwerte, und Blutbild ständig kontrolliert. Das Auftreten von Nebenwirkungen kann dazu führen, dass ein Präparat wieder abgesetzt werden muss.

Hat die Ärztin sich für ein Antikonvulsivum entschieden, wird eine **Zieldosis** anhand des Körpergewichts des Kindes berechnet und ein Medikamentenplan zum **Eindosieren** des Präparats erstellt. Das vorsichtige Erhöhen der Dosis soll Nebenwirkungen vermeiden. Auch das Absetzen wird schrittweise durchgeführt. In Abständen von einigen Monaten werden die Talspiegel der Medikamente kontrolliert. Die Eltern bekommen einen Medikamentenplan und einen Anfallskalender, in dem sie das Auftreten von Anfällen eintragen können.

Ist die Therapie erfolgreich, wird sie meist über mindestens zwei Jahre fortgeführt, bevor ein Absetzversuch unternommen wird. Dies sollte vorsichtig und in enger Absprache mit Eltern und Kind erfolgen.

Pünktliche Einnahme

Die Einnahme der Antikonvulsiva erfolgt zeitlich sehr genau, da es sich in den meisten Fällen um sog. Spiegelmedikamente handelt. Die Wirksamkeit, aber auch eine evtl. toxische Nebenwirkung, sind abhängig von der Höhe des nachgewiesenen Wirkstoffs im Blut (Spiegel). Eltern und Kind müssen auf die Notwendigkeit einer pünktlichen Einnahme hingewiesen werden.

Wie oben bereits erwähnt, sind Antikonvulsiva bei ca. 25 % der Kinder nicht ausreichend wirksam. Hier muss die Ärztin überprüfen, ob eine ketogene Diät oder ein epilepsiechirurgischer Eingriff sinnvoll sein könnte.

Diätetische Maßnahmen und operative Therapie

- Bei einer **ketogenen Diät** ernährt sich die Patientin kohlenhydratarm oder -frei. Dies führt zu einer veränderten Stoffwechsellage, die

Tab. 16.11 Typische Nebenwirkungen häufig verwendeter Antikonvulsiva

Präparat	Typische Nebenwirkungen
Valproat (z. B. Orfiril®)	Appetitlosigkeit bis Appetitsteigerung, Erbrechen, Gerinnungsstörungen, Pankreatitis, Leberversagen
Lamotrigin (Lamictal®)	Toxisch-allergische Haut- und Schleimhautreaktionen, Müdigkeit
Sultiam (Ospolot®)	Kurzatmigkeit, Parästhesien
Levetiracetam (Keppra®)	Müdigkeit, Stimmungsschwankungen, Depression, Verhaltensauffälligkeiten

bei einigen Kindern zu deutlich weniger Anfällen führt. Der genaue Wirkmechanismus der ketogenen Diät ist bisher nicht bekannt. Die Diät erfordert viel Disziplin von Kind und Familie. Sie bedeutet einen starken Eingriff in die Lebensqualität, entsprechend eingeschränkt ist oft die Compliance.
- Bei der **Epilepsiechirurgie** wird mithilfe von EEG-Ableitungen, bei denen die Elektroden teilweise direkt im Gehirn platziert werden, und hochauflösenden Kernspintomografien untersucht, ob die Anfälle in einer umschriebenen Hirnregion auftreten. Ist dies der Fall, kann eine Entfernung dieser Hirnregion das Entstehen von Anfällen beenden.

SPICKZETTEL

Antikonvulsive Therapie

Antikonvulsiva werden v. a. bei Epilepsien eingesetzt. Da sie zu schweren Nebenwirkungen führen können, muss die Ärztin eine sorgfältige Beratung und Aufklärung vornehmen. Bei den meisten Antikonvulsiva muss die Einnahme zeitlich sehr genau erfolgen, da es sich in den meisten Fällen um sog. Spiegelmedikamente handelt. Eine antikonvulsive Wirkung haben auch eine ketogene Diät sowie die Epilepsiechirurgie.

16.4.2 Physiotherapie, Ergotherapie, Logopädie

Neben der medikamentösen Therapie nehmen Physiotherapie, Ergotherapie und Logopädie in der Behandlung neurologischer Erkrankungen bei Kindern eine herausragende Stellung ein. Die häufig auftretenden Entwicklungsstörungen können beispielsweise mit Medikamenten nicht behandelt werden. Hier ist die Förderung der betroffenen Kinder je nach vorherrschender Auffälligkeit durch die genannten Therapien entscheidend.

Physiotherapie

Ziele der **Physiotherapie** sind:
- Anregung motorischer Lernprozesse
- Mobilisation und Förderung der Selbstständigkeit
- Vermeidung von Folgeschäden wie Kontrakturen, Skoliosen, Luxationen
- Anpassung von Hilfsmitteln.

Zwei Konzepte kommen hauptsächlich zur Anwendung, die unter dem Begriff **Physiotherapie auf neurophysiologischer Grundlage** zusammengefasst werden:
- Vaclav **Vojta** ging bei der Entwicklung seines Konzepts davon aus, dass die Hirnschädigung die Haltungsentwicklung eines betroffenen Kindes blockiert und damit auch der Zugang zur weiteren motorischen Entwicklung unterbrochen wird [17]. Das Ziel der Therapie ist es, diese Blockierung zu lösen und einen Zugang zum gestörten Bereich zu ermöglichen [16]. In der Praxis sollen mehrfach täglich reflektorische Bewegungsmuster durch Therapeuten und Eltern ausgelöst werden, was bei den Kindern häufig zu deutlichem Missfallen führt [17].
- Berta und Karel **Bobath** gingen demgegenüber davon aus, dass ein gestörtes Bewegungsmuster nicht nur ein motorisches, sondern ein sensomotorisches Problem ist. Entsprechend wird versucht, normale Bewegungsmuster zu erleichtern und abnorme Muster zu hemmen. Die Therapie orientiert sich dabei an Alltagshandlungen, sie soll spielerisch und handlungsorientiert sein [17, 18]. Der Schwerpunkt liegt dabei auf der Aktivierung der gesunden, antagonistischen Muskulatur [18].

Beiden Konzepten ist gemeinsam, dass sie davon ausgehen, dass durch eine **ausreichende sensorische Stimulation** normale Bewegungsmuster erzielt werden können. Mittlerweile wird nach Vorliegen neuerer wissenschaftlicher Erkenntnisse allerdings davon ausgegangen, dass die theoretischen Grundlagen bei beiden Konzepten nicht der Realität entsprechen.

Für beide Konzepte wurde bisher zudem in Studien kein sicherer Effektivitätsnachweis erbracht. Dennoch ist weithin akzeptiert, dass Physiotherapie sinnvoll ist und gute Ergebnisse bringt [17]. Typischerweise erhalten Kinder 1- oder 2-mal pro Woche Physiotherapie.

Ergotherapie

Die **Ergotherapie** ist eine aus der Arbeitstherapie hervorgegangene Methode. Die Grundidee ist, dass eine sinnvolle und produktive Beschäftigung stark motivieren kann [19]. Bei Kindern wird die Ergotherapie vorrangig als Beschäftigungstherapie umgesetzt, bei der geleisteten Arbeit wird also der produktive Charakter nicht betont.

Ziele der Ergotherapie bei Kindern sind (nach Presber [19]):
- Steigerung der Belastbarkeit
- Verbesserung der sozialen Adaptation
- Vorbereitung auf eine sinnvolle Freizeitgestaltung.

In der Ergotherapie werden Handlungsverläufe und Tätigkeiten geübt. Sie konzentriert sich dabei im Unterschied zur Physiotherapie bevorzugt, aber nicht ausschließlich, auf den Gebrauch der Hände. Ergotherapie wird meist 1-mal wöchentlich durchgeführt.

Logopädie

Die **Logopädie** befasst sich mit der Behandlung von Störungen der Sprache, der Stimme, des Sprechens und des Schluckens [20]. In einer Wiederherstellung oder Verbesserung dieser Funktionen liegen somit auch die Ziele der Logopädie. Die Logopädie wird i. d. R. 1-mal wöchentlich durchgeführt und vom Arzt verschrieben.

16.4.3 Multidisziplinäre Spastiktherapie

Anhand der im Folgenden dargestellten Spastiktherapie kann die Zusammenarbeit verschiedener Fachrichtungen bei der Therapie neuropädiatrischer Erkrankungen aufgezeigt werden.

Ein Kind mit einer milden Spastik wird zunächst **Physiotherapie** erhalten. Diese sollte bereits bei erstmaligem Auftreten der Spastik, ggf. bereits im späten Säuglingsalter, beginnen. Sind auch die oberen Extremitäten mit betroffen, wird das Kind auch **Ergotherapie** bzw. Frühförderung erhalten. Ein Neuropädiater/eine Neuropädiaterin (im Folgenden Neuropädiaterin genannt) wird den Therapieverlauf regelmäßig mit beurteilen und parallel ggf. noch weitere Diagnostik durchführen, z. B. eine Bildgebung des Schädels.

Nimmt die Spastik zu und werden Physio- und Ergotherapie durch den erhöhten Muskeltonus erschwert, kann die Ärztin mit der Gabe von **Medikamenten** gegen die Spastik beginnen.
- Hier ist **Baclofen** das Mittel der ersten Wahl, da es viel Erfahrung auch bei der Anwendung im Kindesalter gibt. Baclofen kann als Tablette **oral** verabreicht werden oder mittels einer unter die Haut implantierten Pumpe **intrathekal,** also in den Subarachnoidalraum injiziert werden. Baclofen wirkt allerdings ungezielt, das bedeutet, dass der Muskeltonus im gesamten Körper gelockert wird. Dies kann bei einer Spastik der gesamten Muskulatur gewünscht sein.
- Sind nur bestimmte Muskelregionen betroffen, muss mit der Familie über den Einsatz von **Botulinumtoxin** gesprochen werden. Es blockiert die Signalübertragung von Nerven auf die Muskulatur. Vor der ersten Injektion müssen eine geschulte Ärztin und Physio-

therapeutin die betroffenen Muskeln durch eine eingehende klinische Untersuchung identifizieren. In diese Muskeln wird dann gezielt Botulinumtoxin injiziert, meist unter Kontrolle durch Ultraschall. Da die Injektion etwas schmerzhaft ist, erhalten viele Patienten eine kurze Sedierung. Im Anschluss sollte eine intensivierte Physiotherapie durchgeführt werden, damit das Medikament gut im Muskel verteilt wird. Nach einigen Tagen bis Wochen ist das Wirkmaximum erreicht und hält ca. 2 Monate an. Nach 3 Monaten muss die Injektion wiederholt werden. In enger Absprache mit den Eltern und ggf. auch dem Patienten selbst sollten die Injektionen immer wieder überdacht werden.

Der Patient sollte zusätzlich regelmäßig durch eine Kinderorthopädin beurteilt werden. Diese überprüft, ob eine Versorgung mit **Orthesen** (medizinische Hilfsmittel zur Stabilisierung, Entlastung und Ruhigstellung der Extremitäten oder Wirbelsäule, → Abb. 16.8) sinnvoll ist. Die von außen am Körper angebrachten Hilfsmittel halten die Gelenke in bestimmten Positionen, stützen die Muskeln oder unterstützen Bewegungen. Ziel ist eine Verbesserung der motorischen Funktion und eine Verhinderung von Kontraktionen [21]. Häufig werden z. B. Unterschenkelorthesen bei spastischem Spitzfuß eingesetzt.

Sind die konservativen Maßnahmen ausgeschöpft, wird über **Operationen** entschieden. Ziel ist dabei die Beseitigung von Fehlstellungen, um die motorische Funktion zu verbessern und Schmerzen zu lindern [21]. Dabei werden Muskeln oder Sehnen verlängert oder an andere Orte versetzt. So kann beispielsweise ein fixierter Spitzfuß durch eine Verlängerung der Achillessehne gelockert werden.

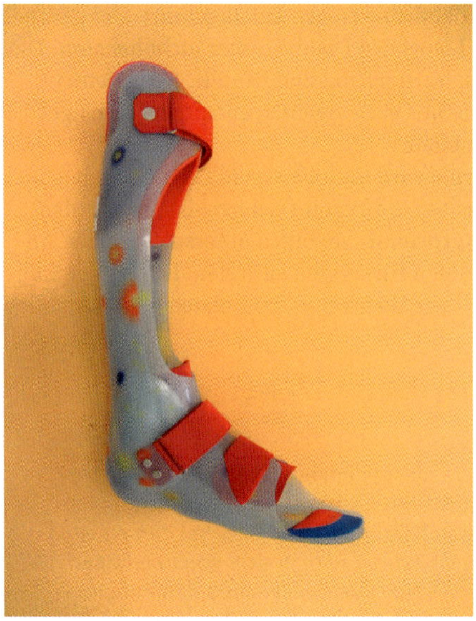

Abb. 16.8 Unterschenkelorthese für Kinder mit Spastiken in den Beinen zur Stabilisierung und Ruhigstellung [V854]

SPICKZETTEL

Spastiktherapie

Maßnahmen der Physiotherapie (v. a. die Vojta- und Bobath-Therapie), die Ergotherapie und Logopädie nehmen bei der Behandlung neurologischer Erkrankungen bei Kindern eine herausragende Stellung ein. Diese Disziplinen arbeiten z. B. zusammen bei der multidisziplinären Spastiktherapie.

16.5 Kopfschmerzen (primär und sekundär)

DEFINITION

Spannungskopfschmerz: diffuser oder frontookzipital betonter Dauerschmerz, der oft mit dem Gefühl eines engen Bandes um den Kopf einhergeht. Meist bei Kindern, die älter sind als 10 Jahre. Tritt bevorzugt nachmittags und abends, während Stress und Depression auf, keine assoziierten Symptome.

Migräne: primärer Kopfschmerz mit anfallartigen, häufig pulsierenden, meist einseitigen Schmerzattacken, oft begleitet von vegetativen Symptomen, Licht- und Lärmempfindlichkeit sowie neurologischen Ausfällen.

Krankheitsentstehung

Das Gehirn selbst ist schmerzunempfindlich. Schmerzsignale können aber von den Hirnhäuten, den Kopfmuskeln, dem Tentorium cerebelli (das Kleinhirnzelt) und den Gefäßen im Schädel ausgesendet werden.

Die Kopfschmerzen werden zunächst nach ihrer Ursache in primäre und sekundäre Formen unterteilt (→ Abb. 16.9).

- **Primären Kopfschmerzen** liegt keine weitere organische Ursache zugrunde. Primäre Kopfschmerzen im Kindesalter lassen sich meist zwei großen Gruppen zuordnen oder bilden eine Mischform aus diesen beiden: **Migräne** und **Spannungskopfschmerz.**
- **Sekundäre Kopfschmerzen** entstehen hingegen als Folge einer anderen Erkrankung, z. B. eines Hirntumors oder durch erhöhten Hirndruck bei einem Hydrozephalus. Grippale Infekte bilden die häufigste Ursache für sekundäre Kopfschmerzen.

Um primäre von sekundären Kopfschmerzen unterscheiden zu können, wurden sog. „**Red flags**" erarbeitet, bei deren Auftreten weitere diagnostische Schritte durchgeführt werden müssen – eine genaue Anamnese und eine gründliche klinische Untersuchung.

„Red flags" bei Kopfschmerzen

- Plötzlich auftretender, schwerer Kopfschmerz
- Okzipital (am *Hinterkopf*) auftretende Schmerzen
- Frühmorgens auftretende Schmerzen, verstärkte Schmerzen im Liegen
- Aufwachen aufgrund der Kopfschmerzen
- Änderung des Schmerzcharakters, der Schmerzstärke oder -häufigkeit
- Neurologische Ausfälle, die nicht typisch für eine Aura sind
- Verwirrtheit, Vigilanzänderungen
- kognitive Einschränkungen
- Nüchternerbrechen
- Krampfanfälle.

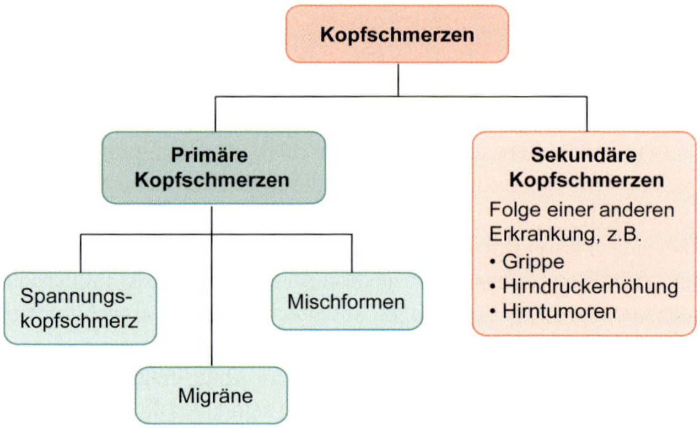

Abb. 16.9 Unterteilung von Kopfschmerzen [L143]

Symptome

Eine **Spannungskopfschmerzepisode** dauert typischerweise zwischen 30 Min. und 7 Tagen, der Schmerz ist dabei nur mild bis moderat ausgeprägt. Spannungskopfschmerzen treten beidseitig auf, sie werden als drückend beschrieben und nicht verstärkt durch körperliche Aktivität. Weder Übelkeit noch Erbrechen, Foto- oder Phonophobie (Licht- und Geräuschempfindlichkeit) treten auf.

Bei einer **Migräne** treten die pulsierenden Schmerzen anfallsweise auf, sie sind ein- oder beidseitig lokalisiert, können bis zu 72 Std. andauern und werden verstärkt durch körperliche Aktivität. Migräne-Patientinnen beschreiben den Schmerz als moderat bis schwer. Zudem werden die Schmerzen bei einer Migräne von Übelkeit, Erbrechen, Photophobie oder Phonophobie begleitet. Eine Migräne kann mit oder ohne Aura auftreten.

Diagnostik

Für den Spannungskopfschmerz und die Migräne gibt es von der **International Headache Society** festgelegte Diagnosekriterien, die 2018 überarbeitet wurden [22]. Diese diagnostischen Kriterien definieren die Art des vorliegenden Kopfschmerzes. Beispielsweise werden die Häufigkeit der Attacken, das Auftreten einer Aura und die Art des Schmerzes bewertet und in einem System verortet.

Der bei der Migräne aufgeführte Begriff der **Aura** (*griech. Aura = Lufthauch*) umschreibt neurologische Symptome meist unmittelbar vor Einsetzen der Kopfschmerzen. Diese Symptome können beispielsweise Flimmern vor den Augen (**Flimmerskotome**), Kribbelgefühle in einem Teil des Körpers oder auch fehlendes Sprachvermögen sein. In seltenen Fällen gibt es auch Auren ohne oder nur mit sehr milden nachfolgenden Kopfschmerzen.

Diagnostisch gilt die Regel, dass primäre Kopfschmerzen keine zwingende Indikation für eine Bildgebung, also eine **Kernspintomografie** des Schädels darstellen. Zur Anwendung kommen **Kopfschmerzkalender** und **visuelle Analogskala** → 19.3.2.

Behandlungsstrategien

Die Unterscheidung von Migräne und Spannungskopfschmerzen ist entscheidend für die Therapie.

Spannungskopfschmerzen

Bei **Spannungskopfschmerzen** werden Schmerzmedikamente zurückhaltend angewendet. Die Ärztin empfiehlt, dem Kind Raum für **Ruhe und Entspannung** zu geben. Die Kinder sollten **ausreichend trinken,** häufig ist auch eine Frischluftzufuhr hilfreich. Die Schmerzen sollen ernst genommen, aber nicht überbewertet werden. Mithilfe von **Psychoedukation** kann versucht werden, über die grundsätzliche Harmlosigkeit der Schmerzen aufzuklären und dadurch die Wahrnehmung zu beeinflussen. Das Erlernen von **Entspannungsmethoden,** z. B. der progressiven Muskelrelaxation nach Jacobson, ist für einige Kinder hilfreich.

Migräne

Bei einer **Migräne** sind diese Maßnahmen i. d. R. nicht ausreichend. Hier suchen die Patientinnen von sich aus Ruhe, häufig werden dunkle und leise Räume bevorzugt. Es empfiehlt sich, bereits zu Beginn einer Migräneattacke oder einer Aura ein Schmerzmittel in ausreichender Dosierung einzunehmen. Mittel der Wahl ist **Ibuprofen,** ebenso sind aber auch andere Schmerzmittel wie **Paracetamol** oder **Metamizol** wirksam. Oft rät die Ärztin den Familien, das optimale Mittel auszuprobieren. Sollten diese Schmerzmittel nicht ausreichend wirksam sein, kann auf ein Medikament aus der Gruppe der **Triptane** zurückgegriffen werden. Diese sind allerdings erst ab 12 Jahren zugelassen, es gibt sie auch in Form von Nasenspray oder Schmelztabletten, was bei begleitendem Erbrechen hilfreich ist. Gegen Übelkeit und Erbrechen können **Antiemetika,** z. B. Dimenhydrinat (Vomex®), versucht werden, allerdings setzt deren Wirkung häufig zu spät ein oder sie werden nach Einnahme wieder erbrochen.

Treten Migräneattacken zu häufig auf oder verlaufen sehr schwer, stehen Medikamente für eine medikamentöse **Prophylaxe** zur Verfügung. Die behandelnde Ärztin wird eine solche Prophylaxe gut mit den Kindern und Eltern besprechen, denn möglicherweise entstehen Nebenwirkungen und die Erfolgsrate ist eher niedrig.

Eingesetzt werden können u. a.:

- Magnesium
- Flunarizin
- Betablocker
- Acetylsalicylsäure (Aspirin®)
- Amitriptylin
- Valproat, Topiramat.

Aufgrund der möglichen Nebenwirkungen der medikamentösen Prophylaxe wurde der Einsatz verschiedener **Verhaltenstherapien** untersucht. Deren Nutzen ist mittlerweile nachgewiesen, sodass eine gute Beratung der Familie diesbezüglich erfolgen muss.

Pflege

Die Pflege bei einem Kind mit Kopfschmerzen erfolgt sehr individuell. Eine Verdunkelung des Zimmers wird häufig als angenehm empfunden, ebenso eine sehr ruhige Umgebung. Je nach Wunsch kann eine kühle Kompresse auf Stirn oder Nacken angeboten werden. In seltenen Fällen lindern auch warme Auflagen die Symptome. Sollten die Kopfschmerzen oder die Migräne mit Erbrechen einhergehen, ist hierbei eine Unterstützung und anschließendes Erfrischen, z. B. Zähneputzen oder Gesicht waschen, angebracht. Unter Umständen helfen auch leichte Massagen.

Aromatherapie

Pfefferminzöl

Bei Spannungskopfschmerzen können ätherische Ölmischungen Linderung verschaffen. Empfohlen wird eine 10-prozentige Mischung aus naturreinem Pfefferminzöl und Alkohol. Die Pfefferminze wirkt kühlend und leicht anästhesierend auf die Nervenenden, wodurch die Schmerzen reduziert werden. Der frische Geruch der Pfefferminze fördert zusätzlich das Wohlbefinden der Patientinnen. Die Mischung darf nicht mit den Augen oder Schleimhäuten in Berührung kommen, da es sehr brennen kann. Nach der Anwendung an den Schläfen und im Nacken daher gut die Hände waschen.

SPICKZETTEL

Spannungskopfschmerz, Migräne

Krankheitsentstehung: Migräne, Spannungskopfschmerz (primäre Kopfschmerzen); grippale Infekte, erhöhter Hirndruck, Hirntumor (sekundäre Kopfschmerzen)

Symptome: plötzlich auftretender, schwerer Kopfschmerz, auch frühmorgens, Nüchternerbrechen, Krampfanfälle; bei Migräne z. T. Aura und Flimmerskotom

Diagnostik: klinisch, Diagnosekriterien der International Headache Society

Behandlungsstrategie: bei Spannungskopfschmerz Ruhe und Entspannung, ausreichend trinken, Schmerzmittel vermeiden; bei

Migräne Schmerzmittel, evtl. Antiemetika, Aromatherapieanwendungen, evtl. Prophylaxe

Pflege: sehr individuell an den Symptomen und Bedürfnissen des Kindes orientiert, wie Verdunklung des Zimmers, ruhige Umgebung, Kühlung der Stirn, nach Erbrechen Wohlbefinden wieder herstellen

16.6 Schädel-Hirn-Trauma

DEFINITION

Commotio cerebri *(Gehirnerschütterung)***:** traumatische Schädigung des Gehirns ohne bzw. mit nur minimalen anatomischen Veränderungen; Dauer der Bewusstlosigkeit Sekunden bis 1 Std.

Contusio cerebri *(Hirnprellung)***:** mit anatomisch fassbaren Gewebeschädigungen, Dauer der Bewusstlosigkeit über 1 Std.

Compressio cerebri *(Hirnquetschung)***:** Kompression des Gehirns durch Hämatome oder Ödeme

Schädel-Hirn-Traumen sind eine häufige Unfallfolge bei Kindern jedes Lebensalters (→ Abb. 16.10). Bereits Säuglinge fallen vom Wickeltisch und kommen dabei aufgrund des hohen Gewichts des Kopfes mit diesem zuerst auf. Im späteren Lebensalter führen Stürze oder Fahrradunfälle zu Schädel-Hirn-Traumen. Ca. 300 Schädel-Hirn-Traumen geschehen pro Jahr gerechnet auf 100.000 Kinder und Jugendlichen. Die Häufigkeit nimmt mit dem Alter ab. Über die Hälfte der Fälle tritt bei Kindern unter 4 Jahren auf [9]. Besonders bei Säuglingen und Kleinkindern sollten Ärztin und Pflegefachperson immer auch an eine Misshandlung als Ursache denken.

Schädel-Hirn-Traumen werden nach dem Schweregrad klassifiziert und unterschieden nach der anatomisch sichtbaren Schädigung und nach der Dauer der auf ein Trauma folgenden Bewusstlosigkeit. Die Einteilung nach der modifizierten **Glasgow Coma Scale** (→ Tab. 16.2) nach Ritz ist zur Klassifikation besser geeignet als die alte Einteilung in Commotio, Contusio und Compressio cerebri.

Einteilung der Schädel-Hirn-Traumata:

- Leichtes Schädel-Hirn-Trauma: 13–15 Punkte
- Mittelschweres Schädel-Hirn-Trauma: 12–9 Punkte
- Schweres Schädel-Hirn-Trauma: 3–8 Punkte.

Dabei machen leichte Schädel-Hirn-Traumen ca. 90 % aller Fälle aus [9].

Krankheitsentstehung

Ein Schädel-Hirn-Trauma kann **Folge eines Unfalls** sein, Kinder stürzen vergleichsweise häufig auf den Kopf, da dieser im Vergleich zum Gesamtkörpergewicht schwer ist. Eine **Gewalteinwirkung gegen den Kopf** erzeugt im Kindesalter im Vergleich mit Erwachsenen seltener eine Fraktur der Schädelkalotte, bedingt durch die Elastizität des Schädelknochens. Das Hirngewebe erleidet eine Schädigung am Ort des Schlags (*Coup*). Da das Gehirn im Nervenwasser schwimmt und nicht fest aufgehängt ist, wird es infolge des Traumas zudem an die dem Schlag gegenüberliegende Schädelseite gedrückt (*Contre-Coup*). Häufig ist der Ort des Contre-Coups stärker geschädigt als der eigentliche Coup. Durch das Trauma kann der Untergang von Zellen verursacht werden, als Folge kann neben einer Blutung auch ein Ödem entstehen. Schwillt das Gehirn stark an, kann die Durchblutung vermindert werden und eine Sauerstoffminderversorgung eintreten, es entsteht ein **Infarkt.** Kommt es zu einer **Blutung,** kann diese an unterschiedlichen Orten entstehen (→ Tab. 16.12).

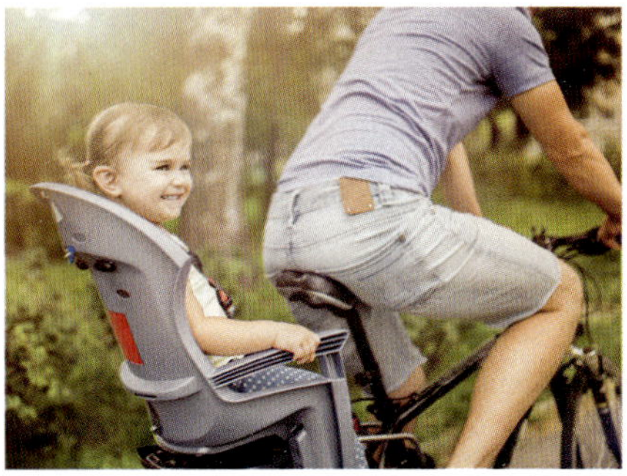

Abb. 16.10 Schädel-Hirn-Traumen sind oft Folgen von Unfällen, z. B. beim Fahrradfahren ohne Helm [J787]

Für den weiteren klinischen Verlauf und die Prognose eines Schädel-Hirn-Traumas ist entscheidend, dass die Versorgung des Gehirns mit Sauerstoff sichergestellt wird. Andernfalls kann sich eine Sauerstoffunterversorgung entwickeln, die **zerebrale Ischämie.**

Zwei Faktoren können zu einer mangelnden Durchblutung des Gehirns führen:

- Zum einen ein **Missverhältnis zwischen Druck im Schädel und Blutdruck.** Ist der Druck im Schädel, z. B. durch ein Hirnödem oder eine Blutung, erhöht und gleichzeitig der Blutdruck, z. B. durch einen Blutverlust im Rahmen des Traumas, erniedrigt, reicht der resultierende Druck, der intrakranielle Perfusionsdruck, nicht mehr aus, um das Gehirn mit Blut zu versorgen.
- Zum anderen kann durch eine verminderte Atmung, eine **Hypoventilation,** der CO_2-Partialdruck im Blut erhöht werden, eine Folge ist dann eine Kontraktion der Hirngefäße und somit eine verminderte Versorgung mit Blut. Wird das Hirngewebe nicht ausreichend mit Sauerstoff versorgt, ist ein Untergang des Gewebes die rasche Folge.

Diffuse axonale Schertraumen spielen eine zweite wichtige Rolle für den klinischen Verlauf. Hier werden durch das Trauma die Verbindungen der Nervenzellen, die **Axone,** geschädigt.

Symptome

Symptome

Leitsymptom ist die posttraumatische Bewusstseinsstörung, weitere Symptome:

- Retrograde, anterograde Amnesie
- Vegetative Symptome (Blässe, Übelkeit, Schwindel, Erbrechen, Kopfschmerzen)
- Neurologische Herdzeichen (bei substanziellen Hirnverletzungen)
- Gravierende Kreislauf- und Atemfunktionsstörung (bei schwerem SHT).

Tab. 16.12 Traumatisch verursachte intrakranielle Blutungen

	Ursache	Zeitlicher Verlauf
Epiduralhämatom (*griech. epi = auf, lat. dura = hart*)	Einriss einer Arterie, die die Hirnhaut versorgt; führt zu einer Blutung zwischen Schädelknochen und harter Hirnhaut (*Dura mater*)	Symptomfreies Intervall von Minuten bis Stunden, dann sekundäre Vigilanzminderung
Subduralhämatom (*griech. sub = unter, lat. dura = hart*)	Einriss einer Vene zwischen Gehirnoberfläche und Sinus; führt zu einer Blutung zwischen Dura mater und weicher Hirnhaut (*Arachnoidea*)	Akut mit sehr rascher Vigilanzminderung oder über Tage verzögert verlaufend
Intrazerebrale Blutung	Blutung aus Arterien im Hirngewebe	Akut mit rascher Vigilanzminderung

Häufiges Symptom eines Schädel-Hirn-Traumas ist die **Bewusstlosigkeit.** Diese kann je nach Schweregrad Minuten bis Stunden andauern und unmittelbar nach dem Trauma, aber auch um Stunden verzögert eintreten. Noch häufiger kommt es auch bei milden Schädel-Hirn-Traumen zum **Erbrechen.** Das kann ein Hinweis für einen erhöhten Hirndruck bei z. B. einer Blutung sein, ist aber meist nur Folge einer einfachen Erschütterung des Hirngewebes. Viele Kinder äußern nach einem Trauma **Kopfschmerzen.** Diese können unmittelbar nach dem Trauma beginnen, aber auch verzögert erst einige Stunden bis Tage danach einsetzen. Auch bei eigentlich milden Traumen können Kopfschmerzen noch Tage bis Wochen andauern.

Neben diesen häufigen Symptomen können auch andere Formen der **Vigilanzminderung, Amnesie, Krampfanfälle** und weitere neurologische Ausfälle als Folge eines Schädel-Hirn-Traumas auftreten.

Diagnostik

Diagnostisch muss die Ärztin bei Vorstellung eines Kindes nach Anamnese und klinischer Untersuchung darüber entscheiden, ob eine Bildgebung des Schädels notwendig ist (→ Abb. 16.11). Im Notfall wird eine **Computertomografie** durchgeführt, da diese nur wenige Minuten benötigt. Die Methode ist schnell verfügbar und weit verbreitet. Ist das Kind stabil, sollte, wenn möglich, immer auf eine **Kernspintomografie** zurückgegriffen werden, um die Strahlenbelastung zu vermeiden. Die Entscheidung für oder gegen eine Bildgebung muss die Ärztin im Einzelfall treffen. Auch nach umfangreichen Studien gibt es keine eindeutigen und objektivierbaren klinischen Parameter, die diese Entscheidung erleichtern.

Im weiteren Verlauf wird häufig ein **EEG** durchgeführt. Hier können mögliche Verlangsamungen als direkte Folgen einer Schädigung der Hirnrinde oder als Folge einer Blutung gesehen werden. Tritt eine solche Pathologie auf, muss in Abhängigkeit vom klinischen Verlauf erneut über die Notwendigkeit einer Bildgebung (CT, MRT) entschieden werden.

Behandlungsstrategien

Gibt es keine Hinweise auf eine intrakranielle Blutung oder Druckerhöhung, muss die Ärztin entscheiden, ob das Kind stationär überwacht werden muss. Es gibt unterschiedliche Ansätze, wann eine solche **Überwachung** erforderlich ist. Kriterien können dabei z. B. sein, ob Bewusstlosigkeit oder Erbrechen aufgetreten sind oder das Alter des Kindes.

Vorsicht! Die Eltern werden vom Arzt darüber informiert, dass sie ihre Kinder auch nach der Entlassung gut beobachten sollten und dass sie sich bei Erbrechen oder Vigilanzstörungen sofort wieder im Krankenhaus vorstellen müssen.

Werden in einer Bildgebung Blutungen gesehen, müssen Neurochirurgen und -chirurgen (im Folgenden Neurochirurginnen genannt) darüber entscheiden, ob die **Blutung operativ entfernt** werden kann und in welchem Zeitfenster dies geschehen muss.

Durch die Neurochirurgen kann operativ eine Sonde zur **Messung des Hirndrucks** in einen Seitenventrikel gelegt werden, falls es klinisch oder in der Bildgebung Hinweise auf einen erhöhten Hirndruck geben sollte. Ist der Hirndruck bekannt, kann der zerebrale Perfusionsdruck berechnet werden: Zerebraler Perfusionsdruck (CPP) = mittlerer arterieller Blutdruck (MAD) – Hirndruck (ICP). Der CPP sollte je nach Alter des Kindes über 40–60 mmHg liegen, der ICP möglichst unter 20 mmHg [23].

Die axonalen Schertraumen sind ursächlich nicht behandelbar. Ihre Folgen sind oft diffus, entsprechend müssen die Defizite häufig neuropsychologisch behandelt werden.

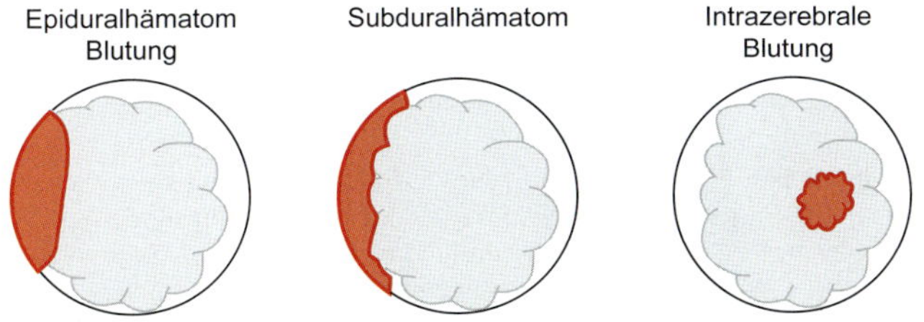

Abb. 16.11 Schematische Darstellung intrakranieller Blutungen nach Blutungsort [L143]

Komplikationen

Oft wird davon ausgegangen, dass das kindliche unreife Gehirn Schäden besser kompensieren kann, da es die **Fähigkeit zur Umorganisation** besitzt, die Plastizität (Kennard-Prinzip). Dabei muss allerdings berücksichtigt werden, dass bei der Umorganisation und Verlagerung von Aufgaben von geschädigten Stellen an andere Orte wiederum andere Funktionen verdrängt werden. Zudem kann die gestörte Entwicklung einer Anlage die Entwicklung anderer Funktionen, deren Grundlage sie ist, stören. Daher sind die Folgen eines Schädel-Hirn-Traumas meist kaum vorhersagbar. Auch milde Traumen können zu langanhaltenden Störungen führen. Fähigkeiten, die zum Zeitpunkt des Traumas bereits bestanden haben, haben dabei eine bessere Prognose als Fähigkeiten, die sich noch entwickeln müssen. Der Schweregrad des Schädel-Hirn-Traumas gemessen mittels Glasgow Coma Scale hat trotz der technischen Fortschritte auf dem Gebiet der Bildgebung immer noch die beste Vorhersagekraft für bleibende **kognitive Defizite.**

Insgesamt hat eine einfache Gehirnerschütterung meist eine gute Prognose. Ca. 10 % der Kinder haben Beschwerden länger als 10–14 Tage und nur wenige länger als 3 Monate. Letztlich bestehen aber bei 10–15 % der Kinder auch noch nach einem Jahr Symptome wie Kopfschmerzen oder Müdigkeit [24].

Pflege

Vorsicht! Überwachung beim milden Schädel-Hirn-Trauma:
- Regelmäßige Überprüfung der Vigilanz mittels Glasgow Coma Scale und Pupillenkontrolle, zunächst 1-mal stündlich, im Verlauf alle 2–4 Std.
- Engmaschige Vitalzeichenkontrollen (am besten über Monitor), zu Beginn meistens viertelstündlich, im Anschluss wird das Intervall erweitert, besonders die Sauerstoffsättigung, der Blutdruck und die Atmung stehen im Fokus
- Erfragen von Schmerzen und Übelkeit, ggf. Gabe von Analgetika und Antiemetika
- Je nach Alter des Patienten regelmäßiges Befragen der Eltern nach Verhaltensauffälligkeiten bzw. das Kind selbst nach seinem Befinden fragen
- Orientierung zu Zeit, Raum und Person mit einfachen Fragen feststellen.

Meist werden Kinder für 24–48 Std. stationär überwacht.

Da die Kinder in jedem Stadium eines Schädel-Hirn-Traumas zu Kopfschmerzen neigen, sollten Bettruhe und körperliche Schonung eingehalten werden. Auch die Umgebung wird reizarm gestaltet, z. B. kein Fernsehen, keine Handy- oder Videospiele, die Besucherzahl ist auf das Minimum zu reduzieren. Sollte eine Licht- und/oder Geräuschempfindlichkeit auftreten, sollte das Zimmer abgedunkelt und auf leises Verhalten geachtet werden.

Für eine evtl. Verschlechterung des Zustands sind eine funktionsbereite Absaugvorrichtung und eine Möglichkeit zur Sauerstoffverabreichung vorzuhalten. In manchen Fällen sollte auch ein Beatmungsbeutel mit passender Beatmungsmaske vorbereitet sein.

SPICKZETTEL

Schädel-Hirn-Trauma

Krankheitsentstehung: Trauma

Symptome: Bewusstseinsstörung, Erbrechen, Kopfschmerzen, Vigilanzminderung, Amnesie, Krampfanfälle

Diagnostik: CT, bevorzugt MRT, EEG

Behandlungsstrategie: Überwachung, bei Blutung OP

Pflege: Schwerpunkt ist hier die Überwachung des Zustands und die Sorge für eine reizarme Umgebung

16.7 Hydrozephalus und shuntversorgter Hydrozephalus

16.7.1 Hydrozephalus

DEFINITION

Hydrozephalus (Hydrocephalus internus/externus): angeborene oder erworbene Erweiterung der inneren (*Hydrocephalus internus*) oder äußeren (*Hydrocephalus externus*) Liquorräume. Ursachen können eine Überproduktion von Liquor, eine mangelnde Resorption von Liquor (*Hydrocephalus malresorptivus*) oder ein gestörter Liquorabfluss (*Hydrocephalus occlusus*) mit erhöhtem Hirndruck sein

Ein angeborener Hydrozephalus tritt bei 0,2–3,5 von 1.000 Lebendgeburten auf [9]. Im späteren Kindesalter kommt ein Hydrozephalus seltener vor. Er kann sich u. a. durch Infektionen oder im Rahmen von neurodegenerativen Erkrankungen entwickeln.

Beim Hydrozephalus kann Gehirnsubstanz komprimiert oder sogar geschädigt werden und zu Grunde gehen. Der Hydrozephalus infolge einer Blutung beim Frühgeborenen wird heute bevorzugt als posthämorrhagische Ventrikelerweiterung (PHVD) bzw. posthämorrhagische Ventrikeldilatation bezeichnet, um auf die Genese aufmerksam zu machen.

Krankheitsentstehung

Ein Hydrozephalus kann erworben oder angeboren sein.

- **Erworbener Hydrozephalus:** gesteigerte Liquorproduktion oder Störungen des Liquorabflusses z. B. bei Blutungen, Tumoren oder Entzündungen; die Hirnblutung bei Frühgeborenen als häufigste Ursache
- **Angeborener Hydrozephalus:** z. B. infolge von Fehlbildungen, z. B. Aquäduktstenose, Arnold-Chiari-Malformation (Verlagerung von Kleinhirntonsillen, Lobus posterior des Kleinhirns und kaudaler Medulla oblongata in den Zervikalkanal)
- Behinderung der Liquorrückresorption, die ebenfalls als Folge einer Blutung oder Entzündung auftreten kann.

Eine Sonderform ist der **Hydrocephalus e vacuo,** bei dem es ohne Hirndruck zu einer Gehirnatrophie kommt.

Symptome

Der Verdacht auf einen Hydrozephalus ergibt sich meist durch die **anamnestischen Hinweise** in der Krankheitsgeschichte des Kindes, z. B. bei einer Hirnblutung. Die Symptome sind z. T. deutlich zu erkennen. Bei noch offenen Schädelnähten bestehen ein ungewöhnlich starkes Kopfwachstum und eine auffällige Fontanelle. Sie kann beim Palpieren gespannt und über Schädelniveau vorgewölbt sein. Es kann sich ein **Sonnenuntergangsphänomen** bei schwerer Ausprägung (→ Abb. 16.12) zeigen. Sind die Schädelnähte bereits geschlossen, verursacht ein Hydrozephalus eine Hirndrucksymptomatik mit Kopfschmerzen, Erbrechen und Vigilanzstörungen.

Zudem bestehen folgende Symptome:

- **Säuglinge:** schrilles Schreien, frontal bossing (Stirnvorwölbung), klaffende Schädelnähte
- **Älteres Kind:** dumpfe Kopfschmerzen, Stauungspapille, Nüchternerbrechen, Bradykardie, arterielle Hypertonie, Hirnnervenausfälle, Bewusstseins-/Atemstörung.

Diagnostik

Neben einer Schädelsonografie werden eine Magnetresonanztomografie (MRT) und in besonderen Fällen eine Computertomografie (CT → Abb. 16.13) durchgeführt, um strukturelle Auffälligkeiten zu untersuchen und die Durchgängigkeit des Aquädukts zu beurteilen. Eine Elektroenzephalografie (EEG) und Augenhintergrunduntersuchung vervollständigen die Diagnostik. Weitere Untersuchungen erfolgen abhängig von der Grunderkrankung des Kindes.

Behandlungsstrategien

Die Therapie richtet sich nach der **Ursache des Hydrozephalus.** Gering ausgeprägte Formen, die keine Symptome verursachen, können beobachtet werden. Der Kopfumfang muss dann regelmäßig gemessen werden und eine Augenärztin sollte regelmäßig das Vorliegen eines gestauten Sehnervs **(Stauungspapille)** als Zeichen von Hirndruck überprüfen.

Ist die dem Hydrozephalus zugrundeliegende Erkrankung therapierbar, so ist diese Behandlung der erste Schritt. Zudem muss versucht werden, durch Ablassen von Liquor eine Entlastung und möglichst ein

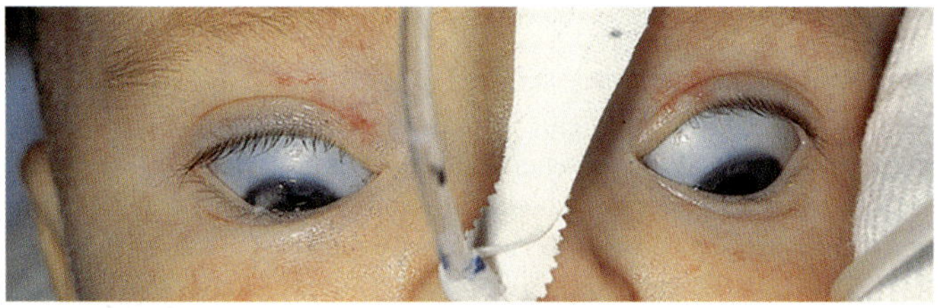

Abb. 16.12 Das Sonnenuntergangsphänomen ist ein Zeichen eines schweren Hydrozephalus [O530]

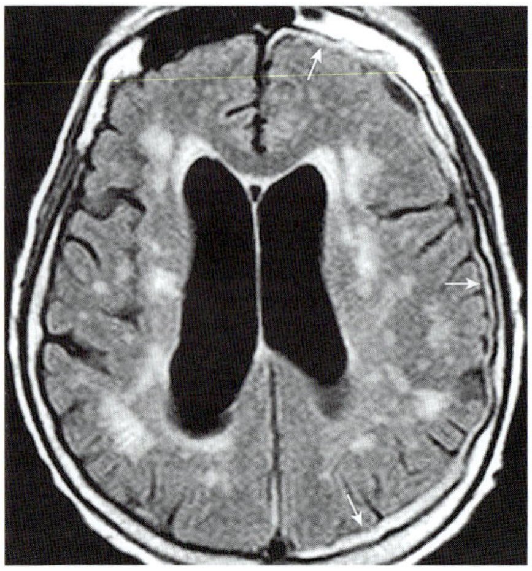

Abb. 16.13 CT eines Hydrozephalus. Die Ventrikel sind deutlich erweitert. [G831]

Sistieren der Kopfumfangszunahme durch folgende Maßnahmen zu erreichen:

- Repetitive Lumbalpunktionen, die allerdings nur möglich sind, wenn kein Hirndruck besteht. Sie werden i. d. R. bei Frühgeborenen angewandt, bei denen aufgrund ihres Gewichts oder hohen Liquoreiweißgehalts noch kein Liquorreservoir gelegt werden kann.
- Anlage eines Shunts (→ Abb. 16.14) – einer Verbindung zwischen dem Ventrikel über ein Schlauchsystem mit dem Peritoneum – evtl. später in das venöse Gefäßsystem. Dies erfolgt in Spezialzentren.

Bei Frühgeborenen oder auch beim Nachweis hoher Eiweißwerte im Liquor nach Blutung oder Entzündung kann vor der endgültigen Shuntanlage ein **Liquor-Reservoir** (auch **Rickham-Ommaya-Reservoir** → Abb. 16.15) gelegt werden. Hierzu wird neurochirurgisch ein Reservoir mit einer Größe von 1 × 1 cm mit zwei Schenkeln unter die Kopfhaut gelegt. Ein Schenkel liegt in einem Ventrikel, der andere ableitende Schenkel endet unter der Kopfhaut in dem subkutanen Rickham-Liquorreservoir. So kann mit einem geringen Infektionsrisiko in regelmäßigen Abständen Liquor punktiert werden. Dies verschafft allen Beteiligten eine gewisse Zeit für die Entscheidungsfindung, ob eine endgültige Ventilanlage notwendig und sinnvoll ist. Es muss auch der nach einer IVH hohe Liquoreiweißgehalt erst absinken, da er sonst das Ventil verstopfen könnte.

Der Nachteil dieses Vorgehens liegt darin, dass bei kleinen Kindern die Haut über dem Reservoir (Liquorkissen) oft sehr gespannt und entzündet sein kann.

Falls es sich im Verlauf zeigt, dass eine anhaltende Entlastung nötig ist, kann das Rickham-Reservoir relativ problemlos zum **ventrikuloperitonealen Shunt** verlängert werden. In Ausnahmefällen kann es notwendig sein, statt einem Reservoir, vor einem endgültigen Shunt, eine externe Liquordrainage (→ Abb. 16.16) zu legen. Da diese Ableitung offen, extrakorporal liegt, besteht ein besonders hohes Infektionsrisiko.

Zu den **Komplikationen** einer Shunt-Anlage → 11.4.4, → 16.7.2.

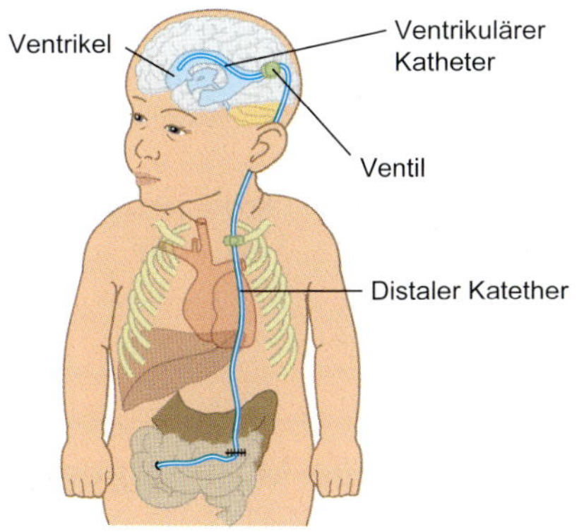

Abb. 16.14 Ein ventrikuloperitonealer-Shunt (VP-Shunt) wird zwischen dem Ventrikel und dem Peritoneum angelegt und kann den Liquor in das Peritoneum ableiten. [L138]

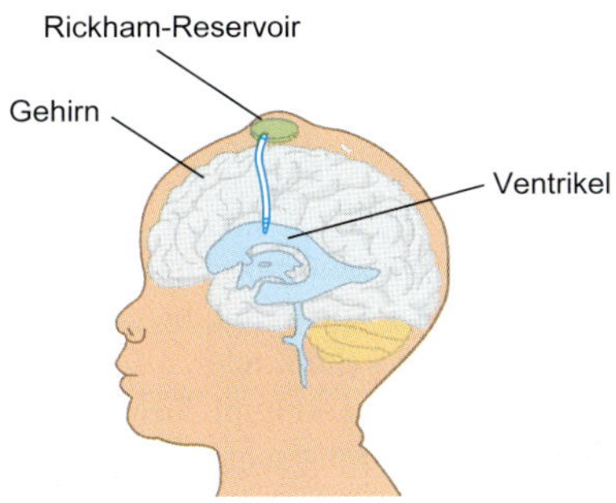

Abb. 16.15 Aus einem Rickham-Reservoir kann unter relativ geringem Infektionsrisiko regelmäßig Liquor abpunktiert werden. [L138]

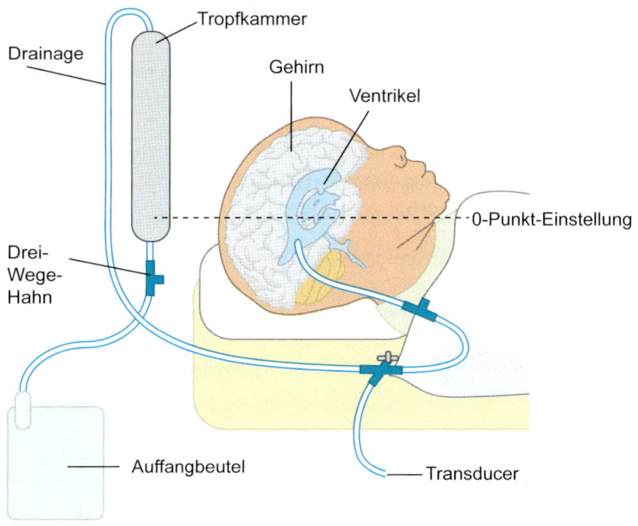

Abb. 16.16 Externe Liquordrainage. Über diese kann sowohl der Hirndruck stetig gemessen als auch Liquor abgelassen werden. Kinder mit externer Liquordrainage werden immer auf der Intensivstation versorgt. [L138]

Pflege

Die Versorgung eines Kindes mit einem Hydrozephalus ist in jedem Stadium angelehnt an die **Schwerpunkte einer neurologischen Pflege.** Im Mittelpunkt steht die Überwachung der Vitalzeichen über Monitoring, da sich der Zustand der Kinder bei Problemen sehr rasch verändern und lebensbedrohlich werden kann. Hinzu kommt die neurologische Überwachung:

- Kontrolle der Pupillen und ihrer Reaktion
- Verhalten und Reaktionsfähigkeit
- Bewusstseinslage
- Fontanellenstand
- Erbrechen.

Das hohe **Infektionsrisiko** fordert ein aseptisches Arbeiten und eine gute Beobachtung der Körpertemperatur und der Drainagestelle auf Entzündungszeichen. Zusätzlich sollte die Umgebung des Ventils auf den Austritt von Liquor oder die Bildung eines Liquorkissen kontrolliert werden. Der Kopf des Kindes sollte als Dekubitusprophylaxe weich gelagert werden.

Bei einer **externen Liquordrainage** (→ Abb. 16.16) sind folgende Gegebenheiten zu beachten:

- Zur Gewährleistung der Patientensicherheit ist eine regelmäßige Kontrolle der Fixierung durchzuführen, besonders bei und nach einem Lagerungswechsel.
- Von der Ärztin wird eine bestimmte Höhe vorgegeben, auf der das Ablaufsystem hängen muss. Dieses Niveau muss immer erhalten bleiben.
- Bei einer möglichen Erhöhung des Gehirndrucks, z. B. beim Absaugen oder wenn das Kind erbricht, sollte die Drainage verschlossen werden, damit es nicht zu einem unkontrollierten Liquorverlust kommen kann.
- Daneben ist auch hier eine emotionale Betreuung der Eltern notwendig, damit sie den Krankheitszustand ihres Kindes gut verarbeiten und sich auf die Pflege einlassen können.

SPICKZETTEL

Hydrozephalus

Der erworbene Hydrozephalus entsteht meist infolge einer Hirnblutung, aber auch aufgrund einer gesteigerten Liquorproduktion oder Störungen des Liquorabflusses z. B. bei Blutungen, Tumoren oder Entzündungen. Der angeborene Hydrozephalus entwickelt sich infolge von Fehlbildungen, z. B. Aquäduktstenose, Arnold-Chiari-Malformation. Zu erkennen ist der Hydrozephalus durch die Zunahme des Kopfumfangs mit einer Erweiterung der Schädelnähte, zudem zeigt der Säugling ein schrilles Schreien und eine vorgewölbte Stirn, das ältere Kind leidet an dumpfen Kopfschmerzen, Stauungspapille, Nüchternerbrechen, Bradykardie, arterieller Hypertonie, Hirnnervenausfällen, Bewusstseins-/Atemstörung. Die Therapie besteht in der Verbesserung des Liquorabflusses durch Lumbalpunktionen oder dem Anlegen eines Shunts.

16.7.2 Shuntversorgter Hydrozephalus

Kinder mit einem Hydrozephalus benötigen in schweren Fällen einen Shunt, der den **Abfluss des Nervenwassers** aus den erweiterten inneren Liquorräumen ermöglicht. Der Shunt besteht aus einem Katheter, der mit einer Öffnung im erweiterten Liquorraum liegt, im Verlauf unter der Haut auf der Schädelkalotte entlang meist hinter dem Ohr über den Hals und den Thorax bis in das Abdomen führt und dort im Peritoneum endet. Zur Regelung des Drucks ist ein Ventil eingebaut, dieses liegt über der Temporalregion. Mit einer einfachen Röntgenuntersuchung (→ Abb. 16.17) kann die Einstellung des Ventils überprüft werden. Manche Ventile können auch von außen magnetisch eingestellt werden.

Ein Shunt kann verschiedene **Komplikationen** verursachen, daher muss seine Funktion regelmäßig durch Messung des Kopfumfangs und Spiegelung des Augenhintergrunds überprüft werden.

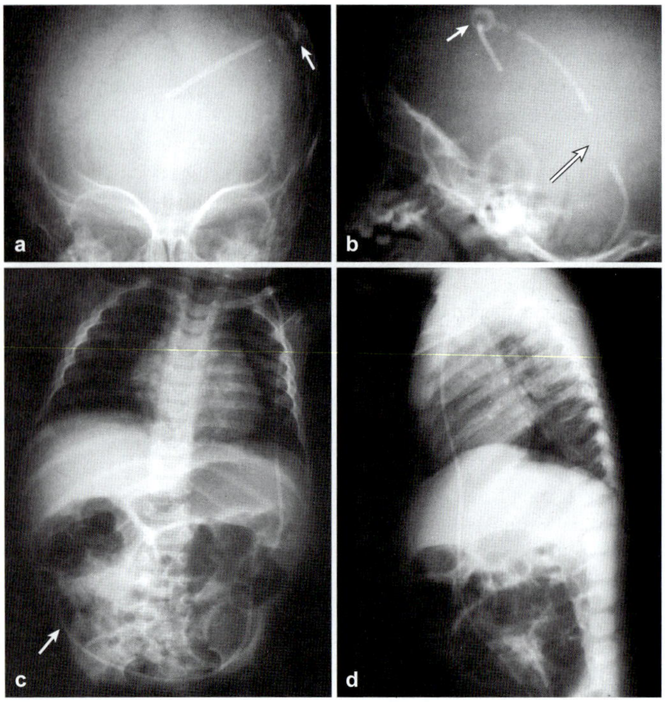

Abb. 16.17 Verlauf eines Shunts in konventionellen Röntgenbildern sichtbar (Pfeile) [E909-002]

- Wenn der am Ventil eingestellte Druck zu hoch ist, kann es zu einer **Unterdrainage** kommen, es entsteht Hirndruck. In der Bildgebung fallen deutlich erweiterte Ventrikel und Hirndruckzeichen auf.
- Ist er zu niedrig, entsteht eine **Überdrainage,** die inneren Liquorräume fallen zusammen, die Fontanelle sinkt ein, es entwickeln sich Kopfschmerzen. In der Bildgebung zeigen sich schlitzförmige Ventrikel.
- Ein Shunt ist ein Fremdkörper, daher besteht ein **Infektionsrisiko.** Ein infizierter Shunt führt zu einer Meningitis.
- Kommt es zu einem Verschluss, einer **Shuntdysfunktion,** entsteht auch hier als Folge Hirndrucksymptomatik.

Das im Körper befindliche Kathetersystem kann auch abreißen, was häufig im Wachstum passiert. Letztendlich ist bei jeder Manipulation im neurochirurgischen Bereich eine Schädigung des Gehirns als Komplikation möglich.

Shuntdysfunktion und Shuntinfektion

Die Folge einer Shuntdysfunktion ist Hirndruck, der meist akut entsteht. Dies ist immer eine Notfallsituation. Ein betroffenes Kind äußert bei Hirndruck Kopfschmerzen, teilweise auch Übelkeit und Erbrechen. Nimmt der Druck zu, treten Vigilanzstörungen bis hin zum Koma auf. In der Untersuchung des Augenhintergrunds kann ein gestauter Sehnerv gesehen werden (Stauungspapille). Bei einer Shuntinfektion kommt es zu Fieber und Nackensteife als Zeichen einer Meningitis.

Ein verschlossener Shunt muss ebenso wie ein infizierter Shunt durch Neurochirurgen rasch operativ entfernt werden. Meist wird vor Anlage eines neuen Shunts für einige Tage eine externe Liquordrainage angelegt.

Vorsicht! Mögliche Shuntkomplikationen müssen regelmäßig durch Messung des Kopfumfangs und Spiegelung des Augenhintergrunds überprüft werden.

SPICKZETTEL

Shuntversorgter Hydrozephalus

Krankheitsentstehung: Störung des Liquorabflusses, häufig aufgrund von Blutungen

Symptome: starkes Kopfwachstum und auffällige Fontanelle

Diagnostik: CT, bevorzugt MRT

Behandlungsstrategie: neurochirurgische OP

16.8 Anfallserkrankungen

16.8.1 Fieberkrämpfe

DEFINITION

Fieberkrämpfe: krampfartige Anfälle, die im Rahmen fieberhafter Infekte und im frühen Kindesalter auftreten. Ausgeschlossen sind dabei Anfälle bei entzündlichen Erkrankungen des Nervensystems, z. B. einer Enzephalitis.

Fieberkrämpfe treten typischerweise im Alter zwischen dem 6. Lebensmonat und 5 Jahren auf, betroffen sind meist völlig gesunde und unauffällig entwickelte Kinder. 3 % aller Kinder erleiden bis zum 5. Lebensjahr einen Fieberkrampf. Fieberkrämpfe kommen also sehr häufig vor und treten bei Jungen häufiger auf als bei Mädchen [15].

Krankheitsentstehung

Fieberkrämpfe müssen von einer Epilepsie abgegrenzt werden, auch wenn das Risiko, später an einer Epilepsie zu erkranken, für Kinder mit Fieberkrämpfen etwas erhöht ist. Meist entstehen die Anfälle im Fieberanstieg. Dabei senkt die steigende Körpertemperatur offensichtlich die Anfallsschwelle. Hinzu kommt vermutlich eine **genetische Veranlagung.**

Symptome

In der Regel liegen **generalisierte, tonisch-klonische Anfälle** vor, nur in ca. 10 % kommt es zu fokalen Anfällen [15]. Ihre Dauer kann durchaus >10 Min. betragen, häufig sind die Anfälle aber deutlich kürzer und enden spontan. Im Anschluss sind die Kinder häufig müde, einige leiden auch an einer Stunden andauernden Parese eines Körperteils (*Todd-Lähmung*).

Fieberkrämpfe werden unterteilt in einfache und komplizierte Krämpfe (→ Tab. 16.13).

Diagnostik

Typischerweise ist das EEG nach einem Fieberkrampf unauffällig. Im weiteren Verlauf gibt es jedoch im Vergleich zu Kindern, die nie einen Fieberkrampf hatten, gehäuft **EEG-Auffälligkeiten.**

Bei einem komplizierten Fieberkrampf sollte eine Lumbalpunktion durchgeführt werden, um eine akute Meningitis oder Enzephalitis auszuschließen. Ebenso gilt dies für Fieberkrämpfe im 1. Lebensjahr.

Behandlungsstrategien

Üblicherweise werden Kinder, die notfallmäßig aufgrund eines Fieberkrampfs vorgestellt werden, **stationär zur Überwachung** aufgenommen. Dies geschieht auch zur Beruhigung der verständlicherweise besorgten Eltern. Medizinisch ist eine solche stationäre Aufnahme nicht zwingend notwendig, zumal nicht nach einem wiederholten Anfall.

Da Kinder mit Fieberkrämpfen eine sehr gute Prognose haben, ist eine **antikonvulsive Dauermedikation nicht indiziert.** Veraltet ist die Empfehlung, bei Kindern, die zu Fieberkrämpfen neigen, die erhöhte Körpertemperatur besonders frühzeitig und strikt zu senken oder sogar prophylaktisch Antipyretika zu geben, falls es erste Anzeichen für einen beginnenden Infekt gibt [27]. In Studien konnte nicht belegt werden, dass durch dieses Vorgehen tatsächlich Anfälle verhindert werden können [28]. Zudem gab es Versuche mit der prophylaktischen Gabe geringer Dosen Diazepam bei Infekten. Die Effektivität konnte dabei nicht eindeutig belegt werden, während häufig Nebenwirkungen auftraten [27]. Daher wird eine Prophylaxe nur bei ausgeprägter Angst der Eltern vor weiteren Anfällen empfohlen. Die wichtigste Maßnahme ist eine gute Aufklärung der Eltern über die Harmlosigkeit der allermeisten Fieberkrämpfe. Eltern werden mit einer Diazepam-Rektiole versorgt und angeleitet diese zu benutzen, wenn ein Krampfanfall kommt.

Tab. 16.13 Unterteilung von Fieberkrämpfen

Parameter	Einfacher Krampf	Komplizierter Krampf
Alter	6. Lebensmonat bis 5 Jahre	‹ 6. Lebensmonat, › 5 Jahre
Dauer	‹ 15 Min.	› 15 Min.
Semiologie	Tonisch-klonisch generalisiert	Fokal
Häufigkeit in 24 Std.	1 Anfall	› 1 Anfall
Rezidive	≤ 3 Rezidive	› 3 Rezidive
Postiktal	Unauffällig	Neurologische Herdzeichen

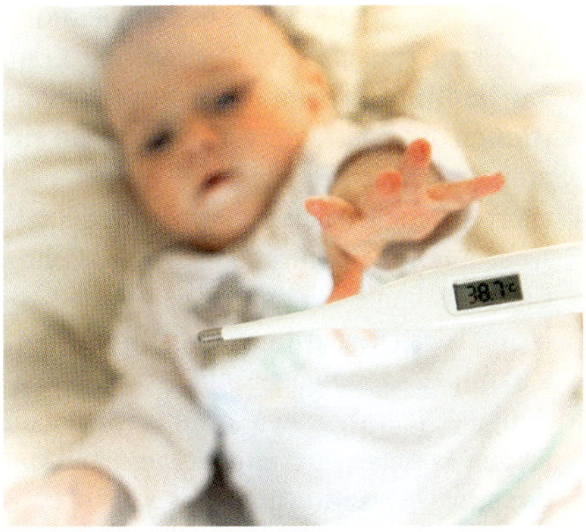

Abb. 16.18 Nach einem Fieberkrampf überwachen die Pflegefachpersonen oder die Eltern regelmäßig die Körpertemperatur des Kindes, um einen möglichen Anfall analysieren zu können. [J787]

Pflege

Bei einem Fieberkrampf (→ Abb. 16.18) ist lediglich die weitere Körpertemperaturüberwachung notwendig, um die Fieberentwicklung des Kindes fortlaufend zu dokumentieren und einen evtl. erneut auftretenden Krampfanfall analysieren zu können. Erfolgt ein weiteres Krampfgeschehen, tritt die Handlungskette in Kraft, die bei jeder Art von Krampfanfall vorgenommen wird (→ 16.8.3). Ein weiterer pflegerischer Schwerpunkt ist auch hier die Betreuung und Beruhigung der Eltern.

SPICKZETTEL

Fieberkrämpfe

Krankheitsentstehung: Anfälle im Fieberanstieg oder bei Fieber

Symptome: tonisch-klonische Anfälle, nur in ca. 10 % kommt es zu fokalen Anfällen

Diagnostik: EEG, ggf. Lumbalpunktion

Behandlungsstrategie: Antipyretika

Pflege: Kontrolle der Körpertemperatur und Betreuung und Beruhigung von Eltern und Kind

16.8.2 Neugeborenenanfälle

DEFINITION

Neugeborenenkrämpfe: Sammelbezeichnung für Krampfanfälle von Neugeborenen innerhalb der ersten 30 Tage nach der Geburt, die auch als neonatale Anfälle bezeichnet werden. Unterschieden werden amorphe Neugeborenenanfälle, benigne Neugeborenenanfälle (BNA) und benigne familiäre Neugeborenenanfälle (BFNA). Charakteristisch sind plötzlich auftretende stereotype abnorme Bewegungen aufgrund gleichzeitiger Entladungen von Neuronen.

Der Begriff **Neugeborenenanfälle** sagt allerdings nichts aus über die Ursache und Prognose dieser Anfälle. Sie treten häufig auf, 5 von 1.000 Reifgeborenen erleiden derartige Anfälle [15].

Krankheitsentstehung

Beim **Früh- und Neugeborenen** ist das Gehirn noch nicht vollständig myelinisiert, d. h. die Nervenstränge sind noch nicht vollständig von einer Markscheide ummantelt. Gleichzeitig fehlen auch noch bestimmte dämpfende Neurotransmitter, die eine Übererregung der Nervenzellen verhindern. Daher können die Neurone auf unphysiologische Reize mit Entladungen reagieren.

Häufig entstehen Krampfanfälle, wenn eine **hypoxisch-ischämische Enzephalopathie (HIE)** vorliegt, z. B. nach einer asphyktischen Situa-

tion oder bei einer Stoffwechselentgleisung, z. B. einer Hypoglykämie oder einer Hypokalzämie. Bei 20 % der Krampfanfälle liegt eine **intrakranielle Blutung** beim reifen Neugeborenen vor. Ebenso können **Infektionen** des Zentralnervensystems und auch neonatale Schlaganfälle Krämpfe nach sich ziehen.
Weitere seltene Ursachen:

- Angeborene Strukturanomalien des Gehirns
- Chromosomale Veränderungen
- Neonatales Drogen-Entzugssyndrom
- Vitamin-B_6-abhängige Anfälle
- Benigne Neugeborenenkrämpfe (BNA), die Prognose dieser Anfälle ist gut, es treten Formen mit familiärer und nicht familiärer (*fifth-day-fits*) Disposition auf.

Symptome

Es können Motorik, vegetative Funktionen oder Verhalten betroffen sein. Je unreifer das Neugeborene, desto atypischer und diskreter sind die motorischen Phänomene mit oder ohne Bewusstseinsveränderungen:

- Plötzliche rhythmische motorische Zuckungen
- Grimassieren
- Augenverdrehen
- Apnoen
- Bradykardien
- Vegetative Symptome, z. B. Unruhe, Weinen, Reizbarkeit.

Ärztin und Pflegefachpersonen bereitet es häufig Schwierigkeiten, einen Krampfanfall von physiologischen Bewegungsmustern Neugeborener zu unterscheiden.

Diagnostik

Eine umfassende **Anamnese** beinhaltet nicht nur Fragen zu Schwangerschaft und Geburt, sondern auch nach traumatischen Ereignissen, möglichen Infektionen oder Hinweisen auf eine familiäre Disposition. Die Medikamenteneinnahme der Mutter in der Schwangerschaft ist ebenfalls zu kontrollieren.

Die **körperliche Untersuchung** des Neugeborenen umfasst das Erheben der somatischen Werte und eine vollständige Untersuchung. Auf Hinweise, die auf eine metabolische Störung hindeuten, z. B. im Hinblick auf einen auffallenden Körpergeruch, Farbe und Konsistenz der Ausscheidungen, Gedeihstörungen oder auffallendes Aussehen ist zu achten. Der neurologische Status muss erhoben und das Verhalten, die Reflexe und Reaktionen und Bewegungsmuster müssen beurteilt werden. Zudem muss überprüft werden, ob die Krampfanfälle durch äußere Reize provoziert werden können.

Eine **Blutuntersuchung** ist zwingend durchzuführen, z. B. um Entgleisungen des Säure-Basen-Haushalts, Stoffwechsels und Infektionen ausschließen zu können. Noch während des Anfalls erfolgt eine Blutuntersuchung mit Bestimmung von Blutzucker, Gerinnung, Natrium und Kalzium. Besteht der Verdacht auf eine Infektion oder eine Stoffwechselstörung, wird eine Liquorpunktion vorgenommen.

Eine **Schädelsonografie** wird baldmöglichst vorgenommen.

In Abhängigkeit von den Ergebnissen schließen sich weitere Untersuchungen an, z. B. Stoffwechseldiagnostik, amplitudenintegriertes Elektroenzephalogramm (aEEG), Elektroenzephalogramm (EEG), Magnetresonanztomografie (MRT), Computertomografie (CT) und Augenhintergrunduntersuchung. Im EEG sind zwischen den Anfällen häufig keine Auffälligkeiten zu erkennen. Wird es allerdings in einer Phase mit auffälligen Bewegungen abgeleitet, hilft es, einen Krampfanfall sicher zu erkennen.

Behandlungsstrategie

Wichtig ist die lückenlose und sichere **Überwachung des Kindes,** bis die Ursache der Krampfanfälle identifiziert wurde. Daher erfolgt ein Standardmonitoring. Im Bedarfsfall wird auch ein amplitudenintegriertes Elektroenzephalogramm (aEEG) angelegt.

Kommt es während eines Krampfgeschehens zum Erbrechen oder zeigt das Kind Sauerstoffsättigungsabfälle bis hin zu Apnoen, müssen die **Atemwege freigehalten** werden, bei Bedarf wird eine Sauerstoffgabe oder eine Maskenbeatmung durchgeführt.

Weitere Therapiemaßnahmen betreffen die **Behandlung der Ursache,** wie sie bei einer Infektion, Hypoglykämie oder Elektrolytentgleisung möglich ist, und/oder die antiepileptische Behandlung zur Verhinderung weiterer Anfälle.

- Sind Elektrolytstörungen oder eine Hypoglykämie Ursache der Anfälle, müssen diese unmittelbar durch Substitution von Glukose oder Elektrolyten behoben werden.
- Eine sehr seltene Ursache von Neugeborenenanfällen sind **Vitamin-B_6-abhängige Epilepsien.** Die Gabe von Vitamin B_6 (*Pydridoxalphosphat*) unterbindet die Anfälle in diesem Fall, damit wird die Diagnose gestellt. Daher sollte immer eine versuchsweise Gabe von Vitamin B_6 erfolgen.
- Neben Diazepam und Midazolam zeigt Phenobarbital eine gute Wirksamkeit bei der Anfallsunterbrechung im Neugeborenenalter. Es ist auch Mittel der Wahl für eine Dauertherapie.

Der weitere Verlauf der Anfälle ist abhängig von der zugrundeliegenden Erkrankung.

Pflege

Die Pflege eines Kindes mit Krampfanfällen bezieht sich auf eine sehr genaue Beobachtung des Krampfgeschehens, damit genau beschrieben werden kann, wie sich die Krämpfe darstellen, z. B. ob es einen bestimmten Zeitpunkt gibt, der Beginn sich ähnlich zeigt oder auslösende Faktoren vermutet werden können. Daneben ist eine einfühlsame Zusammenarbeit mit den Eltern notwendig. Ängste und Sorgen sollen so weit wie möglich reduziert und trotz der angespannten Situation soll dafür gesorgt werden, dass es zu einer guten Bindung zwischen Eltern und Kind kommt. Die Familie soll neben allen Untersuchungen Zeit für sich haben und selbstverständlich sind die Eltern in die Pflegehandlungen mit einzubeziehen.

SPICKZETTEL

Neugeborenenanfälle

Krankheitsentstehung: 1.–3. Tag: Hirnschädigung, Sauerstoffunterversorgung, Infektionen, Elektrolytstörungen; nach dem 3. Tag: Infektion, Stoffwechselerkrankung, Hirnfehlbildung, Hypokalzämie, Hypomagnesiämie. 5-Tages-Krämpfe ohne bekannte Ursache

Symptome: Verdrehen der Augen, rhythmisches Zucken von Augenlidern und Mund

Diagnostik: EEG, MRT

Behandlungsstrategie: Antiepileptika

Pflege: Beobachtung des Kindes, Betreuung und Einbezug der Eltern in die Versorgung

16.8.3 Epilepsien

DEFINITION

Epilepsie: bezeichnet zwei oder mehr nichtfebrile zerebrale Krampfanfälle. Unter dem Begriff werden sehr unterschiedliche Krankheitsbilder mit verschiedensten Verläufen zusammengefasst. Die Diagnose kann gemäß der *International League against Epilepsy* [29] gestellt werden bei:

- Zweitem unprovoziertem epileptischen Anfall
- Erstem unprovoziertem Anfall und erhöhtem Wiederholungsrisiko
- Erstem unprovoziertem Anfall und zu einem **Epilepsiesyndrom** passenden Befunden.

Epilepsien sind insgesamt häufig, denn ca. 3 % aller Menschen erkranken im Laufe ihres Lebens daran. Dabei tritt die Krankheit meist im ersten Lebensjahrzehnt auf [15]. Es gab und gibt viele Versuche, die Epilepsien nach Ursache, EEG-Befund und klinischem Erscheinungsbild einzuteilen. Zuletzt 2017 revidierte die *International League against Epilepsy* ihre Klassifikation [30].

Demnach können Epilepsien zunächst nach der Art der Anfälle eingeteilt werden, im nächsten Schritt nach der Art der Epilepsie, also generalisiert, fokal oder unklassifiziert [30]. Einige Epilepsien können in einem weiteren Schritt einem **Epilepsiesyndrom** (auch: *Elektroklinisches Syndrom*) zugeordnet werden. Bei einem solchen Syndrom sind Erkrankungsalter, Anfallssemiologie, EEG-Befund und Prognose typisch. Wichtig ist daneben auch eine ätiologische Einordnung (genetisch, strukturell, metabolisch, infektiös, immun vermittelt oder unbekannt) [30].

Formen kindlicher Epilepsien

Im Folgenden werden wichtige Epilepsiesyndrome im Kindesalter näher erläutert.

Blitz-Nick-Salaam-Epilepsie

Die Bezeichnung **Blitz-Nick-Salaam-Epilepsie** (**BNS-Epilepsie,** auch **West-Syndrom**) beschreibt die typischen Anfälle: Die Kinder reißen unvermittelt die Arme hoch und beugen Kopf und Rumpf. Dieses Geschehen ähnelt teilweise einem orientalischen Gruß (Salaam). Betroffen sind Säuglinge, nur sehr selten beginnt die Krankheit erst im 2. Lebensjahr [15]. Bei ⅔ der Betroffenen besteht eine Hirnschädigung, bei den übrigen Patientinnen ist die Ursache unbekannt. Die Kinder sind häufig entwicklungsretardiert.

Im EEG findet sich eine **Hypsarrhythmie.** Dieser Begriff beschreibt eine Mischung aus langsamen, unregelmäßigen Wellen und Spitzenpotenzialen über verschiedenen Hirnabschnitten und ohne Synchronie oder eine erkennbare Gliederung.

Therapeutisch stehen Vigabatrin, ACTH, Sultiam oder Valproat zur Verfügung. Die Epilepsie hat insgesamt eine schlechte Prognose und führt bei 90 % der Kinder zu einer eingeschränkten Entwicklung [15].

Absence-Epilepsie

Etwa 10 % aller Epilepsien im Kindesalter sind **Absence-Epilepsien.** Als Absence wird eine kurzfristige, im EEG nachweisbare Bewusstseinsstörung mit nachfolgender Amnesie als Zeichen eines epileptischen Anfalls bezeichnet. Jährlich treten 6–8 Absence-Epilepsien bei 100.000 Kindern im Altern von 0–15 Jahren neu auf [29]. Das typische Erkrankungsalter liegt zwischen 2 und 15 Jahren [13]. Die Anfälle äußern sich vorwiegend als Absencen, die in ihrer Häufigkeit (alle paar Tage bis > 100-mal/Tag) und Dauer (Sek. bis Min.) schwanken. Hinzu kommen in ca. ⅓ der Fälle tonisch-klonisch generalisierte Anfälle [15].

Die Absencen führen dazu, dass die Kinder unaufmerksam erscheinen. Oft fallen die Absencen daher erstmals im Schulunterricht auf. Die Absencen können auch mit „Tagträumen" verwechselt werden. Im EEG (→ Abb. 16.19) zeigt sich eine typische Veränderung, 3/sec-Spike-Wave-Paroxysmen.

Treten diese Veränderungen im EEG häufig auf und dauern sie länger als wenige Sekunden, können meist auch Absencen beobachtet werden.

Gut wirksame Antikonvulsiva sind Ethosuximid, Lamotrigin und Valproat. Ziel der Therapie ist es, dass keine Absencen mehr auftreten, generalisierte Anfälle verhindert werden und das EEG keine Auffälligkeiten mehr zeigt. Durch eine gute Behandlung kann die Entwicklung einer schweren Epilepsie verhindert werden. Treten nur Absencen auf, verschwinden diese meist nach der Pubertät spontan [31]. Kommen tonisch-klonische Anfälle hinzu, kann die Epilepsie im Erwachsenenalter weiterbestehen.

Rolando-Epilepsie

Die **Rolando-Epilepsie** (nach dem Erstbeschreiber Martin Ruland) wird auch als **benigne Epilepsie des Kindesalters mit zentrotemporalen sharp-waves** bezeichnet. Aus dieser Bezeichnung gehen der gutartige Verlauf ebenso wie die typischen EEG-Veränderungen hervor. Die Rolando-Epilepsie macht 8–23 % aller Epilepsien im Kindesalter aus, sie ist damit die häufigste Epilepsie [15]. Typisches Manifestationsalter sind 2–10 Jahre.

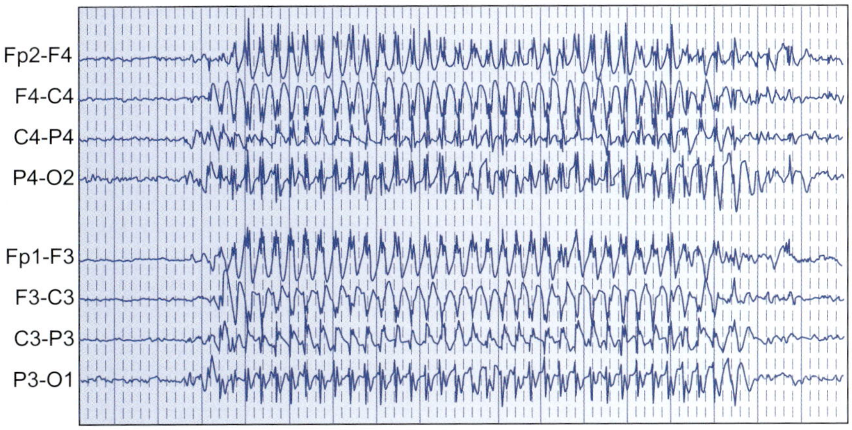

Abb. 16.19 EEG während einer Absence-Epilepsie [E472–002]

Die betroffenen Kinder sind i. d. R. normal entwickelt. Klassisch erleiden sie fokale Anfälle aus dem Schlaf heraus mit Missempfindungen im Gesichtsbereich, Myoklonien im Gesicht, Verlust des Sprechvermögens, erhöhtem Speichelfluss. Es kommen aber auch regelhaft generalisierte Anfälle vor [15]. Die Anfälle hören spontan auf.

Im EEG finden sich typische Veränderungen meist über den zentralen und temporalen Ableitungen.

Das Antikonvulsivum der ersten Wahl ist Sultiam (Ospolot®). Allerdings muss eine Rolando-Epilepsie nicht zwingend therapiert werden. Die Prognose ist sehr gut, die Anfälle verschwinden ebenso wie die EEG-Veränderungen mit der Pubertät.

Aufwach-Grand-Mal-Epilepsie

Die **Aufwach-Grand-Mal-Epilepsie** wird auch als **juvenile Epilepsie mit primär generalisierten tonisch-klonischen Anfällen** bezeichnet. Aus diesem Begriff geht hervor, dass diese Form der Epilepsie im jugendlichen Alter auftritt.

Die Kinder erleiden tonisch-klonisch generalisierte Anfälle typischerweise morgens nach dem Aufwachen, wobei auch jeder andere Zeitpunkt möglich ist. Das EEG zeigt meist eine unspezifische Anfallsbereitschaft. Therapeutisch kann eine geregelte Lebensweise mit ausreichendem Schlaf häufig schon weitere Anfälle verhindern. Medikamentös kommen häufig Valproat (Orfiril®) oder Levetiracetam (Keppra®) zum Einsatz. Die Therapie muss meist über Jahre fortgeführt werden. Die Anfallsfreiheit ist eine entscheidende Voraussetzung für den Erwerb des Führerscheins.

Differenzialdiagnose epileptischer Anfälle

Oft fällt es auch dem erfahrenen medizinischen Personal schwer zu beurteilen, ob bestimmte plötzlich und unvermittelt auftretende auffällige Bewegungsmuster eines Kindes epileptischen Ursprungs sind oder nicht. Je jünger die Kinder und je weniger Willkürmotorik vorhanden ist, desto schwerer fällt die Beurteilung. → Tab. 16.14 gibt einen (unvollständigen) Überblick über die Differenzialdiagnosen eines Krampfanfalls [15, 33]. Allen gemeinsam sind das Fehlen von auf einen epileptischen Anfall hindeutenden (iktalen) EEG-Veränderungen auch während des Ereignisses und das Fehlen einer Entwicklungsretardierung.

Pflege bei allen Krampfgeschehen

Unabhängig von der Ursache, die zu einem Krampfanfall führt, sind ähnliche Pflegemaßnahmen und Überwachungen notwendig. Die **körperliche Unversehrtheit** des Kindes während eines Krampfanfalls ist dabei von enormer Wichtigkeit.

Weitere Pflegeschwerpunkte beziehen sich darauf, einen erneuten Krampfanfall durch **Eliminierung der auslösenden Faktoren** zu verhindern, z. B. bei einem Fieberkampf, die Kinder und Angehörigen zu einer passenden, individuellen Lebensweise anzuleiten, etwa durch Vermeiden von Fotostimulation durch Diskolicht bei Jugendlichen oder von Lichtreflexen beim Skifahren, und die angeordnete medikamentöse Therapie durchzuführen.

Die Beispiele zeigen auf, dass das Verständnis der Kinder und Jugendlichen sowie ihrer Angehörigen für den Verlauf der Erkrankung geweckt und gestärkt werden muss, damit **in jedem Alter eine gute Compliance** im Hinblick auf das alltägliche Leben, die medizinischen Kontrollen und die Einnahme der Medikamente erfolgen kann, auch wenn die Nebenwirkungen oft das Wohlbefinden beeinträchtigen können.

Die Ängste der Familien müssen ernst genommen werden. Die Information über entsprechende Selbsthilfegruppen unterstützt die Eltern und den Patienten. Gleichzeitig sollte der Umgang mit den Kindern so gestaltet werden, dass sie nicht das Gefühl bekommen, durch ihre Erkrankung stigmatisiert zu sein.

SPICKZETTEL

Epilepsie

Krankheitsentstehung: Krampfanfälle mit unterschiedlichen Verlaufsformen: Absence-Epilepsien, Rolando-Epilepsie, Aufwach-Grand-Mal-Epilepsie, Blitz-Nick-Salaam-Epilepsie

Tab. 16.14 Differenzialdiagnose epileptischer Anfälle

Diagnose	Klinische Charakteristika
Benigne Schlafmyoklonien	Im frühen Säuglingsalter beginnend, meist bis 6. Lebensmonat; nur im Schlaf; sofort unterbrechbar durch Wecken
Schauderattacken (Shuddering)	Plötzliches Zittern/Schütteln des Kopfs, der Schultern und des Rumpfs für 2–3 Sek., keine Bewusstseinseinschränkung, ab Säuglingsalter, verstärkt bei Emotionen
Sandifer-Syndrom	Gastroösophagealer Reflux verursacht Drehbewegungen des Kopfs, tonische Bewegungen und Weinen; im Säuglingsalter; häufig einige Zeit nach dem Essen auftretend
Selbststimulation	Im Säuglings- oder Kleinkindalter; stereotype Bewegungen mit Zusammenpressen der Oberschenkel und Wippen des Körpers; ablehnende Reaktion auf Unterbrechungsversuche; teils von vegetativen Reaktionen begleitet
Affektkrämpfe	Im Kleinkindalter; stets Auslöser vorhanden, z. B. Aufregung, Wut; mit Bewusstlosigkeit und schulterbetonten Myoklonien einhergehend
Jactatio capitis	Im Kleinkindalter; rhythmisches, stereotypes Schlagen des Kopfs im Leichtschlaf; bis 30 Min. andauernd
Pavor nocturnus	Zwischen 4 und 12 Jahren auftretend; nächtliche plötzliche Angstzustände aus dem Schlaf heraus, Schreien, weit geöffnete Augen, Beruhigung kaum möglich; Dauer bis 2 Std., im Anschluss retrograde Amnesie
Tic-Störungen	Wechselnde Bewegungsmuster, oft bizarr wirkend; verstärkt bei Beachtung oder Anspannung; willentlich unterdrückbar
Tagträume	Verzögerte oder fehlende Reaktion auf Ansprache, aktuelle Aktivität aber nicht unterbrochen, Reaktionsfähigkeit und Erinnerung ist erhalten
Synkope	Häufig auftretend; bevorzugt Schulalter; kurzfristiger Bewusstseinsverlust durch Minderdurchblutung des Gehirns; kann mit Myoklonien einhergehen; Patientin bemerkt Schwindel, Schweißausbrüche oder Schwarzwerden vor Augen vor dem Ereignis
Psychogene Anfälle	Ab Kleinkindalter möglich; theatralisch wirkende Bewegungen; selten Zungenbiss; keine postiktale Müdigkeit; unter Beobachtung auftretend
Migräne	Aura möglich mit Lähmungen, Schwindel, Doppelbildern, Bewusstseinsstörung, meist gefolgt von starken Kopfschmerzen

Symptome: alle Arten von Krampfanfällen, beginnend bei „Tagträumen“ über stereotype Bewegungen bis hin zu fokalen und tonisch-klonischen Anfällen

Diagnostik: EEG

Behandlungsstrategie: Antiepileptika

Pflege: Unterstützung der Familie bei der Eruierung und Ausschaltung auslösender Faktoren, beim Umgang mit den Medikamenten und Informationen über Selbsthilfegruppen

16.9 Infantile Zerebralparese

DEFINITION

Infantile Zerebralparese (ICP): Gruppe von Krankheitsbildern, die zu einer Störung von Bewegung, Haltung und motorischer Funktion führen. Eine infantile Zerebralparese ist entstanden durch eine nicht progrediente Läsion des sich entwickelnden Gehirns während Schwangerschaft, Geburt oder Neonatalperiode.

Infantile Zerebralparesen treten bei 2,0–3,5 von 1.000 Lebendgeburten auf [1]. Dabei ist diese Häufigkeit umgekehrt assoziiert mit der Schwangerschaftswoche und dem Geburtsgewicht: Während bei einem Geburtsgewicht von <1.000 g 90 von 1.000 Lebendgeburten eine Zerebralparese entwickeln, sind es bei einem Geburtsgewicht >2.500 g nur 1,9 [30]. Seit den 1980er-Jahren nimmt die Häufigkeit der Zerebralparese deutlich ab. Dies kann als Hinweis dafür gesehen werden, dass eine gute perinatale Versorgung das Auftreten einer Zerebralparese minimiert.

Tab. 16.15 Subtypen der Zerebralparese (nach von Pfeil [33]).

Subtyp	Merkmale
Spastisch (beidseitig 60 % aller Zerebralparesen, einseitig 30 %)	• Gesteigerter Muskeltonus • Pathologische Reflexe • Einseitig oder beidseitig
Dyskinetisch (6 %)	• Unwillkürliche, unkontrollierte Bewegungen, wechselnder Muskeltonus • Persistierende Primitivreflexe • Dyston (Hypokinesie, Hypertonie) oder choreoatheoid (Hyperkinesie, Hypotonie)
Ataktisch (4 %)	• Keine geordnete Koordination der Muskulatur • Bewegungen mit abnormaler Kraft, Genauigkeit und Rhythmus

Krankheitsentstehung

Eine infantile Zerebralparese kann vielfältige, i. d. R. prä- oder perinatale **Ursachen** haben. Dazu zählen Infektionen, Traumata, Hirnblutungen, eine perinatale Asphyxie, zerebrale Ischämien oder genetisch bedingte Fehlbildungen des Nervensystems.

Zu den **Risikofaktoren** zählen außerdem eine Zwillingsschwangerschaft, Plazentaabnormitäten, eine Mekoniumaspiration bei Geburt oder auch neonatale Krampfanfälle [30]. Definitionsgemäß sind auch Ursachen nach der Neugeborenenperiode bis zum Alter von 5 Jahren möglich, dazu zählen z. B. eine Enzephalitis oder ein Schädel-Hirn-Trauma [30].

Symptome

Muskeltonusveränderung: Hypotonie, Kreuzungstendenz, Fausten, Opisthotonus.

- Persistierende Neugeborenenreflexe: ATNR (asymmetrisch tonischer Nackenreflex), gekreuzter Extensor-Reflex
- Asymmetrie: Tonus, Sprungbereitschaft
- Muskeleigenreflexe: Kloni, persistierender gekreuzter Adduktorenreflex.

Eine Zerebralparese kann ca. ab dem 6. Lebensmonat diagnostiziert werden. Vorher sind die Kinder häufig asymptomatisch oder die Symptome sind nicht spezifisch genug, beispielsweise leicht erhöhter Muskeltonus oder unkoordinierte Bewegungen. Je nach vorherrschender Bewegungsstörung werden die Subtypen **spastische, ataktische und dyskinetische Zerebralparese** unterschieden (→ Tab. 16.15).

Bei der häufig auftretenden spastischen Zerebralparese werden die unteren Extremitäten in Streckstellung gehalten, die oberen Extremitäten in Beugestellung.

Diagnostik

Um die Ausprägung einer Zerebralparese zu beschreiben, wurden verschiedene Klassifikationssysteme erarbeitet. Das **Gross Motor Function Classification System** (GMFCS → Abb. 16.20) hat sich dabei durchgesetzt. Mithilfe dieses Systems wird die Mobilität eines Kindes,

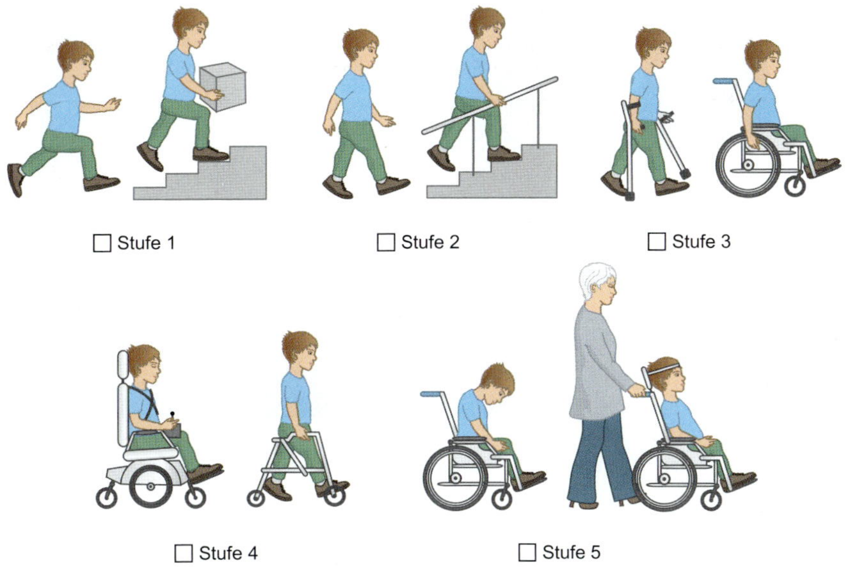

Abb. 16.20 Schweregrade der Zerebralparese nach dem Gross Motor Function Classification System (GMFCS) [T1035, L138]

Tab. 16.16 Stufen des Gross Motor Function Classification System (GMFCS) [F1170-002]

Level	Mobilität
I	Geht ohne Einschränkungen
II	Geht mit Einschränkungen
III	Geht mit Benutzung einer Gehhilfe
IV	Selbstständige Fortbewegung eingeschränkt, es kann ein elektrischer Rollstuhl benutzt werden
V	Wird in einem Rollstuhl gefahren

eingeteilt nach Altersstufen, beurteilt und nach folgenden Grundsätzen eingeordnet (→ Tab. 16.16).

In der ausführlichen Beschreibung des GMFCS ist diese Einteilung detailliert festgelegt [35, 36]. Durch die Unterteilung nach Altersstufen wird dabei die motorische Entwicklung berücksichtigt. Das System hat einen hohen prognostischen Wert.

Um die Funktion der oberen Extremitäten zu beschreiben, wird das **Motor Ability Classification System** (MACS) verwendet (→ Tab. 16.17).

Differenzialdiagnostisch sind insbesondere neuromuskuläre Erkrankungen in Betracht zu ziehen, z. B. Myopathie, Myasthenia gravis, hypomyelinisierende Neuropathie, spinale Muskelatrophie, Muskeldystrophie, aber auch eine Ataxie, Myelopathien und genetische Syndrome.

Vorsicht! Auch bei eindeutig erscheinenden anamnestischen Hinweisen für die Ursache einer Zerebralparese sollten andere Ursachen der neurologischen Störung ausgeschlossen werden, da auch eine primäre neurologische Erkrankung die Symptome verursachen kann.

Behandlungsstrategien

Die Behandlung einer Zerebralparese erfordert ein interdisziplinäres Vorgehen: (Neuro-)Pädiaterinnen, Orthopädinnen, Sozialpädiaterinnen, Psychologinnen, Orthopädietechnikerinnen, Ergo- und Physiotherapeutinnen sowie Logopädinnen sollen eng zusammenarbeiten. Die Behandlung verfolgt v. a. folgende Ziele:

- Reduktion des Muskeltonus
- Verbesserung der Funktion
- Prophylaxe von Kontrakturen.

Tab. 16.17 Motor Ability Classification System (MACS) (nach von Pfeil [36]) [F1170-001].

MACS-Level	Beschreibung
1	• Kann ohne wesentliche Schwierigkeiten mit Objekten umgehen • Hantiert mit Gegenständen gekonnt und erfolgreich
2	• Kann mit den meisten Objekten umgehen, aber mit reduzierter Qualität und/oder Geschwindigkeit der Durchführung • Benutzt fast alle Gegenstände mit einer gewissen Einschränkung der Qualität und/oder der Geschwindigkeit
3	• Benutzt Objekte mit Schwierigkeiten; braucht Hilfe bei der Vorbereitung und/oder Modifizierung der Aktivitäten • Benutzt Gegenstände mit Schwierigkeiten; benötigt Hilfe, um Aktivitäten vorzubereiten und/oder zu ändern
4	• Benutzt eine begrenzte Auswahl von leicht zu handhabenden Objekten in an die Fähigkeit angepassten Ausgangssituationen • Hantiert mit beschränkter Auswahl an leicht zu handhabenden Objekten in adaptierten Situationen
5	• Kein Gebrauch von Objekten möglich und deutliche Einschränkung in der Fähigkeit, auch einfache Handlungen durchzuführen • Hantiert nicht mit Objekten und hat deutlich eingeschränkte Fähigkeit, auch einfache Handlungen durchzuführen

Je nach GMFCS-Level und Alter des Kindes werden die Therapieoptionen gewichtet. Eine Hilfestellung geben hierbei die Therapiekurven des CP-Netzes. Zu den Therapieoptionen → 16.4.3.

Komplikationen

Eine häufige Komplikation der spastischen Zerebralparese ist die **Luxation des Hüftgelenks,** bedingt durch den erhöhten Tonus der Hüftmuskulatur. Bei GMFCS-Level III treten bei 41 % der Patientinnen Hüftluxationen auf, bei GMFCS-Level V bei 90 % [35]. Eine solche Hüftluxation (→ Abb. 16.21) ist sehr schmerzhaft für die Kinder. Daher erfolgen bei einer Spastik der unteren Extremitäten regelmäßige Röntgenkontrollen mit Beckenübersichtsaufnahmen. Das Konzept der „Hüftampel" empfiehlt ein konservatives oder chirurgisches Vorgehen je nach Ausmaß der Luxation, GMFCS-Level und Ausmaß der Spastik [34].

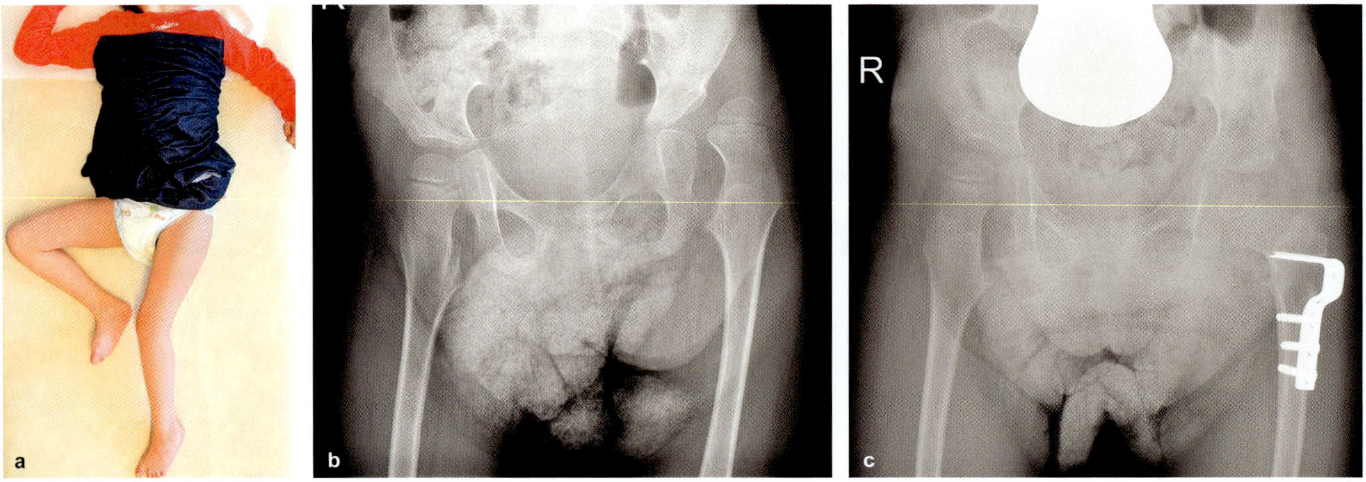

Abb. 16.21 Mädchen mit bilateraler infantiler Zerebralparese und neuropathischer Hüftluxation
a) Klinisches Bild
b) Beckenübersicht
c) Radiologischer Befund nach offener Einstellung der linken Hüfte in Kombination mit einer intertrochantären Verkürzungs- und Derotationsosteotomie, Pfannendachplastik nach Pemberton und komplexem Weichteileingriff an beiden unteren Extremitäten [P058]

Kinder mit einer Zerebralparese sind im Sozial- und Arbeitsleben benachteiligt. Sie klagen über Müdigkeit und Schmerzen, auch Depressionen kommen gehäuft vor. Bereits Kinder haben vermehrt psychologische Probleme [32].

Pflege

Bei Risikopatientinnen mit einer infantilen Zerebralparese ist von Beginn an die genaue **Beobachtung von Bewegungs- und Verhaltensauffälligkeiten** einschließlich einer differenzierten und zeitnahen Weitergabe an die behandelnde Ärztin Aufgabe der Pflegefachpersonen. Hat sich die Diagnose bestätigt, sind die weiteren pflegerischen Schwerpunkte individuell abzuwägen, ob beispielsweise eine Unterstützung beim Laufen notwendig ist, die Sinneswahrnehmung gestört ist oder ein Anfallsleiden als Ausdruck der Erkrankung vorliegt.

Ein **einfühlsamer Umgang** mit den Kindern und Eltern ist erforderlich, um die Verarbeitung der Krankheitssituation möglich zu machen und evtl. auftretende Schuldgefühle zu eliminieren. Hierbei können Selbsthilfegruppen unterstützen.

SPICKZETTEL

Infantile Zerebralparese

Krankheitsentstehung: prä- oder perinatale Ursachen, z. B. Infektionen, Traumata, Hirnblutungen, eine perinatale Asphyxie, zerebrale Ischämien oder genetisch bedingte Fehlbildungen des Nervensystems

Symptome: Muskeltonusveränderung: Hypotonie, Kreuzungstendenz, Fausten, Opisthotonus

Diagnostik: Gross Motor Function Classification System (GMFCS), Motor Ability Classification System (MACS)

Behandlungsstrategie: interdisziplinäres Vorgehen mit Ergo- und Physiotherapeutinnen sowie Logopädinnen

Pflege: Versorgung der Kinder nach den Bedürfnissen und Unterstützung der Eltern bei der Versorgung

16.10 Hypoxisch-ischämische Enzephalopathie

DEFINITION

Hypoxisch-ischämische Enzephalopathie (HIE): eine durch eine Sauerstoffunterversorgung während der Geburt (**perinatale Asphyxie**) verursachte Hirnschädigung. Die Diagnose kann gestellt werden bei [34

- Schwerer metabolischer Azidose im Nabelschnurblut (pH < 7,0)
- Klinischen Zeichen einer Enzephalopathie
- Zeichen einer Zerebralparese im weiteren Entwicklungsverlauf
- Ausschluss anderer Ursachen einer Hirnschädigung

Krankheitsentstehung

Bei einer Unterversorgung des kindlichen Gehirns im Rahmen der Geburt können infolge des Energiemangels Zellen absterben. Je nach Lokalisation der Schädigung entwickeln sich klinische Symptome unterschiedlichen Schweregrads.

Symptome

Die Symptome einer HIE gehen aus → Tab. 3.7 hervor.

Diagnostik

Die **Sonografie** des Schädels gibt Auskunft über strukturelle Auffälligkeiten, zudem kann das Ausmaß eines evtl. entstehenden Hirnödems eingeschätzt werden. Die Durchblutung des Gehirns kann mithilfe der Dopplersonografie beurteilt werden. Eine Kernspintomografie des Schädels grenzt im weiteren Verlauf das Ausmaß der Schädigung genauer ein.

Mithilfe des **amplitudenintegrierten EEG,** einer im Vergleich zum konventionellen EEG räumlich und zeitlich komprimierten Ableitung der Hirnströme, können das Auftreten einer Anfallsbereitschaft überwacht und wichtige prognostische Hinweise gesammelt werden.

Behandlungsstrategien

Die **therapeutische Hypothermiebehandlung** (→ 3.7.3) stellt eine in mehreren Studien belegte neuroprotektive Therapie der HIE dar. Dabei wird die Körpertemperatur des Kindes über 72 Std. auf 33–34 °C abgesenkt. Einschlusskriterien für die Hypothermiebehandlung sind [37]:

- Schwere Azidose in der Nabelarterie
- Klinische Zeichen für eine mittelgradige oder schwere HIE
- Gestationsalter ≥ 36 SSW
- Alter bei Beginn der Behandlung <6 Stunden.

Studien zeigen, dass das Gesamtüberleben und die neurologische Entwicklung durch die Hypothermie signifikant verbessert werden.

Die weitere Behandlung ist symptomatisch und richtet sich nach den auftretenden Symptomen.

Komplikationen

Die Prognose einer HIE ist abhängig vom Schweregrad. Kinder mit einer milden HIE entwickeln sich größtenteils normal. Kinder mit einer moderaten HIE entwickeln in bis zu 35 % der Fälle bleibende neurologische Schäden. Die Letalität bei einer schweren HIE beträgt bis zu 75 % [37]. Kinder mit einer HIE sollten daher eine intensive neuropädiatrische Nachbetreuung erhalten.

Pflege

Zur pflegerischen Versorgung und Überwachung eines Kindes unter therapeutischer Hypothermie → 3.7.3.

SPICKZETTEL

Hypoxisch-ischämische Enzephalopathie

Krankheitsentstehung: Hirnschädigung durch Sauerstoffunterversorgung während der Geburt

Symptome:

- Grad I: normale Motorik, normal bis leicht verminderte Reflexe, Sympathikotonus, keine Anfälle
- Grad II: milde Hypotonie, leicht bis stark verminderte Reflexe, Vagotonus, häufige Anfälle
- Grad III: schwere Hypotonie, stark verminderte Reflexe bis nicht mehr auslösbar, alle Funktionen stark eingeschränkt, häufige Anfälle

Diagnostik: Sonografie des Schädels, aEEG

Behandlungsstrategie: Hypothermiebehandlung

16.11 Fehlbildungen des zentralen Nervensystems

Unter Fehlbildungen des zentralen Nervensystems werden Erkrankungen an Schädel, Gehirn, Wirbelsäule und Rückenmark zusammengefasst.

16.11.1 Kraniosynostosen

DEFINITION

Kraniosynostose: vorzeitiger Verschluss des Schädels mit einer daraus resultierenden Deformität (→Abb. 16.22, →13.2.2).

- **Primäre** Kraniosynostosen sind angeborene Entwicklungsstörungen (und nicht Folge einer anderen Erkrankung). Unterschieden werden syndromale und nichtsyndromale Formen.
- **Sekundäre** Kraniosynostosen entstehen als Folge z. B. einer Infektion oder eines Traumas.

Je nachdem, welche Schädelnaht betroffen ist, resultiert eine andere Schädeldeformität (→Tab. 16.18). Die häufigste Form ist mit ca. 30 % der Langschädel [39].

Ist nur eine Naht betroffen, fallen die Kinder klinisch durch die **Schädeldeformität** auf, das Wachstum und die Entwicklung des Gehirns sind nicht eingeschränkt. Sind mehrere Nähte betroffen, kann das Wachstum des Gehirns gehemmt werden und im Extremfall der Hirnstamm durch das Foramen magnum hernieren. Dadurch kann sich eine Hirndrucksymptomatik entwickeln.

Zur **Diagnosestellung** genügt das klinische Bild, eine Kernspintomografie hilft dann bei der Planung der operativen Versorgung. Ob eine Kraniosynostose operiert werden muss, ist häufig schwer zu entscheiden, i. d. R. sind kosmetische Gründe ausschlaggebend. **Operativ** erfolgt eine Nahtsprengung.

Die **Pflege** eines Kindes mit einer Kraniosynostose, die operativ versorgt werden muss, orientiert sich an einer kinderchirurgischen **prä- und postoperativen Versorgung.** Präoperativ ist die aktuelle Situation einschließlich der Vitalparameter zu ermitteln und die spezifische OP-Vorbereitung durchzuführen. Im Anschluss an die Operation verbleiben die Kinder häufig 1–2 Tage auf der Intensivstation, um eine adäquate Überwachung über Monitor und eine evtl. Nachbeatmung durchführen zu können. Außerdem kann eine Analgesie unter Verwendung von Opiaten und hochpotenten Medikamenten angewandt werden.

Werden die Kinder auf eine Normalstation verlegt, beziehen sich die Pflegeschwerpunkte weiterhin auf ein **adäquates Schmerzmanagement,** eine gute Beobachtung der OP-Wunde mit entsprechender Wundversorgung und Überwachung des neurologischen Status des Kindes. Hinweise auf Hirndruckzeichen sind mit Pupillenkontrolle, Vigilanzüberprüfung und Vitalzeichenkontrollen zu überwachen. Gleichzeitig besteht ein erhöhtes Infektionsrisiko. Das Kind muss demnach auf Symptome beobachtet werden, die auf eine Infektion hinweisen können.

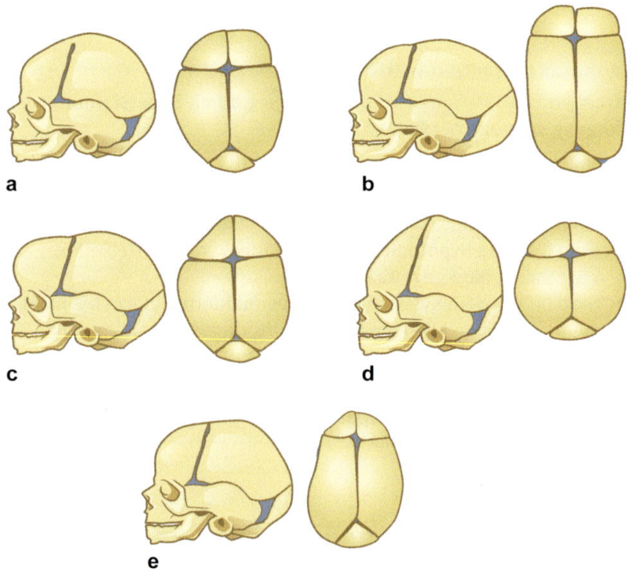

Abb. 16.22 Schädelformen bei Kraniosynostosen
a) Physiologisch
b) Skaphozephalus
c) Trigonozephalus
d) Oxyzephalus
e) Anteriorer Plagiozephalus [L255]

Tab. 16.18 Kraniosynostosen und Schädeldeformitäten

Betroffene Schädelnaht	Resultierende Schädeldeformität
Sagittalnaht	Langschädel (Dolichocephalus) oder Kahnschädel (Skaphocephalus)
Kranznaht einseitig	Asymmetrische Abflachung des Hinterkopfes (Plagiozephalus)
Lambdanaht	Asymmetrische Abflachung des Hinterkopfs (Plagiozephalus)
Frontalnaht	Dreiecksschädel (Trigonozephalus)
Kranznähte beidseitig	Kurzschädel (Brachyzephalus)
Kranznähte beidseitig und Sagittalnaht	Turmschädel (Turrizephalus)
Alle Nähte	Ossärer Mikrozephalus

SPICKZETTEL

Kraniosynostosen

Krankheitsentstehung: angeborene oder erworbene (Infektionen) Entwicklungsstörungen

Symptome: Schädelverformung, evtl. eingeschränkte Entwicklung des Gehirns

Diagnostik: klinisches Bild, MRT

Behandlungsstrategie: OP

Pflege: nach der OP intensive Beobachtung des neurologischen Status und adäquates Schmerzmanagement

16.11.2 Mittellinienstörungen

DEFINITION

Mittellinienstörungen: Entwicklungsstörungen, die Strukturen in der Mittellinie des Körpers betreffen. Hierzu zählen im Nervensystem Fehlbildungen der Verbindungsstrukturen zwischen den Hirnhälften (Balken), der Hypophyse sowie auf der Ebene der Wirbelsäule die Neuralrohrdefekte (Dysraphien).

Balkenanomalien

Störungen in der Entwicklung des Balkens werden unter dem Begriff Balkenanomalien zusammengefasst. Der **Balken,** auch **Corpus callosum** oder **Commissura magna** genannt, ist die Verbindung der beiden Seiten des Großhirns (**Hemisphären**).

Jeder Teil des Balkens kann von Anomalien betroffen sein. Es kann zur Nichtanlage von Strukturen kommen oder auch zur mangelhaften Ausbildung. Eine Nichtanlage wird als **Balkenagenesie** bezeichnet. Häufig sind Balkenanomalien mit anderen Fehlbildungen verknüpft. Klinisch äußern sie sich in einem breiten Spektrum von **milden Verhaltensauffälligkeiten** bis hin zu schweren **neurologischen Defiziten** [36].

Die **Hypophyse** kann gar nicht oder nur mangelhaft angelegt sein, klinisch sind die Folgen entsprechende hormonelle Störungen, je nachdem, welche Anteile der Hypophyse betroffen sind.

Neuralrohrdefekte – Spina bifida

DEFINITION

Spina bifida: gehört zusammen mit der Meningomyelozele, der Meningozele und der Enzephalozele zu den Neuralrohrdefekten (Dysraphien). Dies ist eine Gruppe von Störungen, die ursächlich auf einen mangelnden Verschluss des Neuralrohrs während der Faltung in der Embryonalentwicklung zurückzuführen sind. Neuralrohrdefekte (→Abb. 16.23) gehören mit einer Inzidenz von 0,7–0,8/1.000 zu den häufigen Fehlbildungen [38].

- Als **Spina bifida occulta** (*lat. spina = Dorn, bifidus = gespalten, occultus = verschlossen*) wird ein unvollständiger Verschluss der Wirbelbögen bezeichnet. Sie bildet damit die mildeste Form einer Dysraphie. Meist tritt eine Spina bifida an der unteren Lendenwirbelsäule auf. Verbunden damit können sich intraspinale Fehlbildungen oder ein angeheftetes Rückenmark (**Tethered Cord**) entwickeln. Äußerlich ist eine vermehrte Behaarung über der betroffenen Stelle ein Hinweis.
- Eine **Meningozele** ist ein Vorfall der Hirnhaut durch einen Spalt in Wirbelbogen und Muskelschicht. Die Hirnhaut ist meist noch von Haut bedeckt. Auch die Meningozele tritt meist an der Lendenwirbelsäule auf. Da das Rückenmark selbst nicht betroffen ist, bestehen keine oder nur sehr diskrete neurologische Ausfälle.
- Eine **Enzephalozele** ist der Vorfall von Hirngewebe durch einen Spalt am Hirnschädel. Meist liegen Enzephalozelen okzipital.
- Die **Meningomyelozele,** die häufigste Form einer Dysraphie [1], wird im Folgenden näher erläutert.

Angeheftetes Rückenmark *(Tethered Cord)*

Beim Tethered Cord handelt es sich um eine Fixierung des Rückenmarks im unteren Rücken bzw. Narbenbereich. In Perioden vermehrten Wachstums können durch den Zug auf das Rückenmark zunehmende neurologische Probleme entstehen. Unterschieden wird ein primäres und sekundäres Tethered Cord:

- Primär die angeborene Variante
- Sekundär entwickelt sich bei etwa 25 % der Meningomyelozele-Patienten nach operativen Eingriffen.

Krankheitsentstehung

In der Embryonalentwicklung faltet sich zwischen dem 19. und 28. Tag nach der Empfängnis (*post conceptionem*) die Neuralplatte zum Neuralrohr. Kommt es hier zu unvollständiger Faltung, kann eine Meningomyelozele entstehen [1]. Warum es im Einzelfall zu einer Fehlfaltung kommt, ist nicht bekannt. Die prophylaktische Einnahme von **Folsäure** in der Schwangerschaft wirkt allerdings schützend. In 90 % der Fälle tritt eine Meningomyelozele lumbosakral auf [1].

Symptome

Bei einer **Meningomyelozele** tritt durch einen Spalt in Wirbelbögen und Muskelschicht neben den Hirnhäuten auch Rückenmarksgewebe nach außen. Das Myelon in der Zele führt zu neurologischen Ausfällen: In 90 % der Fälle besteht eine Parese beider Beine, ebenfalls in 90 %

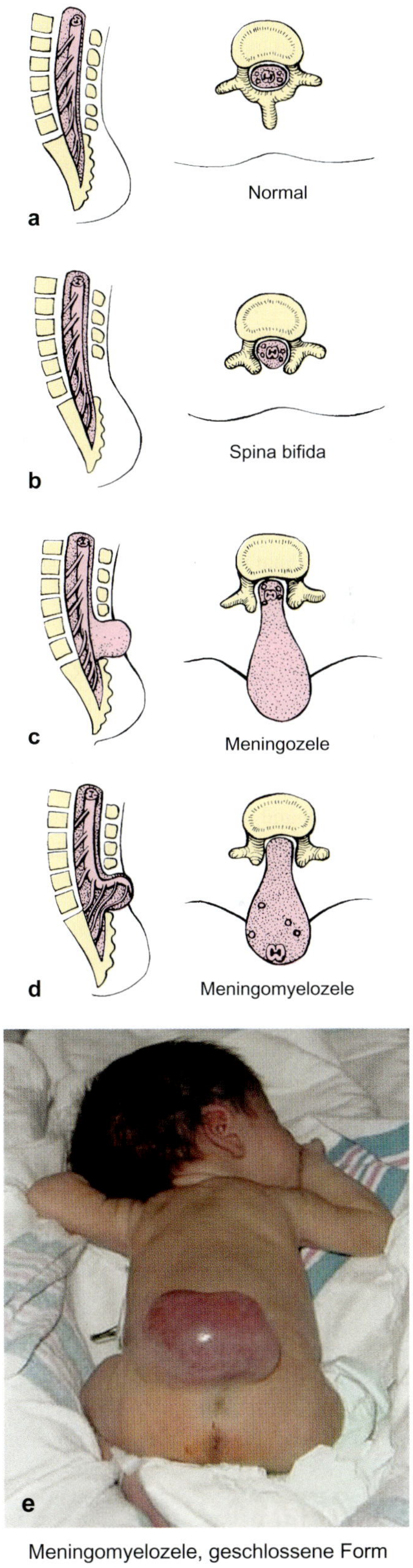

Abb. 16.23 Verschiedene Formen der Neuralrohrdefekte [E722–003]

kommt es zu Blasen- und Mastdarmstörungen. Häufig bestehen zudem Hüftdysplasien und Fußdeformitäten [1]. Die motorischen Ausfälle unterhalb der Schädigung können komplett oder nur inkomplett bestehen.

In den ersten Lebenstagen muss auf die Entleerung von Urin und Stuhl geachtet werden, da durch die Nervenschädigungen die Mastdarmfunktion beeinträchtigt ist und zudem folgende Blasenentleerungsstörungen auftreten können:

- **Überlaufblase:** Der Sphinkter ist spastisch, das bedeutet, die Blase läuft mit Urin voll, wird überdehnt und ab einem gewissen Druck kann Urin abgehen, i. d. R. wenig (ständiges Harnträufeln). Chronische Harnwegsinfekte, ein vesikoureteraler Reflux mit dem Untergang von Nierengewebe können die Folge sein.
- **Durchlaufblase:** Der Sphinkter ist schlaff, der Urin läuft ständig (= hypotrophe Blase), deshalb kann sich kein Harnwegsinfekt oder ein vesikoureteraler Reflux entwickeln. Allerdings sorgt das ständige Einnässen für einen unangenehmen Geruch und führt zu entzündlichen Veränderungen im Genitalbereich.

Diagnostik

Die Erkrankung kann **pränatal** sonografisch in einigen Fällen bereits zwischen der 16. und 20. SSW gesehen werden [39]. **Postnatal** ist die Meningomyelozele eine Blickdiagnose je nach Formen der Meningomyelozele:

- Bei einer geschlossenen Form ist z. T. nur eine Schwellung an der Wirbelsäule mit variabler Größe bemerkbar, die sich beim Pressen oder Schreien vergrößert.
- Bei einer offenen Zele sind die ausgetretenen Anteile sichtbar, die umgebende Haut ist dunkelrot verfärbt.
- Sensibilitätsstörungen und Schmerzen in den unteren Extremitäten können vorliegen. Diese sind beim Neugeborenen schwer zu diagnostizieren, allerdings können Hinweise auf eine Schädigung des Berührungs- und Schmerzempfindens bestehen.

Bereits in der Erstversorgung untersucht die Ärztin das Kind, um eine Fehlbildung der Beine und Hüften, z. B. Gelenkfehlstellung oder Klumpfüße, und eine Parese festzustellen.

Behandlungsstrategien

Eine Meningomyelozele sollte innerhalb der ersten 2 Lebenstage (bei einer offenen Meningomyelozele innerhalb der ersten 24 Std.) operiert werden, um eine Infektion zu vermeiden [41]. Eine Verbesserung der Nervenfunktion wird durch die Operation allerdings nicht erreicht [39]. Bei der Operation werden die einzelnen Nerven-, Hirnhaut-, Muskel- und Hautschichten einzeln vernäht. Ein betroffenes Kind wird regelmäßig neuropädiatrisch untersucht, auch die Funktionen von Blase und Mastdarm müssen wiederholt untersucht werden.

Seit 1998 wird insbesondere in den USA die Versorgung einer offenen Meningomyelozele mit einem fetalchirurgischen Verfahren angewendet [40, 42]. In Deutschland hat sich für die Fetalchirurgie das *Deutsche Zentrum für Fetalchirurgie und minimalinvasive Therapie (DZFT)* etabliert, in dem Kinder mit Meningomyelozele **intrauterin operiert** werden. Vor- und Nachteile müssen gegeneinander abgewogen werden.

Die **Vorteile** dieses intrauterinen Eingriffes sind [41]:

- Reduzierung einer Chiari-Malformation
- Verringerung der Anzahl notwendiger Shuntanlagen
- Verbesserung der motorischen Entwicklung der unteren Extremitäten
- Die freiliegenden Nervenanteile werden nicht mehr durch das Fruchtwasser angegriffen und weiter geschädigt.

Die **Nachteile** bestehen in einer erhöhten Mortalitätsrate für den Fetus, bei einem offen operativen Eingriff in der Höhe von 3 %, bei einem endoskopischen Verfahren bis zu 16 %. Außerdem neigen die Kinder, welche eine Endoskopie erhalten hatten, im weiteren Verlauf zur Entwicklung eines **Tethered Cords** („gefesseltes Rückenmark“).

Komplikationen

Ein Großteil der Kinder mit einer Meningomyelozele entwickelt einen **Hydrozephalus internus,** meist als Folge einer Abflussstörung des Nervenwassers aufgrund einer gleichzeitig bestehenden Chiari-I-Malformation (→ 16.11.4). Meist muss eine Ableitung durch einen Shunt operativ geschaffen werden [39]. 18–40 % der Betroffenen entwickeln eine **Epilepsie.**

Als weitere Langzeitfolgen kommt es zu einer **Osteoporose** durch die Immobilisation sowie zu Hautschäden durch die sensiblen Ausfälle und die Harn- und Stuhlinkontinenz. Auch die kognitive Entwicklung ist häufig eingeschränkt [39].

Pflege

Die **präoperative Pflege** eines Kindes mit einer Meningomyelozele direkt nach der Geburt sieht eine korrekte Abdeckung der Meningomyelozele und entsprechende Lagerung des Neugeborenen vor (→ Abb. 16.24), um eine weitere Verletzung der offen liegenden Nerven durch Quetschung zu verhindern.

- Die offene Meningomyelozele wird mit einer sterilen Kompresse abgedeckt, die mit sterilem NaCl 0,9 % feucht gehalten wird, alternativ mit einem sterilen Plastikbeutel.
- Eine geschlossene Meningomyelozele wird nur mit einer sterilen Kompresse bedeckt.

Eine **atraumatische Versorgung** ist notwendig, um die Verletzungsgefahr zu verringern. Dazu wird das Kind in Seiten- oder Bauchlage gebracht. Das Becken wird hochgelagert, damit weniger Liquor austreten kann und der Rückfluss gut gewährleistet wird.

Der Schutz vor einer Infektion ist aufgrund der anatomischen Lage teilweise schwierig. Eine Verunreinigung der Zele mit Ausscheidungen muss unbedingt vermieden werden.

Da Sensibilitätsstörungen vorliegen können, ist eine gute Hautbeobachtung und -pflege besonders der Knie und Füße notwendig. Eine vollständige Umlagerung ist nicht möglich, daher müssen Mikrolagerungen vorgenommen werden, um die Entstehung eines Dekubitus zu verhindern.

Postoperativ gibt die Operateurin die Lagerung vor. Soll die Bauchlagerung weiterhin beibehalten werden, besteht die Dekubitusprophy-

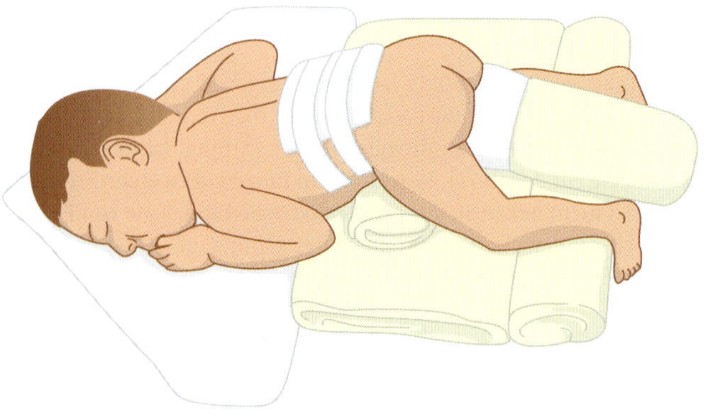

Abb. 16.24 Lagerung eines Kindes mit Spina bifida [L138]

laxe als Pflegeproblem. Zeigen sich Mastdarm- und Blasenfunktionsstörungen, liegt ein Schwerpunkt auf der Ausscheidungsbeobachtung. Besonders die Stuhlhäufigkeit wird beachtet, da die Gefahr einer Obstipation besteht. Mittels Klysma oder Mikroklist wird dafür gesorgt, dass das Kind regelmäßig Stuhl entleeren kann.

Findet eine nur unzureichende Miktion statt, wird alle 3–4 Std. eine **Einmalkatheterisierung** vorgenommen. Die Ein- und Ausfuhr wird überwacht und bilanziert. Die Haut des Genitalbereichs muss ebenfalls gut gepflegt werden, da durch austretenden Urin Reizungen entstehen können.

Die Prävalenz einer Latexallergie bei Kindern mit Meningomyelozele wurde in der Literatur mehrfach beschrieben [43], wobei die Häufigkeit zwischen 20–70 variiert. Daher wird empfohlen, prophylaktisch bei der Versorgung dieser Kinder von Beginn an **latexfreie Materialien** zu benutzen. Dies soll die Allergieentwicklung verzögern, wenn nicht sogar verhindern.

SPICKZETTEL

Mittellinienstörungen

Krankheitsentstehung: Fehlbildungen des Balkens, der Hypophyse sowie auf der Ebene der Wirbelsäule

Symptome:

- Balkenagenesie: milde Verhaltensauffälligkeiten, neurologische Defizite
- Spina bifida occulta: häufig Zufallsbefund, Behaarung sakral, Rückenschmerzen, Miktions-, Defäkationsstörungen; Meningomyelozele: Miktions-, Defäkationsstörungen, Lähmungen der Beine, Sensibilitätsstörungen, Rückenschmerzen

Diagnostik: pränatale Sonografie, Blickdiagnose (postnatal)

Behandlungsstrategie: Neuralrohrdefekte operativ verschließen

Pflege:

- präoperativ besteht die pflegerische Versorgung aus Infektionsschutz, atraumatischer Versorgung des Kindes und umfassender Beobachtung
- Postoperativ ist die angegebene Lagerung zu beachten, Dekubitusprophylaxe und Beobachtung der Ausscheidungen und evtl. Interventionen bei Ausscheidungsstörungen

16.11.3 Störungen der kortikalen Entwicklung

Die Vorläuferzellen der Großhirnrinde (*Cortex*) wandern im Laufe der Embryonalentwicklung aus dem Gebiet um die Seitenventrikel nach außen. In verschiedenen Stadien dieser Entwicklung kann es zu Störungen kommen, die in unterschiedlichen klinischen Bildern resultieren. All diese Störungen sind selten.

- **Holoprosenzephalien** *(griech. holo = ganz, Prosenzephalon = Vorderhirn)* entstehen als Folge einer fehlenden Teilung des Telencephalons. Die Hemisphären sind teilweise oder vollständig verschmolzen, je nach Ausprägung sind auch die Ventrikel und der Gesichtsschädel beteiligt. Das klinische Spektrum reicht von milden Entwicklungsverzögerungen bis hin zu Totgeburten. Eine Holoprosenzephalie tritt bei 1 von 10.000 Neugeborenen auf [44].
- **Fokale kortikale Dysplasien** sind umschriebene Verdickungen des Kortex, klinisch leiden die Kinder meist unter einer schwer zu therapierenden fokalen Epilepsie.
- **Lissenzephalien** *(griech. lispos = glatt)* fassen Störungen zusammen, bei denen die typische Fältelung (*Gyrierung*) des Kortex gestört ist. Bei einer **Agyrie** fehlt diese vollständig, bei einer **Pachygyrie** ist sie vermindert. Klinisch bietet sich ein breites Bild von milden Entwicklungsstörungen bis zu schweren Retardierungen, zudem treten häufig Epilepsien auf.
- Die **Polymikrogyrie** beschreibt eine übermäßige Gyrierung eines Teils des Kortex. Das klinische Bild hängt vom Ausmaß der Störung ab.
- Eine Spaltbildung des Gehirns wird als **Schizenzephalie** bezeichnet. Die Spalten verbinden die Seitenventrikel mit dem Subarachnoidalraum. Klinisch fallen mentale Retardierung und Epilepsien auf.

16.11.4 Chiari-Malformationen

DEFINITION

Chiari-Malformationen: Verschiebung von Kleinhirnteilen sowie der Medulla oblongata durch das Foramen magnum in den Spinalkanal, evtl. mit Entwicklung eines Hydrocephalus internus occlusus und einer Hypoplasie der hinteren Schädelgrube (→Abb. 16.25).

Als **Chiari-1-Malformation** wird ein Tiefstand der Kleinhirntonsillen mit einer Herniation durch das Foramen magnum bezeichnet. Sie ist häufig verknüpft mit einem Hydrozephalus oder mit einer Höhlenbildung der grauen Substanz im Rückenmark (Syringomyelie). Eine Chiari-1-Malformation entsteht durch eine zu kleine hintere Schädelgrube oder knöcherne Fehlbildungen am Übergang vom Schädel zum Hals. Daneben gibt es auch sekundäre Formen als Folge z. B. einer Raumforderung im Schädel. Viele dieser Malformationen führen nicht zu klinischen Symptomen, meist entstehen diese erst bei älteren Kindern oder Erwachsenen durch Hirnstammkompression oder Liquorzirkulationsstörungen.

Chiari-2-Malformationen werden auch als *Arnold-Chiari-Malformation* bezeichnet. Hierbei handelt es sich um eine komplexe Fehlbildung nicht nur der hinteren Schädelgrube, sondern auch der Schädelbasis und des zervikalen Rückenmarks. Zudem ist die Chiari-2-Malfor-

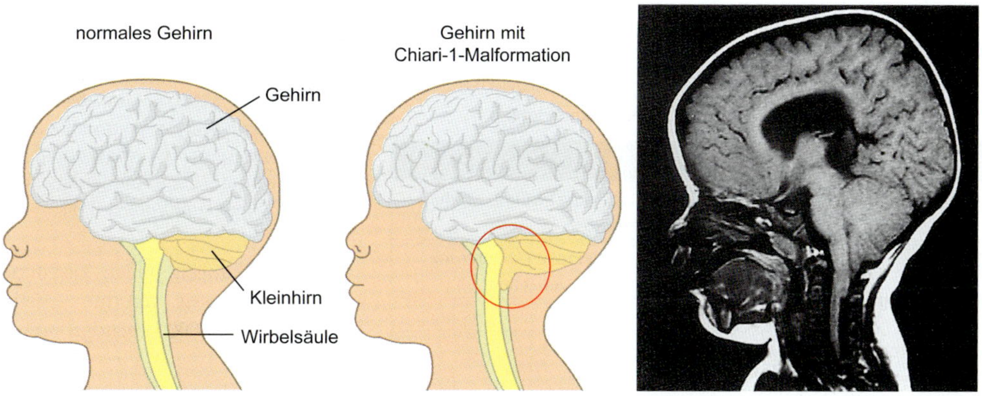

Abb. 16.25 Chiari-Malformation im Vergleich zum normalen Gehirn und im MRT [L138, E1024]

mation immer verbunden mit einer Dysraphie, z. B. einer Meningomyelozele.

Der Begriff **Chiari-3-Malformation** bezeichnet eine Chiari-2-Malformation verbunden mit einer Aussackung des Gehirns durch eine meist am Hinterkopf gelegene Öffnung (Enzephalozele). Sie führt zu schweren neurologischen Defiziten.

SPICKZETTEL

Chiari-Malformation

Krankheitsentstehung: Störungen der embryonalen Entwicklung des Gehirns

Symptome: vielfältig, je nach Lokalisation und Ausprägung der Störung

Diagnostik: MRT

Behandlungsstrategie: keine kausale Therapie möglich

16.12 Neurodegenerative Erkrankungen

DEFINITION

Neurodegenerative Erkrankungen: vielfältige Gruppe unterschiedlicher und seltener Erkrankungen, die auf der Grundlage eines genetischen Defektes progredient verlaufen. Anfänglich gesunde Kinder und Jugendliche entwickeln neurologische Funktionsstörungen, die schwer verlaufen und in vielen Fällen zum Tod führen.

Die einzelnen Erkrankungen dieser Gruppe sind sehr selten. Zusammengenommen leiden etwa 0,6 von 1.000 Menschen unter einer neurodegenerativen Erkrankung. Je nach gestörter Funktion und Ort der Degeneration lassen sich die Erkrankungen wie folgt unterteilen (→ Tab. 16.19).

Krankheitsentstehung

Bei den meisten neurodegenerativen Erkrankungen liegen angeborene **Enzymdefekte** vor. Die geschädigten Enzyme sind zuständig für den Auf- oder Abbau von Substanzen, die im Stoffwechsel der Nervenzellen eine wichtige Rolle spielen. Je nach Erkrankung kommt es dadurch zu einem Mangel oder einem Überschuss dieser Substanzen. Ein Beispiel ist die *metachromatische Leukodystrophie:* Ein Defekt des Enzyms Arylsulfatase A führt zum gestörten Abbau und einer Anreicherung von Sulfatiden in Zellen des Stützgewebes des Nervensystems. Die Folge ist eine Demyelinisierung von Nerven.

Symptome

Die **Symptome** hängen vom **Ort der Degeneration** ab. Doch es lässt sich das gesamte Spektrum neurologischer Störungen finden. Die Verläufe sind dabei sehr variabel, führen aber i. d. R. zu schweren Schädigungen und letztlich zum Tod.

Tab. 16.19 Übersicht über die neurodegenerativen Erkrankungen

Ort der Degeneration	Beispiele
Weiße Substanz	Metachromatische Leukodystrophie, Morbus Krabbe, Morbus Alexander
Graue Substanz	Neuronale Zeroidlipofuszinose (Ablagerung von Zeroidlipofuszin in Nervenzellen)
Basalganglien	Chorea Huntington
Kleinhirn, Hirnstamm, Rückenmark	Friedreich-Ataxie

Die metachromatische Leukodystrophie geht z. B. mit dem Verlust der Geh- und Sprachfähigkeit im frühen Kleinkindalter einher. Hinzu kommen Erblindung und letztendlich der Verlust aller Fähigkeiten mit Tod des Patienten.

Diagnostik

Diagnostisch steht die Kernspintomografie des Schädels an erster Stelle. Hier finden sich bei einigen neurodegenerativen Erkrankungen charakteristische Auffälligkeiten. Besteht ein konkreter Verdacht, kann die Funktion des vermutlich betroffenen Enzyms untersucht und eine Mutation molekulargenetisch nachgewiesen werden.

Behandlungsstrategien

Keine neurodegenerative Erkrankung ist heilbar. Die wesentlichen Therapieansätze bestehen in der **Linderung von Symptomen,** z. B. der Schmerzen oder einer Spastik, einer Optimierung der häuslichen Versorgung und einer einfühlsamen Begleitung der Familien.

In wenigen Fällen kann der Krankheitsverlauf durch eine Knochenmarktransplantation gemildert werden, da hier die Leukozyten mit defektem Enzym ersetzt werden. Zudem ist eine Enzymersatztherapie für einige der Erkrankungen möglich. So kann z. B. bei der *Mukopolysaccharidose Typ I (M. Hurler)* das defekte Enzym α-Iduronidase intravenös substituiert werden. Hierdurch lassen sich Lungenfunktion und körperliche Leistungsfähigkeit verbessern. Um auch die neurologischen Funktionen zu beeinflussen, müsste das Enzym in das Nervenwasser injiziert werden, dies ist noch Gegenstand der Forschung.

SPICKZETTEL

Neurodegenerative Erkrankungen

Krankheitsentstehung: Enzymdefekte mit nachfolgender Demyelinisierung von Nerven

Symptome: Verlust der Geh- und Sprachfähigkeit, Erblindung (bei metachromatischer Leukodystrophie)

Diagnostik: MRT

Behandlungsstrategie: Enzymersatztherapie, Optimierung der häuslichen Versorgung

16.13 Neuromuskuläre Erkrankungen

Neuromuskuläre Erkrankungen sind charakterisiert durch die gestörten Funktionen der α-Motoneuronen im Vorderhorn des Rückenmarks, der spinalen Wurzeln, der motorischen Endplatte oder der Muskelzelle. Sie können angeboren oder erworben sein.

16.13.1 Spinale Muskelatrophien

DEFINITION

Spinale Muskelatrophien (SMA): Gruppe von angeborenen Erkrankungen, bei denen durch einen Defekt im SMN1-Gen die α-Motoneurone im Vorderhorn des Rückenmarks degenerieren. Dadurch wird die Funktion der Muskeln zunehmend gestört bis hin zum völligen Funktionsverlust.

Die Erkrankungen bilden zusammengenommen die zweithäufigste autosomal-rezessiv vererbte genetische Erkrankung. Diese betrifft 1/6.000 bis 1/10.000 Lebendgeborene [45].

Krankheitsentstehung

Ursächlich für die spinale Muskelatrophie sind Mutationen im *Survival-Motor-Neuron-Gen 1 (SMN-1)* auf das Chromosom 5. Die genaue Funktion des Proteins, für das dieses Gen kodiert, ist noch unklar. Sicher ist, dass ein fehlerhaftes Protein zur Degeneration der betroffenen α-Motoneurone führt. Viele Menschen besitzen eine leicht veränderte Kopie des SMN-1-Gens an einem anderen Ort, das SMN-2-Gen. Dieses kodiert für ein ganz ähnliches, aber weniger effizientes Protein. Je nach Anzahl der SMN-2-Gene kann ein Betroffener den Funktionsverlust des SMN-1-Gens ausgleichen. Daraus erklärt sich das Vorhandensein verschiedener Schweregrade einer spinalen Muskelatrophie (→ Tab. 16.20).

Symptome

Die **charakteristischen Symptome** einer spinalen Muskelatrophie sind eine generalisierte muskuläre Hypotonie und eine proximal betonte symmetrische Muskelschwäche (→ Abb. 16.26). Die körperliche Untersuchung ergibt häufig Faszikulationen der Muskulatur und eine Muskelatrophie. Die Muskeleigenreflexe fehlen, durch die geschwächte Atemhilfsmuskulatur besteht eine paradoxe Atmung.

Das Manifestationsalter hängt von der Anzahl der SMN-2-Kopien ab. Säuglinge fallen typischerweise durch einen sehr wachen Blick bei deutlich verminderter Spontanmotorik auf. Die Kinder haben keine kognitiven Einschränkungen, entsprechend wird ihre Entwicklung nur durch die motorischen Einschränkungen gehemmt.

Diagnostik

Die **Diagnose** wird klinisch gestellt und kann dann genetisch durch eine Untersuchung des SMN-1-Gens bestätigt werden.

Behandlungsstrategien

Es gibt keine ursächliche Behandlung. Die betroffenen Familien müssen über den Verlauf der Erkrankung gut aufgeklärt werden. Wichtig ist eine gute **psychologische Begleitung.** Regelmäßig muss überprüft werden, ob die **Atemtätigkeit** ausreichend ist. Kommt es zur Ateminsuffizienz, kann zunächst mit einer CPAP-Atemhilfe unterstützt werden. Bei zunehmender Ateminsuffizienz wird eine nichtinvasive Beatmung über eine Maske nötig. Ob eine invasive Beatmung über ein Tracheostoma erfolgen sollte, muss mit den Eltern ausführlich besprochen werden und ist aufgrund der deutlich reduzierten Lebenserwartung umstritten.

Ist eine **orale Ernährung** aufgrund der Muskelschwäche nicht mehr möglich, kann über eine PEG-Sonde ernährt werden. Regelmäßige Physiotherapie kann die Entwicklung von Skoliosen verhindern.

Neben diesen supportiven Maßnahmen werden seit einigen Jahren, nachdem der genetische Hintergrund der spinalen Muskelatrophie entschlüsselt wurde, neue pharmakologische Ansätze erprobt. *Nusinersen* (Spinraza®) ist ein Oligonukleotid, das am SMN-2-Gen andockt und dazu führt, dass das Genprodukt des SMN-2-Gens ebenso effektiv wie das des SMN-1-Gens ist. Das Medikament muss in regelmäßigen Abständen mittels Liquorpunktion in das Nervenwasser verabreicht werden, es ist seit 2017 zur Behandlung zugelassen. Studien zeigen darunter eine verbesserte Muskelfunktion und eine Verlängerung der Lebenserwartung [46]. Der Wirkstoff Risdiplam (Evrysdi®) greift ebenfalls auf der Ebene des SMN-2-Genprodukts an, dieses Medikament kann oral eingenommen werden.

Mithilfe des Medikaments Onasemnogene abeparvovec (Zolgensma®) wird über einen harmlosen Virus als Vektor das SMN-1-Gen direkt in die betroffenen Motoneurone eingeschleust und dort abgelesen. Das Medikament hat in der EU eine bedingte Zulassung bekommen.

Komplikationen

Die Erkrankung verläuft progredient, die zu pflegenden Menschen versterben meist an pulmonalen Komplikationen, bedingt durch die Immobilisation und den Funktionsverlust der Atemhilfsmuskulatur. Skoliosen und Hüftluxationen sind bedingt durch die mangelnde Mobilisation und Muskelschwäche ebenfalls häufig und bedürfen regelmäßiger orthopädischer Kontrollen.

Tab. 16.20 Spinale Muskelatrophien

Bezeichnung	Anzahl der SMN-2-Kopien	Alter bei Symptombeginn	Motorische Entwicklung	Lebenserwartung
SMA 0	0–1	Pränatal	Keine	0–2 Monate
SMA 1	1–2	Geburt	Keine	1–2 Jahre
SMA 2	> 3	6–18 Monate	Erlernt freies Sitzen	70 % > 25 Jahre
SMA 3	> 3	> 18 Monate	Erlernt freies Gehen	Fast normal
SMA 4	4–6	2. oder 3. Lebensjahrzehnt	Normal	Normal

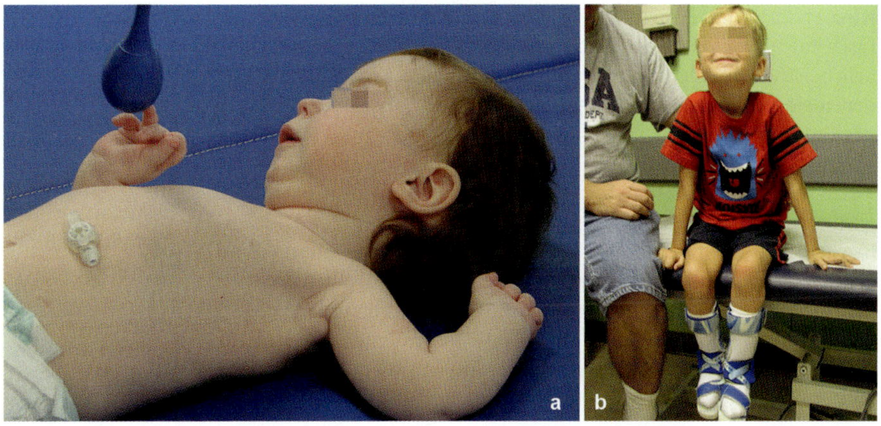

Abb. 16.26 Spinale Muskelatrophie
a) Säugling mit Typ-1-SMA, der häufigsten Form der spinalen Muskelatrophie, die bis zum Alter von 6 Monaten auftritt. Das Kind hat die Fähigkeit, aufrecht zu sitzen, niemals erreicht.
b) Der Junge mit Typ-2-SMA – die Erkrankung tritt zwischen 6 und 18 Monaten auf – kann sitzen, aber nicht stehen. [G248–002]

SPICKZETTEL

Spinale Muskelatrophie

Krankheitsentstehung: Mutationen im *Survival-Motor-Neuron-Gen 1 (SMN-1)* auf Chromosom 5

Symptome: generalisierte muskuläre Hypotonie und proximal betonte symmetrische Muskelschwäche

Diagnostik: klinische Symptomatik, Untersuchung des SMN-1-Gens

Behandlungsstrategie: supportive Maßnahmen

16.13.2 Muskeldystrophien

DEFINITION

Muskeldystrophien: Gruppe erblicher Erkrankungen mit progredienter Muskelschwäche und Muskelschwund. Der klinische Verlauf variiert stark. Alle Muskeldystrophien weisen Nekrosen und entzündliche Reaktionen in Muskelzellen auf.

Betroffen ist ca. 1/2.000 bis 1/3.000 Menschen [39]. Die häufigste Muskeldystrophie ist die **Muskeldystrophie Duchenne,** gefolgt von der **Muskeldystrophie Becker** [47].

Krankheitsentstehung

Die verschiedenen genetischen Defekte, die eine Muskeldystrophie verursachen, führen zur **Bildung fehlerhafter Proteine** am Sarkolemm, der Zellmembran einer Muskelzelle. In der Folge ist die Kontraktionsfähigkeit des Muskels gestört. Bei den Muskeldystrophien Duchenne und Becker, die X-chromosomal rezessiv vererbt werden, fehlt das **Dystrophin.** Dystrophin verbindet das Zellskelett mit der Zellmembran.

Bedingt durch den X-chromosomalen rezessiven Erbgang sind nur Jungen von der Erkrankung betroffen.

Symptome und Diagnostik

Die verschiedenen Muskeldystrophien unterscheiden sich u. a. in der Verteilung der besonders betroffenen Muskelgruppen [47].

Bei der häufig vorkommenden **Muskeldystrophie Duchenne** sind die Oberschenkelmuskulatur sowie die Schulter- und Oberarmmuskeln betroffen. Die Kinder fallen oft mit einer milden motorischen Entwicklungsverzögerung im Kleinkindalter auf. Sie wirken ungeschickt beim Rennen und stolpern häufig. In der Untersuchung zeigen die Kinder eine proximal betonte Muskelschwäche. Die Waden wirken ungewöhnlich muskulös (**Gnomwaden** → Abb. 16.27), was sich durch eine Pseudohypertrophie, bedingt durch einen fibrotischen Umbau der Muskulatur, erklärt. Die Ärztin bittet das Kind, aus dem Sitzen auf dem Boden rasch aufzustehen. Bedingt durch die fehlende Kraft in den Oberschenkeln benötigen Kinder mit einer Muskeldystrophie dazu die Hände, mit denen sie sich am eigenen Körper abstützen. Es handelt sich hier um das **Gowers-Zeichen.**

Bei der Muskeldystrophie Duchenne ist die Muskelschwäche im Kleinkindalter zunächst stabil und nimmt dann mit dem Schulalter wieder rasch zu. Die Kinder verlieren zwischen dem 10. und 13. Lebensjahr die Gehfähigkeit [47]. Im weiteren Verlauf kommt eine Schwäche der Atemhilfsmuskulatur hinzu. Bei einem Großteil der Kinder ist auch die Herzmuskulatur von der Muskeldystrophie betroffen.

Die weiteren und selteneren Muskeldystrophien unterscheiden sich sowohl in der Verteilung der betroffenen Muskelgruppen als auch im Alter bei Erstmanifestation und Progredienz der Schwäche.

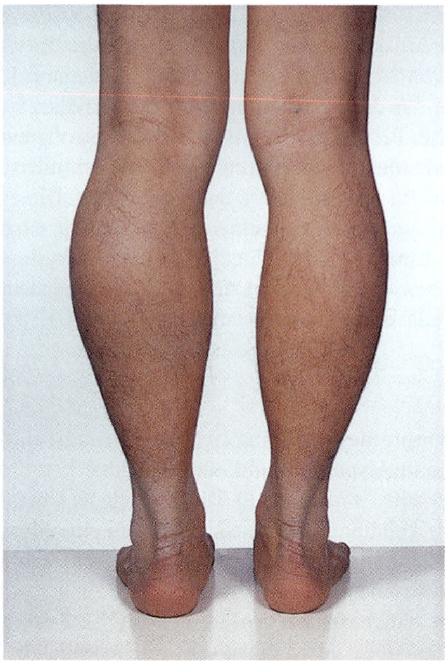

Abb. 16.27 Muskulöse Waden (eines Erwachsenen) bei Morbus Duchenne [G166–002]

Diagnostik

Bei den meisten Muskeldystrophien ist die **Kreatinkinase** (Serum), ein Enzym, das in Muskelzellen gehäuft vorkommt, deutlich erhöht. Durch eine Biopsie wird die Ärztin Muskelgewebe entnehmen und dies elektronenmikroskopisch und immunhistochemisch untersuchen. Die Verdachtsdiagnose kann dann genetisch bestätigt werden.

Behandlungsstrategien

Die Behandlung von Kindern mit Muskeldystrophien soll in einem **spezialisierten Zentrum** erfolgen [44, 45], das sich einem multidisziplinären Ansatz verpflichtet fühlt. Regelmäßige Physiotherapie stärkt die Muskelkraft und beugt Skoliosen vor. Eine Kinderorthopädin überprüft regelmäßig die Versorgung mit Hilfsmitteln und führt ggf. nötige Operationen durch. Bei Beteiligung der Atemhilfsmuskulatur ist die Anpassung einer non-invasiven Beatmung notwendig. Bei Beteiligung der Herzmuskulatur müssen regelmäßige kardiologische Kontrollen und bei Auftreten einer Herzinsuffizienz oder von Herzrhythmusstörungen medikamentöse Maßnahmen eingeleitet werden. Aufgrund der Immobilität kommt es häufig zu Osteoporose. Die Kinder und Jugendlichen müssen ausreichend Kalzium und Eiweiß zu sich nehmen, Vitamin D muss substituiert werden.

Die Einnahme von Prednison (0,75 mg/kg KG 1× tgl. morgens) verzögert bei der Muskeldystrophie Duchenne den Krankheitsverlauf, der Verlust der Gehfähigkeit tritt 1–2 Jahre später ein [44, 45]. Dabei müssen die Kortisonnebenwirkungen (Wachstumshemmung, Adipositas, Katarakt, Osteoporose) in Kauf genommen werden. Der Zeitpunkt des Beginns der Prednisongabe wird individuell entschieden [48, 49].

Der Wirkstoff Ataluren (Translarna®) soll bei Patientinnen mit einer Muskeldystrophie Duchenne, die durch bestimmte Mutationen hervorgerufen wird, das Ablesen des Dystrophin-Gens wieder ermöglichen [50]. In Studien konnte dadurch eine Verbesserung der Gehfähigkeit nachgewiesen werden. Für Ataluren besteht in der EU eine bedingte Zulassung zur Behandlung der Muskeldystrophie Duchenne.

Komplikationen

Eine Muskeldystrophie mit kardialer Beteiligung erfordert ein besonders sorgfältiges Monitoring, da **Kardiomyopathien** und **Herzrhyth-**

musstörungen auftreten können. Bei der Muskeldystrophie Duchenne sind 20 % der Todesursachen kardial bedingt [39]. Bei Beteiligung der Atemhilfsmuskulatur besteht ein erhöhtes Risiko für Pneumonien. Zudem werden die Kinder im Verlauf ateminsuffizient. Aufgrund der Immobilisation entwickeln sich bei ihnen im Verlauf Kontrakturen und Skoliosen. Die Lebenserwartung von Patientinnen mit Muskeldystrophie Duchenne beträgt bei optimaler Versorgung 20–30 Jahre [39].

Nicht vergessen werden sollte, dass auch bei Trägerinnen für eine Muskeldystrophie Duchenne und Becker ein erhöhtes Risiko für kardiale Schäden besteht. Entsprechend sollten auch bei diesen Frauen kardiologische Kontrollen erfolgen.

Pflege

Die Pflege bei der unterschiedlichen Art der Muskeldystrophien muss individuell auf die Ressourcen und Bedürfnisse des Patienten abgestimmt werden. Allgemeine Pflegeschwerpunkte sind:

- **Ernährung:**
  - Insbesondere auf die ausreichende Versorgung mit Kalzium und Vitamin D achten.
  - Unter einer Kortisontherapie kommt es zu verstärktem Appetit und Hungergefühl, dem entgegengewirkt werden muss.
  - Regelmäßige Gewichtskontrollen durchführen.
  - Im weiteren Verlauf kann eine Versorgung mit Magensonde und perkutaner endoskopischer Gastrostomie (PEG) notwendig sein.
- **Beeinträchtigte körperliche Mobilität:**
  - Unterstützung zukommen lassen, solange noch eine autonome Fortbewegung möglich ist.
  - Anleitung zur Verwendung von Orthesen und orthopädischen Hilfsmitteln.
- **Ausscheidung:**
  - Beim Wechsel von Kontinenz zur Inkontinenz den Patienten einfühlsam begleiten.
  - Anleitung zur Verwendung entsprechender Materialien.
- **Atmung:**
  - Je nach Zustand der Patientinnen erfolgt eine Versorgung mit Sauerstoffgabe, Atemunterstützung (CPAP), Tracheotomie und Beatmung.
- **Psychosoziale Unterstützung und Integration:**
  - Familie hinsichtlich der progredienten Erkrankung unterstützen.
  - Die zu Pflegenden empathisch in dem Gefühl der offensichtlichen Behinderung begleiten.
- **Schmerzmanagement.**

Da sich der Zustand der Kinder und Jugendlichen im Verlauf der Erkrankung verschlechtert und immer mehr Symptome auftreten, müssen die Pflegefachpersonen flexibel und patientenorientiert auf die täglich neuen Anforderungen reagieren. Die psychische Belastung der Familie darf nicht unterschätzt werden.

SPICKZETTEL

Muskeldystrophien

Krankheitsentstehung: genetische Defekte, die zur Bildung fehlerhafter Proteine am Sarkolemm führen

Symptome: Muskeldystrophie an der Oberschenkel-, Schulter- und Oberarmmuskulatur, motorische Entwicklungsverzögerung, Gowers-Zeichen

Diagnostik: Kreatinkinase erhöht, Genetik

Behandlungsstrategie: Physiotherapie, medikamentöse Therapie (Prednison)

Pflege: orientiert sich am aktuellen Stand der Einschränkungen, unterstützt die täglichen Anforderungen und begleitet die Familien auch bei den psychischen Belastungen

16.13.3 Myotone Dystrophie

DEFINITION

Myotonie: verzögerte Entspannung eines Muskels nach Kontraktion. Sie kann in der klinischen Untersuchung durch Perkussion eines Muskels, z. B. des Daumenballens, ausgelöst werden.

Bei einer **Myotonen Dystrophie Curschmann-Steinert** besteht neben einer Muskelschwäche auch eine Myotonie. Es gibt zwei Formen der myotonen Dystrophie: Der Typ 1 kann in jedem Alter auftreten und ist häufiger. Der Typ 2 kommt frühestens im jugendlichen Alter vor. Im Folgenden wird der Typ 1 dargestellt, dessen Prävalenz ca. 1:20.000 beträgt [51].

Krankheitsentstehung

Die Krankheit entsteht durch eine **erhöhte Zahl von CTG-Trinukleotiden,** den Bausteinen des DNA-Strangs im DMPK-Gen (Dystrophia myotonica Proteinkinase-Gen) auf dem Chromosom 19. Liegen mehr als 50 dieser Trinukleotide vor, kommt es zu Fehlern bei der Proteinproduktion. Das Resultat ist eine Multisystemerkrankung [51]. Die Anzahl der CTG-Wiederholungen korreliert mit dem Schweregrad der Erkrankung.

Bei der schweren angeborenen Form der myotonen Dystrophie liegen mehr als 1.000 CTG-Wiederholungen vor, diese Form wird durch die Mutter vererbt. Mildere Formen können auch über den Vater vererbt werden.

Symptome und Diagnostik

Bei der **schweren, kongenitalen Form** fällt das Neugeborene durch eine Muskelhypotonie, ein langgezogenes Gesicht mit dreieckförmigem Mund, Schluckstörungen, Klumpfüße, Muskelatrophien und Ateminsuffizienz auf. Eine Myotonie besteht im Säuglingsalter noch nicht. Patienten mit **milderen Formen** werden im Laufe der Kindheit auffällig mit Muskelschwäche, Myotonie, Muskelatrophien und verwaschener Sprache. Hinzu kommen kardiale (Kardiomyopathien, Reizleitungsstörungen) und gastrointestinale (Obstipation, Schluckstörungen) Symptome, endokrinologische Störungen (Diabetes mellitus, Schilddrüsenerkrankungen u. a.) und eine Skoliose. Häufig besteht eine geistige Retardierung. Auch Katarakte und Innenohrschwerhörigkeit treten gehäuft auf.

Charakteristisch ist die **Facies myopathica,** ein Gesichtsausdruck mit leicht herabhängenden Augenlidern (Ptosis), schwachem Lidschluss und Atrophien der Gesichtsmuskulatur. Auch bei der Mutter eines Neugeborenen mit einer kongenitalen Form ist diese Facies myopathica meist erkennbar. Dieses Phänomen der verstärkten Ausprägung einer genetischen Mutation von Generation zu Generation wird als *Antizipation* bezeichnet.

Die **Diagnose** wird molekulargenetisch durch die Untersuchung des DMPK-Gens gestellt. Die Kreatinkinase im Serum ist häufig nur leicht erhöht oder normal. In der Elektromyografie können ab dem 5. Lebensjahr Auffälligkeiten registriert werden. Eine Muskelbiopsie ist unnötig.

Behandlungsstrategien

Die Erkrankung kann nicht ursächlich behandelt werden. Entsprechend ist eine **multidisziplinäre Betreuung** zur Linderung der Symptome und Verhinderung von Komplikationen nötig. Neben regelmäßiger Physiotherapie gehören dazu kardiologische, endokrinologische und augenärztliche Kontrollen [51]. Gegebenenfalls ist eine Versorgung mit kinderorthopädischen Hilfsmitteln erforderlich.

Komplikationen

Zu den wichtigsten Komplikationen gehören:
- Schlafapnoen
- Skoliosen
- Schwere Herzrhythmusstörungen
- Adipositas.

Im Rahmen von Narkosen kann es zu schweren Nebenwirkungen, u. a. Ateminsuffizienz, kommen, sodass spezielle Leitlinien zur Anästhesie bei Patienten mit myotoner Dystrophie entworfen wurden [52].

Pflege

Die Pflege richtet sich individuell an den aktuellen Bedürfnissen und Pflegeproblemen aus. Sie muss daher kontinuierlich überprüft und angepasst werden.

SPICKZETTEL

Myotone Dystrophie

Krankheitsentstehung: erhöhte Anzahl von CTG-Bausteinen im DMPK-Gen auf dem Chromosom 19

Symptome: Muskelhypotonie, langgezogenes Gesicht mit dreieckförmigem Mund, Schluckstörungen, Klumpfüße, Muskelatrophien und Ateminsuffizienz

Diagnostik: molekulargenetische Untersuchung des DMPK-Gens

Behandlungsstrategie: regelmäßige Physiotherapie, kardiologische, endokrinologische und augenärztliche Kontrollen

Pflege: an der Situation des Kindes orientiert

16.13.4 Myasthenie

DEFINITION

Myasthenie: Krankheiten, bei denen die neuromuskuläre Übertragung an der motorischen Endplatte gestört ist

Unterschieden werden folgende Formen (→ Abb. 16.28):
- **Myasthenia gravis**
- **Kongenitale myasthenische Syndrome. (Lambert-Eaton-Syndrome)**

Die Prävalenz der Myasthenia gravis beträgt 0,25–2,0/1.000.000, davon sind ca. 10 % Kinder und Jugendliche [53]. Die kongenitalen myasthenischen Syndrome sind ebenfalls sehr selten [9].

Krankheitsentstehung

Die **Myasthenia gravis** ist eine Autoimmunerkrankung, bei welcher der Patient Autoantikörper gegen den Acetylcholinrezeptor an der motorischen Endplatte bildet und damit dessen Funktion hemmt. Es handelt sich also um eine erworbene Erkrankung, entsprechend kann sie in jedem Lebensalter auftreten.

Eine Sonderform ist die **transiente neonatale Myasthenia gravis,** bei der mütterliche Antikörper an das Neugeborene weitergegeben werden.

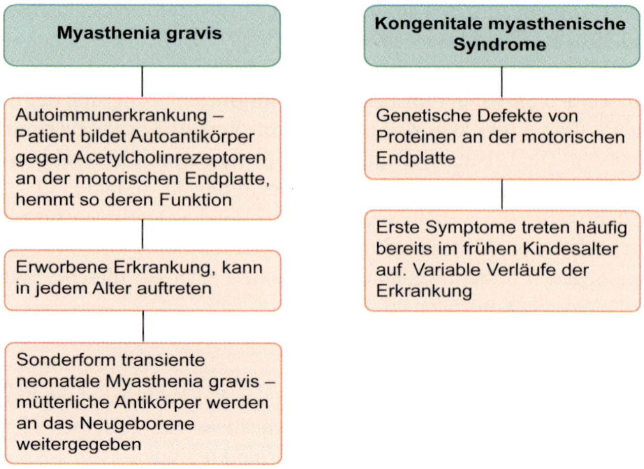

Abb. 16.28 Unterscheidung von Myasthenien und kongenitalen myasthenischen Syndromen im Überblick [L143]

Bei den **kongenitalen myasthenischen Syndromen** bestehen genetische Defekte von Proteinen an der motorischen Endplatte. Entsprechend treten erste Symptome häufig bereits im frühen Kindesalter auf, wobei die unterschiedlichen Erkrankungen sehr variable Verläufe zeigen.

Symptome und Diagnostik

Vorherrschendes Symptom der Myasthenien ist eine Muskelschwäche, die bei Aktivität des Muskels zunimmt – die Muskeln ermüden sehr rasch. Betroffen sind insbesondere die Augenmuskeln und die proximale Skelettmuskulatur. Erste Symptome einer Myasthenia gravis sind häufig eine beidseitige Ptosis oder Doppelbilder. Die Betroffenen berichten von einer raschen Erschöpfung, die zum Abend hin verstärkt auftritt.

Die kongenitalen myasthenen Syndrome weisen oft eine sehr diffuse Symptomatik auf. Neugeborene mit einer transienten Myasthenia gravis sind hypoton und trinkschwach.

Diagnostik

Der **Simpson-Test** ist ein einfacher klinischer Test bei Verdacht auf eine Myasthenie: Die Patientin blickt mit beiden Augen nach oben, bei einer Myasthenie sacken beide Augenlider nach einigen Sekunden unwillkürlich herab. Beim **Tensilon-Test** wird Edrophonium intravenös verabreicht. Edrophonium ist ein kurzwirksamer Acetylcholinesterasehemmer, nach Gabe bessern sich die Ptosis oder die Schwäche anderer betroffener Muskelgruppen kurzzeitig deutlich. Dieser Effekt kann auch mithilfe repetitiver Muskelstimulationen im EMG gemessen werden.

Laborchemisch können bei der Myasthenia gravis in vielen Fällen Autoantikörper nachgewiesen werden, bei Kindern allerdings seltener [39]. Die kongenitalen myasthenischen Syndrome werden molekulargenetisch gesichert.

Behandlungsstrategien

Die **Myasthenia gravis** wird zunächst symptomatisch mit Pyridostigmin behandelt. Es hemmt die Cholinesterase, das Enzym, welches den Botenstoff Acetylcholin an der muskulären Endplatte abbaut. Pyridostigmin kann oral verabreicht werden und hat eine Wirkdauer von einigen Stunden. Da die Myasthenia gravis eine Autoimmunerkrankung ist, wird diese Therapie bei fehlender ausreichender Wirksamkeit um eine Immunsuppression ergänzt. Zum Einsatz kommen dabei in erster Linie Kortikosteroide und Azathioprin [53].

Die **kongenitalen myasthenen Syndrome** sprechen weniger gut auf Pyridostigmin an, sodass hier bevorzugt Kortikosteroide versucht werden.

Die eine Myasthenia gravis verursachenden Autoantikörper werden im Thymus produziert. Daher ist die Entfernung des Thymus (**Thymektomie**) eine Therapieoption, die nach fehlendem ausreichendem Ansprechen auf Pyridostigmin und eine Immunsuppression bedacht werden muss.

Komplikationen

Als **myasthene Krise** wird eine akute Verschlechterung der Symptome einer Myasthenia gravis mit Ateminsuffizienz bezeichnet. Derartige Krisen können z. B. im Rahmen von fieberhaften Infekten auftreten. Mittel der Wahl sind die intravenöse Gabe von Pyridostigmin und intravenöse Immunglobuline, ggf. muss auf eine Beatmung zurückgegriffen werden.

Pflege

Die Pflege richtet sich individuell an den aktuellen Bedürfnissen und Pflegeproblemen aus. Sie muss daher kontinuierlich überprüft und angepasst werden.

SPICKZETTEL

Myasthenie

Krankheitsentstehung: Autoimmunerkrankung, Bildung von Autoantikörpern gegen den Acetylcholinrezeptor an der motorischen Endplatte

Symptome: Muskelschwäche, die bei Aktivität des Muskels zunimmt, die Muskeln ermüden sehr rasch (v. a. Augenmuskeln und proximale Skelettmuskulatur)

Diagnostik: Simpson-Test, Tensilon-Test

Behandlungsstrategie: medikamentöse Therapie mit Parasympathomimetikum

16.14 Neurokutane Erkrankungen

DEFINITION

Neurokutane Erkrankungen: angeborene Erkrankungen, die eine Kombinationen von zerebralen und kutanen Symptomen gemeinsam haben. Haut, Hautanhangsgebilde und zentrales Nervensystem gehen in der Embryonalentwicklung aus einem gemeinsamen Keimblatt, dem *Ektoderm,* hervor. Daraus erklärt sich die Kombination der Symptome.

Hier werden als Auswahl aus dieser Gruppe die beiden häufigsten Erkrankungen, die Neurofibromatose Typ 1 und die tuberöse Sklerose, näher erläutert.

16.14.1 Neurofibromatose Typ 1

Die **Neurofibromatose Typ 1** (*NF1, Morbus von Recklinghausen*) ist eine autosomal-dominant vererbte Erkrankung. Ihre Prävalenz beträgt 1 : 2.500 bis 1 : 3.000 [54].

Krankheitsentstehung

Die Neurofibromatose Typ 1 wird verursacht durch eine Mutation im NF1-Gen auf Chromosom 17. Das Gen codiert für das Protein Neurofibromin, das v. a. in Zellen des ZNS produziert wird und dort bestimmte Gene unterdrückt, die u. a. für die Entstehung von Tumoren verantwortlich sind.

Symptome und Diagnostik

Betroffene Kinder fallen meist im Rahmen der Vorsorgeuntersuchungen mit zahlreichen **Café-au-lait-Flecken** auf. Dies sind hellbraune, nicht erhabene, homogene und scharf begrenzte Effloreszenzen, die meist schon bei der Geburt vorhanden sind. Sie kommen bei 10 % der Normalbevölkerung auch ohne eine Neurofibromatose vor. Die Diagnose wird anhand folgender klinischer Kriterien gestellt:

- Mindestens fünf Café-au-lait-Flecken > 5 mm
- Ein plexiformes **Neurofibrom** oder mindestens zwei kutane Neurofibrome (gutartige Tumoren aus peripheren Nerven, variable Größe)
- Axilläre oder inguinale Sprenkelung mit kleinen bräunlichen Flecken (**Freckling** → Abb. 16.29)
- Keilbeinflügeldysplasie oder Dysplasie langer Röhrenknochen
- Ein- oder beidseitiges Optikusgliom (Tumor des Sehnervs, tritt ab Vorschulalter bis zur Pubertät auf)
- Mindestens zwei **Lisch-Knötchen** (gelbliche bis braune Verfärbung der Iris, meist ab 5–6 Jahren auftretend)
- Positive Familienanamnese.

Mindestens zwei Kriterien müssen erfüllt sein. Ca. 30–60 % der Betroffenen weisen neuropsychologische Defizite auf, 3 % eine Intelligenzminderung [50]. Ein genetischer Nachweis der NF1 ist möglich, gelingt allerdings nicht immer.

Betroffene Kinder sollten regelmäßig neuropädiatrisch untersucht werden. Bei Sehstörungen sollte zum Ausschluss eines Optikusglioms ein MRT des Schädels erfolgen. Die Sinnhaftigkeit einer routinemäßigen Durchführung eines Schädel-MRTs ist umstritten [39].

Behandlungsstrategien

Eine ursächliche Therapie der Neurofibromatose gibt es nicht. Regelmäßig wird der Visus überprüft und die Kinder werden angeleitet, auf Schmerzen oder neurologische Ausfälle zu achten. Sollte ein Optikusgliom vorliegen, wird dies zunächst beobachtet. Eine Indikation zur Chemotherapie, Bestrahlung oder operativen Entfernung besteht, wenn das Gliom Sehstörungen verursacht oder progredient wächst. Neurofibrome können ggf. operativ oder mittels Laser entfernt werden, sollten sie Schmerzen bereiten oder zu neurologischen Störungen führen.

Komplikationen

Folgen der Neurofibrome können Schmerzen, neurologische Ausfälle und kosmetische Einschränkungen sein. Die Kinder sollten neuropsychologisch mit betreut werden, um evtl. Entwicklungsstörungen frühzeitig zu erkennen.

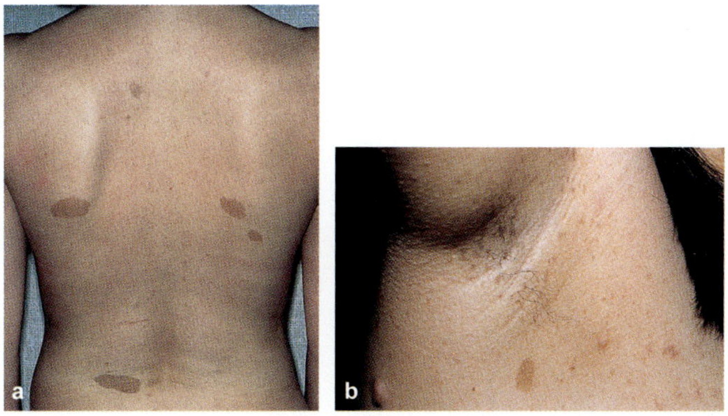

Abb. 16.29 Neurofibromatose Typ 1. Zu erkennen sind die zahlreichen Café-au-lait-Flecken und die „Sommersprossen" (Freckling) in der Achselhöhle. [E385–002]

SPICKZETTEL

Neurofibromatose

Krankheitsentstehung: Mutation im NF1-Gen auf Chromosom 17

Symptome: Café-au-lait-Flecken, Neurofibrome, Lisch-Knötchen

Diagnostik: klinische Diagnose, Genetik ist möglich

Behandlungsstrategie: Überprüfung des Sehvermögens

16.14.2 Tuberöse Sklerose

Die **tuberöse Sklerose** (*Morbus Bourneville-Pringle*) ist mit einer Prävalenz von 1:5.800 die zweithäufigste neurokutane Erkrankung [55].

Krankheitsentstehung

Die tuberöse Sklerose wird autosomal-dominant vererbt. Mutationen in zwei Genen können die Krankheit verursachen: das TSC1-Gen auf Chromosom 9 und das TSC2-Gen auf Chromosom 16. Beide Genprodukte hemmen einen Signalweg, der eine Rolle bei Entzündungen spielt.

Symptome und Diagnostik

Typische Hautbefunde sind zum einen **white spots,** das sind angeborene Flecken der Haut mit mangelnder Pigmentierung (→ Abb. 16.30), die unter sog. Wood-Licht besonders gut zu erkennen sind. Zum anderen finden sich häufig **Angiofibrome,** rötliche Knötchen in der Haut. Die betroffenen Kinder sind häufig entwicklungsretardiert und verhaltensauffällig. Es entstehen zusätzlich zu den typischen Hautbefunden folgende Symptome: BNS-Epilepsie, Rhabdomyome des Herzens, Nierenzysten.

Diagnostik

Die Diagnose wird klinisch anhand von Diagnosekriterien gestellt. Im MRT fallen gutartige Veränderungen des Hirngewebes auf. Diese **Tubera** haben der Krankheit den Namen gegeben.

Behandlungsstrategien

Auch die tuberöse Sklerose kann nicht ursächlich therapiert werden. Von entscheidender Bedeutung ist die Behandlung der Epilepsie (→ 16.8.3). Sollte hier eine medikamentöse Therapie nicht greifen, müssen frühzeitig epilepsiechirurgische Maßnahmen in Erwägung gezogen werden [56].

Komplikationen

Die erfolgreiche Therapie der Epilepsie ist von entscheidender prognostischer Bedeutung für die Entwicklung des Kindes [55]. In 5–15 % der Fälle zeigen sich subependymale Riesenzellastrozytome. Das sind Tumoren des Hirngewebes, die einen Hydrocephalus occlusus verursachen können [55].

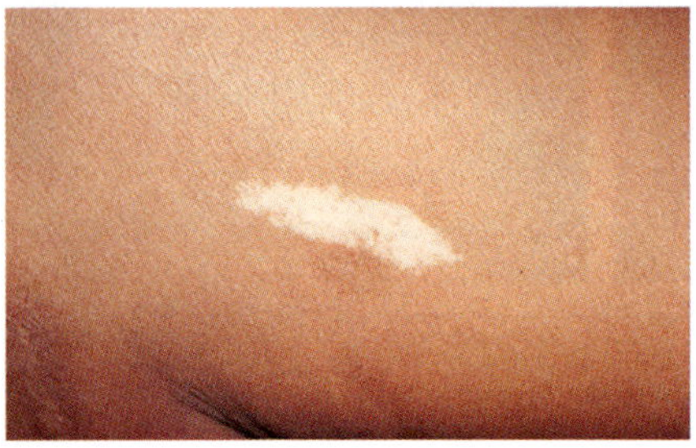

Abb. 16.30 Ein typischer White Spot bei der tuberösen Sklerose [G816]

Pflege

Die Pflege richtet sich individuell an den aktuellen Bedürfnissen und Pflegeproblemen aus. Sie muss daher kontinuierlich überprüft und angepasst werden.

SPICKZETTEL

Tuberöse Sklerose

Krankheitsentstehung: Mutationen in zwei Genen: dem TSC1-Gen auf Chromosom 9 und dem TSC2-Gen auf Chromosom 16

Symptome: weiße Hautflecken (*white spots*), Angiofibrome (rötliche Knötchen unter der Haut)

Diagnostik: MRT (Tubera im Hirngewebe), Nierensonografie, Echokardiografie

Behandlungsstrategie: epilepsiechirurgische Maßnahmen

16.15 Pseudotumor cerebri

DEFINITION

Pseudotumor cerebri *(Idiopathische intrakranielle Hypertension):* Erkrankung mit messbar erhöhtem Liquordruck und entsprechenden klinischen Symptomen ohne sekundäre Ursachen

Der Pseudotumor cerebri ist im Kindesalter eine seltene Erkrankung, die Inzidenz beträgt 0,5/100.000 Kinder [57].

Krankheitsentstehung

Die Ursache eines Pseudotumor cerebri ist ungeklärt. Es werden verschiedene Modelle diskutiert, die eine Störung der Liquorzirkulation als Ursache annehmen [57].

Symptome

Ältere Kinder und Jugendliche fallen meist durch chronische und **therapieresistente Kopfschmerzen** auf. Bei kleineren Kindern wird häufig als Zufallsbefund im Rahmen einer augenärztlichen Untersuchung eine beidseitige **Stauungspapille** als Zeichen des erhöhten Hirndruckes gesehen. Eine solche Stauungspapille kann zu Sehstörungen führen [57].

Diagnostik

Die erste **diagnostische Maßnahme** ist die augenärztliche Untersuchung mit der Frage nach einer Stauungspapille. Im zweiten Schritt wird ein MRT des Schädels durchgeführt, um sekundäre Ursachen eines erhöhten Hirndrucks, z. B. einen Tumor, auszuschließen. Im letzten Schritt wird dann der Liquoreröffnungsdruck in einer Liquorpunktion gemessen. Ist er erhöht und die weitere Liquoruntersuchung unauffällig, ist die Diagnose eines Pseudotumor cerebri sehr wahrscheinlich.

Behandlungsstrategien

Aufgrund der ungeklärten Ursache existiert keine kausale Therapie. Ziele der **symptomatischen Therapie** sind eine Besserung der Schmerzen und eine Normalisierung des augenärztlichen Befunds. Eine erste therapeutische Maßnahme ist bereits die Liquorpunktion, bei der so viel Liquor entnommen werden sollte, bis der Druck normalisiert ist [57]. Im Anschluss wird der erhöhte Liquordruck mit **Azetazolamid** medikamentös gesenkt. Hierunter erfolgen regelmäßige augenärztliche Kontrollen, die Therapie wird je nach Befund fortgeführt. Bei Nebenwirkungen oder fehlendem Ansprechen stehen Furosemid und Steroide als weitere Therapie zur Verfügung.

Komplikationen

Durch den dauerhaft erhöhten Hirndruck können bleibende Sehschäden entstehen (u. a. Visusminderung und Gesichtsfeldeinschränkungen). Daher sind auch nach Abklingen der Kopfschmerzen weitere regelmäßige augenärztliche Kontrollen indiziert. Die Rezidivrate des Pseudotumor cerebri beträgt bis zu 30 % [57].

Pflege

Die Pflege richtet sich individuell an den aktuellen Bedürfnissen und Pflegeproblemen aus. Sie muss daher kontinuierlich überprüft und angepasst werden.

SPICKZETTEL

Pseudotumor cerebri

Krankheitsentstehung: Störung der Liquorzirkulation

Symptome: therapieresistente Kopfschmerzen, Stauungspapille

Diagnostik: augenärztliche Untersuchung, MRT des Schädels

Behandlungsstrategie: Liquorpunktion

16.16 Multiple Sklerose

DEFINITION

Multiple Sklerose (MS): entzündliche Erkrankung des zentralen Nervensystems, in deren Verlauf die Myelinscheiden im zentralen Nervensystem zerstört werden.

Die Multiple Sklerose im Kinder- und Jugendlichenalter macht ca. 5–6 % aller MS-Fälle aus [39]. Die Inzidenz beträgt ca. 0,8/100.000 Kinder/Jahr [58].

Krankheitsentstehung

Die Multiple Sklerose zählt zu den **Autoimmunerkrankungen,** die Ätiologie ist allerdings ungeklärt. Neben der entzündlichen Zerstörung der Myelinscheiden kommt es zur Schädigung von Axonen mit der Folge einer Hirnatrophie im Spätstadium.

Symptome

Die Multiple Sklerose führt wie bei Erwachsenen zu einer Vielzahl verschiedener **Symptome:** Neurologische Defizite jeglicher Art können auftreten. Dabei gilt, dass jüngere Kinder häufiger Ausfälle des Hirnstamms oder motorische Defizite aufweisen und tendenziell schwerer betroffen sind als ältere Kinder [58].

Diagnostik

Zur **Diagnosestellung** (→ Abb. 16.31) wurden die sog. **McDonald-Kriterien** entwickelt, der pädiatrischen Population angepasst und zuletzt 2017 revidiert [58]. Die Kriterien beinhalten klinische Befunde, darüber hinaus werden kernspintomografische Befunde berücksichtigt [56]. Neben einem MRT des Schädels wird bei V. a. Multiple Sklerose eine Liquorpunktion durchgeführt. Eine leichte Vermehrung der Entzündungszellen sowie eine Eiweißerhöhung sind typisch, ebenso der Nachweis von unspezifischen IgG-Antikörpern, oligoklonalen Banden. Mithilfe elektrophysiologischer Methoden können neurologische Ausfälle objektiviert und deren Verlauf eingeschätzt werden.

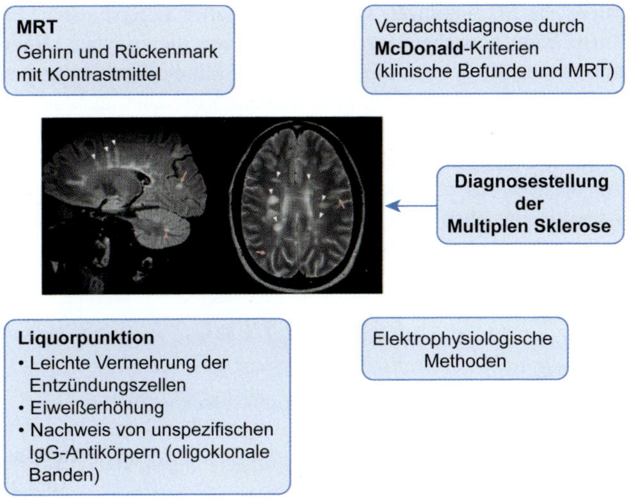

Abb. 16.31 Verschiedene Elemente der Diagnosestellung bei Verdacht auf Multiple Sklerose [L143, G817]

Behandlungsstrategien

Die Multiple Sklerose kann nicht kausal behandelt werden. Stattdessen verfolgt die Therapie einen **multidisziplinären Ansatz** mit Medikamenten, Physio- und Ergotherapie, psychologischer und sozialer Unterstützung. Die medikamentöse Therapie versucht, im akuten Schub die Entzündung zu hemmen. Dazu wird eine Stoßtherapie mit intravenös verabreichtem **Methylprednisolon** über 3 Tage durchgeführt. Zudem soll das Immunsystem beeinflusst werden. Mittel der ersten Wahl ist **Interferon-beta,** das subkutan oder intramuskulär gegeben wird. Eine Reihe weiterer Medikamente aus der Therapie der Multiplen Sklerose bei Erwachsenen werden bei Kindern in klinischen Studien untersucht [58].

Komplikationen

Die Krankheit nimmt bei der großen Mehrzahl der Kinder einen schubförmig-remittierenden Verlauf [58]. Etwa ⅓ der Patienten erleidet kognitive Einschränkungen als Folge des Erkrankungsbeginns während der Reifephase des ZNS. Die Dauer vom ersten Schub bis zum Auftreten einer körperlichen Behinderung ist bei Kindern länger als bei Erwachsenen [58].

SPICKZETTEL

Multiple Sklerose

Krankheitsentstehung: entzündliche Erkrankung des zentralen Nervensystems mit unklarer multifaktorieller Genese

Symptome: neurologische Auffälligkeiten aller Art, häufig Parästhesien, Sehstörungen, Lähmungen

Diagnostik: McDonald-Kriterien

Behandlungsstrategie: medikamentöse Therapie, Physio- und Ergotherapie, psychologische und soziale Unterstützung

16.17 Demenz im Kindesalter

DEFINITION

Demenz: Nachlassen verschiedener Gedächtnisleistungen, darunter Kognition, emotionale und soziale Fähigkeiten. Ein Patient mit einer Demenz verliert dabei zunächst erworbene Fähigkeiten wieder.

Demenzielle Erkrankungen sind im Kindesalter äußerst selten. Eine Demenz kann entstehen durch Gefäßschäden, die zu einer Minderdurchblutung des Gehirns führen. Durch die Minderdurchblutung entstehen dann Gewebeschäden. Eine Demenz kann aber auch auf dem Boden einer degenerativen Erkrankung entstehen, in deren Rahmen Hirngewebe zugrunde geht.

Als Beispiele für Erkrankungen, in deren Rahmen eine Demenz im Kindesalter entstehen kann, seien hier **Mitochondriopathien** genannt, also Krankheiten, bei denen die Mitochondrien einen Schaden aufweisen.

SPICKZETTEL

Demenz

Krankheitsentstehung: im Rahmen verschiedener Grunderkrankungen, z. B. Mitochondriopathien

Symptome: Nachlassen von Gedächtnisleistungen, Verlust bereits erworbener Fähigkeiten

Diagnostik: MRT, EEG, Stoffwechseldiagnostik, genetische Diagnostik

Behandlungsstrategie: je nach Grunderkrankung

16.18 Schlaganfall im Kindesalter

DEFINITION

Schlaganfall *(Apoplex):* akute Unterversorgung von Hirngewebe mit sauerstoffreichem Blut, dadurch entstehende Schädigung des Hirngewebes

Schlaganfälle im Kindesalter sind selten, sie treten bei ein bis zwei von 100.000 Kindern pro Jahr auf [54]. Nicht eingeschlossen sind darin Schlaganfälle bei Neugeborenen.

Krankheitsentstehung

Ein Schlaganfall entsteht durch eine **Minderversorgung des Hirngewebes** mit sauerstoffreichem Blut. Diese Minderversorgung kann durch den Verschluss eines blutzuführenden arteriellen Gefäßes entstehen (**Ischämie**) oder durch den Verschluss eines venösen blutabführenden Gefäßes, in dessen Folge sich Blut staut (**Hämorrhagie**). Beide Ursachen sind im Kindesalter ungefähr gleich häufig [54]. Durch den Sauerstoffmangel geht Hirngewebe zugrunde.

Häufig ist die Ursache eines kindlichen Schlaganfalls multifaktoriell [54]. Zu den häufigsten Risikofaktoren zählen Erkrankungen der Hirngefäße, die zu Gefäßverengungen (**Stenosen**) oder Gefäßverschlüssen führen können. Ebenfalls häufig sind angeborene Störungen der Blutgerinnung, die zu einer erhöhten Gerinnungsneigung führen (**Thrombophilien, prothrombotische Störungen**). Andere Risikofaktoren sind Infektionen und Herzerkrankungen.

Symptome

Die durch einen Schlaganfall entstehenden **Symptome** hängen vom Ort des Hirnschadens ab: Ist beispielsweise die Hirnregion betroffen, welche die Motorik des linken Beins steuert, so fällt eine Lähmung dieses Beins auf. Hinzu kommen in einigen Fällen Kopfschmerzen, Erbrechen oder eine eingeschränkte Vigilanz [35].

Aufgrund der Seltenheit eines Schlaganfalls im Kindesalter ist die Diagnosestellung leider häufig deutlich verzögert. Im Durchschnitt vergehen ca. 24 Std. vom Beginn der Symptome bis zur Diagnosestellung [61].

Diagnostik

Die wichtigste **diagnostische Untersuchung** ist eine Kernspintomografie des Schädels mit venöser und arterieller Gefäßdarstellung. Das MRT kann Hirnschädigungen innerhalb von Stunden nach dem Schlaganfall aufzeigen und hat die beste Sensitivität unter den zur Verfügung stehenden Bildgebungen [60]. Alternativen sind eine Computertomografie des Schädels und bei Säuglingen auch eine Ultraschalluntersuchung des Schädels durch die noch offene Fontanelle.

Nach Diagnosesicherung erfolgt eine umfangreiche **Abklärung der Risikofaktoren.** Dazu gehören eine dopplersonografische Untersuchung der A. carotis, eine Herzechokardiografie, eine Liquorpunktion und die laborchemische Suche nach Gerinnungsstörungen.

Behandlungsstrategien

Die optimale Therapie des kindlichen Schlaganfalls ist nicht bekannt, da die Studienlage noch keine erfolgversprechenden Rückschlüsse zulässt [60]. Als Standard gilt mittlerweile die zügige Hemmung der Blutgerinnung mittels Heparin. Zum Einsatz kommt dabei meist **niedermolekulares Heparin** (**Enoxaparin, Certoparin** oder **Nadroparin**). Die optimale Dosis wird durch Kontrolle des Anti-Xa-Spiegels ermittelt. Die Dauer dieser Heparinisierung und ein evtl. Umsetzen der Medikation z. B. auf Aspirin ist in Studien bisher nur unzureichend untersucht. Auch die medikamentöse oder interventionelle Entfernung des Thrombus müssen in Erwägung gezogen werden [60].

Neben der Hemmung der Blutgerinnung sollten eine Normothermie zur Vermeidung von Hirndruck angestrebt und Hyper- und Hypoglykämien vermieden werden. Auch sollte der Blutdruck im Normalbereich bleiben.

An die Akutbehandlung sollte sich eine Rehabilitationsmaßnahme anschließen.

Komplikationen

Die Mortalität des kindlichen Schlaganfalls beträgt ca. 5–10 % [54]. Ein Großteil der überlebenden Kinder hat neurologische Folgeschäden [60]. Auch neuropsychologische Defizite, Aufmerksamkeitsdefizite, Verhaltensstörungen und eine eingeschränkte Lebensqualität gehören zu den Folgen. Zu Rezidiven kommt es, je nach evtl. zugrunde liegender Erkrankung oder Risikofaktoren, bei >10 % aller betroffenen Kinder [60].

SPICKZETTEL

Schlaganfall

Krankheitsentstehung: Minderversorgung des Hirngewebes mit sauerstoffreichem Blut durch Ischämie oder Hämorrhagie

Symptome: Lähmung, Kopfschmerzen, Erbrechen, eingeschränkte Vigilanz

Diagnostik: MRT mit arterieller und venöser Gefäßdarstellung

Behandlungsstrategie: Hemmung der Blutgerinnung durch niedermolekulares Heparin

17

PFLEGE BEI PSYCHISCHEN ERKRANKUNGEN

Fabian Martach, Magdalena Stöppel

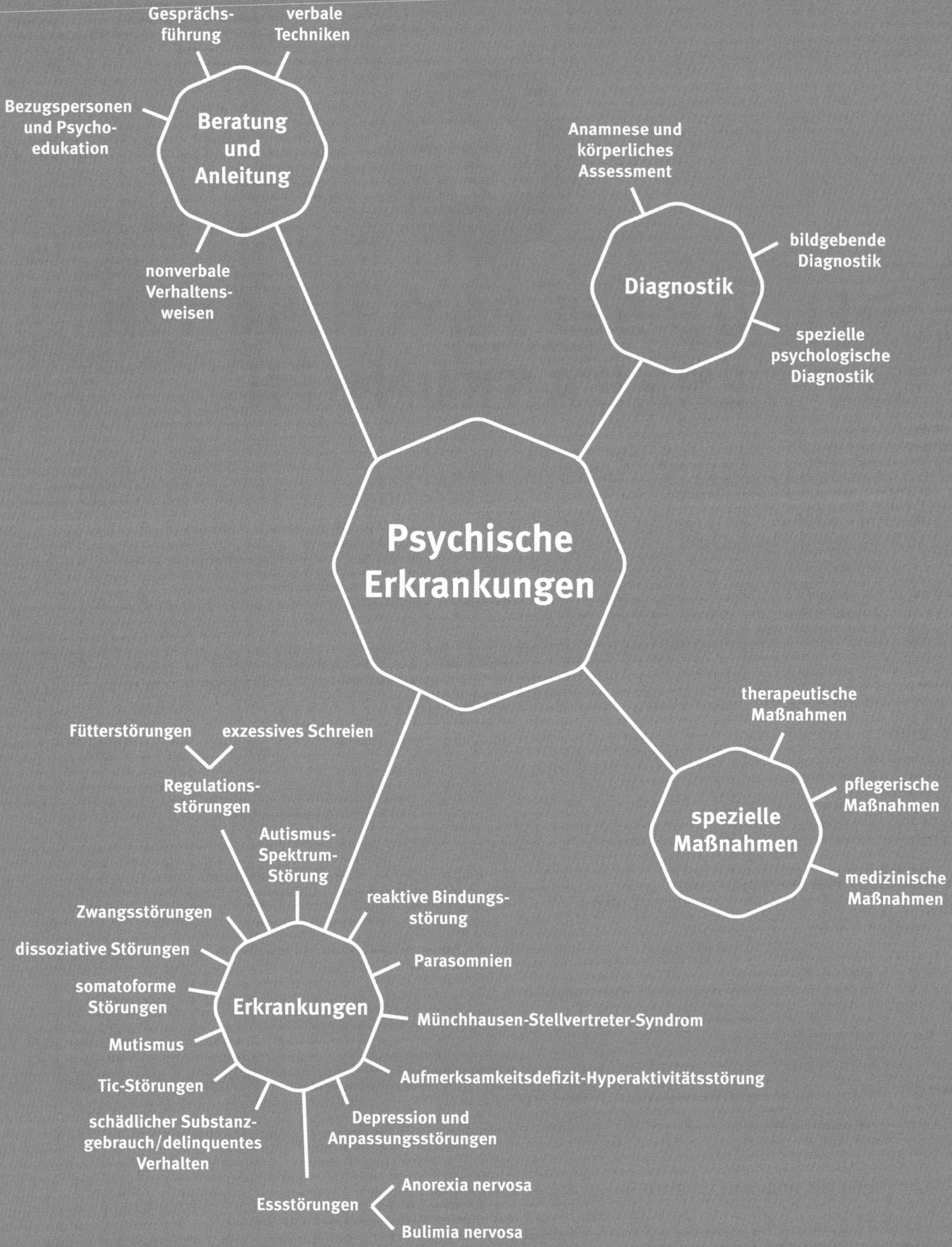
Psychische Erkrankungen
Beratung und Anleitung
Gesprächs-führung
verbale Techniken
Bezugspersonen und Psycho-edukation
nonverbale Verhaltens-weisen
Diagnostik
Anamnese und körperliches Assessment
bildgebende Diagnostik
spezielle psychologische Diagnostik
spezielle Maßnahmen
therapeutische Maßnahmen
pflegerische Maßnahmen
medizinische Maßnahmen
Erkrankungen
Fütterstörungen
exzessives Schreien
Regulations-störungen
Autismus-Spektrum-Störung
reaktive Bindungs-störung
Zwangsstörungen
dissoziative Störungen
somatoforme Störungen
Mutismus
Tic-Störungen
schädlicher Substanz-gebrauch/delinquentes Verhalten
Parasomnien
Münchhausen-Stellvertreter-Syndrom
Aufmerksamkeitsdefizit-Hyperaktivitätsstörung
Depression und Anpassungsstörungen
Essstörungen
Anorexia nervosa
Bulimia nervosa

Wusste Sie schon ...

Kinder- und Jugendpsychiatrie: „Das Gebiet Kinder- und Jugendpsychiatrie und -psychotherapie umfasst die Erkennung, Behandlung, Prävention und Rehabilitation psychischer, psychosomatischer und entwicklungsbedingter Erkrankungen oder Störungen sowie psychischer und sozialer Verhaltensauffälligkeiten im Säuglings-, Kindes- und Jugendalter und bei Heranwachsenden auch unter Beachtung ihrer Einbindung in das familiäre und soziale Lebensumfeld.“ *(Definition Bundesärztekammer)*

Diagnosefindung: In der Kinder- und Jugendpsychiatrie sind eine feinfühlige Herangehensweise und eine Betrachtung der Umwelt (z.B. Lebensumstände, sozioökonischer Hintergrund) und des Umfeldes (z.B. Schule, Kinder- und Jugendgruppen) wichtige Bestandteile der Diagnosefindung.

Wiedereingliederung:
Eine schnelle Wiedereingliederung in den Alltag (Familienleben, Eingliederung in die Heimatschule, Kontakt zu Freundeskreisen) ist eine wichtige Komponente bei der Behandlung von Kindern und Jugendlichen.

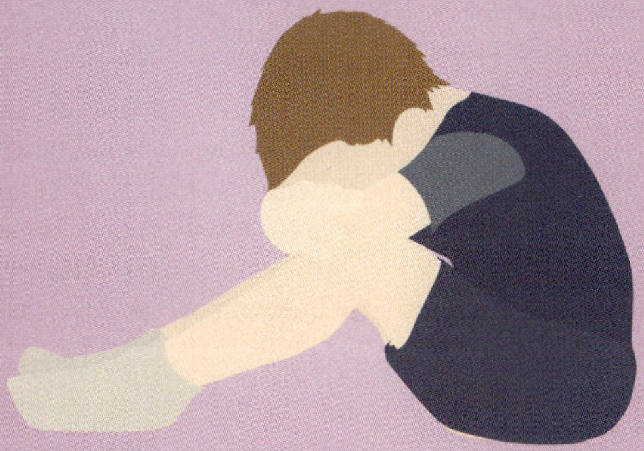

Psychosoziale Entwicklung:
Ein Schwerpunkt der Kinder- und Jugendpsychiatrie ist es, die Kinder/Jugendlichen und die Eltern in ihrer psychosozialen Entwicklung zu fördern.

Alarmzeichen: Auch Kopf- und Bauchschmerzen können erste Symptome von psychischen Erkrankungen sein.

Eltern und Bezugspersonen: In der Kinder- und Jugendpsychiatrie sind die Eltern bzw. die Bezugspersonen eine wichtige Komponente, die in der Therapie miteinbezogen werden müssen.

Schlafstörungen: Schlafwandeln, Schlafstörungen oder Aufschreien im Schlaf nehmen tendenziell mit zunehmenden Alter ab.

Münchhausen-Stellvertreter-Syndrom: Beim Münchhausen-Stellvertreter-Syndrom werden die Kinder und Jugendliche von den Eltern krank gemacht bzw. kränker dargestellt, als sie sind. Die Eltern erhalten dadurch Aufmerksamkeit, Bestätigung und so einen Krankheitsgewinn.

17.1 Kinder mit psychischen Erkrankungen

Die Arbeit mit psychisch erkrankten Kindern und Jugendlichen ist ein komplexer, sich von der Somatik abgrenzender Bereich in der Pflege. Die Schwerpunkte liegen v. a. in der **Begleitung therapeutischer Prozesse** sowie in der Elternarbeit und in pädagogischen Aufgaben. Ziel ist es, Kinder bzw. Jugendliche und ihre Eltern in ihrer psychosozialen Entwicklung zu fördern und v. a. im stationären Bereich durch Vermittlung von Struktur ein therapeutisches Setting zu schaffen. In enger Zusammenarbeit im multiprofessionellen Team werden die sozialen Kompetenzen der zu pflegenden Menschen gefördert und anhand therapeutischer Angebote an den jeweiligen Erkrankungen gearbeitet. Vor allem in der Gestaltung des stationären Alltags werden therapeutische Inhalte durch den Pflege- und Erziehungsdienst einbezogen. Dabei nimmt Beziehungsarbeit eine große Rolle ein und erfordert ein hohes Maß an Feingefühl bezüglich Nähe und Distanz. Im Bezugspflegesystem werden die zu pflegenden Menschen von der Aufnahme bis zur Entlassung von fest bestimmten Pflegenden kontinuierlich eng begleitet, wodurch eine intensive Arbeit entsteht.

Zur Erklärung der Entstehung psychischer Störungen kann das **bio-psycho-soziale Modell** genutzt werden. Demnach gibt es verschiedene Faktoren, die zur Krankheitsentwicklung beitragen:

- **Biologische und psychische Faktoren:** genetische Merkmale, die für die Entwicklung einer psychischen Störung prädisponierend sind, z. B. die psychische Belastbarkeit bzw. die Art, mit Stress umzugehen (Resilienz)
- **Soziale Faktoren:** dazu zählen Umweltbedingungen, z. B. aus den Bereichen Familie (z. B. Trennung der Eltern), Freunde, Schule (z. B. Mobbing), die Einfluss auf den Menschen haben.

17.1.1 Prävention

Da die Entstehung psychischer Erkrankungen sehr komplex ist, ist deren **Primärprävention** nur begrenzt möglich. So kann z. B. ein intaktes familiäres und soziales Umfeld eine protektive Wirkung haben. Dennoch können intraindividuelle, genetische Faktoren selbst in stabilen sozialen Verhältnissen die Entwicklung einer psychischen Erkrankung hervorrufen.

Strategien zur **Sekundärprävention** können, je nach Krankheitsbild, z. B. der Aufbau eines positiven Selbstwertgefühls sein oder das Erlernen von Strategien zum Umgang mit negativen Emotionen und Stress. Zudem ist es wichtig, dass nicht nur der zu pflegende Mensch selbst gut über seine Krankheit informiert ist; auch das Umfeld muss in die Psychoedukation (→ 2.4) einbezogen werden. Nicht selten kommt es bei psychischen Erkrankungen zu Rückfällen. Diese können umso besser behandelt werden, je früher sie erkannt werden. Die Kinder und Jugendlichen und ihr Umfeld sollen befähigt werden, eigenständig Gegenmaßnahmen ergreifen zu können und bei unzureichendem Erfolg professionelle Hilfe aufzusuchen.

17.1.2 Rehabilitation

Eine **vollstationäre Psychotherapie** dauert im Durchschnitt ca. 3 Monate, bei manchen Krankheitsbildern länger. Eine schrittweise Wiedereingliederung ist v. a. nach langen stationären Aufenthalten notwendig. Der stationäre Rahmen bietet den zu pflegenden Menschen einen exklusiven Schutzraum; der Kontakt zu Familie, Freunden und Schule ist allerdings nur eingeschränkt möglich.

- Um eine Desintegration zu vermeiden, aber auch um Gelerntes im Alltag umzusetzen, sollten bereits während des stationären Aufenthalts Belastungserprobungen stattfinden: Die Patientin/der Patient (im Folgenden der Patient genannt) verbringt die Wochenenden in seinem gewohnten sozialen Umfeld, meist zu Hause bei den Eltern und Geschwistern.
- Die schulische Bildung darf während der langen, stationären Behandlung nicht vernachlässigt werden. Spezielle Krankenhausschulen stehen dafür zur Verfügung. Eine stufenweise Wiedereingliederung in die Heimatschule ist in fast allen Fällen notwendig. Viele Kliniken bieten die Möglichkeit an, dass die Kinder und Jugendlichen von der Station aus für einzelne Stunden oder Tage den Unterricht ihrer Schule besuchen können.

Um dem zu pflegenden Menschen vor dem Hintergrund seiner Erkrankung und im Rahmen seiner persönlichen Möglichkeiten in der Schule eine Chancengleichheit zu gewähren, gibt es die Möglichkeit, einen **Nachteilsausgleich** zu beantragen. Je nach Bundesland gibt es unterschiedliche Verfahren. Im Allgemeinen können Eltern einen Antrag auf Nachteilsausgleich stellen oder Lehrerinnen und Lehrer (im Folgenden Lehrer genannt) sprechen eine Empfehlung diesbezüglich aus. Zudem muss ein ärztliches Attest über die entsprechende chronische Erkrankung oder die zeitweilige Beeinträchtigung vorliegen.

Nach einer vollstationären Psychotherapie ist die frühzeitige Suche nach einem **ambulanten Therapeuten** zur Weiterbehandlung bzw. die Fortführung einer zuvor begonnenen ambulanten Psychotherapie erforderlich, um die erlangten Erfolge zu festigen, einem Rückfall vorzubeugen oder in einer Krise einen kompetenten Ansprechpartner zu haben.

Zeigt sich im therapeutischen Verlauf ein erhöhter pädagogischer oder sozialer Unterstützungsbedarf des Patienten bzw. des Familiensystems, ist eine frühzeitige Kontaktaufnahme zum **Jugendamt** notwendig, um weitere Hilfemaßnahmen zu installieren. Dies kann z. B. in Form einer **sozialpädagogischen Familienhilfe (SPFH),** einer Familienhebamme oder über den Bunten Kreis erfolgen (→ 2.6).

17.1.3 Beratung und Anleitung

Damit die psychotherapeutische Arbeit gelingen kann, ist es wichtig, dass der zu pflegende Mensch (oder bei jüngeren Kindern die Eltern) bereit ist (sind), seine (ihre) aktuelle Situation zu verändern (**Eigenmotivation**). Der Patient sollte **freiwillig** an der Therapie teilnehmen und sich für bestimmte Therapieziele oder -elemente verpflichten können.

Je nach Alter und Erkrankung ist dieses **Commitment** (*deutsch: Verpflichtung, Zusage*) jedoch nicht immer von Beginn an vorhanden. In diesem Fall ist es die Aufgabe des therapeutischen Teams, zunächst ein gemeinsames Commitment zu erarbeiten.

Gesprächsführung

Für die Beratung und Anleitung des Patienten sind bestimmte **Grundprinzipien der Gesprächsführung** hilfreich. Dazu zählen nonverbale Verhaltensweisen und verbale Techniken.

Nonverbale Verhaltensweisen

- Üblicher räumlicher Abstand zum Gesprächspartner (ca. 1 m)
- Zugewandte, vorwärtsgelehnte Körperhaltung
- Flexibler Blickkontakt (kein Fixieren, keine völlige Vermeidung von Blickkontakt)
- Lächeln, Kopfnicken
- Zurückhaltender Umgang mit Körperkontakt (möglich sind z. B. eine Hand auf die Schulter legen, um Mitgefühl zu signalisieren). Der Gebrauch dieser Gesten ist individuell und je nach Situation sehr behutsam abzuwägen!

Verbale Techniken

- **Aktives Zuhören:**
  - Verständnisäußerungen wie „Mhm“, „Aha“
  - Bitte um Konkretisierung oder Beispiele („Was genau meinst du damit?“)
- **Empathie:**
  - Hineinversetzen in den zu pflegenden Menschen
  - Nachvollziehen des Denkens und Fühlens (**Achtung:** Dies bedeutet jedoch nicht, alle Verhaltensweisen gutzuheißen.)
  - Signalisierung von Interesse an den Kindern und Jugendlichen und an ihren Gefühlen
  - Verwendung einer gemeinsamen Sprache: Vermeidung von Fachbegriffen; Jugendsprache kann situationsabhängig angemessen sein, sollte jedoch nicht aufgesetzt oder übertrieben eingesetzt werden
  - Verbalisierung von Gefühlen („Das macht dich traurig/wütend …“)
- **Authentizität(Echtheit):**
  - Auftreten gegenüber dem zu pflegenden Menschen glaubhaft und verlässlich
  - Vermeiden fassadären Verhaltens.

Gesprächsverhalten

Bei der Gesprächsführung werden oft folgende Fehler gemacht:

- Geschlossene Fragen stellen (Fragen, die nur mit Ja oder Nein beantwortet werden können)
- Unverständliche Fachsprache verwenden
- Monologe halten oder ausschweifende Erklärungen abgeben
- Voreilig Ratschläge erteilen
- Bagatellisieren („So schlimm es das doch nicht.“)
- Plaudern (Gefahr von Distanzverlust).

Bezugspersonen und Psychoedukation

Neben der Beratung und Anleitung des zu Pflegenden ist es wichtig, Bezugspersonen (z. B. die **Eltern**) in die therapeutische Arbeit **einzubeziehen.** Ziel ist es, ein Verständnis für die Erkrankung zu entwickeln, persönliche Vorwürfe gegenüber sich selbst oder den Kindern zu vermeiden und ein gemeinsames Arbeitsbündnis zu schaffen.

Die **Psychoedukation** erfolgt zu Beginn der Therapie. Die Aufklärung über alle Aspekte der Erkrankung dient sowohl der Entlastung als auch der Perspektiventwicklung und letztendlich der Stärkung der Compliance. Dem zu pflegenden Menschen und den Bezugspersonen werden die Merkmale und Symptome der Erkrankung dargelegt; zudem wird über die Krankheitsentstehung und über aufrechterhaltende Faktoren informiert. Erläutert werden außerdem die Möglichkeiten der Psychotherapie und ggf. der Pharmakotherapie.

SPICKZETTEL

Die Aufgabe der Pflegenden besteht v. a. in der Begleitung therapeutischer Prozesse. Eine vollstationäre Psychotherapie dauert im Durchschnitt ca. 3 Monate, bei manchen Krankheitsbildern länger. Daran schließt sich eine ambulante Psychotherapie an. Bei einem erhöhten pädagogischen oder sozialen Unterstützungsbedarf ist eine frühzeitige Kontaktaufnahme zum Jugendamt notwendig.

17.2 Hauptbeschwerden und Leitbefunde

Je nach Alter können sich unterschiedliche psychische Erkrankungen und **spezifische Symptome** entwickeln:

- Regulationsstörungen (Fütterungsstörungen, exzessives Schreien) oder reaktive Bindungsstörungen treten v. a. im Säuglings- und Kleinkindalter auf.
- Zu Parasomnien, Mutismus, ADHS und Tic-Störungen kommt es bevorzugt im Vorschul- und Grundschulalter.
- Depressionen, Anpassungsstörungen, Essstörungen, Alkohol- und Drogenabusus sind vorrangig Erkrankungen des Jugend- und Erwachsenenalters.

Die Altersgrenzen können jedoch nicht scharf gezogen werden, da sie interindividuell variieren. Die Symptome sind je nach Krankheitsbild sehr unterschiedlich. Den „klassischen“ psychisch kranken Menschen gibt es nicht.

Warnzeichen, die im Erstkontakt auffallen, sind:

- Auffällige, altersuntypische **Interaktion des Kindes mit dem Gesprächspartner** (z. B. extreme Schüchternheit, Aggression)
- Auffällige **Interaktion des Kindes mit den Sorgeberechtigten** (z. B. extremes Klammern; unsicher-vermeidendes Verhalten)
- **Verminderte emotionale Schwingungsfähigkeit** (d. h. emotional abgeflachte Reaktion, nicht passend zur Situation, z. B. durchgehende Traurigkeit)
- **Widersprüchliche Aussagen** von Patienten und/oder Sorgeberechtigten
- **Fehlende Krankheitseinsicht** des Kindes
- Schlechter körperlicher **Pflegezustand**
- Äußerlich sichtbare **Verletzungen** (z. B. Blutergüsse an untypischen Stellen, oberflächliche Schnittwunden).

Bestimmte Leitsymptome können auf spezielle Krankheitsbilder hinweisen. Eine eindeutige Schlussfolgerung ist jedoch nicht immer möglich.

- **Aufmerksamkeitsstörungen/Konzentrationsstörung:**
  - ADHS
  - Anorexia nervosa mit starkem Untergewicht
  - Substanzabusus
  - Missbrauch
  - Zwangsstörungen
- **Schlechter körperlicher Pflegezustand und/oder somatische Erkrankungen:**
  - Vernachlässigung, Missbrauch
  - Essstörungen
  - Substanzabusus
  - Depression
  - Münchhausen-Stellvertreter-Syndrom
  - Fütterstörungen
- **Gedrückte Stimmung, Traurigkeit:**
  - Depression
  - Bindungsstörungen
  - ADHS
  - Autismus (scheinbare Freudlosigkeit)
- **Angst:**
  - Depression
  - Zwangsstörungen
  - Bindungsstörungen
  - Essstörungen
  - Parasomnie
- **Beeinträchtigung in der sozialen Interaktion:**
  - Autismus
  - ADHS
  - Reaktive Bindungsstörung
  - Delinquentes Verhalten
  - Depression

- **Monotone Sprachmelodie:**
  - Frühkindlicher Autismus
  - Depression
  - Substanzabusus
- **Schlafstörungen:**
  - Parasomnie
  - Regulationsstörung: exzessives Schreien
  - Depression
  - Missbrauch
  - Substanzabusus
  - ADHS
- **Impulsivität:**
  - ADHS
  - Substanzabusus
  - Delinquentes Verhalten
  - Bulimia nervosa.

SPICKZETTEL

Den „klassischen" psychisch kranken Menschen gibt es nicht. Gewisse Krankheitsbilder treten bevorzugt in typischen Altersgruppen auf, z. B. Fütterungsstörungen im Säuglingsalter, ADHS im Schulalter und Essstörungen im Jugendalter. Bereits im Erstkontakt können Warnzeichen auffallen, z. B. Auffälligkeiten in der sozialen Interaktion und der emotionalen Schwingungsfähigkeit. Leitsymptome können auf bestimmte Krankheitsbilder hinweisen.

17.3 Pflegerische und medizinische Diagnostik

Die kinder- und jugendpsychiatrische Diagnostik besteht v. a. darin, das Verhalten der Kinder und Jugendlichen im Hinblick auf **Abweichungen von Normvarianten** zu überprüfen. Mögliche Auffälligkeiten werden unter bestimmten **Diagnosekriterien** untersucht. Werden die entsprechenden Kriterien erfüllt, kann eine Diagnose erstellt werden.

17.3.1 Anamnese und körperliches Assessment

Anamnese

Eine ausführliche Erhebung der Krankengeschichte zu Beginn der Therapie ist unumgänglich. Der Patient schildert zunächst im Detail seine **aktuellen Beschwerden** – oder die Eltern berichten darüber. Außerdem werden **vergangene Ereignisse** erfragt. In der **sozialen Anamnese** schildert der zu pflegende Mensch sein Lebensumfeld. Zur besseren Strukturierung ist es hilfreich, anhand der Informationen ein **Genogramm** (Familienstammbaum) und/oder ein **Soziogramm** (grafische Darstellung von sozialen Beziehungen, z. B. zu Freunden) zu erstellen (→ Abb. 17.1).

Die Anamnese kann in **einzeltherapeutischen Gesprächen** oder in der **Familientherapie** erhoben werden. Es kann außerdem gewinnbringend für die Therapie sein, in einem gemeinsamen Gespräch mit den Eltern und dem/der Jugendlichen über die eigene Geschichte von Mutter und Vater zu sprechen. Nicht selten zeigen sich überraschende und emotionale Momente. Es können auch noch weitere wichtige Kontaktpersonen zu Gesprächen eingeladen werden, z. B. Geschwister, Großeltern, Lehrer oder Erzieher, mit denen eine Fremdanamnese durchgeführt wird. Auch Therapeuten, die die Kinder im Vorfeld (meist ambulant) betreuten, sind wichtige anzusprechende Personen. Leben die Patienten nicht mehr bei ihren Eltern, sondern z. B. in einer Wohngruppe, und haben eine durch das Jugendamt gestellte betreuende Person, ist diese mit in die Therapie einzubeziehen, wobei das Ausmaß individuell zu gestalten ist.

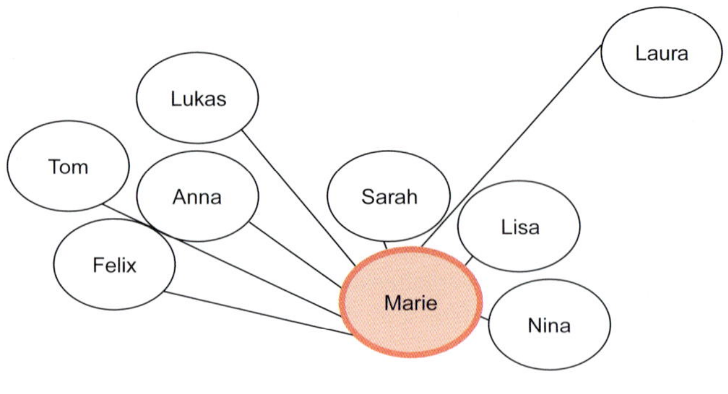

Abb. 17.1 Soziogramm. Beispiel: Die Patientin Marie ist mit drei anderen Mädchen eng befreundet: Sarah, Lisa und Nina. Gute Bekannte aus der Handballgruppe sind Lukas, Anna und Felix. Auch Tom gehört dazu, er steht Marie jedoch nicht sehr nahe. Mit ihrer Klassenkameradin Laura hat sich Marie gestritten. Die beiden sehen sich täglich in der Schule, gehen sich aber aus dem Weg. [L143]

Bevor eine Kontaktaufnahme zu Dritten – insbesondere zu Personen, die nicht zur Familie gehören – erfolgt, muss eine **Schweigepflichtsentbindung** in schriftlicher Form vom Kind bzw. Jugendlichen und/oder dessen Eltern eingeholt werden.

Körperliches Assessment

Vor Beginn einer Psychotherapie ist es zwingend erforderlich, **körperliche Ursachen** für die Erkrankung auszuschließen. Bestimmte somatische Krankheitsbilder können Befunde hervorrufen, die den Symptomen psychischer Erkrankungen sehr ähnlich sind. Dazu gehören z. B. Tumorerkrankungen, tiefgreifende Entwicklungsstörungen, akute Intoxikationen, Untergewicht bei zugrundeliegender Hyperthyreose oder eine Depression aufgrund einer Hypothyreose.

Vorsicht! Zum Ausschluss körperlicher Ursachen erfolgen eine körperliche, internistisch-neurologische Untersuchung sowie eine Blutuntersuchung.

Werden Psychopharmaka verabreicht, werden im Rahmen eines Monitorings Laborparameter erhoben (z. B. Leberwerte, Nierenretentionswerte oder Medikamentenspiegel) und ein EKG durchgeführt, um mögliche Medikamentennebenwirkungen (z. B. Verlängerung des QT-Intervalls bzw. Veränderung des QTc-Werts, Prolaktinämie) rechtzeitig zu erkennen.

17.3.2 Spezielle psychologische Diagnostik

Gesprächsinhalte und das Verhalten des Patienten sind die Grundlage für das Erstellen eines **psychopathologischen Befunds** in Anlehnung an das System der Arbeitsgemeinschaft für Methodik und Dokumentation in der Psychiatrie (AMDP).
Dieser enthält folgende Angaben:

- Zum äußeren Erscheinungsbild (z. B. gepflegt, altersentsprechend, älter wirkend) und Kontaktverhalten (z. B. offen zugewandt, freundlich, schüchtern, abwehrend)
- Zur Bewusstseinslage (z. B. wach, somnolent)
- Zur Orientierung (Zeit, Ort, Person, Situation)
- Zu Aufmerksamkeit und Gedächtnis
- Zur Intelligenz
- Zur Affektivität (Stimmungslage, z. B. euphorisch, dysphorisch, gereizt, schwingungsfähig)
- Zu Aspekten der formalen Denkstörungen (z. B. Verlangsamung, Gedankenabreißen, Grübeln)

- Zu Formen inhaltlicher Denkstörungen (z. B. Befürchtungen, Zwangsgedanken, wahnhafte Gedanken)
- Zu Sinnestäuschungen (z. B. optische/akustische Halluzinationen)
- Zum Ich-Erleben (d. h., ob Kind oder Jugendlicher seiner Umwelt oder seinem eigenen Körper vertraut oder als fremd empfindet)
- Zur Suizidalität (lat. Gedanken und Drang zum Selbstmord), zur Eigen- und Fremdgefährdung.

Ergänzend können **standardisierte Fragebögen** zu Hilfe genommen werden. Diese dienen der Objektivierung, Reflexion und Verlaufskontrolle.

17.3.3 Bildgebende Diagnostik

Röntgen- oder MRT-Untersuchungen sind notwendig, um somatische Ursachen auszuschließen, z. B. zerebrale Raumforderungen. Ein enger Kontakt zu einem Pädiater/einer Pädiaterin (im Folgenden Pädiater genannt) kann hilfreich sein, um Diagnosen zu erarbeiten und Patienten gemeinsam zu behandeln.

SPICKZETTEL

Die Anamnese umfasst Gespräche mit dem Patienten sowie diversen Kontaktpersonen. Zusätzlich zur Erhebung der Krankheitsgeschichte ist es vor Beginn der Psychotherapie zwingend erforderlich, körperliche Ursachen der Erkrankung auszuschließen. Auf der Grundlage der Gesprächsinhalte und des Verhaltens wird ein psychopathologischer Befund erhoben.

17.4 Spezielle pflegerische, therapeutische und medizinische Maßnahmen

17.4.1 Spezielle pflegerische Maßnahmen

Die pflegerischen Maßnahmen im kinder- und jugendpsychiatrischen Bereich sind sehr vielseitig und unterscheiden sich von der somatischen Pflege. Zu den speziellen pflegerischen Maßnahmen zählen:

- **Strukturierung** und **Planung des Alltags:** Koordination mit der (Heimat-)Schule, Freizeitgestaltung, Koordination von Terminen und Hilfestellung bei der Einhaltung der Tagesstruktur
- **Milieutherapie:** Umsetzung der Freizeitgestaltung und Aktivitäten aller auf der Station anwesender Patienten, gemeinsame Mahlzeiten in der Gruppe der zu pflegenden Menschen sowie dem Pflege- und Erziehungsdienst, Einzelangebote
- **Pflege des Stationsklimas:** Auf Einhaltung von Privatsphäre achten, soziales Verhalten vorleben und fördern, Grenzen erkennen und wahren, ggf. die zu pflegenden Menschen voreinander schützen
- **Beobachten und Wahrnehmen von Veränderungen:** Diagnostik, Symptome, (soziales) Verhalten, Fortschritte
- **Ressourcenarbeit:** Erkennen und gemeinsames Herausarbeiten von Stärken und Ressourcen
- **Medikamentenausgabe** und Überwachung der Einnahme: Beobachtung auf Wirkung und Nebenwirkung, Motivation zum eigenständigen Umgang mit Medikamenten
- **Pflegeplanung:** Pflegebedarf erheben und unter Berücksichtigung der Ressourcen Maßnahmen erfassen, die dem Erreichen eines festgelegten Ziels dienen
- **Dokumentation:** Verschriftlichung und Auswertung relevanter Informationen und Daten
- **Koordination** und **Vermittlung:** Weitergabe von Informationen im multiprofessionellen Team, Einbindung der Eltern, Schule, Jugendamt, Wohngruppe und anderer relevanter Institute
- **Teilnahme an Gesprächen:** Familiengespräche, (Bezugs-)Pflegegespräche, Fallbesprechungen, Supervisionen
- **Nahrungs-** und Flüssigkeitsaufnahme.

17.4.2 Spezielle therapeutische Maßnahmen

Es kommen verschiedene Therapieverfahren zur Anwendung, die je nach Klinik, Therapierenden und Krankheitsbild variieren können. Dazu zählen u. a. die Verhaltens- und Psychotherapie.

- **Verhaltenstherapie (VT):** In der VT werden dem zu pflegenden Menschen problematische Verhaltensweisen, Denkmuster oder Ereignisse aufgezeigt, wodurch wiederum Denken, Fühlen, Verhalten und Körpersymptome beeinflusst werden. Bekannte Techniken sind z. B. die Exposition (Konfrontation mit dem auslösenden Reiz), Verstärkung erwünschten Verhaltens und „Hilfe zur Selbsthilfe".
- **Psychodynamische Psychotherapie (PT):** Bei der PT stehen vergangene Erfahrungen als Ursache für gegenwärtige Symptome bzw. aktuelles Verhalten im Vordergrund. Die Therapierenden helfen dem zu pflegenden Menschen, sich dieser Erfahrungen wieder bewusst zu werden und diese in den therapeutischen Prozess zu integrieren.

Je nach Klinik gibt es weitere, insbesondere **nonverbale Therapieangebote,** die individuell genutzt werden können (→ Abb. 17.2). Dazu zählen die Kunst- und Musiktherapie, Ergotherapie, Theatergruppen sowie die Körper-, Bewegungs- und Sporttherapie. Zudem gibt es Therapiekonzepte mit Tieren, z. B. Reittherapie.

Am Beginn jeder Behandlung steht die **Psychoedukation.** Dabei handelt es sich um eine Aufklärung des zu pflegenden Menschen und seiner Familie über die Erkrankung, einschließlich deren Ursachen, Symptome, aufrechterhaltende Faktoren, therapeutische Möglichkeiten, Verlauf/Prognose und ggf. Möglichkeiten der Rückfallprophylaxe.

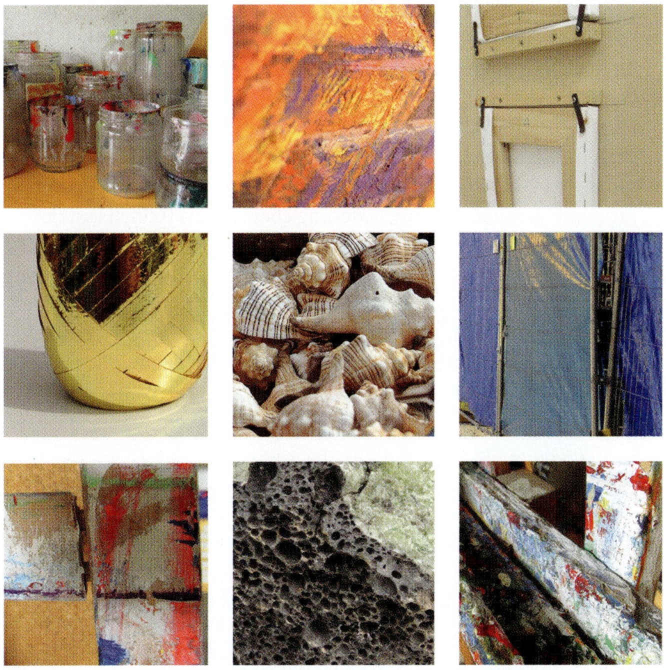

Abb. 17.2 Die Kunsttherapie findet vorwiegend im klinischen Bereich statt. Doch auch in ambulanten, offenen oder geschlossenen Gruppen kann sie sinnvoll eingesetzt werden. Dem zu pflegenden Menschen werden unterschiedliche Materialien angeboten, damit er die geeignete Form für den Ausdruck seiner inneren Welt finden kann. [J787]

Stärkung des therapeutischen Teams

Psychotherapie ist nicht nur für die Kinder und Jugendlichen anstrengend und kräftezehrend. Auch allen Mitgliedern des therapeutischen Teams (Pflegende, Therapierende, Angehörige medizinischer und psychologischer Heilberufe) wird ein großes Maß an Einsatzbereitschaft abverlangt. Es kann sehr belastend sein, täglich mit den Schicksalen der zu pflegenden Menschen konfrontiert zu sein und nicht selten Rückschläge in der Therapie zu erfahren. Zur Stärkung des therapeutischen Teams, zur eigenen Psychohygiene und zur Qualitätssicherung der Therapie dienen Balintgruppen (therapeutisch geführte Gesprächsrunden zwischen Patienten und Therapierenden) und Supervisionen. Diese bieten fachliche und emotionale Unterstützung für die Mitarbeitenden.

17.4.3 Spezielle medizinische Maßnahmen

Psychopharmakotherapie: Bei einigen Krankheitsbildern kann es sinnvoll sein, neben einer Psychotherapie **begleitend** Medikamente zu verordnen. Dazu zählen z. B. Erkrankungen wie ADHS, Depressionen, ausgeprägte Zwangsgedanken und -handlungen oder wahnhafte Störungen. Viele Medikamente sind jedoch nicht für die Anwendung bei Kindern und Jugendlichen zugelassen. Nach ausführlicher Aufklärung des Patienten und der Sorgeberechtigten können diese im „Off-Label-Use" (d. h. außerhalb der Zulassung) verordnet werden.

Besteht aufgrund einer psychischen Erkrankung eine akute Eigen- oder Fremdgefährdung und ist nicht zu gewährleisten, dass eine freiwillige Therapie in einem offenen Therapiesetting umsetzbar ist, kann eine **stationäre Unterbringung** gegen den Willen des Patienten erwirkt werden. Die Rahmenbedingungen hierfür sind gesetzlich festgelegt.

Freiheitsentziehende Maßnahmen (nach § 1631b BGB):

- Besteht aufgrund einer psychischen Erkrankung eine akute Eigen- oder Fremdgefährdung, kann eine **stationäre Unterbringung** des zu pflegenden Menschen gegen dessen Willen erwirkt werden. Erforderlich ist eine richterliche Genehmigung durch das zuständige Familiengericht.
- Liegt z. B. aufgrund akuter Suizidalität oder wegen einer wahnhaften Störung eine akute Eigen- oder Fremdgefährdung vor, besteht die Möglichkeit der **körperlichen oder medikamentösen Fixierung.** Juristisch gesehen gilt eine Fixierung ebenfalls als freiheitsentziehende Maßnahme und kann bei unsachgemäßer Anwendung strafrechtlich verfolgt werden. Sie darf nur nach schriftlicher Anordnung durch einen Arzt/eine Ärztin (im Folgenden Arzt genannt) erfolgen. Bei regelmäßigen und länger andauernden Fixierungen ist ein Beschluss des Familiengerichts erforderlich, sofern der zu pflegende Mensch nicht selbst einwilligungsfähig ist.

Freiheitsentziehende Unterbringung

§ 1631b BGB: Freiheitsentziehende Unterbringung und freiheitsentziehende Maßnahmen

„(1) Eine Unterbringung des Kindes, die mit Freiheitsentziehung verbunden ist, bedarf der Genehmigung des Familiengerichts. Die Unterbringung ist zulässig, solange sie zum Wohl des Kindes, insbesondere zur Abwendung einer erheblichen Selbst- oder Fremdgefährdung, erforderlich ist und der Gefahr nicht auf andere Weise, auch nicht durch andere öffentliche Hilfen, begegnet werden kann. Ohne die Genehmigung ist die Unterbringung nur zulässig, wenn mit dem Aufschub Gefahr verbunden ist; die Genehmigung ist unverzüglich nachzuholen.

(2) Die Genehmigung des Familiengerichts ist auch erforderlich, wenn dem Kind, das sich in einem Krankenhaus, einem Heim oder einer sonstigen Einrichtung aufhält, durch mechanische Vorrichtungen, Medikamente oder auf andere Weise über einen längeren Zeitraum oder regelmäßig in nicht altersgerechter Weise die Freiheit entzogen werden soll. [...]."

Entzug des Sorgerechts (nach § 1666 BGB): Ist das Wohl des Kindes gefährdet und ist ersichtlich, dass die Eltern nicht in der Lage sind, eine körperliche, geistige oder seelische Gefahr vom Kind abzuwenden, kann über das Familiengericht ein Sorgerechtsentzug erwirkt werden. Dies kann vollständig oder in Teilen (z. B. Aufenthaltsbestimmungsrecht) erfolgen. Für das Verfahren wird ein unabhängiges kinder- und jugendpsychiatrisches Gutachten eingeholt, in dem sowohl eine Einschätzung der Eltern als auch des Kindes erfolgt. Wichtig ist, die Wünsche des Kindes in besonderem Maße zu beachten. Insgesamt geht es im Gutachten nicht darum, dass das Kind die optimalen materiellen Bedingungen, sondern insgesamt die besten Entwicklungsmöglichkeiten erhält.

SPICKZETTEL

Zur Anwendung kommen v. a. die Verhaltenstherapie (VT) und die psychodynamische Psychotherapie (PT). Bei bestimmten Krankheitsbildern wie ADHS, Depressionen, ausgeprägten Zwangsgedanken und -handlungen oder wahnhaften Störungen kann auch der begleitende Einsatz von Psychopharmaka notwendig sein.

17.5 Autismus-Spektrum-Störung

DEFINITION

Autismus: Störung der Wahrnehmung und Informationsverarbeitung, die mit Problemen in der Interaktion, Kommunikation und im Verhalten einhergeht. Unfähigkeit, eine Beziehung zu Menschen einzugehen.

Die Autismus-Spektrum-Störung (➔ Abb. 17.3) wird in der ICD-10 den **tiefgreifenden Entwicklungsstörungen** zugeordnet, die durch einen frühen Beginn in der Kindheit und eine Verzögerung der normalen kindlichen Entwicklung gekennzeichnet sind. Untergruppen der Autismus-Spektrum-Störungen sind der **frühkindliche Autismus** (frühere Bezeichnung: Kanner-Autismus), der **aptypische Autismus** und das **Asperger-Syndrom.** Die Unterformen unterscheiden sich in der Stärke der Ausprägung ihrer Merkmale.

Jungen sind 3- bis 4-mal häufiger betroffen als Mädchen.

Krankheitsentstehung

Autistische Erkrankungen sind überwiegend **genetisch** bedingt und zeigen eine vererbbare Störung in der Vernetzung einzelner Hirnareale. Aber auch andere Faktoren spielen in der Krankheitsentstehung nachweislich eine Rolle, z. B. das **Alter der Eltern** sowie somatische und psychiatrische **Vorerkrankungen der Eltern.** So bestand bei Vätern im Alter über 50 Jahren ein 2,2-fach höheres Risiko, ein autistisches Kind zu bekommen, als bei Vätern, die jünger als 30 Jahre waren. Als mögliche Pathomechanismen werden Neumutationen bzw. epigenetische Veränderungen diskutiert.

Als Risikofaktoren gelten Infektionskrankheiten der Mutter in der Schwangerschaft, z. B. Rötelninfektionen oder andere Umweltfaktoren. Immer wieder öffentlich vorgetragene, aber nachweislich ausgeschlos-

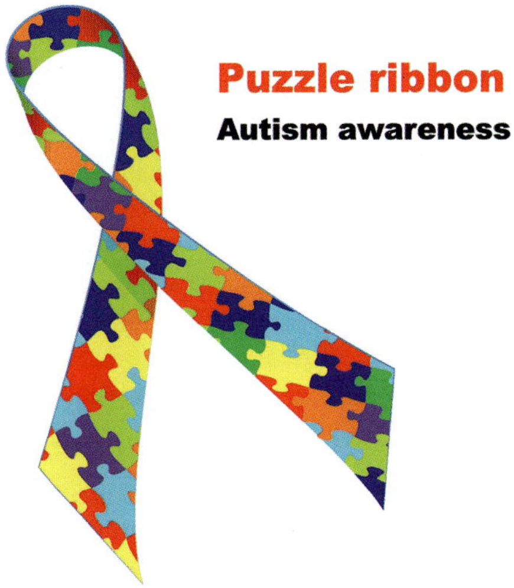

Abb. 17.3 Der Autistic Pride Day wird seit 2005 jährlich am 18. Juni begangen. Er soll dem Wunsch vieler autistischer Erwachsener nach gesellschaftlicher Akzeptanz ihrer autistischen Eigenheiten Ausdruck verleihen. Die Autismus-Schleife ist das entsprechende Symbol. [J787]

sene Risikofaktoren sind Impfungen (v. a. gegen Mumps-Masern-Röteln), Alkoholkonsum in der Schwangerschaft und Nahrungsmittelunverträglichkeiten des Kindes. Auch früher angenommene Faktoren, z. B. Erziehungsfehler oder fehlende Wärme der Mutter, sind längst widerlegt.

Symptome

Im Allgemeinen zeigen Kinder und Jugendliche mit einer autistischen Störung Defizite in folgenden Bereichen:

- in der **Exekutivfunktion** (= Handlungsplanung und -umsetzung)
- in der **zentralen Kohärenz** (= ein *Einzelreiz* wird zum Nachteil der Gesamtwahrnehmung detailliert verarbeitet)
- in der **„Theory of Mind“**, d. h. es gibt Schwierigkeiten, die Welt aus der Perspektive anderer Personen zu betrachten und sich in diese Menschen bzw. deren Gefühlslage hineinzuversetzen.

Bei einer Autismus-Spektrum-Störung können zudem folgende Symptome beobachtet werden:

- **Frühkindlicher Autismus:** gemäß ICD-10 müssen alle vier Kriterien erfüllt sein:
  - Manifestation der Symptome zumindest teilweise **vor dem 3. Lebensjahr**
  - Störungen der **sozialen** Interaktion (s. nachfolgenden Kasten)
  - Störungen der **Kommunikation** (s. nachfolgenden Kasten)
  - **Stereotype Verhaltensmuster,** Interessen und Aktivitäten (s. Kasten)
- **Atypischer Autismus:** Die Symptome entsprechen denen des frühkindlichen Autismus. Es müssen nicht alle Diagnosekriterien vollständig vorliegen, es kann auch sein, dass die Symptome später auftreten.
- **Asperger-Syndrom:**
  - Beeinträchtigung in der sozialen Interaktion
  - Ungewöhnlich starkes umschriebenes Interesse (Inselbegabung) oder repetitive und stereotype Verhaltensmuster
  - Kommunikationsprobleme, jedoch (im Gegensatz zum frühkindlichen Autismus) keine Sprachentwicklungsverzögerung (einzelne Worte werden schon im 2. Lebensjahr gesprochen).

Symptome des frühkindlichen Autismus

Störungen der sozialen Interaktion

- Kein oder verspäteter Einsatz von Mimik und Gestik zur sozialen Interaktion
- Kein angemessener Blickkontakt
- Keine Lächelreaktion, geringer Gebrauch anderer sozial-emotionaler Signale
- Wenig Interesse gegenüber gleichaltrigen Kindern
- Kaum emotionale Reaktion, wenn das Kind von den Eltern allein gelassen wird
- Kein Zulassen von Zärtlichkeit.

Störungen der Kommunikation

- Fehlen vorsprachlicher Äußerungen (Lautieren) und symbolischer Gesten
- Gebrauch einer eigentümlichen Sprache, z. B. Echolalie (Nachsprechen zuvor gehörter Worte und Sätze) und Neologismen (Wortneuschöpfungen)
- Verwendung einer monotonen und abgehackten Sprachmelodie
- Verwendung der 3. Person Singular beim Erzählen über sich selbst
- Nutzung von Spezialinteressen zur intensiven Kommunikation, besonders beim Asperger-Syndrom.

Stereotype Verhaltensmuster, Interessen, Aktivitäten

- Übermäßige Bindung an Einzelobjekte
- Spezifische, nichtfunktionale Handlungen oder Rituale
- Zwanghaftes Bedürfnis nach Gleicherhaltung (→Abb. 17.4), gesteigerte Angst vor Veränderung (z. B. Umstellen von Möbeln)
- Intensive Beschäftigung mit Teilobjekten bzw. nichtfunktionalen Elementen von Gegenständen, z. B. Material, Geruch von Spielzeugen
- Ausgeprägte motorische Stereotypien, z. B. Pendelbewegungen des Körpers.

Diagnostik

Eine sichere Diagnosestellung ist bei frühkindlichem Autismus ab dem 18.–24. Lebensmonat möglich. Bei anderen Autismusformen ist die Diagnostik aufgrund variabler Symptome deutlich schwieriger. Die Diagnostik umfasst:

- **Anamneseerhebung** mit den Eltern im Hinblick auf die Entwicklung- und spezifische Symptome
- **Verhaltensbeoachtung** des Kindes (z. B. mit Hilfe der Diagnostischen Beobachtungsskala für Autistische Störungen, ADOS)
- Testpsychologische Untersuchungen (Intelligenz- und Entwicklungsdiagnostik)
- Körperliche Untersuchungen: Seh- und Hörtest, neurologische Untersuchung, EEG, MRT.

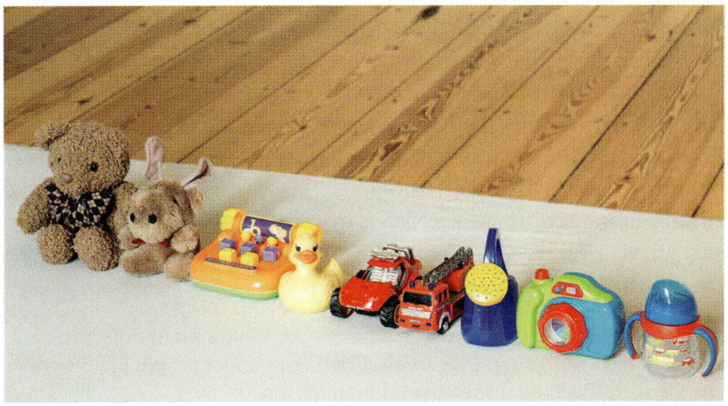

Abb. 17.4 Spielzeugreihe bei Kind mit Autismus. Kinder mit Autismus leiden häufig unter dem zwanghaften Bedürfnis nach Gleicherhaltung. [K115]

Differenzialdiagnosen

Folgende Differenzialdiagnosen müssen berücksichtigt werden:
- ADHS: häufige Fehldiagnose beim Asperger-Syndrom (sekundäre Kontaktschwierigkeiten können bei beiden Krankheitsbildern auftreten)
- Formen einer geistigen Behinderung: emotionale Beziehungen zur Umwelt sind nicht beeinträchtigt und es liegen keine spezifischen sprachlichen Besonderheiten vor
- Schizoide Persönlichkeitsstörungen, Zwangsstörungen.

Behandlungsstrategie

Eine kausale Behandlung ist nicht möglich, die Therapie erfolgt symptomorientiert. Ziele sind die Förderung der sozialen **Interaktions- und Kommunikationsfähigkeit** und das Erlangen der **Selbstständigkeit.** Die Behandlungsstrategie umfasst folgende Schwerpunkte:
- Sozialintegrative Maßnahmen
- Heilpädagogische Frühförderung, Verhaltenstherapie
- Elternberatung
- Pharmakotherapie falls erforderlich: zur Behandlung spezifischer Symptome, z. B. Stereotypien, Angst- und Zwangsstörungen, Depression, motorische Unruhe und Impulsivität.

Pflege

Der Aufgabenbereich der Pflegefachpersonen von Kindern und Jugendlichen mit einer autistischen Störung liegt v. a. in der Diagnostik und der Förderung. Die **Verhaltensbeobachtung** insbesondere der für autistische Störungen typischen Symptome ist ein wichtiger Bestandteil und wird v. a. im **stationären Bereich** von den Pflegenden durchgeführt (→ Diagnostik). Nach der Diagnosestellung steht die **Förderung** bestimmter **Fähigkeiten, Kompetenzen und der Persönlichkeit** im Vordergrund. Dabei gilt: Je früher die Förderung einsetzt, umso besser ist die Prognose.
- **Sozialkompetenz:**
  - Anleitung in sozialer Interaktion
  - Positive Verstärkung erfolgreicher sozialer Interaktion
- **Ressourcenarbeit:**
  - Finden und Fördern von Stärken und Interessen des Kindes
  - Integration in geeignete Gruppen, z. B. Verein
- **Frühförderung:**
  - Lebenspraktisches Training (Verantwortung übertragen, Selbstständigkeit vermitteln)
  - Sensorik/Motorik (spielerisch).

Die Arbeit mit autistischen Kindern und Jugendlichen erfordert viel **Geduld** und **Ruhe,** da pädagogische Maßnahmen häufig nicht greifen. Dies ist auf die für Außenstehende unbegreifbare Wahrnehmung und Sinneswelt der Autisten zurückzuführen.

Eine **feste Struktur** und ein **geregelter Tagesablauf** vermitteln Sicherheit, darum sollten ein häufiger Wechsel der betreuenden Personen sowie häufige Änderungen fester Termine vermieden werden. Insbesondere beim **Asperger-Autismus** zeigen die Kinder manchmal **Inselbegabungen.** Diese speziellen Interessen und Ressourcen lassen sich gut als Brücke zur Kommunikation nutzen und sollten in den Alltag mit eingebaut werden.

! Vorsicht! Rituale und Stereotypen der Kinder nicht unterbrechen. Diese geben ihnen Orientierung und Sicherheit. Ein Eingreifen kann zu Rückzug und Aggressionen führen.

SPICKZETTEL

Krankheitsentstehung: genetisch bedingt, aber auch Alter der Eltern, bestimmte somatische und psychiatrische Vorerkrankungen der Eltern sowie bestimmte Umweltfaktoren

Symptome: Störungen der sozialen Interaktion, der Kommunikation, stereotype Verhaltensweisen

Diagnostik: Anamnese, standardisierte Verhaltensbeobachtung

Behandlungsstrategie: Förderung der sozialen Interaktions- und Kommunikationsfähigkeit und das Erlangen der Selbstständigkeit

17.6 Regulationsstörungen

Unter dem Begriff der frühkindlichen Regulationsstörungen werden nach der ICD-10 verschiedene Störungen zusammengefasst, bei denen Säuglinge oder Kleinkinder **Schwierigkeiten** haben, sich in einem oder mehreren Kontexten (z. B. Schreien, Füttern, Schlafen, Autonomie), auch mit Hilfe der Bezugsperson, **erfolgreich zu regulieren.** Der Begriff umfasst neben der **Schreistörung** auch die **Trink-, Ess- und Fütterstörungen,** bei denen das Kleinkind über einen längeren Zeitraum große Schwierigkeiten bei der Nahrungsaufnahme zeigt. Es kann sogar eine völlige Unfähigkeit der Nahrungsaufnahme auftreten. Den Trink-, Ess- und Fütterstörungen liegen keine organischen Krankheiten zu Grunde.

Die Symptome der Regulationsstörungen sind häufig situativ und **zeitlich variabel.** Auffällige Verhaltensweisen treten oft in **mehreren Kontexten** auf (z. B. im Zusammenhang mit dem Schlafen oder während der Nahrungsverabreichung). Die Übergänge zwischen normalen Entwicklungskrisen und relevanten Störungen sind fließend.

Säuglinge und Kleinkinder sind auf externe Regulationshilfen ihrer Bezugspersonen angewiesen. Daher sind Diagnostik und Therapie nicht allein auf das Kind bezogen, sondern schließen die Interaktion zwischen Eltern und Kind mit ein.

17.6.1 Fütterstörungen

DEFINITION

Fütterstörung: das Füttern oder die Nahrungsaufnahme wird länger als mindestens 1 Monat von den Eltern als problematisch erlebt. Objektive Hinweise sind eine durchschnittliche Fütterzeit von › 45 Min. und/oder Intervalle zwischen den Mahlzeiten ‹ 2 Std.

Die Fütterstörung (→ Abb. 17.5) kann, muss aber nicht, mit einer Gedeihstörung einhergehen. Zur Definition der Gedeihstörung legt man die Gewichtsperzentilen für das entsprechende Alter zugrunde. Zu den Fütterstörungen gehören auch Essverhaltensstörungen (extreme Nahrungsselektion, Ablenkbarkeit, Rumination [Hinaufwürgen von Nahrung]). Leichte bis mittelschwere Fütterprobleme sind mit bis zu **25 %** sehr häufig.

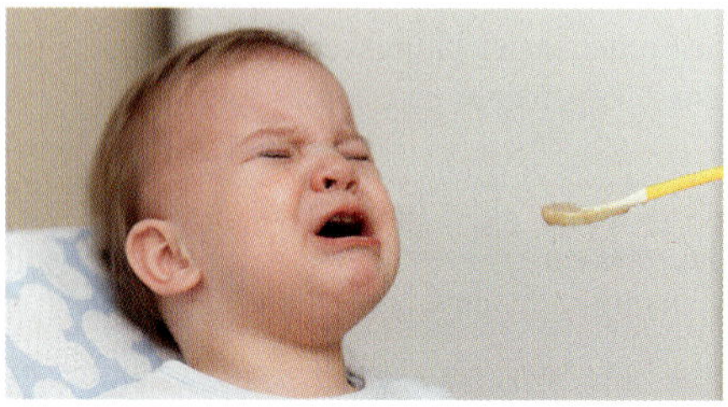

Abb. 17.5 In den ersten beiden Lebensjahren können leichtere bis mittelschwere Fütterprobleme bei 15–25 % aller gesunden Säuglinge vorkommen. [J787]

Krankheitsentstehung

Die Ursachen sind **multifaktoriell** und umfassen:

- Temperamentsvariablen
- Genetische Faktoren
- Elterliches Erziehungsverhalten
- Elterliche Psychopathologie
- Traumatische Erlebnisse.

Symptome

Die Kinder **verweigern die Nahrung** oder zeigen ein extrem **wählerisches Essverhalten** trotz angemessenem Nahrungsangebot, bei Anwesenheit einer kompetenten Bezugsperson und ohne Vorliegen einer organischen Erkrankung. Es kann auch zur Rumination kommen, dem wiederholten Heraufwürgen von Nahrung.

> **Fütter- und Essstörungen**
>
> Fütter- und Essstörungen sind wie folgt zu unterscheiden:
> - **Fütterstörung:** unabhängiges Essen durch das Kind allein ist nicht möglich (dyadische Beziehung zur Kontaktperson; z. B. aufgrund des Alters). Die Füttersituation ist gestört.
> - **Essstörung:** Essen ist unabhängig von den Bezugspersonen möglich, aber gestört.

Diagnostik

Die Diagnosestellung erfolgt erst **nach der Neugeborenenperiode.**

- Ausführliche **Anamneseerhebung:** v. a. Frühgeburtlichkeit, Sondenernährung, Schluckstörungen?
- Fragebögen, Tagebuchaufzeichnungen/elterliche Protokolle
- Körperliche **(internistische und neurologische) Untersuchung:**
  - Obligat sind die Erfassung von Körpergewicht, -länge, Kopfumfang (sowie Verlaufskontrollen) zur Diagnose von Gedeihstörungen anhand der Körperperzentilen
  - Laboruntersuchungen sind bei Kindern ohne Gedeihstörungen nicht zwingend erforderlich
- **Ausschluss organischer Ursachen** (Differenzialdiagnosen):
  - Anatomisch: z. B. Lippen-Kiefer-Gaumen-Spalten, Stenosen im Verdauungstrakt
  - Neurologisch: z. B. infantile Zerebralparese, Hirntumoren
  - Endokrinologisch: z. B. Hypothyreose
  - Gastroenterologisch: Zöliakie, Kuhmilchproteinintoleranz, Nahrungsmittelunverträglichkeiten, Reflux, Gastritis, Pylorushypertrophie
- (Videogestützte) **Interaktionsdiagnostik** zwischen Eltern und Kind: im Spiel, beim Essen
- Diagnostik der **elterlichen Psychopathologie:** bestehen Risikofaktoren, z. B. (postpartale) Depression, mütterliche Essstörung, Angst- oder Persönlichkeitsstörung, posttraumatische Belastungsstörung?

Behandlungsstrategie

Die Therapie ist langwierig, sie erfolgt **ambulant oder stationär.** Wichtig ist die **Beratung** der **Eltern,** auch wenn kein Vollbild der Erkrankung vorliegt:

- Die Mahlzeiten sollten zu festen Essenszeiten eingenommen werden, keine ungeplanten Zwischenmahlzeiten zuführen.
- Die Mahlzeiten sollten maximal 30 Min. dauern.
- Beim Essen sollte eine neutrale Atmosphäre bestehen, es soll nicht unter Zwang, während des Spielens oder mit Ablenkung (z. B. Film anschauen) gegessen werden.
- Essen sollte nie als Belohnung oder Geschenk eingesetzt werden.
- Es sollten bevorzugt kleine Portionen gefüttert werden.
- Es sollte zuerst feste Nahrung gefüttert werden, Flüssigkeiten erst später.
- Es sollte das aktive, selbstständige Essen unterstützt werden.
- Das Essen sollte nach 5–10 Min. weggeräumt werden, falls das Kind ohne zu essen spielt.
- Die Mahlzeit sollte beendet werden, wenn das Kind Essen in Wut umherwirft.
- Der Mund sollte nur nach Beendigung der Mahlzeiten abgewischt werden.

Weitere individuelle Therapieoptionen sind Ernährungsberatung, Logopädie, psychotherapeutische Behandlung der Eltern.

Pflege

Pflegefachpersonen sind eng an der Umsetzung der Diagnostik und den therapeutischen Maßnahmen im ambulanten oder tagesklinischen Setting beteiligt.

Zur Diagnostik wird die **Interaktion** innerhalb der **Füttersituationen** zwischen **Kind und Elternteil** beobachtet und ausgewertet. Aus den Beobachtungen lassen sich Behandlungsmaßnahmen ableiten. Es empfiehlt sich, hierzu die Situationen anhand von Videodokumentation aufzuzeichnen, um anschließend einzelne Szenen genauer untersuchen und auswerten zu können. Außerdem können diese gemeinsam mit den Eltern des Kindes zur Reflexion genutzt werden, wodurch Vorschläge für Handlungsalternativen in konkreten Situationen leichter nachvollziehbar gemacht werden können. Nach Auswertung der Situationen anhand der Beobachtungskriterien ergeben sich häufig Anhaltspunkte, die für die Fütterstörung mitverantwortlich sein können.

In Absprache mit dem ärztlichen oder psychotherapeutischen Fachpersonal werden die Eltern anschließend **geschult** und speziell auf die Bedürfnisse ihres Kindes hin **beraten.** In weiteren Fütterungssituationen können die erlernten Verhaltensweisen mithilfe der Pflegefachpersonen **geübt** werden. Oftmals führt dies bereits zu einer deutlichen Verbesserung bei der Nahrungsaufnahme und damit einhergehend zu einer **entspannten Atmosphäre** in den Fütterungssituationen sowohl für das Kind als auch für die Eltern.

> **SPICKZETTEL**
>
> **Krankheitsentstehung:** gehört zu den Regulationsstörungen, multifaktorielle Genese, d. h. genetische Faktoren, traumatische Erlebnisse, elterliche Psychopathologie
>
> **Symptome:** Nahrungsverweigerung oder wählerisches Essverhalten, Heraufwürgen der Nahrung (Rumination)
>
> **Diagnostik:** Anamnese, körperliche Untersuchung, Ausschluss organischer Ursachen, Diagnostik der elterlichen Psychopathologie
>
> **Behandlungsstrategie:** ambulante oder stationäre Therapie. Beratung der Eltern, Verhaltenstherapie

17.6.2 Exzessives Schreien

> **DEFINITION**
>
> **Exzessives Schreien:** Es gilt die „3er-Regel" im Säuglingsalter, d. h. die Kinder schreien täglich mehr als 3 Stunden, an mindestens 3 Tagen in der Woche und das über wenigstens 3 Wochen (Wessel-Kriterien).

Es handelt sich im Allgemeinen um ein gut gediehenes Kind. Jungen und Mädchen sind ungefähr gleich häufig betroffen. Es gibt keine erkennbaren Auslöser. Die Belastung für Kind und Eltern ist sehr groß.

Krankheitsentstehung

Vorübergehendes Schreien ist in den ersten 3 Lebensmonaten als gutartige, wenn auch für die Eltern sehr belastende Symptomatik zu betrachten. Als **Risikofaktoren** für persistierendes exzessives Schreien **über den 3. Lebensmonat** hinaus gelten:

- In der Schwangerschaft (v. a. im 1. und 2. Trimenon): depressive Symptome, Ängste, Stress und Arbeitsbelastungen, Rauchen
- Nach der Geburt: anhaltende mütterliche Stressbelastung, Rauchen.

Symptome

- **Anfallsartige, unstillbare Schrei- und Unruhepisoden** in den ersten 6 Lebensmonaten, am häufigsten im Alter von 1 Monat
- Häufig **hypertone Muskulatur** (geballte Fäuste, angezogene Beine, harter Bauch) und Gesichtsrötung
- Zeitliches Auftreten oft in den **frühen Abendstunden,** die Symptomatik tritt unabhängig von der Form der Nahrung (Muttermilch oder Formulanahrung) auf
- **Schlafstörungen:** kurze Tagschlafphasen (< 30 Minuten), Einschlafprobleme, verminderte Gesamtschlafzeit.

Es besteht eine unterschiedliche Datenlage hinsichtlich der **Prognose:** Bei persistierendem exzessivem Schreien über den 3. bis 6. Monat hinaus besteht ein mögliches Risiko, dass weitere Verhaltensprobleme (auffälliges Essverhalten, Trotz, negative Emotionen, Bauchschmerzen) auftreten. In der körperlichen und psychischen Entwicklung gibt es keine signifikanten Unterschiede im Vergleich zu Kindern, die nicht unter exzessivem Schreien leiden.

Diagnostik

Säuglinge und Kleinkinder sind auf externe Regulationshilfen ihrer Bezugspersonen angewiesen. Daher schließen Maßnahmen der Diagnostik und Therapie die Interaktion zwischen Eltern und Kind mit ein.

Im ICD-10 ist exzessives Schreien bisher – aufgrund einer unzureichenden Datenlage – nicht als eigenständige Störung aufgenommen, sondern wird unter „unspezifische Symptome im Kleinkindalter" (ICD-10 R68.1) erfasst. Es gibt insgesamt zehn verschiedene Definitionen bzw. Diagnosekriterien. Nach den **Wessel-Kriterien** (s. o.) erfolgt die Diagnose nach Häufigkeit, Dauer und Ausmaß des exzessiven Schreiens. Zur weiteren Diagnostik sollte die **Belastung der Bezugspersonen** sowie möglicher psychischer Störungen seitens der Bezugspersonen erhoben werden. **Somatische Grunderkrankungen** müssen ausgeschlossen werden, z. B. gastroösophagealer Reflux, Nahrungsmittelallergien und -intoleranzen, chronische Infektionen. Das Führen eines **Symptomtagebuchs** kann wichtige Erkenntnisse bringen.

Behandlungsstrategie

Im Vordergrund stehen die **Beratung** der Eltern und die **Entlastung** von Schuldgefühlen. Außerdem soll die Mutter durch das Einbeziehen des Partners und anderer unterstützender Personen entlastet werden. Hilfreiche Maßnahmen für das Kind sind:

- Vermeiden von Überstimulation, z. B. durch Beklopfen, starkes Schaukeln, raschen Wechsel der Beruhigungsmethoden
- Gestaltung der Wachphasen: entspannt, mit altersentsprechenden Anregungen
- Vermeidung von Übermüdung, Strukturierung des Tagesablaufs, regelmäßige Tagschlafphasen
- Einwickeln („pucken" → Abb. 17.6) in der Einschlafphase oder körpernah Tragen im Tuch.

Bei entsprechender Indikation können auch weiterführende Therapieangebote, wie Ergo-/Physiotherapie oder Frühförderung, hilfreich sein. Hält das exzessive Schreien trotz der genannten Maßnahmen an, kann eine Vorstellung in einer speziellen Schreiambulanz oder eine Eltern-Kind-Psychotherapie indiziert sein.

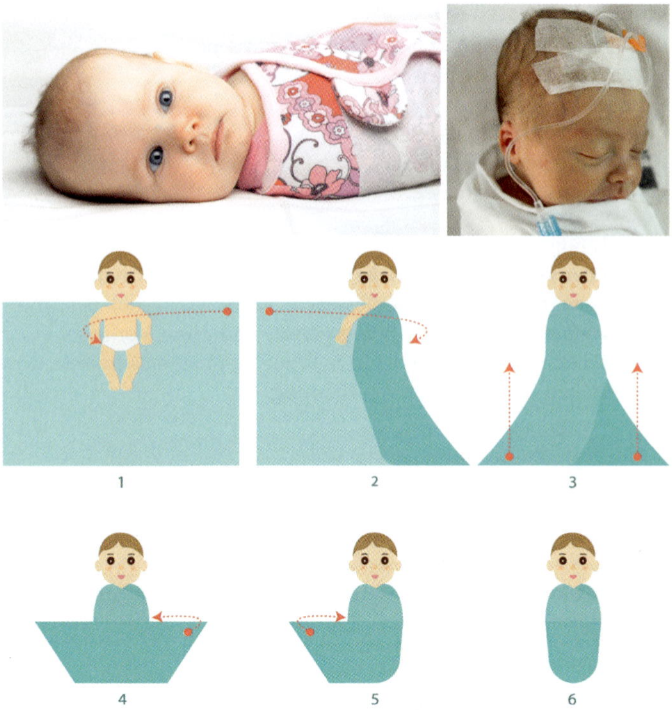

Abb. 17.6 Oft hilft „pucken" bei Babys, die extrem viel schreien, um zur Ruhe zu kommen. Dabei wird das Kind, egal ob zu Hause (oben links) oder im Krankenhaus (oben rechts) eng in ein Tuch oder einen speziellen Pucksack gewickelt. [J787]

Pflege

Ähnlich wie bei der Pflege von Kindern mit Fütterstörungen beginnt die Behandlung von Kindern mit exzessivem Schreien mit der Diagnostik durch das **Beobachten** der Interaktion zwischen Kind und Eltern. Auch hier empfiehlt es sich, die Videoanalyse in bestimmten Situationen zu nutzen, in denen das Schreien besonders signifikant beschrieben wird. Hinzuziehen sollte man ein **Protokoll,** das von den Eltern geführt wird. In diesem soll festgehalten werden, zu welchen Zeiten und in welchen Situationen das Kind schreit. Die Ursachen für das Verhalten des Kindes können auch hier vielfältig sein, sodass eine Beratung der Eltern **je nach Bedarf** angeboten werden sollte.

Vorsicht! Die Pflegefachpersonen achten auf folgende Zeichen:

- Gelassenheit der Eltern (Stress überträgt sich auf das Kind)
- Regelmäßige Tagesstruktur (möglichst gleiche Zubettgehzeiten und Mahlzeiten)
- Über-/Unterforderung des Kindes
- Grenzsetzung der Eltern
- Ängste des Kindes.

Schütteltrauma (Shaken Baby Syndrom) und Misshandlung

s. a. → 2.9 Kindesmisshandlung

Exzessives Schreien erhöht das Risiko dafür, dass **verzweifelte, hilflose Eltern** ihr Kind **gewaltsam schütteln.** Das daraus resultierende Schütteltraumasyndrom (Shaken Baby Syndrome) kann lebensbedrohliche Folgen haben und zählt zu den häufigsten Todesursachen im 1. und 2. Lebensjahr. Durch heftiges Schütteln kommt es zum Abriss der unter der harten Hirnhaut liegenden Blutgefäße.

Verdächtige klinische Symptome sind **Schläfrigkeit, Bewusstlosigkeit, Erbrechen und Krampfanfälle.** Diese Anzeichen können jedoch auch andere Ursachen haben.
Der Verdacht auf ein Shaken Baby Syndrom ist schwerwiegend und sollte deshalb nie voreilig gestellt werden. Er ist jedoch eine wichtige Differenzialdiagnose. Der Verdacht kann sich erhärten, wenn weitere Symptome bestehen, die auf eine Misshandlung durch überforderte Eltern hinweisen. Dazu zählen:

- Blutergüsse an Körperstellen, an denen sich das Kind normalerweise nicht beim Spielen oder Laufen stößt (z. B. Gesäß, unterer Rücken, Rückseite der Extremitäten, Ohren)
- Blutergüsse in Form eines Handabdrucks oder Stocks
- Verbrennungen, die in ihrer Form klar abgegrenzt sind, z. B. durch eine Zigarette
- Verbrühungen mit scharfer Begrenzung, z. B. durch Eintauchen in heiße Flüssigkeiten.

Die Schilderungen der Eltern zum Verletzungshergang sind häufig unschlüssig oder widersprüchlich.
Zur ausführlichen Diagnostik und Therapie sowie zur Vermeidung weiterer Verletzungen ist eine stationäre Aufnahme notwendig. Auch wenn bei äußerlich sichtbaren Verletzungen (z. B. Blutergüsse) eine stationäre Therapie zunächst nicht erforderlich scheint, sollte die Notwendigkeit der Aufnahme zum Schutz des Kindes in angemessener Weise mit den Eltern besprochen werden. Bei einem Verdacht auf eine Misshandlung des Kindes haben Angehörige der Heilberufe das Recht zur Meldung beim Jugendamt (Bundeskinderschutzgesetz § 4). Sofern es der Schutz des Kindes erlaubt, sollte die Situation zuvor mit den Sorgeberechtigten besprochen und den Eltern weitere Unterstützung angeboten werden. Eine Beratung und/oder Unterstützung bieten z. B. die Institutionen der Frühen Hilfen (www.fruehehilfen.de), Einrichtungen des öffentlichen Gesundheitsdienstes, ambulante Kinderkrankenschwestern oder koordinierende Kinderschutzstellen der Jugendämter an. Weitere Ansprechpartner sind die Lokalgruppen des Deutschen Kinderschutzbundes (www.dksb.de) sowie örtliche Kinderschutzgruppen (www.dgkim.de/kinderschutzgruppen).

SPICKZETTEL

Krankheitsentstehung: pränatale Risikofaktoren: depressive Symptome, Ängste, Stress und Arbeitsbelastungen, Rauchen; postpartale Risikofaktoren: anhaltender mütterlicher Stress, Rauchen

Symptome: anfallsartige, unstillbare Schrei- und Unruheepisoden in den ersten 6 Lebensmonaten, v. a. im Alter von 1 Monat, Schlafstörungen

Diagnostik: Wessel-Kriterien – 3er-Regel, Ausschluss somatischer Grunderkrankungen

Behandlungsstrategie: Beratung der Eltern, Vermeiden von Überstimulation

17.7 Reaktive Bindungsstörung

DEFINITION

Reaktive Bindungsstörung: vor dem 5. Lebensjahr auftretende Störung in der Interaktion mit Bezugs- und Betreuungspersonen. Es treten emotionale Auffälligkeiten wie Furchtsamkeit, Mangel an Ansprechbarkeit und sozialer Rückzug auf.

Krankheitsentstehung

Schwerwiegende Milieuschäden, **Misshandlung** und **Vernachlässigung** sowie das **Fehlen einer stabilen und konstanten Bezugsperson** können zur Entwicklung einer reaktiven Bindungsstörung führen.

Symptome

Aggressives Verhalten oder **Wutanfälle** entstehen häufig aus der **Angst** heraus, **verlassen zu werden.** Im Krankheitsverlauf können **Komorbiditäten** wie emotionale und hyperkinetische Störungen, Angststörungen und Intelligenzminderung auftreten.

Folgende Symptome entwickeln sich bereits vor dem 5. Lebensjahr:

- **Störungen der sozialen Funktionen:**
  - Abnormes Beziehungsmuster zu Betreuungspersonen mit einer Mischung aus Annäherung und Vermeidung
  - Eingeschränkte Interaktion mit Gleichaltrigen
  - Beeinträchtigung des sozialen Spielens
  - Gegen sich selbst und andere Personen gerichtete Aggressionen
- **Emotionale Auffälligkeiten:**
  - Furchtsamkeit
  - Übervorsichtigkeit
  - Freudlosigkeit
  - Verlust/Mangel an emotionalen Reaktionen
  - Apathie
  - *„frozen watchfulness“* (bewegungsloses Beobachten der Umwelt).

Diagnostik

- **Anamnese** der Bezugspersonen und außenstehender Personen (Erzieher, Sozialarbeiter, Kinderärzte), erfragt werden v. a.:
  - Allgemeine Entwicklung
  - Betreuungsgeschichte
  - Bindungsverhalten des Kindes gegenüber Bezugspersonen und anderen Kontaktpersonen
- Informationserhebung mittels standardisierter **Fragebögen**
- **Verhaltensbeobachtung** des Bindungsverhaltens (auch videogestützt)
- **Ausschluss organischer Ursachen** oder tiefgreifender Entwicklungsstörungen:
  - (Entwicklungs-)neurologische Untersuchungen
  - Untersuchung von Sprechen und Sprache
  - Ggf. Leistungs-/Intelligenzdiagnostik
- Beurteilung einer möglichen Kindeswohlgefährdung.

Ausschlussdiagnosen

Bevor eine reaktive Bindungsstörung diagnostiziert wird, sind andere Erkrankungen auszuschließen, z. B. autistische Störungen, psychosoziale und körperliche Probleme infolge von Misshandlungen.

Differenzialdiagnose

Die reaktive Bindungsstörung muss klar von **unsicheren Bindungsmustern** unterschieden werden. Unsichere Bindungsmuster sind eine Normvariante (ohne Krankheitswert) der sicheren Bindung und können sich z. B. in einer unsicher-vermeidenden oder unsicher-ambivalenten Bindung äußern.

Behandlungsstrategie

Notwendige Voraussetzung für eine erfolgreiche Behandlung ist das Vorhandensein einer **emotional zuverlässigen und konstanten Bezugsperson.** Im Fokus der Behandlung stehen die Förderung von **elterlichem feinfühligem Verhalten** und somit der Aufbau und die Verbesserung der Eltern-Kind-Interaktion. Dabei werden die Eltern für positive Zeichen des Kindes sensibilisiert. Für negative Verhaltensweisen des Kindes soll ein **Verständnis** entwickelt werden. **Verhaltenstherapeutische Strategien** sind z. B. bei regelverletzendem Verhalten zielführend.

Pflege

Die Pflege von Kindern und Jugendlichen mit reaktiven Bindungsstörungen muss immer individuell auf die jeweiligen Bedürfnisse und Symptome abgestimmt werden. Die Pflegeperson muss eine verlässliche und emotional stabile Bezugsperson sein und die Signale des zu pflegenden Menschen wahrnehmen und interpretieren, um angemessen darauf reagieren zu können.

Eine wichtige und fordernde Aufgabe ist es, den Patienten im stationären Setting in seiner **sozialen Interaktion** und **Sozialkompetenz** zu fördern. Häufig zeigen sich Kinder mit reaktiven Bindungsstörungen aggressiv gegenüber sich selbst oder anderen und benötigen eine enge Anleitung und Korrektur ihres Verhaltens durch die Bezugspflegeperson. Die Haltung der Pflegenden ist stets wertschätzend und es sollte ein förderndes und emotional ansprechendes Milieu bestehen.

In angeleiteten **Eltern-Kind-Interaktionen** werden die Eltern im Umgang mit ihrem Kind geschult, sodass die emotionale und soziale Situation in der Familie verbessert werden kann. In den Interaktionen, welche die Pflegenden begleiten, können Eltern für die Signale ihres Kindes sensibilisiert werden und somit ein **Verständnis** für sein Verhalten entwickeln.

Häufig fühlen sich die Kinder haltlos und zeigen ein geringes Selbstwertgefühl. Mit einer altersentsprechenden **Ressourcenarbeit** kann diese Ebene aufgearbeitet werden. Dies geschieht durch Betonung der Stärken des Kindes und erfolgt bereits bei kleinen Positiverlebnissen niederschwellig.

Die kontinuierliche Arbeit mit Kindern mit einer reaktiven Bindungsstörung kann anstrengend und kräftezehrend sein, gerade wenn diese häufig Impulsdurchbrüche zeigen und eng begleitet werden müssen. Darum sind ein enger Austausch im Team sowie **Supervision** sehr sinnvoll.

Anforderungen an die Pflegenden

- Emotionale Verfügbarkeit
- Feinfühligkeit
- Einsatz persönlicher Ressourcen in der Beziehung zum Kind
- Sicherheit in Beziehungen
- Verlässlichkeit
- Kontinuität in der Beziehung
- Bewusstsein für eigene Grenzen.

SPICKZETTEL

Krankheitsentstehung: schwerwiegende Milieuschäden, z. B. Misshandlung und Vernachlässigung sowie das Fehlen einer stabilen und konstanten Bezugsperson

Symptome: Störungen der sozialen Funktion, z. B. abnormes Beziehungsmuster, eingeschränkte Interaktion mit Gleichaltrigen, Autoaggression; emotionale Auffälligkeiten, z. B. Furchtsamkeit, *„frozen watchfulness"*, Apathie

Diagnostik: Anamnese, Verhaltensbeobachtung, Ausschluss organischer Ursachen

Behandlungsstrategie: Verhaltenstherapie

17.8 Parasomnien

DEFINITION

Parasomnie: Schlafstörung mit Episoden abnormen Erlebens oder Verhaltens im Zusammenhang mit bestimmten Schlafstadien. Zu den Parasomnien zählen u. a. nächtliches Zähneknirschen, Alpträume, Nachtschreck und Schlafwandeln.

Pavor nocturnus („Nachtschreck"): überwiegend bei Kindern auftretende Schlafstörung mit Hochschrecken aus dem Tiefschlaf, panikartigem Schrei, starker vegetativer Erregung und Nichtansprechbarkeit von bis zu 15 Min. Anschließend sind die Kinder meist desorientiert und zeigen eine weitgehende Amnesie für das Schreckereignis oder den Trauminhalt.

Somnambulismus (Schlafwandeln): Form der Schlafstörung mit stereotypen oder komplexen Handlungen. Die Kinder oder Jugendlichen handeln ähnlich wie im Wachzustand und verlassen das Bett, um herumzulaufen. Beim Erwachen besteht keine Erinnerung an die Handlungen (retrograde Amnesie). Müdigkeit, Stress und Angst können die Folgen von Schlafwandeln sein.

Krankheitsentstehung

Parasomnien treten meist im **Kindesalter** auf und werden nach der Pubertät seltener. Bei bis zu 15 % der Kinder werden Schlafwandeln oder Pavor nocturnus beobachtet.

Emotionaler Stress und (Trennungs-)Ängstlichkeit tagsüber sind häufig mit nächtlichen Parasomnien assoziiert. Triggerfaktoren können fiebrige Erkrankungen, Lärm, Schlafmangel und Alkohol sein. Zudem besteht eine **genetische Komponente:** Bei bis zu 60 % der Kinder

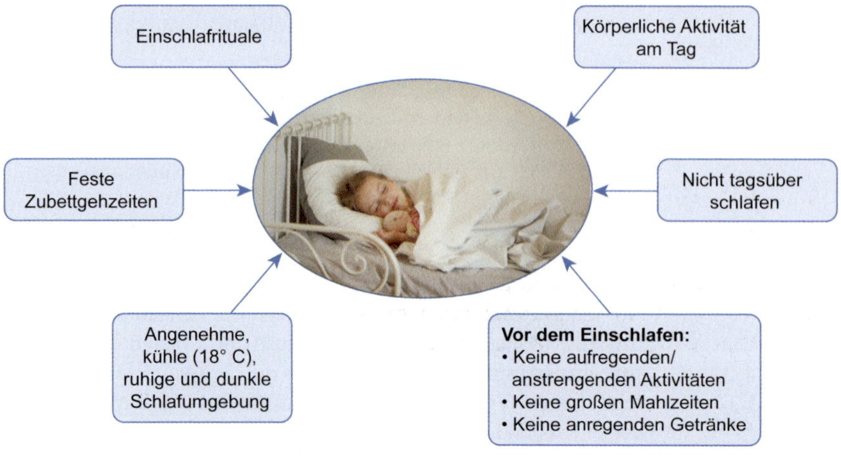

Abb. 17.7 Verschiedene Voraussetzungen für einen guten und gesunden Schlaf, nicht nur im Kindesalter [J787, L143]

Tab. 17.1 Pavor nocturnus und Somnambulismus

Kriterien	Pavor nocturnus	Somnambulismus
Zeitliches Auftreten	• Meist im ersten Drittel des Nachtschlafs	• Meist im ersten Drittel des Nachtschlafs
Symptome	• Plötzliches Erwachen mit Panikschrei • Zeichen vegetativer Erregung (z. B. Schwitzen) und intensiver Angst • Beruhigungsversuche oft erfolglos • Dauer: 1–10 Min.	• Umhergehen während des Tiefschlafs • Starre Mimik • Beträchtliches Verletzungsrisiko
Reaktion auf die Umgebung	• Desorientiertheit • Erschwerte Erweckbarkeit	• Wenig Reaktion auf Außenreize • Erschwerte Erweckbarkeit
Erinnerung	• Amnesie für die Episode • Allenfalls fragmentarische Erinnerungen	• Amnesie für die Episode

sind/waren Geschwister oder Eltern ebenfalls von Schlafwandeln oder Pavor nocturnus betroffen.

Symptome

Bei den Parasomnien werden neben vielen weiteren Formen der Pavor nocturnus und der Somnambulismus unterschieden. In →Tab. 17.1 werden typische Merkmale beider Formen aufgeführt.

Diagnostik

- Zielführend ist eine ausführliche **Anamnese.** Der zu pflegende Mensch und die Bezugspersonen werden hinsichtlich der (Ein-)Schlafgewohnheiten, abendlicher Aktivitäten und Rituale, Häufigkeit und Dauer der Symptome, Gesamtschlafdauer, Verhalten tagsüber, Müdigkeit, Leistungsfähigkeit, Stimmung, Reaktion der Bezugspersonen, Schilderung der nächtlichen Ereignisse befragt.
- **Schlaffragebögen** können weitere objektive Hinweise geben, z. B. der kinderärztliche Schlaffragebogen (PSQ-DE).
- **Neurologische und internistische Grunderkrankungen** sollten ausgeschlossen werden (z. B. Epilepsie, Hirntumor, Hypertonie, Diabetes mellitus).

Behandlungsstrategie

Primär werden Parasomnien ambulant behandelt. Nur in sehr stark ausgeprägten Fällen ist eine stationäre Behandlung erforderlich. Es erfolgt eine allgemeine **Aufklärung** über altersadäquate Schlafbedürfnisse und Charakteristika des normalen Schlafs (Schlafstadien). Zudem sollte über eine angemessene **Schlafhygiene** informiert werden (→Pflege). Insbesondere bei Schlafwandlern sollte die Schlafumgebung zur **Unfallprophylaxe** abgesichert werden (insbesondere Schutz vor Treppen- und Fenstersturz).

Das **geplante Wecken** kann das Auftreten von Parasomnien verhindern. Dazu werden die nächtlichen Attacken zunächst über einen gewissen Zeitraum protokolliert, um anschließend das Kind kurz vor dem zu erwartenden Auftreten zu wecken.

Vorsicht! Parasomnien können als Symptom einer anderen psychiatrischen Grunderkrankung (z. B. posttraumatische Belastungsstörungen) auftreten. In diesem Fall muss vorrangig die Grundstörung behandelt werden.

Pflege

Bei sämtlichen Formen von Schlafstörungen empfiehlt es sich, zunächst über mehrere Wochen ein **Schlafprotokoll** (→Tab. 17.2) zu führen. Dies geschieht stationär durch den pflegenden Nachtdienst oder bei ambulanter Behandlung durch die Eltern oder das Kind/den Jugendlichen selbst. Das Protokoll wird jeweils vor dem Schlafengehen sowie am Morgen nach dem Aufwachen ausgefüllt und dient der weiteren Diagnostik. Das Protokoll sollte mindestens die in →Tab. 17.2 genannten **Kriterien** beinhalten.

Tab. 17.2 Schlafprotokoll

Abendprotokoll	Morgenprotokoll
• Wie ist die aktuelle Stimmung? • Zubettgehzeit? • Gab es am Tag belastende Situationen? • Hat am Tag körperliche Aktivität stattgefunden?	• Wie ausgeschlafen wirkt das Kind (Skala 1–6)? • Wie ist die Stimmung am Morgen? • Wie lange hat es bis zum Einschlafen gedauert? • Wie oft war das Kind nachts (mit Schreiattacken) wach? • Wie lange wurde insgesamt geschlafen? • Wann ist das Kind endgültig aufgestanden?

Anhand eines Schlafprotokolls lässt sich ableiten, wie viel Schlaf das Kind tatsächlich benötigt und wie sich **Faktoren** wie Stress oder körperliche Aktivität auf den Schlaf auswirken. Somit lassen sich im Folgenden bereits der Tag und der Abend so gestalten, dass der Schlaf eine höhere Qualität erreicht. Um möglichst gute Voraussetzungen für einen erholsamen und qualitativ guten Schlaf zu schaffen, sollte eine feste **Schlafhygiene** eingeführt werden. Diese kann je nach Alter des Kindes/Jugendlichen unterschiedlich aussehen:

- Auf ausreichende körperliche Aktivität am Tag achten
- Nicht tagsüber schlafen (je nach Alter)
- Keine aufregenden oder anstrengenden Aktivitäten vor dem Einschlafen ausführen (z. B. Fernsehen, Videospiele, Handy)
- Keine größeren Mahlzeiten unmittelbar vor dem Zubettgehen zu sich nehmen; letzte Mahlzeit ca. 2 Std. vor dem Zubettgehen
- Keine anregenden Getränke (z. B. Cola, Kaffee, Eistee) am späten Nachmittag zuführen
- Für eine angenehme, bequeme und wohltemperierte Schlafumgebung sorgen
- Feste Zubettgehzeiten einhalten
- Tägliche Einschlafrituale (z. B. Vorlesen, Hörbücher, „Gute Nacht" sagen).

Nachtschreck (Pavor nocturnus)

Nächtliche, panische Schreiattacken (Pavor nocturnus, Nachtschreck) können für die Angehörigen sehr belastend sein, da sie sich in der Situation hilflos fühlen. Häufig erkennen die Kinder in der Situation ihre Eltern nicht und befinden sich in einem schwer erweckbaren, erregten, schlafähnlichen Zustand. Die Kinder sollten in dieser Phase begleitet werden, während man sie ruhig versucht zu erwecken.

Schlafwandeln (Somnambulismus)
Beim Schlafwandeln befinden sich die Betroffenen im Tiefschlaf und sind auch durch äußere Reize schwer erweckbar. Die Handlungen erfolgen unterbewusst, weshalb ein Verletzungsrisiko besteht. Gefahrenstellen, an denen sich Betroffene verletzen könnten, sollten im Vorfeld beseitigt oder gesichert werden (z. B. Treppen, Fenster). Schlafwandelnde sollten an die Hand genommen und wieder ins Bett geführt werden.

SPICKZETTEL

Krankheitsentstehung: emotionaler Stress und (Trennungs-) Ängstlichkeit, Triggerfaktoren (z. B. fiebrige Erkrankungen, Alkohol, Schlafmangel), genetische Komponente

Symptome:
- Pavor nocturnus: plötzliches Erwachen mit Panikschrei, Zeichen vegetativer Erregung und intensiver Angst, Beruhigungsversuche oft ergebnislos
- Somnambulismus: Umhergehen während des Tiefschlafs, starre Mimik, beträchtliches Verletzungsrisiko

Diagnostik: Ausschluss neurologischer oder internistischer Grunderkrankungen, Anamnese, Schlaffragebögen

Behandlungsstrategie: ambulante Therapie, Aufklärung über Schlafhygiene

17.9 Mutismus

DEFINITION

Mutismus: Stummheit, Nicht-Sprechen. Das Sprachvermögen und die Sprechorgane sind intakt.

Krankheitsentstehung

Der selektive Mutismus tritt meist in der **frühen Kindheit** auf. Jungen und Mädchen sind ungefähr gleich häufig betroffen. Meist besteht parallel eine weitere emotionale Störung, z. B. eine **sozial ängstliche Persönlichkeitsstruktur** oder es können oppositionelle Verhaltensweisen (Trotz, Impulsivität, Aggressivität) beobachtet werden. **Belastende Lebensereignisse** oder ein abrupter Wechsel des sozialen Umfelds, z. B. ein Umzug, der Eintritt in den Kindergarten oder in die Schule, können Auslöser für die Stummheit sein (→ Abb. 17.8).

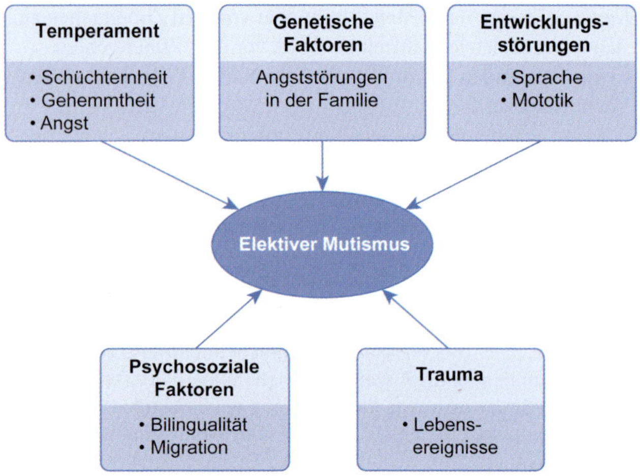

Abb. 17.8 Ein mehrdimensionales Modell der Krankheitsentstehung des selektiven Mutismus [L143, P559]

Symptome

Sprachkompetenz und **Sprachverständnis sind altersentsprechend** vorhanden. In vertrauten Situationen ist das Sprechen (nahezu) uneingeschränkt möglich. In anderen, für das Kind befremdlich wirkenden Kontexten, besteht eine (selektive) Stummheit, welche dauerhaft und für **länger als 4 Wochen** vorliegt.

- Ein **selektiver Mutismus** kann z. B. in der Anfangszeit im Kindergarten auftreten: Das Kind spricht nicht mit anderen Kindern oder nicht mit den Erziehungsfachkräften. Es wirkt zurückgezogen, ängstlich und meidet Blickkontakt. Gegenstände werden nicht benannt, sondern es wird mit dem Finger darauf hingedeutet. Im Gegensatz dazu unterhält sich das Kind zu Hause mit den Eltern wie gewohnt.
- Der selektive Mutismus ist vom **passageren Mutismus** abzugrenzen. Dieser besteht nur vorrübergehend und **nicht länger als 4 Wochen.** Ursachen sind z. B. Trennungsangst oder ein traumatisches Erlebnis.

Diagnostik

- **Ausführliche Anamnese:**
  - Eltern: Verlauf der bisherigen kindlichen Entwicklung? Liegt eine ähnliche Symptomatik bei anderen Familienmitgliedern vor?
  - Kind: die Anamnese kann zeichnerisch erfolgen
- Körperliche, entwicklungsneurologische Untersuchung
- **Pädaudiologische Untersuchung** (zum Ausschluss einer Hörminderung)
- Ggf. EEG bei situationsunabhängigem Sprachverlust
- Video- und Tonaufnahmen durch die Eltern
- Sprachungebundene psychologische Testverfahren zur Diagnostik von Über- oder Unterforderung.

Behandlungsstrategie

Eine stationäre Behandlung ist erforderlich, wenn wichtige Entwicklungsziele gefährdet sind. Sonst ist eine Behandlung meist im ambulanten Rahmen möglich.

Zu Beginn der Therapie steht der **Beziehungsaufbau** im Vordergrund. Die Kommunikation geschieht dabei über verschiedenste, nicht sprachliche Wege, z. B. zeichnerisch, schriftlich, gestikulierend. Im Verlauf sollte nonverbalen Äußerungen des Kindes, z. B. auf Gegenstände zeigen, immer weniger Aufmerksamkeit geschenkt werden. Verbale Äußerungen werden als erwünschtes Verhalten belohnend verstärkt.

Wichtige Bezugspersonen, mit denen die Kinder sprechen, sind eng in die therapeutische Arbeit einzubeziehen.

Pflege

Wenn es therapeutisch sinnvoll ist und es das Kind zulässt, kann Mutismus stationär behandelt werden. Es muss jedoch zuvor und auch im Verlauf darauf geachtet werden, dass die Symptomatik durch eine **Trennung** von den **Bezugspersonen** nicht verstärkt wird.

Zu Beginn einer Behandlung sollten – wenn nötig – Wege gefunden werden, mit dem Kind zu **kommunizieren.** Damit sich die Ängstlichkeit vor der neuen Situation einer stationären Behandlung abbauen kann, empfiehlt sich eine enge **Bezugspflege** durch eine möglichst geringe Anzahl Bezugspflegender mit einer **hohen Kontinuität.**

Im Stationsalltag werden verbale Äußerungen des Kindes **positiv verstärkt,** um diese zu fördern. Das zu pflegende Kind wird immer wieder aktiv und positiv besetzt in Gruppensituationen mit anderen Kindern und Jugendlichen eingebunden und unterstützt. Dazu bieten sich **gemeinsame Spiele** oder andere **Gruppenaktivitäten** an. Dabei gilt es, das Kind nicht zu **überfordern,** weshalb sich gerade zu Beginn der Behandlung Interaktionen anbieten, in denen nicht die Sprache im Vordergrund steht. Spiele, bei denen nicht gesprochen werden muss, sind z. B. Mensch ärgere Dich nicht, Scharade, Kartenspiele oder sportliche Aktivitäten wie Fußball oder Basketball.

Im engen Austausch mit dem ärztlichen oder psychotherapeutischen Fachpersonal sollten Situationen, die beim zu pflegenden Kind Angst erzeugen, erkannt und bestimmt werden, damit sich das Kind diesen in Begleitung der Bezugspflegenden schrittweise annähern kann. Auf diese Weise können die **Ängste ausgeschlichen** und eine Abwehrreaktion durch „nicht-mehr-sprechen" langsam abgelegt werden.

So wird z. B. bei massiver Schulangst, nachdem ein Vertrauensverhältnis zu der Bezugspflege aufgebaut ist, der zu pflegende Mensch mit anfänglich geringer Stundenanzahl in die Schule begleitet. Im Verlauf kann die Stundenzahl gesteigert und die Begleitung langsam ausgeschlichen werden. Durch positive Verstärkung kann so die Erfahrung gemacht werden, dass Schule keine Bedrohung ist und der Mutismus kann Schritt für Schritt abgelegt werden.

Vorsicht! Häufig weisen mutistische Kinder empfindsame, zurückgezogene Persönlichkeiten auf und sind übermäßig stark an die Mutter gebunden. Eine stationäre Behandlung würde die Symptomatik bei sehr starkem Heimweh verstärken, weshalb eine ambulante Therapie in diesen Fällen ratsamer ist.

SPICKZETTEL

Krankheitsentstehung: meist besteht eine weitere emotionale Störung; belastende Lebensereignisse wirken als Auslöser

Symptome: Schweigen gegenüber bestimmten Personen oder in bestimmten Situationen; altersentsprechende Kommunikation in vertrauter Umgebung möglich

Diagnostik: körperliche, entwicklungsneurologische Untersuchung, pädaudiologische Untersuchung, ggf. psychologische Testung

Behandlungsstrategie: ambulante Behandlung; Beziehungsaufbau

17.10 Aufmerksamkeitsdefizit-Hyperaktivitätsstörung

DEFINITION

Aufmerksamkeitsdefizit-Hyperaktivitätsstörung (ADHS): psychische Störung mit den Leitsymptomen *Unaufmerksamkeit, Hyperaktivität* und *Impulsivität.* Sie tritt im Kindes-, Jugend- und Erwachsenenalter auf. Die Behandlung ist multimodal und umfasst Psychotherapie sowie bei Bedarf begleitend Psychopharmaka.

Die ADHS ist mit ca. 5 % eine der **häufigsten psychischen Störungen im Kindes- und Jugendalter.** Sie wird bei Jungen häufiger diagnostiziert, da diese v. a. externalisierende Symptome zeigen. Die Angaben zur Geschlechterverteilung schwanken von 2 : 1 bis 8 : 1 (Jungen : Mädchen).

Krankheitsentstehung

Die genaue Krankheitsursache ist bislang noch nicht eindeutig geklärt. Man geht von **einer genetischen Veranlagung** aus, die zu einer Störung im Zusammenspiel verschiedener Neurotransmitter führt. Zudem sind **Risikofaktoren** bekannt, welche die Krankheitsentstehung begünstigen können:

- **Im Rahmen der Schwangerschaft und Geburt:**
  - Alkohol- und Substanzabusus der Mutter
  - Frühgeburtlichkeit
  - Hirnschädigung, perinatale Hypoxie (Sauerstoffmangel)
- **Umwelteinflüsse und psychosoziale Faktoren:**
  - Gewalt in der Familie, vernachlässigender Erziehungsstil
  - Unvollständige Familien (z. B. Trennung der Eltern)
  - Psychische Erkrankung der Eltern
  - Geringer sozioökonomischer Status.

Symptome

Zu den **Leitsymptomen** (→ Tab. 17.3) zählen Hyperaktivität, eine Aufmerksamkeitsstörung und eine übermäßig gesteigerte Impulsivität (→ Abb. 17.9).

Die Symptome können unterschiedlich stark ausgeprägt sein, weshalb eine Klassifikation in **Untergruppen** erfolgt (nach DSM-5):

- Vorherrschend *unaufmerksamer Subtypus:* die Aufmerksamkeitsstörung ist das dominierende Kriterium, nur drei bis fünf hyperaktive/impulsive Symptome bestehen
- Vorherrschend *hyperaktiv-impulsiver Subtypus:* motorische Unruhe und mangelnde Verhaltenskontrolle stehen im Vordergrund
- *Gemischter Subtypus:* es liegen sowohl Unaufmerksamkeit als auch Hyperaktivität/Impulsivität vor

Komorbiditäten, die mit einer ADHS einhergehen können, sind:

- Depression
- Dissoziales Verhalten, v. a. in jungem Alter besteht eine Komorbidität von 60 %
- Alkohol- und Substanzabusus bei Jugendlichen.

Tab. 17.3 Alterstypische Symptome des ADHS

Jüngere Kinder	Ältere Kinder/Jugendliche
Rastlose motorische Aktivität	Motorische Unruhe in mäßiger Ausprägung
Geringe Ausdauer, v. a. bei von außen auferlegten Tätigkeiten (z. B. Hausaufgaben, → Abb. 17.1)	Probleme bei der Planung und Beendigung von Aufgaben
Ablenkbarkeit, Unaufmerksamkeit	Vergesslichkeit, Unaufmerksamkeit
Geringe Fähigkeit zum Bedürfnisaufschub (z. B. Herausplatzen mit einer Antwort)	Impulsives Verhalten (nicht abwarten können, Mittelpunktstreben)
Starke Stimmungsschwankungen in kurzer Zeit	Emotionale Labilität, zunehmend oppositionell-aggressives Verhalten

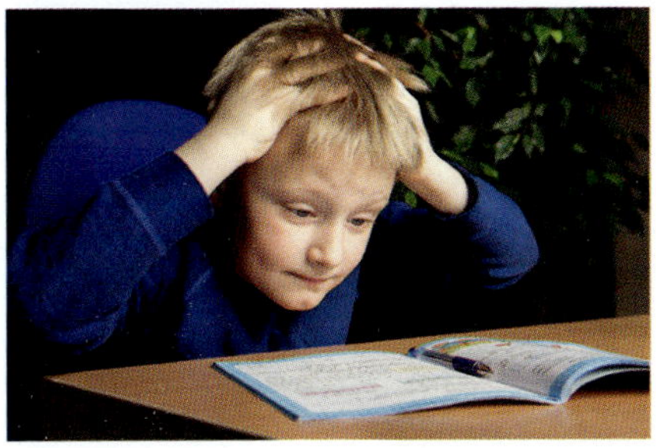

Abb. 17.9 Jüngere Kinder mit ADHS haben oft eine geringe Ausdauer, v. a. bei von außen auferlegten Tätigkeiten, z. B. Hausaufgaben [J787]

Diagnostik

Unverzichtbar ist die ausführliche **Anamnese** zur **Entwicklung** (einschließlich Schwangerschaft und Geburt) des Kindes sowie die **Familien- und Sozialanamnese** (z. B. Erziehungsstil, aktuelle oder vergangene familiäre Konflikte).

Für die Diagnostik sind v. a. folgende Kriterien (nach ICD-10) entscheidend:

- Beginn **vor** dem Alter von **6 Jahren**
- Vorliegen in **mindestens zwei Lebensbereichen** (z. B. Familie und Schule)
- Anhaltend über **mehr als 6 Monate.**

Vorsicht! Nach ICD-10 kann die Diagnose einer ADHS nicht gestellt werden, wenn eine ausgeprägte Intelligenzminderung, eine tiefgreifende Entwicklungsstörung (einschließlich Autismus), eine manische oder eine depressive Episode oder eine Angststörung vorliegen.

Für die Beurteilung des zeitlichen Verlaufs sind die Befunde aus den Vorsorgeuntersuchungen (**gelbes Untersuchungsheft**) sowie die **Grundschulzeugnisse** hilfreich.

Testverfahren mittels **Fragebögen** werden sowohl an die Eltern als auch an Lehrer/Erzieher und die Kinder und Jugendlichen selbst ausgehändigt. Eine Leistungsdiagnostik mittels **Intelligenztestung** dient bei Schulkindern zum Ausschluss von Über- oder Unterforderung. Bei Vorschulkindern erfolgt eine ausführliche **Entwicklungsdiagnostik.**

Die **körperliche Diagnostik** umfasst je nach Verdacht Hör- und Sehtests, EEG- und EKG-Untersuchungen sowie ggf. Laborkontrollen (Blutbild, Elektrolyte, Leberwerte, Schilddrüsen- und Nierenfunktionswerte). Vor Beginn und im Verlauf einer medikamentösen Therapie müssen auch laborchemische Kontrollen sowie Blutdruck-/Puls- und Gewichtskontrollen sowie die Überprüfung des Wachstums durchgeführt werden.

Behandlungsstrategie

Die Behandlung erfolgt meist **ambulant.** In schweren Fällen oder z. B. bei mangelnden familiären Ressourcen ist auch eine (teil-)stationäre Behandlung möglich. Zur Anwendung kommt ein **multimodales Therapiekonzept** (→ Abb. 17.10) unter Einbezug des sozialen Umfelds und bei Bedarf mit unterstützender Medikation. Therapeutische Aspekte sind:

- **Psychoedukation:** Aufklärung der Kinder und Jugendlichen, der Eltern, Erziehungs- und Lehrpersonen
- **Psychotherapie** (kognitive Verhaltenstherapie): z. B. bewusste Wahrnehmungsübungen, Konzentrationsübungen, Verstärkerpläne, soziales Kompetenztraining zur Verbesserung der **Selbststeuerungsfertigkeiten**
- Elterntraining
- **Interventionen** im Kindergarten oder in der Schule
- Begleitende **Pharmakotherapie** (wenn nichtmedikamentöse Maßnahmen erfolglos sind und eine starke Beeinträchtigung des zu pflegenden Menschen und seines Umfelds besteht): Stimulanzien (Methylphenidat, Amphetamin und Lisdexamfetamin), Atomoxetin und Guanfacin.

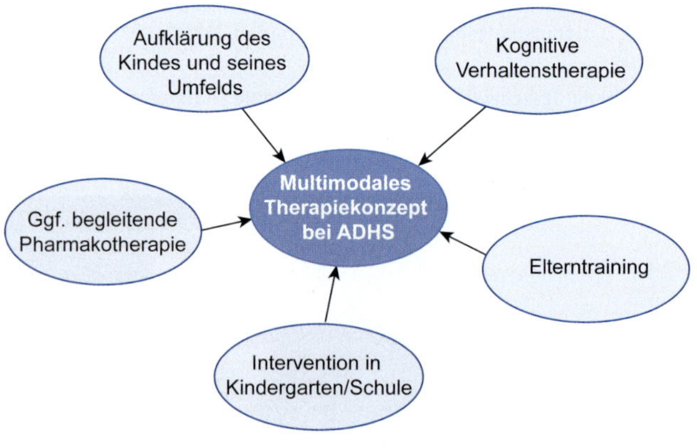

Abb. 17.10 Übersicht über das multimodale Therapiekonzept der ADHS [L143]

Multimodale Therapie

Zahlreiche Studien belegen, dass eine Kombination von Pharmako- und Psychotherapie die besten Behandlungsergebnisse bringt. Obwohl 70–90 % der zu pflegenden Menschen kurzfristig von einer ausschließlichen medikamentösen Therapie profitieren, sprechen bis zu 30 % der Kinder mit ADHS gar nicht auf eine Medikation mit Stimulanzien an. Zudem werden die Symptome nur kurzfristig verbessert. Wird das Medikament abgesetzt, treten die Krankheitssymptome wieder hervor. Eine langfristige Verbesserung, z. B. in der Eltern-Kind-Beziehung, wird nicht erreicht. Anhaltende positive Effekte können v. a. durch eine Psychotherapie erzielt werden. Diese ist jedoch zeit- und kostenaufwändig und nicht alle Kinder profitieren von einer alleinigen Psychotherapie.
Eine Kombination aus Pharmako- und Psychotherapie bewirkt umfassendere und länger andauernde positive Effekte. Zudem kann durch eine multimodale Therapie eine Reduktion der Medikamentendosis und der Psychotherapiestunden erreicht werden.

Pflege

Kinder und Jugendliche mit ADHS erfordern von den Pflegefachpersonen häufig ein hohes Maß an Fingerspitzengefühl und Ausdauer. Vor allem die motorische Unruhe und der hohe Bewegungsdrang verlangen **Geduld** und **Ideenreichtum** von den betreuenden Personen.

Aufgrund der Konzentrationsstörungen und der Impulsivität sind bereits während des Krankheitsbeginns sowie im Verlauf **klare** und **verständliche Absprachen** ein zentrales Hilfsmittel, damit sich die Kinder und Jugendlichen orientieren können. Dazu gehören u. a. **feste Strukturen,** die in Form von gemeinsam erarbeiteten Wochenplänen transparent gemacht werden können. Dies schließt eine Verlässlichkeit im Hinblick auf Termine und eine Kontinuität der Bezugspflegepersonen mit ein. Zur festen Tagesstruktur sollten ebenfalls geplante Ruhezeiten gehören. Diese können durch Ruherituale wie Vorlesen, Traumreisen oder Hörspiele begleitet werden.

Die **Haltung** im Umgang mit Kindern und Jugendlichen mit ADHS besteht v. a. darin, **erwünschtes Verhalten** (welches oft im Schatten der unerwünschten Verhaltensweisen steht) durch Lob und Belohnungen zu verstärken und bei **unerwünschten Verhaltensweisen** konsequent und transparent, mit einer einfachen Sprache zu reagieren. Konsequenzen sollten immer im direkten Zusammenhang mit dem unerwünschten Verhalten stehen und so **zeitnah wie möglich** erfolgen, damit sich bei dem Kind oder Jugendlichen ein Lerneffekt entwickeln kann.

- **Erwünschtes Verhalten:**
  - Einhaltung von Regeln
  - Ruhiges Verhalten, wenn die Situation dies erfordert
  - Angemessenheit im Kontakt
  - Pünktlichkeit und Zuverlässigkeit
  - Anwendung von Alternativen zu Impulsivität (z. B. bei Provokation durch Gleichaltrige)
  - Befriedigung des Bewegungsdrangs durch Sport

- **Unerwünschtes Verhalten:**
  - Impulsdurchbrüche (aggressives oder selbstschädigendes Verhalten)
  - Lügen
  - Grenzüberschreitungen
  - Anderen Personen ins Wort fallen
  - Substanzmissbrauch (v. a. bei Jugendlichen).

Verstärkerplan
Ein praktisches Instrument, um erwünschtes Verhalten zu steigern und zu festigen, ist der Verstärkerplan. Im Besonderen bei Kindern mit ADHS kann dieser eine gute, spielerische Orientierung bieten. Gemeinsam mit dem Kind werden zunächst niederschwellige Anforderungen ausgehandelt, deren Umsetzung mit Punkten (Sticker, Stempel, Murmeln o. ä.) belohnt werden. Wird an einem Tag eine festgelegte Anzahl an Punkten gesammelt, können diese gegen eine Belohnung eingetauscht werden. Die Belohnungen können beispielsweise kleine materielle Dinge oder exklusive Spielzeiten sein.

Um dem Bewegungsdrang gerecht werden zu können, empfiehlt es sich, verschiedene **Bewegungsmöglichkeiten** wie einen Sport-/Kraftraum, Trampolin oder Boxsack anbieten zu können.

Vorsicht! Kinder und Jugendliche mit einer ADHS erfordern v. a. im stationären Bereich häufig eine enge Begleitung durch die Pflegefachpersonen. Dies kann gerade bei kontinuierlicher Betreuung in der Bezugspflege im Verlauf zur Überforderung und Erschöpfung führen. Es ist daher ratsam, sich regelmäßig im Team der Pflegenden auszutauschen und offen damit umzugehen, wenn sich das Gefühl der Überforderung einstellt. Somit kann ein Abwechseln der Bezugspflegenden ermöglicht werden und es wird für Entlastung gesorgt.

SPICKZETTEL

Krankheitsentstehung: genetische Veranlagung, Risikofaktoren in der Schwangerschaft und Geburt, z. B. Alkohol- und Substanzabusus der Mutter, Hirnschädigung, Frühgeburtlichkeit. Weitere Risikofaktoren sind Umwelteinflüsse und psychosoziale Faktoren, z. B. Gewalt in der Familie, vernachlässigender Erziehungsstil, psychische Erkrankung der Eltern.

Symptome: Hyperaktivität, Aufmerksamkeitsstörung und gesteigerte Impulsivität; z. B. rastlose motorische Aktivität, geringe Ausdauer, Ablenkbarkeit, starke Stimmungsschwankungen. Unterschieden werden vorherrschend unaufmerksamer Subtypus, vorherrschend hyperaktiv-impulsiver Subtypus und gemischter Subtypus, bei dem Unaufmerksamkeit und Hyperaktivität/Impulsivität vorliegen.

Diagnostik: Anamnese, Sozialanamnese

Behandlungsstrategie: multimodales Therapiekonzept mit Psychoedukation, Psychotherapie, Pharmakotherapie

17.11 Tic-Störungen

DEFINITION

Tic: unwillkürliche schnelle und wiederholte, nicht rhythmische, stereotype Bewegung oder Vokalisation. Es gibt verschiedene Erscheinungsformen von Bewegunsmustern oder Laut-/Sprachäußerungen. Verstärkung durch emotionale Erregung (Ärger, Freude), Abschwächung durch Konzentration, Entspannung oder Schlaf.

Jungen sind 3- bis 4-mal häufiger betroffen als Mädchen. Einfache motorische Tics treten oft bereits im Kindergartenalter auf, selten schon im Säuglings- oder Kleinkindalter. Die Symptome sind um das **12.–14. Lebensjahr** am stärksten ausgeprägt, sind aber **im Jugendalter** bei fast der Hälfte der Betroffenen vollständig **rückläufig.**

Vorsicht! Die vorübergehende Tic-Störung hält im Gegensatz zur chronischen Form nur Wochen bis wenige Monate (maximal 12 Monate) an.

Krankheitsentstehung

Ursächlich ist eine **Fehlregulation von Botenstoffen (lat. Neurotransmitter)** im Gehirn. Eine genetische Komponente spielt dabei eine große Rolle. Oft bemerkt der Untersuchende, dass auch die Eltern einen Tic haben (z. B. Zwinker-Tic), ohne diesen als solchen wahrzunehmen.

Risikofaktoren für die Entwicklung einer Tic-Störung können psychosozialer Stress sowie der Genuss von Alkohol und Nikotin in der Schwangerschaft sein.

Symptome

Die Störung beginnt meist mit einfachen motorischen Tics. Phonetische Tics treten oft erst Jahre später hinzu.

- **Motorische Tics:** plötzliche, rasch einschießende Bewegungen, an denen oft mehrere Muskelgruppen beteiligt sind. Sie wirken unrhythmisch und wiederholen sich in Serien.
  - **Einfache motorische Tics:** z. B. Augenblinzeln/-zwinkern/-rollen, Mund öffnen, Stirnrunzeln, Kopfnicken/-schütteln (→ Abb. 17.11)
  - **Komplexe motorische Tics:** z. B. Hüpfen, Treten, Springen, Klopfen, Kratzen, Beißen, Schlagen

Vorsicht!
- Komplexe motorische Tics sind z. T. schwer von Zwangshandlungen zu unterscheiden; es können auch fließende Übergänge bestehen.
- Das Tourette-Syndrom ist die schwerste Form der Tic-Störung, bei dem chronisch verlaufende motorische und phonetische (vokale) Tics auftreten.

- **Phonetische Tics** gehen mit Geräuschen einher:
  - **Einfache phonetische Tics:** z. B. Räuspern, Hüsteln, Schnäuzen, Spucken, Grunzen, Bellen
  - **Komplexe phonetische Tics:** Wiederholen der eigenen Wörter des Gegenübers (*lat. Palilalie/Echolalie*), Verwendung obszöner Wörter (*lat. Koprolalie*).

Manche Betroffene können ihre Tics eine bestimmte Zeit lang unterdrücken, z. B. in der Schule und/oder während Aufgaben, bei denen sie sich stark konzentrieren müssen. Sobald die Kinder zu Hause sind, treten die Tics massiv auf. In den Ferien oder bei Entspannung können die

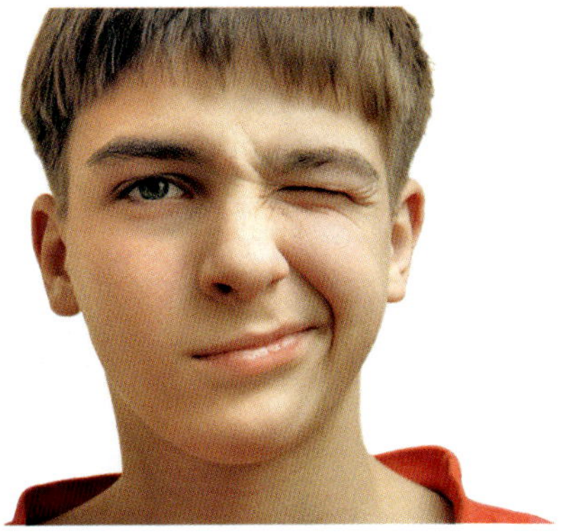

Abb. 17.11 Eine einfache Tic-Störung ist unrhythmisches und plötzliches Blinzeln [J787]

Tics in ihrer Intensität mitunter deutlich nachlassen. Dabei bestehen jedoch große interindividuelle Unterschiede. Bei einigen Betroffenen können sich die Tics während Entspannungsphasen auch verstärken.

Tic-Störungen gehen fast immer mit weiteren **Komorbiditäten** einher. Dazu zählen eine gesteigerte Impulsivität bis hin zu ADHS, Zwangsstörungen, emotionale Labilität. Bei Kindern lassen sich zudem autoaggressive Tendenzen (z. B. sich ins Gesicht schlagen) beobachten, bei Jugendlichen tritt z. T. selbstverletzendes Verhalten auf (z. B. Ritzen).

Diagnostik

- Ausführliche **Anamnese** mit den Eltern, einschließlich Schwangerschafts-, Geburtsanamnese, frühkindliche Entwicklung, zurückliegende Infektionskrankheiten, Familienanamnese; Befragung zu Beginn, Entwicklung und Verlauf der Tics
- **Klinische Beobachtung:** treten die Tics überwiegend zu Hause auf, sollten dem Untersucher Videoaufnahmen mitgebracht werden
- **Symptom-Checklisten:** zur (situationsabhängigen) Schweregraderfassung und zur Verlaufskontrolle (→ Abb. 17.12).

Behandlungsstrategie

Oftmals sind bereits die **Diagnosestellung** und ausführliche **Psychoedukation** sehr entlastend für die Betroffenen und deren Eltern, da endlich eine Erklärung für die ungewöhnlichen Verhaltensweisen gegeben werden kann.

- **Eine Nicht-Behandlung** der Tics wirkt sich nicht negativ auf den Krankheitsverlauf aus, **kann** aber **negative psychosoziale Folgen haben.**
- Bei starker Ausprägung der Tics und deutlicher subjektiver Beeinträchtigung kann eine **medikamentöse Therapie** mit atypischen Antipsychotika (Off-Label-Verordnung) erfolgen.

Da häufig Komorbiditäten (z. B. ADHS, Asperger-Autismus) vorliegen, ist zunächst deren Behandlung vorrangig.

Betroffenen Kindern muss in der Schule ggf. ein **Nachteilsausgleich** gewährt werden.

Pflege

In der Arbeit mit Kindern und Jugendlichen mit Tic-Störungen ist es v. a. die Aufgabe der Pflegefachpersonen, gemeinsam mit den Betroffenen **Strategien im Umgang mit den Tics** zu erarbeiten und ggf. die Symptome zu mindern. Dazu gehört das Anleiten eines Wahrnehmungstrainings, bei dem die Betroffenen im Alltag alle Situationen und Symptome genau protokollieren. So können ggf. Situationen gemieden werden, welche die Tics verstärken und es kann frühzeitig eingegriffen werden.

Yale-Tourette-Syndrom-Symptomliste **YTSSL**

Name: ______________________ ID-Nr. __________

Geburtsdatum: __________ Datum: __________ männlich ☐ weiblich ☐

Ausgefüllt von: Mutter / Vater / Fachperson: ______________________

Beurteilen Sie bitte jedes Symptom, indem Sie die angemessene Zahl für jeden Tag in das zugehörige Kästchen eintragen!

0 = überhaupt nicht oder symptomfrei
1 = ein wenig
2 = oft
3 = sehr oft
4 = extrem oft
5 = fast immer

Beurteiler: ________ 1. Kind
________ 2. Mutter
________ 3. Vater
________ 4. andere

Einfache motorische Symptome

Datum	Mo	Di	Mi	Do	Fr	Sa	So
Augenzwinkern							
Andere Gesichtstics							
Kopfwerfen							
Schulterwerfen							
Armbewegungen							
Finger- und Handbewegungen							
Bewegungen der Bauchmuskulatur							
Schliessende Beinbewegungen							
Gespannte Körperteile							
Andere							
Andere							

Summe einfacher motorischer Symptome ____

Komplexe motorische Symptome

Berühren von Körperteilen							
Berühren anderer Menschen							
Berühren von Objekten							
Kann Handlungen nicht beginnen							
Verletzt sich selber							
Klopfen mit Finger oder Hand							
Hüpfen							
An Gegenständen nesteln (Kleidung usw.)							
Kopropraxie (obszöne Gesten)							
Andere							
Andere							

Summe komplexer motorischer Symptome ____

Einfache Phonationssymptome

Datum	Mo	Di	Mi	Do	Fr	Sa	So
Geräusche							
Grunzen							
Räuspern							
Husten							
Andere							
Andere							

Summe einfacher Phonationssymptome ____

Komplexe Phonationssymptome

Worte							
Wiederholt eigene Worte/Sätze							
Wiederholt fremde Worte/Sätze							
Koprolalie (obszöne Worte)							
Beleidigt (Mangel an Hemmung)							
Andere							
Andere							

Summe komplexer Phonationssymptome ____

Verhalten

Streitsüchtig							
Geringe Frustrationstoleranz							
Wutausbrüche							
Provozierend							
Andere							
Andere							

Summe an Verhaltenssymptomen ____

Abb. 17.12 Eine Möglichkeit, um den Schweregrad des Tourette-Syndroms zu erfassen, ist diese Liste [E1025, P559]

Entspannungsmaßnahmen, wie autogenes Training oder progressive Muskelentspannungsübungen (PMR) sowie stressreduzierende Maßnahmen können helfen, die Symptome zu mindern.

Vorsicht!
Stress kann die Symptome verstärken!

Außerdem werden dem Kind in Zusammenarbeit mit dem ärztlichen oder psychologischen Fachpersonal regelmäßige Gesprächsangebote gemacht, um mögliche **Schamgefühle** zu thematisieren und somit **Entlastung zu schaffen.** Häufig gehen Tic-Störungen mit einem **verminderten Selbstwertgefühl** und einer hohen **Schambelastung** einher. Es ist daher wichtig, mit dem Jugendlichen über die Tics zu sprechen und diesen somit im Verlauf mit weniger Irritation begegnen zu können. Um an dem Selbstwert des Betroffenen zu arbeiten, können Ressourcen und persönliche Stärken erarbeitet und bewusstgemacht werden, sodass er sich nicht nur über seine Störung identifizieren muss.

Zudem erfolgt eine **Beratung** Angehöriger und des Umfelds der Betroffenen.

SPICKZETTEL

Krankheitsentstehung: Fehlregulation von Botenstoffen (lat. Neurotransmitter), genetische Komponente

Symptome: zunächst motorische Tics, z. B. Blinzeln, Kopfnicken, Hüpfen, Treten, Springen; später phonetische Tics, z. B. Räuspern, Hüsteln, Schnäuzen, Wiederholen der eigenen oder fremder Wörter

Diagnostik: Anamnese, klinische Beobachtung, Symptom-Checklisten

Behandlungsstrategie: Psychoedukation, evtl. medikamentöse Therapie (Antipsychotika)

17.12 Depression und Anpassungsstörungen

DEFINITION

Depression: psychische Störung mit gedrückter Stimmung, Interessenverlust, Antriebslosigkeit und verminderter Leistungsfähigkeit. Diagnostiziert wird anhand störungsspezifischer Fragebögen, behandelt wird mit Psychotherapie und Antidepressiva. Hohe Rückfallhäufigkeit nach der ersten Episode (über 50 %).

Krankheitsentstehung

Die Ursachen für die Entstehung einer Depression umfassen sowohl neurobiologische als auch psychosoziale Aspekte:

- **Genetische** Prädisposition
- Ungleichgewicht der Botenstoffe **Serotonin** und **Noradrenalin** im Gehirn
- **Entwertende Erziehungsstile**
- **Pessimistische Denkmuster (Grundannahmen),** z. B.
  - Negatives Denken: „Von anderen Menschen habe ich nichts zu erwarten."
  - Alles- oder Nichts-Denken: „Ich bin an allem schuld." „Niemand wird mir helfen."
  - Katastrophisieren: „Ich werde scheitern."
  - Verallgemeinern: „Immer versage ich."
  - Perfektionismus und Personalisieren: „Ich arbeite nicht gut genug."
- **Belastende Lebensereignisse** wie Trennung der Eltern, Tod von Angehörigen, Traumatisierung, Missbrauch
- Chronische **Überforderung** (seltener Unterforderung).

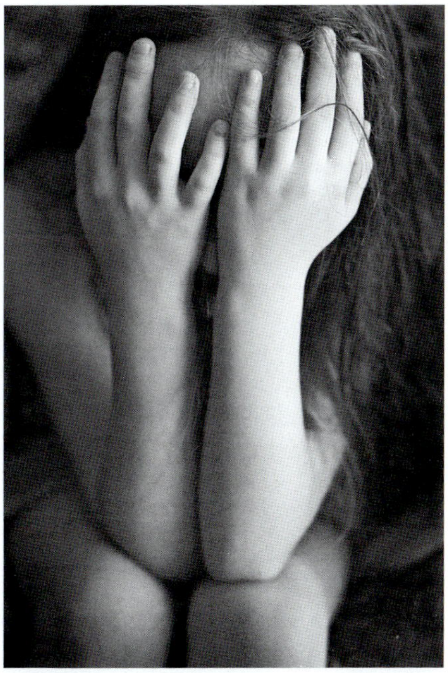

Abb. 17.13 Auch Kinder können bereits an Depressionen leiden. [J787]

Symptome

Je nach Alter (→ Abb. 17.13) können die Symptome einer Depression (nach ICD-10) leicht variieren oder sich überschneiden (→ Tab. 17.4). Falls die Symptome nicht länger als 6 Monate bestehen, kann auch eine **Anpassungsstörung** vorliegen: Hierbei handelt es sich um eine psychische Störung als Reaktion auf einmalige oder fortbestehende belastende Ereignisse, z. B. Trennung, Tod, wobei die Störung innerhalb eines Monats nach Beginn des kritischen Lebensereignisses oder der (Dauer-)Belastung auftritt.

Vorsicht! Selbstverletzendes Verhalten (→ Abb. 17.14) tritt bei verschiedenen Krankheitsbildern auf, z. B. bei einer emotional instabilen Persönlichkeitsstörung, einer posttraumatischen Belastungsstörung, einer Essstörung, aber auch einer Depression. Die Verletzungen dienen als Mittel zur Regulation der Emotionen. Sie sind klar abzugrenzen von Verletzungen mit der Absicht zur Selbsttötung.
Es gibt unterschiedliche Formen der Selbstverletzung. Dazu zählen:
- Oberflächliches oder tiefes Schneiden („Ritzen"), meist an den Extremitäten. Rechtshänder schneiden sich häufig am linken Unterarm, meist an verdeckten Körperstellen, z. B. auch am Bauch
- Brandverletzungen, z. B. mit einer Zigarette oder Sprühdeo
- Mit dem Kopf oder mit der Faust gegen die Wand schlagen
- Haare ausreißen.

Tab. 17.4 Symptome einer Depression nach Altersgruppen

Klein-/Vorschulkinder	Schulkinder/Jugendliche
Traurigkeit	Niedergeschlagenheit
Zurückgezogenheit	Sozialer Rückzug (aus Verein, Freundeskreis)
Müdigkeit	Verschiebung des Tag-Nacht-Rhythmus
Körperliche Schmerzen (Bauch, Kopf)	Selbstverletzendes Verhalten
Erhöhte Reizbarkeit	Leistungsabfall in der Schule
Wütend sein, unerklärbare Wutanfälle	Substanz-/Alkoholmissbrauch
Angst vor dem Tod	Appetit-/Gewichtsverlust

Insbesondere jugendliche Mädchen sind davon betroffen und bedürfen einer psychotherapeutischen Behandlung. Treten Selbstverletzungen bei Jungen oder bereits im Kindesalter auf, spricht dies für eine besondere Schwere der Erkrankung. Dies stellt ein deutliches Warnsignal dar.

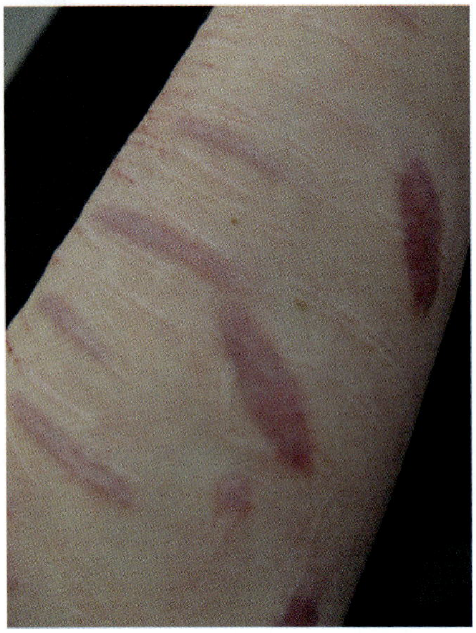

Abb. 17.14 Ein Beispiel für selbstverletzendes Verhalten: Diese Jugendliche hat Narben durch oberflächliches und tiefes Schneiden. [P546]

Diagnostik

Nach Dauer und Schwere der Symptome wird die Erkrankung unterteilt in eine **leichte/mittelgradige/schwere depressive Episode** bzw. in eine **rezidivierende depressive Störung.**

Die genaue Erhebung eines **psychopathologischen Befunds** ist unverzichtbar. Darin sollten folgende Kernsymptome altersentsprechend erfragt werden: Hoffnungslosigkeit, Traurigkeit, Selbstvorwürfe, Suizidgedanken, körperliche Symptome (Schlaf, Appetit), Substanzmissbrauch. **Fragebögen** sind richtungsweisend, aber zur Diagnostik allein nicht ausreichend: z. B. Beck-Depressions-Inventar (BDI-II). Körperliche Ursachen der Symptome (z. B. Anämie, Schilddrüsenerkrankungen) müssen laborchemisch und ggf. mittels weiterführender Diagnostik ausgeschlossen werden.

Behandlungsstrategie

Bei der Therapie der Depression stehen psychotherapeutische und pharmakotherapeutische Maßnahmen im Vordergrund. Je nach Schwere der Störung sind mithilfe des Entscheidungsbaums die jeweiligen Indikationen ablesbar (→ Abb. 17.15).

- **Psychoedukation:**
  - Vermittlung der **Kernbotschaft „Depression ist behandelbar"**, um das Kind oder den Jugendlichen zu entlasten und zu motivieren, aktiv an der Therapie teilzunehmen
  - Vermittlung von Kennzeichen, Entstehungsfaktoren und aufrechterhaltenden Faktoren der Depression

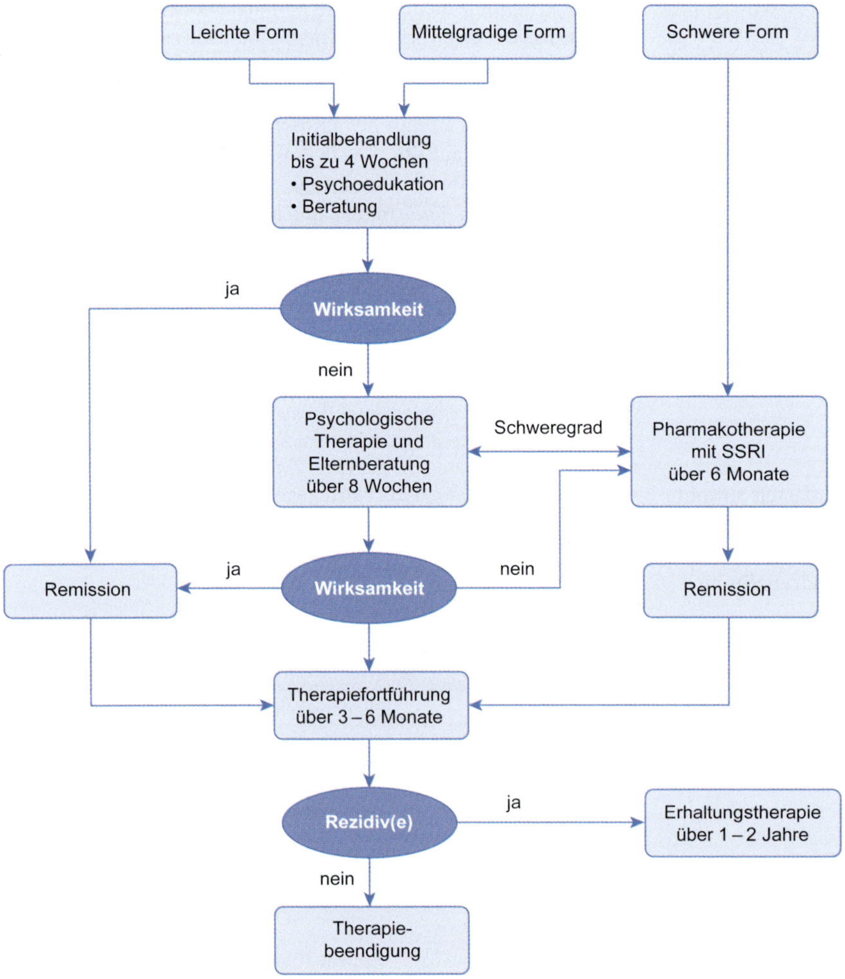

Abb. 17.15 Ein therapeutischer Entscheidungsbaum für die Behandlung der Depression im Kindesalter (mod. nach Park und Goodyer) [L143, H104–001]

- **Psychotherapie:**
  - Abgleichen der allgemeinen Kennzeichen einer Depression mit den individuellen Krankheitsmerkmalen
  - Vereinbarung **konkreter Therapieziele**
  - **Aktivierung:** Tagesstruktur (Tages- und Wochenpläne), Aufbau angenehmer Aktivitäten, Stressregulation
  - Bearbeitung negativer Grundannahmen, z. B. mittels Pro-/Kontra-Listen, Umformulierung
  - Aufmerksamkeitslenkung, z. B. mittels Positivtagebuch
  - **Selbstwertaufbau,** z. B. Sammlung persönlicher Stärken
  - **Suizidalität einschätzen:** Gedanken und Impulse eruieren; bei akuter Gefährdung stationäre Aufnahme veranlassen
- **Pharmakotherapie:** Die Verwendung von Antidepressiva bei Kindern und Jugendlichen ist umstritten. Die aktuell einzig zugelassene medikamentöse Option ist **Fluoxetin** (SSRI), welches für Kinder ab dem Alter von 8 Jahren verordnet werden kann. Ist die Gabe des Medikaments Fluoxetin nicht möglich oder nicht gewünscht, sollten die Medikamente Escitalopram, Citalopram oder Sertralin empfohlen werden (dies jedoch im Off-Label-Use).

Pflege

Die Symptomatik depressiver Zustandsbilder kann sehr vielseitig und unterschiedlich ausgeprägt sein, weshalb ein individuelles Vorgehen unerlässlich ist.

Viele depressive Jugendliche ziehen sich zurück und brechen die Kontakte zu zuvor wichtigen Menschen ab. Die Teilnahme am Alltag wird zunehmend vermieden. Von den Pflegefachpersonen wird insbesondere im **Beziehungsaufbau** zu den Betroffenen eine Sensibilität und Feinfühligkeit verlangt, welche den Jugendlichen vermittelt, dass jemand für sie da ist und sie begleitet. Dies erfordert häufig viel **Geduld** und eine **akzeptierende Haltung.**

- Gemeinsam werden Ziele vereinbart, die Schritt für Schritt zurück zur Teilnahme am Alltagsleben führen sollen.
- Zu Beginn der Behandlung stehen v. a. **die Aktivierung** und die **Motivation zur Teilnahme an der Tagesstruktur** im Vordergrund. Ein hilfreiches Instrument dafür kann ein eng strukturierter, fordernder – aber nicht überfordernder – **Wochenplan** sein, welcher regelmäßig nachbesprochen und aktualisiert wird.
- Damit der Jugendliche es schafft, sich nach und nach wieder an einen geregelten Tagesablauf zu gewöhnen, erfordert es oft eine **enge Begleitung.**
- Vor allem das morgendliche Aufstehen fällt den Betroffenen meist schwer. Gerade zu Anfang verlangt dies viel Strukturierung seitens der Pflegenden. Dabei ist es wichtig, das Verhalten des Jugendlichen **nicht** zu **bewerten** und ihm kein absichtliches Handeln vorzuwerfen.

Ein weiterer essenzieller Baustein in der Pflege depressiver Jugendlicher ist **Ressourcenarbeit.** Im Gespräch, aber auch durch gemeinsames Ausprobieren muss herausgefunden werden, was der Jugendliche „mag" und gut kann. Aufgrund des fehlenden Selbstwerts und des zuletzt zurückgezogenen Lebens erscheint dies oft mühselig, zeichnet sich aber als wichtige Säule beim Aufbau des Selbstwerts ab. Die Arbeit an den Interessen und Stärken kann fest in den Tagesablauf implementiert werden, indem Zeiten festgelegt werden, in denen positive Aktivitäten unternommen werden sollen. Dies können bereits ganz einfache Dinge wie ein Spaziergang oder ein Bad nehmen sein.

Gerade in schweren Phasen kann es zu **suizidalen Äußerungen** kommen, in denen die Kinder und Jugendlichen angeben, nicht mehr leben zu wollen oder sie „nicht mehr wollen" und „alles keinen Sinn mache". In diesem Fall ist immer ärztliches oder psychologisches Fachpersonal hinzuzuziehen, um die akute Gefährdung zu eruieren und über das weitere Vorgehen zu entscheiden.

! Vorsicht! Suizidalität stellt kein eigenes Krankheitsbild dar, sie ist vielmehr als Komplikation einer Erkrankung oder einer Konfliktsituation zu verstehen. Sie sollte in jedem Fall ernst genommen werden!
- Als **Suizidversuch** werden potenziell lebensbedrohliche Handlungen bezeichnet, die mit der Absicht zur Selbsttötung durchgeführt wurden.
- Davon abzugrenzen sind **suizidale Handlungen,** die von vornherein auf Entdeckung ausgelegt und nicht lebensgefährdend sind (z. B. Einnahme einer nicht tödlichen Medikamentendosis; Hinzufügen von tiefen, aber nicht lebensbedrohlichen Schnittverletzungen). Diese Handlungen haben meist einen appellativen Charakter, d. h., sie sind häufig als Hilferuf zu verstehen.
- Nicht wenige Jugendliche berichten von wiederkehrenden **Suizidgedanken.** Können sie sich glaubhaft davon distanzieren und besteht keine Gefahr, dass diese Gedanken in die Tat umgesetzt werden, kann die Behandlung ambulant oder auf einer offenen Psychotherapiestation erfolgen. Kann sich der Patient jedoch nicht mehr von den Gedanken abgrenzen und hat konkrete Handlungspläne und -absichten, ist eine Aufnahme auf eine geschlossene Psychotherapiestation zur **Krisenintervention** erforderlich.

Suizidalität kann **„ansteckend"** sein: Nach Bekanntwerden eines Selbstmords im Freundes- oder Familienkreis, aber auch von prominenten Personen aus der Öffentlichkeit, sind Selbstmorde als Nachahmungstat bei vorbelasteten Menschen ein als **„Werther-Effekt"** beschriebenes Phänomen.
Auch für Laien gilt, dass Personen mit Suizidgedanken damit nicht allein gelassen werden dürfen und ihnen **Hilfe angeboten** werden muss. Niederschwellige Hilfsangebote und weitere Informationen sind u. a. im Internet zu finden (z. B. „Freunde fürs Leben", www.frnd.de). Darüber hinaus gibt es Telefonangebote, die genutzt werden können. In jedem Fall sollten Menschen mit lebensmüden Gedanken **professionelle, psychiatrische Unterstützung** erhalten.

SPICKZETTEL

Krankheitsentstehung: genetische Prädisposition, Ungleichgewicht der Botenstoffe Serotonin und Noradrenalin, pessimistische Denkmuster

Symptome: Traurigkeit, Zurückgezogenheit, Müdigkeit, Schmerzen, Wutanfälle

Diagnostik: Erstellen eines psychopathologischen Befunds, Fragebögen, Ausschluss somatischer Ursachen

Behandlungsstrategie: Psychoedukation, Psychotherapie, Pharmakotherapie

17.13 Münchhausen-Stellvertreter-Syndrom

i DEFINITION

Münchhausen-Stellvertreter-Syndrom *(Münchhausen-Syndrom by Proxi):* Form der körperlichen und emotionalen Misshandlung, bei der Eltern (meist Mütter) bei ihrem Kind Krankheitssymptome erfinden oder induzieren (z. B. durch Blut- oder Zuckerbeimengung zum Urin, Gabe von Abführ- und anderen Arzneimitteln) und das Kind daraufhin ärztlich vorstellen.

Krankheitsentstehung

Das Münchhausen-Stellvertreter-Syndrom ist primär keine psychiatrische Diagnose der verursachenden Person, es handelt sich vielmehr um eine **pädiatrische Misshandlungsdiagnose des Kindes.**

Im Allgemeinen sind es die (Pflege-)Eltern, die dem Kind vorsätzlich schaden, hier im überwiegenden Teil der Fälle die Mütter (98 %). Bei den verursachenden Personen lässt sich eine einheitliche Grunderkrankung oft nicht ermitteln. Häufig liegt jedoch eine **schwerwiegende Persönlichkeitsstörung** zugrunde. Viele Mütter weisen in ihrer eigenen Biografie Formen der Vernachlässigung, des emotionalen oder sexuellen Missbrauchs oder einer körperlichen Misshandlung auf. Motive sind häufig der Wunsch nach Aufmerksamkeit und Zuwendung. „Die Mütter scheinen von der Phantasie beherrscht zu sein, das Kind sei krank, lebensuntüchtig (… und) sei auf Dauer vollständig abhängig von ihr, der Mutter. Sich selbst sehen die Mütter im Bündnis mit den Ärzten als lebensrettende Engel […].“ [2]

Symptome

Allgemeine Symptome

- Die **Eltern** sind außergewöhnlich gut über die **Erkrankung informiert** und sind überdurchschnittlich oft anwesend. Rückblickend lassen sich **häufige Wechsel des ärztlichen oder psychologischen Fachpersonals** finden.
- Die ärztlich angenommene Krankheit spricht nicht auf gängige Therapien an.
- Die medizinischen Untersuchungen werden im Verlauf immer **invasiver,** z. B. Durchführung operativer Eingriffe, die dem Kind sowohl physisch als auch psychisch schaden. Es kommt zu **langen stationären Aufenthalten.** Sobald das Kind von der verursachenden Person getrennt wird, verschwinden die akuten Symptome.

Spezielle Symptome

Überwiegend treten **neurologische Symptome** auf: angebliche oder tatsächliche Krampfanfälle, Apnoe, Lethargie/Komazustände, Zyanoseanfälle, z. B. durch Ersticken des Kindes mit der Hand oder einem Kissen. In etwa ⅓ der Fälle handelt es sich um **Beschwerden des Magen-Darm-Trakts:**

- Durchfälle, Erbrechen, z. B. hervorgerufen durch Medikamente
- Gastrointestinale Blutungen sowie Blutbeimengungen im Stuhl, Urin oder im Erbrochenen, z. B. durch Beimengungen von Blut der Mutter in die Ausscheidungen des Kindes.

Diagnostik

Eine Diagnose gelingt nur durch eine **genaue Dokumentation** der Gesamtheit der Symptome und der daraus resultierenden diagnostischen bzw. therapeutischen Eingriffe. Zielführend ist letztlich eine **diagnostische Trennung** des Kindes von der verursachenden Person während des stationären Aufenthalts.

Behandlungsstrategie

Die Voraussetzung für therapeutische Ansätze ist eine **stabile Beziehung** zwischen ärztlichem Personal/Pflegefachpersonen und Kind/Mutter. Die Symptome sollten klar angesprochen werden, jedoch ohne der Mutter Betrug vorzuwerfen. Wichtig ist es, die **Gründe der Mutter** für die Taten nachvollziehen zu können.

Individuelle Behandlungsstrategien bestehen aus **verhaltenstherapeutischen** und **psychoedukativen Ansätzen.**

Die Notwendigkeit für einen **Sorgerechtsentzug** zum Schutz des Kindes muss evaluiert werden.

Pflege

Das Münchhausen-Stellvertreter-Syndrom ist eine Diagnose, welche meist im **Verlauf** einer Behandlung gestellt wird und nur selten schon zu Beginn einer Behandlung feststeht. In den meisten Fällen werden die Kinder von den Müttern vorgestellt, welche auf fachlicher Ebene Symptome schildern, deren Ursache unklar erscheint.

Vorsicht! Häufig kommt es durch massive Täuschungen durch den Täter und Kränkungen des Personals zu Spaltungen und heftigen Kontroversen innerhalb des medizinischen Teams.

Die **ersten Verdachtsmomente** zeichnen sich häufig dadurch ab, dass bestimmte Verhaltensweisen merkwürdig zu sein scheinen, man dies aber nicht eindeutig zuordnen kann, z. B.:

- Es besteht das Gefühl, dass die Kindsmutter auffällig häufig den Kontakt zu den Pflegenden und dem ärztlichen Personal sucht und sich mit diesen **auf eine Ebene** stellt.
- Die Mutter erkundigt sich bei den Pflegefachpersonen und dem ärztlichen Personal vergleichsweise häufig nach ihrem Kind und wirkt **übertrieben besorgt.**
- Es kommt vergleichsweise oft zu heftigen **Meinungsverschiedenheiten** im medizinisch-/pflegerischen Team bezüglich des zu pflegenden Menschen.
- Die beschriebenen Symptome klingen trotz fortschreitender Behandlung nicht ab.
- Während der stationären Behandlung lassen sich die beschriebenen Symptome in Abwesenheit der Mutter nicht beobachten; im psychosozialen Bereich zeigt das Kind **überwiegend gesundes Verhalten.**

Vorsicht! Alle beschriebenen Auffälligkeiten sind **keine festen Indizien** für eine Kindesmisshandlung!

Sollte sich der Verdacht eines Münchhausen-Stellvertreter-Syndroms erhärten, ist eine lückenlose und **ausführliche Dokumentation** von hoher Priorität, da diese u. a. dazu dient, in weiteren Verfahren eine Kindeswohlgefährdung zu prüfen. Die Dokumentation sollte folgende Punkte dringend berücksichtigen:

- Kontakte mit der Mutter (Häufigkeit, Zeitraum, Inhalte der Gespräche); wann treten beschriebene Symptome auf (Zusammenhang mit Kontakten zur Mutter)?
- Können die von der Mutter beschriebenen Symptome überhaupt beobachtet werden?
- Wie verhält sich der zu pflegende Mensch, wenn die Mutter (mehrere Tage) nicht anwesend ist? Sind die Symptome rückläufig?

Um einen einheitlichen Umgang mit der Situation festzulegen und Raum für persönliche Entlastung zu schaffen, empfiehlt sich ein enger Austausch mit allen Beteiligten des medizinisch-/pflegerischen Teams. Dazu bietet sich v. a. die **Supervision** an.

SPICKZETTEL

Krankheitsentstehung: schwerwiegende Persönlichkeitsstörung der verursachenden Person

Symptome: häufige Wechsel des ärztlichen oder psychologischen Fachpersonals; angebliche oder tatsächliche neurologische Symptome, z. B. Krampfanfälle, Apnoe, Lethargie/Komazustände, Zyanoseanfälle, Beschwerden des Magen-Darm-Trakts, z. B. Durchfall, Erbrechen, gastrointestinale Blutungen, Blut im Stuhl

Diagnostik: genaue Dokumentation, diagnostische Trennung von verursachender Person und Kind

Behandlungsstrategie: Verhaltenstherapie, Psychoedukation

17.14 Somatoforme Störungen

DEFINITION

Somatoforme Störungen: psychische Störungen mit Symptomen, die sich wie eine körperliche Erkrankung äußern (z. B. Kopf-, Bauch-, Rückenschmerzen), für die sich jedoch keine organische Ursache finden lässt. Behandelt wird psychotherapeutisch.

Krankheitsentstehung

Somatoforme Störungen (→ Abb. 17.16) kommen bei Kindern und Jugendlichen sehr häufig vor: Bei ungefähr **einem Drittel** besteht mindestens ein Symptom, bei dem keine organische Ursache zu finden ist. Im Gegensatz zu Erwachsenen liegen **bei Kindern** meist **monosymptomatische** Krankheitsbilder vor. Die Beschwerden sind **im Jugendalter** zunehmend und meist **polysymptomatisch; Mädchen** sind häufiger betroffen als Jungen.

Am Krankheitsbeginn steht häufig eine somatische Ursache, z. B. eine Gastroenteritis oder eine Immobilisierung, z. B. durch einen Sportunfall. Der **sekundäre Krankheitsgewinn** durch Befreiung von der Schule und Aufmerksamkeit der Eltern trägt wesentlich dazu bei, dass die Krankheit lange dauert oder immer wieder auftritt.

Symptome

Die Symptome treten an unterschiedlichen Organsystemen (→ Tab. 17.5) auf. Am häufigsten kommt es zu funktionellen Schmerzstörungen, v. a. zu **Kopf- und Bauchschmerzen** (oft mit begleitender Übelkeit).

Tab. 17.5 Funktionelle Schmerzstörungen

Organsystem	Symptome
Herz-Kreislauf-System	• Brustschmerzen • Herzklopfen • Atemlosigkeit ohne Anstrengung
Atmungssystem	• Hyperventilation • Husten
Oberes Verdauungssystem	• Singultus (Schluckauf) • Aufstoßen, Erbrechen • Völlegefühl • Magenschmerz
Unteres Verdauungssystem	• Flatulenz • Reizdarm (Colon irritable) • Diarrhö
Urogenitalsystem	• Pollakisurie • Dysurie • Unangenehme Empfindungen im Genitalbereich

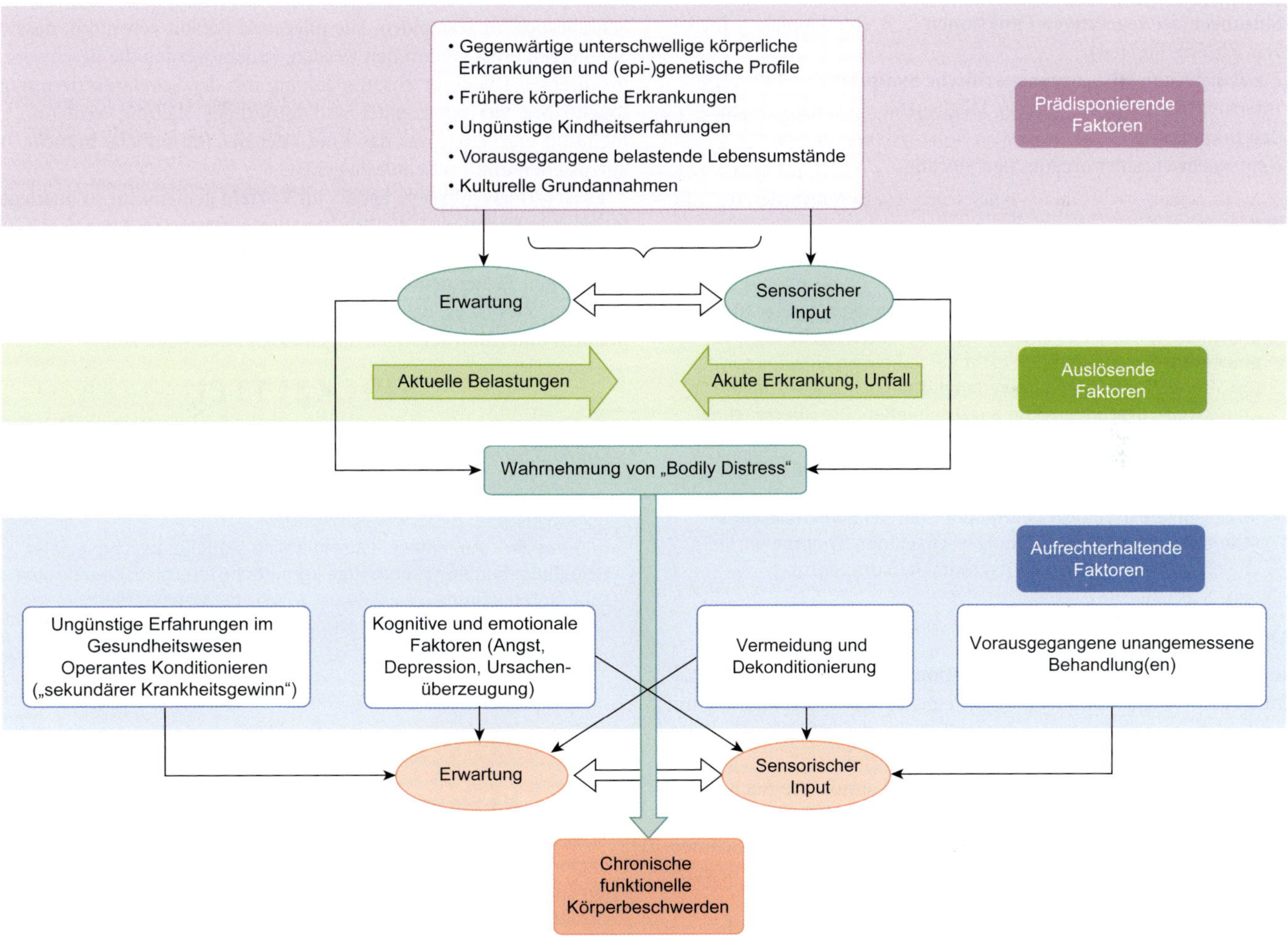

Abb. 17.16 Ätiologisches Modell nichtspezifischer, funktioneller und somatoformer Körperbeschwerden [L143]

Zudem können sich weitere Beschwerden entwickeln: Muskelschwäche, Rücken- und Gliederschmerzen, Müdigkeit/erhöhte Erschöpfbarkeit sowie Hautveränderungen, wie Fleckigkeit oder Farbveränderungen und neurologische Symptome, z. B. Taubheits- und Kribbelgefühle.

Trotz wiederholt unauffälliger Diagnostik werden **Untersuchungen hartnäckig eingefordert.** Die **zu pflegenden Menschen reagieren** häufig **empfindlich und gekränkt,** wenn ihnen die psychische Komponente als Ursache der Beschwerden erklärt wird.

Diagnostik

Vorsicht! Eine somatische Ursache der Beschwerden darf nicht durch eine vorschnelle psychiatrische Diagnose übersehen werden! Nicht selten besteht eine somatische Begleiterkrankung.

- Erheben einer ausführlichen Anamnese unter Einbeziehung aller bisherigen Untersuchungen
- Erhebung von aktuellen Belastungsfaktoren (z. B. Trennung der Eltern, Tod, Geburt eines Geschwisterkindes, Eintritt in den Kindergarten oder in die Schule)
- Sorgfältige, körperliche internistisch-neurologische Untersuchung
- Vermeiden verfrühter, psychologisierender Erklärungsversuche
- Ernst nehmen des zu pflegenden Menschen.

Für die somatoforme autonome Funktionsstörung müssen nach der ICD-10 folgende Kriterien erfüllt sein:

- Störungen der **vegetativen Funktionen** (z. B. Herzklopfen, Schwitzen, Zittern, Erröten)
- Zusätzlich subjektive, **organspezifische Symptome** (→ Tab. 17.5)
- Intensive Beschäftigung mit der Möglichkeit einer schwerwiegenden Erkrankung
- Kein Nachweis einer organischen Störung.

Differenzialdiagnosen

Folgende Erkrankungen müssen differenzialdiagnostisch ausgeschlossen werden:

- Bei der **Hypochondrie** liegt die Aufmerksamkeit auf einer komplexen Erkrankung und deren möglichen Folgen (z. B. Angst vor einer Krebserkrankung) und nicht nur auf einem einzelnen Symptom. Der betroffene Mensch verlangt Untersuchungen, um die Erkrankung zu bestätigen oder auszuschließen. Die Überzeugung ist jedoch noch nicht so stark ausgeprägt wie bei einer **wahnhaften Störung.** Auch aus einer **depressiven Erkrankung** können hypochondrische Ideen hervorgehen.
- Im Gegensatz dazu liegt der Hauptakzent bei **Somatisierungsstörungen** auf einzelnen, häufig wechselnden Symptomen, welche oft sekundären Krankheitsgewinn hervorrufen.

Behandlungsstrategie

Die Therapie kann **ambulant oder stationär** erfolgen. Dabei sind folgende Faktoren zur Entscheidung für eine stationäre Behandlung mit einzubeziehen: viele Fehlzeiten in der Schule, chronifizierte Verläufe, symbiotische Beziehung zwischen Eltern und Kind.

Bevor eine Psychotherapie begonnen wird, muss die Suche nach einer somatischen Ursache der Symptome beendet sein. Es wird die Haltung vermittelt, dass es (zunächst) notwendig ist, mit den Schmerzen/Symptomen zu leben und damit den Alltag trotzdem gut bewältigen zu können.

- Erarbeitung eines **Stressmodells:** Erklärung der Symptome als Rückzugsmöglichkeit von belastenden bzw. überfordernden Situationen
- Hilfestellungen: **Schmerztagebuch,** Aktivitätenplan, soziales Kompetenztraining, Entspannungsverfahren, **Stressmanagement**
- **Elternarbeit:** positive Verstärkung schmerzfreier Episoden, verringerte Aufmerksamkeit für die körperlichen Symptome des Kindes.

Pflege

Die somatoformen Störungen gehen häufig mit vom zu pflegenden Menschen real erlebten Schmerzen und Symptomen einher. Darum ist es bei Äußerungen von Beschwerden wichtig, diese ernst zu nehmen und nicht zu beschwichtigen.

Zu Beginn der Behandlung muss von den Bezugspflegenden eine **vertrauensvolle Beziehung** hergestellt werden. Dies geschieht mit einer akzeptierenden und verständnisvollen Haltung, während von dem Patienten und den Eltern die körperlichen Beschwerden ausführlich dargestellt werden. Mit ihm und ggf. seinen Eltern werden **Ziele vereinbart,** die im Behandlungsverlauf erarbeitet werden sollen. Unrealistische Ziele sind zu relativieren.

Parallel zur Einzeltherapie wird im Verlauf der **Zusammenhang** zwischen **körperlichen** und **psychischen Prozessen** hergestellt und demonstriert (z. B durch Verhaltensexperimente, Symptomtagebücher, Bio-Feedback). Die Symptome treten v. a. bei **Anforderungen** im Alltag auf, wenn sie einen **sekundären Krankheitsgewinn** erbringen. Bei stationärer Behandlung sind die Pflegefachpersonen diejenigen, die direkt damit konfrontiert werden. Ein **Beispiel** dafür sind Bauch- oder Kopfschmerzen, die das morgendliche Aufstehen erschweren, um den Schulbesuch zu vermeiden. Die pflegende Person vermittelt, dass die Schmerzen ernst genommen werden; zudem werden die Beschwerden im direkten Dialog in Zusammenhang mit der Schulanforderung gebracht. Mit wertschätzender und fordernder Haltung wird nun gemeinsam erarbeitet, was das Kind oder der Jugendliche braucht, um aufzustehen und zur Schule zu gehen.

Es ist oftmals hilfreich, bereits im **Vorfeld** gemeinsam zu überlegen, in welchen Situationen die Beschwerden auftreten und wie damit umgegangen werden soll. Auf diese **Vereinbarungen** kann in den akuten Situationen Bezug genommen werden, um den Krankheitsgewinn zu mindern. **Ziel** ist es, dass die Kinder und Jugendlichen am Alltag teilnehmen und Anforderungen angemessen bewältigen kann.

SPICKZETTEL

Krankheitsentstehung: somatische Störung, aus der sekundärer Krankheitsgewinn gezogen werden kann

Symptome: funktionelle Schmerzstörungen, z. B. real wahrgenommene Kopf- und Bauchschmerzen

Diagnostik: Anamnese, einschließlich aktueller psychosozialer Belastungsfaktoren; sorgfältige körperliche internistisch-neurologische Untersuchung

Behandlungsstrategie: Psychotherapie

17.15 Dissoziative Störungen

DEFINITION

Dissoziative Störungen: Wahrnehmungen aus Bewusstsein, Gedächtnis, Identität und/oder Umwelt können nicht zu einem normalen Erleben zusammengefügt werden. Der Verlauf ist akut oder chronisch, häufig besteht eine ausgeprägte psychiatrische Komorbidität. Günstige Prognose bei akuter Krankheitsentstehung und schnellem Behandlungsbeginn.

Dissoziative Störungen treten ungefähr gleich häufig bei **männlichen und weiblichen** Patienten auf. Der mittlere Krankheitsbeginn liegt im Alter von **16 Jahren.** Betrachtet man das Erwachsenenalter, haben **ca. 50 % der Menschen** bereits einmal Symptome einer Dissoziation erlebt.

Krankheitsentstehung

Genetische **Ursachen** für die Krankheitsentstehung sind nicht bekannt. Zugrundeliegende Persönlichkeitsmerkmale, z. B. Ängstlichkeit, Schüchternheit können prädisponierend für die Entwicklung dissoziativer Störungen sein. Die Ursache für schwere dissoziative Störungen können Kindheitstraumata wie sexueller Missbrauch und schwere Gewalterfahrungen sein. In diesen Fällen ermöglicht eine zeitweise Dissoziation, dass Selbstfunktionen erhalten bleiben und eine Überflutung mit traumatischen Erinnerungen vermieden wird.

Äußere **Risikofaktoren** sind Zurückweisung, Erniedrigung, Mangel an emotionaler Zuwendung und Vereinsamung.

Die Symptomatik kann durch **überfordernde psychosoziale Belastungen** (zwischenmenschlich, finanziell, beruflich), **Schlafmangel,** gedrückte Stimmung, eine neue oder **überreizte Umgebung,** physikalische Faktoren (z. B. Beleuchtung) ausgelöst werden oder sich verschlechtern. Zudem spielen **illegale Drogen** wie Cannabis und Ecstasy eine wichtige Rolle.

Symptome

Es werden folgende Formen der dissoziativen Störungen unterschieden.

- **Dissoziativer Krampfanfall: Pseudoanfälle,** die einem epileptischen Anfall auf den ersten Blick sehr ähnlich sind, aber ohne dessen typische Merkmale einhergehen: kein Zungenbiss, kein Einnässen, keine schweren Verletzungen. Es besteht kein vollständiger Bewusstseinsverlust, sondern ein tranceähnlicher Zustand. Die Krampfanfälle wirken variantenreich und dauern oft > 2 Min.
- **Dissoziative Amnesie:** partieller oder vollständiger **Erinnerungsverlust** für kurz zurückliegende traumatische oder belastende Ereignisse, ohne Vorliegen hirnorganischer Störungen, Vergiftung oder extremer Erschöpfung.
- **Dissoziative Fugue:** plötzliches, zielgerichtetes **Weglaufen.** Über die Zeit der Reise besteht eine Amnesie. Einfache soziale Interaktionen (z. B. Fahrkartenkauf) und die Selbstversorgung (z. B. Essen) bleiben erhalten.
- **Dissoziativer Stupor: Fehlen von willkürlichen Bewegungen** bei erhaltenem Muskeltonus, Atmung und koordinierten Augenbewegungen. Normale Reaktion auf äußere Reize (Licht, Geräusche, Berührung).
- **Dissoziativer Trancezustand** (Trance): zeitweiliger **Verlust der persönlichen Identität,** unvollständige Wahrnehmung der Umgebung. Einschränkung der Bewegung, der Körperhaltung und Reduzierung des Gesprochenen auf ein kleines Repertoire.
- **Dissoziative Bewegungsstörungen: Bewegungsunfähigkeit** (teilweise oder vollständig) eines oder mehrerer Körperglieder. Es können unterschiedliche Formen vorliegen: Lähmung, Koordinationsschwierigkeiten, Unfähigkeit zu stehen oder zu gehen, übermäßiges Zittern oder Schütteln. Meist ist die nichtdominante Seite betroffen.
- **Dissoziative Sensibilitätsstörung: Verlust von Hautempfindungen,** Auftreten von Missempfindungen, ohne anatomisch-neurologische Zuordnung der Hautareale. Beim Aufzeigen der Areale treten Varianten auf. Eine weitere Form sind Sehstörungen (z. B. verschwommen sehen, Tunnelsehen).
- **Dissoziative Identitätsstörung: Multiple Persönlichkeitsstörung.** Meist liegen zwei Persönlichkeiten in einem Individuum vor, die sich in ihrem Auftreten abwechseln. Für die jeweils andere Identität besteht eine Amnesie.

Merkmale dissoziativer Anfälle

- Vorliegen **traumatischer Lebensereignisse** in der Vorgeschichte oder organischer Erkrankungen zu Beginn der Symptomatik
- **Symptomwechsel** und -veränderung im Verlauf der Diagnostikphase
- Ausgeprägter primärer und sekundärer **Krankheitsgewinn**
- Häufige **Arztwechsel**
- Bei Stürzen werden schwere Verletzungen aktiv vermieden.

Komorbiditäten

Häufig liegen zeitgleich als Komorbiditäten andere stressbezogene psychische Erkrankungen vor.

- Akute Belastungsreaktion
- Posttraumatische Belastungsstörung
- Somatisierungsstörung
- Borderline-Persönlichkeitsstörung.

Der therapeutische Fokus sollte in diesen Fällen auf die zugrunde liegende Störung und weniger auf die dissoziativen Anfälle gerichtet sein.

Diagnostik

- **Anamnese** des zu pflegenden Menschen und der Bezugspersonen
- Genaue **Beobachtung** der Anfälle
- **Testverfahren,** z. B. Heidelberger Dissoziationsinventar
- **Körperliche Untersuchung:**
  - Hinweise auf Misshandlung/Missbrauch beachten
  - Apparative Diagnostik zurückhaltend einsetzen (Gefahr der Fixierung des Patienten und/oder der Bezugspersonen auf eine somatische Ursache der Anfälle)
- **Differenzialdiagnose – Ausschluss** bzw. gleichzeitiges Vorliegen **anderer psychischer Erkrankungen:**
  - Depressionen: ein depressiver Stupor kann klinisch ähnlich imponieren wie ein dissoziativer Stupor
  - Posttraumatische Belastungsstörungen
  - Substanzmissbrauch
  - Schizophrenien und wahnhafte Störungen, bei denen ebenfalls multiple Persönlichkeitsstörungen auftreten können
- **Differenzialdiagnose – Ausschluss somatischer Erkrankungen:**
  - Krampfleiden (Epilepsie)
  - Migräne
  - Polyneuropathien
  - Neurodegenerative Erkrankungen
  - Intrakranielle Raumforderungen
  - (Arzneimittel-)Intoxikationen.

Behandlungsstrategie

- Psychotherapie: psychodynamische und verhaltenstherapeutische Ansätze
- Psychoedukation: Verdeutlichung des komplexen Zusammenspiels von körperlichen, sozialen und emotionalen Faktoren
- Stressreduktion: Entspannungsverfahren, Konfliktlösungsstrategien
- Steigerung der Affekttoleranz: Wahrnehmung und Verbalisierung von Emotionen
- Elternarbeit: Psychoedukation, Identifikation von Stressoren
- Jugendhilfemaßnahmen, insbesondere bei ausgeprägten familiären Stressoren oder anhaltender Traumatisierung.

Pflege

Aufgrund der vielfältigen Formen und Symptome dissoziativer Störungen ist auch die Aufgabe der Pflegefachpersonen diesbezüglich sehr unterschiedlich. Je nach Bedarf können verschiedene pflegerische Angebote gemacht werden:

- **Training alltagspraktischer und sozialer Fertigkeiten,** die durch die Symptomatik gestört werden
- Vermittlung von **spannungsregulierenden Maßnahmen** (progressive Muskelentspannung, autogenes Training, Gefühlstagebuch, Ressourcenarbeit)
- Erarbeiten von **Frühwarnzeichen** und Strategien zum Abwenden von Anfällen (Stress vermeiden, Trigger meiden)
- **Vermittlung von Zusammenhängen** zwischen belastenden Reizen und Reaktion durch Dissoziation (gemeinsames Erarbeiten von Deutungen)
- Schrittweise **Konfrontation** mit triggernden Reizen/Situationen (Krankheitsgewinn durch Anfälle meiden)
- **Beratung** der Eltern und des Familiensystems (Umgang mit akuten Anfällen, bekannte Triggerreize vermitteln, Krankheitsgewinn vermeiden).

In **akuten Anfällen,** in denen Betroffene plötzlich die Umwelt verzerrt oder gar nicht mehr wahrnehmen, sie plötzlich nicht mehr erreichbar zu sein scheinen oder äußern, „neben sich zu stehen", helfen häufig Reize von außen, um dieses Erleben zu **stoppen:**

- Laut mit Namen ansprechen
- Nach dem Namen fragen
- Nach Zeit und Ort fragen
- Augenkontakt fordern
- Auffordern, sich zu bewegen (mit den Füßen stampfen, in die Hände klatschen)
- Auffordern, tief ein- und auszuatmen
- Die Hände unter kaltes Wasser halten.

Entlastungsstrategie

Die Symptome sollten als emotional bedeutsame Entlastungsstrategien der Kinder und Jugendlichen angenommen und nicht ignoriert werden. Sie sollten allerdings nicht zu viel Aufmerksamkeit bekommen und im Verlauf immer mehr an Bedeutsamkeit verlieren. Häufig sind Traumata die Ursache für die Symptome, daher sollte behutsam mit der Ermutigung zur Aufgabe dieser umgegangen werden.

SPICKZETTEL

Krankheitsentstehung: bestimme Persönlichkeitsmerkmale, z. B. Ängstlichkeit, Schüchternheit als prädisponierende Faktoren; Kindheitstraumata wie sexueller Missbrauch und schwere Gewalterfahrungen

Symptome: dissoziativer Krampfanfall, dissoziative Fugue, dissoziativer Trancezustand, dissoziative Bewegungsstörungen, dissoziative Sensibilitätsstörung, dissoziative Identitätsstörung

Diagnostik: Anamnese, körperliche Untersuchung, Ausschluss anderer psychischer und somatischer Erkrankungen

Behandlungsstrategie: Psychotherapie, Psychoedukation

17.16 Essstörungen: Anorexia nervosa/ Bulimia nervosa

DEFINITION

Anorexia nervosa (Magersucht): absichtlich herbeigeführter Gewichtsverlust mit somatischen Folgeerscheinungen, z. B. Bradykardie, arterieller Hypotonie, Durchblutungsstörungen und Zyanose der Akren, Obstipation, Zwangsstörungen und Amenorrhö. Zur Behandlung gehören die Ernährungstherapie und Psychotherapie.

Bulimia nervosa (Ess-Brech-Sucht): Kombination aus Essattacken und unangemessenen, einer Gewichtszunahme entgegensteuernden Maßnahmen (z. B. Hungern, Erbrechen, exzessiver Sport). Die Symptome bestehen über mindestens 3 Monate, an mindestens 2 Tagen pro Woche. Behandelt wird mit Psychotherapie, ggf. in Kombination mit Antidepressiva.

Krankheitsentstehung

Die Ursachen für die Entstehung von Essstörungen sind **vielseitig** und können nach einem verhaltenstherapeutischen Modell in **vier Kategorien** eingeteilt werden:

- **Soziokulturelle Ursachen:** z. B. die in Mode und Kultur verbreiteten Schönheitsideale
- **Familiäre Ursachen:** z. B. dysfunktionale Interaktions- und Kommunikationsmuster (z. B. Konfliktvermeidung)
- **Biologische Ursachen:** z. B. genetische Faktoren oder eine Dysregulation auf neurobiologischer Ebene (z. B. Hormone)
- **Psychische Ursachen:** z. B. ein niedriges Selbstwertgefühl, Perfektionismus und überhöhte Ehrgeizhaltung (bei der Anorexie), Impulsivität (bei der Bulimie).

Biografisch belastende Ereignisse können letztendlich zur Entstehung der Krankheit führen.

Die Anorexia nervosa zählt zu den psychischen Störungen mit der höchsten Letalität (ca. 5 %). Bei der Bulimia nervosa liegt bei einem Langzeitverlauf die Letalität bei ca. 2 %. Essstörungen können mit weiteren psychischen Störungen assoziiert sein, z. B. Depression, Zwangs- oder Angststörung, Persönlichkeitsstörungen.

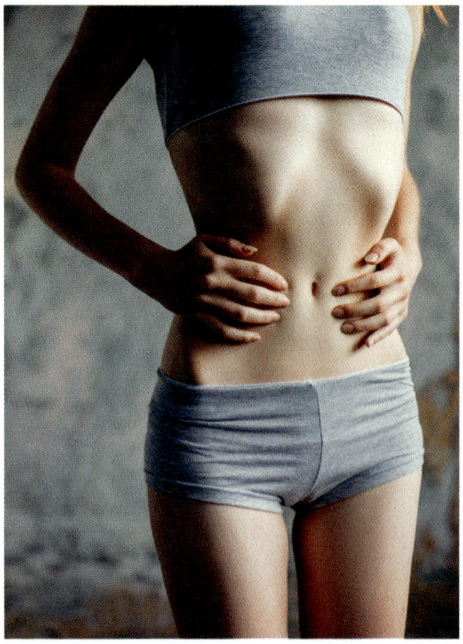

Abb. 17.17 Patientin mit Anorexia nervosa [J787]

Symptome der Anorexie

Gemäß ICD-10 müssen zur Diagnosestellung einer Anorexie alle der folgenden Kriterien erfüllt sein:

1. **Untergewicht** (→ Abb. 17.17): das Gewicht liegt unterhalb der 10. BMI-Perzentile oder BMI unter 17,5 kg/m². Ein BMI unterhalb der 3. BMI-Perzentile (BMI unter 14 kg/m²) stellt eine Indikation für eine stationäre Behandlung dar.
2. Selbst herbeigeführter **Gewichtsverlust** durch:
   - Vermeidung (hochkalorischer) Speisen (asketische Form)
   - Selbst induziertes Erbrechen (bulimische Form)
   - Missbrauch von Abführmitteln
   - Übertriebene körperliche Aktivität
   - Diuretikaabusus oder Gebrauch von Schilddrüsenpräparaten
3. **Körperschemastörung:** der eigene Körper wird auch bei sehr niedrigem Gewicht als zu dick betrachtet
4. **Endokrine Störungen:** Ausbleiben der Menarche oder Verlust der Menstruation (*sekundäre Amenorrhö*) und Libidoverlust; Ausnahme: Frauen mit hormoneller Kontrazeption weisen eine Menstruationsblutung auf
5. Bei Krankheitsbeginn vor der Pubertät: **Verzögerung pubertärer Entwicklungsschritte.**

Symptome der Bulimie

- Andauernde **Beschäftigung mit dem Essen;** ununterbrochenes zwanghaftes Verlangen nach Nahrungsmitteln
- **Essanfälle:** über mindestens 3 Monate und mindestens 2-mal pro Woche
- **Entgegenwirken einer Gewichtszunahme** durch:
  - Selbstinduziertes Erbrechen nach Essattacken
  - Missbrauch von Abführmitteln
  - Zeitweilige Hungerperioden
  - Diuretikaabusus oder Gebrauch von Schilddrüsenpräparaten
  - Diabetiker: Vernachlässigung der Insulinbehandlung
- **Körperschemastörung.**

Häufig lässt sich in der Anamnese eine Episode (Monate bis Jahre) einer Anorexie nachweisen.

Diagnostik

- Körperlich-neurologische Untersuchung, einschließlich Pubertätsstadien nach Tanner
- Bestimmung von Gewicht, Größe, Puls und Blutdruck, Körpertemperatur
- Blutentnahme
  - u. a. Mangel in allen Zellreihen, Elektrolytstörungen, Glukosemangel, Eisenmangel
- Ausschluss chronisch-entzündlicher Darmerkrankungen oder Schilddrüsenfunktionsstörungen
- EKG
- Schädel-MRT (bei Erstmanifestation, um Neoplasien auszuschließen)
- Ggf. Knochendichtemessung (bei länger bestehender Erkrankung besteht ein erhöhtes Osteoporoserisiko)
- Psychologische Diagnostik: Anamnese, psychopathologischer Befund, Fragebogenverfahren (z. B. *Eating Disorder Inventory*, EDI-2).

Behandlungsstrategie

Übergeordnete Therapieziele der Ernährungstherapie sind das Anheben und Halten des Körpergewichts. Es ist hilfreich, ein Zielgewicht oder einen Zielgewichtsbereich zwischen der 15.–20. BMI-Perzentile zu vereinbaren. Bei jugendlichen Patientinnen ist ein gesundes Gewicht mit Wiedereinsetzen der Menstruation erreicht. Die **Gewichtszunahme** sollte (je nach Leitlinie unterschiedlich) **zwischen 0,5 (bis 1,5 kg) pro Woche** betragen. Die Behandlungsstrategie umfasst **Essenspläne** mit vorgegebener Kalorienmenge, verhaltenstherapeutisch orientierte **Stufenpläne** mit Verstärkermodulen sowie engmaschige **Gewichts-,** aber auch **Urinkontrollen** (insbesondere Kontrolle der Urindichte, um eine übermäßige Trinkmenge und eine dadurch verfälschte Gewichtszunahme zu erkennen (→ Abb. 17.18). Inzwischen sehr umstritten ist der Einsatz einer Magensonde bzw. eine parenterale Ernährung im Kindes- und Jugendalter. Derartige Zwangsmaßnahmen sollten nur erwogen werden, wenn sich der zu pflegende Mensch in einem äußerst kritischen Zustand befindet und seine eigene Gefährdung nicht mehr wahrnehmen kann. Das Ziel einer Psychotherapie sollte stets sein, dass der Patient selbst Verantwortung für eine ausreichende Nahrungsaufnahme übernehmen kann.

Speziell bei der Bulimie ist eine **Strukturierung des Essverhaltens** zielführend: Essprotokolle sowie regelmäßige Mahlzeiten und geplante Zwischenmahlzeiten sind Bestandteile der Therapie.

Psychotherapeutische Interventionen umfassen zum einen **Einzelgespräche,** in denen das gestörte Essverhalten bzw. die Körperwahrnehmung thematisiert sowie Aspekte des Selbstwertgefühls und zwischenmenschliche Beziehungen betrachtet werden. Parallel dazu finden **familientherapeutische Gespräche** statt, da eine Essstörung z. T. ihre Ursachen *im,* in jedem Fall aber Auswirkungen *auf* das Familiensystem hat. Bei ausgeprägtem Gedankenkreisen, Ängsten und innerer Anspannung kann eine **medikamentöse Therapie** mittels atypischer Antipsychotika (z. B. Olanzapin) oder Antidepressiva (selektive Serotoninwiederaufnahmehemmer, z. B. Fluoxetin) erwogen werden (Off-Label-Gebrauch).

Pflege

Die Betreuung essgestörter Menschen zählt zu einer der intensivsten Aufgaben in der Kinder- und Jugendpsychiatrie. Zu den Routineaufgaben in der Pflege gehört hier das **regelmäßige Erfassen der Vitalzeichen sowie des Gewichts.** Als Pflegefachperson begleitet man die Nahrungsaufnahme der Kinder und Jugendlichen in Form von strukturierten Mahlzeiten oder führt ggf. die Nahrungszufuhr durch die Magensonde durch.

Aufgrund des Suchtcharakters dieses Störungsbilds versuchen die Erkrankten häufig, bei der Gewichtserfassung oder den **Mahlzeiten zu manipulieren.** So ist es zwingend notwendig, den Patienten vor der Gewichtserfassung zum Urinlassen auf die Toilette zu schicken und dies zu begleiten. Dieses Vorgehen greift stark in die Privatsphäre des Jugendlichen ein, dient jedoch dazu, eine Verfälschung des Gewichts durch Wiegen mit voller Harnblase zu vermeiden. Auch das „Gewichtantrinken" kurz vor dem Wiegen ist eine Strategie, um zu „tricksen". Dies lässt sich durch unangekündigte Gewichtserfassungen und Urinkontrollen umgehen. Der zu pflegende Mensch wird in Unterwäsche

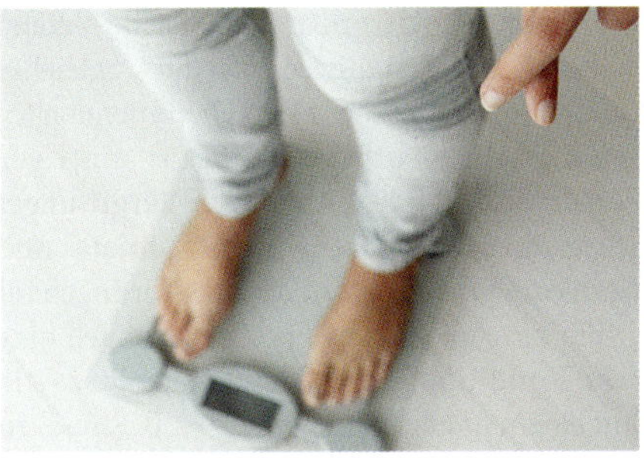

Abb. 17.18 Regelmäßige Gewichtskontrollen gehören zur Therapie bei Anorexia. [J787]

gewogen, um das Verstecken schwerer Gegenstände in der Kleidung zu vermeiden. Manchmal werden schwere Gegenstände auch anal oder vaginal eingeführt.

Bei den Mahlzeiten empfiehlt es sich, dem Jugendlichen **gegenüberzusitzen,** um sicherzustellen, dass die gesamte Mahlzeit aufgenommen wird und keine Reste in z. B. halb geöffneten Marmeladenpackungen übriggelassen werden.

Aufgrund des **hohen Bewegungsdrangs** anorektischer Menschen sollte das Pflegepersonal darauf achten, wie viel und wie häufig sich der Jugendliche bewegt, um ggf. regulierend eingreifen zu können.

In der Pflege essgestörter Menschen ist es wichtig, im engen Austausch mit dem gesamten involvierten Personal zu stehen. Häufig findet die Behandlung anhand strenger Pläne statt. Die **engmaschigen Gespräche** mit dem zuständigen ärztlichen und psychologischen Fachpersonal gewährleisten, dass alle Beteiligten stets auf demselben Stand sind und **festgelegte Absprachen** eingehalten werden können.

SPICKZETTEL

Krankheitsentstehung: soziokulturelle, familiäre, biologische, psychische Ursachen

Symptome:

- Anorexia nervosa: Untergewicht, selbst herbeigeführter Gewichtsverlust, Körperschemastörung, endokrine Störungen, Verzögerung pubertärer Entwicklungsschritte (bei Krankheitsbeginn vor der Pubertät)
- Bulimie: andauernde Beschäftigung mit dem Essen, Essanfälle, Vermeiden einer Gewichtszunahme, z. B. durch selbstinduziertes Erbrechen, Missbrauch von Abführmitteln, Körperschemastörung

Diagnostik: körperliche Untersuchung, Ausschluss chronischer Erkrankungen, psychologische Diagnostik

Behandlungsstrategie: Ernährungstherapie; Psychotherapie

17.17 Zwangsstörungen

DEFINITION

Zwangsstörung (ältere Bezeichnung: Zwangsneurose): psychische Störung mit meist gleichzeitig vorhandenen **Zwangsgedanken, Zwangsimpulsen** und **Zwangshandlungen,** die als unangenehm empfunden werden und dem Betroffenen übertrieben oder unsinnig erscheinen. Häufig chronischer Verlauf und deutliche Einschränkungen im Alltag.

Im Kindesalter sind mehr **Jungen** als Mädchen betroffen. Im frühen Erwachsenenalter ist das Geschlechterverhältnis etwa ausgeglichen, später sind überwiegend Frauen von einer Zwangsstörung betroffen

Krankheitsentstehung

Bisher gibt es **kein einheitliches Krankheitsmodell,** es können sowohl genetische als auch neurobiologische Veränderungen ursächlich sein. So besagt eine Hypothese, dass ein Ungleichgewicht zwischen stimulierenden (exzitatorischen) und hemmenden (inhibitorischen) Regelkreisen im Gehirn vorliegt, welches zu einer **geringeren Unterdrückung von Impulsen** führt. Aber auch **Vergiftungen, Medikamentennebenwirkungen, Tumoren, Hirntraumata und syndromale Grunderkrankungen** können zu Zwangsstörungen führen.

Ein psychologisches Erklärungsmodell nimmt an, dass durch **klassische Konditionierung** ein neutraler Reiz (z. B. Schmutz) in Verbindung mit einem unangenehmen Reiz (z. B. Stress) zu einem Stimulus wird, der in Zukunft konditionierte emotionale Reaktionen (z. B. Angst, Anspannung) auslöst. Diese Gefühle werden von den Betroffenen als belastend empfunden, sodass sie z. B. durch Waschen beseitigt werden sollen.

Zwanghafte Persönlichkeitszüge (z. B. sehr stark ausgeprägte Sorgfältigkeit, Pflichtbewusstsein und Streben nach Perfektion) können z. T. schon vor dem Krankheitsausbruch beobachtet werden.

Symptome

Zwangsstörungen gehen oft mit **depressiven Symptomen** einher (Gefühl der Einsamkeit und Hilflosigkeit bis hin zu Suizidalität). Meist bestehen sowohl **Zwangsgedanken** als auch **Zwangshandlungen gleichzeitig.** Selten treten Zwangsgedanken isoliert auf.

- **Zwangsgedanken:** Ideen oder Vorstellungen, die die Betroffenen immer wieder beschäftigen. Die Gedanken werden von den Kindern und Jugendlichen als sinnlos oder quälend empfunden, da sie z. T. auch obszöne oder gewalttätige Inhalte umfassen. Sie versuchen, oft ohne Erfolg, dagegen anzukämpfen. Eine Untergruppe bilden die Grübelzwänge, die dazu dienen können, Selbstunsicherheit und soziale Ängste abzubauen.
- **Zwangshandlungen oder -rituale:** Stereotyp wiederholte Tätigkeiten, die als belastend und ineffektiv empfunden werden. Die Handlungen werden verrichtet, um negative Emotionen zu beseitigen oder einem objektiv unwahrscheinlichen, aus Sicht der Patienten jedoch schadenbringenden Ereignis vorzubeugen. Diese Ängste können nur vage formuliert werden und bleiben meist unklar. Oftmals dienen Zwangshandlungen zur innerpsychischen Stressregulation. Häufig treten vegetative Angstsymptome auf (z. B. Unruhe, Schwitzen, Herzklopfen), insbesondere bei Nichterfüllen der Handlung. Beispiele für Zwangshandlungen sind:
  - Waschen (Kontaminationsängste → Abb. 17.19)
  - Kontrollieren, Rückversichern (Sicherheitsängste)
  - Ordnen, Sortieren von Gegenständen, bis sie „richtig" sind („*Just-right-Phänomen*")
  - Zählen, Wörter wiederholen
  - Mehrfaches Berühren von Gegenständen.

Diagnostik

Folgende Merkmale müssen für eine eindeutige Diagnostik erfüllt sein:

- Zwangsgedanken, Zwangshandlungen oder beides bestehen über einen Zeitraum von **mindestens 2 Wochen** an den meisten Tagen.
- Die Betroffenen empfinden die Symptome als **eigene Gedanken/Impulse** („*ich-synton*").
- Die Symptome werden als **quälend** erlebt oder schränken normale Aktivitäten ein.
- Wenigstens einem Gedanken oder einer Handlung muss **Widerstand** geleistet werden.

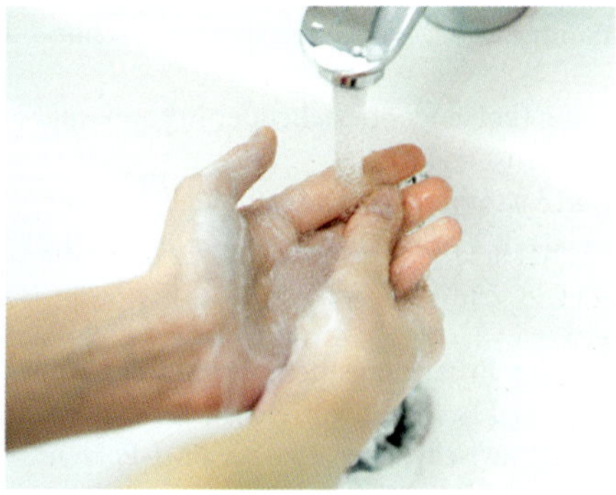

Abb. 17.19 Der Waschzwang ist eine Zwangsstörung. Die Betroffenen fühlen sich beispielsweise trotz regelmäßigen Händewaschens immer kontaminiert und waschen sich erneut. [J787]

- Die Gedanken, Vorstellungen oder Impulse wiederholen sich in unangenehmer Weise.
- Die Ausführung von Zwangshandlungen wird allgemein als nicht angenehm empfunden, dient vorübergehend jedoch zum Abbau von Anspannung und Ängsten.

Differenzialdiagnose
- Im Gegensatz zu Erwachsenen sehen viele Kinder die Zwangsgedanken nicht als eigene Impulse an und leisten ihnen demnach nicht immer Widerstand. Dies erschwert die Diagnosestellung.
- Im Vergleich zur Zwangsstörung, bei der die Gedanken als *eigen* empfunden werden („ich-synton"), erlebt ein Mensch, der an einer Psychose erkrankt ist, einige seiner Gedanken als *von außen* eingegeben („ich-dyston").

Behandlungsstrategie

Die Behandlung besteht aus **vier Säulen** und kann je nach Schwere der Erkrankung **ambulant oder stationär** durchgeführt werden: Beratung, Motivierung, Psychotherapie, Pharmakotherapie.

1. **Beratung:** Es erfolgt eine Psychoedukation hinsichtlich der Symptomatik und der vermuteten Krankheitsursachen. Informationen über Behandlungsmöglichkeiten und über die Prognose werden gegeben. Die Gespräche werden nicht nur mit dem Patienten selbst, sondern insbesondere auch mit wichtigen Bezugspersonen (Eltern, Geschwistern) geführt, die im Umgang mit den betroffenen Menschen häufig verunsichert und z. T. sehr frustriert sind.
2. **Motivierung:** Eine intensive Motivationsphase ist essenziell für eine gute therapeutische Beziehung und wirkt sich positiv auf den Therapieverlauf aus. Zwar besteht bei den Patienten ein Leidensdruck, es überwiegt aber die Angst, z. B. durch weniger häufiges Händewaschen krank zu werden. Pro- und Kontra-Listen (z. B. „Was spricht dafür, den Zwang zu behalten? Was spricht dafür, den Zwang abzugeben?") können eine Motivation aufbauen.
3. **Psychotherapie:** Diese umfasst im Besonderen die kognitive Verhaltenstherapie einschließlich einer Reizkonfrontationstherapie (Expositionsbehandlung). Dabei werden die zu behandelnden Menschen meist abgestuft, mit zunehmender Angststärke, mit der gefürchteten Situation konfrontiert. Zwangshandlungen zum Abbau von Ängsten oder Anspannung sollen währenddessen nicht durchgeführt werden. Eine ausführliche Vorbesprechung ist Voraussetzung für die Expositionsbehandlung. Bei Kindern und Jugendlichen ist die stufenweise Konfrontation mit dem Reiz zu bevorzugen, statt eine Reizüberflutung (nicht abgestuftes Vorgehen) einzusetzen.
4. **Pharmakotherapie:** Da die Wirksamkeit einer Pharmakotherapie gut belegt ist, wird empfohlen, Verhaltenstherapie und Medikation zu kombinieren. Die Substanzen stammen aus der Gruppe der Antidepressiva, z. B. selektive Serotoninwiederaufnahmehemmer (SSRI) wie Fluvoxamin, Sertralin und Fluoxetin.

Pflege

Die Pflege zwangserkrankter Kinder oder Jugendlicher besteht zunächst darin, die Betroffenen im **Stationsalltag zu beobachten,** um die verschiedenen Formen der Zwangshandlungen und ihre Ausmaße erfassen zu können. Durch weiteres Beobachten und im gemeinsamen Gespräch mit dem Kind oder Jugendlichen wird eruiert, welche **Trigger** es im Alltag gibt, die eine Zwangshandlung oder Zwangsgedanken auslösen. Häufig verstärken bestimmte **Anforderungen** oder **Situationen** und damit einhergehende **Spannungszustände** den Zwang. Diese Trigger sind dem zu pflegenden Menschen nicht immer bewusst, können aber durch Beobachtung von Alltagssituationen durch die Pflegefachpersonen häufig herausgefunden werden. In enger Absprache mit dem ärztlichen oder psychologischen Fachpersonal und den Kindern und Jugendlichen können sie im Stationsalltag bewusst **Konfrontationen** mit den **triggernden Reizen** herbeiführen und den Jugendlichen dabei unterstützen, eine Reaktion durch Zwangshandlungen zu verhindern und ggf. **Alternativen** dafür zu finden.

Es empfiehlt sich außerdem, eine ausführliche **Pflegeanamnese** zu erstellen und mit den Kindern und Jugendlichen gemeinsam zu erarbeiten, in welchen Bereichen die Zwänge das Leben im Alltag negativ beeinflussen. So können gezielt Umgangsweisen in lebenspraktischen Situationen geübt werden, die von Zwangshandlungen belastet sind. Damit soll in erster Linie eine höhere Lebensqualität erreicht werden, da Zwänge je nach Stärke der Manifestation nicht immer gänzlich und dauerhaft abgelegt werden können.

Die Arbeit mit Zwangserkrankten ist meist begleitet von **Ängsten** und **Kontrollstrategien** der Betroffenen. Vor allem bei der Durchführung von Expositionsübungen ist es deshalb wichtig, ein Bewusstsein dafür zu entwickeln, dass der Betroffene sich ins für ihn Ungewisse wagt und nicht überfordert werden soll. Oftmals ist es hilfreich, die Familie und/oder Freunde mit einzubeziehen und gemeinsam für den Jugendlichen hilfreiche **Umgangsformen** zu entwickeln. Häufig ist dies bereits eine erste große **Entlastung** für alle Beteiligten.

! Vorsicht!
- Zwänge und Ängste der zu pflegenden Menschen ernst nehmen!
- Ein vertrauensvolles Verhältnis zwischen Kind/Jugendlichem und der Pflegeperson wird insbesondere bei den Konfrontationsübungen vorausgesetzt.
- Enger, regelmäßiger Austausch zwischen Pflegefachpersonen und dem ärztlichen und psychologischen Fachpersonal.

SPICKZETTEL

Krankheitsentstehung: genetische und neurobiologische Veränderungen

Symptome: Zwangsgedanken, z. B. Grübelzwänge; Zwangshandlungen, z. B. waschen, kontrollieren, sortieren, zählen

Diagnostik: Symptome bestehen über mindestens 2 Wochen an den meisten Tagen, Symptome werden als ich-synton und belastend empfunden

Behandlungsstrategie: Beratung, Motivierung, Psychotherapie, Pharmakotherapie

17.18 Schädlicher Substanzgebrauch/ Delinquentes Verhalten

i DEFINITION

Schädlicher Substanzgebrauch: Konsum psychotroper Substanzen, der körperliche oder psychische Störungen verursacht und zu Abhängigkeit führen kann.

Delinquentes Verhalten: gemäß ICD-10 Störung des Sozialverhaltens. Hierzu zählen Stehlen, Zündeln, Zerstörung von fremdem Eigentum, häufiges Lügen, Schulabsentismus (Schule schwänzen), Missachtung von Regeln.

Krankheitsentstehung

Schädlicher Substanzgebrauch: Die Entwicklung eines schädlichen Substanzgebrauchs ist **multifaktoriell** und umfasst biologische, psychische und soziale Ursachen.

- Zu den biologischen Ursachen zählt eine **genetische** Komponente, die mit 40–60 % zu einem hohen Anteil zur Suchtentwicklung beiträgt. Hinzu kommen neurobiologische Faktoren wie die Aktivierung des Belohnungssystems im Gehirn durch Substanzgebrauch. Im Jugendalter finden komplexe Umbauvorgänge im Gehirn statt und es besteht besonders in dieser Lebensphase eine erhöhte Ansprechbarkeit (Vulnerabilität) des Belohnungs- und Lustzentrums.
- **Psychische Faktoren** wie eine extrovertierte Persönlichkeit oder ängstlich-unsichere Persönlichkeit sowie frühere Traumatisierungen können eine Neigung zu schädlichem Substanzgebrauch verstärken.
- Hinzu kommen **Umweltfaktoren,** wie das Konsum-/Suchtverhalten von Eltern oder der Peergroup, die Verfügbarkeit von Substanzen und die elterliche Aufsicht.

Vorsicht! Häufig liegen bei Suchtproblemen weitere psychische Erkrankungen vor, z. B. ADHS, Störungen des Sozialverhaltens, Persönlichkeitsstörungen, Angststörungen, Essstörungen oder Psychosen. Der Konsum von Substanzen wird in diesem Zusammenhang nicht selten genutzt, um die Symptome der o. g. Erkrankungen zu reduzieren.

Delinquentes Verhalten: Verschiedene Umweltbedingungen und neurobiologische Faktoren stehen im gegenseitigen Wechselspiel und tragen zur Krankheitsentstehung bei. Dazu zählen:

- **Umweltfaktoren:**
  - Erziehungsstil: inkonsequent/gewährend/außergewöhnlich harte Strafen
  - Antisoziales Verhalten der Eltern (Vorbildfunktion)
  - Unvollständige Familien
  - Dissoziale Peergroup
- **Neurobiologische Faktoren:**
  - Mangel/Überschuss an bestimmten Botenstoffen (z. B. Serotonin, Noradrenalin)
  - Gesteigerte Aktivierung/fehlende Hemmung bestimmter Hirnareale, z. B. zur Impulskontrolle.

Symptome

Schädlicher Substanzgebrauch (→ Abb. 17.20): Von einem **Abhängigkeitssyndrom** spricht man, wenn innerhalb der letzten 12 Monate mindestens drei der folgenden Kriterien vorhanden waren:

Tab. 17.6 Entzugssymptome bei ausgewählten Substanzen

Substanz	Entzugssymptomatik
Alkohol	Übelkeit, Schwitzen, Unruhe, Schlafstörungen, Tachykardie, Tremor
Cannabinoide	Appetitminderung, Schlafstörungen, Affektlabilität, Dysphorie, Aggression
Opiate	Tachykardie, Hypertonie, Erbrechen, Diarrhö, Muskelkrämpfe

- Starkes Verlangen nach der Substanz (**Craving**)
- **Verminderte Kontrollfähigkeit** bezüglich des Konsums (Beginn, Menge und Ende)
- Körperliche **Entzugssymptome** (→ Tab. 17.6).
- **Toleranzentwicklung** gegenüber der Substanz: immer höhere Mengen sind erforderlich
- Vernachlässigung anderer Aktivitäten (z. B. Schule, Freundschaften, Hobbys)
- Anhaltender Substanzgebrauch **trotz nachweislich schädlicher Folgen.**

Vorsicht! Beim Entzug von Alkohol, Opiaten und Benzodiazepinen kann es zu Krampfanfällen und Delir kommen!

Delinquentes Verhalten: Zu den Symptomen zählen **Stehlen** (→ Abb. 17.20), **Zündeln, Zerstörung von fremdem Eigentum, häufiges Lügen, Schulabsentismus (Schule schwänzen)** und **Missachtung von Regeln.** Häufig besteht die Gleichaltrigengruppe (*engl.: Peergroup*) ebenfalls aus delinquenten Kindern. Dies ist aber kein erforderliches Diagnosekriterium. Die Kinder und Jugendlichen können ihr Verhalten auch außerhalb einer unauffälligen Bezugsgruppe vollziehen.

Diagnostik

Schädlicher Substanzgebrauch: Neben einer ausführlichen **Anamnese über das Konsumverhalten** des betroffenen Menschen sind **laborchemische Untersuchungen** zur Diagnostik hilfreich:

- Urinschnelltest (Substanznachweis)
- Erhöhung der Gamma-GT und des CDT-Wertes (*carbohydrate-deficient transferrin*) im Blut bei chronischem Alkoholkonsum
- Infektionen bei intravenösem Konsum (v. a. HIV, Hepatitis).

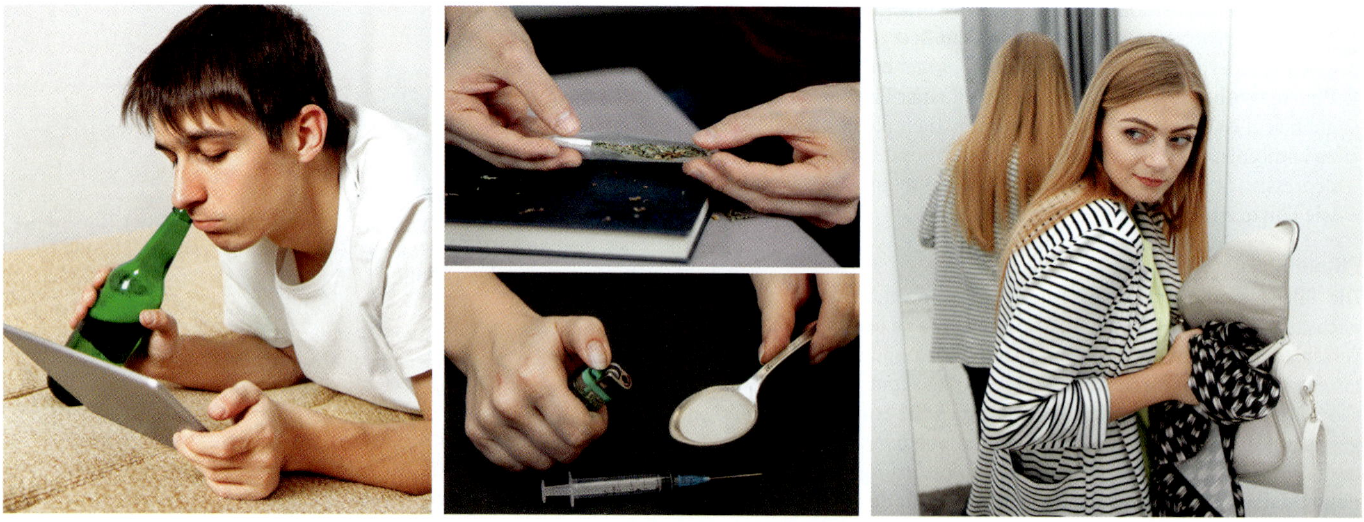

Abb. 17.20 Zur stofflichen Sucht können Alkohol, Marihuana und Heroin führen. Stehlen zählt zum delinquenten Verhalten. [J787]

In der **körperlichen Untersuchung** lassen sich Hinweise auf eine akute Intoxikation oder einen chronischen Substanzgebrauch finden:

- Gangstörungen
- Pupillenveränderungen, z. B. Mydriasis nach Cannabiskonsum; Miosis bei Opiatintoxikation
- Einstichstellen und Spritzenabszesse an der Haut
- Ulzerationen der Nasenschleimhaut.

Delinquentes Verhalten: Eine ausführliche **Anamnese** (→ Tab. 17.7) ist ein wesentlicher Baustein der Diagnostik. Hilfreich ist es, zunächst **getrennte Gespräche** mit den Kindern und Jugendlichen und ihren Eltern zu führen.

Weitere diagnostische Mittel sind:

- **Leistungsdiagnostik,** um schulische Über- oder Unterforderung zu erkennen
- **Laborchemische Diagnostik,** z. B. bei Verdacht auf Hyperthyreose oder Drogenabusus
- **Ggf. MRT,** bei Verdacht auf hirnorganische Ursachen von Impulskontrollstörungen.

Behandlungsstrategie

Schädlicher Substanzgebrauch: Eine **spezifische Suchtbehandlung** in dafür ausgewiesenen Kliniken ist besonders bei manifester Abhängigkeit mit körperlichen Entzugssymptomen unabdingbar. Die Therapie erfordert spezielle Interventionen und ist oftmals lang andauernd. **Rückfälle und Therapieabbrüche** sind häufig. Zu den **Therapiebausteinen** gehören:

- Entgiftungsphase
- Diagnostikphase
- Behandlungsphase.

In der **Psychotherapie** werden folgende Techniken genutzt:

- Motivierende Gesprächsführung (*engl.: Motivational Interviewing*) zur Entwicklung einer Ambivalenz gegenüber der Sucht und zur Stärkung der Therapiemotivation
- Vermittlung von Strategien zur Stressbewältigung, z. B. soziales Kompetenztraining, Entspannungsverfahren
- Kognitive Verhaltenstherapie zur Einschränkung des Konsumverhaltens
- Familienbasierte Therapie zur Ursachenforschung und Rückfallprophylaxe.

Delinquentes Verhalten: Wichtig ist, dass therapeutische Interventionen möglichst **frühzeitig** beginnen und ausreichend lange andauern.

- Je nach Schweregrad erfolgt die Therapie im **ambulanten oder stationären** Setting. Eine **Integration von Familie und Schule** in den Prozess trägt zum Therapieerfolg bei.
- Besonders das **Elterntraining** ist ein wesentlicher Therapiebestandteil. Ziel ist es, dysfunktionale Eltern-Kind-Beziehungen umzustrukturieren. Eine **wertschätzende und konsequente Haltung** gegenüber dem Kind ist notwendig, um eine Verhaltensänderung zu erreichen.

Tab. 17.7 Schwerpunkte des Anamnesegesprächs

Patientengespräch	Elterngespräch
• Freizeitgestaltung • Delinquentes Verhalten • Substanzkonsum • Selbstbild	• Schwangerschaftsverlauf (Belastungsfaktoren, Substanzkonsum) • Frühkindliche Entwicklung • Adoption • Missbrauch • Schullaufbahn • Erziehungsmethoden • Umgang mit Stress

- In der therapeutischen Arbeit mit dem betroffenen Menschen geht es v. a. um die **Stärkung des Selbstwertgefühls,** die Verbesserung der Impulskontrollfähigkeit, eine gemeinsame Suche nach alternativen Problemlösungsstrategien und einem **Training der sozialen Kompetenzen.**
- Auch **Jugendhilfemaßnahmen,** wie eine Familienhilfe, Erziehungsbeistandschaften, eine teil- oder vollstationäre Betreuung (Wohngruppe), können in einigen Fällen hilfreich sein.

Vorsicht! Einmalige, drastische Interventionen (z. B. „Boot Camps“) sind ineffektiv und zeigen keine langfristigen Erfolge.

Pflege

Die Auslöser für Suchtverhalten im Kindes- und Jugendalter können sehr unterschiedlich und komplex sein, weshalb auch die Behandlung sehr vielseitig ist. Die pflegerischen Aufgaben siedeln sich in der **therapeutischen Unterstützung** an und umfassen:

- **Kontaktaufnahme** und Einführung in das Therapieprogramm
- **Entgiftung** (Unterstützung bei Entzugssymptomen bis zur Substanzfreiheit)
- **Prävention** (Erarbeitung unterstützender Ressourcen, um Rückfälle zu vermeiden)
- **Reintegration** in den Alltag (Schule, Beruf, Sozialleben).

Voraussetzung ist eine **vertrauensvolle Beziehung** und eine respektvolle Haltung, auch bei Rückfällen. Auf die Nöte und Ängste der Kinder und Jugendlichen muss eingegangen werden. Dabei darf die **Sucht nicht verharmlost** und es sollte eine klare Haltung gegenüber dem Drogenkonsum deutlich gemacht werden. Auf dieser Basis lassen sich folgende Angebote machen:

- **Alternativen** zum Drogenkonsum bieten (Skillstraining, Ressourcenarbeit, sinnvolle Freizeitbeschäftigung)
- **Feste Tagesstruktur** in den Alltag integrieren und stabilisieren
- **Schnelle Hilfen bei Entzugssymptomatik** (Ablenkung, ggf. medikamentöse Unterstützung)
- **Aufbau des Selbstwertgefühls** (Stärken erarbeiten, soziale Fertigkeiten entwickeln und fördern)
- Bereits zu Beginn der Behandlung **feste Absprachen** zum Umgang mit Krisensituationen treffen; die Vereinbarungen konsequent einhalten
- **Kontrollinstanzen** durch Drogentests.

Vor allem die Konsequenzen eines Rückfalls müssen mit den Kindern und Jugendlichen zu Beginn einer Behandlung besprochen werden. Eine verhaltenstherapeutische Arbeit kann nicht fortgeführt werden, wenn sie unter Drogeneinfluss stehen oder unter einer starken Entzugssymptomatik leiden. Dies bedeutet einen **Therapieabbruch,** bis eine Entgiftung stattgefunden hat.

Vorsicht! Da unterschiedliche Substanzen unterschiedliche Vorgehensweisen bei einer akuten Intoxikation aufweisen, lassen sich an dieser Stelle keine übergreifenden Richtlinien aufstellen. Als allgemeine Regeln, die z. T. unter ärztlicher Aufsicht durchgeführt werden müssen, gelten je nach Situation:

- Hilfe holen/Notruf absetzen
- Atemwege freihalten
- Künstliche Beatmung
- Herz-/Kreislauf-Stimulation
- Antidotgabe, wenn konsumierte Substanz bekannt ist
- Flüssigkeitsinfusion
- **Dringender** Transport ins Krankenhaus.

Für die gesamte Phase der Sofortmaßnahmen gilt: **Den Patienten nicht allein lassen!**

SPICKZETTEL

Krankheitsentstehung:

- Schädlicher Substanzgebrauch: biologische (genetische Komponente ca. 40 %), psychische Ursachen, z. B. frühe Traumatisierungen, selbstunsichere Persönlichkeit und soziale Ursachen, z. B. Suchtverhalten von Eltern oder der Peergroup
- Delinquentes Verhalten: Umweltfaktoren, z. B. antisoziales Verhalten der Eltern, neurobiologische Faktoren, z. B. Mangel/Überschuss an bestimmten Botenstoffen

Symptome:

- Schädlicher Substanzgebrauch: starkes Verlangen nach der Substanz, verminderte Kontrollfähigkeit bezüglich des Konsums
- Delinquentes Verhalten: Stehlen, Zündeln, Zerstörung von fremdem Eigentum, häufiges Lügen, Schulabsentismus und Missachtung von Regeln

Diagnostik:

- Schädlicher Substanzgebrauch: Anamnese über das Konsumverhalten des betroffenen Menschen, Laborparameter (Urinschnelltest, Gamma-GT und CDT-Wert), körperliche Untersuchung
- Delinquentes Verhalten: Anamnese, Laborparameter (Hyperthyreose, Drogenabusus), MRT

Behandlungsstrategie:

Suchtbehandlung, Psychotherapie, Elterntraining, ggf. Jugendhilfemaßnahmen.

18

PFLEGE BEI LEBENSBEDROHLICHEN SITUATIONEN

Marcel Kemper, Florian Schneider, Kira Schawe

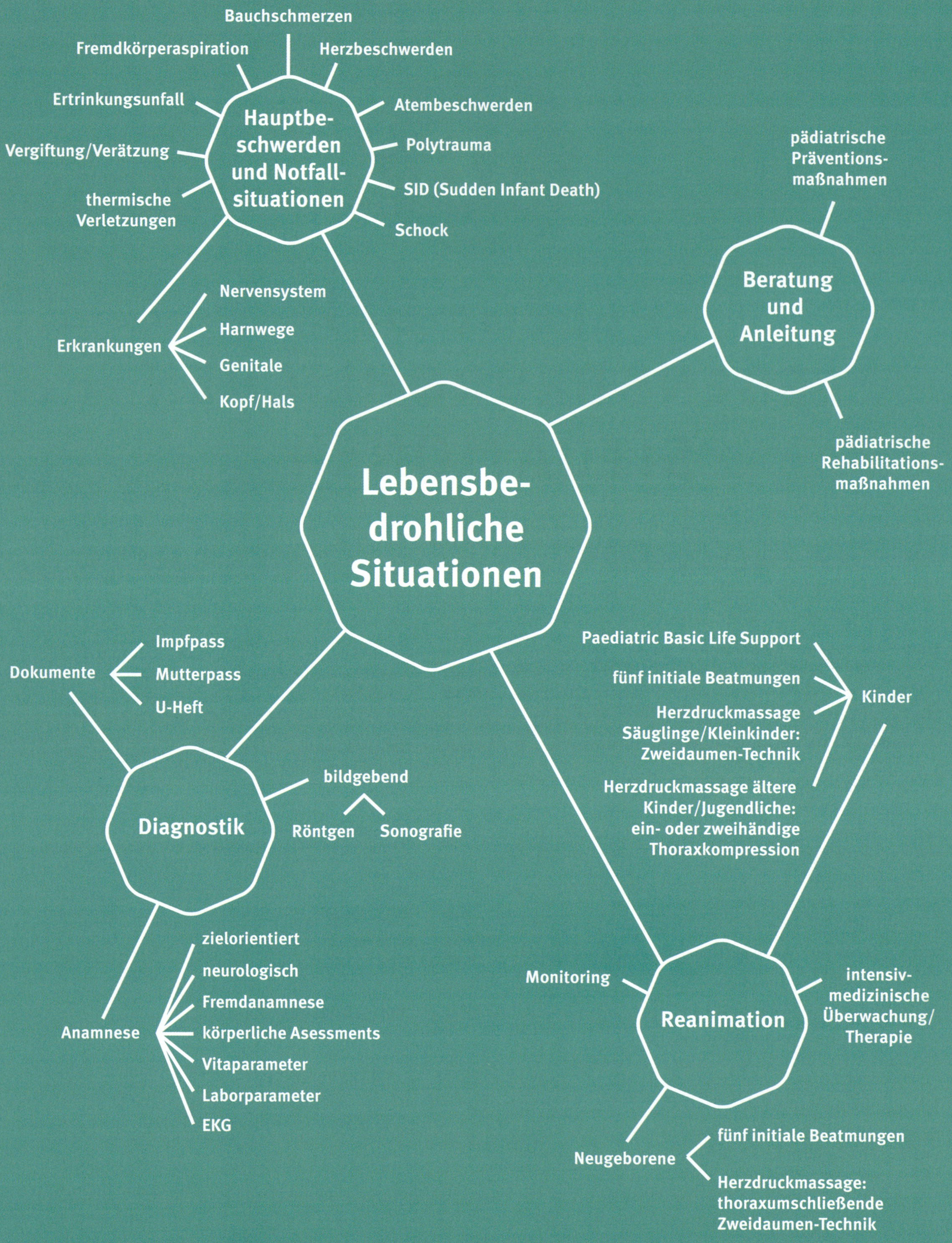
Lebensbedrohliche Situationen
Hauptbeschwerden und Notfallsituationen
Bauchschmerzen
Fremdkörperaspiration
Herzbeschwerden
Ertrinkungsunfall
Atembeschwerden
Vergiftung/Verätzung
Polytrauma
thermische Verletzungen
SID (Sudden Infant Death)
Schock
Erkrankungen
Nervensystem
Harnwege
Genitale
Kopf/Hals
Beratung und Anleitung
pädiatrische Präventionsmaßnahmen
pädiatrische Rehabilitationsmaßnahmen
Diagnostik
Dokumente
Impfpass
Mutterpass
U-Heft
bildgebend
Röntgen
Sonografie
Anamnese
zielorientiert
neurologisch
Fremdanamnese
körperliche Asessments
Vitaparameter
Laborparameter
EKG
Reanimation
Kinder
Paediatric Basic Life Support
fünf initiale Beatmungen
Herzdruckmassage Säuglinge/Kleinkinder: Zweidaumen-Technik
Herzdruckmassage ältere Kinder/Jugendliche: ein- oder zweihändige Thoraxkompression
Monitoring
intensivmedizinische Überwachung/Therapie
Neugeborene
fünf initiale Beatmungen
Herzdruckmassage: thoraxumschließende Zweidaumen-Technik

Wussten Sie schon ...

Rhythmus Wiederbelebung:
Der Rhythmus zur Wiederbelebung eines Kindes beträgt 15 : 2, d. h. auf 15 Kompressionen folgen 2 Beatmungshübe. Bei Erwachsenen beträgt das Verhältnis 30 : 2.

Dyspnoe bei Neugeborenen: Neugeborene erhalten 5 Beatmungshübe, falls sie nach der Geburt nicht zu Atmen anfangen.

Fremdkörperaspiration: Die Fremdkörperaspiration betrifft bevorzugt den rechten Lungenunterlappen, da der rechte Bronchus steiler als der linke Bronchus abgeht.

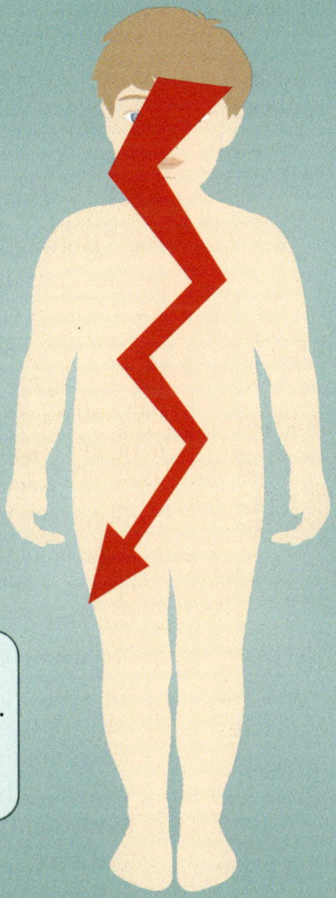

Atemwegsverlegung: Bei Verlegung der Atemwege bei über 1-jährigen Kindern ist der Heimlich-Handgriff eine lebensrettende Sofortmaßnahme. Man geht von hinten an das Kind, beugt es vorneüber und presst mit der Faust unter den Knorpelfortsatz am Brustbein. So wird ein aspirierter Fremdkörper mobilisiert und entfernt.

Unterkühlung/Hyothermie: Bei einer Unterkühlung verlangsamen sich die Körperfunktionen. Daher können noch bestehende Lebenszeichen schnell übersehen werden.

Sturzgefahr: Säuglinge nie allein auf erhöhten Möbelstücken liegen lassen, z.B. Wickelkommode. Es soll immer eine Hand am Kind sein, um es vom herunter fallen zu schützen.

Plötzlicher Kindstod: Die Gefahr des plötzlichen Kindstods lässt sich mit den Regeln der sicheren Schlafumgebung reduzieren. Eine Aufklärung der Eltern ist Bestandteil der U2.

Verbrennungen/Verbrühungen: In der Notfallsituation muss schnell die Größe der betroffenen Hautanteile eingeschätzt werden. Bei Kindern gilt die Handregel. Man schätzt, wie viele Handflächen des Kindes auf die verbrannte bzw. verbrühte Fläche passen würden. Die Fläche einer Hand entspricht 1 % der Körperoberfläche. Bei Erwachsenen zählt die 9er-Regel. Ein Arm entspricht z. B. 9 % der Körperoberfläche.

18.1 Pflege bei Kindern in lebensbedrohlichen Situationen

Ab dem Alter von einem Lebensjahr sind **Verletzungen** die häufigste Todesursache bei Kindern und Jugendlichen in Deutschland und Europa (2019 in Deutschland insgesamt 661 Kinder und Jugendliche [1]). Außerdem zählen Verletzungen zu den häufigsten Einweisungsanlässen bei Kindern und Jugendlichen (2019 täglich ca. 731 Kinder und Jugendliche [1]). Die Art der Unfälle ist stark altersabhängig.

- **Säuglinge** und **Kleinkinder** sind v. a. im häuslichen Bereich gefährdet (durch Kopfverletzungen, Verbrennungen, Verbrühungen, Vergiftungen). [1, 2]
- **Kinder unter 5 Jahren** haben zudem von allen unter 15-Jährigen das höchste Risiko für tödliche Unfälle und gewaltbedingte Todesfälle und stellen somit eine besondere Risikogruppe dar. [1,2]
- **Jugendliche** zwischen 15–17 Jahren hingegen haben das höchste Risiko, durch einen Unfall im Straßenverkehr zu sterben sowie durch tödliche Selbstverletzungen. [1, 2]

Es gibt jedoch auch geschlechtsspezifische Unterschiede. Ab einem Alter von einem Lebensjahr haben Jungen ein höheres Risiko als gleichaltrige Mädchen sowohl bei den Verletzungen mit Todesfolge als auch bei Verletzungen, die eine Krankenhausbehandlung erfordern [1, 2].

18.1.1 Prävention

Aktive und passive Präventionsmaßnahmen

- **Aktive** Präventionsmaßnahmen wenden sich v. a. an ältere Kinder und Jugendliche oder deren Eltern und verfolgen meist einen erzieherischen Ansatz (z. B. Verkehrserziehung, Aufklärungskampagnen, Schulungen). [3]
- **Passive** Präventionsmaßnahmen hingegen richten sich meist an Säuglinge und Kleinkinder, ohne diese aktiv mit einzubinden (z. B. Steckdosen- und Herdsicherung, Anschnallpflicht). [3]

Primär-, Sekundär- und Tertiärprävention

- Die **Primärprävention** hat zum Ziel, das Auftreten einer Erkrankung zu verhindern. Dies kann u. a. durch die Beseitigung von Ursachen der Erkrankung geschehen, durch Reduktion von Risikofaktoren (z. B. Schutzimpfungen, Fluorid- und Vitamin-D-Prophylaxe, Gesundheitserziehung) bzw. Veränderung von Umweltfaktoren, die an der Krankheitsentstehung beteiligt sind. [4, 5]
- Die **Sekundärprävention** richtet ihr Augenmerk auf die Früherkennung von Krankheiten, noch bevor diese symptomatisch werden. Hierzu zählen Screening-Untersuchungen (z. B. Neugeborenen-Screening) sowie die Früherkennungsuntersuchungen (sog. U-Untersuchungen). [4, 5]
- **Tertiärpräventionsmaßnahmen** zielen darauf ab, bereits manifeste Krankheiten im Fortschreiten zu bremsen bzw. Folgeschäden zu verhindern (z. B. Augen- oder Nierenschäden bei Bluthochdruck oder Diabetes mellitus). [4, 5]

18.1.2 Rehabilitation

Rehabilitationsmaßnahmen sind Maßnahmen, die darauf abzielen, nach einem Unfall bzw. einer Verschlechterung des Gesundheitszustands diesen und die Lebensqualität zu verbessern. Wird das ursprüngliche Niveau hergestellt, liegt eine *Restitutio ad integrum* (= vollständige Genesung) vor. Häufig ist dies jedoch nicht mehr möglich und es verbleiben körperliche oder geistige Defizite und Funktionseinschränkungen („Behinderungen"), die seit 2001 von der WHO nach der International Classification of Functioning (ICF) eingeteilt werden. [6]

Rehabilitationsmaßnahmen führen hier zu einer Verbesserung des Gesundheitszustands und damit auch der Lebensqualität. In Deutschland ist die Verantwortlichkeit für Rehabilitationsmaßnahmen im Sozialgesetzbuch (SGB) geregelt. Demnach sind die gesetzliche Renten-, Kranken- und Unfallversicherung sowie die Träger der öffentlichen Jugendhilfe und die Sozialhilfeträger die häufigsten Leistungsträger für Rehabilitationsmaßnahmen. Rehabilitationen können sowohl stationär (z. B. Mutter-Kind-Kuren) als auch ambulant (z. B. Physiotherapie nach Unfällen) erfolgen.

Rehabilitationsmaßnahmen

Es gibt folgende Rehabilitationsmaßnahmen:
- Selbsthilfegruppen
- Physiotherapie, Massagen
- Ergotherapie
- Logopädie
- Psychotherapie
- Reit-/Delfintherapie
- Ernährungsberatung
- Sozialberatung
- Hilfsmittel-Versorgung (Rollstuhl).

18.1.3 Beratung und Anleitung

Die Notwendigkeit von pädiatrischen Präventionsmaßnahmen (→ 2.6.4) liegt u. a. darin begründet, dass ein Großteil der Verletzungen im Kindes- und Kleinkindalter durch Präventionsmaßnahmen verhindert werden kann. Daher ist die Kenntnis solcher Maßnahmen auch für Pflegefachpersonen und medizinisches Personal essenziell, damit diese insbesondere die Eltern und andere Familienmitglieder angemessen beraten und anleiten können, um Unfälle und Verletzungen zu verhindern. Die folgende Übersicht und → Abb. 18.1 nennen die wichtigsten Hinweise zur Vermeidung von Unfällen im Kindesalter [3]:

1. Sicherheit in Wohnung (z. B. Herdgitter, Verzicht auf Tischdecken) und Garten (z. B. Verzicht auf Teiche und giftige Pflanzen) kontrollieren.
2. Kind nie unbeobachtet lassen; nie allein im Auto lassen.
3. Medikamente, Haushaltsartikel, Zigaretten, Alkohol sicher aufbewahren.
4. Dafür Sorge tragen, dass Kinder bereits im Grundschulalter Schwimmunterricht erhalten und im Kindergartenalter langsam an Wasser und Wassertiefen herangeführt werden.
5. Kinder im Umgang mit Hunden schulen, da Hunde oft nicht angeleint sind. Deshalb muss ein respektvoller und herantastender Umgang erlernt werden.
6. Für Straßenverkehrserziehung (Helm und Schutzkleidung für Kind und Eltern) Sorge tragen. In vielen Kindergärten und Schulen übernimmt die Polizei die Aufklärungsarbeit.

Die bisherigen Daten aus der Literatur belegen, dass Präventionsmaßnahmen zu einem Rückgang der Verletzungen geführt haben [1]. Darüber hinaus gibt es noch spezielle Elternberatungen z. B. zur Vermeidung des plötzlichen Säuglingstods, auf die im weiteren Verlauf näher eingegangen wird.

SPICKZETTEL

Verletzungen

Verletzungen sind die häufigste Todesursache bei Kindern und Jugendlichen in Deutschland und Europa. Säuglinge und Kleinkinder sind v. a. im häuslichen Bereich gefährdet, Jugendliche im Straßenverkehr oder durch tödliche Selbstverletzungen. Ein Großteil der Verletzungen im Kindes- und Kleinkindalter kann nachweislich durch Präventionsmaßnahmen verhindert werden.

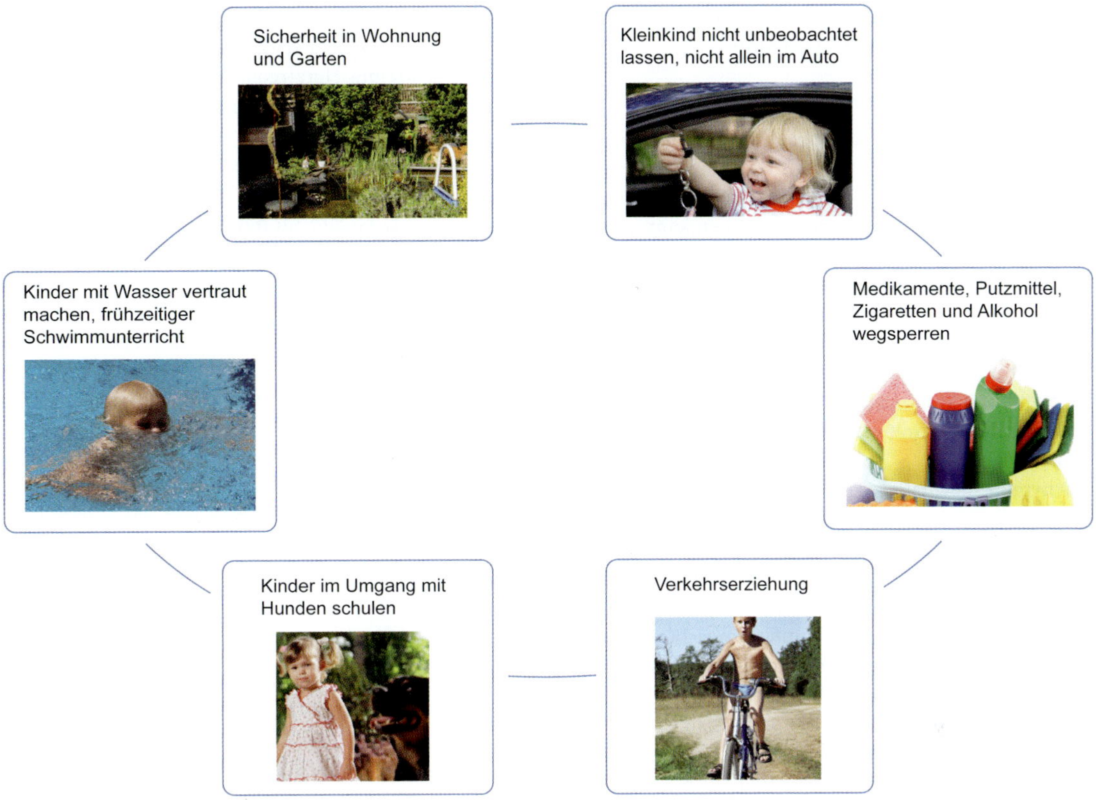

Abb. 18.1 Verschiedene Aspekte und Tipps für die Sicherheit von Kindern [J787, L143]

18.2 Hauptbeschwerden und Leitbefunde

18.2.1 Überblick

→ Tab. 18.1 gibt einen Überblick über die wichtigsten Hauptbeschwerden und entsprechende Leitbefunde in der Kinderheilkunde.

18.2.2 Gesamteindruck und Allgemeinzustand

Während der Anamnese wird auf Folgendes geachtet: Passt das Alter zu den Reaktionen des Kindes? Fallen direkt akute Probleme auf (Atemstörung, Zyanose, Bewusstseinsstörung)? Wie gehen die Eltern mit dem Kind um (sehr ängstlich oder eher verharmlosend)?

Guter Allgemeinzustand

Säuglinge, denen es gut geht, zeigen ein **gutes Trinkverhalten** und haben **eine rosige Gesichtsfarbe,** ggf. schreien sie und interagieren. Wenn ein Säugling schreit und nicht in sich gekehrt wirkt, ist er i. d. R. in keinem lebensbedrohlichen Zustand. Dies kann sich aber schnell ändern. Fieber > 40 °C kommt bei Kindern nicht selten vor und ist noch kein Grund zur Beunruhigung, da das Fieber allein keine vitale Bedro-

Tab. 18.1 Hauptbeschwerden und Leitbefunde

Hauptbeschwerden	Leitbefunde
Atembeschwerden	Dyspnoe, Tachy-/Bradypnoe, Hypo-/Hyperpnoe, Orthopnoe, Hyper-/Hypoventilation, Zyanose, Nasenflügeln, interkostale, juguläre, sternale, epigastrische und subklavikuläre Einziehungen, Stridor, Giemen, Brummen, Pfeifen, Rasselgeräusche, Thoraxdeformitäten, Trommelschlägelfinger, Uhrglasnägel, Kußmaul-Atmung, Kutschersitz, Lippenbremse, Fieber
Herzbeschwerden	Tachykardie, Bradykardie, Arrhythmie, Pulsdifferenz, Pulsdefizit, pathologische Herzgeräusche, Synkopen, Zyanose, Ödeme, Pulsationen (Jugularispuls, Fontanelle), Dyspnoe, verlängerte Rekapillarisierungszeit
Bauchschmerzen	Schonhaltung, Schonatmung, Abwehrspannung, pathologische Darmgeräusche, Übelkeit, Erbrechen, Diarrhöen, Hämatochezie, Hämatemesis, Obstipation, Druckschmerzhaftigkeit, eingefallenes/geblähtes Abdomen, Narben, Hernien, Gefäßzeichnungen, Pulsationen, Meteorismus, Peritonismus, Resistenzen, Fieber
Erkrankungen des Nervensystems	Krampfanfälle, Ausfallerscheinungen (sensibel oder motorisch), Vigilanzstörungen, Unruhe, Lethargie, Fontanelle gewölbt/eingesunken, Mimik, Pupillo-/Okulomotorik, Torticollis, Reflexe, Wesensveränderung, Übelkeit/Erbrechen, Kopfschmerzen, Meningismus, Fieber
Erkrankungen der Harnwege und der Genitale	Polyurie, Anurie, Oligurie, Flankenklopfschmerz, Schwellung, Rötung, Überwärmung, Druckschmerzhaftigkeit des Hodens, Hernie, Phimose, Kryptorchismus (Lageanomalie des Hodens in Leistenkanal oder Bauchhöhle), Pendelhoden, Fieber
Erkrankungen von Kopf/Hals	Schädeldeformitäten, Ödeme, Hämatome, Asymmetrie der Mimik, Effloreszenzen, Strabismus, Hypertelorismus, Ex-/Enophthalmus, Augentränen, Rhinorrhö, Epistaxis, Klopfschmerzhaftigkeit der Nasennebenhöhlen, pathologisch vergrößerte bzw. druckschmerzhafte Lymphknoten, Sialorrhoe, Hypersalivation, Otorrhoe, Tragusdruckschmerz, Mastoidklopfschmerz, Rhagaden, Makroglossie, Himbeerzunge, Mundsoor, belegte und vergrößerte Tonsillen, geröteter Rachen, Fieber

hung darstellt. Auch ein schreiendes Kind, das sich heftig wehrt, ist trotz aller Dramatik meist nicht gefährdet.

Schlechter Allgemeinzustand

Lässt sich bei Kindern ein **klagendes Wimmern** beobachten, kann dies ein Hinweis auf einen schlechten Allgemeinzustand sein. Dies ist auch der Fall bei **lustlosen,** in sich zusammengesunkenen **Kindern,** zu denen kaum Kontakt aufgenommen werden kann und für die eine gewisse Ernsthaftigkeit (ernster Gesichtsausdruck) charakteristisch ist. Folgende Symptome können auch auf einen schlechten Allgemeinzustand hinweisen:

- Appetitlosigkeit: v. a. bei Säuglingen
- Trinkschwäche: Kind schläft nach wenigen Schlucken wieder ein, bei mehreren Mahlzeiten hintereinander
- Apathie: Kind schwer erweckbar, wacht bei Hunger nicht auf. **Cave:** Alarmzeichen!
- Tachypnoe: normale Frequenz 40–50/Min. (bei Säuglingen) bzw. 15–30/Min. (bei Schulkindern); beim Schreien viel höher; verdächtig ist eine Ruhefrequenz von ≥ 60/Min. (bei Säuglingen) bzw. > 40/Min. (bei Schulkindern) (Hinweis auf Pneumonie, Asthma, Sepsis, seltener Herzinsuffizienz bei Vitium)
- Es gibt auch **Zeichen** an der **Haut,** die beachtet werden sollten:
  - Grau-blass: Hinweis auf gestörte Mikrozirkulation bzw. Hypoxämie, z. B. bei Schock, Sepsis, Hypoglykämie
  - Blass: bei Schock, Anämie; erstes Zeichen ist oft ein leicht bläuliches Munddreieck (Bereich zwischen Nase, Nasolabialfalten und Oberlippe), später auf Extremitäten und Stamm übergreifend
  - Zyanose: periphere Zyanose bei hohem Fieber häufig durch Zentralisation, aber z. B. auch als Hinweis auf Hypothermie, evtl. Sepsis. Stets alarmierend ist eine zentrale Zyanose (auch Körperstamm und Zunge blau), Hinweis auf respiratorische Insuffizienz oder zyanotischen Herzfehler.

Bei der Beurteilung der Haut muss das habituelle Hautkolorit im gesunden Zustand mitberücksichtigt werden.

18.3 Pflegerische und medizinische Diagnostik

18.3.1 Anamnese und körperliches Assessment

Eine gute Anamnese ist von großer Wichtigkeit, insbesondere in lebensbedrohlichen Situationen, wobei hier eine **zielorientierte Anamnese** im Vordergrund steht, welche die wichtigsten Fragen zum Kind innerhalb eines begrenzten Zeitfensters klären soll. Je nach Alter und Bewusstseinszustand des Kindes kommt der Fremdanamnese durch Eltern oder anderen Familienmitgliedern in der Kinderheilkunde eine ganz entscheidende Bedeutung zu.

> **Dokumente**
> Wichtige Dokumente für die Anamnese sind:
> - Impfpass
> - Mutterpass
> - Untersuchungs-Heft (U-Heft)
> - Spezifische Pässe (z. B. Allergiepass, Pass über Gerinnungsstörungen).

Das initiale **körperliche Assessment** erfolgt entweder durch die Notärztin/den Notarzt (im Folgenden Notärztin genannt) oder bei Eigenvorstellung in der Notaufnahme durch die diensthabende Pädiaterin/den diensthabenden Pädiater (im Folgenden Pädiaterin genannt). Die Pflegefachpersonen überwachen die **Vitalparameter** wie Sauerstoffsättigung, Herzfrequenz, Blutdruck, Atemfrequenz, Temperatur und Neugeborenen und Säuglingen zusätzlich die pCO_2- und pO_2-Messung über die transkutane Kombisonde. Diese Werte geben einen groben Überblick über die aktuelle körperliche Situation des Kindes. Ergänzend zu den Vitalparametern kann die **Glasgow Coma Scale** oder der Silverman-Score zur **neurologischen Beurteilung** hinzugezogen werden.

Anschließend oder gleichzeitig folgen das Schreiben eines **Elektrokardiogramms** (EKG) sowie die Blutentnahme zur Bestimmung von **Laborparametern** und die ausführliche körperliche Untersuchung durch die Pädiaterin. Die körperliche Untersuchung sollte vollständig (d. h. von Kopf bis Fuß), aber auch symptomorientiert erfolgen, um einerseits zeiteffizient zu arbeiten und andererseits keine wichtigen Untersuchungsbefunde zu übersehen.

Im Rahmen des **Polytrauma-Managements** (s. u.) und bei Zuständen mit akuter vitaler Bedrohung erfolgt das Vorgehen meist anhand des ABCDE-Schemas, auf das weiter unten ausführlich eingegangen wird.

18.3.2 Bildgebende Diagnostik

Grundsätzlich sollte initial immer ein körperliches Assessment durch eine erfahrene Pädiaterin vorgenommen werden, bevor die bildgebende Diagnostik zur Anwendung kommt. Aufgrund der Strahlenbelastung wird jede Bildgebung mittels Röntgenstrahlen (Röntgen, CT) bei Kindern kritisch auf die begründete Indikation geprüft. Falls (zeitlich, strukturell) möglich, sollte bei Kindern immer ein MRT dem CT vorgezogen werden. Dennoch spielt v. a. die **Röntgen-Diagnostik** (z. B. bei Frakturen oder pulmonalen Erkrankungen) eine entscheidende Rolle in der Akutdiagnostik. Die Strahlenbelastung kann heutzutage durch entsprechende technische Weiterentwicklungen bei Kindern deutlich reduziert werden. Eine gänzlich strahlenfreie bildgebende Diagnostik stellt die **Sonografie** (Ultraschall) dar, die in der Kinderheilkunde ein breites Einsatzgebiet findet und die meist auch schnell im Rahmen der Notfalldiagnostik verfügbar ist.

18.4 Spezielle pflegerische und medizinische Maßnahmen

Abgesehen von den allgemeinen Maßnahmen, wie der Bestimmung der Vital- und Laborparameter und der körperlichen Untersuchung, erfolgt im Verlauf eine weiterführende, spezielle, an den jeweiligen Symptomen orientierte Diagnostik. → Tab. 18.2 gibt einen Überblick über mögliche weitere pflegerische und medizinische Maßnahmen in Abhängigkeit vom Beschwerdebild.

18.5 Pädiatrische Reanimation

Durch den sofortigen Beginn der Wiederbelebungsmaßnahmen hat der Patient bzw. die Patientin (egal welchen Alters, im Folgenden Patientin genannt) eine bessere Überlebenswahrscheinlichkeit. Dabei hängt das Überleben von allen Beteiligten in der Rettungskette ab. Da bei Säuglingen und Kindern häufig ein „Atemproblem“ im Vordergrund steht, das im weiteren Verlauf zu einer lebensbedrohlichen Situation führen kann, sollte vor Beginn der Herzdruckmassage eine initiale Gabe von fünf Beatmungen erfolgen. Hiermit wird das Blut mit Sauerstoff „aufgesättigt“, was in der Kombination mit der Herzdruckmassage zu einer besseren Organversorgung führt.

Tab. 18.2 Pflegerische und medizinische Maßnahmen

Beschwerdebild	Spezielle Maßnahmen zur Diagnostik	Pflegerische Maßnahmen
Atembeschwerden	Pulsoxymetrie, Blutgasanalyse, Röntgen-Thorax, Bronchoskopie, Lungenfunktionsmessung	• Kontinuierliches Monitoring (SaO_2, EKG, AF, Blutdruck, pCO_2, pO_2) • Alarmgrenzen anpassen • Krankenbeobachtung (KB) des Atemverhaltens, -musters und der -geräusche, atemerleichternde Lagerung (z. B. Oberkörperhochlagerung [OKHL], Bauchlage, Kutschersitz) • Bei Bedarf orales/nasales Absaugen, Inhalation, Atemtherapie • Vibration zur Sekretmobilisation, Lippenbremse, zum Husten ermutigen/anleiten
Herzbeschwerden	Röntgen-Thorax, Echokardiografie, Elektrokardiogramm (EKG)	• Kontinuierliches Monitoring (EKG, Blutdruck, SaO_2, AF) • Überlegt O_2 verabreichen (**Cave:** bei einigen Vitien verboten [s. u.]) • Beobachten des Hautkolorits (rosig, blass, zyanotisch, marmoriert) • Temperatur kontrollieren (ggf. Differenz zwischen zentraler und peripherer Temperatur), ggf. Schwitzen am Hinterkopf • Rekapillarisierungszeit • Auf Urinausscheidung achten • Bewusstsein beurteilen (unruhig, somnolent, komatös)
Bauchschmerzen	Sonografie, Röntgen-Abdomen, Endoskopie, pH-Metrie, Manometrie, Stuhldiagnostik, digital-rektale Untersuchung	• Beobachten der Stuhlentleerung (Frequenz, Konsistenz, Menge, Aussehen, Geruch) • Beurteilung des Abdomens (Verhärtung, Rötung, Venenzeichnung, Darmschlingen, Druckschmerz), ggf. rektaler Einlauf • Bauchmassage, Fußreflexmassage, warme Bauchkompresse • Versorgung bei Übelkeit und Erbrechen
Erkrankungen des Nervensystems	Zerebrale Bildgebung (MRT/CT), Liquorpunktion, Elektroenzephalogramm (EEG), Elektromyogramm (EMG), Nervenleitgeschwindigkeit (ENG), evozierte Potenziale (EVOPs)	• Kontinuierliches Monitoring (s. o.), Glasgow Coma Scale • Pupillenkontrolle inkl. Kontrolle Bulbusstellung • Beobachtung/Beurteilung Muskeltonus, Motorik, Streckmechanismen, Vigilanz • Oberkörperhochlagerung bei 30°
Fieber	Fokussuche: Labordiagnostik (Blutkultur), Röntgen-Thorax, Sonografie, Urindiagnostik, ggf. Liquorpunktion (v. a. bei Säuglingen)	• Kontinuierliches Monitoring (s. o.), Beobachten der Herzfrequenz (Tachykardie?)/Atmung (Tachypnoe?) • Kontrolle der Körpertemperatur (Temperaturdifferenz zentral/peripher) • Ggf. transkutane oder transurethrale Temperatursonde • Beobachten des Hautkolorits (blass, zyanotisch, marmoriert, rot-rosig, kaltschweißig) • Kühle Wadenwickel/kühlende Waschung, gut zudecken bei Schüttelfrost, häufiger Wäschewechsel • Gabe von Antipyretika n. ä. Anordnung
Erkrankungen der Harnwege und der Genitale	Urinuntersuchung, Sonografie, Darstellung der ableitenden Harnwege	• Beurteilen der Urinausscheidung (Frequenz, Menge, Aussehen, Geruch, Beimengungen) • Ggf. Pflege bei Blasendauerkatheter • Urin stixen, Bilanzierung (Ein-/Ausfuhr) • Beurteilen des Hautturgors, der Ödeme, täglich Körpergewicht ermitteln
Erkrankungen von Kopf/Hals	Otoskopie, Rhinoskopie	• Glasgow Coma Scale • Kühlender Waschlappen auf die Stirn, Oberkörperhochlagerung, kühlende Halskrause, Eiswürfel zum Lutschen, Analgetika nach ärztlicher Anordnung

18.5.1 Reanimation von Neugeborenen

Die Geburt und die damit verbundenen Anpassungsvorgänge des Neugeborenen bringen es mit sich, dass die Reanimation von Neugeborenen eine besondere Situation in pädiatrischen Abteilungen für Pädiaterinnen und Pflegefachpersonen darstellt. Bei postnatalen Problemen des Neugeborenen, die Reanimationsmaßnahmen erfordern, handelt es sich v. a. um respiratorische Probleme, da es unter der Geburt zu einer Umstellung vom plazentaren zum pulmonalen Gasaustausch kommt.

Postnatale Atemwegsprobleme

Ursachen für postnatale Atemwegsprobleme sind:
- Unreife der Lungen/Surfactantmangel (IRDS, *engl. Infant Respiratory Distress Syndrome,* Atemnotsyndrom des Neugeborenen)
- Syndrom der nassen Lunge (*Transient wet lung syndrome*)
- Mekoniumaspirationssyndrom
- Lungenhypoplasie
- Zwerchfellhernie
- Angeborene Fehlbildungen (z. B. Ösophagusatresie)
- Syndromale Erkrankungen, z. B. Trisomie 18, 21
- Mütterliche Faktoren (z. B. höheres Alter, Diabetes mellitus, arterieller Hypertonus, Drogenkonsum).

Maßnahmen (z. B. Stimulation, Sauerstoffapplikationen mithilfe einer Sauerstoffbrille oder von CPAP- oder High-Flow Masken), die den Neugeborenen stabilisieren, ohne dass eine Reanimation nötig wird, werden in den ERC-Leitlinien von 2021 [7, 8] unter dem Begriff „Unterstützung der Anpassung" zusammengefasst. Trotzdem kann es im Verlauf zur Reanimationspflichtigkeit eines Neugeborenen kommen. Deshalb sollte im Vorfeld einer Geburt geklärt werden, ob bestimmte Risikofaktoren vorliegen, welche die Reanimationsmaßnahmen wahrscheinlicher machen.

Vorsicht! Eine Reanimationspflichtigkeit bei Neugeborenen tritt bevorzugt bei folgenden Risikofaktoren auf [9–14]:
- Peripartale Hinweise auf eine schwerwiegende Beeinträchtigung des Fetus
- Frühgeborene vor der 37. SSW
- Mehrlingsschwangerschaften

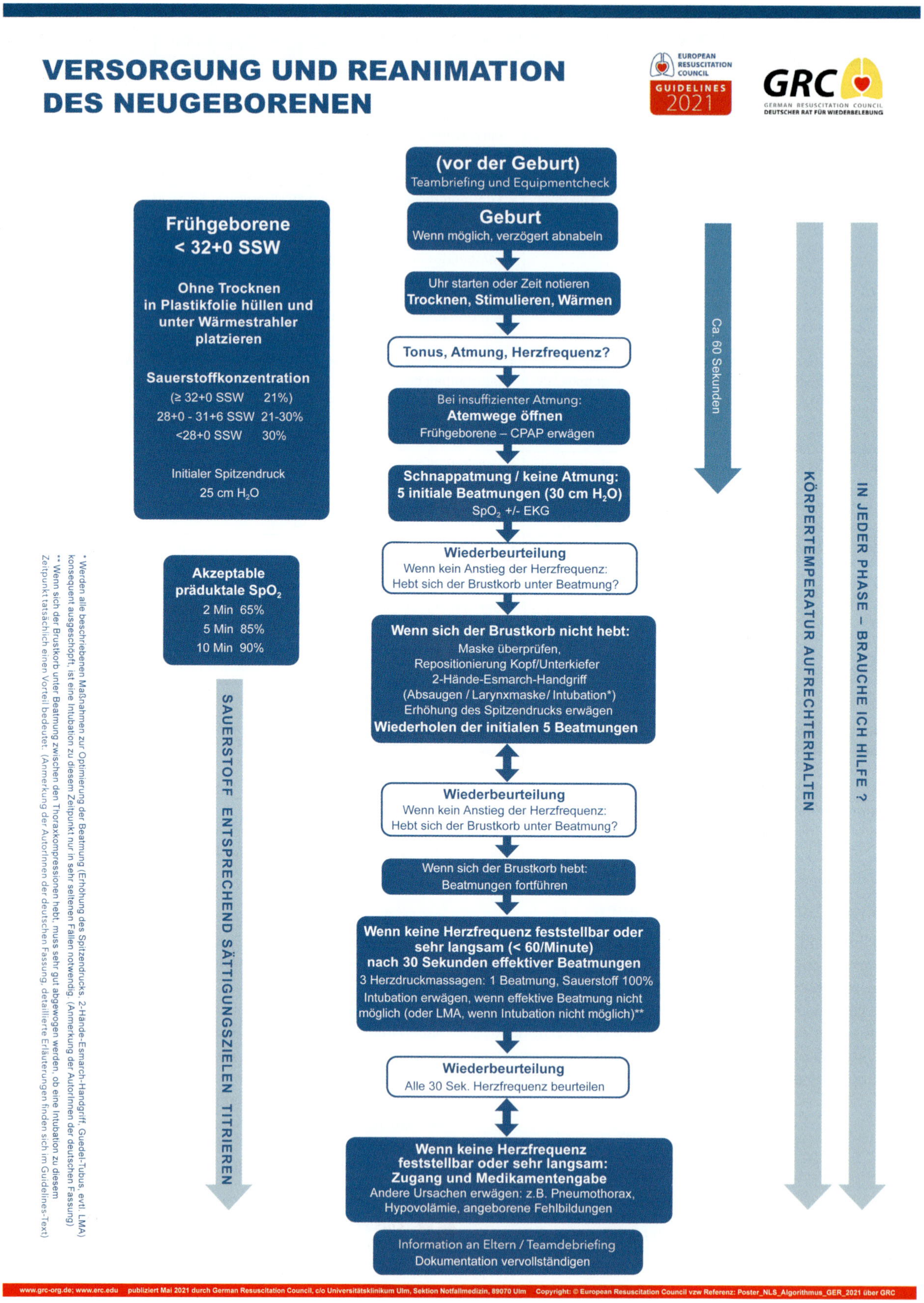

Abb. 18.2 Algorithmus der Neugeborenenreanimation [8] [F781–040]

- Zangengeburten oder Vakuumextraktion
- Nabelschnurumschlingung bzw. -knoten
- Neugeborene per Sectio caesarea vor der 39. SSW, Notfallkaiserschnitt
- Plazentare Komplikationen, z. B. Plazentainsuffizienz, Plazenta praevia, vorzeitige Plazentalösung
- Mütterliche Infektionen, Gestationsdiabetes, Drogen- oder Opiatkonsum, Adipositas, schwangerschaftsinduzierter Hypertonus
- Poly- oder Oligohydramnion
- Geburt aus grünem Fruchtwasser oder Mekonium

Um das Vorgehen nach einer Geburt zu vereinheitlichen und den möglichst raschen Beginn von Reanimationsmaßnahmen zu gewährleisten, wurde folgender Algorithmus der Neugeborenenreanimation in den aktuellen Leitlinien festgelegt (➔ Abb. 18.2).

Initiale Beurteilung des Neugeborenen

Zur initialen Beurteilung der Neugeborenen wird nach 1, 5 und 10 Min. der APGAR-Score (➔ Tab. 18.3, ➔ 3.2.1) erhoben. Bei dem APGAR-Score werden 0–2 Punkte für die o. g. Kriterien vergeben und summiert.

Unter den gemessenen Parametern ist der Puls der beste klinische Wert zur Beurteilung des Zustands des Neugeborenen. In den Leitlinien von 2021 wurde eine Unterteilung in drei Gruppen vorgenommen (➔ Tab. 18.4), nach denen sich das weitere Vorgehen orientiert [8].

Der Silverman-Anderson Score (➔ Tab. 18.5) kann eine Entscheidungshilfe geben, um respiratorisches Versagen zu erkennen und ob Neugeborene von einer maschinellen Beatmung profitieren würden.

Ein Silverman-Anderson-Score > 5 ist ein Anzeichen für ein respiratorisches Versagen [15].

Vorsicht! Eine Reanimation beginnt bei einer
- Herzfrequenz < 100/Min. und einer
- insuffizienten bzw. unregelmäßigen Spontanatmung oder Apnoe.

Praktisches Vorgehen bei Reanimationspflichtigkeit

Bei Reanimationspflichtigkeit sollte schnellstmöglich mit den reanimierenden Maßnahmen begonnen werden. Zu Beginn jeder Reanimation stehen bei Neugeborenen **fünf Beatmungen.** Bleibt ein Herzfrequenz-Anstieg weiterhin aus, muss gewährleistet werden, dass die Beatmung suffizient erfolgt, d. h., dass sich der Brustkorb bei der Beatmung hebt und senkt. Ist dies nicht der Fall, muss die Kopfposition (bei Früh- und Neugeborenen Kopf in Neutralstellung/„Schnüffelposition") oder die Technik der Beatmung zügig überprüft und korrigiert werden.

- Vor dem Beginn der **Thoraxkompressionen** ist eine adäquate und erfolgreiche Beatmung sicherzustellen. Die Thoraxkompressionen erfolgen mit einer Frequenz von 100–120/Min. und in einem Verhältnis von 3 : 1 (Thoraxkompressionen : Beatmung).

Tab. 18.3 APGAR-Score [5] [F806-002]

APGAR		0 Punkte	1 Punkt	2 Punkte
Appearance	Aussehen, Hautfarbe	Blass, zyanotisch	Stamm rosig, Akrozyanose	Ganz rosig
Pulse	Herzfrequenz	Keine	< 100/min	> 100/min
Grimace	Gesichtsmimik bei Stimulation	Keine	Grimassieren	Schreien
Activity	Aktivität, Muskeltonus	Schlaff	Geringe Extremitätenflexion	Kräftig, aktive Bewegung
Respiration	Atmung	Keine	Langsam, unregelmäßig	Regelmäßig, kräftig

Tab. 18.4 Gruppeneinteilung nach der initialen Beurteilung des Neugeborenen [8] [F781-040]

Gruppe	Atmung	Muskeltonus	HF	Prozedere
1	Suffizient	Gut	> 100/min	• Verzögertes Abklemmen der Nabelschnur • Trocken und warm in Tuch einwickeln • Früher (Haut-zu-Haut-)Kontakt zu der Mutter
2	Insuffiziente Spontanatmung oder Apnoe	Normal bis reduziert	< 100/min	• Verzögertes Abklemmen der Nabelschnur kritisch überprüfen • Trocken und warm in Tuch einwickeln • Atemwegssicherung (Beatmung) • Engmaschiges Monitoring von Herzfrequenz und Atmung • Fortführung der Beatmung falls keine Besserung der Herzfrequenz
3	Insuffiziente Spontanatmung oder Apnoe	Schlaff (*floppy*)	• Bradykardie (HF < 60/Min.) oder nicht nachweisbare HF	• Nabelschnur unmittelbar abklemmen • Trocken und warm in Tuch einwickeln • Atemwegssicherung (Beatmung) • Engmaschiges Monitoring von Herzfrequenz, Atmung und Effekt der Beatmung

Tab. 18.5 Silverman-Anderson-Score [15]

	Score = 0	Score = 1	Score = 2
Thorax-/Abdomenbewegung	Keine	Synchron und ungleich	Schaukelatmung
Interkostale Einziehungen	Keine	Wenig	Ausgeprägt
Sternale Einziehungen	Keine	Wenig	Ausgeprägt
Nasenflügeln	Kein	Wenig	Ausgeprägt
„Knorksen"	Kein	Wenig	Ausgeprägt

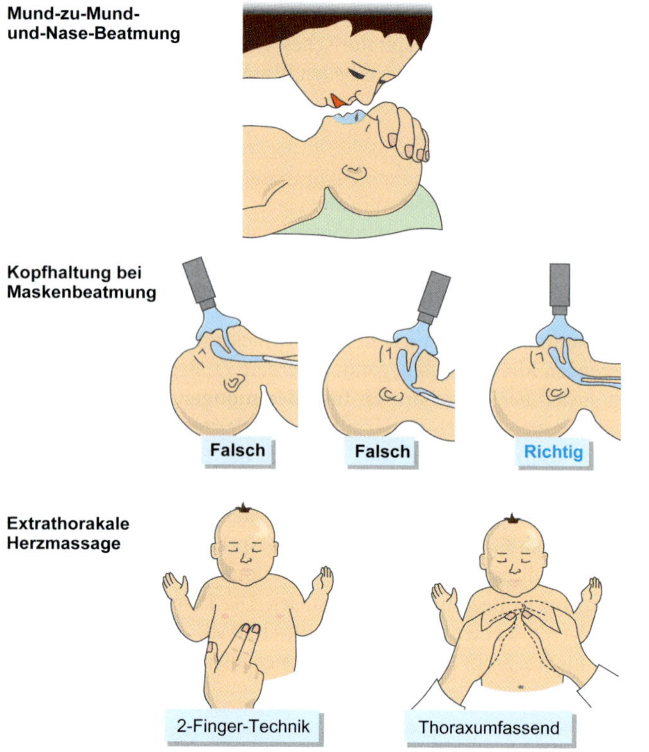

Abb. 18.3 Techniken zur Reanimation bei Kleinkindern. Oben die richtige Kopfhaltung zur Mund-zu-Mund- bzw. Mund-zu-Nase-Beatmung, in der Mitte die korrekte Kopfhaltung des Kindes bei der Maskenbeatmung und unten die Druckpunkte zur Herzmassage. [L157]

- Als **Herzdruckmassage** hat sich die thoraxumschließende Zweidaumen-Technik bewährt (→ Abb. 18.3).
- Alle 30 Sek. wird der Erfolg der Reanimationsmaßnahmen anhand eines potenziellen Herzfrequenzanstiegs überprüft. Ist weiterhin keine oder eine unzureichende **Herzfrequenz** < 60/Min. feststellbar, muss die Applikation von Medikamenten über einen Gefäß-Zugang erwogen werden.
- Zu jeder Zeit ist zudem auf eine ausreichende **Sauerstoffzufuhr** zu achten und falls nötig werden weitere Helfer hinzugezogen [8].

SPICKZETTEL

Reanimation von Neugeborenen

Mithilfe des APGAR-Scores bewerten Ärztin und Hebamme die fünf wichtigsten Vitalfunktionen des Neugeborenen unmittelbar nach der Geburt: Atmung, Puls, Grundtonus, Aussehen, Reflexe. Pro Beurteilungskriterium werden 0 bis 2 Punkte vergeben.
Beim Neugeborenen werden zu Beginn jeder Reanimation fünf Beatmungen gegeben, da die Lungen noch mit Fruchtwasser gefüllt sind. Die Herzdruckmassage erfolgt mit der thoraxumschließenden Zweidaumen- oder Zwei-Finger-Technik. Der Reanimationserfolg muss alle 30 Sek. überprüft werden.

18.5.2 Reanimation von Kindern

Paediatric Basic Life Support

Die lebensrettenden Basismaßnahmen beim Kind orientieren sich vom Ablauf an folgendem Schema (→ Abb. 18.4): Es wird ebenfalls, wie auch bei Neugeborenen, mit fünf initialen Beatmungen begonnen. [7]

Im Anschluss daran sollte auf das Wiederauftreten von Lebenszeichen geachtet werden. Bleiben die Lebenszeichen weiterhin aus, werden 15 Thoraxkompressionen mit einer Kompressionsfrequenz von 100–120/min im Wechsel mit zwei Beatmungen vorgenommen und fortgeführt, so lange, bis ein Notfallteam eintrifft. Zur Anwendung kommen in Abhängigkeit vom Alter des Kindes sowohl die Zweidaumen-Technik bei Säuglingen und Kleinkindern als auch die Thoraxkompression mit einer oder zwei Händen bei älteren Kindern und Jugendlichen [7, 16].

Vorsicht!

- Bei Neugeborenen und (Klein-)Kindern bis 18 Jahren besteht die Reanimation aus fünf initialen Beatmungen.
- Die Frequenz der Thoraxkompressionen beträgt 100–120/Min.
- Das Verhältnis der Thoraxkompression zur Beatmung ist 3 : 1 bei Neugeborenen bzw. 15 : 2 bei (Klein-)Kindern bis 18 Jahren.
- Angewendet wird, abhängig vom Alter des Kindes, die thoraxumschließende Zweidaumen-Technik oder die Thoraxkompressionen mit einer oder zwei Händen.

Das Etablieren eines sicheren Gefäßzugangs ist essenziell in einer Notfallversorgung. Falls eine PVK-Anlage nach max. 2 Versuchen (max. 2 Min.) nicht erfolgreich ist, ist ein intraossärer Gefäßzugang die Methode der Wahl. Man nutzt die gute Durchblutung der Knochen und es können Volumen und Katecholamine rasch verabreicht werden. Entweder kann dies durch einen PVK oder Knochennadel gelegt werden oder das Legen erfolgt mit Hilfe eines semiautomatischen Systems. Stellen für einen intraossären Zugang sind: Tibia proximal, Femur distal, Tibia distal, Spina iliaca anterior superior, Humerus proximal.

Bei Neugeborenen kann auch ein Nabelvenenkatheter etabliert werden [17].

Paediatric Advanced Life Support

Sind bei Eintreffen des Notfallteams die Lebenszeichen nicht wieder aufgetreten und hat eine suffiziente Atmung nicht wieder eingesetzt, orientiert sich das weitere Vorgehen an der Rhythmusanalyse des EKGs.

- Zu den **defibrillierbaren EKG-Rhythmen** zählen das Kammerflimmern (VF) und die pulslose Kammertachykardie (pulslose VT). Defibrillierbar heißt, dass hier eine synchrone elektrische Kardioversion die Rhythmusstörung beendet und zu einem Wiederauftreten von Lebenszeichen führen kann. Zusätzlich kann die Anwendung von Adrenalin und Amiodaron intravenös erwogen werden (→ Abb. 18.5).
- **Nichtdefibrillierbare EKG-Rhythmen** sind die pulslose elektrische Aktivität (PEA) und die Asystolie, d. h. das gänzliche Fehlen einer elektrischen Herzaktivität. Die Überlebenswahrscheinlichkeit hierbei ist deutlich schlechter, da statt einer Defibrillation hier lediglich die wiederholte Gabe von Adrenalin intravenös infrage kommt.

EKG-Rhythmen

- **Defibrillierbare EKG-Rhythmen:**
  - Kammerflimmern (VF)
  - Pulslose Kammertachykardie (pulslose VT)
- **Nichtdefibrillierbare EKG-Rhythmen:**
  - Pulslose elektrische Aktivität (PEA)
  - Asystolie

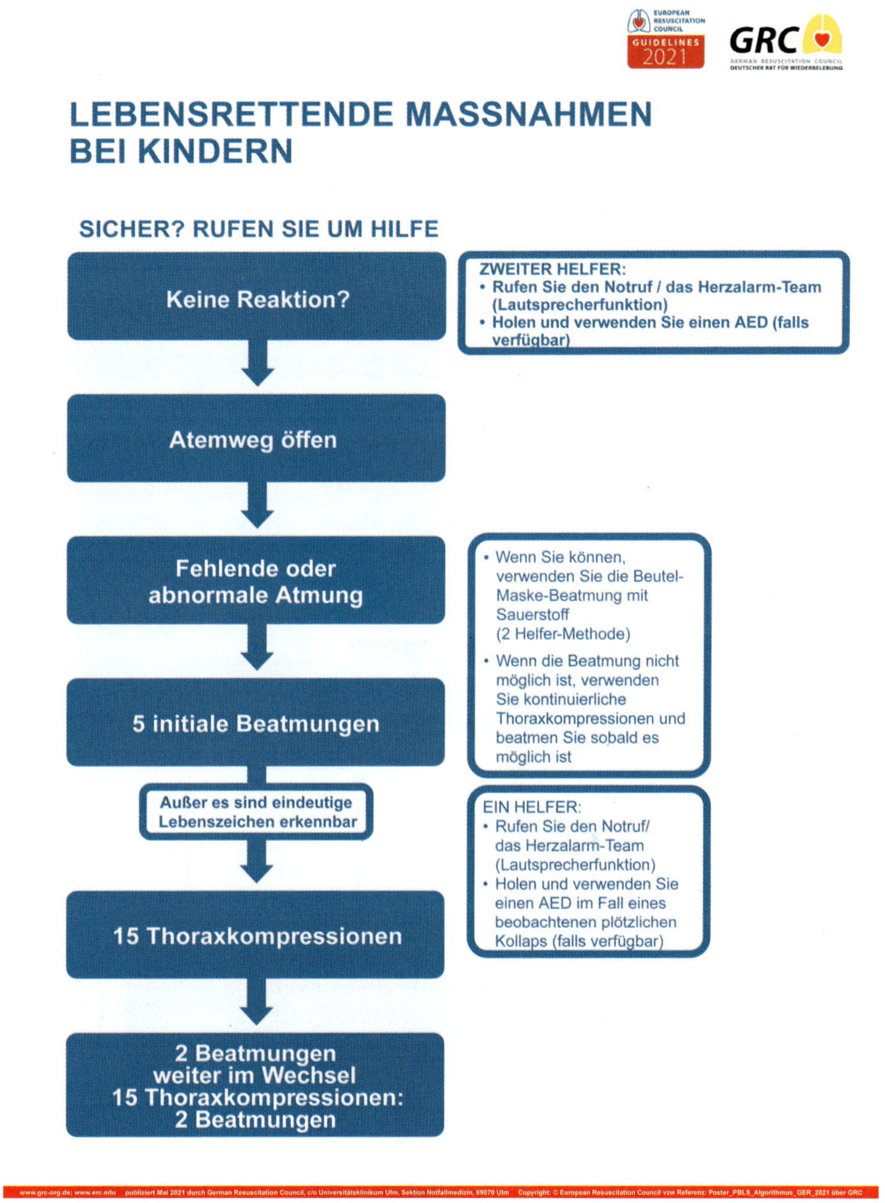

Abb. 18.4 Lebensrettende Basismaßnahmen (Paediatric Basic Life Support) beim Kind [7]. CPR = Kardiopulmonale Reanimation. [F781–041]

Während der Reanimation ist stets auf eine adäquate Durchführung der Reanimation, die Gabe von Sauerstoff und das Anlegen von Gefäßzugängen zu achten. Zudem sollten die potenziell zu behebenden (reversiblen) Ursachen für die Reanimationspflichtigkeit des Kindes bedacht werden. Hierzu zählen die in → Tab. 18.6 aufgeführten Ursachen.

Tab. 18.6 Reversible Ursachen einer Reanimationspflichtigkeit [7]

4 Hs	HITS
Hypoxie	**H**erzbeuteltamponade
Hypovolämie	**I**ntoxikation
Hyper-/Hypoglykämie, Metabolismus	**T**hrombose (kardial oder pulmonal)
Hypothermie	**S**pannungspneumothorax

Wird eine dieser Ursachen klar identifiziert, sollte schnellstmöglich mit der Beseitigung dieser Ursache begonnen werden (z. B. Anlegen einer Thoraxdrainage bei Spannungspneumothorax). Hierfür darf die Reanimation jedoch zu keinem Zeitpunkt unterbrochen werden, bis der Kreislauf vollständig wiederhergestellt ist und eine suffiziente Spontanatmung eingesetzt hat [7, 16].

SPICKZETTEL

Reanimation von Kindern

Wie auch bei Neugeborenen wird auch bei Kindern mit fünf initialen Beatmungen begonnen. Sind bei Eintreffen des Notfallteams die Lebenszeichen nicht wieder aufgetreten, orientiert sich das weitere Vorgehen an der Rhythmusanalyse des EKGs.

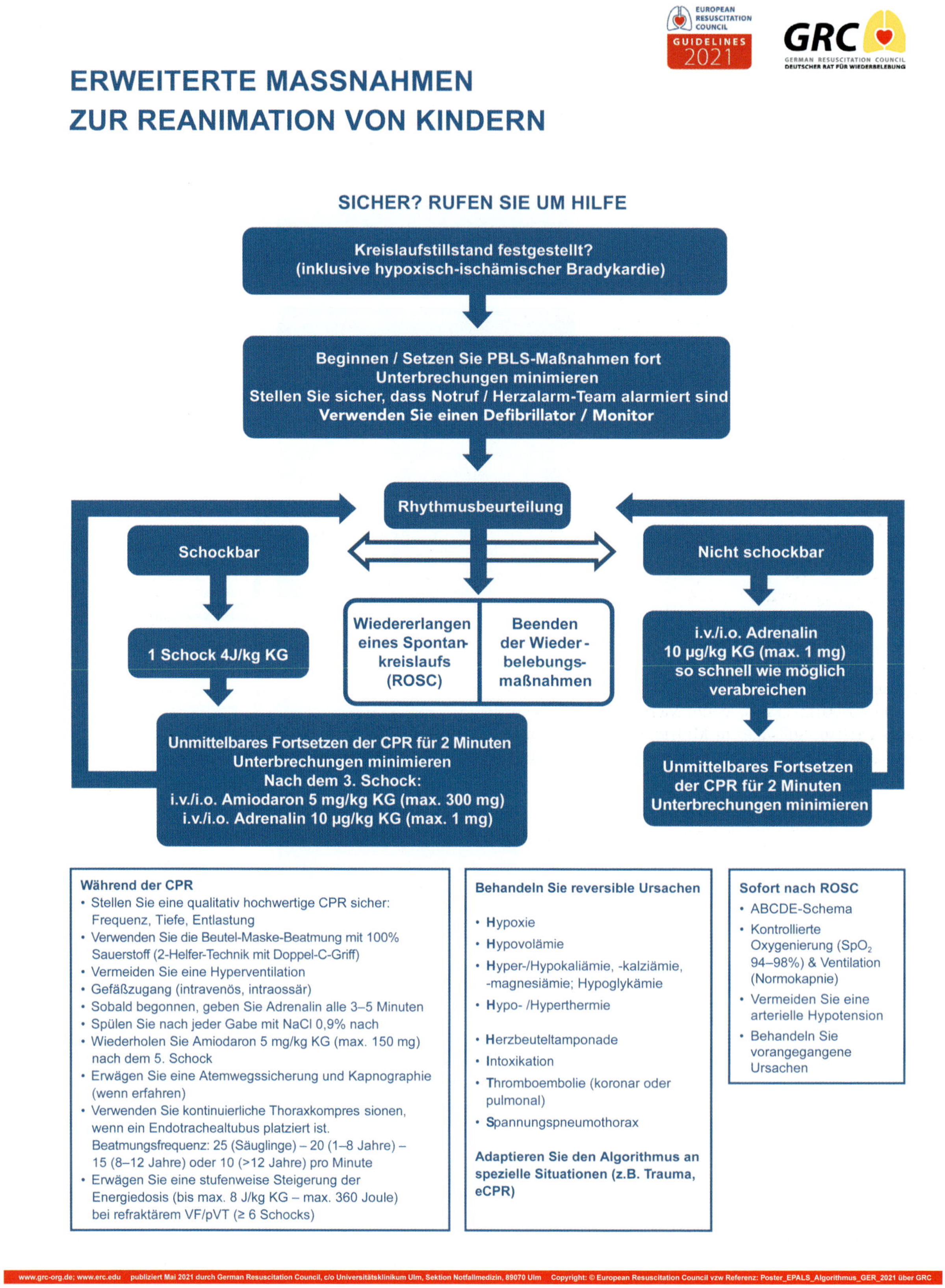

Abb. 18.5 Erweiterte lebensrettende Basismaßnahmen (Paediatric Advanced Life Support) beim Kind [7]. CPR = kardiopulmonale Reanimation, PEA = pulslose elektrische Aktivität, VF = Kammerflimmern, VT = Kammertachykardie. [F781–041]

18.5.3 Weitere Versorgung

Nach erfolgreicher Reanimation sind eine **intensivmedizinische Überwachung** und **Therapie** unbedingt erforderlich. Es erfolgt ein ausführliches Monitoring (EKG, SaO_2, AF, arterielle Blutdruckmessung, pCO_2 und PO_2, ZVD-Messung) der Vitalparameter [18].

Für Neugeborene sollte nach der Reanimation eine Temperatur zwischen 36,5 °C und 37,5 °C aufrechterhalten werden. Bestehen klinische oder biochemische Hinweise für eine Asphyxie bzw. ein erhöhtes Risiko einer hypoxisch-ischämischen Enzephalopathie (HIE) ist außerdem für 72 Std. eine leichte **Hypothermie** (33–34 °C) mittels Kühlmatte anzustreben. Die Hypothermie-Therapie verbessert das neurologische Ergebnis aufgrund des herabgesetzten Stoffwechsels. Eine Hyperthermie kann zu einem gesteigerten Sauerstoffverbrauch und erneuten Herzrhythmusstörungen führen. An die Phase der milden Hypothermie schließt sich die Phase der langsamen Erwärmung (ca. 0,5 °C/Stunde) an. Die Indikation für eine Hypothermie-Behandlung ist allerdings kritisch zu stellen, da eine inadäquate Hypothermie auch dem Kind Schaden kann. Bei allen anderen Kindern (außer Neugeborenen) wird primär nach der Reanimation ein sog. Targeted temperature management (TTM) angestrebt. Hierbei soll zwar Fieber > 37,5 °C vermieden werden (u. a. auch durch Kühlmaßnahmen), aber keine aktive Hypothermie-Behandlung erfolgen [7, 18].

Die **Beatmungsparameter** werden so gewählt, dass es zu keiner Hyperkapnie und Hypoxie kommt, denn diese steigern die Hirnperfusion und dadurch die Gefahr eines Hirnödems.

Um einem Hirnödem vorzubeugen, wird das Neugeborene/Kind achsengerecht und 30° **Oberkörper hochgelagert** (→ Abb. 18.7), sodass der Rückfluss über die Jugularvene gewährleistet ist.

Das Kind wird regelmäßig gelagert, da aufgrund der noch herabgesetzten Hautperfusion und bestehenden Immobilität einem Dekubitus vorgebeugt werden muss.

Großes Augenmerk gilt der **Urinausscheidung** und der Funktionsfähigkeit des Magen-Darm-Trakts, denn Niere und Darm können durch den Herz-Kreislauf-Stillstand in Mitleidenschaft gezogen worden sein. Wenn kein Urin ausgeschieden wird, erfolgt ein Rückstau der harnpflichtigen Stoffe. Wenn der Magen-Darm-Trakt nicht funktioniert, kann Stuhl nicht ausgeschieden werden und es kann zu einem Rückstau in Leber, Gallenblase und Bauchspeicheldrüse kommen. Beides kann die Folge einer mangelnden Durchblutung der Organe sein, also ein Zeichen für ein langsames Herz-Kreislauf-Versagen.

Zur **neurologischen Beurteilung** werden wiederum die Glasgow Coma Scale (s. u.) und die Kontrolle der Pupillen herangezogen [5, 18].

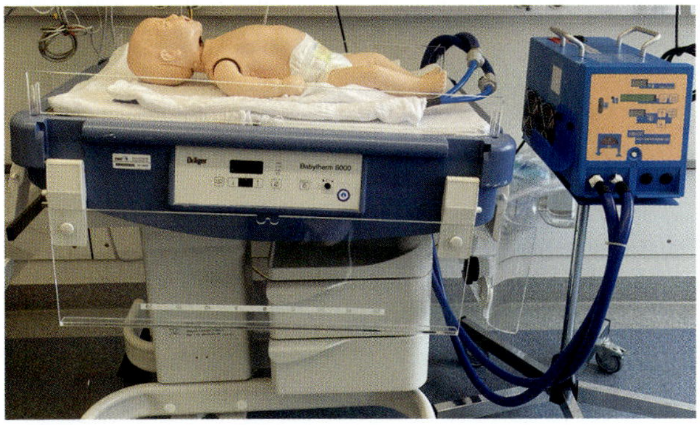

Abb. 18.6 Kühlmatte (P550)

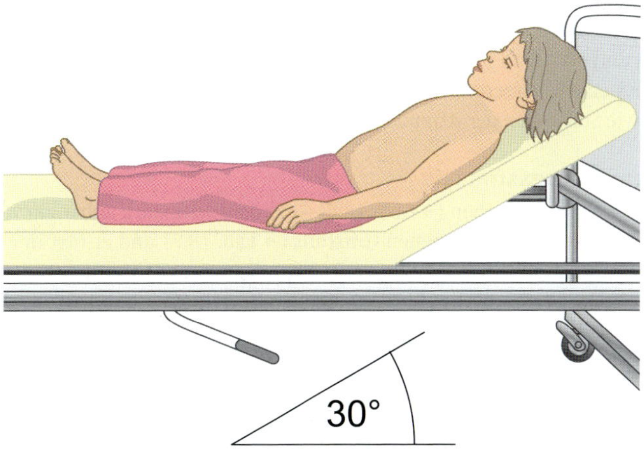

Abb. 18.7 Die optimale Lagerung zur Reanimation bei Kindern ist eine 30°-Oberkörperhochlagerung [L138]

SPICKZETTEL

Überwachung und Therapie

Nach erfolgreicher Reanimation sind eine intensivmedizinische Überwachung und Therapie unbedingt erforderlich. Es wird ein ausführliches Monitoring (EKG, SaO_2, AF, arterielle Blutdruckmessung, pCO_2 und PO_2, ZVD-Messung) der Vitalparameter durchgeführt. Fieber > 37,5 °C sollte bei dem Kind vermieden werden. Die Lagerung erfolgt achsengerecht und als Oberkörperhochlagerung. Zu achten ist auch auf regelmäßiges Umlagern und auf eine ausreichende Urinausscheidung.

18.6 Vergiftungen und Verätzungen

18.6.1 Vergiftungen (Intoxikationen)

DEFINITION

Vergiftung (Intoxikation): Vergiftungserscheinungen durch Aufnahme eines giftigen Stoffs. Ingestionsunfälle (Einnahme eines potenziell gefährdenden Stoffs) sind bei Kindern wesentlich häufiger als Intoxikationen, sodass in den meisten Fällen eine Beratung und Überwachung ausreichen.

Am meisten betroffen sind Kinder zwischen 6 Monaten und 3 Jahren, etwas häufiger Jungen. Bei älteren Kindern und Jugendlichen sind akzidentielle Vergiftungen eher unwahrscheinlich, es muss immer an einen möglichen Suizidversuch oder an eine Einwirkung von außen gedacht werden [5, 19].

Bei Vergiftungen spielt generell das Alter des Kindes eine große Rolle. Kleine Kinder nehmen meist Stoffe und Flüssigkeiten aus dem Haushalt zu sich. Daher ist es bei Kindern von Anfang an wichtig, potenziell gefährliche Stoffe (z. B. Zigarettenstummel, Medikamente, Haushaltsreiniger) immer außer Reichweite aufzubewahren. Im Gegensatz dazu kommt es bei älteren Kindern bzw. Jugendlichen meist zu selbst verschuldeten Intoxikationen (Alkohol, Drogen, Medikamente, Pflanzenteile); dies kann ggf. Ausdruck einer psychischen Problematik sein.

Symptome

Das Beschwerdebild der Kinder nach Vergiftung ist meist nicht eindeutig und oft durch Bewusstseinsveränderungen, Schwindel, leichte Kopfschmerzen, verzerrtes Sehen, Krampfanfälle, Magen-Darm-Störungen sowie Störungen der Atmung und des Kreislaufs gekennzeichnet.

Behandlungsstrategie

Das weitere Vorgehen (→ Abb. 18.8) ist zudem sehr stark abhängig von der Art des eingenommenen Giftstoffs (→ Tab. 18.7) und erfolgt in enger Rücksprache mit den Experten/Expertinnen der Giftnotrufzentralen in Bonn oder Berlin. Früher häufig eingesetzte Maßnahmen wie die Gabe von Aktivkohle, provoziertes Erbrechen und Magenspülung, werden heutzutage immer seltener angewendet und unterliegen nur noch einem begrenzten Indikationsspektrum. Darüber hinaus gibt es die Möglichkeit, die Ausscheidung der Noxen zu beschleunigen. Dies kann sowohl über eine Erhöhung des pH-Werts des Urins (Harnalkalisierung) als auch durch eine Blutwäsche (Hämodialyse/-perfusion) erfolgen. Ein kausaler Ansatz bietet die Gabe von spezifischen Antidoten, welche durch einen dem Gift entgegengesetzten Wirkmechanismus gezielt das Ausmaß einer Vergiftung reduzieren können [5, 19].

Sofortmaßnahmen

Der erste Kontakt zwischen der Ärztin bzw. Pflegefachperson und Eltern erfolgt meist telefonisch, es sollten im Gespräch folgende Angaben gemacht werden [18]:
- Wer? (Alter/Gewicht)
- Was? (ggf. Pflanzenreste, Flasche von Lösungsmittel oder Tablettenblister mitbringen)
- Wann? (Zeitangabe gesichert oder nur vermutet)
- Wie viel? (sorgfältiges Abschätzen der max. möglichen Menge)
- Wie? (oral, parenteral, kutan, rektal oder per Inhalation)
- Warum? (Versehen, Suizid)
- Risikofaktoren bzw. Begleiterkrankungen des Kindes?

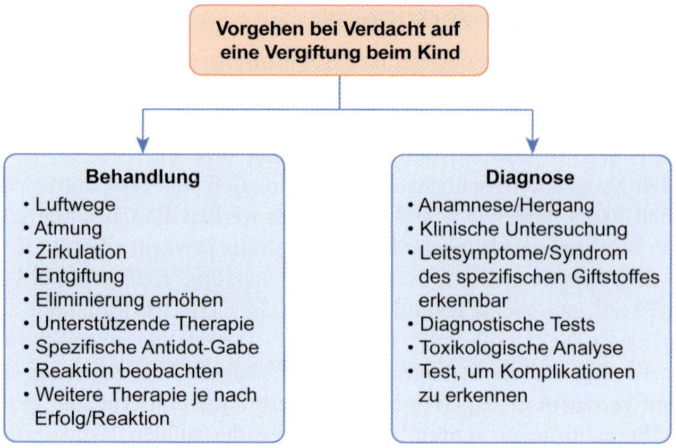

Abb. 18.8 Das optimale Vorgehen bei Verdacht auf eine Vergiftung von Kindern [L143]

- Welche Symptome liegen aktuell beim Kind vor?
- Welche Maßnahmen wurden bisher getroffen?

Außerdem müssen u. a. folgende Dinge veranlasst werden:
- Transport in Klinik organisieren.
- Giftnotzentrale, z. B. in Bonn oder Berlin, kontaktieren, um Informationen über den erwarteten Verlauf und Empfehlungen zum diagnostischen und therapeutischen Vorgehen zu erhalten
- Anamnese erheben.

Erstmaßnahmen in Klinik

Wenn die Einnahme der Noxe nicht länger als eine Stunde zurückliegt, wird die toxische Substanz eliminiert. Bei einer oralen Einnahme des Giftstoffs ist **Aktivkohle** das Mittel der Wahl, sofern die eingenommene Noxe durch Aktivkohle gebunden werden kann. Die Aktivkohle

Tab. 18.7 Giftstoffe, ihre klinische Symptomatik und ihr zugehöriges Antidot [5]

Substanz	Gift	Symptome	Antidot
Natursubstanzen			
Knollenblätterpilz	Amanitine	Mit einigen Stunden Verzögerung Übelkeit, Erbrechen, Durchfälle, später Nieren- und Leberversagen	Silibinin
Schwarze Tollkirsche (Atropa belladonna)	Atropin	Fieber, Mydriasis, Tachykardie, trockene Haut/Schleimhäute, Bewusstseinsstörungen	Physostigmin
Insektizide	Alkylphosphate	Bradykardie, Miosis, Durchfall, neuromuskuläre Erregbarkeit, Atemlähmung	Atropin Obidoxim
Bittermandeln	Blausäure (Cyanid)	Atemlähmung, Kopfschmerzen, Erbrechen, Schwindel, Herzrhythmusstörungen, Muskelkrämpfe	Dimethylaminophenol (DMAP) Natriumthiosulfat
Haushaltsmittel			
Lampenöl	–	Husten, Erbrechen, Pneumonie bei Aspiration	Kein Antidot vorhanden
Zigaretten	Nikotin	Erbrechen, Unruhe, Tachykardie, Schwitzen, Atemlähmung	Aktivkohle
Schaumbildner	Tenside	Erbrechen, Verätzungen	Dimeticon
Medikamente			
Paracetamol	Paracetamol	Leberwerterhöhung bis hin zum Leberversagen	Acetylcystein (ACC)
Benzodiazepine, Zolpidem, Zopiclon	Benzodiazepine, Zolpidem, Zopiclon	Bewusstseinsstörungen, Atemlähmung, Schwäche	Flumazenil
Opioid-Analgetika	Morphin-Derivate	Atemlähmung, Bewusstseinsstörung, Miosis	Naloxon
Gasintoxikationen			
Kohlenmonoxid	Kohlenmonoxid	Bewusstseinsstörungen, kirschrote Hautfarbe **Cave:** normale Pulsoxymetrie → CO-Hämoglobin in BGA bestimmen!	100 % Sauerstoff

muss zuvor in Wasser gelöst und dann als Suspension verabreicht werden. Sie bindet innerhalb von 90 Sek. die befindlichen Stoffe im Magen, sodass diese nicht mehr ins Blut aufgenommen werden können.

- Es sollte **kein Kochsalz** als Emetikum appliziert werden, da die Gefahr einer Kochsalz-Intoxikation besteht. Bei Säuglingen kann bereits ein gestrichener Teelöffel eine letale Dosis sein.
- Ebenso sollte **keine Milch** verabreicht werden, denn diese kann u. U. die Aufnahme von Giften aus dem Darm verbessern.
- Wurden schäumende Substanzen, z. B. Spülmittel, Shampoo eingenommen, hilft die Gabe von Dimeticon (Entschäumer, z. B. Sab simplex®) in großzügiger Dosis.
- Wurde versehentlich ein falscher Wirkstoff rektal appliziert, z. B. bei einer Verwechslung des Wirkstoffes (Diazepam oder PCM/Ibuprofen bei Säuglingen), kann mithilfe eines Klistiers abgeführt werden.

Je nach Schweregrad der Intoxikation müssen die **Vitalfunktionen** (Herz-Kreislauf-System, Atmung, Körpertemperatur) des Patienten überwacht und gesichert werden. Zudem muss eine neurologische Untersuchung vorgenommen und die Funktionsfähigkeit des Nervensystems beobachtet und beurteilt werden. Ein weiterer Schwerpunkt liegt auf der Beobachtung des Abdomens und der Haut. Bei Schmerzen erfolgt eine ausreichende Analgesie. Im weiteren Verlauf werden der Blutzucker und weitere Laborparameter, z. B. Leberwerte (GOT, GPT, γ-GT), Kreatinin und Elektrolyte kontrolliert, um eine vitale Bedrohung zu vermeiden [18].

18.6.2 Verätzungen

DEFINITION

Verätzungen: Gewebezerstörung von Haut oder Schleimhaut, v. a. durch Säure (Koagulationsnekrose), Lauge (Kolliquationsnekrose) o. ä. ätzende Chemikalien (z. B. in Abfluss- oder Grillreiniger).

Vorsicht! Das Verschlucken von Laugen ist grundsätzlich gefährlicher als das von Säuren.

Bei Verdacht auf Verschlucken ätzender Substanzen sollte so früh wie möglich mit Wasser oder einem anderen nicht kohlensäurehaltigen Getränk gespült werden, um die ätzende Substanz zu verdünnen. Auch Verätzungen von Haut und Schleimhäuten (z. B. in den Augen) sollten primär gründlich gespült werden (wenn möglich unter kühlem bzw. lauwarmen fließendem Wasser). Nach einer Verätzung der Augen muss ein Augenarztkonsil erfolgen. Beim Verschlucken darf keinesfalls Erbrechen herbeigeführt werden, da hierdurch ein erneuter Kontakt der Schleimhaut mit der ätzenden Substanz erfolgt. Zu bedenken ist auch, dass es verzögert zu Schleimhautschwellungen kommen kann, die eine Intubation erforderlich machen. Auf jeden Fall sollte eine Magenspiegelung (ÖGD) erfolgen, um die Auswirkungen der ätzenden Substanz auf die Magen- und Duodenalschleimhaut abzuschätzen [5].

18.7 Thermische Verletzungen (Verbrennung/ Verbrühung)

DEFINITION

Verbrennung: Schädigung und/oder Verlust äußerer oder tieferliegender Gewebeschichten der Körperoberfläche infolge von Hitzeeinwirkung. Patienten mit schweren Verbrennungen werden in speziellen Zentren für Brandverletzte behandelt.

Krankheitsentstehung

Verbrennungen und Verbrühungen zählen zu den häufigeren Verletzungen im Kindesalter. Meist kommt es im Haushalt durch fehlende Herdgitter oder heiße Getränke auf dem Tisch zu entsprechenden Verletzungen. Verursacht werden können diese Schäden sowohl durch heiße als auch durch kalte Temperaturen (z. B. durch Flüssigkeiten, Feuer, Dämpfe, Strom, chemische Stoffe, Reibung, Sonnenstrahlung).

Symptome

Da es sich meist um Unfälle handelt, kommt es typischerweise zu **asymmetrischen Verletzungsmustern** (z. B. durch das Herunterlaufen heißer Flüssigkeit aus einem Topf vom Herd über den Körper des Kindes). **Symmetrische** oder scharf begrenzte, strumpf- oder handschuhförmige **Verletzungen** sollten immer an Verletzungen im Rahmen einer Kindesmisshandlung denken lassen. Jedem Verdacht auf eine Kindesmisshandlung (→ 2.9) sollte zum Schutz des Kindes weiter nachgegangen werden.

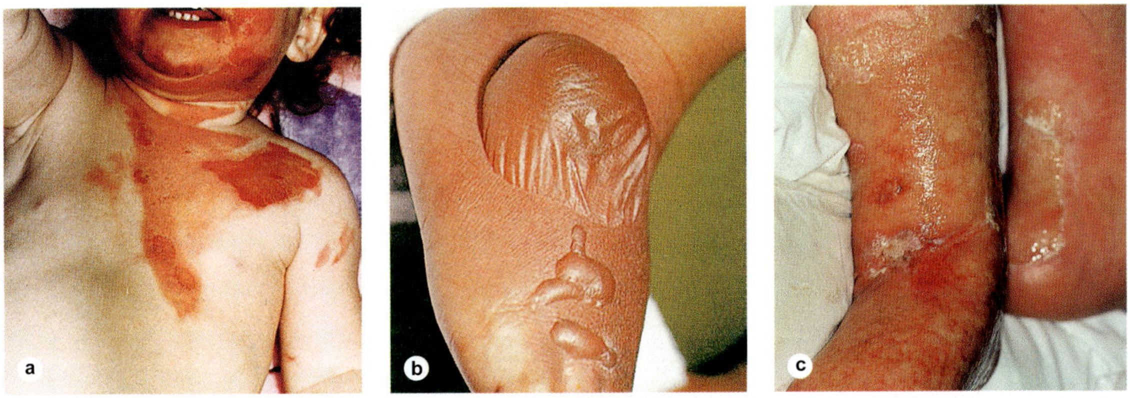

Abb. 18.9 Unfallverbrennungen
a) Dieses 2-jährige Mädchen verschüttete eine Teetasse mit heißem Wasser auf ihr Gesicht, den Hals und die Brust. Die Wundränder sind unregelmäßig und asymmetrisch, aber gut abgegrenzt.
b) Das Spritzer- und Tröpfchenmuster der Blasen bei diesem Kleinkind ist typisch für ein versehentliches Verschütten, es hatte eine Tasse mit heißem Tee vom Tisch genommen, während es auf dem Schoß der Großmutter saß.
c) Dieses 12-jährige Mädchen mit Myelomeningozele und verminderter Sensibilisierung im Bereich der Beine tauchte seine Füße versehentlich in kochendes Wasser, während es sich ein Bad einließ. [R396]

Tab. 18.8 Verbrennungsgrade, angelehnt an Hüging und Rothe [20]

Grad	Tiefe	Klinische Charakteristika	Schmerzen	Narbenbildung
I	Epidermis	Schwellung + Rötung	+++	–
IIa	Epidermis + obere Dermis	• Blasen • Intakte Hautanhangsgebilde	++++	–
IIb	Epidermis + tiefe Dermis	• Blasen • Teilweise erhaltene Hautanhangsgebilde	++	+
III	Epidermis + Dermis + ggf. obere Subcutis	Hautanhangsgebilde zerstört	–/+	+
IV	Epidermis + Dermis + Subcutis + ggf. Muskeln, Faszien, Knochen	Verkohlung	–	+

Vorsicht! Hinweise für Verletzungen im Rahmen einer Kindesmisshandlung (→ 2.9):

- Symmetrische Verletzungen
- Scharf begrenzte Verletzungen
- Strumpf- oder handschuhförmige Verletzungen
- Ungewöhnliche und zum Verletzungsmuster unpassende Erklärung der Eltern zum Unfallgeschehen.

Das Verletzungsausmaß ist bei Verbrennungen abhängig von der jeweiligen Ursache, der Höhe der Temperatur sowie der Dauer der Einwirkung auf die Haut (→ Abb. 18.9). Im Rahmen der Notfallversorgung wird das Ausmaß der Verbrennung anhand der Verletzungstiefe sowie anhand des Anteils der verbrannten Körperoberfläche (%VKOF) beschrieben. → Tab. 18.8 zeigt die übliche Gradeinteilung der Verletzungstiefe.

Der Anteil der verbrannten Körperoberfläche (%VKOF) wird ab dem 15. Lebensjahr mithilfe der Neunerregel nach Wallace geschätzt (→ Abb. 18.10). Für jüngere Kinder gibt es altersentsprechende Berechnungsgrundlagen, die mithilfe von Tabellen abgelesen werden können. In der Akutsituation kann jedoch auch die Handflächenregel zum Einsatz kommen (die Handfläche des untersuchten Kindes entspricht 1 % der KOF desselben Kindes) [21].

Vorsicht! Die Versorgung von Verbrennungswunden bei Kindern erfordert große Achtsamkeit und Vorsicht, da es sonst unbemerkt zu erheblichen Flüssigkeitsverlusten und Hypothermien kommen kann.

Behandlungsstrategie

Direkt nach der Verbrennung die Wunde mit lauwarmem Wasser (≥ 20 °C) für maximal 10 Min. **kühlen,** um die Schmerzen zu lindern. Allerdings besteht bei sehr kleinen Kindern das Risiko, dass sich diese durch die Kühlmaßnahmen eine Unterkühlung zuziehen. Daher ist eine Kühlung grundsätzlich zu unterlassen bei Verletzungen > 15 % der VKOF, Neugeborenen, Säuglingen und Kleinkindern sowie bei beatmeten Patienten.

Zur **Schmerzbehandlung** werden höherpotente Analgetika wie Opiate verabreicht und ggf. sedierende Maßnahmen durchgeführt. Bei Verletzungen, die > 10–15 %VKOF umfassen, sollte bereits während des Transports im Rettungswagen eine isotonische, kristalloide Infusion (10 ml/kgKG pro Stunde) zur Flüssigkeitssubstitution gegeben werden. Bestimmte Kriterien geben Auskunft über Verlegung in eine Verbrennungsklinik [20].

Kriterien für eine Einweisung in ein Zentrum für Schwerbrandverletzte [18]

- Verbrennung II. Grades von 10 % und mehr der KOF
- Verbrennung III. Grades von 5 % und mehr der KOF
- Verbrennung II. und III. Grades oder entsprechende Schädigung durch chemische Substanzen im Gesicht, an Hand, Fuß, Genitalbereich oder über große Gelenke
- Verbrennungen II. und III. Grades durch elektrischen Strom oder thermische Schäden
- Inhalationstraumata
- Thermische Verletzungen IV. Grades
- Verbrennungsähnliche Erkrankungen, z. B. das Lyell-Syndrom.

Die weitere stationäre Behandlung orientiert sich am klinischen Zustand des Patienten, wobei das Verbrennungsausmaß, die Vitalzeichen und v. a. die Körpertemperatur die entscheidenden Kriterien für die weitere Behandlung und ggf. Verlegung auf eine Intensivstation bzw. in ein Spezialzentrum sind.

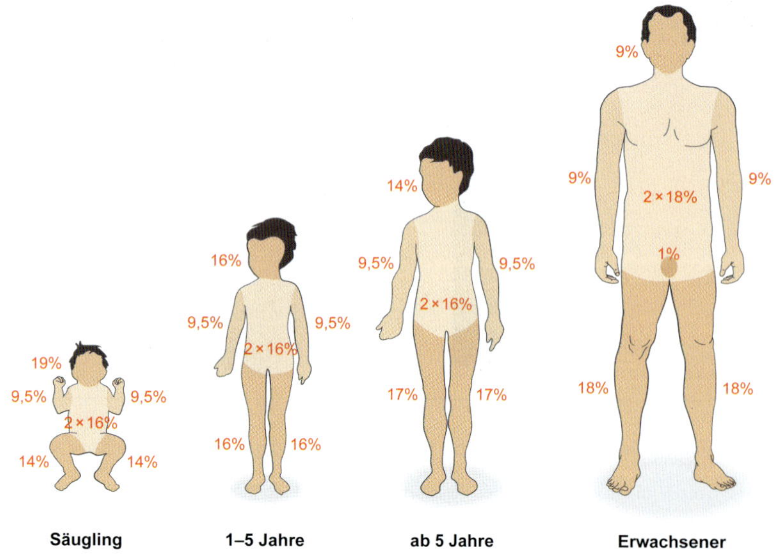

Abb. 18.10 Neunerregel nach Wallace, um den Anteil der verbrannten Körperoberfläche gut einschätzen zu können [L231]

Das stationäre **Flüssigkeitsmanagement** muss bei Verbrennungen > 10–15 % VKOF entsprechend bestimmten Formeln (Holliday und Segar, mod. Parkland-Formel) genau angepasst und anhand der Urinausscheidung kontrolliert werden. Therapeutisch sollte es im Rahmen der Erstversorgung dann zu einer Wundreinigung und einem **Debridement** (Abtragen von Nekrosen, Blasen) kommen, wobei dies unter sterilen Bedingungen und bei entsprechender Analgesie und Sedierung des Kindes erfolgt.

Die spezifische Therapie ist abhängig vom Grad der Verbrennung, d. h. von der Verletzungstiefe. Zum Einsatz kommen u. a. Salben- und Schaumverbände, Epithelersatzmaterial (Suprathel®) sowie bei höhergradigen Verbrennungen Spalt- oder Vollhautersatz. Eine generelle Antibiotikatherapie ist bei Verbrennungswunden nicht empfohlen. Der Fokus liegt eher auf adäquater und regelmäßiger Reinigung der Wunden. Durch die zerstörte Hautbarriere können Streptokokken oder Staphylokokken ins Gewebe eintreten und es kann zu einer fulminanten systemischen Reaktion kommen (Toxic Schock Syndrome, TSS) [18].

Pflege

Pflegefachpersonen achten in den ersten Tagen auf die korrekte Lagerung der Kinder, das Ernährungsmanagement sowie auf die Narbenbehandlung und die psychische Betreuung.

Durch die **Lagerung** sollen Ödeme vermieden und eine optimale Sekretdrainage gewährleistet werden, damit sich keine feuchte Kammer bildet und ein Keimwachstum verhindert wird.

- Die Extremitäten und der Oberkörper der Kinder werden hoch gelagert.
- Sind Gelenke von Verbrennungen betroffen, müssen diese unbedingt in Mittelstellung bzw. überstreckt gelagert werden, sodass Kontrakturen vermieden werden.
- Die Ziele der Lagerung in den nächsten Tagen sind die Kontrakturenprophylaxe (z. B. das Einsetzen von Quengelschienen nach Narbenkontraktur), die Dekubitusprophylaxe sowie die Transplantatschonung.

Die **Ernährung** der Kinder muss besonders eiweißreich und hochkalorisch sein, da eine höhergradige Verbrennung sowohl mit einem Hypermetabolismus als auch mit einer katabolen Stoffwechsellage einhergeht.

Ältere Kinder, ansonsten deren Eltern, müssen in die sorgfältige Pflege der entstandenen **Narben** angeleitet werden. Es gibt verschiedene Möglichkeiten der Narbenbehandlung.

- Die Transplantate 2- bis 3-mal täglich mit Panthenol und die Narben mit silikonhaltigen Salben mittels massierender Bewegungen eincremen. Dadurch bleibt das Gewebe elastisch und die Haut wird geschmeidiger und glatter.
- Ist das Gesicht betroffen, werden spezielle Masken angefertigt, die allerdings nicht länger als 12 Std. am Stück auf der Haut belassen werden, damit noch ausreichend Luft an die betroffenen Stellen gelangt.

Außerdem erhalten die Kinder täglich **Physiotherapie,** um Kontrakturen entgegenzuwirken und die Beweglichkeit der betroffenen Extremitäten und Gelenke zu verbessern. Manchmal ist auch noch für längere Zeit eine Lymphdrainage durch die Physiotherapeuten notwendig. Darüber hinaus wird Kompressionskleidung individuell angefertigt (z. B. Kompressionshandschuhe bei Verbrühungen an der Hand). Damit wird kontinuierlich Druck auf das Gewebe ausgeübt, um den Stoffwechsel im Narbengewebe zu minimieren.

Neben der zeitaufwendigen Narbenbehandlung darf das große Feld der **psychischen Belastungen** nicht vergessen werden. Die Kinder leiden häufig unter großen Ängsten, Alpträumen und sind sehr anfällig für Depressionen. Sie können ihre Narben sowie teils entstellten Gesichter und Körperteile nur schwer akzeptieren und ertragen die Blicke der Öffentlichkeit nicht. Ihre Eltern fühlen sich in vielen Situationen hilflos, v. a. in den ersten Tagen, wenn sie nur neben dem Bett der Kinder sitzen, aber nicht in der Pflege helfen können. Sie werden von großen Schuldgefühlen geplagt.

Aufgabe der Pflegefachpersonen ist es hier, zu jeder Zeit Gesprächsbereitschaft zu signalisieren. Sie müssen den Eltern und Kindern Vertrauen entgegenbringen und sie in ihrem Verarbeitungsprozess unterstützen. Das Hinzuziehen von professionellen Therapeuten und Selbsthilfegruppen ist i. d. R. sehr hilfreich [18].

Im Hinblick auf die Nachsorge von Verbrennungswunden kommen der Hautpflege, den Kompressionsanzügen und Lagerungsschienen eine große Bedeutung zu, v. a. zur Reduktion des Narbengewebes [20].

SPICKZETTEL

Thermische Verletzungen

Krankheitsentstehung: direkter Kontakt mit heißen Gegenständen, heißen Flüssigkeiten (Verbrühungen), Chemikalien (Verätzungen) oder mit elektrischem Strom

Symptome: je nach Verletzungstiefe – Schmerz, Schwellung und Rötung (Grad I), Schmerzen, Rötung, Blasen (Grad IIa), kaum Schmerzen, Rötung, Blasen (Grad IIb), keine Schmerzen durch Verlust der Oberflächensensibilität (Grad III), Nekrose, schwarze, weiße oder graue lederartige Haut, Verkohlung (Grad IV)

Diagnostik: Unfallhergang, körperliche Untersuchung

Behandlungsstrategie: Kaltwassertherapie reduziert „Nachbrennen", großvolumige venöse Zugänge legen. **Cave:** Unterkühlung, ~15 °C über 15–30 Min. bis 1 Std. nach Trauma sinnvoll.

18.8 SID (Sudden Infant Death), ALTE (Apparent Life-Threatening Event)

DEFINITION

SID (Sudden Infant Death): plötzlicher Säuglingstod, bei dem trotz umfassender Untersuchung (inkl. Obduktion) keine erklärbare Todesursache gefunden werden konnte. Es handelt sich immer um eine Ausschlussdiagnose.

Near-SIDS (ALTE = apparent life-threatening event) oder BRUE (brief resolved unexplained event): beinahe-SID, d. h. ein anscheinend lebensbedrohliches Ereignis, das nach einiger Zeit zu einem plötzlichen Kindstod geführt hätte. Klinisch präsentieren sich diese Kinder mit einem blass-zyanotischen Hautkolorit, mit flacher oder gar fehlender Atmung und schlaffem Muskeltonus. Eine Ursache kann selten ermittelt werden.

Der plötzliche Kindestod betrifft v. a. Kinder im ersten Lebensjahr. 2021 starben insgesamt 82 Säuglinge in Deutschland am plötzlichen Säuglingstod [22]. Erfreulicherweise sanken die Zahlen in den letzten Jahren, so starben im Jahr 2010 noch 164 Säuglinge in Deutschland am plötzlichen Säuglingstod [22].

Krankheitsentstehung

Es gibt eine Reihe von vermuteten und z. T. bestätigten **Risikofaktoren** (→ Abb. 18.11) für das Auftreten eines SID. Hierzu gehören u. a. die Bauchlage, Überwärmung und Nikotinexposition. Da die Mehrzahl aller SID-Fälle nachts bzw. im Schlaf auftritt, ist v. a. auf eine richtige Gestaltung der Schlafumgebung zu achten (→3.1.1). Die Ätiologie des SIDS ist nicht abschließend geklärt. Eventuell handelt es sich um eine Hirnstammdysfunktion mit Störung der zentralen Atemregulation. Diskutiert werden auch Durchblutungsstörungen. Oft können anamnestisch banale Atemwegsinfekte als auslösender Faktor ausgemacht werden. Die Bauchlage (einschließlich Seitenlage) ist ein erwiesener Risikofaktor und muss im ersten Lebensjahr im unbeobachteten Schlaf streng vermieden werden.

Symptome und Diagnostik

Typischerweise finden die entsetzten Eltern beim **SID** ihr Kind tot im Bett vor, nachdem es wenige Stunden zuvor noch völlig gesund erschien. Auch die weitere postmortale Diagnostik einschließlich der unbedingt erforderlichen Obduktion enthüllt keine Grunderkrankung, die den Tod erklären würde (z. B. Sepsis, Meningitis oder Verlegung der Atemwege). Da beim plötzlichen Kindstod äußerlich keine Todesursache feststellbar ist, muss der Arzt auf dem Leichenschauschein „Todesursache nicht geklärt“ angeben. Damit wird aus juristischen Gründen eine Obduktion erforderlich

Beim **Near-SIDS** (ALTE = Apparent Life-Threatening Event) bestehen folgende Symptome: Apnoe, Zyanose und Blässe, veränderter Muskeltonus, Bradykardie. Die Prävalenz beträgt etwa 5 % in einer SIDS-Population, 2–3 % in einer Nicht-SIDS-Säuglingspopulation.

Behandlungsstrategie

Ein akut lebensbedrohliches Ereignis kann auf ein Beinahe-SID verweisen, es kann aber auch ein Hinweis auf eine zugrundeliegende schwere Erkrankung (Infektion, Herzrhythmusstörung, epileptischer Anfall) sein. Deshalb sollten Kinder mit ALTE sofort in eine Notaufnahme gebracht und stationär überwacht sowie untersucht werden. Zur Abklärung organischer Ursachen werden ein EKG und ein EEG durchgeführt. Im weiteren Verlauf können sie auch für das häusliche Umfeld ein Monitoring von Herz- und Atemfrequenz, um ein erneutes ALTE möglichst frühzeitig zu detektieren und ein SID zu verhindern. Die Eltern erhalten eine ausführliche Einführung zum Umgang mit dem Monitor und vor Entlassung nach Hause ein Reanimationstraining.

Im Handel erhältliche Angelcare-Matratzen werden zur Prävention eines SID oder ALTE nicht empfohlen.

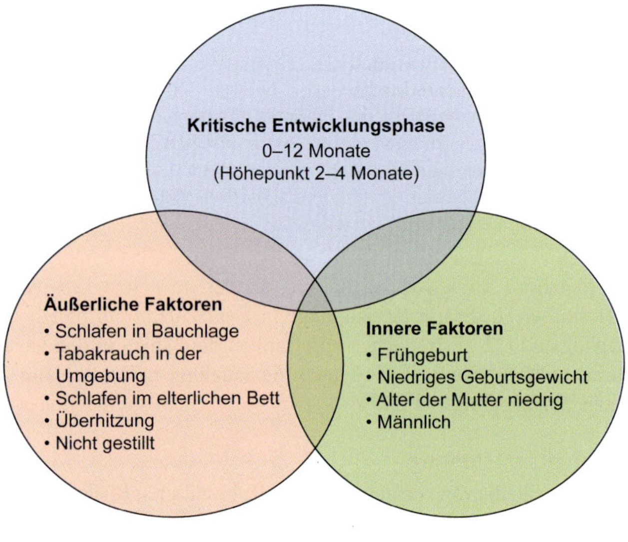

Abb. 18.11 Risikofaktoren für das Auftreten des plötzlichen Säuglingstods [L143]

Prävention

Zur Prävention eines SID/ALTE gelten entsprechend der Leitlinie zum Plötzlichen Säuglingstod der Arbeitsgruppe Pädiatrie der deutschen Gesellschaft für Schlafmedizin folgende Empfehlungen [23, 24]:

Vorsicht! Folgende Maßnahmen helfen, den plötzlichen Säuglingstod zu verhindern:

- Das Kind bevorzugt auf den Rücken legen, eine feste und horizontale Unterlage (Matratze) verwenden.
- Überwärmung vermeiden: Die optimale nächtliche Raumtemperatur von 18 °C einhalten, Babyschlafsack in altersentsprechender Größe verwenden statt einer Bettdecke. Es empfehlen sich regelmäßige Temperaturkontrollen.
- Auf Kopfkissen, Fellunterlagen, „Nestchen“, gepolsterte Bettumrandungen und größere Kuscheltiere unbedingt verzichten.
- Kind zwar im elterlichen Schlafzimmer, aber im eigenen Kinderbett schlafen lassen.
- Während und nach der gesamten Schwangerschaft sich nur in rauchfreier Umgebung aufhalten.
- Während des ersten Lebensjahrs so lange wie möglich stillen.
- Schnuller zum Schlafengehen anbieten (kein Zwang!).

In wachen Phasen bzw. wenn das Kind unter Beobachtung ist, kann das Kind regelmäßig und für kurze Zeit auch auf den Bauch gelegt werden, um die Entwicklung zu fördern bzw. eine asymmetrische Kopfform vorzubeugen. In den neuen Empfehlungen wird darauf hingewiesen, dass das Kind nicht fest eingewickelt (Swaddling/Pucken) werden soll. Falls die Eltern keinen Schlafsack verwenden wollen, müssen die Kinder so im Bett positioniert werden, dass sie mit den Füßen am Fußende anstoßen [23]. Unter *„Co-Sleeping“* wird verstanden, dass das Kind in der körperlichen Nähe der Eltern schläft. Mit inbegriffen ist sowohl das Schlafen im gleichen Bett als auch im gleichen Zimmer. Unter *„Bed sharing“* wird verstanden, dass Eltern und Kinder das gleiche Bett teilen. Unter *„Surface sharing“* wird das Schlafen auf allen Arten von Unterlagen (z. B. Sofa, Boden) beschrieben. Die aktuellen Leitlinien empfehlen weiterhin das Schlafen im eigenen Kinderbett [24].

18.9 Polytrauma und Schock

18.9.1 Polytrauma

DEFINITION

Polytrauma: gleichzeitig entstandene Verletzungen mehrerer Körperregionen oder Organsysteme, bei denen entweder eine einzelne oder die Kombination mehrerer Verletzungen lebensbedrohlich sind. Die Verletzungsschwere beträgt nach dem Injury Severity Score ≥ 16 Punkte. Lebensbedrohliche Verletzungen müssen schnellstmöglich (*Golden Hour of Shock*) versorgt werden (*„treat first what kills first“*). [5, 21]

Am häufigsten treten Polytraumata im Rahmen von Verkehrsunfällen und Stürzen aus großer Höhe auf (Patienteninformation der Deutschen Gesellschaft für Unfallchirurgie).

- Bei Verkehrsunfällen sollten Ersthelfer zunächst immer eine Sicherung der Unfallstelle vornehmen, damit die eigene Sicherheit gewährleistet ist.
- Danach erfolgt eine schnellstmögliche Einschätzung des Bewusstseinszustands des Verunfallten anhand der Glasgow Coma Scale (GCS) oder des Silverman Score.
  - Hierfür werden Punkte für die Kriterien Augenöffnen, verbale und motorische Reaktion vergeben.

- Für kleinere Kinder gibt es im Hinblick auf die verbale Reaktion eine modifizierte pädiatrische Glasgow Coma Scale. Der Punktescore reicht von mind. 3 bis max. 15 Punkten. Ab einer Punktzahl < 8 Punkten sollte eine Intubation erwogen werden.
- Nach Erheben des GCS-Scores schließt sich die Sicherung der Vitalfunktionen an, wobei sich das Vorgehen bei polytraumatisierten Patienten nach dem ABCDE-Schema richtet.
- Bewusstlose Patienten ohne suffiziente Beatmung sollten schnellstmöglich reanimiert werden.

ABCDE-Schema [7]

- **Airway:** Sicherung der Atemwege und Halswirbelsäule → Intubation, Halskrause
- **Breathing:** Sicherung der Atmung → Beatmung
- **Circulation:** Sicherung des Kreislaufs → Blutstillung, Flüssigkeitsgabe, *Schocktherapie*
- **Disability:** neurologischer Zustand
- **Exposure/Enviroment:** Bodycheck, Vermeidung einer Unterkühlung

Bei allen Polytrauma-Patienten erfolgt ein sog. **Bodycheck:** Es handelt sich um eine orientierende Untersuchung, bei der der gesamte Körper des Patienten von Kopf bis Fuß auf mögliche Begleitverletzungen überprüft wird. Entsprechend dem Befund im Bodycheck können am Unfallort bereits erste Maßnahmen vorgenommen werden, z. B. Reposition von Frakturen, Anlegen einer Thoraxdrainage oder das Anlegen von Druckverbänden.

Zudem ist auf eine adäquate **Analgesie** und ggf. **Sedierung** zu achten. Abhängig vom Zustand des Patienten und der Vitalparameter sollte der schnellstmögliche Transport in ein Polytrauma-Zentrum mit Pädiatrie zur weiteren Diagnostik (Spiral-CT, Röntgen, Sonografie) und Therapie erfolgen (S3-Leitlinie Polytrauma/Schwerverletzten-Behandlung). Bei Kindern besteht zudem ein hohes Risiko für Unterkühlungen (Hypothermien) und Blutverlusten im Rahmen eines Polytraumas.

In den letzten Jahren nimmt die FAST-Sonografie (Focused Assessment with Sonography for Trauma) einen immer höheren Stellenwert ein. Dabei werden (4) Regionen im Körper mithilfe eines Ultraschallgeräts untersucht, in denen sich nach einem Unfallereignis Flüssigkeit (z. B. freie Flüssigkeit, Blut) ansammeln kann.

Schutzmaßnahmen und Lagerung

- Folgende Schutzmaßnahmen können die Gefahr einer **Hypothermie minimieren:** aufgeheizter Raum, zusätzliche Wärmestrahler und vorgewärmte Decken und Handtücher.
- Um die **Blutverluste** möglichst gering zu halten, ist es von Vorteil, das betroffene Körperteil hochzuhalten, Arterien zu komprimieren oder einen Druckverband anzulegen.
- Je nach Art des Polytraumas ergeben sich Besonderheiten bei der Lagerung, die berücksichtigt werden müssen.
  - Kinder, die an einem **Schädel-Hirn-Trauma** leiden, werden 30 °C Oberkörper hoch und in Kopfmittelstellung gelagert.
  - Bei einem **Thoraxtrauma** wird das Kind auf die betroffene Seite gelagert.
  - Liegt ein **Bauchtrauma** vor, ist die Rückenlage obligat.
  - Um das **Abdomen** zu entlasten, sollten die Beine angewinkelt gelagert werden.
  - **Frakturen** und **traumatische Affektionen** der Wirbelsäule müssen z. B. durch Vakuummatratzen oder Schienen immobilisiert werden.

SPICKZETTEL

Polytrauma

Ein Polytrauma ist meist Folge eines Verkehrsunfalls oder eines Sturzes aus großer Höhe. Danach erfolgt eine schnellstmögliche Einschätzung des Bewusstseinszustands des Verunfallten anhand von Glasgow Coma Scale oder Silverman-Scores. Die Maßnahmen der Lagerung orientieren sich an der Lokalisation der Verletzung. Um eine Unterkühlung zu vermeiden, wird auf einen aufgeheizten Raum, zusätzliche Wärmestrahler und vorgewärmte Decken sowie Handtücher geachtet.

18.9.2 Schock

DEFINITION

Schock: akutes bis subakutes, fortschreitendes, generalisiertes Kreislaufversagen mit intrazellulärem Sauerstoffmangel der Organe und lebensbedrohlicher Gefährdung der Vitalfunktionen. Nur eine frühzeitige Therapie kann die Schockkaskade durchbrechen. Behandelt wird meist intensivmedizinisch und entsprechend der Form und Ursache des Schocks. Die Prognose ist abhängig von Ursache, Dauer und Organschäden.

Ein Schock kann verschiedene Ursachen haben und wird daher unterteilt in [5, 25]:

- Volumenmangel-Schock (hypovolämischer Schock)
- Kardiogener Schock
- Verteilungsmangel-Schock (distributiver Schock)
  - Allergischer Schock (anaphylaktischer Schock)
  - Septischer Schock
  - Neurogener Schock.

Bei den unterschiedlichen Schockformen kommt es trotz verschiedener Auslöser durch die gleichen Mechanismen zur Gewebshypoxie. Diese führt an lebenswichtigen Organen zu deutlichen Funktionseinschränkungen (Kasten) bis hin zum Multiorganversagen und Tod. Daher sind das frühzeitige Erkennen einer Schocksituation und der Beginn einer entsprechenden symptomatischen oder kausalen Therapie für das Überleben entscheidend.

Vorsicht! Funktionsausfälle in verschiedenen Organsystemen im Rahmen eines Schocks

- Herz: akute Herzinsuffizienz
- Niere: akutes Nierenversagen
- Leber: akutes Leberversagen
- Lunge: Schocklunge (ARDS = *acute respiratory distress syndrome*)
- Gerinnungssystem: disseminierte intravasale Gerinnung (DIC = *disseminated intravasal coagulopathy*)

Der Schockindex nach Allgöwer gibt Aufschluss darüber, ob ein Schock vorliegt oder nicht. Zusätzlich sollten weitere Kriterien herangezogen werden:

- Vitalparameter (Tachykardie?, RR-Abfall?, Tachypnoe?, Dyspnoe?)
- Bewusstseinslage (apathisch, somnolent)
- Hautkolorit (blass, grau)
- Hauttemperatur (kühle Peripherie)
- Rekapillarisierungszeit
- Urinausscheidung (Oligurie/Anurie)
- Laborparameter (Entzündungswerte, Blutgasanalyse, Laktat).

Schockindex

Schockindex (nach Allgöwer): Bei einem Quotienten aus Puls und systolischem Blutdruck, der › 1 ist, liegt ein Schock vor.

Als Allgemeinmaßnahmen sollten kreislaufunterstützende Maßnahmen (→ Tab. 18.9) zum Einsatz kommen: Frühestmöglich mindestens zwei **großlumige Zugänge** legen (bei Kindern ggf. intraossär – direkt in den Knochen, z. B. Tibia/Unterschenkel). Bei allen Schockformen mit Ausnahme des kardiogenen Schocks Flüssigkeit substituieren. Kommt es zum akuten Kreislaufversagen, können zudem kreislaufunterstützende Medikamente wie Dobutamin, Noradrenalin oder Adrenalin zum Einsatz kommen. Die weitere Therapie orientiert sich an den spezifischen Schockursachen.

Vorsicht! Bei kardiogenem Schock sollte keine Volumengabe erfolgen!

SPICKZETTEL

Schock

Mithilfe des Schockindex (› 1) nach Allgöwer lässt sich bestimmen, ob ein Schock vorliegt. Zudem sind die Vitalparameter zu bestimmen. Zur Anwendung kommen kreislaufunterstützende Maßnahmen, je nach Art des Schocks muss Flüssigkeit substituiert werden.

18.10 Fremdkörperaspiration

DEFINITION

Fremdkörperaspiration: Einatmung eines Fremdkörpers wie Erdnüsse, Schrauben oder kleine Spielzeugteile. Je nach Lokalisation und Größe des Fremdkörpers besteht eine Notfallsituation, bei laryngealem Verschluss droht der Bolustod. Häufigere Komplikationen sind jedoch Bronchopneumonien durch initial unerkannte Fremdkörper.

50 % aller Fremdkörperaspirationen im Kindesalter treten im Alter von 2–3 Jahren auf. Aspiriert werden meist kleine Gegenstände, am häufigsten Erdnüsse. Diese gelangen überwiegend in den rechten Hauptbronchus aufgrund dessen steileren Verlaufs. Fremdkörper können entweder zu einer vollständigen oder unvollständigen Verlegung (Obstruktion) des Bronchuslumens führen [5].

Krankheitsentstehung

- Bei **vollständiger Obstruktion** werden die nachgeschalteten Lungenareale nicht mehr ausreichend belüftet und es kommt zu einer Atelektase.
- Im Gegensatz hierzu kommt es bei einer **unvollständigen Obstruktion** über einen Ventilmechanismus zu einer Überblähung nachgeschalteter Lungenareale, da zwar bei der Einatmung Luft in die nachgeschalteten Lungenareale einströmt, diese jedoch bei der Ausatmung nicht wieder am Fremdkörper vorbei ausgeatmet werden kann (*Air Trapping*).

Symptome

Grundsätzlich sollte bei Kindern mit plötzlicher Luftnot, Husten und/oder Stridor immer auch an eine Fremdkörperaspiration gedacht werden. Aber auch chronischer Husten und rezidivierende bzw. sistierende bronchiale Infekte können Hinweis auf eine Fremdkörperaspiration sein, die bis dato nicht erkannt wurde.

In der Akutsituation sollte in Abhängigkeit von der Effektivität des Hustenstoßes und der Bewusstseinslage des Kindes entsprechend folgender Abbildung (→ Abb. 18.12) vorgegangen werden. Initial erfolgt eine Einschätzung der Effektivität des Hustenstoßes. Die Effektivität bedeutet, hier ist der Hustenstoß des Kindes ausreichend, um den Fremdkörper von selbst aus dem Bronchialsystem zu lösen, sodass er abgehustet werden kann. Handelt es sich also um einen **effektiven Hustenstoß,** so ist davon auszugehen, dass sich der Fremdkörper mit der Zeit von selbst löst, weshalb die Kinder zum weiteren Husten ermutigt werden sollten. Bei einem **ineffektiven Hustenstoß** erfolgt eine weitere Einschätzung der Bewusstseinslage des Kindes. Bei bewusstlosen Kindern sollte sofort mit einer Öffnung der Atemwege und einer Herz-Lungen-Wiederbelebung (HLW) mit fünf initialen Beatmungen begonnen werden (→ Abb. 18.12). Ist das Kind noch wach und ansprechbar, können je nach Alter des Kindes unterschiedliche Befreiungsmanöver versucht werden, die das Ziel haben den Fremdkörper im Bronchialsystem zu lösen.

Diagnostik

Wichtigstes Diagnostikum ist die initiale Anamnese, die bereits den Verdacht auf eine Fremdkörperaspiration lenken kann. Insbesondere das plötzliche Auftreten von Luftnot sollte an eine Fremdkörperaspiration denken lassen. Darüber hinaus stehen dem Untersucher die Auskultation und Perkussion der Lunge zur Verfügung. Es kann sein, dass es keinen eindeutigen Befund gibt, der auf eine Fremdkörperaspiration hinweist, da sehr verschiedene Prozesse zugrunde liegen können (z. B.

Tab. 18.9 Schockformen und therapeutische Maßnahmen

Schockform	Maßnahmen
Volumenmangel-Schock	Blutstillung, Flüssigkeitsgabe, ggf. Blutkonserven
Kardiogener Schock	Abhängig von der Ursache: ggf. Reperfusion (bei AMI), Lyse (bei LAE), Vagusreizmanöver bei SVTs, Kardioversion, Inotropika, Diuretika, KEINE Volumengabe!
Allergischer Schock	Gabe von Antihistaminika, Glukokortikoiden, Adrenalin, Flüssigkeitssubstitution
Septischer Schock	Sicherung der Atemwege und des Herz-Kreislauf-Systems, Antibiotikatherapie, Flüssigkeitsgabe
Neurogener Schock	Flüssigkeitsgabe, Adrenalin

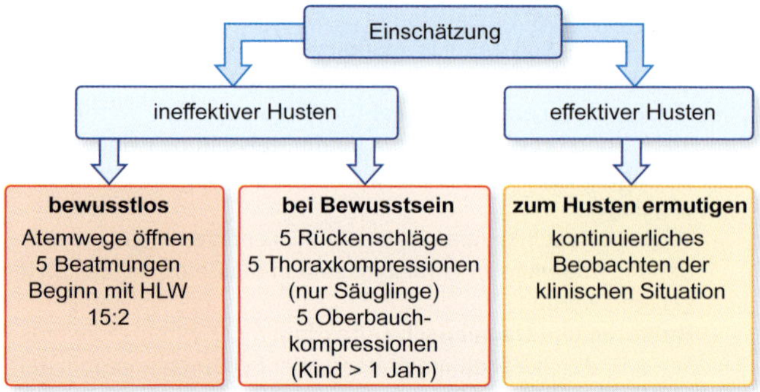

Abb. 18.12 Behandlung der Fremdkörperverlegung der Atemwege (HLW = Herz-Lungen-Wiederbelebung), nach [7] [F781–005, L143]

vollständige oder unvollständige Obstruktion, bronchialer Infekt), die abgebildet werden. Letztlich bestehen noch die Möglichkeiten des Röntgen-Thorax sowie einer Bronchoskopie, mit der gleichzeitig der Fremdkörper entfernt werden kann, wenn er nicht von selbst bzw. durch die Befreiungsmanöver gelöst hat.

Behandlungsstrategie

Beim effektiven Hustenstoß werden die Kinder zum Husten ermutigt und dabei beobachtet. Ein ruhiges und Vertrauen schaffendes Auftreten ist wichtig, da die Kinder wegen der Atemnot häufig große Ängste verspüren.

Bewusstlose Kinder werden so früh wie möglich nach fünf initialen Beatmungen im Verhältnis 15 : 2 (Thoraxkompressionen : Beatmungen) reanimiert (→ 18.5.2). Bei einem Atemstillstand werden sie intubiert und beatmet.

Kinder bei Bewusstsein zeigen jedoch oft ineffektive Hustenstöße. Dann wird versucht, den Fremdkörper zu mobilisieren. Bei Säuglingen werden dazu bis zu fünf dosierte Schläge zwischen die Schulterblätter (in Kopftieflage), gefolgt von fünf Thoraxkompressionen verabreicht. Bei Kindern, die älter sind als 1 Jahr, werden bis zu fünf Oberbauchkompressionen (**Heimlich-Handgriff**) durchgeführt [16, 26].

Lässt sich der Fremdkörper so nicht entfernen, wird das Kind möglichst nicht bewegt, um eine Lageveränderung des Fremdkörpers zu verhindern. Im Krankenhaus wird dem Kind b. B. Sauerstoff appliziert und der Fremdkörperentfernung bronchoskopisch entfernt.

Pflege

Spontan atmende Kinder: Das Kind wird kardiorespiratorisch (Herzfrequenz, Atemfrequenz und Sauerstoffsättigung) kontinuierlich überwacht, um eine Kreislaufverschlechterung schnell zu bemerken. Bei Luftnot oder Hypoxie wird dem Kind über eine Sauerstoffbrille Sauerstoff gegeben. Das Kind wird oberkörperhoch oder sitzend positioniert. Bezugspersonen/Angehörige bleiben bei dem Kind, um beruhigend auf es einzuwirken und Ängste nehmen zu können. Bei Hustenreizen wird das Kind motivierend unterstützt, um den Fremdkörper zu lösen und herauszuhusten. Die Pflegefachpersonen inspizieren das abgehustete Sputum auf Menge, Konsistenz, Farbe, Aussehen und Bestandteile und dokumentieren dies.

Beatmete Kinder: Erfolgt eine bronchoskopische Fremdkörperentfernung, erhält das Kind eine Kurznarkose. Wenn eine schwere Ateminsuffizienz vorliegt oder die Schleimhäute durch die Obstruktion zu sehr angeschwollen sind, werden die Kinder ggf. nachbeatmet und intensivmedizinisch betreut. Das Kind wird regelmäßig in Rücken-, Seiten- oder Bauchlage positioniert, damit sich atelektatische und minderbelüftete Lungenareale entfalten können.

Um als Folge der schwerwiegenden Fremdkörperaspiration eine Infektion oder einen Sekretstau zu vermeiden, können Vibrationsmassagen sowie regelmäßige Physio- und Antibiotikatherapie indiziert sein.

SPICKZETTEL

Fremdkörperaspiration

Krankheitsentstehung: Verlegung der Luftwege (vollständige oder unvollständige Obstruktion) durch das Verschlucken eines Fremdkörpers

Symptome: plötzliche Luftnot, Husten und Stridor

Diagnostik: Anamnese, Auskultation/Perkussion, Röntgen-Thorax, Bronchoskopie

Behandlungsstrategie: Hustenstoß, Befreiungsmanöver, Reanimation nach fünf initialen Beatmungen im Verhältnis 15 : 2

18.11 Ertrinkungsunfall

DEFINITION

Ertrinken: Vorgang, bei dem durch Eintauchen der Atemwege in eine Flüssigkeit (meist Wasser) eine respiratorische Beeinträchtigung erfolgt

Beinaheertrinken: ein mindestens 24 Std. überlebter Ertrinkungsunfall

Ertrinkungsunfälle sind bei Kindern eine Besonderheit:
- Aufgrund der im Verhältnis größeren Körperoberfläche im Wasser kommt es schneller zu einer Hypothermie als bei Erwachsenen.
- Bei Kleinkindern wird der Tauchreflex ausgelöst, die Herzfrequenz verlangsamt sich und der Kreislauf zentralisiert sich auf die lebenswichtigen Organe.

Diese beiden Mechanismen machen den Körper und v. a. das Gehirn des Kindes weniger empfindlich für den bei Ertrinkungsunfällen typischen Sauerstoffmangel. Trotzdem besteht ein Risiko von Folgeschäden auch bei Kindern, abhängig von der Aufenthaltsdauer im Wasser bzw. von der Körperkerntemperatur.

Vorsicht! Nachdem das Kind gerettet wurde, wird sofort mit der Reanimation begonnen, wenn das Kind nicht atmet. Es gilt folgender Leitsatz: *„No one is dead, until he is warm and dead"*. Niemand ist tot, solange er warm und tot ist.

Deshalb ist die **Wiedererwärmung** nach Ertrinkungsunfällen wichtig. Diese erfolgt bei starker Unterkühlung schonend und langsam, um einen *„after drop"* zu vermeiden. Bei diesem kommt es durch eine zu schnelle Erwärmung der Körperperipherie zu einem erneuten Abfall der Körpertemperatur. Zum schonenden Wiedererwärmen kommen angewärmte Infusionslösungen, Wärmefolien und bei sehr starker Unterkühlung < 30 °C eine Herz-Lungen-Maschine zum Einsatz. Beinahe-Ertrunkene Kinder (→ Abb. 18.13) werden für mindestens 24 Std. nach dem Unfall stationär überwacht, da es durch das Verschlucken von Wasser zu einem Lungenödem kommen kann [5].

Monitoring [18]

- EKG (besonders auf Herzrhythmusstörung achten) anlegen, Atmung kontrollieren
- pO_2- und pCO_2 kontinuierlich messen, evtl. bestehende Messprobleme durch periphere Vasokonstriktion, regelmäßige Blutgas-Kontrollen durchführen
- Blutdruck möglichst kontinuierlich messen, alternativ engmaschig periphere Kontrollen

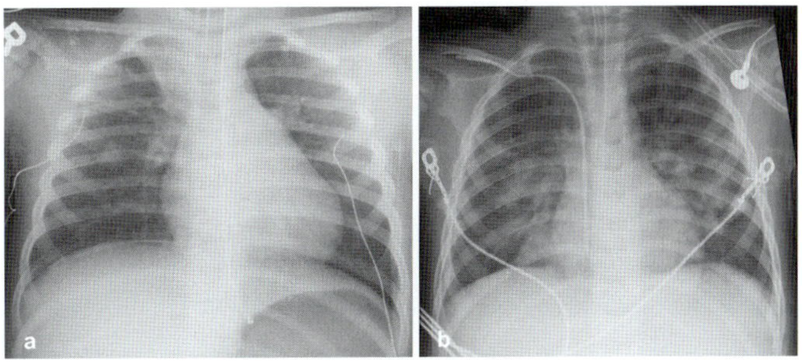

Abb. 18.13 Beinaheertrinken. Röntgenbild eines 3-jährigen Jungen, der fast in einem kleinen Fluss ertrunken wäre. Das Röntgen-Thorax während der Anamnese (a) ist fast normal und zeigt nur eine Atelektase in der rechten Lungenspitze. Zwei Tage später hat sich ein nichtkardiogenes Lungenödem gebildet (b). [E510–002]

- Haut beobachten und beurteilen (warme/kühle/zyanotische Peripherie, Hautkolorit, Hauttemperatur), dies gibt Hinweis auf die Herz-Kreislauf-Funktionen
- Körpertemperatur kontinuierlich messen
- Neurologische Funktionen anhand der Glasgow Coma Scale engmaschig kontrollieren, Pupillenreaktion testen
- Abdomen beobachten, Magenreste (Gefahr Stressulkus) beurteilen und bilanzieren
- Urin- und Stuhlausscheidung beobachten, alle 4–6 Std. bilanzieren
- Zentralen Venendruck (ZVD) zur Beurteilung des intravasalen Volumens und der erforderlichen Flüssigkeitssubstitution messen.

(→ Abb. 18.14)

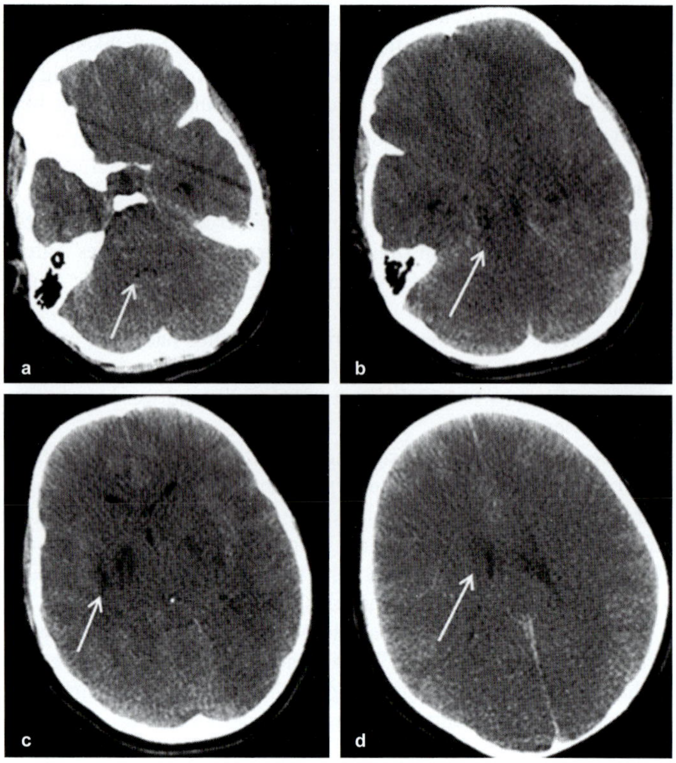

Abb. 18.14 Das CT-Bild eines Patienten nach einem Herzinfarkt nach einem Ertrinkungsunfall. Ein diffuses zerebrales Ödem liegt vor. Mit Achsenverschiebung (a), Auslöschung der Zisternen (b), ischämische Veränderungen der Basalganglien (c) und teilweise verschwundenen lateralen Ventrikeln (d). [G550–002]

Regulation der Körpertemperatur [18]

- Aufwärmphase langsam und vorsichtig gestalten, die Körpertemperatur darf nur ½ bis 1 °C pro Stunde (**Cave:** Kreislaufbelastung, Herzrhythmusstörung) ansteigen
- Maßnahmen bei Körpertemperatur von 34 °C beenden (Gefahr Hyperthermie, zytotoxisches Hirnödem)
- Während der Aufwärmphase Kind nur vorsichtig umlagern, damit sich die kalte Schalentemperatur nicht mit der wärmeren Kerntemperatur vermischt (**Cave:** after drop).

Nahrungsaufbau [18]

- Magenablaufsonde legen
- pH-Wert des Magensafts regelmäßig kontrollieren (**Cave:** Stressulkus), ggf. Magenschutz
- Frühzeitige orale Ernährung, mit kleinen, häufigen Mahlzeiten beginnen. Nahrungsverträglichkeit ist durch vorausgegangene Minderperfusion des Magen-Darm-Trakts reduziert.

Prophylaxen [18]

- Hirnödemprophylaxe durch 30 °C Oberkörperhochlagerung und achsengerechte Lagerung
- Dekubitusprophylaxe durch Weichlagerungsmatratzen, Frei- und Umlagerung, frühzeitiges mobilisieren
- Kontrakturenprophylaxe durch aktives und passives Durchbewegen der Gelenke
- Pneumonieprophylaxe durch adäquate Mundpflege, v. a. bei beatmeten Patienten, frühzeitige Extubation, zum Abhusten animieren
- Überwachen der Infusionstherapie und Medikamentengabe (ggf. Flüssigkeitsrestriktion, ggf. Sedierung, Analgesie, ggf. Fortführen einer Steroidtherapie).

Psychische Betreuung [18]

- Eltern begleiten und betreuen, diese haben häufig große Ängste und Schuldgefühle, ggf. Seelsorger/in einbeziehen
- Eltern frühzeitig in die Pflege einbinden
- Ausführliche pflegerische Anamnese, um die individuellen Bedürfnisse des Kindes berücksichtigen zu können (Einschlafrituale, Lieblingskuscheltier, -musik, -essen).

19

PFLEGE BEI SCHMERZEN

Gabriele Fley, Florian Schneider

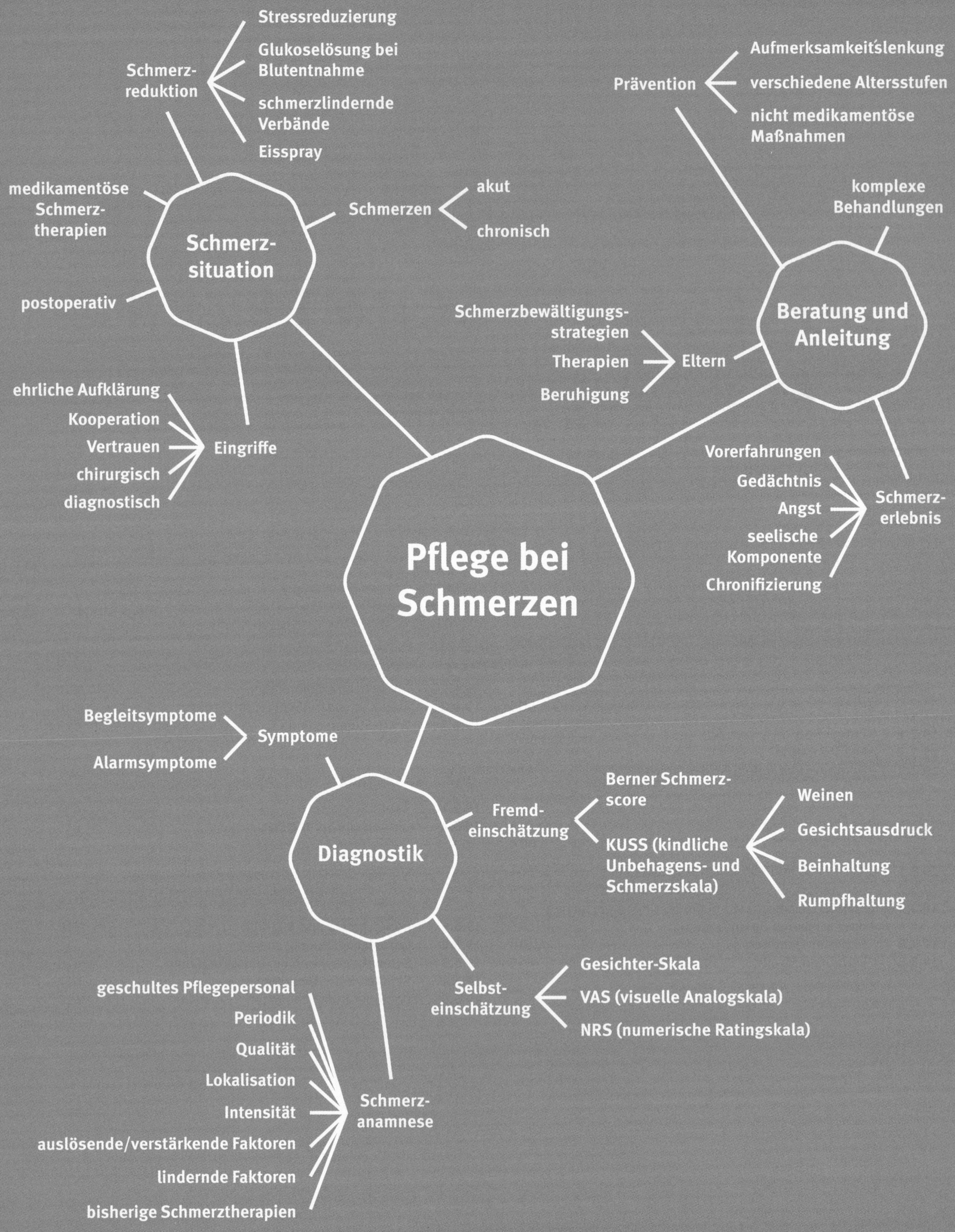
Pflege bei Schmerzen
Schmerzsituation
Schmerzreduktion
Stressreduzierung
Glukoselösung bei Blutentnahme
schmerzlindernde Verbände
Eisspray
medikamentöse Schmerztherapien
Schmerzen
akut
chronisch
postoperativ
Eingriffe
ehrliche Aufklärung
Kooperation
Vertrauen
chirurgisch
diagnostisch
Beratung und Anleitung
Prävention
Aufmerksamkeitslenkung
verschiedene Altersstufen
nicht medikamentöse Maßnahmen
komplexe Behandlungen
Eltern
Schmerzbewältigungsstrategien
Therapien
Beruhigung
Schmerzerlebnis
Vorerfahrungen
Gedächtnis
Angst
seelische Komponente
Chronifizierung
Diagnostik
Symptome
Begleitsymptome
Alarmsymptome
Fremdeinschätzung
Berner Schmerzscore
KUSS (kindliche Unbehagens- und Schmerzskala)
Weinen
Gesichtsausdruck
Beinhaltung
Rumpfhaltung
Selbsteinschätzung
Gesichter-Skala
VAS (visuelle Analogskala)
NRS (numerische Ratingskala)
Schmerzanamnese
geschultes Pflegepersonal
Periodik
Qualität
Lokalisation
Intensität
auslösende/verstärkende Faktoren
lindernde Faktoren
bisherige Schmerztherapien

Wussten Sie schon ...

Schmerzen bei Neugeborenen und Säuglingen: Neugeborene und Säuglinge empfinden genauso Schmerz wie Erwachsene. Deshalb wird bei der Behandlung von Kindern und Jugendlichen auch immer darauf Rücksicht genommen werden, auch wenn kleine Kinder diese noch nicht adäquat äußern können.

Schmerzmitteldosierung: Schmerzmittel werden in der Kinder- und Jugendheilkunde pro kg Körpergewicht verabreicht. So werden zum einen Überdosierungen vermieden, und zum anderen wird gewährleistet, dass der Schmerz ausreichend therapiert wird.

Schmerzausdruck: Neugeborene, Säuglinge und Kinder kennen v. a. Schreien als Schmerzausdruck. Es ist oft schwierig, herauszufinden, wo der Schmerz sitzt. Kinder beschreiben ihre Schmerzen oft pauschal als „Bauchschmerzen“.

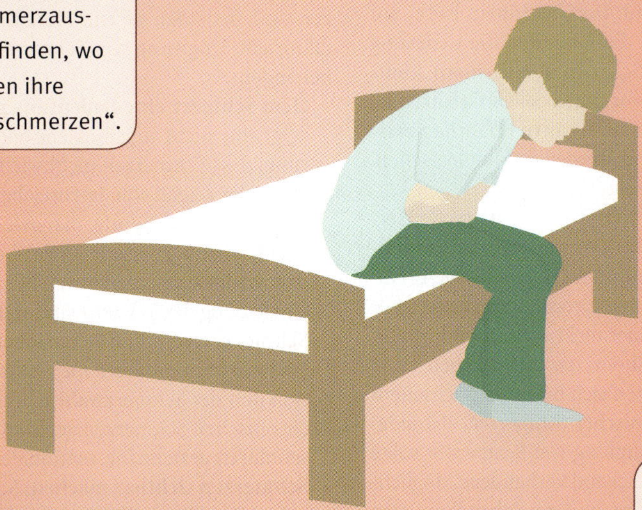

Kinder und Jugendliche in der Klinik sollen **keine Schmerzen** haben.

Kälte- und Wärmetherapie: Achtung bei der Anwendung von Kälte und Wärme zur Schmerztherapie – bei Säuglingen und Kleinkindern besteht leicht die Gefahr von Hautschäden.

Schmerzskalen: Es gibt verschiedene Skalen, die eigens zur Schmerzerfassung bei Säuglingen und Kindern entwickelt wurden.

Schmerztagebuch: In ein Schmerztagebuch dokumentieren betroffene Kinder oder ihre Eltern die Schmerzen. Dies ist ein wichtiger Bestandteil in Diagnose und Behandlung von Schmerzen.

19.1 Phänomen Schmerz

DEFINITION

Schmerz: nach International Association for the Study of Pain (IASP) definiert als „...eine unangenehme sensorische und emotionale Erfahrung, die mit tatsächlichem oder drohendem Gewebsschaden verbunden ist oder dieser ähnelt." [1, 2, 3] Es handelt sich um eine durch Erregung von Schmerzrezeptoren hervorgerufene, häufig unter Beteiligung weiterer Sinne (v. a. Druck-, Temperatursinn) zustande kommende, komplexe Sinnesempfindung (mit starker seelischer Komponente = Schmerzerlebnis).

Schmerz ist ein Merkmal des Lebens, das in allen Kulturen und Altersgruppen vorkommt. Er wird häufig mit akuten Verletzungen in Verbindung gebracht oder ist Symptom einer Krankheit. Darüber hinaus kann Schmerz aber auch durch körperliche Aktivitäten (z. B. Sport) oder soziale Interaktionen (z. B. Trauer) hervorgerufen werden. Unabhängig vom Ursprung des Schmerzes wird dieser normalerweise als unangenehm, negativ und bedrohlich empfunden. Er stellt ein biologisches Alarmsignal mit Schutzfunktion dar und ist ein Kardinalsymptom der Entzündung, das jedoch ab einer gewissen Stärke stets mit vegetativen Nebenwirkungen (z. B. Hautblässe, Blutdruckabfall bis zum Bewusstseinsverlust, Schwitzen) einhergeht. Darüber hinaus hat er auf psychologischer und sozialer Ebene auch die Funktion, die Genesung zu fördern, die Flucht vor unmittelbarem Schaden zu erleichtern, künftigen Schaden zu vermeiden und andere vor potenziellen Gefahren zu warnen. Dennoch kann der Schmerz auch als negative Erfahrung existieren. Schmerzen sind multifaktoriell und werden von biologischen, psychologischen und sozialen Faktoren beeinflusst. [4]

Obwohl Schmerzen omnipräsent sind, bedeuten sie eine große Herausforderung für den Einzelnen, die Familien, Angehörige der Gesundheitsberufe und die Gesellschaft. Als eine persönliche psychische Erfahrung wird Schmerz oft versteckt und nicht angesprochen oder kann ignoriert werden. Unerkannte, unzureichend oder nicht ausreichend behandelte Schmerzen in der Kindheit führen zu erheblichen und langanhaltenden negativen Folgen. Sie setzen sich bis ins Erwachsenenalter fort, einschließlich anhaltender chronischer Schmerzen, Behinderung und Leid. Diese unzureichende Behandlung von Schmerzen sollte nicht fortgesetzt werden, denn es gibt ausreichend vorhandene Möglichkeiten, Fachwissen und Evidenzen für eine bessere Behandlung von Schmerzen in der Kindheit. [4] Während früher davon ausgegangen wurde, dass **Neugeborene** wegen ihres noch unausgereiften Nervensystems keine Schmerzen empfinden, ist die heutige Annahme der Forscher eine ganz andere: Neu- und Frühgeborene reagieren besonders sensibel auf Schmerzreize. Bereits im frühen Säuglings- und Kindesalter hinterlassen Schmerzreize im Gehirn eine Gedächtnisspur, die nach Jahren noch aktiv sein kann. Werden Schmerzen im **Kindesalter** nicht ausreichend behandelt, können Chronifizierungsprozesse bereits früh einsetzen.

Schmerzen können auch eine eigenständige Erkrankung darstellen. Eine Gewebeschädigung war vielleicht am Anfang der Auslöser, im Verlauf spielen aber psychische und soziale Faktoren eine stärkere Rolle und halten die Schmerzen aufrecht. Es hat sich ein sog. „Schmerzgedächtnis" gebildet. Die Kinder sind in ihrem Alltag stark beeinträchtigt. Diese Erkrankung bezeichnet man als **chronische** oder **somatoforme Schmerzstörung.** Bei diesen Erkrankungen ist eine alleinige medikamentöse Schmerztherapie nicht effektiv (meist gar nicht mehr indiziert). Hier ist eine multimodale Schmerztherapie mit verhaltenstherapeutischen Maßnahmen hilfreich.

Die Lancet-Kommission zu pädiatrischem Schmerz [4] formuliert vier nachhaltige Ziele, die das Leben schmerzkranker Kinder und Jugendlicher und ihrer Familien verbessern sollen. Auch wenn es im ersten Moment scheint, als ob die Ziele offensichtlich und leicht umzusetzen sind, bedeuten sie eine Herausforderung. Zudem macht der multifaktorielle Ursprung von Schmerzen diese komplex und schwierig zu behandeln

- **Dem Schmerz eine Bedeutung geben:** In der klinischen Praxis zeigt eine nicht angemessene oder nicht geeignete Schmerzlinderung, dass Schmerzen nicht wichtig genug genommen werden. Des Weiteren zeigen eine unzureichende Ausbildung der Angehörigen der Gesundheitsberufe, mangelnde Investitionen in Forschung und Dienstleistungen sowie ungleicher Zugang zur Schmerzbehandlung den mangelnden Stellenwert. Trotz einiger guter Beispiele für die Umsetzung des Wissens sind weitere Anstrengungen nötig.
- **Schmerzen verständlich machen:** Es hat einen hervorragenden Fortschritt in unserem mechanistischen Verständnis der Nozizeption und der Schmerzwahrnehmung sowohl bei akuten als auch bei chronischen Schmerzen gegeben. Vorhandene Wissenslücken müssen durch gezielte internationale Forschung geschlossen werden.
- **Schmerzen sichtbar machen:** Schmerzen können und sollten bei jedem Kind beurteilt werden. Methoden zur Schmerzbeurteilung

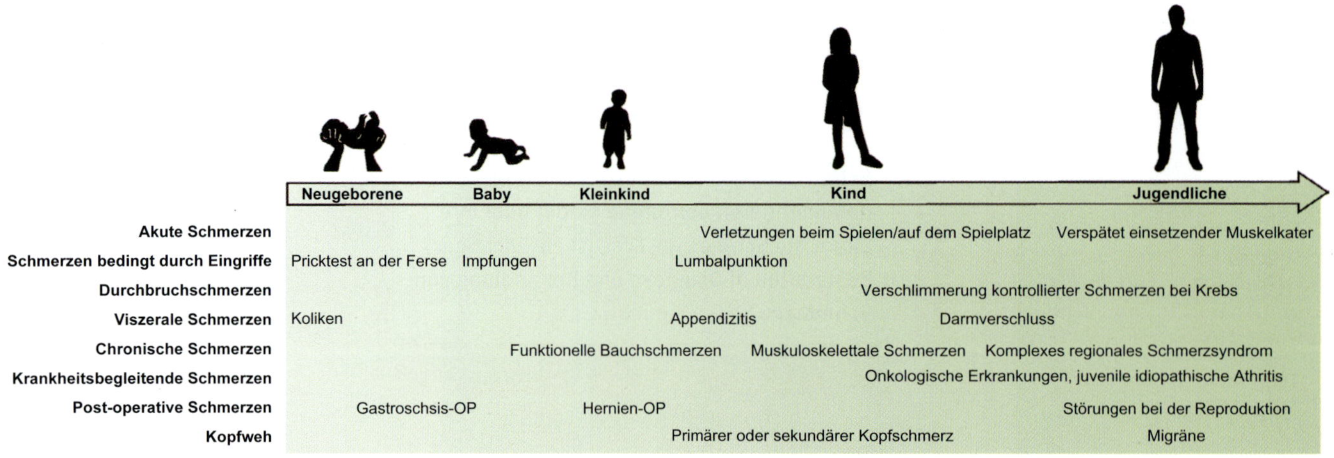

Abb. 19.1 Häufige Schmerzarten im Kindesalter [F1156-001]

für die gesamte Kindheitsspanne und in allen klinischen Szenarien müssen optimiert werden.

- **Schmerzen besser machen:** Dieses Ziel kann erreicht werden, indem das Wissen über die vielfältigen Behandlungsmöglichkeiten in allen Bereichen (z. B. auch psychologische, pharmakologische und physische Interventionen) erweitert wird. [4]

> **Schmerzfreiheit**
> Oberstes Ziel bei der Versorgung von Kindern mit Schmerzen muss immer eine Erleichterung der Schmerzen, besser noch eine Schmerzfreiheit sein.

19.2 Pflege von Kindern mit Schmerzen

Rund 350.000 Kinder und Jugendliche leiden in Deutschland an chronischen Schmerzen (→ 19.5.2), die meisten an Kopf-, Bauch- oder Rückenschmerzen. In Deutschland zeigte die Studie zur Gesundheit von Kindern und Jugendlichen (KIGGS-Studie), dass über 65 % der Kinder und Jugendlichen in den letzten 3 Monaten vor der Befragung unter andauernden Schmerzen gelitten haben. Je älter die Kinder waren, umso häufiger litten sie unter chronischen Schmerzen.

In der Gruppe der 3- bis 10-Jährigen, so berichteten die Eltern, betrug diese sog. 3-Monats-Prävalenz von Schmerzen – das Auftreten von Schmerzen in den letzten drei Monaten – 64,5 %, bei den 11- bis 17-Jährigen, die selbst befragt wurden, 77,6 %. Mädchen geben in allen Altersgruppen häufiger Schmerzen an als gleichaltrige Jungen. Fast jeder vierte (24,3 %) der 11- bis 17-Jährigen und jeder zehnte (9,9 %) der 3- bis 10-Jährigen gaben an, Schmerzen mindestens 1-mal in der Woche in den letzten 3 Monaten gehabt zu haben.

In der Gruppe der 3- bis 10-jährigen Kinder standen Bauchschmerzen im Vordergrund, gefolgt von Kopf- und Halsschmerzen, bei den 11- bis 17-jährigen Kindern und Jugendlichen standen die Kopfschmerzen an erster Position, gefolgt von Bauch- und Rückenschmerzen.

5 % aller Kinder und Jugendlichen leiden unter chronischen Schmerzen und bedürfen einer interdisziplinären Schmerztherapie. [5]

19.2.1 Prävention

Die **Prävention** von Schmerzen bei Kindern ist eine Herausforderung, da Kinder z. B. in verschiedenen Altersstufen unterschiedlich reagieren, sie Vorerfahrungen haben, die sie nicht artikulieren können oder über die sie nicht reden, weil sie selbst nicht wissen oder verstehen, warum sie mit Angst reagieren. Unbehandelte Schmerzen assoziiert bei Interventionen mit Nadeln (Nadelprozeduren), z. B. bei Impfungen, Blutentnahmen, Injektionen, venösen Kathetern usw., können langfristige Folgen haben. Dazu können Nadelphobie, Angst vor der Intervention, Hyperalgesie und allgemeine Vermeidung von Gesundheitsversorgung gehören. Zur Prävention von negativem Schmerzerleben sollte nach aktuellen Erkenntnissen, unterstützt durch Leitlinien (Canadian Pediatric Society, HELPinKids) und wissenschaftlich-soziale Medienkampagnen („Be Sweet to Baby", „It Doesn't Have to Hurt" von Chambers et al.), folgende Angebote für **elektive** Nadelprozeduren gemacht werden. Dies gilt nicht für akute Notfallversorgungen.

Des Weiteren wird empfohlen, dass Pflegefachpersonen und Eltern neutrale Wörter verwenden und angstauslösende Wörter vermeiden, die die Angst erhöhen können und die vermeintlich beruhigen (z. B. „Es wird bald vorbei sein"; „Du wirst gesund sein"). Trotzdem sollte man ehrlich sein und schmerzhafte Interventionen nicht verschweigen oder beschönigen.

Tab. 19.1 Prävention von Schmerzen assoziiert mit Interventionen (prozedualer Schmerz) mit Nadeln (Empfehlungen der International Association for the Study of Pain, IASP) [1]

Maßnahme	
Betäubung der Haut	Kinder, die mind. 36 Wochen (korrigiertes Schwangerschaftsalter) alt sind • Topische Anästhetika: – 4 % Lidocaincreme – Emla®-Creme (→ 19.6.3) Nadellose Lidocainapplikation über einen J-tip® (steriler Einweginjektor, der mit Druckgas Medikamente durch die Haut treibt)
Saccharose oder Stillen	Bei Säuglingen von 0–12 Monaten
Comfort-Positionierung, „Kinder nicht festhalten"	Das Festhalten von Kindern erzeugt eine negative Erfahrung, erhöht Angst und Schmerz. Bei Säuglingen sollte festes Einwickeln (Pucken), Wärme oder Haut-zu-Haut-Kontakt in Betracht gezogen werden. Kindern ab 6 Monaten sollte angeboten werden, aufrecht zu sitzen, wobei die Eltern sie auf dem Schoß halten oder in der Nähe sitzen
Altersgerechte Ablenkung	Geeignet sind: Spielzeug, Bücher, Blasen von Seifenblasen oder Windrädern, Stressbälle und die Verwendung von Apps, Videos oder Spielen auf elektronischen Geräten

Eine wichtige Rolle bei der Prävention von Schmerzen haben die **nicht medikamentösen Maßnahmen.** Die Aufmerksamkeitslenkung (Ablenkung) wird intuitiv von Eltern und Pflegenden angewendet. Das von Birne et al. (2018) durchgeführte Cochrane Review ergab ausreichende Hinweise für die Wirksamkeit von kognitiver Verhaltenstherapie, Ateminterventionen, Ablenkung und Hypnose zur Verringerung der Schmerzen und/oder Ängsten von Kindern aufgrund von Nadeln. [6] Ebenso weisen Studien darauf hin, dass Vibrationssimulation bei schmerzhaften Nadeleingriffen (insbesondere Venenpunktion und intramuskuläre Injektionen) für Kinder im Alter von 1–12 Jahren von Vorteil sein kann. [7]

Manche Kinder bevorzugen es, nicht abgelenkt zu werden. Sie möchten die Kontrolle über die Situation (wie die Blutentnahme) erhalten. Diese Kinder kann man zu einer Aufgabe anleiten, wie Desinfizieren oder Pflaster kleben. Durch dieses Vorgehen werden Gefühle wie Hilflosigkeit und Ausgeliefertsein vermieden und somit das Schmerzerleben reduziert.

Eine **Chronifizierung von Schmerzen** im Kindesalter muss durch die Möglichkeit zu frühzeitigen Interventionen vermieden werden. Daher ist es wichtig, Schmerzäußerungen von Kindern ernst zu nehmen und die Schmerzen adäquat zu behandeln. Bei jeder Anamnese sollte eine Frage zum derzeitigen Schmerzempfinden gestellt werden.

In einer dänischen Studie konnte gezeigt werden, dass der empfundene Schmerz innerhalb der ersten 24 Std. nach Aufnahme geringer ist als nach den ersten 24 Std. Dies zeigt, dass Angestellte im Gesundheitswesen auf das Schmerzempfinden nicht nur in kritischen Situationen, sondern auch während des gesamten stationären Aufenthalts achten sollen. [8]

19.2.2 Rehabilitation

Bei der **Rehabilitation** von Kindern mit Schmerzen geht es um die Linderung der Schmerzen, das Erlernen von Schmerzbewältigungsstrategien, die Reduktion der Anfälligkeit für Schmerzen und um die individuelle Anpassung der Medikamente. Das Ziel der Rehabilitation ist die

Wiedereingliederung der Kinder in den Alltag, z. B. die Schule, und das Erlernen von Maßnahmen zum Umgang mit dem Schmerz.

19.2.3 Beratung und Anleitung der Eltern

Die **Beratung und Anleitung der Eltern** sind bei der komplexen Behandlung von schmerzgeplagten Kindern sehr wichtig. Insbesondere bei Kindern mit akuten Schmerzen können die Eltern die Therapie sinnvoll unterstützen, indem sie beruhigend auf das Kind einwirken. Bei Kindern mit chronischen Schmerzen müssen die Eltern die Behandlungsstrategien kennenlernen und (ggf. über längere Zeit) mittragen, um sowohl die medikamentöse Therapie als auch die psychologischen Werkzeuge mit den Kindern und Jugendlichen anwenden zu können.

SPICKZETTEL

Schmerz

Schmerz ist eine komplexe Sinnesempfindung, die durch die Erregung von Schmerzrezeptoren hervorgerufen wird und meist unter Beteiligung weiterer Sinne (v. a. Druck-, Temperatursinn) zustande kommt. Sie hat durch das Schmerzerlebnis zugleich eine starke seelische Komponente. Schmerzen sind multifaktoriell und werden von biologischen, psychologischen und sozialen Faktoren beeinflusst. Bereits im frühen Säuglings- und Kindesalter hinterlassen Schmerzreize im Gehirn eine Gedächtnisspur, die nach Jahren noch aktiv sein kann. Werden Schmerzen im Kindesalter nicht ausreichend behandelt, können Chronifizierungsprozesse bereits früh einsetzen.

19.3 Pflegerische und medizinische Diagnostik

Die Diagnostik von Schmerzen im Kindesalter ist aus mehreren Gründen schwierig. Die Expression von Schmerz ist sehr individuell. Zum einen drücken Kinder ihre Empfindungen mit großer Emotionalität aus, die z. T. nicht im korrekten Verhältnis zur Schwere des Schmerzes steht. Zum anderen sind sie aufgrund des fehlenden Körperschemas noch nicht in der Lage, die Schmerzen exakt zu lokalisieren und dies auch zum Ausdruck zu bringen. Nicht selten wirken Säuglinge und Kleinkinder, die unter starken Schmerzen leiden, still und zurückgezogen. Daher erfordert das Einschätzen von Schmerzen Erfahrung und Einfühlungsvermögen. So werden beispielsweise psychische Schmerzen oft als somatische Schmerzen (z. B. Kopf- oder Bauchschmerzen) empfunden und wiedergegeben. Zudem muss berücksichtigt werden, dass das Wissen über die Schmerzversorgung und das Schmerzmanagement bei Kindern noch weiterer Forschung und weiteren Wissens bedarf.

19.3.1 Anamnese und körperliches Assessment

Der Expertenstandard „Schmerzmanagement in der Pflege“ (2020) empfiehlt mittels kurzem, situationsbezogenem Routinescreening zu Beginn des pflegerischen Auftrags zu überprüfen, inwieweit Schmerzen oder Einschränkungen durch Schmerzen vorliegen. Liegen keine Schmerzen vor, wird das Screening im Rahmen des Pflegeprozesses, bei Veränderungen des Allgemeinzustands und im Zusammenhang mit Prozeduren wiederholt. Das Wiederholungsintervall kann individuell festgelegt werden. [9]

Liegen Schmerzen vor, sind diese in einem differenzierten Assessment zu erfassen. Bei starken Schmerzen erfolgt zuerst eine Information an den Arzt/die Ärztin (im Folgenden Arzt genannt) und eine Schmerzreduktion. [9]

Im Rahmen der Informationserfassung bei der pflegerischen Aufnahme sollte des Weiteren noch gezielt nach Schmerzen im Zusammenhang mit vorhandenen Erkrankungen und nach weiteren Schmerzen wie Migräne oder Bauchschmerzen gefragt werden. Damit kann ein umfassendes Bild entstehen. [9]

Das differenzierte Assessment beinhaltet:

- körperliche, soziale, psychische und spirituelle Faktoren
- aktuelle persönliche Situation
  - Schmerzvorgeschichte
  - Schmerzbehandlung
  - Schmerzerleben. [9]

Bei der Erfassung von Schmerzen bei Kindern und Jugendlichen gibt es drei grundlegende Ansätze:

- Selbstauskunft: Die Selbstauskunft ist auch bei Kindern der Goldstandard, aber abhängig vom Entwicklungsstand des Kindes evtl. schwierig bis unmöglich. Wenn keine Selbstauskunft möglich ist, dann sollte eine Fremdeinschätzung durchgeführt werden. Die Einschätzung wird der Entwicklungsstufe und dem Setting angepasst. Es wird kein spezielles Instrument für alle Kinder in allen Kontexten empfohlen. Instrumente der Selbsteinschätzung werden bevorzugt. Bei Kindern zwischen 3–5 Jahren erfolgt eine Fremdeinschätzung, da die Instrumente nicht ausreichend evident sind.
- Beobachtung des Verhaltens: Dies bedeutet die Erfassung von schmerzassoziierten Verhaltensweisen.
- Physiologisch: Dabei geht es um das Messen schmerzbedingter physiologischer Erregungszustände und wird nicht als alleinige Maßnahme empfohlen. [9]

Untersuchungen haben gezeigt, dass Schmerzen bei Kindern unzureichend erfasst werden. Dieses führt dazu, dass ein unzureichendes Schmerzmanagement durchgeführt wird. [9]

Die regelmäßige Schmerzerfassung, -dokumentation und -evaluation ist ein Beitrag zum effektiven und sicheren Schmerzmanagement. [9]

Die **Schmerzanamnese** (→ Abb. 19.2) ist grundlegender Bestandteil der Schmerztherapie, da sie sowohl alle Kriterien der Dauer, Lokalisation, Qualität und Intensität überprüft, wie auch das Schmerzmanagement in seiner Wirksamkeit evaluieren kann.

Vorsicht! Wichtig ist die regelmäßige Durchführung des Assessments durch geschultes Pflegepersonal. Nur so kann eine gute Vergleichbarkeit der Daten erreicht werden.

Zur Schmerzanamnese zählt [10, 11]:

- **Periodik und zeitliche Charakteristik:** Wie häufig treten Schmerzen auf – andauernd, mehrfach täglich oder mehrfach pro Woche, andauernd mit zusätzlichen Anfällen, am Tag und/oder in der Nacht?
- **Qualität:** Welcher Art sind die Schmerzen – eher brennend, stechend, ziehend, bohrend oder reißend? Oder sind die Schmerzen treffender als quälend, elend oder furchtbar zu beschreiben?
- **Lokalisation:** Wo, d. h. an welchen Körperstellen, treten die Schmerzen auf? Wo sind die am stärksten belastenden Schmerzregionen? Oft lässt hier eine Schmerzzeichnung durch Schraffierung der betroffenen Schmerzgebiete auf einen Blick wichtige Merkmale der Schmerzen erkennen.
- **Intensität:** Wie stark sind die Schmerzen? Hilfreich zur Einschätzung können hier Schmerzskalen sein.
- **Auslösende und verstärkende Faktoren:** Wann haben die Schmerzen begonnen – gab es ein konkretes Auslöser-Ereignis wie eine Verletzung, einen Gips oder einen Unfall? Gab es andere Ereignisse und Bedingungen, die mit dem Schmerzbeginn in Zusammenhang stehen, z. B. Angst, Stress, u. a. Emotionen?

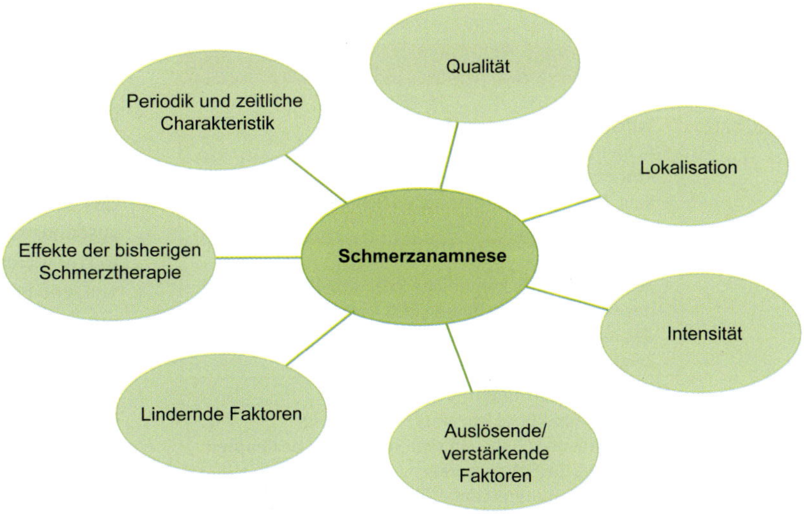

Abb. 19.2 Aspekte der Schmerzanamnese [L143]

- **Lindernde Faktoren:** Wie können die Schmerzen vermindert werden? Welche Behandlungen – z. B. welche Medikamente, Operationen, ambulante oder auch stationäre Therapien, heilpraktische oder physikalische Behandlungen – wurden durchgeführt und mit welchem Erfolg?
- **Modalitäten** und **Wirkungen** der bisherigen **Schmerztherapie.**

Es sollte auch nach **Begleitsymptomen** oder Symptomen gefragt werden, die den Schmerzen vorausgehen, so können z. B. die Aura-Symptome vor einer Migräneattacke erfasst werden. Dabei muss insbesondere auf die sog. **Alarmsymptome** geachtet werden, die Hinweise auf eine schwere Erkrankung geben könnten. Es muss beispielsweise bei der Angabe von wiederholtem Erbrechen im nüchternen Zustand in Verbindung mit Kopfschmerzen an einen erhöhten intrakraniellen Druck gedacht und ein Hirntumor ausgeschlossen werden. Bei chronischen Bauchschmerzen mit Diarrhö, Blutauflagerungen auf dem Stuhl und Fieberschüben gilt es, eine chronisch-entzündliche Darmerkrankung auszuschließen.

Es gibt verschiedene **Assessmentinstrumente** oder -tools (Erfassungsinstrumente), die je nach Alter des Kindes validiert sind und deshalb auch altersspezifisch eingesetzt werden sollen. Kann das Kind seine Schmerzsituation selbst einschätzen, wird ein anderes Assessment eingesetzt als bei einem Kind, bei dem noch eine Fremdeinschätzung durch die Pflegefachperson oder die Eltern vorgenommen werden muss.

Regeln der Schmerztherapie

Nach Cederholm [12] gelten folgende Regeln der Schmerztherapie:
- Wenn der Patient/die Patientin (im Folgenden Patient genannt) sagt, er habe Schmerzen, hat er Schmerzen.
- Schmerzeinschätzung mindestens 4-mal täglich vornehmen.
- Die Schmerztherapie erfolgt in einem klaren Rhythmus nach der Uhr und zusätzlich bei Bedarf.
- Das Schmerzmittel wird nur intravenös verabreicht, wenn die perorale Gabe erfolglos oder unmöglich war.
- Nebenwirkungen, z. B. Übelkeit, Obstipation, werden prophylaktisch behandelt.
- Startdosen individuell modifizieren und Folgedosen individuell anpassen.
- Bei Gabe von Opioiden gilt es Folgendes zu beachten:
  - Keinem schlafenden Kind ein Medikament verabreichen, da es zu Atemaussetzern kommen kann.
  - Opioide sind Analgetika, keine Sedativa oder Anxiolytika (Angstlöser).
  - Sauerstoffsättigungs-Monitoring ist die Mindestüberwachung für die ersten 24–48 Std. im Kindesalter.

SPICKZETTEL

Schmerzanamnese

Im Rahmen der Schmerzanamnese müssen folgende Bereiche durch entsprechende W-Fragen erfragt werden: Periodik und zeitliche Charakteristik, Qualität, Lokalisation, Intensität, auslösende und verstärkende Faktoren, lindernde Faktoren, Modalitäten und Effekte der bisherigen Schmerztherapie.
Bei Kindern werden psychische Schmerzen oft als somatische Schmerzen (z. B. Kopf- oder Bauchschmerzen) empfunden und wiedergegeben. Die Dosierung der Schmerzmittel ist zu Beginn der Therapie individuell bzw. gewichtsadaptiert festzulegen.

19.3.2 Schmerzassessment (Schmerzerfassung)

Schmerzen selbst lassen sich nicht erfassen. Schmerzen sind ein empfundenes Gefühl, das beschrieben werden kann. Der **Ausdruck von Schmerzen** kann beobachtet und Biomarker (wie veränderte Herzfrequenz und Atemfrequenz) können erhoben werden. Die Selbst- und die Fremdeinschätzung sind eine Interpretation des Gefühls „Schmerz“. Es ist schwierig, die subjektive und individuelle Schmerzerfahrung quantitativ auf einer Skala darzustellen. Zudem lässt sich nicht so leicht ermitteln, wie viel Schmerz ein Kind fühlt, v. a. wenn es Säuglinge und Kleinkinder sind. Je eingeschränkter die Kommunikationsmöglichkeiten der Kinder sind, desto schwieriger ist die Schmerzmessung (je jünger, desto schwieriger). Das Kind gibt in dem Fall Hinweise, die aufzeigen, dass es an Schmerzen leidet (→ Tab. 19.2).

Wird ein **Schmerzassessment bei Kindern** durchgeführt, die stationär betreut werden, sollte stets hinterfragt werden, ob wirklich das Gefühl Schmerz oder doch eher ein anderes Gefühl, z. B. Heimweh oder Unwohlsein, im Krankenhaus gemessen wird. Bei Beginn oder Veränderungen einer medikamentösen Schmerztherapie sollte ein Schmerzassessment vor und nach der Medikamentengabe erfolgen.

Tab. 19.2 Reaktion von Kindern auf Schmerz in den unterschiedlichen Altersstufen

Altersstufe	Reaktion
Neugeborene/ junge Säuglinge	• Weinen • Typischer Gesichtsausdruck • Anspannen des Körpers • Abwehrhaltungen, -bewegungen • Kein Zusammenhang zwischen Schmerzauslöser und darauffolgender Reaktion
Älterer Säugling	• Weinen • Zeigt lokalisierte körperliche Reaktion mit Vermeiden des Bereichs, der schmerzt (z. B. legt sich nicht auf das rechte Ohr, wenn dort Ohrenschmerzen) • Zeigt den Schmerz an
Kleinkinder	• Weinen und schreien • Verbale Ausdrücke wie „Aua", „es tut weh" • Reibt Arm oder Bein, um den Schmerz zu bekämpfen • Versucht, die Schmerzursache wegzuschieben (z. B. Spritze zur Blutentnahme) • Macht nicht mit • Bittet aufzuhören mit der Maßnahme • Klammert sich an die Eltern oder andere Personen • Möchte umarmt werden oder andere emotionale Unterstützung • Bei anhaltendem Schmerz: Ruhelosigkeit, Gereiztheit • Wird misstrauisch
Schulkind	• Zeigt dasselbe Verhalten wie Kleinkinder • Setzt Hinhaltetaktiken ein, wie „in einer Minute", „ich bin noch nicht fertig mit …" • Zeigt muskuläre Verspannungen wie geballte Faust, weiße Knöchel an den Händen, geschlossene Augen, Zähneknirschen, angespannte Gliedmaßen
Jugendliche	• Verbale Äußerungen wie „es tut weh", „du tust mir weh" • Zeigt erhöhten Muskeltonus und Körperkontrolle • Weniger lautstarken und weniger körperlichen Widerstand

Empfehlungen zum Schmerzassessment von Kindern, die sich verbal äußern können, im Setting der Klinik [13]:

- Zutreffende Assessmentinstrumente zur Beurteilung der Schmerzen eines Kindes, zur Einleitung von Schmerzbehandlungsmaßnahmen und zur Zustandsbeschreibung des Kindes werden empfohlen.
- Die Ergebnisse der Schmerzbeurteilung bei Kindern, die Schmerzbehandlung und das Ansprechen auf die Schmerzbehandlung sind sorgfältig zu dokumentieren.
- Bei Kindern, die sich nicht verbal äußern können und Kindern mit kognitiven Einschränkungen werden zur Schmerzbeurteilung Beobachtungs- oder Verhaltensbewertungen verwendet.
- Bei Kindern, die begonnen haben sich verbal zu äußern und keine kognitiven Einschränkungen haben, sollte eine Kombination aus einer auf Selbsteinschätzung basierenden Skala und einer objektiven Skala bevorzugt werden.
- Selbsteinschätzungsinstrumente werden als die zuverlässigsten und wichtigsten Instrumente für Kinder angesehen, die sich verbal äußern können und keine Kommunikationsschwierigkeiten haben.
- Interventionen zur Schmerzbehandlung bei Kindern sollten sich an den Ergebnissen der Schmerzbeurteilung mit validierten Assessmentinstrumenten orientieren sowie dem Ausmaß und der Komplexität der Schmerzen angemessen sein.
- Gute Kommunikation zwischen dem Gesundheitspersonal, das das Kind betreut, dem Kind und den Bezugspersonen des Kindes ist für eine wirksame Schmerzbeurteilung und -behandlung entscheidend.
- Kinder, die sich einem chirurgischen Eingriff unterziehen müssen, sollten die Schmerzbeurteilung und das nach dem Eingriff anzuwendende Assessmentinstrument vor dem Eingriff kennenlernen. Dazu sind die Bezugspersonen einzubeziehen.
- Betreuungspersonen von Kindern, die sich einer Operation unterziehen, sollten Informationen darüber erhalten, wie sie die Schmerzen des Kindes zu Hause einschätzen und behandeln können.
- Geschlechtsspezifische Stereotypen, z. B. die Annahme, dass Jungen ausdauernder oder Mädchen gefühlsbetonter sind, können die Bewertung von Schmerzen bei Kindern verzerren. Eine faire und angemessene Behandlung pädiatrischer Schmerzen erfordert daher Beurteilungen der Befindlichkeit von Kindern, die so frei wie möglich von verzerrenden Vorurteilen sind.

Schmerzreaktionen

Schmerzreaktionen bei Säuglingen und Kleinkindern äußern sich in Unruhe, Wimmern, Stöhnen, Schreien, Blässe, Schonhaltung, Nahrungsverweigerung, Abwehr.

Assessmentinstrumente zur Selbsteinschätzung

Bei Kindern über 4 Jahren werden **Selbsteinschätzungsinstrumente** am häufigsten eingesetzt. Mithilfe dieser eindimensionalen Assessmentskalen, die leicht zu nutzen sind, lässt sich die Schmerzintensität schnell bestimmen. Die Kinder müssen bei diesem Vorgang begleitet werden, denn sie neigen dazu, nur einzuschätzen, „es tut weh" oder „es tut nicht weh". Deshalb sollten auch nicht zu viele Stufen vorhanden sein.

Die Intensität des Schmerzes kann auf unterschiedliche Art und Weise erfasst werden, z. B. mithilfe der visuellen Analogskala (VAS) und der numerischen Ratingskala (NRS) sowie mit der Gesichter-Skala.

Visuelle Analogskala (VAS) und die numerische Ratingskala (NRS)

Die **visuelle Analogskala (VAS)** und die **numerische Ratingskala (NRS)** sind Skalen (→ Abb. 19.3), die etwa ab dem 3. Lebensjahr bis ins Erwachsenenalter eingesetzt werden. Bei beiden Skalen besteht eine Linie mit den Endpunkten und markierten Abschnitten „kein Schmerz" und „stärkster Schmerz".

- Die **visuelle Analogskala** besteht aus einer Linie mit den Endpunkten „kein Schmerz" und „stärkster Schmerz". Das Kind zeichnet auf der 10 cm langen Linie einen Strich oder ein X ein und gibt so die gefühlte Schmerzintensität an. Der angegebene Wert wird als Prozentzahl oder mittels einer definierten Skala, meist von 0 bis 10,

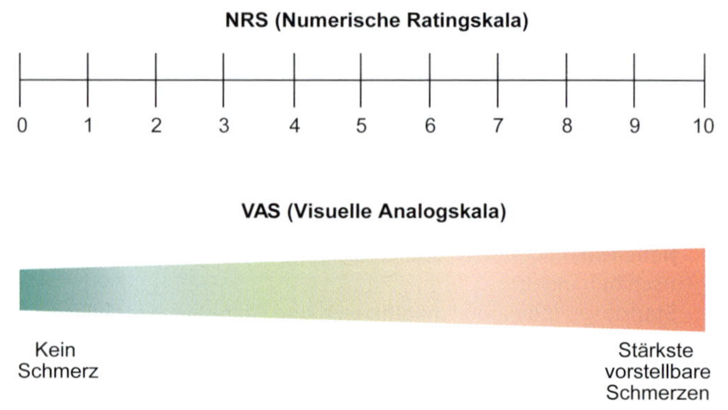

Abb. 19.3 Visuelle Analogskala und numerische Ratingskala [L143]

quantifiziert. Die visuelle Analogskala erlaubt keine Aussage über den Schmerzcharakter, die Lokalisation oder die Ursache. Sie ist v. a. für individuelle und weniger für interindividuelle Vergleiche geeignet und wird auch in Schmerztagebüchern und Schmerzfragebögen verwendet.

- Bei der **numerischen Ratingskala** gibt der Patient seine subjektiv empfundene Schmerzstärke als Wert aus einem Wertebereich an, üblicherweise zwischen 0 und 10. Sie wird bevorzugt bei Jugendlichen eingesetzt.

Gesichter-Skala (Faces Pain Scale)

Bei der **Gesichter-Skala (Faces Pain Scale)** werden den Kindern sechs Skizzen von Gesichtern vorgelegt. Auch hier geht die Skala von „kein Schmerz" bis „stärkster Schmerz". Oft sind die Gesichter zusätzlich mit Worten beschrieben (→ Abb. 19.4). Es werden Formulierungen wie „wehtun" oder „Schmerzen" gebraucht, je nachdem, was zu dem jeweiligen Kind am besten zu passen scheint. So kann z. B. gesagt werden: „Diese Gesichter zeigen, wie weh etwas tun kann. Dieses Gesicht (auf das ganz links abgebildete Gesicht zeigen) gibt an, dass es gar nicht weh tut. Die anderen, dass es mehr weh tut (auf die Gesichter der Reihe nach zeigen) – bis zu diesem Gesicht (ganz rechts), das zeigt, dass es ganz stark weh tut. Zeig mir bitte das Gesicht, das am besten wiedergibt, wie sehr es dir gerade weh tut." Vergeben werden die Punkte 0, 2, 4, 6, 8 oder 10 für die Gesichter von links nach rechts, sodass „0" = „kein Schmerz" und „10" = „sehr starker Schmerz" bedeutet.

Vermieden werden sollten Begriffe wie „traurig" oder „glücklich", da man auch ohne Schmerzen traurig sein kann, z. B. bei Heimweh und bei Kindern, die dies nicht voneinander unterscheiden können. Beim Einsatz von Gesichtern muss darauf geachtet werden, dass der Schmerzzustand zu messen ist und nicht der Gesichtsausdruck des Kindes (Oucher-Skala).

Oucher-Skala

Bei der **Oucher-Skala** stehen sechs Fotografien von Gesichtern nebeneinander, die einen unterschiedlichen Schmerzausdruck zeigen. Die Gesichter können nach dem kulturellen Hintergrund des Patienten ausgewählt werden. Das erste Gesicht ist das eines Kindes ohne Schmerz, jede weitere Abbildung zeigt das Kind mit steigendem Schmerz. Der Schmerzpatient wird gebeten, auf das Kind zu zeigen, mit dem er sich am besten identifizieren kann. [14]

Assessmentinstrumente zur Fremdeinschätzung

Je kleiner das Kind ist, desto mehr muss sich die Pflegefachperson auf ihre eigene Einschätzung des Patienten verlassen und auch die Eltern mit einbeziehen, um eine korrekte Schmerzerfassung vorzunehmen.

Es gibt viele Assessmentinstrumente in englischer Sprache. In deutscher Sprache sind folgende validiert:

- Berner Schmerzscore (→ 19.3.2)
- Kindliche Unbehagens- und Schmerz-Skala (KUSS → 19.3.2)

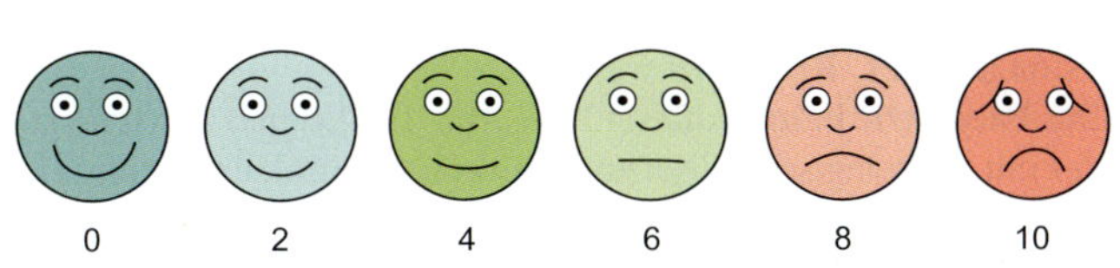

Abb. 19.4 Gesichter-Skala [L143]

Berner Schmerzscore

Beim **Berner Schmerzscore** (→ Tab. 19.3) handelt es sich um ein Fremdbeurteilungsverfahren zur Schmerzerfassung bei akuten, prozeduralen Schmerzen bei Neu- bzw. Frühgeborenen. Cignacco et al. haben erstmals 2004 den Berner Schmerzscore vorgestellt.

Der Berner Schmerzscore strebt eine möglichst präzise Schmerzerfassung mithilfe von **neun verschiedenen Parametern** an. Dabei werden die Verhaltensfaktoren und die physiologischen Faktoren getrennt voneinander bewertet.

- Pflegende beurteilen vier **Schmerzindikatoren:** Weinen, Gesichtsmimik, Körperspannung und Herzfrequenz. Der höchste Punktwert, der in dieser Kategorie erreicht werden kann, liegt bei 21 Punkten. Ab 9 Punkten spricht man davon, dass der Säugling Schmerzen hat.
- Die drei **Kontextfaktoren umfassen** das postmenstruelle Alter, Verhaltenszustand und Beatmung. Die höchste Punktzahl liegt hier bei 9 Punkten.

Das Kind wird während 2 Min. beobachtet. Dabei werden die drei verhaltensorientierten Schmerzindikatoren (Weinen, Gesichtsmimik und Körperspannung) beobachtet und der physiologische Indikator Herzfrequenz (höchster Wert) beurteilt. Aus diesen vier Schmerzindikatoren wird der Score ermittelt. Beträgt dieser Null, dann ist kein Schmerz vorhanden. Bei einem oder mehr Punkten werden die drei Kontextfaktoren (Postmenstruelles Alter, Verhaltenszustand, Beatmung) beurteilt und der Gesamtscore aus Zwischenscore und Kontextfaktoren errechnet. (weitere Informationen im Manual zum Berner Schmerzscore für Neugeborene-Revidiert [BSN-R]) [16]

Einschätzung des Schmerzzustands:

- Frühgeborene (Postmenstruelles Alter < 37 Wochen)
  - 0–5 Punkte = kein Schmerz oder keine beobachtbare Schmerzäußerung
  - ≥ 6 Punkte = Schmerz
- Termingeborene (Postmenstruelles Alter ≥ 37 Wochen)
  - 0–3 Punkte = kein Schmerz oder keine beobachtbare Schmerzäußerung
  - ≥ 4 Punkte = Schmerz.

Kindliche Unbehagens- und Schmerz-Skala (KUSS)

Diese Skala (→ Tab. 19.4) ist ausgewiesen für Kinder, die sich nicht ausdrücken können, und wird z. B. herangezogen zur Beurteilung **postoperativer Schmerzen** bei nicht beatmeten Kindern. Sie wird empfohlen für Neugeborene und Kinder bis zur Vollendung des 4. Lebensjahrs. Es ist Aufgabe der Pflegenden, das Kind 15 Sek. zu beobachten und Schlüsse auf das Schmerzempfinden des Kindes zu ziehen. [17]

Es sind nur die Daten aus der Beobachtung festzuhalten, auch wenn sich das Verhalten des Kindes danach ändert. Wiederholte Beobachtungen in festen Zeitabständen sind aussagekräftiger als eine Einzelbeobachtung. Zu jeder Beobachtung gehört die Beurteilung des Wachheitsgrades.

> **KUSS**
> Auf die Besonderheit der Kindlichen Unbehagens- und Schmerz-Skala (KUSS) verweist bereits der Name. Denn das Unbehagen, das erhoben wird, kann auch nicht schmerzbedingt und z. B. durch Hunger hervorgerufen worden sein. Eine Pflegefachperson muss erkennen, dass das Assessment zwar Unbehagen anzeigt, sie muss aber zwischen schmerzbedingten und anderen Ursachen unterscheiden können.

Tab. 19.3 Berner Schmerzscore für Neugeborene-Revidiert (BSN-R) [15] [W1256]

Schmerzindikatoren	0	1	2	3	Score
Weinen	Kein Weinen	Kurze Weinphase (weniger als 2 Min.)	Vermehrtes Weinen (mehr als 2 Min.)	Vermehrtes oder schrilles Weinen (mehr als 2 Min.)	
Gesichtsmimik	Gesicht entspannt	Vorwiegend entspannt, kurzes Verkneifen des Gesichts	Vermehrtes Verkneifen des Gesichts, aber auch Entspannung möglich	Permanentes Verkneifen des Gesichts	
Körperspannung	Körper entspannt	Vorwiegend entspannt, kurze Anspannung	Vorwiegende Anspannung, aber auch Entspannung möglich	Permanente Anspannung	
Herzfrequenz (bpm) Ruhezustand:	Ruhezustand (Ausgangswert)	Zunahme um 20 bpm oder mehr bpm vom Ausgangswert, **mit** Rückgang zum Ausgangswert innerhalb von 2´.	Zunahme von 20 bpm oder mehr bpm vom Ausgangswert, **ohne** Rückgang zum Ausgangswert innerhalb von 2´.	Zunahme von 30 bpm oder mehr bpm vom Ausgangswert oder vermehrte Bradykardien innerhalb von 2´.	
Zwischentotal → **Zwischentotal ≥ 1: Kontextfaktoren dazu zählen!**					
Kontextfaktoren	**0**	**1**	**2**	**3**	**Score**
Postmenstruelles Alter (GA + Anzahl Lebenstage)	≥ 37 0/7 Wochen	32 0/7–36 6/7 Wochen	28 0/7–31 6/7 Wochen	< 28 Wochen	
Verhaltenszustand (Baseline)	**Aktiv** (wach oder schlafend)	**Ruhig** (wach oder schlafend)			
Beatmung	Keine Beatmung	Mechanische Beatmung oder CPAP			
Gesamttotal →					
Gesamttotal = Zwischentotal der Schmerzindikatoren + Score der Kontextfaktoren (wenn Zwischentotal ≥ 1)					
Frühgeborene (PMA < 37 Wochen) 0–5 Punkte = **Kein Schmerz** oder keine beobachtbare Schmerzäußerung ≥ 6 Punkte = **Schmerz**			Termingeborene (PMA ≥ 37 Wochen) 0–3 Punkte = **Kein Schmerz** oder keine beobachtbare Schmerzäußerung ≥ 4 Punkte = **Schmerz**		

Tab. 19.4 KUS-Skala, kurz KUSS. Die fünf Merkmale (Weinen, Gesichtsausdruck, Rumpfhaltung, Beinhaltung, motorische Unruhe) werden gruppenweise beobachtet und ihre Intensität aufgrund weiterer Merkmale nach Punkten bewertet. Je Gruppe werden drei Intensitäten mit 0 bis 2 Punkten bewertet. Die Summe aller Gruppenpunkte ergibt die maximale Punktzahl von 10. Ab einem Wert von 4 ist eine analgetische Therapie notwendig. [F780-002]

Klinisches Bild	Bewertung	Punkte
Weinen	Gar nicht	0
	Stöhnen, Jammern, Wimmern	1
	Schreien	2
Gesichtsausdruck	Entspannt	0
	Mund verzerrt	1
	Grimassieren	2
Beinhaltung	Neutral	0
	Strampelnd	1
	An den Körper gezogen	2
Rumpfhaltung	Neutral	0
	Unstet	1
	Krümmen, Aufbauen	2
Motorische Unruhe	Nicht vorhanden	0
	Mäßig	1
	Ruhelos	2

SPICKZETTEL

Schmerzassessment

Es gibt verschiedene Assessmentinstrumente zur Bestimmung des Schmerzes. Ältere Kinder nehmen die Einschätzung selbst vor und können z. B. mithilfe der visuellen Analogskala (VAS) und der numerischen Ratingskala (NRS) die Intensität ihrer Schmerzen eintragen. Bewährt haben sich auch die Gesichter-Skala (Faces Pain Scale) und die Oucher-Skala. In beiden Fällen werden unterschiedliche Gesichter gezeigt und das Kind gibt das Gesicht an, das seine Schmerzempfindung am besten wiedergibt.
Zur Fremdeinschätzung der Schmerzintensität eignen sich für Früh- und Neugeborene der Berner Schmerzscore für Neugeborene-Revidiert (BSN-R) sowie die Kindliche Unbehagens- und Schmerz-Skala (KUSS), die bis zum 4. Lebensjahr eingesetzt werden kann.

19.3.3 Schmerzassessment bei Kindern mit mehrfachen oder schweren Behinderungen

Krankheitsbedingte Schmerzen

Bei Kindern, die sich nicht äußern können, kann ausschließlich eine Fremdeinschätzung der Schmerzen vorgenommen werden. Bei krankheitsbedingten Schmerzen können das **Paediatric Pain Profile (PPP)** und die **Non-Communicating Children's Pain Checklist – Revised Version (NCCPC-R)** benutzt werden.

- Das **Paediatric Pain Profile (PPP** → Abb. 19.5) eignet sich für Kinder mit neurologischen Defiziten und eingeschränkter Kommunikation. Es wird bei Kindern ab dem 1. Lebensjahr eingesetzt. Es verfügt über 20 Items und eine 4-Punkte-Skala. Das PPP hat eine hohe Sensitivität und Spezifität bei bekannten Bezugspersonen. Der

Paediatric Pain Profile. (© 2003 Paediatric Pain Profile. Abdruck mit Genehmigung des Institute of Child Health/University College, London and the Royal College of Nursing Institute. Der PPP befindet sich im Original unter folgender Internetadresse: ▸ http://www.ppprofile.org.uk/)

Paediatric Pain Profile (PPP), Kinderschmerzprofil – fortlaufende Einschätzung

1. Bitte markieren Sie bei jeder Aussage die Zahl (**der entsprechenden Antwortmöglichkeiten**, die das Verhaten ihres Kindes während des Zeitraums, den Sie beurteilen, am besten beschreibt.
2. Wenn Sie eine Aussage nicht beurteilen können, weil die Tätigkeit – z. B. »essen« oder »berührt werden« – In dem zu beurteilenden Zeitraum nicht stattfand, kreuzen Sie bitte das Feld »nicht einschätzbar« an und bewerten die Aussage mit 0.
3. Übertragen Sie die Zahlen, die Sie umkreist haben, in die Spalte »Punkte«.
4. Addieren Sie die Zahlen in der Spalte »Punkte«, um einen Gesamtwert zu erhalten.
5. Übertragen Sie dann den Gesamtwert auf das Auswertungsblatt.

In den letzten Stunden (z. B. 3 h) .... **Name (z. B. Matthias)**	**Überhaupt nicht**	**Ein wenig**	**Ziemlich (oft)**	**Sehr (häufig)**	**Nicht einschätzbar**	**Punkte**
War fröhlich	3	2	1	0	0	
War gesellig oder reagierte auf Kontakt	3	2	1	0	0	
Schien zurückgezogen oder niedergeschlagen	0	1	2	3	0	
Weinte/jammerte/stöhnte/schrie oder wimmerte	0	1	2	3	0	
War schwer zu trösten oder zu ermutigen	0	1	2	3	0	
Zeige selbstverletzendes Verhalten, z. B. biss sich oder schlug mit dem Kopf	0	1	2	3	0	
Aß widerwillig/war schwer zu füttern	0	1	2	3	0	
Hatte einen unruhigen Schlaf	0	1	2	3	0	
Verzog das Gesicht/verdrehte den Kopf oder die augen	0	1	2	3	0	
Blickte finster/runzelte die Stirn/sah gequält/besorgt aus	0	1	2	3	0	
Sah ängstlich aus (mit weit geöffneten Augen)	0	1	2	3	0	
Knirschte mit den Zähnen oder machte Mundbewegungen	0	1	2	3	0	
War ruhelos/unruhig oder unglücklich	0	1	2	3	0	
War angespannt, versteifte oder verkrampfte	0	1	2	3	0	
Beugte die Beine nach Innen oder zog sie hoch zur Brust	0	1	2	3	0	
Zeigte Neigung, bestimmte Körperregionen anzufassen oder zu reiben	0	1	2	3	0	
Sträubte sich dagegen, bewegt zu werden	0	1	2	3	0	
Entwand sich bei Berührung oder wich zurück	0	1	2	3	0	
Drehte sich weg/schüttelte den Kopf/wand oder krümmte sich	0	1	2	3	0	
Machte unwillkürliche oder stereotype Bewegungen/war schreckhaft/aufgeschreckt oder hatte Krampfanfälle	0	1	2	3	0	
Gesamt						

Abb. 19.5 Das Paediatric Pain Profile (PPP) wird bei krankheitsbedingten Schmerzen zur Schmerzmessung eingesetzt [T1037]

Nachteil ist, dass kein Zeitrahmen vorgegeben und bei fremden Beurteilern die Zuverlässigkeit unbekannt ist. [18]

- Die **Non-Communicating Children's Pain Checklist – Revised Version (NCCPC-R)** findet Anwendung bei Kindern mit schweren neurologischen Defiziten und stark eingeschränkter Kommunikation. Sie kann bei Kindern ab dem 3. Lebensjahr eingesetzt werden. Sie umfasst 30 Items, die jeweils auf einer 4-Punkte-Skala eingeschätzt werden. Aufgrund des langen Beobachtungszeitraums von 2 Std. ist sie zeitintensiv. [19] Die Vorteile liegen in der hohen Zuverlässigkeit, der hohen Sensitivität und Spezifität. Es gibt auch eine Version der **Non-Communicating Children's Pain Checklist – postoperative Version (NCCPC-PV)**. Dieses Instrument umfasst 27 Items, die auf einer 4-Punkte-Skala eingeschätzt werden, und benötigt eine Beobachtungszeit von 10 Min. Sie ist also einfacher in der Handhabung. [20]

Postoperative Schmerzen

Zur Messung postoperativer **Schmerzen** bei Kindern mit schweren neurologischen Defiziten und stark eingeschränkter Kommunikation ist die **FLACC-Skala** geeignet. Sie ist ebenfalls leicht zu nutzen und mit der KUS-Skala (➔ Tab. 19.4) vergleichbar. Sie umfasst fünf Items, die auf einer 3-Punkte-Skala eingeschätzt werden, die Mimik (**F**ace), die Beinhaltung (**l**egs), die Aktivität des Kindes (**a**ctivity), ob es weint oder schreit (**c**ry) und ob es sich beruhigen bzw. trösten lässt (**c**onsolabilitiy). Sie eignet sich für Kinder ab dem 1. Lebensjahr. Die FLACC-Skala ist nur für die unmittelbar postoperative Phase (➔ 19.6.5) validiert. [21]

SPICKZETTEL

Schmerzassessment

Zur Schmerzeinschätzung bei Kindern mit mehrfacher Behinderung können das Paediatric Pain Profile (PPP), die Non-Communicating Children's Pain Checklist – Revised Version (NCCPC-R) und die Non-Communicating Children's Pain Checklist – postoperative Version (NCCPC-PV) benutzt werden. Bei Kindern mit schweren neurologischen Defiziten und stark eingeschränkter Kommunikation ist die FLACC-Skala geeignet.

19.3.4 Situation der Eltern

Das Weiterbestehen der Schmerzen wird dadurch beeinflusst, wie die Eltern die Schmerzen ihres Kindes wahrnehmen und sich dazu verhalten. Wenn sie z. B. die Schmerzen der Kinder immer, d. h. auch in Situationen, in denen die Schmerzen nicht intensiv sind, sehr stark betonen oder dramatisieren, erfährt das Kind Beachtung (**sekundärer Krankheitsgewinn**). Dieses Verhalten der Eltern beeinflusst die Wahrnehmung des Schmerzes durch die Kinder. Dieser mögliche Einfluss sollte thematisiert und die Eltern dazu befragt werden. Die **Parental Catastrophizing Scale (PCS-P)** erfasst bei den Eltern das Ausmaß der Neigung zur Katastrophisierung bezüglich der Schmerzen ihres Kindes. Es werden die Hilflosigkeit, die katastrophisierenden Gedanken und wiederkehrendes Grübeln mit Hilfe von Skalen eingeschätzt. [22]

19.3.5 Verlaufskontrolle

Der wiederholte Einsatz der verschiedenen Assessmentinstrumente sowie die Beschreibung der Schmerzen eignen sich zur **Verlaufskontrolle** der Schmerzsymptomatik. Dadurch können frühzeitig Veränderungen wahrgenommen, die Wirkung von Medikamenten bemerkt und erfasst werden, wenn die Schmerzen den Abheilungszeitraum überschreiten.

19.4 Spezielle pflegerische und medizinische Maßnahmen

Neben der medikamentösen Therapie kommen bei Kindern die nichtpharmakologischen Maßnahmen, z. B. Ablenkungsstrategien und physikalische und physiotherapeutische Maßnahmen zur Anwendung. Zu den physikalischen und physiotherapeutischen Maßnahmen zur Schmerzlinderung gehören Kühlung (insbesondere bei postoperativen Schwellungen), Wärme (z. B. bei muskulären Schmerzen oder Bauchschmerzen), Mobilisation/Bewegung, basale Stimulation, Massagen, Wickel, Auflagen und Einreibungen.

Eltern/Bezugspersonen sind unbedingt einzubeziehen, denn die tröstende Anwesenheit hat für Kinder eine wichtige Funktion. Für 99 % der 9- bis 12-Jährigen bedeutet die Anwesenheit eines Elternteils „die Sache, die am meisten hilft". [23]

19.4.1 Pflegerische Maßnahmen

Schmerz wird oft begleitet von Angst, Beunruhigung und Stress. Ablenkung, Entspannung, Traumreisen oder Hautstimulation können helfen, den Schmerz zu kontrollieren. Ebenso wichtig ist es, **Bewältigungsstrategien** (→ Tab. 19.5) bereitzustellen, die den Schmerz reduzieren und besser ertragen helfen. Sie sollen auch dazu beitragen, die Angst zu vermindern und die Wirkung der Analgetika zu steigern oder die Dosierung an Schmerzmitteln zu reduzieren.

Tab. 19.5 Bewältigung von Schmerzen

Arten von Bewältigung	Beispiele
Problembezogene Bewältigung	• Kleine Kinder suchen die Nähe der Eltern/Bezugspersonen; wollen, dass diese auf die Stelle „pusten" • Jugendliche versuchen, sich selbst abzulenken, zu entspannen, sich gut zuzureden
Emotionsbezogene Bewältigung	• Versuchen, den Ärger/Trauer über wiederkehrende Schmerzen, z. B. durch Punktion, mit Hilfe von Belohnung zu überwinden • An etwas Schönes denken

Sollten Kind und Familie nicht auf bekannte Bewältigungsstrategien (Fantasiereise, Angebote zur Ablenkung wie CD hören, vorlesen, etwas zusammenspielen) zurückgreifen können, sollten diese angeboten werden, sodass das Kind daraus auswählen kann. Techniken, die den wahrgenommenen Schmerz verringern, führen zu einem Gefühl von Kontrolle, verbessern das Wohlbefinden und fördern Erholung und Schlaf.

19.4.2 Medikamentöse Schmerztherapie

In der Schmerztherapie von Kindern und Jugendlichen ist es wichtig, die Schmerzen zu erkennen und adäquat zu behandeln. Die Medikamente werden gewichts- und schmerzadaptiert verabreicht. Es ist von zentraler Bedeutung, dass Kinder und Jugendliche die richtige Menge an Schmerzmedikation zum richtigen Zeitpunkt erhalten. Zu wenig Schmerzmedikation führt zu geringer Schmerzkompensation. Zu hoher bzw. zu langer Einsatz von Schmerzmittel kann zu Organschäden und Intoxikationen führen.

Erhöhte Schmerz- und Stressreaktion

Wenn Schmerzen nicht oder nicht ausreichend medikamentös behandelt werden, führt dies zu einer erhöhten Schmerz- und Stressreaktion bei nachfolgenden schmerzhaften Ereignissen im Sinne eines Schmerzgedächtnisses. Zahlreiche Veröffentlichungen belegen die negativen Auswirkungen einer Nicht- oder Untertherapie von Schmerzen auf den Körper des Kindes [24].

Bei länger anhaltenden oder rezidivierenden Schmerzen sollten Analgetika nach einem festen Zeitplan („fest") angesetzt werden. Somit können eine schmerzlindernde Wirkung über 24 Std. erreicht und Schmerzspitzen minimiert werden. Treten doch noch Schmerzspitzen auf, kann ein weiteres Schmerzmittel bei Bedarf verabreicht werden.

Nicht-Opioid-Analgetika

Nicht-Opioid-Analgetika werden unterteilt (→ Abb. 19.6) in nicht saure antipyretische Analgetika (z. B. Paracetamol, Metamizol) und in die nichtsteroidalen Antiphlogistika (z. B. Indometacin, Ibuprofen, Diclofenac, Acetylsalizylsäure, Naproxen).

Nicht saure Analgetika

Das zu den nicht sauren Analgetika gehörende Paracetamol ist das in Deutschland vorrangig verwendete Nicht-Opioid (93 %) bei Neugeborenen und Kleinkindern mit leichten und mittelschweren Schmerzzuständen und Fieber [25].

Paracetamol gehört zu den schwachen Analgetika und wirkt analgetisch und antipyretisch (gegen Fieber). Paracetamol wirkt im Vergleich zu den meisten anderen Nicht-Opioid-Analgetika nicht entzündungshemmend. Der genaue Wirkmechanismus bei Paracetamol ist

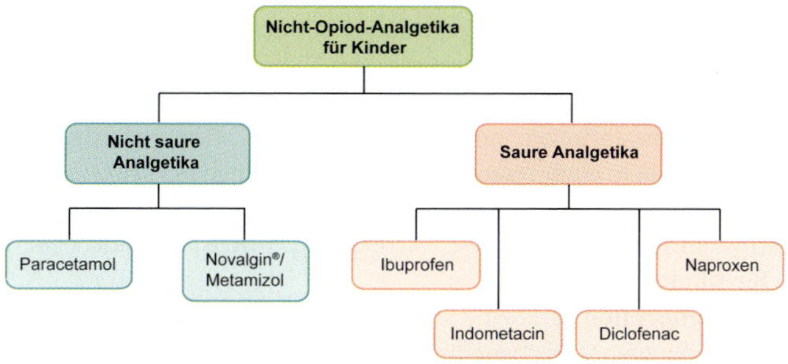

Abb. 19.6 Unterteilung der Nicht-Opioid-Analgetika [L143]

bis heute ungeklärt. Bei Überdosierung kann eine hohe Toxizität auftreten. Der Geschmack der Paracetamolsäfte ist dem der Ibuprofensäfte (z. B. Nurofen® Saft) unterlegen. Es kann sowohl oral als auch intravenös und als Suppositorium verabreicht werden. Paracetamol ist bereits im Säuglingsalter zugelassen. Es hat keine Nebenwirkungen auf die Nieren und auf das Magen-Darm-System. Da es über die Leber verstoffwechselt wird, sollte es bei Leberfunktionsstörungen zurückhaltend eingesetzt werden. Es beeinträchtigt die Thrombozytenaggregation nicht. In der Neonatologie werden max. 7,5 mg/kg/ED verabreicht (max. Tagesdosis 30 mg/kg/d). Im Kleinkindalter können 10–15 mg/kg/ED alle 6 Std. verabreicht werden. [11]

Novalgin®/Metamizol zählt zu den stärkeren Schmerzmitteln in der Nicht-Opiod-Gruppe. Es kann oral und intravenös verabreicht werden. Es wirkt analgetisch, aber nicht entzündungshemmend, antipyretisch und spasmolytisch. Es wird vorrangig bei kolikartigen Beschwerden sowie als Antipyretikum und Analgetikum in der postoperativen und onkologischen Schmerztherapie verwendet. Metamizol darf erst ab einem Alter von 3 Monaten verabreicht werden. Bei der Gabe von Metamizol als Kurzinfusion kann es zu einem Blutdruckabfall kommen, regelmäßige Blutdruckkontrollen sind daher indiziert. Die Agranulozytose (fast vollständiger Mangel an Granulozyten) wird häufig als Nebenwirkung genannt, tritt aber eher selten auf. Jedoch muss vor dem Verabreichen von Metamizol eine Aufklärung der Eltern über die Nebenwirkungen stattfinden. Die Eltern müssen darüber hinaus darauf hingewiesen werden, dass in einem Abstand von 4–8 Wochen eine Blutbildkontrolle erfolgen muss, um eine Agranulozytose auszuschließen. Bei Auftreten von Fieber eher. Eine Richtdosis sind 10–15 mg/kg/ED. [11]

Saure Analgetika

Die **sauren Analgetika** wirken zusätzlich antiphlogistisch (entzündungshemmend), weil sie im Gegensatz zu den nicht sauren Analgetika gut in entzündetes Gewebe eindringen und dort ihre Wirkung entfalten können. Sie wirken antiphlogistisch, antipyretisch und stärker analgetisch als Paracetamol, gehören aber noch zu den schwachen bis mittelstarken Analgetika. Diclofenac wird nur noch zögerlich eingesetzt. Schmerzen, bei denen Entzündungsmediatoren wesentlich beteiligt sind, sprechen gut auf nichtsteroidale Antiphlogistika an. Deshalb werden sie im Kindesalter häufig bei Fieber, akuten Schmerzzuständen und entzündlichen Erkrankungen eingesetzt.

Im Kindesalter sind nur **Ibuprofen** und **Diclofenac** zugelassen, nicht aber die neuen COX-2-Hemmer, welche die Entzündungs- und Schmerzreaktion hemmen. Ibuprofen wird im Kindesalter unter den nichtsteroidalen Antiphlogistika am häufigsten eingesetzt (z. B. Nurofen®-Saft). Es ist Paracetamol analgetisch überlegen. Diclofenac (z. B. Voltaren®, Diclac®) wird zur Therapie rheumatischer Erkrankungen und postoperativer Schmerzen angewandt. Die Verwendung von Acetylsalizylsäure (ASS) ist aufgrund der Assoziation mit dem Reye-Syndrom in der Pädiatrie in den Hintergrund getreten [26].

Vorsicht! Beim Reye-Syndrom handelt es sich um eine akute Enzephalopathie und Hepatopathie mit hoher Letalität. Die Erkrankung kann, so wird angenommen, auch durch die Einnahme von ASS ausgelöst werden. Es kommt zu Symptomen eines akuten Leberversagens bei normalem Bilirubin. Bei der Hälfte der Überlebenden bleiben Spätschäden zurück.

Ibuprofen ist zur Schmerztherapie ab 3 Monaten zugelassen und kann oral und als Suppositorium verabreicht werden. Es wirkt im Gewebe als nichtselektiver COX-Hemmer und unterdrückt so den Schmerz. Darüber hinaus wirkt es antientzündlich und antipyretisch (fiebersenkend). Ibuprofen wirkt über die Hemmung der Cyclooxygenase und hat daher Auswirkungen auf die Magenschleimhaut und die Thrombozytenaggregation. Daher sollte es bei Magenschleimhautdefekten nur mit einem Magenschutz verabreicht werden, z. B. Pantoprazol. Niedrige Thrombozyten stellen eine Kontraindikation dar. Da es in der Niere verstoffwechselt wird, soll es bei Nierenerkrankten nicht gegeben werden. Ibuprofen hat eine höhere analgetische Potenz als Paracetamol. Richtdosis sind 10 mg/kg/ED. [11]

Vorsicht! Im Kleinkindalter wird häufig ein Wechsel von Paracetamol und Ibuprofen empfohlen. Dabei ist zu beachten, dass für beide Medikamente die Tageshöchstdosis nicht überschritten werden darf.

Diclofenac kann als Tablette und intravenös verabreicht werden. Es gehört zu den stärkeren Nicht-Opioid-Analgetika und wird v. a. bei rheumatischen Beschwerden eingesetzt. Bei Nierenerkrankten sollte es nur vorsichtig angewendet werden. Bei längerer Anwendung von Ibuprofen und Diclofenac sollte über einen Magenschutz, z. B. mit Protonenpumpenhemmern (PPI) wie Omeprazol, Pantoprazol, nachgedacht werden, da die Magenschleimhaut angegriffen wird.

Indometacin wird aufgrund des Nebenwirkungsspektrums, z. B. Übelkeit, Erbrechen, Kopfschmerzen und v. a. von Magen-Darm-Blutungen in der Kinderheilkunde in der Schmerztherapie selten eingesetzt – vorrangig nur bei rheumatischen Erkrankungen und bei paroxysmaler Hemikranie.

Naproxen kommt insbesondere zur Behandlung rheumatischer Erkrankungen und in der Onkologie zur Anwendung. Die Verstoffwechslung erfolgt v. a. über die Nieren, daher sollte es bei Nierenerkrankten vorsichtig eingesetzt werden. [11]

Opioid-Analgetika

Opioide zeigen im Kindesalter pharmakologische Besonderheiten. Sie werden 2- bis 6-mal schneller eliminiert im Vergleich zu Erwachsenen. Früh- und Neugeborene besitzen eine höhere Empfindlichkeit gegenüber Opioiden. Dies ist bedingt durch „eine höhere systemische Opioidexposition bei verzögerter Elimination, […] sowie der durchlässigen Blut-Hirn-Schranke" [11]. Des Weiteren besteht bei Neugeborenen und Säuglingen aufgrund der Unreife der Blut-Hirn-Schranke ein erhöhtes Risiko einer opioidbedingten Atemdepression. Deshalb dürfen stark wirksame Opioide nur unter intensivmedizinischer Überwachung eingesetzt werden.

Charakteristika von Opioiden

Bei Verabreichung von Opioiden ist es wichtig, auf die Dosierung zu achten und ob das Opioid in einer retardierten oder unretardierten Form verabreicht werden soll. Überdosierungen können zur Atemdepression und zum Tod führen. Bei Retardpräparaten wird der Wirkstoff langsam freigesetzt. Retardtabletten dürfen nicht geteilt oder gemörsert werden (um sie z. B. über eine PEG-Sonde zu geben), da dann die Retardwirkung verloren geht.

Die **analgetische Potenz** ist ein Maß (➔ Tab. 19.6) für die schmerzstillende Wirksamkeit eines Opioids im Verhältnis zu der Referenzsubstanz Morphin. Die analgetische Potenz von Morphin beträgt 1. Die analgetische Potenz ist nicht mit der Wirkstärke gleichzusetzen. Beispiel Tramadol: Die analgetische Potenz ist 0,1. Damit benötigt man die 10-fache Wirkstoffmenge, um die gleiche schmerzstillende Wirkung wie Morphin zu erzielen.

Häufige **Nebenwirkungen** von Opioiden bei therapeutischer Dosis sind Verstopfung, Übelkeit und Müdigkeit. Gefürchtet ist die Atemdepression als Nebenwirkung. Opioide können als Rauschmittel missbraucht werden und zu einer Abhängigkeit und Sucht führen. Weitere Nebenwirkungen sind Juckreiz, Harnverhalt und Immunsuppression.

Vorsicht! Bei Beginn einer Opioidtherapie oder einer Erhöhung der Dosierung ist die Überwachung der Atemfrequenz vor und nach Verabreichung des Medikaments indiziert, um eine Atemdepression frühzeitig zu erkennen. Die Reduktion der Atemfrequenz ist frühzeitiger als der Abfall der Sauerstoffsättigung zu erkennen.
Eine sehr häufige Nebenwirkung einer Opioidtherapie ist die Obstipation. Daher wird bei einer geplanten Dauertherapie mit einem Opioid stets ein stuhlerweichendes Medikament (z. B. Macrogol) mit angesetzt.

Es gibt verschiedenste **Verabreichungsformen** von Opioiden. Tabletten und Tropfen werden oral verabreicht. Für einen schnellen Wirkungseintritt hat sich z. B. die Gabe von Fentanyl nasal bewährt. Viele der Opioide können intravenös verabreicht werden. Eine besondere Form der intravenösen Gabe ist die PCA-Pumpe (*patient-controlled analgesia* ➔ 19.4.3). Für eine Langzeittherapie mit Opioiden werden auch bei Kindern und Jugendlichen bei entsprechender Indikationsstellung Opioid-Pflaster (➔ 19.4.3) eingesetzt. Das Opioid wird dabei kontinuierlich über die Haut in den Körper aufgenommen. Opioid-Pflaster dürfen nicht auf entzündete Hautstellen geklebt werden. Auch die sublinguale Verabreichung ist bei einigen Opioiden möglich. [11]

Vorsicht! Werden Opioide als Dauertherapie verschrieben, müssen die Eltern auf eine sichere Aufbewahrung zu Hause aufmerksam gemacht werden. Am besten sollen Opioide in einem abschließbaren Schrank gelagert werden. Kommt es zu einer versehentlichen Überdosierung bei einem Kind (z. B. dem jüngeren Geschwisterkind), kann dies einen tödlichen Ausgang nehmen.
Darüber hinaus muss eine Dauertherapie mit Opioiden immer kritisch hinterfragt werden, um Abhängigkeit zu vermeiden.

Häufig verwendete Opioide in der Kinderheilkunde

Morphin ist das „Standard-Opioid", das häufig bei starken Schmerzen insbesondere in der Kinderonkologie und der Palliativmedizin angewendet wird. Es wird oral und intravenös verwendet und kann in jedem Alter eingesetzt werden. Als häufigste Nebenwirkungen treten Übelkeit, Erbrechen, Atemdepression, Hautjucken, Obstipation, Harnverhalt und Immunsuppression auf. Bei Nierenerkrankten sollte man vorsichtig dosieren, da Morphin renal eliminiert wird. Zudem können Herzrhythmusstörungen auftreten. In Form von MST® Retardgranulat kann Morphin in einer retardierten Form zum einen in geringen Dosierungen, zum anderen auch über die Sonden (wie PEG und Magensonden) verabreicht werden. Diese Darreichungsform ist besonders gut für kleine Kinder geeignet.

Tab. 19.6 Analgetische Potenz der Opioide im Vergleich zu Morphin nach Schäfer et al. [27]

Analgetikum	Relative analgetische Potenz
Piritramid – Dipidolor	0,75
Morphin	1
Alfentanil	25
Fentanyl	100
Remifentanil	500–750
Sufentanil	500–1000

Hydromorphon zeigt eine ähnlich gute Wirkung wie Morphin. Die Nebenwirkungen sind ebenfalls vergleichbar.

In der Schmerzmedizin wichtige Opioide sind **Tramadol, Tilidin** und **Tilidin/Naloxon (Valoron®),** die bei mittelschweren Schmerzen zum Einsatz kommen. Der Vorteil dieser beiden Wirkstoffe ist der geringe atemdepressive Effekt. Sie können in unretardierter oder retardierter Form und Tramadol auch intravenös verabreicht werden. Tramadol und die Kombination Tilidin/Naloxon als Retardpräparat unterliegen als einzige Opioide nicht der BtMVV (Betäubungsmittel-Verschreibungsverordnung). Eine häufige Nebenwirkung von Tramadol ist Übelkeit.

Buprenorphin kann auch bei eingeschränkter Nierenfunktion in unveränderter Dosierung verabreicht werden. Es wird bei Kindern auch transdermal angewendet (Opioid-Pflaster).

Kodein wird aufgrund möglicher tödlicher Nebenwirkungen in der Schmerztherapie nicht mehr häufig eingesetzt. Es kam v. a. bei leichten bis mittelschweren Schmerzen in Kombination mit PCM zur Anwendung.

Tapentadol zeigt grundsätzlich weniger Nebenwirkungen als das reine Morphin und wird deshalb in der Praxis häufig eingesetzt.

Methadon kommt in der Neonatologie bei maternalem Opioidgebrauch zur Anwendung.

Fentanyl, Sufentanil und **Remifentanil** zählen zu den synthetischen Morphinen und werden v. a. intraoperativ und postoperativ verwendet. Sie sind um einiges wirkungsstärker.

Als Antagonist zu den Morphinen und um die Nebenwirkungen zu kontrollieren, kann **Naloxon** gegeben werden. Es hebt die Atemsuppression, die Analgesie, die Sedierung und die gastrointestinalen Nebenwirkungen auf. Da Naloxon die Unterdrückung der Schmerzen unterbindet, müssen andere Schmerzmittel zur Abdeckung des Schmerzes gegeben werden. [11]

SPICKZETTEL

Nicht-Opioid-Analgetika

Das zu den nicht sauren Analgetika gehörende Paracetamol ist das in Deutschland vorrangig verwendete Nicht-Opioid bei Neugeborenen und Kleinkindern mit leichten und mittelschweren Schmerzzuständen und Fieber. Novalgin®/Metamizol wird vorrangig bei kolikartigen Beschwerden sowie als Antipyretikum und Analgetikum in der postoperativen und onkologischen Schmerztherapie v. a. während des stationären Aufenthalts verwendet.
Die sauren Analgetika wirken zusätzlich antiphlogistisch. Im Kindesalter sind nur Ibuprofen und Diclofenac zugelassen. Ibuprofen wird im Kindesalter unter den nichtsteroidalen Antiphlogistika am häufigsten eingesetzt (z. B. Nurofen®-Saft). Es ist Paracetamol analgetisch überlegen. Diclofenac (z. B. Voltaren®, Diclac®) wird zur Therapie rheumatischer Erkrankungen und postoperativer Schmerzen angewandt.

Opioid-Analgetika

Diese stark wirksamen Opioide dürfen nur unter intensivmedizinischer Überwachung eingesetzt werden.

19.4.3 WHO-Stufenschema

Das **WHO-Stufenschema** (→ Abb. 19.7) der Schmerztherapie wurde ursprünglich 1986 als Therapieschema zur Behandlung von Tumorschmerzen entwickelt. Inzwischen sind diese Empfehlungen auf andere Schmerzarten erweitert worden. Sie bilden die Grundlage einer auf den Betroffenen abgestimmten individuellen Schmerztherapie.

Dem WHO-Stufenschema zufolge sollen Schmerzpatienten in der **ersten Stufe** ein Nicht-Opioid alleine oder in Kombination mit einem Wirkstoff einnehmen, der normalerweise nur in Kombination mit einem Analgetikum schmerzlindernd wirkt, als Monosubstanz aber anders eingesetzt wird. Hierzu gehören Antidepressiva und Antiepileptika. Ebenso können Arzneistoffe verabreicht werden, welche die Wirkung von Schmerzmitteln unterstützen, wie etwa Muskelrelaxanzien oder Glukokortikoide. Diese die Behandlung unterstützenden Wirkstoffe bezeichnet man als Adjuvanzien.

Nur wenn die Schmerzen daraufhin fortbestehen, soll in der **zweiten Stufe** ein schwaches Opioid gegeben werden. Dieses kann bei Bedarf mit Nicht-Opioiden und Adjuvanzien kombiniert werden. Bestehen die Schmerzen dann immer noch, kommen in der dritten Stufe starke Opioide in Kombination mit oder ohne Nicht-Opioide und Adjuvanzien zum Einsatz.

Stufe 1: Nicht-Opioid-Analgetika

In der Stufe 1 finden **Nicht-Opioid-Analgetika** ihre Anwendung bei der Therapie von leichten Schmerzen. Unterstützt werden diese medikamentösen Strategien von **unterstützenden/adjuvanten Maßnahmen.** Hierzu gehören u. a. die physikalischen Anwendungen von Wärme- bzw. Kälteauflagen, spezielle Lagerungen und Physiotherapie. Sie sollen die Wirkung der Medikamente unterstützen und die Schmerzen zusätzlich über andere Behandlungswege beeinflussen.

Paracetamol, Ibuprofen, Metamizol sind die drei Schmerzmittel (→ 19.4.2), die in Deutschland oft Verwendung finden.

Stufe 2: Mittelstarke Opioid-Analgetika

Bei **mittelstarken Schmerzen** finden zusätzlich zu den Medikamenten und Anwendungen der Stufe 1 auch schwache Opioide ihre Anwendung. In der Kombination der Medikamente sollen die Schmerzen durch verschiedene Wirkmechanismen behandelt werden. Die Opioide dienen auch dazu, Schmerzspitzen abzufangen.

Zu den Hauptvertretern zählen **Tramadol und Tilidin** (→ 19.4.2). Nebenwirkungen wie Übelkeit, Erbrechen und Obstipation können auftreten. Die Gefahr der Atemdepression ist allerdings geringer als bei anderen Opioiden. Insbesondere bei den retardierten Präparaten kommt es zu weniger Nebenwirkungen. Die Gefahr der Atemdepression ist in dieser Gruppe der Opioide gering.

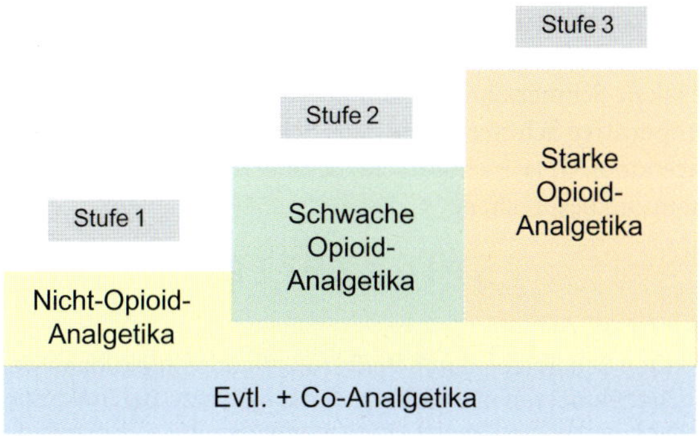

Abb. 19.7 Das WHO-Stufenschema einschließlich adjuvanter Behandlungen [A400]

Stufe 3: Starke Opioid-Analgetika

Bestehen die Schmerzen dann immer noch, kommen in der dritten Stufe **starke Opioide** in Kombination mit oder ohne Nicht-Opioide und Adjuvanzien zum Einsatz. In der Palliativmedizin oder bei starken Tumorschmerzen kommt meist sofort die Stufe 3 zur Anwendung, um eine Schmerzlinderung erzielen zu können. Zusätzlich werden auch hier wie in den Stufen 1 und 2 die unterstützenden Maßnahmen einbezogen, damit der Patient Linderung erfährt.

Zu den wichtigsten Medikamenten in dieser Gruppe zählen **Morphin** und **Fentanyl** (→ 19.4.2). Ihre Derivate können oral, intravenös, bukkal (über die Wangenschleimhaut), nasal und kutan verabreicht werden. Bei Nierenerkrankungen können Morphinderivate kontraindiziert sein. Zu den wichtigsten Nebenwirkungen zählen Übelkeit, Erbrechen, Obstipation, Atemdepression, Juckreiz und Müdigkeit.

Weitere Maßnahmen

Insbesondere bei der Betreuung von postoperativen Patienten können **Schmerzperfusoren** hilfreich sein. Diese ermöglichen eine gewichtsabhängige konstante Applikation von Analgetika. In der Praxis haben sich v. a. Metamizol-, Metamizol-Tramal- oder Morphin-Perfusoren durchgesetzt.

Eine **patientenkontrollierte Analgesie (PCA)** beschreibt, dass sich ein Patient mit laufender i. v.-Schmerzmedikation selbst Schmerzboli bei ausgeprägten Schmerzen durch Knopfdruck verabreichen kann. Dabei kann das Schmerzteam eine Maximalzahl an möglichen Boli im Gerät hinterlegen.

Wenn bei schwerwiegenden Operationen (z. B. OP an der Wirbelsäule oder Amputationen) postoperativ ausgeprägte Schmerzen zu erwarten sind, kann bereits intraoperativ ein **Schmerzkatheter** in der Nähe des Rückenmarks (im Peridural- oder Spinalraum) oder im Bereich von peripheren Nerven bei Eingriffen der oberen und unteren Extremitäten gelegt werden. Über diesen Katheter werden v. a. Lokalanästhetika verabreicht.

Lokal- und Regionalanästhesieverfahren sind angezeigt, um größere und kleinere periphere Nervenstränge zu blockieren: Lokalanästhetika helfen, das Empfinden von Schmerzen in bestimmten Körperregionen auszuschalten (z. B. Hand-/Fußblock, Kaudalblock).

Schmerzpflaster kommen bei postoperativen oder bei chronischen Schmerzen zur Anwendung. Schnell freisetzende transmuköse Fentanylpräparate können in der Schmerztherapie ebenfalls über die Wangenschleimhaut sublingual und als Schmerzpflaster verwendet werden. Das Wirkmaximum ist bei bukkaler oder sublingualer Verwendung um einiges schneller erreicht als bei transkutaner.

Als **Adjuvanzien** werden Medikamente bezeichnet, die selbst nicht als klassische Schmerzmittel gelten, aber in der Schmerztherapie eingesetzt werden, da sie bestimmte Schmerzformen lindern oder Nebenwirkungen von Schmerzen abschwächen. **Ko-Analgetika** sind diejenigen Schmerzmittel, die zusammen mit den klassischen Schmerzmitteln gegeben werden, um dessen Wirkung zu unterstützen. Dazu zählen einige trizyklische Antidepressiva (z. B. Amitriptylin), Sedativa (z. B. Ketamin, Dormicum®), Hypnotika (z. B. Chloralhydrat), Neuroleptika (z. B. Gabapentin, Pregabalin), Antikonvulsiva (z. B. Diazepam), Spasmolytika (z. B. Scopolamin), Glukokortikoide (z. B. Prednisolon), Muskelrelaxanzien (z. B. Baclofen) und Clonidin bei chronischen Schmerzsyndromen. Die Ko-Medikation mit Antidepressiva findet v. a. bei chronischen Rückenschmerzen Anwendung.

Neuroleptika werden gerne bei neuropathischen Schmerzen eingesetzt. Bei muskulären Verspannungsschmerzen werden Antikonvulsiva und Muskelrelaxanzien verwendet. Bei viszeralen Dehnungsschmerzen wird gerne auf Spasmolytika zurückgegriffen. Glukokortikoide finden ihren Einsatz v.a. bei Schmerzsyndromen der Nervenwurzel oder Bandscheibenvorfällen.

Um **Nebenwirkungen der Schmerztherapie** zu unterbinden, können Medikamente gegen Übelkeit (z.B. Ondansetron, Antihistaminika), gegen Obstipation (z.B. Macrogol) und gegen Juckreiz (z.B. Antihistaminika) gegeben werden. [11]

SPICKZETTEL

Schmerztherapie

Zur Therapie chronischer Schmerzen wurde von der WHO (World Health Organization) im Jahr 1986 ein Plan aufgestellt, bei dem die Einnahme oraler Analgetika (Schmerzmittel) mit unterschiedlicher Potenz stufenweise erfolgt: Zunächst werden schwächere Analgetika verabreicht, bei Ausbleiben des gewünschten Effekts stärkere Analgetika, wobei auf jeder Stufe der Einsatz von Ko-Analgetika (s.o.) möglich ist. Dieses zunächst nur zur Therapie von Tumorschmerzen angewandte Stufenschema findet heutzutage auch in der Behandlung anderer chronischer Schmerzen Anwendung.
In der Schmerztherapie werden auch Schmerzperfusoren, PCA, Adjuvanzien, Ko-Analgetika, Neuroleptika, Lokal- und Regionalanästhesieverfahren, Schmerzpflaster eingesetzt. Für die Nebenwirkungen werden symptomspezifische Medikamente verabreicht.

19.5 Schmerzmanagement bei Kindern

Schmerz wird meist mit Tränen, ernstem Gesicht, nach unten gezogenen Mundwinkeln, Lautäußerungen („aua“, weinen, Abwehrbewegungen) und Bewegungen (Rückzugsbewegung) beantwortet. Bei Schmerzen wählt das Kind automatisch eine Schonhaltung. Es wird auch oft der Arzt aufgesucht, da der Schmerz ein Warnzeichen ist. Laut der Definition der *International Association for the Study of Pain* (IASP-Definition) kann Schmerz mit einer Gewebeschädigung einhergehen, er muss es aber nicht. Das bedeutet, dass nicht zwingend eine Schädigung (z.B. eine Gewebeschädigung wie eine Wunde) sichtbar sein muss, um Schmerzen zu haben. Auch ohne sichtbare Schädigung treten Schmerzen auf und müssen als solche ernst genommen werden. Daher sind die Einschätzung und insbesondere die Fremdeinschätzung von Schmerzen so schwierig.

Es ist wichtig, akute von chronischen Schmerzen abzugrenzen, da das Schmerzerleben das Leben des Kindes und der Familie dominiert und eine langwierige Behandlung zur Folge hat.

19.5.1 Akute Schmerzen

DEFINITION

Akuter Schmerz: Schmerz von kurzer Dauer und nachweisbarer Gewebeschädigung

Die Intensität der wahrgenommenen Schmerzen steht im Zusammenhang mit dem Ausmaß der Gewebeschädigung. Auch psychische Faktoren beeinflussen das Schmerzempfinden.

Akuter Schmerz hat eine Schutz- und Warnfunktion. Der verletzte Körperteil wird in einer Schonhaltung belassen. Normalerweise nimmt der Schmerz mit dem Grad der Heilung ab und ist am Ende nicht mehr vorhanden. Akute Schmerzen werden bei Kindern v.a. durch Infektionserkrankungen (z.B. Otitis media, Pharyngitis, virale Mundinfektionen) ausgelöst, aber auch Bauch- bzw. Kopfschmerzen führen zu akuten Schmerzzuständen, ebenso Frakturen, Verbrennungen und Traumata. Wichtig ist es, die Ursache so schnell wie möglich herauszufinden, die Schmerzen zu minimieren und dem Kind die Schmerzen zu nehmen.

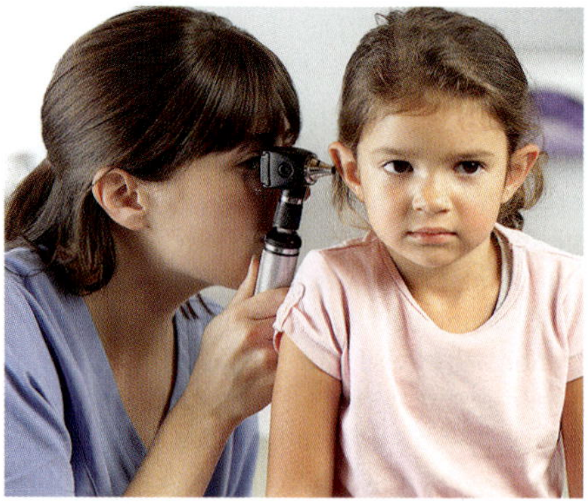

Abb. 19.8 Akute Schmerzen werden bei Kindern oft durch Infektionen ausgelöst, z.B. Otitis media [J787]

- **Verletzungen und Verbrennungen:** je nach Schweregrad Paracetamol, Ibuprofen, Opioide und physikalische Maßnahmen (z.B. Kühlen)
- **Infektionen** (z.B. Otitis, Weichteilinfektionen, Stomatitis aphthosa → Abb. 19.8), die mit lokalen Schmerzen einhergehen: Therapie wie bei Fieber – Ibuprofen, Paracetamol, selten andere.
- **Bauchschmerzen:** Ursachen können sein: Subileus/Ileus, Invagination, Appendizitis, Ovartorsion, Hodentorsion, Obstipation, Pyelonephritis
  - Ein **Subileus/Ileus** (→ 7.11) oder eine Invagination können ubiquitär auftreten und ein schnelles Handeln ist angesagt
  - Eine **Appendizitis** (→ 7.16) geht meist mit rechtseitigen Unterbauchschmerzen, eine Obstipation (→ 7.15) mit linksseitigen Unterbauchschmerzen einher
  - Eine **Pyelonephritis** zeigt sich durch einen Nierenlagerklopfschmerz
  - Bei einer **Hodentorsion** (→ 8.17.2) empfinden die jungen Männer oft starke Hoden- bzw. Bauchschmerzen
  - Eine **Ovartorsion** (→ 8.18.4) geht mit starken Unterbauchschmerzen einher.
- **Nieren- und Gallenkoliken:** Paracetamol reicht oft nicht aus; Opiate sind besonders bei Koliken der Harnwege problematisch; die Kombination mit einem Spasmolytikum ist oft sinnvoll
- **Diagnostische oder therapeutische Eingriffe** (z.B. Lumbalpunktion, Knochenmark-/Leber-/Nierenpunktion, Endoskopien): hier steht die Sedierung im Vordergrund; bei Punktionen erfolgt auch eine lokale Schmerztherapie mit Lidocain/Prilocain
- **Postoperative Schmerzen:** je nach Schwere des Eingriffs werden Paracetamol, Opiate verabreicht; Schmerztherapie mit Anästhesie gemeinsam besprechen.

SPICKZETTEL

Akute Schmerzen

Bei akuten Schmerzen durch Verletzungen oder Infektionen werden bevorzugt Paracetamol und Ibuprofen eingesetzt. Bei funktionellen Bauchschmerzen wird meist keine medikamentöse Therapie durchgeführt. Bei Gallenkoliken sind Opiate angezeigt.

19.5.2 Chronische Schmerzen

DEFINITION

Chronischer Schmerz: Schmerz, der 3 Monate oder länger besteht oder über die erwartete Heilungszeit hinausgeht. Schmerz, der episodenhaft und wiederkehrend ist, wird als rezidivierender Schmerz bezeichnet.

Der akute Schmerz kann in manchen Situationen in einen chronischen Schmerz übergehen. Dieser Prozess verläuft schleichend. Im Hinblick auf die Schmerzwahrnehmung unterscheidet sich der chronische Schmerz nicht vom akuten Schmerz. Der Einfluss der psychischen und sozialen Faktoren nimmt zu.

Chronische Schmerzzustände können die Kinder in ihrem Alltag beeinträchtigen. Die Kinder neigen zu hohen Schulfehlzeiten und haben nachfolgend schlechte Leistungen. Bei jedem dritten Kind mit chronischen Schmerzen bestehen auch emotionale Störungen wie Angst und Depressivität als Folge der anhaltenden Schmerzen. Auch die Familie kann beeinträchtigt werden durch die chronischen Schmerzen des Kindes. Mütter und Väter betroffener Kinder zeigen eine hohe emotionale Belastung, Arbeitsausfälle und depressive Verstimmungen. [28] Erschwerend kommt hinzu, dass viele Eltern unbewusst, d. h. aus Hilflosigkeit, Verhaltensweisen entwickeln, die den Teufelskreis aus Schmerzen und Beeinträchtigung aufrechterhalten. [29]

Chronische Schmerzen im Kindesalter sind prädisponierend für chronische Schmerzen im Erwachsenenalter. [30] Kinder, die unter chronischen Kopfschmerzen leiden, zeigen ein erhöhtes Risiko für Kopfschmerzen und andere somatische und psychiatrische Symptome im Erwachsenenalter. [31] Dies ist gravierend vor dem Hintergrund psychosozialer Beeinträchtigungen der Betroffenen einerseits und der Inanspruchnahme gesellschaftlicher Ressourcen in Form von direkten und indirekten Kosten andererseits.

Häufige chronische Schmerzformen

Bei Kindern sind der **Kopf und der Bauch** die häufigsten Lokalisationen von chronischen Schmerzen. Mit zunehmendem Alter treten häufiger auch chronische Schmerzen am Bewegungsapparat auf. Eine besondere Form der Schmerzstörung ist das komplexe regionale Schmerzsyndrom (*Complex regional pain syndrome* [CRPS]). Auch das chronische muskuloskelettale Schmerzsyndrom lässt sich häufig beobachten.

Chronische muskuloskelettale Schmerzen

Merkmale des chronischen **muskuloskelettalen Schmerzsyndroms** sind:

- Generalisierte Schmerzen
- Kaum durch Medikamente zu beeinflussen
- Andauernde oder immer wiederkehrende Beschwerden
- Sich verändernd in Lokalisation, Intensität, Qualität, Häufigkeit.

Bei Jugendlichen fallen u. a. starke Gelenk- und Muskelschmerzen, chronische Kopf- und Bauchschmerzen, Schlafstörungen, aber auch depressive Verstimmungen oder Ängstlichkeit auf. Je länger die Schmerzen anhalten, umso stärker sind die Beeinträchtigungen im Alltag, die damit einhergehen können, z. B. weniger Freizeitaktivitäten und Unternehmungen mit Freunden oder Familie, sozialer Rückzug, psychische Belastungen, aber auch Schlafprobleme und wenig Schulbesuch.

Komplexes regionales Schmerzsyndrom (CRPS)

Beim **komplexen regionalen Schmerzsyndrom** (*Complex regional pain syndrome,* CRPS) handelt es sich um eine Sonderform der chronischen muskuloskelettalen Schmerzerkrankung. Die regionale Schmerzstörung kann mit einer Nervenschädigung einhergehen (Typ II), aber auch ohne Nervenschädigung bestehen (Typ I).

Ausgangspunkt sind im Kindes- und Jugendalter oft **kleine Verletzungen,** die normalerweise unproblematisch abheilen, beispielsweise ein Umknicken mit dem Fuß, aber auch schwerere Verletzungen. Diese Schmerzen können mit der Zeit, z. B. am Fuß oder an der Hand, so stark werden, dass bereits Luftfächeln als unerträglich empfunden wird. Außerdem ist die betroffene Körperstelle **sichtbar geschwollen** und es treten **Hautveränderungen** auf. Die diagnostischen Kriterien geben Aufschluss über die vielfältigen Symptome.

IAS-Diagnosekriterien (Budapest-Kriterien) für CRPS nach Harden et al. [32]

1. **Anhaltender Schmerz,** der unverhältnismäßig zu dem auslösenden Ereignis ist
2. **Anamnestisch** mindestens ein Symptom aus mindestens drei der vier Kategorien:
   - Sensorisch: übermäßige Schmerzempfindung (Hyperalgesie)/ Schmerzempfindung durch Reize, die normalerweise keinen Schmerz verursachen (Allodynie) wie Luftzug, Berührung
   - Vasomotorisch: unterschiedliche Hauttemperatur, Veränderung oder unterschiedliche Hautfarbe
   - Sudomotorisch (die Schweißsekretion betreffend): ungleichmäßiges lokales Schwitzen/Ödem
   - Motorisch/trophisch: Abnahme des Bewegungsausmaßes, Schwäche, Tremor, Dystonie oder trophische Veränderungen an Haaren, Nägeln (Nagelwachstum), Haut
3. Bei der Untersuchung mindestens ein **klinisches Zeichen** aus mindestens drei der vier Kategorien:
   - Sensorisch: übermäßige Schmerzempfindung (Hyperalgesie)/ Schmerzempfindung durch Reize, die normalerweise keinen Schmerz verursachen (Allodynie) wie Luftzug, Berührung
   - Vasomotorisch: unterschiedliche Hauttemperatur, Veränderung oder unterschiedliche Hautfarbe
   - Sudomotorisch: ungleichmäßiges lokales Schwitzen/Ödem
   - Motorisch/trophisch: Abnahme des Bewegungsausmaßes, Schwäche, Tremor, Dystonie oder trophische Veränderungen an Haaren, Nägeln (Nagelwachstum), Haut
4. Keine andere Erkrankung liegt vor, welche die Schmerzen erklärt.

Behandlungsstrategie

In den letzten Jahrzehnten wurden **multimodale Therapiekonzepte** (→ Tab. 19.7) zur Behandlung chronischer Schmerzen entwickelt, die sich inzwischen in den verschiedenen Schmerzzentren für Kinder und Jugendliche etabliert haben. Ausgegangen wird von den Erfahrungen des Amerikaners D. D. Sherry [33]. Die multimodale Therapie mit ihren aktivierenden, funktionsorientierenden und auch verhaltenstherapeutischen Schwerpunkten verfolgt das Ziel, die Kinder zu aktivieren, Funktionseinschränkungen und sensorische Störungen abzubauen und die betroffenen Extremitäten in den Bewegungsablauf im Alltag einzubeziehen. Eine stationäre Therapie hat sich bewährt, da sich die Gruppe der Gleichaltrigen mit ähnlichen Problemen zusätzlich nutzen lässt.

Lediglich bei den chronischen Schmerzen mit andauerndem oder **wiederkehrendem Gewebeschaden** (z. B. Rheuma mit Schmerzschüben) oder bei speziellen chronischen Schmerzformen wie der Migräne kommen Schmerzmedikamente neben der Verhaltenstherapie zum Einsatz.

Tab. 19.7 Multimodale Therapiekonzepte zur Behandlung chronischer Schmerzen [33, 1]

Therapie	Maßnahme
Ärztlicher Bereich	• Sorgfältige Diagnostik als Voraussetzung • Vertrauensaufbau • Zuständig für die Einstellung und Modifikation der medikamentösen Therapie, Behandlungsplanung
Psychologischer und sozialpädagogischer Bereich	• Einzel- und Gruppengespräche über die Psyche als beeinflussenden Faktor • Schmerzedukation der Kinder und Eltern, Erarbeiten von Strategien z. B. zur Ablenkung, Bewältigung, Entspannung • Ergänzend: tiergestützte Angebote u. a. • Altersgerechtes Freizeitprogramm, Hilfen bei der Berufsorientierung, Unterstützung in sozialrechtlichen Fragestellungen
Physikalische Therapie/Ergotherapie	• Zur körperlichen Aktivierung, Entwicklung des Körpergefühls • Massage, Elektrotherapie, Wärmeanwendungen • Feldenkrais, Atemtherapie, Einüben von Alltagsbewegungen • Medizinische Trainingstherapie (MTT)
Pflege	• Alltagsgestaltung in der Gruppe auf der Station und Wiedererlangen einer Alltagsstruktur mit Schulbesuch, Freizeitgestaltung (Erlebnispädagogik) und geregeltem Tagesablauf einschließlich geregeltem Schlafrhythmus • Spielerisches Bewegungstraining: Tischtennis spielen, Bewegen durch Parcours • Bewegungstraining für die Hände wie Kneten, Einfädeln • Desensibilisierungstraining: Wechselduschen/-bäder, Rubbeln, Eincremen, Igelballbehandlung
Schulbesuch (Schule für Kranke)	• Schulbesuch als ein Teil des Alltags • Individueller Unterricht in Zusammenarbeit mit den Heimatschulen • Möglichkeiten der Leistungsnachweise

SPICKZETTEL

Chronische Schmerzen

Chronische Schmerzen können bereits im Kindesalter auftreten und erfordern eine adäquate Behandlung, damit die Lebensqualität der Kinder nicht zu stark beeinträchtigt wird. Chronische Schmerzen im Kindesalter können prädisponierend sein für chronische Schmerzen im Erwachsenenalter. In der Schmerztherapie hat sich bei chronischen Schmerzen ein multimodales Therapiekonzept bewährt, das mehrere Ebenen berücksichtigt. Sie besteht aus aktivierenden funktionsorientierten und verhaltenstherapeutischen Schwerpunkten. Als medikamentöse Therapie können bei chronischen Schmerzen unterschiedlicher Genese je nach Ursache Paracetamol (evtl. + Codein), Ibuprofen, Naproxen, selten Opiate eingesetzt werden.

19.6 Schmerzsyndrome und spezielle Schmerzsituationen bei Kindern

Zu *Schmerzen bei lebensbedrohlichen und lebenslimitierenden Erkrankungen* → 20.2.1

19.6.1 Kopfschmerz und Migräne

Zur *Krankheitsentstehung, Symptomatik und Diagnostik* → 16.2.1, → 16.5.

DEFINITION

Kopfschmerz: Unterschieden werden primäre Kopfschmerzen, die sich als Kopfschmerzkrankheit manifestieren und meist in der Kindheit oder im Jugendalter beginnen. Dazu zählen Migräne (mit oder ohne Aura), Spannungs- und Clusterkopfschmerzen, extrem heftiger, einseitiger Schmerz im Bereich von Schläfe und Auge. Sekundäre Kopfschmerzen hingegen treten bei vielen zerebralen Erkrankungen auf, z. B. Meningitis, Enzephalitis.

Migräne: attackenartig auftretender, meist halbseitiger, pulsierender oder stechender starker Kopfschmerz, der mit vegetativen Begleitsymptomen wie Übelkeit und Erbrechen sowie Licht- und Lärmüberempfindlichkeit einhergeht.

Akuter Kopfschmerz vom Spannungstyp kann mit **Paracetamol** oder **NSAR** behandelt werden, allerdings sollten 10 Einzeldosen/Monat wegen der Gefahr des medikamenteninduzierten Kopfschmerzes nicht überschritten werden. Wenn der akute Kopfschmerz vom Spannungstyp (→ 16.5) regelmäßig auftritt, müssen nicht immer Medikamente gegeben werden.

Bei **chronischem Kopfschmerz** vom Spannungstyp kommen neben psychologisch basierten Verfahren, z. B. Entspannungsverfahren, trizyklische Antidepressiva oder Mirtazapin zum Einsatz. Prophylaktische Maßnahmen wie Entspannungsverfahren sind hilfreich.

Migräneattacken können mit **NSAR** (Ibuprofen in der Dosis 15 mg/kgKG) und einem **Antiemetikum** (Metoclopramid) kupiert werden. Es muss frühzeitig in der Migräneattacke eingenommen werden. Erfolgt die Einnahme zu spät, bleibt meist der analgetische Effekt aus. Falls NSAR in mehreren Migräneattacken nicht effektiv waren, sollte ein Analgetikum aus der Gruppe der Triptane zum Einsatz kommen. Bei zu häufigen oder schweren Migräneattacken wird eine **Prophylaxe** empfohlen. Mittel der ersten Wahl sind **Betablocker** (z. B. Metoprolol), Flunarizin oder Topiramat. Die medikamentöse prophylaktische Therapie (Betablocker, Flunarizin, Topiramat) ist bei Kindern aufgrund der Nebenwirkungen und dem nicht sicher nachgewiesenen Vorteil kritisch zu werten. Meistens sind nicht medikamentöse prophylaktische Maßnahmen wie die Einhaltung eines regelmäßigen Schlaf-Wach-Rhythmus oder psychologisch basierte Verfahren wie z. B. die progressive Muskelrelaxation hilfreich. [11]

19.6.2 Chronischer Bauchschmerz

DEFINITION

Chronischer Bauchschmerz: in das Abdomen projizierte Schmerzen mit abdominaler oder extraabdominaler Ursache, die intermittierend oder kontinuierlich auftreten und seit mindestens 1–2 Monaten bestehen

Zur *Krankheitsentstehung, Symptomatik und Diagnostik* → 7.2.1.

Abhängig vom Ergebnis der Diagnostik, orientiert sich die Therapie an diätetischen Maßnahmen, Probiotika, Medikamenten, naturheilkundlichen Methoden und psychologischen Interventionen.

19.6.3 Schmerzreduktion bei Blutentnahmen

Bei Neugeborenen und Säuglingen kann zur Schmerzlinderung und Stressreduzierung bei und nach Impfungen oder Blutentnahmen eine **20-prozentige Glukoselösung** verabreicht werden.

Hilfreich sind auch **schmerzlindernd wirkende Verbände.** Hierzu **Emla**® (Eutectic Mixture of Local Anesthetics® → Abb. 19.9) – es enthält die Lokalanästhetika Lidocain und Prilocain – unter Okklusion

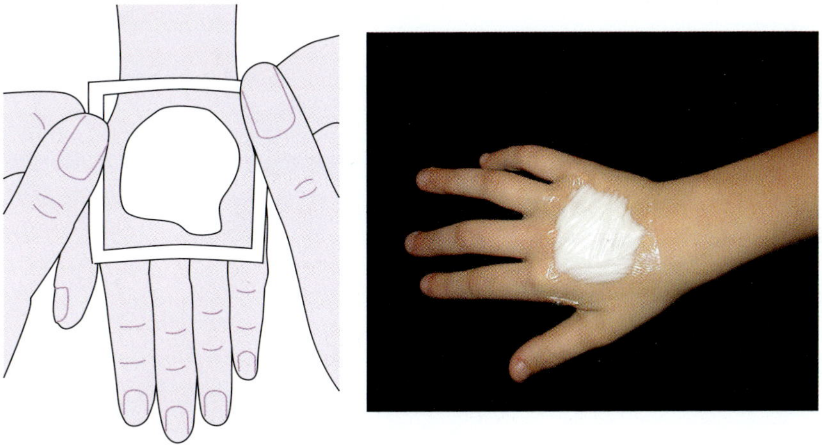

Abb. 19.9 Um Schmerzen, z. B. bei der Blutentnahme zu vermeiden, kann vor der Punktion ein schmerzlindernder Verband, z. B. Emla®, appliziert werden. Das Mittel wird auf die Haut aufgetragen und dann mit einem abschließenden Verband abgedeckt. [G819, G068]

(abschließender Verband) auf die Punktionsstelle auftragen. Das Maximum der Wirkung tritt erst 60 Min. nach Applikation auf. ELA-Max® enthält Lidocain und wird für 30 Min. ohne Okklusion auf die Punktionsstelle aufgetragen. Auch nichtnutritives Saugen, Känguru-Pflege und Pucken haben sich bei der Entnahme von Fersenblut bewährt. Ametop® enthält Tetracain und wird ähnlich verwendet wie Emla®. Mit einem Wirkmaximum nach 30–60 Min. kann der Eingriff etwas schneller erfolgen.

Darüber hinaus gibt es noch die Möglichkeit, mit **Eisspray** zu arbeiten. Dabei wird die Haut gekühlt und anästhesiert.

→ 19.2.1 zur Prävention liefert weitere wertvolle Hinweise zur Vermeidung von Schmerzen besonders bei Interventionen mit Nadeln.

SPICKZETTEL

Schmerzreduzierung

Bei Neugeborenen und Säuglingen kann zur Schmerzlinderung und Stressreduzierung bei und nach Impfungen oder Blutentnahmen eine 20-prozentige Glukoselösung verabreicht werden.

19.6.4 Schmerzhafte Eingriffe

Unter **schmerzhaften Eingriffen** versteht man chirurgische Eingriffe oder Eingriffe zur Diagnostik (z. B. Punktionen). Der vorzunehmende Eingriff sollte kindgerecht beschrieben werden. Es darf nicht verschwiegen werden, dass der Eingriff Schmerzen verursachen kann, denn falsche Versprechungen führen zu einem Vertrauensverlust und schränken die Kooperationsfähigkeit ein.

- **Lokalanästhesie:** Schleimhaut- und perkutane Anästhesie (Gleitgel) kommen v. a. bei Eingriffen in Körperöffnungen zur Anwendung
- **Infiltrationsanästhesie mit Lokalanästhetika** (z. B. Lidocain): werden v. a. bei Nähen von Wunden, Anlegen von Drainagen und Punktionen/Biopsieentnahmen eingesetzt.

Für eine Sedierung muss der Patient vorher aufgeklärt und die Gabe von Medikamenten bzw. die Vitalparameter müssen protokolliert werden. Es muss ausreichend Personal vorhanden sein, um den Eingriff durchzuführen. Die technischen Geräte (v. a. zur Überwachung der Vitalparameter) sind bereitzustellen. Nicht zuletzt sollte die Indikation zum Eingriff gestellt sein.

Eine **minimale Sedierung** kann mit Benzodiazepinen durchgeführt werden (z. B. Midazolam). Eine **leichte Sedierung** kann mit Benzodiazepinen und Chloralhydrat erfolgen, zur tiefen Sedierung werden Propofol und Ketamin eingesetzt. Eine Kombination aus Opioiden (z. B. Alfentanil und Remifentanil) zusammen mit Propofol oder eine Kombination aus Propofol und Ketamin kann zur **tiefen Sedierung/Narkose** verwendet werden.

19.6.5 Postoperative Schmerzen

In das Management des **postoperativen Schmerzes** sind im Krankenhaus viele Abteilungen und Fachärzte, z. B. die behandelnden Ärzte der Chirurgie und Anästhesie, aber auch der Intensiv- bzw. Überwachungsstation einbezogen. In vielen Krankenhäusern gibt es mittlerweile ein spezielles Schmerzteam, das jederzeit herangezogen werden kann.

Die Pflegefachperson muss über Kenntnisse in der Diagnostik von Schmerzen und im Schmerzmanagement verfügen. Sie muss Bescheid wissen über das Vorgehen nach dem WHO-Stufenplan, über einzusetzende Medikamente (Analgetika, Adjuvanzien) sowie mögliche Eskalationsmaßnahmen (z. B. PCA [patientenkontrollierte Analgesie], Schmerzkatheter, Nervenblöcke).

SPICKZETTEL

Postoperative Schmerzen

Die Behandlung von postoperativen Schmerzen ist Aufgabe des interdisziplinären Teams, bestehend aus einem Anästhesisten, Chirurgen und Kinderarzt. Bereits während der Operation muss auf eine adäquate Schmerztherapie geachtet werden, ebenso bei der Ausleitung und der Übernahme auf die Überwachungsstation.

20 PFLEGE AM LEBENSENDE

Margit Baumann-Köhler, Yvonne Hülsheger

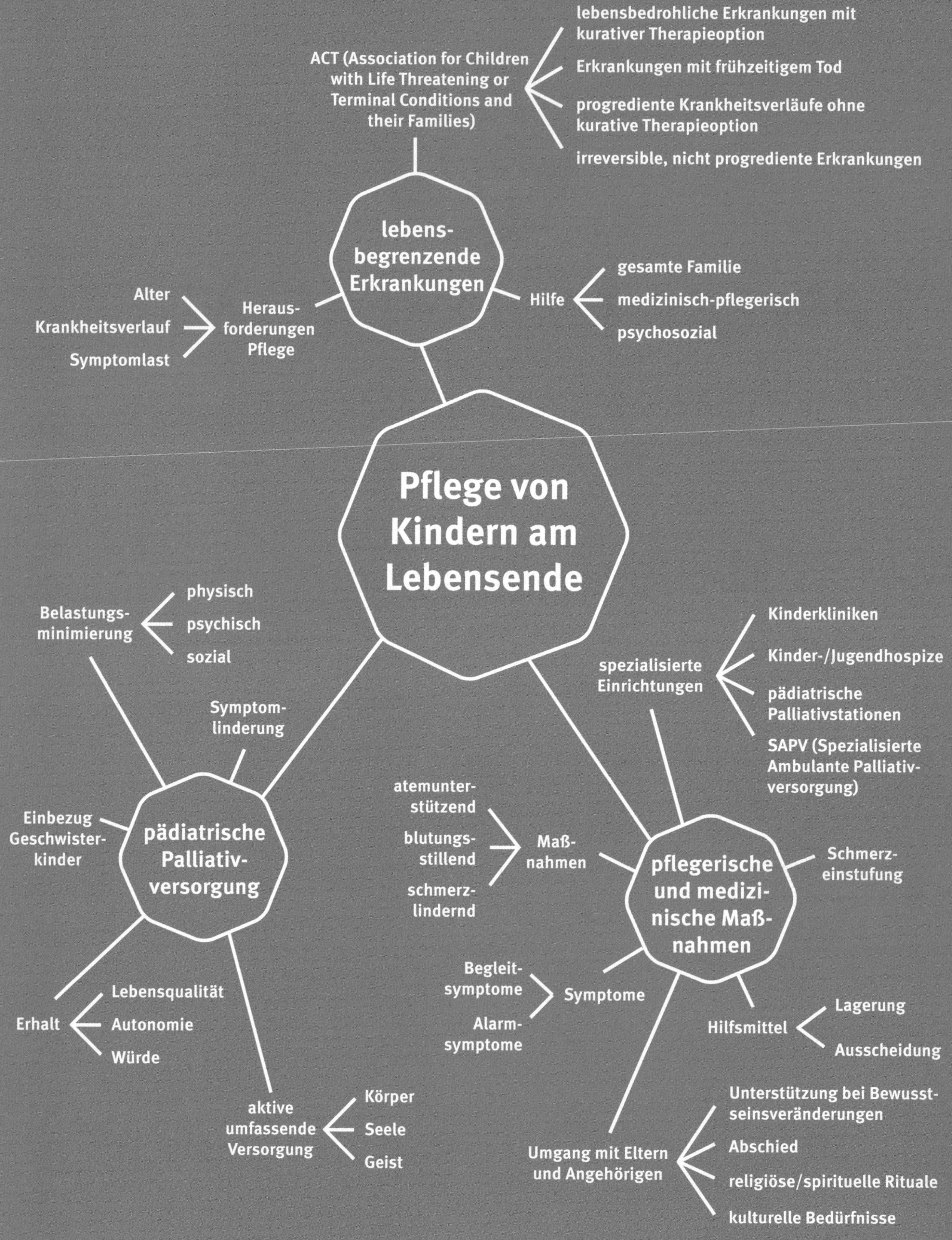
Pflege von Kindern am Lebensende
lebens-begrenzende Erkrankungen
ACT (Association for Children with Life Threatening or Terminal Conditions and their Families)
lebensbedrohliche Erkrankungen mit kurativer Therapieoption
Erkrankungen mit frühzeitigem Tod
progrediente Krankheitsverläufe ohne kurative Therapieoption
irreversible, nicht progrediente Erkrankungen
Heraus-forderungen Pflege
Alter
Krankheitsverlauf
Symptomlast
Hilfe
gesamte Familie
medizinisch-pflegerisch
psychosozial
pädiatrische Palliativ-versorgung
Belastungs-minimierung
physisch
psychisch
sozial
Symptom-linderung
Einbezug Geschwister-kinder
Erhalt
Lebensqualität
Autonomie
Würde
aktive umfassende Versorgung
Körper
Seele
Geist
pflegerische und medizi-nische Maß-nahmen
spezialisierte Einrichtungen
Kinderkliniken
Kinder-/Jugendhospize
pädiatrische Palliativstationen
SAPV (Spezialisierte Ambulante Palliativ-versorgung)
Maß-nahmen
atemunter-stützend
blutungs-stillend
schmerz-lindernd
Schmerz-einstufung
Symptome
Begleit-symptome
Alarm-symptome
Hilfsmittel
Lagerung
Ausscheidung
Umgang mit Eltern und Angehörigen
Unterstützung bei Bewusst-seinsveränderungen
Abschied
religiöse/spirituelle Rituale
kulturelle Bedürfnisse

Wusstεn Sie schon ...

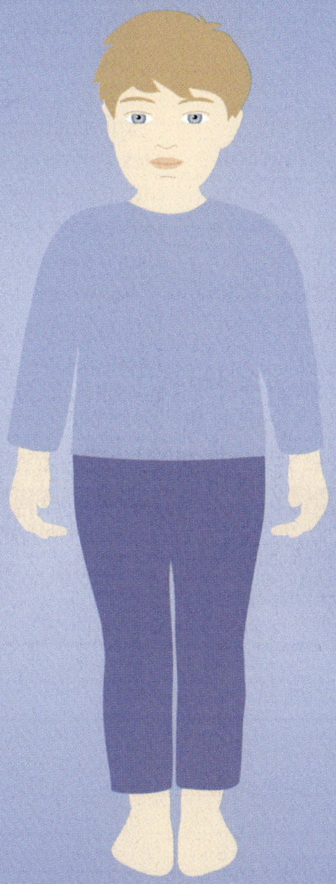

Todesursachen bei Säuglingen: Die häufigsten Todesursachen von Säuglingen (in den Jahren 1980–2013) waren Störungen im Zusammenhang mit Frühgeburtlichkeit oder niedrigem Geburtsgewicht. Ebenso gehörten der Plötzliche Kindstod, die Schädigung des Ungeborenen oder Neugeborenen durch Komplikationen in der Schwangerschaft oder während der Geburt sowie angeborene Fehlbildungen dazu.

Todesursachen von Kindern: Die häufigsten Todesursachen von 1–10-Jährigen sind Verletzungen und Vergiftungen und Krebserkrankungen, bei 10–15-Jährigen, v. a. bei Jungen (63,40 %), sind es Verletzungen und Vergiftungen.

Ziel der palliativen Versorgung: Palliative Versorgung in der Kinder- und Jugendmedizin hat vor allem die Aufgabe der Symptomlinderung.

Einbeziehen von Familien und Freunden: In der palliativen Versorgung werden nie nur die Kinder betreut, auch ihre Familien und das soziale Umfeld werden in die Pflege miteinbezogen.

Prinzipien der palliativen Versorgung: In der Palliativversorgung ist eine individuelle, auf Kinder und ihre Familien/ihr Umfeld zugeschnittene Behandlung wichtig.

Palliativversorgung: In der Palliativversorgung kümmert sich meistens ein multi-professionelles Team um die Versorgung. Viele ambulante palliative Teams sind in Deutschland im Einsatz, um auch zu Hause die Eltern bei der Versorgung zu unterstützen.

20.1 Kinder mit lebensbegrenzenden Erkrankungen

In Deutschland sterben pro Jahr ca. 4.500 Menschen vor dem 20. Lebensjahr, davon ca. 2.500 bereits im 1. Lebensjahr. Die Todesursachen unterscheiden sich, je nach Altersgruppe, signifikant voneinander (➔ Tab. 20.1).

Schwere Erkrankungen stellen die Eltern und Angehörigen vor große Herausforderungen. Diese umfassen nicht nur die Auseinandersetzung mit der Erkrankung, der Symptomlast und den existentiellen Sorgen um das Kind, sondern ebenso darüberhinausgehende existentiellen Fragen. Zum Beispiel berichtet eine aktuelle US-amerikanische Studie von Boyden et al (2022), das bei fast ¾ der betroffenen Familien finanzielle Schwierigkeiten, mit ausgelöst durch die Erkrankungssituation, einen Anteil der Belastung ausmachen. [2]

Für die Pflegefachpersonen ergeben sich sehr unterschiedliche Herausforderungen an die Versorgung, bedingt durch:

- Das Alter des Kindes
- Die Ursache des Versterbens bzw. des Krankheitsverlaufs
- Die Symptomlast
- Die individuelle Belastungssituation der Eltern und Geschwister

Dass das Erleben der eigenen Situation durch die Kinder und Jugendlichen sehr stark vom Alter, bzw. der Entwicklung des Kindes abhängt, hat Namisango et al. (2019) in seiner Arbeit herausgearbeitet. Zum Beispiel leidet ein Jugendlicher mit einer schweren chronischen lebensbegrenzenden Erkrankung schwerer am Verlust der Kontakte zu seiner Peergroup als ein 4-Jähriger, für den das Geborgensein durch die Anwesenheit seiner Eltern bzw. Familie im Vordergrund steht. [3]

Ziel sollte es sein sich einen Eindruck von den genannten Aspekten zu machen und nicht nur eindimensional auf die Erkrankung und Diagnosen des betroffenen Kindes zu schauen.

20.1.1 Lebensbedrohliche oder -limitierende Erkrankungen

Übergreifend, unabhängig von der eigentlichen Erkrankung, lassen sich die unterschiedlichen Situationen der Betroffenen, in Bezug auf den Krankheitsverlauf, bestimmten Zuständen zuordnen. Dies kann hilfreich sein, um den Bedarf von pädiatrischer Palliativversorgung abzuleiten.

- **Lebensbedrohlicher Zustand:** Ein Zustand, der mit einer hohen Wahrscheinlichkeit zu einem vorzeitigen Tod aufgrund einer schweren Erkrankung führt, aber auch die Chance auf ein langfristiges Überleben bis ins Erwachsenenalter besteht.
- **Lebenslimitierender (Synonym: lebensbegrenzender) Zustand:** Ein Zustand, bei dem es keine begründete Hoffnung auf Heilung gibt. Ein vorzeitiger Tod ist zu erwarten.
- **Unheilbare Krankheit:** Ein Zustand, in dem der Tod bei Kindern mit lebensbegrenzenden oder lebensbedrohenden Krankheiten unausweichlich ist.

Des Weiteren kann es hilfreich für die Versorgungsplanung sein, die Situation des Kindes oder Jugendlichen den aktuell von der ACT *(Association for Children with Life Threatening or Terminal Conditions and their Families)* überarbeiteten Gruppen zuzuordnen. [4]

Benini et al. fügten 2022 aktuell die Gruppe 5 zu, um auf die Patientengruppe der ungeborenen Kinder und Säuglinge aufmerksam zu machen, für die bereits ein intensiver Bedarf an palliativer Versorgung bestehen kann. [5]

Tab. 20.1 Häufige Todesursachen von Kindern und Jugendlichen in Deutschland im Jahr 2020 nach Altersgruppen [1]

Häufige Todesursachen in diesen Altersgruppen	Altersgruppen (Anzahl Gestorbene)		
	unter 1 Jahr (2.373)	1 bis unter 15 Jahre (933)	15 bis unter 20 Jahre (801)
Bösartige Neubildungen	10	184	101
Krankheiten des Nervensystems und der Sinnesorgane	32	112	46
Bestimmte Zustände mit Ursprung in der Perinatalperiode	1.252		
Angeborene Fehlbildungen, Deformitäten, Chromosomenanomalien	731	115	25
Angeborene Fehlbildungen des Nervensystems	67		
Angeborene Fehlbildungen des Kreislaufsystems	258	39	11
Plötzlicher Kindstod	84	–	–
Sonstige ungenau bezeichnete und unbekannte Todesursachen	135	117	86
Äußere Ursachen von Morbidität und Mortalität	28	194	438
Vorsätzliche Selbstbeschädigung	–	25	155

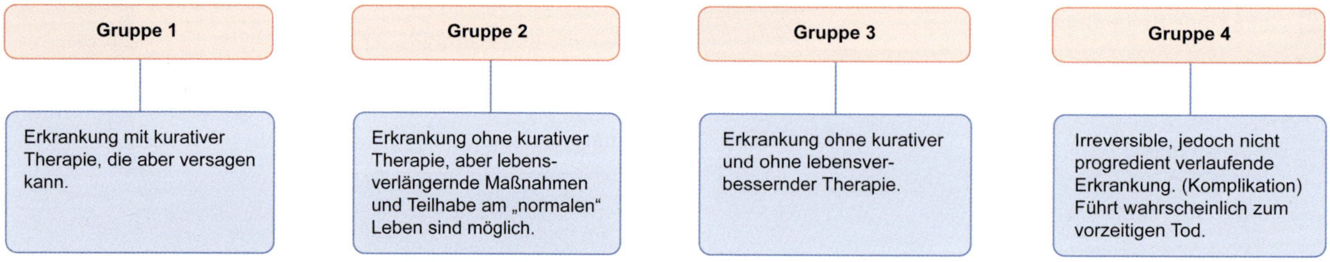

Abb. 20.1 Lebenslimitierende/lebensbedrohliche Erkrankungen von Kindern werden laut ACT in fünf Gruppen unterteilt, die fünfte Gruppe – hier fehlend – stellt die ungeborenen Kinder und Säuglinge dar. Auch für diese kann bereits ein intensiver Bedarf an palliativer Versorgung bestehen [L143], [4, 5]

Für alle Gruppen gilt, dass die betroffenen Kinder und ihre Familien meist auf umfassende medizinisch-pflegerische sowie psychosoziale Hilfe angewiesen sind, um ihre belastende Situation zu bewältigen und ihren individuellen Lebensweg mit der Erkrankung zu finden. Es sollte allerdings berücksichtigt werden, dass es insbesondere bei Kindern, die von Erkrankungen der Gruppe 4 betroffen sind, zu Phasen der Stabilität kommen kann, in denen keine spezialisierte palliative, aber meist eine kontinuierliche komplexe medizinisch-pflegerische, psychosoziale Versorgung notwendig ist.

20.1.2 Grundlagen der pädiatrischen Palliativversorgung

Die Task Force der *European Association for Palliative Care* (EAPC) konkretisierte 2007 die Definition und den Anspruch der **pädiatrischen Palliativversorgung** [6, S. 401] wie folgt: *„Unter Palliativversorgung von Kindern und Jugendlichen versteht man die aktive und umfassende Versorgung, die Körper, Seele und Geist des Kindes gleichermaßen berücksichtigt und die Unterstützung der betroffenen Familie gewährleistet. Sie beginnt mit der Diagnosestellung und ist unabhängig davon, ob das Kind eine Therapie mit kurativer Zielsetzung erfährt. Es ist Aufgabe der professionellen Helfer, das Ausmaß der physischen, psychischen wie sozialen Belastung des Kindes zu erkennen und zu minimieren. Wirkungsvolle pädiatrische Palliativversorgung ist nur mit Hilfe eines breiten multidisziplinären Ansatzes möglich, der die Familie und öffentliche Ressourcen miteinbezieht. Sie kann auch bei nur geringen Ressourcen erfolgreich implementiert werden. Pädiatrische Palliativversorgung kann in Krankenhäusern der höchsten Versorgungsstufe, auf kommunaler Ebene und zu Hause beim Patienten erbracht werden."*

Die internationale Gruppe von Pediatric Palliative Care (PPC)-Experten im Rahmen des GO-PPaCS-Projekts (Global Overview - Pediatric Palliative Care Standards) die Leitlinien für PPC (Pediatric Palliative Care, dt. pädiatrische Palliativversorgung) überarbeitet und 2022 veröffentlicht. Diese Arbeit gibt einen guten Überblick zu wesentlichen Grundsätzen und Leitlinien. [5]

Es gilt: PPC beginnt mit der Diagnose der Krankheit. Die palliative Versorgung sollte unabhängig davon fortgesetzt werden, ob ein Kind eine kausale Behandlung seiner Krankheit erhält oder nicht. Wichtig ist, dass Palliativversorgung nicht auf die Zeit am Ende des Lebens beschränkt sein muss.

Leitlinien für die Umsetzung von Pediatric Palliative Care (PPC), mod. nach Benini et al. [5]:

- Alle Kinder mit einer lebenslimitierenden, lebensbedrohenden oder unheilbaren Krankheit haben Anspruch auf PPC, ebenso wie die betroffenen Familien.
- PPC sollte die Lebensqualität verbessern und die Bedürfnisse, Entscheidungen und Wünsche der Kinder und ihrer Familien berücksichtigen.
- PPC sollte sich nicht auf die Versorgung am Lebensende beschränken, sondern zum Zeitpunkt der Diagnose einer lebensbegrenzen oder lebensbedrohenden Erkrankungen eingeleitet werden.
- In einigen Fällen sollte schon vor der Sicherung der Diagnose mit PPC begonnen werden, z. B. bei einer seltenen oder schon fortgeschrittenen Erkrankung ohne Diagnose.
- Die Intensität der Betreuung sollte entsprechend der spezifischen Bedürfnisse des Kindes und der Familie festgelegt und im Laufe der Zeit angepasst werden.
- Es gibt verschiedene Stufen der Palliativversorgung (s. u.), die von Experten mit entsprechende Ausbildung in PPC angeboten werden sollten.
- Lokale Bedingungen und Ressourcen sollten bei der PPC berücksichtigt werden.

Ein wichtiger Aspekt in der Palliativversorgung ist die Antizipation des weiteren Verlaufs und die Kommunikation mit den Betroffenen über Ihre Bedürfnisse aktuell, aber auch in der Zukunft und damit im Verlauf der Erkrankung.

Dazu ist es notwendig unterstützt, frühzeitig und in strukturierter Art und Weise ein Beratungsangebot von Seiten der Versorger anzubieten und fortzuführen. Dieser Prozess wird als „Advanced Care Planning (ACP)" bezeichnet und soll die medizinischen, pflegerischen, aber auch psychosozialen Bedürfnisse in den Fokus nehmen. Die Arbeitsgruppe von Frau Prof. M. Führer in München hat für die Pädiatrie in den letzten Jahren das erste deutschsprachige Programm entwickelt. [7]

Ein wichtiger Bestandteil des ACP kann sein, über das Vorgehen im Notfall zu sprechen, und die Sinnhaftigkeit und Angemessenheit der überwiegend intensiv medizinischen Maßnahmen im Kontext des Erkrankungsverlaufs abzuwägen.

In der Pädiatrie ist es dabei nicht möglich, eine Patienten-Verfügung mit gleicher rechtlichen Bindung wie für Erwachsene zu verfassen. Aber es ist möglich, im Dialog mit den Betroffenen bzw. Eltern oder Betreuern, eine „Vorausverfügung für den Notfall (VVN) zu formulieren. Entsprechende Vorlagen und ein Begleittext sind von G. Rellensmann et al. 2021 veröffentlicht und online frei verfüg- und abrufbar gemacht worden. [8, 9]

Wendet man den Blick von den Betroffenen auf die strukturelle Versorgerseite, lassen sich verschiedene Stufen der Spezialisierung definieren. Im Erkrankungsverlauf kann es notwendig werden zwischen den verschiedenen Stufen der Versorgungsintensität, angepasst an den Bedarf des Patienten, zu wechseln (→ Abb. 20.2).

Es werden drei Stufen, die auch die pflegerische Versorgung bei PPC-Programmen mit einschließen, unterschieden [5]:

- **Palliativer Ansatz/Haltung:** Die Grundsätze der Palliativpflege sollten auf alle Kinder mit lebensbedrohlichen/lebensbegrenzenden Erkrankungen mit geringem Pflegebedarf angewandt werden, unabhängig davon, wo sie betreut werden.
- **Allgemeine pädiatrische Palliativversorgung:** Kinder und ihre Familien sollten vom Fachwissen der Experten profitieren, die über

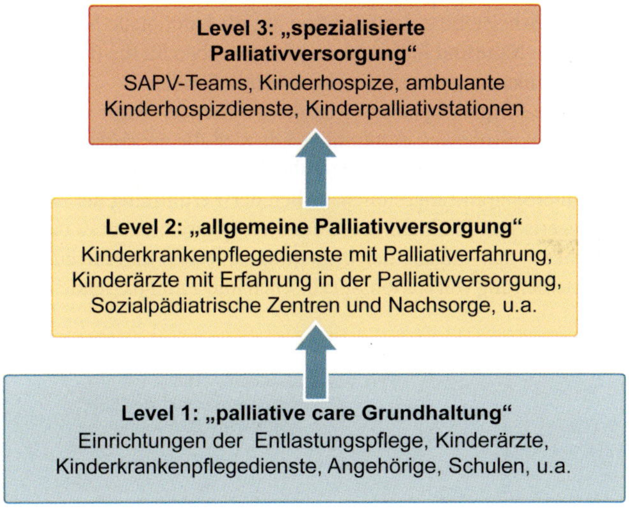

Abb. 20.2 Stufen der Versorgungsintensität [M1299, L143]

eine Grundausbildung und Erfahrung in der pädiatrischen Palliativversorgung verfügen, ohne jedoch vollständig in die PPC eingebunden zu sein.

- **Spezialisierte pädiatrische Palliativversorgung:** Spezialisierte pädiatrische Palliativversorgung sollte von einem integriertem Entlassungsteam aus Gesundheits- und Sozialdienstleistern erbracht werden, die ausschließlich im Rahmen der pädiatrischen Palliativversorgung arbeiten und die Betreuung der Familien von Kindern mit komplexen Bedürfnissen übernehmen.

Weiterbildungsangebote für Pflegende im Fachbereich Palliativversorgung von Kindern und Jugendlichen

Die Palliativversorgung ist ein Bestandteil in den jeweiligen Rahmenlehrplänen in der Ausbildung oder im Studium von Gesundheits- und Pflegeberufen. Gesetzliche Rahmenbedingen fordern zusätzlich berufsspezifische Fort- und Weiterbildungen im Bereich Palliative Care/Palliativversorgung von Kindern und Jugendlichen, um den hohen Anforderungen in der Versorgungspraxis folgen zu können. [10]

Diese Fort- und Weiterbildungen vermitteln Fach- sowie personale Kompetenzen. Für den pädiatrischen Bereich wurde das „Dattelner“ Curriculum von Vertretern der Pädiatrie, der Kinderkrankenpflege, der klinischen Psychologie und der Seelsorge erarbeitet. Es ist angelehnt an die Richtlinien zur Weiterbildungsordnung der Bundesärztekammer und entspricht den Anforderungen für verantwortliche Fachkräfte in Hospizen (§39a SGB V).

Informationen über Weiterbildungsangebote im Bereich Palliativ Care für Kinder und Jugendliche können über die Homepage der Deutschen Gesellschaft für Palliativmedizin eingeholt werden (https://www.dgpalliativmedizin.de/weiterbildung/bildungswege-fuer-palliativversorger-innen.html). [10]

Pflege im palliativen Kontext

Die Versorgung im Sinne der bestmöglichen Symptomkontrolle in der eigentlichen **Sterbephase** wenige Stunden bis Tage vor dem Tod ist somit nur ein Teilaspekt der Palliativversorgung. Pflegefachpersonen in allen Teilgebieten der Pädiatrie werden in unterschiedlicher Frequenz und Intensität mit dem Sterben von Kindern und Jugendlichen konfrontiert. Über den notwendigen pflegerischen und medizinischen Versorgungsaspekt hinaus kommt den Pflegefachpersonen eine Schlüsselrolle in der **Sterbebegleitung** des Kindes und der Familie zu. Dabei meint Sterbebegleitung das Eingehen auf die emotionale Not, das Gewähren von Nähe und Freiraum und Zeit zu geben für die (non-)verbale Kommunikation mit dem Kind und seiner Familie.

Für viele Pflegefachpersonen ist diese Rolle mit Angst besetzt und wird als Überforderung empfunden. Oft wird die persönliche Auseinandersetzung mit der eigenen Sterblichkeit oder schon erlebten eigenen Trauerbiografie angestoßen. Neben der Vermittlung der besonderen pflegerischen Maßnahmen in der Sterbephase braucht es daher die Möglichkeit, die Aufgabe der Begleitung zu lernen und anzunehmen. Die Ausarbeitung von stationsspezifischen und somit passenden Handlungsabläufen und Ritualen kann dabei hilfreich sein. Reflexionsräume wie Supervision oder teaminterne Rituale können helfen, das Erlebte zu verarbeiten und individuelle Entlastung und Stärkung der Pflegefachpersonen zu schaffen.

20.1.3 Sterbeorte und Versorgungsstrukturen

Die palliative Grundversorgung übernehmen spezialisierte Einrichtungen und Dienstleister (z. B. Krankenhaus, niedergelassene Fachärzte und Fachärztinnen für Kinder- und Jugendheilkunde, [Kinder-]Krankenpflegedienst, Therapeutinnen und Therapeuten (im Folgenden alle in weiblicher Form genannt, → Abb. 20.3).

- **Kinderkliniken:** Am häufigsten sind Pflegefachpersonen der neonatologischen Intensivstation, der pädiatrischen Intensiv- oder onkologischen Stationen mit dem Sterben von Kindern konfrontiert.
- **Kinder- und Jugendhospize:** Pflegefachpersonen bieten Familien mit lebenslimitierend erkrankten Kindern und Jugendlichen Entlastungsaufenthalte an, die häufig mehrfach wahrgenommen werden. In der Sterbephase werden das Kind und die gesamte Familie, insbesondere auch die Geschwister, umfassend versorgt. Die Pflegefachpersonen kennen die Familie meist schon mehrere Jahre, bevor das Kind dann in der Sterbephase begleitet und versorgt wird.
- **Pädiatrische Palliativstationen:** Die Kontrolle leidvoller Symptome bei lebenslimitierend erkrankten Kindern und Jugendlichen steht im Fokus. Die Pflegefachpersonen sind Teil eines multiprofessionellen Teams.
- **Spezialisierte Ambulante Palliativversorgung (SAPV):** Pflegefachpersonen haben es sich in den multiprofessionellen Teams zur Aufgabe gemacht, die häusliche Situation von Kindern, die an lebenslimitierenden Erkrankungen leiden, zu verbessern. In der Sterbephase wird ein Verbleib in der Häuslichkeit unter bestmöglicher Symptomkontrolle ermöglicht. In Deutschland arbeiten inzwischen über 30 multiprofessionell besetzte SAPV-Teams für Kinder und Jugendliche, die von ihrem Standort aus eine fast flächendeckende, wenn gewünscht häusliche, Versorgung von lebenslimitierend erkrankten Kindern sicherstellen.

20.1.4 Beratung und Anleitung

Die Versorgung eines sterbenden Kindes oder Jugendlichen ist für die meisten Pflegefachpersonen keine alltägliche Aufgabe und kommt selten vor. Deshalb ist der Umgang mit den am häufigsten auftretenden Symptomen in der Sterbephase nicht sehr vertraut.

Jede Versorgung ist individuell und bietet unterschiedliche Herausforderungen. Liegt ein Kind im Sterben, bedeutet diese Situation einen tiefen Einschnitt für die gesamte Familie, die meist Eltern, Geschwister und Großeltern umfasst. Die Trauer um ein Kind beginnt dabei häufig bereits lange vor der Sterbephase und ist eine tiefgreifende Erfahrung, die sehr unterschiedlich verarbeitet wird.

In der Sterbebegleitung sind möglichst die persönlichen, familiären, kulturellen, sozialen und biografischen Bedürfnisse und Ressourcen

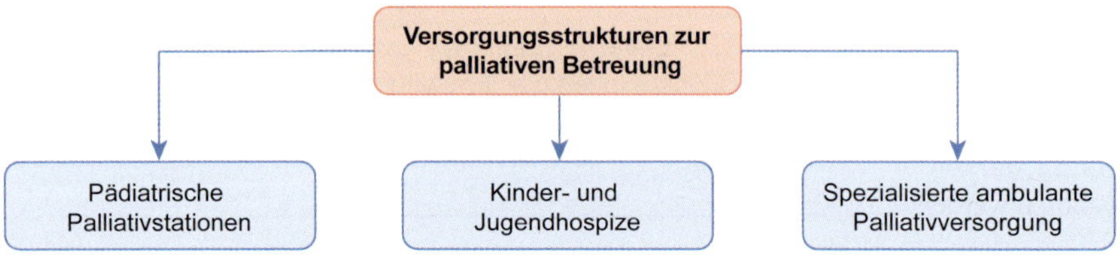

Abb. 20.3 Für palliativ erkrankte Kinder und Jugendliche gibt es verschiedene Versorgungsstrukturen [L143]

der Kinder und ihrer Familien zu berücksichtigen. Die Geschwisterbeziehung ist etwas ganz Besonderes und das Versterben des Bruders oder der Schwester eine tiefgreifende Lebenserfahrung. Daher hat die Beachtung der Geschwisterkinder in der Trauer einen besonderen Stellenwert. Die bewusste Einbindung der Geschwister in den Prozess des Abschiednehmens und der Versorgung kann zur weiteren Verarbeitung sehr hilfreich sein.

Vorsicht!

- Im Mittelpunkt stehen die Symptomlinderung und der Erhalt der Lebensqualität. Um dies zu gewährleisten, ist eine ganzheitliche Wahrnehmung der individuellen Bedürfnisse des Kindes und seiner Familie notwendig, unter Erhalt größtmöglicher Autonomie und Würde.
- Bei Bedarf sollten weitere Unterstützer (Seelsorger und Seelsorgerinnen [im Folgenden Seelsorgerinnen genannt], weitere Angehörige, Freunde) hinzugezogen werden.
- Die Familie wird über Symptome und mögliche Maßnahmen zur Symptomlinderung vorausschauend beraten.
- Geschwisterkinder, wenn möglich und gewünscht, sind aktiv einzubeziehen.

SPICKZETTEL

Lebenslimitierende Erkrankungen

Bei lebenslimitierenden Erkrankungen gibt es keine realistische Hoffnung auf Heilung. Die erkrankten Kinder und ihre Familien sind meist auf umfassende medizinisch-pflegerische sowie psychosoziale Hilfe angewiesen. Über die palliative Grundversorgung hinaus können spezialisierte Einrichtungen und Dienstleister hinzugezogen werden.

20.2 Spezielle pflegerische und medizinische Maßnahmen

Bei Kindern und Jugendlichen treten je nach Grunderkrankung während der Sterbephase leidvolle Symptome in unterschiedlicher Intensität auf. Das größte publizierte Wissen liegt dazu für onkologisch erkrankte Kinder und Jugendliche vor. [11,12] Es gibt bisher wenig veröffentlichte Daten über die Häufigkeit einzelner Symptome bei nicht-onkologisch erkrankten Kindern in der Sterbephase. In den letzten Jahren wächst aber die Anzahl der Veröffentlichungen zur Symptomlast bei Kindern mit nicht-onkologischen Erkrankungen am Lebensende. [13, 14] Folgende Symptome treten häufig auf:

- Schmerzen (→20.2.1)
- Dyspnoe (→20.2.2)
- Terminales Rasseln (→20.2.3)
- Blutungen (→20.2.4)
- Übelkeit und Erbrechen (→7.2.2)
- Obstipation (→7.15)
- Mundtrockenheit (→20.2.5)
- Bewusstseinsveränderungen (→20.2.5)
- Fatigue (→2.11).

20.2.1 Schmerzen

Schmerz →19.5, →19.6

Eltern können i. d. R. sehr gut die Schmerzen ihres Kindes einschätzen. Diese Einschätzung sollte genutzt werden, besonders wenn keine Selbsteinschätzung des Kindes möglich ist. Da Kinder die Fähigkeit, Schmerzen nach Lokalisation und Charakter genau beschreiben zu können, erst im Grundschulalter entwickeln, sind bei jüngeren Kindern geschulte Beobachter (auch Eltern) nötig, damit Schmerzen erkannt und wirksam behandelt werden können. Eine Einbindung der Eltern in die Schmerzanamnese und Anleitung in nicht-medikamentöse, schmerzlindernde Maßnahmen sind hilfreich.

Schmerzeinstufung durch Messinstrumente

Die Schmerzeinstufung erfolgt mindestens 2-mal pro Schicht und zusätzlich bei Bedarf. Die einzusetzenden Schmerzerfassungsinstrumente sind auf die jeweilige Altersstufe angepasst. Die Ergebnisse werden im Dokumentationssystem erfasst. Es stehen z. B. folgende altersentsprechende **Schmerzerfassungsinstrumente** zur Verfügung:

- Neonatologie: Berner Schmerzscore für Neugeborene-Revidiert (BSN-R →Abb. 19.4)
- 0–4 Jahre: Kindliches Unbehagen – und Schmerzskala nach Büttner (KUSS →Tab. 19.2)
- Ab 4 Jahre: Gesichterskala (→Abb. 19.3) nach Hicks
- Ab Schulalter: Selbsteinschätzungsskalen (Verbale Rating Skala [VRS]; visuelle Analogskala [VAS] →Abb. 19.2).

Bei kognitiver Beeinträchtigung ist das Paeditric Pain Profile (→Abb. 19.5) geeignet.

Des Weiteren können 24h-Protokolle dazu dienen, Unruhezustände, die auf Schmerz hinweisen, mit bestimmten Situationen wie der Nahrungsaufnahme oder der Verdauung in Verbindung zu bringen. Zur Veranschaulichung können verschiedene Farben, z. B. rot für Schmerz, blau für Schlaf oder Symbole, z. B. ↯ für Krampfanfall verwendet werden.

Zudem können Maßnahmen eingetragen werden, z. B. Schmerzmedikamente; Abführmaßnahmen, um im Verlauf einen Effekt abzuleiten.

WYNIWYG-Prinzip: „What-you-need-is-what-you-get". Dabei ist eine Schmerzeinstufung durch Messinstrumente zweitrangig; das Kind reguliert z. B. durch eine „patient-controlled analgesia" (PCA-Pumpe, →19.4.2) die Schmerzmittelzufuhr und entscheidet damit selbst, was eine adäquate Schmerzeinstellung ist (→19.4.3).

Pflegerische Maßnahmen

Aufgabe der Pflegefachpersonen ist es, die Aktivitäten (und existenziellen Erfahrungen des Lebens [**AEDL**®]) den Bedürfnissen des Kindes anzupassen, d. h. den Kindern und Jugendlichen so viel Unterstützung wie nötig, aber so wenig wie möglich anzubieten. Dabei orientiert sich die pflegerische Versorgung an dem Schmerz- und Allgemeinzustand des Kindes.

Allgemein ist auf folgende Dinge zu achten:

- Gegenstände greifnah platzieren
- Weite und bequeme Kleidungsstücke auswählen, die einfach an- und auszuziehen sind, z. B. mit Knopfleiste.

Es können **verschiedene Hilfsmittel** eingesetzt werden:

- **Ausscheidung:** Toilettenstuhl, Urinflasche, Steckbecken, Urinalkondom mit Ablaufbeutel, Schutzhosen
- **Lagerung:** Antidekubitusmatratzen, Wechseldruckmatratzen, weiche Unterlagen, Gelmatten, Lagerungskissen.

Maßnahmen bei schmerzhaften Eingriffen:

- Kindgerechte und anschauliche Informationen über den folgenden Eingriff und Schmerz, z. B. es piekst
- Beziehen sie das Kind mit ein, indem es Entscheidungen z. B. über die Sitzposition treffen darf
- Beziehen sie die Eltern mit ein, z. B. indem sie das Kind auf den Schoß nehmen.

Zudem sollte für die Unterbringung in einem **Einzelzimmer** sowie für eine **ruhige Geräuschkulisse** Sorge getragen werden. Die Zimmertemperatur sowie die Lichtverhältnisse den jeweiligen Bedürfnissen anpassen. Mit dem Kind und seinen Eltern einen einfühlsamen und ruhigen Umgang anstreben.

Ernährung

In der Sterbephase ist keine Nahrungsaufnahme notwendig und wird häufig von den Kindern verweigert. Besteht noch das Bedürfnis nach Nahrung, dann keine blähenden Speisen verabreichen. Kleine Portionen Nahrung anreichen. Der Schwerpunkt ist eher auf Mundbefeuchtung und Mundpflege zu setzen.

Medikamentenverabreichung

Die Patientinnen und Eltern werden vom ärztlichen Behandlungsteam und den Pflegefachpersonen über Wirkung und Nebenwirkung der Medikamente **aufgeklärt und informiert,** damit während des Krankheitsverlaufs die Medikation angepasst und die Supportivtherapie durchgeführt werden kann.

Bei der Verabreichung der Medikamente ist zu beachten:

- Bei Schluckproblemen können die Medikamente als Tropfen, Schmelztabletten, Zäpfchen, transdermal, subkutan oder intravenös verabreicht werden (→ Abb. 20.4).
- Bei intravenösem Zugang, z. B. Port- oder Broviac-Kathetern, können Opioide über eine patientengesteuerte Analgesie-Pumpe (PCA-Pumpe, → 19.4.3) verabreicht werden, es können auch Dauer- oder Kurzinfusion gegeben werden.
- Um Schmerzen vorzubeugen empfiehlt es sich, angeordnete Bedarfs-Analgetika vor der Versorgung/Lagerung eines Kindes zu verabreichen.

SPICKZETTEL

Schmerzeinschätzung

Die Schmerzeinstufung erfolgt mindestens 2-mal pro Schicht und zusätzlich bei Bedarf. Eingesetzt werden altersentsprechende Schmerzerfassungsinstrumente. Schmerzpatienten müssen in ihren Aktivitäten unterstützt werden, z. B. Gegenstände greifnah platzieren, weite und bequeme Kleidungsstücke auswählen, Antidekubitusmatratzen, Wechseldruckmatratzen verwenden, Medikamente in bedarfsgerechter Dosierung und Zubereitung verabreichen.

20.2.2 Dyspnoe

Dyspnoe → 5.2.1

Bei der Dyspnoe (Atemnot, Lufthunger) handelt es sich um das subjektive Gefühl einer unzureichenden oder erschwerten Atmung, die meist mit Angst und Panik einhergeht. Sie tritt bei krebskranken Kindern und Jugendlichen am Lebensende häufig auf. Bei Kindern lassen sich nicht immer die sichtbaren Zeichen einer Dyspnoe (Einziehungen, Nasenflügeln, Stridor, Tachypnoe etc.) beobachten, auch Blutgasuntersuchungen oder veränderte Atemmuster bilden nicht immer das Ausmaß der Dyspnoe ab. Kinder sind oft wesensverändert (Ängstlichkeit, Weinerlichkeit, Schlaf-, Spiel- oder Essstörung).

Begünstigende Faktoren für die Luftnot sind vielfältig:

- Entzündungen: z. B. Pneumonie, Bronchitis mit Fieber, Schüttelfrost, schnelles Atmen (Tachypnoe), Husten, eitriger Auswurf
- Sehr selten Lungenembolie: plötzlich einsetzende, schwere Luftnot, schnelles Atmen, Schmerzen beim Atmen, Husten, blutiger Auswurf
- Pleuraerguss, Aszites, Perikarderguss: Flüssigkeitsansammlung im Brustkorb (Luftnot, Hustenreiz), Flüssigkeitsüberladung im Bauchraum (Bauchschmerzen, Bauchumfangszunahme), Flüssigkeitsansammlung im Herzbeutel (Schmerzlinderung durch Hinsetzen und Nach-vorne-Beugen, gestaute Halsvenen)
- Anämie
- Fatigue (→ 2.11)
- Angst und Depression
- Lungenmetastasen.

Einstufung der Dyspnoe

- An erster Stelle steht die Selbstauskunft des Kindes.
- Wie beim Schmerz können die NRS- oder VAS-Skala eingesetzt werden. Diese sind in der Einschätzung der medikamentösen Therapie sehr sinnvoll.

Für die folgenden Maßnahmen bei Kindern liegen bislang noch keine evidenzbasierten Daten vor. Die Anwendung ist also individuell abzuwägen.

Lagerung

Es gilt die Position herauszufinden, in der das Kind am besten atmen kann. Häufig wird eine **Oberkörperhochlagerung** bevorzugt und bei bewegungseingeschränkten Patienten eine zusätzliche Armunterstützung mithilfe von kleinen Kissen als Entlastung empfunden. Die Lagerung kann durch eine Knierolle erweitert werden.

Eine Rücksprache mit den Physiotherapeutinnen ist in Betracht zu ziehen.

Luftzufuhr

- Luftzirkulation verbessern, z. B. Fenster öffnen und Zimmertemperatur absenken
- Hand-, Standventilator oder Fächer zur Verfügung stellen, damit Luft zugefächelt werden kann
- Sauerstoff je nach Erkrankung zuführen (→ Abb. 20.5), der Flow (Gasfluss) richtet sich nach dem Bedarf des Kindes
- Luftfeuchtigkeit erhöhen, z. B. durch Inhalation oder Luftbefeuchter
- In der Umgebung des Kindes in der häuslichen Versorgung darf nicht geraucht werden
- Schleimhäute feucht halten durch Flüssigkeitszufuhr, z. B. mit einer Sprühflasche, flüssigkeitsgetränkten Watteträgern, Nasensalbe.

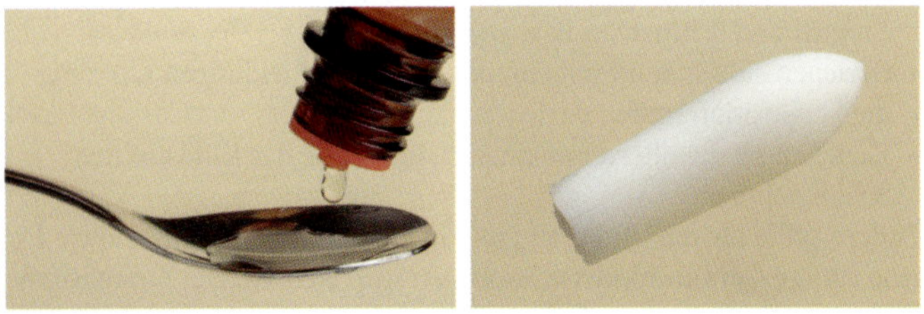

Abb. 20.4 Bei Schluckstörungen können Medikamente auch als Tropfen oder als Zäpfchen verabreicht werden. [K115]

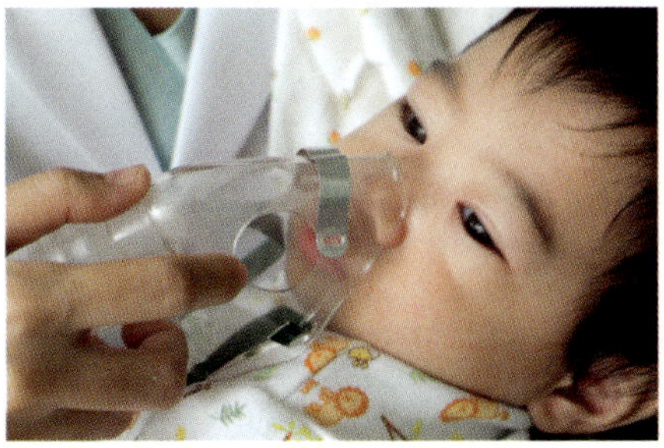

Abb. 20.5 Je nach Bedarf kann das Kind bei Dyspnoe Sauerstoff zugeführt bekommen. [J787]

Psychologische Entspannungs- und Ablenkungsverfahren

Neben der medikamentösen Behandlung der Dyspnoe können Entspannungsverfahren im Verlauf erlernt und eingeübt werden, um den Teufelskreis aus Angst, Atemnot und unkoordinierter Atmung zu durchbrechen. Diese Verfahren werden in Abstimmung mit der Physiotherapie durchgeführt und erlernt.

- Kontaktatmung durchführen, d. h. gegen einen Widerstand atmen und z. B. Hände auf den Brustkorb auflegen
- Massagen, z. B. atemstimulierende Einreibungen (ASE), vornehmen lassen
- Ggf. medikamentöse Therapie, Opioide niedrigdosiert, Benzodiazepine.

Sonstige Maßnahmen

- Das Kind nicht alleine lassen.
- Ruhe und Sicherheit ausstrahlen, in Gegenwart des Patienten keine Angst zeigen.
- Wir sollten darauf achten keine Fragen zu stellen, die auf die Atemnot bezogen sind, z. B. „Die Atemnot ist aber sehr schlimm, oder? " „Dir geht es immer noch schlecht, mmmh?" Denn dadurch fixiert sich das Kind zu sehr darauf und verstärkt die Angst, welche wiederum die Dyspnoe verstärkt.
- Weite und bequeme Kleidung tragen, um das Gefühl der Einengung, v. a. des Oberkörpers zu vermeiden.

Vorsicht! Den Einsatz von Inhalationsgeräten und Luftbefeuchtern bei immunsupprimierten Patienten vermeiden, da die Geräte häufig mit Keimen kontaminiert sind!

SPICKZETTEL

Dyspnoe

Tritt bei schwerkranken Kindern Atemnot auf, ist die Oberkörperhochlagerung zu bevorzugen. Bewegungseingeschränkte Kinder empfinden eine zusätzliche Armunterstützung mithilfe von kleinen Kissen als Entlastung. Zudem helfen Maßnahmen, die Luftzufuhr zu verbessern, sowie Entspannungsverfahren.

20.2.3 Terminales Rasseln

Schmerz → 19.5, → 19.6

Als terminales Rasseln wird die geräuschvolle Atmung (Rasseln, Brodeln, Gurgeln) bezeichnet, die in den letzten Tagen und Stunden des Lebens entstehen kann. Durch zunehmende Muskelschwäche und Bewusstseinsverlust staut sich Sekret im Rachenraum und kann nicht mehr abgehustet werden. Kommt ein Verlust des Schluckreflexes hinzu, kann der Speichel nicht mehr geschluckt werden. Die meisten Patientinnen sind in dieser Phase ohne Bewusstsein. Für die Eltern ist das Rasseln häufig schwer auszuhalten und es besteht die Sorge, dass das Kind darunter leidet.

Vorsicht! Die Eltern und Angehörigen sollten im Vorfeld über das Symptom Rasseln und die Ursachen informiert werden. Wichtig hierbei ist die Information, dass die Rasselatmung weder Ausdruck noch Ursache einer Atemnot ist.

Lagerung des Patienten

- Das Kind mit leicht erhöhtem Oberkörper (30° Grad) lagern. Dabei den Kopf seitlich lagern, damit das Sekret abfließen kann.
- Fußende leicht nach unten.
- Kopf in Rückenlage nicht zu sehr nach hinten überstrecken, damit die Zunge nicht nach hinten fällt.
- Eine saugfähige Unterlage oder ein Handtuch im Bereich des Kopfes unterlegen, damit das Sekret aufgefangen wird.

Mund- und Lippenpflege

- Bei der Mund- und Lippenpflege äußerst vorsichtig vorgehen, um Würgereize und Aspiration zu vermeiden.
- Mit Kompressen oder Watteträgern Sekret im Mundraum oder in der Nase entfernen.
- Bei hoher Speichelproduktion die Mundpflege z. B. mit Salbeitee durchführen.

Sonstige Maßnahmen:

- Reduktion der Flüssigkeit.

Medikamentöse Maßnahmen

Anticholinergika in der Off-Label-Anwendung erwägen (z. B. Scopolamin-Pflaster, Atropin-Tropfen, Glycopyrronium-Lösung).

Absaugen

Das oro- oder nasopharyngeale Absaugen (Absaugen des Mund- oder des Nasenrachenraums) ist nicht sinnvoll, da die Speichelproduktion und Sekretbildung angeregt werden. Der gewünschte Effekt hält nur wenige Minuten an. Das Absaugen kann zudem für das Kind unangenehm sein.

SPICKZETTEL

Terminales Rasseln

Terminales Rasseln ist die geräuschvolle Atmung, die in den letzten Tagen und Stunden des Lebens entstehen kann. Die meisten Patientinnen sind in dieser Phase ohne Bewusstsein. Für die Eltern ist das Rasseln häufig schwer auszuhalten und es besteht die Sorge, dass das Kind darunter leidet. Das regelhafte oro- oder nasopharyngeale Absaugen ist nicht sinnvoll, da die Speichelproduktion und Sekretbildung angeregt werden.

20.2.4 Blutungen

Nicht nur bei onkologisch erkrankten Kindern und Jugendlichen in der Palliativversorgung können Blutungen auftreten, die nach außen sichtbar werden und somit meist ein sehr belastendes Ereignis für das Kind und seine Familie darstellen. Die **Ursachen für Blutungen** sind vielfältig. Meist treten sie im Rahmen eines Erkrankungs- und/oder behandlungsbedingten Mangels an Blutplättchen (Thrombozytopenie) auf oder sie entwickeln sich sekundär bei Lebererkrankungen durch die damit einhergehende Störung der Gerinnungsfaktor-Synthese. Seltener können auch Blutungen aus einem gefäßreichen exulzerierenden Tumor auftreten.

Im Rahmen der Thrombozytopenie kommen meist Schleimhautblutungen im Mund-/Nasenbereich, aber auch im gesamten Gastrointestinaltrakt vor. Größere innere Blutungen oder pulmonale Blutungen sind wesentlich seltener und gehen dann meist einher mit der Exulzeration eines gefäßreichen Tumors oder der Störung der plasmatischen Blutgerinnung.

Aufklärung

Die Patientinnen und die Eltern werden über mögliche Blutungen, Komplikationen und über zu ergreifende Maßnahmen von den Ärztinnen und Pflegefachpersonen informiert. Bei allen Maßnahmen gilt es, Patientinnen und Eltern nicht allein zu lassen.

Zahnfleisch-/Mundschleimhautblutungen

- **Pflegerische Maßnahmen:**
  - Zähneputzen vermeiden bei einer Thrombozytopenie (Thrombozyten unter 40.000/ul)
  - Weiche Zahnbürsten verwenden oder eine sanfte Reinigung mit Mundspüllösungen und Watteträgern vornehmen; keine Zahnseide verwenden
  - Täglich Haut und Mundschleimhaut auf Blutungszeichen beobachten
- **Medikamentöse Maßnahmen zur Blutstillung:**
  - Tranexamsäure auf einen Tupfer geben und auf die betroffene Stelle mit leichtem Druck auftragen
  - Tranexamsäure und 5-prozentige Glukose (1:1) in einer Spritze aufziehen und auf die betroffene Stelle träufeln.

Nasenbluten

→ Abb. 20.6

- Kalte Kompressen oder eine Eiskrawatte in den Nacken legen
- Nase kühlen, z. B. mit einem Coolpack
- Nasenflügel der blutenden Seite an die Nasenwand drücken
- Druck auf die Wunde von innen ausüben, z. B. mit einer Tamponade
- Die Rückenlehne aufrichten und die Beine tief lagern. Den Kopf nach vorne halten, damit das Blut nicht in den Rachenraum läuft.
- Nase nur vorsichtig schnäuzen und bei trockenen Schleimhäuten möglichst Nasensalbe oder Nasenöl verwenden
- Luft anfeuchten, z. B. mit feuchten Tüchern.

Analbluten

- Druck auf die Wunde ausüben, z. B. mit einem Analtampon
- Blutungszone vor Traumata schützen
- Keine rektalen Einläufe oder Suppositorien verabreichen
- Wunde sauber halten
- Stuhl weich halten, d. h. Ernährung und Flüssigkeitszufuhr beachten und ggf. Verabreichung von Macrogol.

Exulzerierender Tumor

- Wundmanagement je nach Besonderheit der Wunde, ggf. Wundmanager hinzuziehen
- Leichten Druck auf die Wunde ausüben, damit Blutung eher gestillt wird
- Schutz der Blutungszone vor Traumata (z. B. durch Abpolstern, Verbände)
- Unnötige Manipulationen vermeiden
- Wundspülungen ohne hohen Druck durchführen
- Wunde unter aseptischen Bedingungen versorgen
- Evtl. Entfernung von infiziertem Granulationsgewebe
- Amorphe Hydrogele zum autolytischen Debridement verwenden
- Verbandswechsel mit silikonbeschichteten Wundauflagen durchführen.

Bei **akuter lebensbedrohlicher Blutung** wird eine schnellwirksame Schmerztherapie durchgeführt und eine angstlösende Sedierungstherapie erwogen.

Hämoptoe (Blutung aus den Atemwegen)

- Durch Lagerung eine Aspiration zu verhindern versuchen; ideal ist eine stabile Seitenlagerung, im Sitzen den Kopf nach vorne halten
- Bei tracheotomierten Patientinnen eine Trachealkanüle mit Cuff zum Blocken verwenden, falls eine Blutung aus dem Nasen-Rachen-Raum zu befürchten ist. Beim Cuff handelt es sich um die am Ende der Kanüle befindliche, aufblasbare Manschette, die zwischen Kanüle und Luftröhre luftdicht abschließt.
- Kalte Getränke anbieten, um eine Gefäßverengung zu erreichen
- Absaugen des Bluts aus dem Nasen-Mundbereich.

Hämatemesis (Blutung aus dem Gastrointestinaltrakt)

Beim Bluterbrechen sind folgende pflegerischen Maßnahmen durchzuführen:

- Inspektion des Erbrochenen: Hämatin oder Frischblut?
- Inspektion der Mundhöhle: Schleimhautblutungen?
- Anschließend Mundpflege.

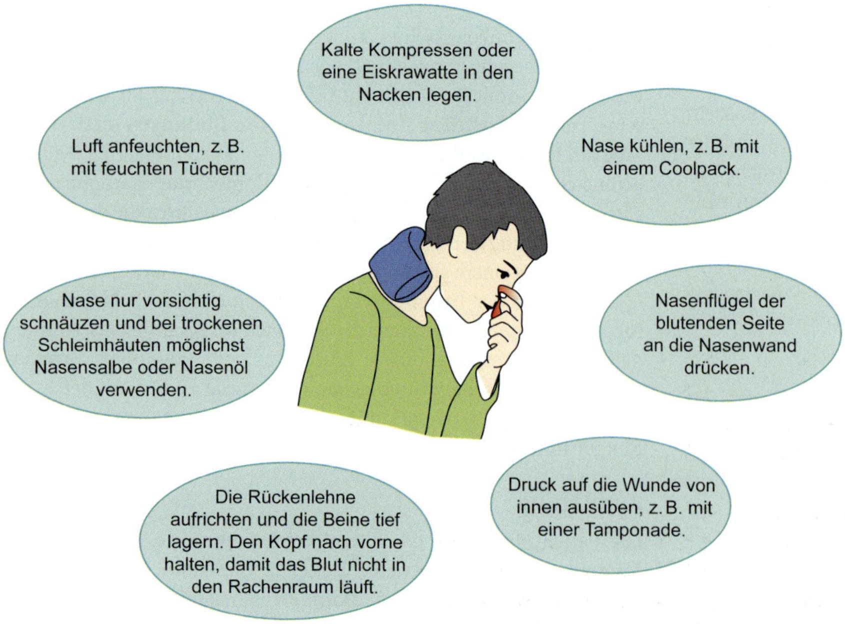

Abb. 20.6 Professionelles Vorgehen bei Nasenbluten [L143]

Vorsicht! Bei allen Blutungsereignissen dunkle Bettwäsche verwenden und dunkle Tücher vorhalten, da das Blut auf dunkler Wäsche weniger bedrohlich wirkt. Bei unstillbaren Blutungen eine Sedierung bereithalten, um Angstzuständen vorzubeugen.

SPICKZETTEL

Blutungen

Blutungen sind meist ein sehr belastendes Ereignis für das Kind und seine Familie. Die Patientinnen und die Eltern werden über mögliche Blutungen, Komplikationen und über zu ergreifende Maßnahmen von dem ärztlichen Behandlungsteam und Pflegefachpersonen informiert. Verschiedene Maßnahmen helfen, die Blutung zu stillen. Bei akuter lebensbedrohlicher Blutung schnellwirksame Schmerztherapie durchführen und angstlösende Sedierungstherapie in Erwägung ziehen.

20.2.5 Bewusstseinsveränderungen

Es gibt verschiedene Formen der Bewusstseinsveränderungen:

- **Somnolenz:** benommen, schläfrig, noch weckbar
- **Soporös:** stark benommen, weckbar nur durch stärkste Stimuli
- **Koma:** Bewusstlosigkeit, nicht mehr weckbar.

Eine Bewusstseinsveränderung kann am Lebensende auftreten und ist für die Kinder i. d. R. kein leidvoller Zustand. Für die Eltern und Geschwister ist dies ein weiterer Schritt in der Phase des Abschiednehmens. Das Kind kann über die bewusste Kommunikationsebene nicht mehr erreicht werden. Dies löst Trauer und Verlustängste aus. Diese Phase kann je nach Erkrankung einen unterschiedlichen Zeitraum umfassen. Das Kind kann jedoch über Ansprache und Körperkontakt die Anwesenheit der Eltern und Geschwister wahrnehmen. Worte können gehört werden und die Sinnesreize erhalten sein.

In dieser Phase können durch den veränderten Bewusstseinszustand verschiedene pflegerische Maßnahmen notwendig werden:

- Nach Möglichkeit **Bezugspflege** durchführen – die Pflege wird innerhalb einer Schicht durch eine Pflegefachperson vorgenommen – und die Eltern in die Pflege mit einbeziehen.
- Für ein **ruhiges Umfeld** und eine **angemessene Beleuchtung** sorgen (→ Abb. 20.7).
- Mit dem Kind, den Eltern und Geschwistern in ruhiger Atmosphäre kommunizieren.

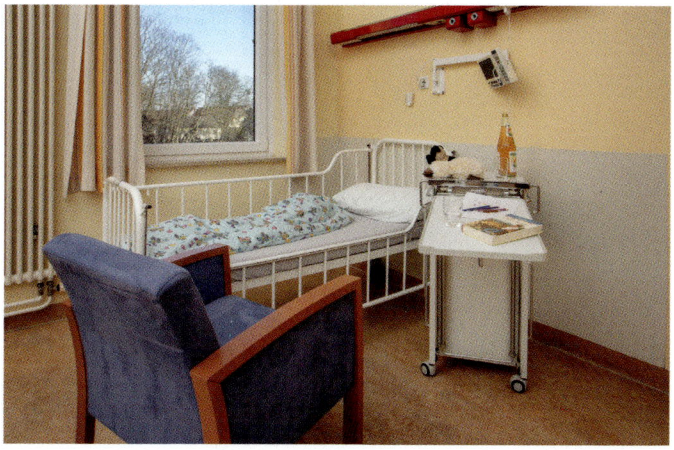

Abb. 20.7 Palliativ erkrankte Kinder und ihre Eltern sollten in einem ruhigen und schönen Zimmer untergebracht werden. [K115]

- Die Eltern zum **Körperkontakt** mit ihrem Kind ermutigen, auch dazu, dass sie ihr Kind ansprechen. Die Vorlieben des Kindes beachten, z. B. Lieblingsmusik, Geschichten vorlesen.
- Den Zustand des Kindes **ohne apparative Überwachung** beurteilen, d. h. ohne EKG-Monitor und Messung der Sauerstoffsättigung. Häufig werden die Eltern vom Monitoring abgelenkt und ggf. verunsichert. Das Absetzen erfolgt nur nach ärztlicher Anordnung.
- Durch Mundatmung oder Offenstehen des Mundes können eine **trockene Mundschleimhaut und eine borkige Zunge** entstehen. Mit einer Sprühflasche, z. B. mit Lieblingsgetränken, die Schleimhaut befeuchten. Säubern der Zunge mit einer Babyzahnbürste oder Mundpflegeschwämmchen. Es bestehen praktische Erfahrungen, Beläge und Borken mit speichelanregenden Substanzen wie Cola oder Ahoi-Brause zu lösen.
- Durch einen **inkompletten Lidschluss** können die Augen trocken werden. Bei Bedarf Augenpflege vornehmen. Befeuchtende Augentropfen verwenden und ggf. zur Nacht Augensalbe verabreichen.
- Durch die Verabreichung von Sauerstoff kann sich eine **trockene Nasenschleimhaut mit Borken** entwickeln. Nasenpflege durchführen. Feuchthalten der Nasenschleimhaut mit Nasensalbe. Bei Nasenbluten kann die Blutung mit Nasenspray oder Tranexamsäure + 5-prozentige Glukose 1 : 1 nach ärztlicher Anordnung gestoppt werden.
- Bei **Schluckstörungen** und notwendiger Verabreichung von Medikamenten und ggf. von Nahrung und Flüssigkeit eine nasogastrale Magensonde legen. Die Eltern auf Wunsch in die Handhabung und Verabreichung von Medikamenten etc. anleiten.
- **Optimal Handling,** d. h. nur notwendige Maßnahmen durchführen. Sondenwechsel und Abführmaßnahmen überdenken und nach Symptomatik entscheiden.
- **Lagerung** des Kindes nach aktuellem Zustand, ggf. Mikrolagerungen durchführen. Oberkörperhochlagerung bei erschwerter Atmung oder Dyspnoe.

SPICKZETTEL

Bewusstseinsveränderungen

Eine Bewusstseinsveränderung kann am Lebensende auftreten und ist für die Kinder i. d. R. kein leidvoller Zustand. Für die Eltern und Geschwister ist dies ein weiterer Schritt in der Phase des Abschiednehmens. Das Kind kann über die bewusste Kommunikationsebene nicht mehr erreicht werden.

20.2.6 Umgang nach dem Versterben

Umgang mit den Eltern und Angehörigen

Auf der Station für eine ruhige und angemessene Atmosphäre sorgen. Das sterbende Kind in ein Einzelzimmer legen, damit die Eltern, Angehörigen und Freunde die Möglichkeit haben, sich in Ruhe zu verabschieden. Persönliche Wünsche der Familie oder des Kindes berücksichtigen. Dazu können die Anwesenheit einer Seelsorgerin, religiöse Rituale oder auch Musik gehören.

Aufgaben der Ärztinnen

Die Durchführung der **Leichenschau** und das Ausstellen der Todesbescheinigung erfolgen durch das verantwortliche ärztliche Behandlungsteam. Die Todesbescheinigung muss vollständig ausgefüllt und leserlich unterschrieben sein. Die Eltern werden in einem Gespräch über die Möglichkeit und den Zweck einer Obduktion informiert.

Aufgaben der Pflege

Die Versorgung eines verstorbenen Kindes findet unter Berücksichtigung von **kulturellen, religiösen und konfessionellen Bedürfnissen** statt. Auf Wunsch der Eltern wird das Kind entweder zusammen mit dem Pflegefachpersonal oder durch die Eltern alleine versorgt.

Aufgaben des Pflegefachpersonals:

- Medizinische Geräte und Hilfsmittel entfernen
- Magensonde ziehen
- Zugänge entfernen
- Blutungen mit Druckverbänden stoppen
- Flüssigkeit aus Nase oder Mund absaugen.

Versorgung durch die Eltern mit Unterstützung des Pflegefachpersonals:

- Die **Leichenstarre** tritt nach 2–3 Std. ein und verschwindet ungefähr nach einem Tag. Das Kind soll vor Eintritt der Leichenstarre versorgt werden. Um den Mund zu schließen, empfiehlt sich das Anlegen eines elastischen Kinnbands. Zudem empfiehlt es sich, die Augen zu schließen.
- Die **Waschung** bietet die Möglichkeit des Abschiednehmens. Sie kann, muss aber nicht durchgeführt werden.
- Es können eigene **Körperpflegemittel** verwendet werden, die das Kind gerne gemocht hat.
- **Lieblingskleidung,** eigene Schuhe oder Schmuck können angezogen werden. Der Bestatter wechselt die Kleidung nur bei starker Verschmutzung.
- Bei Austritt von **Körperflüssigkeiten** Windelvorlagen verwenden, um zu vermeiden, dass die Kleidung verschmutzt.
- Durch das Entweichen von Luft aus den Lungen können **Geräusche** entstehen. Darüber sollen die Eltern im Vorfeld informiert werden.
- Als **Erinnerung** können Hand- und Fußabdrücke von dem Kind genommen oder eine Locke bzw. Strähne abgeschnitten werden. Auf Wunsch der Eltern können Fotos von dem verstorbenen Kind aufgenommen werden.
- Das Kind kann in seiner **Lieblingsposition** gelagert werden. Eine Faltung der Hände ist nicht notwendig. Um den Mund zu verschließen und das Kinn nach oben zu schieben, können Kuscheltiere oder ein Tuch zur Abstützung des Kiefers verwendet werden.
- Das **Aussehen** des Kindes kann sich schnell verändern. Die Haut verfärbt sich in tieferen Hautbereichen dunkel. Die Eltern über die Veränderungen informieren.

Aufbahrung

Die Aufbahrung des verstorbenen Kindes kann zu Hause, beim Bestatter, in der Friedhofskappelle oder in einem Kinderhospiz stattfinden. Es besteht die Möglichkeit, das Kind nach dem Versterben im Krankenhaus nach Hause zu holen. Die gesetzlichen Vorgaben variieren in den einzelnen Bundesländern. In einigen neonatologischen Abteilungen gibt es die Möglichkeit Fotografen zu jeder Tages- und Nachtzeit hinzuzuholen, falls Fotos gewünscht sind (Sternenkinderfotografie).

Obduktion

Eine Obduktion kann zur abschließenden Feststellung der Todesursache dienen. Eine Einwilligung der Eltern ist hierbei erforderlich. Bei unklarer Todesursache kann diese von den Behörden angeordnet werden. Eine Zustimmung der Eltern ist hierfür nicht notwendig.

ANHANG

Florian Schneider

LABORDIAGNOSTIK IM KINDES- UND JUGENDALTER

Florian Schneider

Blutbild

Ein Blutbild (→Tab. 1) ist die Untersuchung des Bluts auf seine verschiedenen Bestandteile. Das Blutbild ist die häufigste Blutuntersuchung überhaupt, da Veränderungen im Blutbild bei den verschiedensten Erkrankungen auftreten. Man kann ein kleines von einem großen Blutbild unterscheiden, zu dem dann neben dem kleinen Blutbild noch ein Differenzialblutbild gehört. Jedes Labor hat eigene Referenzwerte, die zu beachten sind. Folgende Laborwerte dienen nur zur Orientierung. Bei der Blutentnahme ist auf eine korrekte Durchführung zu achten.

Tab. 1 Laborparameter des Blutbilds

Normwerte	Indikation	Anmerkung
Hämoglobin		
• Bis zum 6. Lebenstag: 15,0–24,0 g/dl • 6.–31. Lebenstag: 10,3–18,7 g/dl • 1.–3. Lebensmonat: 9,0–16,5 g/dl • 3.–36. Lebensmonat: 10,1–12,9 g/dl • 4.–16. Lebensjahr: 11,1–14,5 g/dl • Ab 17. Lebensjahr (weiblich): 12,0–15,0 g/dl • Ab 17. Lebensjahr (männlich): 12,0–17,0 g/dl	Blutarmut, Blutung, Polyglobulie, postoperativ, nach EK-Gabe	Serum/Plasma (EDTA/Heparin)
Hämatokrit		
• Bis 6. Lebenstag: 40,0–70,0 % • 2.–3. Lebenswoche: 38,0–70,0 % • 4.–12. Lebenswoche: 30,0–46,0 % • 4.–12. Lebensmonat: 30,0–43,0 % • 2.–8. Lebensjahr: 32,0–41,0 % • 9.–13. Lebensjahr: 34,0–44,0 % • 14.–16. Lebensjahr (weiblich): 35,0–44,0 % • 14.–16. Lebensjahr (männlich): 38,0–48,0 % • Ab 17. Lebensjahr: 34,7–44,7 % (♀), 36,0–48,2 % (♂)	Blutarmut, Blutung, Polyglobulie, postoperativ, nach EK-Gabe	Serum/Plasma (EDTA/Heparin)
Retikulozyten (% der Erythrozyten)		
• 1.–3. Lebenstag: 0,4–6,0 % • 1. Lebenswoche: 0,1–1,3 • 2.–4. Lebenswoche: 0,1–2,9 % • bis 1. Lebensjahr: 1,1–3,0 • 1.–3. Lebensjahr: 1,1–5,0 • 3.–8. Lebensjahr: 0,95–0,3 • › 12. Lebensjahr: 1,32–4,91	Blutbildung, Neonatologie	Serum/Plasma (EDTA/Heparin)
Erythrozyten		
• 1.–7. Lebenstag: 4,5–6,5 Mio./ml • 2.–6. Lebensmonat: 3,5–5,0 Mio/ml • Ab 9. Lebensmonat: 3,9–5,1 Mio/ml	Anämie, Polyglobulie	Serum/Plasma (EDTA/Heparin)

Tab. 1 Laborparameter des Blutbilds *(Forts.)*

Normwerte	Indikation	Anmerkung
MCV (mittleres korpuskuläres Volumen)		
• 1.–7. Lebenstag: 99–122 fl • 7. Lebenstag–3. Lebenswoche: 84–128 fl • 2.–4. Lebensmonat: 81–121 fl • 3.–4. Lebensmonat: 77–113 fl • 6.–11. Lebensmonat: 70–102 fl • 1. Lebensjahr: 70–100 fl • 2.–6. Lebensjahr: 71–86 fl • 7.–12. Lebensjahr: 71–87 fl • 13.–17. Lebensjahr (weiblich): 78–93 fl • 13.–17. Lebensjahr (männlich): 78–93 fl	Abklärung Anämie	Serum/Plasma (EDTA/Heparin)
MCH (mittleres korpuskuläres Hb)		
• 1. Lebenstag bis 4. Lebenswoche: 33,0–38,0 pg • 2.–4. Lebensmonat: 31,5–35,5 pg • 3.–4. Lebensmonat: 28,0–32,0 pg • 6.–11. Lebensmonat: 23,5–28,5 pg • 1. Lebensjahr: 19,8–27,2 pg • 2.–6. Lebensjahr: 23,0–29,0 pg • 7.–12. Lebensjahr: 24,0–30,0 pg • 13.–17. Lebensjahr (weiblich): 26,0–32,0 pg • 13.–17. Lebensjahr (männlich): 25,0–31,0 pg	Abklärung Anämie	Serum/Plasma (EDTA/Heparin)
MCHC (mittlere Hb-Konzentration des Erythrozyten)		
• 1.–7. Lebenstag: 31,8–35,2 g/dl • 7. Lebenstag bis 3. Lebenswoche: 32,8–36,2 g/dl • 4.–2. Lebensmonat: 32,7–35,7 g/dl • 3.–4. Lebensmonat: 32,3–35,7 g/dl • 6.–11. Lebensmonat: 31,5–35,5 g/dl • 1.–6. Lebensjahr: 30,1–34,9 g/dl • 7.–12. Lebensjahr: 32,0–36,0 g/dl • 13.–17. Lebensjahr: 71–87 fl	Abklärung Anämie	Serum/Plasma (EDTA/Heparin)
Thrombozyten		
• 1. Lebenstag: 214–380/nl • 1.–6. Lebensjahr: 250–350/nl • 7.–17. Lebensjahr: 200–400/nl	Gerinnungsstörung, Blutverlust, Abklärung Petechien oder Hämatome	Serum/Plasma (EDTA/Heparin), Thrombo-Exact
Leukozyten		
• 1.–6. Lebenstag: 9,4/nl–24,0/nl • 7. Lebenstag bis 3. Lebensmonat: 5,5/nl–19,5/nl • 4. Lebensmonat bis 12. Lebensjahr: 4,5–12,0/nl • 13.–17. Lebensjahr: 4,5–12,5/nl	Infektion, hämatologische-onkologische Erkrankungen	Serum/Plasma (EDTA/Heparin)
Lymphozyten		
• Säuglinge: 20–70 % • Kinder: 25–50 %	Infektion, onkologische Erkrankung	Serum/Plasma (EDTA/Heparin)
Monozyten		
• Säuglinge: 7–14 % • Kinder: 1–9 %	Infektion	Serum/Plasma (EDTA/Heparin)
Stabkernige Granulozyten		
0–10 %	Infektion	Serum/Plasma (EDTA/Heparin)
Segmentkernige Granulozyten		
• Säuglinge: 22–65 % • Kinder: 25–65 %	Infektion	Serum/Plasma (EDTA/Heparin)
Eosinophile Granulozyten		
• Säuglinge: 1–7 % • Kinder: 1–5 %	Infektion	Serum/Plasma (EDTA/Heparin)
Basophile Granulozyten		
• Säuglinge: 1–2 % • Kinder: 1–1,8 %	Infektion	Serum/Plasma (EDTA/Heparin)

Gerinnung

Die Blutgerinnung wird anhand folgender Laborparameter (→ Tab. 2) überprüft: Quick-Wert (misst die Thrombinbildung nach Aktivierung mit Gewebsthromboplastin). Die partielle Thromboplastinzeit, kurz PTT, gibt Auskunft über das intrinsische (endogene) System der Blutgerinnung.

Tab. 2 Laborparameter der Blutgerinnung

Normwerte	Indikation	Anmerkung
INR (international normalized ratio)		
0,90–1,20	Gerinnungsstörung, Kontrolle der therapeutischen Heparinisierung	Citratplasma
Quick (Prothrombinzeit)		
• Neugeborene: 55–100 % • Kinder: 60–100 %	Gerinnungsstörung	Citratplasma
aPTT (partielle Thromboplastinzeit)		
30,0–45,0 s	Gerinnungsstörung	Citratplasma
Thrombinzeit		
16–30 s	Gerinnungsstörung	Citratplasma
D-Dimere		
≤ 0,5 mg/l	Thrombosegefahr, Gerinnungsstörung	Citratplasma
Fibrinogen		
150–450 mg/dl	Gerinnungsstörung	Citratplasma
Antithrombin		
1. Tag: 0,39–0,87 U/ml 5. Tag: 0,41–0,93 U/ml 30. Tag: 0,48–1,08 U/ml 90. Tag: 0,73–1,21 U/ml Erwachsene: 0,79–1,31 U/ml	Gerinnungsstörung	Citratplasma

Elektrolyte

Die Elektrolyte (→ Tab. 3) erfüllen wichtige Funktionen und spielen z. B. eine entscheidende Rolle bei der Regulation des Wasserhaushalts und der elektrischen Aktivität von Muskel- und Nervenzellen. Die Konzentration der einzelnen Ionen wird durch verschiedene Mechanismen, v. a. durch Hormone, streng kontrolliert. Auch verschiedene Erkrankungen, z. B. Durchfall, Erbrechen oder Nierenschäden beeinflussen den Elektrolythaushalt.

Tab. 3 Normwerte der Elektrolyte

Normwerte	Indikation	Anmerkung
Natrium		
• Bis 7. Lebenstag: 133–146 mmol/l • 8.–31. Lebenstag: 134–144 mmol/l • 1.–6. Lebensmonat: 134–142 mmol/l • 6 Monate bis 1 Jahr: 133–142 mmol/l • › 1. Lebensjahr: 134–143 mmol/l	Störung des Wasser- und Elektrolythaushalts, Durchfallerkrankungen	BGA (kapillär/venös), Serum/Plasma (EDTA/Heparin)
Kalium		
• Bis 7. Lebenstag: 3,2–5,5 mmol/l • 8.–31. Lebenstag: 3,4–6,0 mmol/l • 1.–6. Lebensmonat: 3,5–5,6 mmol/l • 6 Monate bis 1 Jahr: 3,5–6,1 mmol/l • › 1. Lebensjahr: 3,5–6,1 mmol/l	Störung des Wasser- und Elektrolythaushalts	BGA (kapillär/venös), Serum/Plasma (EDTA/Heparin)
Chlorid		
95–112 mmol/l	Störung des Wasser- und Elektrolythaushalts	BGA (kapillär/venös), Serum/Plasma (EDTA/Heparin)

Tab. 3 Normwerte der Elektrolyte *(Forts.)*

Normwerte	Indikation	Anmerkung
Kalzium		
• Neugeborene: 1,75–2,70 mmol/l • › 1. Lebensjahr: 2,05–2,70 mmol/l	Störung des Wasser- und Elektrolythaushalts, Tetanie	BGA (kapillär/venös), Serum/Plasma (EDTA/Heparin)
Glukose (nüchtern)		
• Nabelschnur: 63–158 mg/dl • Neugeborene (1h): 36–99 mg/dl • Neugeborene (2h): 39–89 mg/dl • Neugeborene (5–14 h): 34–77 mg/dl • Neugeborene (bis 7. Lebenstag): 46–80 mg/dl • 1.–6. Lebensjahr: 74–127 mg/dl • 7.–18. Lebensjahr: 70–106 mg/dl	Stoffwechsel, Diabetes mellitus, Hypoglykämie, Hyperglykämie, Durchfallerkrankungen, Erbrechen	BGA (kapillär/venös), Serum/Plasma (EDTA/Heparin) Nüchtern-Glucose ‹ 90–100 mg/dl Nach Glucose-Belastung ‹ 140 mg/dl Postprandial ‹ 130 mg/dl
Laktat		
0,5–1,6 mmol/l	Operation, Infarkt, Ischämie, Stress, Infektion	BGA (kapillär/venös), Serum/Plasma (EDTA/Heparin)
Magnesium		
• Neugeborene: 0,48–1,05 mmol/l • Schulkinder: 0,60–0,95 mmol/l	Niereninsuffizienz, Durchfallerkrankung	BGA (kapillär/venös), Serum/Plasma (EDTA/Heparin)
Phosphat		
• Neugeborene: 1,6–3,1 mmol/l • Bis 12. Lebensmonat: 1,56–2,8 mmol/l • 1.–6. Lebensjahr: 1,3–2,0 mmol/l • 7.–13. Lebensjahr: 0,8–1,5 mmol/l • Über 13. Lebensjahr: 0,8–1,5 mmol/l	Niereninsuffizienz, Knochenstoffwechsel	BGA (kapillär/venös), Serum/Plasma (EDTA/Heparin)

Entzündungswerte

Auf eine Entzündung (→Tab. 4) im Körper deuten neben erhöhten bzw. erniedrigten Leukozyten folgende Entzündungsparameter hin: C-reaktives Protein (CRP), die Interleukine (v. a. IL-6) – Botenstoffe (Zytokine), die von körpereigenen Abwehrzellen (Leukozyten und Makrophagen) sezerniert werden und der Regulation des Immunsystems dienen – sowie das Procalcitonin (PCT), das als Marker für Infektionskrankheiten gilt.

Tab. 4 Entzündungsparameter

Normwerte	Indikation	Anmerkungen
C-reaktives Protein (CRP)		
0–5,0 mg/l	Entzündung, Infektion (langsamer Entzündungsmarker)	Serum/Plasma (EDTA/Heparin)
Interleukin-6 (Il-6)		
0–50 ng/l	Entzündung, Infektion (frühzeitiger Entzündungsmarker)	Serum/Plasma (EDTA/Heparin)
Procalcitonin		
• Neugeborene (‹ 48 h): › 2 ng/ml • 3. Lebenstag bis Erwachsenenalter: ‹ 0,5 ng/ml	Entzündung, Infektion (frühzeitiger Entzündungsmarker)	Serum/Plasma (EDTA/Heparin)

Klinische Chemie

Die klinische Chemie (→Tab. 5) zeigt Störungen im Stoffwechsel an. Konzentrationsmessungen in Blut und Urin ermöglichen nicht nur die Erstellung einer Diagnose, z. B. Diabetes mellitus, sondern bestimmen auch die Behandlungsoptionen. Bestimmt werden insbesondere Elektrolyte (→Tab. 3), Proteine/Enzyme, Lipide, Stoffwechselmetabolite (u. a. Glukose, Harnstoff. Bilirubin, Kreatinin), Hormone, Vitamine, Immunglobuline, Medikamente/Drogen und Gerinnungsparameter (z. B. Quick, PTT, Faktoren) aus Serum, Plasma bzw. Urin. Wichtig dabei ist die akkurate Abnahme des Bluts.

Tab. 5 Laborparameter der klinischen Chemie

Normwerte	Indikation	Anmerkung
γ-GT, GGT (γ-Glutamyl-Transferase)		
• 1. Lebensjahr: < 203 U/l • 1.–3. Lebensjahr: < 85 U/l • 4.–6. Lebensjahr: < 26 U/l • 7.–12. Lebensjahr: < 30 U/l • Ab dem 12. Lebensjahr: – Weiblich < 38 U/l – Männlich < 66 U/l	Lebererkrankung, Gallenstau	Serum/Plasma (EDTA/Heparin)
GOT (Glutamat-Oxalazetat-Transaminase)		
• Neugeborene bis 12. Monat: < 58 U/l • 2.–16. Lebensjahr: < 45 U/l • Erwachsene: weiblich < 27 U/l, männlich < 35 U/l	Lebererkrankung, Gallenstau	Serum/Plasma (EDTA/Heparin)
GPT (Glutamat-Pyruvat-Transaminase)		
• Neugeborene bis 1. Lebensjahr: < 56. U/l • 2.–17. Lebensjahr: < 37 U/l	Lebererkrankung, Gallenstau	Serum/Plasma (EDTA/Heparin)
Kreatinin		
• Neugeborene: 0,27–0,77 mg/dl • 1.–3. Lebensjahr: 0,15–0,39 mg/dl • 4.–15. Lebensjahr: 0,23–0,68 mg/dl • Ab dem 15. Lebensjahr: 0,6–1,1 mg/dl	Niereninsuffizienz, Nierenversagen, HUS	Serum/Plasma (EDTA/Heparin)
LDH (Laktatdehydrogenase)		
• 1.–30. Lebenstag: 150–785 U/l • 1.–6. Lebensmonat: 160–437 U/l • 7.–12. Lebensmonat: 145–363 U/l • 1.–2. Lebensjahr: 86–315 U/l • 2.–3. Lebensjahr: 106–296 U/l • 12.–18. Lebensjahr: 90–270 U/l	Hämolyse	Serum/Plasma (EDTA/Heparin)
CK (Creatinkinase)		
• Neugeborene < 700 U/l • 6 Tage bis 6 Monate ≤ 300 U/l • 1.–17. Lebensjahr < 250 U/l	Skelett- und Muskelerkrankungen, Myokardinfarkt	Serum/Plasma (EDTA/Heparin)
Bilirubin		
• Neugeborene 1. Tag: < 4,0 mg/dl • Neugeborene 2. Tag: < 10 mg/dl • Neugeborene 3.–5. Tag: < 13, 5 mg/dl • Kinder und Jugendliche < 1,1 mg/dl	Lebererkrankung, Gallenstau, Hämolyse	Serum/Plasma (EDTA/Heparin), abhängig vom Geburtsgewicht und vom Gestationsalter bei Geburt
AP (Alkalische Phosphatase))		
• < 1. Lebensjahr < 390 U/l. • 1.–7. Lebensjahr: < 350 U/l • 7.–17. Lebensjahr: < 320 U/l • > 17. Lebensjahr: < 125 U/l	Lebererkrankungen, Gallenstau, Knochenmarkserkrankung	Serum/Plasma (EDTA/Heparin)
Cholesterin		
• Neugeborene: < 170 mg/dl • Säuglinge: < 200 mg/dl • Kinder: < 210 mg/dl	Fettstoffwechselstörung	Serum/Plasma (EDTA/Heparin)

Tab. 5 Laborparameter der klinischen Chemie *(Forts.)*

Normwerte	Indikation	Anmerkung
LDL-Cholesterin		
• Neugeborene: 59–117 mg/dl • Säuglinge: 20–120 mg/dl • Kleinkinder: 35–120 mg/dl • Jugendliche: 55–120 mg/dl	Fettstoffwechselstörung	Serum/Plasma (EDTA/Heparin)
HDL-Cholesterin		
• Neugeborene: 13–53 mg/dl • Säuglinge: 13–53 mg/dl • Kleinkinder: 22–89 mg/dl • Jugendliche: 30–70 mg/dl	Fettstoffwechselstörung	Serum/Plasma (EDTA/Heparin)
Gesamteiweiß		
• 1. Lebensmonat: 4,6–7,0 g/dl • 1.–6. Lebensmonat: 4,4–7,6 g/dl • 6.–12. Lebensmonat: 5,1–7,3 g/dl • 1.–18. Lebensjahr: 5,7–8,0 g/dl	Eiweißmangel, Niereninsuffizienz	Serum/Plasma (EDTA/Heparin)
Harnsäure		
Weiblich • Bis 5. Lebenstag: 1,9–7,9 mg/dl • 1.–4. Lebensjahr: 1,7–5,1 mg/dl • 5.–11. Lebensjahr: 3,0–6,4 mg/dl • 12.–14. Lebensjahr: 3,2–6,1 mg/dl • 15.–17. Lebensjahr: 3,2–6,4 mg/dl	Gicht, Nierensteine, onkologische Erkrankung	Serum/Plasma (EDTA/Heparin
Harnstoff		
• 1.–3. Lebensjahr: 11–36 mg/dl • 4.–13. Lebensjahr: 15–36 mg/dl • 14.–19. Lebensjahr: 18–45 mg/dl	Niereninsuffizienz, Stoffwechselstörung	Serum/Plasma (EDTA/Heparin)
Ammoniak		
• Neugeborene: < 190 µg/dl • Frauen: 25–82 µg/dl • Männer: 19–94 µg/dl	Stoffwechselstörung, Lebererkrankung	Serum/Plasma (EDTA/Heparin), sofort auf Eiswasser ins Labor
Lipase		
• Säuglinge < 34 U/l • Erwachsene ≤ 170 U/l	Pankreaserkrankung	Serum/Plasma (EDTA/Heparin)
Gesamt-Amylase		
< 120 U/l	Pankreaserkrankung (nicht spezifisch)	Serum/Plasma (EDTA/Heparin)

Endokrinologie

Als Eingangsuntersuchung zur Abklärung der Schilddrüsenfunktion sollte die Bestimmung von TSH (→ Tab. 6) erfolgen, wenn Hinweise auf eine Erkrankung oder Funktionsstörung der Schilddrüse vorliegen. Bei erniedrigten bzw. supprimierten TSH-Werten (→ Tab. 6) sollten die freien Schilddrüsenhormone fT_4 und fT_3 bestimmt werden, um abzuklären, ob es sich um eine latente oder eine manifeste Hyperthyreose handelt. Die Schilddrüsenwerte werden nüchtern am Morgen entnommen.

Tab. 6 Endokrinologische Laborparameter

Normwerte	Indikation	Anmerkung
TSH (Thyreoidea-stimulierendes Hormon)		
• bis 1. Lebenswoche: 0,27–20 µIU/ml • 1.–5. Lebensjahr: 0,27–7,0 µIU/ml • 1.–17. Lebensjahr: 0,27–5,0 µIU/ml	Schilddrüsenunter- oder -überfunktion	Serum/Plasma (EDTA/Heparin)
Freies Trijodthyronin (fT3)		
• 1.–2. Lebenstag: 5,2–14,3 pmol/l • 3.–30. Lebenstag: 4,3–10,6 pmol/l • 1.–12. Lebensmonat: 5,1–10,0 pmol/l • 1.–7. Lebensjahr: 5,2–10,2 pmol/l • 7.–13. Lebensjahr: 6,2–9,5 pmol/l • 13.–18. Lebensjahr: 5,2–8,6 pmol/l	Schilddrüsenunter- oder -überfunktion	Serum/Plasma (EDTA/Heparin)
Freies Thyroxin (fT4)		
• 1.–2. Lebenstag: 1,6–3,8 ng/dl • 3.–30. Lebenstag: 1,5–3,0 ng/dl • 1.–12. Lebensmonat: 1,1–1,8 ng/dl • 1.–7. Lebensjahr: 0,9–1,7 ng/dl • 7.–13. Lebensjahr: 0,9–1,7 ng/dl • 13.–18. Lebensjahr: 0,9–1,8 ng/dl	Schilddrüsenunter- oder -überfunktion	Serum/Plasma (EDTA/Heparin)
Glykosyliertes Hämoglobin (Hb-A1C)		
4,4–6,0 %	Diabetes mellitus	Serum/Plasma (EDTA/Heparin)

Anämiediagnostik

Anämie ist ein krankhafter Zustand des erythropoetischen Systems mit Verminderung der Erythrozytenzahl, des Hämoglobins und/oder des Hämatokrits. Die Grundlage jeder Anämiediagnostik (→ Tab. 7) bildet das Differenzialblutbild, dies enthält auch die Erythrozytenindizes. Des Weiteren sollten die Eisenstoffwechsel-Parameter (Ferritin, evtl. auch Transferrin und Eisen) bestimmt werden. Die akkurate Abnahme ist auch hier sehr wichtig.

Tab. 7 Laborparameter der Anämiediagnostik

Normwerte	Indikation	Anmerkung
Eisen		
• Bis 2. Lebenswoche: 63–201 µg/dl • Bis 6. Lebensmonat: 28–135 µg/dl • Bis 1. Lebensjahr: 35–155 µg/dl • Bis 12. Lebensjahr: 22–135 µg/dl	Blutbildung, Mangelernährung, Blutung, gestörte Eisenaufnahme	Serum/Plasma (EDTA/Heparin)
Transferrin		
• Bis 2. Lebenswoche: 158–268 mg/dl • Bis 6. Lebensmonat: 202–302 mg/dl • Bis 1. Lebensjahr: 261–353 mg/dl • Bis 14. Lebensjahr: 240–360 mg/dl	Eisenverteilungsstörung, Eisenverwertungsstörung	Serum/Plasma (EDTA/Heparin)
Ferritin		
• 2.–3. Lebenswoche: 90–628 µg/l • 1. Lebensmonat: 144–399 µg/l • 2. Lebensmonat: 87–430 µg/l • 4. Lebensmonat: 37–223 µg/l • 6.–15. Lebensjahr: 7–142 µg/l • Ab dem 16. Lebensjahr: 22–112 µg/l	Eisenverteilungsstörung, Eisenverwertungsstörung	Serum/Plasma (EDTA/Heparin)

Myokardmarker

Die Bestimmung folgender Herzenzyme (→Tab. 8) ist beim Verdacht eines Herzinfarkts mit Untergang der Herzmuskelzellen wichtig.

Tab. 8 Myokardmarker.

Normwerte	Indikation	Anmerkung
Troponin T		
‹ 0,4 µg/l	Myokardinfarkt, Ischämie, Myokarditis	Serum/Plasma (EDTA/Heparin)
Brain natriuretic peptide (BNP)		
• Weiblich: ‹ 150 pg/ml • Männlich: ‹ 100 pg/ml	Herzinsuffizienz, Kardiomegalie	Serum/Plasma (EDTA/Heparin)
Muscle-Brain type CK (CK-MB)		
0–25 U/l	Myokardinfarkt	Serum/Plasma (EDTA/Heparin)

Urin

Der Urinstatus (→Tab. 9) gibt Aufschluss über Infektionen und Blutungen im Urogenitalbereich und hilft bei der Überwachung von Diabetikern. Folgende Parameter sind im Urinstatus enthalten: Glukose, Blut (Erythrozyten), Protein (Albumin), Ketonkörper, Bilirubin, Nitrit, Urobilinogen, Leukozyten, pH-Wert und spezifisches Gewicht. Goldstandard in der Uringewinnung ist der sterile Urin mittels Blasenpunktion oder suprapubischer Punktion. Auch ein Mittelstrahlurin kann verwendet werden. Bei Urinbeutel muss auf Verschmutzung Rücksicht genommen werden.

Tab. 9 Laborparameter des Urinstatus

Normwerte	Indikation	Anmerkungen
Spezifisches Gewicht		
1.010–1.035 g/ml	Nierenerkrankung	Urinröhrchen (Mittelstrahlurin)
pH-Wert		
5–7	Harnsteine, Nierenfunktion, Infektion	Urinröhrchen (Mittelstrahlurin)
Leukozyten		
Negativ	Harnwegsinfekt, Pyelonephritis	Urinröhrchen (Mittelstrahlurin)
Erythrozyten		
Negativ	Hämaturie, Harnwegsinfekte	Urinröhrchen (Mittelstrahlurin)
Ketone		
Negativ	Exsikkose, Diabetes mellitus	Urinröhrchen (Mittelstrahlurin)
Nitrit		
Negativ	Harnwegsinfekt, Pyelonephritis	Urinröhrchen (Mittelstrahlurin)
Urobilinogen		
Negativ	Leberschaden	Urinröhrchen (Mittelstrahlurin)
Bilirubin		
Negativ	Leberschaden, Gallenstau	Urinröhrchen (Mittelstrahlurin)
Eiweiß		
Negativ	Proteinurie, Nierenschaden	Urinröhrchen (Mittelstrahlurin)
Natrium		
50–200 mmol/24 h	Nierenschaden	24h-Sammelurin
Kreatinin		
• Frauen: 1,0–1,3 g/24 h • Männer: 1,5–2,5 g/24 h	Muskelabbau, Nierenerkrankung	24h-Sammelurin
GFR (Glomuläre Filtrationsrate)		
• 1.–2. Lebenswoche: 25–35 ml/min • 3.–2. Lebensmonat: 25–55 ml/min • 3.–12. Lebensmonat: 35–80 ml/min • Ältere Kinder › 90 ml/min	Nierenfunktion, Nierenschaden	24h-Sammelurin, kein Fleischgenuss, Daten zu erheben: Gewicht, Größe, Sammelperiode, Urinmenge

Liquor

Die Analyse des Liquor cerebrospinalis (→Tab. 10) trägt einen wichtigen Teil zur Diagnose verschiedener Erkrankungen des zentralen Nervensystems (ZNS) bei. Um den Status des Liquors zu bestimmen, wird erhoben, ob und in welchem Umfang Erythrozyten, Leukozyten, Glukose, Gesamtprotein, Laktat und Bakterien im Liquor vorhanden sind. Auch die Farbe des Liquors wird bestimmt. Wichtig bei der Lumbalpunktion ist es, steril zu arbeiten und keine Blutgefäße zu punktieren, damit das Ergebnis aussagekräftig ist.

Tab. 10 Laborparameter der Liquordiagnostik.

Normwerte	Indikation	Anmerkung
Glukose		
60–85 mg/dl	Infektion, Meningitis	Liquor nach Lumbalpunktion
Eiweiß		
5–40 mg/dl	Infektion, Meningitis	Liquor nach Lumbalpunktion
Laktat		
< 2,1 mmol/l	Infektion, Meningitis	Liquor nach Lumbalpunktion
Leukozyten		
< 4/µl	Infektion, Meningitis	Liquor nach Lumbalpunktion
Erythrozyten		
Negativ	Infektion, Meningitis, Hirnblutung	Liquor nach Lumbalpunktion
Bakterien		
Negativ	Infektion, Meningitis	Liquor nach Lumbalpunktion
Farbe		
Klar	Infektion, Meningitis	Liquor nach Lumbalpunktion
Trüb	Infektion	Liquor nach Lumbalpunktion
Grünlich	Tuberkulose	Liquor nach Lumbalpunktion
Rötlich	Erythrozyten, Blutung	Liquor nach Lumbalpunktion
Auto-Antikörper	Indikation	Liquor nach Lumbalpunktion
Negativ	Enzephalitis	Liquor nach Lumbalpunktion

Blutsenkungsgeschwindigkeit

Die Blutsenkungsgeschwindigkeit (BSG →Tab. 11) ist ein unspezifischer Test auf entzündliche Vorgänge im Körper. Wird eine Blutprobe längere Zeit stehen gelassen, so setzen sich die roten Blutkörperchen ab. Wenn sich im Körper ein entzündlicher Prozess abspielt, dann geschieht das beschleunigt oder verstärkt. Hintergrund ist, dass bestimmte Entzündungseiweiße im Blut vorhanden sind, welche die roten Blutkörperchen zusammenballen, sodass sie sich schneller absetzen. Die Blutsenkungsgeschwindigkeit kann bei allen Arten von Entzündungen (z. B. Infektion, Tumor, nach Operationen) erhöht sein.

Tab. 11 Blutsenkungsgeschwindigkeit (BSG)

Normwerte	Indikation	Anmerkung
• Weiblich: < 20 mm für die erste Stunde • Männlich: < 15 mm für die erste Stunde	Infektion, Tumorerkrankungen	Spezielles BSG-Röhrchen mit 3,8-prozentiger Natrium-Citratlösung

LITERATURVERZEICHNIS

1 Profession Kinderkrankenpflege

ZITIERTE LITERATUR

1 Oehme J., Schmoeger R. Geschichte der Krankenpflege mit Daten zu Medizin, Naturwissenschaft, Technik und Geschichte. 6. A. 2003; Alete Wissenschaftlicher Dienst. München.
2 Schlack H., Kries R., Thyen U. Sozialpädiatrie. Gesundheitswissenschaft und die Entstehung des Bewusstseins. 2009; Klett-Cotta. Stuttgart.
3 Statistisches Bundesamt Wiesbaden Sterbefälle und Lebenserwartung. www.destatis.de/DE/Themen/Gesellschaft-Umwelt/Bevoelkerung/Sterbefaelle-Lebenserwartung/_inhalt.html (letzter Zugriff: 10.07.2023)
4 Robert Koch-Institut Gesundheit in Deutschland. Gesundheitsberichterstattung des Bundes. Gemeinsam getragen von RKI und Destatis. 2015; RKI. Berlin.
5 Robert Koch-Institut (Hrsg.). Kinder- und Jugendgesundheit. www.rki.de/DE/Content/Gesundheitsmonitoring/Themen/Kinder_und_Jugendgesundheit/KiJuGesundheit_node.html (letzter Zugriff: 10.07.2023)

VERWENDETE LITERATUR

Berufsverband Kinderkrankenpflege Deutschland e.V. (BeKD e.V.). Über uns. https://bekd.de/ueber-uns/ (letzter Zugriff: 24.08.2023)
Bundesverband Häusliche Kinderkrankenpflege e.V. (BHK) Kinderkrankenpflege in Deutschland. www.bhkev.de/kinderkranken pflege-in-deutschland.html (letzter Zugriff: 10.07.2023)
Gladtke E., Lüders D., Schaub J. Lehrbuch für Kinderkrankenschwestern – Band 1: Das gesunde Kind und theoretischer Teil. 11. A. 1990; Enke. Stuttgart.
Hannoversche Kinderheilanstalt Geschichte. www.hka-hannover.de/die-stiftung/150-jahre-in-guten-haenden/geschichte/ (letzter Zugriff: 10.07.2023)
KiGGS. https://www.kiggs-studie.de/deutsch/home.html (letzter Zugriff: 10.07.2023)
Pflege online. Generalistik kommt. https://www.pflegen-online.de/generalistik-kommt-2020 (letzter Zugriff: 24.08.2023)
Spindler T., Berghem S. Rehabilitation von Atemwegserkrankungen im Kindes- und Jugendalter – eine besondere Altersgruppe mit besonderen Herausforderungen. Atemwegs- und Lungenkrankheiten, 2021, 2, 74–83. DOI 10.5414/ATX02506

2 Pädiatrische Versorgung

ZITIERTE LITERATUR

1 Michaelis R (2013). Entwicklung, Entwicklungsstörungen und Risikofaktoren im Säuglings- und Vorschulalter. In: Speer CP, Gahr M (Hrsg.). Pädiatrie. Heidelberg: Springer, 2013.
2 Michaelis R, Berger R, Nennstiel-Ratzel U et al. (2013). Validierte und teilvalidierte Grenzsteine der Entwicklung. Monatsschr Kinderheilkd. 2013; 161: 898–910.
3 Schneider W, Lindenberger U (Hrsg.). Entwicklungspsychologie. 8. A. Weinheim: Beltz, 2018.
4 Gemeinsamer Bundesausschuss (GBA) (2022). Richtlinie des Gemeinsamen Bundesausschusses über die Früherkennung von Krankheiten bei Kindern (Kinder-Richtlinie). 2022; GBA. Berlin.
5 Lohaus A, Ball J (2006). Gesundheit und Krankheit aus der Sicht von Kindern. 2006; Hogrefe. Göttingen.
6 Lohaus A, Vierhaus M, Maas A. (2010). Entwicklungspsychologie des Kindes- und Jugendalters. 2010; Springer. Heidelberg.
7 Leventhal H, Nerenz D, Steele D (1984). Illness representations and coping with health threats. In: Baum A. Dinger J. Handbook of psychology and health. 1984; Erlbaum. New York.
8 Stephens BK, Barkey ME, Hall HR (1999). Techniques to comfort children during stressful procedures. Accid Emerg Nurs. 1999 Oct;7(4):226–36. doi: 10.1016/s0965-2302(99)80055-1
9 Wenger Lanz B. (2019). Halt geben oder festhalten? JuKIP 2019, 8, S. 117.1222, DOI: 10.1055/a-0883-4720
10 Comfort Hold Techniques (nationwidechildrens.org). https://www.nationwidechildrens.org/family-resources-education/health-wellness-and-safety-resources/helping-hands/comfort-hold-techniques#:~:text=1%20Have%20your%20child%20sit%20on%20your%20lap,arm%20can%20go%20under%20or%20over%20your%20arm (letzter Zugriff: 11.07.2023)
11 EACH-Charter_Erläuterungen. https://www.akik.de/was-wir-tun/each/each-charta (letzter Zugriff: 22.08.2023)
12 Friedemann M-L, Köhlen Ch (2017). Familien- und Umweltbezogene Pflege. Die Theorie des systemischen Gleichgewichts und ihre Umsetzung. 4. A.; Bern: Hogrefe AG, 2017.
13 EACH European Association for Children in Hospital. Die EACH Charta mit Erläuterungen. https://s98b01a2823055e5f.jimcontent.com/download/version/1566393583/module/12016794960/name/EACH-CHARTA_Erla%CC%88uterungen.pdf (letzter Zugriff: 09.08.2023)
14 AKIK-Bundesverband e.V. (2019). Mein Kind muss ins Krankenhaus – Ein Ratgeber für Eltern. Aktionskomitee Kind im Krankenhaus. 2019; AKIK-Bundesverband. Oberursel. https://s98b01 a2823055e5f.jimcontent.com/download/version/1571576194/module/11988617860/name/WebAKIK-Bitten19.pdf (letzter Zugriff: 09.08.2023)
15 Gesellschaft der Kinderkrankenhäuser und Kinderabteilungen in Deutschland e.V. (GKinD). Mitaufnahme einer Begleitperson. Aus: https://www.ausgezeichnet-fuer-kinder.de/fileadmin/inhalt/downloads/GKinD_Initialtive_Mitaufnahme_21022005.pdf (letzter Zugriff: 09.08.2023)
16 Netzwerk Patienten- und Familienedukation in der Pflege e.V. Broschürenbewertung. Wittener Liste. patientenedukation.de/sites/default/files/downloads/Wittener_Liste.pdf https://register.awmf.org/assets/guidelines/001-047l_S1_Perioperative-Nuechternzeiten-Kinder_2022-03_1.pdf
17 Abt-Zegelin A. Mikroschulungen – Pflegewisssen für Patienten und Angehörige, 1. Teil. Die Schwester Der Pfleger. 2006; 45: 1. 62–65.
18 Tolsdorf M. Mikroschulungen. Patientenwissen to go. CNE. fortbildung 210; 2: 10–12.
19 Nationales Zentrum Frühe Hilfen (Hrsg.). Bundesinitiative Frühe Hilfen. Stellungnahme der Bundesregierung zum Zwischenbericht zur Bundesinitiative Frühe Hilfen des Nationalen Zentrums Frühe Hilfen als Koordinierungsstelle des Bundes. https://www.fruehehilfen.de/fileadmin/user_upload/fruehehilfen.de/pdf/Bundesinitiative_Fruehe_Hilfen_Zwischenbericht_2014.pdf (letzter Zugriff: 24.08.2023)
20 Nationales Zentrum Frühe Hilfen. Leitbild Frühe Hilfen – Beitrag des NZFH-Beirates. 2016; Bonifatius. Paderborn.

21 Nationales Zentrum Frühe Hilfen. Aufgaben und Rolle erklären – Qualifizierungsmodul für Familienhebammen und Familien-Gesundheits- und Kinderkrankenpflegerinnen und -pfleger. 2016; Rasch. Bramsche.
22 Deutsches Kinderhilfswerk, Kinderrechte in Deutschland, https://www.kinderrechte.de/kinderrechte/un-kinderrechtskonvention-im-wortlaut/#c3263 (letzter Zugriff:24.08.2023)
23 UN-Kinderrechtskonvention. https://www.kinderrechtskonvention.info/ (letzter Zugriff:24.08.2023)
24 Bundesverband Bunter Kreis e. V. Das Modell Bunter Kreis – Leitfaden zum Aufbau Interdisziplinärer Nachsorge in der Pädiatrie. 2008; Bundesverband Bunter Kreis e. V. Augsburg.
25 Bundesverband Bunter Kreis e. V. Bundesverband Bunter Kreis e. V. – Aufbau von Nachsorgeeinrichtungen nach dem Modell Bunter Kreis. 2007; Bundesverband Bunter Kreis e. V. Augsburg.
26 Bundesverband Bunter Kreis e. V. Bundesverband Bunter Kreis e. V. – Netzwerk der Nachsorgeeinrichtungen Modell Bunter Kreis – Imagebroschüre. 2022; Bundesverband Bunter Kreis e. V. Augsburg. https://www.bv-bunter-kreis.de/fileadmin/user_upload/files/downloads/Imagebroschuere.pdf (letzter Zugriff: 24.08.2023)
27 GKV-Spitzenverband (Hrsg.). Bestimmung zu Voraussetzungen, Inhalt und Qualität der sozialmedizinischen Nachsorgemaßnahmen nach §43 Abd. 2 SGB V. Aus: https://www.bunter-kreis-deutschland.de/download/ (letzter Zugriff: 24.08.2023)
28 Stauber G., Pädiatrische Hautpflege, 2007 ars medici Dossier VII., Seite 26, https://www.rosenfluh.ch/media/arsmedici-dossier/2007/07/Paediatrische-Hautpflege.pdf (letzter Zugriff: 11.07.2023)
29 Patscheider R, Stauber G (2012). Die Säuglings- und Kinderhaut benötig spezielle Pflege, Ars Medici 15, https://www.rosenfluh.ch/media/arsmedici/2012/15/Die_Saeuglings_und_Kinderhaut_benoetigt_spezielle_Pflege.pdf (letzter Zugriff: 11.07.2023)
30 Scheele Ch M (2019). Skin Tears – die vergessene Wundart. https://dg-pflegewissenschaft.de/wp-content/uploads/2019/12/Session-6-Pr%C3%A4sentation-Christa-Scheele.pdf (letzter Zugriff: 11.07.2023)
31 LeBlanc K, Cambell K E, Wood E & Beeckman D. (2018). Best practice Recommendations for Prevention and Management of Skin Tears in Aged Skin. Journal of Wound, Ostomy and Continence Nursing 45(6):p 540-542, November/December 2018. | DOI: 10.1097/WON.0000000000000481
32 Wund-D. A.CH (2022). Informationsleitfaden: Einrisse fragiler Haut (Skin Tears). Ursachen und Auswirkungen - Best practice Empfehlungen. https://www.icw-shop.de/Konsensus/einrisse-fragiler-haut-skin-tears.html?language=de (letzter Zugriff: 22.08.2023)
33 Bathing highlights from the AWHONN 2018 Neonatal Skin Care Evidenced-Based Clinical Practice Guideline, https://www.myamericannurse.com/wp-content/uploads/2022/08/AWHONN-2018-Neonatal-Skin-Care-Guideline-Highlights_Bathing.pdf (letzter Zugriff: 11.07.2023)
34 Deutsches Netzwerk für Qualitätsentwicklung in der Pflege (DNQP) (Hrsg.). Expertenstandard Erhaltung und Förderung der Hautintegrität in der Pflege (2023), S. 73. https://www.dnqp.de/fileadmin/HSOS/Homepages/DNQP/Dateien/Expertenstandards/Haut/Haut_SD_Auszug.pdf (letzter Zugriff: 22.08.2023)
35 Association of Women's Health, Obstetric an Neonatal Nurses (AWHONN) (2018). Neonatal Skin Care (4. A.) Evidence-based clinical practice guideline
36 Gehl B & Müller L (2022). Milchschorf. https://www.mooci.org/allgemeine-dermatologie/milchschorf/ (letzter Zugriff: 11.07.2023)
37 Hermanns S & Müller L (2023). Seborrhoisches Ekzem. https://www.mooci.org/allgemeine-dermatologie/seborrhoisches-ekzem/ (letzter Zugriff: 22.08.2023)
38 Nocerino R et al. (2019). The therapeutic efficacy of Bifidobacterium animalis subsp. lactis B B -12® in infant colic: A randomised, double blind, placebo-controlled trial. Alimentary Pharmacology & Therapeutics. DOI: 10.1111/apt.15561. https://onlinelibrary.wiley.com/doi/epdf/10.1111/apt.15561 (letzter Zugriff: 11.07.2023)
39 Kurlemann G, Muhle H. S1 Leitlinie: Fieberkrämpfe im Kindesalter. AWMF Leitlinie. https://register.awmf.org/assets/guidelines/022-005l_S1_Fieberkraempfe-im-Kindesalter_2021-09.pdf (letzter Zugriff: 11.07.2023)
40 Deutsches Ärzteblatt, Jg. 108, Heft 6 (2011). Tränenwegsstenose um amblyogenes Risiko assoziiert. https://www.aerzteblatt.de/pdf.asp?id=80832 (letzter Zugriff: 11.07.2023)
41 Farrokhi S, Schüttauf F, Spitzer M S & Mehlan J (2021). Konnatale Tränenwegsstenose. Real-Life-Datenstudie von den ersten Symptomen bis zum Ergebnis der operativen Sanierung. Ophthalmologe 2021, 118:1031–1037. https://doi.org/10.1007/s00347-020-01263-7 (letzter Zugriff: 11.07.2023)
42 Heichel J & Struck H-G (2017). Minimalinvasive Diagnostik und Therapie der Konnatalen Tränenwegsstenose. Ophthalmologe 2017, 114:397–408. DOI 10.1007/s00347-017-0472-4
43 Heichel J, Struck H-G & Glien A (2018). Diagnostik und Therapie von Tränenwegserkrankungen. HNO 2018, 66:751–759. https://doi.org/10.1007/s00106-018-0535-0 (letzter Zugriff: 11.07.2023)
44 Carrizosa J, An J, Appleton R, Camfield P, von Moers A (2014). Models for transition, clinics Epilepsia, 55(Suppl.3):46–51, 2014, doi: 10.1111/epi.12716
45 Eglau K. Transition als Element in der Gesundheitsplanung. Pädiatrie & Pädologie. 2016; 1: 29–32.
46 Meleis A I. Transitions theory: Middle-range and situation-specific theories in nursing.
47 DRK Kliniken Berlin. Berliner TransitionsProgramm Westend. https://www.drk-kliniken-berlin.de/berliner-transitionsprogramm (letzter Zugriff: 11.07.2023)
48 Yang C-Q, Yu K-H, Huang R-R, Qu S-S, Zhang J-M, Li Y-L. (2022): Comparison of different sedatives in children before general anaesthesia for selective surgery: A network meta-analysis. J Clin Pharm Ther. 2022;47(10): 1495-1505. doi:10.1111/jcpt.13763
49 Ellerkmann R (2023). Clonidin zur Prämedikation bei Kindern ohne Vorteile im Hinblick auf postoperative unerwünschte Verhaltensänderungen. Journal Club AINS 2023, 12:15–17. DOI: 10.1055/a-1967-7638
50 Zickerman C et al. Clonidine Verus Midazolam Premedication and Postoperative Negative Behavioral Changes in Younger Children: A Randomized Controlled Trial. Anesth Analg 2022, 2: 307–315.
51 AWMF S1-Leitlinie Perioperative Nüchternzeiten bei Kindern und Jugendlichen, AWMF Registernummer 001-047. https://register.awmf.org/assets/guidelines/001-047l_S1_Perioperative-Nuechternzeiten-Kinder_2022-03_1.pdf (letzter Zugriff: 11.07.2023)
52 Schlesinger T, Becke Jakob K, Eich CB, Gottschaldt U, Kretz F J, Krösche J et al. Postoperative Übelkeit und Erbrechen – Handlungsempfehlungen zur Prävention und Therapie bei Kindern. Anästh Intensivmed 2023; 64:30–40. DOI: 10.19224/ai2023.030. https://www.dgai.de/alle-docman-dokumente/entschliessungen-vereinbarungen/2001-postoperative-uebelkeit-und-erbrechen-handlungsempfehlungen-zur-praevention-u-therapie-b-kindern-pdf/file.html (letzter Zugriff: 11.07.2023)
53 Schlesinger T, Becke-Jakob K, Eich C B, Gottschaldt U, Kretz F J, Krösche J, Kranke P, Höhne C. Postoperative Übelkeit und Erbrechen - Handlungsempfehlungen zur Prävention und Therapie bei Kindern. Anaesthesiologie 2023. 72:37–47. https://doi.org/10.1007/s00101-022-01248-y (letzter Zugriff: 11.07.2023)
54 Rüggeberg A, Dubois P, Böcker U, Gerlach H. (2021). Präoperative Flüssigkeitskarenz – Etablierung eines liberalen Flüssigkeitsregimes mittels Nüchternheitskarten. Anaesthesist. https://doi.org/10.1007/s00101-021-00918-7 (letzter Zugriff: 11.07.2023)

55 Becke-Jakob K, Eich CB (2021). Präoperative Flüssigkeitskarenz – Sicherheit, Homöostase und Wohlbefinden, Anaesthesist 2021, 70:466–468. https://doi.org/10.1007/s00101-021-00959-y (letzter Zugriff: 11.07.2023)

56 Traube et al. (2014). Cornell Assessment of Pediatric Delirium: A Valid, Rapid, Observational Tool for Screening Delirium in the PICU*

57 Semple D, Howlett M M, Strawbridge J D, Breatnach, C.ormac V, Hayden John C. Critical Care Medicine, Feb2022; 50(2): 317–328. 12p. (journal article) ISSN: 0090-3493 PMID: NLM34387241

58 Harris J, Ramelet A-S, van Dijk M, Pokorna P, Wielenga J, Tume L, Tibboel D, Ista E (2016). Clinical recommendations for pain, sedation, withdrawal and delirium assessment in critically ill infants and children: an ESPNIC position statement for health-care professionals, Intensive Care Med (2016) 42:972–986, DOI 10.1007/s00134-016-4344-1

59 Ghamari S, Höhne C, Becke K, Eich C, Kramer S, Hoeft A et al. Prävention und Therapie des pädiatrischen Emergence Delir. Anästh Intensivmed 2019;60:445–455. DOI: 10.19224/ai2019.445

60 Radbruch et al. (2008). Fatigue in palliative care patients an EAPC approach, Palliat Med 2008; 22; 13, DOI: 10.1177/0269216307085183.

61 Ullrich et al. (2010). Fatigue in Children with Cancer at the End of Life, J Pain Symptom Manage October 2010; 40.

62 Wolfe J, Hinds P.S, Sourkes BM (Hrsg., 2022). Interdisciplinary Pediatric Palliative Care, Verlag Oxford University Press.

63 Zubler MJ et al. (2022). Evidence-Informed Milestones for Developmental Surveillance Tools. Pediatrics. 2022 Mar 1; 149(3): e2021052138., https://www.ncbi.nlm.nih.gov/pmc/articles/PMC9680195/

VERWENDETE LITERATUR

Entwicklung des gesunden Kindes

Bundeszentrale für gesundheitliche Aufklärung. Die Untersuchungen U1 bis U9. www.kindergesundheit-info.de/themen/entwicklung/frueherkennung-u1-u9-und-j1/untersuchungen-u1-bis-u9/die-untersuchungen-u1-bis-u9/ (letzter Zugriff: 11.07.2023)

Deutscher Bundesverband für Logopädie e. V. (dbl) Sprach- und Sprechentwicklung. www.dbl-ev.de/kommunikation-sprache-sprechen-stimme-schlucken/normale-entwicklung/sprach-und-sprechentwicklung.html (letzter Zugriff: 29.08.2023)

Jansen F, Streit U (2015). Fähig zum Körperkontakt. 2015; Springer. Heidelberg.

Jenni O (2023). Meilen- und Grenzsteine der Entwicklung. Monatsschr Kinderheilkd. 2022; 170: 651–662. https://doi.org/10.1007/s00112-022-01547-z (letzter Zugriff: 11.07.2023)

Lücke T (2017). Gesunde Entwicklung und Entwicklungsstörungen im ersten Lebensjahr. Monatsschr Kinderheilkd. 2017; 165: 288–300. 10.1007/s00112-017-0264-6.

Macha T, Petermann F (2015). Grenzsteine der Entwicklung. Pädiatrie. 2015; 27: 43–45. https://doi.org/10.1007/s15014-015-0345-8 (letzter Zugriff: 11.07.2023)

Stangl W. Entwicklungsaufgaben im Jugendalter https://arbeitsblaetter.stangl-taller.at/PSYCHOLOGIEENTWICKLUNG/EntwicklungsaufgabeJugend.shtml (letzter Zugriff: 11.07.2023)

Zubler MJ et al. (2022). Evidence-Informed Milestones for Developmental Surveillance Tools. Pediatrics. 2022 Mar 1; 149(3): e2021052138., https://www.ncbi.nlm.nih.gov/pmc/articles/PMC9680195/

Comfort Positionierung

Children's Comfort Promise | Children's Minnesota (childrensmn.org) https://www.childrensmn.org/services/care-specialties-departments/pain-program/childrens-comfort-promise/ (letzter Zugriff: 11.07.2023)

Dastgheyb S, Fishlock K, Daskalakis C, Kessel J & Rosen P (2018). *Evaluating comfort measures for commonly performed painful procedures in pediatric patients,* Journal of pain research, Vol. 11, S. 1383–1390.

Friedrichsdorf SJ, Eull D, Weidner C & Postier A (2018). *A hospital-wide initiative to eliminate or reduce needle pain in children using lean methodology,* Pain reports, Vol. 3, e671, S. 1–11.

Friedrichsdorf SJ & Goubert L (2020). *Pediatric pain treatment and prevention for hospitalized children,* Pain reports, Vol. 5, e804, S. 1–13.

McLenon J & Rogers MAM (2029). *The fear of needles: A systematic review and meta-analysis.* J Ady Nurs. 2019;75: 30–42. DOI: 10.1111/jan.13818

Schlenker N (2019). Kindeswohl, Kindeswille – Menschenwürde, JuKIP 2019, 8, S. 113–116, DOI: 10.1055/a-0882-3901.

Skaljic M, McGinnis A & Streicher JL (2020). *Comfort positioning during procedures in pediatric dermatology,* Pediatric dermatology, Vol. 37, No. 2, S. 396–398.

http://www.kinderklinik.insel.ch/de/unser-angebot/pflege/comfort-positionierung (letzter Zugriff: 11.07.2023)

Kind im Krankenhaus

AKIK-Bundesverband e. V. Mein Kind muss ins Krankenhaus. Ein Ratgeber für Eltern; Aktionskomitee Kind im Krankenhaus. 2019; AKIK-Bundesverband. Oberursel. https://s98b01a2823055e5f.jimcontent.com/download/version/1571576194/module/11988617860/name/WebAKIK-Bitten19.pdf (letzter Zugriff: 09.08.2023)

Bundeszentrale für gesundheitliche Aufklärung (BzgA) (2003). Anders als Erwachsene. Erstellung von Info-Material für Kinder und Jugendliche mit chronischen Erkrankungen – Grundlagen und Hilfen. Bundeszentrale für gesundheitliche Aufklärung. Köln: BzgA 2003.

Bundeszentrale für gesundheitliche Aufklärung (BzgA) (2017). Chronische Erkrankungen im Kindesalter. Ein gemeinsames Thema von Elternhaus, Kindertagesstätte und Schule. Bundeszentrale für gesundheitliche Aufklärung. Köln: BzgA; 2017.

Sticker E, Nock H. Wie bereitet man Kinder und Eltern auf eine Herzoperation vor? Corience Unabhängige Information zu angeborenen Herzfehlern. www.corience.org/de/leben-mit-einem-herzfehler/eltern/gesundheit-von-herzkindern/operationsvorbereitungen (letzter Zugriff: 09.08.2023)

v. Seiche J. 11 AKIK-Forderungen an Gesellschaft & Politik und deren Hintergründe. AKIK Bundesverband e. V. http://root.akik.de/phocadownload/11forderungen_erlaeuterungen.pdf (letzter Zugriff: 09.08.2023)

Wirth S, Geraedts M. Kinder im Krankenhaus. In Klauber J., Geraedts M., Friedrich J., Wasem J. Krankenhaus-Report. Stuttgart: Schattauer; 2015 S. 267–282.

Pflege von Kindern im Säuglingsalter

Allgemeiner Deutscher Automobilclub (ADAC). Wie alt darf ein Kindersitz sein? (2019) https://www.adac.de/rund-ums-fahrzeug/ausstattung-technik-zubehoer/kindersitze/kindersitzberater/kindersitze-wie-alt/ (letzter Zugriff: 11.07.2023)

Allgemeiner Deutscher Automobilclub (ADAC). Kindersitz-Normen i-Size und UN ECE Reg. 44 (2022). https://www.adac.de/rund-ums-fahrzeug/ausstattung-technik-zubehoer/kindersitze/kindersitzberater/kindersitz-normen/ (letzter Zugriff: 11.07.2023)

Arbeitsgemeinschaft der Wissenschaftlichen Medizinischen Fachgesellschaften (AWMF). Gedeihstörung. Leitlinien der Gesellschaft für Pädiatrische Gastroenterologie und Ernährung (GPGE). AWMF-Register 068/002. (2007) https://register.awmf.org/assets/guidelines/068-002_S1_Gedeihstoerung_04-2007_04-2011.pdf (letzter Zugriff: 11.07.2023)

Arbeitsgemeinschaft Freie Stillgruppen (AFS). Beikost einführen. https://www.afs-stillen.de/fuer-muetter/infos-rund-ums-stillen/beikost-einfuehren/ (letzter Zugriff: 11.07.2023)
Bundesanstalt für Landwirtschaft und Ernährung (BLE; Hrsg.) 0328/2020 Cremer, M. Das beste Essen für Babys. (2020). https://www.bmel.de/SharedDocs/Downloads/DE/Broschueren/das-beste-essen-fuer-babys.pdf?__blob=publicationFile&v=4 (letzter Zugriff: 11.07.2023)
Bundeszentrale für gesundheitliche Aufklärung (BZgA.) Das Baby. Informationen für Eltern für das erste Lebensjahr. (2021). BZgA. Köln.
Bundeszentrale für gesundheitliche Aufklärung (BZgA). Einführung der Beikost. https://www.kindergesundheit-info.de/themen/ernaehrung/0-12-monate/beikosteinfuehrung/ (letzter Zugriff: 11.07.2023)
Bundeszentrale für Gesundheitliche Aufklärung (BZgA). Ernährung. Probleme rund ums Essen. Fütterstörungen. www.kindergesundheit-info.de/themen/ernaehrung/essprobleme/fuetterstoerungen/ (letzter Zugriff: 11.07.2023)
Bundeszentrale für gesundheitliche Aufklärung (BZgA) „Sicherheitsregeln“ für das 1. Lebensjahr. https://www.kindergesundheit-info.de/themen/sicher-aufwachsen/0-12-monate/unfallschwerpunkte/sicherheitsregeln/ (letzter Zugriff: 11.07.2023)
Bundeszentrale für gesundheitliche Aufklärung (BZgA). Wenn Babys viel Schreien. 0–12 Monate. www.kindergesundheit-info.de/themen/entwicklung/0-12-monate/schreien/schreiprobleme/ (letzter Zugriff: 11.07.2023)
Bundeszentrale für gesundheitliche Aufklärung (BZgA). Wenn der Babyschlaf große Probleme bereitet. 0–12 Monate. www.kindergesundheit-info.de/themen/schlafen/0-12-monate/schlafprobleme/ (letzter Zugriff: 11.07.2023)
Darabi Far R (2020). Epiphora. Pschyrembel online. https://www.pschyrembel.de/Epiphora/K072N (letzter Zugriff: 11.07.2023)
Heichel J & Struck H-G (2017). Minimalinvasive Diagnostik und Therapie der Konnatalen Tränenwegsstenose. Ophthalmologe 2017, 114:397–408. DOI 10.1007/s00347-017-0472-4
Pschyrembel Redaktion (2016). Tränenwege. https://www.pschyrembel.de/Tr%C3%A4nenwege/K0MS3/doc/ (letzter Zugriff: 11.07.2023)
Ziegler M. Frühkindliche Regulationsstörungen. In. Mall, V., Friedemann, A. (Hrsg.) Frühe Hilfen in der Pädiatrie. 2016; Springer. Heidelberg. S. 40–65.

Prä- und postoperative Pflege

Arbeitsblatt Präoperative Pflege. 2015; Georg Thieme Verlag. Stuttgart. Thieme. Stuttgart. www.thieme.de/statics/dokumente/thieme/final/de/dokumente/tw_pflegepaedagogik/41.1_Praeoperative_Pflege.pdf (letzter Zugriff: 11.07.2023)
Becke K. Narkoseeinleitung bei Kindern. www.ai-online.info/abstracts/pdf/dacAbstracts/2009/03_Becke-Karin.pdf (letzter Zugriff: 11.07.2023)
Bundesministerium für Familie, Senioren, Frauen und Jugend. (2022) Bundestiftung Frühe Hilfen www.bmfsfj.de/bmfsfj/themen/kinder-und-jugend/kinder-und-jugendschutz/bundesstiftung-fruehe-hilfen/bundesstiftung-fruehe-hilfen/80722 (letzter Zugriff: 11.07.2023).
GKV-Spitzenverband Bestimmung zu Voraussetzungen, Inhalt und Qualität der sozialmedizinischen Nachsorgemaßnahmen nach §43 Abd. 2 SGB V. 2017. https://www.gkv-spitzenverband.de/media/dokumente/krankenversicherung_1/rehabilitation/sozialmediz_nachsorge/20170612_Reha_Bestimmung_SozialmNachsorge.pdf (letzter Zugriff: 11.07.2023)
Hoehl M., Kullick P. (Hrsg.). Gesundheits- und Kinderkrankenpflege. 5. A., 2019. Thieme. Stuttgart.
Nationales Zentrum Frühe Hilfen. Aufgaben und Rolle erklären – Qualifizierungsmodul für Familienhebammen und Familien-Gesundheits- und Kinderkrankenpflegerinnen- und pfleger. 2016; Rasch. Bramsche.
Nationales Zentrum Frühe Hilfen. Leitbild Frühe Hilfen – Beitrag des NZFH-Beirates. 2016; Bonifatius. Paderborn.

Kinderbuchempfehlungen

Bielmann C., Kraushaar S. Max im Krankenhaus. 2014; Carlsen. Hamburg.
de Klerk R. Meine Cnopf'sche Kinderklinik. Bachems Wimmelbilder. 2015; Bachem. Köln.
Erne A. Was passiert im Krankenhaus? Wieso? Weshalb? Warum? 2016; Ravensburger. Ravensburg.
Janosch Ich mach dich gesund, sagt der Bär. 2006; Beltz. Weinheim.
Schneider L., Wenzel-Bürger E. Conni im Krankenhaus. 2001; Carlsen. Hamburg.

Videoempfehlungen

Die Cnopf'sche Kinderklinik in Nürnberg – Für Kinder erklärt. www.youtube.com/watch?v=6laPReHznr0&list=PLBqZGYGOHrc34L4eYuFFBIX6OqDQRqi8t&index=6 (letzter Zugriff: 11.07.2023)
Die Kinderklinik im Klinikum Nürnberg Süd www.youtube.com/watch?v=TV0Nt6RPDmg (letzter Zugriff: 11.07.2023)
Hab keine Angst – Kinder im AKH Celle. www.youtube.com/watch?v=yOGSuU5o3to&index=1&list=PLBqZGYGOHrc34L4eYuFFBIX6OqDQRqi8t (letzter Zugriff: 11.07.2023)

Fatigue

Baggott et al. (2014). Symptom assessment in pediatric oncology: How should concordance between children's and parents' reports be evaluated? Cancer Nursing 37(4), 252–262. doi:10.1097/NCC.0000000000000111
Spreafico et al. (2021). Positive Impact of Organized Physical Exercise on Quality of Life and Fatigue in Children and Adolescents with Cancer. Front. Pediatr. 9:627876. doi: 10.3389/fped.2021.627876
https://together.stjude.org/en-us/patient-education-resources/symptoms-side-effects/fatigue.html

Kindesmisshandlung und sexueller Missbrauch

Arbeitsgemeinschaft der Wissenschaftlichen Medizinischen Fachgesellschaften (AWMF). Leitlinie „Kindesmisshandlung, -missbrauch, -vernachlässigung unter Einbindung der Jugendhilfe und Pädagogik (Kinderschutzleitlinie)“. www.awmf.org/uploads/tx_szleitlinien/027-069l_S3_Kindesmisshandlung-Missbrauch-Vernachlaessigung-Kinderschutzleitlinie_2022-01.pdf (awmf.org) (letzter Zugriff: 29.08.2023)
Arbeitsgemeinschaft der Wissenschaftlichen Medizinischen Fachgesellschaften (AWMF). Kitteltaschenkarte Hämatome. https://register.awmf.org/assets/guidelines/027_D_Ges_fuer_Kinderheilkunde_und_Jugendmedizin/027-069z4_S3_Kinderschutzleitlinie_Kitteltaschenkarte_H%C3%A4matome_2020-05.pdf (letzter Zugriff: 29.08.2023)
Bayrisches Staatsministerium für Arbeit und Sozialordnung, Familie und Frauen. Gewalt gegen Kinder und Jugendliche. Erkennen und Handeln. https://www.bundesaerztekammer.de/fileadmin/user_upload/_old-files/downloads/LeitfadenKinderschutzBay201203.pdf (letzter Zugriff. 29.08.2023)
Berthold O, Clemens V, Ahne S et al. Kinderschutz im Rettungsdienst: Erkennen, Bewerten, Handeln. NotfallRettungsmed. https://doi.org/10.1007/s10049-017-0370-y (letzter Zugriff: 29.08.2023)
Fegert J M, Münzer A, Rassenhofer M. Sexueller Missbrauch. In: Kölch M., Rassenhofer M., Fegert J. M. Klinikmanual Kinder- und

Jugendpsychiatrie und -psychotherapie. 3. A. 2020; Springer. Berlin, Heidelberg. 531–542.
Fegert J M, Ziegenhain U, Rassenhofer M. Kindesmisshandlung und Vernachlässigung. In: Kölch M, Rassenhofer M, Fegert J M. Klinikmanual Kinder- und Jugendpsychiatrie und -psychotherapie. 3. A. 2020; Springer. Berlin, Heidelberg. 521–530.
Herrmann B, Dettmeyer RB, Banaschak S, Thyen U. Kindesmisshandlung – Medizinische Diagnostik, Intervention und rechtliche Grundlagen, 4. A., Berlin, Springer-Verlag, 2022.
Leitlinie „Kindesmisshandlung, -missbrauch, -vernachlässigung unter Einbindung der Jugendhilfe und Pädagogik (Kinderschutzleitlinie)". www.awmf.org/uploads/tx_szleitlinien/027-069l_S3_Kindesmisshandlung-Missbrauch-Vernachlaessigung-Kinder schutzleitlinie_2022-01.pdf (letzter Zugriff: 11.07.2023)
Preuß U. Vernachlässigung, Misshandlung, Sexueller Missbrauch. Preuß U. Stümpfig S. Kinder- und Jugendpsychiatrie. Für Pflege- und Sozialberufe. 2010; Elsevier. München.
Psychrembel online Kindesmisshandlung. www.pschyrembel.de/Kindesmissbrauch/P022N/doc/ (letzter Zugriff: 29.08.2023)
Statistisches Bundesamt. Kinder- und Jugendhilfe – Gefährdungseinschätzungen. https://www.destatis.de/DE/Themen/Gesellschaft-Umwelt/Soziales/Kinderschutz/Tabellen/gefaehrdung-kindeswohl.html?view=main [Print]. https://www.destatis.de/DE/Themen/Gesellschaft-Umwelt/Soziales/Kinderschutz/Publikationen/Downloads-Kinderschutz/gefaehrdungseinschaetzungen-5225123217004.pdf?__blob=publicationFile (letzter Zugriff: 29.08.2023)
Statistisches Bundesamt. Kindeswohlgefährdungen 2022: Neuer Höchststand mit 4 % mehr Fällen als 2021. https://www.destatis.de/DE/Presse/Pressemitteilungen/2023/08/PD23_304_225.html (letzter Zugriff 21.08.2023)
Unabhängige Beauftragte für Fragen des sexuellen Kindesmissbrauchs: Definition von Kindesmissbrauch. https://beauftragte-missbrauch.de/themen/definition/definition-von-kindesmiss brauch (letzter Zugriff: 11.07.2023)
Vortrag im Rahmen der 13. Internationalen Kasseler Fortbildung Kinderschutz in der Medizin: Einführung körperliche Misshandlung, B. Hermann, Kassel, 2017.

Schutz vor sexuellen Übergriffen in der Kinderkrankenpflege

Depauli C, Plaute W (2016). Stopp! Ich möchte das nicht! Die Schwester. Der Pfleger. Ausgabe 04/2016. https://www.bibliomed-pflege.de/sp/artikel/24000-stopp-ich-moechte-das-nicht
Initiative kein Raum für Missbrauch der Unabhängigen Beauftragten für Fragen des sexuellen Kindesmissbrauchs. https://www.kein-raum-fuer-missbrauch.de/schutzkonzepte/gesundheit
Leitfaden zum Aufbau eines Präventionskonzeptes gegen sexuellen Kindesmissbrauch in Kinderkliniken. Herausgeber: Arbeitsgemeinsschaft Kinderschutz in der Medizin e. V. (2014). https://www.kein-raum-fuer-missbrauch.de/fileadmin/Content/pdf/Anregungen/Gesundheit/AG_KiM_Leitfaden_zur_Pr_vention_von_SKM_in_Kinderkliniken-2014.pdf
Lohse K, Beckmann J, Ehlers S (2021). Prävention und Intervention bei innerinstitutionellem sexuellen Missbrauch. Rechte und Pflichten der Institutionen – Leitlinien des Runden Tisches „Sexueller Kindesmissbrauch" und Empfehlungen anderer Akteur*innen. https://beauftragte-missbrauch.de/fileadmin/Content/pdf/Pressemitteilungen/2021/06_Oktober/Expertise_Praevention_und_Intervention_bei_innerinstitutionellem_Missbrauch.pdf
Schutzkonzepte der Unabhängigen Beauftragten für Fragen des sexuellen Kindesmissbrauchs in der Initiative „Gemeinsam gegen Missbrauch". https://beauftragte-missbrauch.de/themen/schutz-und-praevention/schutzkonzepte

3 Pflege in der Neonatologie

ZITIERTE LITERATUR

1 Statistisches Bundesamt. Bevölkerung – Geburten 2021. https://www.destatis.de/DE/Themen/Gesellschaft-Umwelt/Bevoelkerung/Geburten/Tabellen/lebendgeborene-gestorbene.html (letzter Zugriff: 30.08.2023)
2 Arbeitsgemeinschaft der Wissenschaftlichen Medizinischen Fachgesellschaften (AWMF) S2k-Leitlinie Prophylaxe von Vitamin-K-Mangel-Blutungen (VKMB) bei Neugeborenen. Gemeinsame Leitlinie der Gesellschaft für Neonatologie und Pädiatrische Intensivmedizin (GNPI), Deutschen Gesellschaft für Gynäkologie und Geburtshilfe (DGGG), Deutschen Gesellschaft für Perinatalmedizin (DGPM) Deutschen Gesellschaft für Kinder- und Jugendmedizin (DGKJ), des Berufsverbandes der Kinder- und Jugendärzte (BVKJ) und desDeutschen Hebammenverbandes. https://www.awmf.org/uploads/tx_szleitlinien/024-022l_S2k_Prophlaxe_Vitamin_K_Mangel_Neugeborene_2016-04-abgelaufen.pdf (letzter Zugriff: 01.03.2023), befindet sich in Überarbeitung
3 Ernährungskommission der Deutschen Gesellschaft für Kinder- und Jugendmedizin (DGKJ) Vitamin-K-Prophylaxe bei Neugeborenen. Monatsschr Kinderheilkd. 2013; 161: 351–353.
4 Reinehr T., Schnabel D., Wabitsch M. et al. (2018) Vitamin-D-Supplementierung jenseits des zweiten Lebensjahres Gemeinsame Stellungnahme der Ernährungskommission der Deutschen Gesellschaft für Kinder und Jugendmedizin (DGKJ e. V.) und der Deutschen Gesellschaft für Kinderendokrinologie und Diabetologie (DGKED e. V.). Monatsschr Kinderheilkd. https://doi.org/10.1007/s00112-018-0502-6.
5 Poets, Ch. F. et al. (2022). AWMF S1-Leitlinie Prävention des Plötzlichen Säuglingstods. https://register.awmf.org/assets/guidelines/063-002l_S1_Praevention-des-Ploetzlichen-Sauuglingstods_2022-12_01.pdf (letzter Zugriff: 24.08.2023)
6 Richtlinien über die ärztliche Betreuung während der Schwangerschaft und nach der Entbindung. https://www.g-ba.de/richtlinien/19/ (letzter Stand: 29.08.2023)
7 Leitlinienprogramm DGGG, OEGGG, SGGG (2022) Prävention und Therapie der Frühgeburt. AWMF S2k-Leitlinie. AWMF-Registernr. 015-025. https://register.awmf.org/assets/guidelines/015-025l_S2k_Praevention-Therapie-Fruehgeburt_2022-09.pdf (letzter Zugriff: 01.03.2023), S. 71–72
8 Tieder J. S., Bonkowsky J. L. et al. (2016) Subcommittee on apparent life threatening events (2016) Brief Resolved Unexplained Events (Formerly Apparent Life-Threatening Events) and Evaluation of Lower-Risk Infants. Pediatr 137(5). https://doi.org/10.1542/ peds.2016-0590
9 Pädiatrie aktuell. (2018) BRUE vs. ALTE: „Lebensbedrohliche" Ereignisse im Säuglingsalter. Monatsschr Kinderheilkd 166, 91–92 (2018). https://doi.org/10.1007/s00112-017-0419-5
10 Plötzlicher Kindstod (SIDS) – erste Hilfe am Kind. Universitätsklinikum Bonn. https://www.kindernotfall-bonn.de/sids-ploetzlicher-kindstod/ (letzter Zugriff: 24.08.2023)
11 Harrington, C. Th., Hafid N. A. & Waters, K. A. (2022) Butyrylcholinesterase is a potential biomarker for Sudden Infant Death Syndrome. eBioMedicine - Part of THE LANCER Discovery Science Volume 80, 1040042. https://doi.org/10.1016/j.ebiom.2022.104041. https://www.thelancet.com/journals/ebiom/article/PIIS2352-3964(22)00222-5/fulltext Zitiert von Seite 1–2
12 GEPS Deutschland e. V. Elternselbsthilfeorganisation. https://www.geps.de/infomaterial/downloadsfiles/ (letzter Zugriff: 18.09.2022)
13 Fischer P. (2015) Allergie-Vorbeugung 2014. Pädiatrische Allergologie. 02/2015; 2: 37–39.

14 Kopp, M. et al. (2022). S3-Leitlinie Allergieprävention. AWMF-Registernr. 061-016. https://register.awmf.org/assets/guidelines/061-016l_S3_Allergiepraevention_2022-11.pdf (letzter Zugriff: 24.08.2023)
15 Bunter Kreis. https://www.bunter-kreis.de/ (letzter Zugriff: 18.09.2022)
16 Bundesverband „Das frühgeborene Kind" e. V. https://www.fruehgeborene.de/index.htm (letzter Zugriff: 18.09.2022)
17 Harl.e.kin-Nachsorge in Bayern. https://harlekin-nachsorge.de/ (letzter Zugriff: 18.09.2022)
18 Nationales Zentrum Frühe Hilfen. https://www.fruehehilfen.de/grundlagen-und-fachthemen/grundlagen-der-fruehen-hilfen/was-sind-fruehe-hilfen/ (letzter Zugriff: 18.09.2022)
19 Gemeinsamer Bundesausschuss (www.g-ba.de): Richtlinie des gemeinsamen Bundesausschusses über die Früherkennung von Krankheiten bei Kindern (Kinder-Richtlinie). In der Fassung vom 18. Juni 2015, zuletzt geändert am 21.04.2022. https://www.g-ba.de/downloads/62-492-2848/Kinder-RL_2022-04-21_iK-2022-06-23.pdf (letzter Zugriff: 01.03.2023)
20 Zimmermann, A. & Schneider H. (2016). Versorgung des Neugeborenen. In: H. Schneider, P. Husslein & K.-Th. M. Schneider (Hrsg.). Die Geburtshilfe. 5. Auflage. Springer-Verlag. S. 1031–1062
21 Rosken A. M. Risikofaktoren und Ätiologie frühkindlicher und kindlicher Schwerhörigkeit im Kollektiv des Instituts für Phoniatrie und Pädaudiologie in Datteln. Dissertation. 2001; Ruhr-Unversität. Bochum.
22 Ptok M. Early detection of hearing impairment in newborns and infants. Deutsches Arzteblatt international. 2011; 108: 25. 426–431. 10.3238/arztebl.2011.0426.
23 Niethard F. U., Günther K. P., von Kries R. et al. Klinisches und sonographisches Screening der Säuglingshüfte. Dt Ärztebl. 2000; 97: 1593–1599.
24 http://www.gesetze-im-internet.de/gendg/GenDG.pdf (letzter Zugriff: 01.03.2023)
25 Arbeitsgemeinschaft der Wissenschaftlichen Medizinischen Fachgesellschaften (AWMF) S2k-Leitlinie: Neugeborenen-Screening auf angeborene Stoffwechselstörungen, Endokrinopathien, schwere kombinierte Immundefekte (SCID), Sichelzellkrankheit, 5q-assoziierte spinale Muskelatrophie (SMA) und Mukoviszidose. (2022) Aus: https://www.awmf.org/uploads/tx_szleitlinien/024-012l_S2k_Neugeborenenscreening_2022-02_01.pdf (letzter Zugriff: 01.03.2023)
26 Spiekerkoetter U, Krude H: Target diseases for neonatal screening in Germany – challenges for treatment and long-term care. Dtsch Arztebl Int 2022; 119: 306–16. DOI: 10.3238/arztebl.m2022.0075)
27 Chattás G., Egan F. Extracciones de sangre: Punción capilar de talón. www.fundasamin.org.ar/archivos/EXTRACCIONES%20DE%20SANGRE.pdf. (letzter Zugriff:01.03.2023
28 Kinder-Richtlinie. Erweitertes Neugeborenen-Screening und Screening auf Mukoviszidose sowie Änderung einer Literaturangabe – Anforderungen an die Dokumentation in Anlage 1. Beschlussdatum: 21.04.2022. Inkrafttreten: 23.06.2022. Beschluss veröffentlicht: BAnz AT 22.06.2022 B3
29 Wyllie J., Bruinenberg J., Roehr C. C. et al. Die Versorgung und Reanimation des Neugeborenen. Notfall Rettungsmed. 2015; 18: 8. 964–983. 10.1007/s10049-015-0090-0.
30 Arbeitsgemeinschaft der Wissenschaftlichen Medizinischen Fachgesellschaften (AWMF) S2k-Leitlinie: Betreuung des Neugeborenen in der Geburtsklinik. Aus: https://www.awmf.org/uploads/tx_szleitlinien/024-005l_S2k_Betreuung-von-Neugeborenen-in-der-Geburtsklinik_2022-01.pdf (letzter Zugriff: 29.08.2023)
31 Herlenius E., Kuhn P. Sudden unexpected postnatal collapse of newborn infants: A Review of Cases, Definitions, Risks, and Preventive Measures. Translational stroke research. 2013; 4: 236–247.
32 Maier R. F. Obladen M. Neugeborenenintensivmedizin. Evidenz und Erfahrung. 9. A. 2017; Springer. Heidelberg.
33 Schwindt et al. (2022). Wenn die Maskenbeatmung beim Neugeborenen schwierig ist. Bild oben in der Mitte. S. 1020. zwei-Hände-Esmarch-Handgriff. https://www.springermedizin.de/content/pdfId/23471304/10.1007/s00112-022-01586-6
34 Genzel-Boroviczény O., Roos R. Checkliste Neonatologie. 6. A. 2018; Thieme. Stuttgart.
35 Arbeitsgemeinschaft der Wissenschaftlichen Medizinischen Fachgesellschaften (AWMF) S2k-Leitlinie: Hyperbilirubinämie des Neugeborenen – Diagnostik und Therapie. https://www.awmf.org/uploads/tx_szleitlinien/024-007l_S2k_Hyperbilirubinaemie_Neugeborenen_Diagnostik_Therapie_2015-08-verlaengert.pdf (letzter Zugriff: 01.03.2023)
36 Newman T. B., Maisels M. B. Evaluation and treatment of jaundice in the term newborn: A kinder, gentler approach. Pediatrics. 1992; 89: 809–831.
37 Sparshott M. Früh- und Neugeborene pflegen. 2000; Hogrefe. Göttingen.
38 Charpak N., Tessier R., Ruiz J. G. et al. Twenty-year Follow-up pf Kangaroo Mother Care Verus Traditional Care. Pediatrics. 2017; 129: 1. 2016–2063.
39 World Health Organisation (WHO) Kangaroo mother care. A practical guide. 2003; WHO. Genf.
40 Bahm J., Ocampo-Pavez C., Disselhorst-Klug C. et al. Obstetric brachial plexus palsy. Treatment strategy, long-term results, and prognosis. Deutsches Arzteblatt international. 2009; 106: 6. 83–90. 10.3238/arztebl.2009.0083.
41 Flemmer A. W., Maier R. F., Hummler H. (2013). Behandlung der neonatalen Asphyxie unter besonderer Berücksichtigung der therapeutischen Hypothermie. AWMF-Leitlinien der Gesellschaft für Neonatologie und Pädiatrische Intensivmedizin. https://register.awmf.org/assets/guidelines/024-023l_S2k_Behandlung_der_neonatalen_Aphyxie_unter_besonderer_Ber%C3%BCck sichtigung_der_therapeutischen_Hypothermie_2013-06-abgelaufen.pdf (letzter Zugriff: 01.03.2023)
42 https://iqtig.org/downloads/auswertung/2021/pmgebh/DeQS_PM-GEBH_2021_BUAW_V01_2022-06-30.pdf (letzter Zugriff: 24.08.2023)
43 Jacobs S., Berg M., Hunt R. et al. Cooling for newborns with hypoxic ischaemic encephalopathy. Cochrane Database Syst Rev. 4. 2013; CD003311
44 Edwards A. D., Brocklehurst P., Gunn A. J. et al. Neurological outcomes at 18 months of age after moderate hypothermia for perinatal hypoxic ischaemic encephalopathy: synthesis and meta-analysis of trial data. BMJ. 2010; 340: c363
45 Tagin M. A., Woolcott C. G., Vincer M. J. et al. Hypothermia for neonatal hypoxic ischemic encephalopathy: an updated systematic review and meta-analysis. Arch Pediatr Adolesc Med. 2012; 166: 6. 558–566.
46 Dysart, K. C. (2018). Neonatale Hypokalzämie. MSD-Manual. https://www.msdmanuals.com/de-de/profi/p%C3%A4diatrie/metabolische-elektrolyt-und-toxische-st%C3%B6rungen-bei-neugeborenen/neonatale-hypokalz%C3%A4mie?query=Hypokalz%C3%A4mie%20(niedrige%20Kalziumspiegel%20im%20Blut) (letzter Zugriff: 01.03.2023)
47 Amboss (2023). Neugeboreneninfektion. https://www.amboss.com/de/wissen/neugeboreneninfektion/ (letzter Zugriff: 24.08.2023)
48 Deutsche Gesellschaft für Pädiatrische Infektiologie (DPGI) DPGI-Handbuch. Infektionen bei Kindern und Jugendlichen. 7. Auflage, 2018; Thieme. Stuttgart.
49 Landgraf, M. N., Heinen F. AWMF – S3-Leitlinie: Diagnose der Fetalen Alkoholspektrumstörung FASD. AWMF-Register Nr. 022-025. https://www.awmf.org/uploads/tx_szleitlinien/022-025k_

S3_Fetale_Alkoholspektrumstoerung_Diagnostik_FASD_2016-06-abgelaufen.pdf (letzter Zugriff: 01.03.2023)

50 Klug M. G., Burd L., Martsolf J. T. et al. Body mass index in fetal alcohol syndrome. Neurotoxicology and Teratology. 2003; 25: 6. 689–696.

51 Grimm L. Medizinische Komplikationen von chronischem Alkoholismus. Diashow. Medscape. 2013;

52 Weimann-Stahlschmidt K., Krauspe R., Westhoff B. Aktueller Stand der Behandlung des kindlichen Klumpfußes. OUP. 2014; 1: 027–033.

53 Klinikum rechts der Isar Technische Universität München: Lippen-Kiefer-Gaumenspalten. https://www.mkg.mri.tum.de/de/behandlungsschwerpunkte/lippen-kiefer-gaumenspalten (letzter Zugriff: 01.03.2023)

54 Strutz J. Mann W. J. Arndt O. (Hrsg., 2023). Praxis der HNO-Heilkunde, Kopf- und Halschirurgie. 4., unveränderte Auflage. 2023. Thieme. Stuttgart

VERWENDETE LITERATUR

Ärztekammer Berlin. Gendiagnostikgesetz – Regelungen zu genetischen Untersuchungen und zur Qualifikation zur fachgebundenen genetischen Beratung im Zusammenhang mit genetischen Untersuchungen (2015). https://www.aekb.de/aktuelles/detail/gendiagnostikgesetz-regelungen-zu-genetischen-untersuchungen-und-zur-qualifikation-zur-fachgebundenen-genetischen-beratung-im-zusammenhang-mit-genetischen-untersuchungen (letzter Zugriff: 01.03.2023).

Afanetti M., Eleni Dit Trolli S., Yousef N. et al. Transcutaneous bilirubinometry is not influenced by term or skin color neonates. Early Hu, Dev. 2014; 90: 417–420.

Als H., Butler S., Kosta S. et al. The Assessment of Preterm Infants' Behavior (APIB). Furthering the understanding and measurement of neurodevelopmental competence in preterm and full-term infants. Mental retardation and developmental disabilities research reviews. 2005; 11: 1. 94–102.

Als H., McAnulty G. B. The Newborn Individualized Developmental Care and Assessment Program (NIDCAP) with Kangaroo Mother Care (KMC). Comprehensive Care for Preterm Infants. Current women's health reviews. 2011; 7: 3. 288–301.

Arbeitsgemeinschaft der Wissenschaftlichen Medizinischen Fachgesellschaften (AWMF) S2k-Leitlinie: Frühgeborene an der Grenze der Lebensfähigkeit. www.awmf.org/uploads/tx_szleitlinien/024-019l_S2k_Frühgeburt_Grenze_Lebensfähigkeit_2021-01.pdf (letzter Zugriff: 01.03.20232) www.awmf.org/uploads/tx_szleitlinien/024-019l_S2k_Fr%C3%BChgeburt_Grenze_Lebensf%C3%A4higkeit_2014-09-verlaengert.pdf 2014

Arbeitsgemeinschaft der Wissenschaftlichen Medizinischen Fachgesellschaften (AWMF) S2k-Leitlinie: Augenaerztliche_Screening-Untersuchung_Frühgeborene. Aus: www.awmf.org/uploads/tx_szleitlinien/024-010l_S2k_Augenaerztliche_Screening-Untersuchung_Frühgeborene_2020-07.pdf (letzter Zugriff: 01.03.2023)

Arbeitsgemeinschaft der Wissenschaftlichen Medizinischen Fachgesellschaften (AWMF) S2k-Leitlinie: Hyperbilirubinämie des Neugeborenen – Diagnostik und Therapie. https://www.awmf.org/uploads/tx_szleitlinien/024-007l_S2k_Hyperbilirubinaemie_Neugeborenen_Diagnostik_Therapie_2015-08-verlaengert.pdf (letzter Zugriff: 01.03.2023).

Baumeister F. A., Hofer M., Egger J. Progressive posthämorrhagische Ventrikelerweiterung des Frühgeborenen. Monatsschrift Kinderheilkunde. 2000; 148: 12. 1072–1077. 10.1007/s001120050696.

Bell M. J., Ternberg J. L., Feigin R. D. et al. Neonatal Necrotizing Enterocolitis. Therapeutic Decisions Based upon Clinical Staging. Ann Surg. 1978; 187: 1. 1–7.

Bundesinstitut für Risikobewertung BfR Hepatitis C und Stillen – Empfehlung der Nationalen Stillkommission vom 19. März 2001.

Deeg K. H., Staudt F., von Rohden L. Klassifikation der intrakraniellen Blutungen des Frühgeborenen. Ultraschall in der Medizin. 1999; 20: 4. 165–170. 10.1055/s-1999–8898.

Deutsche Gesellschaft für Neugeborenenscreening e. V. DGNS 2021. www.screening-dgns.de/richtlinien.php?msclkid=3968c48bceee11ec9310284703834008 (letzter Zugriff: 01.03.2023)

Deutsche Gesellschaft für Pädiatrische Infektiologie (DPGI) DPGI-Handbuch. Infektionen bei Kindern und Jugendlichen. 7. Auflage, 2018; Thieme. Stuttgart.

Deutsche Gesellschaft für Phoniatrie und Pädaudiologie (2013). AWMF S2k-Leitlinie Periphere Hörstörungen im Kindesalter. https://register.awmf.org/assets/guidelines/049-010l_S2k_Periphere_H%C3%B6rst%C3%B6rungen_im_Kindesalter_2013-09_abgelaufen.pdf (letzter Zugriff: 01.03.2023)

Dysart, K. C. (2018). Neonatale Hypokalzämie. MSD-Manual. https://www.msdmanuals.com/de-de/profi/p%C3%A4diatrie/metabolische-elektrolyt-und-toxische-st%C3%B6rungen-bei-neugeborenen/neonatale-hypokalz%C3%A4mie?query=Hypokalz%C3%A4mie%20(niedrige%20Kalziumspiegel%20im%20Blut) (letzter Zugriff: 01.03.2023)

Elterninformation Armplexuslähmung. Aus: http://www.plexusparese.de (letzter Zugriff: 01.03.2023)

Hepatitis C. www.rki.de/DE/Content/Infekt/EpidBull/Merkblaetter/Ratgeber_HepatitisC.html;jsessionid=9C759B53D4282F213C2308BCCFCECDA9.internet052 (letzter Zugriff: 18.09.2022). Ist in Überarbeitung

Issler-Wüthrich, U. http://klumpfuss.net/ (letzter Zugriff: 30.08.2023)

Jandeck C. Leitlinie zur augenärztlichen Screening-Untersuchung von Frühgeborenen. Der Ophthalmologe. Zeitschrift der Deutschen Ophthalmologischen Gesellschaft. 2008; 105: 1. 81–86.

Jünger H. Neuroplastizität bei frühen Hirnläsionen Neuromodulation durch funktionelle Therapie. 2014; Ludwig-Maximilians-Universität. München.

Kassenärztliche Bundesvereinigung. Sonografie der Säuglingshüfte 2018. www.kbv.de/media/sp/KBV_PraxisWissenSpezial_SonografieSaeugling.pdf (letzter Zugriff: 01.03.2023)

Kiechl-Kohlendorfer U., Berger C., Inzinger R. The effect of daily treatment with an olive oil/lanolin emollient on skin integrity in preterm infants. A randomized controlled trial. Pediatric dermatology. 2008; 25: 2. 174–178.

Kocks A., Schilling D., Pröbstl A. Das haben wir schon immer so gemacht. Jukip. 1. 2015;

Körner A., Dinten-Schmid B., Stoffel L. et al. Hautpflege und Hautschutz beim unreifen Frühgeborenen. Eine systematische Literaturübersicht. Pflege. 2009; 22: 4. 266–276. 10.1024/1012–5302.22.4.266.

Krohne T. U. Frühgeborenenretinopathie. Ophthalmologe. 2012; 109: 12. 117310.1007/s00347-012-2615-y.

Leitlinie der Gesellschaft für Neonatologie und Pädiatrische Intensivmedizin, der Deutschen Gesellschaft für Kinder- und Jugendmedizin, der Gesellschaft für Pädiatrische Gastroenterologie und Ernährung und der Deutschen Gesellschaft für Kinderchirurgie (2018) Arbeitsgemeinschaft der Wissenschaftlichen Medizinischen Fachgesellschaften (AWMF) S2k-Leitlinie: Nekrotisierende Enterokolitis (NEK). AM`WMF Registernr. 024-009. https://register.awmf.org/assets/guidelines/024-009l_S2k_Nekrotisierende_Enterokolitis_2018-02-abgelaufen.pdf (letzter Zugriff: 01.03.2023) 2011

Leitlinienprogramm DGGG, OEGGG, SGGG (2022) Prävention und Therapie der Frühgeburt. AWMF S2k-Leitlinie. AWMF-Registernr. 015-025. https://register.awmf.org/assets/guidelines/015-025l_S2k_Praevention-Therapie-Fruehgeburt_2022-09.pdf (letzter Zugriff: 01.03.2023), S. 71–72

Madar, J., Roehr, Ch. C., Ainsworth, Sean et al. (2021). European Resuscitation Council Guidelines 2021: Newborn resuscitation and support of transition of infants at birth. https://www.sciencedirect.com/science/article/abs/pii/S0300957221000678 (letzter Zugriff: 01.03.2023)

Mallick A. A., Ganesan V., Kirkham F. J. Childhood arterial ischaemic stroke incidence, presenting features, and risk factors: a prospective population-based study Mallick, Andrew A et al. The Lancet Neurology. 2014; 13: 1. 35–43.

Münnighof B. Die Behandlung der Asphyxie mit Hypothermie. Kinderkrankenschwester. 2012; 31: 9. 359–368.

Rist S. Plädoyer für NIDCAP in Deutschland. JuKiP. 2012; 1: 01. 11–13.

Schleußner, E. (2013). Drohende Frühgeburt. Prävention, Diagnostik und Therapie. Dtsch Arztbl. Int. 2013; 110: 13. 227–236

World Health Organisation (WHO) World Health Organisation. Born to Soon. The Global Action Report on Preterm Birth. 2012; WHO. Genf. https://www.who.int/publications/i/item/9789241503433 www.who.int/pmnch/media/news/2012/201204_borntoosoon-report.pdf (letzter Zugriff: 01.03.2023)

4 Pflege von Frühgeborenen

ZITIERTE LITERATUR

1 World Health Organisation (WHO) World Health Organisation. Born to Soon. The Global Action Report on Preterm Birth. 2012; WHO. Genf. https://www.who.int/publications/i/item/9789241503433 (letzter Zugriff: 26.08.2023)

2 Zeit online, dpa Mehr als eine Million Frühchen sterben jedes Jahr. Zeit online, 2.2.2012. www.zeit.de/wissen/gesundheit/2012-05/fruehgeburt-todesfaelle-studie (letzter Zugriff: 26.08.2023)

3 Bührer, Ch. et al. (2020). Frühgeborene an der Grenze der Lebensfähigkeit. AWMF-S2k Leitlinie Registernr. 024/019. https://register.awmf.org/assets/guidelines/024-019l_S2k_Fr%C3%BChgeburt_Grenze_Lebensf%C3%A4higkeit_2021-01.pdf (letzter Zugriff: 26.08.2023)

4 https://beatmungspflegeportal.de/erstversorgung-fruehgeborener-noch-an-der-nabelschnur/ (2022) (letzter Zugriff: 26.08.2023)

5 https://nlc.health/venture/concord/ (2022) (letzter Zugriff: 26.08.2023)

6 European-resuscitation-council (2021). Newborn Resuscitation and support of transition of infants at birth. https://www.cprguidelines.eu/assets/guidelines/European-Resuscitation-Council-Guidelines-2021-Ne.pdf (letzter Zugriff: 26.08.2023)

7 Gemeinsamer Bundesausschuss (Hrsg.). Richtlinie des Gemeinsamen Bundesausschusses über Maßnahmen zur Qualitätssicherung der Versorgung von Früh- und Reifgeborenen gemäß § 136 Absatz 1 Nummer 2, SGB V in Verbindung mit § 92 Absatz 1 Satz 2 Nummer 13, SGB V (Qualitätssicherungs-Richtlinie Früh- und Reifgeborene/QFR-RL) in der Fassung vom 20. September 2005 veröffentlicht im Bundesanzeiger 2005 (S. 15 684) in Kraft getreten am 1. Januar 2006 zuletzt geändert am 21. April 2022 veröffentlicht im Bundesanzeiger (BAnz AT 23.06.2022 B3) in Kraft getreten am 1. April 2022, https://www.g-ba.de/downloads/62-492-2849/QFR-RL_2022-04-21_iK-2022-04-01.pdf (letzter Zugriff: 26.08.2023)

8 Askie, L. M. et al. (2018). Association Between Oxygen Saturation Targeting and Death or Disability in Extremely Preterm Infants in the Neonatal Oxygenation Prospective Meta-analysis Collaboration; *JAMA*. 2018;319(21):2190–2201 https://jamanetwork.com/journals/jama/fullarticle/2683220 (letzter Zugriff: 26.08.2023)

9 Manja, V., Saugstad O. D.& Lakshminrusimha, S. (2017). Oxygen Saturation Targets in Preterm Infants and Outcomes at 18–24 Months: A Systematic Review. Pediatrics. 2017 Jan;139(1):e20161609. doi: 10.1542/peds.2016-1609. Epub 2016 Dec 5. PMID: 27940510; PMCID: PMC5192090. https://www.ncbi.nlm.nih.gov/pmc/articles/PMC5192090/ (letzter Zugriff: 26.08.2023)

10 Khadawardi, E. & Al Hazzani, F. (2013). Oxygen Saturation and Outcomes in Preterm Infants The BOOST II United Kingdom, Australia, and New Zealand Collaborative Groups. J Clin Neonatol. 2013 Apr;2(2):73-5. doi: 10.4103/2249-4847.116404. PMID: 24049747; PMCID: PMC3775139. https://www.ncbi.nlm.nih.gov/pmc/articles/PMC3775139/ (letzter Zugriff: 26.08.2023)

11 Stenson BJ. Oxygen Saturation Targets for Extremely Preterm Infants after the NeOProM Trials. Neonatology. 2016;109(4):352-8. doi: 10.1159/000444913. Epub 2016 Jun 3. PMID: 27250557. https://pubmed.ncbi.nlm.nih.gov/27250557/ (letzter Zugriff: 26.08.2023)

12 Gemeinsamer Bundesausschuss (Hrsg.): Richtlinie des gemeinsamen Bundesausschusses über die Früherkennung von Krankheiten bei Kindern (Kinder-Richtlinie). In der Fassung vom 18. Juni 2015, zuletzt geändert am 21. April 2022 https://www.g-ba.de/downloads/62-492-2848/Kinder-RL_2022-04-21_iK-2022-06-23.pdf (letzter Zugriff: 26.08.2023)

13 Als H., Heidelise, McAnulty G. B. The Newborn Individualized Developmental Care and Assessment Program (NIDCAP) with Kangaroo Mother Care (KMC). Comprehensive Care for Preterm Infants. Current women's health reviews. 2011; 7: 3. 288–301.

14 Bundesverband: Das frühgeborene Kind (n. d.) Trauer um Prof. Heidelise Als, https://www.fruehgeborene.de/aktuelles/neuigkeiten/trauer-um-prof-heidelise-als.htm (letzter Zugriff: 26.08.2023)

15 Als H., Butler S., Kosta S. et al. The Assessment of Preterm Infants' Behavior (APIB). Furthering the understanding and measurement of neurodevelopmental competence in preterm and full-term infants. Mental retardation and developmental disabilities research reviews. 2005; 11: 1. 94–102.

16 Gortner, L. (2019). Atmenotsyndrom des Frühgeborenen. In A. Hübler & G. Jorch. *Neonatologie*. Thieme Verlag, S. 212–217

17 Maier, R. & Obladen, M. (2017). Neugeborenenintensivmedizin. Evidenz und Erfahrung. 9. Auflage. Springer, Heidelberg.

18 Balest, Arcangela Lattari (2021), Bronchopulmonalte Dysplasie (BPD). https://www.msdmanuals.com/de-de/profi/p%C3%A4diatrie/atemwegsprobleme-bei-neugeborenen/bronchopulmonale-dysplasie-bpd (letzter Zugriff: 27.08.2023)

19 Darlow B. A. et al. (2007). Vitamin A supplementation to prevent mortality and short and long-term morbidity in very lowbirth-weight infants. Pediatrics 95 (4); 584–590.

20 Robert-Koch-Institut (2018) Respiratorische Synzytial-Virus-Infektion (RSV). https://www.rki.de/DE/Content/Infekt/EpidBull/Merkblaetter/Ratgeber_RSV.html (Letzter Zugriff: 27.08.2023)

21 Gräfe, K. A. (2022). EMA empfiehlt einmalige passive Impfung gegen RSV. https://www.pharmazeutische-zeitung.de/ema-empfiehlt-einmalige-passive-impfung-gegen-rsv-135633/ (letzter Zugriff: 27.08.2023)

22 Kampmann, B., Madhi, S. A., Munjal, I. et al. MATISSE Study Group (2023). Bivalent Prefusion F Vaccine in Pregnancy to Prevent RSV Illness in Infants. *The New England journal of medicine, 388*(16), 1451–1464. https://doi.org/10.1056/NEJMoa2216480 (letzter Zugriff: 30.08.2023)

23 Low E., Dempsey E. M., Ryan C. A. et al. (2011). EEG Suppression Associated with Apneic Episodes in a Neonate. Case Reports in Neurological Medicine. Case Reports in Neurological Medicine. Volume 2012, Article ID 250801. 2012; 10.1155/2012/250801.

24 Bächli, H. & Pöschl, J. (2018). Posthämorrhagischer Hydrozephalus bei Frühgeborenen. In: Bächli, H., Lütschg, J., Messing-Jünger, M. (Hrsg.). Pädiatrische Neurochirurgie. Springer Verlag. https://doi.org/10.1007/978-3-662-48700-6_26)

25 Deeg K. H., Staudt F., von Rohden L. (1999). Klassifikation der intrakraniellen Blutungen des Frühgeborenen. Ultraschall in der Medizin. 1999; 20: 4. 165–170. 10.1055/s-1999–8898.

26 Baumeister F. A., Hofer M., Egger J. (2000). Progressive posthämorrhagische Ventrikelerweiterung des Frühgeborenen. Monatsschrift Kinderheilkunde. 2000; 148: 12. 1072–1077. 10.1007/s001120050696.
27 Ohlsson, A., & Shah, P. S. (2018). Paracetamol (acetaminophen) for patent ductus arteriosus in preterm or low birth weight infants. *The Cochrane database of systematic reviews, 4*(4), CD010061. https://doi.org/10.1002/14651858.CD010061.pub3 (letzter Zugriff: 27.08.2023)
28 Jochum, F., Krohn, M., Koh, M. et al. (2014). Parenterale Ernährung in der Kinder- und Jugendmedizin. S3-AWMF-Leitlinie Reg. Nr. 073/023 der Deutschen Gesellschaft für Ernährungsmedizin. https://register.awmf.org/assets/guidelines/073-023l_S3_Parenterale_Ern%C3%A4hrung_P%C3%A4diatrie_Kinder_Jugendmedizin_2014-08-abgelaufen.pdf (letzter Zugriff: 30.08.2023)
29 Gesellschaft für Neonatologie und Pädiatrische Intensivmedizin et al. (2017). Nekrotisierende Enterokolitis (NEK). AWMF-2k-Leitlinie Registernr. 024/009 https://register.awmf.org/assets/guidelines/024-009l_S2k_Nekrotisierende_Enterokolitis_2018-02-abgelaufen.pdf (letzter Zugriff: 26.08.2023)
30 Guthmann, F. (2018). Die nekrotisierende Enterokolitis des Frühgeborenen. Neonatologie Scan 2018; 07:121–134 https://www.thieme-connect.com/products/ejournals/pdf/10.1055/s-0042-110454.pdf (letzter Zugriff: 26.08.2023)
31 Haiden N. Ernährung des Frühgeborenen. Fakten und Neuigkeiten. Monatsschr Kinderheilkd. 2014; 162: 785–791.
32 Bell, M. J., Ternberg, J. L., Feigin, R. D. et al. (1978). Neonatal necrotizing enterocolitis. Therapeutic decisions based upon clinical staging. Ann Surg. 1978; 187: 1. 1–7.
33 Eicher, C., Seitz, G., Bevot, A. et al. (2012). Surgical management of extremely low birth weight infants with neonatal bowel perforation: a single-center experience and a review of the literature. Neonatolgy 2012; 101: 85–292. https://www.thieme-connect.com/products/ejournals/abstract/10.1055/s-0032-1325833 (letzter Zugriff: 31.08.2023)
34 Lacher, M. (2019): Nekrotisierende Enterokolitis. In: von Schweinitz, D. & Ure, B. (Hrsg.) Kinderchirurgie. 3. Aufl. Springer Reference Medizin. Springer Verlag. https://doi.org/10.1007/978-3-662-58202-2_49. S. 435–452
35 Deutsche Ophthalmologische Gesellschaft (DOG) et al. (2020). Augenärztliche Screening-Untersuchung bei Frühgeborenen. S2k-AWMF-Leitlinie Registernr. 024-010. https://register.awmf.org/assets/guidelines/024-010l_S2k_Augenaerztliche_Screening-Untersuchung_Fr%C3%BChgeborene_2020-07.pdf (letzter Zugriff: 31.08.2023)
36 Classification of Retinopathy of Prematurity. The International Classification of Retinopathy of Prematurity Revisited. *Arch Ophthalmol.* 2005;123(7):991–999. doi:10.1001/archopht.123.7.991 Letzter Zugriff: 31.08.2023)
37 Jandeck C., Stahl A. Frühgeborenenretinopathie. Klin Monbl Augenheilkd. 2012; 229: 557–577.
38 Krohne T. U. Frühgeborenenretinopathie. Ophthalmologe. 2012; 109: 12. 117310.1007/s00347-012-2615-y.
39 Jandeck C. Leitlinie zur augenärztlichen Screening-Untersuchung von Frühgeborenen. Der Ophthalmologe: Zeitschrift der Deutschen Ophthalmologischen Gesellschaft. 2008; 105: 1. 81–86.
40 Körner A., Dinten-Schmid B., Stoffel L. et al. Hautpflege und Hautschutz beim unreifen Frühgeborenen. Eine systematische Literaturübersicht. Pflege. 2009; 22: 4. 266–276. 10.1024/1012-5302.22.4.266.
41 Kocks A., Schilling D., Pröbstl A. Das haben wir schon immer so gemacht. Jukip. 1. 2015;

VERWENDETE LITERATUR

Ang, J. L., Rath, C. P., Tan, H., Patole, S. & Rao, S. C. (2023). Mortality and neurodevelopmental outcomes of infants with spontaneous intestinal perforation: a systematic review and meta-analysis. *Archives of disease in childhood. Fetal and neonatal edition, 108*(3), 256–266. https://doi.org/10.1136/archdischild-2022-324157 (letzter Zugriff: 31.08.2023)
Kiechl-Kohlendorfer U., Berger C., Inzinger R. The effect of daily treatment with an olive oil/lanolin emollient on skin integrity in preterm infants. A randomized controlled trial. Pediatric dermatology. 2008; 25: 2. 174–178.
Reinehr T., Kersting M., Teeffelen-Heithoff van A. Pädiatrische Ernährungsmedizin. 2012; Schattauer. Stuttgart.
Reinehr T, Schnabel D, Wabitsch M. Vitamin-D-Supplementierung jenseits des zweiten Lebensjahres Gemeinsame Stellungnahme der Ernährungskommission der Deutschen Gesellschaft für Kinder und Jugendmedizin (DGKJ e. V.) und der Deutschen Gesellschaft für Kinderendokrinologie und Diabetologie (DGKED e. V.). Monatsschr Kinderheilkd https://doi.org/10.1007/s00112-018-0502-6.
Schneider H., Husslein P.-W., Schneider K- T. M. (2016). Die Geburtshilfe. 5. A. Springer. Heidelberg.

5 Pflege von Kindern mit Atemwegs- und Lungenerkrankungen

ZITIERTE LITERATUR

1 Santillanes G., Gausche-Hill M. Pediatric airway management. Emerg Med Clin North Am. 2008; 26: 4. 961–975.
2 Gibson G. J., Loddenkemper R., Sibille Y. et al. The European lung white book. Respiratory health and disease in Europe. 2013; European Respiratory Society. Sheffield. www.erswhitebook.org (letzter Zugriff: 28.08.2023)
3 World Health Organization (WHO) Asthma. Fact sheet N°307. 2013; WHO. Genf. www.who.int/news-room/fact-sheets/detail/asthma (letzter Zugriff: 28.08.2023)
4 Bundesärztekammer (BÄK), Kassenärztliche Bundesvereinigung (KBV), Arbeitsgemeinschaft der Wissenschaftlichen Medizinischen Fachgesellschaften (AWMF) (2020) Nationale Versorgungs Leitlinie Asthma – Langfassung, 4. Aufl. Version 1. 2020. DOI: 10.6101/AZQ/000469
5 Hansen G. Chronische Atemwegserkrankungen. Monatsschr Kinderheilkd. 2013; 5: 161.
6 Horak Jr. F. et al. Das Fetale Tabaksyndrom – Ein Statement der Österreichischen Gesellschaften für Allgemein- und Familienmedizin (ÖGAM), Gynäkologie und Geburtshilfe (ÖGGG), Hygiene, Mikrobiologie und Präventivmedizin (ÖGHMP), Kinder- und Jugendheilkunde (ÖGKJ) sowie Pneumologie (ÖGP). Wien Klin Wochenschr. 2012; 124: 129–145.
7 Moshammer H., Hoek G., Luttmann-Gibson H. Parental smoking and lung function in children: an international study. Am J Respir Crit Care Med. 2006; 173: 11. 1255–1263.
8 Howrylak J., Spanier A. J., Huang B. et al. Cotinine in Children Admitted for Asthma and Readmission. Pediatrics. 2014; 133.
9 Genuneit J., Weinmayr G., Radon K. et al. Smoking and the incidence of asthma during adolescense: results of a large cohort study in Germany. Thorax. 2006; 61: 572–578.
10 Andreas, St. et al. Tabakentwöhnung bei COPD Pneumologie 2023; 77: 206–219. DOI 10.1055/a-2020-4284
11 Baumann A. (2021). Die Rehabilitationskliniken für Kinder und Jugendliche. Kinder- und Jugendreha im Netz: https://www.kinder-und-jugendreha-im-netz.de/startseite/ (3/2023) (letzter Zugriff: 28.08.2023)

12 Wolf F., Guevara J. P., Grum C. M. et al. Educational interventions for asthma in children. Cochrane Database of Syst Rev. 2010; 10: CD000326
13 Slade, S. Evidence Summary. Cough in Children: Non-Specific. The JBI EBP Database. 2021; JBI-ES-2184-1.
14 Moola S. Evidence Summary. Inhalation Therapy: Mouthpiece versus Facemask. The JBI EBP Database. 2021; JBI-ES-643-1.
15 Porritt K, Moola S. Evidence Summary. Inhaler Devices: Factors associated with devices errors. The JBI EBP Database. 2021; JBI-ES-3867-2.
16 Grensemann J., Simon M., Wachs C., Kluge S. High-Flow-Sauerstofftherapie – Chancen und Risiken [High-flow oxygen therapy-Chances and risks]. Pneumologe (Berl). 2022;19(1):21–26. German. doi: 10.1007/s10405-021-00415-z
17 Milesi C. et al. Is treatment with a high flow nasal cannula effective in acute viral bronchiolitis? A physiologic study. Intensive Care Med. 39, 1088–1094 (2013).
18 Rubin S. et al. Effort of breathing in children receiving high-flow nasal cannula. Pediatr. Crit. Care Med. 15, 1–6 (2014).
19 Pham T., O'Malley L., Mayfield S., Martin S., & Schibler A. The effect of high-flow nasal cannula therapy on the work of breathing in infants with bronchiolitis. Pediatr. Pulmonol. 50, 713–720 (2015).
20 Franklin D. et al. A randomized trial of high-flow oxygen therapy in infants with bronchiolitis. N. Engl. J. Med. 378, 1121–1131 (2018).
21 Schibler A. et al. Reduced intubation rates for infants after introduction of high-flow nasal prong oxygen delivery. Intensive Care Med. 37, 847–852 (2011).
22 Mayfield S., Bogossian F., O'Malley L., & Schibler A. High-flow nasal cannula oxygen therapy for infants with bronchiolitis: a pilot study. J. Paediatr. Child Health 50, 373–378 (2014).
23 Munyard P., Bush A. How much coughing is normal? Archives of Disease in Childhood. 1996; 74: 6. 531–534.
24 Arbeitsgemeinschaft der Wissenschaftlichen Medizinischen Fachgesellschaften (AWMF) S3-Leitlinie Lungenerkrankung bei Mukoviszidose. https://register.awmf.org/assets/guidelines/026-022l_S3_Lungenerkrankung-bei-Mukoviszidose-Pseudomonas-aeruginosa__2023-02_02.pdf (letzter Zugriff: 28.08.2023)
25 Speer C. P., Gahr M., Dötsch J. Pädiatrie. 5. A. 2019; Springer. Heidelberg.
26 Dalziel, S. R., Haskell, L., O'Brien, S., Borland, M. L., Plint, A. C., Babl, F. E., & Oakley, E. (2022). Bronchiolitis. The Lancet. Volume 400, Issue 10349, Pages 392–406, ISSN 0140-6736, https://doi.org/10.1016/S0140-6736(22)01016-9.
27 Steppuhn H et al. (2017). Zeitliche Trends in der Inzidenz und Sterblichkeit respiratorischer Krankheiten von hoher Public-Health-Relevanz in Deutschland. Journal of Health Monitoring. 2017 2(3) DOI 10.17886/RKI-GBE-2017-049
28 Mukoviszidose e. V. https://www.muko.info/
29 Kommission für Krankenhaushygiene und Infektionsprävention (KRINKO) Anforderungen an die Hygiene bei der medizinischen Versorgung von Patienten mit Cystischer Fibrose (Mukoviszidose). 2012; Robert-Koch-Institut. Berlin. https://www.rki.de/DE/Content/Infekt/Krankenhaushygiene/Kommission/Downloads/Mukoviszidose_AG.pdf?__blob=publicationFile (letzter Zugriff: 28.08.2023)
30 Riedler J. Respiratorische Notfälle im Kindes- und Jugendalter. Monatsschrift Kinderheilkunde. 2011; 159: 10. 938–947.
31 Demirakca S., Hinrichs B., Nicolai T. Algorithmus zum Vorgehen beim respiratorischen Notfall. Monatsschr Kinderheilkd. 2013; 161: 5. 429–438.
32 Steiß J. O. Wenn die Atmung flattert und die Bronchien rasseln. ÄP Pädiatrie. 2008; 5: 24–27.
33 Amboss Miamed Asthma bronchiale. www.amboss.com/amboss-feed-de-physicians/2018/10/5/asthma-bronchiale-was-hilft-wirklich (letzter Zugriff: 28.08.2023)
34 Borowitz D., Robinson K. A., Rosenfeld M. et al. Cystic Fibrosis Foundation evidence-based guidelines for management of infants with cystic fibrosis. Journal of Pediatrics. 2009; 155: 6. 73–93.

VERWENDETE LITERATUR

Ankermann T. Ambulant erworbene Pneumonie im Kindesalter. Pneumologe. 2012; 5: 375–379.
Arbeitsgemeinschaft der Wissenschaftlichen Medizinischen Fachgesellschaften (AWMF) S3-Leitlinie Allergieprävention – Update 2014. AWMF-Register: 061/016. www.awmf.org/uploads/tx_szleitlinien/061-016l_S3_Allergiepr%C3%A4vention_2014-07.pdf (letzter Zugriff: 28.08.2023)
Arbeitsgemeinschaft der Wissenschaftlichen Medizinischen Fachgesellschaften (AWMF) S3-Leitlinie „Rauchen und Tabakabhängigkeit: Screening, Diagnostik und Behandlung". https://register.awmf.org/assets/guidelines/076-006l_S3_Rauchen-_Tabakabhaengigkeit-Screening-Diagnostik-Behandlung_2021-03.pdf (letzter Zugriff: 28.08.2023)
Ballmann M., Smaczny C. CF-Manual. 1. A. 2008; UNI-MED. Bremen.
Berdel D., Forster J., Gappa M. et al. Leitlinie zum Asthma bronchiale im Kindes- und Jugendalter. Monatsschr Kinderheilkd. 2007; 155: 10. 957–967.
Dahlheim M., Spindler T. (2022). Praktische Gesichtspunkte der Asthmatherapie mit Fixkombination und „single inhaler maintenance and reliever therapy" (SMART) bei Kindern und Jugendlichen, Z Pneumologie 2022 19:305–311, Springer Verlag https://doi.org/10.1007/s10405-022-00460-2 (letzter Zugriff: 28.08.2023)
Eccles A., Hobbs, J., Koch, M. (2021). Asthmakranke Kinder: Zur Schulung in die Reha, Pflege Zeitschrift, 9.2021/74, Springer Verlag.
Hansen G., Grychtol R., Schuster A. (2020). Medikamentöse Langzeittherapie des Asthma bronchiale bei Kindern und Jugendlichen – neue Aspekte Monatsschr Kinderheilkd 168:995–1007, Springer Verlag, https://doi.org/10.1007/s00112-020-01022-7 (letzter Zugriff: 28.08.2023)
Hansen G., Schwerk N. Asthma bronchiale im Kindesalter. Monatsschr Kinderheilkd. 2013; 161: 5. 390–398.
Kamin W., Erdnüß F. (2021). Inhalationstherapie bei Kindern: Fallstricke und Herausforderungen doctors | today 6/2021, www.doctors.today20 (letzter Zugriff: 28.08.2023)
Spindler T., Berghem S. (2021). Rehabilitation von Atemwegserkrankungen im Kindes- und Jugendalter – eine besondere Altersgruppe mit besonderen Herausforderungen, Atemwegs- und Lungenkrankheiten, Jahrgang 47, Nr. 2/2021, S. 74–83 Dustri-Verlag Dr. Karl Feistle, ISSN 0341-3055, DOI 10.5414/ATX02506
von Mutius E., Gappa M., Eber E. et al. Pädiatrische Pneumologie. 2014; Springer. Heidelberg.
Wildhaber J., Kamin W. Inhalationstherapie im Kindes- und Jugendalter. 2.A. 2010; UNI-MED. Bremen.

6 Pflege von Kindern mit Herzerkrankungen

ZITIERTE LITERATUR

1 Breuer, J. (2020). Angeborene Herz- und Gefäßanomalien: Epidemiologie und Ätiologie. In: Hoffmann, G. F., Lentze, M. J., Spranger, J., Zepp, F., Berner, R. (eds) Pädiatrie. Springer Reference Medizin. Springer, Berlin, Heidelberg.
2 Lindinger A. Prävalenz angeborener Herzfehler bei Neugeborenen in Deutschland (PAN Studie). Deutsche Gesellschaft für pädiatrische Kardiologie. https://www.dgpk.org/wp-content/uploads/PAN-Studie-LL-Lindinger-10_2013-korr-li.pdf (letzter Zugriff: 28.08.2023)
3 Stein J. I. Kardiologische Notfälle im Kindes- und Jugendalter. Monatsschr Kinderheilkd. 2011; 159: 10. 919–927.

4 Renz S. Synkopen – die verschiedenen Formen der Ohnmacht. Pädiatrie Hautnah. 2003; 1: 10–15.

5 Dittrich S., Dorka R., Dubowy K., Pillekamp F. Leitlinie Synkopen im Kindes- und Jugendalter. Leitlinie der Deutschen Gesellschaft für pädiatrische Kardiologie und Angeborene Herzfehler. 2020. https://www.dgpk.org/fileadmin/user_upload/Leitlinien/LL_Synkope_final.pdf (letzter Zugriff: 28.08.2023)

6 Wütz D. EKG-Interpretation bei Kindern. Pädiatrie. 2011; 3: 11. 7–12.

7 Lindinger A., Kozlik-Feldmann R., Dewald O. Persistierender Ductus arteriosus. Leitlinie der Deutschen Gesellschaft für pädiatrische Kardiologie und Angeborene Herzfehler 2020. https://www.dgpk.org/wp-content/uploads/2020_PDA_final_2020_12_14.pdf (letzter Zugriff: 28.08.2023)

8 Haas NA, Ewert P, Hager A et al. S2k Leitlinie Pädiatrische Kardiologie: Aortenisthmusstenose im Kindes- und Jugendalter. https://register.awmf.org/assets/guidelines/023-010l_S2k_Aortenisthmusstenose_Kinder_Jugendliche_2018-07.docx.pdf (letzter Zugriff: 28.08.2023)

9 Speer C. P., Gahr M., Dötsch J. Pädiatrie. 4. A. 2012; Springer. Heidelberg.

10 Kari F., Stiller B. Die Transposition der großen Arterien (TGA) aus Herzblatt der Deutschen Herzstiftung, KS38, Stand Februar 2022.

11 Ulmer H. E. Fallot'sche Tetralogie – ein angeborener Herzfehler mit vielen Gesichtern. Herzblatt. 2011; 1: 1–12.

12 Schranz D. Hypoplastisches Linksherz – Praxisorientierter Leitfaden. Monatsschr Kinderheilkd. 1998; 146: 5. 450–455.

13 Borth-Bruhns Th., Eichler A. Pädiatrische Kardiologie. 2004; Springer Verlag. Berlin Heidelberg.

14 Laer S., Mir T. S., Behn F. et al. Carvedilol therapy in pediatric patients with congestive heart failure: a study investigating clinical and pharmacokinetic parameters. American heart journal. 2002; 143: 916–922.

15 Paul T., Ruschewski W., Janoušek J. Bradykarde Herzrhythmusstörungen im Kindes- und Jugendalter. S2k Leitlinie der Deutschen Gesellschaft für pädiatrische Kardiologie.; https://register.awmf.org/assets/guidelines/023-023l_S2k_Bradykarde-Herzrhythmusstoerungen-Kinder-Jugendliche_junge_Erwachsenen-EMAH_2019-10.pdf (letzter Zugriff: 28.08.2023)

16 Paul T., Gebauer R., Kriebel T. et al. Ventrikuläre Tachykardien im Kindes- und Jugendalter. Monatsschr Kinderheilkd. 2018; 166: 2. 148–149. 10.1007/s00112-017-0406-x.

17 Apitz C. Pulmonale Hypertonie im Kindes- und Jugendalter. Monatsschr Kinderheilkd. 2014; 162: 3. 248–256.

18 Apitz C., Kozlik-Feldmann R., Kaemmerer H., Gorenflo M., Lammers A. Pulmonale Hypertonie. Leitlinie der Deutschen Gesellschaft pädiatrische Kardiologie und Angeborene Herzfehler 2020. https://register.awmf.org/assets/guidelines/023-038l_S2k_Pulmonale-Hypertonie_2021-02_01.pdf (letzter Zugriff: 28.08.2023)

19 Robert Koch Institut Beiträge zur Gesundheitsberichterstattung des Bundes. Referenzperzentile für anthropometrische Maßzahlen und Blutdruck aus der Studie zur Gesundheit von Kindern und Jugendlichen in Deutschland (KiGGS). 2013; RKI. Berlin. S.100–112.

20 Walter J. Blutdruckmessung im Kindesalter. Pädiatrische Praxis. 1991; 43: 625–633.

21 Thumfart J. Therapie der arteriellen Hypertonie bei Kindern und Jugendlichen. Monatsschr Kinderheilkd. 2008; 156: 11. 1121–1131.

22 Dalla-Pozza R., Oberhoffer-Fritz R., Wühl E., Bönner G., Kaestner M., Hager A. Leitlinie Arterielle Hypertonie. Leitlinie der Deutschen Gesellschaft für Pädiatrische Kardiologie und angeborene Herzfehler 2022. https://www.dgpk.org/wp-content/uploads/Arterielle_Hypertonie-LL-Dallapozza-nach_Konsentierung_final_11072022.pdf (letzter Zugriff: 28.08.2023)

VERWENDETE LITERATUR

Bertram H, Rickers C, Eicken A, Rüffer A, Diller G. (2021). Fallot'sche Tetralogie https://www.dgpk.org/wp-content/uploads/LL_TOF_finale_Version_11-21.pdf (letzter Zugriff: 25.08.2023)

Bertram, H.; Schneider, M. B. E.; Horke, A. (2018). Periphere Pulmonalarterienstenosen, Leitlinie der Deutschen Gesellschaft für Pädiatrische Kardiologie und Angeborene Herzfehler. https://www.dgpk.org/wp-content/uploads/peripherePst17_02_18.pdf (letzter Zugriff: 25.08.2023)

Blum U., Meyer H., Beerbaum P. (2016). Kompendium angeborene Herzfehler bei Kindern. Springer. Berlin, Heidelberg.

Bressieux-Degueldre S., Sekarski N. (2015). Herzinsuffizienz im Kindesalter – identifizieren, diagnostizieren. Paediatrica. 26: 1. 12–14.

Dittrich S., Klaassen S., Kandolf R. et al. Kardiomyopathien. Leitlinie der Deutschen Gesellschaft für pädiatrische Kardiologie. 2012; https://www.dgpk.org/wp-content/uploads/18-LL-Primaere-Kardiomyopathien.pdf (letzter Zugriff: 28.08.2023)

Gilbert N. (2014). Therapie der arteriellen Hypertonie bei Kindern und Jugendlichen. Arzneimitteltherapie. 32: 9. 234–244.

Haas N. A., Ewert P., Hager A. et al. (2015). Aortenisthmusstenose im Kindes- und Jugendalter. S2k Leitlinie der Deutschen Gesellschaft für pädiatrische Kardiologie. www.awmf.org/uploads/tx_szleitlinien/023-010l_S2k_Aortenisthmusstenose_Kinder_Jugendliche_2018-07.docx.pdf (letzter Zugriff: 28.08.2023)

Haas N. A., Rüffer A., Michel-Behnke I. Truncus arteriosus communis (TAC). Leitlinie der Deutschen Gesellschaft für pädiatrische Kardiologie und Angeborene Herzfehler. 2020; https://register.awmf.org/assets/guidelines/023-043l_S2k_Truncus_arteriosus_communis_TAC_Kinder_Jugendliche_2020-08.pdf (letzter Zugriff: 28.08.2023)

Hockenberry M. J., Wilson D., Wong D. L. Wong's nursing care of infants and children. 10th ed. 2015; Elsevier. St. Louis.

Kändler L., Schlez M., Weil J. (2020). Thoraxschmerzen im Kindes- und Jugendalter. Leitlinie der Deutschen Gesellschaft für pädiatrische Kardiologie und angeborene Herzfehler. 2020; https://register.awmf.org/assets/guidelines/023-003l_S2k_Thoraxschmerzen_im_Kindes-_und_Jugendalter_2020-08.pdf (letzter Zugriff: 28.08.2023)

Keil J., Dalla-Pozza R. Herzrhythmusstörungen im Kindesalter. Monatsschr Kinderheilkd. 2017; 165: 9. 800–809. 10.1007/s00112-017-0339-4.

Knirsch W., Mackenzie C. R., Schäfers H.-J., Heying R., Tutarel O., Rickers C. Infektiöse Endokarditis und Endokarditisprophylaxe im Kindes- und Jugendalter. Leitlinie der Deutschen Gesellschaft für pädiatrische Kardiologie. 2022. https://register.awmf.org/assets/guidelines/023-024l_S2k_Infektioese-Endokarditis-Endokarditisprophylaxe-im-Kindes-und-Jugendalter_2022-10_03.pdf (letzter Zugriff: 28.08.2023)

Koletzko B. (Hrsg., 2013). Kinder- und Jugendmedizin. 14. A.; Springer. Heidelberg.

Michel-Behnke I., Haas N., Murin O., Reich B. (2022). Hypoplastisches Linksherzsyndrom (HLHS). Leitlinie der Deutschen Gesellschaft für pädiatrische Kardiologie. https://register.awmf.org/assets/guidelines/023-030l_S2k_Hypoplastisches-Linksherzsyndrom-Hypoplastischer-Linksherzkomplex-Kinder-Jugendliche_2023-01.pdf (letzter Zugriff: 28.08.2023)

Michel-Behnke I., Murin P., Sarikouch S. Kongenitale Aortenklappenstenose. Leitlinie der Deutschen Gesellschaft für pädiatrische Kardiologie und Angeborene Herzfehler 2020. https://register.awmf.org/assets/guidelines/023-047l_S2k_Kongenitale-Aortenklappenstenose_2022-01.pdf (letzter Zugriff: 28.08.2023)

Michel-Behnke I., Thul J., Murin P. Miera O. Akute Herzinsuffizienz und mechanische Kreislaufunterstützung. Leitlinie der Deutschen Gesellschaft für pädiatrische Kardiologie und Angeborene Herzfehler 2020. https://register.awmf.org/assets/guidelines/023-032l_S2k_Akute-Herzinsuffizienz-mechanische-Kreislaufunterstuetzung__2021-02.pdf (letzter Zugriff: 28.08.2023)

Neidenbach R. (2017). Angeborene Herzfehler im Langzeitverlauf. Pädiatrie. 29: 6. 28–33.

Paul T., Gebauer R., Kriebel T. et al. (2018). Supraventrikuläre Tachykardien im Kindes- und Jugendalter. Monatsschr Kinderheilkd. 166: 2. 150–151. 10.1007/s00112-017-0405-y.

Paul T., Gebauer R., Kriebel T. Schneider H., Janousek J. (2018). Tachykarde Herzrhythmusstörungen im Kindes- und Jugendalter. S2k Leitlinie der Deutschen Gesellschaft für pädiatrische Kardiologie. https://register.awmf.org/assets/guidelines/023-022l_S2k_Tachykarde_Herzrhythmusstoerungen-Kinder-Jugendliche-junge-Erwachsene_2019-04.pdf (letzter Zugriff: 28.08.2023)

Paul T., Gebauer R., Kriebel T. et al. (2018), Ventrikuläre Tachykardien im Kindes- und Jugendalter. Monatsschr Kinderheilkd. 166: 2. 148–149.

Paul T., Ruschewski W., Janousek J. (2017). Handlungsempfehlung nach der Leitlinie „Bradykarde Herzrhythmusstörungen im Kindes- und Jugendalter“. Monatsschr Kinderheilkd. 165: 12. 1109–1111. 10.1007/s00112-017-0404-z.

Paul T., Tschöpe C., Kandolf R. Handlungsempfehlung nach der Leitlinie „Myokarditis im Kindes- und Jugendalter“. Monatsschr Kinderheilkd. 2018; 166: 4. 339–340. 10.1007/s00112-017-0403-0.

Paul T., Klingel K., Tschöpe C., Bertram H., Seidel F. (2022). Myokarditis im Kindes- und Jugendalter, S2k Leitlinie, Deutsche Gesellschaft für Pädiatrische Kardiologie und angeborener Herzfehler e. V. https://register.awmf.org/assets/guidelines/023-025l_S2k_Myokarditis-im-Kindes-und-Jugendalter_2022-10.pdf (letzter Zugriff: 28.08.2023)

Rickers C., Läer S., Diller G.-P., Janousek J., Hoppe U., Mir T. S., Weil J. (2015). Chronische Herzinsuffizienz. Leitlinie der Deutschen Gesellschaft für pädiatrische Kardiologie. https://register.awmf.org/assets/guidelines/023-006l_S2k_Chronische_Herzinsuffizienz_Kinder_Jugendliche_2015-10-abgelaufen.pdf (letzter Zugriff: 28.08.2023)

Schranz D. (2017). Behandlung der chronischen Herzinsuffizienz im Kindesalter. Monatsschr Kinderheilkd. 165: 11. 982–991. 10.1007/s00112-017-0370-5.

Trauzeddel R., Neudorf U. (2016). Rheumatisches Fieber. Arthritis und Rheuma. 2016; 6: 407–410.

7 Pflege von Kindern mit Erkrankungen des Verdauungstrakts

ZITIERTE LITERATUR

1 Claßen M., Kretzschmar B., Kretzschmar A. et al. Schulung für Kinder und Jugendliche mit chronisch entzündlichen Darmerkrankungen. Lengerich. 2014; Pabst Science Publishers.

2 Bufler P. H., Groß M., Uhlig H. H. Chronische Bauchschmerzen bei Kindern und Jugendlichen. Deutsches Ärzteblatt. 2011; 108: 17. 295–404.

3 Krause L., Sarganas, G., Thamm, R. & Neuhauser, H. (2019). Kopf-, Bauch- und Rückenschmerzen bei Kindern und Jugendlichen in Deutschland. Bundesgesundheitsbl 2019 62:1184–1194. https://doi.org/10.1007/s00103-019-03007-8. https://www.rki.de/DE/Content/Kommissionen/Bundesgesundheitsblatt/Downloads/2019_10_Krause.pdf?__blob=publicationFile (letzter Zugriff: 03.09.2023)

4 von Schweinitz D., Ure B. Kinderchirurgie: Viszerale und allgemein Chirurgie des Kindesalters. 3. A. 2019; Springer. Heidelberg.

5 Arbeitsgemeinschaft der Wissenschaftlichen Medizinischen Fachgesellschaften (AWMF) Kurzstreckige Ösophagusatresie, AWMF-Register 006–045. https://register.awmf.org/assets/guidelines/006-045l_S2k_kurzstreckige-Oesophagusatresie_2020-10.pdf 2019 (letzter Zugriff: 20.02.2023)

6 Klinik für Kinderchirurgie. (n. d.). Ösophagusatresie. https://kinderchirurgie.charite.de/leistungen/oesophagusatresie (letzter Zugriff: 05.09.2023)

7 Büchel J, Manegold-Brauer G. Das Polyhydramnion. info@gynakologie 2015; 4: 16–18 (letzter Zugriff: 20.02.2023).

8 LMU (2021). Weltweit neue Operationstechnik am Haunerschen Kinderspital. https://www.lmu-klinikum.de/aktuelles/presse mitteilungen/weltweit-neue-operationstechnik-am-haunerschen-kinderspital/c6a7055cafae9b10. (letzter Zugriff: 25.02.2023)

9 Muensterer O. J., Evans L. L., Sterlin A., Sahlabadi M., Aribindi V, Lindner A., König T. & Harrison M. R. (2021). Novel Device for Endoluminal Esophageal Atresia, Repair: First-in-Human Experience. Pediatrics (2021) 148 (5): e2020049627. https://doi.org/10.1542/peds.2020-049627 (letzter Zugriff: 25.02.2023)

10 Jesch I., Koletzko S. Omeprazol in der Kinderheilkunde. Monatsschrift Kinderheilkunde. 2000; 148: 2. 113–117.

11 Paetz B. (Hrsg.). Chirurgie für Pflegeberufe. 24. A. 2021; Thieme. Stuttgart.

12 Arbeitsgemeinschaft der Wissenschaftlichen Medizinischen Fachgesellschaften (AWMF). S1-Leitlinie Hypertrophe Pylorusstenose AWMF-Register Nr. 006–056. https://register.awmf.org/assets/guidelines/006-056l_S1_Hypertrophe-Pylorusstenose_2020-11.pdf (letzter Zugriff: 05.09.2023)

13 Lund M, et al. Use of macrolides in mother and child and risk of infantile hypertrophic pyloric stenosis: nationwide cohort study. BMJ 2014;348:g1908

14 Felber J., Bläker H., Fischbach W. et al. (2021). Aktualisierte S2k-Leitlinie Zöliakie der Deutschen Gesellschaf für Gastroenterologie, Verdauungs- und Stoffwechselkrankheuten (DGVS) AWMF-Registernummer: 021-021. https://register.awmf.org/assets/guidelines/021-021l_S2k_Zoeliakie_2022-05.pdf (letzter Zugriff: 05.09.2023)

15 Laass M. W., Schmitz R., Uhlig H. et al. The prevalence of celiac disease in children and adolescents in Germany. Deutsches Ärzteblatt international. 2015; 11: 33–34.

16 Deutsche Zöliakie Gesellschaft (DZG) Fortbildungsprogramm. www.dzg-online.de/dzg-fortbildungsveranstaltungen.443.0.html

17 Sturm A., Attreya R, Bettenworth D. et al. (2021). Aktualisierte S3-Leitlinie „Diagnostik und Therapie des Morbus Crohn“ der Deutschen Gesellschaft für Gastroenterologie, Verdauungs- und Stoffwechselkrankheiten (DGVS). AWMF-Register 021–004. https://register.awmf.org/assets/guidelines/021-004l_S3_Morbus_Crohn_Diagnostik_Therapie_2022-04.pdf (letzter Zugriff: 05.09.2023)

18 Kucharzik T., Dignass A. U., Atreya R. et al. (2023). Aktualisierte S3-Leitlinie Colitis ulcerosa (Version 6.1.). AWMF-Register: 021_009. https://register.awmf.org/assets/guidelines/021-009l_S3_Colitis-ulcerosa_2023-03.pdf (letzter Stand: 05.09.2023)

19 Hammermann J., Claßen M., Schmidt S. et al. (2020). S3-Leitlinie: Mukoviszidose bei Kindern in den ersten beiden Lebensjahren, Diagnostik und Therapie. AWMF-Registernummer: 026-024. https://register.awmf.org/assets/guidelines/026-024l_S3_Mukoviszidose-Kinder-in-den-ersten-beiden-Lebensjahren-Diagnostik-Therapie_2020-03_1_01.pdf (letzter Zugriff: 05.09.2023)

20 Universitätsklinikum Heidelberg. Mekoniumileus – Sektion Kinderchirurgie. https://www.klinikum.uni-heidelberg.de/erkrankungen/mekoniumileus-200141/ (letzter Zugriff: 05.09.2023)

21 Gfrörer S., Fiegel H. & Rolle U. Invagination. Monatsschr Kinderheilkd 157, 917–924 (2009). https://doi.org/10.1007/s00112-009-2048-0 (letzter Zugriff: 05.09.2023)

22 Metzger R. (2018). Invagination bei Kindern und Jugendlichen. https://www.springermedizin.de/emedpedia/kinderchirurgie/invagination-bei-kindern-und-jugendlichen?epediaDoi=10.1007%2F978-3-662-53390-1_55 (letzter Zugriff: 26.02.2023)

23 Arbeitsgemeinschaft der Wissenschaftlichen Medizinischen Fachgesellschaften (AWMF) Aganglionose (Morbus Hirschsprung). AWMF-S1-Leitinie-Registernummer 006–001 in Überarbeitung. www.awmf.org/uploads/tx_szleitlinien/006-001l_S1_Aganglionose_Morbus_Hirschsprung_2016-05.pdf (letzter Zugriff: 05.09.2023)
24 Medizinische Hochschule Hannover (MHH). Malrotation/Volvulus. https://www.mhh.de/klinik-fuer-kinderchirurgie/unser-leistungsspektrum/malrotation/volvulus (letzter Zugriff: 05.09.2023)
25 Malrotation – Volvulus. https://www.uniklinikum-leipzig.de/einrichtungen/kinderchirurgie/Seiten/krankheitsbilder-malrotation.aspx (letzter Zugriff: 05.09.2023)
26 Pfeifer J. Volvulus des Dickdarms. Journal für Gastroenerologische und Hepatologische Erkrankungen. 2003; 1: 1. 6–13.
27 Maier R. F., Obladen M. (2017). Neugeborenenintensivmedizin. 9. A. 2017; Springer. Heidelberg.
28 Hamburg Center for Congenital Anomalies: Dünndarmatresie – Duodenalatresie. https://www.uke.de/kliniken-institute/zentren/martin-zeitz-centrum/centrum-fuer-angeborene-fehlbildungen/behandlungsangebot/duenndarmatresie.html (letzter Zugriff: 26.02.2023)
29 Cochran, W. J. (2021). Analatresie. https://www.msdmanuals.com/de-de/profi/p%C3%A4diatrie/angeborene-anomalien-des-gastrointestinaltrakts/analatresie. (letzter Zugriff: 05.09.2023)
30 Universitätsklinikum Münster (n. d.) Analatresie. https://web.ukm.de/index.php?id=7433 (letzter Zugriff: 05.09.20233)
31 SoMA – Initiative für Menschen mit Anorektal-Fehlbildungen, Morbus Hirschsprung und Kloakenekstrophie. https://www.soma-ev.de/?no_cache=1 (letzter Zugriff: 05.09.2023)
32 Müller P., Heyland K. Abklärung und Therapie der Obstipation im Kindesalter – Adaptation der Empfehlungen der Nordamerikanischen Gesellschaft für Pädiatrische Gastroenterologie, Hepatologie und Ernährung (NASPGHAN) an die Situation in der Schweiz. Paediatrica. 2011; 22: 3. 22–26.
33 Mössner J., Keim V. Therapie mit Pankreasenzymen. Deutsches Ärzteblatt. 2011; 108: 34/35. 578–682.
34 Universitätsklinik für Kinder- und Jugendmedizin Tübingen Gallengangsatresie. www.medizin.uni-tuebingen.de/kinderklinik/de/abteilungen/kinderchirurgie-kinderurologie/behandlungs spektrum/leberchirurgie/gallengangsatresie/ (letzter Zugriff: 05.09.2023)
35 Universitätsklinik für Kinder- und Jugendmedizin Tübingen Choledochuszysten. www.medizin.uni-tuebingen.de/kinderklinik/de/abteilungen/kinderchirurgie-kinderurologie/behandlungs spektrum/leberchirurgie/choledochuszysten. (letzter Zugriff: 05.09.2023)
36 Rokitanky A. Verein für Kinderchirurgie und Kinderchirurgische Intensivmedizin. Choledochuszyste. https://www.kidsdoc.at/choledochuszyste.html. (letzter Zugriff: 05.09.2023)
37 Driedger S., Ursache Diagnostik und Therapie des Gallensteinleidens bei Kindern. Inauguraldissertation. 2016; Justus-Liebig-Universität Gießen. Gießen.
38 Lang T. Gallensteine. Rodeck B. Zimmer K. P. Pädiatrische Gastroenterologie, Hepatologie und Ernährung. 2. A. 2013; Springer. Heidelberg.

VERWENDETE LITERATUR

AbbVie Deutschland Leben mit CED – M. Crohn/Colitis ulcerosa. www.leben-mit-ced.de/informieren/ueberblick-ced/ced-auf-einen-blick/ (letzter Zugriff: 26.02.223)
Berger M. & von Schweinitz D. (2018). Pylorus- und Duodenalatresie. https://www.springermedizin.de/emedpedia/kinderchirurgie/pylorus-und-duodenalatresien?epediaDoi=10.1007%2F978-3-662-53390-1_43 (letzter Zugriff: 05.09.2023)
Cochran W. J. (2019). Malrotation des Darms. https://www.msdmanuals.com/de/profi/p%C3%A4diatrie/angeborene-anomalien-des-gastrointestinaltrakts/malrotation-des-darms (letzter Zugriff: 05.09.2023)
Cochran W. J. (2020). Invagination. https://www.msdmanuals.com/de-de/profi/p%C3%A4diatrie/gastrointestinale-erkrankungen-bei-bei-s%C3%A4uglingen-und-kindern/invagination (letzter Zugriff: 05.09.2023)
Ellerkamp V. & Nagel C. (2021). Invagination. AWMF S1-Leitlinie Register-Nr. 006-027. https://register.awmf.org/assets/guidelines/006-027l_S1_Invagination_2021-12.pdf (letzter Zugriff: 05.09.2023)
Fischbach W., Bornschein J., Hoffmann J. C. et al. (2022). Aktualisiert S2k-Leitlinie Helicobacter pylori und gastroduodenale Ulkuskrankheit der Deutschen Gesellschaft für Gastroenterologie, Verdauungs- und Stoffwechselkrankheiten (DGVS). AWMF-Register 021–001. https://register.awmf.org/assets/guidelines/021-001l_S2k_Helicobacter-pylori-gastroduodenale-Ulkuskrankheit_2022-07_1.pdf (letzter Zugriff: 05.09.20239
Lamprecht G., Klitzing-Wiest J., Gregor M. Kurzdarmsyndrom. 2. A. 2012; Universitätsmedizin Rostock, Zentrum für Innere Medizin, Abteilung Gastroenterologie und Endokrinologie. Rostock. http://gastro.med.uni-rostock.de/fileadmin/Kliniken/zimgast/Kurzdarmsyndrom_2.Auflage.pdf (letzter Zugriff: 26.02.223)
Selbsthilfeorganisation für Speiseröhrenerkrankungen KEKS e. V. https://www.keks.org/ (letzter Zugriff: 05.09.2023)
von Ribbeck J. Schnelle Hilfe für Kinder. 2017; Kösel. München.
von Ribbeck J. Erste Hilfe für Kinder. www.erste-hilfe-fuer-kinder.de/erste-hilfe-themen/vergiftungen-bei-kindern/vergiftung-putzmittel-spuelmittel.html. (letzter Zugriff: 26.02.223)

8 Pflege von Kindern und Jugendlichen mit Erkrankungen der Nieren, des Harntrakts und der Geschlechtsorgane

ZITIERTE LITERATUR

1 Robert Koch-Institut (RKI) (2013): Beiträge zur Gesundheitsberichterstattung des Bundes. Referenzperzentile für anthropometrische Maßzahlen und Blutdruck aus der Studie zur Gesundheit von Kindern und Jugendlichen in Deutschland (KiGGS). 2. Auflage; RKI. Berlin.
2 Akintürk H, Arbeiter K, Aßmann C, Aufricht C, Bayerl I, Beyer H, Binder B, Böhm M, Eber E et al., (Hrsg.) (2017): Gesundheits- und Kinderkrankenpflege EXPRESS Pflegewissen, 3., überarbeitete Auflage. Stuttgart: Thieme; 2017.
3 Utsch B. (2014): Urinanalyse-im-Kindes-und-Jugendalter Dtsch Arztebl Int. 2014; 111: 37. 617–626.
4 Beetz R., Bokenkamp A., Brandis M. et al. (2002): Diagnostik bei konnatalen Dilatationen der Harnwege. Konsensusgruppe der Arbeitsgemeinschaft für Pädiatrische Nephrologie (APN) in Kooperation mit dem Arbeitskreis Kinderurologie der Deutschen Gesellschaft für Urologie und mit der Arbeitsgemeinschaft Kinderurologie in der Deutschen Gesellschaft für Kinderchirurgie. Urologe. 2002; 40: 6. 495–509.
5 Lee R. S., Cendron M., Kinnamon D. D., Nguyen H. T. (2006): Antenatal hydronephrosis as a predictor of postnatal outcome: A metaanalysis. Pediatrics. 2006; 118: 586–593.
6 John U., Mentzel H.-J., Stehr M. (2017): Harntransportstörungen und Harnwegsinfektionen. in Dötsch J., Weber L. T. Nierenerkrankungen im Kindes- und Jugendalter. 2017; Springer. Heidelberg. 3–68.
7 Pohl M, Mentzel HJ, Vogt S, Walther M, Rönnefarth G, John U. (2012): Risk factors for renal insufficiency in children with urethral valves. Pediatr Nephrol. 2012 Mar;27(3):443–50. doi: 10.1007/s00467-011-1999-2.

8 Lopez Pereira P., Martinez Urrutia M. J., Espinosa L. et al. (2002): Bladder dysfunction as a prognostic factor in patients with posterior urethral valves. BJU Int. 2002; 90: 308–311.
9 Montini G., Tullus K., Hewitt I. (2011): Febrile urinary tract infections in children. N Engl J Med. 2011; 365: 3. 239–250.
10 Baker R., Maxted W., Maylath J. et al. (1966): Relation of age, sex, and infection to reflux: Data indicating high spontaneous cure rate in pediatric patients. J Urol. 1966; 95: 1. 27–32.
11 Riedmiller H., Beetz R. (2012): Vesikoureteraler Reflux. In: Stein R. Beetz R. Thüroff J. W. Kinderurologie in Klinik und Praxis. 2012; Thieme. Stuttgart.
12 Lurbe E., Agabiti-Rosei E., Cruickshank J. K. et al. 2016: European Society of Hypertension guidelines for the management of high blood pressure in children and adolescents. J Hypertens. 2016; 34: 10. 1887–1920.
13 Dötsch (2021): Arterielle Hypertonie: ein unterschätztes Problem; Kinder- und Jugendarzt 12/21 52(70) 850–857.
14 Hager A., Wühl E., Bönner G. et al. (2015): S2k-Leitlinie Pädiatrische Kardiologie, Pädiatrische Nephrologie und Pädiatrie. Arterielle Hypertone im Kindesalter. www.kinderkardiologie.org/fileadmin/user_upload/Leitlinien/LL_Arterielle_Hypertonie.pdf2015
15 Wühl E. (2017): Algorithmus zur arteriellen Hypertonie. In: Dötsch J. Weber L. T. Nierenerkrankungen im Kindes- und Jugendalter. 2017; Springer. Heidelberg.
16 Bald M., Wühl E. (2019): Arterielle Hypertonie bei Kindern und Jugendlichen. Diagnostik und Therapie. Monatsschr Kinderheilkd. 2019; 10.1007/s00112-019-0669-5.
17 Beetz, Mannhardt-Laakmann, Schulte-Wissermann (2012): Harnwegsinfektionen in Kinderurologie in Klinik und Praxis. 3. Auflage 2012; Thieme. Stuttgart New York. 149–173.18
18 Baerheim A, Laerum E. (1992): Symptomatic lower urinary tract infection induced by cooling of the feet. A controlled experimental trial. Scand J Prim Health Care. 1992 Jun;10(2):157–60. doi: 10.3109/02813439209014054
19 International Society of Nephrology (2012): KDIGO 2012 Clinical Practice Guideline for the Evaluation and Management of Chronic Kidney Disease, Official Journal of the International Society of Nephrology, Volume 3. Issue 1, January 2013, http://www.kidney-international.org
20 Ludwikowski B., Stein R., Reschke F. (2023): Maldescensus testis in: Die Kinder- und Jugendurologie; Hrsg. R. Stein, L. T. Weber, N. Younsi, K.Zahn, M. Stehr; Springer-Verlag GmbH Deutschland, 2023; Seite 396, 399.

VERWENDETE LITERATUR

Arbeitsgemeinschaft der Wissenschaftlichen Medizinischen Fachgesellschaften (AWMF) (2015): S2k-Leitlinie Akutes Skrotum im Kindes- und Jugendalter. 2015;
Arbeitsgemeinschaft der Wissenschaftlichen Medizinischen Fachgesellschaften (AWMF) (2016): S2k-Leitlinie Hodenhochstand – Maldescensus testis. 2016;
AWMF Leitlinie (S2e) (2020): Idiopathisches Nephrotisches Syndrom im Kindesalter: Diagnostik und Therapie (2020). https://register.awmf.org/assets/guidelines/166-001l_S2e_Idiopathisches_Nephrotisches_Syndrom_Kinderalter_2020-09.pdf
AWMF Leitlinie (2021): S2k-Leitlinie Harnwegsinfektionen im Kindesalter – Diagnostik, Therapie und Prophylaxe, https://register.awmf.org/assets/guidelines/166-004l_S2k_Harnwegsinfektionen_im_Kindesalter_2021-08_1.pdf
Bruder, K.; Feldkötter, M.; Sparta, G. (2020): Hämolytisch-Urämisches Syndrom im Kindesalter, PAEDIATRICA, Vol. 31, 4–2020 https://cdn.paediatrieschweiz.ch/production/uploads/2020/12/31_4_2020_4_de.pdf
Diamond D. A., Matoo T. K. (2012): Endoscopic Treatment of Primary Vesicoureteral Reflux. New England Journal of Medicine. 2012; 366: 13. 1218–1226.
Dötsch J., Weber L. T. (2017): Nierenerkrankungen im Kindes- und Jugendalter. 2017; Springer. Heidelberg.
Eurotransplant (2018): Manual Version 7.0. Kidney allocation. 2018; 8–34.
Gesellschaft für Pädiatrische Nephrologie und Arbeitskreis Kinder- und Jugendurologie der Deutschen Gesellschaft für Urologie (2021): Interdisziplinäre S2k-Leitlinie: Harnwegsinfektionen im Kindesalter: Diagnostik, Therapie und Prophylaxe. Version 1, 23.08.2021, verfügbar unter: https://www.awmf.org/leitlinien/detail/anmeldung/1/ll/166-004.html.
Kanzelmeyer N. K., Lehner F., Pape L. (2011): Pädiatrische Nierentransplantation. Transplantationsmedizin. 2011; 23: 1. 10–15.
Lurbe E, Agabiti-Rosei E, Cruickshank JK, Dominiczak A, Erdine S, Hirth A, Invitti C, Litwin M, Mancia G, Pall D, Rascher W, Redon J, Schaefer F, Seeman T, Sinha M, Stabouli S, Webb NJ, Wühl E, Zanchetti A. (2016): European Society of Hypertension guidelines for the management of high blood pressure in children and adolescents. J Hypertens. 2016 Oct;34(10):1887–920.
Lorenz C. (2017): Handlungsempfehlungen gemäß der Leitlinie „Akutes Skrotum im Kindes- und Jugendalter". Monatsschrift Kinderheilkunde. 2017; 165: 10. 905–906.
Oppelt P. G., Dörr H. G. (2015): Kinder- und Jugendgynäkologie. 2015; Thieme. Stuttgart.
Paediatric Urology - THE GUIDELINE - Uroweb Chapter 3.1
Schaefer, F.; Schmitt, C. P.; Melk, A. für den Arbeitskreis Kinderdialyse (2018): SOPs Kinderdialyse, 3. Auflage, Oktober 2018. Ipsen pharma GmbH Deutschland.
Schärer K., Mehl O. (2002): Pädiatrische Nephrologie. 2002; Springer. Berlin.
Schultz-Lampel D., Steuber C., Hoyer P. F. et al. (2011): Einnässen beim Kind. Deutsches Ärzteblatt. 2011; 108: 37. 613–620.
Stein R., Beetz R., Thüroff J. W. (2012): Kinderurologie in Klinik und Praxis. 3. Auflage.. 2012; Thieme. Stuttgart.
Stein, R., Loersch, F. & Younsi, N. (2020): Praxisrelevantes aus der S2k-Leitlinie Hodenhochstand – Malsdescensus testis. Urologe 59, 559–564 (2020). https://doi.org/10.1007/s00120-020-01183-z
von Gontard, A.; Kuwertz-Bröking, E. (2021): Leitlinie S2k Enuresis und nicht-organische (funktionelle) Harninkontinenz bei Kindern und Jugendlichen Update 2021, AWMF online. https://register.awmf.org/assets/guidelines/028-026l_S2k_Enuresis-und-nicht-organische-funktionelle-Harninkontinenz_2021-12.pdf
Voß-Heine I. (2017): „Klassiker" aus der Praxis – Vulvovaginitis, Vulvasynechie und Lichen sclerosus. Monatsschrift Kinderheilkunde. 2017; 165: 10. 874–881.
Webb N., Postlethwaite R. (2003): Clinical paediatric nephrology. 3rd ed. 2003; Oxford University Press. Oxford.

9 Pflege von Kindern mit endokrinologischen und stoffwechselbedingten Erkrankungen

ZITIERTE LITERATUR

1 Helmholtz Zentrum München Deutsches Forschungszentrum für Gesundheit und Umwelt. fr1da-Studie in Bayern. Informationsmaterial. www.typ1diabetes-frueherkennung.de/fr1da-studie-in-bayern/informationsmaterial.html
2 Diabetesinformationsdienst München DR1da-Studie: erste Ergebnisse. München. https://www.diabetesinformationsdienst-muenchen.de/aktuelles/nachrichten/nachrichten-aus-der-diabetesforschung/news/article/fr1da-studie-erste-ergebnisse//index.html2016
3 Köstl G. Wachstumsstörungen bei Kindern und Jugendlichen. Arzt & Praxis. 2011; 979: 65. 294–295.
4 Brämswig J. H. Kleinwuchs und Großwuchs. Ann Nestlé [Ger]. 2007; 65: 119–130.

5 Kleber M., Schwarz A., Reinehr T. Obesity in children and adolescents: relationship to growth, pubarche, menarche, and voice break. J Pediatr Endocrinol Metab. 2011; 24: 125–130.
6 Rosario A. S., Schienkiewitz A., Neuhauser H. German height references for children aged 0 to under 18 years compared to WHO and CDC growth charts. Ann Hum Biol. 2011; 38: 121–130.
7 Deutsche Gesellschaft Für Kinderendokrinologie und -Diabetologie Diagnostik des Wachstumshormonmangels im Kindes- und Jugendalter. Leitlinie Kinderheilkunde und Jugendmedizin, Entwicklungsstufe S2e. AWMf-Register 174–002. www.awmf.org/uploads/tx_szleitlinien/174-002k_S2e_Wachstumshormon mangel_Diagnostik_Kinder_Jugendliche_2014-10.pdf2014
8 Krude K. (Hrsg.). Diagnostik, Therapie und Verlaufskontrolle der primaren angeborenen Hypothyreose. AWMF-Register 027/017. Aus: www.awmf.org/uploads/tx_szleitlinien/027-017l_S2k_Primaere_Angeborene_Hypothyreose_2011-abgelaufen.pdf (letzter Zugriff: 14.4.2019)
9 Danne T., Kordonouri O., Lange K. Kompendium pädiatrische Diabetologie. 2017; Springer. Heidelberg.
10 Hien P., Böhm H., Böhm S.-C., Kohlhaas K. Diabetes-Handbuch. 7. A. 2013; Springer. Heidelberg.
11 Deutsche Diabetes Gesellschaft S3-Leitlinie – Therapie des Typ-1-Diabetes 2. A. 2017. AWMF-Register: 057–013. www.awmf.org/uploads/tx_szleitlinien/057-013l_S3-Therapie-Typ-1-Diabetes_2018-08.pdf.

VERWENDETE LITERATUR

American Diabetes Association (2000) Type 2 diabetes in children and adolescents. Diabetes Care 23:381–389. https://doi.org/10.2337/diacare. 23.3.381
Auerhammer C., Engelhardt B., Göke B., Parhofer K. Praxisbuch Endokrinologie und Stoffwechsel. München: Urban und Fischer. 2004;
Bartus B., Holder M. Das Kinder-Diabetes-Buch. 2014; Trias. Stuttgart.
Bayley N., Pinneau S. R. Tables for predicting adult height from skeletal age: revised for use with the Greulich-Pyle hand standards. J Pediatr. 1952; 40: 423–441. 10.1016/S0022–3476(52)80205–7.
Binder G., Brämswig J. H. et al. Leitlinie der Arbeitsgemeinschaft Pädiatrische Endokrinologie und Diabetologie (APE) zur Diagnostik des Wachstumshormonmangels bei Kindern und Jugendlichen. Monatsschr Kinderheilkd. 2009; 157: 997–1006.
Binder G. Kleinwuchs und Therapie. Monatsschr Kinderheilkd. 2014; 162: 299–308.
Coleman E., Bockting W,Botzer M. Standards of care for the health of transsexual, transgender and gender-nonconfirming people. International Journal of Transgenderism. 2012; 13: 165–232.
Danne T, Biester T, Kapitzke K et al. (2017). Liraglutide in an adolescent population with obesity: a randomized, double-blind, placebo- controlled 5-week trial to assess safety, tolerability, and Pharmacokinetics of Liraglutide in adolescents aged 12–17 years. J Pediatr 181:146–153. https://doi.org/10.1016/j.jpeds.2016.10.076
Deutsche Diabetes Gesellschaft (DDG) Deutsche Diabetes-Hilfe diabetes DE. Deutscher Gesundheitsbericht Diabetes 2018. Die Bestandsaufnahme. 2018; Kirchheim. Mainz.
Deutsche Gesellschaft für Kinderendokrinologie und -diabetologie (DGKED) (Hrsg.) S1-Leitlinie - Kleinwuchs. 12/2016. AWMF-Register: 174-004. Aus: https://www.awmf.org/uploads/tx_szleitlinien/174-004l_S1_Kleinwuchs_2017-03.pdf (letzter Zugriff: 14.4.2019).
Deutsche Gesellschaft für Urologie (DGU) Deutsche Gesellschaft für Kinderchirurgie (DGKCH), Deutsche Gesellschaft für Kinderendokrinologie und -diabetologie (DGKED). S2k-Leitlinie. Varianten der Geschlechtsentwicklung. AWMF-Register:174/001. https://www.awmf.org/uploads/tx_szleitlinien/174-001l_S2k_Geschlechts entwicklung-Varianten_2016-08_01.pdf2016
Deutscher Gesundheitsbericht Diabetes 2022. Eine Bestandsaufnahme. Factsheet der Deutschen Diabetes Gesellschaft (DDG).
de Vries A. L., Klink D., Cohen-Kettenis P. T. 2016 What the primary care pediatrician needs to know about gender incongruence and gender dysphoria in children and adolesents. Pediatr Clin North Am. 2016; 63: 6. 1121–1135.
Evidenzbasierte (S3-) Leitlinie der Arbeitsgemeinschaft Adipositas im Kindes- und Jugendalter (AGA) der Deutschen Adipositas-Gesellschaft (DAG) und der Deutschen Gesellschaft für Kinder-und Jugendmedizin (DGKJ), Therapie und Prävention der Adipositas im Kindes- und Jugendalter, AWMF-Nr. 050-002, Version August 2019.
Fraser IP, Neufeld ND, Fox LA et al (2019) A randomized clinical trial to evaluate the single-dose pharmacokinetics, pharmacodynamics, and safety of sitagliptin in pediatric patients with type 2 diabetes. Pediatr Diabetes 20:48–56. https://doi.org/10.1111/pedi.12790
Greulich W. W., Pyle S. I. Radiographic Atlas of Skelettal Development of the Hand and Wrist. Second Edition. 1959; Stanford University Press. Standford.
Guethlein N., Grahlow M., Lewis C. A., Bork S., Habel U., Derntl B. Healthcare for Trans*gender People in Germany: Gaps, Challenges, and Perspectives. Front Neurosci. 2021 Sep 7;15:718335. doi: 10.3389/fnins.2021.718335. PMID: 34557067; PMCID: PMC8452951.12
Haak T., Kellerer M. Leitlinie der Arbeitsgemeinschaft für Pädiatrische Diabetologie (AGPD) und Deutsche Diabetes Gesellschaft (DDG): Diagnostik,Therapie und Verlaufskontrolle des Diabetes mellitus im Kindes- und Jugendalter. Diabetologie und Stoffwechsel. 2016; 11: 35–117.
Haid B. Hodenhochstand: aktuelle Therapierichtlinien. Der Urologe. 2017; 55: 10–18.
Harms E., Olgemöller B. Neugeborenenscreening auf Stoffwechselerkrankungen und Endokrinopathien. Dtsch Arztebl Int. 2011; 108: 1–2. 11–22.
Hiort O., Danne T., Wabitsch M. Pädiatrische Endokrinologie und Diabetologie. 2010; Springe. Heidelberg.
Hochwuchs, S1-Leitlinie Nr. 174-021 Stand 17. Februar 2021. G. Binder und J. Woelfle. Zweite Revision der Leitlinie Diagnostik des Wachstumshormonmangels im Kindes- und Jugendalter. Stand 14.03.2022. Ausführliche Fassung. Leitlinie Kinderheilkunde und Jugendmedizin Entwicklungsstufe S2e. Diagnostik des Wachstumshormonmangels im Kindes- und Jugendalter
Hölling H., Schlack R., Kamtsiuris P. et al. Die KiGGS-Studie: Bundesweit repräsentative Längs- und Querschnittstudie zur Gesundheit von Kindern und Jugendlichen im Rahmen des Gesundheitsmonitorings am Robert Koch-Institut. Bundesgesundheitsbl. 2012; 55: 836–842. 10.1007/s00103-012-1486-3.
ISPAD Clinical Practice Consensus Guidelines 2022: Type 2 diabetes in children and adolescents
Korte A., Goecker D., Krude H. et al. Geschlechtsidentitätsstörungen im Kindes- und Jugendalter. Dtsch Arztebl. 2008; 105: 48. 834–841.
Kromeyer-Hauschild K., Wabitsch M., Kunze D. et al. Perzentile für den Body-mass-Index für das Kindes- und Jugendalter unter Heranziehung verschiedener deutscher Stichproben. Monatsschr Kinderheilkd. 2001; 149: 807
Krude H. Schilddrüsenerkrankungen im Kindes- und Jugendalter. Monatsschr Kinderheilkd. 2015; 163: 601
Leitfaden Trans*Gesundheit https://www.bundesverband-trans.de/wp-content/uploads/2021/09/Patient_innen-Leitlinie-Trans-08_ONLINE-1.pdf
AWMF-Leitlinie „Geschlechtsinkongruenz, Geschlechtsdysphorie und Trans-Gesundheit im Erwachsenenalter“ 2019 für Erwachsene, neue pädiatrische Leitlinie in Erarbeitung
Nestlé Deutschland Kalorien mundgerecht. 16. A. 2019; Umschau. Neustadt.
Neu et al. Diagnostik, Therapie und Verlaufskontrolle des Diabetes mellitus im Kindes- und Jugendalter, Diabetologie 2019; 14 (Suppl 2): S153–S166

Phillip M, Nimri R, Bergenstal RM, Barnard-Kelly K, Danne T, Hovorka R, Kovatchev BP, Messer LH, Parkin CG, Ambler-Osborn L, Amiel SA, Bally L, Beck RW, Biester S, Biester T, Blanchette JE, Bosi E, Boughton CK, Breton MD, Brown SA, Buckingham BA, Cai A, Carlson AL, Castle JR, Choudhary P, Close KL, Cobelli C, Criego AB, Davis E, de Beaufort C, de Bock MI, DeSalvo DJ, DeVries JH, Dovc K, Doyle FJ, Ekhlaspour L, Shvalb NF, Forlenza GP, Gallen G, Garg SK, Gershenoff DC, Gonder-Frederick LA, Haidar A, Hartnell S, Heinemann L, Heller S, Hirsch IB, Hood KK, Isaacs D, Kolonne DC, Kordonouri O, Kowalski A, Laffel L, Lawton J, Lal RA, Leelarathna L, Maahs DM, Murphy HR, Nørgaard K, O'Neal D, Oser S, Oser T, Renard E, Riddell MC, Rodbard D, Russell SJ, Schatz DA, Shah VN, Sherr JL, Simonson GD, Wadwa RP, Ward C, Weinzimer SA, Wilmot EG, Battelino T (2022) Consensus recommendations for the use of automated insulin delivery (AID) technologies in clinical practice. Endocr Rev. https://doi.org/10.1210/endrev/bnac022

Pfäffle R., Kiess W., Gausche R., Kratzsch J. Kleinwuchs – Diagnostik und Therapie Monatsschr Kinderheilkd. 2015; 163: 723–744.

Pfäffle R., Kiess W. Kleinwuchs. Rosenecker J. Pädiatrische Differenzialdiagnostik. 2014; Springer. Heidelberg. 37–44.

Riggs D., Coleman K., Due C. Healthcare experience of gender divers Australians: a mixed-methods, self-report survey, BMC Public Health, 2014.

Schmittenbecher P. P. Handlungsempfehlungen nach der S2k-Leitlinie Hodenhochstand – Maldescensus testis – Update. Monatsschrift Kinderheilkunde. 2018; 11: 1006–1008.

Tamborlane WV, Barrientos-Pérez M, Fainberg U et al (2019) Liraglutide in children and adolescents with type 2 diabetes. N Engl J Med. https://doi.org/10.1056/nejmoa1903822

Veyder-Malberg, C., Furthner, D., Dalus, C. *et al.* GLP-1-Analoga in der Therapie des Typ-2-Diabetes bei Jugendlichen. *Monatsschr Kinderheilkd* **169**, 253–257 (2021). https://doi.org/10.1007/s00112-020-01073-w

10 Pflege von Kindern mit hämatologischen Erkrankungen

VERWENDETE LITERATUR

Arbeitsgemeinschaft der Wissenschaftlichen Medizinischen Fachgesellschaften (AWMF). S2k-Leitlinie Prophylaxe von Vitamin-K-Mangel-Blutungen. 2016. AWMF-Register 024–022. https://register.awmf.org/assets/guidelines/024-022l_S2k_Prophlaxe_Vitamin_K_Mangel_Neugeborene_2016-04-abgelaufen.pdf

Arbeitsgemeinschaft der Wissenschaftlichen Medizinischen Fachgesellschaften (AWMF). S2k-Leitlinie Sichelzellkrankheit. 2020 AWMF-Register 025–016. https://www.verwaltung.awmf.org/leitlinien/detail/ll/025-016.html

Arbeitsgemeinschaft der Wissenschaftlichen Medizinischen Fachgesellschaften (AWMF) Leitlinie Thalassämie. 2016. https://register.awmf.org/assets/guidelines/025-017l_S1_Thalassaemien_2023-02.pdf

Arbeitsgemeinschaft der Wissenschaftlichen Medizinischen Fachgesellschaften (AWMF). Leitlinie Hereditäre Sphärozytose. 2017. AWMF-Register 025–020. https://register.awmf.org/assets/guidelines/025-018l-S1_Hereditaere-Sphaerozytose_2016-12-abgelaufen.pdf

Arbeitsgemeinschaft der Wissenschaftlichen Medizinischen Fachgesellschaften (AWMF). S1-Leitlinie Eisenmangelanämie. AWMF-Register 025–021. https://register.awmf.org/assets/guidelines/025-021l_S1_Eisenmangelanaemie_2021-11.pdf

Arbeitsgemeinschaft der Wissenschaftlichen Medizinischen Fachgesellschaften (AWMF) S1-Leitlinie 025-027, S1, 01.05.2023, Anämiediagnostik im Kindesalter. https://register.awmf.org/assets/guidelines/025-027l_S1_Anaemiediagnostik-im_Kindesalter_2018-05.pdf

Bröker B. Schütt C. Fleischer B. Grundwissen Immunologie. 4. A. 2019; Springer. Berlin.

Deutsche Fanconi-Anämie-Hilfe e.V. (Hrsg.) Fanconi-Anämie. Ein Handbuch für Eltern, Patienten und ihre Ärzte. 2005; Deutsche Fanconi-Anämie-Hilfe e.V. Unna.

Donker A. E., Raymakers R. A., Vlasveld L. T. et al. Practice guidelines for the diagnosis and management of microcytic anemias due to genetic disorders of iron metabolism or heme synthesis. Blood. 2014; 123: 25. 3873–3886.

European Society for Blood and Marrow Transplantation (EBMT) Adhärenz bei Anti-Tumoralen Therapien. o.O.:EBMT. 2011

Feydt-Schmidt A. Steffers G. Pädiatrie. Kurzlehrbuch für Pflegeberufe. 2. A. 2010; Elsevier, Urban & Fischer. München. 233–250.

Glare P., Pereira G., Kristjanson L. J. et al. Systematic review of the efficacy of antiemetics in the treatment of nausea in patients with far-advanced cancer. Support Care Cancer. 2004; 12: 6. 432–440.

Jech P. Pflege von Kindern mit Störungen des Blutsystems. Hoehl M. Kullick P. Gesundheits- und Kinderkrankenpflege. 3. A. 2008; Thieme. Stuttgart. 732–742.

Khincha P. P., Savage S. A. Neonatal manifestations of inherited bone marrow failure syndromes. Semin Fetal Neonatal Med. 2016; 21: 1. 57–65.

Kindler O., Karastaneva A. Seidel MG SIC-reg.org: Managementleitfaden und Registerstudie für schwere Immunzytopenien Monatsschrift Kinderheilkunde. 2017; 165: 772–779.

Koch A. Orale Medikation bei Kindern. Ein Edukationsprogramm für Kinder und ihre Eltern. Pädiatrische Onkologiepflege Schweiz. 2013; 4: 22–24.

Kronberger M. Ernährungsproblematik krebskranker Kinder und Jugendlicher Monatsschr Kinderheilkd. 2007; 155: 822–828.

Kühne T. Schifferli A. Kompendium Kinderhämatologie. 2016; Springer. Heidelberg.

Lux 4th S. E. Anatomy of the red cell membrane skeleton: unanswered questions. Blood. 2016; 14: 127[2]. 187–199.

Miller M. M., Donald D. V., Hagemann T. M. Prevention and treatment of oral mucositis in children with cancer. J Pediatr Pharmacol Ther. 2012; 17: 4. 340–350.

Niemeyer C. Eggert A. Pädiatrische Hämatologie und Onkologie. 2. A. 2018; Springer. Berlin.

Patel P., Robinson P. D. et al. Guideline for the prevention of acute chemotherapy-induced nausea and vomiting in pediatric cancer patients: A focused update. Pediatr Blood Cancer. 2017; 64: 10.

Provan D., Stasi R., Newland A. C. et al. International consensus report on the investigation and management of primary immune thrombocytopenia. Blood. 2010; 14: 115 [2]. 168–186.

Ritter J. Diagnostische Bedeutung des Blutbildes in der Kinder- und Jugendmedizin. Monatsschr Kinderheilkd. 2014; 162: 555–569.

11 Pflege von Kindern mit onkologischen Erkrankungen

VERWENDETE LITERATUR

Arbeitsgemeinschaft der Wissenschaftlichen Medizinischen Fachgesellschaften (AWMF). S1-Leitlinie: Nachsorge von krebskranken Kindern, Jugendlichen und jungen Erwachsenen-Erkennen, Vermeiden und Behandeln von Spätfolgen. 2013. AWMF-Register 025–003. https://register.awmf.org/assets/guidelines/025-003l_S1_Langzeit-Nachsorge-von-krebskranken-Kindern-Jugendlichen-jungen-Erwachsenen%E2%80%93Vermeiden-Erkennen-Behandeln-Spaetfolgen_2021-05.pdf

Arbeitsgemeinschaft der Wissenschaftlichen Medizinischen Fachgesellschaften (AWMF). S1-Leitlinie der Gesellschaft für Pädiatri-

sche Onkologie und Hämatologie: Medulloblastom im Kindes- und Jugendalter. 2009. AWMF-Register Nr. 025–009. www.awmf.org/uploads/tx_szleitlinien/025-009l_S1_Medulloblastom-Kinder-Jugendliche_2018-04.pdf (letzter Zugriff: 24.07.2023)
Arbeitsgemeinschaft der Wissenschaftlichen Medizinischen Fachgesellschaften (AWMF). S1-Leitlinie der Gesellschaft für Pädiatrische Hämatologie und Onkologie: Gliome niedrigen Malignitätsgrades im Kindes- und Jugendalter. 2018. AWMF-Register 025–024. www.awmf.org/uploads/tx_szleitlinien/025-024l_S1_Gliome_niedrigen_Malignit%C3%A4tsgrades_Kindesalter_Jugendalter_2018-11.pdf (letzter Zugriff: 24.07.2023)
Arbeitsgemeinschaft der Wissenschaftlichen Medizinischen Fachgesellschaften (AWMF). S1-Leitlinie der Gesellschaft für Pädiatrische Onkologie und Hämatologie: Kraniopharyngeom im Kindes-Jugendalter. 2019. AWMF-Register 025–026. www.awmf.org/uploads/tx_szleitlinien/025-026l_S1_Kraniopharyngeom-im-Kindes-und-Jugendalter_2019-01.pdf (letzter Zugriff: 24.07.2023)
Bergsträsser E. Häufige Tumoren im Kindesalter. In: Margulies A, Kroner T, Gaisser A, Bachmann-Mettler I. Onkologische Krankenpflege. 6. A. Berlin: Springer. S. 763–768.
Bochennek K, Simon A, Laws H.-J., Groll A.-H., Lehrnbecher T. Fieber während der Granulozytopenie bei krebskranken Kindern und Jugendlichen. Monatsschrift Kinderheilkunde 2021: 169, 443–450
Berufsgenossenschaft für Gesundheitsdienst und Wohlfahrtspflege – BGW (Hrsg.). Zytostatika im Gesundheitsdienst. Stand 02/2019. Hamburg: Terminal 4 Verlag GmbH, S. 12–13, S. 40–41, S. 64.
Deutsche Gesellschaft für pädiatrische Infektiologie (DGPI) und Gesellschaft Pädiatrische Onkologie und Hämatologie (GPOH) S2K-Leitlinie: Diagnostik und Therapie bei Kindern mit onkologischer Grunderkrankung, Fieber und Granulozytopenie (mit febriler Neutropenie) außerhalb der allogenen Stammzelltransplantation 2016. AWMF-Register 048–14. https://register.awmf.org/assets/guidelines/048-014k_S2k_onkologische_Grunderkrankung_Fieber_Granulozytopenie_2016-04-abgelaufen.pdf
Deutsches Kinderkrebsregister: http://www.kinderkrebsregister.de/
Putting evidence into Practice Guidelines der European Oncology Nursing Society: www.epaac.eu/images/END/Final_Deliverables/D10.3-Pain_PEPs.pdf; Stand: 18.08.2023
Finkbeiner G, Bergsträsser E. Pädiatrische Onkologie. In: Margulies A, Kroner T, Gaisser A, Bachmann-Mettler I. Onkologische Krankenpflege. 6. A. Berlin: Springer. S. 648–653.
Gadner H., Gaedicke G., Niemeyer C. et al. Pädiatrische Hämatologie und Onkologie. 2005; Springer. Heidelberg.
Gebrauchsanweisung Hickman, Leonard und Broviac. Zentrale Venenkatheter-Langzeitanwendung; Bard Access Systems, S.19–27.
Glare P., Pereira G., Kristjanson L. et al. Systematic review of the efficacy of antiemetics in the treatment of nausea in patients with far-advanced cancer. Supp Care Cancer. 2004; 12: 432–440.
Göbel U. Leukämien bei Kindern und Jugendlichen: Vom Symptom zur Diagnose. Monatsschrift Kinderheilkunde. 2003; 151: 131–137.
Graf N. Tumorerkrankungen. In: Gortner L, Meyer S, Sitzmann F (Hrsg.). Pädiatrie. 4. A. Stuttgart: Thieme. S. 471–513.
Hauser M., Kandolf R., Hess J. Anthrazyklininduzierte Kardiomyopathie im Kindesalter. Monatsschrift Kinderheilkunde. 2012; 160.
Hero B., Berthold F. Neuroblastom. Monatsschr Kinderheilkd. 2002; 150: 775–788.
Hlawatsch C., Oechsle K. Übelkeit und Erbrechen. In: Margulies A, Kroner T, Gaisser A, Bachmann-Mettler I. Onkologische Krankenpflege. 6. A. Berlin: Springer. S. 372–387.
Informationsseite der behandelnden Zentren und Studienleitungen: www.Kinderkrebsinfo.de (letzter Zugriff: 24.07.2023)
Kroner T. Margulies A. Rothschild S. Studer C. Medikamente in der Tumortherapie. Handbuch für die Pflegepraxis. 6. A. Springer. Berlin.
Kuiken N. S., Rings E. H., Tissing W. J. Risk analysis, diagnosis and management of gastrointestinal mucositis in pediatric cancer patients. Crit Rev Oncol Hematol. 2015; 94: 1. 87–97.
Kwong Y. L., Yeung D. Y., Chan J. C. Intrathecal chemotherapy for hematologic malignancies: drugs and toxicities. Ann Hematol. 2009; 88: 3. 193–201.
Leavey P. J. Important principles in Ewing sarcoma treatment. Pediatr Blood Cancer. 2014; 61: 12. 2149–2150.
Lehrnbecher T., Simon A., Laws H.-J., Groll H.: Infektionen. In: Niemeyer C., Eggert A. Pädiatrische Hämatologie und Onkologie. 2. A. Berlin: S.242–256
Leitlinien Programm Onkologie. www.leitlinienprogramm-onkologie.de/fileadmin/user_upload/Downloads/Leitlinien/Supportiv therapie/LL_Supportiv_Langversion_1.3.pdf; Stand: 18.08.2023
Multinational Association of Supportive Care in Cancer MASCC/ESMO Antiemese Leitlinie. http://www.mascc.org/assets/Guidelines-Tools/mascc_antiemetic_guidelines_2016_german_v1.2.pdf2016
mascc.memberclicks.net/assets/Guidelines-Tools/mascc_antiemetic_guidelines_2016_german_v1.2.pdf; Stand 18.08.2023
Salzer W. L., Asselin B., Supko J. G. et al. Erwinia asparaginase achieves therapeutic activity after pegaspargase allergy: a report from the Children's Oncology Group. Blood. 2013; 122: 4. 507–514.
Schulze-Bergkamen H. Zielerichtete Therapien. Bäumer R. Maiwald A. Onkologische Pflege. 2008; Thieme. Stuttgart. 121–131.
Straus S. E., Thorpe K. E., Holroyd-Leduc J. How do I perform a lumbar puncture and analyze the results to diagnose bacterial meningitis? JAMA. 2006; 296: 16. 2012–2022.
Tramsen L., Salzmann-Manrique E., Bochennek K. et al. Lack of Effectiveness of Neutropenic Diet and Social Restrictions as Anti-Infective Measures in Children With Acute Myeloid Leukemia: An Analysis of the AML-BFM 2004. J Clin Oncol. 2016; 34: 23. 2776–2783.

12 Pflege bei chronisch-entzündlichen Systemerkrankungen

ZITIERTE LITERATUR

1 Wagner N., Dannecker G., Kallinich, T. (Hrsg.). Pädiatrische Rheumatologie. 3. A. 2022; Springer. Heidelberg.
2 Deutsche Rheuma-Liga. Rheuma braucht eine starke Stimme. Aktionsplan für rheumakranke Kinder und Jugendliche. 2. A. 2016; Deutsche Rheuma-Liga. Bonn.
3 Deutsche Gesellschaft für Kinder- und Jugendmedizin e. V., Was ist Kinder- und Jugendrheumatologie? https://www.dgkj.de/eltern/spezialisten-portraits/kinder-und-jugendrheumatologie
4 Ross P., Laxer R., Lindsley C. Textbook of Pediatric Rheumatology. 7. Auflage. 2016; Elsevier. Philadelphia.
5 Kinderklinik Garmisch-Partenkirchen gGmbH (Hrsg.). Kinder- und Jugendrheuma. Chronische Schmerzen bei jungen Menschen. Wir können was tun! 2021; www.rheuma-kinderklinik.de.
6 Bundesarbeitsgemeinschaft (BAG). Mehr Sicherheit für Kinder e. V. (Hrsg.) (2019). Infoblatt: Zentrale Ergebnisse der Elternumfrage zu Kinderunfallgefahren der Bundesarbeitsgemeinschaft (BAG) Mehr Sicherheit für Kinder e. V. https://www.kindersicherheit.de/fileadmin/user_upload/Veranstaltungen/KiSi2019/20190606_Facts_Umfrage.pdf (letzter Zugriff: 08.12.2022)
7 WHO (Hrsg.) (2008). World report on child injury prevention. Unter Mitarbeit von Hyder, A A.; Ozanne-Smith, J; Branche, C.; Rahman, F, Bartolomeos, K. und Rivara, F. UNICEF; World Health Organization. Geneva: WHO. Online verfügbar unter http://whqlibdoc.who.int/publications/2008/9789241563574_eng.pdf.
8 DNQP (Hrsg.) (2022). Expertenstandard Sturzprophylaxe in der Pflege. Unter Mitarbeit von Büscher, A.; Blumenberg, P.; Krebs, M.; Stehling, H. und Stomberg, D. Deutsches Netzwerk für Qualitätsentwicklung in der Pflege. 2. Aktualisierte Auflage 2022. Osnabrück: Hochschule Osnabrück Fakultät für Wirtschafts- und

Sozialwissenschaften (Schriftenreihe des Deutschen Netzwerks für Qualitätsentwicklung in der Pflege).
9 Kim, E J; Lim, J Y; Kim, Geun M; Lee, M K (2019). Meta-analysis of the Diagnostic Test Accuracy of Pediatric Inpatient Fall Risk Assessment Scales. In: Child Health Nurs Res 25 (1), S. 56–64. DOI: 10.4094/chnr.2019.25.1.56.
10 Herdman, TH; Kamitsuru, S; Lopes, CT (Hg.) (2022). NANDA-I-Pflegediagnosen. Definitionen und Klassifikation 2021–2023. NANDA International; RECOM GmbH & Co. KG. Kassel, Stuttgart, Thieme: RECOM.
11 Sheppard-Law, S; Brogan, F; Usherwood, Fs; Hunstead, P; Shala, D-R (2022). Predictors of parent's knowledge of hospital-based pediatric falls. In: Journal for Specialists in Pediatric Nursing 27 (2), e12368. DOI: 10.1111/jspn.12368.
12 Steele N. M., French J., Gatherer-Boyles J. Effect of acupressure by Sea-Bands on nausea and vomiting of pregnancy. J Obstet Gynecol Neonatal Nurs. 2001; 30: 1. 61–70.
13 Arbeitsgemeinschaft der Wissenschaftlichen Medizinischen Fachgesellschaften (AWMF). S2k-Leitlinie Therapie der Juvenilen Idiopathischen Arthritis. 3. Auflage. AWMF-Register 027/020. https://register.awmf.org/assets/guidelines/027-020l_S2k_Juvenile_Idiopathische_Arthritis_2020-10.pdf.
14 Spamer M., Häfner R., Händel H. et al. Physiotherapie bei der juvenilen idiopathischen Arthritis. Zeitschrift für Rheumatologie. 2012; 71: 387–395.
15 Schulert GS, Grom AA. (2015). Pathogenesis of macrophage activation syndrome and potential for cytokine- directed therapies. Annu Rev Med. 2015;66:145–59. doi: 10.1146/annurev-med-061813-012806 . Epub 2014 Nov 5. PMID: 25386930; PMCID: PMC5846123.
16 Fanouriakis A. et al. Update on the diagnosis and management of SLE; Ann Rheum Dis 2021; 80; 14–25.
17 McCrindle B. W., Rowley A. H., Newburger J. W. Diagnosis, treatment and long-term management of Kawasaki disease. Circulation. 2017 Apr 25; 135: 17. e927–e999.
18 Patel JM. Multisystem Inflammatory Syndrome in Children (MIS-C). Curr Allergy Asthma Rep; 2022 May 22(5):53–60
19 McCrindle BW, Manlhiot C SARS-CoV-2–related inflammatory multisystem syndrome in Children. Different or shared etiology and pathophysiology as Kawasaki disease? JAMA 2020.

13 Pflege von Kindern mit orthopädischen und traumatologischen Erkrankungen

ZITIERTE LITERATUR

1 Hefti F. Kinderorthopädie in der Praxis. 3. A. 2015; Springer. Heidelberg.
2 Niethard F. U., Pfeil J., Biberthaler P. Orthopädie und Unfallchirurgie. Duale Reihe. 87. A. 2017; Thieme. Stuttgart.
3 Dennler N., Rohrbach St. Verbandswechsel Fixateur Externe, Infektionsreduzierende Interventionen bei Kindern und Jugendlichen, Bachelor-Thesis, Berner Fachhochschule Fachbereich Gesundheit, Bachelor of Science in Pflege, B11. 2013.
4 Heitmann M., Frosch K.-H., Wittner B. Schultergelenk-Erstluxation. S1 Leitlinie der Deutschen Gesellschaft für Unfallchirurgie e. V. (DGU). 2017;
5 Kocher M. S., Micheli L. J., Zurakowski D., Luke A. Partial tears of the anterior cruciate ligament in children and adolescents. Am J Sports Med. 2002; 30: 5. 697–703.
6 Borte M. Akute hämatogene Osteomyelitis und bakterielle Arthritis. S1-Leitlinie der Gesellschaft für Kinder- und Jugendrheumatologie und der Deutschen Gesellschaft für Kinder- und Jugendmedizin. AWMF-Register N3. 027/054. 2013;

VERWENDETE UND VERTIEFENDE LITERATUR

Arbeitsgemeinschaft der Wissenschaftlichen Medizinischen Fachgesellschaften (AWMF) Idiopathische Skoliose im Wachstumsalter. Leitlinien der Deutschen Gesellschaft für Orthopädie und Orthopädische Chirurgie (DGOOC) und des Berufsverbandes der Ärzte für Orthopädie (BVO). 2010;
Arbeitsgemeinschaft der Wissenschaftlichen Medizinischen Fachgesellschaften (AWMF) Muskulärer Schiefhals. Leitlinien der Deutschen Gesellschaft für Orthopädie und Orthopädische Chirurgie (DGOOC) und des Berufsverbandes der Ärzte für Orthopädie (BVO). 2003;
Bernau A. Die Tübinger Hüftbeugeschiene zur Behandlung der Hüftdysplasie. Z. Orlhop. 1090; 128(4): 432–435.
Dobbs M. B., Purcell D. B., Nunley R. et al. Early results of new method of treatment for idiopathic congenital vertical talus. Surgical technique. J Bone Joint Surg Am. 2007 Mar; 89: Suppl 2 Pt.1. 111–121.
Kermond S., Fink M., Graham K. et al. A randomized clinical trial: should the child with transient synovitis of the hip be treated with nonsteroidal anti-inflammatory drugs? Ann Emerg Med. 2002 Sep; 40: 3. 294–299.
Kocher M. S., Zurakowski D., Kasser J. R. Differentiating between septic arthritis and transient synovitis of the hip in children: an evidence-based clinical prediction algorithm. J Bone Joint Surg Am. 1999; 81: 12. 1662–1670.
Koczewski P. An epidemiological analysis of bilateral slipped capital femoral epiphysis in children. Chir Narzadow Ruchu Ortop Pol. 2001; 66: 357–364.
Kristmundsdottir F., Burwell R. G., Harrison M. H. Delayed skeletal maturation in Perthes' disease Acta Orthop Scand. 1987 Jun; 58: 3. 277–279.
Lawton R. L., Choudhury S., Mansat P. et al. Pediatric shoulder instability: presentation, findings, treatment, and outcomes. J Pediatr Orthop. 2002; 22: 1. 52–61.
Manig A., Meurer A. Das schmerzhafte kindliche Hüftgelenk im Notfalldienst. 2014; OUP. 004–0010.
Marzi I. Kindertraumatologie. 2. A. 2010; Springer. Heidelberg.
Morscher E. Strength and morphology of growth cartilage under hormonal influence of puberty. Animal experiments and clinical study on the etiology of local growth disorders during puberty. Reconstr Surg Traumatol. 1968; 10: 3–104.
Oczipka F. Differentialdiagnose des kindlichen Hüftschmerzes. Orthopädie und Unfallchirurgie up2date. 2013; 8: 3. 227–246.
Pavlik A. Die funktionelle Behandlungsmethode mittels Riemenbügel als Prinzip der konservativen Therapie bei angeborener Hüftverrenkung der Säuglinge. Z Orthop. 1957; 89: 341–352.
Ridderbusch K., Spiro A. S., Kunkel Ph., Grolle B., Stücker R., Rupprecht M. Strategien in der Behandlung der frühkindlichen Skoliose, *Strategies for treating scoliosis in early childhood*, Dtsch Arztebl Int 2018; 115: 371–6; DOI: 10.3238/arztebl.2018.0371

14 Pflege bei Hauterkrankungen und Allergie

ZITIERTE LITERATUR

1 Ott H., Höger P. (2017). Akute Hauterkrankungen im Kindesalter. Der Hautarzt. 2017; 68: 10. 772–773. 10.1007/s00105-017-4039-8.
2 Bauer-Delto A. (2017). Beeinflusst Impfen das Allergierisiko? Allergo J. 2017; 26: 7. 55
3 Kopp MV*, Muche-Borowski C, Abou-Dakn M, Ahrens B, Beyer K, Blümchen K, Bubel P, Chaker A, Cremer M, Ensenauer R, Gerstlauer M, Gieler U, Hübner IM, Horak F, , Klimek L, Koletzko BV, Koletzko S, Lau S, Lob-Corzilius T, Nemat K, Peters EMJ, Pizzulli A, Reese I, Rolinck-Werninghaus C, Rouw E, Schaub B, Schmidt S, Steiß JO, Striegel AK, Szépfalusi Z, Schlembach D, Spindler T, Taube C, Trendelenburg V, Treudler R, Umpfenbach U, Vogelberg

C, Wagenmann M, Weißenborn A, Werfel T, Worm M, Sitter H, Hamelmann E* (2022): S3-Leitlinie Allergieprävention – Stand 11. November 2022 AWMF online AWMF-Registernr. 061-016 https://register.awmf.org/assets/guidelines/061-016l_S3_Allergie praevention_2022-11.pdf
4 Heratizadeh A., Werfel T. (2015). Prävention der atopischen Dermatitis. Monatsschr Kinderheilkd. 2015; 163: 10. 1005–1011. 10.1007/s00112-015-3341-8.
5 S3-Leitlinie „Atopische Dermatitis" (AWMF-Registernr. 013-027) (2023). https://register.awmf.org/de/leitlinien/detail/013-027 (letzter Zugriff: 25.08.2023)
6 Hua T, Yousaf M, Gwillim E, et al. (2020). Does daily bathing or showering worsen atopic dermatitis severity? A systematic review and meta-analysis. *Arch Dermatol Res. 2020*
7 Deutsche Rentenversicherung Statistik der Deutschen Rentenversicherung (2022). Rehabilitation 2021; Deutsche Rentenversicherung Bund. Berlin.
8 Stachow M., Küppers-Chinnow S., Scheewe A. (2017). Rehabilitation von Kindern und Jugendlichen mit chronischen Hauterkrankungen. Rehabilitation. 2017; 56: 127–140.
9 Arbeitsgemeinschaft Neurodermitisschulung e. V. (AGNES). http://www.neurodermitisschulung.de/index.php?id=25 (letzter Zugriff: 25.08.2023)
10 International Forum for the Study of Itch (IFSI), https://www.itchforum.net/for-patients/definition/ (letzter Zugriff: 26.08.2023)
11 Bin Saif G. A., Papoiu A. D. P., Banari L. et al. (2012). The pleasurability of scratching an itch. A psychophysical and topographical assessment. The British journal of dermatology. 2012; 166: 5. 981–985.
12 Ständer S. (2009): Pruritus bei Kindern. Akt Dermatol. 2009; 35: 08/09. 334–338. 10.1055/s-0028–1103422.
13 Deutsches Netzwerk für Qualitätsentwicklung in der Pflege (Hrsg.) (2023). Expertenstandard „Erhaltung und Förderung der Hautintegrität in der Pflege", Schriftenreihe des Deutschen Netzwerks für Qualitätsentwicklung in der Pflege. Osnabrück, ISBN: 978-3-00-074806-6
14 Biedermann R., Heppt W., Renz H., Röcken, H. (2016): Allergologie. 2. Auflage; Springer. Heidelberg.
15 Robert Koch Institut (2018): Allergische Erkrankungen bei Kindern und Jugendlichen in Deutschland – Querschnittergebnisse aus KiGGS Welle 2 und Trends https://www.rki.de/DE/Content/Gesundheitsmonitoring/Gesundheitsberichterstattung/GBE DownloadsJ/Focus/JoHM_03_2018_Allergische_Erkrankungen_KiGGS-Welle2.pdf?__blob=publicationFile (letzter Zugriff: 26.08.2023)
16 Coombs RRA, Gell PGH (1963). The classification of allergic reactions underlying disease. In: Clinical aspects of immunology. Philadelphia: Davis 1963: 317
17 Claßen, M.; Sommerburg, O. (2020). Klinikleitfaden Pädiatrie, 11. Auflage, Urban & Fischer in Elsevier (Verlag)
18 AWMF Aktualisierung „Systemtherapie bei Neurodermitis" zur Leitlinie Neurodermitis [atopisches Ekzem; atopische Dermatitis] S2k, https://register.awmf.org/assets/guidelines/013_D_Dermatologische_Ges/013-027l_S2k_Neurodermitis_Aktualisierung-Systemtherapie_2021-05.pdf (letzter Zugriff: 26.08.2023)
19 Niedner R. (1996). Glukokortikosteroide in der Dermatologie. Kontrollierter Einsatz erforderlich Deutsches Ärzteblatt; 93: 44.
20 Long C. C., Finlay A. Y. (1991): The finger-tip unit-a new practical measure. Clin Exp Dermatol. 1991; 16: 6. 444–447.
21 Deutsche Gesellschaft für Kinder- und Jugendmedizin e. V.: Endlich wieder raus: Sommer und Sonne, https://www.dgkj.de/pi-sonnenschutz (letzter Zugriff: 07.09.2023)
22 Cohn H. I., Teng J. M. (2016): Advancement in management of epidermolysis bullosa. Current opinion in pediatrics. 2016; 28: 4. 507–516. 10.1097/MOP.0000000000000380.
23 Hartenstein-Pinter et al (2020): Verbandsmaterial bei Kindern mit Epidermolysis bullosa, Schmerz 2020 · 34:156–165 https://doi.org/10.1007/s00482-019-00439-8 Online publiziert: 6. Januar 2020, Springer Medizin Verlag GmbH
24 Denyer J, Pillay E, Clapham J. (2017). Best practice guidelines for skin and wound care in epidermolysis bullosa. An International Consensus. Wounds International, 2017.
25 Werfel T., Schwerk N., Hansen G. et al. (2014). The diagnosis and graded therapy of atopic dermatitis. Deutsches Arzteblatt international. 2014; 111: 29–30. 509–520. 10.3238/arztebl.2014.0509.
26 Blume-Peytavi U, Lavender T, Jenerowicz D, Ryumina I, Stalder JF, Torrelo A, Cork MJ. (2016): Recommendations from a European Roundtable Meeting on Best Practice Healthy Infant Skin Care. Pediatr Dermatol. 2016 May;33(3):311–21. doi: 10.1111/pde.12819 [Titel anhand dieser DOI in Citavi-Projekt übernehmen]. Epub 2016 Feb 26. PMID: 26919683
27 Moola, S. (2021): Evidence Summary. Atopic Eczema: Topical Treatment. The JBI EBP Database. 2021; JBI-ES-1443-1.
28 Augustin M., Glaeske G., Radtke M. A. et al. (2010). Epidemiology and comorbidity of psoriasis in children. The British journal of dermatology. 2010; 162: 3. 633–636. 10.1111/j.1365–2133.2009.09593.x.
29 Kelly KA, Balogh EA, Kaplan SG, Feldman SR (2021). Skin disease in children: effects on quality of life, stigmatization, bullying, and suicide risk in pediatric acne, atopic dermatitis, and psoriasis patients. Children 8:1057
30 Żychowska M, Reich A, Maj J et al (2020). Impact of childhood psoriasis on caregivers' quality of life, measured with family dermatology life quality index. ActaDermVenereol 100:adv244
31 Höger P. H., Hamm H. (2015). Psoriasis vulgaris bei Kindern und Jugendlichen. Pathogenese, Klinik und Therapie. Der Hautarzt. 2015; 66: 4. 267–276. 10.1007/s00105-015-3585-1.
32 Nast A et al. (2021). Deutsche S3-Leitlinie zur Therapie der Psoriasis vulgaris, adaptiert von EuroGuiDerm – Teil 1: Therapieziele und Therapieempfehlungen. (2021) J Dtsch Dermatol Ges
33 Hamm H, Höger PH (2023). Psoriasis im Kindes- und Jugendalter, Kurzes Update und leitliniengerechte Therapie, Die Dermatologie, Springer Medizin Verlag GmbH, https://doi.org/10.1007/s00105-023-05132-7
34 Degitz K., Placzek M., Borelli C. et al. (2007). Pathophysiology of acne Journal of the German Society of Dermatology. 2007; 5: 4. 316–323. 10.1111/j.1610–0387.2007.06274.x.
35 Mavranezouli I et al (2022). A systematic review and network meta-analysis of topical pharmacological, oral pharmacological, physical and combined treatments for acne vulgaris. Br J Dermatol. https://doi.org/10. 1111/bjd.21739
36 Schmidt, J. (2022). Welche Therapie wirkt bei Akne am besten? *hautnah dermatologie* 38, 27 (2022). https://doi.org/10.1007/s15012-022-7535-1
37 Eppinger M, Müller M. (2016): Pädiatrie für Studium und Praxis 2017/2018. 3., erw. Aufl., Medizinische Verlags- und Informationsdienste
38 Robert Koch-Institut (RKI) RKI-Ratgeber: Kopflausbefall. www.rki.de/DE/Content/Infekt/EpidBull/Merkblaetter/Ratgeber_Kopflausbefall.html (letzter Zugriff: 26.08.2023)
39 Robert Koch-Institut (RKI) RKI-Ratgeber: Skabies. www.rki.de/DE/Content/Infekt/EpidBull/Merkblaetter/Ratgeber_Skabies.html2016 (letzter Zugriff: 26.08.2023)
40 Sunderkötter, C.; Feldmeier, H.; Fölster-Holst, R.; Geisel, B.; Klinke-Rehbein, S.; Nast, A.; Philipp, S.; Sachs, B.; Stingl, J.; Stoevesandt, J.; Hamm, H. (2016). S1-Leitlinie Diagnostik und Therapie der Skabies – Kurzfassung z. Zt. in Überarbeitung, https://register.awmf.org/assets/guidelines/013-052k_S1_Skabies-Diagnostik-Therapie_2016-12-abgelaufen.pdf (letzter Zugriff: 26.08.2023)

41 Fölster-Holst R., Sunderkötter C. (2016). Skabies im Kindes- und Jugendalter. Monatsschr Kinderheilkd. 2016; 164: 11. 1035–1048. 10.1007/s00112-016-0185-9.
42 Vassantachart, Janna M.; Florentino, Abigail; Admani, Shehla. (2021). Scabies Infestation in the Pediatric Population. Journal of the Dermatology Nurses' Association 13(6):p 301–304, 11/12 2021. | DOI: 10.1097/JDN.0000000000000653
43 Alonso-Alonso et al (2022): Incidence and factors associated with Candida infection in neonatal diaper dermatitis, Journal of neonatal Nursing 28(2022) 177–181
44 Hockenberry M. J., Wilson D. (2018). Wong's nursing care of infants and children. 11th edition 2018; Elsevier/Mosby. Missouri.
45 Heimall L., Storey B., Stellar J. et al. (2012). Beginning at the bottom. Evidence-based care of diaper dermatitis. MCN. The American journal of maternal child nursing. 2012; 37: 1. 10–16. 10.1097/NMC.0b013e31823850ea.
46 Ness M. J., Davis D. M., Carey W. A. (2013). Neonatal skin care: a concise review. A concise review. International Journal of Dermatology. 2013; 52: 1. 14–22.
47 Kottner et al (2020). Inkontinenzassoziierte Dermatitis: ein Positionspapier, Hautarzt 2020 · 71:46–52. https://doi.org/10.1007/s00105-019-04480-7, Online publiziert: 19. September 2019, Springer Medizin Verlag GmbH
48 Mathew, S. (2021): Evidence Summary. Diaper Dermatitis (Infants and Preschool): Management. The JBI EBP Database. 2021; JBI-ES-3461-2.
49 Prävalenzrate der im Spital aufgetretenen Wundliegen bei Kindern www.hplus.ch/de/zahlen_fakten/h_spital_und_klinik_monitor/akutsomatik/qualitaet/dekubitus_bei_kindern/.
50 anq: Prävenenzmessung Dekubitus Akutsomatik Kinder. Nationaler Vergleichsbericht. Aus: www.hplusqualite.ch/fileadmin/documents/anq/23/20170816_ANQ_Akut_Nationaler_Vergleichsbericht_Pr%C3%A4valenzmessung_Kinder_2016_V_1.0.pdf (letzter Zugriff: 13.4. 2019).
51 Deutsches Netzwerk für Qualitätsentwicklung in der Pflege (DNQP) (2017): Expertenstandard Dekubitusprophylaxe in der Pflege. 2. Aktualisierung. 2017; Hochschule Osnabrück (Schriftenreihe des Deutschen Netzwerks für Qualitätsentwicklung in der Pflege). Osnabrück.
52 Schlüer A. (2013): Dekubitusprophylaxe in der Pädiatrie. JuKiP. 2013; 2: 04. 160–163. 10.1055/s-0033-1352513.
53 European Pressure Ulcer Advisory Panel and National Pressure Ulcer Advisory Panel (2009): Prevention and Treatment of pressure ulcers: quick reference guide. 2009; National Pressure Ulcer Advisory Panel. Washington DC.
54 AWMF (2020): S2k-Leitlinie Infantile Hämangiome im Säuglings- und Kleinkindesalter, https://register.awmf.org/assets/guidelines/006-100l_S2k_Infantile-Haemangiome-Saeuglinge-Kleinkinder_2020-12-verlaengert.pdf (letzter Zugriff: 27.08.2023)

15 Pflege von Kindern mit Infektionskrankheiten

ZITIERTE LITERATUR

1 DGPI-Handbuch, 7. Auflage, Kapitel 1, "Infektiologische Grundbegriffe", S.36–38.
2 Eppinger M, Müller M, Pädiatrie für Studium und Praxis, 2017/2018, S. 85–86.
3 DGPI-Handbuch, 7. Auflage, Kapitel 24, „Lymphadenitis colli", S. 207–212.
4 Speer Ch., Gahr M., Pädiatrie, Lymphadenitis colli, S. 391–393
5 DGPI-Handbuch, 7. Auflage, Kapitel 37, „Fieber unklarer Genese", S. 303–312
6 Bilenko N, Tessler H, Okbe R. Determinants of Antipyretic Misuse in Children Up to 5 Years of Age: A Cross-Sectional Study. Clinical Therapeutics. 2006; 28: 5. 783–793. 10.1016/j.clinthera.2006.05.0100149.
7 Niehues T. The febrile child. Diagnosis and treatment. Deutsches Arzteblatt international. 2013; 110: 45. 764–773. 10.3238/arztebl.2013.0764.
8 Scheuerer V (2022). Einstellungen von Eltern zum Symptom „Fieber" bei ihren Kindern, Eine systematische Literaturarbeit, unveröffentlichte Bachelorarbeit, Evangelische Hochschule, Nürnberg
9 Burchard G. Fieber – Pathophysiologie und Differenzialdiagnose. In Suerbaum S. Burchard G. D. Kaufmann S. et al. Medizinische Mikrobiologie und Infektiologie. 8. Auflage, 2016; Springer. Heidelberg. 803–806.
10 Claßen M, Sommerburg O (2020). Klinikleitfaden Pädiatrie. 11. Auflage, Elsevier Verlag, München.
11 Hockenberry MJ, Wilson D. Wong's nursing care of infants and children. 11th edition. 2019; Elsevier. St. Louis, Missouri.
12 Salvisberg N, Ruckstuhl S. Temperaturmessung beim Säugling und Kleinkind. Eine Literaturarbeit zur Präzision unterschiedlicher Messmethoden. Kinderkrankenschwester. 2016; 35: 4. 2–8.
13 DGPI-Handbuch, 7. Auflage, Kapitel 4, „Multiresistente Erreger", S. 62–70
14 Infektionsschutz.de, Scharlach, Informationen über Krankheitserreger beim Menschen, https://www.infektionsschutz.de/erregersteckbriefe/scharlach/ (letzter Zugriff: 23.08.2023)
15 DGPI-Handbuch, 7. Auflage, Kapitel 111, „Parvovirus-B19-Infektion", S. 661–663
16 Robert Koch Institut (RKI) RKI Ratgeber Masern https://www.rki.de/DE/Content/Infekt/EpidBull/Merkblaetter/Ratgeber_Masern.html#doc2374536bodyText12 (letzter Zugriff: 23.08.2023)
17 Robert Koch Institut (RKI) RKI Ratgeber Mumps https://www.rki.de/DE/Content/Infekt/EpidBull/Merkblaetter/Ratgeber_Mumps.html#doc13018560bodyText6 (letzter Zugriff: 23.08.2023)
18 DGPI-Handbuch, 7. Auflage, Kapitel 125, „Röteln", S. 715–718
19 Herold G. Innere Medizin. 2013; Herold. Köln. 846
20 Whitley RJ et al. Herpes simplex encephalitis: children and adolescents. Seminars in Pediatric Infectious Diseases. 2005; 16: 17–23.
21 Robert Koch Institut (RKI) RKI Ratgeber Windpocken (Varizellen), Gürtelrose (Herpes zoster) https://www.rki.de/DE/Content/Infekt/EpidBull/Merkblaetter/Ratgeber_Varizellen.html#doc2374554bodyText6 (letzter Zugriff: 23.08.2023)
22 DGPI-Handbuch, 7. Auflage, Kapitel 70, Epstein-Barr-Infektionen, S. 468–472
23 Robert Koch Institut (RKI) RKI Ratgeber Zytomegalie Virus https://www.rki.de/DE/Content/Infekt/EpidBull/Merkblaetter/Ratgeber_Zytomegalievirus.html#doc4738494bodyText6 (letzter Zugriff: 23.08.2023)
24 Pädiatrie für Studium und Praxis, M. Eppinger, M. Müller, 2017/2018, S. 98–99
25 Speer CP, Gahr M, Dötsch J. Pädiatrie. 4. Auflage; Springer. Heidelberg. 384–389.
26 DGPI-Handbuch, 7. Auflage, „Bronchitis und Pneumonie", S. 217–222
27 Robert Koch Institut (RKI). AKTUELLE DATEN UND INFORMATIONEN ZU INFEKTIONSKRANKHEITEN UND PUBLIC HEALTH, Epidemiologisches Bulletin, 23. Februar 2023, 8/2023 https://www.rki.de/DE/Content/Infekt/EpidBull/Archiv/2023/Ausgaben/08_23.pdf?__blob=publicationFile (letzter Zugriff: 23.08.2023)
28 Pädiatrie für Studium und Praxis, M. Eppinger, M. Müller, 2017/2018, S. 106–107.
29 DGPI-Handbuch, 7. Auflage, Kapitel 64, „Diphterie S. 445–449
30 Robert Koch Institut (RKI) RKI Ratgeber Pertussis https://www.rki.de/DE/Content/Infekt/EpidBull/Merkblaetter/Ratgeber_Pertussis.html#doc2374534bodyText9 (letzter Zugriff: 23.08.2023)

31 Robert Koch Institut (RKI) RKI-Ratgeber Influenza (Teil 1): Erkrankungen durch saisonale Influenzaviren https://www.rki.de/DE/Content/Infekt/EpidBull/Merkblaetter/Ratgeber_Influenza_saisonal.html#doc2382022bodyText6 (letzter Zugriff: 23.08.2023)
32 Robert Koch Institut (RKI) RKI Ratgeber SARS-CoV-2 https://www.rki.de/DE/Content/InfAZ/N/Neuartiges_Coronavirus/Virologische_Basisdaten.html (letzter Zugriff: 05.09.2023)
33 Robert Koch Institut (RKI) RKI-Ratgeber Adenovirus-Konjunktivitis https://www.rki.de/DE/Content/Infekt/EpidBull/Merkblaetter/Ratgeber_Adenovirus_Konjunktivitis.html#doc2393452bodyText7 (letzter Zugriff: 23.08.2023)
34 Hufnagel M, Simon A, Trapp S, Liese J, Reinke S, Klein W, Parlowsky T, Pfeil J, Renk H, Berner R, Hübner J, Kummer S, Tillmann R. Antibiotische Standardtherapie häufiger Infektionskrankheiten in der ambulanten Pädiatrie, 2020, Monatszeitschrift Kinderheilkunde.
35 DGPI-Handbuch, 7. Auflage, Kapitel 18, „Augeninfektionen", S. 174–182
36 World Health Organization (WHO). Pocket book of hospital care for children. Guidelines for the management of common illnesses with limited resources. 2. A. 2013; WHO. Genf. 156–166.
37 DGPI-Handbuch, 7. Auflage, Kapitel 29, „Gastroenteritis", S. 241–248
38 World Health Organisation (WHO) Oral Rehydration Salts: Production of the new ORS. Geneva: 2006. http://apps.who.int/iris/bitstream/10665/69227/1/WHO_FCH_CAH_06.1.pdf?ua=1&ua=1.
39 Churgay C, Aftab Z. Gastroenteritis in children: part II, prevention and management. AmFamPhysician. 2012; 85: 11. 1066–1070.
40 Eppinger M, Müller M. Pädiatrie für Studium und Praxis, 2017/2018, S. 123–125
41 Robert Koch Institut (RKI) RKI-Ratgeber Rotavirus https://www.rki.de/DE/Content/Infekt/EpidBull/Merkblaetter/Ratgeber_Rotaviren.html#doc2374564bodyText5 (letzter Zugriff: 05.09.2023)
42 Robert Koch Institut (RKI) RKI-Ratgeber Norovirus-Gastroenteritis https://www.rki.de/DE/Content/Infekt/EpidBull/Merkblaetter/Ratgeber_Noroviren.html#doc2374562bodyText6 (letzter Zugriff: 23.08.2023)
43 Eppinger M, Müller M. Pädiatrie für Studium und Praxis, 2017/2018, S. 126–128
44 Eppinger M, Müller M. Pädiatrie für Studium und Praxis, 2017/2018, S. 128–129
45 Eppinger M, Müller M Pädiatrie für Studium und Praxis, 2017/2018, S. 130–131
46 Eppinger M, Müller M Pädiatrie für Studium und Praxis, 2017/2018, S. 131–132
47 Eppinger M, Müller M Pädiatrie für Studium und Praxis, 2017/2018, S. 132
48 Robert Koch Institut (RKI) RKI-Ratgeber Hepatitis A https://www.rki.de/DE/Content/Infekt/EpidBull/Merkblaetter/Ratgeber_HepatitisA.html#doc2374552bodyText6 (letzter Zugriff: 23.08.2023)
49 Robert Koch Institut (RKI) RKI-Ratgeber Hepatitis B https://www.rki.de/DE/Content/Infekt/EpidBull/Merkblaetter/Ratgeber_HepatitisB.html#doc2390050bodyText6 (letzter Zugriff: 23.08.2023)
50 Robert Koch Institut (RKI) RKI-Ratgeber Hepatitis B und D https://www.rki.de/DE/Content/Infekt/EpidBull/Merkblaetter/Ratgeber_HepatitisB.html#doc2390050bodyText2 (letzter Zugriff: 23.08.2023)
51 Robert Koch Institut (RKI) RKI-Ratgeber Hepatitis E https://www.rki.de/DE/Content/Infekt/EpidBull/Merkblaetter/Ratgeber_HepatitisE.html#doc6819228bodyText2# (letzter Zugriff: 23.08.2023)
52 DGPI-Handbuch, 7. Auflage, Kapitel 148, „Wurmerkrankungen", S. 841–847
53 Aksu F. Neuropädiatrie. 5. Auflage 2020; Uni-Med. Bremen.
54 Robert Koch Institut (RKI) RKI-Ratgeber Meningokokken, invasive Erkrankungen (Neisseria meningitidis) https://www.rki.de/DE/Content/Infekt/EpidBull/Merkblaetter/Ratgeber_Meningokokken.html#doc2374538bodyText15 (letzter Zugriff: 23.08.2023)
55 Brouwer M C, McIntyre P, Prasad K, Brouwer M C et al. Corticosteroids for acute bacterial meningitis. Cochrane Database Syst Rev. 6. 2013 Jun 4; CD004405
56 Ständige Impfkommission am Robert Koch-Institut (STIKO) Empfehlungen 2016/2017. Epidemiologisches Bulletin. 2016; 34: 301–340.
57 Meyding-Lamad U et al., Virale Meningoenzephalitis, S1-Leitlinie, 2018; in: Deutsche Gesellschaft für Neurologie (Hrsg.), Leitlinien für Diagnostik und Therapie in der Neurologie. Online: www.dgn.org/leitlinien ((letzter Zugriff: 01.09.2022)
58 Rauer S, Kastenbauer S et al., Neuroborreliose, S3-Leitlinie, 2018; in: Deutsche Gesellschaft für Neurologie (Hrsg.), Leitlinien für Diagnostik und Therapie in der Neurologie. Online: www.dgn.org/leitlinien ((letzter Zugriff: 01.09.2022)
59 Nau R et al. Lyme Disease – Current State of Knowledge. Deutsches Ärzteblatt International. 2009; 106: 5. 72–82.
60 Robert Koch Institut (RKI) RKI-Ratgeber Poliomyelitis https://www.rki.de/DE/Content/Infekt/EpidBull/Merkblaetter/Ratgeber_Poliomyelitis.html#doc2374544bodyText6 (letzter Zugriff:: 23.08.2023)
61 Robert Koch Institut (RKI) RKI-Ratgeber Tollwut https://www.rki.de/DE/Content/Infekt/EpidBull/Merkblaetter/Ratgeber_Tollwut.html#doc2392880bodyText9 (letzter Zugriff: 23.08.2023)
62 Robert Koch Institut (RKI) RKI-Ratgeber Tetanus https://www.rki.de/DE/Content/Infekt/EpidBull/Merkblaetter/Ratgeber_Tetanus.html#doc2398266bodyText6 (letzter Zugriff: 23.08.2023)
63 Robert Koch-Institut (RKI) RKI-Ratgeber HIV-Aids. https://www.rki.de/DE/Content/Infekt/EpidBull/Merkblaetter/Ratgeber_HIV_AIDS.html (letzter Zugriff: 23.08.2023)
64 Centers for Disease Control and Prevention 1994 Revised classification system for human immunodeficiency virus infection in children less than 13 years of age; Official authorized addenda: human immunodeficiency virus infection codes and official guidelines for coding and reporting ICD-9-CM. MMWR. 1994; 43: www.cdc.gov/mmwr/pdf/rr/rr4312.pdf.
65 Robert Koch Institut (RKI) RKI-Ratgeber Toxoplasmose https://www.rki.de/DE/Content/Infekt/EpidBull/Merkblaetter/Ratgeber_Toxoplasmose.html#doc2390224bodyText5 (letzter Zugriff: 23.08.2023)
66 Robert Koch-Institut (RKI) RKI-Ratgeber Tuberkulose. https://www.rki.de/DE/Content/Infekt/EpidBull/Merkblaetter/Ratgeber_Tuberkulose.html#doc2374486bodyText6 (letzter Zugriff: 23.08.2023)
67 Robert Koch Institut (RKI) RKI-Ratgeber Malaria https://www.rki.de/DE/Content/Infekt/EpidBull/Merkblaetter/Ratgeber_Malaria.html, (letzter Zugriff: 23.08.2023)
68 Singer M, Deutschman C S, Seymour C W. The Third International Consensus Definitions for Sepsis and Septic Shock (Sepsis-3). JAMA. 2016; 315: 8. 801–810.
69 Richter, RP (2022). International Perspective on a Revised Pediatric Sepsis Definition. Pediatrics June 2022; 149 (6): e2022056410. 10.1542/peds.2022-056410 (letzter Zugriff: 23.08.2023)
70 https://www.springermedizin.de/emedpedia/paediatrie/sepsis-und-toxisches-schocksyndrom-bei-kindern-und-jugendlichen?epediaDoi=10.1007%2F978-3-642-54671-6_115 (letzter Zugriff: 05.09.2023)
71 DGPI-Handbuch, 7. Auflage, Kapitel 148, „Wurmerkrankungen", S. 282–291

VERWENDETE LITERATUR

Deutsche Gesellschaft für Pädiatrische Infektiologie S2k-Leitlinie „Leitlinie zur Prophylaxe von schweren Erkrankungen durch Respiratory Syncytial Virus (RSV) bei Risikokindern“ Aktualisierung 2017/2018. AWMF-Register 048–012. www.awmf.org/uploads/tx_szleitlinien/048-012l_S2k_Prophylaxe_von_schweren_RSV-Erkrankungen_bei_Risikokindern_2012-07-abgelaufen.pdf.

Florez, ID; Niño-Serna, LF; Beltrán-Arroyave, CP (2020): Acute Infectious Diarrhea and Gastroenteritis in Children, Current Infectious Disease Reports (2020) 22: 4, https://doi.org/10.1007/s11908-020-0713-6

Honkila M, Koskela U, Kontiokari T, et al. Effect of Topical Antibiotics on Duration of Acute Infective Conjunctivitis in Children: A Randomized Clinical Trial and a Systematic Review and Meta-analysis. JAMA Netw Open. 2022;5(10): e2234459. doi:10.1001/jamanetworkopen.2022.34459 (letzter Zugriff: 23.08.2023)

Kallinich T, Lainka E, Berner R et al. Fieber unklarer Genese. Leitlinie der Gesellschaft für Kinder- und Jugendrheumatologie und der Deutschen Gesellschaft für Kinder- und Jugendmedizin. AWMF. www.awmf.org/uploads/tx_szleitlinien/027-053l_S1_Fieber_unklarer_Ursache_2013-01.pdf.

Kowalzik F, Zepp F. Das fiebernde Kind. Monatsschr Kinderheilkd. 2013; 161: 3. 196–203. 10.1007/s00112-012-2780-8.

Patricia C. Evidence-based management of childhood fever. What pediatric nurses need to know. Journal of pediatric nursing. 2014; 29: 4. 372–375.

Robert Koch-Institut (RKI) RKI-Ratgeber Diphtherie. https://www.rki.de/DE/Content/Infekt/EpidBull/Archiv/2018/Ausgaben/10_18.pdf?__blob=publicationFile (letzter Zugriff: 23.08.2023)

Robert Koch-Institut (RKI) RKI-Ratgeber Lyme-Borreliose. https://www.rki.de/DE/Content/Infekt/EpidBull/Merkblaetter/Ratgeber_LymeBorreliose, (letzter Zugriff: 23.08.2023)

Schuster K, Henneke P, Huzly D et al. Zytomegalievirusinfektionen im ersten Lebensjahr. Monatszeitschrift Kinderheilkunde. 2012; 2: 157–168.

Watts R, Robertson J. Non-pharmacological Management of Fever in Otherwise Healthy Children. JBI Database of Systematic Reviews and Implementation Reports. 2012; 10: 28. 1634–1687. 10.11124/01938924-201210280-00001.

16 Pflege von Kindern mit neurologischen Erkrankungen

ZITIERTE LITERATUR

1 Aksu F. Neuropädiatrie. 4. Auflage Bremen: UNI-MED Verlag, 2011.
2 Müller-Godeffroy E. Evaluation des FLIP-&-FLAP-Schulungsprogramms für Kinder und Jugendliche mit Epilepsie und deren Eltern. Neuropädiatrie in Klinik und Praxis. 2010; 9: 3. 78–87.
3 Schönle PW. Der Frühreha-Barthel-Index (FRB) – eine frührehabilitationsorientierte Erweiterung des Barthel-Index. Rehabilitation. 1995; 34: 69–73.
4 Ebinger F. Kopfschmerzen. Pädiatrie up2date. 2011; 3: 271–289.
5 Krause L, Sarganas G et al. Kopf-, Bauch- und Rückenschmerzen bei Kindern und Jugendlichen in Deutschland. Ergebnisse aus KiGGS Welle 2 und Trends. Bundesgesundheitsbl 2019; 62: 1184–1194.
6 Deutsches Kinderschmerzzentrum Kopfschmerztagebuch. www.deutsches-kinderschmerzzentrum.de/ueber-uns/frageboegen-und-tagebuecher/schmerztagebuecher/.
7 Bohannon RW, Smith MB. Interrater reliability of a modified Ashworth scale of muscle spasticity. Phys Ther. 1987; 67: 2. 206–207.
8 Accardo P, Morrow J, Heaney MS et al. Toe walking and language development. Clin Pediatr. 1992; 31: 158–160.
9 Heinen F., Böhmer J. et al. Pädiatrische Neurologie. 2009; Kohlhammer. Stuttgart.
10 Berufsverband der Kinderärzte im Netz (BKS e. V.). Down-Syndrom (Trisomie 21). https://www.kinderaerzte-im-netz.de/krankheiten/down-syndrom-trisomie-21/symptome-krankheitsbild/.
11 Zorowka PG. Sprachentwicklungsstörungen. Monatsschrift Kinderheilkunde. 2008; 156: 875–884.
12 Sachse S. Frühe Sprachentwicklung und ihre Auffälligkeiten – Wichtiges für den Kinderarzt. Monatsschrift Kinderheilkunde. 2016; 164: 7. 558–564.
13 Thomas L. Labor und Diagnose. 5. A. 1998; TH-Books Verlagsgesellschaft. Frankfurt am Main.
14 Laugwitz L et al. Next Generation Sequencing in der neuropädiatrischen Diagnostik. Neuropaediatrie 2018; 17:80–87.
15 Kurlemann G, Fiedler B. Antiepileptische Therapie von Kindern und Jugendlichen – ein update. Kinder- und Jugendarzt. 2013; 44: 8. 406–419.
16 Neubauer B. A., Hahn A. Dooses Epilepsien im Kindes- und Jugendalter. 12. A. 2012; Springer. Berlin.
17 Karch, D et al. (n. d.). Physiotherapie auf neurophysiologischer Grundlage nach Bobath und Vojta bei Kindern mit zerebralen Bewegungsstörungen (unter besonderer Berücksichtigung von infantilen Zerebralparesen. https://gesellschaft-fuer-neuropaediatrie.org/wp-content/uploads/2018/12/publikation50.pdf (letzter Zugriff: 31.08.2023)
18 Karch D, Boltshauser E, Göhlich-Ratmann G et al. Physiotherapie auf neurophysiologischer Grundlage nach Bobath und Vojta bei Kindern mit zerebralen Bewegungsstörungen (unter besonderer Berücksichtigung von infantilen Zerebralparesen) – Stellungnahme der Gesellschaft für Neuropädiatrie und der Deutschen Gesellschaft für Sozialpädiatrie und Jugendmedizin. http://www.neuropaediatrie.com/info_fuer_aerzte/stellungnahmen.html.
19 Söller A. Zeig, was Du kannst – Die Behandlung von Säuglingen und Kindern nach dem Bobath-Konzept. 2. A. 2017; Pflaum. München.
20 Presber W, de Nève W. Ergotherapie – Grundlagen und Techniken. 4. A. 2003; Elsevier, Urban & Fischer. München.
21 Brauer T, Tesak J. Logopädie – Was ist das? 2003; Schulz-Kirchner. Idstein.
22 Reichel G. Therapieleitfaden Spastik – Dystonien. 2. A. 2004; UNI-MED. Bremen.
23 Headache Classification Committee of the International Headache Society The International Classification of Headache Disorders, 3rd edition. Cephalgia. 2018; 38: 1–211.
24 Nicolai T. Pädiatrische Notfall- und Intensivmedizin. 4. A. 2012; Springer. Berlin.
25 Kochanek PM, Tasker RC et al. Guidelines for the Management of Pediatric Severe Traumatic Brain Injury, Third Edition: Update of the Brain Trauma Foundation Guidelines, Executive Summary. Pediatr Crit Care Med. 2019; 20: 280–289.
26 Bonfert MV, Heinen F et al. Gehirnerschütterung im Sport – und was dann? Kinder- und Jugendarzt. 2017; 48: 8. 479–483.
27 Lux A. L. Treatment of febrile seizures: Historical perspective, current opinions, and potential future directions. Brain & Development. 2010; 32: 42–50.
28 van Stuijvenberg M, Derksen-Lubsen G, Steyerberg EW et al. Randomized, controlled trial of ibuprofen syrup administered during febrile illnesses to prevent febrile seizure recurrences. Pediatrics. 1998; 102: E51
29 Fisher R. S., Acevedo C., Arzimanoglou A. et al. ILAE official report: a practical clinical definition of epilepsy. Epilepsia. 2014; 55: 475–482.
30 Scheffer I E, Berkovic S et al. ILAE-Klassifikation der Epilepsien: Positionspapier der ILAE-Kommission für Klassifikation und Terminologie. Z Epileptol. 2017; 31:296–306.

31 Posner E. Absence seizures in children. BMJ Clinical Evidence. 2013; 12: 317.
32 Colver A, Fairhurst C, Pharoah PO et al. Cerebral palsy. Lancet. 2014; 383: 1240–1249.
33 Blankenburg M, Braun S. Differentialdiagnose nicht-epileptischer Anfälle bei Kindern und Jugendlichen. Neuropaediatrie 2021; 20: 80–90.
34 Mall V et al. „Focus Cerebralparese". Erster interdisziplinärer Kongress der Gesellschaften für Neuropädiatrie, Sozialpädiatrie und Jugendmedizin und Orthopädie – ein Rückblick. Monatsschr Kinderheilkd. 2009; 157:1098–1102.
35 Palisano R, Rosenbaum P, Walter S et al. Development and reliability of a system to classify gross motor function in children with cerebral palsy. Developmental Medicine and child neurology. 1997; 39: 4. 214–223.
36 Von Pfeil D et al. Zerebralparese: Neuropädiatrische Gesichtspunkte und Grundlage. Kinder- und Jugendarzt. 2014; 45: 6. 296–300.
37 Hilgendorff A. Diagnose und Behandlung der peripartalen Asphyxie. Monatsschrift Kinderheilkunde. 2014; 162: 11. 1033–1045.
38 Edwards TJ, Sherr EH, Barkovich AJ et al. Clinical, genetic and imaging findings identify new causes for corpus callosum development syndromes. Brain. 2014; 137: Pt 6. 1579–1613.
39 Aksu F. Neuropädiatrie. 4. A. 2011; UNI-MED. Bremen.
40 Adzick N, Thom EA, Spong CY et al. A randomized trial of prenatal versus postnatal repair of Myelomeningocele. N Engl J Med. 2011; 364:11. 993–1004.
41 Iskandar BJ, Finnell RH. Spina bifida. N Engl J Med 2022; 387:444–50.
42 Tulipan N, Bruner P. Myelomeningocele Repair in utero: A Report of Three Cases. Pediatr Neurosurg. 1998; 28: 177–180.
43 Vargas A, Foncea C, Astorga P et al. Latex Allergy: Overview and Recommendations for the Perioperative Management of High-Risk Patients. J Head Neck Spine Surg. 2017; 1: 1.
44 Volpe JJ. Volpe's Neurology of the Newborn. 6. A. 2018; Saunders. Philadelphia.
45 D'Amico A, Mercuri E et al. Spinal muscular atrophy. Orphanet Journal of Rare Diseases. 2011; 6: 71.
46 Finkel RS, Chiriboga CA, Vajsar J et al. Treatment of infantile-onset spinal muscular atrophy with nusinersen: a phase 2, open-label, dose-escalation study. 2016; 388: 10063. 3017–3026.
47 Merucri F, Muntoni F. Muscular dystrophies. Lancet. 2013; 381: 845–860.
48 Bushby K, Finkel R, Birnkrant DJ et al. Diagnosis and management of Duchenne muscular dystrophy, part 1: diagnosis, and pharmacological and psychosocial management. Lancet Neurology. 2010; 9: 77–93.
49 Bushby K, Finkel R, Birnkrant DJ et al. Diagnosis and management of Duchenne muscular dystrophy, part 2: Implementation of multidisciplinary care. Lancet Neurology. 2010; 9: 177–189.
50 McDonald, Campbell C, Torricelli RE et al. Ataluren in patients with nonsense mutation Duchenne muscular dystrophy (ACT DMD): a multicentre, randomised, double-blind, placebo-controlled, phase 3 trial. Lancet. 2017; 390: 1489–1498.
51 Bird TD. Myotonic Dystrophy Type 1. Pagon R.A. et al. Gene Reviews [Internet]. 1999; Seattle.
52 Veyckemans F, Scholtes JL. Myotonic Dystrophies type 1 and 2: anaesthetic care. Paediatric anaesthesia. 2013; 23: 9. 794–803.
53 Melzer N et al. Clinical features, pathogenesis, and treatment of myasthenia gravis: a supplement to the Guidelines of the German Neurological Society. Journal of Neurology. 2016; 263: 8. 1473–1494.
54 Kurlemann G, Fiedler B. Neurofibromatose Typ 1 und Typ 2. Kinderärztliche Praxis. 2013; 84: 9. 338–349.
55 Kurlemann G, Fiedler B. Tuberose-Sklerose-Komplex-Erkrankung. Kinderarztliche Praxis 2013; 84,350–364. https://docplayer.org/25387508-Tuberoese-sklerose-komplex.html (letzter Zugriff: 31.08.2023)
56 Hagel C., Panteliadis C.P. Klinisches Management neurokutaner Erkrankungen – ein Update. Neuropädiatrie in Klinik und Praxis. 2010; 9: 3. 88–92.
57 Tibussek D, Distelmaier F et al. Klinik, Diagnostik und Therapie der idiopathischen intrakraniellen Hypertension im Kindesalter. Ein Update. Neuropädiatrie in Klinik und Praxis. 2013; 12: 2. 64–72.
58 Jakimovski D, Awan S. Multiple Sclerosis in Children: Differential Diagnosis, Prognosis, and Disease-Modifying Treatment. CNS Drugs 2022; 36:45–59.
59 Roach ES, Golomb MR, Adams R. Management of stroke in infants and children: a scientific statement from a Special Writing Group of the American Heart Association Stroke Council and the Council on Cardiovascular Disease in the Young. Stroke; 39(9): 2644–2691.
60 Ferriero DM et al. Management of Stroke in Neonates and Children: A Scientific Statement From the American Heart Association/American Stroke Association. Stroke 2019; 50;e51-e96.
61 Srinivasan J, Miller SP, Phan TG. Delayed recognition of initial stroke in children: need for increased awareness. Pediatrics. 2009; 124: 2. e227–e234.

VERWENDETE LITERATUR

Adzick N., Sutton L.N., Crombleholme T.M. Successful fetal surgery for spina bifida. The Lancet. 1998; 352: 1675–1676.

Bayley N. Bayley-scales of infant and toddler development. 2014; Pearson Assessment. Frankfurt am Main.

Blume WT et al. Glossary of descriptive terminology for ictal semiology: report of the ILAE Task Force on classification and Terminology. Epilepsia. 2001; 42: 1212–1218.

Börm W, Meyer F, Bullmann V et al. Wirbelsäule interdisziplinär. 2017; Schattauer. Stuttgart. 340

Brouwer MC, McIntyre P, Prasad K et al. Corticosteroids for acute bacterial meningitis. Cochrane Database Syst Rev. 9. 2015 Sep 12; CD00440510.1002/14651858.CD004405.pub5.

Children's Hospital for Philadelphie Fetal surgery for spina bifida. Aus. www.chop.edu/treatments/fetal-surgery-spina-bifida. http://www.chop.edu/treatments/fetal-surgery-spina-bifida.

Deutsche Gesellschaft für Pädiatrische Infektiologie (DPGHI) DGPI-Handbuch – Infektionen bei Kindern und Jugendlichen. 5.A., 2009; Thieme. Stuttgart.

Deutsches Zentrum für Fetalchirurgie und minimal-invasive Therapie (DZFT) https://dzft.de/https://dzft.de/.

Famoses Modulares Schulungsprogramm Epilepsie für Familien. www.famoses.de.

Gemeinsamer Bundesausschuss Richtlinie über die Früherkennung von Krankheiten bei Kindern (Kinder-Richtlinie). Fassung vom 18. Juni 2015, letzte Änderung 18. Mai 2017;

Jansen O, Stephani U. Fehlbildungen und frühkindliche Schädigungen des ZNS. 2007; Thieme. Stuttgart.

Korinthenberg R et al. Neuropädiatrie – evidenzbasierte Therapie. 2. A. 2014; Elsevier. München.

Kurlemann G, Fiedler B. Plötzlich auftretende Bewegungsmuster im Kindesalter und ihre Differenzialdiagnose. Kinder- und Jugendarzt. 2014; 45: 7. 357–365.

Kurlemann G, Fiedler B. Tuberöse-Sklerose-Komplex-Erkrankung. Kinderärztliche Praxis. 2013; 84: 6. 350–364.

Landgraf M, Heinen F. S3-Leitlinie: Diagnose der Fetalen Alkoholspektrumsstörungen. 2016. AWMF-Register 022–025. www.awmf.org/uploads/tx_szleitlinien/022-025l_S3_Fetale_Alkoholspektrum stoerung_Diagnostik_FASD_2016-06.pdf.

Landgraf MN. Mütterlicher Alkoholkonsum in der Schwangerschaft und fetales Alkoholsyndrom. Monatsschrift Kinderheilkunde. 2014; 162: 10. 903–910.

Michaelis R, Niemann G. Entwicklungsneurologie und Neuropädiatrie. 4. A. 2010; Thieme. Stuttgart.
Nau R, Christensen HJ, Eiffert H et al. Lyme Disease – Current State of Knowledge. Deutsches Ärzteblatt International. 2009; 106: 5. 72–82.
Neubauer BA, Hahn A. Rolando-Epilepsie – Sporadisches Auftreten trotz genetischer Ursache. Zeitschrift für Epileptologie. 2011; 24: 87–92.
Rauer S, Kastenbauer S. Deutsche Gesellschaft für Neurologie. S3-Leitlinie Neuroborreliose. 2018. AWMF-Register 030–0171. www.awmf.org/uploads/tx_szleitlinien/030-071l_S3_Neuroborreliose_2018-4.pdf.
Roser T, Bonfert M, Ebinger F et al. Primary versus secondary headache in children: a frequent diagnostic challenge in clinical routine. Neuropediatrics. 2013; 44: 1. 34–39.
Skript Techniken in der Pädiatrie www.ukaachen.de/fileadmin/files/../Skript_Techniken_in_der_Paediatrie.pdf.
Ständige Impfkommission (STIKO) am Robert Koch-Institut Empfehlungen der Ständigen Impfkommission (STIKO) am Robert Koch-Institut – 2016/2017. Epidemiologisches Bulletin. 2016; 34: 301–340.
Steinhoff B, Bast T. Vademecum Antiepilepticum. 25. A. 2016; Deutsche Gesellschaft für Epileptologie e. V. Berlin.
Trisomie 21 www.kinderaerzte-im-netz.de/krankheiten/down-syndrom-trisomie-21/symptome-krankheitsbild/.
Trisomie 21 www.kinderaerzte-im-netz.de/krankheiten/down-syndrom-trisomie-21/symptome-krankheitsbild/.
Videos zur Fetalchirurgie swissfetus.ch/offene-fetalchirurgie/spina-bifida-de2/. https://swissfetus.ch/offene-fetalchirurgie/spina-bifida-de2/.
Whitley RJ, Kimberlin DW. Herpes simplex encephalitis: children and adolescents. Seminars in Pediatric Infectious Diseases. 2005; 16: 17–23.

17 Pflege von Kindern mit psychischen Erkrankungen

VERWENDETE LITERATUR

Spezielle Maßnahmen

juris GmbH Juristisches Informationssystem für die BRD www.gesetze-im-internet.de/bgb/__1631b.html.
Kindernetzwerk e. V. (Hrsg.) Nachteilsausgleich in der Schule. Informationen für Lehrer und Eltern. www.kindernetzwerk.de/downloads/aktiv/2019/2018_Nachteilsausgleich.pdf.
Kircher T. Pocket Guide Psychotherapie. 2013; Springer. Heidelberg. 6
Kölch M., Allroggen M., Fegert J. M. Forensische Fragen in der Kinder- und Jugendpsychiatrie. Fegert J. M. Kölch M. Klinikmanual Kinder- und Jugendpsychiatrie und -psychotherapie. 2. A. 2013; Springer. Berlin, Heidelberg. 508–509.

Autistische Spektrumsstörungen

Allroggen M., Kölch M. Tiefgreifende Entwicklungsstörungen. Fegert J. M. Kölch M. Klinikmanual Kinder- und Jugendpsychiatrie und -psychotherapie. 2. A. 2013; Springer. Heidelberg. 224–237.
AWMF Online S3-Leitlinie Autismus-Spektrum-Störungen im Kindes-, Jugend- und Erwachsenenalter. www.awmf.org/uploads/tx_szleitlinien/028-018l_S3_Autismus-Spektrum-Stoerungen_ASS-Diagnostik_2016-05-abgelaufen.pdf.
Psychrembel Online Autismus. www.pschyrembel.de/autismus/K038F/doc/.
Remschmidt H., Kamp-Becker I. Autistische Syndrome und andere tiefgreifende Entwicklungsstörungen. Remschmidt H. Kinder- und Jugendpsychiatrie. Eine Einführung. 2005; Thieme. Stuttgart. 186–198.
Stümpfig S. Tiefgreifende Entwicklungsstörung. Preuß U. Stümpfig S. Kinder- und Jugendpsychiatrie. Für Pflege- und Sozialberufe. 2010; Elsevier. München. 110–117.

Regulationsstörungen

F98.2 Fütterstörungen im frühen Kindesalter Dilling H. Mombour W. Schmidt M. H. ICD-10. Internationale Klassifikation psychischer Störungen. 10. A. 2015; Hogrefe AG. Bern. 391
Leitlinie „Kindesmisshandlung, - missbrauch, -vernachlässigung unter Einbindung der Jugendhilfe und Pädagogik (Kinderschutzleitlinie) www.awmf.org/uploads/tx_szleitlinien/027-069l_S3_Kindesmisshandlung-Missbrauch-Vernachlaessigung-Kinderschutzleitlinie_2022-01.pdf
Pillhofer M., Ziegenhain U. Regulationsstörungen bei Säuglingen und Kleinkindern zwischen 0 und 3 Jahren. Fegert J. M. Kölch M. Klinikmanual Kinder- und Jugendpsychiatrie und -psychotherapie. 2. A. 2013; Springer. Berlin, Heidelberg. 412–424.
Preuß U. Regulationsstörungen im Säuglings- und Kleinkindalter. Preuß U. Stümpfig S. Kinder- und Jugendpsychiatrie. Für Pflege- und Sozialberufe. 2010; Elsevier. München. 83–85.
Remschmidt H., Quaschner K. Störungen der Nahrungsaufnahme und der Ausscheidungsfunktion in früher Kindheit. Remschmidt H. Kinder- und Jugendpsychiatrie. Eine Einführung. 2005; Thieme. Stuttgart. 135–137.

Reaktive Bindungsstörung

Deutsche Gesellschaft für Kinder- und Jugendpsychiatrie und -psychotherapie. Leitlinie Bindungsstörungen AWMF-Register 028–024, 2007. www.awmf.org/uploads/tx_szleitlinien/028-024_S1_Bindungsstoerungen__F94.1__F94.2__11-2006_11-2011.pdf
Preuß U. Bindungsstörungen. Preuß U. Stümpfig S. Kinder- und Jugendpsychiatrie. Für Pflege- und Sozialberufe. 2010; Elsevier. München. 159–163.
Psychrembel Online Bindungsstörung. www.pschyrembel.de/reaktive Bindungsstörung/P03CK/doc/.
Remschmidt H. Andere (nicht autistische) Störungen des Kommunikationsverhaltens. Remschmidt H. Kinder- und Jugendpsychiatrie. Eine Einführung. 2005; Thieme. Stuttgart und New York. 202–204.
Ziegenhain U., Fegert J. M. Bindungsstörungen. Fegert J. M. Kölch M. Klinikmanual Kinder- und Jugendpsychiatrie und -psychotherapie. 2. A. 2013; Springer. Berlin, Heidelberg. 297–304.

Parasomnien

Arbeitsgemeinschaft der Wissenschaftlichen Medizinischen Fachgesellschaften (AWMF) S1-Leitlinie: Nichtorganische Schlafstörungen. 2022.
www.awmf.org/uploads/tx_szleitlinien/028-012l_S1_Nicht-organische-Schlafstoerungen_2022-01.pdf
Psychrembel Online Parasomnie. www.pschyrembel.de/Parasomnie/K0GBQ/doc/.
Stümpfig S. Nicht-organische Schlafstörungen. Preuß U. Stümpfig S. Kinder- und Jugendpsychiatrie. Für Pflege- und Sozialberufe. 2010; Elsevier. München. 85–89.

Mutismus

F94.0 elektiver Mutismus Dilling H. Mombour W. Schmidt M. H. ICD-10. Internationale Klassifikation psychischer Störungen. 10. A. 2015; Hogrefe. Bern. 378–379.
Plener P. L., Spröber N. (S)elektiver Mutismus. Fegert J. M. Kölch M. Klinikmanual Kinder- und Jugendpsychiatrie und -psychotherapie. 2. A. 2013; Springer. Heidelberg. 82–88.
Psychrembel Online Mutismus. www.pschyrembel.de/Mutismus/K0EN0/doc/.

Remschmidt H. Andere (nicht autistische) Störungen des Kommunikationsverhaltens. Remschmidt H. Kinder- und Jugendpsychiatrie. Eine Einführung. 2005; Thieme. Stuttgart und New York. 199–202.
Warnke A. Elektiver Mutismus. Möller H. J. Laux G. Kapfhammer H. P. Psychiatrie und Psychotherapie. 2003; Springer. Heidelberg. 1717–1719.

ADHS (Aufmerksamkeitsdefizit-Hyperaktivitätsstörung)

Arbeitsgemeinschaft der Wissenschaftlichen Medizinischen Fachgesellschaften (AWMF) Leitlinie „Aufmerksamkeitsdefizit-/Hyperaktivitätsstörung (ADHS) im Kindes-, Jugend- und Erwachsenenalter“ www.awmf.org/uploads/tx_szleitlinien/028-045l_S3_ADHS_2018-06.pdf.
Kaiser N. M., Hoza B., Hurt E. A. Multimodal treatment for childhood attention-deficit/hyperactivity disorder. Expert Reviews Neurother. 2008; 8: 10. 1573–1583. 10.1586/14737175.8.10.1573.
Ludolph A. G., Pfalzer A. K. Einfache Aktivitäts- und Aufmerksamkeitsstörung. Fegert J. M. Kölch M. Klinikmanual Kinder- und Jugendpsychiatrie und -psychotherapie. 2. A. 2013; Springer. Berlin, Heidelberg. 3–14.
Psychrembel Online ADHS. www.pschyrembel.de/ADHS/K036X/doc/.
Quaschner K., Theisen F. M. Hyperkinetische Störungen. Remschmidt H. Kinder- und Jugendpsychiatrie. Eine Einführung. 2005; Thieme. Stuttgart. 156–164.
Stümpfig S. Hyperkinetische Störungen. Preuß U. Stümpfig S. Kinder- und Jugendpsychiatrie. Für Pflege- und Sozialberufe. 2010; Elsevier. München. 96–101.

TIC-Störungen

Hebebrand J. Tics und motorische Stereotypien Eine Einführung. Remschmidt H. Kinder- und Jugendpsychiatrie. 2005; Thieme. Stuttgart. 165–172.
Ludolph A. G. Chronische Tic-Störungen und Tourette-Syndrom. Fegert J. M. Kölch M. Klinikmanual Kinder- und Jugendpsychiatrie und -psychotherapie. 2. A. 2013; Springer. Berlin, Heidelberg. 142–152.
Psychrembel Online Tic. Unter: www.pschyrembel.de/Tic/K0MKJ/doc/
Psychrembel Online Tourette-Syndrom. www.pschyrembel.de/Tourette-Syndrom/K08S6/doc/.
Stümpfig S. Tic-Störungen. Preuß U. Stümpfig S. Kinder- und Jugendpsychiatrie. Für Pflege- und Sozialberufe. 2010; Elsevier. München. 163–165.

Depression und Anpassungsstörung

Psychrembel Online. https://www.pschyrembel.de/depression/K05PP/doc/ (Abgerufen am 21.09.2017)
Psychrembel Online. https://www.pschyrembel.de/Anpassungsst%C3%B6rung/K02G4/doc/ (Abgerufen am 21.09.2017)
Kölch M, Fegert J. M. Affektive Psychosen: Major Depression, Manie und bipolare Störungen. In: Fegert J.M, Kölch M. (Hrsg.). Klinikmanual Kinder- und Jugendpsychiatrie und -psychotherapie. 2. A. Berlin, Heidelberg: Springer 2013. S. 199–212
AWMF Online. S3-Leitlinie Behandlung von depressiven Störungen bei Kindern und Jugendlichen. http://www.awmf.org/uploads/tx_szleitlinien/028-043l_S3_Depressive_St%C3%B6rungen_bei_Kindern_Jugendlichen_2013-07.pdf (Abgerufen am 14.07.2017)
Kircher, T. Pocket Guide Psychotherapie. 1. A. Berlin, Heidelberg: Springer 2013. S. 84–106
Stiftung Deutsche Depressionshilfe. Wie entsteht eine Depression? Ursachen und Auslöser. https://www.deutsche-depressionshilfe.de/depression-infos-und-hilfe/ursachen-und-ausloeser (abgerufen am 13.07.2017)
Stümpfig S. Depressive Episoden und rezidivierende depressive Störungen. In: Preuß U, Stümpfig S. Kinder- und Jugendpsychiatrie. Für Pflege- und Sozialberufe. München: Elsevier; 2010. S. 142–145
Remschmidt H. Depressive Störungen. In: Remschmidt H. Kinder- und Jugendpsychiatrie. Eine Einführung. Stuttgart und New York: Thieme; 2005. S. 219–222

Münchhausen-Stellvertreter-Syndrom

Herrmann B. Körperliche Misshandlung und Vernachlässigung von Kindern und Jugendlichen. Pädiatrie up2date. 2010; Thieme. 119–137.
Plassmann R. Der Arzt als Detektiv – Das Münchhausen-by-proxy-Syndrom. Vortrag. Bad Mergentheim: Psychotherapeutisches Zentrum. 2014;
Preuß U. Vernachlässigung, Misshandlung, sexueller Missbrauch. Preuß U. Stümpfig S. Kinder- und Jugendpsychiatrie. Für Pflege- und Sozialberufe. 2010; Elsevier. München. 172–178.
Psychrembel Online Münchhausen-by-proxy-Syndrom. www.pschyrembel.de/Münchhausen-by-proxy-Syndrom/K0Q3K/doc/.
Remschmidt H. Körperliche Misshandlung und Vernachlässigung. Remschmidt H. Kinder- und Jugendpsychiatrie. Eine Einführung. 2005; Thieme. Stuttgart. 326–331.
Sonnenmoser M. Artifizielle Störungen. Rätselhaft und gefährlich. Deutsches Ärzteblatt. 2010; 9: 417–420.

Somatoforme Störungen

F45 Somatoforme Störungen Dilling H. Mombour W. Schmidt M. H. ICD-10. Internationale Klassifikation psychischer Störungen. 10. A. 2015; Hogrefe AG. Bern. 224–232.
Izat Y., Kölch M. Somatoforme Störungen. Fegert J. M. Kölch M. Klinikmanual Kinder- und Jugendpsychiatrie und -psychotherapie. 2. A. 2013; Springer. Heidelberg. 104–115.
Kenninghausen K. Somatoforme Störungen. Remschmidt H. Kinder- und Jugendpsychiatrie. Eine Einführung. 2005; Thieme. Stuttgart. 266–270.
Preuß U. Somatoforme Störungen. Preuß U. Stümpfig S. Kinder- und Jugendpsychiatrie. Für Pflege- und Sozialberufe. 2010; Elsevier. München. 153–156.

Dissoziative Störungen

Allroggen M. Dissoziative Störungen. Fegert J. M. Kölch M. Klinikmanual Kinder- und Jugendpsychiatrie und -psychotherapie. 2. A. 2013; Springer. Berlin, Heidelberg. 119–129.
Arbeitsgemeinschaft der Wissenschaftlichen Medizinischen Fachgesellschaften (AWMF) S2-Leitlinie zur Diagnostik und Behandlung des Depersonalisations-Derealisationssyndroms. www.awmf.org/uploads/tx_szleitlinien/051-030l_S2k_Depersonalisations_Derealisationssyndrom-abgelaufen_2014-09.pdf
F44 Dissoziative Störungen Dilling H. Mombour W. Schmidt M. H. ICD-10. Internationale Klassifikation psychischer Störungen. 10. A. 2015; Hogrefe. Bern. 212–223.
Preuß U. Dissoziative Störungen. Preuß U. Stümpfig S. Kinder- und Jugendpsychiatrie. Für Pflege- und Sozialberufe. 2010; Elsevier. München. 217–221.
Psychrembel Online Dissoziative Störungen. www.pschyrembel.de/dissoziative%20St%C3%B6rung/K0LMN/doc/.
Remschmidt H. Konversationsstörungen und dissoziative Störungen. Remschmidt H. Kinder- und Jugendpsychiatrie. Eine Einführung. 2005; Thieme. Stuttgart. 252–259.

Essstörungen

Arbeitsgemeinschaft der Wissenschaftlichen Medizinischen Fachgesellschaften (AWMF) S3-Leitlinie zur Diagnostik und Behandlung der Essstörungen www.awmf.org/uploads/tx_szleitlinien/051-026l_S3_Essstoerung-Diagnostik-Therapie_2020-03.pdf
F50 Essstörungen Dilling H. Mombour W. Schmidt M. H. ICD-10. Internationale Klassifikation psychischer Störungen. 10. A. 2015; Hogrefe. Bern. 243–247.

Kirche T. Pocket Guide Psychotherapie. 2013; Springer. Heidelberg. 284–301.
Preuß U. Anorexia nervosa. Preuß U. Stümpfig S. Kinder- und Jugendpsychiatrie. Für Pflege- und Sozialberufe. 2010; Elsevier. München. 179–184.
Psychrembel Online Anorexia nervosa. www.pschyrembel.de/Anorexia%20nervosa/K02FS/doc/.
Psychrembel Online Bulimia. www.pschyrembel.de/Bulimia%20 nervosa/K049A/doc/.
Schulze U. M. E., Kölch M. Essstörungen – Anorexia und Bulimia nervosa. Fegert J. M. Kölch M. Klinikmanual Kinder- und Jugendpsychiatrie und -psychotherapie. 2. A.. 2013; Springer. Berlin, Heidelberg. 154–169.

Zwangsstörungen

Arbeitsgemeinschaft der Wissenschaftlichen Medizinischen Fachgesellschaften (AWMF) S3-Leitlinie zu Zwangsstörungen www.awmf.org/uploads/tx_szleitlinien/038_017l_S3_Zwangsstörungen_2022-07.pdf
F42 Zwangsstörungen Dilling H. Mombour W. Schmidt M. H. ICD-10. Internationale Klassifikation psychischer Störungen. 10. A. 2015; Hogrefe. Bern. 201–204.
Herpertz-Dahlmann B., Simons M. Zwangsstörungen. Remschmidt H. Kinder- und Jugendpsychiatrie. Eine Einführung. 2005; Thieme. Stuttgart. 148–251.
Nestler J., Weninger L. . Zwangsstörungen im Kindes- und Jugendalter. Fegert J. M. Kölch M. Klinikmanual Kinder- und Jugendpsychiatrie und -psychotherapie. 2. A.. 2013; Springer. Berlin, Heidelberg. 63–81.
Psychrembel Online Zwangsstörungen. www.pschyrembel.de/Zwangsst%C3%B6rung/K0PFC/doc/.
Stümpfig S. Zwangsstörungen. Preuß U. Stümpfig S. Kinder- und Jugendpsychiatrie. Für Pflege- und Sozialberufe. 2010; Elsevier. München. 145–148.

Schädlicher Substanzgebrauch

F91 Störungen des Sozialverhaltens Dilling H. Mombour W. Schmidt M. H. ICD-10. Internationale Klassifikation psychischer Störungen. 10. A. 2015; Hogrefe. Bern. 363–368.
Fleischhaker C., Schulz E. Alkohol- und Drogenabhängigkeit. Remschmidt H. Kinder- und Jugendpsychiatrie. Eine Einführung. 2005; Thieme. Stuttgart. 296–306.
Hellenschmidt T., Ludolph A. G. Psychische und Verhaltensstörungen durch psychotrope Substanzen. Fegert J. M. Kölch M. Klinikmanual Kinder- und Jugendpsychiatrie und -psychotherapie. 2. A. 2013; Springer. Berlin, Heidelberg. 281–293.
Plener P. L., Fegert J. M. Störungen des Sozialverhaltens. Fegert J. M. Kölch M. Klinikmanual Kinder- und Jugendpsychiatrie und -psychotherapie. 2. A. 2013; Springer. Berlin, Heidelberg. 19–27.
Preuß U. Psychische Störungen und Verhaltensstörungen durch psychotrope Substanzen. Preuß U. Stümpfig S. Kinder- und Jugendpsychiatrie. Für Pflege- und Sozialberufe. 2010; Elsevier. München. 193–200.
Psychrembel Online Schädlicher Substanzgebrauch. www.pschyrembel.de/Sch%C3%A4dlicher%20Substanzgebrauch/K0RSX/doc/.

18 Pflege von Kindern in lebensbedrohlichen Situationen

1 Unfälle, Gewalt, Selbstverletzung – Tabellenband – Ergebnisse der amtlichen Statistik zum Verletzungsgeschehen 2019. Statistisches Bundesamt. Wiesbaden. Aus: https://www.destatis.de/DE/Themen/Gesellschaft-Umwelt/Gesundheit/Gesundheitszustand-Relevantes-Verhalten/Publikationen/Downloads-Gesundheitszustand/unfaelle-gewalt-kinder-tabellenband-xlsx-5230001.html (letzter Zugriff: 05.09.2023)
2 Ellsäßer G. Unfälle, Gewalt, Selbstverletzung bei Kindern und Jugendlichen 2017. Ergebnisse der amtlichen Statistik zum Verletzungsgeschehen 2014. Fachbericht. 2017; Statistisches Bundesamt. Wiesbaden.
3 Eberl R., Spitzer P., Singer G. et al. Kinderunfälle und deren Prävention. Monatszeitschrift Kinderheilkunde. 2011; 159: 10. 928–937.
4 Bundeszentrale für gesundheitliche Aufklärung (BZgA) Leitbegriffe der Gesundheit: Prävention und Krankheitsprävention. www.leitbegriffe.bzga.de/alphabetisches-verzeichnis/praevention-und-krankheitspraevention.
5 Speer C. P., Gahr M., Dötsch J. Pädiatrie. 4. A. 2012; Springer. Heidelberg.
6 World Health Organization (WHO). Aus: https://www.who.int/standards/classifications/international-classification-of-functioning-disability-and-health
7 Van de Voorde P, Turner NM, Djakow J, de Lucas N, Martinez-Mejias A, Biarent D, Bingham R, Brissaud O, Hoffmann F, Johannesdottir GB, Lauritsen T, Maconochie I. European Resuscitation Council Guidelines 2021: Paediatric Life Support. Resuscitation. 2021 Apr;161:327–387. doi: 10.1016/j.resuscitation.2021.02.015. Epub 2021 Mar 24. PMID: 33773830.
8 Madar J, Roehr CC, Ainsworth S, Ersdal H, Morley C, Rüdiger M, Skåre C, Szczapa T, Te Pas A, Trevisanuto D, Urlesberger B, Wilkinson D, Wyllie JP. European Resuscitation Council Guidelines 2021: Newborn resuscitation and support of transition of infants at birth. Resuscitation. 2021 Apr;161:291–326. doi: 10.1016/j.resuscitation.2021.02.014. Epub 2021 Mar 24. PMID: 33773829.
9 Yee W., Amin H., Wood S. Elective cesarean delivery, neonatal intensive care unit admission, and neonatal respiratory distress. Obstet Gynecol. 2008; 111: 823–828.
10 Chiosi C. Genetic drift. Hospital deliveries. Am J Med Genet A. 2013; 161A: 2122–2123.
11 Ertugrul S., Gün I., Müngen E. et al. Evaluation of neonatal outcomes in elective repeat cesarean delivery at term according to weeks of gestation. J Obstet Gynaecol Res. 2013; 39: 105–112.
12 Aziz K., Chadwick M,Baker M. et al. Ante- and intra-partum factors that predict increased need for neonatal resuscitation. Resuscitation. 2008; 79: 444–452.
13 Maier R. F. Obladen M. Neugeborenenintensivmedizin. Evidenz und Erfahrung. 8. A. 2011; Springer. Heidelberg.
14 Berthelot-Ricou A., Lacroze V., Courbiere B. et al. Respiratory distress syndrome after elective caesarean section in near term infants: a 5-year cohort study. J Matern Fetal Neonatal Med. 2013; 26: 176–182.
15 Silverman, W. and Anderson, D.: Pediatrics 17:1, 1956. Copyright American Academy of Pediatrics.
16 Maconochie I. K., de Caen A. R., Aickin R. et al. International Consensus on Cardiopulmonary Resuscitation and Emergency Cardiovascular Care Science With Treatment Recommendations. Resuscitation. 2015; 95: e149–e170.
17 Yamamoto, T and Schindler, E. Notfälle im Rettungsdienst und in der Klinik: Gefäßzugänge bei Kindern. Anästhesiol Intensivmed Notfallmed Schmerzther 2017; 52: 55–64 © Georg Thieme Verlag KG Stuttgartt New York. ISSN 0939-2661. DOI http://dx.doi.org/10.1055/s-0042-104853.
18 Messall A. Löscher D. Rohrbach C. Fachpflege Neonatologische und Pädiatrische Intensivpflege. 4. A. 2021; Elsevier, Urban & Fischer. München. 43
19 Bundesinstitut für Risikobewertung (BfR) Vergiftungsunfälle bei Kindern. Verbraucherinfo. 2017; Bundesinstitut für Risikobewertung. Berlin.

20 Hüging M., Rothe K. Das thermisch verletzte Kind. Erstversorgung und Behandlung. Monatszeitschrift Kinderheilkunde. 2017; 165: 9. 817–830.
21 Müller M., Eppinger M. Pädiatrie für Studium und Praxis. 3. A. 2016; Medizinische Verlags- und Informations-Dienste. Freiburg.
22 Statista. Aus: https://de.statista.com/statistik/daten/studie/1260562/umfrage/ploetzliche-kindstode-in-deutschland/ (letzter Zugriff: 05.09.2023)
23 Poets et al. Prävention des plötzlichen Säuglingstods. Leitlinie (S1, DGSM, GNPI, DGKJ, DGGG, DGPM, GEPS Baden-Württemberg, Rheinland-Pfalz, Saarland, Stand v. 11/2022, AWMF Nr. 063-002).
24 Moon RY, Carlin RF, Hand I; TASK FORCE ON SUDDEN INFANT DEATH SYNDROME AND THE COMMITTEE ON FETUS AND NEWBORN. Sleep-Related Infant Deaths: Updated 2022 Recommendations for Reducing Infant Deaths in the Sleep Environment. Pediatrics. 2022 Jul 1;150(1):e2022057990. doi: 10.1542/peds.2022-057990. PMID: 35726558.
25 Larsen A. Anästhesie und Intensivmedizin für die Fachpflege. 8. A. 2012; Springer. Heidelberg.
26 Heimlich HJ, Patrick EA. The Heimlich maneuver. Best technique for saving any choking victim's life. Postgrad Med. 1990 May 1;87(6):38–48, 53. doi: 10.1080/00325481.1990.11716329. PMID: 2186401.

19 Pflege von Kindern mit Schmerzen

ZITIERTE LITERATUR

1 Goubert L, Friedrichsdorf St J (2019). FACT SHEET No. 8, Schmerzen bei Kindern: Management https://europeanpainfederation.eu/wp-content/uploads/2019/05/8_Pain-in-Children-Management.pdf
2 Raja SN, Carr DB, Cohen M, Finnerup NB, Flor H, Gibson S, Keefe FJ, Mogil JS, Ringkamp M, Sluka KA, Song XJ, Stevens B, Sullivan MD, Tutelman PR, Ushida T, Vader K. The revised International Association for the Study of Pain definition of pain: concepts, challenges, and compromises. Pain. 2020 Sep 1;161(9):1976–1982.
3 Wörz R, Horlemann J, Müller-Schwefe GHH (2022): Schmerz in der Sprache, Konzeptionen und Definitionen, Schmerzmedizin 2022; 38 (3)
4 Eccleston C, Fisher E, Howard RF, Slater R, Forgeron P, Palermo TM, Birnie KA, Anderson BJ, Chambers CT, Crombez G, Ljungman G, Jordan I, Jordan Z, Roberts C, Schechter N, Sieberg CB, Tibboel D, Walker SM, Wilkinson D, Wood C. Delivering transformative action in paediatric pain: a Lancet Child & Adolescent Health Commission. Lancet Child Adolesc Health. 2021 Jan;5(1):47–87. doi: 10.1016/S2352-4642(20)30277-7 Published Online October 13, 2020 https://doi.org/10.1016/ S2352-4642(20)30277-7
5 Stahlschmidt L (2019). Epidemiology of Chronic Pain in Children and Adolescents. In: Dobe M, Zernikow B (eds). Practical Treatment Options for Chronic Pain in Children and Adolescents. Springer, Cham. https://doi.org/10.1007/978-3-030-19201-3_1
6 Birnie KA, Noel M, Chambers CT, Uman LS, Parker JA. Psychological interventions for needle-related procedural pain and distress in children and adolescents. Cochrane Database Syst Rev 2018;10:CD005179.
7 Whitehorn A. Effectiveness of vibratory stimulation on needle-related procedural pain in children [Best Practice Information Sheets]. JBI EBP Database. 2020; 22(10):1–4.
8 Walther-Larsen S, Pedersen MT, Friis SM, Aagaard GB, Rømsing J, Jeppesen EM, Friedrichsdorf SJ. Pain prevalence in hospitalized children: a prospective cross- sectional survey in four Danish university hospitals. Acta Anaesthesiologica Scandinavica 2016
9 Deutsches Netzwerk für Qualitätssicherung in der Pflege (Hrsg.) (2020). Expertenstandard Schmerzmanagement in der Pflege, Aktualisierung 2020, Schriftreihe des Deutschen Netzwerks für Qualitätsentwicklung in der Pflege, Osnabrück ISBN: 978-3-00-065787-0
10 Zernikow B, Hechler T. Schmerztherapie bei Kindern und Jugendlichen. Dtsch Arztebl. 2008; 105: 28–29.
11 Zernikow B. Schmerztherapie bei Kindern, Jugendlichen und jungen Erwachsenen. 2015; Springer. Heidelberg.
12 Cederholm I, Bengtsson M, Bjorkman S et al. Long term high dose morphine, ketamine and midazolam infusion in a child with burns. Br J Clin Pharmacol. 1990; 30: 901–905.
13 Aginga C. Evidence Summary. Verbal Children in Hospital: Pain Assessment. The JBI EBP Database. 2021; JBI-ES-3625-2.
14 Beyer JE (1984) The Oucher: A user's manual and technical report. Judson Press, Evanston, Illinois
15 Schenk K, Stoffel L, Cignacco E et al. 2020 https://www.bfh.ch/dam/jcr:0436ab6d-843e-49ea-92f7-2d3b0f890bfa/BSN-R_Schenk_Stoffel_Cignacco_2020.pdf
16 Schenk K, Stoffel L, Cignacco E (2020). Manual zum Berner Schmerzscore für Neugeborene-Revidiert (BSN-R), https://www.bfh.ch/dam/jcr:5949f752-105d-426f-8a69-ca57f78a1997/Manual_BSN-R_Februar%202020.pdf
17 Büttner W, Finke W (2000). Analysis of behavioural and physiological parameters for the assessment of postoperative analgesic demand in newborns, infants and young children: a comprehensive report on seven consecutive studies. Paediatr Anaesth 10: 303–31818
18 Hunt A, Goldman A, Seers K (2004). Clinical validation of the paediatric pain profile. Develop Med Child Neurol 46(1):9–18
19 Breau LM, McGrath PJ, Camfield CS, Finley GA. Psychometric properties of the non-communicating children's pain checklist-revised. Pain. 2002 Sep;99(1–2):349–57
20 Breau LM, Finley GA, McGrath PJ, Camfield CS. Validation of the Non-communicating Children's Pain Checklist-Postoperative Version. Anesthesiology. 2002 Mar;96(3):528–35. doi: 10.1097/00000542-200203000-00004. Erratum in: Anesthesiology 2002 Sep;97(3):769.
21 Malviya S, Voepel-Lewis T, Burke C, Merkel S, Tait AR (2006). The revised FLACC observational pain tool: improved reliability and validity for pain assessment in children with cognitive impairment. Paediatr Anaesth 16(3):258–265
22 Goubert L, Eccleston C, Vervoort T et al. Parental catastrophizing about their child's pain. The parent version of the Pain Catastrophizing Scale (PCS-C): A preliminary validation. Pain. 2006; 123: 3. 254–263.
23 Ross-Ross D M, Ross S A. Stress reduction procedures Pediatr. Nurs. 1984; 393
24 Baron R, Blumberg H, Janig W. Clinical Characteristics of Patients with Complex Regional Pain Syndrome. Physiotherapy Journal. 1998; 16: 13–18.
25 Bremerich D H, Neidhart G, Roth B. Postoperative Schmerztherapie im Kindesalter Ergebnisse einer repräsentativen Umfrage in Deutschland. Der Anaesthesist. 2001; 50: 2. 102–112.
26 Berde C. B., Sethna N. F. Drug therapy – Analgesics for the treatment of pain in children. New England Journal of Medicine. 2002; 347: 14. 1094–1103.
27 Schäfer P D M, Zöllner P D C. Opioide. In: Rossaint P. D. R. Werner P. D. C. Zwissler P. D. B. Die Anästhesoiologie. 2012; Springer. Heidelberg.
28 Jordan A, Eccleston L, Osborn M. Being a parent of the adolescent with complex chronic pain: An interpretative phenomenological analysis. European Journal of Pain. 2007; 11: 49–56.
29 Hermann C, Hohmeister J, Flor H. Dimensions of pain-related parent behavior: Development and psychometric evaluation of a new measure for children and their parents. Pain. 2008; 137: 3. 689–699.

30 Brna P, Dooley J, Gordon K et al. The prognosis of childhood headache: A 20-year follow-up. Archives of Pediatrics & Adolescent Medicine. 2005; 159: 1157–1160.
31 Fearon P, Hotopf M. Relation between headache in childhood and physical and psychiatric symptoms in adulthood: National birth cohort study. British Medical Journal. 2001; 322: 1145–1148.
32 Harden R N, Bruehl S, Perez R S et al. Validation of proposed diagnostic criteria (the "Budapest Criteria") for Complex Regional Pain Syndrome. Pain. 2010; 150: 2. 268–274. 10.1016/j.pain.2010.04.030.
33 Sherry D D, Malleson P N. The idiopathic musculoskeletal pain syndromes in childhood. Rheum Dis Clin North Am. 2002; 28: 669–685.

VERWENDETE LITERATUR

Arbeitsgemeinschaft der Wissenschaftlichen Medizinischen Fachgesellschaften (AWMF). AWMF-Leitlinie zur Behandlung thermischer Verletzungen im Kindesalter (Verbrennung, Verbrühung). AWMF-Register 006–128. Stand: 30.4.2015, gültig bis 29.04.2020. https://www.awmf.org/uploads/tx_szleitlinien/006-128l_S2K_Thermische_Verletzungen_Kinder_2015-04-verlangert.pdf
Deutsche Gesellschaft für Unfallchirurgie e. V. S3-Leitlinie Polytrauma/Schwerverletzten-Behandlung (AWMF Registernummer 187-023), Version 4.0 (31.12.2022), verfügbar unter https://www.awmf.org/leitlinien/detail/ll/187-023.html. Zugriff am 23.08.2023
Draheim N, Hoefel L, Schnoebel-Mueller E et al. Das komplexe regionale Schmerzsyndrom (CRPS) bei Kindern und Jugendlichen. Akt Rheumatol. 2016; 41: 4. 316–325.
Ellert U, Neuhauser H, Roth-Isigkeit A. Schmerzen bei Kindern und Jugendlichen in Deutschland. Prävalenz und Inanspruchnahme medizinischer Leistungen. Ergebnisse des Kinder- und Jugendgesundheitssurveys (KiGGS). Bundesgesundheitsblatt, Gesundheitsforschung, Gesundheitsschutz. 2007; 50: 5–6. 711–717.
Furlano A et al. (2021). Nicht medikamentöse Schmerztherapie und Lachgas Kinderärztliche Praxis, 2021; 92 (4) Seite 84–88
Hoefel L, Spamer M, Haefner R et al. Multimodale Schmerztherapie bei Kindern und Jugendlichen mit chronischen muskuloskelettalen Schmerzen. Akt Rheumatol. 2016; 41: 4. 326–333.
Höfel L, Draheim N, Häfner R et al. Schmerzsyndrome des Bewegungsapparates bei Kindern und Jugendlichen. Zeitschrift für Rheumatologie. 2016; 75: 3. 292–302.
Kröner-Herwig B, Frettlöh J, Klinger R et al. Schmerzpsychotherapie. Grundlagen; Diagnostik; Krankheitsbilder; Behandlung. 2017; Springer. Heidelberg.
Hockenberry M J, Wilson D. Wong's nursing care of infants and children. 10th ed. 2015; Elsevier/Mosby. Missouri.
Schramm A, Aigner A, Haas, J.-P, Höfel L (2022). Chronische muskuloskelettale Schmerzen im Kindes- und Jugendalter, Arthritis und Rheuma 2022; 42(06): 408–415, DOI: 10.1055/a-1938-2197
Schramm A, Höfel L, Georgi M, Haas J-P (2022). Klassifizierung von chronischen Schmerzen bei Kindern, Schmerz.Therapie 04 (5) Oktober 2022 DOI: 10.1055/s-012-55411

20 Pflege von Kindern am Lebensende

ZITIERTE LITERATUR

1 Todesursachenstatistik 2020 Statistisches Bundesamt (Destatis), 2020. www.destatis.de/DE/Themen/Gesellschaft-Umwelt/Gesundheit/Todesursachen
2 Boyden et al. (2022). Pediatric Palliative Care Parents' Distress, Financial Difficulty, and Child Symptoms, Journal of Pain and Symptom Management, Vol. 63 No. 2 February 2022. https://doi.org/10.1016/j.jpainsymman.2021.08.004
3 Namisango et al. (2019). Symptoms and Concerns Among Children and Young People with Life Limiting and Life Threatening Conditions: A Systematic Review Highlighting Meaningful Health Outcomes, The Patient - Patient-Centered Outcomes Research (2019) 12:15–55. https://doi.org/10.1007/s40271-018-0333-5
4 Together for Short Lives (Hrsg.) (2018). A Guide to Children's Palliative Care, Supporting babies, children and young people with life-limiting and life-threatening conditions and their families (Fourth Edition). https://www.togetherforshortlives.org.uk/app/uploads/2018/03/TfSL-A-Guide-to-Children%E2%80%99s-Palliative-Care-Fourth-Edition-5.pdf
5 Benini F et al. (2022). International Standards for Pediatric Palliative Care: From IMPaCCT to GO-PPaCS, Journal of Pain and Symptom Management, Vol. 63 No. 5 May 2022, https://doi.org/10.1016/j.jpainsymman.2021.12.031
6 Craig F, Abu-Saad Huijer H, Benini F, Kuttner L, Wood C, Feraris PC, Zernikow B. (2008). IMPaCCT: Standards pädiatrischer Palliativversorgung in Europa [IMPaCCT: standards of paediatric palliative care]. Schmerz. 2008 Aug;22(4):401-8. German. doi: 10.1007/s00482-008-0690-4. PMID: 18516628
7 Knochel K, Zaimovic V, Gatzweiler B, Hein KK, Heitkamp N, Monz A, Reimann D, Borasio GD, Führer M. (2022). Participatory Development of a Modular Advance Care Planning Program in Pediatric Palliative Care (MAPPS). J Pain Symptom Manage. 2022 Feb;63(2):189–198. doi: 10.1016/j.jpainsymman.2021.09.013. Epub 2021 Sep 29. PMID: 34597758.
8 Rellensmann G, Hasan C, Beissenhirtz A, Gutman Th (2021). Vorausverfügungen für Kinder, Jugendliche und einwilligungsunfähige junge Erwachsene Publication date: June 18, 2021. https://doi.org/10.5281/zenodo.4974145
9 Rellensmann G, Hasan C, Beissenhirtz A et al. (2023). Vorausverfügungen in der Pädiatrie. Monatsschr Kinderheilkd 171, 726–732 (2023).
10 Deutsche Gesellschaft für Palliativmedizin: Fort- und Weiterbildungen, Weiterbildungsangebote Programm 2022; Schmerztherapie, Palliativversorgung bei Kindern und Jugendlichen; Kinderpalliativzentrum Datteln, https://www.dgpalliativmedizin.de/allgemein/fort-und-weiterbildung.html (letzter Zugriff: 31.08.23)
11 Zernikow B, Szybalski K, Hübner-Möhler B, Wager J, Paulussen M, Lassay L, Jorch N, Weber C, Schneider DT, Janßen G, Oommen PT, Kuhlen M, Brune T, Wieland R, Schündeln M, Kremens B, Längler A, Prokop A, Kiener R, Niehues T, Rose M, Baumann-Köhler M, Pöppelmann M, Thorer H, Irnich M, Sinha K, Wolfe J, Schmidt P. Specialized pediatric palliative care services for children dying from cancer: A repeated cohort study on the developments of symptom management and quality of care over a 10-year period. Palliat Med. 2019 Mar;33(3):381–391. doi: 10.1177/0269216318818022. Epub 2018 Dec 12. PMID: 30537890.
12 Montgomery et al. (2020). Comparison of child selfreport and parent proxy-report of symptoms: Results from a longitudinal symptom assessment study of children with advanced cancer. Journal for Specialists in Pediatric Nursing, 26, e12316. doi:10.1111/jspn.12316
13 Marcus KL, Kao PC, Ma C, Wolfe J, DeCourcey DD. Symptoms and Suffering at End of Life for Children With Complex Chronic Conditions. J Pain Symptom Manage. 2022 Jan;63(1):88–97. doi: 10.1016/j.jpainsymman.2021.07.010. Epub 2021 Jul 24. PMID: 34311060.
14 Bergsträsser E, Lukose S, Zimmermann K, Oxenius A. Palliative Care in Children With Advanced Heart Disease in a Tertiary Care Environment: A Mini Review. Front Cardiovasc Med. 2022 Apr 8; 9:863031. doi: 10.3389/fcvm.2022.863031. PMID: 35463792; PMCID: PMC9023876.

VERWENDETE LITERATUR

Bausewein C, Roller S, Voltz R (Hrsg) (2021). Leitfaden Palliative Care Palliativmedizin und Hospizbegleitung 7. Auflage, Elsevier, Urban & Fischer. München.

Danzer S. Palliative Wundversorgung. 2016; Kohlhammer. Stuttgart. ISBN 978-3-17-029099-0.

Dubbel G, Evers K, Himmelbach A, Kunze M. Abschied nehmen. Leitfaden für Eltern, deren Kind stirbt. Versorgung eines Verstorbenen Kindes. 2014; Universitätsklinikum Münster. Münster. 12–15.

Knochel K, Führer M, Marckmann G. Vorausplanung von Behandlungsentscheidungen bei Kindern und Jugendlichen: Neue Perspektiven durch das Konzept des Advance Care Planning (ACP) in Recht – Ethik – Gesundheit In: Band 8: Höfling W, Otten T, In der Schmitten J: Advance Care Planning/Behandlung im Voraus planen: Konzept zur Förderung einer patientenzentrierten Gesundheitsversorgung, Juristische, theologische und medizinethische Perspektiven; Nomos-Verlag 2019.

Paulussen M, Lassay L, Jorch N, Weber C, Schneider DT, Janßen G, Oommen PT, Kuhlen M, Brune T, Wieland R, Schündeln M, Kremens B, Längler A, Prokop A, Kiener R, Niehues T, Rose M, Baumann-Köhler M, Pöppelmann M, Thorer H, Irnich M, Sinha K, Wolfe J, Schmidt P. Specialized pediatric palliative care services for children dying from cancer: A repeated cohort study on the developments of symptom management and quality of care over a 10-year period. Palliat Med. 2019 Mar;33(3):381–391. doi: 10.1177/0269216318818022. Epub 2018 Dec 12. PMID: 30537890.

Zernikow, B. (Hrsg) (2022) Pädiatrische Palliativversorgung – Schmerzbehandlung und Symptomkontrolle, Springer Berlin, Heidelberg, https://doi.org/10.1007/978-3-662-63148-5. Published: 31 March 2022

Labordiagnostik

VERWENDETE LITERATUR

https://www.labor-und-diagnose.de/k54.html

https://www.springermedizin.de/emedpedia/paediatrie/paediatrisch-relevante-referenzwerte-haematologie?epediaDoi=10.1007%2F978-3-642-54671-6_353&q=Hamatologie

https://www.springermedizin.de/emedpedia/paediatrie/paediatrisch-relevante-referenzwerte-haemostaseologie?epediaDoi=10.1007%2F978-3-642-54671-6_354&q=Padiatrisch%20relevante%20Referenzwerte:%20Hamostaseologie#

https://www.imd-potsdam.de/fileadmin/user_upload/Potsdam/Dokumente/Referenzbereiche_KINDER_Blut_Potsdam.pdf

ABBILDUNGSNACHWEIS

Der Verweis auf die jeweilige Abbildungsquelle befindet sich bei allen Abbildungen im Werk am Ende des Legendentextes in eckigen Klammern.

A300	Reihe Klinik- und Praxisleitfaden, Elsevier/Urban & Fischer
A300	Reihe Klinik- und Praxisleitfaden, Elsevier/Urban & Fischer
E284	McRae R, Kinninmonth AW. Orthopaedics and Trauma. Elsevier/Churchill Livingstone, 1. Aufl. 1997.
E327-002	Moore D, et al. Peters' Atlas of Tropical Medicine and Parasitology. Elsevier, 2020
E331-002	Lissauer T, Carroll W. Illustrated Textbook of Paediatrics, Elsevier, 5. Auflage, 2018
E355	Goldman L, Ausiello D. Cecil medicine. Elsevier/ Saunders, 23. Aufl. 2008
E385-002	Habif T. Clinical Dermatology: A Color Guide to Diagnosis and Therapy. Elsevier/Saunders, 6. Aufl. 2015
E422	Weston WL, et al.: Color Textbook of Pediatric Dermatology. Elsevier/Mosby, 4. Aufl. 2007
E437	Salvo S. Mosby's Pathology for Massage Therapists. Elsevier/Mosby, 2. Aufl. 2009
E441-003	Shiland B. Mastering Healthcare Terminology, Elsevier/ Mosby, 5. Aufl. 2016
E472-002	South M, Isaacs D. Practical Paediatrics. Churchill Livingstone, 7.Aufl. 2012
E474	Crawford M, DiMarco J, Paulus W. Cardiology. Elsevier/ Mosby, 3. Aufl. 2010.
E499-002	Ralston SH, et al.: Davidson's Principles and Practice of Medicine, Elsevier, 23. Aufl. 2018
E510-002	Coley B. Caffey's Pediatric Diagnostic Imaging. Elsevier, 13. Aufl. 2019.
E527-002	Harris P, et al.: Mosby's Dictionary of Medicine, Nursing and Health Professions. Elsevier, 3. Aufl. 2019
E564	Henry M, Stapelton E. EMT Prehospital Care. Elsevier/ Mosby/JEMS, 4. Aufl. 2009
E606	Marx J, et al. Rosen's Emergency Medicine. Elsevier/ Mosby. 6. Aufl. 2006
E606-004	Marx J, et al. Rosen's Emergency Medicine – Concepts and Clinical Practice. Elsevier/Saunders 8. Aufl. 2014.
E660	Pinkham J, et al. Pediatric Dentistry. Elsevier/Mosby. 4. Aufl. 2005
E677	Kradin R. Diagnostic Pathology of Infectious Disease. Elsevier/Saunders, 1. Aufl. 2010
E722-002	Huether S, et al. Understanding Pathophysiology ANZ. Elsevier, 3. Aufl. 2019.
E722-003	Huether S, et al. Understanding Pathophysiology, Canadian Edition. Elsevier, 1. Aufl. 2019
E792-002	Cote C. A Practice of Anesthesia for Infants and Children. Elsevier, 6. Aufl. 2019
E834-002	Hofmann V, et al. Ultraschalldiagnostik in Pädiatrie und Kinderchirurgie. Thieme Verlag, 2. Aufl. 1996.
E909-002	Roberts J, Custalow C. Roberts and Hedges' Clinical Procedures in Emergency Medicine and Acute Care. Elsevier, 7. Aufl. 2019
E939-002	Habif M, et al.: Skin Disease. Elsevier. 4. Aufl. 2018
E948-003	James WD, et al. Andrews' Diseases of the Skin. Clinical Dermatology. Elsevier/Saunders, 12. Aufl. 2016
E1230	Seidel's Guide to Physical Examination: An Interprofessional Approach , Tenth Edition. Elsevier, 2023
E1267	Zimmermann A, Schneider H. (2015). Versorgung des Neugeborenen. In: Schneider H., Husslein PW., Schneider K . (eds) Die Geburtshilfe. Springer Reference Medizin. Springer, Berlin, Heidelberg. https://doi.org/10.1007/978-3-662-44369-9_44-1
F111-004	Dabade TS, Davis DM, Wetter DA, et al. Wet dressing therapy in conjunction with topical corticosteroids is effective for rapid control of severe pediatric atopic dermatitis: experience with 218 patients over 30 years at Mayo Clinic. J Am Acad Dermatol. 2012;67(1):100–106. doi:10.1016/j.jaad.2011.06.025
F242	Bodensteiner JB. The evaluation of the hypotonic infant. Semin Pediatr Neurol. 2008;15(1):10-20. doi:10.1016/j.spen.2008.01.003
F334-002	Khan FI, Reddy RC, Baptist AP. Pediatric Dyspnea Scale for use in hospitalized patients with asthma. The Journal of Allergy and Clinical Immunology. 2009 Mar;123(3):660–664. DOI: 10.1016/j.jaci.2008.12.018.
F380	Clothier J, Hulton SA. Inherited and metabolic renal disorders in children. Medicine, 35(7):393–395. DOI: 10.1016/j.mpmed.2007.04.001
F438-3	Neskey D, Eloy JA, Casiano RR. Nasal, septal, and turbinate anatomy and embryology. Otolaryngol Clin North Am. 2009;42(2):193-vii. doi:10.1016/j.otc.2009.01.008
F654-002	Wilson D, Hockenberry M. Wong's Nursing Care of Infants and Children. Elsevier/Mosby, 11. Aufl. 2018.
F779-002	Kidney Disease: Improving Global Outcomes (KDIGO) CKD Work Group. KDIGO 2012 Clinical Practice Guideline for the Evaluation and Management of Chronic Kidney Disease. Kidney inter., Suppl. 2013; 3: 1–150.
F780-002	Büttner W, Finke W, Hilleke M, Reckert S, Vsianska L, Brambrink A. Entwicklung eines Fremdbeobachtungsbogens zur Beurteilung des postoperativen Schmerzes bei Säuglingen [Development of an observational scale for assessment of postoperative pain in infants]. Anasthesiol Intensivmed Notfallmed Schmerzther. 1998;33(6):353-361. doi:10.1055/s-2007-994263
F781-005	Van de Voorde P, Turner NM, Djakow J, et al. Lebensrettende Maßnahmen bei Kindern (Paediatric Life Support, PLS). Notfall Rettungsmed 24, 650–719 (2021). https://doi.org/10.1007/s10049-021-00887-9
F781-017	Berthold O, et al.: Kinderschutz im Rettungsdienst: Erkennen, Bewerten, Handeln. In: Notfall + Rettungsmedizin. Volume 21, Issue 2, Pages 110–119. Springer Nature, März 2018
F781-040	Madar J, Roehr CC, Ainsworth S, et al. Versorgung und Reanimation des Neugeborenen nach der Geburt. Leitlinien des European Resuscitation Council 2021 Notfall Rettungsmed (2021) www.springermedizin.de/link/10.1007/s10049-021-00894-w
F781-041	Van de Voorde P, Turner MN, Djakow J, et al. Lebensrettende Maßnahmen bei Kindern („Paediatric Life Support, PLS"). Leitlinien des European Resuscitation Council 2021 Notfall Rettungsmed (2021) www.springermedizin.de/link/10.1007/s10049-021-00887-9
F806-002	Apgar V. A proposal for a new method of evaluation of the newborn infant. In: Curr Res Anaesth Analg. Band 32, 1953, S. 261–267

F906-004 Bohannon RW, Smith MB. Interrater reliability of a modified Ashworth scale of muscle spasticity. Phys Ther. 1987;67(2):206-207. doi:10.1093/ptj/67.2.206

F935-006 Ghamari S, Höhne C, Becke K, Eich C, Kramer S, Hoeft A, et al. Prävention und Therapie des pädiatrischen Emergence Delir. Anästh Intensivmed 2019;60:445–455. DOI: 10.19224/ai2019.445

F989-002 Ballard JL, Khoury JC, Wedig K, Wang L, Eilers-Walsman BL, Lipp R. New Ballard Score, expanded to include extremely premature infants. J Pediatr. 1991;119(3):417–423. doi:10.1016/s0022-3476(05)82056-6

F1012-002 Heichel J, Bredehorn-Mayr T & Struck HG. Die konnatale Dakryostenose aus ophthalmologischer Sicht. HNO 64, 367–375 (2016). https://doi.org/10.1007/s00106-016-0124-z

F1156-001 Eccleston C, Fisher E, Howard RF, et al. Delivering transformative action in paediatric pain: a Lancet Child & Adolescent Health Commission. Lancet Child Adolesc Health. 2021;5(1):47-87. doi:10.1016/S2352-4642(20)30277-7

F1169-001 Sessler CN, Gosnell MS, Grap MJ, et al. The Richmond Agitation-Sedation Scale: validity and reliability in adult intensive care unit patients. Am J Respir Crit Care Med. 2002;166(10):1338–1344. doi:10.1164/rccm.2107138

F1170-001 Eliasson AC, Krumlinde-Sundholm L, Rösblad B, et al. The Manual Ability Classification System (MACS) for children with cerebral palsy: scale development and evidence of validity and reliability. Dev Med Child Neurol. 2006;48(7):549-554. doi:10.1017/S0012162206001162

F1170-002 Morris C, Bartlett D. Gross Motor Function Classification System: impact and utility. Dev Med Child Neurol. 2004;46(1):60–65. doi:10.1017/s0012162204000118

F1171-001 Salzer-Kuntschik M, Brand G, Delling G. Bestimmung des morphologischen Regressionsgrades nach Chemotherapie bei malignen Knochentumoren [Determination of the degree of morphological regression following chemotherapy in malignant bone tumors]. Pathologe. 1983;4(3): 135–141.

F1172-001 Thompson CM, Puterman AS, Linley LL, et al. The value of a scoring system for hypoxic ischaemic encephalopathy in predicting neurodevelopmental outcome. Acta Paediatr. 1997;86(7):757–761. doi:10.1111/j.1651-2227.1997.tb08581.x

G068 Nouri K. Complications in Dermatologic Surgery. Elsevier/Saunders, 1. Aufl. 2008

G166-002 Goljan E. Rapid Review Pathology. Elsevier, 5. Aufl. 2019

G189-002 Greenwood D. Medical Microbiology. Elsevier/Churchill Livingstone, 18. Aufl. 2012.

G198 Mettler F. Essentials of Radiology. Elsevier/Saunders, 3. Aufl. 2014.

G248-002 Cifu DX. Braddom's Physical Medicine and Rehabilitation. Elsevier, 5. Aufl. 2016

G516-002 Johnson RJ, et al. Comprehensive Clinical Nephrology. Elsevier/Saunders, 5. Aufl. 2015

G550-002 Zitelli B, et al. Zitelli and Davis' Atlas of Pediatric Physical Diagnosis. Elsevier, 7. Aufl. 2018

G550-003 Zitelli and Davis' Atlas of Pediatric Physical Diagnosis, Eighth Edition. Elsevier, 2023.

G627 Silvestri LA. Saunders Comprehensive Review for the NCLEX-RN Examination. Elsevier Saunders, 5. Aufl. 2010.

G679-002 Walters M, Robertson R. Pediatric Radiology: The Requisites. Elsevier, 4. Aufl. 2017.

G763-002 Miller J, Marks J. Lookingbill and Marks' Principles of Dermatology. Elsevier, 6. Aufl. 2019.

G764 Kliegman R, et al.: Nelson Textbook of Pediatrics. Elsevier, 20. Aufl. 2016.

G771-002 Patton KT, Thibodeau GA. Anatomy & Physiology, Adapted international Edition. Elsevier, 1. Aufl. 2019.

G794 Perry S, et al. Maternal Child Nursing Care in Canada. Mosby Canada, 2. Aufl. 2017.

G795 Nowak A, et al.: Pediatric Dentistry. Elsevier/Saunders, 6. Aufl. 2019.

G796 Hariharan S, Merrow AC. Imaging in Pediatrics. Elsevier/Amirsys, 1. Aufl. 2018.

G797 Schafer A, Goldman L. Goldman's Cecil Medicine. Elsevier/Saunders 24. Aufl. 2012.

G798 Hubert R. Gould's Pathophysiology for the Health Professions. Elsevier/Saunders, 6. Aufl. 2018.

G799 Wang L, Wu H. Gunner Goggles Pediatrics. Elsevier, 1. Aufl. 2019.

G800 Thirunavukkarasu AB. Pediatrics for Medical Graduates. Elsevier India, 1. Aufl. 2018.

G801 Hsi E. Hematopathology. Elsevier, 3. Aufl. 2017.

G802 Lambert S, Lyons C. Taylor and Hoyt's Pediatric Ophthalmology and Strabismus. Elsevier, 5. Aufl. 2017.

G803 Cameron P, et al. Textbook of Paediatric Emergency Medicine. Elsevier, 3. Aufl. 2019.

G804 Burns CE, et al. Pediatric Primary Care. Elsevier/Saunders, 6. Aufl. 2017.

G805 Helms C. Fundamentals of Skeletal Radiology. Elsevier, 5. Aufl. 2020.

G806 Marcdante K, Kliegman R. Nelson Essentials of Pediatrics. Elsevier, 8. Aufl. 2019.

G806-002 Prabhu S, et al. Nelson Essentials of Pediatrics, Elsevier India, 1. Aufl. 2016

G807 Kliegman R, et al. Nelson Pediatric Symptom-Based Diagnosis. Elsevier, 1. Aufl. 2018.

G808 Zimmermann J. Pediatric Critical Care. Elsevier, 5. Aufl. 2017.

G809 Willmott R, et al. Kendig's Disorders of the Respiratory Tract in Children. Elsevier, 9. Aufl. 2019.

G810 Santos H, et al. Microfluidics for Pharmaceutical Applications. Elsevier/William Andrew, 1. Aufl. 2019.

G811 Weston W, Morelli J. Pediatric Dermatology DDX Deck. Elsevier, 2. Aufl. 2017.

G815 Howard C, et al. Fenner and White's Medical Virology. Elsevier, 5. Aufl. 2017.

G816 Saurat J, Lipsker D. Dermatologie et infections sexuellement transmissibles. Elsevier/Masson, 6. Aufl. 2017.

G817 Minagar A. Neuroinflammation. Elsevier Academic Press, 2. Aufl. 2018

G818 Shiland B. Medical Assistant: Cardiopulmonary Systems, Vital Signs and Electrocardiography. Elsevier, 2. Aufl. 2016.

G819 Hough A. Hough's Cardiorespiratory Care, Elsevier, 5. Aufl. 2018

G820 Brown D, et al. Gynecologic Imaging. Elsevier/Saunders, 1. Aufl. 2011

G824 Salazar A, et al. Pediatrics Morning Report. Elsevier. 1. Aufl. 2019

G825 Quah SR. International Encyclopedia of Public Health. Elsevier/Academic Press, 2. Aufl. 2017.

G826 Carter C, et al. Human Parasitology. Elsevier/Academic Press. 5. Aufl. 2019

G831 Nadgir R, et al. Neuroradiology: The Requisites, Elsevier, 4. Aufl. 2017

G833 Paterson-Brown S, et al. Core Topics in General & Emergency Surgery. Elsevier, 6. Aufl. 2019

H087-002 Voigt M,et al. Analyse des Neugeborenenkollektivs der Bundesrepublik Deutschland. In: Geburtshilfe und Frauenheilkunde. Volume 66, Issue 10, Pages 956-970. Georg Thieme Verlag KG, 2006

H095-001	Thach B. Laryngeal chemoreflexes and development. Paediatr Respir Rev. 2010;11(4):213-218. doi:10.1016/j.prrv.2010.07.004
H098	Fredriksson T, Pettersson U. Severe psoriasis--oral therapy with a new retinoid. Dermatologica. 1978;157(4):238–244. doi:10.1159/000250839
H104-001	Park RJ, Goodyer IM. Clinical guidelines for depressive disorders in childhood and adolescence. Eur Child Adolesc Psychiatry. 2000;9(3):147–161. doi:10.1007/s007870070038
H105-001	Finnegan LP, Connaughton JF, Kron RE & Emich JP. (1975). Neonatal abstinence syndrome: assessment and management. Addictive Disease, 2(1-2), 141–158
H163-002	Chiang MF, Quinn GE, Fielder AR, et al. International Classification of Retinopathy of Prematurity, Third Edition. Ophthalmology. 2021;128(10):e51-e68. doi:10.1016/j.ophtha.2021.05.031
H281-002	Hedstrom AB, Gove NE, Mayock DE, Batra M. Performance of the Silverman Andersen Respiratory Severity Score in predicting PCO2 and respiratory support in newborns: a prospective cohort study. J Perinatol. 2018;38(5):505-511. doi:10.1038/s41372-018-0049-3
H290-001	Reilly PL, Simpson DA, Sprod R, et al. Assessing the conscious level in infants and young children: a paediatric version of the Glasgow Coma Scale. Child's Nerv Syst 4, 30–33 (1988). https://doi.org/10.1007/BF00274080
H351-001	Kalikkot R, et al. Bronchopulmonary dysplasia: A review of pathogenesis and pathophysiology. In: Respiratory Medicine. Volume 132, Pages 170–177. Elsevier, 2017.
H376-001	Soler YA, Nieves-Plaza M, Prieto M, García-De Jesús R, Suárez-Rivera M. Pediatric Risk, Injury, Failure, Loss, End-Stage renal disease score identifies acute kidney injury and predicts mortality in critically ill children: a prospective study. Pediatr Crit Care Med. 2013;14(4):e189-e195. doi:10.1097/PCC.0b013e3182745675
J787	Colourbox.com
J794	Centers for Disease Control and Prevention (CDC), Public Health Image Library (PHIL)
K115	Andreas Walle, Hamburg
L106	Henriette Rintelen, Velbert
L112	Mary Anna Barratt-Dimes
L126	Dr. med. Katja Dalkowski, Erlangen
L127	Jörg Mair, München
L138	Martha Kosthorst
L143	Heike Hübner, Berlin
L157	Susanne Adler, Lübeck
L190	Gerda Raichle, Ulm
L231	Stefan Dangl, München
L234	Helmut Holtermann, Dannenberg
L255	Irina Kart, Berlin
L264	Claudia Flüss, München
M117	Prof. Dr. Gerhard Grevers, München
M291	Kerstin Protz, Hamburg
M416	Prof. Dr. Ernst Beinder, Berlin
M451	Prof. Dr. med. Ania Muntau, Hamburg
M487	Prof. Dr. Peter Schanzenbächer, Würzburg
M502	Prof. Dr. G.W. Wanner, Zürich
M512	Dr. Peter Banholzer, München
M757	Dr. med. Ralph Hein, München
M801	Prof. Dr. med. M. J. Raschke, Klinik für Unfall-, Hand- und Wiederherstellungschirurgie, Universitätsklinikum Münster, Münster
M802	Dr. med. Nils Alt, Klinik für Unfall-, Hand- und Wiederherstellungschirurgie, Universitätsklinikum Münster, Münster
M1299	Dr. Margit Baumann-Köhler, Münster
O530	Prof. Dr. med. Dr. sci. nat. Christoph Klein, LMU München
O548	Andreas Franke
O644	Prof. Dr. Hans-Gerd Gräfe, Leipzig
O889	Prof. Dr. med. Ingeborg Brandt, Königswinter
P058	Dr. med. Falk Thielemann, Sektion Fuß, Sprunggelenk und Kinderorthopädie, Universitätszentrum für Orthopädie und Unfallchirurgie, Universitätsklinikum Carl Gustav Carus, Dresden
P183	Dr. med. Simon Weidert, München
P482	Dr. med. Corinna Schorn, Bad Kreuznach
P545	Gitta Wilke-Kaltenbach, Wittlingen
P546	Dr. Michael Böswald, Münster
P547	Dr. Andrea Zimmermann, München
P548	Dr. Konrad Bochennek, Frankfurt am Main
P550	Dr. Florian Schneider, Münster
P551	Dr. Robert Welp, Münster
P559	Prof. Hans-Christoph Steinhausen, Zürich
P552	Ines Leitenbauer, Farchant
P1339	Birgit Gwuzdz, München
R132	Classen M, et al. Innere Medizin. Elsevier/Urban & Fischer Verlag, 5. Aufl. 2004.
R211	Prof. Dr. med. Christoph Röcken, Berlin
R232	Mayatepek E. Pädiatrie, Elsevier/Urban & Fischer. 1. Aufl. 2007.
R237	Barbara Zukunft-Huber, Biberach. Aus: Zukunft-Huber, Barbara: Der kleine Fuß ganz groß. Dreidimensionale manuelle Fußtherapie bei kindlichen Fußfehlstellungen. Elsevier, Urban&Fischer, München 2004
R264	Huch R, Jürgens KD. Mensch Körper Krankheit. Elsevier/Urban & Fischer, &. Aufl. 2010.
R273	Pickhardt PJ, Arluk GM. Atlas der gastrointestinalen Bildgebung. Gegenüberstellung Radiologie – Endoskopie. Elsevier/Urban & Fischer, 1. Aufl. 2009.
R285	Böcker W, et al. Pathologie. Elsevier/Urban & Fischer, 5. Aufl. 2012.
R396	Cohen BA. Pädiatrische Dermatologie: Lehrbuch und Atlas. Elsevier/Urban & Fischer, 2. Aufl. 2007.
R399	Petty R, et al. Textbook of Pediatric Rheumatology. Elsevier/ Saunders. 7. Aufl. 2016.
T568	Prof. Dr. Christof Specker, Essen
T711	Prof. Dr. Peter Schmittenbecher, Karlsruhe
T1031	Prof. Dr. Alexander Dalpke, Heidelberg
T1035	Prof. Dr. Florian Heinen, München
T1036	Dr. Sabine Rönicke, Magdeburg
T1037	Institute of Child Health, University College, London. Paediatric Pain Profile.
T1038	Klinik für Radiologie St. Franziskus-Hospital Münster
T1040	Susanne Staubli, Universitäts-Kinderspital Zürich
T1044	DZKJR Garmisch-Partenkirchen
T1045	Prof. Dr. Karl Schneider, München
T1046	Dr. Johannes Steinhard, Münster
T1337	mit freundlicher Genehmigung durch Prof. Oliver Muensterer, Dr. von Haunersches Kinderspital, LMU Klinikum München
U106	R. Cegla GmbH & Co. KG, Medizinisch-Technische Geräte, Montabaur
U108	ORMED GmbH A DJO GLOBAL Company, Freiburg
U142	Abbott Medical GmbH, Eschborn
U144	Medela Medizintechnik GmbH & Co Handels KG, Dietersheim
U242	Allergopharma Joachim Ganzer KG, Reinbek
U342	Hollister Incorporated, Niederlassung Deutschland, München
V146	Uromed Kurt Drews GmbH, Oststeinbek
V170-1	Medtronic GmbH, Meerbusch

V220	PAUL HARTMANN AG, Heidenheim
V328	AstraZeneca GmbH, Wedel
V409	GE Healthcare, Freiburg
V459	Dr. Paul Koch GmbH, Frickenhausen
V485	Prinz 5 GmbH, Augsburg
V843	SECA GmbH & Co. KG, Hamburg
V844	Kanmed AB, Bromma, Schweden.
V845	STERO Medizinische Geräte Prof. Dr. H. Stegat GmbH & Co. KG, Münster
V846	mySugr GmbH, Wien
V847	Peter Pflugbeil GmbH, Zorneding
V850	Insulet Germany GmbH
V851	Orthopädietechnik Menßen GmbH, Münster
V852	Orthopädische-Manufaktur Münster
V854	Orthopädie Technik Münsterland
V1024	Ascensia Diabetes Care Deutschland GmbH, Leverkusen
W161	ADAC e. V., München
W193	Statistisches Bundesamt, Wiesbaden
W221	Berufsgenossenschaft für Gesundheitsdienst und Wohlfahrtspflege (bgw), Hamburg
W233	Bundeszentrale für gesundheitliche Aufklärung (BZgA), Köln
W257	Gemeinsamer Bundesausschuss (G-BA), juristische Person des öffentlichen Rechts, Berlin
W988	Ärztliches Zentrum für Qualität in der Medizin (ÄZQ), Berlin
W1058	© 2018 | Gesellschaft für Pädiatrische Allergologie und Umweltmedizin (GPA)
W1076	AKIK, Aktionskomitee KIND IM KRANKENHAUS e. V.
W1074	Gesellschaft für Neuropädiatrie e. V., Kempten
W1077	Bundesverband Herzkranke Kinder e. V. (BVHK)
W1078	Heratizadeh A, et al. S2k-Leitlinie Neurodermitis [atopisches Ekzem; atopische Dermatitis] – Kurzversion. Journal der Deutschen Dermatologischen Gesellschaft (JDDG), 2015
W1082	Deutsche Gesellschaft für Pädiatrische Kardiologie, Düsseldorf
W1082-002	Deutsche Gesellschaft für Pädiatrische Kardiologie und angeborene Herzfehler e. V.: S2k-Leitlinie Arterielle Hypertonie. AWMF Reg.Nr.: 023-040
W1103-001	Deutschen Gesellschaft für Kinderschutz in der Medizin e. V. (DGKiM): AWMF S3+ Leitlinie Kindesmisshandlung, -missbrauch, -vernachlässigung
W1256	Schenk, Karin; Cignacco Müller, Eva; Stoffel, Lilian (2019). Der Berner Schmerzscore für Neugeborene.
W1257	CRPS Netzwerk gemeinsam stark. e. V., Holzminden
X221	Robert Koch-Institut, Berlin
X221-048	Robert Koch-Institut (RKI): FSME: Risikogebiete in Deutschland (Stand: Januar 2023). Epidemiologisches Bulletin. Volume 9, Pages 3–22.
X221-049	Studie zur Gesundheit von Kindern und Jugendlichen in Deutschland“ (KiGGS), Robert Koch Institut (RKI)

REGISTER

T

Maßeinheiten und Normwerte

Maßeinheiten – Standardvorschriften für dezimale Vielfache und Teile von SI-Einheiten			
Vorsilbe	**Kurzzeichen**	**Zehnerpotenz**	**Dezimalzahl**
Nano	n	10^{-9}	0,000000001
Mikro	µ	10^{-6}	0,000001
Milli	m	10^{-3}	0,001
Zenti	c	10^{-2}	0,01
Dezi	d	10^{-1}	0,1
Kilo	k	10^{3}	1.000

Normale Blutdruckwerte	
Alter	**Blutdruckwerte (mmHg)**
Frühgeborenes 1.000 – 2.000 g	45 – 50 (systolisch)
Neugeborenes > 2.000 g	70 – 80 (systolisch)
Säuglinge	65 – 85 (systolisch)
Kleinkinder	95 / 60
Schulkinder 6 – 9. Lebensjahr	100 / 60
Schulkinder 9 – 12. Lebensjahr	110 / 70
Jugendliche/Erwachsene	120 / 80
Ältere Menschen	140 / 90

Normale Pulswerte	
Alter	**Pulswerte (Schläge/Min.)**
Neugeborenes	100 – 200
Kind 1. Woche – 3. Monat	100 – 220
Kind 3. Monat – 2 Lebensjahr	80 – 150
Kind 2 – 10. Lebensjahr	70 – 110
Kind ab 10. Lebensjahr	55 – 90
Erwachsene	60 – 80

Normale Atemwerte	
Alter	**Atemwerte (Atemzüge/Min.)**
Frühgeborenes	48 – 60
Neugeborenes	40 – 50
Säugling	20 – 30
Kleinkind	16 – 25
Schulkind/Jugendliche/Erwachsene	12 – 20

Normale Urinmenge von Neugeborenen					
Parameter	**Frühgeborene**	**Termingeborene**			
		Erste 3 Tage	**2 Wochen**	**8 Wochen**	**1 Jahr**
Urinvolumen (ml/kg/24h)	15 – 75	20 – 75	25 – 120	80 – 130	40 – 100
% der Trinkmenge	40 – 80	40 – 80	50 – 70	45 – 65	40 – 60

Medizinisches Rechnen

Beim Berechnen einer bestimmten Menge einer Lösung oder eines Medikaments kann der einfache Dreisatz verwendet werden.

a	c
b	x

$$\frac{a}{b} = \frac{c}{x} \qquad x = \frac{b \cdot c}{a}$$

BEISPIEL

Ärztliche Verordnung bei einem Säugling:

3 x tgl. 150 mg Cefuroxim i. v.; 1 Glasampulle Cefuroxim hat 1.500 mg und wird in 15 ml Aqua dest. aufgelöst. Wieviel ml des aufgelösten Medikaments muss dem Säugling verabreicht werden?

a = 1.500 mg	c = 15 ml
b = 150 mg	x

$$\frac{1.500\ \text{mg}}{150\ \text{mg}} = \frac{15\ \text{ml}}{x} \qquad x = \frac{150 \cdot 15\ \text{ml}}{1.500} = \frac{2.250\ \text{ml}}{1.500} = \mathbf{1{,}5\ ml}$$

Notfälle

Fachliche Begriffe

Frühgeborenes: Kind, das vor der 37 SSW geboren wurde.

Neugeborenes: Kind nach der Geburt bis zum 28. Lebenstag.

Very Low Birthweight Infant (VLBW, sehr niedriges Geburtsgewicht): Kind mit einem Geburtsgewicht unter 1500 g.

Extremly Low Birthweight Infant (ELBW, extrem niedriges Geburtsgewicht): Kind mit einem Geburtsgewicht unter 1000 g.

…ugling: Kind ab 4. Lebenswoche bis zum 12. Lebensmonat.

…ationsalter: Zeitraum der Schwangerschaft.

…lter: chronologisches Alter des Kindes ab Geburt.

… Alter: Beim Frühgeborenen werden die Wochen, die das Kind zu früh geboren wurde, vom chronologischen …gen, die Entwicklung des Kindes wird nach diesem Alter bewertet.